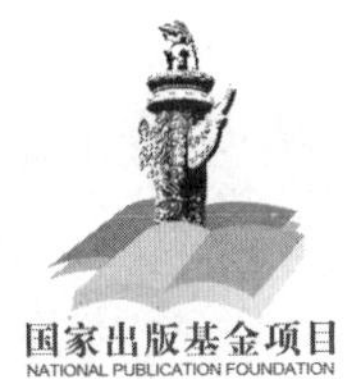

实用中医临床医学丛书

实用中医急诊学

刘清泉　主编

全国百佳图书出版单位
中国中医药出版社
·北　京·

图书在版编目（CIP）数据

实用中医急诊学/刘清泉主编．—北京：中国中医药出版社，2021.12

ISBN 978 - 7 - 5132 - 6060 - 2

Ⅰ.①实…　Ⅱ.①刘…　Ⅲ.①中医急症学　Ⅳ.①R278

中国版本图书馆 CIP 数据核字（2020）第 006289 号

中国中医药出版社出版

北京经济技术开发区科创十三街 31 号院二区 8 号楼

邮政编码　100176

传真　010 - 64405721

山东临沂新华印刷物流集团有限责任公司印刷

各地新华书店经销

开本　787×1092　1/16　印张 70　字数 1446 千字

2021 年 12 月第 1 版　2021 年 12 月第 1 次印刷

书号　ISBN 978 - 7 - 5132 - 6060 - 2

定价　398.00 元

网址　www.cptcm.com

服务热线　010 - 64405510

购书热线　010 - 89535836

维权打假　010 - 64405753

微信服务号　zgzyycbs

微商城网址　https://kdt.im/LIdUGr

官方微博　http://e.weibo.com/cptcm

天猫旗舰店网址　https://zgzyycbs.tmall.com

如有印装质量问题请与本社出版部联系（010 - 64405510）

《实用中医急诊学》编委会

主　编

刘清泉（首都医科大学附属北京中医医院）

副主编

孔　立（山东中医药大学附属医院）
张晓云（成都中医药大学附属医院）
崔应麟（河南省中医院）

编　委（以姓氏笔画为序）

万荣文（湖南省中医药研究院附属医院）
王　兰（北京中医药大学东直门医院）
王　铭（重庆市中医院）
方晓磊（北京中医药大学东方医院）
孔令博（北京中医药大学东直门医院）
艾建伟（首都医科大学附属北京中医医院）
刘　南（广州中医药大学第一附属医院）
刘　晶（天津市儿童医院）
刘禹翔（深圳市中医院）
刘新桥（天津中医药大学第一附属医院）
齐文升（中国中医科学院广安门医院）
孙宏源（天津中医药大学第一附属医院）
苏　和（内蒙古自治区中医医院）
李　兰（贵州省中医院）
李　芹（福建省传染病医院）
李　景（首都医科大学附属北京中医医院）
李旭成（武汉市中医医院）
李雪苓（安徽省中医院）
杨　婧（首都医科大学附属北京中医医院）
杨海玲（昆明市中医医院）
冷建春（成都中医药大学附属医院）
张　苍（首都医科大学附属北京中医医院）
马剡芳（北京世纪坛医院）
王　哲（辽宁中医药大学附属医院）
王少松（首都医科大学附属北京中医医院）
孔　立（山东中医药大学附属医院）
邓扬嘉（重庆市中医院）
冯　硕（北京市中医研究所）
刘　晓（温州市中医院）
刘　磊（深圳市中医院）
刘清泉（首都医科大学附属北京中医医院）
刘福生（北京中医药大学东方医院）
安　娜（新疆维吾尔自治区中医医院）
芮庆林（江苏省中医院）
杜学宏（宁波市中医院）
李　刚（湖北省中医院）
李　博（北京市中医研究所）
李文峰（湖南省邵阳市中医医院）
李桂伟（天津中医药大学第一附属医院）
李燕君（深圳市中医院）
杨巧芝（聊城市人民医院）
何德英（重庆市中医院）
张　伟（首都医科大学附属北京地坛医院）
张　秦（首都医科大学附属北京中医医院）

张　强（泰安市中医医院）
张汉洪（海南省中医院）
张荣珍（芜湖市中医医院）
张桂菊（山东中医药大学附属医院）
陈　杨（贵州省中医院）
陈　鹏（首都医科大学附属北京中医医院）
陈分乔（河北省中医院）
陈海铭（辽宁中医药大学附属医院）
陈腾飞（首都医科大学附属北京中医医院）
季晓亮（浙江省湖州市中医院）
周学良（云南省普洱市中医医院）
周晓燕（河北沧州中西医结合医院）
庞永诚（昆明市中医医院）
胡仕祥（河南省中医院）
柳琳琳（黑龙江中医药大学附属一院）
施　荣（上海中医院大学附属曙光医院）
姜树民（辽宁中医药大学附属医院）
候树平（黑龙江中医药大学附属一院）
郭玉红（首都医科大学附属北京中医医院）
黄玉华（首都医科大学附属北京中医医院）
黄德庆（广西中医药大学第一附属医院）
曹维宏（宁夏区中医医院）
曾仲意（深圳市中医院）
蔡国强（重庆市垫江县中医院）
裴晓璐（首都医科大学附属北京中医医院）
廖心军（温州市中医院）
熊秀峰（河南中医药大学第三附属医院）
颜新奇（宝鸡市中医医院）
潘　文（安康市中医院）

学术秘书

黄　坡（北京中医药大学东方医院）
陈腾飞（首都医科大学附属北京中医医院）

出版说明

医学科学是综合性实践科学，它是研究社会中人的疾病发生、发展规律的实践活动，形成了现代的生物－心理－社会医学模式。

现代科学技术为医学科学的发展奠定了坚实的基础，助力其加速发展。但是临床医学实践经验的积累仍然需要临床医师不懈地努力，仍然需要时间的积累。经验的积累与科学技术的结合，使医学科学理论上升到更高水平。

理论的发展需要经验和时间的积累，学科的发展亦有其自身规律。中医药学经过新中国成立后七十多年的发展，无论在科研、教学还是临床方面，都得到了长足的发展，尤其是临床方面，借助于现代科技，对疾病认识得更加深入、细致，辨证更加具体，对药物的认识更加全面，用药经验也极大地丰富起来。同时，经过几代人的努力，各医疗机构都建立了自己的专业团队，这些专业人员，代表了本专业的学术水平。

将七十多年中医临床医学进行系统梳理，理清其发展脉络，总结其卓有成效的治病方法，理清其固有的治疗思路，将零散的经验纳入到中医临床医学理论体系中，这是新时代中医药事业的紧迫要求，关系到中医药事业今后的稳步发展。这也是《实用中医临床医学丛书》编写的初衷。

《实用中医临床医学丛书》按临床分科分册，体现了现在的中医临床实际。本丛书是一套真正反映中医辨证论治思维，汇集古今中医临证经验，既有系统理论，又含具体治病方法的实用中医临床医学学术著作，理论系统、内涵丰富、临床实用为本书的特点。

本丛书参编人员大都是各专业委员会的骨干，他们首先是临床医生，长期从事临床研究，拥有丰富的临床经验，具备鲜明的专业特点。同时，他们大都从事教学工作，带教博士、硕士，具有较高的理论水平。另外，他们长期承担国家或省区市的科研工作，对疑难病有较深的研究。所以，编写团队代表了现在中医临床的时代水平。

本书是中医书，不是中西医结合书，更不是西医书，所以在编写过程中，编写人员根据中医临床实际，妥善处理了现代医学参与临床的问题，体现了中医学与时俱进、开放包容的态度、做法及优势，又不失中医药自身的完整性与系统性。

本书不是为初学者编写，读者定位于主治医师及以上职称。

科学在发展，医学在进步，中医学同样在不断完善。我们希望这是阶段性总结，也希望有更多的经验、理论纳入中医学体系中来，将中医药事业发扬光大。

中国中医药出版社

编写说明

中医急诊学是中医临床医学的一门重要学科，是一门跨学科、跨专业的新兴学科，是在中医基础理论指导下研究临床各科急危重症的集诊断、辨证救治、辨证救护为一体的一门学科。中医急诊学源远流长，从中医学的发展历史来看，历代都有治疗急症的名医和名著。如汉代张仲景及其所著的《伤寒杂病论》、隋唐时期的巢元方及其所著的《诸病源候论》、孙思邈及其所著的《备急千金要方》、“金元四大家”等，都在中医急诊学理论和实践方面有新的创见。明清温病学说的创立和兴盛，更是极大地丰富和完善了中医急诊学理论，从而推动了中医学理论和临床的发展。可以说中医学学术的发展离不开中医急诊学的突破。

新中国成立后，随着医疗卫生事业的发展，中医急诊学经历了几代人的努力，逐渐成长为独立的学科，2010 年中医急诊学科被列为国家中医药管理局重点学科，从此中医急诊学科进入了快速理性的发展时期，尤其是应对新发突发传染病如传染性非典型肺炎（SARS）、甲流、新冠肺炎等，中医急诊更显示了其独特的优势。

本书是对中医急诊学科几十年临床救治成果的一个初步总结，它针对于中医急诊重症医学的专业人员而编写，对其他专业的医务人员在中医急诊重症患者的救治方面也有一定的帮助作用。本书的作者包括了我国中医急诊医学的著名教授，也包括了一些近年来在中医急危重症救治领域崭露头角的中青年专家。他们常年工作在临床第一线，以中医急诊学理论为基础，结合临床工作经验和文献，力求从中医学的角度出发，从临床实际需求出发进行撰写。

本书的编写突出了急诊危重病救治“纲目条辨论治”的理念，中医急诊危重病的救治是在“阴阳和”的哲学理念指导下进行的，以“虚态”“实态”“虚实互存态”三态为纲，以“虚实三候”“寒热三候”“表里三候”九候为目，以“虚证、实证、虚实证，寒证、热证、寒热证，表证、里证、表里证”为条辨的治疗模式。这是本书的突出特点。

当今科学技术的迅速发展，多学科交叉融合、科研成果的快速转化，都在助力着临床医学的飞速发展，一些新的理念、新的技术，都有待于中医急诊的临床应用和发挥。临床中不断出现的新病种、新诊断也给中医急诊学的发展带来了挑战，重视急危重症中医病名诊断的整理研究，并与当下中医急诊临床诊疗工作相融合，是中医急诊学术发展面临的重要问题。本书编写组也将本着与时俱进的精神，在出版之后定期进行重订更新。期望本书的出版，能为读者提供一本既有系统理论又有实用经验的参考书。

刘清泉

目 录

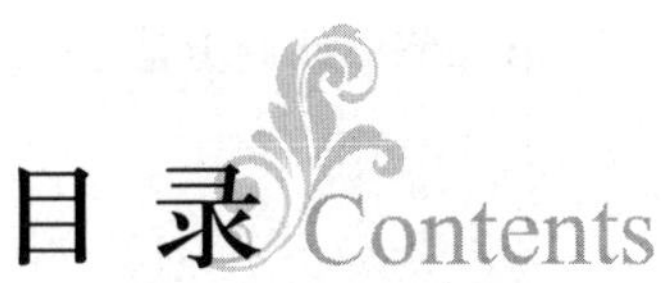

第一篇 总 论

第二篇　病证篇

第三篇　疾病篇

第四篇　技术篇

第一篇　总　论

ZONG LUN

第一章 概 论

第一节 中医急诊学的概念

中医急诊学是在中医药理论指导下研究急危重症的病因病机、发病与发展变化、诊断与鉴别诊断、辨证救治，以及预后和预防规律的一门临床学科，是中医临床医学的重要组成部分。

“急诊”“急救”“急症”三者之间在概念上既有关系又有区别。“急诊”是用最短的时间明确诊断，进行抢救治疗；“急救”是指运用各种方法抢救急危重症；“急症”是指各种急危重症出现的各种临床表现。“急诊”的概念比较广泛，涵盖了“急救”和“急症”的内容，体现于急危重症的诊断、辨证救治以及预防的全过程。“急诊”的对象是“急症”。“急诊”的方法是“急救”。

“急诊医学”“急救灾害医学”“急症医学”“中医急诊学”是几个不同的概念，在学科形成和内涵方面各有偏重。“急诊医学”研究的内容首先是急危重症的诊断与鉴别诊断学的内容，其次是急危重症的抢救治疗学。“急救灾害医学”研究的范围是急救方法、急救运输、急救网络等。“急症医学”研究的内容是以症状为中心的急危重症的诊断与鉴别诊断及抢救方法。“中医急诊学”所涉及的范围极其广泛，凡临床上发病急、危及生命的病证均属于其研究的范围，包括临床各科处于急危重阶段的疾病、急性中毒、各种危重病综合征及突发公共卫生事件等。

第二节 中医急诊学的地位

中医急诊学是重要的临床专业课程，不仅是推动中医学学术发展的核心动力，也是中医学学术发展的重要体现和标志。从临床方面来看，中医急诊学是临床医学的重要组成部分，急诊科在医院中具有重要的地位，是医院医疗水平的重要体现。从中医学的发展历史来看，历代都有治疗急症的名医和名著：如汉代张仲景及其所著的《伤寒杂病论》，后者奠定了中医急诊学六经辨证救治的理论体系；隋唐时期的巢元方及其所著的《诸病源候论》、孙思邈及其所著的《备急千金要方》等发展了急诊学病机理论，并丰富了临床经验；金元时期，中医学理论百家争鸣，尤其是“金元四大家”

在中医急诊学理论和实践方面都有独特创见；明清温病学说的创立和兴盛，极大地丰富和完善了中医急诊学理论，从而推动中医学理论和临床的发展。可以说中医学学术的发展离不开中医急诊学的突破。中医急诊学迈入 21 世纪的今天，正面临着新的突破，毫无疑问，它将会把整个中医学推上新的台阶。

第三节　中医急诊学的源流

中医学有着悠久的历史，是研究人类生命过程及人类同疾病做斗争的一门科学，属于自然科学的范畴，其标志就是具有自身完整的理论体系。中医急诊学在中医学理论体系形成的过程中具有重要的地位，它不仅形成了急诊医学自身独特的、完整的理论体系，而且积累了丰富的临床经验，是在历代医家的不懈努力下逐步形成的。

一、中医急诊学基础理论体系的奠基期

先秦两汉时期，正处于中医学理论体系形成的历史阶段。大量文献显示，此时中医学已发展到了相当的水平，如长沙马王堆西汉古墓出土的十四种简帛医书等。这一时期标志性的著作是《黄帝内经》《神农本草经》等。《黄帝内经》成书于战国时期，其问世是中医学理论形成的重要标志，同时也奠定了中医急诊学的理论基础。该书中详细论述了相关急症的疾病病名、临床表现、病因病机、诊治要点，同时对中医急诊学临床思维有了纲领性的认识。

（一）对急危重症病名的规范整理

《黄帝内经》一书对急危重症的命名均冠以“暴”“卒（猝）”“厥”等，以区别于非急诊疾病，如“卒中”“卒心痛”“厥心痛”“暴厥”“薄厥”“暴胀”“卒疝”等。许多疾病病名已具有了明确的内涵，至今仍在沿用。如“卒心痛”一病基本上涵盖了现代医学所谓的急性心肌梗死和不稳定型心绞痛，即现代急诊医学诊断的“急性冠脉综合征”。另外，《黄帝内经》时代就有了形体病、脏腑病、风病、寒病、暑病等疾病分类的雏形，为后世各专业学科的形成奠定了基础。

（二）对急症临床表现描述的客观性

客观翔实地描述疾病的发生发展过程，是《黄帝内经》的一大贡献，其对许多疾病的描述方法至今仍具有现实的意义。如《素问·举痛论》详细地描述了五脏卒痛的临床表现。《灵枢·厥病》中“真头痛，头痛甚，脑尽痛，手足寒至节，死不治……厥心痛，与背相控，善瘛，如从其后触其心……色苍苍如死状，终日不得太息……真心痛，手足青至节，心痛甚，旦发夕死，夕发旦死”的记载较详细地记载了厥心痛、真心痛、真头痛的临床表现及预后，与现代西医学所讲的急性心肌梗死、心绞痛、急性胰腺炎、蛛网膜下出血等疾病相当吻合。《灵枢·痈疽》曰：“痈发于嗌中，名曰猛

疽。猛疽不治，化为脓，脓不泻，塞咽，半日死。”在当时的情况下，较详细地记载了本病的病情和预后。除此之外，《黄帝内经》还专题论述了热病、狂病、癫病等，有些内容至今仍具有重要的临床意义。

（三）奠定了中医急诊临床思维基础

《黄帝内经》一书奠定了中医学临床辨证思维基础，同时对中医急诊学的临床辨证思维具有重要的指导意义。

1. 诊断

（1）以外知内：是一种透过现象看本质的方法。《素问·阴阳应象大论》云：“以我知彼，以表知里，以观过与不及之理，见微得过，用之不殆。”以表知里是临床上常用的辨证思维方法，在急危重症方面尤为重要，依据内外整体联系的理念，发挥医者望、闻、问、切的基本技能，全面收集患者的临床表现，由表及里、由此及彼地科学思维，以防误诊误治，这种方法是任何现代诊查方法无法取代的。

（2）三才并察，四诊合参：三才是指天、地、人。三才并察是中医学诊断疾病过程中整体观念的重要体现。患者是人，是社会中的人，是与天、地相关联的，只有三才并察才能全面地诊断疾病。如《素问·气交变大论》云：“善言天者，必应于人；善言古者，必验于今；善言气者，必彰于物；善言应者，同天地之化；善言化言变者，通神明之理。”四诊合参，正如张景岳在《类经》中所言：“彼此反观，异同互证，而必欲搜其隐微。”去粗存精，去伪存真，综合分析，可保证诊断内容的全面性、可靠性。

（3）知常达变：《素问·玉机真脏论》云：“天下至数，五色脉变，揆度奇恒，道在于一。”恒为常，奇为变，知常才能达其变，关键在于掌握人体生理功能、病理变化和病机特点。

（4）审证求因：《灵枢·外揣》“司内揣外”“以近知远”讲的就是这个道理。利用患者对病邪反应的确定性原则，通过病证的外在表象，推知病因。如患者有头身困重、口黏呕恶、便滞不爽的临床特点，可推知其为湿邪所伤，据此可制定治法，确定方药，达到治疗的目的。

2. 治则

（1）治病求本，观其所属：本者，致病之原。人之所病，或表，或里，或寒，或热，或虚，或实，皆不外阴阳，必有所本，这是《黄帝内经》中最为重要的治则。只有通过运用“四诊”的手段，翔实地掌握反映疾病本质的证据，即临床表现，观其所属，才能正确地求其本。可以说辨证的过程就是求本的过程。《素问·至真要大论》云：“谨守病机，各司其属，有者求之，无者求之，盛者责之，虚者责之，必先五胜，疏其气血，令其调达，而致和平。”后世各家无不奉其为圭臬。《类经·论治类》云：“见痰休治痰，见血休治血，无汗不发汗，有热莫攻热，喘生休耗气，遗精不涩泄，明得个中趣，方为医中杰。”生动地体现了治病求本的要妙。

（2）补虚泻实，调整阴阳：保持机体阴阳的和谐统一，是人体正常的状态。导致疾病的关键是致病因素和抗病因素的相互作用，导致阴阳失调而产生病理状态，因此通过扶正祛邪，协调阴阳的平衡，称之为补虚泻实，调整阴阳。

（3）因势利导，祛邪外出：《素问·阴阳应象大论》中在论及治法时提到“因其轻而扬之，因其重而减之”“其高者引而越之，其下者引而竭之”，就是指因势利导的治疗原则。将随机用巧的原则引入医学，内含丰富的辩证法思想。根据病变中邪正交争、上下浮沉、内外出入的自然趋势，顺水推舟，既能祛邪外出，又能避免耗伤正气，事半功倍。

（4）异法方宜，个体治疗：《素问·异法方宜论》云：“圣人杂合以治，各得其所宜，故治所以异而病皆愈者，得病之情，知治之大体也。”“得病之情”就是了解患者病情的特殊性。“知治之大体”就是掌握因地制宜的施治原则，实质上就是治疗的个体化。

（5）善治未病：《黄帝内经》提出了治未病的学术思想，其含义之一是既病防变，要求医者洞察疾病的演变趋势，抓住时机，早遏其路，化解病邪，争取疾病的良好转机，控制病情的恶化。《难经》中“见肝之病，则知肝当传之于脾，故先实其脾气”及叶桂《外感温热篇》中“务在先安未受邪之地，恐其陷入耳”均体现了《黄帝内经》治未病的学术思想。即在掌握疾病发生发展的规律和变化机制的基础上，采取有效的治疗方法，促其向有利的方面转化。

（四）初步形成了中医急诊学病机理论

《黄帝内经》时代已经初步形成了中医急诊学的病机理论，并一直对后世产生深远的影响。

1. 邪正盛衰

《素问·通评虚实论》中首先谈到了虚实的病机概念，即“邪气盛则实，精气夺则虚。”这一概念的提出对后世各种辨证理论体系的形成产生了重要的影响，为医宗之纲领，万事之准绳，其言若浅易明，其质若深难究。《素问·刺志论》中进一步谈到了虚实的概念：“夫实者，气入也；虚者，气出也。气实者，热也；气虚者，寒也。”可见《黄帝内经》已经完全形成了重要的“虚实”病机学说，并指导后世各科学术的发展。

2. 阴阳失调

阴阳是中医学重要的基础理论概念，阴阳学说又是重要的中医病机学说，后世将其视为八纲病机和辨证的总纲。阴阳失调，《黄帝内经》也称之为“阴阳不和”“阴阳不调”；并针对急诊医学的特点，提出了阴阳俱衰、阴阳逆乱、阴阳格拒、阴阳离决的基本病机。

除此之外，《黄帝内经》还论述了气血津液失调、六气致病、脏腑病机等，初步奠定了中医急诊学的雏形。

（五）抢救治疗方法强调针刺的重要性

综观《黄帝内经》，在治疗学方面主要强调针刺、灸法等的应用，尤其体现在急救的领域。在药物方面，《黄帝内经》十三方实际多是急救的重要方剂，如生铁落饮治疗怒狂阳厥证等。《黄帝内经》更重视针灸方法的具体运用，认为针灸、砭石奏效快，可应急。

（六）奠定了中医急诊药物学的基础

《神农本草经》收载中药 365 种，将药物分为上、中、下三品，并将药物分为寒、热、温、凉四性，酸、苦、甘、辛、咸五味。上品多无毒，可延年益寿，是健康管理的重要药物；中品有小毒，多用来治疗疾病；下品有大毒，多用来抢救治疗急诊危重症。作为中医学的经典著作，《神农本草经》还提出了药物的配伍原则、药物之间的配伍规律，以及毒药的使用原则等，奠定了中医急诊药物学的理论和方剂配伍的理论基础。

二、中医急诊学临床理论体系的形成期

两汉时期，中医临床医学已达到了相当的水平。东汉末年，医圣张仲景看到其家族“建安纪年以来，犹未十稔，其死亡者，三分有二，伤寒十居其七”，发出了“感往昔之沦丧，伤横夭之莫救”的感叹。在“勤求古训，博采众方”的基础上著《伤寒杂病论》一书，对东汉以前的急诊急救理论和经验进行了一次科学的总结，并上升到新的理论高度，创立了中医学辨证论治的学术思想，真正地推动了整个中医学学术的发展，同时把中医急诊学的学术推向了一个高峰。张仲景以外感疾病（伤寒）为基础，首次提出了“六经辨证学说”，建立了中医急诊学的“辨证救治体系”，对后世各学科的辨证论治体系均产生了深远的影响。“六经辨证体系”不仅体现了六种疾病状态之间的相互关联，而且各自相互独立存在，即所谓的“传变”“合病”“并病”“直中”等，是一种高层次上的辨证论治体系。

在治疗上，张仲景把汉代以前的治疗方法有机地结合起来，灵活地运用了汗、吐、下、和、温、清、消、补法，创造性地提出了切合实际的辨证纲领及理法方药。如以麻黄汤、桂枝汤为代表的汗法，以小柴胡汤、乌梅丸为代表的和法，以瓜蒂散、栀子豉汤为代表的吐法，以承气类为代表的下法，以白虎汤为代表的清法，以真武汤为代表的温法等，至今在临床上仍具有重要的意义和使用价值。

张仲景论治急症不仅重视疾病本身，更重视疾病危重期的状态及各状态之间的相互关系，以一种恒动的、辨证的、整体的观点来论述。“六经辨证”就是一种对与脏腑、经络、气血津液等相关联的六种不同疾病危重期状态的认识。这种研究方法为后世各家研究中医急诊学提供了典范。

《伤寒杂病论》的问世，彻底摆脱了中医急诊急救理论与临床脱节的问题，使其

诊治有章可循，有法可依，有方可使，有药可用，临床疗效得到了空前的提高。此外本书还记载了猝死、食物中毒等的急救方法，为中医急诊急救技术的发展奠定了基础。

三、中医急诊学理论体系的兴盛期

晋唐时期，中医学得到了长足的发展，急诊医学逐渐兴起，以葛洪、巢元方、孙思邈为代表的医家，不仅推动了中医学临床理论的发展，同时对中医急诊学理论体系的形成起到了极大的促进作用。

晋代著名的医家葛洪著有《肘后备急方》，又名《葛仙翁肘后备急方》，书名“肘后”表示随身携带之意，是第一部中医急诊手册。本书收集了魏晋南北朝时期治疗急症的经验，包括内、外、妇、儿、五官各科，大至肠吻合术，小至虫咬伤，“众急之病，无不毕备”，在中医急诊学的发展历史中具有十分重要的地位。

首先，在病因学上，葛洪重点论述了“毒”“疠”的概念，认为“毒”“疠”与“六淫”不同，“不能如自然恶气治之”。提出了“疠”具有传染性，在处理方面应该采取“断温病令不相染”的隔离方案。认为“毒”具有致病的特异性，有不同的种类，如“寒毒”“温毒”“恶毒”“狂犬所咬毒”“蛊毒”“风毒”等，极大地丰富了中医学“毒”的概念。

其次，在诊断学方面，《肘后备急方》十分重视“目验”的重要意义，重视客观体征的检查。如对黄疸的诊断采用了“急令溺白纸，纸即如柏染者”的验溺实验诊断方法。注重症状的鉴别诊断，如对“癫狂”与“癫痫”的诊断时指出“凡癫疾，发者仆地吐涎沫”“凡狂发者欲走”。重视证候的动态观察，主张急诊首先“穷诸症状”，如对水肿的观察，“先目上肿”，继之“腔中肿，按之没指”，再者“腹内转侧有节声”，这种动态观察疾病的方法为临床提供了更加确切的信息，对临床诊治十分重要。最后对急危重症进行了科学的分类，层次分明，易于掌握。

再次，在治疗抢救方面，提出了“急救治本，因证而异，针药摩熨，综合治疗”的学术思想。创立了口对口人工呼吸抢救自缢患者的抢救手段，可惜后世学者没有真正在临床上进行更加深入的研究。首次记载了蜡疗、烧灼止血、放腹水、小夹板固定等急救技术。如在《治卒大腹病方》中谈到“若唯腹大，下之不去，便针脐下二寸，入数分令水出孔合，须腹减乃止”，是最早放腹水的方法。

第四，发现了一些药物的特效，如青蒿治疗疟疾、汞剂治疗蛲虫病、羊肝治疗雀目暴盲等。青蒿治疗疟疾是《肘后备急方》中最早记载的，在《治寒热诸疟方》云：“青蒿一握，以水二升渍，绞取汁。尽服之。”根据这一疗法，中国中医科学院中药研究所屠呦呦研究团队用青蒿提取青蒿素选用鲜品绞汁而获得成功。该成果为我国取得了自然科学领域的诺贝尔奖，也成为中医药研究的重要典范之一。

《肘后备急方》不但使中医急诊学在病因学、诊断学上有所发展，对急救技术的发展更是做出了巨大的贡献，为后世研究晋朝以前的急诊急救提供了重要的文献资料。

隋唐时期，巢元方等编著的《诸病源候论》是我国第一部论述病因病机的专著，共载病种 67 类、证候 1739 种。其中急诊病证占 1/4 以上，急症证候约占 1/6，可以说中医急诊学病因病机学说起源于《诸病源候论》。另外本书在疾病诊断上首次采用了疾病统领证候的方法，对后世产生了巨大的影响。

在急症的病因方面，在“三因”基础上，首次提出了津液紊乱，如在论述消渴的病因时云：“五脏六腑，皆有津液。若脏腑因虚实而生热者，热气在内，则津液竭少，故渴也。”巢氏明确地将消渴病、水肿病等归属于津液紊乱的范畴。

此外，《诸病源候论》一书十分注重冻伤、烧伤、溺水等物理性致病因素的研究，如《疮病诸候》云:“严冬之月，触冒风雪，寒毒之气，伤于肌肤，血气壅涩……便成冻疮。”在《汤火烧候》中谈到：“凡被汤火烧者，初慎勿以冷物及井下泥、尿泥及蜜淋搨之，其热气得冷即却，深搏至骨，烂人筋也。”此外，对脑外伤也有深刻的认识，如在《被打头破脑出候》中云：“夫被打，陷骨伤脑，头眩不举，戴眼直视，口不能语，咽中沸声如豚子喘……口急，手为妄取，一日不死，三日小愈。”

孙思邈是唐代著名医药学家，对中医学的发展做出了不可磨灭的贡献，对急诊医学的贡献集中反映在他的《备急千金要方》和《千金翼方》中，书中除“备急方”27 首专供急救之外，每一门中还有一些急救的方药，至今仍广为应用，如犀角地黄汤、苇茎汤、温胆汤等。

此外，孙思邈在急诊医学的疾病分类上按学科分类，科学实用，至今仍有较大的临床意义。对急性出血、急性腹痛、暴吐暴泻、厥脱等的论述，颇为详尽。对急诊的治疗倡导综合疗法：一是内服与外用结合，如采用药物内服、熏、洗、敷、贴等多种方法；二是针灸、按摩与药物相结合，他认为“针灸之功，过半于汤药”“针灸攻其外，汤药攻其内，则病无所逃矣”“故知针知药，乃是良医”；三是药疗与食疗相结合。在急救技术上，孙思邈是世界上第一个使用导尿术的医家。

可以说晋唐时期不仅出现了中医急诊学的专著，同时在理论上、急救技术上也有较大的进步，对后世急诊医学的发展产生了深远的影响。

四、中医急诊学理论学术争鸣昌盛期

金元时期，名医辈出，刘完素等“金元四大家”更是在急诊学方面做出了巨大的贡献。刘完素以阐发火热病机及善治火热疾病成为后世温病学派的奠基人。他针对当时外感热病的实际情况提出了热病当以热治，不可作寒治，并大大扩充了“病机十九条”中有关火热证的证候条目，强调六气中的风、湿、燥、寒皆可化火。对火热证的治疗突出表里辨证方法，并在此基础上制定了防风通圣散、双解散等治疗热性外感疾病行之有效的著名方剂。他受到《伤寒杂病论》急下存阴的启发，结合临床实践，提出了胃中必须保持润泽的真知灼见。他突破墨守风气，尊重临床实际而提出的火热病机，也对后世温病学派的形成产生了巨大的影响。

张从正被称为“攻邪派”的代表人物，著有《儒门事亲》一书，其在辨治急症方面颇具心得。在发病学上张氏十分重视病邪的作用，提出“夫病之一物，非人身素有之也，或自外而入，或由内而生，皆邪气也”，对后世认识急症发病理论有其提示意义。张氏在祛邪治疗中的主要方法为发汗、催吐、泻下三法，并认为此三法可结合应用。对体强和体弱患者区别对待，体弱则不可猛攻，只可缓图，而且在用药上应注意“中病即止，不必尽剂”，其论述对急症的治疗也颇有指导意义。总之，张氏对汗、吐、下三法的灵活运用，丰富了急症的治疗经验，对急诊的理论和实践的发展起到了标新立异的作用，值得后人研究发展。

李杲作为著名的“补土派”代表人物，著有《脾胃论》《兰室秘藏》等书，重点阐述了《素问·太阴阳明论》“土者生万物”的理论，创立“内伤脾胃，百病由生”的论点。对内伤发热有其独特的认识，提出了“阴火”的概念，即火与元气不两立，元气不足则阴火内生。在治疗上尤其是在内伤急症的治疗方面，多以益脾胃、升阳气为主，对此类发热采用“甘温除大热”之法，对发热性疾病提出了另一种辨证和治疗思路。此外，李氏还十分重视活血化瘀法的运用，在其创制的三百余首方剂中，具有活血化瘀作用者达八十余首，分别应用在中风、吐血、急性胃脘痛等疾病中，对后世也产生了极大的影响。

朱丹溪著有《丹溪手镜》《丹溪心法》《金匮钩玄》等书，倡导“阳常有余，阴常不足”，重视痰、气在急危重症发病中的重要地位，后世尊之为“滋阴派”的鼻祖。在火热的论治中侧重于火热由体内化生，与刘完素侧重于外来之邪不同，其原因在于人体常“阴不足而阳有余”，因此在治疗方面主张滋阴降火，对后世温病学派滋阴、救津、填精等治则的形成产生了深远的影响。

五、中医急诊学理论发展的典范——明清温病学说的兴盛

明清时期兴起的温病学派中人才辈出，他们对中医急诊学的发展做出了极其重要的贡献。温病学说的形成和发展可以说是中医急诊学理论发展的典范。面对新的疾病，这些温病学家在前无古人论述的情况下，认真地研究和思索，经过几代人的努力，终于形成了新的学说，长足地发展了中医学术。其间最为著名的医学家有吴又可、叶天士、吴鞠通、王孟英等。

吴又可著《温疫论》，其根据临床实际，突破传统医学理论，创立了新的病因理论即“疠气学说”来解释当时的时行天疫，并认为其皆从口鼻而入，形成了温病学派对病邪感受途径的认识。

《温疫论》对伤寒、时疫从病因、传染途径、传变过程等方面进行了鉴别。认为伤于寒者，感天地之正气；感疫气者，乃天地之毒气。伤寒之邪自毛窍而入，时疫之

邪自口鼻而入。伤寒之邪在经，以经传经；时疫之邪在内，内蕴于经，经不自传。并提出时疫之邪能传染于人。

《温疫论》赋予“伏邪”新的含义，认为”温病乃伏邪所发”，其邪伏于“膜原”，提出了辨气、辨色、辨舌、辨神、辨脉是识别温疫的大纲，在治疗上尤重下法的运用，更创立达原饮以治本病。

叶天士在长期的临床实践中体会到温病发展变化非伤寒六经所能概括，而提出了著名的卫气营血辨证，将温病发展分为四个阶段，同时制定相应的治疗大法，即“在卫汗之可也，到气才可清气，入营犹可透热转气……入血就恐耗血动血，直须凉血散血”，成为温病治法之纲要。并认识到温病传变的特殊规律，即邪入心包的变化，临床医生应注意此种危重证候的发生。

在治疗上，叶天士使用了众多行之有效的处方，为吴鞠通在《温病条辨》创立温病治疗方剂打下了基础。其在治疗上重视顾护津液，即强调保护胃肾之阴液。在中风治疗上，由于重视“内虚暗风”理论，而采用滋肾平肝的治疗方法。

吴鞠通著《温病条辨》，创立了三焦辨证理论，丰富了温病急症的辨治理论体系，与叶天士的卫气营血辨证相辅相成，并补充了前者在虚证论述上的不足，对温病后期阴液耗竭而形成的下焦大虚之证进行了概括。该书中又提到了湿温治疗二禁三法，为湿温病的治疗进一步提供了理论依据。吴氏另一大贡献在于其总结和创立了大量行之有效的温病急症治疗方剂，如银翘散、三仁汤、加减复脉汤等。

另外，温病学派中尚有其他一些著名医家也对温病急症学的发展做出了贡献。如薛雪对湿温病的论述，使湿温病的辨证和治疗区别于一般的温热病；杨栗山创立了著名的升降散，至今仍在广泛地使用；王孟英著《温热经纬》对温病学的发展进行了总结，并在书中对“伏气”和“新感”进行了详辨。

在明清时期还有一些医家在急诊学的发展方面做出了重大的贡献。如张景岳在急诊学中有诸多创见，其提出表里寒热虚实“六变”，并以阴阳统之，已具八纲之形。对急症的治疗以阴阳虚实而定纲目，再按病机、证候分证论治，提纲挈领，便于掌握。对于药物的使用，主张用药捷效，并将人参、熟地黄、附子、大黄称为“药中四维”，这些药物是治疗急危重症不可缺少的药物。另外，张氏在实践中提出了“探病”一法，对急症中一时难辨之证的诊断颇有启迪意义。

王清任在《黄帝内经》气血理论和“血实宜决之，气虚宜掣引之”治则的基础上，加以充实和发挥。他强调气和血是人体的基本物质，“无论外感、内伤……所伤者无非气血”，故“治病之要诀，在明白气血”。尤重气虚和血瘀及二者的相互关系，提出补气活血和逐瘀活血两个治疗原则，创立了补阳还五汤、通窍活血汤、血府逐瘀汤等著名方剂。

第四节　中医急诊学研究现状及展望

中医急诊学的研究与发展是中医学术发展的关键。20世纪中叶至今，中医急诊的研究虽然取得了进展，但仍没有质的飞跃。现代医学在我国迅速发展，对临床急症的救治形成了一套较为完整的处理方案，加之在患者的心目中普遍存在“中医治慢，西医救急”的错误观念，所以说，新世纪中医急诊学的研究任重而道远。

从20世纪50年代开始，在吸收古人经验的基础上，广大学者对中医急诊进行了探索性的研究，且形成了一定的规模，并取得了良好疗效。例如，1954年石家庄地区运用中医学温病理论和方法治疗流行性乙型脑炎，取得了显著疗效。此后中医急诊的研究范围不断扩大，如急腹症、冠心病心绞痛、急性心肌梗死等，在20世纪70年代均取得了不少的临床经验，但此时是无统一组织、无计划进行的。20世纪70年代末至80年代初，中医急诊学进入了一个振兴与发展的时期。政府十分重视中医急症研究的组织工作，如1983年1月，卫生部中医司在重庆召开了全国中医院急症工作座谈会，专题讨论如何开展中医急症工作，并提出了《关于加强中医急症工作的意见》。1984年，国家中医药管理局医政司在全国组织了外感高热（分南方组、北方组）、胸痹心痛、急性胃痛、厥脱、中风、血证和剂型改革攻关协作组，后又成立了多脏衰、痛证协作组，各地也建立了相应组织，在全国范围内有组织、有计划地开展了中医急症工作。

1984年以来，以这些急症协作组为龙头，在中医急症诊疗规范化、临床研究、剂型改革、基础与实验研究等方面进行了较全面的研究，并出版了一些急症学专著，从侧面反映了中医急诊学的成就与发展趋势。

一、研究现状及成果

（一）诊断、疗效标准规范化

中医急诊学作为一门临床学科，要与国内外医学接轨，首先就要依据中医理论、中医特色在临床中进行诊疗标准规范化的研究。其内容组成包含病名、诊断、疗效三个标准。中医病名是中医急诊学的核心组成部分，研究急诊病名的变化，确立其内涵外延，探索疗效判定标准等，这些严重影响着研究水平及学术水平的纵深性提高，不可墨守，必须规范。

王永炎院士领导的脑病急症协作组对中风病的病名诊断做了深入研究，提出三层诊断法，即包括病名、病类、证名的全病名诊断。统一命名为中风病，又称卒中（内中风），相当于西医的急性脑血管病颈内动脉系统病变。病类按有无神志昏蒙分为中经络和中脏腑，证名9条。其中中经络5条：肝阳暴亢，风火上扰证；风痰瘀血，痹阻脉络证；痰热腑实，风痰上扰证；气虚血瘀证；阴虚风动证。中脏腑4条：风火上扰清窍证；痰湿蒙塞心神证；痰热内闭心窍证；元气败脱，心神散乱证。其病名诊断的描述举例为“中风病，中脏腑，痰热内闭心窍证”。中风病名诊断经全国三十多个医疗科研单位220多例患者的反复临床验证而具科学性和可行性，极大地推动了中医急诊的学术发展。

胸痹急症协作组对胸痹病的诊断做了探讨，提出了“病证相配，组合式分类诊断法”。首先将中医病名内涵赋以西医病名，实现规范化，即胸痹病相当于冠心病；把5个临床类型全部归入中医病名内涵，即胸痹心痛相当于冠心病心绞痛，胸痹心悸相当于冠心病心律失常，胸痹心水相当于冠心病心力衰竭，胸痹心厥相当于冠心病心肌梗死，胸痹心脱相当于冠心病心脏骤停。再分6个证名，即心气虚损证、心阴不足证、心阳不振证、痰浊闭塞证、心血瘀阻证和寒凝气滞证。其病名诊断的描述举例为“胸痹心痛，心气虚损兼痰浊闭塞证”。胸痹病名诊断经全国近20个医疗科研单位1800多例患者的反复临床验证而具科学性和可行性。

此外血证协作组对吐血、黑便诊断标准的含义定为血由胃来，从窍而出。厥脱协作组明确厥脱证是指邪毒内陷、内伤脏气或亡津失血所致气机逆乱、正气耗脱的一类病证，以脉微欲绝、神志淡漠或烦躁不安、四肢厥冷为主症，并提出西医的各种原因引起的休克可参照本病辨证。

在病名方面无法运用传统中医学概括者及时地推出现代医学的病名，如王今达教授领导的多脏衰协作组不仅在国际上首先提出了“多脏器功能失调综合征”的病名，而且较早地在国内制定了多脏器功能失调综合征危重程度的判定标准，同时归纳总结了本病“三证三法”的辨证体系，提出了“菌毒并治”的创新理论，在世界危重病医学范围内都具有十分重要的意义。诊断标准突出诊断要点，从主症与兼症加以描述，并指出诱发因素，还合理地吸收现代医学如生化、细菌、免疫、X线、CT、B超等诊断标准，补充有意义的体征和理化检查内容。疗效标准采用计量评分法，采用四级制。特别是对中医证候学的判断由以往的定性法改为目前的定量法，增强了评定的客观性和可信度。

国家中医药管理局医政司早在1984年就组织制定中风、外感高热、胸痹心痛、血证、厥脱证和急性胃痛6个内科急症的诊疗规范，于1989年试行，后又补充了头风、痛证、风温肺热病、温热、多脏衰5个诊疗规范，印成《中医内科急症诊疗规范》一书在全国推行使用，使中医急症诊疗标准规范化迈出了可喜而扎实的一步。

标准化、规范化的研究只是进行了一些有益的探索，没有形成规模和体系，如何在疾病病名的确立方面形成体系，并在其基础上形成中医急诊学病证诊疗体系，学科的内涵才能真正确立并提升。

（二）辨证方药序列化

中医诊治急症的理法，既是对急症临床诊断和治法用药的学术归纳，也是对急症病因、病机、病性、病位和病势的综合分析，具有具体体现中医的整体观和辨证观、融理法方药于一体的理论特色，是探索和开拓中医治疗急症的临床基础，所以成为近年各地开展中医治疗急症都十分重视的又一特点。

保持急症辨证论治的理法特色，从方法学的角度而论，主要是通过有效治法的方药研究来体现。这种研究方法对阐明和印证中医“证”的病机理论及其证治规律，具有现代科技进步的内容。这样“以药探理”的研究方法，为深入探讨急症理法方药的内在联系、揭示急症的治法特点开拓了新的途径，扩大了一批传统方药的急救应用范围，明显地提高了急救的疗效。

目前，中医急症方药的研究已从单一的治法方药向辨证序列方药方面发展，在中医药理论特别是辨证论治原则指导下，急症方药强调按病种、病机、病情序列配套。如治疗胸痹心痛，速效止痛分辨寒证、热证，既“急则治标”止痛为先，又“缓则治本”治病为根，研制出组方新、工艺新、标准新的序列方药，在临床配套使用中，明显提高了中医诊治胸痹心痛的疗效水平。对暴喘的治疗，中医认为肺肾之虚为本，痰瘀交阻为标，但在论治时，攻实则伤正，而补虚则助邪，此时应当标本兼治，而不能一味攻邪或扶正。经临床观察，采用一日两方标本兼治法，疗效不仅较一日一方治标法好，而且还较一日一方标本兼治为佳。投药方法的辨证序列配套明显提高了临床疗效。另外，中风病、外感高热、急性血证及急性胃痛等病证也分别实施了辨证方法的序列配套，使中医诊治急症的临床疗效明显迈上了新台阶。

（三）抢救手段多样化

急症的中医急救，由于历史条件的局限，急救手段和投药途径受到多方限制，致使其理法特色和专长未能充分发挥。因此，能否发挥急救方药的药效，是影响中医急救疗效的重要环节，也是近年来各地集中协作攻关的重要难题。更新中医的应急手段，从临床的角度而论，与急救有效方药的剂型和投药途径的改革密切相关。这些改革包括以下技术进步的内容：①保持中医的理法特色，具有中医理论和经验提供的处方依据；②采取现代临床验证观察分析方法，参考现代诊断检查数据；③经临床验证为可靠的有效急救方药；④按照现代制剂的先进工艺技术程序进行试制并进行相应的药理实验，取得安全有效的实验结果；⑤再经临床进行分组对照扩大验证并取得客观的疗效评价。通过这样设计剂型改进的技术加工，基本上能反映出新制剂在继承基础上的提高和改进。据近年全国九个急症协作组的不完全统计，各种急救中药新制剂有四十多个品种，剂型有注射液、吸入剂、舌下给药薄膜及含片、结肠灌注剂及栓剂，以及口服剂（口服液、冲剂、散剂、片剂）等，如清开灵注射液、双黄连粉针、穿琥宁注射液、脉络宁注射液、生脉注射液、参附注射液、补心气口服液、滋心阴口服液、瓜霜退热灵、痰热清注射液、热毒宁注射液、血必净注射液、宽胸气雾剂等。这些新制剂的研制成功大大丰富了急症的救治手段。

采用多种治法联用的急救措施，虽有内治法和外治法、药物治法和非药物治法等差别，但都是理法方药一体化中的不同治疗手段。它是在临床辨证明确之后，针对不同病证诊断制定的不同治则治法，依此立方遣药，以求选方对证、用药效专之功。近年来在探索提高中医急症治疗效果的进程中，多种治法联用表现出独特的优势，如对急性感染所致急症的治疗采用了如下两法联用：活血与清解联用、清解与救阴联用、固脱与清解联用、中西药物的联用等。抢救手段上多品种、多制剂、多途径的多样化，不但最大限度地满足了中医对急症治疗的应急之需，而且最大限度地发挥了中医救治上综合处理的优势。

（四）急救理论创新化

中医发展史已经表明，中医理论的创新和学术上质的飞跃，都首先在急诊医学上突破。历史上伤寒和温病的两次学术高峰对中医学的功绩已经载入史册而不可磨灭。当今我们正面临第二次突破，近年来在中医急救理论的创新上已经做了不少的学术准备：在外感高热和多脏衰的救治上提出了“热毒学说”；对急腹症、感染性休克、脑卒中、成人呼吸窘迫综合征和消化道出血的救治采用了通下法，运用了“肺与大肠相表里”的理论；对急性脑出血主张运用破瘀化痰、解毒通络，并在其基础上提出了“毒损脑络”的新理论；对流行性出血热主张运用凉血行瘀、解毒开闭固脱法；对冠心病的治疗提出了痰瘀同治；中风病的治疗重点已转到先兆病的预防及康复上；护理上提出了“辨证施护”的观点，密切了中医学“辨证施护”与现代医学“整体护理”之间的联系。这些都是“星星之火”，随着学术的发展和研究的不断深入将会在中医急诊学理论上有新的突破，真正推动中医学的全面发展。

（五）研究方法科学化

临床研究方法一改以往个案报道及病例总结的低水平状态，大力引进了现代科学研究内容。如：诊断和疗效评判，采用行业公认的标准；临床观察研究，采取严格的科研设计，遵循随机对照的原则开展循证医学研究。由于客观指标（包括临床、药效学实验指标）是中药新药研究必不可少的内容，因而促进了中医急诊制剂作用机理的研究，加强了对急症发生、传变、预后机理的认识。临床和实验研究引入现代科技方法，既保持了中医特色和优势，又使中医迈入了科学化、现代化的殿堂。可以预测，中医实验学一旦创建和诞生，中医学术的新突破必将迅速来临。

虽然中医急诊医学在辨证方药序列化、诊疗标准规范化、急救理论创新化、抢救手段多样化、研究方法科学化的方向上有了长足发展，但是中医急诊研究工作中仍存在不少问题，主要表现为缺乏创新的急诊辨证论治理论体系，缺乏具有中医特色的应急先进技术手段，缺乏具有中医治法专科特色和优势的序列中药新制剂。为了中医急诊研究工作快速、顺利地进行，应加强对中医急诊研究思路与方法学的探讨，以促进中医急诊医学的更大发展。

二、急诊学研究的思路与方法展望

（一）强化中医急诊意识，更新急诊观念

中医治疗急症，首先要解决的问题仍然是观念的更新。这种更新不仅是突破本学科固有束缚的更新，突破中医学者头脑中固有的学科性质的更新，而且是站在时代发展的前沿，综合多学科发展的历史成就，预测未来发展的趋势，更高层次的更新。只有立足这样一个基点，才能够适应社会的发展，打破封闭僵化、死板教条、故步自封、生搬硬套的桎梏，以活跃的、敏锐的、积极进取的思想，创造一个全新的中医急诊学。

1. 扬长补短的融合竞争意识

中医学之所以几千年来长盛不衰，除了它本身在科学的理论体系支撑下所产生的临床疗效的可靠性之外，还在于几千年来中国的广大医疗市场和人民对于这一学科的依赖性。而在21世纪的今天，各学科突飞猛进地发展，现代医学融合现代科学技术，诸如光、电、生物工程等与医学的高度结合所显示出来的优势，及其在人体医学诸多方面的突破，都对中医学的生存和发展提出了挑战。中医学要打破以往的观念，开展急诊研究，提高参与层次，首先面临的就是如何融合现代医学急诊在疾病诊断方法、诊断技术、抢救技术及抢救药物方面所具有的优势，运用中医学的思维，扬长补短。正因为如此，中医急诊的研究不能脱离实际，立足中医，扬长补短，必须强化中西医融合的自下而上意识，从现代急诊医学的不足与中医急诊学的长处着眼，从医疗市场的需求和现代急诊医学的空白点入手，开展中医急诊的研究，在融合与竞争意识下求生存、求发展，只有这样才有后劲，才能有所突破，才能具有顽强的生命力。

2. 创新理论的前瞻研究意识

进行急诊研究，囿于原有的医学模式，恪守固有的理论体系和具体的治疗措施，顺其自然地进行，已经不能适应时代的发展和人类卫生保健的需要。必须基于原有体系，洞察现代医学发展的趋向，既要看到本学科发展的脉络，也要清晰地了解相关学科的进展，了解其成果对人体科学、医学的相关意义，从而找出中医急诊的研究方向。而今所面临的首要问题就是如何赋予中医急诊学的精华（包括基本理论、辨证方法、救急技术与药物）以新的生命，从而满足社会的需要，把继承、发展、创新统一起来。所谓前瞻也就是远虑，就是超前意识，在事物发展的初级阶段，就以胆略和学识认清事物发展的趋势，瞄准最先进、最具生命力和竞争力的目标，这是制胜的先决条件。无论在基本理论、抢救措施、药物研制方面，还是在证候规范上，都应瞄准世界先进水平，与世界同步，这是搞好中医急诊学并促进其发展成熟的要素。

3. 突出特色与发挥优势的意识

现代中医急诊学是对中医学核心理论的升华，应该具有全新的特点和特色，既要

具有现代急诊医学的特点，又要具有中医学的特色。在创立现代中医急诊学时，应该强化特色意识，使其不要失去自身的生命力，尽可能地汲取现代医学的精华，并赋予它新的中医学特征，真正达到发展中医药学术的目的，形成一种全新的医学体系。

（二）突出特点特色，提高临床疗效

临床疗效的提高是任何一门医学存在的前提，没有疗效就没有存在的价值，中医急诊学赖以生存的重要原因就是有较好的临床疗效。

1. 立足基础理论，做好继承和发扬

《素问·气交变大论》言："善言古者必验于今"，没有很好的继承就没有所谓的发扬。中医急诊学发展的关键是如何深入挖掘、整理中医学的精华，达到在突出特色的基础上提高临床疗效的目的。

2. 坚持辨证救治，突出特色思维

辨证论治是中医学的精髓，辨证救治是中医急诊学急救的关键，脱离这一理法的特点将无法取得临床疗效，也将可能逐步脱离中医学的特色。创立现代中医急诊学的关键是中医急诊学辨证体系的建立，把中医急诊辨证逐步由经验性提升到科学性上来，为中医急诊学的研究由点到面铺平道路。

3. 拓宽急救手段，创新急救技术

在现代科技发展的新形势下，充分运用现代科学技术，拓宽中医急诊急救的手段，加快中医急救药物的改革，目的是研制高效的中药注射剂，更重要的是发挥中医药的优势，从不同给药途径出发，提高临床疗效。古代急诊医学创立了许多急救技术，如自缢急救术、溺水急救术、导尿术等，在中医急诊学的发展历史上起到了重要的作用。在现代科技的指导下，如何创立中医急救新技术，也是中医急诊学发展的关键。

（三）寻求切入点，加强中医急诊科学研究

中医急诊临床研究应以专科急诊为切入点和突破口，进行深入的探讨和摸索。以中风病急性期为例，探讨出血性中风和缺血性中风中医证候学演变规律、辨证论治体系和系列方药等，不仅推动了中医脑病学科的建立，而且极大地鼓舞了中医急诊研究学者的工作热情，坚信中医学在急危重症诊治上具有独特优势。如王永炎院士等不仅对中风病病名、证候演变规律、辨证论治体系、系列方药等方面进行了深入的临床研究，还提出了"毒损脑络"的新病机，认为清开灵注射液是治疗中风病的有效药物，并认为风痰瘀血阻络证是中风病最常见的证候。成都中医药大学陈绍宏教授经过二十多年的研究，认为中风病成因与虚、瘀、痰、火、风有关，即元气虚为本，气虚生瘀，血瘀生痰，痰郁化火，火极生风。总之，本病以元气虚为发病之根本，痰瘀互结、痰热生风为病机核心。据此创制出治疗中风病的中风醒脑方，将其制成中风醒脑口服液和中风醒脑颗粒，在临床上取得了显著疗效。

外感发热是常见的中医急诊病证，中医学历代医家在诊治外感发热病方面积累了丰富的临床经验。张仲景六经辨证体系和叶天士卫气营血辨证体系的创立，奠定了中医治疗外感热病的核心，历代医家多有发挥，但都超脱不出两大辨证体系。近现代学者对外感发热病的研究多有发挥：北京中医药大学已故名医董建华院士，提出了三期二十一候的论治体系；重庆名家黄星垣先生通过对外感发热的研究，提出了“热由毒生”的新理论；成都陈绍宏教授运用仲景学说的理论和方药治疗外感发热，即在《伤寒论》“六经辨证”思想指导下，将“经方”组合，用于治疗外感发热，并借鉴仲景治疗并病、合病的指导思想，提出“重三经（太阳、阳明、少阴）、定四型（外感风寒、外感风热、热毒壅盛、湿热互结）”的见解；江苏省中医院奚肇庆先生等较系统地研究了外感高热的历代文献，对辨证、治疗方法等方面进行了综合分析，对外感热病常见证的诊断标准进行了规范化研究，研究认为，外感高热以卫分、卫气同病、气分证型多见，其中尤以卫气同病为多，采用卫气同治、透表清气的病因学截断法，简化了外感高热的辨治流程。

急性咳嗽是急诊科常见病证，对患者的生活质量会产生严重的影响，西医多归属于“咳嗽变异性哮喘”“感冒后咳嗽”。中日友好医院晁恩祥教授根据其临床表现具有“风邪”的特征，将其命名为“风咳”，率先提出从“风”论治的学术思路，创立了“疏风宣肺，解痉降气”的独特治疗方法。

休克归属于“脱证”的范畴，早在20世纪70年代中期，上海王左教授领导的协作组，对该病证进行了深入的研究，研制出“参附青注射液”，取得了较好的临床疗效，并对其疗效机制进行了深入研究，开创了中医救治危重病的先河。天津已故中西医结合急诊危重病学家王今达教授，根据多年的临床经验及理论研究，选用红花、赤芍等中药研制成的纯中药制剂“血必净注射液”，具有高效拮抗内毒素和炎性介质的作用，不仅在动物实验中能显著降低休克动物模型的死亡率，而且在临床研究中也显示了其治疗感染性休克的重要作用。北京友谊医院中西医结合危重病学家王宝恩、张淑文教授等，针对感染性休克及其引发的多器官功能障碍综合征，提出了“四证四法”的辨证论治方法：①实热证，临床表现为高热、口干欲饮、腹胀便结、舌红苔黄、脉洪数或细数，末梢血白细胞变化；②血瘀证，临床表现为固定性压痛、出血、发绀、舌质红绛、舌下静脉曲张，血流动力学、凝血与纤溶参数和甲皱襞微循环异常；③腑气不通证，临床表现为腹胀、呕吐、无排便排气、肠鸣音减弱或消失，肠管扩张或积液，腹部X片有液平；④厥脱证，临床表现为面色苍白、四肢湿冷、大汗、尿少、脉细数或微欲绝，血压下降。根据四证制定了相应的方药辨证施治，疗效显著。

脓毒症是近十余年来急诊危重病研究的热点之一，国内学者从不同角度对脓毒症开展了研究。王今达教授提出了“三证三法”理念，即热毒证与清热解毒、瘀血证与活血化瘀、急虚证与扶正固脱，并提出了“菌毒并治”的新理念，通过三十多年的研究，开发出了世界上第一个治疗脓毒症的纯中药制剂——血必净注射液，取得了很好的临床疗效。王宝恩教授等针对脓毒症的不同环节，应用益气通腑法治疗脓毒症急性肠功能障碍、益气活血法治疗脓毒症急性凝血功能障碍、清热解毒法治疗脓毒症炎症反应、益气固脱法治疗脓毒症循环功能障碍，降低了严重脓毒症（感染性多器官功能障碍综合征）病死率，同时开发出“促动合剂”“参芪活血颗粒”等制剂，极大地丰富了脓毒症的中医治疗方法。山东中医药大学孔立教授等经过大量的临床实践，认为脓毒症病机关键是“气机逆乱”。首都医科大学刘清泉教授等认为脓毒症的基本病机是“正虚毒损、络脉瘀滞”，毒邪内蕴是脓毒症的重要发病基础，内陷营血是脓毒症主要的病变层次，瘀滞络脉是脓毒症重要的病机，进而提出了“扶正解毒通络、分层扭转”的治则，而六经营血辨证是脓毒症的基本辨证方法，并在此基础上针对脓毒症不同的病理环节辨证治疗，降低了严重脓毒症的病死率。

心脏骤停是临床上最为危重的疾病，国际上开展了大量的研究，先后推出了不同版本的心肺复苏指南，对于规范心脏骤停的抢救起到了极大的作用，但患者的出院率仍然较低，成为国际急诊危重病研究的难点。近年来中医药逐步介入该病证的研究，并取得了一定的研究成果，如早期生脉注射液、参附注射液的运用，在一定程度上提高了复苏的成功率；同时主要针对复苏后综合征开展研究，提高了复苏后治疗的成功率。

（四）确立研究重点，满足学科发展需求

1. 强化完善学科发展，规范中医急诊病名

中医急诊学是一门新兴的学科，是中医学学科中的新生儿，正处于发育期。我们要以常见急危重病为研究对象，提高中医药治疗急危重病的成功率，打破长期以来社会和业内认为中医是“慢郎中”的局面，提高从事中医急诊学科人员的积极性和自信心。急诊学科的发展既是学科发展的需求，又是社会发展的需要，更是医院发展的需要。

就中医急诊学科内涵的发展来看，加快中医急诊常见病证中医病名的规范化研究至关重要，因为“名不正则言不顺”，严重阻碍了本学科的发展。首先中医急症病名既有别于中医内科及其他相关学科，又与各学科密不可分，更要突出中医急诊学科的特点。如“卒心痛”是中医急诊学特有的疾病名称，与中医内科学“胸痹心痛”相关，又有区别，内科学的范围更大，包括了“卒心痛”的概念，而卒心痛重点突出“急诊急救”的含义，重点探讨“厥心痛”“真心痛”的病机特点和辨证救治规律、护理原则等。其次，研究和发掘中医急诊急救技术，弥补中医急诊技术之不足。第三，开展常见病中医急救切入点的研究，真正树立中医药在现代急危重病研究领域的地位。第四，加强中医急诊人才的培养，这是中医急诊学科发展的根基。

2. 扩大中医急诊学科内涵，满足社会发展需求

随着社会的进步，人民生活水平的提高，人们健康观念的变化和医学模式的转

变，中医药的社会需求越来越大，对中医学的要求也越来越高，不仅仅局限在保健、慢性病调理方面，在治疗急诊危重症方面的需求也大大增加，这样就为中医急诊学科的发展创造了新的空间。从另一个方面来讲，发展中医急诊学也是中医学发展的需求。

近40年的研究也充分显示了中医急诊学的重要作用，但要真正确立中医急诊学在现代急诊医学的地位，仍然需要汲取现代先进的科学技术，在继承中振兴，在振兴中发展，从而被越来越多的人认可。

3. 明确学科发展目标，确定发展优先领域

（1）要重视中医急诊专科建设，使之成为中医急诊学科发展和临床教学的重要基地，国内外合作和交流的基地，中医急诊学科人才培养基地，培养一支结构合理、相对稳定的人才梯队，造就一批学术造诣较深、具有创新思想、在国内外有重要影响的学科带头人；要建设若干个立足于中医药前沿的中医急诊知识创新和技术创新基地，成为中医学科技发展创新源，重视中医急诊原创性的研究，加强中医急诊科研的支持力度。

（2）规范化研究是任何一个学科发展过程中的必经阶段，医学学科规范化研究尤为重要，不仅是医学学科传承的需要，更是学科发展的需要。但医学学科规范化的研究必须要建立在临床疗效的基础之上，要围绕常见病、多发病及重大疾病进行，重点加强中医急诊临床病证诊疗指南的制定、修订等，开展诊疗方案优化的研究，开展中医急诊临床疗效评价标准的制定。

（3）以急诊学科常见病为核心，如休克、脓毒症、外感高热、卒心痛、心肺复苏等，建立较完善的个体化诊疗方案和评价标准体系。

（4）重视临床基础研究。首先是文献的整理和继承；其次是中医急诊学科内涵的进一步梳理，确定中医急诊学科的地位；再次是对中医急诊常见病病名的规范化研究，提高中医急救能力和临床疗效；最后是在确立疾病名称的情况下，开展具有循证医学意义的临床研究。

（5）建立中医急诊学信息网络体系。以文献信息的数字化、网络化为重点，建立中医急诊学的相关数据库和信息网络、远程教学、远程诊疗等信息平台。

4. 急诊重大疾病和危重病的研究

（1）高热：外感热病是急诊科最常见的疾病，中医学几千年来的临床实践积累了丰富的诊治经验，但外感高热的复杂病情，导致不同历史时期都存在不能解决的问题。从中医学的发展历史中可以看出，中医学真正的飞跃是对外感高热诊治的进展，如张仲景的六经论治、叶天士的卫气营血论治等，无不体现了中医急诊学科发展的重要地位。虽然现代科学飞速发展，但疾病谱的变化，感染性疾病的复杂化，耐药菌的广泛感染，已经成为外感发热领域重要的课题，近年来也没有取得突破性的进展。因此加强外感高热的研究，加强耐药菌感染中医药治疗的研究是学科发展的需求，应该引起足够的重视。

（2）脓毒症：严重脓毒症和脓毒症休克是各种急危重病死亡的重要因素，已经引起了世界医学界的高度重视，虽然进行了大量的基础和临床研究，该病证的死亡率仍然高达30%～70%。该病证是一种综合征，运用中医学“整体观”“恒动观”“辨证论治”“治未病”的思想，以及中医学研究疾病变化和病机变化的方法，对于降低其病死率具有重要价值。中医学对该病证的研究不仅能够奠定中医急诊学在现代急诊学中的地位，更重要的是能够造福人类。

（3）急性中毒：急性中毒诊治是急诊领域的重要课题，长期以来中医急诊对该病证的研究没有实质性的突破。近年来中医药非特异性解毒概念的提出，在急性中毒方面进行了许多有价值的探索，如中药煎剂稀释洗胃、中药排毒、中药的脏器保护等，对于降低急性中毒的病死率显示了价值，值得我们深入研究。

（4）心肺复苏：心肺复苏术是现代急诊医学一项重要的急救技术，几乎成为急诊医学发展的标志，虽然如此，心肺复苏的成功率仍然很低。如何提高复苏成功率，提高复苏后综合征的治疗效果，成为急诊医学研究的重要问题。中医学的优势可在复苏后综合征的救治中充分体现，同时应该加强循证医学的研究，制定中医心肺复苏的指南，巩固中医急诊的地位。

（5）相关学科急诊的研究：如卒心痛中医治疗的价值和作用，早期重点干预治疗缺血性中风的循证医学意义，中医外治法对急性脾心痛治疗效果的研究，气血相关理论指导下急性出血性疾病的治疗，虚实理论指导下急性痛证的诊疗等，中医学逐步切入，救治范围逐步扩大。

（6）涉足急性新发、突发传染病研究：2003年SARS流行以后，急性传染病成为我国医学界研究的重要领域。面临急性传染病的威胁，中医学显示了独特优势。如2009年甲型H1N1流感的全世界暴发流行，中国充分发挥中医药的作用，取得了显著的效果，引起世界的瞩目。因此，加强中医药在急性新发、突发传染病中的应用，对于降低其病死率有重要的意义。

在中医学发展的历史长河中，中医学学术的发展很大程度上是基于急性传染病的发生而发展的。张仲景诊治的“伤寒”、吴又可诊治的“温疫”，无不是传染病，可见中医学的发展与传染病息息相关。

总之，在科技高度发达的今天，我们要集中力量，团结协作，大胆地汲取现代人类科技的新成果，多学科交叉研究，发展中医急诊学，推动中医学的研究进展。

第二章　中医治疗急危重症的临床思维

中医急危重症的临床思维构建问题一直是中医急诊重症领域较难厘清的话题。中医的教育需要系统的理论构架，更加重要的是需要有一套行之有效的思维模式。而急危重症作为中医学的重要分支，更需要年轻医师培养中医思维，坚持“能中不西，中西结合”的诊疗理念，真正将中医理念融入实际诊疗过程中。

一、“博学、审问、慎思、明辨、笃行”是形成中医急重症临床思维的路径

苦读后应当去思考，有所感悟后应当学以致用，在用的过程中才能将所学变成自己知识体系的一部分。例如，银翘散学了二十多年，但从没有用过，直到 2009 年 H1N1 的全球暴发，才真切感悟到吴鞠通的太阴温病“发热而渴，不恶寒，辛凉轻剂银翘散”和张仲景的“发热而渴，不恶寒，为太阳温病”，二者实际是讲同一疾病。H1N1 的表现就是温病的特征，银翘散的核心就是治疗温病，而 H3N2 属于伤寒，表现为“恶寒，头痛，肢节疼痛”，此为麻黄汤证。原来温病与伤寒的鉴别点在于有否恶寒，至此，才真正会用银翘散。这就是实践出真知，只有“博学、审问、慎思、明辨、笃行”才能建立自己的知识体系。

二、“能中不西，中西结合”是中医急诊重症临床的法则

中医急危重症临床思维的形成过程就如同王国维的治学三境界：悬思－苦索－顿悟。见到某一疾病，首先想它属于中医的何种病证，中医文献中如何记载这个病证，中医能否治疗。例如 90 年代初期笔者在急诊遇到一位患者“血压高、心率快、口唇发绀、喘促、端坐呼吸、大汗出”，西医可以明确诊断为“急性左心衰”，而中医诊断为“喘脱证”的范畴。《医略六书·杂病证治》中“亡阳汗者，每每病笃虚极之人，多有头面汗淋，口鼻俱冷，而手足青色，气促不止者，急宜温补以追欲绝之阳”的记载与该患者的病情相符，根据“急宜温补固脱”的治法，应当给予参附汤或生脉注射液治疗。在监护仪的监护下，给予患者静脉推注生脉注射液、参附注射液治疗。在用药 5～10 分钟后，患者汗出减少，气喘频率降低，心率与血压也有所下降；15 分钟后患者各项生命体征逐渐恢复正常。这次经历使我感悟到生脉注射液、参附注射液可以有效救治“急性左心衰”。

分析此次病例的整个中医诊疗思维过程：患者病情危急，“急救理念”贯穿始终，

但是如何在危急状态下做到“能中不西，中西结合”是中医人需要关注的重点。首先，明确西医诊断，熟练掌握急性左心衰的抢救措施，做到“心中有数”；其次，具备抢救的必需医疗设备；最后，具备扎实的中医理论基本功。具备以上三点，方可谈“能中不西”救治急危重症。根据该患者的临床症状，很快联想到“喘脱证”的诊断与救治方药。分析其核心病机在于气虚阳脱，在治疗过程中起效时间至关重要，因此选择使用中药注射液静脉推注。这种方法在临床上很少使用，这就要求有经验的医生真正做到孙思邈所言的“胆大心细，行方智圆”，同时要严密监测患者的生命体征。

三、建立准确的中医急危重症理论知识体系是临床思维形成的核心

做学问一定要有思维。思维科学是科学家钱学森先生一直思考研究的问题。钱学森先生一开始把思维科学作为前科学，后来又把思维科学作为科学学科中的一个重要分支。基础科学、技术科学、应用科学是科学体系的三要素，中医学科如果不具备这三个要素就无法实现科学发展，对于中医急诊危重症这门学科来说亦是如此。中医学基础理论是最核心的问题，因此，研究中医学的疾病诊断体系是中医临床思维的关键环节，不建立诊疗体系，中医无法发展。其实，中医并不缺乏理论，但中医的理论如同中国武术，分成了很多流派，十分混乱，甚至有些神秘色彩。《黄帝内经》是中医学基础理论的源泉，年代久远，且由于语言障碍导致对其的学习研究百家争鸣，流派纷呈。《伤寒杂病论》的内容就十分明确，是张仲景在汲取前人经验的基础上，对中医基础理论的应用，且形成了完整的诊疗体系，是我们应当认真寻找“道”的方法，但学习研究中医诊疗体系时应取古籍中的精华而去其糟粕。如《千金方》中防治瘟疫的方有八首，其中的核心药物是虎骨，但虎骨可能是没有用的，因为那时人们把传染病看作鬼怪所为，认为“虎”可以祛邪。

疾病诊断体系的建立应首先考虑对病因的认识。中医基础理论的病因学，从急诊学科来认识，一部分是诱因而不是发病因素，而发病因素又与内伤相关。只有明确认识诱因与内因之间的关系，才能正确治疗疾病。如张仲景《伤寒论》“先治其里而后治其外”“先救其外而后治其内”，就是利用诱因与内因的理论确定治疗疾病的原则和方法。“正气虚于一时，邪气突盛而爆发”，对于急诊危重症在病因研究的基础上提出的核心病机，把握好疾病的虚实就够了。弄清疾病的虚实就可以确定补泻的治疗原则。在内伤基础上的外感，去除外感这一诱因即可，如果没有及时去除诱因，病情由虚实互存变为虚实互化，则变证丛生，疾病难以治疗。

四、典型病案研究是训练中医急危重症临床思维的重要方法

典型病案研究和学习，是训练中医急危重症临床思维的核心所在。中医急危重症的核心病机无外乎虚实两端，明确判断疾病的虚实问题在临床中至关重要，决定治疗决策的方向。例如，一患者患有多发性骨髓瘤，肺部感染后出现急性呼吸窘迫综合征

（ARDS），表现为喘促、大汗出，辨属太阳、少阳合病，属于失治、误治导致的坏证，病情由虚实互存转变为虚实转化，最后出现厥脱之变，因此救逆是根本治则。中医的治疗思路为固护元气、回阳救逆，重用补中益气汤。面对如此复杂的病情，实际在中医上就是虚实的问题。总体来看，厥脱是对该病的诊断，正气虚、邪气盛是其病机，固护元气是治则，重用补中益气汤是治疗方法，这就是一个完整的中医急诊危重症临床思维过程。

五、临床实践是中医急危重症科研思维的源泉

1. 耐药菌感染引出的科研思路

随着抗生素的出现，细菌感染性疾病的死亡率大大下降，但是耐药菌亦随之产生，给临床治疗造成很大困难。传统的中医没有治疗过耐药菌感染，没有相关的经验可以参考。查阅相关文献发现治疗普遍集中于清热解毒和凉血活血，但是过度的祛邪会耗伤人体正气，因此我们将治疗重点转向扶正祛邪，然而效果仍不理想。后来经过反复思考，发现耐药菌感染与中医的“伏邪”理论比较相似，从而将治法再次调整为扶正透邪，随后经过回顾性分析发现以往诊治有效的方剂中的核心药物亦是扶正与透邪两类，从而证实了我们思路的正确性。那么中药的抑菌作用如何？通过体外实验研究发现含药血清确实具有抑菌作用。中医的诊治理念是“整体观念”，与现代医学的免疫调理密切相关，后续又围绕核心中药对T淋巴细胞的作用进行了系列研究，结果发现中药可以对T淋巴细胞的增殖起到平衡调节作用，使机体处于平衡状态，符合中医“阴平阳秘，以平为期”的思想。

2. 中药注射液的后续研究思路

如上所述，经过多例患者的救治后，我们逐渐认识到只要该病符合中医气虚阳脱型脱证的诊断标准，无论西医诊断为何病，都可以用生脉注射液、参附注射液治疗。但是具体的机制无人知晓，这便产生了生脉注射液与参附注射液治疗心肌梗死和休克机制研究的科研问题。研究结果表明，生脉注射液可以对缺血心肌细胞的动作电位产生影响，能够减少心肌再灌注损伤的细胞凋亡，增强血管再生。关于参附注射液对于心搏骤停、脓毒症休克的相关研究较多，包括基础研究和临床多中心随机对照试验研究。基础研究表明参附注射液可以通过上调 miR－19a－3p 的表达来减轻心肌肥厚，通过 Akt 通路激活 eNOS 产生 NO 来达到心肌保护作用。另外一项研究显示参附注射液可能通过 TGF－β/Smads 信号通路起到对心衰的心肌保护作用。一项多中心随机对照试验结果表明，在常规治疗的基础上联合使用参附注射液能够提高心搏骤停患者的自主循环恢复率。

六、以中医理论驭现代技术是中医急危重症临床思维升华的体现

对于危重病这一领域，中西医学同样都缺乏研究，但现代医学在对急诊危重病的

处理上具有明显优势，因为其有强大的现代科学技术作为支持。西医不缺乏技术，缺乏的是理论；中医不缺乏理论，缺乏的是技术。如何运用中医的理论将现代科学技术为我所用，是中医急危重症临床思维进一步升华与提高的核心所在。我们应该用中医的思维去分析现代仪器的中医属性。例如，呼吸机便具有中医的属性——温阳救逆。临床中发现，ARDS 患者经过呼吸机支持可以延长生命，比独参汤、参附汤更加有效；相反，如果是痰热内闭的患者上了呼吸机病情反而加重，患者会出现腹胀、肠鸣音减低等。如果提前分析到呼吸机在中医理论中属于温阳，对于痰热腑实证患者，早期给予通腑泄热，则能使之与呼吸机合拍，目前西医多采用镇静方式，利用肌松剂使之与呼吸机合拍，但是随之而来的是呼吸机依赖问题。呼吸依靠宗气，宗气来源于脾胃之气和自然之气，然后贯心脉以司呼吸，呼吸机解决了一个问题（补充自然之气），然而彻底解决患者的呼吸问题，还需脾胃之气的充养。因此，还需使用补中益气汤补脾胃之气以达到脱机的目的。分析上机与脱机的整个过程，实际上是中西医结合的过程，更是在中医理论指导下的临床实践过程。对于呼吸机，需要善于归纳其中医属性，把它作为中医益气温阳药使用，最后在中医理论的指导下顺利脱机。

中医临床思维是体现中医师临证水平的重要方面，而急危重症更要求医者具有严谨的临床思维。如何将中医理论合理地应用于急危重症的救治中，是每一个中医师应当思考的问题。

第三章　急危重症病因病机

第一节　急危重症病因

导致疾病发生的原因即病因。病因种类繁多，诸如六气异常、疠气传染、七情内伤、饮食劳倦、劳逸失度、跌仆金刃、外伤、虫兽所伤及中毒等均可称为病因。在急危重症疾病中以上病因皆可见到，体现了急危重症疾病的多样性和复杂性。目前对急危重症疾病病因的分类尚无统一方法，综合历代文献有以下几种方法：《黄帝内经》以阴阳分类病因，亦有“三部”分类法；张仲景在《金匮要略》中提出“千般疢难，不越三条：一者，经络受邪入脏腑，为内所因也；二者，四肢九窍，血脉相传，壅塞不通，为外皮肤所中也；三者，房室、金刃、虫兽所伤，以此详之，病由都尽”；陈无择在《三因极一病证方论》中提出了“三因致病学说”，即六淫疫疠之邪侵犯为外因，七情内伤为内因，饮食劳倦、虫兽金刃所伤为不内外因。以上分类方法各具特点，但不能完全体现急危重症病因的特点和规律。基于急危重症病因的特点，我们做如下分类，即诱因、内伤基础（内因或病因）、不内外因、继发性病因。

一、诱因

诱因一般是指疾病发生的外部因素，与它相对应的概念是内因，内因和诱因都是形成疾病的因素。诱因可以独立致病，也可以通过诱发内因而致病，在急诊中这两种情况都可以出现。诱因包括六淫疫疠、七情内伤、饮食劳倦。

（一）六淫疫疠

急诊科是气候变化的晴雨表，季节转化之时，六淫疫疠致人发病，表现出一定的季节性，暴发性以及发病、病情演变的规律性的特点。

1. 六淫

六淫是风、寒、暑、湿、燥、火六种外感邪气的总称。六气是自然界正常存在的气候变化，六气交替，四季轮回，长期以来机体已经适应了这种变化，当气候发生异常变化，超出了机体正常的适应能力时，六气就变成了致病邪气，称为“六淫邪气”。六气异常变化主要表现在太过、不及或非其时而有其气，或气候变化过于剧烈急骤等。素体本虚之人，气候正常交替时亦会发病，此时亦属六淫致病范畴。因六淫邪气致病有季节性的特点，故急诊科有其常见的季节病。

春季多风邪，风为百病之长，风邪善行数变，可导致多种病证，如呼吸系统疾病、中风、过敏性疾病以及急性感染性疾病等。夏季多暑热湿邪，暑热燔灼，易扰心神、伤津耗气，故夏季易出现伤暑、中暑之病；湿邪重浊黏滞，暑热夹湿易侵袭胃肠，故夏季亦是胃肠系统疾病的高发季节。秋季多燥邪，燥邪易伤津液，肺为娇脏，喜润恶燥，燥邪易伤肺络，影响肺之气机宣降，故秋季易发呼吸系统疾病；秋冬交替，季节转换，昼夜温差大，亦是心脑血管及消化系统疾病的多发时节。冬季多寒邪，寒邪凝滞收引，侵袭肌表，致使腠理闭塞，不能宣发肺气，导致肺气郁闭，宣降失常，故冬季易发呼吸系统疾病；寒邪凝滞经脉，导致经脉拘急，血管挛缩，容易诱发心脑血管疾病。

六淫之邪可以独立致病，更重要的是作为诱因诱发有内伤基础的疾病，同时虽然六淫之邪具有明显的季节性，但是有些反季节或六气不及导致的疾病和一些特殊、少见的疾病，发病之初也可能表现为时令外感的表现，易掩盖病因，造成误诊。此外，疫疠之邪发病之初也可能表现为时令外感症状，应及时甄别。

2. 疫疠

疫疠是指传染病，尤其是烈性传染病。疫疠可通过多种形式传播，如空气传播、饮食传播、皮肤接触传播、蚊虫叮咬传播等。疠气致病多发病急骤，病情凶险，且传染性极强，易于大规模流行。不同疫疠侵袭人体可导致不同的疾病，如流感、流行性腮腺炎、猩红热、霍乱、鼠疫、病毒性肝炎、流行性脑脊髓膜炎、艾滋病（AIDS）、严重急性呼吸综合征（SARS）、甲型 H1N1 流感、中东呼吸综合征等。疫疠之邪具有暴发流行的特点，发病、症状、病情变化具有相似性。疫疠之邪流行的三个基本环节是传染源、传播途径、易感人群。

疫疠之邪具有明显的季节性，急诊科医师要了解一些季节变化的规律，了解一些流行病学的资料以及运气学说的知识，同时科室也应该及时培训和通报流行病学的知识和资料；及时发现疫疠之邪，做到及时上报，及时隔离，及时正确救治以及自我保护和环境保护。疫疠之邪具有暴发性，表现为人群、地域的暴发，急诊科应做好应急。

（二）七情内伤

喜、怒、忧、思、悲、恐、惊是人体正常的情志活动，是人体对外界环境变化产生的正常情志反应，当七情过激，超过人体正常的适应能力时，则会导致七情内伤，影响气血运行，损伤脏腑精气，致使脏腑功能失常。情志的产生有赖于脏腑精气，情志内伤也必然损伤内脏，如怒伤肝、喜伤心、思伤脾、忧伤肺、恐伤肾。情志活动会影响脏腑气机的升降出入，导致脏腑的气机逆乱，如怒则气上、喜则气缓、悲则气消、恐则气下、惊则气乱、思则气结等。情志过极，往往会产生急危重症，如大怒会导致急性出血、晕厥、猝死等，正如《黄帝内经》云：“怒则气逆，甚则呕血及飧泄。”“大怒则形气绝，而血菀于上，使人薄厥。”“血之与气并走于上，则为大厥，厥则暴死，气复反则生，不反则死。”

七情内伤常常作为诱因诱发多种疾病，尤其是具有内伤基础的患者。七情内伤可以表现为五志过极，就诊时患者对于七情过激常有明晰描述，包括时间、地点、程度的描述。大怒、大悲、大喜、大恐、大忧等可导致胸痹心痛、喘证、心悸、血证、中风甚至猝死。

七情内伤、五志过极也是疾病发展的促进因素。患者在诊疗过程中由于对症状、诊断的恐惧、忧虑等，导致疾病治疗难度增加或诱发新的疾病，如心悸、胸痹（心律失常、心绞痛、应激性心肌病）等。故诊疗过程中的七情内伤往往是多因素（多情志）的、难以控制的、受周围影响的、结果难以预料的，应做好解释、沟通，必要时应用相应的药物或镇静剂。

（三）饮食劳倦

1. 饮食失宜

食物是人体获取能量的源泉，正常饮食是维持人体健康的保障，饮食失宜则会导致脏腑功能失调，最终导致正气虚损而诱发疾病。饮食失宜主要包括饮食不节、饮食不洁、饮食偏嗜。

饮食不节主要包括过饥、过饱两个方面，饥而不欲食、暴饮暴食都会导致胃肠功能紊乱，本身可以导致疾病的发生。过饥多因疾病影响或不科学减肥等各种原因导致长期摄食不足，营养不良，维生素缺乏，电解质及酸碱平衡紊乱。过饱多因暴饮暴食，导致饮食积滞肠胃，水谷不化，脘腹胀满，严重者可造成急性胃扩张，即《黄帝内经》所云：“饮食自倍，肠胃乃伤。”急诊医学中饮食不节主要是作为诱因而诱发多种疾病。过饥气馁，营养不良，气血不足，脏腑机能退化，抵抗力下降；过饱使脾失健运，胃失濡养，病理产物骤生，而诱发诸如感染（热病）、血证（消化道出血）、胸痹、心衰等各种疾病。

饮食不洁主要是指食用不洁净的食物而产生的疾病。不洁食物主要包括腐败变质的食物和有毒的食物，尤其是夏季，气候炎热，更容易导致食物变质，故夏季为胃肠疾病的高发季节。

饮食偏嗜是指偏食某些性味的食物而产生的疾病，主要包括寒热偏嗜、性味偏嗜和食物偏嗜。饮食偏嗜寒热、五味有所偏嗜、偏食某类食品或厌食某类食品，均会导致机体缺乏某些营养物质，胃肠功能的障碍；也可因脏腑失养，气机失调，脏腑功能失衡而诱发疾病。

2. 劳逸过度

合理的作息是健康的重要保证，过劳或过逸都是导致疾病产生的原因。过劳包括劳力、劳神和房劳过度，劳则气耗，劳力过度则易耗伤脾肺之气，劳神过度则易耗伤心脾之气，房劳过度则会耗伤肾之精气。同时，正常人体也需要进行适宜的体力和脑力劳动，若过度安逸，缺乏适宜的体力劳动则会导致气血运行不畅，脏腑机能失调，阳气不振，正气不足，导致抵抗力下降而发病；若缺乏适宜的脑力劳动则会出现神机失用，精神萎靡，反应迟钝等。过劳或过逸尤其是过劳作为诱因可以导致气机逆乱（自主神经紊乱）而诱发诸如心悸（心律失常）、胸痹（包括心肌炎）、晕厥、猝死等严重疾病。

饮食失宜、劳逸失度是导致急危重症疾病发病的重要原因，因此合理饮食、劳逸适度是保证机体健康、预防疾病的基本条件，正如《素问·上古天真论》所云："饮食有节，起居有常，不妄作劳，故能形与神俱。"

二、内伤基础

内伤基础是指患者年老体衰，或大病初愈、正气未复，或久病缠绵，或平素即有胸痹、喘证、消渴、中风等慢性疾病基础。存有内伤基础的患者更容易患急危重症，同时有内伤基础的患者在感受外邪和内伤时发病也有其特点。

1. 易感性

"正气存内，邪不可干""邪之所凑，其气必虚"，急危重症的发生，内伤是重要和普遍的因素。存有内伤基础的患者更容易外感六淫和内伤七情。

2. 非典型性与复杂性

存有内伤基础的患者在感受外邪或内伤时呈现显著的个体差异与复杂的临床证候，表现在病因、发病、演变、转归预后诸方面。在同一季节、同一地域环境中，六淫之邪和疫疠之气等相同外邪侵犯不同人时，产生不同的临床表现。同为感受热邪，有内伤基础的患者可不表现热象，甚至也没有向热转化的迹象。

3. 明显带有原基础内伤的特点

同时存有内伤基础的患者感受外邪时可诱发或加重内伤基础疾病。如素患喘证、哮病、肺胀、痰饮等肺系内伤基础者，即使是正常六气的环境中也可能"着凉"而表现出外感病的特征，此时恶寒发热，原有咳喘加重，痰色转黄，痰量增多，体弱者可不发热，痰黏不畅而胸闷憋气转剧。素有心悸、怔忡、胸痹、心痹等心系内伤基础患者，在感受外邪方面更为敏感，发热常不显著而衰弱感觉突出，心慌、胸痹发作次数增加。因此认真询问病史，了解过去的检查、诊疗情况，阅读既往的诊疗记录，是确定内伤基础存在与否的重要依据。同时症状出现的先后顺序具有极大意义，内伤症状常在外感之前且持续存在，外感症状常突然发生，诸症状之间呈同时性或间隔时间较短。要依据患者现有症状，从病机上推求，若患者咳嗽频而剧，是由素日少而轻转来，喘息由动则喘转为静亦喘，素日有痰不多，突然由少增多，当疑及肺系内伤存在，即《素问·至真要大论》所谓"有者求之，无者求之。"

基于内伤基础病因的复杂性临床上还应注意：

（1）寻找诱发的原因，治疗中注意去除诱因，注意标本兼治。

（2）有内伤基础的患者往往反复发病，要注意每次的发病形式、程度、性质和并发症，尤其是病变性质的改变。如平素冠心病心绞痛，此次可能是急性心肌梗死。

（3）甄别隐形或未发现的内伤基础患者。平素无明显病史，不注意定期体检，或平素无明显不适的患者，可有糖尿病、高血压，更可能有不常见的肿瘤、血液病、风湿免疫方面疾病。因此对于首诊患者要详细询问病史，认真查体，及时诊断内伤疾病（基础疾病），必要时请专业科室及时会诊。

（4）遗传性疾病及基因易感性疾病。

三、不内外因

《金匮要略》提出病因“三部”分类法，其中“三者，房室、金刃、虫兽所伤”；葛洪《肘后备急方·三因论》提出“三为它犯”；宋·陈言在《三因极一病证方论》中提出不内外因“且如疲极筋力，尽神度量，饮食饥饱，叫呼走气，房室劳逸，及金疮折，虎野狼毒虫，鬼疰客忤，畏压溺等，外非六淫，内非七情，内外不收，必属不内不外。”由于中医急诊医学病因学的繁杂性，故提出不内外因的概念。不内外因主要指外伤、自然灾害、突发公共卫生事件、各种中毒等。

外伤主要包括器械伤、暴力伤、烧烫伤、冻伤、自然伤害等。外伤的病因大多是明确的，但要注意多种伤害的组合和叠加，如多发伤与复合伤，另外注意诊断外伤的部位、程度，并发症处理，杜绝二次损伤，预防感染。虫兽所伤主要包括猛兽攻击、毒蛇疯狗咬伤、虫蝎蜇伤、寄生虫感染等，此类病因导致的疾病亦是急诊常见病，处理时应迅速诊断病因，及时规范处理，如猛兽攻击导致外伤时应及时清理伤口，预防感染；疯狗咬伤时，及时接种狂犬疫苗；毒蛇咬伤或虫蝎蜇伤时及时注射抗毒血清或特殊解毒药物；寄生虫感染急性发作时，应积极进行抗病原治疗，减少肠道等并发症，对症处理，必要时行外科手术。药毒主要包括农药中毒、药物中毒，如有机磷农药中毒、安定中毒、药物过敏等，急诊医师接诊此类病因的患者时，应及时明确病因，按治疗流程规范处理。

不内外因致病的特点：

其一，病因的一致性、症状的相似性、证候演变预后转归的相似性。在一个群体发生的伤害、自然灾害、突发公共卫生事件中病因是一致的，其症状和预后转归由于伤害的程度、部位等因素不同而有所差异。

其二，突发性、群体性。突发性和群体性的公共卫生事件，患者首先来急诊科就诊，其病因基本上归属于中医的不内外因。

其三，季节性、地域性和区域性。如蛇咬伤、中毒、自然灾害都具有季节性、地域性和区域性发病的特点。

不内外因在于迅速确定病因，积极评估病情，分区、分类管理。治疗的原则为依照程序、流程、规范治疗，基本原则是特效药物应用，多学科协作。

四、继发性病因

继发性病因包括结果转化病因、阶段性病因、医源性病因。

1. 结果转化病因

病因持续存在，不断累积，如外感六淫、疫疠之邪，周围致病环境以及其他致病因素持续存在，不断侵袭人体，致使邪气亢盛；或邪气暴戾，突袭人体，致使邪盛而突发。如中暑高热环境导致热毒炽盛；过敏原没有去除；各种中毒的不断吸收和再吸收；脓疡没有充分引流；脏器穿孔没有及时手术干预等，这些都可导致邪气暴盛而突发疾病。

病理产物作为病因，积聚日久亦可导致邪气亢盛。外感六淫、饮食劳倦、七情内伤作用于机体，机体在演变过程中产生痰浊、瘀血、结石等病理产物，同时这些病理产物又作为新的病因作用于人体，闭阻经络，扰乱气机，影响脏腑功能，发为急症，如胸痹、腹痛、喘证、中风、眩晕、闭证、脱证等。同时疾病正邪交争和治疗过程中又会产生新的病理产物和病机，如脱证常采用益气、养阴、温阳等治疗，随着脱证的纠正，往往会产生痰浊、瘀血、水气等病理产物，从而引起高热、疼痛、水肿等病证。

2. 阶段性病因

阶段性病因是指在急危重症的发生发展过程中初始病因已经去除、减弱，或初始病因还未去除、减弱，新的病因或疾病相继发生，且更加严重，甚至危及生命。如外感发热或咳嗽治疗过程中发作胸痹心痛，下肢骨折突发胸痹（急性肺栓塞），急危重症阶段诱发全身炎症反应综合征等，甚至多器官功能不全综合征等，在疾病的不同阶段，展现不同的病因病机。这一方面要求临床医师密切观察病情变化，另一方面要有阶段性病因的意识，及时识别不同阶段的病因病机，以便及时辨证论治。

3. 医源性病因

医源性病因是指急危重症在治疗过程中产生的附加损害，包括治疗过程肯定和必然发生的损害（如手术造成的失血甚至昏厥、脱证）、失治误治、药物的毒副作用等。由于急危重症发病急、病情重，病因有时难以速明，医疗行为可能作为病因给患者造成新的伤害，应尽量避免或减少，并和患者或家属及时沟通。

第二节　急危重症发病

急危重症的发病是人体正常生理功能在某种因素作用下的破坏过程，也就是邪正斗争对机体破坏的过程。在人体的生命活动中，一方面正气发挥其维持人体正常生理功能的作用，另一方面，人体也无时无刻不受着邪气的侵袭，二者不断发生斗争，也不断取得平衡和统一，保证了人体的健康。因此，疾病的发生决定于正气和邪气双方斗争的结果。中医发病学既强调人体正气在发病上的决定作用，又不排除邪气的重要作用，并且认为邪气在一定条件下也可以起决定性的作用。

一、邪正相争与发病

疾病的发生、发展和变化是在一定条件下邪正斗争的结果。在疾病发生、发展过程中，病邪侵害和正气虚弱都是必不可少的。既强调“邪之所凑，其气必虚”“不得虚，邪不能独伤人”，同时也强调“必有因加而发”，因此预防发病应“避其毒气”。邪气与正气的斗争贯穿于疾病过程的始终，两者互相联系又相互影响，是决定疾病发生、发展的重要因素。邪气与正气的斗争以及它们之间的力量对比常常影响着疾病的发展方向和转归。中医学在重视邪气对疾病发生重要作用的同时，更重视正气在疾病发生中的作用，两者都能起决定作用。

1. 正气不足是发病的主要因素

正气在邪正斗争中居主导作用。若人体脏腑功能正常，气血充盈，卫外固密，足以抗御邪气的侵袭，病邪便难以侵入，即使邪气侵入，亦能驱邪外出。因此，一般不易发病，即使发病也较轻浅易愈。当正气不足或邪气的致病能力超过正气抗病能力的限度时，邪正之间的力量对比表现为邪盛正衰，正气无力抗邪，感邪后不能及时驱邪外出，更无力尽快修复病邪对机体造成的损伤，及时调节紊乱的功能活动，于是发生疾病。所谓“邪之所凑，其气必虚”“凡风寒感人，由皮毛而入；温疫感人，由口鼻而入。总由正气适逢亏欠，邪气方能干犯”，因此，在病邪侵入之后，机体是否发病，一般是由正气盛衰所决定的。正能抗邪，正盛邪却，则不发病；正不敌邪，正虚邪侵，则发病。人体正虚的程度各不相同，因而形成疾病的严重程度不一。一般而言，人感受邪气而生病，多是摄生不当，机体的抵抗力一时性下降，给邪气以可乘之机。邪气侵入以后，人体正气也能奋起抗邪，但在邪气尚未被祛除之前，生理功能已经受到破坏，所以会有相应的临床症状，表明某一性质的疾病已经形成。但是，素体虚弱的患者，往往要待邪气侵入到一定的深度以后，正气才能被激发，因此其病位较深，病情较重。“邪乘虚入，一分虚则感一分邪以凑之，十分虚则感十分邪”，在一般情况下，正虚的程度与感邪为病的轻重是一致的。

邪气侵入人体以后，究竟停留于何处而为病，取决于人体各部分正气之强弱。一般来说，人体哪部分正气不足，邪气即易损伤哪部分而发病。如脏气不足，病在脏；腑气不足，病在腑；经脉不足，病在经脉。

由上可知，人体正气的强弱，可以决定疾病的发生与否，并与发病部位、病变程度及轻重有关。所以，正气不足是发病的主要因素。从疾病的发生来看，人体脏腑功能正常，正气旺盛，气血充盈，卫外固密，病邪就难以侵入，疾病也就无从发生。从人体受邪之后看，正气不甚衰者，即使受邪，也较轻浅，病情多不深重；正气虚弱者，即使轻微受邪，亦可发生疾病或加重病情。从发病的时间来看，正气不甚弱者，未必立即发病，只有当正气不足时，才能立即发病。即只有在人体正气相对虚弱，卫外不固，抗邪无力的情况下，邪气方能乘虚侵入，使人体阴阳失调、脏腑经络功能紊乱而发生疾病。

2. 邪气侵入是发病的必要条件

重视正气，强调正气在发病中的主导地位，并不排除邪气对疾病发生的重要作用。邪气是发病的必要条件，在一定的条件下甚至起主导作用，如高温、各种剧毒剂、枪弹刀伤、毒蛇咬伤等，即使正气强盛，也难免不被伤害。在疫疠的发生中，疫毒之邪成为疾病发生的决定性因素，因而导致了疾病的大流行。所以中医学提出了“避其毒气”的主动预防措施，以防止传染病的发生和播散。

急症核心病机是“正气虚于一时，邪气暴盛而突发”。若正气强盛，抗邪有力，则病邪难于侵入，或侵入后即被正气及时消除，不产生病理反应而不发病，如自然界中存在着各种各样的致病因素，但并不是所有接触这些因素的人都会发病，此即正能胜邪的结果。若邪气偏盛，正气相对不足，邪胜正负，从而使脏腑阴阳气血失调，气机逆乱，便可导致疾病的发生。

“邪正相搏”的发病观强调了“正气内虚”和“因加而发”。人体受邪之后，邪留体内，当时可不出现任何症状，由于某种因素，如饮食起居失调，或情志变动等，造成人体气血运行失常，抗病能力衰退，病邪乘机而起与正气相搏而发病，故临床上常见某些疾患随着正气的时衰时盛，而出现时发时愈或愈而复发的情况。所以，病邪虽可致病，但多是在正气虚衰的条件下才能为害。

由此可见，正气和邪气是相互对抗、相互矛盾的两个方面。正气与邪气不断地进行斗争，疾病的发生决定于正气和邪气双方斗争的结果。从这两方面的辩证关系出发，中医急诊学建立了中医急症发病的基本观点，即“正气虚于一时，邪气暴盛而突发”。

二、导致发病的因素

邪正斗争受机体内外各种因素影响。机体的外环境包括自然环境和社会环境，主要与邪气的性质和量有关。机体的内环境包括体质因素、精神状态和遗传因素等，与人体正气相关。

1. 外环境与发病

人生活的环境各不相同，不同的环境能对人体造成不同的影响，因而其发病情况也有差异。一般来说，人长期生活于某一较为稳定的环境中，便会获得对此种环境的适应性，因此不易生病；若环境突然发生了变化，人在短时间内不能适应这种变化，就会感受外邪而发病。

天人相应，人随着季节气候的演变而产生相应的生理变化。脏腑、经络之气，在不同的时令又各有旺衰，人对不同气候的适应能力也有所差异。因此，不同的季节，就有不同的易感之邪和易患之病，如春易伤风、夏易中暑、秋易伤燥、冬易病寒等，所谓“四时之气，更伤五脏”。疫病的暴发或流行，也与自然气候的变化密切相关。反常的气候，一方面使人体正气的调节能力不及而处于易病状态，另一方面又促成了某些疫疠病邪的滋生与传播，从而易于发生“时行疫气”。

地域不同，其气候特点、水土性质、物产及人们生活习俗各有差异，这对疾病的发生有着重要影响，甚至会形成地域性的常见病和多发病。一般来说，西北之域，地势高峻，居处干燥，气候寒凉而多风，水土刚强，人之腠理常闭而少开，故多风寒中伤或燥气为病；东南之方，地势低下，居处潮湿，气候温暖或炎热潮湿，水土薄弱，人之腠理常开而少闭，故多湿邪或湿热为病。

生活居处与劳作环境的不同，亦可成为影响疾病发生或诱发的因素。如生活居处潮湿阴暗或空气秽浊，易感寒湿或秽浊之邪；夏月炎热季节，在户外工作，容易中暑；冬月严寒，在野外工作，容易受风寒或冻伤；渔民水上作业，易感阴湿之气而发病；矿工在石粉迷雾中劳动，易使尘毒伤肺而成肺痹等。

此外，不良的生活习惯以及个人和环境卫生不佳等，都会影响人体的正气而使人体易患疾病。

2. 内环境与发病

内环境稳定是生命存在的基础。内环境由脏腑经络、形体官窍等组织结构和精气血津液等生命物质及其功能活动共同构成。人体通过阴阳五行调节、脏腑经络调节、气机升降出入调节等调节机制，保持内环境的相对稳定。

（1）体质因素：个人的体质特征，决定了其对某些外邪的易感性及对某些疾病的易患倾向。感受外邪后，发病与否及发病证候演变也往往取决于体质。不同体质的人所易感受的致病因素或好发疾病各不相同，而某一特殊体质的人，往往表现为对某种致病因素的易感性或好发某种疾病。例如，肥人多痰湿，善病中风；瘦人多火，易得劳嗽；老年人肾气虚衰，多病痰饮咳喘等。不同体质的人，对相同致病因素或疾病的耐受性也各有不同。一般来说，体质强壮者对邪气的耐受性较好，不易发病；体质虚弱者对邪气的耐受性较差，容易发病。也就是说，要使体质强壮者发病，邪气必须较盛，而体质虚弱者只要感受轻微之邪就可发病。强壮者发病多实，虚弱者发病易虚。“有人于此，并行并立，其年之长少等也，衣之厚薄均也，卒然遇烈风暴雨，或病或不病，或皆病，或皆不病”，具体说来，不同体质的人所能耐受的邪气各不相同。例如，体质的偏阴或偏阳，可影响机体对寒热的耐受性：阳偏盛者，其耐寒性高，感受一般寒邪不易发病，或稍有不适而可自愈，但遇热邪却易病甚至直犯阳明；阴虚者稍遇热邪即病，热邪甚则有热中厥阴，出现逆传心包或肢厥风动之变；阴偏盛或阳偏衰者，其耐热性较高，而感受寒邪却易发病，甚至直中三阴。

（2）精神因素：精神状态受情志因素的影响，情志舒畅，精神愉快，气机顺畅，气血调和，脏腑功能协调，则正气旺盛，邪气难以入侵；若情志不畅，精神异常，气机逆乱，阴阳气血失调，脏腑功能异常，则正气减弱而易于发病。精神情志因素不仅关系到疾病的发生与否，而且与疾病的发展过程密切相关，精神情志状态不同，其发病的缓急、病变的证候也不尽相同。大怒、大喜、大悲、大惊等剧烈的情志波动，易引起急性发病，如五志过极，心火暴盛，阳气怫郁，心神昏冒，则突然昏仆；神虚胆怯之人，有所惊骇，则心神慌乱，气血失主，而骤然昏仆等。

总之，七情为人之常性，但不良的精神情志，不仅能削弱人的正气，使之易于感受邪气而发病，而且是内伤疾病的重要因素，通过影响脏腑的生理功能而发病。所谓“动之则先自脏腑郁发，外形于肢体”，最终形成“因郁致病”“因病致郁”的郁－病－郁的恶性循环。

急症发病学认为，疾病的发生关系到正气和邪气两个方面，正气不足是发病的内在因素，邪气是导致发病的重要条件。内外环境通过改变正气和邪气的盛衰而影响人体的发病。如体质、精神状态及遗传因素等影响正气的强弱。若先天禀赋不足、体质虚弱、情志不畅，则正气较弱，抗病力较弱，邪气易于入侵而发病。

三、发病类型

（一）猝发

猝发，又称顿发，即感而即发，急暴突然之意。一般多见以下几种情况：

1. 感邪较甚

六淫之邪侵入，若邪气较甚，则感邪之后随即发病。如新感伤寒或温病，是外感热病中最常见的发病类型。外感风寒、风热、燥热、温热、温毒等病邪为病，多感而即发，随感随发。

2. 情志遽变

急剧的情志波动，如暴怒、悲伤欲绝等情志变化，导致人的气血逆乱，病变顷刻即发，出现猝然昏仆、半身不遂、胸痹心痛、脉绝不至等危急重症。

3. 疫气致病

发病暴急，来势凶猛，病情危笃，常相“染易”，以致迅速扩散，广为流行。某些疫气，其性毒烈，致病力强，善“染易”流行而暴发，危害尤大，故又称暴发。

4. 毒物所伤

误服毒物，或被毒虫、毒蛇咬伤，或吸入毒秽之气等，均可使人中毒而发病急骤。

5. 急性外伤

如金刃伤、坠落伤、跌打伤、烧烫伤、冻伤、触电伤、枪弹伤等，均可直接而迅速致病。

（二）伏发

伏发，即伏而后发，指某些病邪进入人体后，不即时发病而潜伏于内，经一段时间后，或在一定诱因作用下才发病。如破伤风、狂犬病等，均经一段潜伏期后才发病。有些外感性疾病，也常需经过一定的潜伏期，“伏气温病”“伏暑”等均属此类。

新感与伏气是相对而言的。在温病学上，感受病邪之后，迅即发病者，为新感温病。新感温病，随感随发，初起即见肺卫表证。藏于体内而不立即发病的病邪谓之伏邪，又称之为伏气。由伏邪所致之病名为伏气温病。伏气温病，初起不见表证，而即见里热证甚至血分热证。若内有伏邪，由新感触动而发病，称为新感引动伏邪。

（三）继发

继发，系指在原发疾病的基础上继续发生新的急性病证。继发病必然以原发病为前提，二者之间有着密切的联系。例如，急性病毒性肝炎所致的胁痛、黄疸等，若失治或治疗失当，日久可继发致生“癥积”“鼓胀”，癥瘕、积块、痞块，即是胀病之根，日积月累，腹大如箕、如瓮，是名单腹胀；间日疟反复发作，可继发出现“疟母”（脾脏肿大）；小儿久泻或虫积，营养不良，则致生“疳积”；久罹眩晕，由于忧思恼怒、饮食失宜、劳累过度，有的可发为中风，出现猝然昏仆、面瘫、半身不遂等症状。

（四）合病与并病

凡两经或三经的病证同时出现者，称为合病；若一经病证未罢又出现另一经病证者，则称为并病。合病与并病的区别，主要在于发病时间上的差异，即合病为同时并见，并病为依次出现。

合病多见于病邪较盛之时。由于邪盛，可同时侵犯两经，如伤寒之太阳与少阳合病、太阳与阳明合病等，甚则有太阳、阳明与少阳之三阳合病者。

至于并病，则多体现于病位传变之中。病位的传变，是病变过程中病变部位发生了相对转移的现象，并且原始病位的病变依然存在。在不同类别的疾病中，病位的传变也很复杂，即病有一定之传变，有无定之传变。所谓一定之传变，多表现出传变的规律，如六经、卫气营血、三焦传变规律等；所谓无定之传变，是指在上述一般规律之外的具体疾病的病后增病，即可视为并发病证。如服毒症在其疾病发展过程中可以先后出现发热、黄疸、厥脱、关格、喘促等病证。

（五）复发

所谓复发，是指重新发作的疾病，又称“复病”。复发的临床表现类似初病，但又不仅是原有病理过程的再现，而是因诱发因素作用于旧疾之宿根，机体遭受到再一次的病理性损害而旧病复发。复发的次数愈多，静止期的恢复就愈不完全，预后也就愈差，并常可遗留后遗症。所谓后遗症，是指主病在好转或痊愈过程中未能恢复的机体损害，是与主病有着因果联系的疾病过程。

1. 复发的基本条件

疾病复发的基本条件有三：其一，邪未尽除。就病邪而论，疾病初愈，病邪已去大半，犹未尽除，因为尚有余邪未尽，便为复发提供了必要的条件。若邪已尽除，则不可能再复发。因此，邪未尽除是复发的首要条件。其二，正虚未复。因为疾病导致正气受损，疾病初愈时正气尚未完全恢复。若正气不虚，必能除邪务尽，也不会出现旧病复发。所以，正虚未复也是疾病复发中必不可少的因素。其三，诱因。如新感病邪，过于劳累，均可助邪而伤正，使正气更虚，余邪复盛，引起旧病复发。其他如饮食不慎、用药不当，亦可伤正助邪，导致复发。

2. 复发的主要类型

由于病邪的性质不同，人体正气的盛衰各异，因而复发大体上可以分为疾病少愈即复发、休止与复发交替和急性发作与慢性缓解交替三种类型。

（1）疾病少愈即复发：这种复发类型多见于较重的外感热病，多因饮食不慎，用药不当，或过早操劳，使正气受损，余火复燃，引起复发。如湿温恢复期，患者脉静身凉，疲乏无力，胃纳渐开。若安静休息，进食清淡易于消化的半流质食物，自当逐渐康复。若饮食失宜，进食不易消化的偏硬或厚味饮食，则食积与余热相搏，每易引起复发，不但身热复炽，且常出现腹痛、便血，甚至危及生命。

（2）休止与复发交替：这种复发类型在初次患病时即有宿根伏于体内，虽经治疗，症状和体征均已消除，但宿根未除，一旦正气不足，或感新邪引动宿邪，即可旧病复发。例如，哮喘病，有痰饮宿根胶着于胸膈，休止时宛若平人。但当气候骤变，新感外邪引动伏邪，或过度疲劳，正气暂虚，无力制邪时，痰饮即泛起，上壅气道，使肺气不畅，呼吸不利，张口抬肩而喘，喉中痰鸣如拽锯，哮喘复发。经过适当治疗，痰鸣气喘消除，又与常人无异。但胸膈中宿痰不除，终有复发之虞。欲除尽宿根，确非易事。

（3）急性发作与慢性缓解交替：这种复发类型实际上是慢性疾病症状较轻的缓解期与症状较重的急性发作期的交替。例如，胆石症，结石为有形之病理产物，会阻碍气机，而致肝气郁结。在肝疏泄正常，腑气通降适度时，患者仅感右胁下偶有不适，进食后稍觉饱胀，是谓慢性缓解期。若因情志抑郁，引起肝失疏泄；或因便秘，腑气失于通降；或因进食膏粱厚味，助生肝胆湿热，使肝胆气机郁滞不通，胆绞痛发作，症见右胁下剧痛，牵引及右侧肩背部，甚则因胆道阻塞而见黄疸与高热，是谓急性发作。经过适当治疗，发作渐轻，又进入缓解期。但是，胆石不除，急性发作的反复出现总是在所难免。

从上述三种情况看，其一是急性病恢复期余邪未尽，正气已虚，适逢诱因而引起复发。若治疗中注意祛邪务尽，避免诱因，复发是可以避免的。第二、三种情况皆因病有宿根而导致复发。宿根之形成，一是正气不足，脏腑功能失调，无力消除病邪；一是病邪之性胶着固涩，难以清除。故治疗时，一方面要扶助正气，令其祛邪有力；

另一方面应根据宿邪的性质，逐步消除，持之以恒，以消除病根。尽量减少复发，避免诱因十分重要。因此，必须认识并消除引起复发的主要诱发因素。

3. 复发的诱因

复发的诱因，是导致病理静止期趋于重新活跃的因素。诱发因素，归纳起来主要有如下几个方面：

（1）复感新邪：疾病进入静止期，余邪势衰，正亦薄弱，复感新邪势必助邪伤正，使病变再度活跃。这种重感致复多发生于热病新瘥之后，所谓“瘥后伏热未尽，复感新邪，其病复作”。因此，强调病后调护，慎避风邪，防寒保暖，对防止复发有着重要的意义。

（2）食复：疾病初愈，因饮食因素而致复发者，称为食复。在疾病过程中，由于病邪的损害或药物的影响，脾胃已伤；“少愈”之际，受纳、腐熟、运化功能犹未复健，若多食、强食，或不注意饮食宜忌，或不注意饮食卫生，可致脾胃再伤。余邪得宿食、酒毒、发物等之助而复作，以致复发。例如，胃脘痛、痢疾、痔疾、淋证等新瘥之后，每可因过食生冷，或食醇酒、辛辣、炙煿之物而诱发；进食鱼虾等海鲜可致瘾疹及哮病的复发。

（3）劳复：凡病初愈，切忌操劳，宜安卧守静，以养其气。疾病初愈，若形神过劳，或早犯房事而致复病者，称为劳复。例如，某些外感热病的初愈阶段，可因起居劳作而复生余热；慢性水肿，以及痰饮、哮病、疝气、子宫脱垂等，均可因劳倦而复发并加重。某些病证因劳致复，如中风的复中、真心痛的反复发作等，预后均一次比一次凶险。

（4）药复：病后滥施补剂，或药物调理运用失当而致复发者，称为药复。疾病新瘥，为使正气来复，或继清余邪，可辅之以药物调理。但应遵循扶正宜平补，勿助邪，祛邪宜缓攻，勿伤正的原则。尤其注意勿滥投补剂，若急于求成，迭进补剂，反会导致虚不受补，或壅正助邪而引起疾病的复发，或因药害而滋生新病。

第三节　急危重症病机

中医急诊学是研究急危重症的病因病机、发病与发展变化、诊断与鉴别诊断、辨证救治以及预后和预防规律的一门临床学科。凡临床上发病急、危及生命的病证均属于其研究的范围。临床上之所以发生急危重症是由于：内外之邪突然作用于人体，机体立即出现临床症状，同时机体功能紊乱；强烈或严重的内外之邪，造成人体脏器的严重损伤和严重的功能紊乱；病因持续存在，持续地对人体造成损害，或在疾病的发展过程中及治疗过程中不断地产生新的损害，危及生命。急危重症多是内外因素或内外之邪作用于人体，对机体产生损伤、损害，干扰机体内环境，影响机体各脏器功能的过程，更是机体面对内外之邪的突然打击和破坏而发生生理病理变化的过程，同时也是在疾病的发展演变以及治疗过程中产生或造成新的病邪、新的脏器损伤修复的过程。机体感受内外之邪，正邪交争，若正气祛除外邪，机体完全康复，或回到机体的原来状态，此为痊愈。若机体没有恢复到原来状态，而是达到新的稳定状态，则留有一定后遗症。若机体（或治疗）难以去除病因和病理产物，难以达到一个稳定的状态，正虚邪盛，可致阴阳离决，最终死亡。因此急危重症更多关注和研究的是机体在感受内外之邪后，正邪交争达到某一平衡状态（死亡也是一种状态）的过程。而具体疾病的慢性阶段或慢性发展过程不是急诊学关注的重点。在这个过程中突出的矛盾是正邪交争，突出的表现是正邪的消长、正邪的盛衰，也就是虚实的变化。因此，急危重症的病机关键是“正气虚于一时，邪气暴盛而突发”，病机变化突出“正邪交争”。正邪交争是指致病邪气与人体正气的相互作用，这种相互作用不仅关系到疾病的发生发展，而且决定着疾病的预后和转归，从一定意义上讲，急危重症的发生就是邪正交争的过程，并随疾病的变化而变化。

一、邪气暴盛而突发

“邪气盛则实”，所谓实，是指邪气盛而正气尚未虚衰，以邪气盛为主要矛盾的一种病理变化。实所表现的证候称之为实证。发病后，邪气亢盛，正气不太虚，尚足以同邪气相抗衡，临床表现为亢盛有余的实证。实证必有外感六淫或痰饮、食积、瘀血等病邪滞留不解的表现。如外感热病进入热盛期，出现大热、大汗、大渴、脉洪大，或潮热、谵语、狂躁、腹胀满坚硬而拒按、大便秘结、手足微汗出、舌苔黄燥、脉沉数有力等症状，前者称为阳明经证，后者称为阳明腑证。就邪正关系说来，它们皆属实，就疾病性质来说它们均属热，故称实热证。此时，邪气虽盛，但正气尚未大伤，还能奋起与邪气斗争，邪正激烈斗争的结局，以实热证的形式表现出来。因痰、食、水、血等滞留于体内引起的痰涎壅盛、食积不化、水湿泛滥、瘀血内阻等病变，都属于实证。急危重病的早期由于突感外邪，或外感六淫过盛，或感受疫疠之邪，或五志过极，可造成邪气亢盛，内外之邪短期内化火、化热、生痰，阻碍气机，气机逆乱，脏腑功能紊乱，甚至危及生命。

病因持续存在，不断累积，如外感六淫、疫疠之邪，周围致病环境以及其他致病因素持续存在，不断侵袭人体，致使邪气亢盛；或邪气暴戾，突袭人体，致使邪盛而突发。如中暑高热的环境，热毒炽盛；过敏原没有去除；各种毒物的不断吸收和再吸收；各种毒蛇咬伤；脓疡没有充分引流；脏器穿孔没有及时手术干预。

病理产物作为病因，积聚日久或不断产生亦可导致邪气亢盛。外感六淫、饮食劳倦、七情内伤作用于机体，疾病在演变过程中日久不愈，产生痰浊、瘀血、风、火等病理产物，同时这些病理产物又作为病因、邪气作用于机体，引起机体严重的损伤，闭阻经络，扰乱气机，气机逆乱，发为急症，如胸痹、心痛、腹痛、头痛、中风、闭证、脱证等。同时在急症正邪交争和治疗过程中又会出现和产生新的病理产物和新的病机，如脱证通过益气、养阴、温阳等治疗，随着脱证的纠正，痰浊、瘀血、水气加重而引起高热、疼痛、水肿等病证。

二、正气虚于一时

邪气损伤正气和正气对邪气的抗御反应是正邪交争的基本形式，是任何疾病的表现形式。急危重症突出的矛盾是正邪交争，突出的表现是正邪的消长、正邪的盛衰，也就是虚实的变化。在虚实的变化、消长过程中起主导作用的是正气的盛衰。急危重症正气亏虚具有突发、进展迅速、亏耗严重、危及生命的特点。突感六淫、疫疠，正气奋而抗邪，耗伤正气；七情内伤，五志过极化火、成毒，耗伤正气；中毒、失血、失液、各种外伤等，耗伤正气。正气迅速耗损、耗散甚至耗竭，造成正气虚于一时。急危重症造成正气虚有以下特点：

1. 气、血、精、神受损

中医急症的发生发展主要取决于病变过程中气、血、精、神的盛衰。气、血、精、神是人体生命的基础，决定着病情的顺与逆，患者的生与死。故明代张景岳强调："人身以血气为本，精神为用，合是四者以奉生，而性命周全矣。"

（1）气：病发于气者，有外因而生，多源于六淫邪毒、疫疠之气；有内生而病，每源于诸气致乱。无论病生于内外，皆能造成气机阻滞，郁则气积，既伤津液，又耗正气，更犯神明。火毒炽盛，耗血动血，妄行生瘀，煎津成痰，火、瘀、痰互结，上逆下扰，变生危候。火极不平，损气伤正，以致元真受损，无力拒邪外达而邪气内陷，造成气损血衰，精伤神败，危证丛生。也有火毒逆陷，热盛肉腐而生痈肿。气病之伤，也能造成正气消耗。"气不足，便是寒"，寒凝津血，结而为痰，滞而为瘀，故轻者为寒病，重则为厥为逆。亦有正气徒耗，损伤藏真，元真脱泄者，为危为死。故庄子曰："气聚则生，气散则死。"

（2）血：病发于血，有外生者，多因疫病之气、寒热外邪所致；有内生者，每由饮食不节、意外损伤或喜怒失常而成。其病先成于营，而后累伤于血，则邪扰血络，以致血不能安行脉中，轻则血由络渗，重则络破脉伤，而生痰生瘀，或内溢外泄，甚至亡血脱气。其病先成于气，造成气血逆乱，奔走横逆，脉络郁痹不通，变生厥逆阻绝之危候，亦有邪毒入血逆陷而发内痈外疮之患。"血者，水也"，血液内变，津血失常，渗而为饮，聚结成痰，滞而生瘀，痰瘀之邪随血脉运行而流窜周身，阻闭气机，故病发为重。亦有血虚生风而发抽搐，或邪血相结，内扰神明，而见症多端，故"血为百病之胎"。

（3）精：精者，身之本也。精源于先天，济养于后天，津、液、血、汗、唾、涕等均为精之属，故精之用乃性命之本。伤精源于外者，有火毒、寒毒、疫疠之气等，造成本精亏虚，气不化生，正虚于内而不能托邪外出，极易导致邪毒肆虐而内陷，攻心冲脑，为病险恶。或邪毒内炽，侵伤骨髓，久而不出，轻则伤津损液，耗血动血，使正气被邪毒所束，故病发危笃，变证百出。重则精亏髓枯，精不化气，正气不支，邪陷脏腑，或损脏器，或伤藏真，为败为脱。更有阴精大伤，神气涣散，或精血暴亡，神机化灭，气立孤危而亡者。正如《灵枢·本神》所说："五脏主藏精者也，不可伤，伤则失守而阴虚，阴虚则无气，无气则死矣。"

（4）神：神源于先天之精，并以后天水谷之精气充养，藏之于脑，分属于脏腑、百骸之中，故五脏、百节皆有神。神、魂、魄、意、志五神统领五脏活动之用，使之相辅相成，生而有序，制而有节，承而不绝，生化不息，神为其主。神之伤，有因邪毒内侵，直犯神明者，亦有脏腑、气血病变侵伤五神者，或情志失节，内动神明，或脑髓病变，神明失主，均可造成神病。心神失主，五神失用，以致脏腑功能紊乱，轻则精神恍惚，神情错乱，或妄言妄行，重则脑髓受伤，神失其宅，神机不用，升降出入不灵，窍络闭塞而见神昏谵语，循衣摸床，甚则神气散败，两目正圆，故经曰："得神者昌，失神者亡。"

2. 脏器藏真受伤

藏真者，五脏皆有，承受于先天，济养于后天，即《灵枢·刺节真邪》所说"真气者，所受于天，与谷气而充身者也。"脏器者，乃同质之物相聚而成，为藏真之所附。器者，生化之宇，无物不有，是有形质的组织，分布脏体内外，是机体升降出入之所。脏有器，才能有生生化化之能，而其生化之能，必得真气活动之功，方显其正常的生理作用，其受伤，是以内有所因，外有所感，从而引起脏与脏，脏与腑，脏腑与经络、气血的互用失常，水津代谢失用。然病邪未损及脏器，藏真未累，元真之气尚通畅，卫气自固，营气内守，神机流贯，则正气尚能托邪外出，故病象虽重，但邪犯较浅，病情轻，病势微，病证属顺。若邪强毒盛，伤及脏器，累伤藏真，则邪毒与血气相乱，正受邪束，或正气不支，均不能托邪外达，使经络血脉壅滞，元真之气郁痹不畅，神机流贯受阻，以致精、气、神败伤，造成"十二官相危，使道闭塞而不通，形乃大伤"，故其病发卒暴，凶险丛生。所以，《素问·玉机真脏论》曰："急虚身中卒至，五脏绝闭，脉道不通，气不往来。譬如堕溺，不可为期。"《素问·阳明脉解》也说："厥逆连脏则死，连经则生。"

三、邪剧正不胜

邪盛毒剧，正不胜邪，邪气在体内得以横犯直伤，外塞经隧之路，血脉循行受阻，营卫内滞，津注精输循环障碍，凝滞格阻而为病；内而藏真失守，生化无能，神机不能统运营卫之气，正虚不能胜邪，邪毒得以上犯心肺，下损肝肾，弥漫三焦，气化失调，相火不能温煦上下内外，水津施布失衡。脾胃运化受损，升降中轴呆滞，从而导致气乱于内，血厥于中，精、气、神不能复通，故病发危急，险象丛生。或见"大实有羸状，至虚有盛候"，出现藏真衰败，多脏器衰竭等危候：病机上，或邪盛毒剧，表现为大实之状，邪盛易伤正气，而迅速出现邪盛正衰之危候；或正气大虚，使邪气直入脏腑经络，开始就表现出大虚之状，在发展过程中又可出现痰、瘀等病理产物，或因药用不当而出现虚实夹杂之象。

四、升降出入失常

“升降出入，无器不有”，可见，升降出入是建立在脏腑、经络、气血津液等基础上的代谢过程，其枢轴源自于中气，即胃气也。中气在身，自动自静，出入有处，升发有时，序而有制，则人身生化正常。可见，升降出入为急诊病机的关键。其病发于外者，先因于中焦脾胃亏虚，卫气不足，营气不充，营卫失调，开阖不利，腠理不密，以致外邪乘虚内侵，留滞于表，凝聚腠理，出入失常而为外感之疾，更有“温邪上受，首先犯肺，逆传心包”者。病发于内者，有邪毒炽盛，内陷于中，或情志失节，饮食所伤，意外中毒等造成脾胃受伤，中轴不运，升降失常。升多而降少者，脏腑功能多偏亢，气血阴阳逆乱，故临床多表现为上盛下虚，本虚标实，甚则气升而不降，血逆而不下，导致血脉阻绝，或气机壅闭，而病见厥逆、卒中、薄厥、猝死等危象，终则真气脱泄而夭亡；降多而升少者，脏腑功能偏衰，三焦水道不通，气血阴阳亏损，故临床多表现为脏腑、气血的亏虚，甚则出现五脏之衰，危则胃气败亡，水谷不进，或气衰失摄，阴精消亡，必死无疑。《医门法律》总结为“五脏六腑，大经小络，昼夜循环不息，必赖胸中大气斡旋其间”“大气一衰，则出入废，升降息，神机化灭，气立孤危矣”，亦即“有胃气则生，无胃气则死”。

五、急危重症病机特点

急诊医学所研究的疾病为各科疾病的急危重状态，不同于原发病的病理变化。发生急危重状态时原有疾病的病理已发生了重大的变化，如某种疾病的病理基础是气虚，因某种原因发生了突变，形成了气虚阳脱、气虚阴脱的病理状态。因此，急危重症有其固有的病机特点。

1. 病性的急危性

病性的急危性是中医急症的特点，因其病来势凶猛，传变迅速，稍有不慎就可能造成严重的后果。急是指发病快，传变快；危是指病情重，已经严重威胁到患者的生命，随时可能出现死亡。

2. 证候的综合性

本特点是中医学“整体观”在中医急诊学的重要体现。所谓证候整合性是指疾病出现了急危重状态时，已经由单一的脏腑经络病变发展到了多脏多腑及经络、气血津液等的病理改变，证候就由单纯变为复杂，或由一个专科的疾病病理变化并发了多专科的疾病病理改变，已经脱离了原有疾病的病理改变，证候发生了本质的改变，形成了中医急诊学特有的病理机制变化。因此，更要求我们能从整体上对疾病进行诊断治疗。首先，只有对疾病可能的发展后果有明确的认识，突出“治未病”的学术思想，在判断预后上才能不发生错误。其次，由于众多急危重症往往是多个脏腑同时或相继发生病变，因此，证候的整合性更显重要，不能以点带面，而应全面考虑，才能在抢救用药上不出现偏颇。

3. 病机的恒动性

急诊疾病在处理上另一个需要注意的方面是病机的恒动性。动是指疾病总是处于一个动态变化当中，这在急诊方面体现得尤其明显。很多急症发展变化非常快，病机的转化十分迅速，急症往往为大实大虚之证，而且初起为大实之状，如肺热壅盛之证，可能很快逆传心包而出现大虚之证，因此应时刻关注疾病的变化，及时采取应对措施。疾病的本质就在于阴阳失衡，而治疗的目的就是恢复阴阳平衡，这种平衡有高水平的平衡，也有低水平的平衡。当我们面对阴阳俱虚性的疾病时，急需解决的是纠正其阴阳的平衡，先使其在低水平取得平衡，使疾病处于相对稳定阶段，再图缓效，而不追求一役毕其功。

第四节　急危重症传变

一般而言，顺传者，邪气不盛，正气尚能胜邪，故其势较缓。其传变多按照疾病的普遍规律，有序相传。如温病“卫之后方言气，营之后方言血”；伤寒病的循经传、表里传；杂病急症的脏腑表里传及生克乘侮规律相传等。其逆传者，由于正气衰惫，或邪盛毒剧，正气不支，防御无力，邪毒长驱直入，攻腑陷脏，以致脏器受损，藏真受伤，故病势突变，凶险难复，且不按疾病的普遍规律发展变化。如热病，邪热在手太阳，应顺传入阳明胃与大肠，但反逆传心包，累伤于肾；亦有邪毒势盛，正气不支，毒气内陷，深伏脏腑，蚀体损用，以致生化欲绝，精气将涸，神机欲灭，神气败伤，故险危逆证丛生；更有毒剧正衰，既损脏腑，又伤经络，以致邪毒与气血相结，津结生痰，血病成瘀，造成内伤脏腑衰竭，外致经络不用，血脉凝滞，甚则正气消亡，精气外脱，阴阳离决。急症中常见逆传，是由于急症本身特点决定的，即急症的病因或邪毒急盛，或正气大衰，则易出现“直中”等。

第四章　急危重症的诊断与鉴别诊断

急诊学强调疾病的诊断与鉴别。急诊患者病情紧急危重，常因疾病的传变影响多个脏腑，致使不同病因、不同脏腑疾患以相同症状起病。如神昏，可能是脑病（如中风）的表现，也可能是肺系疾病（如喘脱）、心系疾病（如猝死）、系疾病（如关格）、肝系疾病（如厥证）的表现，还可能是全身性疾病（如脓毒症、中毒）的表现。因此，应重视疾病的鉴别诊断，尤其是不同脏腑疾病间的鉴别。若短时间内无法明确诊断，可先行“归类诊断”“排除诊断”，待诊查完善再行“确定诊断”。

一、诊查方法

急危重症诊查要四诊合参，强调望诊和切诊，并结合应用现代医学诊疗技术。

中医诊断要求四诊并重、诸法参用，但急诊患者由于病势危急或配合困难使得四诊无法全面展开。望诊和切诊耗时短、对患者要求低，在急危重症诊查中应用广泛。

望诊不仅可以了解患者的整体情况，而且可作为分析气血、脏腑等生理病理状况的依据之一。望诊为四诊之首，在急诊诊查中占有重要地位。望诊时要重视望神，因为神的产生与人体精气和脏腑功能的关系十分密切，只有当先后天之精充足，而精所化生的气血津液充盛，脏腑组织功能才能正常，人体才能表现出得神。望神可对患者的病情、病势有一个整体的把握，失神、假神、神乱往往预示病情危重。此外，望诊时应甄别预示病情危急的表现，面色发白可见于急性失血，面目一身俱黄者为黄疸，但坐不得卧可见于心衰，口唇青紫多见于心衰、暴喘等病，口唇樱桃红色多见于煤气中毒，全身斑疹隐隐可见于脱证。

切诊包括脉诊和按诊。脉诊不受患者主观感受的影响，且常反映疾病本质，在诊查中占有重要地位。脉诊时应注意提示病情危重的脉象：无脉见于心搏骤停，应立即心肺复苏，芤脉多见于急性大失血，伏脉常见于邪闭、厥证，迟脉可见于缓慢性心律失常，微脉常见于脱证。按诊是切诊的重要组成部分，有助于确定病位：右下腹局限性压痛可见于肠痈，腹肌紧张可见于腹膜炎，腹胀大拒按且痛无定处可见于肠结，按之有骨擦感可见于骨折，按肌肤寒热可辅助判定脱证证候。

闻诊应注重有特殊提示意义的表现，如喉间哮鸣提示上气道梗阻，心音消失提示猝死，血腥味提示失血，酸臭味提示有机磷中毒等。问诊应注重特殊病史，如药物毒物接触史、外伤过程、遗传性疾病等。

注重结合现代诊疗技术。现代诊疗技术的应用为中医急诊诊疗提供了新的视野和方法，可作为四诊的延伸，如呕血患者在药物治疗无效时可应用胃镜检查发现出血部位并在内镜下止血；现代诊疗技术还可提供早期、客观、动态的指标协助诊疗，如连续乳酸监测有助于发现血压正常的休克并反映休克纠正情况，心电监护可实时反映患者心律变化。

二、疾病诊断原则

急危重症诊断应遵循降阶梯原则、先症状后病因原则、动态诊断原则、诊治结合原则、探病原则。

1. 降阶梯原则

急诊患者发病急促，病情进展迅速，可在短时间内出现多种病证，诊断时应分清主次先后，紧急的、危及生命的、须立即干预的病证在先，徐缓的、可择期处理的病证在后，理清诊断先后有助于明确不同疾病的轻重缓急和当前的治疗方向。如既往有消渴、胃脘痛的患者，突发呕血并出现脱证，应将脱证、呕血诊断在先，胃脘痛次之，消渴再次之，提示当前治则为益气固脱摄血，待脱证、呕血稳定再对胃脘痛进行治疗。

2. 先症状后病因原则

若无法在短时间内明确病因，当先行症状诊断，以确定当前存在的病证，提示引起该症状的常见疾病范畴，症状诊断还有助于对症处理的实施。如患者气促发绀可见于喘证、真心痛、中毒等多种疾病，若无法明确病因可暂诊为“气促发绀原因待查”，提示须紧急行氧疗等救治，同时提示须进一步病因诊查。

3. 动态诊断原则

急诊患者病情变化迅速，可在短时间内好转或恶化，亦可变生他病，诊断时应根据病情及时做出调整，以突出当前首要矛盾，指导诊疗。如患者表现为腹胀如鼓、大便不通、排气停止，诊为“肠结”，后突发疼痛剧烈，迅速蔓延全腹，面色苍白，肢冷汗出，应调整诊断为急性腹痛（消化道穿孔），并立即行手术治疗。

4. 诊治结合原则

轻症患者当先诊断后治疗，重症患者当诊断与治疗同时进行，不可因诊断延误治疗，对于暂时无法明确诊断又须紧急救治的患者，可根据临床判断行诊断性治疗。

5. 探病原则

当“病在疑似之间，补泻之意未定”之时，可应用探病法诊断。“探病”与现代医学诊断性治疗相似。探病方法不拘一格，有以药探病、以饮食探病、以喜恶探病、以外用法探病等。急诊患者多应用以药探病，如脓毒症、脱证（脓毒性休克）患者可由于失血失液、气随津脱引起，可由邪毒过盛、正气衰亡所致，或二者兼加，为探明具体病因可行补液治疗，若补液后脱证好转（神志转清、血压上升、脉象由微弱变为有力、尿量增加）则为失血失液所致，反之则为邪毒过盛、正气衰亡所致。部分急诊患者以外用法探病，如剖腹探查。

三、证候诊断原则

急危重症的核心病机是“正气虚于一时，邪气暴盛而突发”，因此虚、实、虚实互存的三纲辨证可简化急危重症的辨证体系，辨证中要注重疾病发展过程中的虚实转化和虚实真假。

1. 三纲辨证

三纲辨证是在“三态论”的指导下对八纲辨证的进一步简化，在急危重病状态，阴阳、表里、寒热不能全面认识疾病的证候转化，而虚实两纲的变化可以涵盖其他六纲的内容。虚、实、虚实互存的三纲辨证可进一步简化急危重病的辨证体系。虚证反映人体正气虚弱而邪气不盛，其证候表现多样，很难全面概括，常见有面色淡白或萎黄、精神萎靡、神疲乏力、心悸气短、形寒肢冷、自汗、舌淡胖嫩、脉虚沉迟，或消瘦颧红、口咽干燥、盗汗潮热、舌红少苔、脉虚细数。实证反映邪气太盛而正气尚未虚衰，由于病因不同，其证候表现亦极不一致，常见的有发热、腹痛拒按、胸闷、烦躁，甚至神昏谵语、呼吸气粗、痰涎壅盛、大便秘结、舌质苍老、舌苔厚腻，脉实有力。虚实互存包括实证中夹有虚证、虚证中夹有实证以及虚实齐见，如表虚里实、表实里虚、上虚下实、下虚上实等。治疗时虚证宜补，实证宜攻，虚实互存宜攻补兼施。

2. 虚实转化

疾病的发展是正邪斗争的过程，表现为虚实的变化。疾病过程中，由于邪气久留，损伤正气，实证可转化为虚证；虚证日久，脏腑功能失常，而致痰浊、水饮、瘀血等病理产物形成，亦可转变实证或虚实互存。急危重症病情变化快，可迅速出现虚实转化，辨证中应及时评估，勿犯“虚虚实实”之戒。此外，急诊辨证要应用“治未病”理论，预判证候的虚实转化，先安未受邪之地，未病先防，既病防变。

3. 虚实真假

虚证和实证有真假之分，辨证时要从错杂的证候中辨别真假，去伪存真。虚实真假的鉴别应注重：脉象有力无力，有神无神，沉取如何，浮取如何；舌质胖嫩与苍老；言语发声亢亮与低怯；体质强弱；发病原因；疾病新久；治疗经过。

第五章　急危重症辨证体系

中医治疗学最为重要的理论就是辨证论治。历代医家进行的大量的研究和临床实践，对于推动中医学的发展起到了决定性的作用。《黄帝内经》的出现标志着中医学理论体系的形成，为后世发展各种辨证体系奠定了基础。如东汉张仲景基于《灵枢·热病》《素问·阴阳应象大论》等创立了著名的六经辨证体系；易水学派创始人张元素基于《黄帝内经》理论，在吸收孙思邈、钱乙等前人经验的基础上创立了以寒热虚实为纲的脏腑辨证体系；清代温病学家叶天士，在汲取前人经验的基础上创立了治疗温病的卫气营血辨证体系。从一定意义上讲，各种辨证体系都是在急危重症基础上形成的，也就是说，各种辨证体系实际上就是临床上诊治急危重症的基本方法，并对于急危重症临床疗效的提高起到了极大的推动作用。

中医急诊学理论体系完善的标志之一就是急诊危重病学辨证体系的构建。急危重症的核心病机是“正气虚于一时，邪气暴盛而突发”，因此，我们提出了“三态论”的辨证论治理念和三纲辨证体系。

急诊医学临床诊治要求准确快捷，要在面对极为复杂的临床情况时能够用最简单的方法，最能够体现临床本质的辨证体系，取得最有效的结果。中医学辨证论治体系中，最简洁的辨证理论体系就是后世在程钟龄的“六要”基础上提出的“八纲辨证”，其对中医学的学习起到了提纲挈领的作用。然而，各学科如何运用八纲辨证，存在很大的差异。在中医急诊学领域，八纲辨证的临床应用极为重要，但要有一定的方法和思路，分步进行。首先辨明阴阳两纲，继而对患者的疾病状态进行辨识，即三态论治。所谓三态论治就是基于虚态、实态、虚实互存态三种状态，进而归纳总结出以证候为核心的疾病状态，为临床救治提供准确的方法。

第一节　三态论与三纲辨证

一、三态论是急诊辨证的思维之本

所谓三态就是疾病发生发展变化存在的三种不同的状态，是基于证候的疾病变化过程中的一个横截面。证候相对稳定，状态总因不同的内部、外部条件而变化。状态是在不停地变化的，把握住状态就更具有针对性，是提高临床疗效的基本途径之一。

三态就是虚态、实态、虚实互存态。不同于传统的两纲辨证，虚实两纲辨证是静态的，而三态理论是动态的。因为处于静态则形成了“一分为二”的分类，而动态的变化则有了“一分为三”之别。在两态论的基础上因为变化而产生了第三种状态，这种认识疾病的基本方法是基于疾病存在不同发展变化的根本规律，是基于中国传统文化“道生一，一生二，二生三，三生万物，万物负阴而抱阳，冲气以为和”的哲学思想。虚态、实态、虚实互存态是阴、阳、和哲学理念在急症诊治方面的具体应用。相互对立的各种事物或表现之间的交错和谐，阴阳平衡，维持了人体生理功能的正常，不会发生疾病。这种交错在某种因素的作用下发生了不和谐、不协调的现象，导致疾病的发生甚至加重，最终导致死亡。

三态不是一种新的辨证体系，是基于中国哲学基础上的一种创新思维方法，这种方法改变了传统“一分为二”的思想，重视细节的处理，对于急危重症的诊断和治疗具有极大意义。

二、三纲辨证

三纲辨证是在“三态论”的指导下对八纲辨证的进一步简化，在急危重病状态，阴阳、表里、寒热不能全面地认识疾病的证候转化，而虚实两纲的变化可以涵盖其他六纲的内容，为了进一步简化急危重病的辨证体系，我们提出了虚、实、虚实互存三纲的辨证体系。

虚实是辨别邪正盛衰的两个纲领。虚指正气不足，实指邪气盛实。虚证反映人体正气虚弱而邪气也不太盛。实证反映邪气太盛，而正气尚未虚衰，邪正相争剧烈。虚实辨证，可以掌握病者邪正盛衰的情况，为治疗提供依据，实证宜攻，虚证宜补。只有辨证准确，才能攻补适宜，免犯虚虚实实之误。

1. 虚证

虚证是对人体正气虚弱各种临床表现的病理概括。虚证的形成，有先天不足、后天失养和疾病耗损等多种原因。

各种虚证的表现极不一致，很难全面概括，常见的有：面色淡白或萎黄，精神萎靡，神疲乏力，心悸气短，形寒肢冷，自汗，大便滑脱，小便失禁，舌淡胖嫩，脉虚沉迟，或消瘦颧红，口咽干燥，盗汗潮热，舌红少苔，脉虚细数。

2. 实证

实证是对人体感受外邪或体内病理产物堆积而产生的各种临床表现的病理概括。实证的成因有两个方面：一是外邪侵入人体，一是脏腑功能失调以致痰饮、水湿、瘀血等病理产物停积于体内。随着外邪性质的差异、致病之病理产物的不同而有各自不同的证候表现。

由于病因不同，实证的表现亦极不一致，常见的表现为：发热，腹胀痛拒按，胸闷，烦躁，甚至神昏谵语，呼吸气粗，痰涎壅盛，大便秘结，或下利，里急后重，小便不利，淋沥涩痛，脉实有力，舌质苍老，舌苔厚腻。

3. 虚实互存证

凡虚证中夹有实证，实证中夹有虚证，以及虚实并见的，都是虚实互存，如表虚里实、表实里虚、上虚下实、上实下虚等。由于虚和实错杂互见，所以在治疗上便有攻补兼施法。但在攻补兼施中还要分别虚实的孰多孰少，因而用药就有轻重主次之分。虚实互存中根据虚实的多少有实证夹虚、虚证夹实、虚实并重三种情况。

（1）实证夹虚：多发生于实证过程中正气受损者，亦常见于素有体虚而新感外邪者。其特点是以邪实为主，正虚为次。

（2）虚证夹实：多见于实证深重，拖延日久，正气大伤，余邪未尽者，亦可见于素体大虚，复感邪气者。其特点是以正虚为主，邪实为次。

（3）虚实并重：多为重证。多见于实证迁延时日，正气大伤，而实邪未减者，或原正气甚弱，又感受较重邪气者。其特点是正虚与邪实均十分明显，病情严重。

4. 虚实转化

疾病的发展过程是邪正斗争的过程，主要表现为虚实的变化。在疾病过程中，由于病邪久留，损伤正气，实证可转为虚证；亦有正气虚，脏腑功能失常，而致痰、食、血、水等凝结阻滞者，虚证可转为实证。

5. 虚实真假

临证中当别其真假，以去伪存真，才不致犯“虚虚实实”之戒。虚实真假与虚实互存不同，应注意审察鉴别。

（1）真实假虚：指疾病本质属实证，但又出现虚之征象。如热结肠胃，痰食壅滞，大积大聚之实证，却见神情沉静、身寒肢冷、脉沉伏或迟涩等表现，古称之为“大实有羸状”。治疗应专力攻邪。

（2）真虚假实：指疾病本质属虚证，但又出现实的征象。如素体脾虚，运化无力，因而出现腹部胀满而痛、脉弦等表现，古人所谓“至虚有盛候”，就是指此而言。治疗应用补法。

虚实真假的鉴别，可概括为以下四点：脉象有力无力，有神无神，浮候如何，沉候如何；舌质胖嫩与苍老；言语发声的亢亮与低怯；体质的强弱，发病的原因，疾病的新久，以及治疗经过如何。

（3）体虚病实：指人体因为某些疾病处于虚证状态，突因某种病因发生急证，看似虚证，实因突发实证病使虚象更为明显，内伤基础加重之象。

（4）体实病虚：正常体壮之人，突发急证如创伤大失血，会短时间之内出现虚态。虚实互存不同于虚实夹杂，当细辨之。

第二节　三态论与八纲辨证

一、两纲——急诊辨证的最高层次

两纲指阴阳两纲，阴阳两纲是八纲辨证的总纲。阴阳学说是中医哲学理论的基础，临床上面对疾病复杂的临床表现，总可以划分阴阳两类，表示疾病总体发展方向，具有十分重要的临床意义。以阴阳两纲诊断的证候除阴证、阳证以外，还有阴脱、阳脱危重证候。

（一）阴证与阳证

1. 阴证

凡符合“阴”的一般属性的证候，称为阴证。如里证、寒证、虚证概属阴证范围。不同的疾病，所表现的阴性证候不尽相同，各有侧重，一般常见为：面色黯淡，精神萎靡，身重蜷卧，形寒肢冷，倦怠无力，语声低怯，纳差，口淡不渴，大便稀溏，小便清长，舌淡胖嫩，脉沉迟，或弱，或细涩。

2. 阳证

凡符合“阳”的一般属性的证，称为阳证。如表证、热证、实证概属于阳证范围。不同的疾病表现的阳性证候也不尽相同，一般常见的有：面色红赤，恶寒发热，肌肤灼热，烦躁不安，语声粗浊或骂詈无常，呼吸气粗，喘促痰鸣，口干渴饮，大便秘结而奇臭，小便涩痛，短赤，舌质红，苔黄黑生芒刺，脉象浮数，或洪大，或滑实。

（二）阴脱与阳脱

阴脱与阳脱是疾病的危险证候，辨证稍差或救治稍迟，死亡立见。阴脱与阳脱是两个性质不同的病证，阴脱的主要病因是机体内大量脱失津液，阳脱的主要病因是阳气亡脱。因为气可随液脱，可随血脱，所以阳脱也常见于汗、吐、下太过以及大出血之后，同时许多疾病的危笃阶段也可出现阳脱。由于阴阳是依存互根的，所以阴脱可导致阳脱，而阳脱也可以致使阴液耗损。在临床上，应分别阴脱、阳脱之主次，及时救治。

1. 阴脱

临床表现为身热肢暖，烦躁不安，口渴咽干，唇干舌燥，肌肤皱瘪，小便极少，舌红干，脉细数无力。大汗淋漓，其汗温、咸而黏为阴脱的特征。

2. 阳脱

临床表现为身凉恶寒，四肢厥冷，蜷卧神疲，口淡不渴，或喜热饮，舌淡白润，脉微欲绝。大汗出，汗冷、味淡为阳脱的特征。

阴阳的概念虽然抽象，但结合临床实际阴阳辨证就十分清晰，不仅简便易行，更有助于临床疗效的提高，因此在急诊临证之时，时时关注阴阳，救治方向方才不误。

二、六证——急诊临床辨证的核心

基于阴阳两纲，在三态论的指导下，归纳总结疾病的六种不同状态，为临床诊治奠定基础。通过四诊，掌握了辨证资料之后，根据病位的深浅、病邪的性质、人体正气的强弱等多方面的情况，进行分析综合，归纳为六类不同的状态，称为六证。六证是分析疾病共性的辨证方法，是各种辨证的总纲，在诊断过程中，有执简驭繁、提纲挈领的作用。六证并不意味着把各种证候截然划分为六个类别，它们是相互联系而不可分割的。疾病的变化往往不是单一的，而是经常会出现寒热、虚实交织在一起的夹杂情况，如虚实夹杂、寒热错杂。在一定的条件下，疾病还可出现不同程度的转化，如寒证化热、热证转寒、实证转虚、因虚致实等。在疾病发展到一定阶段时，有的出现一些与疾病性质相反的假象，如真寒假热、真热假寒、真虚假实、真实假虚等。因此，不仅要熟练掌握六证的特点，还要注意它们之间的相兼、转化、夹杂、真假，才能正确而全面地认识疾病，诊断疾病。

（一）寒热三证

寒热是辨别疾病性质的两个纲领。阴盛或阳虚表现为寒证，阳盛或阴虚表现为热证。寒热辨证在治疗上有重要意义。《素问·至真要大论》说“寒者热之”“热者寒之”，两者治法正好相反，所以寒热辨证，必须确切无误。

1. 寒证

寒证是疾病的本质属于寒性的证候。可以由感受寒邪而致，也可以由机体自身阳虚阴盛而致。由于寒证的病因与病位不同，又可分别出几种不同的证型。如感受寒邪，有侵犯肌表，有直中内脏，故有表寒、里寒之别。里寒的成因有寒邪入侵者，有自身阳虚者，故又有实寒、虚寒之分。

各类寒证的临床表现不尽一致，常见的有：恶寒喜暖，面色㿠白，肢冷蜷卧，口淡不渴，痰、涎、涕清稀，小便清长，大便稀溏，舌淡，苔白润滑，脉迟或紧等。

2. 热证

热证是疾病的本质属于热性的证候。可以由感受热邪而致，也可以由机体自身阴虚阳亢而致。根据热证的病因与病位不同，亦可分别出几种不同的证型。如外感热邪或热邪入里，便有表热、里热之别。里热可由实热之邪入侵或自身虚弱造成，则有实热和虚热之分。

各类热证的证候表现也不尽一致，常见的有：恶热喜冷，口渴喜冷饮，面红目赤，烦躁不宁，痰、涕黄稠，吐血衄血，小便短赤，大便干结，舌红苔黄而干燥，脉数等。

3. 寒热错杂

在同一患者身上同时出现寒证和热证，呈现寒热交错的现象，称为寒热错杂。寒热错杂有上下寒热错杂和表里寒热错杂的不同。

（1）上下寒热错杂：机体上部与下部的寒热性质不同，称为上下寒热错杂。包括上寒下热和上热下寒两种情况。上下是一个相对的概念。如以膈为界，则胸为上，腹为下。而腹部本身上腹胃脘又为上，下腹膀胱、大小肠等又属下。

上寒下热：机体在同一时间内，上部表现为寒，下部表现为热的证候。例如，胃脘冷痛，呕吐清涎，同时又兼见尿频、尿痛、小便短赤，此为寒在胃而热在膀胱之证候。此即中焦有寒，下焦有热，就其相对位置而言，中焦在下焦之上，所以属上寒下热的证候。

上热下寒：机体在同一时间内，上部表现为热，下部表现为寒的证候。例如患者胸中有热，肠中有寒，既见胸中烦热、咽痛口干的上热证，又见腹痛喜暖、大便稀溏的下寒证，就属上热下寒候。

（2）表里寒热错杂：机体表里同病而寒热性质不同，称为表里寒热错杂。包括表寒里热和表热里寒两种情况。

表寒里热：为寒在表、热在里的一种证候。常见于本有内热，又外感风寒，或外邪传里化热而表寒未解的病证。例如恶寒发热，无汗头痛，身痛，气喘，烦躁，口渴，脉浮紧，即是寒在表而热在里的证候。

表热里寒：为表有热、里有寒的一种证候。常见于素有里寒而复感风热，或表热证未解，误下以致脾胃阳气损伤的病证。如平素脾胃虚寒，又感风热，临床上既能见到发热、头痛、咳嗽、咽喉肿痛的表热证，又可见到大便溏泄、小便清长、四肢不温的里寒证。

寒热错杂的辨证，除了要辨别上下表里的部位之外，还要分清寒热的多少。寒多热少者，应以治寒为主，兼顾热证；热多寒少者，应以治热为主，兼顾寒证。

4. 寒热转化

（1）寒证转化为热证：先有寒证，后来出现热证，热证出现后，寒证便渐渐消失，这就是寒证转化为热证。多因机体阳气偏盛，寒邪从阳化热所致，也可见于治疗不当，过服温燥药物。例如感受寒邪，开始为表寒证，见恶寒发热，身热无汗，苔白，脉浮紧。病情进一步发展，寒邪入里热化，恶寒症状消退，而壮热、心烦、口渴、苔黄、脉数等症状相继出现，这就表示其证候由表寒而转化为里热。

（2）热证转化为寒证：先有热证，后来出现寒证，寒证出现后，热证便渐渐消失，就是热证转化为寒证。多因邪盛或正虚，正不胜邪，功能衰败所致，也见于误治、失治损伤阳气的患者。这种转化可缓可急：如热病日久，阳气日耗，转化为虚寒病，这是缓慢转化的过程；如高热患者，由于大汗不止，阳从汗泄，或吐泻过度，阳随津脱，出现体温骤降、四肢厥冷、面色苍白、脉微欲绝的虚寒证（阳脱），这是急骤转化的过程。

寒热证的转化反映邪正盛衰的情况。由寒证转化为热证，是人体正气尚盛，寒邪郁而化热；热证转化为寒证，多属邪盛正虚，正不胜邪。

5. 寒热真假

当寒证或热证发展到极点时，有时会出现与疾病本质相反的一些假象，如“寒极似热”“热极似寒”，即所谓真寒假热、真热假寒。这些假象常见于病情危笃的严重关头，如不细察，往往容易误治，后果严重。

（1）真寒假热：是内有真寒、外见假热的证候。其产生机制是由于阴寒内盛格阳于外，阴阳寒热格拒而成，故又称“阴盛格阳”。阴盛于内，格阳于外，形成虚阳浮越、阴极似阳的现象，其表现身热、面色浮红、口渴、脉大等似属热证，但患者身虽热却反欲盖衣被，渴欲热饮而饮不多，面红时隐时现，浮嫩如妆，不像实热之满面通红，脉大却按之无力，同时还可见到四肢厥冷、下利清谷、小便清长、舌淡苔白等症状。所以，热象是假，阳虚寒盛才是疾病的本质。

（2）真热假寒：是内有真热而外现假寒的证候。其产生机制，是由于阳热内盛，阳气闭郁于内，不能布达于四末而形成，或者阳盛于内，拒阴于外，故也称为“阳盛格阴”。根据其阳热闭郁而致手足厥冷的特点，习惯上又把它叫“阳厥”或“热厥”。其内热愈盛则肢冷愈严重，即所谓“热深厥亦深”。其表现手足冷、脉沉等，似属寒证，但四肢冷而身热，不恶寒反恶热，脉沉数而有力，更见烦渴喜冷饮、咽干、口臭、谵语、小便短赤、大便燥结或热痢下重、舌质红、苔黄而干等症。这种情况的手足厥冷、脉沉就是假寒的现象，而内热才是疾病的本质。

辨别寒热真假的要领，除了了解疾病的全过程外，还应注意体察以下几个方面：假象的出现，多在四肢、皮肤和面色方面，而脏腑气血津液等方面的内在表现则常常如实反映着疾病的本质。假热之面赤仅在颜颊上见浅红娇嫩之色，时隐时现，而真热的面红却是满面通红。假寒常表现为四肢厥冷，而胸腹部却是大热，按之灼手，或周身寒冷而反不欲近衣被，而真寒则是身体蜷卧，欲得衣被。

（二）表里三证

表里是辨别疾病病位内外和病势深浅的纲领。它是一个相对的概念。就躯壳与内脏而言，躯壳为表，内脏为里；就脏与腑而言，腑为表，脏为里；就经络与脏腑而言，经络为表，脏腑为里。从病势深浅论，外感病者，病邪入里一层，病深一层；出表一层，病轻一层。这种相对概念的认识，在六经辨证和卫气营血辨证中尤为重要。以上是广义之表里概念。狭义的表里，是指身体的皮毛、肌腠、经络为外，这些部位受邪，属于表证；脏腑、气血、骨髓为内，这些部位发病，统属里证。表里辨证，在外感病辨证中有重要的意义，可以察知病情的轻重，明确病变部位的深浅，预测病理变化的趋势。表证病浅而轻，里证病深而重。表邪入里为病进，里邪出表为病退。了解病的轻重进退，就能掌握疾病的演变规律，取得治疗上的主动权，采取适当的治疗措施。

1. 表证

表证是指六淫疫病邪气经皮毛、口鼻侵入时所产生的证候。多见于外感病的初期，一般起病急，病程短。表证有两个明显的特点：一是外感时邪，表证由邪气入侵人体所引起；二是病情轻，表证的病位在皮毛肌腠，病轻易治。

临床表现：恶寒，发热，头身疼痛，舌苔薄白，脉浮，兼有鼻塞、流涕、咳嗽、喷嚏、咽喉痒痛等症。

2. 里证

里证是疾病深在于里（脏腑、气血、骨髓）的一类证候。它是与表证相对而言的。多见于外感病的中、后期或内伤疾病。里证的成因，大致有三种情况：一是表邪内传入里，侵犯脏腑所致；二是外邪直接侵犯脏腑而成；三是七情刺激、饮食不节、劳逸过度等因素，损伤脏腑，引起功能失调，气血逆乱而致病。

里证的范围甚广，除了表证以外，其他疾病都可以说是里证。里证的特点也可归纳为两点：一是病位较深；二是病情一般较重。临床表现：里证病因复杂，病位广泛，症状繁多，常以或寒或热，或虚或实的形式出现，故详细内容见各辨证之中。现仅举几类常见症脉：壮热恶热，或微热潮热，烦躁神昏，口渴引饮，或畏寒肢冷，蜷卧神疲，口淡多涎，大便秘结，小便短赤，或大便溏泄，小便清长，腹痛呕恶，苔厚脉沉。

3. 半表半里证

外邪由表内传，尚未入于里，或里邪透表，尚未至于表，邪正相搏于表里之间，称为半表半里证。临床表现：寒热往来，胸胁苦满，心烦喜呕，默默不欲饮食，口苦，咽干，目眩，脉弦等。这种关于半表半里的认识，基本上类同六经辨证的少阳病证。

4. 表证和里证的关系

人体的肌肤与脏腑是通过经络的联系、沟通而表里相通的。疾病发展过程中在一定的条件下，可以出现表里证错杂和相互转化，如表里同病、表邪入里、里邪出表等。

（1）表里同病：表证和里证在同一时期出现，称表里同病。这种情况的出现，除初病既见表证又见里证外，多因表证未罢，又及于里，或本病未愈，又加标病，如本有内伤，又加外感，或先有外感，又伤饮食之类。

表里同病的出现，往往与寒热、虚实互见。常见的有表寒里热、表热里寒、表虚里实、表实里虚等。

（2）表里出入

表邪入里：凡病表证，表邪不解，内传入里，称为表邪入里。多因机体抗邪能力降低，或邪气过盛，或护理不当，或误治、失治等因素所致。例如，病表证，本有恶寒发热，若恶寒自罢，不恶寒而反恶热，并见渴饮、舌红苔黄、尿赤等症，便是表邪入里的证候。

里邪出表：某些里证，病邪从里透达于外，称为里邪出表。这是由于治疗与护理得当，机体抵抗力增强的结果。例如内热烦躁，咳逆胸闷，继而发热汗出，或斑疹白㾦外透，这是病邪由里达表的证候。

表邪入里表示病势加重，里邪出表反映邪有去路，病势减轻。掌握表里出入的变化，对于推断疾病的发展转归具有重要意义。

第六章　急危重症治则治法

第一节　治　则

一、及早去除病因和诱因

急危重症是发病急、变化迅速、危及生命的病证。其中病因和诱因的存在是引起疾病发生，更是疾病加重重要的原因，因此须及早迅速地去除病因和诱因，使疾病向有利于机体康复的方向发展。如哮病迅速寻找过敏原并去除过敏原，失血迅速寻找出血原因和部位，及时有效地止血，卒心痛、急性缺血性中风迅速开通病变血管，都是治疗原则和方法，体现急危重症时间就是生命的原则。因此在急诊科要建立诸如胸痛绿色通道、急性脑病绿色通道等。

二、救命留人的“整体观”

急危重症有发病急、变化迅速、病情重、危及生命的特点，同时急危重症又存在多因素致病、症状复杂、各种平衡紊乱、各种矛盾纷杂的特点。在这种情况下，诊断上要有一个降阶梯诊断的观念，即首先把危及生命的病证诊断出来，治疗上首先是抢救生命，如急性中风神昏并发呼吸衰竭，首先救治呼吸衰竭。救命留人的“生命观”虽然用急则治其标、缓则治其本原则能有所体现，但在急危重症中更要强调救命的重要性和紧急性。同时围绕“生命观”必须有整体观、平衡观、联系观，即在处理急危重症复杂情况和矛盾时，围绕生命观整体地考虑各种病证的处理先后和力度。运用脏腑经络、气血阴阳之间的联系，取得机体的平衡，最终挽救生命。其次是在治疗过程中尽量减少并发症和后遗症。

三、明辨虚实、权治缓急的“正邪论”

明辨虚实，权治缓急，是中医急诊学的治疗总则。“邪气盛则实，精气夺则虚”，“盛则泻之，虚则补之”，但在补虚泻实的具体应用方面，要掌握最佳的时机，所谓“权治缓急”，就是暴病当急不能缓，表里缓急急者先，虚实缓急据病情。周学海在《读医随笔》中对虚实补泻的运用颇有见地：“病本邪实，当汗如下，而医失其法；或用药过剂，以伤真气，病实未除，又见虚候者，此实中兼虚也。治之之法，宜泻中兼补……其人素虚，阴衰阳盛，一旦感邪，两阳相搏，遂变为实者，此虚中兼实也。治之之法……然从前之虚不得罔顾，故或从缓下，或一下止服。”张景岳在《景岳全书》中指出：“治病之则，当知邪正，当权重轻。凡治实者……用攻之法，贵乎察得其真，不可过也。凡治虚者……用补之法，贵乎轻重有度，难从简也。”均客观地论述了虚实补泻的用法。

四、动态观察、辨证救治的“恒动观”

急危重症，传变无定，临证之时，要动态观察，辨证救治，切不可固守一法一方，延误治疗的最佳时机。

五、已病防变、随证救治的“未病论”

“已病防变”是中医学治则中“治未病”的重要体现，临床救治的过程中要真正做到“先安未受邪之地”，根据病机的变化，随证救治。

第二节 治 法

一、祛邪法

祛邪法与扶正法共同组成了中医学治则的总纲，也是中医急诊学急救原则的总纲。所谓祛邪就是祛除邪气，排除或减弱病邪对机体的侵袭和损害的一种治则。临床上主要用于实证，即所谓“实则泻之”之意。宣透发汗、清热解毒、通里攻下、活血化瘀是祛邪法在临床上的具体应用。

（一）宣透发汗法

宣为通宣阴阳，顺安正气。透为通彻外泄，以导邪气由里出表，由脏出腑，由经出络。宣透多经发汗而解，也可战汗而解。宣透发汗法是临床急救的重要治法。

1. 宣肺透解

借辛味之散，开腠理、玄府之闭，引邪外出。因于风寒者，法以辛温散寒，方用麻黄汤、桂枝汤、荆防败毒散；因于风热者，法以辛凉解热，方用桑菊饮、银翘散；因于暑湿者，法以清暑化湿，方用香薷散；因于时疫者，法以辛透双解，即清宣疫毒、透解表邪，方用双解散。

2. 宣肺利水

水在皮者，当汗而发之，即开魄门以宣达卫气，使气行水行则水湿之邪自去。辛达宣肺还能促进百脉流通，气血周流而使水浊散化，方用越婢汤。

3. 宣毒透斑

邪毒内结于孙络之中，以致瘀毒聚于肌腠之内，可以宣散清透之品，使瘀毒外发，方用宣毒发表汤。

4. 宣上透下

表里受邪，单攻其表，或仅攻其里，均不能灭邪于根本之中，故当取宣解于外，透开于内，使表里之邪双解，透邪外出，方用防风通圣散。

（二）清热解毒法

清其热，解其毒，是以寒凉泄热、解毒达邪作用的药物治疗热病的一种治法。此即《素问·至真要大论》“热者寒之”之义。

1. 清解毒热

以寒凉清泄之品，解其毒滞，折其热邪，使毒去热散而病解。但因毒结部位不同，选方用药亦异。在上者宜宣，在中者宜调，在下者宜泄，方用黄连解毒汤、普济消毒饮等。

2. 清解气热

邪滞气分，正邪交争而气分热炽者，急宜以辛寒、甘寒之剂透解阳郁，宣泄邪滞，使邪去热减，气血和调而病解身安，方用白虎汤、竹叶石膏汤等。

3. 清解血热

血分热聚，邪毒内伏，潜藏不发者，必以清凉泄热、透解血分毒邪之法，肃清血中邪毒。由于血热毒伏为深，故药用当重而精专，方用清营汤、犀角地黄汤等。

4. 清解湿热

湿与热结，缠绵难解，不可速去，故标急时当选苦燥寒凉之味以燥湿泄热，待热势稍缓，再取解秽除湿、芳香透达之味，缓消湿浊，方用甘露消毒丹、三仁汤、茵陈蒿汤等。

（三）通里攻下法

攻者，攻其邪；下者，逐其滞。攻下法即指以通便下积、泻实逐水作用的药物逐燥屎内结、实热水饮的一种治法。

1. 通腑泻浊

里实热结，毒邪内滞，痰积瘀血等有形邪毒内郁而不出，毒浊郁积而无出路者，急当以泻下攻逐之品疏通胃肠，泻下燥屎，因势利导。但病性有寒热之殊，故其治当分寒热，方用承气汤类、大黄附子汤等。

2. 泻下逐水

水饮内聚，泛于肌表，内滞脏腑，或停聚胸肺者，当以通便泻下的药物排出粪水，强逐水饮。但本法伤正性峻，只可用于标急者，且中病即止，方用十枣汤、舟车丸等。

（四）活血化瘀法

活血化瘀法是以透络活血、祛瘀生新的药物治疗瘀血内停证的治疗方法。

1. 解毒活血

邪毒内炽，逆陷血络之中，使毒血相结，弥漫停积，阻内则脉络气痹，外发则高热斑疹，急宜解毒之品清肃血中热毒，活血透络之味透达络脉瘀滞，方用仙方活命饮等。

2. 凉血活血

血与热结内伏不透迫血妄行外出脉络，而见身热夜甚，肌肤发斑诸症。当以重剂清透之品疏解血热，活血化瘀之味透散瘀滞，方用犀角地黄汤等。

3. 通脉活血

脉络瘀阻，气血周流受阻，一则脏器失养而虚损，二则络脉绌急，神机失用而生疼痛，以活血透络之品开通血脉，使瘀去脉通，补于不补之中，方用血府逐瘀汤等。

4. 化痰活血

“凡痰之源，血之本也”，痰瘀互阻，脉络不通，诸证丛生。故痰病活血，血病祛痰，痰消血易活，血活痰易祛。但临床要分清痰瘀偏重程度，是以消痰为主，还是以祛瘀为要，方用导痰汤或膈下逐瘀汤等。

5. 活血止血

瘀血内阻，脉络郁闭不通，又易引发出血，当以活血透络之品祛逐瘀血，绝其出血之源，不止血而止血，方用生化汤等。

二、扶正法

扶正法是中医学重要的治法，不仅广泛地运用于多种慢性虚弱性疾病，对于急危重症也很重要。所谓扶正就是辅助正气，提高机体的抗病能力，或迅速挽救人体亡失的气、血、津、液。临床上主要用于急虚证、正气暴脱之证，即所谓“虚者补之”之意。益气回阳固脱、益气固阴救逆是扶正法具体的运用。

1. 益气回阳固脱

邪炽正衰，元阳耗散，五脏元真之气衰竭，可造成“气绝而亡”，急取益气回阳之味，固护元阳，使真气续而不绝，阴阳相抱，方用四逆汤、参附汤等。

2. 益气固阴救逆

亡血伤津，损液耗精，以致阴精衰耗、元阴衰脱无以敛阳，则可引发阴阳离决而猝死，急取敛阴生精之味固护元阴，方用生脉散、三甲复脉汤等。

三、醒神法

心神窍闭，神气不行，或元神散脱而引发神昏之候，当急用辛透开达之品开窍醒神，或强心固脱之味固护元神。

1. 开窍醒神

窍闭神昏者，必以透络达邪、开窍通神之味以疏达神机，畅流神气。用药多以辛开之剂疏达窍闭，又分辛温、辛凉两类。但临床也应注意因病邪性质不同而合理选用活血、豁痰、泄热、化湿之品，使之更有针对性，方用安宫牛黄丸、至宝丹、紫雪散或苏合香丸等。

2. 益元醒神

急危病证攻伐之后，或邪炽伤正，造成精、气、神败伤，心气衰竭，神明失主而出现元神脱散、昏萎不振者，急当强心壮神，兴奋神机，使陷者提，萎者振。临床多以回阳救阴、复脉提陷之法以苏醒神志，方用回阳救急汤或生脉散、复脉汤等。

四、吐洗法

吐者，引邪上越随呕吐而除；洗者，荡涤邪秽随冲洗而排。吐洗法是清除邪浊等有形实邪的一种常用治法。

1. 吐法

痰浊、宿食、毒物等有形实邪留滞于咽喉、胸膈、胃脘等部位，当以吐法祛邪外达，临床常用探吐、药物催吐法救治，方用瓜蒂散、盐汤探吐方或参芦饮等。

2. 洗法

邪毒外滞肌表，内留食道、胃脘等人体外、上部位，应当采取简洁的洗冲之法祛邪外出，临床常用洗胃术、皮肤清洗术等。

五、探病法

虚实难明，寒热难辨，病在疑似之时，以相应之法试探或诊断性治疗之法。具体来说，若疑为虚证而欲用补药，先轻以消导之剂，若消而不效，即知为真虚；若疑为实证而欲用攻法，则先轻用甘温纯补之剂，补而觉滞，即知为实邪。假寒者，略投温剂必见烦躁；假热者，略寒之必现呕恶。此法于急诊临床之际往往能立判真伪，指导下一步治疗。但应注意：探病之法不要贻误治疗，试探亦当轻剂，不可误治。

六、扶正祛邪法

临床上扶正法用于急虚证，正气暴脱之时；祛邪法用于邪气塞盛，正气不衰之时。单独的扶正法和祛邪法多用于疾病的早期、突发期。然而临床上更多疾病表现为虚实夹杂之证，此时单独使用者少，多联合使用以达到救治的目的。

1. 合并使用

扶正祛邪合并使用，体现了攻补兼施的临床救治思想，临床上最为常用。如益气回阳、解毒活血法救治瘀毒内陷的脱证等。

（1）扶正兼祛邪：用于正虚为主，因虚致实的虚实夹杂证，也就是所谓的“虚气留滞”的病理状态，因此临床救治应该以扶正为主，佐以祛邪，正气来复，邪气自去。如阳气不足导致的痰饮内盛、瘀血内阻，治疗上应以扶正为主，同时佐以祛除邪气。

（2）祛邪兼扶正：用于邪实内盛为主，因实致虚的虚实夹杂证，以祛邪为主，兼以扶正，邪去正自复。如痰热内盛之候，伤及气阴，临床救治当在清化热痰的同时佐以益气育阴之法。其代表方如柴胡类方。

2. 先后使用

扶正祛邪先后使用，也是中医急诊学重要的急救原则，临床上要正确权衡正邪关系，轻重缓急，采取先攻后补或先补后攻的方法，是中医学辨证论治的重要体现。

第七章　急危重症救治方法

第一节　急救法源流

中医急救法包括内服和外治两大类。内服指中药的辨证论治或单验效方，外治为药物的吹法、导法、熨法、敷贴法及非药物的针灸、放血、探吐、刮痧等。

一、内服法

内服法常以急症治法及其方剂的形式来实施。秦汉时期的《五十二病方》《黄帝内经》《神农本草经》等虽然出现了多种急症方剂，运用汤、散、丸、酒、醋、药熨、油膏等剂型，但组方配伍仅属经验，不够完备。直至东汉末年，张仲景著《伤寒杂病论》时才将急症方剂纳入急症辨证论治的理论体系之中，使理、法、方、药一脉贯通，既奠定了急症方剂的基础和发展方向，又大大提高了急救内服法的疗效水平。仲景组方以证为方据，方为证用，一证一方，达到方证的统一性和系统性。急症方剂构成序列化是一个质的飞跃。仲景创立的经方用治急症，强调组方严谨，药味精当。十分重视药证之间、主辅之间的剂量关系，量数一变，主治亦变，有高度的方证对应性。药味配伍也巧妙地利用其协同和相反相成关系，扬长制短，相互为用，全方合力，提高疗效，成为后世制方的范式。晋代葛洪所著《肘后备急方》是第一部急症方剂专著，收集了许多急救内服的单验效方如葱豉汤、黄连解毒汤等。葛洪还首次提出"成剂药"的概念，开中成药治疗急症的先河。

隋唐时期形成了急救内服法的第二个高潮。代表医著如孙思邈《备急千金要方》收方 5300 首，《千金翼方》收方 2900 首，王焘的《外台秘要》更多，达 6900 首。其中有大量创新的急症新方剂，如《千金方》的漏芦连翘汤，是解表清里的典型方；犀角地黄汤和紫雪散等突破了《伤寒论》辛温扶阳的旧框，是温病学组方的渊薮；生地黄煎则是清热养阴的祖方；大小续命汤乃治外风名方。隋唐开始发明了芳香开窍类急救疗法，如《外台秘要》收集的吃力伽丸是苏合香丸的最早记载。隋唐医家虽然在急救内服上较多地采用汤剂，但已注意推广中成药，如《外台秘要》卷三十一，专门论述制剂，主张采用丸剂、散剂、膏剂、酒类等，如万病耆婆丸等。《千金方》还首次提出"煮散"法，如续命煮散等。

宋元时期，急救内服法有了重大发展。由于政府的提倡、组织和颁行，《太平圣惠方》《圣济总录》《太平惠民和剂局方》（简称《局方》）盛行，其中总结并收集了相当数量的急症内服方剂。重大发展有三个标志：第一，积极推广急症中成药，使其由从属地位上升到主体剂型，特别是丸散剂最流行，散剂大有取代汤剂的倾向。内服散剂采用调服散、煮散和锉散三种，如《太平圣惠方》多用煮散，《圣济总录》改煮散为锉散、镫切、㕮咀或粗捣筛末为汤。《局方》事实上已成为宋元制备中成药的规范，为后世传下众多有效的急症散剂，如川芎茶调散、人参败毒散、五积散、平胃散、藿香正气散、凉膈散、至宝丹等。第二，学术争鸣结果，丰富了急症方剂的门类。金元四大家在学术争鸣中创制了一大批急症内服新方剂，如刘河间的防风通圣散、地黄饮子等。同时还提出急救内服法的新观点，如张从正的“急方”概念，主张急症急治，汤散荡涤；朱丹溪重视滋阴降火、化痰理气、泻火消食治则。第三，出现了广泛应用芳香药和矿物药的内服急症方剂，如《局方》黑锡丹等。

明清时期对急救内服法进行了全面整理和充实。明代由朱橚主持、集体辑成的方书大成《普济方》载方61739首。《医方类聚》集方万余首，既系统整理古方，又创制急症新方。这两部方书巨著成为明代以前急症内服方剂的最大资料库。明末吴又可《温疫论》率先突破《伤寒论》旧说，创“达原饮”，之后温病学说迅速崛起，至清代已形成完善的理论体系，一大批急救内服新方问世，如银翘散、清营汤、清瘟败毒饮、清暑益气汤、安宫牛黄丸、神犀丹、甘露消毒丹、玉枢丹等等，极大地提高了外感热病急症的疗效水平，开创了急救内服法的新局面。明清医家在积极应用中成药的同时，重振汤剂的主体性，贯彻辨证论治原则，强调急救内服法中理法方药相贯通的严密性。这种以汤剂为主，辅以急症中成药，多法综合的急救内服法一直延用至今。

二、外治法

急救外治法由于方法多样，使用简便，见效较快，是内服法所不能取代的，成为中医急救疗法的重要组成。综观中医发展史，急救外治法的起源早于内服法，石器时代早就有按摩、导引等理疗法。人类发明火之后，更产生了火熨疗法。最早的医疗工具砭石（石针），可以用来刺开脓肿，以后发展成骨针（兽骨）、青铜针、铁针、银针等，其外治急症的范围也随之扩大。殷墟卜辞记载了22种疾病使用的外治法。现存最早的临床医学文献《五十二病方》中载方283首，其外治方七十余首，约占全书的四分之一，有熏浴、敷、涂、酒擦等方法。

《史记》载有扁鹊治虢太子尸厥，采用针刺、药熨及内服药等综合措施。《黄帝内经》中不仅论述外治之理，而且还介绍浸渍、热浴、热熨、涂敷、烟熏、膏贴、针灸术、放血术、穿刺术等多种外治急救法。

东汉张仲景《伤寒杂病论》治疗急症多用内服药，但也十分重视药物外贴、外摩、外洗、外熏、外塞、外吹等外治法。如用气味浓烈、刺激性强，具有开鼻窍、通阳气、醒神志作用的药物舌下含化或灌鼻、吹鼻，救治危重症。《伤寒杂病论》记有“桂屑着舌下”治“尸厥，脉动而无气，气闭不通，故静而死者”。并用针灸、保暖等措施，提高抢救成功率。

张仲景还是胸外心脏按压和人工呼吸急救术的先驱。如对自缢者的抢救“徐徐抱解，不得截绳，上下安被卧之。一人以脚踏其两肩，手少挽其发，常弦弦勿纵之。一人以手按据胸上，数动之。一人摩捋臂胫，屈伸之。若已僵，但渐渐强屈之，并按其腹。如此一炊顷，气从口出，呼吸眼开而犹引按莫置，亦勿苦劳之。”

抢救猝死等危急重症，仲景特别重视四个环节：一是意识的恢复，应用芳香醒脑之品，开窍醒神；二是呼吸功能的恢复，应用刺激性强烈的药物，兴奋呼吸中枢，并配合使用人工呼吸；三是温通阳气，保持体温，促进血运，多采用辛温走窜通络的药物，或以灶灰等温暖肢体；四是祛除邪气，猝死等证多由邪气骤犯，闭阻于内外表里，故用三物备急丸与还魂汤等方。仲景创立的一系列内服外治法，为中医急救疗法的发展奠定了基础。

晋唐时期，急救外治法进一步得到了充实与提高。《肘后备急方》除载有催吐、取嚏、热熨、艾灸、放血、吹耳等一般外治法外，还运用了口对口人工吹气抢救猝死患者的复苏法、蜡疗和烧灼止血法、放腹水及小夹板固定术等。

口对口吹气人工复苏术，是《肘后备急方》对仲景人工呼吸法的改进。如云：“自缢死，心下尚微温，久犹可活方：徐徐抱解其绳，不得断之，悬其发，令足去地五寸许，塞两鼻孔，以芦管内其口中至咽，令人嘘之。有顷，其腹中砻砻转，或是通气也，其举手捞人，当益坚捉持，更递嘘之。若活了能语，乃可置。”

蜡疗和烧灼止血法，如以去节竹筒置于患部，灌注熔蜡和蜂蜜进行筒炙，别具一格。以烧灼法止血，至今仍为外科止血的重要手段。

放腹水及小夹板固定术，如“或唯腹大，下之不去，便针脐下二寸，入数分，令水出孔合，须腹减乃止”（《治卒大腹水病方二十五》）。指出放腹水的适应证是发汗后水肿腹水不减反增，腹围更大；施术部位为脐下二寸，刺入深度为入腹数分，令有水出；放腹水量则以腹围减小为度。另外，以竹筒（小夹板）固定骨折，简便易行，实用有效，至今仍为临床常用。

《备急千金要方》和《外台秘要》收集了大量外治急救方法，如导尿术为“当以葱叶除尖头，内入茎孔中吹之，初渐渐以极大吹之，令气入胞中，津液入便愈也”。说明导尿术在唐代已用于尿潴留的治疗。此外，救治溺水已用了排出积水、保暖及人工呼吸等综合措施，颇具科学性。

宋代宋慈的法医学专著《洗冤集录》辟有“救死方”专章，收集了一些有价值的急救方法，其中不乏科学道理。如解救砒霜中毒：“砒霜服下未久者，取鸡蛋一二十个，打入碗内搅匀，入明矾三钱灌之。吐则再灌，吐尽便愈。”现在已知，砒霜是砷的化合物，与鸡蛋清中的蛋白质相遇后，形成凝固蛋白而不易被吸收。明矾具有催吐作用，可将已凝固的含砷化合物吐出，减少砷的吸收。又如救治毒蛇咬伤："立即将伤处用绳绢扎定，勿使毒入心腹；令人口含米醋或烧酒，吮伤以拔其毒。随吮随吐，随换酒醋再吮，候红淡肿消为度。吮者不可误咽毒汁防止中毒。"

宋金时代，医学对饮食不入，汤药不进，生命垂危的患者，采用鼻饲术。鼻饲术早期为了及时抢救急症的口噤，使汤药饮食能顺利吞食，曾用过"拗开口""取嚏""敲去一牙""针刺"等法，虽然其有可取之处，但并不理想。这些方法到宋代有了进一步的发展。北宋《圣济总录》载："治中风急，牙关紧……若牙紧不能下，即鼻中灌之"，其方法为"用青葱筒子灌于鼻内，口立开，大效。"说明宋代或宋之前鼻饲是以青葱筒子导入的。金·张子和对此术加以改进，使之更接近于现代的方法："一夫病痰厥，不知人，牙关紧急，诸药不能下，候死而已。戴人见之……乃取长蛤甲磨去刃，以纸裹其尖，灌于右鼻窍中，果然下咽有声……顿苏。"长蛤酷似现代的漏斗，接以纸管纳入鼻孔中喂饲。元·危亦林论述了于骨折整复术中因剧烈疼痛造成的休克或昏迷的急救"用盐汤或盐水与服，立醒"，与现代医学补充血容量，输液用生理盐水是相似的。

明清时期，随着温病学的发展，一些医家将疫疠所致、发病急暴、变化迅速的病证归为"痧证"，出现了《痧胀玉衡》《痧症全书》《痧喉正义》等专著。治疗痧证则以刮痧、放血为主。如云："痧在肌肤者刮之则愈，痧在血肉者放之则愈，此二者皆痧之浅者。若乎痧之深重者，非药不能救醒，则刮放之外，又必用药以济之。"

清·吴师机著《理瀹骈文》汇集外治法之大成，充实了外治法。认为外治法古已有之，由来已久。凡病多从外入，故医有外治法。《黄帝内经》用桂心渍酒以熨寒痹，用白酒加桂以涂风中血脉，此用膏药之始。《伤寒论》中有火熏令其汗，冷水噀之，赤豆纳鼻，猪胆汁蜜煎导法，《金匮要略》有盐附堪摩、矾浆浸法，皆外治也。吴氏从历代医家外治法运用中受到启迪，并作为理论依据，对内病外治的作用机理、制方遣药、敷贴部位与腧穴等作了较为系统的理论性阐发，形成了理、法、方、药较完备的外治学术体系。遣药则多用猛、生药，认为"气味俱厚者方能得力"。此外，还常用如白芥子、斑蝥、大蒜等刺激性强烈之药，轻粉、朱砂、硫黄、雄黄、明矾等矿物类药，蟾酥、蟾皮、穿山甲等虫类药，麝香、木香、丁香、冰片、樟脑、薄荷、苏合香、安息香、乳香、没药、肉桂等芳香药。敷贴部位与腧穴则认为须"熟于《黄帝内经》经络"而选择部位，"参古针灸法""与针灸取穴同一理"，将药物置于"经络穴道"上。具体应用时"每门以膏为主，附以点、搐、熏、擦、熨、烙、渗、敷之药佐之。"还有洗、坐、导、刮痧、火罐、推拿、按摩等常用法。

古代的急救外治法除针灸有回阳扶正作用外，大多着眼于攻邪，主要效应在于祛除邪气，疏利三焦，通窍启闭和逐瘀解毒。根据吴师机"外治之理，即内治之理，外治之药，即内治之药，医理药理无二"的观点，急救外治法也应在辨证理论指导下择方用药，切忌盲目。现代中医学者不仅扩大了应用范围，改进了外治器具，而且还进行了实验研究，探讨了药物吸收机制和作用机理。

第二节 常用急救方法

综合救治方法，验之临床，具有确切疗效者，兹梳理如下：

1. 针刺法

《针灸便览》指出："缓病仍以方药治之，急症即以针法奏效。"说明急救外治中针刺法是重要手段之一，特别适合中风、昏迷、痰证、痛证、痧证、热病、中暑、痛证、吐泻、癃闭等诸急症。

2. 艾灸法

用艾炷或艾条直接灸或隔物灸，是十分普遍的急救外治法。灸法治急症可达到通阳益气、散风活血、温通痰湿、下气降逆的目的，适用于厥证、脱证、寒证、虚证、痹证、哮喘、脘腹痛、霍乱吐泻等。

3. 拔罐法

穴位上用火罐吸拔，可温经通络、活血止痛，用于痛证、痹证、哮喘、外感等。

4. 雾化吸入法

利用超声的雾化作用，使液体在气相中分散，将药液变成雾化颗粒，通过吸入气道使药物吸收而达到治疗作用的一种疗法。临床常用的有超声雾化器等，多用于肺卫急症。

5. 止血法

将中药经过加工或辅以器具施之于病变部位以制止出血的一种疗法。临床常用的方法有加压包扎法、塞鼻止血法、海绵剂止血法、敷药止血法等。

6. 注射法

将中药制成针剂，注射于肌肉、血脉之中，使药物吸收入机体内而起到治疗作用的一种疗法，这是近几十年来中药剂改的重大突破。常用的方法有静脉滴注、肌内注射、穴位注射等。

7. 灌肠法、结肠滴注法

将药液从肛门灌入或滴入大肠，以吸收药物于机体之中而达治疗作用的一种疗法。前者称灌肠法，后者称结肠滴注法。

8. 药熨法

又称热熨疗法，是将药物（或掺入某些吸热物）加热置于患者体表某些特定部位，进行热熨，以达到治疗目的的一种方法。适用于风湿痹痛、胃痛、腹痛、泄泻、痢疾、哮喘、积聚、鼓胀、二便不通等证。

9. 熏吸法

利用药物加水煮沸后所产生的药蒸气熏蒸全身或患处，或从鼻口吸入，达到治疗目的的一种疗法。常用于发热、头痛、水肿、癃闭和眩晕等。

10. 敷贴法

敷贴法是用药物或其他物品外敷于患处或某些穴位的一种治疗方法。适用于中暑、感冒发热、哮喘、鼻衄、风湿痹痛、脘腹疼痛、头痛、胸痹、小便不通等。

11. 搐鼻催嚏法

搐鼻催嚏法是将药物研成极细末，搐入鼻内，通过药末刺激鼻黏膜并吸收，使之连续不断地打喷嚏，以达到治疗目的的一种疗法。常用于感冒、神志不清（中风除外）、中暑、头痛、气厥、癃闭等。

12. 噙化法

即含化，又称噙含，是将药物噙在口中含化用以治病的方法。其作用特点是通过口腔黏膜和舌下静脉直接吸收，现代又称舌下给药，由于取效迅速，可用于救治心痛。

13. 刺络法

也叫刺血术，古称放血疗法，或谓泻血法。它是急救危重患者生命的主要手段之一。其作用刺络泻血，除滞祛结，以泻其邪。刺络之位，常取尺泽穴、委中穴、少商穴等，视病性病情而定。

急救疗法是中医处理急危重症的主要手段。无论内服或是外治都离不开基础理论的指导，必须治则明确，方能立法精当，然后以法立方，以方统药，或者精选外治法，强调运用综合措施，有的放矢而达到真正的救治目的。

第八章　急危重症护理

急诊危重症护理学是以挽救患者生命、提高抢救成功率、促进患者康复、减少伤残发生、提高生命质量为目的，以现代医学科学、护理学专业理论为基础，研究急诊危重症患者抢救护理和科学管理的一门综合性应用学科。随着社会发展、医疗水平的不断提升以及对专科培训的日益重视，急诊危重症护理工作的重要性越来越凸显出来。

急诊危重症护理学是与急诊医学及危重病医学同步建立和成长起来的，在我国经历了急诊护理学、急救护理学、急危重症护理学等名称上的不断演变，含义也得到了极大拓展，目前主要研究包括急诊和危重症护理领域的理论、知识及技术，已成为护理学科的一个重要专业。国际急危重症护理学可追溯到19世纪佛罗伦斯·南丁格尔年代的急救护理实践。南丁格尔率领38名护士进行的战地救护工作使死亡率得到大幅下降，从42%下降到2%，充分说明了护理工作在抢救危重症伤员中的重要作用。此后，随着急诊和危重病医学实践日益受到重视，急救护理得到了进一步发展，并出现了危重症护理的雏形。危重症护理真正得到发展始于20世纪50年代初期，可以说，急危重症护理起源于19世纪初期，但作为一门独立的学科，急危重症护理学是随着急诊医学和危重病医学的建立，于近30多年才真正发展起来的。90年代，急救医学服务体系得到了迅速发展，研究拓展至院前急救，院内急诊，危重病救治，灾害医学等多项内容。急危重症护理学也表现出较好的发展势头，美国急诊护士、危重病护士学会相继成立，在培训急诊护士和危重症护士方面起着重要的作用。我国急危重症护理实践早期，并没有专门的急诊、急救、危重症护理学概念，急诊只是医院门诊的一个部门。直到1980～1983年，原卫生部先后颁发“加强城市急救工作”“城市医院急诊室建立”的文件后，北京、上海等地相继成立了急诊室、急诊科和急救中心，促进了急诊医学和急救护理学的发展。1989年，卫生部将医院设立急诊科和ICU作为等级评定的条件之一，明确了急诊和危重症医学在医院建设中的重要地位，我国急危重症护理学随之进入了快速发展阶段。

我国中医临床护理学是中医药学的重要组成部分，是在中医理论体系指导下，利用整体观念的理念、辨证施护的方法、传统的护理技术，系统阐述各科病证的预防、保健、康复和护理的一门学科，是中医护理知识与技能在临床各科中的具体实践。几千年来，在促进和维持人类健康中起到了积极作用。

中医护理学的发展：周代始有食医、疾医、疡医、兽医的医学分科，《周礼·天官》中指出医师下设有士、府、史、徒等专职人员，“徒”就兼有护理职能，负责看护患者。近代，我国沦为半殖民地半封建社会，西方医学在我国广泛流传和渗透，中医临床护理发展呈现出新旧并存、中西会通的趋势，一是继承收集和整理前人的学术成果，二是出现中医学理论科学化的思潮。这一时期出现了中医临床病证治疗专著，部分书籍涉及临床辨证的中医调护，至今仍然具有一定的学术价值。如《理瀹骈文》中创立了数十种中医外治法，如"水肿，捣葱一斤，坐身下，水从小便出""治痢，用平胃散炒热敷脐上，冷则易之""又治久痢人虚，或血崩脱肛者，不敢用升药，用补中益气煎汤坐熏"等，还专门讨论了中风后遗症的护理，如"中风口眼㖞斜，乃经络之病，用生瓜蒌汁和大麦面为饼，炙热熨心头，此治本之法也"，这为中医临床护理提供了很多简便有效的适宜技术。

现代中医护理从新中国成立后，经历了一系列发展，2013 年 11 月世界中医药联合会护理专业委员会成立，来自美国、比利时等 19 个国家 300 余名代表参加，中医护理越来越受到国际护理学术界的认可，为中医护理走向国际提供了契机。

第一节　急诊危重症患者的转运

急诊危重症患者转运是急诊、重症监护单元的重要护理工作内容之一，可分为院内转运及院际转运。院内转运是指在同一医疗单位不同医疗区域之间的转运，院际转运是发生在不同医疗单位之间危重症患者的转运。

急诊危重症患者转运前基本要求：患者转运前评估。危重患者能否转运，取决于转运利益与风险综合评估。

一、转运评估

转运是为了寻求或完成更好的诊疗措施以期改善预后，但转运存在风险，只有在获益大于风险的情况下才推荐转运，如果不能达到上述目的，则应重新评估转运的必要性。在现有条件下积极处理后血流动力学仍不稳定，不能维持有效气道开放、通气及氧合的患者不宜转运。需立即外科手术干预的急症（如胸、腹主动脉瘤破裂等），视病情与条件仍可积极转运。

1. 知情同意

转运前应告知转运的必要性和潜在风险，获取患者的知情同意并签字。患者不具备完全民事行为能力时，应当由法定代理人签字。患者因病无法签字时，应当由其授权的人员签字。紧急情况下，为抢救患者的生命，在法定代理人或被授权人无法及时签字的情况下（例如挽救生命的紧急转运），可按所在医疗机构规定处理，如由医疗机构负责人或者授权的负责人签字。

2. 转运路线的确定

危重症患者转运前要有详细的转运计划，包括最佳路线，途经电梯使用，条件允许可事先协调专用电梯。传染性疾病患者按传染病法规进行转运。

3. 转运人员

（1）人员组成：转运团队至少有 1 名为相应资质的护士，根据病情需要配备医生或其他专业人员，病情不稳定，必须有 1 名医生参与转运；病情稳定的重症患者，可以由受过专门训练的护士完成。急危重症患者转运时，建议由 1 名护士、1 名医生、1 名转运工人组成转运团队。

（2）人员要求：所有参与危重症转运的医护人员都应接受急危重症患者转运相关知识的临床培训。

（3）人员安全：参与急危重症患者转运的工作人员都有发生人身安全风险的可能，要做好自身防护，保证自身安全。

4. 患者的准备

（1）身份确认：参与转运的人员首先应确认患者身份。

（2）病情评估：转运前应充分评估患者的病情，包括意识、瞳孔、生命体征及血氧饱和度等情况。

（3）准备措施：频繁躁动者，可适当约束或使用镇静剂，但应密切关注其生命体征。对于存在气道高风险的患者，应积极建立人工气道。机械通气的患者出发前选取合适的氧气供应装置。根据患者病情做好充分措施，包括吸痰、吸氧、包扎、止血、固定等，并固定好导管，防止脱管。

（4）静脉通路：保持静脉通路通畅，低血容量患者转运前需要进行有效的液体复苏，一般应待血流动力学基本稳定（收缩压 SBP ≥ 90mmHg，平均动脉压 MAP ≥ 65mmHg）后方可转运。

（5）积极处理原发疾病：创伤患者在转运过程中应使用颈托等保持脊柱稳定；因高热惊厥、癫痫可严重影响呼吸循环，因此转运前必须控制其发作并预防复发。

5. 转运仪器与设备

转运人员需确保所有转运设备正常运转并满足转运要求。所有电子设备都备有蓄电池并保证有充足的电量。院内转运危重症患者时需携带监护仪、简易呼吸器（接受呼吸支持的患者应配备转运呼吸机）、输液泵、储氧瓶等设备进行转运。

6. 转运药物的准备

根据转运患者的不同病情，可根据临床需求配备相应的专科急救药物。最基本包括复苏用药（如肾上腺素、抗心律失常的药物），以备转运途中突发心脏骤停或心律失常时使用。

7. 转运方式的选择

（1）院内通常由转运床完成。

（2）院际选择需要综合考虑患者的病情特征、转运距离、转运缓急、转运环境、护送人数、携带设备、准备时间、路况、天气及患者的经济承受能力等，通常有地面转运和空中转运。

8. 转运过程中常见突发事件的应急处理

(1) 管道脱落或堵塞：静脉输液过程中因固定不牢固导致针头脱出、输液器扭转等原因导致输液不畅，需要及时更换针头或输液器。若管道发生移位，切勿直接将滑出的管道纳回，可根据情况夹闭移位导管。若发生意外拔管，护士应立即评估该管道的性质（高、中、低危），如为气管插管类高危管路，须立即使用简易呼吸器等措施予以呼吸支持，待患者到转运科室后评估决定是否重置。

(2) 呕吐：病情允许，让患者头偏向一侧，清除口鼻腔呕吐物。

(3) 突发意识丧失：如心脏骤停，应立即给予心肺复苏、呼救、寻求支援。

所有转运过程中突发事件及处理均需做好病历记录。

9. 转运目的地患者的交接

当患者到达接收科室或医院后，转运人员应与接收科室或者医院负责接收的医务人员按所在医疗机构要求，进行正式交接，以落实治疗的连续性，交接的内容包括患者的一般信息、病史、重要体征、实验室检查、治疗经过，以及转运中有意义的临床事件，交接后应书面签字确认。

二、危重症患者系统功能评估

危重症患者的系统功能评估检测是针对危重症患者呼吸系统、神经系统等状况进行动态评估。

1. 呼吸系统

(1) 呼吸频率（RR）：是指每分钟呼吸的次数，反映患者通气功能及呼吸中枢的兴奋性，是呼吸功能检测中最简单、最基本的检测项目。正常人 RR 为：10～18 次/分，小儿随年龄减小而增快，8 岁儿童约为 18 次/分，1 岁约为 25 次/分，新生儿约为：40 次/分，如成人 RR <6 次/分或 >35 次/分均提示呼吸功能障碍。

(2) 呼吸幅度：一般男性及儿童以腹式呼吸为主，女性以胸式呼吸为主。正常胸式呼吸时两侧胸廓同时起伏，幅度一致。呼吸幅度可以大致反映潮气量的大小。胸式呼吸不对称时常提示一侧胸腔积液、气胸、血胸或肺不张等；胸式呼吸增强常因腹部病变或疼痛限制膈肌运动而引起；胸式呼吸减弱或消失可见于两侧胸部均有损伤或病变，亦可见于高位截瘫或应用肌松剂药物；胸式呼吸与腹式呼吸不能同步常提示有肋间肌麻痹。

(3) 呼吸节律：正常呼吸节律自然而均匀。观察呼吸节律的变化可及时发现异常呼吸的类型，提示病变的部位，如伴有哮鸣和呼气延长的呼吸状态多由慢性阻塞性肺疾病所致；呼吸频率快、潮气量小、无气道狭窄和阻塞，却有呼吸急促表现可见于肺或胸廓限制性通气障碍、急性呼吸窘迫综合征、心脏疾病和其他心肺意外疾病。

(4) 呼吸周期的呼吸比率：是一个呼吸周期中吸气时间与呼气时间之比。正常呼吸比为1∶1.5~1∶2，呼吸比的变化反映肺的通气与换气功能。可通过直接目测或使用人工呼吸机（非控制呼吸时）呼吸活瓣的运动情况进行评估，精确测量时需通过呼吸功能检测仪来测定。

（5）常见异常呼吸的类型

1）哮喘性呼吸：发生在哮喘、肺气肿及其他喉部以下有阻塞者，其呼气时间较吸气时间明显延长，伴有哮鸣音。心源性哮喘是哮喘性呼吸困难的一种，以左心室病变引起者为多，表现为阵发性的端坐呼吸，呼吸困难常在夜间及劳累后出现，可持续数分钟到数小时之久。

2）紧促式呼吸：呼吸运动浅促而带有弹性，多见于胸膜炎、胸腔肿瘤、肋骨骨折、胸背部剧烈扭伤，颈胸椎疾病引起疼痛者。

3）深浅不规则呼吸：常以深浅不规则方式进行呼吸，多见于周围循环障碍、脑膜炎或各种因素引起的意识丧失。

4）叹息式呼吸：呼吸呈叹息状，多见于神经质、过度疲劳等患者，有时亦可见周围循环衰竭者。

5）蝉鸣样呼吸：因会咽部发生阻塞，空气吸入发生困难使患者在吸气时发生高音调啼鸣声。吸气时患者的肋间及上腹部软组织内陷。

6）鼾音呼吸：患者呼吸期间可闻及大水泡音，主要是上呼吸道感染有大量分泌物潴留，当空气进出气管时形成。多见于昏迷或咳嗽反射无力者。

7）点头式呼吸：因胸锁乳突肌收缩所致，在吸气时下颌向上移动，而在呼气时下颌重返原位，类似点反头样，多见于垂危患者。

8）潮式呼吸：是一种阵发性的急促深呼吸及呼吸暂停的交替出现。

2. 神经系统

神经系统的体征包括意识状态、眼部体征、神经反射、肌张力及运动功能等。

（1）意识状态：是神经系统功能监测时最常用、最简单、最直接的观察项目，可直接反映大脑皮层及其联络系统的功能状况，正常人意识清醒，当神经系统损伤或发生病变时，将可能引发意识障碍。一般将意识障碍分为：嗜睡、昏睡、浅昏迷、深昏迷四个级别。如有改变，应检查瞳孔大小和对光反射，或应用格拉斯哥昏迷分级，并需进一步评估患者的神志状况。

最常使用的是格拉斯哥昏迷评分（Glasgow coma scale，GCS）（表1-8-1-1）。其评估内容包括运动反应、语言反应与睁眼反应，通过三面方面的完成状况来判断患者昏迷的程度。总分15分，分值越高提示意识状态越好。13~14分为轻度障碍，9~12分为中度障碍，3~8分为重度障碍（昏迷状态）。

（2）眼部体征：主要观察瞳孔变化及眼球位置变化。正常人瞳孔等大等圆，对光反射灵敏。一侧瞳孔散大，常提示可能发生脑疝。瞳孔的灵敏反射与昏迷程度成反比。观察眼球的位置时应注意有无斜视、偏视，或自发性眼震。通过观察眼球的运动情况可以进一步帮助判断脑干的功能状况。

表 1-8-1-1　格拉斯哥昏迷评分

睁眼反应（分）	语言反应（分）	运动反应（分）
自主睁眼（4）	正常交流（5）	遵嘱运动（6）
呼唤睁眼（3）	回答错误（4）	刺痛定位（5）
刺痛睁眼（2）	胡言乱语（3）	刺痛躲避（4）
刺痛无反应（1）	只能发声（2）	刺痛屈曲（3）
	不能发声（1）	刺痛伸直（2）
		刺痛无反应（1）

（3）神经反射：主要包括正常的生理性反射及异常的病理性反射两部分。生理性反射的减弱或消失及病理性反射的出现均提示神经系统功能发生改变。通过检查神经反射可以帮助判断疾病的性质、严重程度及预后。

（4）肌张力：去大脑强直时四肢可呈现伸展体位，有时可成角弓反张姿势。两侧大脑皮层受累时可见去皮质强直状态。肌张力的变化在一定程度上可反映病情的转归。

（5）运动功能：主要观察患者的自主活动能力，判断是否存在瘫痪及瘫痪的类型。

三、危重患者营养支持的护理

1. 肠内营养

①妥善固定喂养管，翻身、活动前先保护喂养管，避免管道脱落。经鼻置管每日清洗鼻腔，避免出现鼻腔黏膜压力性损伤。②做好胃造瘘患者造瘘口护理，避免感染等并发症的发生。③喂养结束时，规范冲管，保持管道通畅，避免堵塞。④根据患者病情和耐受情况合理调整每日喂养次数和速度，保证每日喂养量满足需要。⑤室温下保存的营养液，若患者耐受，可以不加热直接使用，冷藏柜的营养液应加热至 38～40℃后使用。⑥所有气管插管的患者在使用肠内营养时应该将床头抬高 30°～40°，每 4～6 小时应进行口腔护理，做好导管气囊管理，声门下的分泌物吸引。

（1）营养支持评定与监测

①评估患者营养状态的改善。②评估患者每日出入量，监测每日能量和蛋白质平衡。③观察患者有无恶心、呕吐、腹胀、腹泻等不耐受情况，必要时降低营养液的供给速度或调整供给途径和方式。④观察患者进食后有无痉挛咳嗽、气急和呼吸困难，咳出和吸引出的痰液有无食物成分，评估患者有无误吸发生。⑤评估患者的胃残留量，若小于 500mL/24h 且没有其他不耐受的表现，不需要停止肠内营养。⑥规范监测

血糖变化，有无高血糖或低血糖的反应。

（2）并发症观察与护理

①感染性并发症：以吸入性肺炎最常见，是最严重和致命的并发症。停止肠内营养，促进气道内的液体和食物微粒排出，必要时通过纤维支气管镜吸出。②机械性并发症：黏膜损伤、喂养管堵塞、喂养管脱出。

2. 肠外营养

妥善固定输注导管，翻身，活动前先保护导管，防止脱出，做好患者健康宣教，避免自行扯脱导管。烦躁或者不配合患者适当给予约束。①正确冲管和封管保持导管通畅。②做好导管穿刺部位的护理，避免感染等并发症。③严格按照国家规范和要求配置营养液。④配置和输注时严格无菌操作。⑤每日更换输注管道，营养液应在24小时内输完。⑥使用专门静脉通路输注营养液，避免与给药等通道混用。⑦合理调节输注速度。

（1）营养支持评定与监测

①评估患者营养状态改善情况。②观察输注导管穿刺的部位有无（红、肿、热、痛和分泌物）。③观察患者有无发热，体温升高是否与静脉营养导管留置有关。④观察患者血脂和肝功能变化，及时发现高脂血症和肝功能异常等。⑤观察患者消化吸收功能，及时发现有无肠胃萎缩和屏障功能障碍。

（2）并发症观察与护理

①机械性并发症：与置管操作相关的并发症（气胸、皮下气肿、血胸、血管与神经损伤），导管栓塞，空气栓塞常发生在置管输液及拔管过程中。②感染性并发症：是肠外营养最严重的并发症。③代谢性并发症：电解质紊乱、低血糖、高血糖等。

第二节　危重症患者常见并发症的预防和护理

一、呼吸机相关性肺炎（ventilator associated pneumonia，VAP）预防和护理

1. 与器械相关的预防措施

（1）呼吸机清洁与消毒：对呼吸机和整个气路系统及及其表面的消毒应该遵照呼吸机使用说明书规范进行。

（2）呼吸管路的更换：呼吸回路污染是导致呼吸相关性肺炎的外源性因素之一，循证依序研究结果支持定时更换呼吸回路。

（3）湿化器的选择：可采用恒温湿化器。

（4）吸痰装置及更换频率：密闭式吸痰装置和开放式吸痰装置在机器通气患者的VAP发病率，开放式吸痰装置应每日更换，密闭式吸痰装置除非破损或污染，吸痰装

置无须每日更换。

2. 与操作相关的预防措施

气管插管路径与鼻窦炎防治，声门下分泌物引流，改变患者体位，肠内营养，气管内导管气囊压力管理，控制外源性感染和口腔卫生。

（1）药物预防

①通过雾化吸入或者静脉应用抗菌药物预防 VAP。②通过清除患者消化道内可能引起继发感染的潜在病原体，达到预防严重呼吸道感染或血流感染的目的，主要清除口咽部潜在病原体。

（2）集束化方案：最早由美国健康促进研究所提出，主要包括（抬高床头；每日唤醒和评估是否脱机拔管；预防应激性溃疡；预防深静脉血栓；口腔护理；清除呼吸机管路冷凝水；手卫生；翻身等。

二、导管相关性血流感染预防和护理

1. 置管前的准备

（1）医护人员的培训：内容包括对血管内导管使用指征、血管内导管置管及其护理操作规范，血管内导管相关感染的最佳预防措施。

（2）评估导管植入体征：进行血管内导管植入前，要认真评估是否具备相应体征。

（3）导管及插管部位的选择：置入外周静脉导管时，成人应该选择上肢作为插管部位；置入中心静脉导管时，选择置管部位前必须权衡降低感染并发症和增加机械损伤并发症的利弊。成人非隧道式中心静脉置管应首选锁骨下静脉，防止静脉狭窄。

2. 置管操作及导管维护

（1）消毒隔离措施：过程中的手卫生与无菌操作是减少穿刺部位病原菌经导管皮肤间隙侵入的最有效的手段。

（2）导管穿刺部位应使用无菌纱布或透明敷料薄膜覆盖插管部位，一般纱布敷料 48 小时至少更换一次，透明敷料每 7 天更换一次，当敷料潮湿、松弛或可见污渍时应及时更换。

（3）穿刺部位观察：应每天通过敷料观察和触诊部位，若有感染迹象应移除敷料观察。

（4）导管的更换：一般短期外周套管针 72 ~ 96 小时更换，短期中心静脉导管更换时间应为 14 天左右，PICC 导管可根据供应商提供期限更换。

（5）全身性抗菌药物的预防：避免在插管前或留置导管期间常规使用全身抗菌药物，以预防导管内细菌定植。

三、导尿管相关性尿路感染的预防和护理

1. 导尿的准备

严格掌握留置导尿管的适应证，选择合适的导尿管并检查无菌导尿包及引流装置有无过期破损。

2. 导尿及导尿后的护理

（1）手卫生与无菌操作：严格遵守无菌操作，过程中应避免损伤尿道黏膜，防止交叉感染。

（2）尿管固定：防止滑脱或牵引尿道，避免打折弯曲，保持尿袋低于膀胱水平，活动或搬运时夹闭尿管，避免尿液逆流。

（3）无菌密闭引流对留置导尿管必须采用防反流引流装置，避免不必要的感染。

（4）导尿口的护理：保持尿道口清洁，留置导尿期间，每日清洁或消毒尿道口2次。

（5）尿管更换：长期留置导尿的患者，不宜频繁更换导尿管。如堵塞、脱出、发生尿路感染或导尿的无菌性和密闭性被破坏时立即更换。

四、多重耐药菌感染的预防和护理

1. 强化预防与控制措施

①加强医务人员手卫生。②严格实施消毒隔离措施。③遵守无菌技术操作规程。④加强清洁消毒工作。

2. 合理使用抗菌药物

严格执行抗菌药的临床使用基本原则，落实抗菌药物分级管理，正确、合理实施给药方案。根据临床微生物检测结果合理使用抗菌药物，严格执行围术期抗菌药物预防性使用的相关规定，避免因抗菌药物使用不当导致细菌耐药的发生。

3. 减少或缩短侵入性装置使用时间

尽可能减少不必要的侵入性操作项目，减少侵入性导管的置入时间，避免使用多腔导管，以减少多重耐药菌的定植。

4. 加强多重耐药菌检测

及时采集有关标本送检，以尽早发现多重耐药菌感染的患者和定植患者。

第三节　危重症血液净化的监测与护理

血液净化是指各种连续或间断清除体内过多水分、溶质方法的总称，该技术是在肾脏代替治疗技术的基础上逐步发展而来的。主要的血液净化方法有肾脏替代治疗

(renal replacement, RRT)、血浆置换(plasma exchange, PE)、血液灌流(hemoperfusion, HP)、腹膜透析(peritoneal dialysis, PD)等。

其中将单次治疗时间 < 24 小时的 RRT 称为间断性肾脏替代治疗(IRRT),而将治疗持续时间≥24 小时的 RRT 称连续性肾脏替代治疗(CRRT),也称为连续性血液净化(CBP),即用净化装置通过体外循环的方式,连续、缓慢清除体内代谢产物、异常血浆成分以及蓄积在体内的药物和毒物,以纠正体内环境紊乱的一组治疗技术,其治疗时间≥24 小时。

CBP 在临床应用指征有两个方面:①肾脏暂时丧失排泄功能,引起体内代谢产物的蓄积和失去体内环境(水、电解质、酸碱)的调控功能;②器官功能障碍(主要是心、肺、肝、脑等重要器官)或感染等因素导致全身出现炎性反应。主要用于器官功能不全支持、稳定内环境、免疫调节等。如果患者存在以下无法建立合适血管通路或严重的凝血功能障碍时要慎用。

一、连续性血液净化技术的常见并发症

CBP 的并发症包括技术并发症及临床并发症,在临床实践中常常同时存在。

1. 技术并发症

(1)中心静脉置管相关的并发症

1)出血:中心静脉置管早期并发症,常与置管导致的机械性损伤相关。最常见的并发症是置管局部的出血及血肿。中心静脉置管机械性损伤的并发症还有可能发生动脉损伤、气胸、动静脉瘘等。

2)血栓:是中心静脉置管迟发并发症。应积极采取措施预防血栓的形成,根据导管的种类、特点,选择纤溶酶原激活剂封管,换管或拔管后重新置管等不同处理方式。

3)感染:局部感染是严重的并发症。在操作中应高度谨慎,严格无菌技术,避免打开管道留取血标本,避免出血或血肿,防止导管相关的血流感染。一旦发生感染,则均应采集标本培养,根据病原学尽早抗感染治疗,必要时拔管或换管。

(2)体外回路并发症

1)管路滤器凝血:血液离开血管环境进入血液净化管路之中即会发生凝血,抗凝是血液净化的关键环节。为了预防管路凝血,除了用药之外,还可采用包括避免血流速过缓 < 100mL/min,前稀释方法,及时生理盐水冲管,调整抗凝剂的剂量等措施。

2)空气栓塞:当管路连接不良,吸气相负压可以将气体吸入静脉系统形成,用特殊的监测和报警系统可以预防。

3)低体温:适当地降低温度有利于保持心血管功能的稳定,大量液体交换及体外循环可致患者体温较低,加温装置可纠正。

4）过敏反应：血液透析时血液长期与人工膜及塑料导管接触可产生血膜反应。塑料碎裂及残存的消毒液也可以激活多种细胞因子和补体引起过敏反应。故应使用高溶性的生物膜，能最大限度地避免此类并发症。

（3）抗凝相关并发症

危重症患者常合并凝血功能障碍，CBP 的全身抗凝增加了患者出血的风险。对于血小板较少症高危患者应避免使用肝素抗凝，替代性的采用低分子肝素或者枸橼酸抗凝。然而使用枸橼酸也有枸橼酸中毒的风险，可诱发低钙血症、低镁血症、代谢性酸中毒等并发症。在这种情况下，根据具体情况补充相应的制剂。

2. 临床并发症

（1）心律失常：常见的并发症之一，一旦发生，应积极去除诱因采用药物干预，适当调整置换液处方，必要时停止。

（2）酸碱电解质紊乱：另一危险因素是负荷突然增多，电解质紊乱，仪器多有液体平衡系统精确控制容量负荷，并发症发生可能亦逐渐降低。另外避免配置大量置换液出现差错导致容量和电解质失衡。

（3）低血压：尽管 CBP 缓慢清除液体，血流动力学稳定，仍有少量危重症患者因发生低血压而终止 CBP 治疗。

（4）营养成分丢失：在 CBP 治疗过程中，机体需求的一些营养成分会以弥散、对流和吸附的方式被清除或消耗。因此在此过程中应根据病情个体化补充相应的营养物质。

二、连续性血液净化技术监测和护理措施

1. 压力监测

现代化 CBP 仪器具有完善压力装置，通过这些压力的动态变化，反映体外循环的运行状况，因此治疗和护理要观察：动脉压、滤器前压、静脉压、超滤液侧压、滤器压力降、跨膜压。

2. 安全性监测

是保证体外循环安全的重要方面。一方面，防止体外循环出现压力过高，避免由此导致的管路连接处崩开、脱落；另一方面，当体外循环压力过低时，如管路破裂、连接处崩开，报警引起的血崩停止可避免进一步失血，除了压力监测外，CBP 仪器最重要的三个安全性监测为：空气监测、漏血监测、容量平衡监测。

3. 护理措施

（1）严密观察生命体征。

（2）液体管理：准确记录出入量，在 CBP 治疗中保持液量平衡至关重要。

（3）血电解质和血气的监测：大多数患者均存在少尿或无尿症状，因此肾功能、

电解质及酸碱平衡监测尤为重要，应严密监测生化血及血气的指标，对病情稍稳定的患者开始 2 小时内必须检测一次，如无异常可适当延长检测时间。

（4）出血的预防和监测：体外循环抗凝剂的使用可增加出血的危险。因此需严密观察凝血指标，及早发现出血并发症，调整抗凝剂的用量或改用其他抗凝方法，避免引起的严重出血并发症。

（5）预防感染：无菌操作是预防感染的重要措施。处理各管路接口应严格遵守无菌操作。加强导管护理，每日更换导管出口处敷料，防止细菌侵入机体，当敷料污染或潮湿应及时更换。

（6）血管通路的护理：在治疗期间，应妥善固定管路，防止脱管。每次治疗结束后严格消毒及对管腔动静脉管封管，依患者出凝血情况选择使用肝素的浓度。封管后用无菌纱布覆盖，防止扭曲、污染、漏血。

（7）其他：疼痛、焦虑、隔离和各种仪器的噪声是危重患者每天面临的心里应激原，护士应该特别加强患者的心理护理。

总之，CBP 作为一种新技术是治疗学的一项突破性进展，是近 30 年来血液净化领域最新的成就之一，具有良好的前景。

第四节　危重症护理不良事件的管理

压疮风险的评估及上报：危重症患者身体条件差，抵抗力弱，正处于各种感染的高发期，故评估患者压疮风险是预防压疮的关键。

压疮的分期：

Ⅰ期：完整的皮肤指压不变色，发红，通常发生于骨隆突处，深色皮肤可能没有明显发白，但受累部位的皮肤颜色和周围皮肤颜色不同。

Ⅱ期：部分真皮层缺损，表现为表浅溃疡，伤口呈粉红色，没有腐肉，也可能表现为完整或开放的血清水泡。

Ⅲ期：全层组织缺损，可见皮下脂肪，但骨、肌腱或肌肉尚未暴露，有腐肉但是不影响判断组织缺损的深度，可能存在潜行或窦道。

Ⅳ期：全层组织缺损伴有骨、肌腱或肌肉暴露，在某些伤口处可以伴有腐肉或焦痂，常常包含潜行或窦道。

可疑深度组织损伤：由于压力和剪切力导致完整皮肤局部紫色或褐紫色的改变，受累区域疼痛、坚硬，组织损伤糊状、沼泽样，与周围相邻组织比更暖或更凉。

不可分期：全层组织缺损，溃疡基底层被腐肉覆盖（黄色、柏油色、灰色、绿色或棕色）和焦痂（柏油色、棕色和黑色）。

压疮报告单

患者一般资料

患者姓名：　　　　　　病历号：　　　　　　压疮发生科室：

性别：□男　□女

年龄（岁）：

诊断：（第一诊断）

患者来源：□住院□门诊□急诊□日间病房□其他

入院日期：　年　月　日

入院时 ADL 得分：　　分　　　　　　自我照顾能力：□自理□部分依赖□完全依赖

陪护人员：□有　□无

使用压疮风险评分表：□Braden□Norton□Waterlow□其他

发生压疮时风险评分：　　分　　　　　　压疮风险等级：□极高危□高□中□低

护理级别：□特级□Ⅰ级□Ⅱ级□Ⅲ级□其他

部位 1 发现日期

来源：□院内发生□院外带入

部位：□枕部□耳郭（□左□右）□肩胛部（□左□右）

□肘部（□左□右）□髂前上棘（□左□右）

□髋部（□左□右）□骶尾部□膝部（□左□右）

□踝部（□左□右）□足跟部（□左□右）□其他

分期：□Ⅰ期□Ⅱ期□Ⅲ期□Ⅳ期□可疑深度组织损伤□难以分期

面积（cm*cm）：

部位 2 发现日期

来源：□院内发生□院外带入

部位：□枕部□耳郭（□左□右）□肩胛部（□左□右）

□肘部（□左□右）□髂前上棘（□左□右）

□髋部（□左□右）□骶尾部□膝部（□左□右）

□踝部（□左□右）□足跟部（□左□右）□其他

分期：□Ⅰ期□Ⅱ期□Ⅲ期□Ⅳ期□可疑深度组织损伤□难以分期

面积（cm*cm）：

部位 3 发现日期

来源：□院内发生□院外带入

部位：□枕部□耳郭（□左□右）□肩胛部（□左□右）

□肘部（□左□右）□髂前上棘（□左□右）

□髋部（□左□右）□骶尾部□膝部（□左□右）

□踝部（□左□右）□足跟部（□左□右）□其他

分期：□Ⅰ期□Ⅱ期□Ⅲ期□Ⅳ期□可疑深度组织损伤□难以分期

面积（cm*cm）：

续表

部位4发现日期 来源：□院内发生□院外带入 部位：□枕部□耳郭（□左□右）□肩胛部（□左□右） □肘部（□左□右）□髂前上棘（□左□右） □髋部（□左□右）□骶尾部□膝部（□左□右） □踝部（□左□右）□足跟部（□左□右）□其他 分期：□Ⅰ期□Ⅱ期□Ⅲ期□Ⅳ期□可疑深度组织损伤□难以分期 面积（cm＊cm）：
压疮发生原因（可多选） □患者因素：□卧床□制动□强迫体位 □肥胖□消瘦□大小便失禁□浮肿□其他 □病情因素：□低蛋白血症□贫血□昏迷感觉受损□其他 □护理人员因素：□未按时翻身□未及时清洁、擦洗皮肤 □床单潮湿、不洁、褶皱 □管路较长时间受压□管路固定不当 □护理操作不当，拖、拉、扯、拽等 □护理人员评估不当 □器具使用不当□其他 □其他因素：□护理人员配备不足□其他
已采取护理措施（可多选） □增加翻身频次□保持皮肤清洁□保持床单清洁干燥平整 □使用防压疮气垫□使用软垫垫于骨隆突部位□应用医疗仪器治疗创面 □贴膜保护受压部位皮肤□伤口换药□其他
报告单位：　　　　　　　　　　联系电话： 报告日期：　年　月　日
事件经过（可附页）：

管路滑脱报告单

患者一般资料

患者姓名：　　　　　　病历号：　　　　　　管路滑脱发生科室：

性别：□男　　□女

年龄（岁）：

诊断：（第一诊断）

患者来源：□住院□门诊□急诊□日间病房□其他

入院日期：　　年　月　日

入院时 ADL 得分：　　分　　自我照顾能力：□自理□部分依赖□完全依赖

陪护人员：□有　　□无

护理级别：□特级□Ⅰ级□Ⅱ级□Ⅲ级□其他

文化程度：□小学□初中□高中□大专□本科及以上□其他

事件发生情况

脱管发现时间：　　年　月　日　时

置管日期：　　年　月　日　时

发现人：□护士□医生□家属□其他人员

事件发生当班护士职称：□护士□护师□主管护师□副主任护师

工作年限（年）：

导管类型

□胃管□尿管□透析管路□气管插管□气管切开套管□鼻饲管□动脉置管

□深静脉置管□PICC□胸腔闭式引流管□腹腔引流管□伤口引流管

□心包引流管□脑室引流管□其他

患者身体状况

意识状态：□清醒□意识模糊□嗜睡□昏睡□昏迷

精神状态：□平静□烦躁□焦虑□恐惧□其他

活动能力：□行动正常□使用助行器□残肢□无法行动□其他

脱管原因

□患者自拔□医护人员操作□家属协助时□其他

固定方法

□缝合□贴膜固定□气囊□水囊□其他

其他

健康教育：□已做　　□未做

约束带使用：□有　　□无

事件发生前患者是否使用镇静药物：□是　　□否

管路滑脱时工作人员：□在患者身边　　□未在患者身边

患者既往是否发生过管路滑脱事件：□首次　　□第　次

续表

采取措施（可多选） □重新置管□脱管部位处理□诊断性检查□其他
并发症 □无 □有（□出血　　mL□气栓□血栓□窒息□感染□气胸□吻合口瘘□其他）
报告单位：　　　　　　　　　　　　　　　　联系电话： 报告日期：　年 月 日

第九章　中医急症临床科研方法

在临床研究和医疗实践中，选择合理、严谨且可行的研究设计方案是成功解决临床实际问题的关键之一，因此通晓各种研究方法的基本设计原理、适用范围、资料分析方法、优点及局限性就显得十分必要。中医急症临床科研中所遵循的方法来源于临床流行病学中常用的设计方法，根据性质可划分为三大类：观察法、实验法及理论性研究，目前在中医急症临床研究和医疗实践中较常用的是前两类。

第一节　基本概念

中医急症研究中可采用的研究方法有观察法、实验法和数理法，其中观察法按是否有事先设立对照组，又可进一步分为描述性研究和分析性研究。因此，按流行病学研究设计类型可分为描述流行病学、分析流行病学、实验流行病学和理论流行病学 4 类，每种类型又包括多种研究设计。描述流行病学主要是描述疾病或健康状态的分布，起到揭示现象、为病因研究提供线索的作用，即提出假设；而分析流行病学主要是检验或验证科研的假设；实验流行病学则用于证实或确证假设，每种方法各有其适用性和优缺点。临床流行病学研究方法大致可分为几个类别。

一、观察法

由于流行病学是在人群中进行研究，所以研究者实际上难于全部掌握或控制所研究对象发生的条件。因此，观察法（observational method）是很重要的方法。

1. 描述性研究（descriptive study）

又称描述流行病学，通过观察而正确、详细地记载疾病或健康状态。按时间、地点、人群各种特征（如年龄、性别、职业、民族等）的分布特点，也可以包括可疑病因因子的分布特点。例如采用抽样调查的方式描述北京地区冬季急性上呼吸道感染的证候类型和分布特征，为了正确地描述分布，必须有明确统一的诊断标准、准确的病例（或因子）数字及人口数字。主要包括现况研究、生态学研究等方法。

2. 分析性研究（analytical study）

又称分析流行病学，对所假设的病因或流行因素进一步在选择的人群中寻找疾病发生的条件和规律，验证所提出的假设。主要有两种：①从疾病（结果）开始去寻找原因（病因）的方法称为病例对照研究（case－control study），从时间上是回顾性的，所以又称回顾性（retrospective）研究。②从有无可疑原因（病因）开始去观察是否发生结果（疾病）的研究方法称为队列（或群组、定群）研究（cohort study），从时间上是前瞻性的，所以又称前瞻性研究（prospective study）。

二、实验法

流行病学实验是在人群现场中进行的，将观察人群随机分为试验组和对照组，给试验组施加某种干预措施，通过随访观察，判定干预措施的效果，进一步验证假设，又称干预性研究。其中随机对照试验是较常用的设计方案，例如观察清肺消炎丸治疗流行性感冒的效果，采用双盲、双模拟、多中心、随机对照研究的模式。

三、理论和方法的研究

1. 理论流行病学研究

理论流行病学研究（theoretical epidemiology study）又称数理流行病学研究，是将流行病学调查所得到的数据，建立有关的数学模型或用电子计算机仿真，进行理论研究，又称数理性研究。近年来随着大数据的普及和各种分析技术的发展，中医急症研究也开始采用这种设计方法。例如，突发急性传染病发病中医病证特征与气候的相关性研究及建立相应的预警模型。

2. 方法的研究

在着手一项特定研究之前，需要将研究中所使用的技术加以完善，发展收集数据资料的方法，改进疾病分类等。它是为进行和完善流行病学研究所必需的，但其本身很少作为中医急症研究所采用的设计类型。

第二节　研究方法

一、现况研究

现况研究亦称横断面研究，它是在某一时点或短时间内，通过普查、筛查或抽样调查的方法，对某一特定人群的某种疾病或健康状况及有关因素进行调查，从而描述该病或健康状况的分布及其与相关因素的关系。

（一）特点

1. 在一个时点上或短时间内收集研究资料，描述研究对象在这一时点上或时段内的状况或不同变量之间的关系，在时序上属于横断面研究。

2. 所调查的疾病或健康状态或特征是同时存在的，无法判断孰先孰后，因果并存，所以只能为病因提供线索。

3. 现况研究一般在一个短时间内完成，如果所调查的疾病病程过短，在调查期间有许多人可能已经痊愈或死亡，不利于反映疾病的全貌。

4. 所选择的变量或暴露因素最好是持续不变的，如血型、性别、职业等。

（二）种类

1. 普查（census）

是指在特定时点或时期、特定范围内的全部人群（总体）均为研究对象的调查。这个特定时点应该较短；特定范围是指某个地区或具有某种特征的人群。

普查的主要目的：①为了疾病的早期发现和诊断，例如流脑病毒感染率的普查；②了解某种疾病或药物的特征，如流脑早期证型分布特征的普查；③寻找某病的全部病例，如甲型肝炎流行时，找出人群中该病的全部病例，以隔离传染源。

普查的优点除了早发现、早诊断患者，并能寻找出全部病例外，尚可以普及医学卫生知识；另外，由于没有抽样误差，而且能较全面地描述疾病的分布与特征，可为病因分析研究提供线索。但是，普查在中医急症科研的应用上存在着诸多局限性：①普查由于工作量大而不易细致，诊断可能不够准确，尤其是中医辨证的一致性有限；②如果仪器设备及人力等不足会影响检查的速度与精确性；③不适用于患病率低、无简便易行诊断手段的疾病；④普查所耗费的人力物力往往较大。

2. 抽样调查（sampling survey）

是相对于普查的一种比较常用的现况研究方法，指通过随机抽样的方法，对特定时点、特定范围内人群的一个代表性样本的调查，以样本的统计量来估计总体参数所在范围，即通过对样本中研究对象的调查研究，来推论其所在总体的情况。

抽样调查的目的主要是描述疾病在时间、空间和人群特征上的分布及其影响分布的因素，衡量群体的健康状况等。抽样调查在中医临床科研中应用较为广泛，常用于调查某种疾病的中医证候分布特征。例如，各地中医院门诊病历资料中，通过随机抽取一部分 COPD 急性期的患者进行症状和证候资料的填写，用此资料来分析 COPD 急性发作期的中医证候分布情况，同时与季节、环境、体质等诱发因素进行相关性分析。与普查（全面调查）相比，由于抽样调查范围小，具有省时间、省人力、省物力和使工作易于做得细致的优点。但是抽样调查的设计、实施与资料分析均比普查要复杂；重复或遗漏不易被发现；在疾病特征变异过大时，如疾病的病机转归较为迅速则不适合用抽样调查；患病率太低的疾病也不适合用抽样调查，因为抽样比大于 75%，则不如进行普查。

抽样调查的基本要求是能从样本获得的结果推论到整个人群（总体），也就是每个抽样单元被抽中选入样本的机会是相等的。为此，抽样必须随机化，样本含量要足够，且调查材料的分布要均匀。

抽样方法：目前在流行病学调查中使用的抽样方法有单纯随机抽样、系统抽样、分层抽样、整群抽样、两级或多级抽样。在现况调查中，后三种方法较常用。

（1）单纯随机抽样（simple random sampling）：单纯随机抽样首先要有一份所有研究对象排列成序的编号名单，再用随机的方法选出进入样本的号码，已经入选的号码不能再次列入，直至达到预定的样本含量为止。简便、易行的科学抽样方法是利用随机数字表；严格地说，抽签、抓阄的方法不能达到完全随机化，但因其简单、实用，小范围的抽样仍可使用。单纯随机抽样的优点是简便易行。其缺点是在抽样范围较大时，工作量太大难以采用；抽样比例较小而样本含量较小时，所得样本代表性差。

（2）系统抽样（systematic sampling）：此法是按照一定顺序，机械地每隔一定数量的单位抽取一个单位进入样本。每次抽样的起点必须是随机的，这样系统抽样才是一种随机抽样的方法。例如，拟选一个5%的样本（即抽样比为1/20），可先从1～20间随机选一个数，设为14，这就是选出的起点，再加上20，得34，34加20得54……这样，14、34、54、74、94就是第一个100号中入选的数字，以后以此类推。

（3）分层抽样（stratified sampling）：这是从分布不均匀的研究人群中抽取有代表性样本的方法。先按照某些人口学特征或某些标志（如年龄、性别、住址、职业、教育程度、民族等）将研究人群分为若干组（统计学上称为层），然后从每层抽取一个随机样本。分层抽样又分为两类：①按比例分配分层随机抽样，即各层内抽样比例相同；②最优分配分层随机抽样，即各层抽样比例不同，内部变异小的层抽样比例小，内部变异大的层抽样比例大，此时获得的样本均数或样本率的方差最小。分层抽样要求层内变异越小越好，层间变异越大越好，因而可以提高每层的精确度，而且便于进行层间比较。

（4）整群抽样（cluster sampling）：抽样单位不是个体而是群体，如居民区、班级、连队、乡村、县、工厂、学校等，然后用以上几种方法从相同类型的群体中随机抽样。抽到的样本包括若干个群体，对群体内所有个体均给以调查。群内个体数可以相等，也可以不等。

（5）两级或多级抽样（two－stage or multi－stage sampling）：这是大型调查时常用的一种抽样方法。从总体中先抽取范围较大的单元，称为一级抽样单元（如县、市），再从抽中的一级单元中抽取范围较小的二级单元（如区、街），这就是两级抽样，还可依次再抽取范围更小的单元，即为多级抽样，多级抽样常与上述各种基本抽样方法结合使用。

（三）资料分析

现况研究所得资料，可按下列步骤进行整理分析。

1. 检查与核对原始资料的准确性与完整性，填补缺漏，删去重复，纠正错误。

2. 对疾病或健康状态、中医诊断和西医诊断按已明确规定好的标准，将全部调查对象分组归类。

3. 将疾病的现况研究资料按不同的人口学特征和时间、地区、某种生活习惯等方面加以整理，并计算疾病的患病率和死亡率，以便了解某病在不同的人群、时间和地区上的分布特征和差异；运用卫生统计学方法计算出这些差异是否有统计学上的显著性，以及某种分布特征与其他因素的关联程度等，这就是现况研究分析的主要内容。

二、病例对照研究

病例对照研究（case - control study）是临床上用于探索病因和危险因素的最具实用价值的一种流行病学调查方法。它是以确诊的患有某特定疾病的一组患者作为病例，以不患有该病但具有可比性的一组个体作为对照，通过询问、实验室检查或复查病史，搜集既往各种可能的危险因素的暴露史，测量并比较病例组与对照组中各因素的暴露比例，经统计学检验，若两组差别有意义，则可认为该因素与疾病之间存在着统计学上的关联。

（一）类型

病例对照研究可以广泛地筛选机体内、外环境中的可疑危险因素。经过描述性研究或探索性病例对照研究，建立和检验病因假说，同时也为进一步开展队列研究或实验研究提供研究线索。例如，中西医结合联合连续性血液净化干预治疗重症急性胰腺炎的病例对照研究。在中医急症临床科研中，病例对照研究多用于评价中医干预整体作为暴露因素与疾病结局的关系。其研究类型如下。

1. 病例与对照匹配

匹配或称配比（matching），即要求对照在某些因素或特征上与病例保持一致，目的是对两组进行比较时排除配比因素的干扰。如以年龄做配比因素，在分析比较两组资料时，可排除由于两组年龄构成的差别对于疾病和因素的影响，从而更正确地说明所研究因素与疾病的关系。匹配分为成组匹配与个体匹配。成组匹配（frequency matching）是指对照组配比的因素与病例组所占的比例一致。如病例组中男女各半，65岁以上者占1/3，则对照组中也是如此。个体配比（individual matching）是以病例和对照的个体为单位进行配比。1∶1匹配又称配对（pair matching），1∶2、1∶3……1∶R（或1∶M）配比时，直接称为匹配。

2. 病例与对照不匹配

在设计所规定的病例和对照人群中，分别抽取一定量的研究对象，一般对照人数应等于或多于病例人数，此外没有其他任何限制与规定。与病例对照匹配相比，对照的选择比较简单，但研究所需要的样本含量较大。

病例对照研究的优点是该方法较省人力和物力，容易组织，所需样本较少，特别适用于罕见病的研究；收集资料后可在短时间内得到结果，对于慢性病可以较快地得到暴露因素的估计；既可检验有明确危险因素的假设，又可广泛探索尚不够明确的众多因素；在一次调查中可以同时调查多个因素与一种疾病的关系，当一种疾病病因不明需探讨多种因素的作用时较合适。缺点是病例常不能代表全部病例，对照也常不能代表所属的人群，易产生选择偏倚，不适用于研究人群中暴露比例很低的因素；调查时需要调查对象回忆既往若干暴露史的信息则难以避免回忆偏倚，混杂的影响较难控制；不知道总人口中的病例数和未病者人数，一般不能计算发病率、死亡率，故不能直接分析相对危险度和决定某因素与某疾病的因果关系，不能下因果联系的结论。

3. 巢式病例对照研究

巢式病例对照研究（nestedcase－controlstudy）又称队列内病例对照研究，这是将队列研究与病例对照研究相结合的一种研究方法。首先，进行队列研究，收集每个队列成员的暴露信息及有关的混杂资料，确认随访期内发生的每一个病例；然后，以队列中的病例作为病例组，对照组来自同一个队列，进行病例对照研究。

（二）特点

1. 属于观察性研究，对研究对象客观地收集暴露情况，收集的暴露因素是自然存在而非人为控制，进而分析因素与疾病或其他医学事件的关系。

2. 病例对照研究必须设立对照，目的是为病例组提供用于比较的危险因素的暴露比例。

3. 研究开始时已有确定的结果（患病或未患病），进而追溯与疾病有关的危险因素或治疗因素，是由果到因来推断疾病和暴露因果关联的方法。

4. 为队列研究和实验研究提供研究线索，一般不能确立因果关系。

（三）研究对象的选择

1. 病例的选择：病例与对照的基本来源有两个：①是以医院为基础的，包括医院的现有患者、医院和门诊的病案、出院记录等；②是以社区为基础的，包括社区、社区的监测资料或普查、抽查的人群资料等。

病例应当尽量采用国际通用或国内统一的诊断标准，以便于与他人的工作进行比较。需要自订标准时，注意均衡诊断标准的假阳性率及假阴性率的高低，使宽严适度。如有定量指标时，一般要求诊断标准落在患者与非患者分布曲线的交叉点上。注意对病例其他特征的规定，如性别、年龄等，其目的是控制外部因素，即非研究因素，以增强两组的可比性。选择病例时有 3 种不同情况，即新发病例、现患病例和死亡病例，以选择新发病例为好，其提供的信息较为可靠。病例选择人群若来源于社区，则代表性强。

2. 对照的选择：在病例对照研究中，对照的选择往往比病例的选择更复杂，更困难。其基本原则是代表性、可比性。

（1）代表性：是指选择的对照要能代表总体，即目标人群或全部非患病的人群。具体地说，选择的对照应当在主要的暴露因素水平、混杂因素、交互作用的分布上与产生病例的人群是可比的。

（2）可比性：是指除暴露因素以外，其他有关因素在病例组与对照组间的分布应一致，如年龄、性别等。在中医急症临床研究中，最好是除了是否接受中医/西医治疗外，其他的混杂因素在组间都能均衡分布。然而，如果在资料分析阶段能对混杂因素进行控制，也可让这些因素在比较组间存在差异，而不会影响研究的真实性。

实际工作中的对照来源主要有：同一或多个医疗机构中诊断的其他病例；病例的邻居或所在同一社区、住宅区内的健康人或非该病患者；社会团体人群中的非该病病例或健康人；社区人口中的非病例或健康人群；病例的配偶、同胞、亲戚、同学或同事等。

（四）资料的整理与分析

对所收集的原始资料要经过核查、修正、验收、归档等一系列步骤，以保证资料尽可能地完整和高质量。对原始资料进行分组、归纳，或编码输入计算机。资料整理后，按成组法或匹配法列成四格表。

指标的计算：

1. 比值比（OR 值）

OR 指暴露组的疾病危险性为非暴露组的多少倍。病例对照研究不能计算发病率，只能计算 OR。

2. 归因危险度百分比与人群归因危险度的估计

归因危险度百分比（attributable risk proportion，ARP）指的是可归于某原因而发生（或死于）某疾病的概率。病例对照研究由于不能直接计算发病率或死亡率，故不能直接估计 ARP 的大小，但可用 OR 值来估计。ARP 的含义是指暴露者中该病的危险性有多少是由该暴露所引起的。

如果我们了解人群中有某种暴露因素的人所占的比例，并且可求得此因素引起某疾病发生的比值比，就可以得到人群归因危险度百分比（population attributable risk proportion，PARP）。人群归因危险度百分比的含义是指人群中由于暴露或接触某因素所致疾病率占人群疾病率的比例。它说明的是如果停止暴露于该因素，人群中的疾病率可减少的程度。

三、队列研究

（一）基本概念和基本原理

队列研究（cohort study）是指将某一特定人群按是否暴露于某可疑因素及其暴露程度分为不同的亚组，追踪观察一段时间，比较不同亚组之间结局的差异，从而判定暴露因子与结局之间有无因果关联及关联大小的一种观察性研究方法。这里观察的结局主要是与暴露因子可能有关的结局。

随着真实世界研究和大数据分析技术和的普及，队列研究近年来在中医临床研究领域应用较广，尤其是针对中医药干预的临床疗效评价研究，如已开展的冬病夏治穴位贴敷法防治儿童支气管哮喘临床疗效的队列研究。另外，在中医药领域有针对各种医保数据库的注册登记研究，如台湾健保数据库曾多次分析中药、针刺等疗法在慢性病中的疗效及扮演的角色。

队列研究中需要明确几个概念。“暴露”是指研究对象接触过某种待研究的物质（如X线的照射、重金属）、具备某种待研究的状态或特征（如性别、遗传、行为习惯、职业等）。这些因素、特征和状态即为暴露因素。在中医急症的临床疗效评价领域，“暴露”可以指接受中医治疗措施。

“队列（cohort）”一词原指古罗马军队300～600人的一个单位。在流行病学中“队列”一词常用于指有共同经历或有共同状态和特征的一群人。例如，一组出生队列（birth cohort）有相同的出生年代或时期，一组吸烟队列有共同的吸烟经历，而一组素食者队列有共同的膳食习惯。队列研究中如果有两组队列，常常一组为暴露队列（这些个体均经历了假定的致病事件或健康状态），另一组为非暴露队列或对照组；如果有两组以上的队列，则每组队列可以具有不同的暴露水平或暴露类型。

队列可分为两种：①固定队列（fixed cohort），是指人群在某一固定时间或一个短时期之内进入队列，之后对他们进行随访观察，直至观察终止期，不再加入新的成员，即在整个观察期内队列保持相对固定。如由广岛原子弹爆炸时的幸存者组成的队列，称为固定队列。②动态队列（dynamic cohort），是相对于固定队列而言，指随时可能增加或减少成员的观察人群。

队列研究的基本原理是选定暴露于及未暴露于某因素的两组人群，随访观察一定的期间，比较两组人群某种疾病的结局（一般指发病率或死亡率），从而判断该因素与发病或死亡有无关联及关联大小的一种观察性研究方法。同时，研究中还应当收集两组人群的人口学和社会经济状况等资料，以便分析这些因素对疾病发生的影响。

（二）类型

依据研究对象进入队列及终止观察的时间不同，队列研究可分为前瞻性队列研究、历史性队列研究和双向性队列研究3种。

1. 前瞻性队列研究（prospective cohort study）

研究对象的确定与分组是根据研究开始时的状态，研究的结局需随访观察一段时间才能得到。这种设计又称即时性队列研究（concurrent cohort study），是队列研究的基本形式。

前瞻性队列研究的最大优点是研究者可以直接获取第一手资料，而且资料的偏性比较小。这种研究在开始时就有了每个个体的暴露水平及混杂因素的资料，在随访期内，研究者还可以获得暴露和混杂因素变化的资料，并可用新的检测手段检查新的指标，其研究设计最接近于实验研究，因此其结果也最适宜做因果关系的推论。但是如果需要观察大量人群，则花费太大；如果疾病的潜伏期很长，则需要观察的时间很长，这些都会影响其可行性。

2. 历史性队列研究（historical cohort study）

历史性队列研究又称回顾性队列研究，研究工作是现在开始的，研究对象是过去某个时间进入队列的，即研究的起点是过去某个时间，研究对象的确定与分组是根据进入队列时的暴露情况进行的，研究的结局在研究开始时已经发生，即研究的暴露与疾病均已发生。虽然暴露到结局的方向是前瞻性的，但研究工作的性质是回顾性的。这种设计又称非即时性队列研究（non – concurrent cohort study）。在中医急症临床科研方法中，利用医院的结构化病历信息系统或医保数据库进行分析的注册登记研究，从临床流行病学的角度看，多属于历史性队列研究。

历史性队列研究节省时间、人力和物力，出结果快，因而适宜于长诱导期和长潜伏期的疾病，也经常用于具有特殊暴露的职业人群的研究。但是这种研究常常缺乏影响暴露与疾病关系的混杂因素的资料，以至影响暴露组与未暴露组的可比性。能否开展历史性队列研究，完全取决于是否有暴露与疾病资料的详细记录。因此，在开展中医急症临床研究时，数据资料的可获得性、数据库的完整性和真实性非常关键。有关暴露、疾病和死亡资料的完整性和真实性，将直接影响研究的可行性和研究结果的真实性。

3. 双向性队列研究（ambispective cohort study）

历史性队列研究之后，继续进行前瞻性队列研究叫双向性队列研究。这种研究同时具有回顾性队列研究和前瞻性队列研究的性质。其特点是研究开始时暴露和暴露引起的快速效应（如肝功能损害、出生畸形、流产、不育等）已经发生，而与暴露有关的长期影响（如癌症、寿命缩短等）尚未表现出来。这种设计最适宜于评价对人体健康同时具有短期效应和长期作用的暴露因素。这种研究具有上述两种研究的优点，在一定程度上弥补了它们的不足。

（三）特点

队列研究属观察性研究，观察方向由“因”至“果”。能验证暴露与疾病的因果关系假设，能准确地估计人群发病的危险程度，尤其是有新的疾病出现或疾病出现不明原因的大流行时，组合应用队列研究、病例对照研究和描述性研究，甚至实验研究，有助于短时间内查明原因，控制疾病的流行。

（四）研究对象的选择

研究人群包括暴露组和对照组，暴露组中有时还有不同暴露水平的亚组。根据研究目的和研究条件的不同，研究人群的选择方法也有所不同。

1. 暴露人群的选择

暴露人群，即对研究因素有暴露的人群。根据研究的方便与可能，通常有下列4种选择。

(1) 职业人群：如果要研究某种可疑的职业暴露因素与疾病或健康的关系，必须选择相关职业人群作为暴露人群；另外，由于职业人群有关暴露与疾病的历史记录较为全面、真实和可靠，故历史性队列研究常选择职业人群为暴露人群。如研究联苯胺的致癌作用，可选择染料厂工人；研究石棉致肺癌的作用，可选择石棉作业工人等。

(2) 特殊暴露人群：特殊暴露人群是研究某些罕见的特殊暴露的唯一选择，如选择原子弹爆炸的受害者，接受过放射线治疗的人，以研究射线与白血病的关系。由于对某些职业暴露和某些特殊暴露的危险作用多半不是一开始就认识到的，一旦认识到了，大多都采取了防护措施以减少暴露，所以一般不易进行前瞻性队列研究，而常使用历史性队列研究。

(3) 一般人群：即某行政区域或地理区域范围内的全体人群，选择其中暴露于欲研究因素的人作为暴露组。在一般人群中选择暴露组，通常考虑两点：①不打算观察特殊人群发病的情况，而着眼于一般人群及今后在一般人群中的防治，使研究结果具有普遍意义；②所研究的因素和疾病都是一般人群中常见的，不必要或没有特殊人群可寻，特别是在研究一般人群的生活习惯或环境因素时。美国弗雷明汉地区的心脏病研究就是一个很好的例子。

(4) 有组织的人群团体：该类人群可看作是一般人群的特殊形式，如医学会会员、工会会员，以及机关、社会团体、学校或部队成员等。选择这样的人群的主要目的是利用他们的组织系统，便于有效地收集随访资料。而且他们的职业和经历往往是相同的，可增加其可比性。例如，Doll 和 Hill 选择英国医师会员以研究吸烟与肺癌的关系就是一个好例子。

(5) 数据信息系统：医疗或人寿保险的资料可作为选择对象的来源之一。保险资料可看作是一般人群资料的特殊形式，优点是有详细可靠的医疗与保健记录，有利于追踪观察。各中医院的结构化病例信息系统也可作为挖掘中医药治疗优势和评价中医疗效的数据资料。我国现已启动了重点研发计划重点专项“大数据驱动的中医智能辅助诊断服务系统”，推动了大数据在中医临床科研领域的资源利用。

2. 对照人群的选择

设立对照是分析流行病学的基本特征之一，其目的是为了比较，为了更好地分析暴露的作用。因此，选择对照组的基本要求是尽可能保证与暴露组的可比性，即对照人群除未暴露于所研究的因素外，其他各种影响因素或人群特征（年龄、性别、民族、职业、文化程度等）都应尽可能地与暴露组相同。做到暴露组与对照组有良好的可比性是很不容易的，关键在于选择恰当的对照人群。选择对照人群的常用形式有4种。

(1) 内对照：即先选择一组研究人群，将其中暴露于所研究因素的对象作为暴露组，其余非暴露者即为非暴露组，也就是说在选定的一群研究对象内部既包含了暴露组，又包含了对照组，不需到另外的人群中去寻找。内对照的优点是选取对照比较简便，两组间可比性好，并可以无误地从总体上了解研究对象的发病情况。

当研究的暴露变量不是定性变量，而是定量变量时，可按暴露剂量分成若干档次，以最低档次暴露的人群为对照组。例如饮用水中的氟、蔬菜中的硝酸盐、人的血压值等，均可以这样做。

（2）外对照：当选择职业人群或特殊暴露人群作为暴露人群时，往往不能从这些人群中选出对照组，而常需在该人群之外去寻找对照组，故称为外对照。如以放射科医师为研究射线致病作用的暴露对象时，可以不接触射线或接触射线极少的五官科医师为外对照。选用外对照的优点是随访观察时可免受暴露组的影响，即暴露组的“污染”；缺点是需费力气去另外组织一项人群工作，且组间可比性差。

（3）总人口对照：这种对照可认为是外对照的一种，但也可看作不设对照，因为它实际上并未与暴露组平行地设立一个对照组，而是利用整个地区的现有的发病或死亡统计资料，即以全人口的率为对照。例如，利用全国的或某省（区）、市、县的统计资料做比较。它的优点是对比资料容易得到。缺点是资料比较粗糙，往往不十分精确或缺乏欲比较的细目；另外，对照中可能包含暴露人群，人群可比性差。

（4）多重对照：用上述两种或两种以上的形式选择的人群同时做对照，以减少只用一种对照所带来的偏倚，增强结果的可靠性。

（五）优点、缺点

队列研究的优点是在疾病发生前按是否暴露于某因素分组，由“因”至“果”观察，所以资料偏倚少，论证因果关系的能力强。可计算暴露组和非暴露组的发病率，能测量两组间的相对危险度和特异危险度，直接估计暴露因素与发病的关联强度，所得结果真实可靠。一次调查可观察多种结局，如在调查中医干预与高血压患者脑卒中发生风险的关系时，可同时调查各种中医疗法与冠心病、动脉硬化、肾损害等的关系，并能了解人群疾病的自然史。暴露因素的作用可分等级，便于计算“剂量反应关系”，较适用于常见病。

缺点是不适用于研究人群中发病率很低的疾病。观察时间长且难以避免失访，不易收集到完整可靠的资料。设计的科学性要求高，实施复杂，暴露人年计算工作量较为繁重；费用高，不能很快出成果。每次只能研究一个或一组暴露因素，有多种病因的疾病不适用此方法。

（六）资料分析

根据统计分析的要求，队列研究的资料一般整理成四格表的模式，根据组别分别计算暴露组和非暴露组的发病率。

可以计算相关评价指标：

1. 相对危险度（RR）

RR 又称危险比（risk ratio）或率比（rate ratio），是反映暴露与发病（死亡）关联强度的最有用的指标。RR 表明暴露组发病或死亡的危险是非暴露组的多少倍。RR 值越大，表明暴露的效应越大，暴露与结局关联的强度越大。

2. 归因危险度（AR）

又称特异危险度、率差（rate difference，RD）和超额危险度（excess risk），是暴露组发病率与对照组发病率相差的绝对值，它表示危险特异地归因于暴露因素的程度。

RR 与 AR 都是表示关联强度的重要指标，彼此密切相关，但其公共卫生意义却不同。RR 说明暴露者与非暴露者比较增加相应疾病危险的倍数；AR 则一般是对人群而言，暴露人群与非暴露人群比较，所增加的疾病发生数量，如果暴露因素消除，就可减少这个数量的疾病发生。RR 具有病因学的意义，AR 更具有疾病预防和公共卫生学上的意义。

3. 归因危险度百分比（AR%）

又称为病因分值（etiologic fraction，EF），是指暴露人群中的发病或死亡归因于暴露的部分占全部发病或死亡的百分比。

4. 人群归因危险度（population attributable risk，PAR）与人群归因危险度百分比（PAR%）

人群归因危险度百分比又称人群病因分值（population etiologic fraction，PEF）。PAR 是指总人群发病率中归因于暴露的部分，而 PAR% 是指 PAR 占总人群全部发病（或死亡）的百分比。

RR 和 AR 都说明暴露的生物学效应，即暴露的致病作用有多大；而 PAR 和 PAR% 则说明暴露对一个具体人群的危害程度，以及消除这个因素后可能使发病率或死亡率减少的程度，它既与 RR 和 AR 有关，又与人群中暴露者的比例有关。除非研究对象两组的暴露比例与人群中的恰好一致，否则，计算出来的 AR、AR% 与 PAR 和 PAR% 是不一致的。

四、个案报告

个案报告（case report）又称病例报告，是临床上详细地介绍某种罕见病的单个病例或少数病例进行研究的主要形式。个案报告通常是对单个病例或 5 个以下病例的病情、诊断及治疗中发生的特殊情况或经验教训等的详尽临床报告。由于个案报告介绍的是新出现的或不常见的疾病或疾病不常见的表现，能引起医学界的注意，从而可能形成某种新的假设。它是中医临床诊疗和科研方法的一个重要的连接点。在我国医学发展过程中的各类名医验方、验案及现今发表的一些典型病例分析，都可看作是个案报告的形式。

（一）目的和用途

1. 为发现新的中药不良反应提供线索

许多药物不良反应都是首先通过病例报告被发现的，对于病例报告的累积、监测常提示一种新的不良反应的出现。例如国家药监局网站开放了对各类中药注射剂的不良反应报道窗口。病例报告有时是我们监测罕见事件的唯一手段，常能激发人们去研究某种疾病或现象。

2. 启发中医疗效和治疗机制

通过对罕见病例的病情、诊断、治疗、实验室研究，以及个别现象的详细报告，可用来探讨治疗方法和相应的疗效机制。例如，在青蒿素抗疟的发现过程中，最初是从《抗疟单验方集》《五十二病方》《神农本草经》《肘后备急方》《本草纲目》等典籍中进行了病例收集和经验验证，其中都有青蒿治疗疟疾的经验记载。在此之后对药物所含的化学活性成分进行提纯、分析和药效试验，这种源于验方的灵感敲开了青蒿素发现之门。这一过程也反映出中医个案和经验的可借鉴性。

3. 介绍疾病不常见的表现

例如，浙江大学医学院附属邵逸夫医院在世界上首次报道食用五步蛇蛇胆及血导致鞭节舌病。

（二）缺点

由于病例数很少，而且有高度选择性，故易发生偏倚。病例报告不能用来检验是否真正存在着联系，它只是基于一个或少数几个人的经历，所发现的任何危险因素或治疗措施都有可能只是巧合。由于它固有的偏倚，以及不能估计所描述事件的频率或机会的作用，仅仅可以作为启发，而不应该以病例报告作为改变临床诊断、治疗等的依据。

五、随机对照试验

（一）随机对照试验

随机对照试验（randomized controlled trial，RCT）是在人群中进行的、前瞻性的、用于评估医学干预措施效果的实验性对照研究，即将研究对象随机分配到不同的比较组，每组施加不同的干预措施，然后通过适当时间的随访观察，估计比较组间重要临床结局发生频率的差别，以定量估计不同措施的作用或效果的差别。比如，在标准治疗的情况下，中药安宫降压丸是否可以在轻中度高血压患者中提高控制率，就是一个随机对照试验研究问题。这类问题一般含有 4 个主要内容，即 PICO：疾病和患者（patient）、研究的干预（intervention）、比较的干预（comparison）和临床结局（outcome）。研究目的有两种：①对干预措施的有效性和安全性进行评估；②与其他同类措施进行比较，决定它们的相对价值。近年来在中医急症临床科研方法中，RCT 是最常用的设计模式，包括特异性疗效评价的安慰剂对照类型，以及中西医结合治疗的比较效果研究。

1. RCT 基本设计模式与研究实例

第一个公认的 RCT 是 1948 年英国医学总会进行的链霉素治疗肺结核的试验，其主要目的是确定链霉素治疗肺结核的效果。该研究共纳入 107 例急性进展性双侧肺结核新发病例，随机分入试验组（55 例）和对照组（52 例）。试验组接受链霉素治疗和卧床休息（一日 4 次，每隔 6 小时 1 次，共计 2g 的链霉素注射治疗），对照组只是卧床休息，两组病例通常不住同一个病房。医师和患者均不能预先得知随机分组方案，试验组和对照组不明确自己接受何种治疗，在研究过程中未发现由于毒副作用需要终止治疗的病例。

6 个月后结果发现，7% 的试验组病例和 27% 的对照组病例死亡。影像学显示，试验组和对照组分别有 51% 和 8% 病例病情明显改善，18% 和 25% 的病例略有改善。8 例试验组病例和 2 例对照组病例结核杆菌试验结果呈阴性。

2. 研究的要素与原则

（1）研究对象

目标人群：亦称靶人群或参考人群，是指计划将临床试验结果推广到的总体人群，一般指某疾病的所有患者。

实际人群：是指符合受试对象诊断标准的人群，一般指符合受试对象诊断标准的全部患者。

研究人群：是从实际人群中，根据入选条件，选择一个参加临床试验的样本，分为干预组和对照组（或称研究对象）。

目标、实际、研究人群三者的关系是：研究人群来自实际人群，实际人群又来自目标人群。试验目的是期望将试验结果应用到更大规模的人群中去。

（2）样本量：正确确定研究对象人数，即样本含量是临床试验设计中的一个重要问题。影响样本量大小的因素主要包括结局事件在对照组中的预期发生率，试验组和对照组结局事件比较指标数值差异的大小、分组数量、检验水平（α）、把握度（1 - β）及单双侧检验等。（参照第八章）

（3）处理因素：又称研究因素、干预措施，即中医干预措施。主要来自 3 个方面：①既往用观察法研究取得的、有良好效果的药物或疗法。②经过实验室和动物实验证实有效而无致癌、致畸、致突变作用的因素。③他人临床试验所用的研究因素。在试验设计中，应将研究因素的使用做出细致而具体的规定。例如，中成药在进行疗效评价时应说明生产单位、批号、纯度、配制常规和用药剂量、次数等。

（4）试验效应：即研究结局，指研究因素在研究对象中产生的预期效应，运用判断效应的效果指标做出评价。研究因素、受试对象和试验效应是临床试验中的 3 个基本要素。

（5）设置对照、研究对象随机化分组和盲法是临床试验的三项原则。其主要作用是避免、减少发生偏倚。为正确决策提供科学依据，在评价新药物、新疗法的临床试验中，目前国际上公认的、理想的设计方案为随机双盲对照试验。

3. 结果分析

如果结果（变量）是计数资料，且结局只有两种情况，通常转化为率，可用χ^2检验。

若结果为计量资料，资料符合正态分布、方差齐者，可用 t 检验、方差分析等；若为等级资料或者方差不齐，可采用非参数检验等；若为生存资料，可选择生存率及时序检验等；若疗效的发生与某种因素有关，如与药物的剂量、疗程的长短、患者年龄的大小等，可采用线性相关分析；若疗效与多种因素有关，如患者的病情、病程、药物的剂量、疗程、有无并发症等，可采用多因素分析。

4. 注意事项

为了贯彻 RCT 设计的原则，主动控制偏倚，保持组间均衡可比，还应注意几点。

（1）试验组与对照组实行观察的同步性：从研究对象进入研究观察开始，应按照随机分配的方案进行；保证两组观察同时进行，环境与条件、试验期限具有一致性。

（2）确定足够的观察效应期限：观察期长短是由所研究的疾病发病率高低及其潜伏期长短而决定的。例如，发病率低潜伏期长的疾病，观察随访时间就长。一般根据前期研究结果与预实验获得。

（3）研究对象的具体分析：在研究过程中，由于排除（exclusion）、脱落（withdrawal）等所导致的研究对象的观察结果不同，对不合格者、不合作者和失访者，是否做了合理的分析。如 1970 年 Fields 报道的临床试验，对比双侧颈动脉狭窄的外科与内科治疗效果时，统计 167 例患者与只统计 151 例（失访 16 例）患者，其结论是不一样的：16 例失访患者经调查均系在刚入院时死亡或发生卒中。16 例中的 15 例已分配到外科，其中 5 例死亡，另 10 例在手术中或手术后发生卒中。不计这 16 例，外科治疗显得较有成效；计入 16 例后再进行分析，两组的差异则无统计学意义。目前对这些对象的具体分析可采用意向处理分析（intention - to - treatanalysis，ITT）、遵循研究方案分析（per - protocol analysis，PP）和接受干预措施分析。

（4）设计判断标准与观察指标时：要注意其客观性、可重复性、可操作性。评价防治措施效应包括疗效和安全性评价。

（5）其他：近年来，如何有效报告 RCT 结果备受重视，很多杂志都要求试验报告应该遵循试验报告统一标准（consolidated standard reporting trials，CONSORT）指南，反映研究的真实实施过程，提高试验报告质量。CONSORT 指南于 1996 年制定，经过 2001 年、2004 年和 2010 年三次修订。

5. 适用范围

目前 RCT 的应用领域多是临床治疗性或预防性的研究，其中干预措施一般是指要研究的治疗措施，在中医急症临床科研中不仅仅包括中药治疗，还包括其他治疗措施（如针刺等手法操作类治疗措施、太极等非药物疗法）、诊断、服务管理模式、卫生政策及医疗卫生系统等。从理论上而言，RCT 这种研究方法，还可以应用于疾病的预防和其他群体任何干预措施效果的评价和研究；在特定的条件下，也可以用于病因学因果关系的研究。

对于创伤较大的手法操作及有些疗效肯定的治疗方式，经长期的临床实践经验的积累，无须再进行 RCT 试验验证其疗效，如创伤的正骨治疗。某些病例来源有限的少见病，致死性急性疾病或不能积累足够数量患者的研究一般不适用 RCT。

6. 主要优点、缺点

（1）优点：设立平行对照，进行了随机化分组，对于预后有影响的重大因素以及未能预测的某些干扰因素可能会均匀地分配到两组中，使之具有良好的可比性；试验同步进行、条件一致，方向前瞻，获得的结论较为正确；是目前评估医学干预措施效果最严谨、最可靠的科学方法，RCT 被人们称为临床科研的金方案。

（2）缺点：具体实施时有一定难度，对伦理学的要求更高。

7. 多中心随机对照试验

多中心随机对照试验（multi - center randomized controlled trial）是指有多名研究者在不同的研究机构内参加并按同一试验方案要求用相同方法同步进行的随机对照临床试验，主要目的是评估某种治疗措施对患者重要临床事件（生存、死亡、并发症等）的影响，其基本设计模式和结果分析与 RCT 相同。常讲到的大规模多中心临床试验常包括两种情况：一是Ⅲ期新药临床试验，二是大规模多中心临床试验，后者一般指大样本多中心随机对照试验。

（1）注意事项：例如，金花清感颗粒治疗流行性感冒风热犯肺证双盲随机对照研究是一项由国家科技重大专项项目（No. 2008ZX09312012）支持的大样本、多中心随机对照临床试验，共有 8 个医疗中心参加。该研究建立了一套科学合理的管理规范，具体包括内容：①由疾病专家提出并经协作单位反复讨论而制定的临床试验设计方案，以书面方式给予确认。明确研究目的、主要终点，统一患者入选标准和排除标准，明确治疗方法和随访方法。编制研究工作手册，详细说明试验的步骤、方法，印制易被广大基层医师掌握和填写的病例报告表。②统一人员培训，试验同步进行。③设立组织机构，包括执行委员会、指导委员会、工作委员会、数据监测委员会、安全性监测委员会、终点事件评估委员会等。④强调随机对照和结局评价者盲法。⑤地区伦理委员会审查通过。⑥其他，药品管理、资料管理、定期监测资料、评估终点事件、公布研究质量报告、统计分析、总结报告。

（2）优点、缺点

优点：多中心随机对照临床试验是评估某些治疗措施的最佳方法，是循证医学的良好实践；克服个体化研究认识上可能产生的偏差，也可能克服个别研究结果代表的局限性；能在相对短时间内，提供足够的研究对象；充分发挥学术力量的优势，使研究结果具有较为广泛的代表性。

缺点：因为研究者、研究机构多，各研究者对试验的认识、经验和技术水平存在差别；各机构的设备条件、工作常规也可能有差别；不同研究机构所收治的患者的背景，如民族、文化水平、生活方式会有偏向和差别；众多的差别都能影响临床试验的均一性，增加了试验的复杂性。在中医急症的临床诊疗工作中，对某些特定的急危重症，由于涉及相关的伦理问题，实施 RCT 可能具有一定的难度。

第二篇　病证篇

BINGZHENGPIAN

第一节 急性发热

急性发热是指在短时间内体温超出正常范围的一种症状，多为人体感受外邪所引起的发热性疾病，包括经典文献中“热病”“伤寒”“温病”“风温”“伤风”“温毒”“伏邪”“瘟疫”“疫病”“时疫”等疾病。其发病多因六淫、疠气、邪毒等外邪，邪盛侵袭机体引起体内正邪交争所致，一般发病急重、传变迅速，多属正盛邪实。其可作为单独症状出现，亦可合并其他症状，单纯发热多为轻疾，若合并昏迷、惊厥、黄疸、腹痛、斑疹、出血等情况多为危重症。现代医学的急性感染或传染疾病，如呼吸系统感染、消化系统感染、泌尿系统感染、神经系统感染等疾病，可参考本证进行急救处理和条辨论治。

【源流】

发热病最早可追溯到《黄帝内经素问》中的《热论》《刺热》《评热病论》《水热穴论》和《灵枢经》的《热病》《寒热》等专篇，其中《素问·热论》云：“今夫热病者，皆伤寒之类也”，明确指出热病是由伤寒造成的，伤寒为外感发热类疾病的病因。《难经·第五十八难》中云：“伤寒有五，有中风，有伤寒，有湿温，有热病，有温病，其所苦各不同”，将伤寒作为多类外感发热类疾病的总名，为后世广义伤寒学派所尊崇。《素问·热论》曰：“伤寒一日，巨阳受之，故头项痛，腰脊强。二日阳明受之，阳明主肉，其脉挟鼻络于目，故身热目疼而鼻干，不得卧也。三日少阳受之，少阳主骨，其脉循胁络于耳，故胸胁痛而耳聋……四日太阴受之，太阴脉布胃中络于嗌，故腹满而嗌干。五日少阴受之，少阴脉贯肾络于肺，系舌本，故口燥舌干而渴。六日厥阴受之，厥阴脉循阴器而络于肝，故烦满而囊缩。”根据不同症状将外感热病划分为六经分证，揭示了其传变规律。汉代张仲景在继承《黄帝内经》《难经》热病学说基础上，对外感热病进行了重大总结，在《伤寒论》中创立外感热病六经辨证论治体系，奠定了中医辨证论治的临床基础，揭示了外感热病发生发展诊断治疗的一般规律，成为汉之后历代医家的治疗准则，为经典伤寒学派的立论根基。

晋唐时期对外感热病的论述相对简朴，多数医家基本遵循了外感热病多为伤寒的学术观点。王叔和整理并修复《伤寒杂病论》，为后世医家进一步研究外感热病留下了宝贵资源。孙思邈在《备急千金要方》中以伤寒作为多种热病的统称，并在临床广泛应用《伤寒论》后提出“夫寻方大意不过三种：一则桂枝，二则麻黄，三则青龙，此之三方，凡疗伤寒不出之也”这一“三纲学说”。另值得一提的是陈延之的《小品方》中云：“古今相传，称伤寒为难疗之病，天行、瘟疫是毒病之气，而论疗者，不别伤寒与天行、瘟疫为异气耳，云伤寒是雅士之辞，云天行瘟疫是田舍间号耳，不说病之异同也。考之众经，其实殊矣，所宜不同，方说宜辨。”认为外感发热重伤寒与天行、瘟疫是不同疾病，主张采取辨病论治。

宋金元时期伴随着《伤寒论》的广泛推广，对发热类疾病的研究日趋深入，并由于对治疗的不同见解，温病学派、瘟疫学派及内伤发热学派开始区别于传统伤寒学说体系。韩祗和在《伤寒微旨论》中云："夫伤寒之病，医者多不审察病之本源，但只云病伤寒，即不知其始阳气郁结，而后成热病矣。""寒毒薄于肌肤，阳气不得散发，而内怫结，故伤寒反为热病也。"认为郁阳成热才是外感热病的病机，并创辛凉解表法用于治疗外感热病。朱肱在《类证活人书》中指出："此一卷论伤寒、伤风、热病、中暑、温病、温疟、风温、瘟疫、中湿、湿温、痓病、温毒之名。天下之事，名定而实辨，言顺则事成，又况伤寒之名，种种不同，若识其名，纵有差失，功有浅深，效有迟速耳。"分伤寒为十二种，并分别列举其治法，为首次定义广义伤寒病。郭雍在《伤寒补亡论》中云："若夏暑成疫，秋温成疫，冬寒成疫，皆不得同治，各因其时而治之。况一岁之中长幼疾状相似者，即谓之疫也。如疟痢相似，咽喉病状相似，赤目相似，皆即疫也。皆非自取之，因时行之气而得之。"明确指出疫病应具有症状相似及传染性，极大丰富了中医疫病学说，为后世疫病学说开了先河。刘完素在《伤寒直格》中指出："六经传受，自浅至深，皆是热证，非有阴寒之病。"提倡辛凉清解法治疗外感热病，如在《伤寒标本心法类萃》中云："凡伤寒疫病之病，何以别之？盖脉不浮者传染也。设若以热药解表，不惟不解，其病反甚而危殆矣。"对后世温热学派影响深远。李东垣在《内外伤辨惑论》中云："与外感风寒所得之证颇同而理异，内伤脾胃乃伤其气，外感风寒乃伤其形，伤外为有余，有余者泻之；伤内为不足，不足者补之。汗之、下之、吐之、克之皆泻也；温之、和之、调之、养之皆补也。""惟当以甘温之剂，补其中，升其阳，甘寒以泻其火则愈。"确立了内伤发热的治疗理论，提出"甘温除热"法，为中医热病治疗理论的重大突破和补充。王好古先后师从于张元素、李东垣，极大补充和创新了外感热病学说，其在《此事难知》中云："太阳者，腑也，自背俞而入，人之所共知；少阴者，脏也，自鼻息而入，人所不知也。鼻气通于天，故寒邪无形之气从鼻而入。"首创外邪由口鼻而入的病邪传变理论。"伤寒始自皮毛入，是从肺中来。肺主声，入于心则为言。"明确提出外感热病谵语为邪入心所致；其所作《阴证略例》为首部专论外感热病后期阴证著作，指出伤寒阴证为后期的危重证候，这些理论对后世医家研究热病的启迪功不可没。

明清时期对于发热类疾病的探讨达到鼎盛，温病学说、伤寒学说理论均趋于完善。吴又可在《温疫论》中云："夫瘟疫之为病，非风、非寒、非暑、非湿，乃天地间别有一种异气所感。"首次将瘟疫病因独立出来。"至于无形之气，偏中于动物者，如牛瘟、羊瘟、鸡瘟、鸭瘟，岂但人疫而已哉？然牛病而羊不病，鸡病而鸭不病，人病而禽兽不病，究其所伤不同，因其气各异也。知其气各异，故谓之杂气。"与现代传染患者与动物共患疾病认识基本相同。"伤寒初起，以发表为先，时疫初起，以疏利为主。"明确提出瘟疫治疗方法与伤寒不同，其提出的邪伏膜原学说至今仍为广泛应用。俞根初所著

《通俗伤寒论》强调六经辨证外感热病，又因地制宜区分寒湿与湿热两端，吸取温热学说进行辨治，为通俗伤寒学派代表之作。喻嘉言旨在探讨伤寒学说与温病学说之间的联系，其在《尚论篇》中云："是春夏秋之伤温、伤热，明以冬月伤寒为大纲矣；至伤寒六经中，又以太阳一经为大纲；而太阳经中，又以风伤卫、寒伤营、风寒两伤营卫为大纲。"提出了伤寒三纲学说，用仲景方药普治温热病，认为温热病"森森治法，全具于太阳少阴诸经"。但也指出"触冒寒邪之病少，感发温气之病多；寒病之伤人什之三，温病之伤人什之七""以故病温之人，邪退而阴气犹存一线者，方可得生"，对后世温病学派存阴思想有着重大启迪作用。而针对瘟疫辨证提出"伤寒之邪，先行身之背，次行身之前，次行身之侧，由外廓而入瘟疫之邪，则直行中道，流布三焦"，为后世温病学派三焦辨证之先河。其后温病四大家均将温病与伤寒分论，标志着温病学派正式脱离于传统伤寒学派。叶天士为温病学派的创立者，以广义温病对外感热病进行诊治，所著《温热论》云："卫之后方言气，营之后方言血；在卫汗之可也，到气才可清气；入营犹可透热转气，如犀角、玄参、羚羊等物；入血就恐耗血、动血，直须凉血、散血，如生地黄、丹皮、阿胶、赤芍等物。"首创以卫气营血划分外感热病不同阶段的理论，系统总结了温病学说的辨证体系和疾病发展诊治规律，而其提出的辨舌验齿方法极大丰富了中医诊断体系，均为后世中医治疗外感热病的不可或缺之法。薛生白所著《湿热病篇》辨析湿热病的病理演变，创立湿热上、中、下三焦辨治体系。吴鞠通所著《温病条辨》系统论述四时温病的诊治用药，在对卫气营血辨治体系的继承基础上，创立温病三焦辨治体系，进一步完善温病的辨证理论，极大丰富了温病的治则治法，并将《伤寒论》中众多方剂进行化裁以治疗温热病。王孟英所著《温热经纬》集温病学派之大成，"以轩歧仲景之文为经，叶薛诸家之辨为纬"，释解温邪逆传与顺传之区别，明晰温病新感与伏邪之辨别，为暑邪正名未必夹湿，以融合寒温之法治疗外感热病，对后世治疗热病起到不可比拟的指导作用。

【病因病机】

急性发热多因外感而起，多为感受非时之邪、伏邪为病、戾气致病、外感六淫等，如《素问·至真要大论》云："夫百病之生也，皆生于风寒暑湿燥火，以之化之变也。"《素问·生气通天论》云："冬伤于寒，春必温病。"《伤寒例》中云："春气温和，夏气暑热，秋气清凉，冬气冰冽，此则四时正气之序也。冬时严寒，万类深藏，君子固密，则不伤于寒。触冒之者，乃名伤寒耳。其伤于四时之气，皆能为病，以伤寒为毒者，以其最成杀厉之气也。中而即病者，名日伤寒。不即病者，寒毒藏于肌肤，至春变为温病，至夏变为暑病。暑病者，热极重于温也。是以辛苦之人，春夏多温热病者，皆由冬时触寒所致，非时行之气也。凡时行者，春时应暖而反大寒，夏时应热而反大凉，秋时应凉而反大热，冬时应寒而反大温，此非其时而有其气。是以一岁之中，长幼之病多相似者，此则时行之气也。"《温疫论》云："夫温疫之为病，非风、非寒、非暑、非湿，乃天地间别有一种异气所感。”外犯肌表，损伤卫阳之气，体内正气抗争，邪正相争，郁于肌表，不得外出则生热；若法热较甚，为病邪入里，热邪亢盛之证；若为往来寒热则为邪入半表半里，枢机不利，不能透邪外出，正气奋起于内所致。

【临证思路】

（一）识症

急性发热为常见临床症状，机体短时间内体温升高或自觉发热均可称为发热，多因疾病造成机体阴阳失调所致。当先分轻重症，轻症多无伴随症状或仅有恶寒、咽痛、咳嗽等，重症者多合并神昏谵语、烦躁不安、胸闷喘息、腹胀腹痛、肌肤发斑、手足抽搐等。

1. 恶寒

外感性疾病有恶寒者即有表证，发热轻，恶寒重，项背强痛，兼有身痛，无汗而喘或有汗，多因风寒束表；发热重，恶寒轻，兼有头痛、咳嗽、口渴，多因风热袭表；发热恶寒，身热不扬，午后热甚，兼有身形拘紧，胸闷不饥，面色淡黄，多因湿温外困；若恶寒发热，身重痛明显，发病于夏日纳凉饮冷之后，多为寒湿之邪所遏；发热，微恶风寒，兼有干咳，少汗少痰，鼻燥咽干，口渴，多为风燥伤肺；若恶寒重，发热轻，鼻塞流涕，发于秋季者，多为凉燥；恶寒发热，兼头痛无汗，心烦口渴，尿短赤，发于秋冬二季者，多为伏暑；恶寒发热，兼眼睑浮肿，继而周身皆肿，下肢为甚，肢体酸痛，小便不利，为风水外侵；恶寒发热，咳嗽痰多，咳吐脓痰，此为肺热壅盛；恶寒发热，头身痛楚，咽喉肿痛，肌肤隐有丹痧，多发于春秋两季，此为温毒犯肺；恶寒与发热交替，胸胁苦满，兼有心烦喜呕，不欲饮食，口苦咽干目眩，此为邪在少阳。

2. 腹痛

发热兼有腹痛泄泻，痛不甚，泻下急迫，烦热口渴，多为湿热肠结；若发热轻，腹痛肠鸣，泄泻清稀，甚为水样，纳呆食少，多为寒湿困脾；发热兼有腹痛，里急后重，下痢赤白相杂，肛门灼热，小便短赤，为湿热痢疾；若高热急骤，腹痛为甚，痢下脓血，或有口渴头痛，甚则神昏惊厥，此为疫毒痢；发热兼有少腹痛，或全腹痛，拘急拒按，此为湿热毒邪之肠痈；发热兼口干口苦，午后热甚，心烦口渴，脘痞腹胀，胁痛如绞，呕吐便秘或身目发黄，为肝胆湿热之证；发热腹痛，日晡潮热，兼有腹部胀满，大便秘结，腑气不通，或有呕吐不止，此为热结阳明之证。

3. 喘促

发热恶寒，咳嗽喘息，口干口渴，气逆气短，无汗或少汗，此为表寒里热之证；身热恶热，汗出口渴，咳喘气急，胸胁满闷，咳痰黏稠或白或黄或如铁锈，甚至喘息言语不续，此为肺热壅盛之重症；潮热，兼有喘促不宁，痰涎壅盛，大便秘结，口渴不欲饮，呕恶不欲食，此为痰热阻肺，热结大肠之证。

4. 神昏

《类证治裁》云："内热为烦。"故伴神昏者多为里证。发热伴烦躁，兼有胸膈灼热，唇焦口燥，口渴便秘，此为热结胸膈；发热伴烦躁，汗出不解，兼有口渴不欲饮，胸脘痞闷，便溏色黄，多为湿热中阻之证；身灼热夜甚，心烦躁扰，夜不能寐，口渴不甚，周身散在斑点隐隐，甚者可见谵语神昏，此为邪热入营；高热灼手，神昏谵语，烦躁不安，痰壅气促，舌强短缩，此为热入心包；壮热神昏，躁扰如狂，手足抽搐，颈项强直，角弓反张，牙关紧闭，双目直视，甚则厥逆，此为热极生风。

5. 舌象

舌淡苔薄白多为风寒之象；舌红边尖红，苔薄白而干、苔薄黄者，多为风热外袭；舌淡苔薄白而腻，为暑湿之证；舌质红，干而少津，苔薄白或黄，为风燥之邪；舌中苔黄而薄，为脾有积热；舌尖红赤，甚则起芒刺，为心火；舌边红赤，或赤有芒刺者，为肝火；舌苔厚而黄，为胃热初起；舌中苔厚而黑燥，为胃热盛；舌绛红，苔黄燥无津，为气分热盛；舌质红绛而干，少苔或无苔，多为热入营分；舌质深绛，或见瘀点，黄苔或少苔，多为热入血分。

（二）审机

1. 表证

寒邪外袭，遏抑卫阳，阳气不得发于外表，则症见畏寒；营阴郁滞，经气不畅，则见头痛及肢体酸痛；风寒上受，肺气不宣而致鼻塞流涕、咳嗽、声哑。风热外犯，热郁肌表，卫表失和，故见身热、微恶风，汗出不畅；风热上扰则头痛；风热上熏清道，故见口渴、声哑；风热犯肺，肺失宣降，则咳嗽。暑邪多夹湿邪，暑湿伤表，则表卫失和，身热恶风；湿邪黏滞，故汗少肢体重痛；湿热中阻，胸中气机不畅，则见胸闷、渴不多饮。风燥袭肺，卫气不和，则见发热；燥邪伤阴，肺失清润，故可见干咳少痰；燥热伤肺，肺络受损，则见痰中夹血。

2. 表里证

邪在少阳，少阳位于半表半里之所，正邪交争，邪气外出则寒，邪气入里则热，故见寒热往来；经气疏泄不利，循少阳经上行，而致胸闷口苦，头眩胁痛；少阳胆经循耳脉，故见耳鸣；少阳胆经病及胃，则见胃失和降，故干呕不欲饮食。风寒外袭，卫表被束，风寒入里，郁而化热，则见发热恶寒；热邪入肺，肺热熏蒸，则见口干口渴；肺失清肃，邪气上逆，故咳嗽喘息；气机不畅，则见气逆气短。肌表外热未尽，里热已剧，故见发热；邪热上蒸，故见口干，渴喜冷饮；热邪内迫，沿阳明经上冲头目，则见目赤头眩、咽喉肿痛；热结大肠，升降失司，则见便秘。

3. 里证

温热之邪入于气分，正邪交争剧烈，阳热亢盛，故见发热不畏寒；热甚伤津故口渴；火邪炎上，上熏头目，故见头面赤红；热扰心神则见心烦；里热蒸熏，迫津液外溢，则见大汗出；正邪交争于血脉，则见脉洪大。阳明实热，邪热内结，腑气不通，壅结肠胃，故见腹胀便秘；经气旺盛与邪相争，故发潮热；热邪上蒸，故见口渴唇干；热盛上扰心神，则见神昏谵语。热在肺经，则见咳喘气急；经气不畅，则见胸胁满闷；肺热炼液成痰，则咳痰黏稠或白或黄或如铁锈。热与湿邪相夹，湿邪黏滞，则发热时高时低，午后为甚；脾气内困，脾阳不振，津液运行不利，则口黏腻，口不渴或渴不欲饮；湿为阴邪，则见肢体倦怠，困倦喜卧。湿热郁胆，蕴阻胆汁于外，故见发热身目黄；胆经热盛，热耗津液，故见口干口苦；气机失调，腑气不通，故见呕吐腹胀，甚者则见胁痛如绞。湿热蕴积下焦，膀胱气化失司，则见尿频急而痛，淋沥不畅，甚者伤及血脉，则见小便短赤带血。湿热之邪聚于肠中，气机传导不畅，故而腹痛，里急后重；热毒之邪伤及血络，与血相夹，则便下脓血，肛门灼热。邪热由气入营，营阴受损，则身热夜甚；营气通心，热入则心不宁，故心烦，甚者谵语；气分热未散尽，故仍见口渴；热伤血络，溢于肌肤，则斑疹隐隐；若血分热炽，则见昏狂谵妄；耗血动血，血溢络外，上涌则致呕血吐衄，下溢则见便血溺血；热毒充斥血脉则见头痛如劈，骨节烦痛；热毒炼血成瘀，瘀血互结，则斑色紫暗。若邪热内陷心包，阻抑清窍气机，则见神昏不语；邪热内闭，阻滞气机，阳气不达于四肢，故见四肢厥冷；热邪深陷厥阴肝经，肝风内动，则见筋脉挛急，故见手足颤搐，甚者颈项强直、角弓反张。

（三）定治

急性发热为临床常见急性疾病，遵循“清、解、透”“祛邪不伤正”的治疗原则，应以祛邪为主，对于危重症注意固护阳气及阴液。祛邪之法有解表、透邪、清热、泻下、和解、润燥、祛湿、清暑、豁痰、化瘀、凉血等，护正之法则包括救阴敛阳、回阳救逆等。

针对表证多以解表散寒、疏风清热、清暑祛湿、辛凉润燥之法，针对表里证多以和解少阳、表里两清、解表清里之法，针对里证多以清气分邪、泻实祛热、清热化痰、清利湿热、疏肝利胆、清热解毒、清热泻火、清气凉营、透邪解毒、清热凉血、解毒化斑、凉肝息风之法。

（四）用药

1. 表证用药

解表散寒药用荆芥、防风、柴胡、川芎、麻黄、桂枝、葱白等，化痰散寒药用生姜、半夏、厚朴、茯苓等，散寒理气药用杏仁、苏子、白前、橘皮等，疏风清热药用金银花、连翘、豆豉、薄荷、竹叶、桔梗、山栀子等，疏利头目药用桑叶、菊花、蔓荆子等，清热化痰药用前胡、浙贝、黄芩、知母、瓜蒌皮等，清利咽喉药用马勃、牛蒡子、玄参、射干、锦灯笼等，解表清暑药用连翘、金银花、香薷、厚朴、扁豆等，祛暑解表药用藿香、香薷、厚朴、扁豆等，祛暑清热药用银花、连翘、香薷、厚朴、扁豆等，祛暑化湿药用豆卷、藿香、佩兰、苍术、白蔻仁等，轻宣外燥药用豆豉、浙贝、南沙参、山栀子等，宣燥润肺药用百部、枇杷叶、麦冬、玉竹等。

2. 表里证用药

其用药有以下几类，和解少阳类用柴胡、黄芩、半夏、生姜、甘草、大枣等，理气化痰类用桔梗、枳壳、橘红等，化湿祛浊类用茯苓、滑石、茵陈等，解表化湿类用藿香、砂仁、白蔻仁等，辛凉宣泄类用麻黄、杏仁、石膏等，解表散寒类用荆芥、淡豆豉、防风等，清泄肺热类用石膏、黄芩、桑白皮、瓜蒌等，化痰平喘类用桑白皮、葶苈子、射干等，清热除烦类用知母、芦根、淡竹叶等，解肌散热类用葛根、黄芩、黄连、金银花等，清解里热类用石膏、连翘、栀子等，化湿利尿类用茯苓、车前子、滑石、通草等，祛湿止痛类用炒白芍、木香、槟榔等，降逆止呕类用半夏、竹茹，消食化浊类用焦山楂、焦神曲、焦麦芽等，理气化湿类用苍术、厚朴、橘红等。

3. 里证用药

透邪清热药用大青叶、金银花、连翘等，清热燥湿药用黄芩、黄连、黄柏等，清热生津药用银花、石斛、天花粉、芦根、玄参、生地黄、麦冬等，清热化痰药用天竺黄、竹沥、葶苈子、苏子、瓜蒌皮、黄芩、鱼腥草、杏仁等，清热开窍药用羚羊角、水牛角、钩藤等，通腑泄热药用大黄、芒硝、枳实、厚朴等，清热排脓药用苇茎、薏苡仁、冬瓜仁、桃仁等，清热解毒药用板蓝根、蒲公英、虎杖等，清热泻火药用栀子、生石膏、知母、淡竹叶等，清热凉血药用白茅根、小蓟、槐花、侧柏叶、生地黄、丹皮等，宣畅气机药用杏仁、白蔻仁、生薏仁等，利尿通淋药用白通草、滑石、竹叶等，辟秽化浊药用槟榔、草果、厚朴等；化湿和胃药用石菖蒲、佩兰、黄芩等，疏肝利胆药用水牛角、黄连、茵陈等，清热开窍药用安宫牛黄丸、至宝丹、紫雪丹等，清热通淋药用萹蓄、瞿麦、车前子、滑石、甘草梢、海金沙、金钱草、鸡内金等，清热止痢药用白头翁、黄柏、黄连、秦皮、贯众等，健脾消食药用山楂、神曲等，清气凉营药用生石膏、栀子、黄芩、知母、玄参、连翘、水牛角等，解毒透疹药用生地黄、紫草、丹参、红花、青黛等，清利头目药用菊花、夏枯草、蔓荆子等；凉肝息风药用桑叶、羚羊角、钩藤、僵蚕、蝉衣、地龙等，凉血止血药用白茅根、小蓟、藕节，息风止痉药用地龙、全蝎、蜈蚣等。

【纲目条辨论治】

以表里为纲，以证为目，条辨论治。

（一）表证

1. 风寒束表

主症：恶寒发热，头痛无汗，肢体酸痛，鼻塞，流清涕，或有咳嗽、声哑，舌淡苔薄白，脉浮紧。

治法：疏风散寒，辛温解表。

方药：荆防败毒散加减。荆芥、防风、柴胡、薄荷、川芎、桔梗、枳壳。恶寒重者，加麻黄、桂枝、杏仁等；咳嗽痰黏，胸闷，舌苔黏腻者，加生姜、半夏、厚朴、茯苓等；咳痰不利者，加杏仁、苏子、白前、橘皮等。

2. 风热袭表

主症：发热，不恶风寒或微恶风寒，口渴、头痛、咳嗽、咳黄痰，舌红边尖红，苔薄白而干或苔薄黄，脉浮数。

治法：疏风清热，辛凉解表。

方药：葱豉桔梗汤加减。连翘、豆豉、薄荷、竹叶、桔梗、葱白、山栀子。头胀痛者，加桑叶、菊花、蔓荆子等；咳痰量多不止者加前胡、杏仁、浙贝等；咳痰色黄黏稠者，加黄芩、知母、瓜蒌皮等；咽喉肿痛者，加马勃、牛蒡子、玄参等；热象炽盛，面色红赤者，加大青叶、蒲公英、石膏等；声音嘶哑者，加射干、赤芍、锦灯笼等。

3. 暑湿外侵

主症：头身重痛，恶寒发热，无汗或少汗，口不渴或渴不多饮，胸闷，舌淡苔薄白而腻，脉濡缓。

治法：清暑祛湿，芳香透表。

方药：新加香薷饮加减。银花、连翘、香薷、厚朴、扁豆等。热势较高者，加用青蒿、黄连、鲜芦根等；头身沉重，乏力较重，汗出黏腻不爽者，加用豆卷、藿香、佩兰等；胸闷较重，大便溏泄者，加用苍术、白蔻仁、半夏等；身热烦渴，小便不利者，加用滑石、赤茯苓、生甘草等。

4. 风燥伤肺

主症：发热，咳嗽无痰，或少痰不易咳出，咳痰偶有血丝，唇咽干燥，舌质红，干而少津，苔薄白或黄，脉浮数。

治法：疏风清肺，辛凉润燥。

方药：桑杏汤加减。桑叶、豆豉、杏仁、浙贝、南沙参、山栀子等。口干舌燥，渴饮水不解者，加用麦冬、玉竹等；身热较重者，加用金银花、石膏、知母等；咳嗽较重者，加用百部、枇杷叶等；咳痰带血丝者，加用白茅根、白及等。

（二）表里证

1. 邪在少阳

主症：寒热往来，口苦胸闷，干呕，头眩胁痛，不思饮食，或听觉不聪，舌淡红，苔白如积粉、厚腻或黄腻，脉弦数。

治法：和解少阳，清泄表里。

方药：小柴胡汤加减。柴胡、黄芩、半夏、生姜、甘草、大枣等。恶寒重者，柴胡加量，加桂枝；发热重者，黄芩加量；胸胁满者，加桔梗、枳壳等；心烦喜呕，小便不利，舌苔白腻者，加茯苓、滑石等；心烦喜呕，周身乏力者，加藿香、砂仁、白蔻仁等；头痛，耳聋目眩，但舌苔白滑者，去大枣、甘草，加枳壳、桔梗、陈皮等。

2. 表寒里热

主症：发热恶寒，口干口渴，咳嗽喘息，气逆气短，无汗或少汗，舌质红，苔黄白相间，脉浮数。

治法：清宣肺热，化痰平喘。

方药：麻杏石甘汤加减。麻黄、杏仁、石膏、甘草等。若无汗恶寒者，加荆芥、豆豉等；若发热较重者，石膏加量，加黄芩、桑白皮、瓜蒌等；若喘息较重，咳痰量多者，加桑白皮、葶苈子、射干等；若烦热渴饮者，加知母、芦根等。

3. 表里俱热

主症：发热不恶寒或稍恶寒，渴喜冷饮，便秘或下利臭秽，目赤，咽痛头眩，口舌生疮，小便黄赤，舌质红，苔黄腻，脉数。

治法：清泄里热，解肌散邪。

方药：葛根芩连汤加减。葛根、黄芩、黄连、金银花等。发热较重者，加石膏、连翘、栀子等；若咳嗽痰多，喘息气促者，加银花、鱼腥草、桔梗、桑白皮等；泄泻较重，小便不利者，加茯苓、车前子、滑石、通草等；若腹痛明显，里急后重者，加炒白芍、木香、槟榔等；若呕逆者，加半夏、竹茹、苏叶；若嗳气腹胀，消化不良者，加焦山楂、焦神曲、焦麦芽等；若口不渴，里热不重，胸腹闷满者，加苍术、厚朴、橘红等；下利甚者，加白头翁、马齿苋、地锦草等。

（三）里证

1. 气分热炽

主症：身大热、大渴、大汗出，面赤气短，汗出热不减，小便短赤，舌绛红，苔黄燥无津，脉洪大。

治法：清气泄热，祛邪生津。

方药：白虎汤加减。生石膏、知母、甘草、粳米等。若高热不退，壮热不解者，加银花、连翘、板蓝根、大青叶等；热毒化火者，加黄芩、黄连、栀子等；口渴重，口干舌燥者，加银花、石斛、天花粉、芦根等；若咳喘不息，咳黄痰者，加瓜蒌皮、黄芩、鱼腥草、杏仁等；若高热烦渴、神昏谵语、抽搐者，加羚羊角、水牛角、钩藤等；若神昏谵语，大便秘结者，加大黄、芒硝、枳实等。

2. 热结阳明

主症：身热，腹痛腹胀，便干便秘，日晡潮热，口渴唇干，或有谵语，舌绛红，苔黄燥或灰黑，脉沉实或沉细。

治法：软坚攻下，泻实祛热。

方药：调味承气汤加减。大黄、芒硝、甘草等。腹满胀较甚者，加枳实、厚朴等；口干燥，舌苔黑燥者，加玄参、生地黄、麦冬等；若高热不退，胸闷面赤者，加黄芩、黄连、黄柏、栀子等；若喘促痰壅，热势较甚者，加石膏、杏仁、瓜蒌皮等；若不排便，胀气明显者，加炒莱菔子、赤芍、桃仁等。

3. 邪热壅肺

主症：身热恶热，汗出口渴，咳喘气急，胸胁满闷，咳痰黏稠或白或黄或如铁锈，舌质红，苔黄或黄腻，脉滑数。

治法：清热化痰，开结宣肺。

方药：千金苇茎汤加减。黄芩、栀子、苇茎、薏苡仁、冬瓜仁、桃仁等。胸满作痛，咳嗽气急，热毒炽盛者，加银花、连翘、蒲公英、虎杖等；痰多色黄，咳吐不爽，喘息较重者，加葶苈子、苏子、瓜蒌皮等；咳痰有腥臭味，痰中带有血丝者，加桔梗、白茅根、焦栀子、贝母、生甘草等；胸闷较重，口渴咽干，饮水不解者，加石膏、天花粉、知母等。

4. 湿热困脾

主症：发热时高时低，午后为甚，口黏腻，口不渴或渴不欲饮，胸闷，肢体倦怠，困倦喜卧，舌质淡红或暗，苔白腻或黄腻，脉濡数。

治法：宣畅气机，清利湿热。

方药：三仁汤加减。杏仁、白蔻仁、生薏仁、白通草、滑石、竹叶、半夏、厚朴等。外感症状重，四肢倦怠明显者，加藿香、佩兰、淡豆豉等；发热不退，热势较盛者，加黄芩、连翘、竹叶等；邪伏膜原，寒热往来较甚，呕逆满胀者，加槟榔、草果、厚朴等；恶心呕吐，舌苔黄腻者，加石菖蒲、佩兰、黄芩等。

5. 肝胆湿热

主症：发热口干口苦，午后热甚，心烦口渴，脘痞腹胀，胁痛如绞，呕吐便秘或身目发黄，舌红，苔黄腻，脉滑数。

治法：疏肝利胆，分消湿热。

方药：犀角散加减。水牛角、黄连、升麻、栀子、茵陈等。高热烦渴，肌肤发斑，胁痛较甚者，加生地黄、丹皮、玄参等；神昏谵语者，加服安宫牛黄丸或至宝丹；衄血便血者，加地榆炭、侧柏炭、生地黄等；小便不利，腹水如鼓者，加车前草、白茅根、大腹皮等。

6. 膀胱湿热

主症：身热口渴，尿频急而痛，淋沥不畅，小便短赤，甚则带血，舌红，苔黄腻而干，脉滑数。

治法：清热泻火，利水通淋。

方药：八正散加减。萹蓄、瞿麦、车前子、滑石、山栀子、甘草梢等。若便秘腹胀者，加生大黄、枳实、厚朴等；若小便出血者，加小蓟、白茅根、墨旱莲等；小便涩痛，尿中有沉渣者，加海金沙、金钱草、鸡内金等；小便浑浊较甚者，加萆薢、石菖蒲、茯苓；少腹胀，尿涩不畅者，加乌药、青皮、沉香等；伴见寒热，口苦呕恶者，加柴胡、黄芩、党参、半夏等。

7. 湿热肠结

主症：身热口渴，腹痛腹泻，里急后重，便下脓血，肛门灼热，舌红，苔黄腻，脉滑数。

治法：清热解毒，燥湿止泻。

方药：白头翁汤加减。白头翁、黄柏、黄连、秦皮、黄芩、贯众等。腹痛里急较重者，加木香、槟榔、白芍等；腹胀满拒按，干噫食臭，舌苔厚腻者，加枳实、山楂、神曲等；泄泻便血较甚者，加丹皮、赤芍、地榆等；壮热口渴，烦躁，利下鲜血者，加升麻、马齿苋、金银花、穿心莲等；兼恶寒发热，周身疼痛者，加葛根、金银花、连翘等。

8. 气营两燔

主症：壮热心烦，口渴欲饮，汗出，神蒙昏愦，心烦不眠，舌绛红，苔黄而干，脉洪数。

治法：清气凉营，透邪解毒。

方药：清瘟败毒饮加减。生石膏、栀子、黄芩、知母、玄参、连翘、水牛角等。斑疹显露者，加丹皮、大青叶、赤芍等；斑疹紫黑者，加生地黄、紫草、丹参、红花等；头痛伴双目昏花者，加菊花、夏枯草、蔓荆子等；神昏谵语，言语不利者，加用安宫牛黄丸或紫雪丹等；四肢厥逆，肢体颤搐者，加僵蚕、蝉衣、地龙等；吐血鼻衄者，加白茅根、小蓟、藕节等；大便秘结，腹满胀痛者，加大黄、芒硝、甘草等。

9. 邪热入营（心包）

主症：身灼热夜甚，心烦躁扰，夜不能寐，口渴不甚，周身散在斑点隐隐，甚者可见谵语，烦躁不安，四肢厥逆，痰壅气促，舌绛而干，苔黄燥，脉细数。

治法：清营解毒，透热养阴。

方药：清营汤加减。水牛角、生地黄、玄参、淡竹叶、麦冬、丹参、黄连、金银花、连翘等。口渴较甚，口干舌燥者，加重玄参、生地黄、麦冬用量；烦渴明显，大热汗出不解，加重银花、连翘、竹叶用量；恶寒、无汗、身痛者，加豆豉、薄荷、牛蒡子等；高热神昏，热势剧烈，四肢厥逆者，加服安宫牛黄丸等；高热神昏，烦躁抽搐者，加羚羊角、钩藤、地龙等，或加服紫雪丹；神昏谵语较重者，加服至宝丹。

10. 热极生风

主症：壮热神昏，躁扰如狂，手足颤搐，颈项强直，角弓反张，牙关紧闭，双目直视，甚则厥逆，舌绛，苔黄少津，脉弦急而数。

治法：清热解毒，凉肝息风。

方药：羚角地黄汤加减。羚角片（用代用品）、川贝、桑叶、生地黄、钩藤、菊花、白芍、鲜竹茹等。胸闷畏寒，鼻塞喘息者，加僵蚕、蝉衣、金银花等；抽搐较甚，角弓反张者，加地龙、全蝎、蜈蚣等；烦躁较甚者，加淡竹叶、栀子等；唇焦咽燥者，加天冬、玄参、石斛等；壮热烦渴者，加石膏、知母等；斑疹吐衄者，加水牛角、丹皮、紫草；痰浊壅盛者，加天竺黄、竹沥、姜汁等；便秘腹胀者，加大黄、芒硝等；若神昏较重，可加服安宫牛黄丸等。

11. 血热发斑

主症：壮热口渴，心烦躁扰，皮肤发斑，斑色紫暗，喘息气粗，或有吐血、衄血，舌红绛，苔黄燥，脉数。

治法：清热凉血，解毒化斑。

方药：犀角地黄汤加减。水牛角、生地黄、赤芍、丹皮等。发斑较甚者，加紫草、青黛等；吐血者加侧柏叶、白茅根、三七等；衄血者加白茅根、黄芩、焦栀子；便血者加地榆、槐花、灶心土等；尿血者加小蓟、琥珀、白茅根等；热瘀昏狂，斑色紫红者，加水蛭、大黄、黄芩等；热势急促，烦躁郁怒者，加柴胡、黄芩、栀子等；热盛神昏者，加服紫雪丹或安宫牛黄丸等；若壮热烦渴，苔黄脉洪者，加石膏、知母、鲜茅根等。

【其他疗法】

针刺治疗

针刺大椎、曲池、合谷、风池。卫分证者，加刺鱼际、外关；气分证者，加刺内庭；营血分证者，加刺内关、血海等。大椎穴、十宣穴、十二井穴可行针刺放血治疗。

【病案参考】

病案一

病者金峙生令堂，年近五旬，住镇江京口，因夏令叠受暑气，为湿所遏，伏而不发，至深秋感受燥气而发病，初诊症见发热身痛，溲热胸闷，脉滑，舌苔白腻，此暑为湿遏蕴伏不能外达之症，治以开湿透热，以三仁汤加味。方用光杏仁三钱、生薏仁四钱、白蔻仁六分（冲）、全青蒿钱半、青连翘三钱、焦山栀三钱、佩兰叶钱半、嫩桑梗两尺（切寸）。次诊，接服两剂，热愈甚，口渴心烦，舌苔转燥，脉亦转数，此伏热蕴伏甚重也，治以清透伏暑为君，兼顾阴液。方用淡黄芩三钱、瓜蒌皮三钱、地骨皮三钱、全青蒿二钱、白知母四钱、鲜生地黄一两、青连翘三钱、银柴胡二钱、汉木通一钱、水芦根一两（去节）、另加雅梨汁一酒钟和服。三诊，一剂热少平，二剂后，患者忽战栗恶寒，震动床帐，盖欲作战汗，战栗止后身出大汗，而脉静身凉，神气亦甚安静，但觉疲倦而已，随用薄粥汤与饮，以扶胃气。方用北沙参三钱、原麦冬三钱、苏百合二钱、生薏仁四钱、鲜石斛三钱、天花粉三钱、云茯苓三钱、清炙草五分，调养数日而痊。

（选自《民国名医著作精华·全国名医验案类编·袁桂生医案》）

病案二

汪某，男性，年54岁，患感冒发热，于1971年6月12日入某医院。在治疗中身热逐步上升，到14日达38℃以上。曾屡进西药退热剂，旋退旋起，8天后仍持续高烧达38.8℃，6月22日由中医治疗。诊察证候，口渴、汗出，咽微痛；脉象浮大，舌苔薄黄，认为温热已入阳明经，内外虽俱大热，但尚在气分，不宜投芩连苦寒之剂，因投白虎汤加味以治。处方：生石膏60克，知母12克，粳米12克，炙甘草9克，鲜茅根30克（后下），鲜芦根30克，连翘12克。水煎，米熟汤成，温服。下午及夜间，连进两剂，热势下降到38℃；23日，又按原方续进两剂，热即下降到37.4℃；24日，原方石膏量减至45克，进1剂；24日又进1剂，体温已正常，口不渴，舌苔退，唯汗出不止，以王孟英驾轻汤加减予之。随后进补气健脾剂，兼饮食调理，月余而愈。

（选自《岳美中医学文集》）

第二节　急性疼痛

急性疼痛是指近期出现或突发的疼痛，且持续时间或预计持续时间较短，一般为3至10天；疼痛通常与急性发生的损伤或疾病有关。“疼”“痛”二字，均带有病字旁，说明疼痛是伴随着疾病发生而产生，同时疼痛具有心理性效应。

早在《黄帝内经》就对疼痛的病因、病机、疼痛的性质及临床表现做了系统论述。如《素问·举痛论》云：“寒气入经而稽迟，泣而不行，客于脉外则血少，客于脉中则气不通，故卒然而痛。”又如《灵枢·阴阳二十五人》云：“血气皆少则喜转筋，踵下痛。”《灵枢·五癃精液别》曰：“髓液皆减而下，下过度则虚，虚故腰背痛而胫酸。”总结为实证“不通则痛”，虚证“不荣则痛”。

中医学认为疼痛的病因有内因、外因和不内外因，并强调外邪多为风寒湿邪，治宜祛风散寒除湿。认为疼痛病机由于各种病因引起的气血运行障碍。例如：外感六淫致病，内伤七情影响气机运化及脏腑功能，导致脏腑功能失调，气机升降失司，气血运行障碍，疼痛随之产生。其他因素如疲劳过度导致气血虚弱，从而产生虚性疼痛。正如《素问·宣明五气》指出“久卧伤气，久坐伤肉，久立伤骨，久行伤筋”，皆可发为疼痛。

疼痛是临床上常见的症状之一。疼痛和疾病是密切相关的，故有“十病九痛”之说，临床上出现伴随疾病发生的急性疼痛，均可参考本证进行急救处理和辨证论治。

【源流】

《说文解字》：“痛，病也”。指出疼痛即疾病。《黄帝内经》以前的医学文献已经把疼痛和经脉联系起来。《足臂十一脉灸经》有臂太阴脉之心痛。《素问·举痛论》

作为中医论治痛证的首篇著作，对痛证之病因、病机、病位、病性、临床表现等进行了详实的论述。将疼痛多按五脏类分：心病痛、厥心痛、肾心痛、胃心痛、肝心痛、脾心痛、肺心痛、真心痛等名。《素问·奇病论》更以奇恒之腑的脑立论："当有所犯大寒，内至骨髓，髓者以脑为主，脑逆，故令头痛，齿亦痛，病名厥逆。"此处"厥逆"，相当于三叉神经痛，系从解剖立论。《灵枢·百病始生》篇还曾论及胃肠的饱食痛与饥饿痛。《黄帝内经》对疼痛已采用客观检查的手段，如切、按两法。《素问·八正神明论》有言："扪其所痛，索之于经。"《黄帝内经》还发现了疼痛的传导性，《素问·标本病传论》中有其论述。《黄帝内经》治疗疼痛是据经络腧穴的理论，运用刺灸手法，其中巨刺和缪刺论从左痛取右、右痛取左，体现了《黄帝内经》时代已有丰富的刺灸治疗疼痛方法。

汉代医家张仲景代表著作《伤寒论》对疼痛也涉猎广泛，涉及条文 65 条之多，在疼痛治疗上，分别采用汗、吐、下、和、消、温、清、补八法。对疼痛有外感痛与内伤痛之分，创立理法方药系统治疗疼痛，体现辨证论治体系。外感疼痛从寒立论，按六经辨证，不专治痛，六经病治中的，则疼痛自愈。六经病痛证中，头痛有三阳头痛、厥阴头痛，太阴病多见腹痛，少阴病则以身痛为最。《金匮要略》论述了各种内伤杂病疼痛。其中对胸痹心痛一证，以阳微阴弦立论，用瓜蒌薤白白酒剂治疗。有诸多治疗名方传世，如厚朴七物汤治疗身痛而大便不通者；大黄牡丹皮汤治肠痈痛；建中汤、理中汤、三物厚朴汤、厚朴温中汤等以补为通，治胃肠腹痛；吴茱萸汤、四逆汤治寒邪腹痛；芍药甘草汤、甘麦大枣汤治虚证腹痛；下瘀血汤治瘀血腹痛；乌梅丸治蛔厥腹痛；胶艾汤、温经汤治痛经等。

及至金元时期，李东垣在《医学发明·泄可去闭》中创立"通则不痛，痛则不通"之论，经世流传。王好古在《此事难知·痛随利减》篇中提出"诸痛为实，痛随利减"之论。朱丹溪对疼痛提出痰湿致痛，并论证了头痛的引经之药。其治头痛以川芎为主药，随经加引经药，如太阳用川芎，阳明加白芷，少阳加柴胡，太阴加苍术，少阴加细辛，厥阴加吴茱萸等。然朱丹溪"诸痛不宜补气"之说，引起后世争议。

明代温补学派医家薛立斋、汪石山、张介宾等对虚证疼痛论治的发展做出了贡献。突破王好古的"诸痛为实"、朱丹溪"痛无补法"之禁区，以温补治痛。张介宾在《质疑录》中强调"凡属诸痛之虚者，不可以不补也"，并又据补法提出"不荣则痛"的理论与"不通则痛"相联。张氏还在《景岳全书》中，对各类疼痛一一总结概括，提出对痛证"表里寒热虚实"的六字之辨；倡导推广应用治痛名方，如治湿热腰痛的当归拈痛散，治跌仆腰痛的元戎四物汤，治妇人因胎气经水损阴致腰痛脚酸的当归地黄饮等。

清初叶天士，在集历代治痛理论大成的同时，提出了治有先后和定位之论。叶氏辨论诸痛，强调三要素。一是先寒热、继气血（气分、血分、气血分相兼）、又虚实为辨治纲要。二是内因七情与外感六因之辨。内因七情之伤，必先脏腑而后达于肌躯，外因六气之感，必先肌躯而后入于脏腑；在内者考内景图，在外者观经络图，即明确疼痛的脏腑经络定位。三是辨明证端（缘由），选择治法，调治立方。叶氏提出，应明确致痛之因，包括跌打闪挫、阴疽、内痈、积聚瘕、蛔蛲、疝、痹、痧胀、中恶诸痛，不可混治。又强调内治要佐以针灸砭石、敷贴熨洗、按摩导引等外治之法。在内治方药中注重用引经药，通过经络使药达病所。叶氏之后，有王清任活血化瘀论治疼痛，以血府逐瘀汤、膈下逐瘀汤、少腹逐瘀汤、通经逐瘀汤、身痛逐瘀汤等六首逐瘀止痛名方传世。

近代以来，各医家对痛证进行了全面系统的整理研究，包括对疼痛各种治法的梳理。如用益气补血法、温肾填精法、引火归原法等治虚寒疼痛。在疼痛病机研究中，提出不通则痛与不荣则痛两者可互为其因。开展最多的是用现代医学手段对各种痛证的病理和治疗方药的药理学研究，又以研究针刺镇痛机理探讨最为深入。研究人员提出从“心藏神”的角度，如何通过针灸“调神、安神”治疗疼痛，在方法与机理上提出了新问题；又提出了“针刺和内啡肽关系”等学说，深入至激素、细胞、受体水平阐述中医治疗疼痛的机理。

【病因病机】

急性疼痛伴随着急性损伤与疾病而生，是临床上常见伴随症状之一。简单分为实证疼痛和虚证疼痛两种，其病机在于各种原因造成气血运行障碍，“不通则痛”；或造成气血虚少，“不荣则痛”。

实证疼痛：机体气血运行不息，内贯脏腑，外卫肌表，若气血运行不畅就会出现不通则痛。陈修园则认为：“痛则不通，气血壅滞也，通则不痛，气血调和也。”《素问·举痛论》记载：“寒气客于经脉之中，与炅气相薄则脉满，满则痛不可按也。”“相薄”意指寒热不调；又提到：“寒气稽留，炅气从上，则脉充大而气血乱，故痛甚不可按也。”以上均说明寒热不调可发为急性疼痛。《素问·举痛论》又载：“寒气客于脉外则脉寒，脉寒则缩蜷，缩蜷则脉绌急，绌急则外引小络，故卒然而痛”“小络急引故痛。”指出此痛为暴发性剧烈疼痛，属急性疼痛范畴。《济生方》记载：“邪气搏于正气，邪正交击，气道闭塞郁于中焦，遂成心痛。”《证治准绳》也指出：“或问腹痛何由而生，曰邪正相搏，是以作痛。”

虚证疼痛：营行脉中，卫行脉外；营主濡养，卫主温煦。若卫气不能发挥其卫外作用，营气不能尽其营养功能，营卫失调则发为疼痛。如《素问·阴阳应象大论》所说：“气伤痛”，又如《素问·举痛论》说：“脉泣则血虚，血虚则痛，其俞注于心，故相引而痛。”张景岳在《凝质录》中指出：“凡属诸痛之虚者，不可以不补也。”“肝血不足则为……头痛、为胁痛、为少腹痛、为疝痛诸证，凡此皆肝血不荣也”。《素问·举痛论》指出：“寒气客于五脏，厥逆上泄，阴气竭，阳气未入，故卒然痛死不知人，气复反则生矣。”是指阴阳偏衰或偏盛，均可导致疾病发生，则产生急性疼痛。

【临证思路】

（一）识症

分辨外感、内伤、病理产物致痛：急性疼痛既是许多疾病的临床表现，有时急性疼痛本身也是一种疾病。急性疼痛之病因中医学可概括为外感六淫致痛、内伤致痛和病理产物致痛三类。

外感六淫，指风、寒、暑、湿、燥、火六种外感病邪的总称。①风邪侵袭常常伤及人体头面部和肌肤。《素问·太阴阳明论》指出：“故犯贼风虚邪者，阳受之”“伤于风者，上先受之。”《素问·骨空论》提到：“风从外入，令人振寒，汗出头痛，身重恶寒。”说明风邪引起伤风感冒可有头痛、头晕、项背疼痛以及肢体酸痛。《素问·风论》指出：“风者善行而数变”，风寒湿三气杂至合而为痹，风胜者为行痹，即指痛无定处的游走性关节痛。寒性凝滞，脉络不通则痛。②《素问·举痛论》说：“寒气入经而稽迟，泣而不行，客于脉外则血少，客于脉中则气不通，故卒然而痛。”“痛者，寒气多也，有寒故痛也。”寒邪伤人，可侵及肌表、内脏、经脉。寒邪伤表，卫阳被遏，导致恶寒、体痛。寒邪直中脾胃，脾阳受损导致脘腹冷痛、呕吐、腹泻等证。《素问·举痛论》说：“寒气客于肠胃之间，膜原之下，血不得散，小络急引故痛……寒气客于五脏，厥逆上泄，阴气竭，阳气未入，故卒然痛死不知人，气复反则生矣。寒气客于肠胃，厥逆上出，故痛而呕也。寒气客于小肠，小肠不得成聚，故后泄腹痛矣。”③暑邪伤人，可分为阴暑与阳暑。论暑证时张介宾指出：“阴暑者……病为发热、头痛、无汗、恶寒、身形拘急、肢体酸痛等证。”“阳暑者……病为头痛、烦躁、肌体大热、大渴、大汗、脉浮、气喘，或无气以动等证。”④湿邪为病可分为外湿及内湿。外湿多因气候潮湿、居室潮湿或涉水淋雨等外在湿邪侵袭人体而致病。内湿则因脾失健运，水湿停聚，脾阳虚损，水湿不化所致。湿性重浊，湿邪致病可见头痛如裹、周身沉重、四肢酸懒等症状。⑤燥邪伤人，脉道干涩，气血运行不利，发为疼痛。石寿棠在《医原》中指出：“燥者，或肌肤刺痛，手不可扪，或项背强痛。”⑥火性燔灼，其性炎上，易出现发热、头痛。火易伤津耗气，津液耗伤，不荣则痛。火邪易致肿疡，热毒壅塞，发为红肿热痛。

内伤致痛又可分为：①七情致痛：七情波动、情绪改变可成为致病之因，影响气机运化及脏腑功能。情志变化导致脏腑功能失调，气机升降失司，气血运行障碍，疼痛随之产生。如大怒伤肝致痛，怒则气上，气机上逆，疏泄失职，壅滞不通出现头面疼痛；肝气不疏，气机不畅，出现胸胁疼痛。过喜伤心致痛，喜则气缓，心气涣散，推动无力，血行滞涩，出现胸膺疼痛。久思伤脾致痛，思则气结，气结则气滞血瘀，出现胃脘、腹部疼痛等。忧悲伤肺致痛，悲则气散，宣肃失常，通调失司，而出现饮停喘满而痛。惊恐伤肾而痛，恐则气下，精气下陷，清窍失养，发为头部疼痛；恐则伤肾，肾无所主，易致精遗骨痿，而出现疼痛。②食伤致痛：饮食不节，损伤脾胃，纳化失常，中满而痛；摄食不足，化源缺乏，气血衰少，出现不荣则痛；饥饱失常，聚湿生痰，痰阻或流窜经脉、肌肤、骨窍而痛；饮食偏嗜，易致脏腑功能失调，缺乏某些精微物质，如钙质缺失，骨质疏松引发骨痛；饮食不洁，易引起多种胃肠疾病产生疼痛。③劳伤致痛：劳力过度损伤脏腑、关节、肌肉、筋脉，劳神过度耗伤气血津液，亦可出现急性疼痛；又如房劳过度，耗伤肾精，不荣则痛。④病理产物致痛：气滞、痰饮、瘀血、结石等是常继发于其他疾病之后的病理产物，一旦形成，堵塞通道，不通则痛。

疼痛程度与记录：疼痛是一个主观症状，每一个机体对疼痛的敏感程度不一致，准确评估疼痛程度很重要。

常用方法有：0～10 级线形视觉模拟评分法（Visual Analogue Scale，VAS）该方法在标尺的两端，标有从 0～10 的数字，数字越大，表示疼痛强度越大。1～4 级为轻微疼痛，如不适、重物压迫感、钝性疼痛、炎性痛等；5～6 级为中度疼痛，如跳痛和痉挛、烧灼感、挤压感和刺痛、触痛和压痛；7～9 级为严重疼痛，已妨碍正常活动；10 级为无法控制的剧烈疼痛。面部表情量表法（Wong－Banker Faces Scale）：该方法用 6 种面部表情从微笑至悲伤至哭泣来表达疼痛程度。此法适合任何年龄，没有特定的文化背景或性别要求。急性疼痛、老人、小儿、表达能力丧失者特别适用。

详细记录疼痛程度、性质、部位、频率、发生时间、伴随症状以及缓解方式等，往往是疼痛管理的第一步，也是中医辨证论治的关键一步。

（二）审机

1. 风邪致痛

风为百病之长，居六淫之首，为春季的主气。寒、湿、燥、热等邪多依附于风邪而侵犯人体，故说是外邪致病的先导。风为阳邪，其性开泄，具有善动不居、升发向上、向外的特性；风性善行而数变，具有病位行无定处，变化迅速，变幻无常的特性。故风邪所致急性疼痛特点为：发病迅速，疼痛游走不定。风邪侵袭部位为皮毛、肌肉、腠理之间，常见有头痛、项强、肌肉酸痛。《伤寒论》原文“太阳病，头痛，发热，汗出，恶风者，桂枝汤主之”，即为受风导致头痛。《诸病源候论》曰：“风在于皮肤，淫淫跃跃，若画若刺，一身尽痛。”

2. 寒邪致痛

寒为阴邪，易伤阳气，其性凝滞，沉伏，主痛，易痹着筋骨，收引作痛。寒为冬季的主气，其为病有外寒、内寒之分。外寒指外界寒邪而言，内寒则因机体的阳气不足所产生。寒性凝滞，可使血气稽迟，凝涩不通则痛。其疼痛特点为：疼痛剧烈，痛处固定不移，畏寒喜暖。而疼痛部位有外寒、内寒之别。寒邪客表，可见头痛身痛；过食生冷，可见脘腹冷痛；寒凝心脉可发为心痛。如《素问·热论》曰：“伤寒一日，巨阳受之，故头项痛腰脊强。”再如《素问·举痛论》曰：“寒气客于肠胃，厥逆上出，故痛而呕也。寒气客于小肠，小肠不得成聚，故后泄腹痛矣。”

3. 湿邪致痛

湿为阴邪，重浊黏滞，为长夏的主气。湿有外湿与内湿，外湿多由气候潮湿，涉水淋雨，居处潮湿等外在湿邪侵袭人体所致；内湿多由脾失健运，水湿停聚而生。每致气机遏阻，血行不畅而发生疼痛。如湿蒙清窍，在上之气血运行不畅，则头痛如裹。湿客经络、关节，阻碍气血之行，则可见肌肉、关节疼痛，如《金匮要略》所云：“关节疼痛而烦，脉沉而细，此名湿痹。”其疼痛特点为痛势较缓却缠绵难愈。

风、寒、湿三邪常常合而为病。合邪侵袭人体，留于经脉、关节，常引起肌肉、四肢关节的疼痛。《灵枢·周痹》云：“风寒湿气，客于外分肉之间，迫切而为沫，沫得寒则聚，聚则排分肉而分裂也，分裂则痛。”此急性疼痛特点为胀痛、酸痛，疼痛较剧烈。

4. 火（热）邪致痛

火热为阳盛所生，故二者常可以混称。火性上炎，易耗伤阴津，生风动血。一般热属于外淫，火则常由内生。属外感者，多是直接感受温热邪气所致，属内生者，则常由脏腑阴阳气血失调而成。热属阳邪，其致病来势急，发病快，火热之邪入于血分，不仅能迫血妄行而致出血，且可聚于局部，腐蚀血肉而发为痈肿疮疡诸证。热邪外侵引起的疼痛特点为：肢体灼热疼痛，或局部红肿，常见头痛、牙痛、咽喉肿痛、口舌糜烂疼痛等。如《素问·举痛论》还指出“热气留于小肠，肠中痛”，为热炎血脉，瘀热互结之蓄血腹痛。

5. 暑邪致痛

为夏月炎暑，盛夏之火气，具有酷热之性，火热属阳，故暑属阳邪。暑邪升散，多夹湿伤人。论暑证时张介宾指出：“阴暑者……病为发热、头痛、无汗、恶寒、身形拘急、肢体酸痛等证。”“阳暑者……病为头痛、烦躁、肌体大热、大渴、大汗、脉浮、气喘，或无气以动等证”。特点为疼痛如胀如裂，常见头痛欲裂。

6. 内伤致痛

《三因极一病证方论》：“若五脏内动，汩以七情，则其气痞结，聚于中脘，气与血搏，发为疼痛”，《素问·阴阳应象大论》认为“怒伤肝”“喜伤心”“思伤脾”“悲伤肺”“恐伤肾”。情志的异常变化伤及内脏，影响内脏的气机，使气机升降失常，气血功能紊乱，可导致疼痛的发生。其脏腑气机失常的具体表现是：“怒则气上”“喜则气缓”“悲则气消”“恐则气下”“思则气结”。内伤七情，盛怒不止，郁怒伤肝，则诸筋弛纵，其痛连及胸胁；失志则心血不旺，不能摄养筋脉，其痛常伴心悸胸闷、胸痛诸症；忧思伤脾，脾伤则胃气不行，常见脘腹胀满疼痛、嗳气呃逆的症状。由于七情是直接影响有关内脏而发病，此认识与现代医学认为疼痛的发生和人的精神心理因素有关的观点是相一致的。

7. 饮食致痛

《素问·五脏别论》云："六府者，传化物而不藏，故实而不能满也。"六腑"实而不满"，以通为用。饮食不洁、不节，损伤脾胃，化生湿热、痰浊、虫邪等阻滞气机，使其升降失常，脏腑之气不通而见各种腹痛，如《症因脉治》就指出："湿主生生之令，饮食不谨，湿热内生，则虫积而痛矣。"若肝气犯于胃，使其受纳通降失司，中焦气滞，出现胃痛腹胀；阳明积热、燥屎，阻碍腑气通畅，大肠传导失职，则出现便秘、腹痛等不通则痛之症。

8. 病理产物致痛

气滞、痰饮、瘀血、结石都是脏腑失调的病理产物，但同时又都能直接或间接地作用于机体的某些脏腑组织，引起急性疼痛。《丹溪心法》："头痛多主于痰。"痰饮致痛，其症状及全身表现随其临床病变部位及寒热虚实性质的不同而各异。痰浊阻于心脉可发生为心痛，如《诸病源候论》曰："津液水饮停积，上迫于心，令心气不宣畅，故痛而多唾也。"痰阻致痛还可见于胃痛，如《考证病源》曰："痰饮留于胃脘，阻塞气道，故作痛也。"痰饮流注经络、关节，则可致关节肿痛，如"肥人肢节痛，多是风湿与痰饮流注经络而痛""饮水流行，归于四肢，当汗出而不汗出，身体疼痛，谓之溢饮""留饮者，胁下痛引缺盆""四肢历节痛，脉沉者，有留饮""夫有支饮家，咳烦胸中痛"等等。凡血液运行不畅或体内离经之血未能消散，都可以形成瘀血，瘀血既成之后，反过来又影响气血的运行，导致脏腑功能失调，引起疼痛的发生。其形成原因主要有气虚、气滞、血寒等，使血行不畅而凝滞，或因跌仆外伤，损伤经脉气血，或因久病长期卧床，气血运行不畅，或因腰部用力不当，导致经络气血阻滞不通等，均可使瘀血留于腰背部而发生疼痛诸证。

9. 虚证致痛

"不荣则痛"理论是由明代医家张介宾明确提出的。"不荣则痛"是指因各种内外因素导致的气、血、阴、阳虚损，使脏腑、经脉失于温煦、濡润、荣养、舒畅而发生的疼痛。气血亏虚失荣则痛，若因先天不足或后天失养，以致气血生化乏源；或因久病耗伤正气；或因思虑过度、劳伤心脾等，皆可致气血亏虚。气血亏虚使得经脉失去濡润、荣养而发生疼痛。阳虚多因先天禀赋不足，或后天失养、劳倦内伤，或久病伤阳等所致。阳气虚弱，失于温煦、推动，则脏腑经络功能减退，或经脉蜷急，气血不畅，因而作痛。如《太平圣惠方》曰："脾胃虚冷，水谷不化，心腹疼痛。"阴虚多因热盛伤阴，或五志过极化火伤阴，或因久病耗阴等所致。阴虚致痛的主要病机或因精血津液不足，络脉失养导致。肾藏精，主骨生髓，若肾中精气亏虚，可致髓少而使骨、脑等失养而作痛，如《灵枢·五藏津液别》曰："髓液皆减而下，下过度则虚，虚故腰背痛而胫酸。"肝肾精血亏虚，机体失养而发生疼痛，《景岳全书·胁痛》曰："凡房劳过度，肾虚羸弱之人，多有胸胁间隐隐作痛，此肝肾精虚，不能化气，气虚不能生血而然。"《不居集·

卷之二十四》则谓："其阳竭绝而骨痛，机关不利而颈痛，骨髓空虚而背痛，三阴亏损而腿膝痛，此皆非外邪有余，实由肝肾不足所致也。"《质疑录》曰："肝血不足，则为头痛、为胸胁痛、为少腹痛，为病痛诸证，凡此皆肝血不荣也。"

（三）定治

急性疼痛，遵缓急止痛原则，当以通络荣养为法，再根据不同病因、病机进行救治。由于致痛病因性质各异，故祛除病因必须遵循特异性原则，采取针对性的措施。故丹溪曰："将以施其疗疾之法，当以穷其受病之源。"张介宾亦指出："起病之因，便是病本。"祛除病因是疾病早期阶段的求本之治。因此，祛除致痛因素常是新痛（实证疼痛）早期阶段治疗的主要目的。根据致痛因素可将痛证分虚实而治，古人云："实则泻之，虚则补之。"实证如病属外感致痛者，当审辨其邪以祛之：中风邪者可直疏其风；"确知为寒，则竟散其寒；确知为热，则竟清其热"。故有祛风止痛、清热解表止痛、散寒止痛、祛湿止痛、通络止痛、活血止痛、理气止痛等治疗方法。虚证如病系七情内伤，则先当消其心因，释其疑虑，以畅情怀。缪仲淳强调的"宜以识遣识，以理遣情……如是庶可使滞者通，结者化，情与境离，不为所转"等，大都体现了这一宗旨。若病得之于房室劳倦，摄身不谨，克服不良行为习惯又属调治之首务，故曰："起于色者节欲，起于气者慎怒，起于文艺者抛书，起于劳倦者安逸，起于忧患者遣怀，起于悲哀者达观，如是方得除根。"倘若苦于虫蛊，伤于酒食，则消导驱虫等病因治疗更须首先考虑。著名的代表方有化虫丸、保和丸、木香槟榔丸、葛花解酲汤等等。而对一些内伤杂病，消除病因更须贯穿于治疗及善后之全过程。

对处于晚期阶段疼痛的治疗，扶正补虚就成了主要手段。扶正补虚也须遵循特异性原则：气虚者益气，血少者养血，精耗者填精，肾损者强肾，阴阳俱不足、气血并亏者，滋阴壮阳、气血双补。如郁怒日久，肝阴暗损，当柔肝荣木；思虑太过，心血虚耗，当补血养心。

（四）用药

1. 风邪致痛用药

主要特点是痛无定处。治疗以风邪为主的痛证，应使用祛风止痛药。如行痹，可选择威灵仙、桑枝、全蝎、蜈蚣等祛风通络止痛的药物，以及治风通用药防风；再如头风头痛，可选择疏风散寒的白芷、细辛，以及能祛血中之风的川芎。

2. 寒邪致痛用药

可用散寒止痛的药。如治疗寒痹腰痛、腹痛善用附子、肉桂、小茴香；治疗胃寒、脘腹冷痛用干姜、高良姜、丁香等；治疗肝寒气滞之诸痛用吴茱萸；治疗风寒湿痹用川乌、草乌等。

3. 湿邪致痛用药

以湿邪为主的痛证，可使用祛湿止痛药。如湿痹可选择防已、独活；如湿邪头痛，可选择羌活、蔓荆子、藁本等药物。

4. 瘀血致痛用药

瘀血是指血液循行迟缓或流行不畅，甚则血液瘀结停滞成积的病理状态。瘀血疼痛的特点是痛有定处，固定不移。治疗以瘀血为主的痛症常用祛瘀止痛药。如治疗血滞经闭、痛经腹痛可选用桃仁、红花、丹参、益母草等；治疗跌打损伤可选用三七、土鳖虫、马钱子、骨碎补、续断等；治疗癥瘕积聚可选用破血消癥的三棱、莪术、水蛭、穿山甲等。

5. 气滞致痛用药

气滞是指气运行不畅而郁滞的病理状态。如治疗胸腹寒凝气滞常用沉香、檀香、乌药、薤白等；治疗肝郁气滞常用川楝子、香附、荔枝核、橘核等；治疗气滞血瘀常选川芎、延胡索、郁金、乳香、没药等。

6. 虫积食滞痰饮致痛用药

虫积者杀虫，食滞者消导。痰涎停于胸膈或顽痰留滞胸腹之间，胃脘胀痛，辘辘有声者，宜选二陈汤和胃祛痰；痰积腹痛常用苍术、枳实、香附、川芎、白术以导痰解郁；饮留胸胁，络脉受阻，而见咳唾引痛，转侧不利之悬饮痛，宜选椒目瓜蒌汤合十枣汤以泻肺祛饮；痰浊阻遏胸阳，气机闭塞而致胸中窒痛，宜选瓜蒌薤白半夏汤通阳泄浊，豁痰开结；痰浊上蒙，经络阻塞而致头痛如裹，方用半夏白术天麻汤化湿祛痰。虫积腹痛，多由虫寄肠道阻碍气机所致，治疗宜杀虫与泻下相结合，常选苦楝根皮、雷丸、鹤虱、川楝子、川椒、乌梅、铅粉、使君子、槟榔等药，如化虫丸等。内伤饮食或积滞于胃，则为食滞胃痛，选山楂、神曲、莱菔子等消食化积，方如保和丸；食积肠腑，腹痛闷胀，宜选用木香槟榔丸或枳实导滞丸。

7. 结石致痛用药

情志抑郁，肝失疏泄，气机阻滞，胆汁失于疏泄；或嗜食肥甘厚腻，致湿热内生于肠腑，蕴结于肝胆，胆汁不得疏泄；抑或气郁化火，火毒客于肝胆，煎灼精汁，致使胆腑通降功能失常，均可生成结石。脾肾两虚失运，湿热蕴结下焦煎熬尿液，日久形成结石。尿路结石常用金钱草、海金沙、鸡内金、金星草通淋排石；瞿麦、泽泻可清热利尿；木香、白芍、郁金、夏天无等行气缓急止痛。

8. 虚证致痛用药

中焦虚寒者，宜温中健脾，方选黄芪建中汤或理中汤；偏于腹痛者，宜温中补虚，缓急止痛，用附子理中汤合小建中汤加减。此类方药多以温中散寒止痛的良姜、附子、干姜、肉桂、胡椒等配以补虚缓急柔肝的芍药、甘草、大枣、饴糖等。若肾阳虚损，阳失温煦而发为虚寒腰痛，宜用肉桂、附子、杜仲、菟丝子、巴戟天等为主组方以温补肾阳，收“益火之源，以消阴翳”之效，方如肾气丸、右归丸等。若属阴虚胃脘痛，常选生地黄、天冬、麦冬、北沙参、玉竹、石斛、天花粉、怀山药、红枣等组成滋养胃阴的方剂，如益胃汤；肝阴虚胁痛用一贯煎；若肾阴不足，精气内伤，腰痛酸软，宜补肾益精，选用左归丸。

【其他疗法】

（一）针灸疗法

临床上急性疼痛，实证多于虚证。施用针刺治疗时，应遵循“实则泻之，虚则补之”的法则。务必要得气，使“气至病所”，此是针刺止痛疗效成败的关键。《灵枢·九针十二原》指出：“为刺之要，气至而有效。”补泻手法是针刺镇痛的重要环节。临床上仍以经典的捻转、提插、疾徐、迎随、呼吸、开合等补泻手法为主。为了加强刺激，提高疗效，可用阻力针法及复合式的针法如烧山火、透天凉等手法，可收到针到病除的止痛疗效。

传统医学认为人体脏腑经络气血失调是疼痛产生的原因，即所谓“不通则痛”。选取腧穴应以少而精为原则，临床诊治上，按照腧穴所具有的特殊功能决定取舍。常以特定穴如郄穴、下合穴、八脉交会穴、八会穴、俞募穴、原络穴、五输穴、交会穴、奇经八脉的腧穴、头面部的腧穴、阿是穴等为选取对象。

如经络滞而求原、别、交、会之道；脏腑病而求门、海、俞、募之微。较常用的取穴方法有同侧或对侧取穴，表里腧穴取穴，局部（邻近）或远道取穴。“阴病治阳、阳病治阴”取穴等法。局部取穴：病在某一部位，就取某一部的腧穴。如前额疼痛取上星，胃脘痛取中脘、梁门，腹痛取天枢、气海等。循经取穴：病在某经，即取某经腧穴进行治疗。此即是按“经脉所通，主治所及”的道理取穴的。如胃脘痛取足三里，肺热咳嗽、咽痛取肺经的列缺。异经取穴：病在某经，而取与该经相关经脉的腧穴治疗，一般取相表里之经脉的腧穴。如足阳明胃经的胃脘痛可取足太阴脾经的公孙穴等，《标幽赋》云：“住痛移疼，取相交相贯之经。”偏正头痛取风池（足少阳与阳维、手少阳之交会穴）。又如《灵枢·背俞》云：“欲得而验之，按其处，应在中而痛解，乃其腧也。”并说灸之则可，是指灸背俞穴治疗脏腑痛证。另外《难经·六十八难》云：“井主心下满……俞主体重节痛。”俞穴是治疗肢体疼痛的要穴，如肩周炎取穴中渚、后溪等。阳经郄穴可用以治疗本经循行部位及其所属脏腑的急性疼痛，如急性胃痛、胃脘胀闷不适取足阳明经郄穴粱丘通经活络，理气止痛。也采用远道取穴的方法进行针刺治疗，如“上病下取、下病上取”等，临床上亦可收到显著疗效。如前额头痛的患者、久治不效的三叉神经痛患者、牙痛患者可取足阳明胃经的内庭穴、足三里穴；冠心病心绞痛患者取内关穴等。

（二）推拿疗法

《医宗金鉴·正骨心法要旨》说：“为肿为痛，宜用按摩法，按其经络，以通郁闭之气；摩其壅聚，以散郁结之肿，其患可愈。”推拿疗法治疗急性疼痛的作用归纳如下：舒筋通络、活血止痛。肌肉、肌腱、韧带受外界暴力损伤后，可造成局部纤维撕裂、断裂或滑脱，可用推拿疗法整复错位、调整骨缝，例如：急性胸腰椎小关节错位后，因椎间盘、关节突关节囊及邻近的韧带突然受非解剖力的牵拉而损伤疼痛，可以使用斜扳法或旋转复位法纠正小关节错位，错位纠正，疼痛即刻减轻或消失。

风寒湿邪是骨伤科急性疼痛的病因之一。《素问·痹论》曰：“风寒湿三气杂至，合而为痹也。其风气胜者为行痹，寒气胜者为痛痹，湿气胜者为著痹也……痹在于骨则重，在于脉则血凝而不流，在于筋则屈不伸，在于肉则不仁，在于皮则寒。”推拿手法具有舒筋活络，利关节，和血脉而除痹痛的作用。临床上对风寒湿所致的腰痛及关节痛，应用推拿手法结合其他治疗方法往往能较迅速地缓解病痛，恢复健康。

Ⅰ 急性头痛

急性头痛是指突然发病，其疼痛以分钟或小时为单位加重的眉弓至枕部范围的各种痛证，在传统文献中有“暴头痛”“卒然头痛”等称谓，属于“头风”“脑风”“首风”等疾病范畴，其发病多因外感六淫上扰清阳或内伤杂病导致清窍失养。急性头痛发病较为广泛，可为原发疾病，也可为其他疾病的间杂症状，如外感风热、中风、痫症、外伤等情况，本章内容主要以原发性急性头痛进行探讨。现代医学中急性脑血管病、偏头痛、丛集性头痛、高血压头痛、颅内感染、三叉神经痛等颅内及神经病变可参考本证进行急救处理或辨证论治。

【源流】

“头痛”首先作为症状被提出，现存最早记载为长沙马王堆汉墓出土的《阴阳十一脉灸经》。在《黄帝内经》中“头痛”除作为症状出现，也作为病名使用，如“是以头痛巅疾，下虚上实”，首次提出外感六淫邪气是引发头痛的主要病因，如“首风之状，头面多汗恶风，当先风一日则病甚，头痛不可以出内”“湿淫所胜……病冲头痛”“火淫所胜……民病头痛，发热恶寒而疟”等，并提出根据头痛部位分经络辨证，以针刺作为治疗方案。张仲景在《伤寒论》中以六经传变规律对头痛进行分类，分为“太阳病，脉浮，头项强痛而恶寒”“阳明病……手足厥者，必苦头痛”“伤寒脉弦细，头痛发热者，属少阳”“干呕吐涎沫、头痛者”四种，以此设立的方剂至今仍在临床广泛应用。

宋金元时期是头痛中医理论的发展阶段，成无己在《伤寒明理论》中首次将“头痛”作为独立疾病，并提出：“头痛一切属三阳经也，而阴病亦有头痛乎？太阴少阴二经之脉皆上至颈胸中而还，不上循头，则多头痛之证。惟厥阴之脉，循喉咙之后，上入颃颡，连目眦上出额，与督脉会于巅，病亦有头痛。”以系统阐述仲景的四经头痛的中医理论基础，确立后世外感头痛的基本辨证原则。《三因极一病证方论》中明确提出内伤头痛，如“有气、血、食、饮、厥而疼者，有五脏气、郁、厥而疼者”，并提出治疗方药。张元素在《医学启源》中提出治头痛“须用川芎，如不愈，各加引经药。太阳蔓荆，阳明白芷，少阳柴胡，太阴苍术，少阴细辛，厥阴吴茱萸”的药物引经归经原则，至今在临床中仍作为用药典范。李东垣在《兰室秘藏》补充了少阴头痛和太阴头痛，将仲景的四经辨证拓展为六经辨证，与张元素提出的引经药治疗头痛一脉相承，并对内伤头痛也有所补充，丰富了病机方药治则，如：“血虚头痛，当归、川芎为主；气虚头痛，人参、黄芪为主；气血俱虚头痛，调中益气汤少加川芎、蔓荆子、细辛。”朱丹溪在《脉因证治》中明确提出头痛六经脉诊辨证，如：“太阳头痛，脉浮紧，恶风寒；少阳头痛，脉弦细，有寒热；阳明头痛，脉浮缓长……太阴头痛，脉沉缓……厥阴头痛，脉浮缓，为冷厥；少阴头痛，脉沉细，为寒厥。”并以“头痛六证”初步概括了外感、内伤病因。

明清时期是头痛中医理论的成熟阶段，王肯堂在《证治准绳》中以“头痛”“头风”对急慢性头痛进行区别，“浅而近者名头痛，其痛卒然而至，易于解散速安也；深而远者为头风，其痛作止不常，愈后遇触复发也”，治疗时“皆当验其邪所从来而治之”，并以脉诊对六经头痛进行区别。张介宾在《景岳全书》中提出“凡诊头痛者，当先审久暂，次辨表里”“暂病当重邪气，久病当重元气”，明确头痛应先重急缓、后分内外，对于急性头痛应以祛邪为主，外感辨证以三阳厥阴为纲，用药以“川芎、细辛、蔓荆子、柴胡”；内伤辨证“独惟阳明为最”，则用“白虎汤加泽泻、木通、生地黄、麦冬”。陈士铎在《辨证玉函》中以阴阳虚实为纲进行辨证，提出：“头痛有虚实之分，实痛易除而虚痛难愈，实证疼痛较剧烈，治必散邪去为先。”完善了头痛的八纲辨治，明确了急性头痛应以祛邪为主。王清任在《医林改错》中指出：“查患头痛者，无表证，无里证，无气虚、痰饮等证，忽犯忽好，百方不效。”并创立血府逐瘀汤治疗，为后世从血瘀角度辨证头痛奠立基础。

【病因病机】

急性头痛病位在脑，头为诸阳之会、清阳之府，五脏气虚之精气，皆上注于头，外感六淫与脏腑功用失调均可导致头痛，如《证治准绳》云：“头象天，三阳六腑清阳之气，皆会于此；三阴五脏精华之血，亦皆注于此。于是天气所发六淫之邪，人气所变五贼之逆，皆能相害。”《景岳全书》云：“暂病当重邪气，久病当重元气。”由此可知，急性头痛病因主要为外感和内伤两类，且多以实证为主。

1. 急性外感头痛

风、寒、湿、热之邪外袭头部，遏抑清阳上注，阻滞经脉致气血运行不畅而发头痛，其中尤以风邪为甚。如《素问·太阴阳明论》云：“颠高之上，惟风可到。”“夫风从上受之，风寒伤上，邪从外入，客于经络，令人振寒头痛，身重恶寒，此伤寒头痛也。”“风热壅盛，上攻头目昏眩。”“风湿热头上壅，损目及脑，痛不止。”此皆因风邪为百病之长，夹杂时气而发病。又如《医碥》云：“六淫外邪，惟风寒湿三者最能郁抑阳气……非有风寒湿袭之，不为患也。”“然热甚亦气壅脉满，而为痛矣。”若风寒相夹，寒凝血脉经络，则生头痛；若风热相夹，热性上扰清窍，则发头痛；若风湿相夹，湿蒙清窍不展，则成头痛。

2. 急性内伤头痛

脑为髓海，赖脾胃运化水谷精微，肝肾贮存精血，由经络上输于脑。急性头痛多为实证，故多与肝脾相关。肝主疏泄，足厥阴经上及颠顶，因肝阳上亢虚火上炎或情志所伤肝气郁结致疏泄失司，气机运行受阻，郁而化火，阳亢化风，上扰清窍，发为头痛。脾主升清，为化生气血之源，思虑过度或过食厚腻均可致运化失司，内生痰浊，上蒙清窍，阻抑清阳而发头痛。此外，气机不畅，气血凝滞，可致经络受阻，不通而头痛。如《杂病源流犀烛》云："肝风虚动头痛，而兼目眩耳聋。""痰饮痛者，必昏重。""气运乎血，血本随气以周流，气凝则血亦凝矣。"另有真头痛、类中风等以头痛为先发者，当按中风辨别病因病机。

【临证思路】

（一）识症

首当分辨外感与内伤，外感和内伤亦有夹杂情况。

急性外感头痛先有外感病史，外感风寒症见疼痛表现多样，痛连项背，遇风尤甚；外感风热证症见头胀如裂，面红目赤，口渴口干；外感风湿症见头痛如裹，肢体困重，纳呆食少，小便不利，大便不爽。又有湿热夹痰症见头痛如雷，头面起核，名曰"雷头风"。

急性内伤头痛多因内风或痰浊上扰清窍，内生之邪多有夹杂。肝阳上亢症见头痛伴眩晕，心烦易怒，口苦胁肋胀痛，夜不得眠；痰浊中阻症见昏蒙疼痛，胸脘满闷，呕恶吐逆。另有血瘀内阻症见头痛如裂，痛如锥刺，固定不移。

1. 昏迷

无论外感、内伤病因，若出现昏迷，皆为重症，临证需尽快审明病因病机，及时处理。脑为清灵之窍，外感或内伤之邪侵扰，气血逆乱，周流不畅，瘀血闭阻，神明失其奉养，则发昏迷。急性发作者多为实证：邪热内陷心营症见神志不清、高热烦躁、面红目赤；痰蒙心包症见神昏呆滞，时昏时醒，面色晦暗，胸闷呕恶；脱证症见汗出如油，目合口开，手足厥冷，尿少或遗溺。

2. 发热

高热不退，神志昏愦，鼾声如雷，多为邪热内陷心包证；身热不扬，缠绵不绝，多为湿热闭阻证；发热如狂，喉中痰鸣，热势起伏，多为痰火上扰证；面红身热，汗出如油，为津伤阴脱之证。

3. 舌脉

舌淡红，苔薄白，脉浮者为外感风寒；舌质红，苔黄，脉浮数者为外感风热；舌暗苔白腻，脉濡者为外感风湿；舌红苔薄黄，脉弦而有力者为肝阳上亢；舌暗淡苔白腻，脉滑或弦滑者为痰蒙清窍；舌紫暗，苔薄白，舌下有齿痕，脉细或细涩为血瘀闭窍。临证往往多有兼杂，须明确辨析。

（二）审机

1. 风寒

外感时邪，头为清阳之府，手足三阳经上循于头面，“巅高之上，惟风可到”，风为阳邪，易行走窜，则头痛多样。风寒外袭太阳经上犯颠顶，寒邪阻抑阳气不得宣达，太阳经循项背上行颠顶，则头痛连及项背。

2. 风热

风热之邪多中于阳络，热为阳邪，其性属火，夹风上扰清窍，故而头痛欲裂，热邪上亢则见面红耳赤，热邪循经而显，耗伤津液，则见口干口渴。

3. 风湿

湿邪借风势上犯颠顶，湿为重浊有质之邪，易损阳气，清窍为湿邪所蒙蔽，则见头痛如裹，湿阻中焦，脾阳受困，阳气不得外达，则见肢体困重、纳呆食少。

4. 肝阳

“诸风掉眩，皆属于肝”，肝失条达，郁而化火，则循经上行，故见头痛而眩，肝火偏亢，则见心烦易怒，扰乱心神，则见夜不得眠，肝经循行两胁，胆火郁滞，则见口苦胁痛。

5. 痰浊

脾生化失司，痰浊内生中阻，上蒙清窍，清阳不展则头痛昏蒙，气机不畅则胸脘满闷，痰浊上逆则呕恶吐逆。

6. 血瘀

体内气血不调，内生瘀血，如遇头部冲撞或肝风内生，则相夹杂上行清窍，血瘀多为有形之邪，不易随气游动，则见痛如锥刺，固定不移。

7. 脱证

素体羸弱，外邪过重，邪盛正衰，气随津脱，元气耗散，以致阴竭阳离，阴阳之气不相维系，终发为脱证。

（三）定治

急性头痛多为实证，应以祛邪为治疗大法，针对外感及内伤的不同病因病机，分别采用疏风、祛湿、清热、散寒、平肝、化痰、活血等治疗。针对风寒证应采用疏风散寒法，对风热证应采用疏散风热法，对风湿证应采用祛风胜湿法，对肝火证应采用平肝潜阳法，对痰浊证应采用化痰降逆法，对血瘀证应采用活血化瘀法。

对不同部位头痛，可以根据经脉循行部位加以判断，选用不同经的引经药物治疗。头后部下连项颈疼痛者为太阳经头痛，前额部及眉棱处疼痛为阳明经头痛，头两侧疼痛并连耳部为少阳经头痛，颠顶部疼痛或连目系为厥阴经头痛。

（四）用药

1. 外感风寒用药

外感风寒，症见遇寒头痛，得温则减，痛连项背，治宜疏风散寒，药用川芎、独活、荆芥、白芷；若寒甚者，症见头痛剧烈，头痛如箍，伴恶寒身重者，治宜解表散寒，重用川芎、生姜、紫苏；若邪在太阳经，症见外感症状较重，项背僵直，项强不可转顾，治宜辛温解表，药用麻黄、葛根、桂枝；若寒邪深入厥阴经，症见颠顶头痛、干呕呕吐、四肢厥冷，治宜温经散寒，药用吴茱萸、半夏、生姜、川芎、藁本。

2. 外感风热用药

外感风热，邪犯阳明经，症见头痛而胀，面红目赤，口渴欲饮，治宜疏风清热，药用桑叶、菊花、黄芩、栀子、石膏、川芎；若热邪犯少阳经，症见痛在脑侧，往来寒热，咽干口苦，治宜和解少阳，药用柴胡、黄芩、龙胆、栀子；若热盛伤津，症见口燥咽干，舌红少津，治宜滋阴清热，药用石斛、天花粉、知母；若热邪炽盛，症见头痛如裂，口舌生疮，咽喉肿痛，治宜清热解毒，药用黄连、黄芩、黄柏、石膏、栀子、连翘、菊花、防风；若兼有腑实，症见大便秘结，腑气不通，头痛如醉，治宜通腑泄热，药用大黄、芒硝、栀子、黄连；若热邪内陷心包，症见头痛如狂或昏睡不已，时有谵语，高热不退，或见斑疹隐隐，治宜清营解毒，药用水牛角、生地黄、玄参、丹参、连翘、金银花，神志昏愦较重者可用安宫牛黄丸，高热抽搐者可用紫雪丹。

3. 外感风湿用药

风湿外感，症见头痛如裹，四肢困重，纳呆胸闷，治宜祛风散湿，药用羌活、独活、防风、蔓荆子、藁本、川芎；若湿浊中阻，症见胸闷恶心较重，呕吐便溏，治宜燥湿宽中，加用苍术、厚朴、枳壳、半夏、生姜；若外感夏暑兼湿，症见头痛伴身热汗少，汗出不畅，口渴胸闷，干呕纳呆，治宜清暑化湿，药用黄连、香薷、藿香、佩兰、荷叶、竹茹、厚朴；若风湿热邪上冲，症见头痛兼有耳鸣，头面红肿热痛，治宜清热疏风化湿，药用升麻、川芎、苍术、荷叶。

4. 肝阳头痛用药

肝体阴而用阳，易气郁而化火，症见头痛而眩，心烦易怒，夜不得眠，治宜平肝潜阳，药用天麻、钩藤、石决明、黄芩、栀子；阴虚较重者，症见头痛朝轻暮重，两目干涩，治宜养阴清热，药用生地黄、墨旱莲、石决明、天麻、钩藤、石斛；肝火偏旺者，症见头痛剧烈，胁痛明显，口苦面红，舌红少寐，治宜清肝泻火，药用龙胆、郁金、夏枯草、栀子、黄芩、柴胡；虚烦内扰者，症见头痛连绵，入睡困难，心慌胆怯，治宜平肝安神，药用天麻、钩藤、石决明、酸枣仁、首乌藤、茯神，重者治宜潜镇安神，加用龙骨、牡蛎；肝经风火者，症见头痛暴发，偏于一侧，连及眼齿，治宜平肝息风潜阳，药用菊花、川芎、白芷、蔓荆子、钩藤、龙胆、栀子、黄芩。

5. 痰浊头痛用药

痰浊中阻，上蒙清窍，故症见头痛如裹，胸脘满闷，呕恶痰涎，治宜化痰降逆，药用半夏、白术、陈皮、天麻；痰热相结者，症见头痛昏蒙，皮面色黄，口黏口苦，大便不畅，治宜清热燥湿，药用茵陈、半夏、茯苓、陈皮、黄芩、枳实、大黄。

6. 血瘀头痛用药

瘀血内停，骤然入络，症见头痛无所缓解，痛有定处，势如锥刺，治宜活血化瘀，药用川芎、桃仁、红花、赤芍、麝香、葱白；气滞血瘀者，症见头痛伴胸闷短气，肢体麻木，治宜理气活血，药用生地黄、桃仁、红花、丹参、郁金、白芷。

7. 脱证用药

素体羸弱，突感邪气，或感邪太重、邪盛正衰，阴阳衰微，神无所依，心神耗散而致昏迷，症见神志不清，口开手撒，汗出如油，治宜益气敛阴、回阳救逆，益气药用人参、党参等；温阳药用制附子、干姜、肉桂等；敛阴药用五味子、山萸肉、麦冬、黄精等。

【纲目条辨论治】

以病因为纲，以证为目，条辨论治。

（一）外感风寒

1. 风寒外感，上袭清窍

主症：头痛时作，痛连项背，遇风寒加重，得温热则减，口不渴，舌淡苔薄白，脉浮。

治法：疏风散寒止痛。

方药：川芎茶调散加减。药用川芎、荆芥、防风、羌活、白芷、细辛等。

随症加减：头痛剧烈，头痛如箍，伴恶寒身重者，舌淡苔白，脉浮紧，重用川芎，加生姜、紫苏。

2. 风寒束表，邪犯太阳

主症：头痛发作，鼻鸣干呕，项背僵直，项强不可转顾，恶寒发热，有汗出或无汗出，舌淡苔薄白，脉浮或浮紧。

治法：解表散寒止痛。

方药：葛根汤加减。药用麻黄、桂枝、葛根、白芍、生姜、川芎、荆芥等。

3. 风寒外感，邪客厥阴

主症：颠顶头痛，或全头痛，或有畏寒发热，干呕，吐涎沫，胸胁满胀，四肢厥冷，舌暗苔白，脉弦或弦数。

治法：温经散寒止痛。

方药：吴茱萸汤加减。药用吴茱萸、生姜、半夏、藁本、川芎等。

（二）外感风热

1. 风热外感，上犯头面

主症：头痛而胀，发热重，恶寒轻，面红目赤，口渴欲饮，便秘溲黄，舌红苔黄或黄腻，脉浮数

治法：疏风清热止痛。

方药：芎芷石膏汤加减。药用川芎、白芷、菊花、石膏、黄芩、薄荷、栀子等。轻症者可用桑菊饮加减，药用桑叶、菊花、黄芩、栀子、川芎、白芷等。

2. 风热外感，邪犯少阳

主症：脑侧胀痛，往来寒热，胸胁苦满，咽干口苦，不欲饮食，舌红苔薄白，脉弦。

治法：疏利少阳止痛。

方药：小柴胡汤加减。药用柴胡、半夏、黄芩、生姜、川芎、蔓荆子、藁本等。

3. 风热外感，热重伤津

主症：头痛而胀，热多寒少，口鼻干燥、渴饮不解，舌红少苔，脉虚数。

治法：滋阴清热止痛。

方药：桑菊饮加减。药用桑叶、菊花、黄芩、栀子、知母、石斛、天花粉等。

4. 风热外感，邪热炽盛

主症：头胀痛似裂，高热不退，头昏耳鸣，口舌生疮，牙龈肿痛，小便黄赤，舌红苔黄腻，脉浮数。

治法：散风解毒止痛。

方药：黄连上清丸加减。药用黄连、黄芩、栀子、菊花、当归、桔梗、葛根、薄荷、川芎、姜黄、连翘、天花粉等。

5. 风热外感，腑气不通

主症：头痛如醉，壮热不退，口鼻生疮，口干口臭，腹满腹胀，大便干燥，小便黄赤，舌红苔黄腻，脉滑数。

治法：通腑泄热止痛。

方药：大承气汤加减。药用大黄、枳实、厚朴、芒硝、葛根、知母、白芷等。

6. 风热外感，邪陷心包

主症：头痛如狂或昏睡不已，时有谵语，舌蹇肢厥，高热不退，或见斑疹隐隐。

治法：清热解毒开窍。

方药：清营汤加减。药用水牛角、生地黄、玄参、丹参、连翘、金银花、黄连、竹叶、天花粉、生石膏等。神志昏愦较重者，可用安宫牛黄丸；高热抽搐者，可用紫雪丹。

（三）外感风湿

1. 风湿外感，上扰清窍

主症：头痛如裹，身热不扬，肢体倦重，口舌黏腻不渴，小便不利，大便或溏，舌淡苔白腻，脉滑。

治法：祛风胜湿止痛。

方药：羌活胜湿汤加减。药用防风、羌活、苍术、白芷、细辛、藁本、川芎等。

2. 风湿外感，湿浊中阻

主症：头痛如裹，身热不扬，胸闷气短，纳呆食少，恶心呕吐，大便溏泄，舌暗苔厚腻，脉濡。

治法：疏风化浊止痛。

方药：半夏厚朴汤加减。药用苍术、厚朴、陈皮、半夏、枳壳、生姜、荆芥、川芎等。

3. 风湿外感，暑热夹杂

主症：夏日感湿头痛，头重头昏，身热汗少，或微恶寒，口渴胸闷，纳少干呕，肢体困重，舌淡红苔厚腻或黄腻，脉浮数有力。

治法：清暑化湿止痛。

方药：黄连香薷饮加减。药用黄连、香薷、厚朴、藿香、佩兰、荷叶、竹茹、知母等。

4. 风湿外感，夹热上冲

主症：头痛兼有耳鸣，头面红肿热痛，骤然起核，或有发热或无发热，双目难睁，憎寒壮热，舌红苔黄腻，脉数。

治法：清热疏风，除湿止痛。

方药：清震汤加减。药用苍术、升麻、荷叶、陈皮、泽泻、川芎、葛根、僵蚕等。

（四）肝阳头痛

1. 肝阳亢盛，郁而化火

主症：头痛而眩，无发热恶寒，心烦易怒，夜不得眠，或兼胁痛，面红口苦，舌红苔薄黄，脉弦有力。

治法：平肝潜阳止痛。

方药：天麻钩藤饮加减。药用天麻、钩藤、石决明、黄芩、栀子、牛膝、杜仲、桑寄生等。

2. 肝气郁结，阴虚火旺

主症：头痛朝轻暮重，无发热恶寒，两目干涩，口干口苦，遇劳加重，小便少，舌红少苔，脉弦细。

治法：滋阴清热止痛。

方药：天麻钩藤饮加减。药用天麻、钩藤、石决明、生地黄、墨旱莲、石斛、女贞子等。热象较重者，可用龙胆泻肝汤加减，药用龙胆草、郁金、夏枯草、栀子、黄芩、柴胡、天麻、钩藤、石决明等。

3. 肝血不足，虚烦内扰

主症：头痛连绵，无发热恶寒，入睡困难，心慌胆怯，咽干口燥，舌红少苔，脉弦细。

治法：滋阴清热除烦。

方药：酸枣仁汤加减。药用酸枣仁、川芎、天麻、钩藤、石决明、首乌藤、茯神等。症状重者治宜潜镇安神，加用龙骨、牡蛎。

4. 肝经火盛，风热上扰

主症：头痛暴发，痛势剧烈，偏于一侧，痛连目齿，无发热恶寒，痛止自如常人，舌淡苔薄白或薄黄，脉弦或浮。

治法：平肝息风清热。

方药：天麻汤加减。药用天麻、菊花、川芎、白芷、生石膏、藁本、蔓荆子、钩藤、地龙等。热象较重者，加用龙胆、栀子、黄芩。

（五）痰浊头痛

1. 痰浊中阻，上蒙清窍

主症：头痛昏蒙，无发热恶寒，胸脘满闷，呕恶吐涎，舌暗苔白腻，脉滑或弦滑。

治法：化痰降逆止痛。

方药：半夏白术天麻汤加减。药用半夏、白术、茯苓、陈皮、生姜、天麻、厚朴、白蒺藜、蔓荆子等。

2. 痰热相结，上扰清阳

主症：头痛昏愦，无发热恶寒，皮面色黄，口苦口黏，时有干呕，大便不畅，舌红苔黄腻，脉滑数。

治法：清热燥湿止痛。

方药：茵陈蒿汤加减。药用茵陈、半夏、茯苓、陈皮、黄芩、枳实、大黄、栀子等。

（六）血瘀头痛

1. 血瘀内停，经络不通

主症：头痛无所缓解，痛有定处，势如锥刺，或有言语不利、舌暗有瘀斑，苔薄白，脉细涩。

治法：活血化瘀止痛。

方药：通窍活血汤加减。药用川芎、桃仁、红花、赤芍、麝香、葱白等。

2. 气滞血瘀，经络受损

主症：头痛伴胸闷短气，肢体麻木不仁，舌暗淡有瘀斑，苔薄白，脉涩紧。

治法：理气活血止痛。

方药：血府逐瘀汤加减。药用生地黄、桃仁、红花、丹参、郁金、白芷等。

（七）疼痛至脱

主症：头痛剧烈，或有高热，神志不清，口开手撒，舌体蜷缩，汗出如油，脉微欲绝或结代。

治法：益气敛阴，回阳救逆。

方药：生脉散或参附汤加减。药用人参、附子、干姜、肉桂、五味子、山萸肉、麦冬、黄精等。

【其他疗法】

体针

（1）外感头痛：可针刺列缺、百会、太阳、风池。阳明头痛者，加配印堂、攒竹、合谷、内庭；少阳头痛者，加配率谷、外关、足临泣；太阳头痛者，加配天柱、后溪、申脉；厥阴头痛者，加配四神聪、太冲、内关；风寒重者，加配风门；风热重者，加配曲池、大椎；风湿重者，加配阴陵泉。

（3）内伤头痛：多为实证，可针刺百会、头维、风池；肝阳上亢者，加配太冲、太溪、侠溪；痰浊头痛者，加配太阳、丰隆、阴陵泉；瘀血头痛者，加配血海、膈俞、内关、阿是穴；肝经风火上炎，单侧痛甚者，针刺太冲、足临泣、外关、丰隆、头维、风池、率谷、角孙。

【病案参考】

病案一

毛某，年三十一岁，初夏淫雨缠绵，晴后湿气上蒸，晨起冒雾而行，遂感其气而发病，头痛如裹，身热无汗，遍体不舒，四肢倦懈，脉右浮缓，左微弦而滞，舌苔薄白而滑。此湿气蒙于皮毛，而未传经入里，汪讱庵所谓轻则为冒也，宜疏表湿为首要。处方：紫苏叶一钱、佩兰叶一钱半、青箬叶一钱半、白蔻壳八分、藿香叶一钱半、先用浙苓皮八钱、桂枝木八分煎汤代水。一剂而微微汗出，头痛肢懈均除，二剂而身热退，遍体舒。

（选自《民国名医著作精华·全国名医验案类编》）

病案二

周某，女，54岁，头痛一天，初诊形体消瘦，面色黧黑，木火之形，急躁易怒，每于夜寐欠安则发作头痛，若逢恼怒，其痛更甚。脉象弦细而数，按之有力，阴之不足阳之有余，宣泄其肝热，和其阴分，求其痛止。处方：柴胡6g，黄芩10g，川楝子10g，竹茹6g，枳壳6g，白芍10g，钩藤10g，生地黄10g，生石决明20g，生牡蛎

20g，上服七剂痛减，又继服七剂痛止。按：此案为肝火旺而阴分不足，其脉象弦细数，弦乃木郁之象，细主脏阴之亏，数则主热，故断为肝郁热而阴分不足，用泄肝热平肝阳养血育阴方法可效。

（选自《赵绍琴临证验案精选》）

Ⅱ急性胸痛

急性胸痛是指以突然发作的胸部正中或偏侧部位疼痛为主要表现的病证。胸为心肺外廓，胸胁为肝胆经脉之所过，气机升降之道路，肾之经脉从肺出落于心，故胸痛多与心肺疾病、肝胆气逆、肾气亏损等有关。广义的“胸痛”之证涵盖范围较广，狭义的“胸痛”则多指心肺疾病引起的病证。本篇主要论述由心脏病损引起的急性胸痛。

【源流】

历代文献中，对于心脏病损造成的急性胸痛，名称较多，包括“胸痹”“胸痹心痛”“心痛”“猝心痛”“厥心痛”“真心痛”等。“心痛”的病名最早见于马王堆汉墓出土的《五十二病方》，《黄帝内经》对其有明确的论述。《素问·标本病传论》有“心病先心痛”之谓，《灵枢·五邪》提出“邪在心，则病心痛”，《素问·缪刺论》则出现“卒心痛”“厥心痛”之称；《灵枢·厥病》把心痛严重并迅速造成死亡者称之为“真心痛”，谓“真心痛，手足青至节，心痛甚，旦发夕死，夕发旦死”。历隋唐、金元、明清至近现代，诸医家多沿用上述名称。

病因病机方面，历代医家提出了丰富的观点。寒邪致病居于重要地位。《黄帝内经》尤重寒邪致病，《素问·至真要大论》：“太阳司天，寒淫所胜，则寒气反至……民病厥心痛。”隋代巢元方《诸病源候论》指出“心痛，脏腑受风，风冷邪气乘于心也。”唐代孙思邈《备急千金要方·心腹痛第六》认为：“寒气卒然客于五脏六腑，则卒发心痛胸痹。”明代徐春甫在《古今医统大全》指出：“真心痛者，寒邪伤其君也，手足青至节，甚则旦发夕死，夕发旦死。厥心痛者，乃寒邪客于心包络也。”清代傅山在《傅青主男科·心腹痛》曰：“心痛之症有二，一则寒气侵心而痛……”。

历代名家也认识到热毒在心痛发病中的重要性。《素问·刺热》曰：“心热病者，先不乐，数日乃热，热争则卒心痛。”《素问·至真要大论》谓：“少阴司天，热淫所胜，怫热至，火行其政。民病胸中烦热……肩背臂臑及缺盆中痛，心痛肺……”，论述了热邪致心痛的理论。金代刘完素《素问病机气宜保命集·心痛论》曰：“诸心痛者，皆少阴厥气上冲也。有热厥心痛者，身热足寒，痛甚则烦躁而吐，额自汗出，知为热也。”明代周慎斋《周慎斋遗书·心痛》云：“心痛有属心火者。”清代李用粹《证治汇补》曰：“肺郁痰火，忧恚则发。心膈大痛，攻走胸背。”清代名医郑寿全指出心痛有寒热之分，其在《医理真传》曰：“心痛……心中气痛，面赤、舌黄、欲饮冷者，热邪犯于心包也。”

痰饮为一种病理产物，也是心痛的病因之一。痰饮内聚，痹阻心脉而导致心痛。《素问·至真要大论》：“太阴在泉，湿淫所胜，病饮积心痛。”《灵枢·本脏》曰：“肺大多饮，善病胸痹。”隋代巢元方《诸病源候论》强调了痰饮致病，如：“心痛而多唾者，停饮乘心之络故也”“夫心痛，多是风邪痰饮，乘心之经络。”东汉张仲景《金匮要略》认为心痛常为脾肾阳虚失运，痰饮水湿内停所致，创制多首化痰为主的方剂治疗心痛，如瓜蒌薤白半夏汤。元代朱丹溪《丹溪手镜》提出：“痰水停饮，留结不散，名胸痹。”明代秦景明《证因脉治》提出痰瘀致心痛：“心痹之因……痰凝血滞，中焦浑浊，则闭食闷痛之症作矣。”

气机不畅，心气郁结，心气不能推动血行，血流滞塞，引起心脉痹阻，发为心痛。张仲景《金匮要略·胸痹心痛短气病脉证治》提到气机阻滞，胸阳不展则心痛，如“胸痹心中痞，留气结在胸。”宋代严用和《济生方》曰：“体虚之人，寒气客之，气结在胸，郁而不散，故为胸痹。”明代汪机《医学原理》指出心痛“未有不由气滞而致者。”清代沈金鳌《杂病源流犀烛·心病源流》更明确指出：“七情之由作心痛……除喜之气能散外，余皆足令心气郁结而为痛也。”论述了情志内伤致气滞心胸，引起心痛发作。

血瘀阻滞，心脉不通则心痛。明代龚信明确指心痛有“死血”，《古今医鉴》曰：“心脾痛者，或因身受寒邪，口食冷物，内有郁热，素有顽痰、死血，或因恼怒气滞而发。”虞抟《医学正传》云：“有真心痛者……又曰污血冲心。”日本丹波元坚《杂病广要》也指出：“古有患胸痹者，心中急痛如锥刺，不得俯仰，蜀医谓胸府有恶血故也。”

历代名家亦有认识到心痛为寒凝痰浊血瘀共同致病。元代朱丹溪指出寒凝血瘀气滞引起心痛的病机，其《丹溪手镜》曰：“因宿寒搏血，血凝其气，气与血并。”明代秦景明《症因脉治·胸痛论》：“内伤胸痛之因……则痰凝气结……则血积于内，而闷闷胸痛矣。”

脏腑亏虚，心脉失养，亦可发为心痛。《素问·脏气法时论》：“肾病者……虚则胸中痛。”《金匮要略·胸痹心痛短气病脉证治》指出：“夫脉当取太过不及，阳微阴弦，即胸痹而痛，所以然者，责其极虚也。”高度概括心痛责其上焦阳虚极也。唐代王焘提出阳气虚致心痛的病机，《外台秘要》记载：“若诸阳气虚，少阴之经气逆，谓之阳虚阴厥，亦令心痛。”明代张景岳提出心痛为脏腑气血虚导致，其《景岳全书·杂证谟》提到“气血虚寒，不能营养心脾者，最多心腹痛证。”清代喻嘉言《医门法律·中寒门》所说：“胸痹心痛，然总因阳虚，故阴得乘之。”清代叶天士《临证指南医案·胸痹》曰：“若夫胸痹，则但因胸中阳虚不运，久而成痹。”

历代名家也认识到心痛的病因病机多是本虚标实。《金匮要略·胸痹心痛短气病脉证治》提出胸痹心痛病机为“阳微阴弦”，阳微即上焦阳虚，胸阳不振；阴弦即寒邪、痰浊、瘀血等阴邪上扰。宋代《圣济总录》也提出脏腑虚弱为本，寒邪客之为标，如有“虚极之人，为寒邪所客，气上奔迫，痹而不通，故为胸痹”“卒心痛，本于脏腑虚弱，寒气卒然客之”。宋代官修方书《太平圣惠方》：“夫卒心痛者，由脏腑虚弱，风邪冷热之气，客于手少阴之络。”

【病因病机】

隔上即为胸，胸内藏肺、心，亦为足阳明胃经、足少阳胆经与手足三阴经循行之处，因此胸痛和上述腑脏组织密切相关，尤其是肝、肺、心等脏腑的病变。胸痛之证多在内伤积损基础上，因外感寒邪、饮食失调、情志失节、劳倦内伤等而发生。

1. 寒凝心脉

素禀阳虚，或用药过于苦寒，伤及阳气，或年老阳衰，寒自内生，或感受寒冷邪气，导致体内阴寒内盛。大寒犯心，寒为阴邪，易伤经络、血脉阳气，造成心脉绌急，津液凝滞，清气不入，浊气不出，心脉闭阻而成胸痛。

2. 痰瘀闭阻

饮食不节，膏粱厚味，或烟酒成癖，致脾胃运化失健，聚湿生痰，痰浊内阻，造成心脉营卫不行，痰瘀闭阻而成胸痛。

3. 阳虚厥脱

素体阳虚，或过服苦寒峻下之品，内伤诸阳，或年事渐高，肾阳衰微，不能温煦五脏，阳虚则寒邪乘虚而入，阴寒盘踞胸中，寒凝气滞，血脉痹阻，心脉绌急成患。重者阳气暴脱，发生厥脱重症。

胸痛发病之初，多为痰瘀阻络，心脉痹阻，心阳不振致病，以实为主。胸痛病情骤变，邪正交争，可致正虚，进一步变化出现正气虚脱。

痰踞心胸、寒凝心脉、痰阻脉络导致心阳不振，因实致虚；又因心气不足、肝肾亏虚、心阳虚衰导致血瘀痰凝，因虚致实，虚实互因转化。

【临证思路】

（一）识症

1. 分辨胸痛与胃痛

古代文献中常将胃痛和心痛混称。胸痛疼痛位于前胸部，可放射至肩部、颈部，亦有伴随深呼吸或咳嗽加重者，可伴有胸闷和气喘；胃痛发作部位多在心窝部，其发病与饮食有关，多伴嗳气、吞酸、纳呆，不伴心悸、胸闷等症状。

2. 分辨胸痛与胁痛

胸痛疼痛部位位于前胸部，可放射至肩部、颈部；胁痛疼痛部位位于胁肋部，亦可出现深呼吸或咳嗽加重的表现，但常伴有发热、纳呆、呕吐吞酸、乏力、一身面目皆黄等肝胆病变表现。

（二）审机

1. 首辨标本虚实

阴寒、痰浊、气滞、血瘀者属实，阳气虚脱或阴阳俱虚者属虚。

2. 次辨胸痛性质

胸痛急剧，遇寒易发，舌苔白滑，脉沉者多属阴寒偏盛；胸中闷塞，多唾痰涎，阴天易作，苔浊腻，脉滑多为痰浊偏盛；胸部刺痛，固定不移，舌紫暗，脉涩者多为血瘀；兼见胸胁胀满，善太息，憋气感，苔薄白，脉弦者则为气滞。

3. 再辨轻重顺逆

辨其顺逆，关键在于防厥防脱，重点应注意以下几点：①阳虚或阴虚之证均可有厥脱之变，但阳虚者更易发生；②神委和烦躁是常见的表现，若精神委顿逐渐发展或烦躁不安逐渐加重，则应引起注意，若神志模糊或不清，则病已危重；③若气短之症逐渐加重，应提高警惕，若见喘促则病情严重；④胸痛者常见汗出，若汗出增多，须警惕厥脱；⑤手足温度逐渐下降者，应充分重视，若四肢逆冷过肘而青紫者，则提示病危。

（三）定治

辨其虚实，掌握标本，区分阴寒、痰浊、气滞、血瘀的不同。阴寒治以温阳散寒，痰浊治以泄浊豁痰，气滞治以理气散郁，血瘀治以活血化瘀。本病在发生发展过程中，如出现心阳暴脱之危证，此时则当以益气固脱、回阳救逆为主，若为阴阳俱虚，则在回阳救逆之时配合养阴之法。

（四）用药

1. 温阳散寒

胸痛属寒凝心脉者，治宜温阳散寒，多用辛温散寒通阳之药如乌头、桂枝、麻黄、附子、干姜、薤白、赤石脂等。

2. 化痰开结

胸痛属痰浊闭结者，应以化痰逐饮之药如瓜蒌、薤白、半夏等，配合辛香通散、化浊开窍功效的药物如枳实、南星、礞石、竹茹等。

3. 活血化瘀

活血化瘀是治疗急性胸痛的重要方法，组方之中多加入活血化瘀药物。如丹参、桃仁、归尾、川芎、牡丹皮、苏木、红花、玄胡索、桂心、降香、通草、麦芽、穿山甲、五灵脂、蒲黄等。

4. 益气回阳

胸痛猝发致阳气欲脱者，急当以大剂量红参、附子、干姜回阳救逆，阴竭阳脱者可加用麦冬、五味子。

【纲目条辨论治】

以病因为纲，以证为目，条辨论治。

1. 寒凝心脉

主症：胸中闷痛，痛如锥刺，或胸痛彻背，心痛甚，冷汗出，面色苍白，心悸气短，四肢厥冷。舌质暗红，舌苔薄白或白腻，脉沉迟或沉紧。

治法：宣痹通阳，散寒通络。

方药：瓜蒌薤白桂枝汤合当归四逆汤加减。全瓜蒌、薤白、桂枝、当归、细辛、丹参、赤芍、甘草、通草、大枣。若胸痛剧烈，心痛彻背，背痛彻心，痛无休止，伴身寒肢冷，气短喘息，脉沉紧或沉微，为阴寒极盛，可用乌头赤石脂丸加荜茇、高良姜、细辛；若痛剧而四肢不温，冷汗自出，可配合舌下含化苏合香丸或麝香保心丸。

2. 痰瘀闭阻

主症：胸痹钝痛，痛有定处，胸闷气短，形体肥胖，身重困倦，脘痞纳呆，唇舌紫暗，大便不爽。舌体胖大，或边有齿痕，舌质紫暗或淡暗，舌苔白腻，脉涩或弦滑或结代。

治法：豁痰泄浊，通络开结。

方药：瓜蒌薤白半夏汤合丹参饮加减。全瓜蒌、薤白、半夏、丹参、檀香、砂仁。痰郁化热，痰黏色黄，大便干，苔黄腻者可用黄连温胆汤；痰热伤津加生地黄、麦冬、沙参；大便秘结加生大黄、桃仁。

3. 阳虚厥脱

主症：胸痛剧烈，大汗淋漓，四肢厥冷，畏寒蜷卧，甚则神志昏迷，面色苍白，口唇青紫。舌质紫暗，脉数或缓或结代或雀啄或屋漏。

治法：益气回阳固脱。

方药：参附汤送服沉香粉、三七粉。红参、制附子、沉香粉、三七粉等。水饮上凌心肺，水肿、喘促、心悸者，加茯苓、黄芪、汉防己、车前子；阳损及阴，阴阳两虚，可加麦冬、五味子。

【其他疗法】

1. 针灸疗法

（1）毫针刺内关、通里、神门、膻中、心俞等穴，轻刺得气后，留针 1~2 分钟。

（2）针刺内关、神门、三阴交、膻中、厥阴俞或心俞。

2. 推拿疗法

实证为主者，可指压至阳穴。

3. 中成药治疗

口服速效救心丸、麝香保心丸、冠心苏合丸、复方丹参滴丸其中一种，根据证型选用。

【病案参考】

病案一

刘某，年四旬许，某店店员也。每日持筹握算，晷无寸闲，如俯伏时久，则胸极感不舒，寖至微咳吐痰，尚无若何异象。近以年关猬务丛集，收欠付欠，尤多焦劳。初觉胸膈满胀，嗳气时作，继则喘咳痰唾，夜不安眠，甚则胸背牵引作痛，服调气化痰药不效，乃走至于余。脉诊弦滑，舌苔白腻，不渴，喘咳，胸背彻痛不休，并无恶寒肢厥景象。此固金匮之胸痹，非调气化痰之所能治也。盖胸痹一证，因缘阳气不振，阴寒乘之，浊痰上泛，弥漫胸膈，气机阻滞，上下失调，故前后攻冲，胸背剧痛。如属阴寒剧盛，胸痛彻背，背痛彻心者，则宜辛温大热之乌头赤石脂丸以逐寒邪；如内寒不盛而兼虚者，则当相其轻重分用人参汤或大建中汤以为温补；本证则阳未虚甚而寒亦不盛，既不合前者椒附之大温，亦不宜后者姜参之温补，仅应温阳祛痰，舒展中气，运用瓜蒌薤白半夏枳实桂枝汤调理，可谓方证切合，自当效如桴鼓，三剂可愈。数日病者来告，服药效验如神，果如所期。

（选自《治验回忆录》）

病案二

病者：张铭书之萱堂，年四十余岁，住东楼村。

病名：胸痹，兼作奔豚

原因：形寒饮冷，以致气血郁结不舒，心阳被寒而不宣，肝肾邪同时侵袭。

症候：初起胸膈烦闷，脐下跳动，遂至上冲胸中，径达两肩，冲痛难忍，兼短气欲呕，经医用治奔豚方投之无效。延十余日后，饮食屡减，刺痛不休。

诊断：寸脉虚缓微隐滑象，关尺脉弦紧，舌苔微白。

疗法：通调瘀室之心阳，驱逐攻冲之逆邪。

处方：嫩桂枝尖二钱、白术、薤白、炒白芍各二钱、制半夏、五灵脂各二钱、吴茱萸、黄连、云苓、炙甘草、高良姜各一钱半、瓜蒌二钱、大枣三枚、生姜两片，水煎温服。

效果：一剂即瘥。

说明：正多邪少则病伏，邪多正少则病越，肝善郁怒则窒而不畅，木郁则气无发处，势必侵土，中土衰败则心阳不振，下焦浊阴之气无束，故犯上冲痛。

（选自《1900－1949 期刊医案类编精华：内科医案（二）》）

病案三

邵某，男，54 岁，干部。因心前区间歇发作针刺样疼痛及压迫感 4 年余，于 1976 年 1 月 21 日入院。1971 年 7～9 月因陈旧性心肌梗死在某医院住院治疗，出院月余后开始经常感到心前区间歇发作针刺样疼痛及压迫感，含服硝酸甘油后能缓解，近年来发作较频而入院，检查血压为120/90mmHg，心率56次/分，舌暗红，苔黄浊腻，脉缓。胸透：主动脉屈曲，左心室向下延伸，左心室扩大。心电图：窦性心动过缓并不齐，陈旧性下壁心肌梗死。

中医诊断：胸痹。

证型：痰瘀闭阻证。

西医诊断：冠心病陈旧性下壁心肌梗死。

治法：化痰通瘀，芳香化浊。

处方：温胆汤加味。

党参15g，云苓12g，法半夏9g，橘红4.5g，郁金9g，竹茹9g，枳实6g，布渣叶15g，藿香4.5g，甘草4.5g。水煎服，日1剂。

住院期间出现头痛，左手麻痹不适，用健脾补气四君子汤加味治疗。

处方：党参15g，白术12g，云苓15g，甘草4.5g，丹参12g，葛根30g，山楂30g。水煎服，日1剂。

后期又用温胆汤加味。住院期间心绞痛发作减轻，无须含服硝酸甘油，复查心电图：窦性心动过缓并不齐，陈旧性下壁心肌梗死。精神、食欲均正常，于4月26日出院。出院后继续服用温胆汤加味制成丸，治疗追踪3个月，无心绞痛发作。

（选自《当代名老中医临证荟萃》）

Ⅲ急性腹痛

急性腹痛是以突然发作的胃脘至耻骨毛际以上部位疼痛为主要临床表现的病证，是急诊常见的临床症状，具有起病急、变化快、病情重的特点。《症因脉治》（卷四）云：“痛在胃之下，脐之四傍，毛际之上，名曰腹痛”，俗称“肚子痛”。急性腹痛在《肘后备急方》中称为“猝腹痛”。秦景明《症因脉治·腹痛论》云：“痛在胃之下，脐之少旁，毛际之上，名曰腹痛。痛在脘上，则曰胃痛而非腹痛。”西医的急性炎症、脏器穿孔、梗阻性腹痛、腹部出血等，当以腹痛为主要表现，可参照本节进行辨证论治，外科、妇科疾病以腹痛为主要表现者，不在本节探讨之列。

【源流】

有关于腹痛的论述，最早记载见于《黄帝内经》，《素问·举痛论》曰：“寒气客于肠胃之间，膜原之下，血不得散，小络急引，故痛。”“热气留于小肠，肠中痛，瘅热焦渴则坚干不得出，故痛而闭不通矣。”《灵枢·五邪》亦云：“邪在脾胃……阳气不足，阴气有余，则寒中肠鸣腹痛。”其病机为“阳气不足，阴气有余”。《素问·气交变大论》中曰：“岁土太过，雨湿流行，肾水受邪。民病腹痛，清厥，意不乐，体重烦冤。”叙述了湿邪致腹痛。张仲景的《金匮要略·腹满寒疝宿食病脉证治第十》曰："心胸中大寒痛，呕不能饮食，腹中寒，上冲皮起，出见有头足，上下痛而不可触近，大建中汤主之。"《金匮要略·血痹虚劳病脉证并治第六》曰："虚劳里急，悸，衄，腹中痛，梦失精，四肢酸疼，手足烦热，咽干口燥，小建中汤主之。""虚劳里急，诸不足，黄芪建中汤主之。"《金匮要略·腹满寒疝宿食脉证治第十》曰："腹满不减，减不足言，当须下之，宜大承气汤。""腹中寒气，雷鸣切痛，胸胁逆满，呕吐，附子粳米汤主之。"《金匮要略》中将腹痛分为实寒、阳虚、实热、血虚等不同证型进行辨证施治。刘河间提出"久病无寒，而暴痛非热"之论，认为寒病乃寒凝脉涩所致，热病乃热郁于内所成。魏晋南北朝时《肘后备急方》曰："治卒腹痛方。书舌上作风字，又画纸上作两蜈蚣相交，吞之。"金元时期刘河间提出"久病无寒，而暴痛非热"之论，认为寒病乃寒凝脉涩所致，热病乃热郁于内所成。

明·李梴《医学入门》提出："大腹痛多食积外邪，脐腹痛多积热痰火，小腹痛多瘀血及痰与溺涩，脐下卒大痛，人中黑者，中恶客忤，不治。"明·吴昆《医方考·腹痛》中曰："腹中干痛有时者，虫痛也……干痛者，不吐不泻而但痛也。"清·李用粹《证治汇补·腹痛》中曰："暴触怒气，则两胁先痛而后入腹。"清·程知曰："阴邪在腹，则阳不得入而和阴，为腹痛。"《临证指南医案·腹痛》则提出："腹处乎中，痛因非一。须知其无形及有形之为患，而主治之机宜，已先得其要矣。所谓无形为患者，如寒凝火郁，气阻营虚，及夏秋暑湿痧秽之类是也。所谓有形为患者，如蓄血、食滞、癥瘕、蛔绕、内疝，及平素偏好成积之类是也。"《医宗金鉴·订正仲景全书·伤寒论注》："腹中痛者，胃中有寒邪内攻也。"

【病因病机】

腹痛的病因早在《黄帝内经》中即有寒邪客于肠胃和饮食不节伤及肠胃有关的论述。食滞、寒滞、气滞，或因虫、因水、因痰等邪实阻滞，腑实内结，气血壅滞，升降失常，均可导致急性腹痛。其次久病劳伤，或禀赋不足，阳虚内寒，调养不慎，致中焦运化失常，也易于诱发急性腹痛。

1. 寒凝肠腑，络脉绌急

外感寒湿之邪直中肠腑，或嗜食寒凉饮食，损伤肠胃，寒客于腑，络脉绌急，气血凝滞，发为腹痛。

2. 腑实内结，腑气不通

暴饮暴食或过食肥腻厚味，或食入不洁之物，食积胃肠，化热生湿，腑实不通，气血壅滞，发为腹痛。

3. 气虚血瘀，升降失常

平素情志不畅，或思虑太过，郁结不通，或脾气内伤，由气及血，脾气虚滞，血行不畅，郁久化火，痰火内扰，气机升降失常，不通则痛。

4. 中虚脏寒，脏腑失养

久病劳伤，或素体禀赋不足，阳虚内寒，或调养不慎，感邪内伤，中虚脏寒，脏腑失养，发为腹痛。

【临床诊断】

诊断要点

1. 胃脘以下、耻骨毛际以上疼痛为主要表现者，即为腹痛。其疼痛性质各异，但一般不甚剧烈，且按之柔软，压痛较轻，无肌紧张及反跳痛。

2. 起病可缓可急，常因饮食、情志、受凉等因素诱发或加重。

3. 腹部X线检查、B超、相关实验室检查有助诊断及鉴别诊断。

4. 应排除外科、妇科腹痛，以及其他内科病证中出现的腹痛症状。

【临证思路】

（一）识症

1. 辨虚实

切诊腹部，硬满拒按为实证；腹软，喜温喜按为虚证。

2. 腹痛性质

如持续性钝痛或隐痛多为腹内炎症和出血：阵发性绞痛多为腔道梗阻；持续性疼痛伴阵发性加重表示炎症与梗阻并存。

3. 腹痛程度

炎症引起的腹痛一般较轻，多可忍受；腔道梗阻引起的绞痛常剧烈：最为剧烈的腹痛是濒死样疼痛，常可引起休克，多见于胃十二指肠穿孔、腹主动脉瘤破裂，重症急性胰腺炎、绞窄性肠梗阻、胆绞痛、结石等。

4. 腹痛部位

一般腹痛起始和最明显处，往往是病变所在，但亦有不少例外，如急性心肌梗死、细菌性肺炎表现为上腹痛等，这在临床中尤须注意。

5. 腹痛的转移和放射痛

急性阑尾炎腹痛常自上腹或脐周逐渐转移到右下腹；急性胰腺炎向左腰背部放射；胆囊炎、胆石症放射至右肩部；小肠疾病放射至脐周；子宫、直肠病放射至腰骶部等。

（二）审机

根据腹痛的病因、疼痛部位、疼痛性质等，辨别其寒、热、虚、实，属气属血，在脏在腑最为关键。

1. 辨腹痛缓急

依腹痛病史，发生原因、时间、性质等，分辨是急性腹痛抑或慢性腹痛。前者多因寒邪、湿热、食滞、虫石所伤，表现为发病突然，疼痛剧烈，病程较短。后者多为内伤，常因病久由气及血，或脏腑虚寒，发病缓慢，疼痛不剧，病程迁延。

2. 辨寒热

寒证，腹痛拘急，疼痛暴作，遇冷痛剧，得热则减，口不渴，舌苔白滑，脉沉紧。热证，腹痛胀满拒按、灼热，身热便秘，便下痛减，烦渴引饮，舌苔黄厚少津，脉洪数或沉实。

3. 辨病因

气滞腹痛，腹部胀痛，时轻时重，痛无定处，腹痛矢气后痛减，与情志有关，舌苔薄白，脉弦；血瘀腹痛，腹部刺痛，固定不移，痛处拒按，入夜尤甚，或按之有块，舌质紫暗或有瘀斑，脉弦涩；食滞腹痛，腹部胀满拒按，嗳腐吞酸，嗳气稍舒，痛甚欲便，便后痛减，舌苔白厚，脉滑；虫积腹痛，绕脐痛，时作时止，痛甚呕吐，常有蛔虫病史。

4. 辨病位

大腹痛多属脾胃之病，脐以上痛，属太阴脾，多属脾胃肠道之病；少腹痛多属足厥阴肝经病；小腹痛及脐周腹痛多属脾胃、小肠、肾、膀胱之病，属少阴冲任；虫病多见脐周疼痛。

究其原因有气滞、血瘀、寒、热、实、虫、食等。痛而胀满多实，痛而不满为虚；实痛拒按，虚痛喜按；痛而有形多实，痛而无形多虚；饱食痛剧者为实，饥时痛者为虚。寒痛得暖而减；热痛得凉则缓。痛时有形，痛止则散，攻冲走窜，痛无定处为气痛；痛有定处，按之有形，始终不散者为血瘀疼痛。

（三）定治

腹痛的病因病机很多，然不外乎寒、热、虚、实四端，就临床所见，四者并非单独存在，往往相互错杂，或寒热交错，或虚实夹杂，或属虚寒，或属实热。因此，必须从临床实际出发，分析其不同的病因病机作出正确的辨证和治疗。就病机而言，虽有虚实寒热之别，在气在血之异，致痛之关键不外乎“不通则痛”和“不荣则痛”。

治疗腹痛，多以“通”字立法。所谓“通”，并非单指攻下通利而言。注意通补关系，“不通则痛”者宜通利，“不荣则痛”者宜温养。

依证候的寒热虚实，在气在血，所属脏腑经络，确定治则。一般以虚实为纲，寒热为目。实热者宜调气祛邪，清热化湿，消食导滞，理气活血；虚寒者宜温中补虚。

腹痛者多为气分先伤，气滞不通，伤及血络，形成气滞血瘀的病理状态，故治疗上应理气中佐以活血，祛瘀中辅以行气，以增强止痛效果。根据叶天士“久病入络”之说，对缠绵不愈之腹痛，采取辛润活血通络之法，尤为常用。

（四）用药

1. 寒凝肠腑

脐中痛甚，喜温喜按，属肾阳不足，寒邪内侵，治当温通肾阳，方用通脉四逆汤；少腹拘急冷痛，苔白脉沉紧，属下焦受寒，寒滞肝脉，宜温肝散寒，方用暖肝煎；腹中冷痛，手足逆冷，身体疼痛，属内外皆寒，宜散内外之寒，方用乌头桂枝汤；胁下腹部偏痛，伴手足厥逆，大便不通，脉紧弦，属寒实内结，阳气不通，升降之机痞塞，治当温里散寒，通便止痛，方用大黄附子汤；腹中雷鸣切痛，胸胁逆满，呕吐清水，属寒邪上逆，宜和中降逆，方用附子粳米汤。

2. 腑实内结

证属腑实内结者，当用大承气汤。此方峻下实热燥结，即“釜底抽薪，急下存阴”法。大黄苦寒泄热，攻下燥屎，荡涤肠胃；芒硝咸寒润燥，软坚破结；佐以枳实、厚朴行气导滞，消痞除满。若热偏重，加黄芩、黄连、公英、金银花等；若湿胜，苔白腻，去芒硝，重用厚朴，加木香、苍术；若暴食疼痛者，加莱菔子、山楂、鸡内金；若腹痛引及两胁者，加柴胡、郁金；若热重，包块明显者，加紫花地丁、丹皮、败酱草；若心下满痛，属少阳阳明合病，宜大柴胡汤和解少阳，清泄阳明。

3. 中脏虚寒

证属中脏虚寒者，方用小建中汤。方中桂枝配饴糖，生姜配大枣温中补虚；芍药配甘草和里缓急。六味配合，辛甘化阳之中，又具酸甘化阴之用，共奏温中补虚，和里缓急之功。如见精神倦怠，或大便虽软而艰难者，为气虚无力，宜黄芪建中汤；若血虚明显，面白唇淡，爪甲不华者用当归建中汤；若虚寒腹痛较重，腹中寒，上冲皮起，有头足，痛不可近者用大建中汤温中补虚，散寒止痛；若兼有肾阳不足之证者，属脾肾阳虚，用附子理中汤以温补脾肾；若脾胃虚寒不著，但见脘腹隐痛、气短、面黄体倦者，可用香砂六君子汤调理。

4. 瘀血腹痛

证属瘀血腹痛者，方选少腹逐瘀汤，方中当归、赤芍、川芎养营活血；生蒲黄、五灵脂、没药逐瘀止痛；血得温则行，故用肉桂、干姜温经暖营；小茴香、延胡索理气止痛。如有包块者加桃仁、红花、莪术；若腹部手术后作痛者加泽兰、红花；若属跌仆伤后作痛者加王不留行、三七粉、云南白药；如瘀结于腹，腹大坚满，青筋暴露者可加水红花子、陈葫芦、泽兰，或用膈下逐瘀汤。

【纲目条辨论治】

以病因为纲，以虚实为目，条辨论治。

1. 寒凝肠腑

主症：脘腹猝痛，时作时止，腹胀雷鸣，冷汗出，恶寒，口淡无味，或呕吐清涎，小便清长，大便结或溏。舌脉：舌质青紫，若白腻，脉沉紧或弦。

治法：温中散寒，祛湿止痛。

方药：良附丸加减。常用高良姜、香附、延胡索、白芷、桂枝、白芍、甘草等。

随症加减：外感寒湿，以藿香正气散加减；少腹拘急冷痛者，用暖肝煎。

2. 腑实内结

主症：脘腹阵痛，痛势急迫，胃脘痞满，拒按，口苦口黏，心烦嘈杂，呕吐暖腐，吐后减轻，厌食，矢气臭秽，肛门灼热，大便不爽或急迫下利，小便短赤。舌脉：舌质红，苔黄腻，脉滑数或濡数。

治法：通腑泄热，消导和中。

方药：大承气汤加减。常用厚朴、枳实、生大黄、芒硝等。

随症加减：湿热内阻者，用连朴饮加减。

3. 气虚血瘀

主症：腹胀痛如针刺或刀割，连及两胁，或痛有定处，拒按，入夜痛甚，或呃逆、嗳气频作，善叹息，嘈杂吞酸，饮食不化，痛引少腹，得嗳气、矢气后减轻。舌脉：舌体胖，边有齿痕，舌质暗或有瘀斑，苔白或腻，脉沉细或弦滑。

治法：疏肝和胃健脾，通络止痛。

方药：枳术丸合失笑散加减。常用炒白术、炒枳实、荷叶、蒲黄、五灵脂、党参、黄芪、陈皮、当归、丹参、檀香、砂仁等。

随症加减：呃逆吞酸者，加党参、干姜、吴茱萸、旋覆花、代赭石等。

4. 中虚脏寒

主症：腹痛绵绵，时作时止，喜热恶寒，痛时喜按，饥饿及劳累后加重，神疲气短，怯寒肢冷，大便清薄，舌脉：舌质淡，苔白，脉沉细。

治法：温运脾阳，散寒止痛。

方药：黄芪建中汤加减。常用黄芪、白芍、桂枝、炙甘草、生姜、大枣、饴糖。

随症加减：泛吐痰涎者，加陈皮、姜半夏、白术等；嘈杂反酸者，加煅瓦楞子、吴茱萸；内盛者，加附子理中汤。

【其他疗法】

1. 针灸疗法

腹痛取内关、中脘、支沟、足三里、公孙、三阴交、关元；脐腹痛加阳陵泉、太冲、天枢、大横；食积加气海、隐白、内庭；寒者加神阙、巨阙、关元，隔姜灸或温针灸。亦可采用耳穴按压治疗，可根据耳部反应点及疼痛部位分别选用相应耳穴，如交感、神门、胃、肝、肠、胆等。早晚各按压 20 分钟左右，两耳交替，一般取 3 ~ 5 穴，夏季 2 ~ 3 天，冬季 5 ~ 7 天更换一次。

2. 外治法

艾叶适量，醋炒热，布包敷于神阙穴及痛处；或将适量肉桂、丁香、细辛研末，布包敷于神阙穴，适用于寒性腹痛。

3. 推拿疗法

在第 2 ~4 胸椎棘突处，用手指按压，有时可立即止痛。或用轻快的一指禅推法和摩法于上脘、中脘、下脘、气海、天枢等穴进行操作，然后揉按足三里、脾俞、胃俞和内关穴各 10 分钟。

4. 结肠滴注疗法

大黄、枳实、厚朴各 20g，桃仁、丹皮、败酱草各 15g，煎汤 200mL，装入灌肠瓶，经结肠点滴。用于腑实内结，腹部胀痛，腑气不通的患者。

5. 中成药治法

①胃苏冲剂，适用于食积气滞腹痛；②延胡索止痛软胶囊，适用于气滞腹痛；③气滞胃痛冲剂，适用于气滞腹痛；④温中止痛口服液、附子理中丸，适用于寒性腹痛。

6. 针剂治法

红花黄色素氯化钠注射液可用于瘀血型腹痛。

【病案参考】

病案一

张某，男，43 岁。

初诊：左下腹部疼痛已 1 年，近日疼痛加重，但食后作胀，腹鸣，大便滞下，便后略觉轻快。刻诊：腹胀痛，自汗，气逆上冲，舌浅红，苔薄白，中横裂，脉迟涩。证属久病正气亏虚，气滞而逆，营虚卫弱之腹满胀痛，治宜益气理气，协调营卫、平呃止汗，乃取桂枝加龙骨牡蛎汤化裁，药用：黄芪 20g，白芍 25g，甘草、五味子、桂枝各 10g，木香 7g，香附 15g，龙骨、牡蛎各 25g。5 剂，水煎服。

二诊：腹胀痛大减，哕与汗出亦轻。舌浅红，脉沉迟。药已对症，原方加生姜 3 片，红枣 3 枚，续服 5 剂。其病告愈。按：本案以腹痛且胀，大便滞下，时哕，自汗以及舌脉之象为辨证要点。其证虚实并见，气虚兼有阳虚，并气机阻滞，气逆上冲，自汗不止。治以温通阳气，调理气机，解表安里为宜。方中黄芪培补正气；姜、桂、草辛甘化阳，通阳化气，芍、枣酸甘化阴，养阴和营，重用龙骨、牡蛎固涩之品，缘于该患者营虚卫弱，营阴不能内守，意在和营为重，既解表又安里；以五味子配龙牡更收敛汗安神，降逆止哕之效；伍香附、白术、木香以理气行滞，疏通气机。

（选自《何宏邦老中医腹痛证治验案拾萃》）

病案二

李某，女，医生。于2002年11月25日因阵发性腹部剧痛1月就诊。患者1月前无明显诱因出现便秘，自服番泻叶以图缓解，数天后无明显诱因出现腹部剧痛，当时诊断为肠梗阻，予西药并使用各种镇痛剂均罔效。诊见：阵发性腹痛，触之痛甚，得热及矢气后痛减，腹部时有包块，伴恶心，呕吐，大便难行，腰痛，颜面青黑，胃纳差，小便清冷，舌淡红、苔白厚，脉沉弦迟涩。中医诊断：肠结。证属中阳式微，肝气不疏，津液亏乏。治拟温通开闭。处方：附子、炮姜、枳实、木香各10g，厚朴、桃仁、当归各15g，黑芝麻20g，大黄7g，煨皂角刺3g。两剂，每剂煎取600mL，每次服200mL，每6小时服一次。外用葱熨法：炒胡盐0.3g，大葱白（烧）1条，肉桂、吴茱萸、石菖蒲各5g，蜣螂1个。两剂，每次1剂，将以上诸药共捣末为饼，敷脐，上盖热水袋。二诊：自述药后诸症基本消失，进食过多后又出现腹痛，症状同前，舌红、苔黄燥而干，脉沉弱无力。处方：炮附子、干姜、制大黄各10g，枳实、桃仁、苦杏仁各15g，煨皂角刺、蜣螂各5g，厚朴20g。两剂，每剂煎取600mL，早晚饭后分服。外用葱熨法：用炒胡盐0.2g，烧葱白1条，火硝、茴香粉各5g。两剂，每次1剂，用法同上。按：《金匮要略·腹满寒疝宿食病脉证治第十》："心胸中大寒痛，呕不能饮食，腹中寒，上冲皮起，出见有头足，上下痛而不可触近，大建中汤主之"。本例患者之症状与上述条文相吻合，但腹痛为阵发性，且腹痛得矢气则减；大便难行，气郁之候亦同时存在。可见此患为虚实夹杂之候，因此，临床上不可拘泥于见痛闭之症，就用攻下法，一定要辨清虚实。任老不用大建中而易为姜、附，缘于患者病程日久，中焦阳气虚损较重，必须以附子大辛大热纯阳之品，以补坎中真阳，土得火生而中气可复，佐干姜以温中焦之土气，火得土覆而火可久存，诸药相因使中阳得运，则阴霾自散，故方选厚朴三物汤以决气壅；同时佐木香升降诸气使上下相通；桃仁、苦杏仁、黑芝麻、当归润肠通便；煨皂角刺宣通开窍。同时结合外治法，药用炒胡盐以止痛；葱白为通阳要药，其合阳明，阳透则阴不滞，故治阴寒腹痛，同时亦能通二便。因此，临床上见二便不通之症，任老喜外用葱白、石菖蒲通阳利九窍，蜣螂又名推丸，可通窍，善治二便久闭，诸药同用，共奏止痛通便之功；同时佐用温中下气之吴茱萸及温命门之茴香、肉桂。内治、外治均以温通止痛为法，故获效快捷。

（选自《任继学教授验案3则》）

Ⅳ其他相关急性疼痛病证

一、急性咽喉肿痛

咽喉痛主要指咽喉部疼痛，西医多指急慢性咽喉炎、扁桃体炎、扁桃体周围脓肿等。

1. 毒侵肺卫

主症：初起憎寒发热，继则壮热烦渴，咽喉红肿疼痛，甚或糜烂，肌肤丹痧隐约。舌尖边红，苔黄白，脉数。

治法：透卫泄热，清咽解毒止痛。

方药：清咽栀豉汤（陈耕道《疫喉浅论》）。金银花12g，薄荷6g，栀子10g，香豆豉10g，牛蒡子9g，蝉蜕5g，白僵蚕6g，水牛角20g（刨片先煎，代犀角），连翘10g，桔梗6g，马勃10g，芦根30g，灯心草10g，竹叶10g。

随症加减：若表郁较重，恶寒持续，头痛、周身酸痛且无汗出者，可去水牛角，酌加荆芥、防风各10g。

2. 毒壅气分

主症：壮热，口渴，烦躁，咽喉红肿腐烂，肌肤丹痧显露。舌红赤有珠，苔黄燥，脉洪数。

治法：清气泄热，泻火解毒止痛。

方药：余氏清心凉膈散（王孟英《温热经纬》）。连翘9g，黄芩12g，山栀子12g，薄荷6g，生石膏30g（先煎），桔梗6g，竹叶9g，甘草6g。

3. 毒燔气营（血）

主症：咽喉红肿糜烂，甚则气道阻塞，声哑气急，丹痧密布，红晕如斑，赤紫成片，壮热，汗多，口渴，烦躁。舌绛干燥，遍起芒刺，状如红梅，脉细数。

治法：清气凉营，解毒救阴。

方药：凉营清气汤（丁甘仁《丁甘仁医案喉痧证治概要》）。水牛角30g（先煎，代犀角），鲜石斛25g，黑山栀9g，牡丹皮9g，生地黄25g，薄荷6g，川黄连3g，赤芍9g，玄参15g，生石膏30g（先煎），甘草5g，连翘9g，鲜竹叶12g，芦根30g，茅根30g，老黄汁30g（冲服，代金汁）。

4. 余毒伤阴

主症：咽喉腐烂渐减，但仍疼痛，壮热已除，惟午后仍低热，口干唇燥，皮肤干燥脱屑。舌红而干，少苔或无苔，脉细数。

治法：养阴生津，清泄余热。

方药：清咽养营汤（陈耕道《疫喉浅论》）。西洋参12g，大生地黄15g，茯神木12g，麦冬12g，大白芍10g，天花粉15g，天冬12g，玄参15g，肥知母12g，炙甘草6g。

二、急性胁痛

胁痛指一侧或两侧胁肋疼痛，西医多见于慢性肝炎、肝硬化、胆囊炎、胆石症、胆蛔症、胸膜炎、胰腺炎等。

1. 肝气郁结

主症：胁胀痛，走窜不定，每因情志变化而增减，胸闷气短，嗳气频作，苔薄脉弦。

治法：疏肝理气止痛。

方药：柴胡疏肝散（张介宾《景岳全书》）加减。柴胡 12g，枳壳、香附、川芎各 10g，白芍 15g，佛手 12g，青皮 6g，郁金 12g，甘草 6g。

随症加减：肝郁化火者，加牡丹皮 10g，栀子 12g。

2. 肝胆湿热

主症：胁肋灼痛或绞痛，胸闷纳呆，口干口苦，呕恶，或发热，或黄疸。舌红苔黄腻，脉弦滑数。

治法：清利湿热止痛。

方药：龙胆泻肝汤（李杲《兰室秘藏》）加减。龙胆、黄芩、柴胡各 12g，栀子、木通各 10g，车前子 12g，绵茵陈 20g，川楝子 10g，广木香 6g（后下），甘草 6g。

随症加减：若砂石阻滞胆道者，可加金钱草 30g，郁金 12g。

3. 肝阴不足

主症：胁痛隐隐，遇劳加重，口干咽燥，心中烦热，头晕目眩。舌红少苔，脉弦细数。

治法：养阴柔肝，缓急止痛。

方药：一贯煎（魏之琇《柳州医话》）加味。生地黄、枸杞子、沙参、麦冬、白芍、女贞子、墨旱莲各 15g，当归、川楝子、佛手各 10g，甘草 6g。

4. 瘀血内阻

主症：胁肋刺痛，痛有定处，胁下或见积块。舌质紫暗，脉沉涩。

治法：祛瘀通络止痛。

方药：失笑散（陈师文等《太平惠民和剂局方》）合丹参饮（吴谦等《医宗金鉴》）加减。当归 12g，丹参 20g，乳香、没药各 9g，延胡索 12g，郁金、柴胡各 10g，三棱 9g，甘草 6g。

5. 蛔厥右胁

主症：突然胁腹剧痛阵阵，痛引肩背，恶心呕吐，甚则吐蛔，汗出肢冷，脉沉弦或沉伏。

治法：安蛔止痛，驱虫和胃。

方药：乌梅丸（张仲景《伤寒论》）加减。乌梅 12g，黄连、黄柏各 10g，熟附子、干姜各 6g，细辛 5g，肉桂 3g，延胡索 12g，枳壳 12g，白芍 15g，广木香 6g（后下）。当用驱蛔剂治之，虫驱后再调理脾胃。

三、急性肩背痛

主要指肩部、背部单侧或双侧疼痛，西医多见肩周炎、颈椎病等。

1. 寒湿阻络

主症：肩背疼痛，牵连肩及后项，阴雨冬季加剧。

治法：祛风胜湿，温经通络止痛。

方药：独活寄生汤加减（孙思邈《千金方》）。独活6g，防风6g，川芎6g，牛膝30g，桑寄生18g，秦艽12g，杜仲12g，当归12g，茯苓12g，党参12g，熟地黄15g，白芍10g，细辛3g，甘草3g，肉桂2g（焗冲）。

2. 气血虚滞

主症：肩背胀痛，反复不愈，卧时痛剧，活动痛减。

治法：益气补血，通络止痛。

方药：当归补血汤（李杲《内外伤辨惑论》）加味。黄芪30g，当归10g，葛根20g，桂枝10g，威灵仙15g，鸡血藤、丹参、制乳没各10g，羌活12g，姜黄12g，炙甘草6g。

四、急性胃脘痛

以胃脘痛以上腹部近心窝处疼痛为主症，西医多见于胃、十二指肠炎症、溃疡、痉挛等疾病。

1. 肝胃郁热

主症：胃脘灼痛，痛势急迫，烦躁易怒，泛酸嘈杂，口干苦。舌红苔黄，脉弦或数。

治法：疏肝泄热，和胃止痛。

方药：化肝煎（张介宾《景岳全书》）。栀子12g，牡丹皮10g，白芍15g，陈皮6g，青皮10g，吴茱萸6g，黄连10g，蒲公英30g，佛手12g，甘草6g。

2. 寒邪犯胃

主症：胃痛暴作，畏寒喜温，得温痛减，喜热饮。苔薄白，脉弦紧。

治法：散寒止痛。

方药：良附丸（谢元庆《良方集腋》）加味。高良姜12g，香附10g，荜茇10g，吴茱萸、陈皮、炙甘草各6g。

3. 食滞胃肠

主症：脘腹疼痛胀满，嗳腐吞酸，呕恶，大便不畅。舌苔厚腻，脉弦滑。

治法：消食导滞，和胃止痛。

方药：保和丸（朱丹溪《丹溪心法》）。神曲12g，山楂15g，莱菔子12g，法半夏10g，茯苓12g，陈皮6g，枳实10g，连翘12g，布渣叶15g，甘草6g。

4. 瘀血停滞

主症：胃痛日久，痛有定处，痛处拒按，痛如针刺或刀割，或见吐血黑便。舌质紫暗，脉涩。

治法：活血化瘀，通络止痛。

方药：失笑散（陈师文等《太平惠民和剂局方》）合丹参饮（吴谦《医宗金鉴》）加减。蒲黄、五灵脂各10g，丹参15g，檀香6g，砂仁6g（后下），延胡索12g，香附

10g，甘草 6g。

加减：吐血或黑便者，可加三七粉 6g，白及 15g。

5. 脾胃虚寒

主症：胃脘隐痛，泛吐清水，喜温喜按，纳差，便溏，神疲乏力，或畏寒肢冷。舌淡，脉细弱。

治法：温中健脾，和胃止痛。

方药：黄芪建中汤（张仲景《金匮要略》）加减。黄芪 18g，白芍 15g，桂枝 10g，白术 12g，党参 15g，干姜 6g，木香 6g（后下），大枣 5 枚。

五、急性腰痛

以腰部疼痛为主症，西医多见因肾脏疾病、风湿病、类风湿病、腰肌劳损、外伤等引起的腰痛。

1. 寒湿腰痛

主症：腰部冷痛重着，转侧不利，静卧不减，阴雨天加重。舌苔白腻，脉沉。

治法：温经除湿，通络止痛。

方药：甘姜苓术汤（张仲景《金匮要略》）加味。干姜 12g，炙甘草 9g，白术 15g，茯苓 20g，杜仲、独活各 12g，狗脊 20g，牛膝 15g。

2. 湿热腰痛

主症：腰痛处伴有热感，热天或雨天疼痛加重，活动后可减轻，尿赤。舌苔黄腻，脉滑数。

治法：清热利湿，通络止痛。

方药：四妙散（张秉成《成方便读》）加减。苍术、黄柏各 12g，薏苡仁 30g，银花藤、萆薢各 20g，木瓜、防己、海桐皮、牛膝各 15g，甘草 6g。

3. 肾虚腰痛

主症：腰痛而酸软，喜按喜揉，足膝无力，遇劳更甚，卧则减轻，常反复发作。脉沉细或细数。

治法：补肾益精。

方药：左归丸（张介宾《景岳全书》）加减。熟地黄 20g，山药、枸杞子各 15g，山茱萸、菟丝子、茯苓、牡丹皮各 12g，桑寄生、龟甲（先煎）各 30g，牛膝 15g，牡丹皮、泽泻各 10g。

4. 瘀血腰痛

主症：腰痛如刺，痛有定处，痛处拒按。舌质紫暗，脉涩。

治法：补血活血，通络止痛。

方药：加味四物汤（武之望《济阳纲目》）。当归 12g，川芎、芍药各 9g，熟地黄 12g，陈皮 9g，黄芩、黄连各 10g，桃仁、红花各 10g，麻仁 12g，甘草 6g。

六、急性脐腹痛

脐腹痛指脐部周围疼痛，西医多见肠炎、胃肠功能紊乱、肠道蛔虫病等。

1. 寒邪内阻

主症：腹痛急骤，得温痛减，遇冷更甚，口和不渴，小便清利，大便溏薄。舌苔白腻，脉沉弦。

治法：温中散寒止痛。

方药：正气天香散（《证治准绳》引刘河间方）加减。香附、乌药各12g，苏叶10g，陈皮6g，木香6g（后下），高良姜12g，延胡索10g，干姜、甘草各6g。

2. 脾胃虚寒

主症：脐腹痛绵绵，时作时止，喜温喜按，气短神疲，大便溏薄。舌淡苔白，脉沉细。

治法：温中补虚，缓急止痛。

方药：理中汤（张仲景《伤寒论》）加味。党参20g，干姜10g，白术12g，黄芪15g，广木香6g（后下），白芍15g，炙甘草6g。

3. 虫积内扰

主症：脐周腹痛，时作时止，胃脘嘈杂，能食而瘦，夜间磨牙，流涎，经常鼻痒，或面部有白色虫斑，眼白上有蓝点。

治法：驱蛔止痛，健运脾胃。

方药：化虫丸（汪昂《医方集锦》）加减。使君子、芜荑、鹤虱、苦楝根皮、槟榔各15g，乌梅10g，广木香6g（后下）。驱虫以后，可给予香砂六君子汤或参苓白术散等健运脾胃。

七、急性小腹痛

小腹痛指脐下腹部正中处疼痛，西医多见于膀胱炎、月经不调、痛经、产后腹痛等。

1. 热结膀胱

主症：小腹疼痛，按之痛剧，小便不利，滞涩灼痛，或伴腰痛、口苦。舌红苔黄腻，脉濡数。

治法：清热利湿，通淋止痛。

方药：八正散（陈师文等《太平惠民和剂局方》）加减。萹蓄、瞿麦、金银花、连翘各15g，栀子、木通各12g，滑石、车前草、珍珠草、土茯苓各30g，大黄10g，甘草6g。

2. 气血瘀滞

主症：经前或经期小腹胀痛拒按，伴两胁胀痛。舌质紫暗或舌尖边有瘀斑，苔薄白，脉弦细或弦滑。

治法：理气活血，化瘀止痛。

方药：膈下逐瘀汤（王清任《医林改错》）加减。当归15g，川芎10g，赤、白芍各15g，桃仁15g，红花6g，枳壳15g，延胡索15g，五灵脂9g，蒲黄9g，牡丹皮15g，香附15g，甘草6g。

3. 寒湿凝滞

主症：经行小腹冷痛，得热则舒，血色紫暗有块，面青唇白，形寒肢冷，便溏。舌质青紫，苔白，脉沉紧。

治法：温经散寒，化瘀止痛。

方药：少腹逐瘀汤（王清任《医林改错》加减）。小茴香10g，延胡索15g，五灵脂9g，蒲黄9g，当归15g，川芎10g，干姜5g，肉桂5g（焗服），赤芍15g，没药12g，益母草30g，艾叶15g。

4. 肝郁湿热

主症：经前或经期小腹疼痛，或小腹灼热感，舌质红、苔黄或腻，脉弦数。

治法：清热除湿，化瘀止痛。

方药：清热调血汤（龚信《古今医鉴》）加减。当归15g，川芎10g，白芍15g，生地黄10g，川黄连9g，香附12g，桃仁15g，川红花9g，莪术12g，延胡索6g，牡丹皮15g，七叶莲15g，丹参20g。

5. 气血亏虚

主症：经期或经后小腹隐痛喜按，或月经推后，经量少，经色淡，质稀。面色㿠白无华，神疲乏力。舌质淡，苔薄白，脉弦细弱。

治法：补气养血，调经止痛。

方药：当归芍药散（张仲景《金匮要略》加减）。当归15g，白芍20g，川芎10g，云苓20g，白术15g，泽泻5g，益母草30g，香附子12g，延胡索10g，北黄芪15g，党参20g。

6. 肝肾亏损

主症：经水将净或经后小腹绵绵作痛，腰膝酸软。月经后推，经色淡黯量少，质稀薄，或头晕耳鸣，或潮热，眼眶黯。舌质红少苔，脉细弱。

治法：滋肾养肝止痛。

方药：调肝汤（傅山《傅青主女科》）加减。当归15g，白芍15g，山萸肉15g，巴戟天15g，阿胶15g（烊化），山药20g，台乌药15g，益母草30g，香附子12g，甘草6g。

八、急性少腹痛

主要指下腹部两侧或一侧疼痛，西医多见胃肠功能紊乱、肠梗阻、急慢性盆腔炎、结肠炎、阑尾炎等。

1. 肝郁气滞

主症：少腹胀痛，矢气痛或胁肋作痛，情志抑郁，多烦善怒。舌质红，苔薄黄，脉弦。

治法：疏肝理气止痛。

方药：柴胡疏肝散（张介宾《景岳全书》）加减。柴胡9g，香附9g，枳壳9g，白芍15g，川芎9g，甘草6g，茯苓20g，牡丹皮9g，栀子9g。

2. 肝经湿热

主症：少腹疼痛，按之痛剧，白带浓稠秽臭，舌质红，苔黄或腻，脉弦数。

治法：清热除湿止痛。

方药：清热调血汤（龚信《古今医鉴》）加减。当归15g，川芎10g，白芍15g，生地黄10g，川黄连9g，香附12g，桃仁15g，川红花9g，莪术12g，延胡索6g，牡丹皮15g，七叶莲15g，丹参20g。

3. 热结大肠

主症：少腹疼痛，左侧为甚，按之痛甚，触及燥屎。苔黄燥，脉数有力。

治法：通腑泄热止痛。

方药：大承气汤（张仲景《伤寒论》）加味。生大黄9g（后下），芒硝9g（冲服），枳实9g，厚朴9g，槐花9g，莱菔子15g，金银花9g，甘草6g。

4. 瘀阻阑门（肠痈）

主症：转移性右下腹疼痛，或右下腹触及包块，手不能按，腹皮拘急，舌质正常或暗红，舌苔薄白或微黄，脉迟紧或弦略数。

治法：化瘀行滞，解毒止痛。

方药：大黄牡丹汤（张仲景《金匮要略》）加减。生大黄9g，牡丹皮12g，桃仁2g，厚朴9g，红藤、败酱草、蒲公英各30g，赤芍9g。

九、急性疝气痛

主要指少腹痛引睾丸，或睾丸肿痛的病证，西医多见于疝气、睾丸炎、阴囊水肿等。

1. 寒湿内盛

主症：阴囊肿硬而冷，牵引睾丸而痛，少腹胀痛，痛引睾丸，喜暖畏寒，遇寒则加重。舌苔白腻，脉弦紧。

治法：散寒止痛，行气散结。

方药：天台乌药散（李杲《医学发明》）加减。橘核15g，小茴香15g，肉桂3g（焗服），木香9g（后下），川楝子9g，乌药9g，吴茱萸6g，高良姜9g，青皮9g，苍术9g。

2. 肝郁气滞

主症：睾丸、附睾有结块，或大或小，按之较硬而痛，有阴囊下坠感。舌质淡红，苔薄白，脉沉涩。

治法：软坚散结，化瘀止痛。

方药：橘核丸（严用和《济生方》）。橘核 10g，木香 6g（后下），川楝子 12g，桃仁 9g，延胡索 9g，肉桂 3g（冲服），枳实 9g，厚朴 9g，海藻 9g，昆布 9g，海带 9g，木通 9g。坠胀明显者，加川楝子 9g，香附 9g。

3. 气虚下陷

主症：肿块因站立、劳动或咳嗽而出现，劳累时肿块增大，坠胀不适，休息或平卧后可缩小或回纳。可伴有食少纳差，面色㿠白，神疲乏力，动则气短，脉微或涩。

治法：补气升提，缓急止痛。

方药：补中益气汤（李杲《东垣十书》）加减。黄芪 30g，焦白术 9g，党参 30g，当归 9g，升麻 6g，柴胡 6g，大枣 5 枚，炙甘草 6g，金樱子 12g。

十、急性足跟痛

足跟痛指足的跟部疼痛，不能久立多走，不红不肿，甚者着地艰难。

1. 肝肾不足

主症：足跟疼痛，牵引足心，不红不肿，不能久立多行，舌红少苔，脉细弦略数。

治法：补益肝肾，强壮筋骨。

方药：独活寄生汤（孙思邈《千金方》）。独活 6g，桑寄生 18g，防风 6g，川芎 6g，牛膝 6g，秦艽 12g，杜仲 12g，当归 12g，茯苓 12g，党参 12g，熟地黄 15g，白芍 10g，细辛 3g，甘草 6g，肉桂 3g（焗冲）。

2. 风寒湿痹

主症：足跟疼痛或酸痹，阴雨加剧，四肢骨节酸麻，或有肿胀，遇阴雨寒冷则疼痛加剧，得热痛减，口淡不欲饮或喜热饮。舌质淡苔白腻，脉弦紧。

治法：祛风散寒除湿，通络止痛。

方药：蠲痹汤（程钟龄《医学心悟》）。羌活、独活、秦艽各 12g，海风藤 30g，桂枝、当归各 10g，川芎 6g，威灵仙、白芍各 15g，甘草 6g。

随症加减：若风胜者，加防风、白芷各 10g。湿胜者，加防己 12g，薏苡仁 20g，萆薢 15g。寒胜者，加川乌头、熟附子各 10g（先煎），细辛 3g。

十一、急性筋骨肌肉关节痛

筋骨肌肉关节疼痛指一个或数个甚至全身部位筋骨肌肉关节疼痛，多见于急、慢性风湿及类风湿性关节炎、退行性骨关节病、肥大性改变等。

1. 风痛

主症：肢体关节酸痛，游走不定，屈伸不便，上肢多见。

治法：祛风通络止痛。

方药：防风汤（孙思邈《备急千金要方》）加味。防风、川芎、白芷、牛膝、狗脊、萆薢、白术各6g，羌活、葛根、附子、杏仁各12g，麻黄10g，石膏、薏苡仁、肉桂各9g，生姜5片。

2. 寒痛

主症：肢体关节剧痛，固定不移，遇寒痛剧，得热痛缓。

治法：温经散寒止痛。

方药：乌头汤（张仲景《金匮要略》）。川乌10g（先煎），麻黄10g，芍药10g，黄芪30g，甘草10g，苍术、白术各10g，姜黄12g，当归10g。

3. 湿痛

主症：肌肉关节沉重，疼痛酸麻，多见于腰背下肢。

治法：除湿通络止痛。

方药：薏苡仁汤（方贤《奇效良方》）加味。薏苡仁30g，川芎、当归各12g，麻黄9g，桂枝9g，羌活、独活各10g，防风10g，苍术15g，川乌10g（先煎），甘草6g，生姜5片。

4. 热痛

主症：肢体关节红肿热痛，痛不可按，得冷则舒。

治法：清热通络止痛。

方药：白虎加桂枝汤（张仲景《金匮要略》）。石膏30g，知母15g，桂枝10g，粳米30g，甘草6g。

5. 痰瘀痹阻

主症：关节刺痛，痛处固定，关节畸形，活动不利。

治法：化痰祛瘀，通络止痛。

方药：双合汤（沈金鳌《杂病源流犀烛卷十三》）。桃仁10g，红花10g，熟地黄15g，芍药12g，当归9g，川芎9g，半夏9g，茯苓9g，陈皮9g，甘草6g，白芥子10g，鲜竹沥10g，生姜5片。

6. 肾精亏虚

主症：肢体关节隐隐作痛，腰膝酸软，俯仰不利，舌红少苔，脉细弦略数。

治法：补益肝肾，强壮筋骨。

方药：独活寄生汤（孙思邈《千金方》）。独活6g，桑寄生18g，防风6g，川芎6g，牛膝6g，秦艽12g，杜仲12g，当归12g，茯苓12g，党参12g，熟地黄15g，白芍10g，细辛3g，甘草6g，肉桂3g（焗冲）。

十二、癌性疼痛

癌性疼痛常见于：①食道及贲门癌吞咽疼痛或胸前后疼痛，食道内异物感，吞咽困难；②胃癌脘腹疼痛，痛有定处而拒按，疼痛经久不愈，食后更甚或扪及肿块或见吐血、便血；③大肠癌，持续性上腹部不适，隐痛，胀满，由正常排便习惯变为腹泻、便秘交替出现，便血；④肝癌，肝区疼痛发胀，进行性肝大而质硬、黄疸；⑤肺癌，胸闷痛，刺激性干咳，发热音哑，痰中带血；⑥宫颈癌，下腹腰部及阴部疼痛，白带增多，血性恶臭分泌物，阴道不规则出血。癌性疼痛的治疗，在重视中医辨证的同时，应根据癌性疼痛三级止痛阶梯原则及相关指南，使用有效的化学药物止痛，缓解患者痛苦，改善生活质量。

世界卫生组织对治疗癌症疼痛提出了“三级止痛阶梯”的用药原则。第一阶梯药物为解热、消炎镇痛药，适用于轻、中度疼痛患者的治疗，其代表药物如阿司匹林，替代药物有对乙酰氨基酚、布洛芬、萘普生等，此类药物还可依镇痛需要做第二、三阶梯药物的辅助用药。使用一段时间疼痛仍持续存在者应加用第二阶梯药物。第二阶梯药物为弱效阿片类镇痛药，代表药物为可待因，替代药物有二氢可待因，右丙氧芬等，主要适用于第一阶梯仍有疼痛的患者，可待因、右丙氧芬与解热镇痛消炎药组成的复方制剂如氨酚待因、氨度芬、丙氧胺酚等可单独用于中度疼痛患者的镇痛。第三阶梯药物为强效阿片类镇痛药，代表药物是吗啡，替代药物有氢吗啡酮，羟吗啡酮、左吗喃、美沙酮、芬太尼和丁丙诺啡等。这类药物直接作用于脊髓丘脑和大脑皮层的吗啡受体，属于中枢性镇痛药，主要适用于重度疼痛和应用了第二阶梯药物后疼痛仍持续存在的患者。对服用强阿片类药物产生的副作用，部分患者随用药的持续而逐渐消退。对较严重者产生的恶心、呕吐可采用氟哌啶醇对抗。曲马多是近年来世界上广泛使用的安全、有效、无成瘾性的中枢神经镇痛药物，为非麻醉类药物，故无吗啡类副作用。曲马多口服吸收迅速、安全，镇痛时间可长达 6 小时，其控释片每天只需服用 2 次，无呼吸及心血管抑制作用，耐药性极低，对中、重度疼痛疗效显著。硫酸吗啡控释片（美释康定），盐酸吗啡控释片（美非康）也是能有效控制疼痛达 12 小时的口服强效镇痛药，因服用方便，是适合患者在家使用的癌症第三阶梯镇痛药物。

美国国立综合癌症网络（National Comprehensive Cancer Network，NCCN）每年发布的各种恶性肿瘤临床实践指南，得到了全球临床医师的认可和遵循。WHO 三阶梯镇痛强调按阶梯给药、尽量口服给药、按时给药、给药个体化和注意具体细节等原则。而 2016 版 NCCN 成人癌痛指南除了强调上述原则以外，更强调以下几方面：①强调全面评估疼痛是合理选择镇痛方案的前提；②把阿片类药物作为癌痛治疗的核心药物，弱化二阶梯治疗，强调短效阿片类药物在癌痛滴定治疗中的地位，关注阿片类药物使用的主要原则和细节；③提倡根据疼痛的病因、机制开展有针对性的药物联合治疗，必要时采用介入治疗手段止痛，但应首先评估患者的预期生存、脏器功能及经济承受能力；④关注并积极防治镇痛药物的副作用；⑤重视癌痛患者的随访和疼痛的再评估；⑥关注影响疼痛的社会、心理因素等。

第三节　喘　促

喘古称上气、疾息、喘息，是指以呼吸急促，甚至张口抬肩，鼻翼扇动，不能平卧为特征的一种病证，亦称“喘促”，是临床常见的难治病与危重病之一，故有“内科不治喘”之说。《黄帝内经》将喘命名为“喘鸣”“喘喝”“喘满”“喘逆”“喘咳”“喘呼”“喘息”“喘粗”等。其发病与肺和肾有关，涉及肝脾，多由外感六淫，邪气侵袭肺卫、饮食不节、七情内伤、久病劳欲、痰饮壅盛、瘀血阻滞等导致肺气上逆，宣降失调，或肺肾出纳失调而成。喘促的症状轻重不一，表现为呼吸困难，不能平卧者为轻症；稍动则喘息不已，甚则张口抬肩，鼻翼扇动者为重症；更为严重者，喘促持续不解，烦躁不安，面青唇紫，肢冷，汗出如珠，脉浮大无根，甚则发为喘脱。

根据喘促的发病特点、证候表现，现代医学喘息性支气管炎、肺炎、肺结核、肺气肿、矽肺、慢性肺源性心脏病，以及由其他系统所造成的急性呼吸窘迫综合征、心源性哮喘、癔症等疾病，出现呼吸急促症状时，可参考本证进行急救处理和条辨论治。

【源流】

《黄帝内经》最早记载了喘促的名称。如《素问·阴阳别论》有云：“阴争于内，阳扰于外，魄汗未藏，四逆而起，起则熏肺，使人喘鸣”，阴阳不平，阴气盛于内，阳气扰于外，阳热蒸津外溢，四肢厥逆，虚阳上浮熏肺，导致喘鸣。《灵枢·五乱》曰：“清浊相干，乱于胸中……气……乱于肺，则俯仰喘喝，接手以呼。”清气在上，浊阴在下，清浊相干，三焦气乱，应于肺，可出现胸闷、喘息。《素问·生气通天论》云：“味过于甘，心气喘满。”饮食五味可产生阴精，储藏阴精的五脏，会因五味过度而受伤，过食甜味，会使心气满闷，气逆作喘。《素问·脉要精微论》云：“肝脉搏坚而长，色不青，当病坠若博，因血在胁下，令人喘逆。”肝藏血，在体为筋，若不慎跌坠，瘀血多停在胁下，肝主升，肺主降，肝气不升，肺气不降，气机失于调和，使人喘逆。《素问·刺禁论》：“刺缺盆中内陷气泄，令人喘咳逆。”针刺缺盆中央太深，致使肺气外泄，而令人喘咳气逆。《素问·阴阳应象大论》：“阳胜则身热，腠理闭，喘粗为之俯仰。”阳气太过，阴不制阳，则身体发热，若腠理闭塞不开，阳气内闭，郁而作喘。《素问·太阴阳明论》有云：“犯贼风虚邪者，阳受之……阳受之则入六腑……入六腑则身热不时卧，上为喘呼……”，外感时邪伤人，多从太阳经开始；饮食不当，直接损伤脾胃。太阳经邪气传经入里可转化为阳明腑实证，症见身热不得安卧；肺与大肠相表里，腑气不通，肺气上逆作喘。《素问·举痛论》：“劳则喘息汗出，外内皆越，故气耗矣。”劳逸过度则气动喘息，汗出过多，喘则内气越，汗出过多则外气越，所以说是气耗。

《黄帝内经》中记载了喘促的名称，然而医家很少将喘与哮加以明确区分，直到宋元时期才开始分述两病，到了明代以后对两者的鉴别也有了更深入的探究。宋·王执中《针灸资生经》记载："因与人治哮喘，只缪（刺）肺俞，不缪（刺）他穴。""凡有喘与哮者，为按肺俞，无不酸疼，皆为缪（刺）肺俞，令灸而愈。"前者是广义的，泛指喘息与哮鸣的病证，即喘与哮合称；后者已明确分为喘与哮，则是狭义的。明·虞抟首先在其所著的《医学正传》中对哮与喘病名作了区别："喘以气息言，哮以声响言。""喘促喉中如水鸡响者，谓之哮；气促而连续不能以息者，谓之喘。"明·王肯堂在《证治准绳》中更详细地描述了二者的不同："喘者，促促气急，喝喝息数，张口抬肩，摇身撷肚。""哮与喘相类，但不似喘开口出气之多，而有呷呀之音。"明代以后大部分医学著作已将哮与喘分别论述。清代以后，有的作者仍以"哮喘"命名其卷，如清·何梦瑶《医碥·哮喘》、清·陈复正《幼幼集成·哮喘证治》，这是由于"哮必兼喘"，哮与喘相类，同置篇中便于讨论的缘故，观其具体内容，大多对哮与喘进行了鉴别与区分。

【病因病机】

《素问·至真要大论》曰："诸气膹郁，皆属于肺"，张景岳解释："膹，喘急也。郁，痞闷也。"肺主气，司呼吸，主肃降，因多种不同的原因造成肃降无权，肺气上逆，气结胸中，则出现胸部塞闷、呼吸急促的病证，故曰其病在肺，与肾、肝、心、胃肠等脏腑密切相关。

类比"五脏六腑皆令人咳，非独肺也"，喘证亦如此，"喘不离于肺，亦不独于肺"。《难经》云："呼出心与肺，吸入肾与肝，呼吸之间，脾受谷味。"肺为气之主，司呼吸，外合皮毛，内为五脏华盖，为气机升降之枢纽。心脉上通于肺，肺气治理调节心血的运行，宗气贯心肺而行呼吸。"肺为气之主，肾为气之根"，肾主摄纳，有助于肺气肃降，与肺同司气体之出纳，肝气上逆乘肺，亦可致气机失调，升多降少，而致肺气上逆。脾胃为气之枢纽，脾经痰浊上干，以及中气虚弱，土不生金，肺气不足，可致肺宣降失调。心肺居于阳位，主呼气；肝肾居于阴位，主吸气；脾胃在中焦，为呼吸气机之枢纽。肺与大肠相表里，胃肠腑实，亦可致肺失肃降，而致喘促。

喘证的病因既有外感，也有内伤，病机亦有虚、实之分，正如《素问·调经论》所云："气有余则喘咳上气，不足则息利少气。"实喘病位主要在肺，多为外感风寒、风热、水饮、痰湿所致，与肝气上逆、肝血瘀阻、胃肠腑实也有关系；虚喘病位则与肺、肾、心有关，多因肺气不足、肾阳亏虚所致，也可见于心阳不足。实喘包括肺热喘、肺寒喘、肺胀喘、心痹喘、腑实气逆喘、水气喘及血瘀喘；虚喘包括肺虚喘、肾虚喘及五脏气败喘。

实证喘促：外感风热、风寒，水饮，痰湿，瘀血阻滞等为喘促的主要病因。风热之邪致病多先犯上焦肺卫，风邪具有升散、疏泄的特性，人身肺位最高，风热侵犯人体，肺经首当其冲，正如叶天士所言："肺位最高，邪必先伤。"肺热喘由肺热壅滞肺气而发喘，肺寒喘为寒邪犯肺致喘。《黄帝内经》指出，"肺恶寒""形寒饮冷则伤肺，以其两寒相感，中外皆伤，故气逆而上行"，说明感受阴寒之邪可致气逆而喘。肺胀喘为肺气胀满而喘，久病肺虚，内有郁结之痰，反复感受外邪，肺气郁闭，血行无力，痰饮、血瘀互结于肺，肺气壅滞，胸膺胀满不能敛降而致喘。心痹喘为心脉不通，肺气不降而暴发之气喘，心病不能推动血脉，肺气治节失司，胸阳不振，阴寒之邪上乘，肺气宣降失调，故而致喘息不得卧。腑实气逆喘为因阳明腑实，气逆犯肺而致喘，肺与大肠相表里，腑气不通，肺气失于肃降可致喘促。《黄帝内经》中强调阳明厥逆而致喘，正如《素问·逆调论》曰："不得卧而息有音者，是阳明之逆也，足三阳下行，今逆而上行，故息有音也。"《素问·阳明脉解论》曰："阳明厥，则喘而惋，惋则恶人。"水气喘为水气犯肺致喘，水气喘的病变与肺、脾、肾最为相关，肺失通调，肾失开阖，三焦气化不利，肾虚水冷、水气射肺、水气困脾可致喘，水邪壅盛或阴水日久，脾肾衰微，水气上犯，水邪凌心犯肺，亦可致喘。血瘀喘为瘀血乘肺致喘，《素问·脉要精微论》谓："当病坠若搏，因血在胁下，令人喘逆。"高士宗《素问直解》注曰："血在胁下，则枢机不利，升降不和，故令人喘逆。"说明跌扑损伤瘀血也可致气机紊乱而为喘促。

虚证喘促：肺虚喘由肺气不足而致喘，如《灵枢·经脉》曰："肺胀者，虚满而喘咳。"《灵枢·经脉》云："肺手太阴之脉……是动则病肺胀满，膨膨而喘咳。"肺虚气失所主，少气不足以息而为喘。肾虚喘为肾虚不能纳气或肾阴虚衰致喘，《素问·脏气法时论》谓："肾病者……喘咳身重，寝汗出。"即说明肾虚不能纳气之喘。《灵枢·经脉》谓："肾足少阴之脉……喝喝而喘……口热舌干，咽肿上气。"此属肾阴虚衰之喘。五脏气败喘为五脏脏气衰败致喘，属危候。喘促的严重阶段，肺肾俱虚，孤阳欲脱之时，致使心气、心阳衰惫，鼓动血脉无力，血行瘀滞，面色、唇舌、指甲青紫，甚至喘汗致亡阴、亡阳的危重证候。

【临证思路】

（一）识症

分辨外感与内伤喘促：外感邪气及某些内伤杂病，均可出现喘促。

外感喘促多由风寒、风热侵袭肺卫所致，寒邪伤肺之喘促多表现为喘息咳逆，呼吸急促，痰多稀薄而带泡沫，兼有身体痛，恶寒，发热等特点。风热邪气伤肺多表现为喘逆上气，息粗，鼻扇，咳而不爽，吐痰黏稠，兼发热、心烦、汗出、舌苔黄以及恶风寒、胸膺背痛等特点。《素问·刺热》谓："肺热病者，先淅然厥，起毫毛，恶风寒，舌上黄，身热。热争则喘咳，痛走胸膺背。"《素问·阴阳应象大论》又谓："阳胜则身热……喘粗为之俯仰。"

内伤杂病致喘包括肺胀喘、心痹喘、腑实气逆喘、水气喘、血瘀喘以及肺虚喘、肾虚喘及五脏气败喘等虚喘。肺胀、胸痹、水肿等疾病致使水饮、痰湿内聚，以及阳明腑实、瘀血阻滞等实邪导致气机逆乱而发为喘促。肺肾虚，甚至五脏俱虚等，气不足以息，肺气不降，因虚致喘。肺胀喘的特点是喘促而兼咳嗽，胸脘部胀满，临床见喘咳日久不愈，症见胸中胀塞，上气喘咳，痰涎壅盛，心中躁烦，甚则面色晦暗，四肢浮肿。《金匮要略·肺痿肺痈咳嗽上气脉证并治》谓："咳而上气，此为肺胀。其人喘，目如脱状。"心痹喘以心烦，心中悸动，并突发气逆作喘为特点，《素问·痹论》谓："心痹者，脉不通，烦则心下鼓，暴上气而喘。"腑实气逆喘的特点为"阳明厥逆，喘咳身热"，《温病条辨·中焦篇》所载"喘促不宁，痰涎壅盛，右寸实大，肺气不降者，宜白承气汤主之"，《医碥·喘证》中"胃喘一证，谓胃络不和，气逆作喘"，即属此类喘证。水气喘的特点是喘呼不得卧，卧则喘益甚，并见腹大胫肿，《素问·水热穴论》谓："水病下为胕肿大腹，上为喘呼不得卧者，标本俱病，故肺为喘呼，肾为水肿……水气之所留也。"《素问·示从容论》又谓："喘咳者，是水气并阳明也。"血瘀喘的特点是其人有跌仆搏击外伤史，其喘伴见胸胁痛，痛处固定不移，且舌质紫而有瘀点。肺虚喘是以短气、呼吸不利以及经常反复的鼻塞咳嗽为主要表现，《素问·玉机真脏论》谓："秋脉者肺也……其不及则令人喘，呼吸少气而咳。"《灵枢·本神》谓："肺气虚则鼻塞不利，少气。"肾虚喘的特点为喘促日久，动则喘甚，呼多吸少，气不得续，跗肿，汗出肢冷；或喘咳，面红烦躁，口咽干燥，足冷，汗出如油，舌红少津，脉细数。五脏气败喘多表现为亡阴、亡阳等危候，《灵枢·天年》谓："五藏皆不坚……喘息暴疾。"《素问·玉机真脏论》又谓："大骨枯槁，大肉陷下，胸中气满，喘息不便，其气动形……真藏脉见，乃予之期日。"脏气衰败，可以预见其死期，《内经类证》称此为逆证。

（二）审机

1. 肺热

热邪壅滞肺气或外感风热暑热犯肺可以致喘。外邪入里化热，肺气郁热，肺气上逆而喘。风热为阳邪，其感于风热者，内犯于肺，肺气壅实，清肃失司。如《素问·通评虚实论》"乳子中风热，喘鸣肩息"；《灵枢·五阅五使》"故肺病者，喘息鼻张"。邪热炼液成痰，痰热壅盛，肺气阻滞胸膺而喘，痰热扰及心神则烦，即《灵枢·经脉》的"上气喘喝，烦心胸满"。

2. 肺寒

寒为阴邪，寒邪伤肺，外使腠理闭塞，内令肺气壅逆而致喘息。如《素问·气交变大论》曰："岁水太过，寒气流行……甚则腹大胫肿，喘咳。"《灵枢·五邪》云："邪在肺，则病皮肤痛，寒热，上气喘，汗出，喘动肩背。"风寒束表，外伤皮毛，腠理闭塞，则肺失宣发，肺气上逆，故见上述症状。

3. 水饮

饮之生成，多由水湿浸渍、饮食所伤，外湿与内湿合邪，阻滞中焦，致使脾失于运化，水谷不得化为精微输布周身，致水液停积而成饮。肺为水之上源，水饮内停，肺宣发失司而喘。《素问·大奇论》说："肺之雍，喘而两胁满。"《素问·水热穴论》曰："故水病下为胕肿大腹，上为喘呼不得卧者，标本俱病，故肺为喘呼，肾为水肿。"《素问·平人气象论》说："颈脉动喘疾咳，曰水。"《素问·示从容论》曰："喘咳者，是水气并阳明也。"《素问·至真要大论》亦曰："饮发于中，咳喘有声。"

4. 痰湿

痰之生成主要责之于肺、脾、肾三脏，外邪袭肺，肺失宣肃，津凝成痰；脾失运化，湿聚为痰；肾虚水泛亦为痰。湿为阴邪，易困脾而致湿邪内生，湿邪流注肺脉上于肺，痰湿阻遏肺气则为喘。如《素问·至真要大论》曰："太阴之复，湿变乃举……咳喘有声。"《素问·通评虚实论》曰："气满发逆……则高梁之疾也。"即过食膏粱厚味，痰湿内生，阻滞气机，可引发"气满发逆"的喘证。《素问·生气通天论》曰："味过于甘，心气喘满。"唐·王冰注曰："甘多食之，令人心闷。甘性滞缓，故令气喘满而肾不平。"另外饮酒或饮水过度，内伤脾肺，痰湿内停，阻滞气机，肺失宣发，肺气上逆而喘，如《素问·生气通天论》曰："因而大饮，则气逆。"

5. 腑实

《素问·阳明脉解》曰："阳明厥则喘而惋，惋则恶人。"肺与大肠相表里，饮食失节，大肠传导失司，腑气不通，肺失肃降，肺气不利而喘，伴有心烦，或如《素问·厥论》所说"阳明厥逆，喘咳身热"的发热。

6. 瘀血

《素问·经脉别论》指出："有所堕恐，喘出于肝。"跌坠外伤肝脏，血瘀于肝，肝失条达，气机郁滞，木气刑金，上冲犯肺，肺失宣降而喘，伴胸肋刺痛、胀痛、脉长有力。《素问·逆调论》曰："夫起居如故而息有音者，此肺之络脉逆也，络脉不得随经上下，故留经而不行。"呼出为息，兼有喘声，是肺络留经而不行引发。

7. 虚证

"肺为气之主，肾为气之根"，肺气不足，鼻窍不利，气短而喘。《灵枢·本神》云："肺气虚则鼻塞不利，少气。"肾虚所致喘促，包括肾不纳气、肾阴虚、肾阳虚。肺主出气，肾主纳气，阴阳相交，呼吸乃和。若肾气虚，摄纳无权，肺气上逆作喘；肾主水，阳虚水停，跗肿气滞，子病及母，冲肺则喘，冲心则悸；《素问·水热穴论》曰："故水病下为胕肿大腹，上为喘呼，不得卧者，标本俱病，故肺为喘呼，肾为水肿，肺为逆不得卧，分为相输俱受者，水气之所留也。"肾阴亏虚，水不生金，不能滋养肺，导致肺燥而喘。

8. 脱证

喘脱证的病机大致可归纳为：①肾阳欲脱，肺阴不制：清代唐容川认为："人之元气，生于肾而出于肺。肺阴不能制节，肾阳不能归根，则为喘脱之证。"②肝肾亏损，气虚欲脱：清代吴仪洛认为："元气大伤，致使元海无根，肝肾亏损，气虚欲脱而发为喘脱之证。"③阴阳两虚、肾虚不摄：张锡纯认为："阴阳两虚，喘逆迫促，有将脱之势。"④阴血大虚，气滞不行：《杂病广要》曰："诸有笃病，正气欲绝之时，邪气盛行，多壅逆而为喘。"⑤六阳气脱：《明医指掌》云："若肺气太虚……喘而不休，此六阳气脱也，不治。"五脏气逆，肾水乘克于心，肾不纳气，心阳逆乱，发为喘脱。

（三）定治

喘证不外乎虚实两端，实喘治以"通""宣""降""泻"为要，通过通腑泄热法、通脉肃肺法、活血化瘀法、宣肺散寒法、理气消痰法、清肺降逆法、泻肺行水法等治法得以体现；虚喘以"补"为要，通过补肺益气法、补肾纳气法、扶阳固脱法等治法得以实现。

在分清实喘和虚喘的基础上，应及早确定喘证的性质，根据肺热、肺寒、水饮、痰湿、瘀血、腑实、虚证、脱证的原因，采取针对性治疗。如表证较前明显者，则应宣肺解表平喘；水饮凌心，致心胸喘满不宁者，则应泻肺逐水平喘；痰涎壅盛，胸膺满闷，喉间痰鸣者，应涤痰降逆平喘；瘀血痹阻，心肺交互失调，肺失肃降者，应活血化瘀、降气平喘；肠腑燥屎搏结，肺失宣降者，应通腑泻肺平喘；虚证，当辨识肺、肾之虚，进一步辨识气血阴阳之虚，针对性地予以补益肺肾之品，并配以化痰平喘之属；病情进展至正虚喘脱者，则应辨识阴脱、阳脱及气血大亏之别，分别予以益阴固脱、扶阳救逆、益气固脱等治法。

（四）用药

1. 肺热用药

热郁于肺无非两种情况，一则内有肺热，另有表寒未解；二则内外俱热，另有痰液滋生。前者因肺卫受损，肺气被遏，热邪迫肺，肺气上涌致喘；后者因痰热壅滞，肺失清肃，升降失常致喘。二者均因肺热而喘，治当清肺降逆，肺清热去则喘自平，佐以宣肺消痰之品则病自安。临床上前者以喘咳上气、形寒身热、口渴、舌边红、脉浮数为辨证要点，根据《素问·至真要大论》"热者寒之"，治宜宣肺泄热，《素问·至真要大论》曰："热淫于内，治以咸寒，佐以甘苦。"方用麻杏石甘汤加减，药用麻黄、苦杏仁、生石膏、甘草、黄芩、桑白皮、半夏、款冬花等。后者以喘咳气涌、一身尽热、痰色黄黏稠、舌质红、苔黄、脉滑数为辨证要点，方用桑白皮汤加减，药用桑白皮、苦杏仁、清半夏、黄芩、浙贝母、栀子、黄连、瓜蒌、前胡、地龙等。

2. 肺寒用药

因风寒束表致喘，根据《素问·至真要大论》"寒者热之"，治宜散寒宣肺平喘。

肺宣则寒出，寒出则气自通，气通则肺气宣畅而喘平。临床施治以喘息、气促、痰多、舌苔薄白、脉浮紧为辨证要点。《素问·至真要大论》曰："寒淫于内，治以甘热，佐以苦辛。"可用麻黄汤合华盖散加减，药用麻黄、紫苏叶、陈皮、半夏、苦杏仁、紫苏子、紫菀、白前、前胡、细辛、生姜等。

3. 水饮用药

胸胁积饮量多，或水气为外邪所激发，阻碍肺络通利，使肺气郁滞而致喘者，治当泻肺行水，水饮除则喘自安。临床施治以咳嗽气喘、胸胁饱满、咳唾引痛、舌苔白、脉滑为辨证要点。方用葶苈大枣泻肺汤加减，药用葶苈子、川椒目、桑白皮、瓜蒌、苦杏仁、茯苓、猪苓、泽泻、甘遂、大戟、大枣等。

4. 痰湿用药

一般来说，气机不利常和痰相互致病，气机不利，郁而化火，火可炼液为痰，而痰为实形之物，易阻塞气道，致使气机不利，二者相互影响，共发喘病。此因气机不利和痰湿为患致喘，治当理气消痰，气顺则痰消，痰消则气顺，达釜底抽薪之功，则喘证自除。临床施治以喘促、咳嗽、痰多色白、胸满呕恶、舌苔白腻、脉滑为辨证要点。方用二陈汤合三子养亲汤加减，药用半夏、陈皮、厚朴、苍术、茯苓、紫苏子、莱菔子、白芥子、苦杏仁、旋覆花、党参、细辛等。因痰浊闭阻心脉者，方用瓜蒌薤白半夏汤合涤痰汤加减，药用瓜蒌、薤白、清半夏、胆南星、竹茹、人参、茯苓、甘草、陈皮、枳实等。

5. 瘀血用药

若胸肺胁肋络脉受损，血溢脉外，则成瘀血。瘀血作为实形之邪，一则可以乘肺而致喘；二则瘀血阻络，不通则痛，可使情志不畅，气机紊乱致喘；三则瘀血稽留肺脏，阻碍肺气之宣降，气逆致喘。三者皆因血瘀胸胁，治当活血化瘀。瘀去则肺自安，络通则痛自止，终使喘促自平，临床施治以喘促不安、胸胁刺痛、痛处固定拒按、舌紫暗、脉沉涩，或有外伤史为辨证要点。方用复元活血汤加减，药用桔梗、苦杏仁、当归、川芎、桃仁、红花、柴胡、枳壳、香附、延胡索、三七粉等。瘀血阻络致情志不畅，肝气犯肺，肝失条达，气机郁滞，上冲犯肺，致肺气上逆而喘，《素问·调经论》云："气有余则喘咳上气。"根据《素问·至真要大论》"逸者行之"，治宜宽胸散结，行气降逆。《素问·至真要大论》"木郁达之"，可加用《严氏济生方》四磨汤。因瘀血阻滞心脉，心脉不通，肺气不降而致喘者，根据《素问·至真要大论》"坚者削之"，治宜活血化瘀，消积平喘，可用《医林改错》血府逐瘀汤加减，药用川芎、桃仁、红花、赤芍、柴胡、桔梗、牛膝、当归、生地黄、郁金等。

6. 腑实用药

肺与大肠相表里，其经脉相互联络。若热结于大肠，循经上扰，影响肺金，肺气不利，可致咳嗽、气喘等症。此以热结胃肠、气逆作喘，治当通腑泄热。腑通则气自降，热去则经自安，以达平喘之效。临床施治以喘咳身热，大便干结，胸腹胀满，甚至疼痛拒按，口干、口苦，小便短赤，舌质红，苔黄腻，脉滑数有力为辨证要点。方用宣白承气汤加减，药用桔梗、生石膏、生大黄、苦杏仁、瓜蒌、紫苏叶等随症加减。

7. 虚证辨识

肺虚致喘者，治当补肺益气。临床施治以喘促短气、自汗、少气乏力、舌质淡、脉弱为主要辨证要点。方用生脉散合补肺汤加减，药用党参、黄芪、炙甘草、麦冬、五味子、北沙参、百合等。肾阳虚水泛者，根据《素问·至真要大论》“留者攻之”，治宜温阳利水，降气纳气。《素问·阴阳应象大论》曰：“其下者，引而竭之。”饮为有形实邪，邪不去则正不安，故治疗以祛邪为先，可用《伤寒论》真武汤。肾虚不纳气者，根据“不足补之”，治宜补肾纳气，《素问·至真要大论》曰：“形不足者，温之以气”，可用金匮肾气丸合蛤蚧散加减，药用附子、肉桂、山萸肉、紫河车、熟地黄、当归、蛤蚧等。肾阴虚而喘者，《素问·至真要大论》曰：“精不足者，补之以味。”宜滋肾益肺，方用都气丸合生脉散治之，药用熟地黄、山萸肉、茯苓、泽泻、麦冬、五味子、北沙参等。

8. 脱证辨识

叶氏记载的心肾阳虚，肺气欲脱之证，表现为“咳喘则暴，身热汗出”，以先收摄固纳，继温固阳气为治法，方选六味地黄丸合人参、五味子等。先用人参、炙草、五味子、熟地黄、萸肉、山药、茯神以收摄固纳为主，继用人参、附子、五味子、炙黄芪、白术以温固阳气为主。唐容川认为喘脱多属“肾阳欲脱，肺阴不制”，治宜“大补元气，阴阳并补”，方用“参附汤”。吴仪洛认为妇人血海素虚者患喘证后易喘脱，其证多为“肝肾亏损，气虚欲脱”，其症见“呼吸促急，或兼呕恶，恶寒，手足厥逆，脉微细无神等”，治宜“滋补肝肾，益气固脱”，方用“贞元饮合人参、肉桂、煨姜等”。张锡纯认为喘脱常见“阴阳两虚、肾虚不摄、胃气不降”之证，其症见“喘逆迫促，有将脱之势，脉浮而微数，按之即无等”，治宜“扶本固肾，镇潜降逆”，方用“参赭镇气汤”。徐春雨认为喘脱者脉浮，按之虚而涩者，为“阴血大虚、气滞不行”，治宜“滋养阴血，调畅气机”，方用“四物汤加童便、麦冬、五味子、枳壳、苏叶等”。皇甫中认为肺气太虚者易出现六阳气脱而致喘脱，其症见久病而喘，气不接续，治宜“益气固脱”，方用“生脉散加阿胶、白术、陈皮”。故属气阳欲脱者，当以参附汤回阳益气固脱；气阴欲脱者，当以生脉散固护气阴；而见气血大虚者，当用四物汤加味以滋养阴血，益气固脱。

【纲目条辨论治】

以虚实为纲，病因为目，条辨论治。

（一）实喘

1. 肺热，表寒未解

主症：喘咳上气，胸胀或痛，息粗，鼻扇，咳而不爽，形寒身热，口渴，身痛，有汗或无汗，舌边红，苔薄白，脉浮数。

治法：解表清肺，化痰平喘。

方药：麻杏石甘汤加减。药用麻黄、苦杏仁、甘草、黄芩、桑白皮、半夏、款冬花等。

随症加减：表寒重者加用桂枝以宣肺解表；痰热重，痰色黄质黏者，加用瓜蒌、浙贝以清热化痰；喉中痰鸣，喘息明显者，加用葶苈子、苏子、射干以泻肺化痰平喘。

2. 肺热，痰热壅盛

主症：喘咳气涌，胸部胀痛，烦闷，痰多黏稠色黄，或夹有血色，面红咽干，口干喜冷饮，尿赤便秘，舌质红，苔黄或黄腻，脉滑数。

治法：清热化痰，肃肺平喘。

方药：清气化痰丸加减。药用胆南星、瓜蒌、清半夏、黄芩、杏仁、陈皮、枳实、茯苓、川贝母粉等。

随症加减：身热甚者，加黄芩、黄连、栀子或石膏、知母以清肺泄热；痰多黏稠者，加海蛤粉、枇杷叶以清化痰热；痰涌便秘，喘不能卧者，加葶苈子、苏子、大黄、芒硝以祛痰平喘通腑。

3. 肺寒，风寒闭肺

主症：喘息咳逆，呼吸气促，胸部胀闷，伴见咳嗽，痰色白质黏带泡沫，伴头痛，恶寒，鼻塞，喷嚏，流清涕，无汗，或伴发热，口不渴，舌苔薄白而滑，脉浮紧。

治法：宣肺散寒，止咳平喘。

方药：麻黄汤合华盖散加味。药用炙麻黄、桂枝、杏仁、紫苏子、茯苓、陈皮、桑白皮、前胡、炙甘草等。

随症加减：表证明显，恶寒无汗，头身疼痛者，加用桂枝配麻黄发汗解表；寒痰较重，痰色白质稀者，加细辛、干姜、清半夏以温肺化饮；咳喘重，胸满气逆者，加用射干、前胡、厚朴、紫菀以宣肺降气化痰；若寒饮伏肺，复感外寒引发者，可用小青龙汤发表蠲饮温里；服小青龙汤未痊愈，或愈而复发者可用从龙汤（生龙骨、生牡蛎、白芍、苏子、牛蒡子、清半夏）以敛正气、化痰饮；表寒里热证明显者，可予麻杏石甘汤清泻肺热平喘。

4. 水饮，水凌心肺证

主症：喘咳气逆，倚息难以平卧，咳痰，痰色白质稀，心悸，面目肢体浮肿，小便量少，形寒肢冷，或面色晦暗，唇甲青紫，舌淡胖或有瘀斑，舌下青筋显露，苔白滑，脉沉细或涩。

治法：温阳利水，泻肺平喘。

方药：真武汤合葶苈大枣泻肺汤加减。药用附子、生姜、茯苓、白术、白芍、葶苈子、大枣、炙麻黄等。

随症加减：因痰饮凌心，心阳不振，血脉瘀阻而见面唇、爪甲青紫及舌暗胖青紫者，酌加泽兰、益母草以活血化瘀。

5. 痰湿，痰浊阻肺

主症：喘息，胸胁满闷，甚则胸盈仰息，咳嗽痰多，黏腻色白，不易咳出，或脘闷，呕恶，纳呆，口黏不渴，舌质淡，苔白腻，脉滑。

治法：燥湿祛痰，降逆平喘。

方药：麻杏二三汤加减。药用炙麻黄、杏仁、法半夏、陈皮、茯苓、炙甘草、紫苏子、葶苈子、莱菔子等。

随症加减：痰湿较重，苔厚腻者，加用苍术、厚朴以苦温燥湿化痰；脾气虚明显，纳少，便溏者，加用党参、白术健脾运湿；若痰浊夹瘀，舌质紫暗者，可用涤痰汤加桃仁、红花、赤芍，或配用桂枝茯苓丸涤痰祛瘀；若痰色转黄，苔黄者，加石膏、黄芩、枇杷叶以清热化痰。

6. 痰湿，痰浊闭阻心脉

主症：喘促，胸闷重而心痛微，咳嗽，痰多，咯吐痰涎，喉间痰鸣，形体肥胖，倦怠乏力，纳呆便溏，舌淡胖，边有齿痕，苔白滑腻，脉滑。

治法：豁痰平喘，通阳泄浊。

方药：瓜蒌薤白半夏汤合涤痰汤加减。药用瓜蒌、薤白、清半夏、胆南星、竹茹、人参、茯苓、甘草、陈皮、枳实等。

随症加减：痰浊郁而化热者，用黄连温胆汤加郁金以清化痰热、理气活血；痰热兼有郁火者，加海浮石、海蛤壳、山栀、天竺黄、竹沥以化痰火之胶结；大便干结者，加用桃仁、大黄、芒硝以通腑。

7. 瘀血，肝气犯肺

主症：每遇情志刺激而诱发，发时突然呼吸短促，喘息气粗，胸闷憋气，咽中如窒，但喉中痰声不著，平素多忧思抑郁，或失眠，心悸，或不思饮食，大便不爽，舌质淡或红，苔薄，脉弦或弦而数。

治法：疏肝开郁，降气平喘。

方药：五磨饮子加减。药用沉香、槟榔、乌药、木香、枳实、厚朴、旋覆花、代赭石等。

随症加减：肝气郁滞明显者，加用柴胡、郁金、青皮疏理肝气；若肝郁化火，烦躁易怒，舌质红，脉数者，加龙胆草、黄芩、夏枯草、栀子以清肝泻火；气滞腹胀，大便秘结者，加用大黄配成六磨汤之意以降气通腑；心悸，失眠者加用酸枣仁、合欢皮、远志以宁心安神。

8. 瘀血，心脉痹阻

主症：心胸疼痛，痛如针刺，痛有定处，入夜尤甚，喘促息高，胸闷，舌紫暗，有瘀斑，苔薄，脉弦涩。

治法：活血化瘀，消积平喘。

方药：血府逐瘀汤加减。药用川芎、桃仁、红花、赤芍、柴胡、枳实、炙甘草、桔梗、牛膝、当归、生地黄、郁金等。

随症加减：胸闷痛甚者，加用沉香、檀香、丹参以理气活血止痛。

9. 腑实，肺气不利

主症：喘咳身热，胸腹胀满，甚至疼痛拒按，口干，口苦，大便干结，小便短赤，舌质红，苔黄腻，脉滑数有力。

治法：宣通气机，清化湿浊。

方药：宣白承气汤加减。药用桔梗、生石膏、生大黄、苦杏仁、瓜蒌、紫苏叶、炙甘草等。

随症加减：若腹胀疼痛较重者，加枳实厚朴；兼有痰热者，加天竺黄、竹沥、竹茹等。

（二）虚喘

1. 虚证，肺气虚

主症：喘促短气，气怯声低，咳有鼾声，咳声低弱，咳痰稀薄，自汗畏风，或呛咳少痰质黏，烦热口渴，咽喉不利，舌质淡红或有剥脱苔，脉软弱或细数。

治法：补肺益气养阴。

方药：生脉散合补肺汤加减。药用党参、麦冬、五味子、白术、熟地黄、黄芪、紫菀、桑白皮等。

随症加减：咳逆，咳痰稀薄者，加用紫菀、款冬花、苏子、钟乳石等温肺止咳定喘；偏阴虚者加用沙参、麦冬、玉竹、百合、诃子等补肺养阴之品；咳痰黏稠者，加用川贝、百部、桑白皮化痰肃肺；若食少便溏、腹中气坠者，可用补中益气汤加减以补脾养肺，益气升陷。

2. 虚证，肾气虚

主症：喘促日久，动则喘甚，呼多吸少，气不得续，形瘦神惫，跗肿，面青唇紫，汗出肢冷，舌苔淡白或黑而润滑，脉微细或沉弱。

治法：补肾纳气。

方药：金匮肾气丸合参蛤散加减。药用桂枝、附子、熟地黄、山药、牡丹皮、泽泻、山萸肉、茯苓、党参、蛤蚧尾等。

随症加减：喘咳痰多胸闷，动则尤甚，腰酸肢冷，汗出心悸，小便频数，舌苔腻，脉沉细或濡滑无力，此为痰气壅实于上，肾气亏损于下，为“上实下虚”之候，宜化痰降气，兼以温肾纳气，用苏子降气汤加减；喘剧气怯，不能稍动，加用人参、五味子、蛤蚧以益气纳肾。

3. 虚证，肾阴虚

主症：喘咳，面红烦躁，手足心热，口咽干燥，汗出如油，舌红少苔，脉细数。

治法：滋阴纳气。

方药：七味都气丸合生脉散加减。药用熟地黄、山萸肉、茯苓、泽泻、麦冬、五味子、北沙参、山药、丹皮等。

随症加减：脐下筑筑跳动，气从少腹上冲胸咽，为肾失潜纳，加用紫石英、磁石、沉香等镇纳之。

（三）脱证

1. 亡阴

主症：气息急促，心烦内热，神情恍惚或烦躁不安，面色潮红，汗出粘手，口干，便秘少尿，皮肤干燥而皱，舌红而干，脉微细数。

治法：救阴固脱，滋阴纳气。

方药：生脉散加减。药用人参、麦冬、五味子、阿胶、白术、陈皮等。

随症加减：虚阳上浮而见潮热、心悸，加用生牡蛎、鳖甲以滋阴潜阳；口干者，加用石斛、天花粉、玄参养阴生津；便秘者，加用胡麻仁、玄参、生地黄增液润肠。

2. 亡阳

主症：喘逆剧甚，张口抬肩，鼻翼扇动，端坐呼吸，不能平卧，稍动则咳喘欲绝，或有痰鸣，神情恍惚，躁动不安，汗出如珠，声短息微，四肢逆冷，二便失禁，脉微欲绝。

治法：回阳救逆，镇摄肾气。

方药：参附汤送服黑锡丹。药用人参、炮附子、黄芪、炙甘草、山萸肉、冬虫夏草、五味子、蛤蚧粉等。

随症加减：神昧不清者，加用丹参、远志、菖蒲安神祛痰开窍；浮肿者，加用茯苓、炙蟾皮、万年青根以强心利尿。

3. 气血大亏

主症：喘逆上气，张口抬肩，鼻扇气促，面色苍白，神志淡漠，声低息微，倦怠乏力，汗漏不止，四肢微冷，舌淡，苔白润，脉微弱。

治法：滋养阴血，益气固脱。

方药：四物汤加味。药用熟地黄、赤芍、当归、川芎、麦冬、五味子、枳壳、苏叶等。

随症加减：汗漏明显者，加用煅龙牡、五味子、黄芪；二便失禁者，加用炮附子、肉桂。

【其他疗法】

1. 针灸疗法

主穴：肺俞、定喘、膻中。

随症加减：痰湿阻肺证，加中脘、丰隆、脾俞、足三里；痰热壅肺证，加尺泽、合谷、丰隆；表寒里热证，加尺泽、合谷、大椎。热喘者可加用紫宫、玉堂、太溪、云门、天府、气户、神门等；寒喘者可加用肩井、关冲、风门、行间等。针用平补平泻法。

2. 穴位贴敷

冬病夏治，穴位贴敷消喘膏（白芥子、延胡索、甘遂、细辛共研末，加生姜汁调成稠膏状），夏季三伏天贴敷，选穴肺俞、心俞、膈俞等。

【病案参考】

病案一

某男，60 岁，住湖北省枣阳市某乡镇，商人。1950 年 9 月某日就诊。有咯血史。今日突发喘气，呼吸急促，胸闷不舒，烦躁，口咽干燥，苔薄少津，脉浮细无力。乃肺阴不足，燥热内郁。治宜滋养肺阴，润燥清热，拟方清燥救肺汤。药用：麦门冬 12g，胡麻仁 10g，党参 10g，冬桑叶 10g，炙甘草 10g，石膏 10g，枇杷叶（去毛，炙）10g，阿胶（烊化）10g，杏仁（去皮尖，炒打）10g。以水先煎 8 物，待水减半，入阿胶烊化，去滓，温分 2 服，日 2 次。药服 1 剂而喘减，两剂而喘平。

（李今庸教授医案）

病案二

某男，1 岁，住武汉市武昌区。1985 年 8 月 15 日就诊。两月前发病，呼吸喘促，咳嗽有痰，发热，口渴，烦躁不安，哭叫不已，数夜未眠，不食，形体消瘦，大便泄利，小便次数多而量少色黄，舌苔白，指纹粗大紫黑而伸出命关。乃痰浊壅遏，肺气逆上。法宜清化热痰，降逆平喘，治用“二陈汤”加味。药用：法半夏 6g，陈皮 6g，茯苓 6g，炙甘草 5g，厚朴 5g，杏仁 5g，前胡 5g，天花粉 6g。加水适量煎药，汤成去滓，取汁温分再服，日服 1 剂。药服 3 剂后，喘平就睡，大小便亦正常，指纹色转浅淡，尚微有咳嗽、发热、食欲不振。遂于方中去厚朴、杏仁加白术续服。药用：法半夏 6g，陈皮 6g，茯苓 6g，炙甘草 5g，前胡 5g，天花粉 6g，炒白术 5g。加水适量煎药，汤成去滓，取汁温分再服，日服 1 剂。药服 3 剂，诸症悉退，其病痊愈。

（李今庸教授医案）

第四节 急性咳嗽

咳嗽是指肺失宣降，肺气上逆，发出咳声，或咳吐痰液的一种肺系病证。为肺系疾病的主要证候之一。就症状而论，有声无痰为咳，有痰无声为嗽。临床上往往痰声并见，难以截然分开，故以咳嗽并称。

《黄帝内经》对咳嗽的成因、症状及证候分类、病理转归及治疗等进行了较为详细的论述。咳嗽之名始见于《素问·阴阳应象大论》提出了“秋伤于湿，冬生咳嗽”的观点，《素问·咳论》提出了“五脏六腑皆令人咳，非独肺也”的观点。

《诸病源候论·咳嗽候》有十咳之称，除五脏咳外，尚有风咳、寒咳、支咳、胆咳、厥阴咳等。

《景岳全书·咳嗽》中，首次执简驭繁地把咳嗽归纳为外感、内伤两大类，论述了外感咳嗽和内伤咳嗽的病理过程，丰富了辨证论治的内容。

清·张璐曰：“一嗽痰即出者，脾湿胜而痰滑也。连嗽十数声，痰不即出者，肺燥胜而痰涩也”，至今辨证时仍在沿用。

咳嗽既是独立性的病证，又是肺系多种疾病的一个症状。本篇所论重点是以急性咳嗽为主要表现的一类疾病。根据咳嗽的发病特点、证候表现，现代医学上呼吸道感染、急性支气管炎、肺炎，支气管扩张并感染等，出现咳嗽症状时，可参考本证进行处理和辨证论治。

【源流】

咳嗽病名最早见于《黄帝内经》，该书对咳嗽的病因、症状、证候分类、病理及治疗等作了系统的论述。《素问·咳论》：“五脏六腑皆令人咳，非独肺也。……肺咳之状，咳而喘息有音，甚则唾血。心咳之状，咳则心痛，喉中吤吤如梗状，甚则咽肿喉痹。肝咳之状，咳则两胁下痛，甚则不可以转，转则两下满。脾咳之状，咳则右胁下痛，隐隐引肩背，甚则不可以动，动则咳剧。肾咳之状，咳则腰背相引而痛，甚则咳涎。”《灵枢·五邪》曰：“邪在肺，则病皮肤痛，寒热，上气喘，汗出，咳动肩背。”《素问·缪刺论》曰：“邪客于足少阳之络，令人胁痛不得息，咳而汗出。”《黄帝内经》认为“五脏六腑，皆令人咳，非独肺也”，但主要病位在肺，将病因归纳为外邪犯肺和他脏及肺。隋·巢元方《诸病源候论·咳嗽候》有十咳之称，除五脏咳外，尚有风咳、寒咳、胆咳、厥阴咳等，虽然体现了辨证思想，但名目繁多，临床难以掌握。明·张景岳《景岳全书·咳嗽》执简驭繁，将咳嗽分为外感、内伤两大类，指出：“夫外感之咳，必由皮毛而入，盖皮毛为肺之合，而凡外邪袭之，则必先入于肺，久而不愈，则必自肺而传于五脏也。内伤之嗽，必起于阴分，盖肺属燥金，为水之母，阴损于下，则阳孤于上，水涸金枯，肺苦于燥，肺燥则痒，痒则咳不能已也。

总之，咳证虽多，无非肺病，而肺之为病，亦无非此二者而已，但于二者之中，当辨阴阳，当分虚实耳。”此种分类方法临床较为实用。

在病机上，明·赵献可《医贯》指出咳嗽与肺脾肾的关系，并强调肾的重要。提出“盖肺为清虚之府，一物不容，毫毛必咳，又肺为娇脏，畏热畏寒，火刑金故嗽，水冷金寒亦嗽，故咳嗽者，必责之肺。而治之之法，不在于肺，而在于脾；不专在脾，而反归重于肾。盖脾者，肺之母；肾者，金之子。”明·李梴《医学入门》提出咳嗽与瘀血的关系，云：“瘀血咳，则喉间常有腥气……肺胀满，即痰与瘀血碍气，所以动则喘急。”清·喻昌《医门法律》提出秋燥之说，制清燥救肺汤治燥热伤肺所致之干咳喘逆。

在辨证上，张景岳曰：“外感之嗽其来暴；内伤之嗽其来徐。”清·张璐《张氏医通》曰：“一嗽痰即出者，脾湿胜而痰滑也。连嗽十数声，痰不即出者，肺燥胜而痰涩也。”这些至今辨证时仍在沿用。

在治疗上，明·虞抟《医学正传》中强调治咳必须重视调畅气机，认为“欲治咳嗽者，当以治痰为先。治痰者，必以顺气为主，是以南星、半夏胜其痰，而咳嗽自愈；枳壳、橘红利其气，而痰饮自降。”补充了咳嗽的治疗内容。明·张景岳《景岳全书·咳嗽》指出：“盖外感之咳，阳邪也，阳邪自外而入，故治宜辛温，邪得温而自散也。内伤之咳，阴病也，阴气受伤于内，故治宜甘平养阴，阴气复而嗽自愈也。然外感之邪多有余，若实中有虚，则宜兼补以散之。内伤之病多不足，若虚中夹实，亦当兼清以润之。”提出外感咳嗽宜“辛温”发散为主，内伤咳嗽宜“甘平养阴”为主的治疗原则，丰富了辨证论治的内容。清·叶天士《临证指南医案》云：“咳为气逆，嗽为有痰，内伤外感之因甚多，确不离乎肺脏为患也。若因于风者，辛平解之；因于寒者，辛温散之；因于暑者……当与微辛微凉，苦降淡渗……若因于湿者，有兼风、兼寒、兼热之不同，大抵以理肺治胃为主；若因秋燥，则嘉言喻氏之义最精；若因于火者……以甘寒为主……至于内因为病……有刚亢之威，木扣而金鸣者，当清金制木，佐以揉肝入络；若土虚而不生金，真气无所禀摄者，有甘凉甘温二法……又因水虚而痰泛，元海竭而诸气上冲者，则有金水双收，阴阳并补之治，或大剂滋填镇摄，葆固先天一气元精。至于饮邪窃发，亦能致嗽，另有专门，兼参可也。”

【病因病机】

（一）病因

1. 外感

六淫之邪，从口鼻或皮毛而入，肺卫受侵，肺气壅遏不宣，清肃失常，痰液滋生，阻塞气道，引起咳嗽。刘完素《素问病机气宜保命集·咳嗽论》云：“寒暑燥湿风火六气，皆令人咳。”

2. 内伤

总由脏腑功能失调，内邪干肺所致，可分肺脏自病或他脏病及于肺。《素问·咳论》："五脏六腑皆令人咳，非独肺也。"

（1）肺脏虚弱

因肺脏自病者多由肺原发疾病迁延不愈，肺脏虚弱，阴伤气耗，肺的主气功能失常，宣肃无权，气逆为咳。

（2）痰湿蕴肺

饮食伤脾，运化不健，痰浊内生，上干于肺致咳。

（3）肝火犯肺

肝郁气滞，郁而化火，熏灼肺脏，炼液为痰，痰火犯肺，引起咳嗽。

（4）肾脏亏虚

肾气衰弱，气失摄纳，气化无权，水渍泛溢于肺，而发咳嗽。

（二）病机

1. 病变脏腑

主脏在肺，与肝（肝火犯肺）、脾（脾湿犯肺）有关，久则及肾（肺虚日久，累及于肾，肾不纳气，患者由咳而喘）。病机：邪（内、外）犯于肺，肺气上逆。

2. 病理性质

外感咳嗽属于邪实，为六淫外邪犯肺，肺气壅遏不畅所致；内伤咳嗽，邪实与正虚并见。

他脏有病而及肺者，多因实致虚。如肝火犯肺者，气火灼伤肺津；痰湿犯肺者，因湿困中焦，不能化为精微上输以养肺，反而聚生痰浊，上干于肺。肺脏自病者，多因虚致实。如肺阴不足，阴虚火炎，灼津成痰；或肺气亏虚，气不布津，凝聚成痰。内伤咳嗽与外感咳嗽又相互影响。外感咳嗽迁延失治，邪伤肺气，可转为内伤咳嗽；内伤咳嗽，由于脏腑失调，卫外功能低下，又易招致外感。

3. 病理因素

主要为"痰"和"火"。

4. 实证咳嗽

外感咳嗽属于邪实，有风寒袭肺、风热犯肺、风燥伤肺之分，且可发生演变转化。如风寒化热、风热灼津化燥、肺热蒸液成痰等。内伤咳嗽，邪实与正虚并见，病理因素主要为"痰"与"火"。虚实之间有先后主次之分。他脏及肺者，多因实致虚。如肝火犯肺，气火炼液为痰，灼伤肺津；痰湿犯肺者，久则肺脾气虚，气不化津，痰浊更易滋生。

从咳嗽声音辨虚实：实证：咳声重浊——多属风寒或夹湿；咳声粗亢——多属风热；咳声嘶哑——多属燥热；咳声如串、阵作——多属肝胆火旺。

5. 虚证咳嗽

重则病及于肾，肾不能纳气。肺脏自病者，多因虚致实。如肺阴不足，阴虚火炎，灼津为痰；肺气亏虚，气不化津，津聚成痰。

从咳嗽声音辨虚实：虚证咳声低弱无力，时作时止，断续而咳——肺阴不足或肺气虚弱。

6. 辨外感内伤

外感咳嗽多起病急，病程短，咳嗽之外兼有表证，属实证，治宜疏邪，宜通肺气，忌收敛。

内伤咳嗽多起病慢，病程长，除咳嗽外兼脏腑内伤之证，属虚实夹杂或虚证。

病理演变：外感咳嗽与内伤咳嗽可相互为病。外感咳嗽如迁延失治，邪伤肺气，更易反复感邪，而致咳嗽屡作，肺脏劳伤，逐渐转为内伤咳嗽。内伤咳嗽，肺脏有病，卫外不强，易受外邪引发或加重，在气候转冷时尤为明显。久则肺脏虚弱，阴伤气耗，由实转虚。

【临证思路】

（一）识症

1. 辨外感内伤

外感咳嗽，多为新病，起病急，病程短，常伴恶寒、发热、头痛等肺卫表证。内伤咳嗽，多为久病，常反复发作，病程长，可伴他脏见证。

2. 辨证候虚实

外感咳嗽一般均属邪实；而内伤咳嗽多为虚实夹杂，本虚标实，其中痰湿、痰热、肝火多为邪实正虚；肺阴亏耗咳嗽则属正虚，或虚中夹实。

（1）辨痰之有无、性状、色泽、痰质稀稠、量之多少、有无气味：痰少，稀薄有泡沫，属风燥伤肺或风寒伤肺；痰少，色黄质黏，属热邪伤肺；痰少质黏有痰块，多有津伤；痰多色白清稀，多属痰湿阻肺；痰多色白黏稠，多寒湿有化热趋势；痰多色黄黏稠，多为痰热壅肺。

（2）辨咳嗽声音：咳声重浊，多属风寒或夹湿；咳声粗亢，多属风热；咳声嘶哑，多属燥热；咳声如串、阵作，多属肝胆火旺；咳声低弱无力，时作时止，断续而咳，多属内伤，肺阴不足或肺气虚弱。

（3）辨咳嗽发作时间：咳嗽新发，日夜不休，为外感；久咳绵绵不止，为内伤；冬重夏轻，遇风寒加重，为寒或阳虚；夏秋加剧，多为暑热秋燥；平旦咳多，内有痰饮；上午咳重，多胃中有火；午后咳重，为阴虚。

（4）辨咳嗽兼夹症：咳而喉痒，多兼风邪；咳而多尿，见于肾气不固；咳兼骨蒸潮热颧红，为阴虚火旺；咳而疲极，兼气虚；咳声频连，多为燥热或肝火。

（二）审机

1. 外感咳嗽

多因起居不慎，寒温失宜，外感六淫袭表，皮毛内合于肺，导致肺失宣降，肺气上逆而咳。风为百病之长，常夹他邪袭肺。冬春寒冷，风夹寒邪，致风寒咳嗽；春夏温热，易夹热邪，致风热咳嗽；秋季易夹燥邪，致风燥咳嗽。

2. 内邪干肺

脏腑功能失调，累及于肺，导致咳嗽。痰湿犯肺多由脾气亏虚，输布失司，水湿凝聚为痰，上贮于肺；肝火犯肺常由肝经郁热，循经上逆犯肺，导致肺失清肃；肺脏自病日久，阴虚肺燥，肺失滋润，肺伤络损。

（三）定治

1. 外感咳嗽

外感咳嗽多因感受外来之邪致病，病位较浅，核心病机为肺失宣降，肺气上逆而咳，治法当宣肺解表，降逆止咳，同时根据不同的兼证随证变化。

2. 内伤咳嗽

内伤咳嗽病机相对较为复杂，同时可累及多个脏腑，虚实并见。其中标实为主者，当以祛邪为主，根据累及脏腑不同，制定特异性治则，如化痰除湿，降逆止咳；本虚为主者，当以扶正补虚为主，同时兼以祛邪，如健脾益气，化痰止咳。治疗中需注意：①外感咳嗽忌用补涩之品，以免留邪；②内伤咳嗽忌用汗法，以免耗损气阴；③用药要清轻平和。

（四）用药

1. 外感咳嗽

需疏风解表，宣肺止咳。常用药物：荆芥、豆豉、生姜疏风散寒解表；桑叶、菊花、薄荷、连翘疏风清热；麻黄、杏仁、桔梗、白前、陈皮宣肺利气，化痰止咳；紫菀、百部温润降逆，润肺止咳；沙参、梨皮、浙贝母、栀子生津润燥，清热止咳。

2. 内伤咳嗽

需健脾燥湿，化痰止咳。常用药物：半夏、橘红、白茯苓、甘草。治疗痰热壅肺型咳嗽：黄芩、栀子、知母、桑白皮清泄肺热，橘红、桔梗、瓜蒌仁顺气化痰，麦冬、贝母、甘草润肺止咳；治疗肝火犯肺型咳嗽：黛蛤散清肝泻肺、化痰止咳，桑白皮、地骨皮清泄肺热；治疗肺阴亏耗型咳嗽：沙参、麦冬、天花粉、玉竹滋阴润肺。

【纲目条辨论治】

（一）外感咳嗽

1. 风寒袭肺证

主症：咳嗽声重，气急，咽痒，咳痰稀薄色白，兼有鼻塞，流清涕，头痛，肢体酸楚，恶寒发热，无汗，舌苔薄白，脉浮或浮紧。

治法：疏风散寒，宣肺止咳。

方药：三拗汤合止嗽散加减。药用麻黄、杏仁、桔梗、白前、陈皮、紫菀、百部、荆芥、甘草等。

2. 风热犯肺证

主症：咳嗽频剧，气粗或咳声嘶哑，咳痰不爽，痰黏稠或黄，兼有喉燥咽痛，口渴，鼻流黄涕，头痛，身痛，恶风，身热等表证，舌苔薄黄，脉浮数或浮滑。

治法：疏风清热，宣肺止咳。

方药：桑菊饮加减。药用桑叶、菊花、薄荷、连翘、杏仁、桔梗、芦根、甘草等。

3. 风燥伤肺证

主症：干咳，连声作呛，喉痒，无痰或痰少而粘，不易咯出，或痰中带血丝，兼咽喉干痛，唇鼻干燥，口干，鼻塞，头痛，微寒，身热等，舌质红干而少津，苔薄白或薄黄，脉浮数。

治法：疏风清肺，润燥止咳。

方药：桑杏汤加减。药用桑叶、豆豉、杏仁、浙贝母、沙参、梨皮、栀子等。

（二）内伤咳嗽

1. 痰湿蕴肺证

主症：咳嗽反复发作，咳声重浊，痰白量多，因痰而嗽，痰出咳平，兼胸闷，脘痞，呕恶，食少体倦，大便时溏，舌苔白腻，脉象濡滑。

治法：燥湿化痰，理气止咳。

方药：二陈汤合三子养亲汤加减。药用半夏、橘红、茯苓、甘草、苏子、白芥子、莱菔子等。

2. 痰热郁肺证

主症：咳嗽，气息粗促，喉中有痰声，痰多质稠厚或稠黄，咯吐不爽，或有腥味，兼面赤，或有身热，口干欲饮，舌质红，舌苔薄黄腻，脉滑数。

治法：清热肃肺，豁痰止咳。

方药：清金化痰汤加减。药用黄芩、栀子、知母、桑白皮、橘红、桔梗、瓜蒌仁、麦冬、贝母、茯苓、甘草等。

3. 肝火犯肺证

主症：上气咳逆阵作，咳引胁作痛，常感痰滞咽而咯之难出，量少质黏，兼胸胁胀痛，咽干口苦，目赤，舌红或舌边红，舌苔薄黄少津，脉弦数。

治法：清肺泻肝，顺气降火。

方药：黛蛤散合泻白散加减。药用桑白皮、地骨皮、粳米、甘草、黛蛤散等。

4. 肺阴亏耗证

主症：干咳，咳声短促，痰少粘白，或痰中带血丝，声音嘶哑，兼口干咽燥，午后潮热，颧红，盗汗，日渐消瘦，神疲。舌质红少苔，脉细数。

治法：滋阴清热，润肺止咳。

方药：沙参麦冬汤加减。药用沙参、麦冬、花粉、玉竹、桑叶、扁豆、甘草等。

【其他疗法】

1. 艾灸疗法

适合寒证、虚证的咳嗽。选穴：肺俞、天突、大椎；咳嗽痰多，可取丰隆穴化痰祛湿。

2. 放血疗法

适合热证、实证的咳嗽。选穴：肺俞、大椎。

【病案参考】

周某，女，57 岁，1989 年 9 月 6 日初诊。咳嗽二十余日，痰多而黏稠，汗出微喘。患者平素大便偏干，四五日一行，今者咳甚之时，后见大便失禁自遗。问小溲则称频数而黄。舌红，苔滑，脉来滑数。证属热邪犯肺，肺与大肠相表里，下联于肠，迫其津液，使其传导失司，则见失禁之象。治以清热宣肺止咳为要。处方：麻黄 5g，杏仁 10g，炙甘草 6g，生石膏 30g，芦根 30g，葶苈子 10g，枇杷叶 15g，竹茹 15g，苡米 30g。服药七剂，咳嗽之症大减，遗矢之症已愈，口又见干渴，大便转为秘结，乃予宣白承气汤：生石膏 20g，杏仁 10g，栝蒌皮 12g，大黄 2g，甜葶苈 10g，花粉 10g，枇杷叶 10g，浙贝 10g。三剂而病愈。

（选自《刘渡舟验案精选》）

第五节　暴　吐

暴吐是指邪毒犯胃，胃气不宁，暴逆上冲而引起的急性呕吐的病证，临床表现为一次呕吐较多内容物，以发病快、病程短为特点。它是胃脘部急性病变的一种表现，也可以为一些其他脏器的慢性病变损伤脾胃，以致胃气上逆，而出现暴吐。

暴吐属于“呕吐”范畴的急症。呕吐又名吐逆，是指食物或者痰涎等由胃中上逆而出的病证，凡外感、内伤或饮食不节、情志失调以及其他病有伤于胃者，皆可使胃失和降、胃气上逆而引起呕吐。《医宗金鉴·呕吐秽》谓：“食入则吐，谓之暴吐。”

根据暴吐的发病特点、证候表现，现代医学的神经性呕吐、急性胃炎、心源性呕吐、胃黏膜脱垂症、幽门痉挛、幽门梗阻、贲门痉挛、十二指肠壅积症、肠梗阻、急性胰腺炎、急性胆囊炎、尿毒症、心源性呕吐、颅脑疾病等以呕吐为表现症状时，亦可参照本节辨证论治，同时结合辨病处理。

【源流】

暴吐属于“呕吐”范围的急症，而“呕吐”的病名最早见于《黄帝内经》，其《素问·六元正纪大论》曰：“少阳司天之政，气化运行先天……二之气……其病热郁于上，咳逆呕吐。”《金匮要略·呕吐哕下利病脉证治第十七》首次将呕吐病作为一个独立的篇章进行论述，同时在痰饮病、黄疸病篇中，将呕吐作为一个症状来进行论述，同时提出了“干呕”“胃反”“哕”等病名。其中，“呕吐”“哕”等名称，多为后世所沿用。宋·朱肱《活人书》曰：“大凡呕者，饮食不下，干呕者，今人所谓啘也。”提出“啘”之名。而陈无择在承袭《备急千金要方》命名的基础上，根据呕吐的病因不同，提出“寒呕”“热呕”“痰呕”“食呕”“血呕”“气呕”等证名，在前人的基础上对呕吐之病名进行了补充发挥。

对于呕吐发生的原因，历代医家论述甚详。《素问·举痛论》曰：“寒气客于肠胃，厥逆上出，故痛而呕也。”《素问·至真要大论》曰：“诸呕吐酸……皆属于热。”说明呕吐与外感寒热有关。《金匮要略》对呕吐的脉证治疗阐述详尽，而且认识到呕吐有时是人体排出胃中有害物质的保护性的反应，如“夫呕家有痈脓，不可治呕，脓尽自愈。”《诸病源候论》指出呕吐的发生是由于胃气上逆所致。刘完素《素问玄机原病式》指出：“凡呕吐者，火性上炎也，无问表里，通宜凉膈散。”《丹溪心法·呕吐》中则强调“胃中有火与痰”及胃虚不纳谷，对呕吐的治疗、用药禁忌及预后有更加详细的论述。《医学正传》重点阐明了脾胃和呕吐的密切关系。明代张景岳更对呕吐的病因病机做出了详细的概括：“呕吐或因暴伤寒凉，或暴伤饮食，或因胃火上冲，或因肝气横逆，或痰饮水气聚于胸中，或表邪传里，聚于少阳、阳明之间，皆有呕吐，此皆呕吐之实邪也。”清代李中粹提出阴虚呕吐一证，并用旋覆代赭汤治疗呕吐不已。《医学心悟》又提出命门火衰致呕说，并创立上病下取的灌肠通腑法及温补肾阳法治疗呕吐，别开蹊径。叶天士则以泄肝安胃为主治疗呕吐，“用药以苦辛为主，以酸佐之。”《类证治裁》提出“肝气犯胃”呕吐一证，且立具体的治法及用药原则。

【病因病机】

暴吐属于胃病，但与肝脾有密切的关系。引起暴吐的原因很多，因其病程短，发病急，故实证较多，也有虚中夹实。外邪、食滞、痰饮、肝气犯胃或者胃虚失和等原因，致胃中气机升降失调，气逆而上，可发生呕吐。《圣济总录·呕吐》有云：“呕吐者，胃气上而不下也。”

1. 实证呕吐

外感六淫、痰饮停积、饮食不节，以及情志失调气机逆乱是实证呕吐的主要病因。

外感六淫之邪气，侵犯胃腑，致水谷随胃气上逆而发生呕吐。正如《古今医统大全·呕吐哕门》所指出："无病之人，卒然而呕吐，定是邪客胃腑。"外邪侵袭所致呕吐常具有起病急骤，伴恶寒发热、头痛身楚等表证的特点。饮食过量或过食肥甘厚腻或饮食不洁之物，皆可伤胃滞脾，易引起食滞不化，胃气不降，上逆而为呕吐。《重订严氏济生方·呕吐反胃噎膈门》曰："饮食失节，温凉不调，或喜餐腥乳酪，或贪食生冷肥腻……动扰于胃，胃既病矣，则脾气停滞，清浊不分，中焦为之痞塞，遂成呕吐之患焉。"饮食不节所致呕吐常表现为脘腹胀满，呕吐酸腐，嗳气厌食，大便秽臭，或溏或秘的特点。另外，饮食不节，伤滞脾胃，运化功能失常，反生痰饮积聚于胃中，当饮邪上逆时可发生呕吐，正如《症因脉治·呕吐》所云："痰饮呕吐之因，脾气不足，不能运化水谷，停痰留饮，积于中脘，得热则上炎而呕吐，遇寒则凝塞而呕吐矣。"恼怒伤肝，肝气郁滞，失于条达，横逆犯胃，胃气上逆致呕吐，故见吞酸，嗳气频繁，另肝脉布于胁肋，多伴有胁肋部胀闷作痛；忧思伤脾，脾失健运，食难运化，胃失和降，均可发生呕吐，《证治要诀·呕吐》有"食呕多因七情而得"以及"气呕因盛怒中饮食而然"之说，由此可见，情志失调是呕吐发生的重要诱因。

2. 虚证呕吐

脾胃素虚，或病后体弱，劳倦过度，耗伤中气，胃虚不能盛受水谷，脾虚不能化生精微，食滞胃中，上逆成呕。《古今医统大全·呕吐哕》云："久病而吐者，胃虚不纳谷也。"脾主运化，实四肢，若脾胃阳虚，不能腐熟水谷，则见稍食即吐，面色㿠白，四肢不温，大便溏泄等阳虚失于温煦的症状。若胃阴不足，失于濡润，则表现为反复呕吐，时作干呕，似饥而不欲食，口干咽燥等阴虚症状。

【临证思路】

（一）识症

1. 分辨实证呕吐和虚证呕吐

实证呕吐多由外邪、饮食、情志所伤，起病较急，常突然发生，病程较短。其特点是暴吐如喷，呕声洪亮，或腹中雷鸣，肠鸣音亢进，呕吐物多为食物、痰涎，甚或夹有胆汁，气味较重，舌红，苔白或黄厚腐腻，脉弦滑或濡数。虚证呕吐常因脾胃虚寒、胃阴不足所致，起病缓慢，或见于病后，病程较长。其特点是吐物不多，呕吐无力，吐物酸臭不甚，常伴有精神萎靡，倦怠乏力、脉弱无力等虚弱证候。

2. 分辨呕吐物的性质

通过辨别呕吐的颜色、气味、性质等可以进一步探究病变的病因、病变的脏腑以及寒热虚实，从而帮助临床诊断。若呕吐物酸腐难闻，多为食积化热；吐黄水苦水，多为胆热犯胃；吐酸水绿水，多为肝气犯胃；吐痰浊涎沫，多为痰饮停胃；泛吐清水，多为胃中虚寒，或有虫积；只呕吐少量黏沫，多属胃阴不足。

3. 分辨应止应吐

呕吐多为病理现象，故一般选用降逆止呕剂，但并非见呕止呕。若胃中有食积、痰饮、痈脓而致呕吐者，是属人体自身祛除有害物质的一种保护性反应，此时不应止呕，应该因势利导，待有害物质排出，邪去则可病除；若属食物中毒所致的呕吐，应按中毒治疗，这类呕吐应予解毒，并使邪有出路，邪去毒解则呕吐自止，若只顾止呕，则毒物留滞机体，邪无出路，从而损害机体。另外，服药不当产生的毒性反应亦可表现为呕吐，此时则应减量或停药，除非呕吐剧烈，否则亦不必止呕。

（二）审机

1. 外邪犯胃

外感风寒之邪，或夏令暑湿秽浊之气，内扰胃腑，浊气上逆，故突然呕吐；邪束肌表，营卫失和，故发热恶寒，头身疼痛；湿浊中阻，气机不利，故胸脘满闷；苔白腻，脉濡缓，皆是湿浊蕴阻之征。本证以突然呕吐、头身疼痛或有寒热为临床特征。

2. 食滞内停

食滞内阻，浊气上逆，故呕吐酸腐；升降失常，传导失司则大便不正常，或秽臭，或溏薄，或秘结；食滞中焦，气机不利，故脘腹胀满，嗳气厌食；苔厚腻，脉滑实，为食滞内停之候。本证以呕吐酸腐，嗳气厌食为临床特征。

3. 痰饮内阻

脾不运化，痰饮内停，胃气不降，则脘闷不食，呕吐痰涎；水饮上犯，清阳之气不展，故头眩；水气凌心则心悸；苔白腻，脉滑为痰饮内停之征。本证以呕吐清水痰涎与头眩心悸为临床特征。

4. 肝气犯胃

肝气不舒，横逆犯胃，胃失和降，故呕吐吞酸，嗳气频繁；胸胁闷痛，舌红，脉弦为气滞肝旺之征。本证以呕吐伴嗳气胁痛为临床特征。

5. 脾胃虚寒

脾胃虚弱，中阳不振，水谷腐熟运化不及，故饮食稍有不慎即吐，时作时止；阳虚不能温布，则面色㿠白，四肢不温，倦怠乏力；中焦虚寒，气不化津，故口干而不欲饮；脾虚则运化失常，故大便溏薄；舌质淡，脉濡弱乃脾阳不足之象。本证以饮食稍有不慎即吐，肢冷便溏为临床特征。

6. 胃阴不足

胃热不清，耗伤胃阴，以致胃失濡养，气失和降，故呕吐反复发作，时作干呕，似饥而不欲食；津不上承，故口燥咽干；舌红津少，脉细数为津液耗伤，虚中有热之象。本证以干呕，口燥咽干，舌红津少为临床特征。

（三）定治

暴吐病位在胃，守“胃气以下行为顺”之原则，祛邪和胃，降逆止呕是为大法。偏于邪实者，治宜祛邪为主，根据实邪的性质，临床可分别采用解表、消食、化痰、解郁等法。偏于正虚者，治宜扶正为主，可采用健运脾胃、益气养阴等法。虚实兼夹者，当审其标本缓急之主次而治之。但当胃中痈脓、食物中毒等所致呕吐时，须因势利导，祛邪外出。至于应止应吐，须细审病机，辨证论治。

（四）用药

1. 外邪犯胃

湿邪或者寒邪损伤中阳，使邪气凝聚胃中而发呕吐。症见突然呕吐，胸脘满闷，发热恶寒，头身疼痛。辛温疏解，疏邪化浊药用藿香、紫苏、厚朴、半夏；降逆和胃药用陈皮、茯苓、大腹皮；若表邪偏重，寒热无汗，头痛身楚，加荆芥、防风、白芷。

2. 饮食所伤

饮食不洁伤及胃腑致胃气不能下行，便上逆为之呕吐，症见呕吐酸腐，脘腹胀满，嗳气厌食，大便或溏或结。消食化滞药用神曲、山楂、莱菔子；和胃降逆药用陈皮、法半夏、茯苓；通导积滞药用大黄、槟榔、元明粉等。若因面积所伤，重用莱菔子；酒积所伤重用蔻仁、葛花；豆制品积者可用生萝卜汁。

3. 痰饮内阻

痰饮内停，胃气不降反逆，则脘闷不食，呕吐痰涎清水，药用生姜、法半夏、茯苓、桂枝等温肺化饮。若脘腹胀满者，加厚朴、大腹皮，理气除满；呕吐清水痰涎多者，加牵牛子、白芥子可增强化痰蠲饮之力；痰浊上蒙，症见眩晕呕吐者，可加天麻、代赭石、枳实以化痰降逆。

4. 肝气犯胃

肝气横逆犯胃致肝胃不和，胃气上逆而致呕吐。疏肝和胃，降逆止呕药用半夏、茯苓、厚朴、生姜等；泄肝除热药用黄连、吴茱萸；清胃中灼热药用香附、苏叶，并加沙参、麦冬、石斛以养胃阴。

5. 脾胃虚寒

脾胃素虚，或病后体弱，不能化生精微，食滞胃中，上逆成呕。可用干姜、党参、白术等温中健脾；呕吐清水不止，脘冷肢凉者，可加附子以温阳止呕；兼呕吐涎沫者，可加吴茱萸以温中散寒，降逆上呕。

6. 胃阴不足

热病日久，耗伤胃阴，以致胃失濡养，气失和降，故呕吐反复发作。滋养胃阴药用天花粉、麦冬、竹茹、知母等；若口干明显者，可加石斛以清热生津；大便干结者，可加火麻仁、桃仁以润肠通便；兼郁热者，可加黄连以清热除烦。

【纲目条辨论治】

以虚实为纲，病因为目，条辨论治。

（一）实证

1. 外邪犯胃

主症：突然呕吐，胸脘满闷，发热恶寒，头身疼痛，舌苔白腻，脉濡缓。

治法：疏邪解表，化浊和中。

方药：藿香正气散加减。药用藿香、紫苏、白芷、大腹皮、厚朴、半夏、陈皮、白术、茯苓、甘草、桔梗、生姜、大枣等。

随症加减：宿滞，胸闷腹胀者，去白术、甘草、大枣，加神曲、鸡内金以消导积滞；寒热无汗者，加防风、荆芥以祛风解表；夏令感受暑湿，呕吐而并见心烦口渴者，去香燥甘温之药，加黄连、佩兰、荷叶以清暑解热；如感受秽浊之气，突然呕吐者，可先吞服玉枢丹，以辟浊止呕。

2. 食滞内停

主症：呕吐酸腐，脘腹胀满，嗳气厌食，大便或溏或结，舌苔厚腻，脉滑实。

治法：消食化滞，和胃降逆。

方药：保和丸加减。药用山楂、神曲、莱菔子、陈皮、半夏、茯苓、连翘等。

随症加减：若大便秘结，腹胀拒按者，可加大黄、槟榔、元明粉等通导积滞；伴发热，配黄连、黄芩；胃中积热上冲，食已即吐，口臭而渴，苔黄脉数者，加竹茹、生姜以清胃降逆。

3. 痰饮内阻

主症：呕吐清水痰涎，脘闷不食，头眩心悸，舌苔白腻，脉滑。

治法：温中化饮，和胃降逆。

方药：小半夏汤合苓桂术甘汤加减。药用半夏、生姜、茯苓、白术、甘草、桂枝等。

随症加减：若气滞腹痛，可加厚朴、枳壳行气除满；若脾气受困，脘闷不食，可加砂仁、白豆蔻、苍术开胃醒脾；若痰浊蒙蔽清阳，头晕目眩，可用半夏白术天麻汤以健脾燥湿，化痰息风；若痰郁化热，烦闷口苦，可用黄连温胆汤以清热化痰，和胃止呕：若胃脘胀满，胃中有振水声，可暂加甘遂细末0.5g，装入胶囊，早晨空腹温开水冲服，每日1次，连续服用2～3日。

4. 肝气犯胃

主症：呕吐吞酸，嗳气频繁，胸胁胀痛，舌质红，苔薄腻，脉弦。

治法：疏肝理气，和胃降逆。

方药：半夏厚朴汤合左金丸加减。药用苏叶、厚朴、半夏、生姜、茯苓、大枣、黄连、吴茱萸等。

随症加减：若口苦嘈杂，大便干结，腑气不通，加大黄、枳实；若郁火伤阴，口干舌燥，胃中灼热，舌红少苔者，加沙参、石斛、麦冬以养胃阴；嗳气呕逆严重者，加旋覆花、代赭石以降逆止呕。

（二）虚证

1. 脾胃虚寒

主症：饮食稍多即吐，时作时止，面白，倦怠乏力，喜暖恶寒，四肢不温，口干而不欲饮，大便溏薄，舌质淡，脉濡弱。

治法：温中健脾，和胃降逆。

方药：理中汤加减。药用人参、白术、干姜、甘草等。

随症加减：若胃虚气逆，心下痞硬，干噫，可用旋覆代赭汤降逆止呕；若中气大亏，少气乏力，可用补中益气汤补中益气；呕吐清水不止，脘冷肢凉者，可加附子以温阳止呕；呕吐涎沫者，可加吴茱萸以温中散寒，降逆上呕。

2. 胃阴不足

主症：呕吐反复发作，或时作干呕，似饥而不欲食，口燥咽干，舌红少津，脉象细数。

治法：滋养胃阴，降逆止呕。

方药：麦门冬汤加减。药用人参、麦冬、粳米、甘草、半夏、大枣等。

随症加减：若呕吐较甚，可加橘皮、竹茹、枇杷叶以降逆止呕；若阴虚便秘，可加火麻仁、瓜蒌仁、白蜜润肠通便；兼郁热者，可加黄连以清热除烦。

（三）转归预后

暴病呕吐一般多属邪实，治疗较易，预后良好。唯痰饮与肝气犯胃之呕吐，每易复发。久病呕吐，多属正虚，故虚证或虚实夹杂者，病程较长，且易反复发作，较为难治。若呕吐不止，饮食难进，易变生他证，预后不良。如久病大病之中，出现呕吐，食不能入，面色苍白，肢厥，脉微细欲绝，此为阴损及阳，脾胃之气衰败，真阳欲脱之危证。

【其他疗法】

1. 针灸疗法

主穴：内关、足三里、中脘，强刺激，或留针 30 分钟。

配穴：寒邪客胃者加上脘、胃俞；热邪内蕴者加合谷，并可用金津玉液点刺出血；痰饮内阻者加膻中、丰隆；肝气犯胃者加阳陵泉、太冲；脾胃虚弱者加脾俞、胃俞；腹胀者加天枢；肠鸣者加脾俞、大肠俞；泛酸欲呕者加公孙；食滞者加梁门、天枢。操作：毫针刺，平补平泻法。配穴按补虚泻实操作；虚寒者，加艾灸；呕吐发作时，可在内关穴行强刺激并持续运针 1 ~3 分钟。

2. 耳针疗法

选胃、交感、肝、皮质下、神门，每日 2 ~3 次，毫针刺，留针 20 ~30 分钟，或用埋针法，或贴压法。

【病案参考】

病案一

王某，女，53 岁，1954 年2 月5 日入院，上腹部反复疼痛八年，近剧烈呕吐。诊为“慢性胃炎急性发作”，曾予止呕、补液、镇静、解痉等治疗一周。2 月 12 日请笔者会诊。刻诊：频频呕吐，多为清白痰涎，不能进食，面色㿠白，下肢轻微浮肿，语音低微，卧床不起，舌稍红苔白，有剥苔，脉细弱。证属痰呕，治宜温中化痰止呕，投苓桂术甘汤合小半夏汤加味：法半夏 10g，桂枝 10g，茯苓 12g，白术 10g，甘草 6g，生姜 4 片，怀山药 15g。药后诸症大减，食欲渐开，略能进流质，可起床活动，剥苔消失，再投原方合理中汤。诸症悉平，食纳大增，面肿消失，痊愈出院。

（选自《急症呕吐证治体会》）

病案二

王某，女，18 岁，学生，1974 年 3 月 5 日初诊。患呕吐已一年余，食后胃中不舒，渐渐吐出不消化物，无酸味，吐尽方舒。吐后又觉饥嘈，略进饮食，泛吐如前，形体消瘦，大便艰难（X 线胃肠检查无异常发现），口干。舌质红，脉细弱。由于精神刺激，饥饱失调，引起久吐不止，导致气阴两伤，上逆之气，从肝而出，损伤脾胃。先用顺气降逆，泄肝和胃之法。旋覆花 9g，煅赭石 12g，北沙参 9g，麦冬 9g，川楝子 9g，半夏 9g，陈皮 9g，姜竹茹 9g，谷芽 12g，枳壳 4. 5g。3 剂后呕吐略减，胃嘈如前，前方再加黄连 1. 5g。服 14 剂后，呕吐已止，大便已通，饮食渐进，胃中较舒，但神疲，舌红无苔，脉细。可见脾胃已伤，气阴未复，再与益气生津，健脾和胃之法，方用《金匮要略》麦门冬汤加减。麦冬 9g，半夏 4. 5g，党参 9g，生甘草 3g，陈皮 4. 5g，香谷芽 12g。此方嘱连服 10 剂，巩固疗效，并注意饮食不宜过量，以防复发。

（选自《黄文东医案》）

第六节 暴 泻

暴泻是指以发病急骤，排便次数剧增，泻下急迫，大便清稀如水，腹痛肠鸣为特征的内科急症。暴泻又称暴注，明代以前有多种名称，如“洞泄”“溏泄”“溢泄”“濡泄”“水谷注下”“下利”等。其病位在脾胃、大小肠，与肝肾关系密切，多由感受外邪，饮食不慎，情志失调，体虚久病引起，导致脾胃气机升降失常，运化功能障碍，小肠分清泌浊和大肠传导功能失司，水谷清浊不分，津气损伤。暴泻一年四季均可发生，但以夏秋两季较为多见，多以实邪为主，但暴泻极易伤津耗气，故常可因实致虚，若泻下不止则可致阴竭阳脱。慢性腹泻复加饮食所伤，亦可引起急性发病，表现为虚中夹实的证候。

“暴泻”首见于明代王肯堂《证治准绳》。历代医籍中尚有诸多名称，如《黄帝内经》有“鹜溏”“飧泄”“注下”“暴注下迫”之称。《难经》提出了五泄的病名，即“胃泄”“脾泄”“大肠泄”“小肠泄”“大瘕泄”，其中“小肠泄”与“大瘕泄”可能属于痢疾，但其余三泄多属泄泻范畴，急性泄泻即为暴泻。汉代张仲景在《金匮要略》中将泄泻与痢疾统称为“下利”。至隋代《诸病源候论》开始明确将泄泻与痢疾分述之。宋代陈无择《三因极一病证方论》列“泄泻叙论”专篇，此后统称为泄泻。明代孙一奎《医旨绪余》云：“粪大出而势直下不阻者为泻，倾泻之谓也。”描述了暴泻的特点。清代雷丰《时病论》云：“暴注者，卒暴注泻也。”给暴泻下了明确的定义。

根据暴泻的发病特点、证候表现，现代医学急性肠炎、肠吸收功能紊乱、胃肠型感冒、食物中毒、肠易激综合征、肠结核、过敏性结肠炎、溃疡性结肠炎缓解期以及胃、胰、肝等多种消化系统疾病引起的急性腹泻，均可参考本证进行急救处理和辨证论治。

【源流】

有关暴泻的最早记载，可上溯到《黄帝内经》，其对暴泻的病因病机、治疗原则等有较全面的论述，如《素问·举痛论》中“寒气客于小肠，小肠不得成聚，故后泄腹痛矣”，认为寒可致泻；《素问·至真要大论》中“暴注下迫，皆属于热”，认为热可致泻；《素问·阴阳应象大论》中“春伤于风，夏生飧泄”及“湿盛则濡泄”，认为风和湿可致暴泻。同时指出病变部位与病变性质，如《素问·宣明五气》中“大肠小肠为泄”，认为病位在大肠与小肠；《素问·脏气法时论》中“脾病者……虚则腹满肠鸣，飧泄食不化”，认为病位在脾；《素问·脉要精微论》中“胃脉实则胀，虚则泄”，认为病位在胃，且病性有虚实之分。治疗上，《素问·标本病传论》中“先病而后泄者，治其本；先泄而后生他病者，治其本”，明确指出了暴泻先后标本的原则，为后世认识暴泻奠定了基础。《难经·五十七难》曰：“泄凡有五，其名不同：有胃泄，有脾泄，有大肠泄，有小肠泄，有大瘕泄。”从脏腑辨证角度提出了五泄的病名。

汉代张仲景在《伤寒论》中对暴泻的证治有详细的论述，如《伤寒论·辨阳明病脉证并治》：“脉浮而迟，表热里寒，下利清谷者，四逆汤主之。”《伤寒论·辨少阴病脉证并治》：“少阴病，下利，脉微者，与白通汤。利不止，厥逆无脉，干呕烦者，白通加猪胆汁汤主之。服汤，脉暴出者死，微续者生。”《伤寒论·辨厥阴病脉证并治》："下利清谷，里寒外热，汗出而厥者，通脉四逆汤主之。"其在《金匮要略·呕吐哕下利病脉证治》将急性泄泻和痢疾统称"下利"，并分为实滞、气利、虚寒 3 种类型，他提出实滞下利用"通因通用"法，为暴泻的辨证论治奠定了基础，他还创立了一些有效的方剂，如治实滞的大承气汤、治热利的葛根芩连汤、治寒利的葛根汤、治虚利的四逆汤等，对后世治疗暴泻影响颇大，至今犹不失其临床价值。

汉代以后的医家对暴泻的分类、鉴别、辨证、治疗又有了更多的认识，隋代《诸病源候论》开始明确将急性泄泻与痢疾分述之，宋代以后统称为泄泻，泻之急迫者则为暴泻。宋代陈无择在《三因极一病证方论·泄泻叙论》中提出："喜则散，怒则激，忧则聚，惊则动，脏气隔绝，精神夺散，以致溏泄。"认为不仅外邪可导致暴泻，情志失调亦可引起暴泻。朱肱在《南阳活人书·问下利者》中提出："伤寒下利多种，须辨识阴阳。"发挥了张仲景的辨证要点，并系统地论述了三阴三阳经暴泻的治疗宜忌及完整的治疗方药，对指导今人临床仍有裨益。元代朱丹溪对暴泻的辨证论治有方有法，《丹溪心法·泄泻》云："湿用四苓散加苍术，甚者苍、白二术同加，炒用，燥湿兼渗泄。火用四苓散加木通、黄芩，伐火利小水。痰积宜豁之，用海粉、青黛、黄芩、神曲糊丸服之……气虚用人参、白术、炒芍药、升麻。食积，二陈汤和泽泻、苍术、白术、山楂、神曲、川芎，或吞保和丸。"

及至明代，王肯堂《证治准绳》中"暴泄非阴，久泄非阳。有热者脉疾，身动声亮，暴注下迫"，首次使用"暴泻"一词。同时代的医家对暴泻的病因病机、辨证论治认识逐渐丰富，张景岳在《景岳全书·泄泻》篇认为"泄泻之本，无不由于脾胃""泄泻之因，惟水火土三气为最""凡泄泻之病，多由水谷不分"，对暴泻病因病机认识明确，并提出"以利水为上策"的治法，还阐明可利与不可利的适应证与禁忌证，他指出"有寒泻而小水不利者……有命门火衰作泻而小水不利者"，然分利之法，"惟暴注新病者可利，形气强壮者可利，酒湿过度，口腹不慎者可利，实热闭塞者可利……若病久者不可利，阴不足者不可利，脉证多寒者不可利，形虚气弱者不可利，口干非渴而不喜冷者不可利"，务须"察其所病之本"，否则"愈利愈虚"。此论述是对暴泻治疗法则的完善和总结，为后人所推崇。李梴《医学入门·泄泻》中进一步指出"凡泻皆兼湿，初宜分理中焦，渗利下焦。久则升提，必滑脱不禁，然后用药涩之"，有一定的临床意义。李中梓在《医宗必读·泄泻》对暴泻的治法，做了进一步的概括，提出了著名的治泻九法，全面系统地论述了暴泻的治法，是暴泻治疗学上的里程碑。其在《医宗必读·泄泻》中说："治法有九：一曰淡渗……一曰升提……一曰清凉……一曰疏利……一曰甘缓……一曰酸收……一曰燥脾……一曰温肾……一曰固涩。"认为"夫此九者，治泻之大法，业无遗蕴，至如先后缓急之权，岂能预设，须临证之顷，圆机灵变。"此论系统而全面，是暴泻治疗学上的一个突出成果，其实用价值也为临床所证实。

清代医家论述暴泻的论著颇多，认识日趋完善，积累了丰富的临床经验。如吴谦的《医宗金鉴》、叶天士的《临证指南医案》、程钟龄的《医学心悟》、张璐的《张氏医通》、陈修园《医学三字经》等，皆以《黄帝内经》为宗，病因上强调湿邪致泻的基本原理，病机上重视肝、脾、肾在发病中的重要作用。叶天士认为久患暴泻因于"阳明胃土已虚，厥阴肝风振动"，不失为创新之见。其创立泄木安土法（参见《临证指南医案》），以甘理胃，以酸制肝，方用人参、乌梅相配，或甘草、白芍同用，对后人启迪良深。张璐《张氏医通·泄泻》曰："夏暑暴泻如水，周身疼痛汗出，脉弱少气，甚至加吐，此名紧病，浆水散。盛暑逼于外，阴冷伏于其中，非连理汤不可。"在前人基础上，对夏季暴泻辨证论治均作了较为深入的研讨。陈修园《医学三字经》："湿气胜，五泄成；胃苓散，厥功宏。湿而冷，萸附行；湿而热，连芩程。湿夹积，曲楂迎；虚兼湿，参附苓。脾肾泻，近天明；四神服，勿纷更。"用歌诀的形式总结了暴泻的分类及辨治特点。

近代医家在继承前人的基础上，又多独特发挥，为暴泻治疗学增添了新的一项。周冠群使用含有毒性药物的古代方剂治疗暴泻颇多效验，如选用抵圣丸（明《永乐大典·医药集》）。时振声治疗暴泻妙用三法，消补同用、温涩合施、寒热并调。任继学治疗暴泻不止，多从肝肺论，选用宣肺疏肝、理脾和胃之法，方用危氏安和散。李寿山治暴泻贵在施运，一健运，二疏运，三导运。

从历代暴泻病名发展的过程可以看出，"暴泻"作为中医急症病名：病证发于《黄帝内经》，病名立于明代，病治渐详于明清。从泻痢混同之始，经历代医家认识发展，逐渐区分出其治则、治法、方药，形成现代中医急症的一大病系。

【病因病机】

暴泻的基本病机是脾胃受损，湿困脾土，肠道功能失司，病位在脾胃与大小肠，与肝肾有关，多以实邪为主。《景岳全书·泄泻》云："泄泻之本，无不由于脾胃，盖胃为水谷之海而脾主运化，使脾健胃和，则水谷腐熟，而化气化血以行营卫。若饮食失节，起居不时，以致脾胃受伤，则水反为湿，谷反为滞，精华之气不能输化，乃致合污下降，而泻痢作矣。"暴泻多以实邪为主，"无湿不成泻"，暴泻极易伤津耗气，故常可因实致虚。若泻下不止则可致阴竭阳脱。慢性腹泻复加饮食所伤，亦可引起急性发病，表现为虚中夹实的证候。

1. 实证暴泻

感受外邪，饮食所伤，情志失调是暴泻的主要原因。六淫伤人，肠胃失调，皆能致泻。但其中以湿邪为主，而常兼夹寒、热、暑等病邪。脾喜燥恶湿，湿邪最易影响脾的运化，故有"无湿不成泄"之说。有因雨湿过多或坐卧湿地，汗出入水则寒湿内侵，困遏脾运，清浊不分而致泻；若夏秋之间，暑湿当令，湿热伤中，脾胃受病，邪热下迫大肠则可致暑泻。饮食过量，化为积滞，或恣啖生冷，寒食交阻，或过食肥厚，湿热内蕴，或误食腐馊不洁，伤及肠胃，均可致脾胃运化失健，水谷停为湿滞，形成暴泻。郁怒忧思，肝郁不达，横逆乘脾，脾胃受制，运化失常而致暴泻。若素本脾虚湿盛，或怒时进食者则尤易形成，正如《景岳全书·泄泻》所说："凡遇怒气便作泄泻者，必先怒时夹食，致伤脾胃，故但有所犯，即随触而发。此肝脾二脏之病也，盖以肝木克土，脾气受伤而然。"

2. 虚证暴泻

素体不强或病后体弱，久泻伤正，以致脾胃虚寒，中阳不健，运化无权，清气下陷，水谷糟粕混夹而下。如脾虚及肾，或肾阳不振，命门火衰，不能助脾腐熟水谷，复因湿食所伤，则水谷不化，亦可发为暴泻。

【临证思路】

（一）识症

1. 辨泻之寒热

寒湿暴泻，多粪质清稀如水，腹痛喜温，完谷不化，舌质淡，苔白，脉濡缓。湿热暴泻，多粪便黄褐，味臭较重，泻下急迫，肛门灼热，舌质红，苔黄，脉濡数或滑数。

2. 辨泻之虚实

虚证暴泻，多病程较长，症见腹痛不甚且喜按，小便利，口不渴。实证暴泻，多病势急骤，症见脘腹胀满，腹痛拒按，泻后痛减，小便不利。暴泻多实证、热证，久泻多虚证、寒证。由久泻转为暴泻者，多为虚中夹实，虚实兼见。暴泻日久，伤阴耗气，津液亏损，实证可转为虚证，或实中兼虚。

3. 辨泻之证候特点

脾虚暴泻，多久泻迁延不愈，倦怠乏力，稍有饮食不当，或劳倦过度即复发；肝郁克脾之暴泻，多泄泻反复不愈，每因情志不遂而复发；肾阳不足之暴泻，多五更泄泻，完谷不化，腰酸肢冷。泄泻而饮食如常，说明脾胃未败，多为轻证，预后良好；泻而不能食，形体消瘦，或暑湿化火，暴泻无度，或久泄滑脱不禁，均属重证。急症暴泻有轻有重，有主有从，或纯寒无热，或纯热无寒，或寒热错杂，宜详辨之。

4. 辨泻之危证

暴泻其势猛，易伤阴耗气，临床并见痉厥、闭脱危症。因而辨别危症之有无及属性，非常重要。如兼见面白汗大出，脉细微欲绝者，须防厥脱出现；如兼见高热、神昏谵语、肢体抽搐者，易呈现痉证；如兼见热邪内陷，神昏谵语者，警惕转为闭证。其次如暴泻兼剧烈呕吐，壮热不已等，临床均不可忽视。

5. 辨泻下物

大便清稀，或如水样，秽腥者，多为寒湿证；大便稀溏，色黄褐而臭，肛门灼热者，多为湿热证；大便溏垢，臭如败卵，夹有不消化食物残渣者，多为食滞胃肠证；

大便时溏时泻，迁延反复，多为脾胃虚弱证；黎明之前脐腹作痛，肠鸣即泻，大便完谷不化，多为肾阳虚衰证；每因抑郁恼怒，或情绪紧张之时，发生腹痛泄泻，多为肝气乘脾证。

6. 辨舌脉

舌苔白或白腻，脉濡缓，多为寒湿内盛，脾失健运，清浊不分之寒湿内盛证；舌质红，苔黄腻，脉滑数或濡数，多为湿热壅滞，损伤脾胃，传化失常之湿热伤中证；舌苔垢浊或厚腻，脉滑，多为宿食内停，阻滞肠胃，传化失司之食滞胃肠证；舌质淡，苔白，脉细弱，多为脾虚失运，清浊不分之脾胃虚弱证；舌淡苔白，脉沉细，多为命门火衰，脾失温煦之肾阳虚衰证；舌淡红，脉弦，多为肝气不舒，横逆犯脾，脾失健运之肝气乘脾证。

（二）审机

1. 感受外邪辨识

外感湿邪，或汗出入水，或坐卧湿地，则寒湿内侵，困遏脾阳，脾失健运，或感受暑湿、湿热之邪，壅遏脾胃，下迫大肠，均可使脾胃升降功能失常，小肠泌别失司，大肠传导功能紊乱，以致清浊不分，相杂而下，并入大肠而发为暴泻。

2. 饮食因素辨识

进食腐烂、变质、污染的食物，使脾胃受伤；或贪吃过量，食滞不化，宿食内停，损伤脾气；或恣食膏粱肥甘厚味，饮酒无度及嗜食辛辣香燥之物，致湿热蕴积于脾胃、肠道；或恣啖生冷瓜果等食品，寒食交阻，寒气客于胃肠，以上因素均可使脾运失职，升降失调，肠道泌别、传导失司，清浊不分，混杂而下，形成暴泻。

3. 情志因素辨识

肝为刚脏，性喜冲和条达，若忧郁愤怒，精神焦虑紧张，易致肝气郁结，木郁不达，横逆乘脾犯胃；或思虑过度，脾气受伤，土虚木贼，均可使气机升降失调，肠道功能失常，清浊不分，相杂而下，形成暴泻。

4. 脏腑虚衰辨识

调摄失宜，或久病之后，或年老体弱，均可导致脾胃虚弱，脾失升运，或肾阳不足，命门火衰，脾失温煦，水谷不能腐熟，运化失常，致水反为湿，谷反为滞，湿滞内停，阻碍气机，升降失调，清浊不分，混杂而下走大肠遂成暴泻。

（三）定治

暴泻为危急重症，遵“急则治其标”原则，暴泻的急救，重在止泻、救阴、固脱。《医宗必读》治泻九法：淡渗、升提、清凉、疏利、甘缓、酸收、燥脾、温肾、固涩，但其中以运脾化湿为主，与止泻、救阴、固脱相辅相成。如需止泻，必须针对病因。以湿盛为主，重在化湿，佐以分利，再根据寒湿和湿热的不同，分别采用温化寒湿与清化湿热之法。夹有表邪者，佐以疏解；夹有暑邪者，佐以清暑；兼有伤食者，佐以消导。久泻以脾虚为主，当以健脾。因肝气乘脾者，宜抑肝扶脾。因肾阳虚衰者，宜温肾健脾。中气下陷者，宜升提。久泻不止者，宜固涩，等等。

祛因的目的，在于止泻；止泻的目的在于防止伤津耗气。出现脱证，应辅以保津。“治湿不利小便，非其治也”，是通过分利手段而达到止泻的目的。但不论哪种方法，均应照顾脾胃。此外，用药要注意几点，即补虚不可太甘，太甘则生湿；清热不可太苦寒，太苦寒则伤胃气，收涩不宜太早，太早可留邪；疏利不可太香燥，太燥可致耗气伤阴。这些均是临证急救时必须注意的原则。

（四）用药

1. 寒湿内盛

寒湿内盛，脾失健运，清浊不分，症见泄泻清稀，甚则如水样，脘闷食少，腹痛肠鸣，治宜散寒化湿，药用藿香、佩兰辛温散寒，芳香化浊；健脾化湿，药用苍术、白术、茯苓、防己等；祛湿和中，药用半夏、陈皮、竹茹、枳壳等；理气除满，药用木香、厚朴、大腹皮等；解表散寒，药用紫苏、白芷、桔梗等。若表寒重者，治宜疏风散寒，药用荆芥、防风等；若外感寒湿，饮食生冷，腹痛，泻下清稀，治宜温中散寒，理气化湿，药用藿香、木香、肉桂、陈皮等；若湿邪偏重，腹满肠鸣，小便不利，治宜健脾行气祛湿，药用苍术、厚朴、桂枝、茯苓等。

2. 湿热伤中

湿热伤中，损伤脾胃，传化失常，症见泄泻腹痛，泻下急迫，或泻而不爽，粪色黄褐，气味臭秽，治宜清热利湿，药用葛根、荷叶解肌清热，升清止泻；清热燥湿，药用黄芩、黄连等；理气化湿，药用木香，枳壳等；清热利水，药用苦参、车前草等。若有发热、头痛、脉浮等表证，治宜疏风清热，药用银花、连翘、薄荷等；若夹食滞者，治宜消食导滞，药用神曲、山楂、麦芽等；若湿邪偏重者，治宜健脾祛湿，药用木香、厚朴、茯苓、猪苓、泽泻等；若在夏暑之间，症见发热头重，烦渴自汗，小便短赤，脉濡数，治宜解暑清热，利湿止泻，药用厚朴、金银花、连翘、白扁豆、滑石、生甘草等。

3. 食滞胃肠

宿食内停，阻滞肠胃，传化失司，症见腹痛肠鸣，泻下粪便臭如败卵，泻后痛减，治宜消食和胃，药用神曲、山楂、莱菔子等；和胃降逆，药用半夏、陈皮等；健脾祛湿，药用白术、茯苓等；解郁清热，药用连翘、薄荷、栀子等；行气消食，药用谷芽、麦芽等；食积化热，治宜清热燥湿止泻，药用黄连、黄芩、黄柏等；若兼脾虚，治宜健脾祛湿，药用白术、扁豆等。若食积较重，脘腹胀满，治宜消积导滞，清利湿热，药用大黄、枳实、黄芩、黄连、茯苓、泽泻等。

4. 脾胃虚弱

脾胃虚弱，脾虚失运，清浊不分，症见大便时溏时泻，迁延反复，食少，食后脘闷不舒，治宜健脾益气，药用人参、白术、茯苓、甘草等；理气健脾化湿，药用砂仁、陈皮、桔梗、扁豆、山药、莲子肉、薏苡仁等。若脾阳虚衰，阴寒内盛，治宜温中散寒，药用干姜、人参、茯苓、炙甘草等；若久泻不止，中气下陷，或兼有脱肛者，治宜健脾止泻，升阳举陷，药用柴胡、升麻、黄芪、人参、茯苓、白术、当归、陈皮等。

5. 肾阳虚衰

命门火衰，脾失温煦，症见黎明之前脐腹作痛，肠鸣即泻，完谷不化，腹部喜暖，泻后则安，形寒肢冷，腰膝酸软，治宜温补肾阳，药用补骨脂、肉豆蔻、吴茱萸等；收敛止泻，药用乌梅、五味子等；温脾逐寒，药用附子、炮姜等。若脐腹冷痛，治宜温中健脾，药用附子、干姜、人参、白术等。若年老体衰，久泻不止，脱肛，为中气下陷，治宜益气升阳，药用黄芪、党参、白术、升麻等；若泻下滑脱不禁，或虚坐努责者，治宜涩肠止泻，药用诃子肉、木香、罂粟壳、肉桂、肉豆蔻、白芍等；若脾虚肾寒见心烦嘈杂，大便夹有黏冻，表现寒热错杂证候，治宜调和寒热，温脏止泻，药用细辛、桂枝、花椒、干姜、黄连、黄柏、当归、乌梅等。

6. 肝气乘脾

肝气不舒，横逆犯脾，脾失健运，症见素有胸胁胀闷，嗳气食少，每因抑郁恼怒，或情绪紧张之时，发生腹痛泄泻，腹中雷鸣，攻窜作痛，矢气频作，治宜抑肝扶脾，药用白芍、木瓜养血柔肝；健脾补虚，药用白术、茯苓等；理气醒脾，药用陈皮、木香等；升清止泻，药用葛根、防风、荷叶等；若胸胁脘腹胀满疼痛嗳气者，治宜疏肝理气止痛，药用柴胡、木香、郁金、香附等；若兼神疲乏力，纳呆，脾虚甚者，治宜益气健脾开胃，药用党参、茯苓、扁豆、鸡内金等；久泻反复发作，治宜酸甘敛肝，收涩止泻，药用乌梅、焦山楂、甘草等。

【纲目条辨论治】

以虚实为纲，病因为目，条辨论治。

（一）实证暴泻

1. 寒湿内盛证

主症：泄泻清稀，甚则如水样，脘闷食少，腹痛肠鸣，或兼外感风寒，则恶寒，发热，头痛，肢体酸痛，舌苔白或白腻，脉濡缓。

治法：散寒化湿。

方药：藿香正气散加减。药用藿香、苍术、茯苓、半夏、陈皮、木香、厚朴、大腹皮、紫苏、白芷、桔梗等。

随症加减：发热恶寒者，加荆芥、防风；外感寒湿，饮食生冷，加苍术、藿香、干姜或纯阳正气丸；大便如水、次数多，小便不利者，加薏苡仁、车前子、砂仁；畏寒明显者，加草豆蔻、吴茱萸、砂仁；湿邪偏重，改用胃苓汤。

2. 湿热伤中证

主症：泄泻腹痛，泻下急迫，或泻而不爽，粪色黄褐，气味臭秽，肛门灼热，烦热口渴，小便短黄，舌质红，苔黄腻，脉滑数或濡数。

治法：清热利湿。

方药：葛根芩连汤加减。药用葛根、黄芩、黄连、木香、甘草、车前草、苦参等。

随症加减：兼有表热证，加金银花、连翘、薄荷；兼夹食滞，加神曲、山楂、麦芽；若湿邪偏重，加藿香、厚朴、茯苓、猪苓、泽泻；若发热头重，烦渴自汗，小便短赤，脉濡数，用新加香薷饮合六一散；恶心呕吐者，加半夏、枳壳、竹茹；有发热、头痛等风热表证者，加金银花、连翘、薄荷；热偏盛者，伴身热口苦，加马齿苋、秦皮、白头翁、黄柏、连翘；湿偏盛者，加厚朴、苍术、茯苓、滑石、薏苡仁、车前子；兼食滞者，加神曲、山楂、麦芽；病发于炎暑盛夏之时，夹暑湿者，加藿香、香薷、佩兰、荷叶、青蒿、扁豆等清暑化湿之品；腹痛腹胀者，加白芍、木香；苔黄厚腻，泻下垢浊，口臭甚者，加枳实、大黄。

3. 食滞肠胃证

主症：腹痛肠鸣，泻下粪便臭如败卵，泻后痛减，脘腹胀满，嗳腐酸臭，不思饮食，舌苔垢浊或厚腻，脉滑。

治法：消食导滞。

方药：保和丸加减。药用神曲、山楂、莱菔子、半夏、陈皮、连翘、谷芽、麦芽等。

随症加减：脘腹胀满者，加枳实导滞丸；食积化热，加黄连、黄芩；脾虚，加黄芪、白术、茯苓、扁豆；呕吐者，加半夏、白蔻仁以和胃降逆化浊；恶寒发热者，加苏叶、藿梗以解表畅中；伤酒食者，加葛花、枳椇子。

（二）虚证暴泻

1. 脾胃虚弱证

主症：大便时溏时泻，迁延反复，食少，食后脘闷不舒，稍进油腻食物，则大便次数明显增加，面色萎黄，神疲倦怠，舌质淡，苔白，脉细弱。

治法：健脾益气，化湿止泻。

方药：参苓白术散加减。药用人参、白术、茯苓、甘草、砂仁、陈皮、桔梗、白扁豆、山药、莲子肉、薏苡仁等。

随症加减：若脾阳虚衰，阴寒内盛，加理中丸；脘腹胀痛嗳气，加木香、乌药；

夹湿者，加苍术、厚朴、防风；夹湿热者，加黄连、连翘、马齿苋、厚朴；夹食滞者，加焦三仙；久泻不止，中气下陷，症见大便稀薄，完谷不化，饮食不佳，腹中重坠，肛门下脱，舌淡苔薄，脉细弱，治宜益气升清，健脾止泻，方用补中益气汤加藿香、乌梅；伴口燥咽干，气短乏力，阴津损伤者，加天花粉、芍药、五味子、黄精。

2. 肾阳虚衰证

主症：黎明之前脐腹作痛，肠鸣即泻，完谷不化，腹部喜暖，泻后则安，形寒肢冷，腰膝酸软，舌淡苔白，脉沉细。

治法：温肾健脾，固涩止泻。

方药：四神丸加减。药用补骨脂、肉豆蔻、吴茱萸、五味子、附子、炮姜等。

随症加减：脐腹冷痛，加附子理中丸；年老体衰，久泻不止，加黄芪、党参、白术、升麻；泻下滑脱不禁，或虚坐努责者，改用真人养脏汤；脾虚肾寒，见心烦嘈杂，大便夹有黏冻，表现寒热错杂证候，改服乌梅丸；久泻不止者，加赤石脂、禹余粮、乌梅；伴心烦、口干等寒热错杂者，加黄连、肉桂、黄柏；伴肾阴虚者，加生地黄、当归、白芍、山萸肉。

（三）虚实夹杂暴泻

肝气乘脾证

主症：素有胸胁胀闷，嗳气食少，每因抑郁恼怒，或情绪紧张之时，发生腹痛泄泻，腹中雷鸣，攻窜作痛，矢气频作，舌淡红，脉弦。

治法：抑肝扶脾。

方药：痛泻要方加减。药用白芍、白术、陈皮、防风等。

随症加减：若胸胁胀满者，加柴胡、木香、郁金、香附、川楝子、青皮；腹胀腹痛甚者，加厚朴、枳实；兼神疲乏力、纳呆、脾虚，加党参、茯苓、扁豆、鸡内金；久泻反复发作，加乌梅、焦山楂、甘草；脾虚食少者，加党参、山药；胃中嘈杂吞酸者，加黄连、吴茱萸；久泻不愈，症见腹胀痛，大便不爽，口干心烦，神疲乏力，舌体胖，苔白或黄者，为寒热错杂，改用乌梅丸攻补兼施，调和肝脾。

【其他疗法】

1. 针灸疗法

针灸治疗泄泻，是根据虚则补之、实则泻之、寒则温之、热则清之的原则，施行针刺或灸法，运用补法或泻法，辨证论治。

（1）寒湿内盛：取穴天枢、上巨虚、足三里、神阙、阳陵泉。夹暑湿者，加曲池、隐白，平补平泻，宜中强刺激；上巨虚、足三里应在压痛明显处刺入；曲池、隐白用泻法，隐血出针后宜挤去恶血；神阙隔盐灸；阳陵泉先泻后补，以泻为主。

（2）湿热伤中：取穴中脘、天枢、上巨虚、大肠俞、曲池、合谷、阴陵泉、漏谷、厉兑、商阳。除中脘穴以外，以上诸穴均用双侧穴位。

(3) 食滞胃肠：取穴脾俞、胃俞、大肠俞、中脘、足三里。脾俞用补法，余穴均用泻法。

(4) 脾胃虚弱：取穴脾俞、天枢、中脘、足三里、阴陵泉，用补法。

(5) 肾阳虚衰：主穴：天枢、中脘、足三里；配穴：属酒积者加水分、膀胱俞；食积者加建里、脾俞；肝火者加期门、肝俞；肾虚者加命门、肾俞。手法：肾虚者采用捻转补法为主，或可加灸。其余各型均采用大幅度的捻转泻法为主。

(6) 肝气乘脾：取穴脾俞、肝俞、天枢、足三里、太冲穴，用平补平泻法。

2. 耳针疗法

选穴：大肠、小肠、胃、脾、神门。中度刺激，每隔 20 分钟捻转 1 次，留针 60 分钟。

3. 推拿疗法

治疗时患者俯卧位，医者用手掌自上而下推揉背腰部脊柱两侧数次，用拇指按压双侧胃俞、大肠俞、小肠俞各 1 分钟，用手掌搓擦两侧脾俞、胃俞，以腹内有热感为度。患者仰卧位，用手掌由左下腹部缓慢地推、揉至右上腹部 2～3 分钟，用拇指按揉中脘、天枢、关元穴各 1 分钟，用手掌擦抹小腹部 2 分钟。小儿伤食泻者选胃俞、三焦俞，配合清大肠，运内八卦，以调中理气、消食化滞；湿热泻者选心俞、龟尾，配合清大肠、推六腑，以疏通气机、荡涤肠腑郁热；寒湿泻者选大肠俞、大椎穴，配合补脾土，揉外劳宫，以健脾化湿、驱邪外出；脾虚泻选用脾俞、三焦俞，配合补脾土、推上三关，以健脾和中、扶正祛邪。1～2 次/天，2 天一个疗程。

4. 拔罐疗法

用口径 6cm 火罐，于肚脐窝处（范围包括神阙穴、天枢穴）拔罐，隔天 1 次，3 次为一疗程。用于各种暴泻。

5. 刮痧疗法

用光滑平整的汤匙或硬币蘸食油或清水，急刮任脉膻中穴向下至神阙，次刮督脉，从大椎穴至长强，再刮内关、曲池、委中、足三里，刮至皮肤紫红色为度。

【病案参考】

病案一

李某，每近天明必泻，一日泻五六次，色黄白。忽大泻不止，大汗喘呕。予吴萸二钱，五味三钱，杜仲五钱，沙参一钱，白术三两，干姜五钱，茯苓二钱，制附片八钱，补骨脂三钱，砂仁八分，甘草一钱，五付。此脾肾泻也，凡下泻无不由脾虚湿盛分利无权，以致水谷精华之气，糟粕之汁并入大肠而成。然肾居脾胃之下，实胃底之薪也，肾火衰微，温蒸无力，则水谷之气遂不能上升，又非独脾胃之咎矣。此症黎明必泻，且一日泻五六次，皆脾虚湿盛，肾虚无火之象也。色黄而白，一缘上气犹未绝也。忽然大泻不止者，欲下脱也。大汗喘呕者，欲上脱也。危战，其未即死也。胃阴不虚不呕，吴萸、姜砂驱阴降逆以止呕，脾阳不虚不泻，白术、苓、草暖土泄湿以止泻。肾阳不虚水不沉，附片、杜仲釜底抽薪以升水，此大法也。沙参、五味补津液收耗散用之，于大汗喘呕后为适宜，且金水一气，固上即所以固下也。此当湿邪正盛，微阳欲脱之际，自宜以救阳为急，一俟大局粗定，再为阴阳并治。上下欲脱，以中为主，故方中脾胃药独多。

（选自《圣余医案诠解》）

病案二

吴某，泰和典当之伙也。一日清晨，该典使人邀余，至则该典经理张少云，谈吴某昨夜大便，泻至四十遍，今天明至此，又十四遍矣，曾服小方二，皆不中病。少云喜谈方药，讲究医书，又常施药，邻近有病，必研究病原，考察方论，今同事有病，更为注意。余切其脉，洪数而右寸甚急，身热而自觉畏寒，舌绛无苔，渴饮不彻。余乃谓少云曰："吴某之病，是火泻也，望勿疑余方之怪。"少云云："君殆将用三黄乎，即请开方。"余书麻黄、葛根、石膏、连翘、车前、牡蛎、桑皮、麦冬、白芍、甘草，麻六分，葛二钱，膏一两，六剂一帖。少云持方，踟蹰曰："水泻服此，其理安在?"余曰："肺热移于大肠，则洞泄，方虽新奇，谅无不效。"少云勉从之。明日复邀余诊，至则见吴某在粥。余问昨夜泻几遍？吴某云："服药后泻止，于昨夜安眠一觉，及醒，天已明矣，但腹甚饥，此已第二餐。"顷之，少云至，询至昨日之方，出于何书？余曰："是《黄帝内经》也。"少云云："《黄帝内经》圣有是方?"余曰："秋令燥金，肺主之。今秋亢燥，燥气化火，火克金，必伤肺，肺受燥火之灼烁，必求助于水。肺热，并心亦热，肺与大肠，心与小肠，两相表里，心移热于小肠，必肺移热于大肠，胃受水气，不能升液滋润肺系，所以肺布叶举，水气直达下焦，而为洞泄。经云暴注下迫，皆属于热，又云火郁发之。此其义也。"

（选自《医案摘奇》）

病案三

2011 年案例。曾某，男，广东人，41 岁，2011 年 10 月 12 日就诊。

国庆长假在湖南旅游途中感冒，加之饮食不习惯，自觉恶寒发热，全身困重，乏力，旅途中自己服用感冒通等药，症状稍有好转，次日出现恶心欲呕，腹痛腹泻，里急后重，肛门灼热，口臭，自己认为是水土饮食不服，因此服用藿香正气丸治疗。第 5 天回家后来医院就诊，腹痛腹泻症状仍然无明显好转，所泻为稀烂便，里急后重，且始终觉得大便未排尽，胃脘胀满，纳呆，口干口苦口臭，全身困重乏力，舌质红、苔黄腻，脉濡。此乃旅途劳顿，外感风寒，加之旅行途中饮食不洁，因而出现风寒伤于外，湿热之邪伤于内。风寒困于外，卫阳被遏，故发热恶寒，全身困重；湿热居于中焦，则脾胃失运，升降失常，上则恶心欲呕，口干口苦口臭；中则胃脘胀满；下则泄泻，大便黏滞不畅。四诊合参，辨证为湿热下注，治宜清热化湿行气。方用葛根黄芩黄连汤加减。

处方：葛根30g，大腹皮、黄芩各15g，厚朴10g，黄连、甘草各5g。5剂，患者大便通畅，饮食恢复正常。

按：本案例属劳累后外感风寒，病机为湿热损伤脾胃，导致脾胃升降失司，不能分清化浊。患者旅途感冒并饮食不习惯，自己服药，感冒症状好转，但腹痛腹泻持续，自认为水土饮食不服，服用藿香正气丸等药物，病因判断准确，但因已经入里化热，因此症状并无明显好转。因为广东人不习惯湖南辛辣为主的饮食，疾病由寒化热，病机以湿热为主，因此葛根量相对减少，因痞满较重，大便黏滞不畅，行气则后重自除，因此加大腹皮和厚朴行气祛湿去满，疏通气机。亦如《绛雪园古方选注》"是方即泻心汤之变，治表寒里热。其义重在芩、连肃清里热：虽以葛根为君，再为先煎，无非取其通阳明之津；佐以甘草缓阳明之气，使之鼓舞胃气而为承宣苦寒之使。清上则喘定，清下则利止，里热解而邪亦不能留恋于表矣。"

（选自《葛根黄芩黄连汤治疗感冒后急性泄泻临证体悟》）

第七节　眩　晕

眩晕是由于情志不遂、饮食内伤、体虚久病、失血劳倦及外伤、手术等病因，引起风、火、痰、瘀上扰清空或精亏血少，清窍失养为基本病机，以头晕、眼花为主要临床表现的一类病证。眩即眼花，晕是头晕，两者常同时并见，统称眩晕，其轻者闭目可止，重者如坐车船，旋转不定，不能站立，或伴有恶心、呕吐、汗出、面色苍白等症状。

眩晕为临床常见病证，多见于中老年人，亦可发于青年人。可反复发作，妨碍正常工作及生活，严重者可发展为中风、厥证或脱证而危及生命。

眩晕病证，历代医籍记载颇多。《黄帝内经》对眩晕涉及病性、病位、脏腑归属方面已有记述，《灵枢·大惑论》载"故邪中于项，因逢其身之虚……入于脑则脑转。脑转则引目系急，目系急则目眩以转矣"；汉代张仲景《伤寒论》在多个篇章中记载眩晕病证；隋代巢元方《诸病源候论·风头眩候》列专篇论述眩晕证治。陈修园把眩晕的病因病机概括为"风""火""痰""虚"四字。

部分医家还认识到眩晕与头痛、头风、肝风、风眩、中风诸证之间有一定的内在联系，如元代朱丹溪与明代虞抟认为，眩晕者，乃中风也。明代张景岳亦谓："至于中年之外，多见眩仆卒倒等证，亦人之所常有之事。但忽运忽止者，人皆谓之头运眼花，卒倒不醒者，人必谓之中风中痰"。清代华岫云在《临证指南医案·眩晕门》按语中更明确地指出"此证之原，本之肝风，当与肝风、中风、头风门合而参之。"

根据眩晕的发病特点、症候表现，现代医学中的高血压、低血压、低血糖、贫血、梅尼埃病、脑动脉硬化、椎基底动脉供血不足、神经衰弱等病，临床表现以眩晕为主要症状者，可参考本证进行急救处理和辨证论治。

【源流】

有关眩晕的记载，历代医籍论述颇多。《素问·至真要大论》认为："诸风掉眩，皆属于肝"，指出眩晕与肝关系密切。《灵枢·卫气》认为"上虚则眩"，《灵枢·口问》曰："上气不足，脑为之不满，耳为之苦鸣，头为之苦倾，目为之眩"，《灵枢·海论》认为"脑为髓海"，而"髓海不足，则脑转耳鸣"，认为眩晕一病以虚为主。汉代张仲景《金匮要略》认为痰饮是眩晕发病的原因之一，为后世"无痰不作眩"的论述提供了理论基础，并且用泽泻汤及小半夏加茯苓汤治疗眩晕。隋·巢元方《诸病源候论·风头眩候》，"风头眩者，由血气虚、风邪入脑，而引目系故也……逢身之虚，则为风邪所伤，入脑则脑转而目系急，目系急，故成眩也"，首次提出风邪致眩。唐代王焘《外台秘要》及宋代《圣济总录》亦从风邪立论。

宋代以后，进一步丰富了对眩晕的认识。严用和《重订严氏济生方·眩晕门》中指出："所谓眩晕者，眼花屋转，起则眩倒是也，由此观之，六淫外感，七情内伤，皆能导致"，第一次提出外感六淫和七情内伤致眩说，补前人之未备。元代朱丹溪倡导痰火致眩的病机，提出"无痰不作眩"之说，《丹溪心法·头眩》说："头眩，痰挟气虚并火，治痰为主，挟补气药及降火药。无痰则不作眩，痰因火动。"

明代张景岳对《黄帝内经》"上虚则眩"作了详尽论述，《景岳全书·眩晕》："盖上虚者，阳中之阳虚也"，治当补气血；还提出"下虚致眩"的观点，指出"下虚者，阴中之阳虚也"，治宜补精血。秦景明在《症因脉治·眩晕总论》也提出阳气虚是眩晕发病的主要病理环节。龚廷贤《寿世保元·眩晕》集前贤之大成，对眩晕的病因、脉象都有详细论述，并分证论治眩晕，提出痰涎致眩的主方半夏白术汤、劳役致眩的主方补中益气汤、虚火致眩的主方清离滋饮汤、气血两虚致眩的主方十全大补汤等，至今仍值得临床借鉴。

至清代对眩晕的认识更加全面，直到形成了一套完整的理论体系。清代叶天士《临证指南医案·眩晕》华岫云按，认为眩晕乃"肝胆之风阳上冒"，有夹痰、夹火、中虚、下虚之别，治法亦有治胃、治肝之分。提出火盛者先从胆治；夹痰者必理阳明；中虚以补益中焦；下虚者补肾滋肝，潜阳镇摄。徐春甫《古今医统·眩晕宜审三虚》认为："肥人眩运，气虚有痰；瘦人眩运，血虚有火；伤寒吐下后，必是阳虚"，提出眩晕与体质的关系。

【病因病机】

综合历代医家论述，结合现代认识，眩晕的病因病机可归纳为：

1. 外邪致病

六淫之邪外袭，上犯颠顶，邪气稽留，阻抑清阳，则头脑眩晕不清。大凡外邪入侵，多因起居不慎，劳倦太过，或起居不当，易感风、寒、湿、热之邪，而又以风为先导。所谓“伤于风者，上先受之”“巅顶之上，惟风可到”。故外邪自表侵袭于经络，上犯颠顶，清阳之气受阻，气血不畅，阻遏络道，故而致眩。风为百病之长，多夹时令之邪致病，若夹寒邪，寒凝血滞，络道受阻；若夹热邪，热扰清空；若夹湿邪，湿蒙清窍，清阳不展，皆可致眩晕。若伴有湿邪中阻，则清阳不升，浊阴不降，呈现恶心呕吐、苔腻淡黄等症。

2. 因风致病

《黄帝内经》首次提出“因风致眩”。风为阳邪，其性开泄，主动，善行数变，游窜上下，是眩晕急性起病的因素。《素问·至真要大论》曰：“厥阴之胜，耳鸣头眩，愦愦欲吐。”由此可见，《黄帝内经》认为风邪是厥阴肝经产生的内生之邪。《临证指南·眩晕门》曰：“头为六阳之首，耳目口鼻，皆系清空之窍，所患眩晕者，非外来之邪，乃肝胆之风阳上冒耳。”《医学从众录·眩晕》：“盖风者非外来之风，指厥阴风木而言，与少阳相火同居，厥阴气逆，则是风升火动……风生必挟木势克土；土病则聚液成痰。”陈修园亦谓：“风非外来之风，指厥阴风木而言。”以上论述皆提示内风是引起眩晕的主要病理因素。《医碥·眩晕》：“痰涎随风火上壅，浊阴干于清阳也，故头风眩晕者多痰涎”，进一步指出风邪夹痰致眩。综上，多个医家认为致眩的风邪是内生肝风之邪，有别于外感风邪。

3. 因虚致病

肾精不足和气血不足致病。肾为先天之本，主藏精生髓，髓聚而成为脑，故脑为髓之海。若年老肾精亏虚；或因房事不节；或先天不足，阴精不充；或劳役过度，伤骨损髓；或阴虚火旺，扰动精室，遗精频繁；或肾气不足，精关不固，滑泄无度，皆可导致肾精亏耗，不能生髓，髓海不足，上下俱虚，发生眩晕。正如《灵枢·海论》所说“髓海不足，则脑转耳鸣，胫酸眩冒，目无所见，懈怠安卧。”气血之源匮乏，气虚则清阳不升；血虚则不能上奉于脑。正如《景岳全书·眩晕》所说“原病之由有气虚者，乃清气不能上升，或汗多亡阳所致，当升阳补气；有血虚者，乃因亡血过多，阳无所附而然，当益阴补血，此皆不足之证也”。说明气血亏损是造成眩晕的主要原因。

4. 因肝致病

肝为风木之脏，体阴而用阳，其性刚劲，主动主升。素体阳盛之人，阴阳失衡，阴亏于下，阳亢于上，上扰清空；或忧郁、恼怒太过，肝失条达，肝气郁结，气郁化火，上扰清窍。肝阳上亢的主要临床特点是既有阳亢于上，主要表现在头面部的上盛症状，又有阴血不足于下的下虚证候，称作“上盛下虚”。《类证治裁》也记载：“良由肝胆乃风木之脏，相火内寄，其性主动主升，或由身心过动，或由情志郁勃，或由地气上腾，或由冬藏不密，或由高年肾液已衰，水不涵木，或由病后精神未复，阴不吸阳，以至目昏耳鸣，震眩不定。”这段明确阐述了眩晕发病与肝之阴阳失调的关系。

5. 痰饮致病

饮食伤胃，劳倦伤脾；过食肥甘厚味，或忧思太过，损伤脾胃，以致脾失健运，水湿内停，聚湿生痰；或肺气不足，宣降失职，水失通调输布，津液留聚而成痰；或肾阳不足，不能化气行水，水泛而为痰；或肝气郁结，湿郁生痰。痰阻中焦，清阳不升，浊阴不降，故引致眩晕。《丹溪心法·头眩》曰："头眩，痰挟气虚并火，治痰为主，挟补气药及降火药。无痰则不作眩，痰因火动。"

6. 因瘀致病

瘀血阻滞，跌仆坠损，头部外伤，瘀血停留，阻滞经脉，而致气血不能荣于头目；或瘀停胸中，迷闭心窍，心神飘摇不定；或妇人产时感寒，恶露不下，血瘀气逆，并走于上，迫乱心神，干扰清空，皆可发为眩晕。如《医学正传》论眩晕："外有因坠损而眩运者，胸中有死血迷闭心窍而然，是宜行血清经，以散其瘀结。"王清任《医林改错》提出用通窍活血汤治疗昏晕，足见血瘀致眩晕，在临床上也是不可忽视的因素。

眩晕致病因素多以内伤为主，也不可忽视外感致病因素。病位在清窍，涉及肝、肾、脾、胃等脏腑，三者之中，又以肝为主。病因有外邪和内邪之分，以风、痰、火三邪为主。临床以肝阳上亢、气血虚损以及痰浊中阻为常见。古人所云："诸风掉眩，皆属于肝""无痰不作眩""无虚不作眩"等等，均是临床实践经验的总结。

【临证思路】

（一）识症

1. 辨脏腑

眩晕病位虽在清窍，但与肝、脾、肾三脏功能失常关系密切。肝阴不足，肝郁化火，肝阳上亢，均可致眩晕，兼见头胀痛，面红，急躁易怒等症状。脾虚气血生化乏源，眩晕兼有纳呆，乏力，面色㿠白等；脾失健运，痰湿中阻，眩晕兼见纳呆，呕恶，头重，耳鸣等；肾精不足之眩晕，多兼腰酸腿软，耳鸣如蝉等。

2. 辨虚实

眩晕常虚中夹实，虚实夹杂。一般新病多实，久病多虚；体壮者多实，体弱者多虚；呕恶、面赤、头胀痛者多实，体倦乏力、耳鸣如蝉者多虚；发作期多实，缓解期多虚。

3. 辨标本

眩晕以肝肾阴虚、气血不足为本，风、火、痰、瘀为标。其中阴虚多见咽干口燥，五心烦热，潮热盗汗，舌红少苔，脉弦细数；气血不足则见神疲倦怠，面色不华，爪甲不荣，纳差食少，舌淡嫩，脉细弱。标实又有风性主动、火性上炎、痰性黏滞、瘀性留着之不同，要注意辨别。风邪致眩多起病急、变化块，伴肢体麻木或震颤等；因火致眩多伴有面红目赤、易怒、头昏痛、颈项强等不适；因痰致眩多伴有胸闷、身困重、面色晦暗和"梅核气"症状；因瘀致眩多伴有头痛、昼轻夜重、少腹疼痛、肌肤甲错、舌紫暗、脉涩等。

辨体质：面白而肥多为气虚多痰，面黑而瘦多为血虚有火。

（二）审机

1. 肝阳上亢

盖肝为风木之脏，体阴用阳，主动主升，若烦劳过度或情志郁结，久则化火生风，皆使肝阳偏亢，内风上旋，且风火相扇，必夹内壅之痰热上扰颠顶，而致眩晕，正如《类证治裁》所云："风依于木，木郁则化风，如眩如晕。"肝阳上亢与肝火上炎、肝气郁滞，均可致眩晕发作，肝阳上亢，根本上由于肝阴不足，不能制约肝阳，而使其肝阳升动太过；肝火上炎，是由于气火上逆，并非阴血不足；肝气郁结是由于肝的疏泄不及，气郁化火。共同的病机表象是"阳有余"，上冒颠顶，故眩晕、耳鸣、头痛且胀。肝阳升发太过，故易怒；横犯中土，故恶心呕吐；阳扰心神，故少寐多梦；火灼津液，故便秘尿赤，舌红苔黄。若肝肾阴亏，兼见腰膝酸软，健忘遗精，潮热盗汗；肝阳亢极化风，则可出现眩晕欲仆，语言不利，步履蹒跚等动风之象。

2. 外感风邪

外感风、寒、火、湿、热等淫邪，引起相关脏腑的功能紊乱而眩晕，但以风邪为主要致病因素。清·刘默《证治百问》曰："凡眩晕一时暴发者，必因风暑寒热郁于肌表，触发内之痰气，致脉络满而经络虚，使外有余而内不足，上脉溢而下脉虚，所以头重足轻，一时眩晕，若气血冲和者，候风寒暑气痰热清散即愈。"外感六淫及疠气病毒，上犯颠顶，邪气稽留，阻遏清阳，清窍被扰，则头目眩晕而痛，吹风受凉加重，或恶风寒，舌苔薄白，脉浮等症。

3. 痰浊中阻

痰浊中阻，上阻清窍。又痰为湿聚，湿性重浊，阻遏清阳，故眩晕、头重如裹；痰浊中阻，气机不利，故胸脘痞闷、恶心欲吐；痰浊阻遏，中阳不振，故食少多寐；舌胖、苔腻浊而厚，脉滑或弦滑，为痰浊内蕴之象。若痰浊久郁化火，则口苦心烦，胁痛尿赤。《证因脉治》云："饮食不节，水谷过多，胃强能纳，脾弱不能运化，停留中脘，有火则灼炼成痰，无火则凝结为饮。中州积聚，清明之气窒塞不伸，而为痰饮眩晕之症矣。"

4. 气血亏虚

气虚则清阳不升，血虚则清窍失养，故眩晕如酒醉状，甚则昏仆，活动后眩晕加重，遇劳即发。心主血脉，其华在面；肝藏血，其华在爪；脾统血，其华在唇，血虚则面色苍白，唇甲不华；心肝失养，神魂失舍，故心悸少寐而多梦。脾肺气虚，则气短声低；脾失健运，则纳差倦怠。舌色淡、质胖嫩、边有齿痕、苔薄白或厚，脉细或虚弱，均是气血虚少之象。若气虚至极，出现中气下陷，则兼见食后脘腹胀满，大便溏泄。

5. 肾精不足

肾精不足，不能上充于脑而致眩晕。精髓不足，则精神萎靡不振而健忘；又肾主骨，腰精虚骨骼失养，故腰膝酸软，牙齿动摇；肾虚精关不固，故滑精遗泄；肾开窍于耳，精虚不能上荣，则耳鸣时作；肾其华在发，肾虚精亏，发易脱落。若肾阴不足，虚热内生，则见颧红、咽干、形瘦、五心烦热、舌红绛少苔、脉细数。精虚无以化气，肾气不足，日久真阳虚衰，故形寒肢冷、面色㿠白或黧黑、舌淡嫩、苔白或根有浊苔、脉沉迟或弱。

6. 瘀血阻络

瘀血内阻，络脉失和，血气不能正常流通输布，脑失所养，故眩晕时作，日久不愈；头为诸阳之会，清窍空虚，外邪得以入踞脑户，阳气被遏，气血运行受阻，瘀血交滞不解，症见头痛，痛有定处；瘀血不去，新血不生，心神失养，故兼见健忘、失眠、心悸、少神。唇、舌、面色紫暗，舌有紫斑瘀点，脉弦涩、细涩，均为瘀血内阻之象。

（三）定治

眩晕的治疗原则主要是补虚而泻实，调整阴阳，定眩宁志。虚证以肝肾亏虚、气血衰少居多，阴精虚者滋补肝肾阴精；气血虚者宜益气养血，调补脾肾。实证则以潜阳、泻火、化痰、逐瘀、祛风为主要治法。

（四）用药

1. 平肝潜阳

适用于肝阳偏亢，头目眩晕，头胀而痛，易怒失眠，面红口苦，脉弦，舌红，苔黄等症。凡肝阳有余之证，必以贝甲类重镇之品，或佐咸降，以清泄阳热，平肝风，常用天麻钩藤饮加紫贝齿、磁石等。若肝阳夹痰浊上扰则配半夏白术天麻汤，既化痰浊，又平肝阳。也可选用龙胆、丹皮、石决明、菊花、夏枯草等清肝泻火。

2. 疏散风邪

适用于风邪上犯颠顶，阻遏头部经脉，头目眩晕而痛，吹风受凉加重，或恶风寒，舌苔薄白，脉浮等症。需疏散风邪，使经脉通畅，气血调和则眩晕自止。临床常用川芎茶调散加减，若眩晕不愈，反复发作者为风邪潜窍入络，加蜈蚣、全蝎、僵蚕以搜风通络，或加入活血之品，药用红花、桃仁、当归，即“治风先治血”之意。若夹湿较甚，症见头眩如蒙，肢体困重，舌苔厚腻，则用羌活胜湿汤加减，以祛风化湿。

3. 化痰和中

适用于痰浊壅阻中焦，清阳不展，眩晕如坐舟车，胸脘满闷，恶心呕吐，脉滑，苔腻等症。“无痰不作眩”，或痰热中阻，或水饮痰浊上泛，前者宜辛开苦降，药用黄连温胆汤或清震汤加减，后者可用泽泻汤加味以利水化饮，其功在潜移默化之中。

4. 补益气血

适用于中气不足，血虚脑失所养，眩晕绵绵，遇劳更甚，少气懒言，面色萎黄，脉细，舌淡苔薄等症。以气虚为甚，清阳不升者，当升阳补气，可用《证治准绳》益气聪明汤，药用黄芪、党参、升麻、葛根、蔓荆子、细辛等。或用补中益气汤加减，以血虚风动者，需滋养精血之品，不宜重镇安神。药用生地黄、当归身、白芍、首乌、枸杞子、杭菊花、火麻仁等。

5. 补益肝肾

适用于老年阴亏或素体肝肾不足，阴亏于下，而致虚阳上扰，眩晕欲仆，头重脚轻，耳鸣失眠，腰膝酸软，脉细弦，舌红、苔薄等症。治以滋养肝肾，养阴填精，常用左归丸加减，药用熟地黄、山药、枸杞子、山萸肉、牛膝、菟丝子、鹿角胶、龟板胶等。

6. 通窍活血

适用于瘀血阻滞，脉络不通，眩晕持续反复，脉细涩，舌紫或见瘀斑等症。治以通窍活血，辛香温化，常用通窍活血汤重用川芎，加入通天草、水蛭等以加强破血之功。常用龟甲、鳖甲以填补真阴，龙骨、牡蛎以平潜肝阳，或用知柏地黄汤加减以滋阴降火。

【纲目条辨论治】

以虚实为纲，病因为目，条辨论治。

1. 肝阳上亢

主症：眩晕耳鸣，头痛头胀，遇劳、恼怒加重，肢麻，震颤，失眠，多梦，急躁易怒，舌红苔黄，脉弦。

治法：滋养肝肾，平肝潜阳。

方药：天麻钩藤饮加减。天麻钩藤饮出于《杂病证治新义》。方由天麻、钩藤、石决明、山栀、黄芩、川牛膝、杜仲、益母草、桑寄生、首乌藤、茯神组成。方中天麻、钩藤平肝息风；石决明平肝潜阳，除热明目；川牛膝引血下行，活血利水；杜仲、桑寄生补益肝肾；栀子、黄芩清肝降火；益母草合川牛膝活血利水，平降肝阳；首乌藤、茯神宁心安神。

随症加减：若见阴虚较甚，舌红少苔，脉弦细数者，可选生地黄、麦冬、玄参、何首乌、白芍等滋补肝肾之阴；便秘者加大黄、芒硝或当归龙荟丸以通腑泄热；眩晕剧烈，呕恶，手足麻木或肌肉困动者，有肝阳化风之势，中老年患者要注意是否有引发中风病的可能，应及时治疗，可加珍珠母、生龙骨、生牡蛎等镇肝息风，加羚羊角以增强清热息风之力。

2. 肝火上炎

主症：头晕头痛，病势较剧，面红目赤，口苦，胸胁胀痛，烦躁易怒，寐少多梦，小便黄，大便干结，舌红苔黄，脉弦数。

治法：清肝泻火，清利湿热。

方药：龙胆泻肝汤加减。龙胆泻肝汤出自《医方集解》，方由龙胆、栀子、黄芩、木通、泽泻、车前子、柴胡、甘草、当归、生地黄组成。方中龙胆草大苦大寒，既能清利肝胆实火，又能清利肝经湿热；黄芩、栀子苦寒泻火，燥湿清热；泽泻、木通、车前子渗湿泄热，导热下行；当归、生地黄养血滋阴；柴胡、甘草疏肝清热调中。

随症加减：若肝火扰动心神，失眠、烦躁者，加磁石、龙齿、珍珠母、琥珀，清肝热且安神；肝火化风，肝风内动，肢体麻木、震颤，欲发中风病者，加全蝎、蜈蚣、地龙、僵蚕，平肝息风，清热止痉。

3. 外感风眩

主症：头晕目眩，头痛，遇风加重，或恶风寒，舌苔薄白，脉浮。

治法：疏散风邪，定眩宁志。

方药：川芎茶调散加减。川芎茶调散出于《奇效良方》，方由川芎、荆芥、细辛、白芷、羌活、防风、薄荷、甘草组成。方中薄荷、荆芥、羌活、白芷疏风止痛，清利头目；细辛散寒，长于治少阴经头痛；防风辛散头面风邪；炙甘草益气和中。全方既可清利头目，又可制约风药的过于温燥与升散。

随症加减：若夹风寒，症见身热无汗，恶寒拘紧，头痛身痛，时时眩晕，治以散寒为主，加羌活、独活、柴胡、前胡等；若夹风热，症见身热无汗，恶寒拘紧，头痛身痛，时时眩晕，治以散风热为主，加葛根、钩藤、甘菊、夏枯草等。

4. 风痰上扰

主症：眩晕有旋转感或摇晃感、漂浮感，头重如裹，头胀，恶心、呕吐痰涎，食少便溏，舌苔白或白腻，脉弦滑。

治法：化痰息风，潜阳定眩。

方药：羚角钩藤饮加减。羚角钩藤饮出自《通俗伤寒论》，方由羚羊角片、桑叶、川贝、生地黄、钩藤、菊花、茯神、白芍、甘草、淡竹茹等组成。方中羚羊角凉肝息风；钩藤清热平肝，息风解痉，桑叶、菊花清热息风；地黄凉血滋阴；白芍养阴泄热，柔肝舒筋；甘草酸甘化阴缓急；川贝、竹茹清热化痰；茯神平肝宁心安神。全方清热息风，化痰定眩。

随症加减：若风痰夹瘀，加丹参、水蛭化瘀通络；若兼脾虚而清阳不升，表现困乏无力者，加黄芪、生晒参、葛根补气升清阳；若见肝阴亏损，加龟甲、山萸肉、石决明等育阴潜阳。

5. 痰浊中阻

主症：眩晕如坐舟车，头重如蒙，视物旋转，胸闷作恶，呕吐痰涎，食少多寐，苔白腻，脉弦滑。

治法：燥湿祛痰，健脾和胃。

方药：半夏白术天麻汤加减。半夏白术天麻汤出自《脾胃论》，方由制半夏、天麻、茯苓、橘红、白术、甘草组成。方中制半夏燥湿化痰，降逆止呕；天麻平肝息风止眩；白术、茯苓健脾祛湿，治生痰之源；橘红理气化痰；甘草、姜、枣调和脾胃。

随症加减：痰浊郁而化热，痰火上犯清窍，表现为眩晕，头目胀痛，心烦口苦，渴不欲饮，苔黄腻，脉弦滑者，加用黄连温胆汤清化痰热，药用黄连、竹茹、枳实、制半夏、橘红、甘草、生姜、茯苓等；若素体阳虚，痰从寒化，痰饮内停，上犯清窍者，用苓桂术甘汤合泽泻汤温化痰饮；头晕头胀，多寐，苔腻者，加藿香、佩兰、石菖蒲等醒脾化湿开窍；呕吐频繁，加代赭石、竹茹和胃降逆止呕；胃脘痞闷、纳呆、腹胀者，加厚朴、白蔻仁、砂仁等理气化湿健脾；耳鸣、重听者，加葱白、郁金、石菖蒲等通阳开窍。

6. 气血亏虚

主症：头晕目眩，动则加剧，遇劳则发，面色皖白，爪甲不荣，神疲乏力，心悸少寐，纳差食少，便溏，舌淡苔薄白，脉细弱。

治法：补养气血，健运脾胃。

方药：归脾汤加减。归脾汤出自《严氏济生方》，方由白术、人参、黄芪、当归、甘草、茯苓、远志、酸枣仁、木香、龙眼肉、生姜、大枣组成。方中黄芪、人参、白术、当归健脾益气生血；龙眼肉、茯神、远志、酸枣仁养心安神；木香理气醒脾，使其补而不滞；甘草调和诸药。全方有补养气血，健运脾胃，养心安神之功效。

随症加减：若气虚卫阳不固，自汗时出，易于感冒，重用黄芪，加防风、浮小麦益气固表敛汗；脾虚湿盛，泄泻或便溏者，加薏苡仁、泽泻、炒扁豆、当归健脾利水；气损及阳，兼见畏寒肢冷，腹中冷痛等阳虚症状，加桂枝、干姜温中散寒；血虚较甚，面色皖白无华，加熟地黄、阿胶、紫河车等养血补血，重用参芪以补气生血。

7. 肝肾亏虚

主症：眩晕缠绵难愈，视物昏花，两目干涩，少寐健忘，心烦口干，耳鸣，神疲乏力，腰酸膝软，遗精，舌红苔薄，脉弦细。

治法：滋养肝肾，养阴填精。

方药：左归丸加减。左归丸出自《景岳全书》，方由熟地黄、山药、枸杞子、山萸肉、牛膝、菟丝子、鹿角胶、龟板胶组成。方中熟地黄、山萸肉、山药滋阴补肾；枸杞子、菟丝子补益肝肾；鹿角胶助肾气，生精补髓；牛膝强肾益精，引药入肾；龟板胶滋阴降火，补肾壮骨。全方共奏滋补肝肾，养阴填精之功效。

随症加减：若阴虚生内热，表现咽干口燥，五心烦热，潮热盗汗，舌红，脉弦细数者，可加炙鳖甲、知母、青蒿等滋阴清热；心肾不交，失眠、多梦、健忘者，加阿胶、鸡子黄、酸枣仁、柏子仁等交通心肾，养心安神；若水不涵木，肝阳上亢者，可加清肝、平肝、镇肝之品，如龙胆、柴胡、天麻等。

8. 瘀血阻窍

主症：眩晕，头痛，多为刺痛，部位固定，兼见健忘，失眠，心悸，精神不振，耳鸣耳聋，面唇紫暗，舌有瘀点或瘀斑，脉弦涩或细涩。

治法：活血化瘀，通窍活络。

方药：通窍活血汤加减。通窍活血汤出自《医林改错》，方由赤芍、川芎、桃仁、大枣、红花、老葱、鲜姜、麝香、黄酒组成。方中用赤芍、川芎、桃仁、红花活血化瘀通络；麝香芳香走窜，开窍散结止痛，老葱散结通阳，二者共奏开窍通阳之功；黄酒辛窜，以助血行；大枣甘温益气，缓和药性，配合活血化瘀、通阳散结开窍之品，以防耗伤气血。全方共奏活血化瘀、通窍活络之功。

随症加减：若见神疲乏力，少气自汗等气虚证者，重用黄芪，以补气固表，益气行血；若兼有畏寒肢冷，感寒加重者，加附子、桂枝温经活血；遇寒加重者，或当风而发，可重用川芎，加防风、白芷、荆芥穗、天麻等祛风。

【其他疗法】

1. 针灸疗法

气血亏虚者以培补脾肾两经为主，用补法、灸法，取穴：脾俞、肾俞、关元、足三里；肝阳上亢者取肝胆两经为主，针用泻法，取穴：风池、肝俞、肾俞、行间、侠溪；痰湿中阻者和中化浊为主，针用泻法，取穴：中脘、内关、丰隆、解溪。外感风邪者以手足少阳经和阳维脉为主，针用泻法，取穴：风池、天柱、列缺、束骨、手三里、曲池、颈夹脊穴、外关等。

2. 推拿疗法

可选用掐人中；拿肩井、曲池、合谷、委中、承山、昆仑、太溪。

【病案参考】

病案一

蔺某，女，51 岁。

初诊：突发眩晕，不能起坐，恶心欲吐，心悸不安，自觉胃中辘辘有声。舌白滑润，舌体胖大，边有齿痕，脉象濡滑而沉，一派水饮上泛之象，先用苓桂术甘汤方，以消饮定眩。

桂枝 10g，茯苓 15g，白术 12g，炙甘草 6g，半夏 10g，陈皮 6g，泽泻 10g，3 剂。

二诊：眩晕渐减，心悸稍安，胸闷恶心未除。脉沉濡，舌白润，仲师云：“病痰饮者，当以温药和之”。继用前法增损。

桂枝 10g，茯苓 20g，白术 12g，炙甘草 6g，干姜 3g，半夏 10g，陈皮 10g，泽泻 10g，焦三仙各 10g，3 剂。

三诊：眩晕已止，诸证渐安，已能下地活动，微感胸闷，纳食欠佳，舌白脉沉，用《外台》茯苓饮以运中阳。

茯苓 15g，白术 10g，桂枝 6g，枳实 6g，厚朴 6g，白蔻仁 3g，焦三仙各 10g，3 剂。

药后诸症皆安，停药休息数日而痊。

按：此案眩晕系饮邪上泛，蒙蔽清阳，其脉沉苔滑，口不渴，胸闷呕恶，水声漉漉，皆是水饮之征，故用苓桂术甘汤以化饮定眩定悸，二诊加干姜、焦三仙以运中阳，阳气振奋则水饮自消，三诊用《外台》茯苓饮加味以消余邪，大法治饮宗仲景“以温药和之”之旨，治在中焦，以脾属土，饮乃水类，土能制水，脾健则饮自消弭。

（选自《赵绍琴医案集》）

病案二

俞某，女，54 岁，职工家属。

患者近半年来在无明显诱因情况下出现头目眩晕，甚则昏厥，持续半小时左右，伴肢体抖动，心悸惕惕。检查心电图及脑电图均正常。迭进平肝潜阳化痰之剂，罔效。于 1988 年 12 月 14 日收入病房，X 线提示第 5 颈椎肥大性改变，遂请颜师会诊。

刻诊：眩晕时作，胸闷心慌，胃脘不适，面色萎黄少华。脉细软，舌淡红、苔薄白。年逾半百，气血已衰。瘀血阻滞，清阳不升。治当益气升阳，活血化瘀。

处方：益气聪明汤加味。

黄芪 12g，党参 9g，炒升麻 4.5g，葛根 9g，蔓荆子 9g，白芍 9g，炙甘草 2.4g，通草 9g，细辛 4.5g，化橘红 4.5g，水蛭粉 1.5g（另吞），4 剂。

药后眩晕减轻，昏厥未作，上方去橘红，续服十余剂，治愈出院，门诊随访，未见恢复。

按：《景岳全书》云：“眩运，掉摇惑乱者，总由气虚于上而然”，该例患者年逾半百，眩晕半年，甚则昏厥，面萎少华，虽经平肝潜阳之剂无效，可知病机非独在肝。颜师辨证重在益气升阳，加入化痰之品，随症加减。可见中医治病，贵在辨证，切忌胶柱鼓瑟。

（选自《颜德馨临床经验辑要》）

第八节　厥　证

厥证是以突然昏倒、不省人事，四肢逆冷为主要特征的一种临床病证。其病情轻者，可在短时间内苏醒，醒后如常；病情重者，昏厥时间较长，甚则一厥不复而导致死亡。其发病多与体质、情志、外感、饮食等因素有关，一年四季均可发病，发病急骤，处理不当，则一厥不醒。

厥证最早出现于《黄帝内经》，古代医家将厥证按病因与临床症候分为几类，如《素问·大奇论》所言：“暴厥者，不知与人言。”《素问·厥论》云：“寒厥之为寒也。”张子和《儒门事亲》将厥证分为尸厥、痰厥、酒厥、气厥、风厥。至今已形成对气、血、痰、尸、食、暑等厥证系统的认识。

由于厥证的发病特点、临床表现众多，本章节主要探讨的范围为内伤杂病中具有突然昏倒，不省人事，伴有四肢厥冷的病证。本病可与西医学中各种原因导致的晕厥如一氧化碳中毒、肝昏迷、有机磷中毒、中暑、癔症、脑血管病变、高血压脑病、低血糖、贫血、休克、外伤等相互参考。

【源流】

有关厥证的记载，始见于《黄帝内经》，论述广泛，如《素问·大奇论》有“不知与人言”的暴厥；《素问·调经论》有“血之与气，并走于上”的大厥；《素问·缪刺论》有“形无知其状若尸”的尸厥；《素问·厥论》有“必从五指而上于膝”的寒厥等，详细描述了厥证不同的临床表现，对厥证有了一个初步的认知，为后世对厥证的研究奠定了基础。汉代张仲景在《伤寒论》中指出“凡厥者，阴阳气不相顺接，便为厥”，明确地说明了厥的成因为阴阳之气不相顺接，并伴随有手足逆冷的表现。

唐代以前的医家主要继承了《黄帝内经》《伤寒论》中对厥证的论述。西晋·王叔和《脉经》集晋以前脉学大成，并对“厥”的脉象加以整理补充，如《平五脏积聚脉证》记载心积腹中热的血厥，其脉象为脉沉而芤，对于“厥”的病位诊断和病因分析都有非常重要的指导意义。晋·皇甫谧的《针灸甲乙经》则提到了对厥证的针灸治疗，如热厥取太阴、少阳；寒厥取阳明、少阴，同时提出尸厥的成因为两气背离不交和上气太过。晋·葛洪《肘后备急方》则整理了尸厥的急救方法，如《肘后备急方·救卒死尸厥方》指出“尸厥之病，猝死而脉犹动”使用灸人中、吹耳等方法，具有很强的实用性。

唐代以后的医家对厥证的病因病机有了一个更深入的了解。唐·孙思邈《千金方》指出尸厥的病因主为风邪入脏，导致气闭而昏倒的表现；同时提出厥逆的病机为脏腑虚损兼夹风邪，为后世医家分析厥证的病因病机奠定了一个重要基础。宋《太平圣惠方》将理论与用药相结合，如痰厥用附子散、防风散等；尸厥中则增加了还魂丹等方药，对临床诊病用药有一定的指导意义。宋《圣济总录》首次系统整理各种厥病并分类，如“风厥”“薄厥”“膈痰风厥头痛”等，将不同的厥病依脏腑、病因、病机、临床表现等纳入大系统中分别讨论，同时记载各种厥病的方药。金·张从正《儒门事亲》指出“逆而寒热者为厥”，并首次以症状和病因来分类，如“声在咽喉中为痰厥，手足抽搦者为风厥，暴怒而得之为气厥”等，详细记载了尸厥、气厥、痰厥、酒厥、风厥等，使厥证的分析有了极大的丰富和发展。

明清时期温病学说的兴起，为厥证的深入分析提供了一种新的思路。明·王肯堂《证治准绳》详细记载了昏厥的急救法，“五症不全见者，速服参膏，灸脐下，亦有得生者”，如若痰涎壅塞者，可用麻油、姜汁、竹沥，调苏合香灌之。明·张景岳《景岳全书·厥逆》中说：“气厥之证有二，以气虚气实皆能厥也。气虚卒倒者，必其形气索然，色清白，身微冷，脉微弱，此气脱证也……气实而厥者，其形气愤然勃然，脉沉弦而滑，胸膈喘满，此气逆证也。”从虚实的角度来分析厥证。明·吴有性《温疫论》跳脱了固有“厥”的概念，总结出脉厥和体厥，指出体厥则为阳证出现了阴脉，以全身冰冷为主症，与现代形容厥证的四肢逆冷症状相吻合。

此后医家对厥证的理论不断充实和系统化，提出了气、血、痰、食、暑、尸、蛔等厥，作为辨证的重要依据，指导临床诊病用药。

【病因病机】

厥证的证型甚多，引起本病的病因也较多，其病变部位主要在心，涉及脑窍，与肝、脾、肾、肺密切相关。主要因素多为内伤感病而发，如情志因素、饮食不节、久病耗损、失血伤津等，其主要病机为气机突然逆乱、升降失常，气血阴阳不相顺接。

1. 情志因素

“诸风掉眩，皆属于肝”，肝主情志，主疏泄，主调畅一身之气机，情志刺激，肝失疏泄，气郁化火，火性上炎，或大怒导致气逆于上等，使得气机逆乱，以致气血阴阳不相顺接而发为厥证。如《素问・生气通天论》：“阳气者，大怒则形气绝，而血菀于上，使人薄厥。”临床多以恼怒致厥者多。此外，若素体神气衰弱，突受刺激，亦可导致气血逆乱而发为昏厥。

2. 饮食不节

暴饮暴食，饮食停积于中焦，脾胃功能受损，升清降浊功能失常，中焦壅塞，气机阻滞，不能上达下输，则发为厥证；或嗜食肥甘厚腻，脾胃运化失常，聚湿成痰，痰浊停滞，气机不畅，宿痰内伏，偶遇情志刺激，痰随气逆，则发为痰厥。

3. 久病耗损

素体虚弱或久病迁延不愈，邪盛正衰，暗耗精血，损伤元气，气血精液生成不足，脏腑失去濡养，无法维持人体正常生理活动，并见过度劳累，则清阳不升，脑髓失养，突发晕厥。

4. 失血伤津

“血为气之母，气为血之帅”，外伤出血或久病失血，则气随血脱；津血同源，吐泻太过，气随津耗，气血津液大伤；心为血之脉，心主神明，心失于血的濡养，则神明失主而发为厥证。

【临证思路】

（一）识症

1. 厥证先兆

发病前多有明显情志刺激，或既往久病虚耗或痰湿体质，后出现头晕、心悸、面色苍白、出汗、视物旋转等；或突发昏仆，不知人事，移时可醒。

2. 虚实辨证

厥证的主要病理机制为气机突然逆乱，升降乖戾，气血阴阳不相顺接，其有虚实之分。实证者多表现为突然昏仆，呼吸喘促，面赤声高，口噤握拳，痰厥者可闻及痰声或呕吐痰涎，舌红苔黄腻，脉洪大；虚证者多见晕厥，呼吸低微，面色苍白，口开手撒，舌淡苔白，脉细弱。

3. 厥证变证

厥证为内科常见危急重症，处理不当易演变为厥脱证，多表现为面色苍白、四肢厥冷、大汗淋漓，神情淡漠或烦躁不安，甚至猝然昏倒，不省人事，脉搏细弱散乱或脉微欲绝。

（二）审机

1. 气厥实证

素体气盛，情志波动，或致肝气郁结或肝气上逆，则见面赤声粗；心肝同属上焦，主调畅一身之气机，肝属木，主条达，心为君主之官，心气下降，若气机上逆，则上冲扰心，心藏神，心胸闭阻，蒙闭神窍，则发为气厥实证，可见突然昏倒不识人，口噤握拳；若肝阳上亢，可见头晕且痛，情绪烦躁。

2. 气厥虚证

素体气虚，劳累过度，耗伤精血，脾气亏虚，运化功能下降，水谷精微得不到输布，中气下陷，清阳不升，则神明失养，可见眩晕，面色苍白，肢冷息微。

3. 血厥实证

火性上炎，大怒则气上，血随气升，阻塞清窍则可见急躁易怒，猝然昏仆，牙关紧闭，面红唇紫，如《素问·生气通天论》：“阳气者，大怒则形气绝，而血菀于上，使人薄厥”，突发血厥实证。

4. 血厥虚证

大量失血，气随血脱，心血亏虚，脑窍失养，则见昏仆，汗出肢冷，面色苍白，口开手撒；肾气亏虚，失于固摄，可见呼吸微弱，冷汗淋漓。

5. 痰厥

宿痰内伏，加之情志刺激，引动伏痰，痰易阻滞气机，易于蒙闭心神，痰随气上，则阻闭清窍，可见喘促咳痰，喉中痰声；若痰湿化热，可见舌苔厚腻，脉滑数。

6. 食厥

食滞中焦，脾失升清，胃失和降，可见脘腹胀满，呃逆吞酸；气机阻滞，清窍闭塞，可见昏厥，头晕。

7. 厥证变证

骤然失血过多，血脉空虚，神明失养，症见晕厥、面苍肢冷；气随血脱，机体失于温煦，症见四肢厥冷；阳气暴脱，阴阳离决则亡阳，症见冷汗淋漓、面色苍白、四肢逆冷、畏寒蜷缩、脉微欲绝；大量耗伤津液及阴气，阴气脱失则亡阴，症见手足虽温但大汗不止、汗出如油、脉数疾。

（三）定治

厥证为内科常见危急重症，具有突发性、急骤性和一时性。厥证分轻重，轻者短时即醒，醒后如常，对答切题，无偏瘫、口眼歪斜等后遗症；重者则短时不醒，易发展成脱证，故厥证危重期又称厥脱证。

1. 轻者多在醒后辨证施治，调理气血

气厥实证多以肝气上逆为主，治以理气疏肝，调畅气机，气厥虚证补阳益气；血厥实证需在血随气逆的基础上，重视血热致瘀，瘀血阻滞气机的症状，因此在平肝息风时加行气活血的药物，血厥虚证益气养血；痰厥行气化湿，豁痰开窍；食厥消食导滞，和中降逆；回厥醒神兼调理脾胃。

2. 危急重症的治疗多采取“急则治其标”的原则

发作时以回厥醒神为首要任务。实证：开窍化痰、辟秽醒神，适用于邪闭清窍之厥脱证；虚证：益气回阳、通窍醒神，适用于气血亏虚，血不上荣之厥脱证。通常采取中西医结合治法，回阳救逆法已成为中医救治厥脱证一个极为重要而有效的治法，多采用丸、散、注射液等剂型，如至宝丸、安宫牛黄丸、苏合香丸、黄芪注射液、参麦注射液等，疗效显著。对于失血过多的虚证，还应予以输血、止血治疗，也可采取其他治法如针刺、艾灸、推拿、搐鼻取嚏等法。

（四）用药

1. 气厥用药

实证者素体气盛，暴怒伤肝，肝气郁结，症见烦闷嗳气，胁肋胀痛等，宜疏肝行气，理气止痛，药用川楝子、柴胡、香附等；解郁止痛，药用香附、青皮、延胡索等；若肝阳偏亢，上逆清窍，症见突然昏仆、头晕且痛等，宜平肝息风，镇肝潜阳，药用钩藤、天麻、石决明等；若肝气犯心，心火内动，症见心悸心烦、五心烦热、头晕目眩等，宜清心、除烦、滋阴、疏肝，清心除烦药用黄连、淡竹叶、远志，滋阴药用麦冬、玄参、生地黄、知母等。

虚证者素体气虚，自汗气短，畏寒肢冷者，宜温补肾阳以祛寒，补阳药用鹿茸、杜仲、补骨脂；兼见脘腹冷痛、得温痛减、大便溏泄者，加附子、干姜、肉桂、吴茱萸温胃散寒；脾胃虚弱、摄纳不足者，加陈皮、砂仁、茯苓，益气健脾，护胃和中。

2. 血厥用药

实证者烦躁恼怒，怒则气逆，血随气升，症见猝然昏仆、面赤唇紫，宜平肝降逆，药用钩藤、牡蛎、羚羊角等；行气药用青皮、木香、枳实、延胡索等；舌紫暗、脉弦涩、面色发紫者，加活血化瘀之品，药用川芎、桃仁、红花等；若伴有喉中痰鸣，可加瓜蒌、半夏、桔梗清热化痰。

虚证者精血生成不足或丢失过多，血脉空虚，无法濡养脑窍，症见昏倒、面色苍白、脉细弱，宜补气养血，补血药用当归、白芍、熟地黄、阿胶；若兼脾胃虚弱、食欲减退、舌苔白腻，宜温补脾阳，化湿和胃，药用茯苓、砂仁、豆蔻、薏苡仁等。

3. 痰厥用药

素有咳喘宿痰，情志刺激或咳喘急性发作时可见昏仆、喉中痰鸣、舌苔白腻，宜理气、燥湿、化痰、降气，理气药用陈皮、枳实、青皮等；燥湿药用茯苓、苍术、厚朴；降气化痰药用半夏、胆南星、白芥子、苏子。若痰湿郁久化热、蒸腾津液，症见咳吐黄痰、咽干便秘、舌苔黄腻，宜清热化痰，清热药用黄芩、栀子、射干、桑叶等；清化热痰药用川贝母、瓜蒌、竹茹、桔梗。

4. 食厥用药

食积胃脘、胃气不降、气逆于上、闭阻清窍，症见昏仆、脘腹胀满、呕吐酸腐者，应先用盐汤探吐，以祛实邪，后加山楂、神曲、麦芽健脾消食；苍术、砂仁、厚朴化湿和胃止呕；若腹胀而大便不通者，加大黄、枳实、芒硝、番泻叶泻下攻积，润肠通便。

5. 厥证变证用药

失血过多、血脉空虚、神明失养，症见晕厥、面苍肢冷，宜补益气血，先重用人参，以大补元气、回阳救逆，养血药用当归、熟地黄、白芍等；虚证素体虚弱，阳气生成不足，清阳不升，症见眩晕、呼吸微弱、汗出肢冷，治宜升阳益气，药用人参、附子、黄芪等；兼见冷汗淋漓，面色苍白，治宜回阳救逆，药用参附注射液、生脉注射液等，后加黄芪、白术、五味子等，加强收敛固表止汗之力。

【纲目条辨论治】

以病因为纲，虚实为目，条辨论治。

（一）气厥

1. 实证

主症：遇情志刺激后发作，突然昏倒，不识人事，或伴四肢厥冷，面赤声粗，胸膈喘满，口噤握拳，舌红苔白，脉沉弦而滑。

治法：理气解郁，开窍醒神。

方药：五磨饮子或通关散加减。药用沉香、木香、槟榔、枳实、乌药、白酒、细辛、薄荷叶、牙皂、雄黄等。

随症加减：若昏仆持续不醒者，可先鼻饲苏合香丸开闭醒神；若醒后胸胁胀痛，烦闷嗳气者，可加用薤白、香附、青皮等疏肝解郁，或合用柴胡疏肝散；若头晕且痛，烦躁易怒者，加钩藤、磁石、石决明等平肝潜阳；若兼心神不宁，失眠易惊者，加茯神、远志、龙骨等宁心安神，或合用酸枣仁汤。若兼痰热，喉中痰鸣，加用贝母、瓜蒌、竹沥等清热涤痰。

2. 虚证

主症：眩晕昏仆，面色苍白，气短息微，自汗肢冷，脉沉细微。

治法：补益气血，回厥醒神。

方药：补中益气汤加减。药用人参、附子、炮姜、白术、陈皮、升麻、柴胡、当归、甘草等。

随症加减：若心悸怔忡，失眠多梦，加用琥珀、酸枣仁、远志、合欢皮宁心安神；若汗出多，恶风，加防风、白术、黄芪、牡蛎益气固表止汗；若脾气虚，纳呆腹胀，面色萎黄，加用陈皮、砂仁、茯苓等补脾益气，和中护胃；若兼小便失禁，肢冷面青，呼吸喘促，加鹿茸、菟丝子、肉苁蓉、蛤蚧，或合用金匮肾气丸，温肾纳气固脱。

（二）血厥

1. 实证

主症：突然昏倒，不知人事，牙关紧闭，两手握固，面唇紫暗，舌暗红，脉弦滑。

治法：疏肝理气、活血化瘀。

方药：羚角钩藤汤或通窍活血汤加减。药用羚羊角、霜桑叶、川贝、鲜地黄、钩藤、菊花、白芍、甘草、竹茹、茯神、赤芍、川芎、桃仁、红花、麝香等。

随症加减：若烦躁胸闷，心痛如绞者，加用川芎、乳香、没药、郁金、丹参、桂枝等活血通脉止痛；若头目胀痛，面红目赤，急躁易怒者，加用青皮、川楝子、木香等疏肝降火，或合用龙胆泻肝汤；若兼阴虚，眩晕头痛，五心烦热者，加用生地黄、枸杞子、麦冬、珍珠母等滋阴潜阳。

2. 虚证

主症：突然昏厥、面色苍白，口唇无华、四肢逆冷、气短自汗，口开手撒，呼吸微弱，舌质淡，脉细弱无力。

治法：补益气血。

方药：人参养荣汤加减。药用人参、黄芪、当归、熟地黄、白芍、五味子、白术、茯苓、远志、肉桂、甘草、生姜、大枣等。

随症加减：若手足不温重者，加用附子、干姜温阳通脉；若呼吸微弱，呼多吸少者，加用补骨脂、蛤蚧等温肾纳气；若口干少津者，加用麦冬、沙参、天冬养阴生津。

（三）痰厥

主症：突然昏倒，喉中痰声，呼吸喘促，或呕吐痰涎，舌苔白腻，脉沉滑。

治法：行气豁痰，回厥醒神。

方药：导痰汤加减。药用半夏、天南星、橘红、枳实、赤茯苓、甘草等。

随症加减：若痰郁化热，舌苔黄腻，加黄芩、栀子、瓜蒌、竹茹清热化痰；若头目眩晕、腹胀纳呆，加陈皮、茯苓、厚朴、白术祛湿化痰；若痰火上逆扰心，症见心悸易惊，胸闷烦躁，失眠多梦，加黄连、胆南星、瓜蒌、远志、生牡蛎等清热化痰宁心；若兼见头目胀痛，胸胁疼痛，加川楝子、香附、延胡索等清热疏肝；若痰热炽盛，兼见口干口苦，大便秘结，加龙胆、泽泻、大黄、芒硝等清热化痰通便。

（四）食厥

主症：暴饮暴食后，突然昏厥，腹部胀满，胸闷痞满、呕吐酸腐，舌苔黄腻，脉滑或洪大。

治法：消食导滞，回厥醒神。

方药：保和丸加减。药用神曲、山楂、半夏、茯苓、陈皮、连翘、莱菔子等。

随症加减：若食后突然昏倒，先用盐汤探吐以祛实邪；若吐后气短乏力，头晕目眩，加人参、黄芪、白术益气升阳；若醒后心悸，时发时止，胸闷不舒，加酸枣仁、远志、琥珀、茯苓宁心安神；若兼见腹满不舒，大便秘结，加大黄、枳实、芒硝等，或合用大承气汤顺气通便。

（五）厥证变证

主症：突然昏仆，不省人事，面色苍白，四肢逆冷；或面红身热，大汗淋漓，口开手撒，二便失禁，脉微欲绝或脉虚数。

治法：回阳救逆。

方药：生脉散或参附汤加减。药用人参、麦冬、五味子、熟附子、生姜、大枣等。

随症加减：若汗出过多，气短息微，加黄芪、白术、干姜等补气温阳；若阳衰阴盛，症见面赤身热，汗出如油，加天冬、西洋参、鳖甲、玉竹等滋阴清热；若兼呼吸喘促，呼多吸少，加补骨脂、蛤蚧、冬虫夏草等温肾纳气。

【其他疗法】

1. 体针

（1）气厥实证：取太冲、行间、合谷、水沟、内关，均用泻法。针后即醒者，继以太冲、内关、膻中、期门疏肝理气，宽胸降逆。

（2）气厥虚证：取百会、水沟、气海、合谷、太冲、内关。水沟、内关用泻法，百会、气海用补法，余平补平泻，补气回阳。若气短自汗、畏寒肢冷，灸神阙、气海、关元温阳散寒。

（3）血厥实证：取百会、水沟、内关、行间、涌泉降肝火，引血下行，只针不灸，用泻法。若热盛，面赤声粗、烦躁不安加用大椎、中冲、期门，泄热醒神。若牙关紧闭加颊车、下关、合谷开窍启闭。

(4) 血厥虚证：取水沟、内关、百会、血海、膈俞、足三里补益固脱，针灸并用，重灸，用补法。

(5) 痰厥：取百会、素髎、水沟、丰隆、中脘开窍豁痰，重用泻法。若舌苔白腻、口吐涎沫，加阴陵泉、三阴交、水道利水化湿。

(6) 食厥：取百会、水沟、内关、中脘、天枢、大横、足三里和中开窍，用泻法。若大便秘结，加上巨虚、支沟、关元顺气通便。

(7) 厥证变证：取神阙、关元、素髎、百会醒脑开窍、益气固脱，以灸为主，阴脱者加太溪、涌泉养阴固脱；阳脱者加气海、足三里益气固脱。

2. 推拿

紧急情况下用拇指重按水沟、内关、合谷穴，以患者出现疼痛反应并苏醒为度。

3. 灸法

虚证或厥脱证取神阙、关元、足三里、百会。用艾条悬起灸 30～60 分钟；或重灸百会、双劳宫、双涌泉，直至苏醒。

4. 耳针

取心、神门、脑、肾上腺、皮质下，实证强刺激，虚证弱刺激，留针半小时。

5. 三棱针

实证昏仆取大椎、十宣、百会、委中、曲池，点刺出血。

6. 电针

实证可在针刺的基础上加用电针，连续波刺激直至苏醒。

7. 穴位注射

取关元、足三里，用参麦注射液或参附注射液，每穴 1mL。

【病案参考】

病案一

高某，男，30 岁。从 2003 年 6 月起，无明确原因出现阵发性昏厥，每天发作 4～20 次不等，发作没有时间规律。每次发作持续 2～3 分钟。发作前自觉干咳，有痰不能咳出，继而昏不知人而摔倒，其间有数次患者不幸摔伤，家人及患者都甚为恐惧，到西安大医院就诊，经 MRI、脑电图、甚至支气管镜等检查，所有检查结果均正常，无法确定病因，无法下诊断。后经别人介绍，来谢老处求诊。诊时，患者舌质暗红，苔薄白，脉细滑，其余一如常人，无特殊体征或症状。谢老详察患者，四诊合参，最终处以“血府逐瘀汤”加减，处方如下：桃仁、红花、当归、川芎、赤芍、生地黄、柴胡、枳壳、牛膝、桔梗、全蝎、炙甘草各 10g，丹参、葛根各 30g，黄芪 60g，蜈蚣 2 条，僵蚕 12g，浙贝母 15g，每日 1 剂，水煎服。服用 20 剂后，病情大为好转，昏厥发作次数从原来的每天 4～20 次减少为每天 1～2 次，而且每次发作时间也缩短为 1

分钟左右。守原方加乌梢蛇10g，患者再服20剂，昏厥发作次数减少为每周3～5次，每次1分钟左右。后患者回甘肃继续服药调养。

（选自《谢远明老中医治疗不明原因厥证经验》）

病案二

谢某，男，56岁，干部，1991年5月13日初诊。

主诉：剧烈咳嗽致昏厥反复发作已12年。患者多年来，每患“感冒”之后，咳嗽顽固，早晚干咳，伴胸闷痛，胁胀痛，痰黏难咳。阵发性剧烈咳嗽之中伴气紧，喉中痰声辘辘，随即昏厥不省人事，口唇青紫，四肢冷。每次掐人中穴、拍背、呼叫5～8分钟后苏醒，每年发生3～5次。

刻诊：形体肥胖，语音低，舌淡胖、苔腻，脉滑数。诊断为痰厥证。证属痰气交阻，上蒙清窍。治以燥湿豁痰，行气开郁。方用导痰汤（《济生方》）。

处方：半夏、陈皮、黄芩各12g，茯苓、枳实各9g，胆南星、瓜蒌皮、甘草各6g。3剂，日1剂。

二诊：服上药后咳嗽减轻，咳痰易出，大便通畅，胸胁痛减，无昏倒。效不更方，上方再投5剂。

三诊：咳嗽消除，昏厥未发生。续予陈夏六君丸每次8g，日3次，连用2个月。随访5年，身体正常。

（选自《厥证治验体会》）

病案三

袁某，女，59岁。

一诊（1975年8月15日）：患者体质素弱，五日来，发热脘闷、呕吐，近两日四肢厥逆，汗多胸闷，曾经昏倒两次，血压下降，烦热不欲衣被，便秘，口黏干，苔白腻黄而干，脉沉细。暑湿热遏伏，夹滞内阻，心气不足，邪热内陷，此厥逆之属于热者，先拟宣化暑湿，扶正通腑。

生晒参9g（另煎冲服），银柴胡12g，枳实12g，炒川连3g，炒黄芩9g，制半夏9g，川朴4.5g，山萸肉18g，当归15g，制川军9g，炒白芍9g。1剂。

二诊（1975年8月16日）：四肢厥逆转温，汗出亦减，大便解两次，干燥，心烦内热，口干，脉小滑，苔白腻干未化。暑湿热内陷已有外达之机，阳明燥屎尚未尽下，仍拟扶正宣泄。

生晒参9g（另煎冲服），银柴胡12g，炒川连3g，鲜石菖蒲9g，当归15g，枳实12g，川朴4g，山萸肉18g，制川军9g，炒黄芩9g，炒白芍9g。2剂。

三诊（1975年8月18日）：四肢已温暖，烦热减轻，汗出亦少，便软不畅，口仍干，苔白腻渐化，脉迟小滑。正虚已有来复之象，而暑湿滞虽化未清，再拟扶正祛邪。

朝鲜白参9g（另煎冲服），当归12g，炒川连2.4g，川朴4.5g，炒黄芩6g，鲜石菖蒲6g，制南星6g，朱茯苓9g，广郁金9g，焦楂曲各9g。2剂。

按：中医学对于厥症论述颇多，但在辨治之时，分清寒厥、热厥是为至要。内脏虚寒，阳气不布，发为寒厥；邪热内陷，阳气郁而不伸，则病热厥。故治寒厥须用温经散寒，回阳救逆之法，重在扶正；热厥则不然，其病或以邪实为主，或有虚实夹杂者，但治疗总是可散、可攻可清、可开，重在凉通，即“火郁发之”之意。

本例热厥，病在气分，阳明又有积滞，故用泻心汤合小承气汤泻火清热导滞，又用四逆散宣散被郁之阳气。根据张伯臾老医生的经验，对正虚邪热内传，阳郁不伸，四肢逆冷之热厥，四逆散有透解郁热，舒畅阳气之效，是治热厥初起之主方。至于方中用人参、萸肉、当归等药，是因素体虚弱，又有汗多之症，故佐扶正之品，而助宣散之力。本例服药一剂之后，四肢转温，汗少，服至二剂，血压稳定，停用升压药，症情逐渐好转，收效甚速。

我们体会到，临床上治疗厥逆一证，不可一见手足逆冷，脉象沉细，血压下降等症，便一概认为是阴寒之证而乱用热药，必须详察细辨。对于这种阳极似阴，热极似寒的热厥，要特别注意。

（选自《张伯臾医案》）

病案四

蒋某，女，58岁。病员因咳嗽发热2天，体温39.7℃来曙光医院急诊。留院观察期间，体温不升，血压下降，1975年1月8日收入病房。入院后，用升压药维持血压，X片提示右下肺炎，伴胸膜反应。痰培养为金黄色葡萄球菌生长，药敏试验各种抗生素均抵抗。患病以来，先后用过九种抗生素及较大量激素，都未能有效地控制病灶，继而出现中毒性肠麻痹和口腔霉菌感染。因而除留青霉素P12肌内注射和氯霉素间歇静脉滴注以外，停用所有其他抗生素，以中医为主进行治疗。

一诊（1975年1月14日）：胸闷气急，腹胀痛，恶心呕吐尿少，便秘神软，腹部膨隆拒按，肠鸣音消失，苔干焦，舌暗红，脉细小。内热炽盛，阴液耗伤，由实致虚，虚实夹杂，拟仿新加黄龙汤法，泻邪热而救阴液。

处方：皮尾参9g（另煎服用），北沙参30g，麦冬12g，玄参18g，当归12g，生川军6g（后下），石斛30g（先煎），玄明粉9g（分冲），枳实9g，川朴3g，淡竹沥1支（冲服）。1剂。

二诊（1975年1月15日）：药后尿量稍增，腹胀痛亦减，肠鸣音已可闻及，大便解下燥屎数枚。守方再服1剂。

以后由本方加减服六剂，大便渐畅，腹胀渐除，小便也渐增多，肠鸣音恢复。

三诊（1975年1月22日）：腹胀痛虽除，胸闷气急仍在，口渴、口糜、口舌溃疡痰稠咳艰，恶心。热蒸营血，唇齿干焦，舌绛而干，须防神昏之变。

处方：广犀角18g（先煎），鲜生地黄30g，丹皮15g，生白芍12g，桑白皮18g，地骨皮18g，鲜茅根30g，鱼腥草30g，鲜竹沥1支。四剂。

另：皮尾参9g，鲜石斛30g，麦冬18g。煎汤代茶饮。

四诊（1975年1月26日）：胸闷气急已除，恶心亦瘥，能进食及服药，口味颇佳，痰少咳爽，精神尚觉软弱，口舌溃疡日渐减少，昨日解便4次，量不多，舌尖红，苔少而干，脉细数。胃气已有渐馨之象，血分之热虽减未清，再守原法而轻其剂。

处方：广犀角9g（先煎），鲜生地黄18g，丹皮9g，生白芍9g，桑白皮18g，地骨皮18g，鲜茅根30g，金银花18g，连翘18g，鱼腥草30g。5剂。

另：皮尾参9g，鲜石斛30g，麦冬18g。煎汤代茶饮。

五诊（1975年1月31日）：精神渐佳，咳嗽已减，口渴舌红绛亦均好转，口舌溃疡渐小，脉细有力。阴液渐复，痰热亦有化机，症势趋向稳定，仍应养阴生津化痰。

处方：赤芍9g，丹皮9g，生地黄12g，通草6g，鱼腥草30g，杏仁9g，茯苓6g，川贝母6g，淡竹叶9g。5剂。

另：皮尾参9g，鲜石斛30g，麦冬12g。煎汤代茶饮。

此后，以养阴益气，健脾补心之剂调治月余，痊愈出院。

按：本例亦为热厥，病情重笃。入院不久，即出现胸闷气急，腹满痛拒按，便秘呕吐，苔干焦等一派肺热叶焦，移热大肠，阳明热实，阴液灼伤之证。治疗当以救其阴液为首要，故仿黄龙汤急下存阴之法。然患者腑气虽通，而阴液已伤，热蒸营血。阴不复则热难清，所以叠服犀角地黄汤合养阴重剂，病情始得稳定好转。由此可知，热厥一证，非独邪热内陷所致，阴虚也可成厥，也就是《黄帝内经》“阴衰于下则为热厥”之谓。

（选自《张伯叟医案》）

第九节　脱　证

脱证是由于多种病因侵扰人体，导致气血受损，脏真败伤，阴阳气血不相维系所致的一组临床证候群，常有突然汗出淋漓，面色苍白，烦躁不安，胸闷气喘，目合口开，神情淡漠，六脉垂危，二便自遗，甚则神昏。具有西医学休克的特征，属于西医学休克的范畴。如《临证指南医案·脱》中所言：“脱之名，惟阳气骤起，阴阳相离，汗出如油，六脉垂危，一时急迫之证，方名为脱。”

【源流】

历代医家对脱证的认识及其理论阐述比较完备，自成体系。脱证的概念源于《黄帝内经》，首见于《灵枢·决气》，篇中记载：“精脱者，耳聋；气脱者，目不明；津脱者，腠理开，汗大泄；液脱者，骨属屈伸不利，色夭，脑髓消，胫酸，耳数鸣；血脱者，色白，夭然不泽，其脉空虚，此其候也。”（《甲乙经》在“其脉空虚”之前补

“脉脱者”三字）指出了精、气、津、液、血、脉六气之脱。古人认为六气在人体各有其分布，其功能主次的区别，均为其分布的脏器所支配。六气化源均受于胃，若六气虚而脱失，则五脏六腑皆受病，营卫不行，五脏不通，化源气绝，病势危笃。《素问·热论》言：“五脏六腑皆受病，荣卫不行，五脏不通则死矣……阳明者……三日其气乃尽，故死矣。”深刻地阐明了脱证的病位、病机、演变与结局：其病位是五脏六腑皆受病；病机是营卫不行，血脉不通，循环衰竭；演变与结局为五脏不通，而致死亡。并指出阳明脾胃受病，胃气败绝者，三日其气乃尽，病情危笃。《灵枢·血络论》中阐述了“阴脱”“阴阳俱脱”的病因病机与临床表现，如“阴阳之气，其新相得而未合和，因而泻之，则阴阳俱脱，表里相离，故脱色而苍苍然。刺之血出多，色不变而烦悗者，刺络而虚经。虚经之属于阴者，阴脱故烦悗。”指出阴阳尚未调和的体虚之人，应用针刺泻法，就会使阴阳俱脱，表里相离而面色苍白。针刺络脉出血较多，泻络时经脉随之而虚，阴脉受损，五脏阴精随之虚脱，虽面色未变，但古人已认识到心胸烦闷已为阴脱的早期改变。《黄帝内经》不仅认识到了内伤正气是脱证的病因，同时也认识到外邪致脱，并提出了种种治疗方法。《素问·缪刺论》言：“邪客于手足少阴、太阴、足阳明之络，此五络皆会于耳中，上络左角，五络俱竭，令人身脉皆动，而形无知也，其状若尸，或曰尸厥。”指出了外邪客于五络，可使五络俱竭，使人出现虽有身之经脉气血流动，但形体却失去知觉，像尸体一样称为“尸厥”。对于尸厥除了采用缪刺，以及以竹管吹双耳之外，还可用“剃其左角之发方一寸燔治（烧灰），饮以美酒一杯，不能饮者灌之，立已”，此即配合左角发酒治疗外邪致厥脱的记载。可以看出，凡是外感六淫、伤津失血、汗吐下太过、脱气亡阳等均可致气虚阴阳受损，五脏亏耗，脏真受损，五络欲竭，阴竭阳脱，气立孤危，升降出入无权，故临床表现为机体内外上下的一派虚衰危候。《黄帝内经》从病因、病机及临床证治等方面对脱证有较全面的认识与记载，奠定了较为全面的脱证病生理基础。

1.《伤寒论》与脱证辨治

张仲景在《伤寒论》中虽未专论脱证，但却从厥证的辨治中丰富和发展了脱证的临床辨证论治。仲景从伤寒、大汗、吐利、误治，以及隔上有寒饮等方面，阐述了寒邪伤阳，误治伤阴，所致阴液耗竭，阳气欲脱之证。如：“伤寒脉浮，自汗出，小便数，心烦，微恶寒，脚挛急，反与桂枝，欲攻其表，此误也，得之便厥……若重发汗，复加烧针者，与四逆汤。”“大汗出，热不去，内拘急，四肢痛，又下利厥逆而恶寒者，四逆汤主之。”“大汗，若大下利而厥冷者，四逆汤主之。”指出了伤寒、误汗、伴有下利等致病因素导致阴竭阳气欲脱的临床表现。又如：“呕而脉弱，小便复利，身有微热，见厥者难治，四逆汤主之。”“吐利，汗出，发热，恶寒，四肢拘急，手足厥冷者，四逆汤主之。”“既吐且利，小便复利，而大汗出，下利清谷，内寒外热，脉微欲绝者，四逆汤主之。”指出了亡津失液，脉微欲绝，大汗亡阳，肾绝不固的危重征象。仲景不仅对亡津失液，阳气欲竭证予以回阳救逆，对于寒邪伤阳，脾肾阳衰之证刻刻不忘温阳，如：

"脉浮而迟，表热里寒，下利清谷，四逆汤主之。""少阴病，脉沉者，急温之，宜四逆汤。""少阴病……若膈上有寒饮，干呕者，不可吐也，当温之，宜四逆汤。"并且告诫医者："下利腹胀满，身体疼痛者，先温其里……温里宜四逆汤。""自利不渴者，属太阴，以其脏有寒故也。当温之，宜服四逆辈。"体现了病则急救，未病先防的治疗原则。《伤寒论》中，以不同程度的伤寒亡阳少阴病证，通过对四逆辈方药的加减应用，对素体阳虚复感外邪，邪气直中少阴，阳气极虚，真阳欲竭，阴盛格阳，虚阳外浮之证或因他经之邪误治、失治，损伤心肾阳气，转而入里致肾阳虚衰，残阳欲脱之象，采用温阳救逆、回阳固脱、通阳破阴、宣通上下内外等治法，使阳潜卫固，上通下达，气血运行，升降有序，出入条畅，已达阴平阳密之目的。创造了许多行之有效的方剂，如四逆汤、通脉四逆汤、白通汤等，开拓了治疗脱证的先河。

2. 后世对脱证的发展

后世医家在前贤基础上从不同的角度完善了脱证的辨证施治。《景岳全书·杂证谟·厥逆》言："血脱者如大崩、大吐或产血尽脱，则气亦随之而脱，故致卒仆暴死。""气并为血虚，血并为气虚，此阴阳之偏败也。今其气血并走于上，则阴虚及于下，而神气无根，是即阴阳之气相离之候，故致厥脱而暴死。"指出了亡血失精阴阳相脱导致脱证；《医学源流·病不可轻汗论》言："天时暑燥，卫气开而易泄……复投发散之剂，必至大汗不止，而阳亡矣。"《类证治裁·厥证》言："由吐泻后真阴大伤，厥气上逆，阴阳失交。"《医学新悟·论下法》言："此皆在当下之例，若失时不下，则津液枯竭，身如槁木，势难挽回矣。""郁热蓄甚，神昏厥逆，脉反滞涩，有微细欲绝之象……投以温药则不可救；或者妄行攻下，致残阴暴绝，势大可危。"可以看出汗、吐、下三法用之不当则变证迭起，指出了津液脱失，亡阴亡阳导致脱证；《类证治裁·脱证》言："生命以阴阳为枢纽。阴在内，阳之守，阳在外，阴之使。阴阳互根，相抱不脱……夫元海根微，精关直泄，上引下竭，阴阳脱离，命立倾矣。"阴阳平秘是维系生命的根本，阴平阳秘，精神乃治，阴阳离决，精气乃绝，为久病亏虚，阴阳俱脱，导致脱证；《张氏医通·脱》中言："上下俱脱者，良由上盛下虚，精华外脱，其人必嗜肥甘，好酒色，而体肥痰盛，往往有类中之虞……颠仆遗尿，喘鸣大汗者，此上下俱脱也。"指出了上盛下虚，上下皆脱之脱证。同时阐明了恣食肥甘，将息失宜，体肥痰盛的患者，易发生脑血管病变，也易出现仆倒遗尿，呼吸困难，大汗亡阳之征，与冠心病急性心肌梗死、急性左心衰、心源性休克相似。《简明医彀·厥证》言："急病或重病患者，突然大汗不止，或汗出如油，声短息微，精神疲惫不支，脉微细欲绝，或脉大无力，舌卷少津，为阴阳将脱之危象。"此段的描述，与急性循环衰竭非常相似，如急性心梗、乳头肌或腱索断裂、急性肺栓塞等。《类证治裁·脱》中也言："上下俱脱者，类中眩仆，鼻声鼾，绝汗出，遗溺失禁，即阴阳俱脱。"文中清楚地表达了中脏患者所出现的阳浮于上，阴竭于下，阴阳俱脱的临床表现。此征象与急性脑干病变、中枢性循环衰竭相似。总之，脱证的分类有以下几个方面：一为脱分阴阳，《类证治裁·脱证》中说："喘促不续，汗多亡阳，神气乱，魂魄离，即脱阳也……血崩不止，大下亡阴……即脱阴也。"《临证指南医案·脱》中说："夫脱有阴脱阳脱之殊……如中风、眩晕、呕吐、喘、衄、汗，多亡阳之类，是阳脱也。"二为脱分上下，《类证治裁·脱证》言："上脱，下脱，上下俱脱……总由阴阳枢纽不固。如上脱者喘促不续，汗多亡阳……即脱阳也；下脱者，血崩不止，大下亡阴……即脱阴也。上下俱脱者，类中眩仆，鼻声鼾，绝汗出，遗尿失禁，即阴阳俱脱也。"三为脱闭同病，《临证指南医案》言："脏腑窒息之类，是内闭外脱也。"

【病因病机】

1. 病位

在五脏，以心肾为主，心为生命所主，肾为性命根本。

2. 病因

（1）气阴耗伤：外邪伤阴，终致气陷于下，阴竭于内发为脱证；或温毒热邪内陷伤阴，或直达下焦，劫灼肝肾之阴，阴精衰竭于下，阴不敛阳，虚阳浮越，发为脱证。

（2）阳气暴脱：久喘不愈，肺肾之气散乱不收，或因其人吐泻太过，大汗失液，亡血失血，致阳随阴亡，气随血脱，或大汗损阳，阳气暴脱。

（3）失血亡津：突然的内外出血，如大咯血、呕血、便血、外伤失血、妇女崩漏等，或饮食不慎暴吐暴泄；或药治不当，汗、吐、下失宜，均可致亡血失津，净血消烁，脉络空虚，心脏受损，肝体失荣，脾失所统，终致脏真受伤，五络欲竭，血去阴耗，阴失依恋，阴阳不能相通，气立孤危。

（4）阴阳俱脱：久病体虚，或病重脱证未固，均致真阴耗竭，阴不敛阳，元阳外越，真脏之色显露；或真阳衰败，元阴外泄，脏真衰败，阴阳俱脱。主要症状为患者烦躁不安，或神志淡漠，意识丧失；面色爪甲灰白，紫赤或苍白；冷汗淋漓，尿少或无尿，浅表脉络萎陷，舌质淡白而干燥少苔，皮肤湿冷，弹性差，六脉俱伏不易切诊时，可行虚里触诊。常规切脉脉象多出现芤，或沉、细、微，或数或迟。

气机逆乱，阴阳之气不相顺接或维系而发脱证，其病性多属虚实夹杂，以虚为主。外感多为因实致虚，内伤则可虚实夹杂。外中邪毒、虫毒、金创等，内伤七情迫乱气机，积食、停饮、蓄痰、留瘀加剧气机逆乱，误施汗、吐、下法，伤精耗气而致正气欲脱。

3. 病机

人身阴阳相互为用，处在动态平衡之中。人有阳气，是阴之使；人有阴气，是阳之守；阳气常升，水吸之而下行，则阳无上炎之扰，阴气常降，火焰腾而上承，则阴津无枯竭之累；所以阴阳升降，相互维系，生生不已。阴阳离决，则出入废，升降失常，则生机化灭。

【临证思路】

临床脱证治疗总原则为“散者收之”“虚者补之”，急治其标，固脱为先。临床治法，在上在表者当固其气；在下在里者当固其精；上下阴阳俱脱者当上下皆固，阴阳并补。如喘脱者，肺虚气脱，气泄于上，宜固肺补气。但肺主呼气，肾主纳气，症状表现于上，其根本则在于肾，从急则救标而言，可以用人参、黄芪补肺固气。

脱证抢救过程中，应注重突然发病的状态、诱因与背景，患者是否年迈体弱，是否有久病重病，同时是否摄入量不足，失血过多，暴吐暴泻，严重烧伤，热病伤阴等；患者所出现的症状，可有但欲寐，或烦躁不安，或昏愦欲吐等（昏愦，愦即昏闷之意）。《素问·至真要大论》言：“厥阴之胜，耳鸣头眩，愦愦欲吐。”厥阴风木之气太过，虚阳上扰，阴不抱阳，气机失调，升降失职，故有清窍被扰，胃气上逆之病机出现，此为脱证的前驱阶段。脱证初始阶段可有明显的交感神经兴奋性增高的改变，代偿有效循环血量不足，可使皮肤、肾脏和内脏血管的括约肌收缩，并使全身微小静脉收缩，增加右心搏出量，增加心室收缩力和心率，使血液流向心脑，心脏血管具有局部调节能力，尽管交感神经活性亢进，但心脑血管仍维持开放状态。交感神经发放介质，选择性血管收缩，以牺牲皮肤、肾和内脏器官血流为代价，保证了心脑器官的灌流。如失血性休克，这种反应在60秒内，便已出现了。有学者研究发现随着休克时间延长，缝匠肌神经肌接头部位和心房肌迷走神经末梢的神经介质乙酰胆碱（ACh）囊泡大量释放，同时红细胞乙酰胆碱酯酶（AChE）活性显著下降，使大量ACh积聚在突触间隙，并持续作用于效应器官的M受体或N受体上，发挥不利效应。ACh可抑制心肌细胞，使收缩减弱，提高心肌细胞膜K^+外流增加，舒张期最大电位增加，自律性降低，心律减慢，减少心输出量，不利于机体对休克的代偿。ACh对微静脉的收缩更为显著，同时对骨骼肌的动、静脉则具有扩张开放作用，使机体通过牺牲皮肤、内脏血液灌流的有限血量，使血液大量潴留在骨骼肌血管中，破坏了机体的代偿机制。此时可以看出患者烦躁不安，昏愦欲吐等休克的早期改变。随着休克的加重，患者可有面色苍白，目合口开，手撒肢冷，二便失禁，甚则暴死不知人等。患者可有谵语、郑声或声音低微，或语言不出，气息微促，血压下降，休克早期亦可有血压升高，但很快下降，收缩压<90mmHg，原有高血压者血压突然下降30%以上。另外应该注意的是，关注脱证休克患者的原发病背景，患者因不同的原发病可有不同的病理生理改变，应根据血气分析、氧输送、组织氧摄取、凝血因子，以及免疫、代谢、炎性因子等变化，予以辨证施治。

（一）识症

（1）阴脱：分为血脱和亡阴。临床以面色苍白或潮红，发热烦躁，心悸多汗（其汗热如油），口渴喜饮，尿少色黄，肢厥不温，舌干红少苔，脉虚细而疾，或沉微欲绝为特征。如感受湿热之邪、温热之邪、疫病邪毒或七情劳累，真心痛、征忡心悸频发或大量亡血、暴吐暴泻等。《医学源流论·亡阴亡阳论》：“经云：夺血者无汗，夺汗者无血。血属阴，是汗多亡阴也……亡阴之汗，身畏热，手足温，肌热汗亦热而味咸，口渴喜凉饮，气粗，脉洪实，此其验也。”

（2）阳脱：分为气脱和亡阳。临床以面色皖白，口唇晦暗，四肢厥逆，畏寒蜷卧，气促息微，冷汗如珠，神情淡漠，精神萎靡，尿少或遗尿，下利清谷，舌淡苔白润，脉沉微绝为特征。其病因大致归纳为以下方面：①大汗亡阳。多因汗液大泄，阳气随之耗散消亡；②失血亡阳，由于失血过多，阳无所附而外脱；③暴病亡阳，多见于外感热病严重阶段，由于热毒太盛，耗伤气阴，阳随阴竭而外脱；④吐泻脱阳，误下过度，或吐泻过剧，暴伤阴液，阴损及阳，阳衰外脱；⑤心阳暴亏，心系病证，如胸痹、心痹、心悸、怔忡、真心痛等，均可因正气大虚，心阳亏耗，鼓动无力，血脉受阻，气血、阴阳严重失调引起；⑥严重创伤如外伤、剧痛、蜂类蛰伤、药物过敏等均可致气机逆乱，阳气外脱；⑦久病衰竭，年老体衰，某些宿疾晚期，脏腑虚损，精血已亏，复加外邪入侵，饮食失养，情志因素等，而致阴精枯涸，阳气衰微，进而阴竭阳脱。

（3）阴阳俱脱：乃脱中最危急的证候。临床多表现为神志昏迷，目呆口张，瞳仁散大，喉中痰鸣，气少息促，汗出如油，舌卷囊缩，周身俱冷，二便失禁，脉微欲绝。

亡阴的进一步发展，阴液耗失太过，阳气无所依附而散越，阴液无以固托而耗失，亡阴可以迅速导致亡阳，亡阳也可迅速导致亡阴，最终导致阴阳二气不相顺接，出现“阴阳离决，精气乃绝”“孤阳无所依附则散越，孤阴无以化生则耗竭”。

（二）审机

气机逆乱，阴阳之气不相顺接或维系而发脱证，其病性多属虚实夹杂，以虚为主；外感多为因实致虚，内伤则可虚实夹杂。外中邪毒、虫毒、金创等，内伤七情迫乱气机，积食、停饮、蓄痰、留瘀加剧气机逆乱；误施汗、吐、下法，伤精耗气而成正气欲脱之候。

（三）定治

1. 补气回阳，急救其标

如《石室秘录·收治法》中“大汗症多属阳脱，有用大剂参附汤者”的记载。《景岳全书·厥逆》言：“此气脱证也，宜参、芪、归、术、地黄、枸杞，大补元煎之属，甚者以回阳饮（四味回阳饮：人参、附子、炙甘草、炮干姜，加当归身、熟地黄为六味回阳饮）、独参汤之类主之。”“血脱者……急用人参一二两煎汤灌之，但使气不尽脱，必渐苏矣。然后因其寒热徐为调理，此所谓血脱益气也。”对于脱血的救治当以急救其标，回阳固脱，才能获得治本之时机。

2. 维系阴平阳秘，救其本

如《临证指南医案·徐灵胎评语》言："亡阳之汗，下焦空虚，此乃急危之证，非参附不能回阳……盖脱阳者非无阳也，乃阳气上越，而不肯附于阴也。故欲止其汗必用阴药以维系之，如真武汤为亡阳之祖方，必重用白芍。"孤阴不升，独阳不长，无阴则阳无以化，无阳则阴无以生。善补阳者必阴中求阳，阳得阴助则生化无穷，善补阴者必阳中求阴，阴得阳升则泉源不竭。因此谨察阴阳而调之，以平为期，维系阴平阳秘是治脱之本。

3. 脱证救治，治未为先

古代医家已认识到，治脱重在审其未脱之前用药，如《类证治裁·脱》言："在未脱之先，审其元阳欲绝者，于回阳剂中兼引阴，参附汤用童便煎；真阴欲厥者，于摄阴剂中兼顾阳。"未病先防，既病防传，仔细审查每一位患者的病情，防患于未然，堵截病情传变与恶化，对于脱证当在未脱之前救治，并仔细审病机，回阳之剂中防阴虚之弊，兼顾其阴，阳中引阴；摄阴方药中，防上扬之嫌，兼顾其阳，阴中扶阳，而达其集溃散之阳，收虚耗之阴目的。现代医疗监护设备提供了"防患于未然"的手段，使不能察觉的症状变化，从仪器上表现出来，如血氧饱和度下降先于血压出现。

4. 扶正祛邪，邪毒并治

如《温病条辨》言："温病误表，津液被劫，心中震震，舌强神昏……脉结代，甚则脉两至者。""误表动阳，心气伤则心震，心液伤则舌蹇……若伤之太甚，阴阳有脱离之象。"温病误表，津液被劫，或误表动阳而致心阳心阴俱虚，终致阴阳欲脱。又如《温病条辨》言："阳明温病，面目俱赤，肢厥，甚则通体皆厥。"阳明温病，邪毒之盛，正邪抗争阳郁热极致厥，已成为脱证的前趋阶段。温病学说从邪毒伤正，正气耗损等方面，加深了对脱证的理解，拓宽了治疗思路，并拟定救逆汤（炙甘草、干地黄、生白芍、麦冬、阿胶、生龙牡、人参）滋养气阴，敛汗固脱。此外还有急下存阴、增液承气汤等治则方药。

（四）用药

1. 气脱用药

症见：精神萎靡，心悸，气短乏力，息微失声，舌质淡白等，治宜益气固脱。症见食欲低下，纳呆，药用太子参、白术、绞股蓝、白扁豆健脾益气，党参、山药、人参补脾养胃；症见气息低微，气短乏力较甚，药用黄芪、人参大补元气，大枣补中益气、养血安神，甘草补脾益气，和里缓急。

2. 阳脱用药

症见：神情淡漠，面色苍白，四肢厥冷，冷汗淋漓，治宜回阳救逆。症见正气将绝，药用附子、肉桂、干姜回阳救逆，补火助阳，配以人参、黄芪大补元气，益阳固脱；肾为水火之脏，肾藏元阳，温养化生他脏之阳气，“命门为元气之根，为水火之宅，五脏之阴气，非此不能滋；五脏之阳气，非此不能发”，药用鹿茸、巴戟天、仙茅、补骨脂、锁阳、肉苁蓉等甘温之品补肾壮阳；“阴中有阳，阳中有阴，阳极生阴，阴极生阳，所以神化无穷”“孤阴不生，独阳不长”，适时配以养阴药，有助于阳气化生。

3. 血脱用药

症见：猝然内外出血，枯涩无神，头晕目暗，舌质淡白而干燥，脉芤欲绝。血脱是由于内外因致五脏或其他组织在短时间内大量失血，肢体、经络失于濡养。遵循“缓则治本，急则治标”的原则，先以止血为主，使用大量止血药，以解出血之症，可联用化瘀止血药，凉血止血、收敛止血等药性寒凉，易凉遏恋邪，有留瘀之避，炒炭后性变苦、涩，可增强止血之效，药用：三七、蒲黄、降香等化瘀止血，艾叶、炮姜、棕榈炭、血余炭、灶心土等温经止血，中期可配以补气养血之药，如“气血同源，血不独生，赖气以生之，气无所附，赖血以附之”，适当用大枣、人参、黄芪补气养血，养心安神。白芍、当归、阿胶、熟地黄等补血养阴，安神益心脾。脾为后天之本，生化之源，五脏、肢体经络均需水谷之精濡养，脾气运化不足，则气血化生乏源，“脾主裹血，温五脏”，如太子参、白术等补脾益气。后期用少量使用活血行气之药，如川芎、桃仁、红花等，以防血流瘀滞，切记用药量少，避免耗伤气血，加重病情。

4. 阴脱用药

症见：惊悸、躁动，口渴欲饮，饮不解渴，心烦身热，四肢尚温，或有汗出如油，面色潮红。若见口渴欲饮、心烦身热，面色潮红等，药用西洋参、沙参养阴生津，天冬、麦冬、玉竹养阴润燥，石斛、鳖甲、龟甲胶滋阴清热；见惊悸、躁动，配以茯神、灵芝养心安神。除了养阴生津之外，可以配以养阳之物，以助生阴，如枸杞子、沙苑子等，亦可加紫河车养血益气。

【纲目条辨论治】

以阴阳为纲，病因为目，条辨论治。

脱证发生后要根据患者病情特点首辨阴证阳证。如阳脱，患者会出现声低息微，四肢厥冷，脉微弱等虚寒之象；阴脱者则面色潮红，脉微细数。

1. 阳脱

（1）气脱

主症：汗滴不止，面色苍白，神情昏倦，目视不明，肢冷肤凉，听力减退，目视不清，息微失声，舌质淡白，苔白润，脉象微弱（各种休克的早期改变）。

治法：益气固脱。

方药：独参汤（《景岳全书》）。

人参3～9g（大量者可用至9～15g），水煎服。每次少许，分3～4次服下。人参甘、微苦、平，归脾、肺、心经，具有大补元气，复脉固脱，补脾益肺，安神生津之功效。若汗多不止者加黄芪、五味子益气敛汗，山萸肉滋阴固脱，取阴生阳长之意。山茱萸，《医学衷中参西录》载萸肉既能敛汗，又能补肝，是以肝虚极而元气将脱者，服之最效，“萸肉救脱之功较参术芪更胜”。山萸注射液有强心作用，提高心脏效率，扩张外周血管作用，并使血压升高；有降高血糖、利尿、抗实验性肝损伤作用，并有抗氧化作用。本证可用五味滋肾纳气，以都气丸主之，并配合益心气口服液口服。

（2）亡阳

主症：神情淡漠，面色苍白，四肢厥冷，冷汗淋漓，息微唇绀，体温不升，舌淡脉微弱欲绝或不能触及，目闭口开，手撒遗尿。

治法：回阳固脱。

方药：四逆汤（《伤寒论》）。

附子温壮复阳，振奋阳气，干姜增附子回阳之力，加用炙甘草6g，甘缓调和之。若无脉者加大干姜、附子量，为通脉四逆汤，加葱白以破阴回阳，通达内外，为白通汤。若虚不受药者，可加猪胆汁以破阴回阳，宣通上下，兼咸苦反佐。其中熟附子辛甘大热，有毒，归心、肾、脾经。用量3～15g，久煎30～60分钟。与人参配伍，多用红参温补元气回阳固脱。药理研究：①乌头碱可使离体或在位的蛙心出现短暂的强心作用，随即转入抑制，心缩力减弱，心律失常。②熟附子有一过性的升压作用。③附子煎剂有抑制大鼠的致炎性改变。④附子与乌头碱具有麻醉作用。⑤附子煎剂具有抗寒冷的作用。此型可用参附或参附青注射液，立即静滴，可先快后慢，一直滴至阳气恢复，四逆改善为至，可用50～100mL加入5%葡萄糖或0.9%生理盐水500mL持续静滴。若冷汗不止者，可于方药中加龙骨、牡蛎以潜阳敛汗。

2. 阴脱

（1）血脱

主症：卒然内外出血，神情淡漠或烦躁，面色苍白，枯涩无神，动则汗出，心悸气短，头晕目暗，舌质淡白而干燥，脉芤、沉微、细数欲绝。

治法：益气养血。

方药：圣愈汤（《兰室秘藏》）。

药用生熟地黄、川芎、人参、炙黄芪、当归。当归、黄芪取当归补血汤之意；取归、地、芎养血调血，补而不滞，配参芪益气养血。方中生地黄有凉血止血之意，川芎为血中气药，因此补而不滞。根据出血的部位、病因及其理病生理状态，酌情应用大黄炭、仙鹤草、藕节、侧柏叶、地榆等，对于消化道出血，常用大黄粉0.5～1g，三七粉1.5～3g，白及粉3～6g，胃管注入或灌肠。

（2）亡阴

主症：神情恍惚，惊悸、躁动，口渴欲饮，饮不解渴，心烦身热，四肢尚温，或有汗出如油，面色潮红，舌光剥无苔，脉虚或数、结、代。

治法：敛阴固脱。

方药：三甲复脉汤加减（《温病条辨》）。

因热毒劫灼肝肾，阴精衰竭于下，阴不敛阳，当育阴潜阳固脱，药用：生牡蛎、鳖甲、龟甲、生地黄、麦冬、白芍、五味子、炙甘草、山萸肉。方中生地黄、麦冬、山萸肉、白芍滋阴润燥，芍药、炙甘草酸甘化阴；生牡蛎、龟甲、鳖甲潜阳息风；五味子敛阴。有出血倾向者可加用丹皮、丹参凉血养血活血。亦可酌情加用人参、菟丝子使阴得阳升而泉源不竭，阳中求阴，阴中求阳，阴平阳秘以固脱。可应用生脉注射液静滴，滋心阴口服液口服。若突然大汗不止，或汗出如油，精神疲惫不支，昏迷，四肢冰冷，目呆，手撒遗尿，脉微细欲绝，阴阳俱脱者，应回阳救阴，可以阴阳两救汤（《医醇賸义》）主之。阴药用熟地黄、附子、人参、菟丝子、枙子、紫河车补精血而救阴，阳药用附子、人参、茯苓益元温阳，佐远志养心安神，阴阳并补，以救阴阳俱脱。本证也可用四逆汤合生脉散加减鼻饲，也可灌肠。也可用参附注射液、人参注射液，生脉注射液静滴。总之脱证应充分发掘中医药的优势，达到优势互补的目的。

3. 阴阳俱脱

主症：神志昏迷，目呆口张，瞳仁散大，喉中痰鸣，气少息促，汗出如油，舌卷囊缩，周身俱冷，二便失禁，脉微欲绝。

治法：回阳救逆，益气生阴。

方药：阴阳两救汤（《医醇賸义》）。

方中熟地黄、山药、山茱萸、菟丝子滋阴填精，佐远志宁心安神，配人参、五味子、炙甘草益气固脱，于阳中求阴，使阴得阳升而泉源不竭，若阴亏于下，阳浮于上，惊悸潮热者，加鳖甲、龟甲胶、牡蛎以滋阴潜阳；若口渴引饮，饮不解渴者加生地黄、麦冬、玉竹、黄精以养阴生津，若肢冷尿少者，加附子、肉桂以温肾化气。

【预后与转归】

发病之后，若呼吸平稳者，脉象有根，表示正气尚可，预后良好。反之，若气息微弱，久久一息，甚则鼻中无气，说明肺气已绝；若见怪脉，或人迎、寸口、趺阳之脉全无，说明心气已绝；若手冷过肘、足冷过膝，说明阴阳之气隔绝。以上均属危候，预后不良。

【变证】

1. 若出现尿闭、呕恶、血肌酐、尿素氮升高，为肾脏真气衰竭，浊气逆上，可重用附子、肉桂以温肾化气，并用生大黄 60g 煎水保留灌肠，以通便降浊。

2. 若出现喘促、心悸、虚里搏动急促者，为心脏真气衰竭，可用参苏饮、万年青、福寿草等鼓舞心气，以达强心之功。

3. 若出现息微或气促，动脉血气分析提示氧分压下降，二氧化碳分压升高者，为肺脏真气衰竭，可用醒脑静或清开灵注射液以醒脑开窍。

4. 若出现目光晦暗，瞳视呆滞或放大，或息微，良久一息，鼻口无气，或脉见釜沸、鱼翔或人迎、趺阳六脉俱伏者，此心肺肾脏真气将绝。

【预防调护】

1. 应避免一切不良外界刺激，保持室内安静、通风、温暖，使患者心情愉快。注意保暖，寒则伤阳，避免终成阳气欲脱之象。

2. 绝对卧床休息，采用头高脚低位，忌搬动，呕血或咯血者应注意清除口鼻腔血块、分泌物，以防窒息。

3. 时刻注意神志、面色、血压、心率、呼吸体温、二便、舌苔脉象等生命体征。

4. 脱证纠正后，可予以人参养荣汤、归脾汤善后。

【其他疗法】

1. 气脱

（1）中成药：黄芪注射液20mL加入5%葡萄糖注射液250mL静滴；参麦注射液60mL加入5%葡萄糖注射液250mL静滴。

（2）针灸：益气固脱法。针刺关元、内关、气海穴，或加电针刺激，艾灸涌泉穴，每次10分钟。

（3）耳针：针刺肾上腺、皮质下、肺等，留针30分钟。

（4）穴位注射：参附注射液0.5mL，双侧内关穴注射。

2. 阴脱

（1）中成药；参麦注射液100mL加入5%葡萄糖注射液250mL静滴，参附注射液20mL静推，10～20分钟后，用参附注射液100mL加入5%葡萄糖注射液250mL静滴。

（2）针灸：救阴扶元。针刺关元、肾俞、三阴交，或加电针刺激。

（3）耳针：肾上腺、皮质下、肝、肾等，留针30分钟。

（4）穴位注射：参麦注射液0.5mL双侧内关注射。

3. 阳脱

（1）中成药：参附注射液20mL静推，继用黄芪注射液50mL加入5%葡萄糖注射液250mL静滴，参麦注射液100mL加入5%葡萄糖注射液250mL静滴。

（2）针灸：回阳救逆。针刺关元、内关、肾俞、三阴交穴，或电针刺激，艾灸涌泉穴、关元穴，每日1次，每次15分钟，或艾条灸气海穴数十壮，以复阳气。

（3）耳针：肾上腺、皮质下、心、肝、肾，留针30分钟。

（4）穴位注射：参麦注射液0.5mL双侧内关注射。

4. 其他中成药

（1）参附青注射液：20mL/次静推 30 分钟后重复一次，待血压回升后改 100mL 葡萄糖注射液静脉滴注。此药是由人参、附子、青皮提取物精制而成，药理研究是抗休克机理：人参含有人参皂苷，增强心肌收缩力，扩血管，减慢心率作用；附子含去甲药碱，具有强心作用；青皮素作用于肾上腺素能受体，为一种受体兴奋剂，有明显的升压作用。

（2）枳实注射液：5～10mL，加葡萄糖注射液静推。药理作用：主要是含有羟福林和 γ－甲基酪胺这两种成分，具有升高血压、降低肾血管阻力、增加心脑肾的血流灌注、改善微循环的作用，其升压作用与兴奋 α 受体兼有兴奋 β 受体有关，与去甲肾上腺素比作用较快，排泄快，无耐受和蓄积现象，副作用少，对多巴胺、阿拉明、去甲肾上腺素等升压无效的病例疗效显著。

（3）东莨菪碱注射液：6～9mg 静注或加入 10% 葡萄糖注射液 100mL 中静滴。本品为中药洋金花的提取物。机理：对血管有解痉作用而起到化瘀通脉作用；能显著纠正缺血性休克低排高阻的血流动力学紊乱；解除小血管的痉挛，改善微循环，增加尿量；降低外周血管阻力，增加心搏量；扩张支气管，减少气管分泌物，改善肺的通气功能；能对抗静脉注射去甲肾上腺素所致的肠系膜微循环瘀滞；休克晚期合并弥散性血管内凝血，可应用丹参注射液、血塞通注射液。

5. 体针

取水沟、素髎、神阙、关元、涌泉、足三里等穴。神阙、关元二穴重灸。亡阳者加气海；亡阴者加太溪；心阳不振加内关。

【病案参考】

病案一

张某，女，73 岁，新安县李村乡刘帮村，农妇。1989 年 1 月 5 日就诊。症见：两颊潮红，呼吸喘促，汗水淋漓，触之热而黏腻，大便秘结，小便短黄，神昏谵语，侧卧面外，衣被不着身。舌质红而干裂，脉细而数。

听诊：心肺无异常。

审证察脉，病属亡阴之候。乔老问：其病何以至此？其子代诉：10 日前汗出当风，遂致恶寒发热，体温 39.1℃，头痛身困，食欲不振，请村中一医治之，令服复方阿司匹林片，汗出热减，继而体温复升。如此反复三日，其医复投以麻黄汤一剂，是夜大汗淋漓，衣被如洗，旋见心烦不寐，昏不知人，时有谵语，故延乔老往诊。因地处僻壤，山高路遥，交通不便，经济拮据，无力住院治疗，故屈就于家中之。

前人云：“留得一分津液，便有一分生机。”故治宜滋阴清热，以图其本；宁合安神，以顾其标。

处方：自拟还魂汤。

西洋参10g（另炖），生地黄15g，玄参15g，麦冬30g，五味子10g，阿胶15g（烊化），酸枣仁18g，生鳖甲15g，生龟甲10g，生山药18g，香菖蒲10g，广陈皮5g，鸡子黄3枚为引。6剂，嘱其家人每剂3煎，不拘时，少量频服，每日两剂且同时用白糖与适量食盐加入温开水内，徐徐予之。

服三剂后，舌干裂有减，四剂后泻下之物先状如羊屎，继如鸭之溏薄，且舌中裂纹消失，起薄苔，神志清醒，欲食甘凉之物。自第三日起改为每日一剂，早、中晚各一次，温服六剂尽，索食充饥，自由转侧于床榻，一如常人。

（选自《乔保钧老中医治疗亡阴的经验》）

病案二

溪在琴，始以温邪，有王姓专以牛蒡、豆豉、柴胡、青蒿等，已服10余剂。狂躁咬人，神志昏愦，痉厥皆至，舌黑而缩，牙紧不开，余即进以复脉法加鸡蛋黄，大剂灌之。不料，明晨反目瞪口张，面青肉僵，脉沉而汗出如珠，四肢厥冷，急以桂枝龙骨牡蛎救逆法大剂：高丽参9g，白芍9g，甘草3g，龙骨12g，牡蛎30g，淮小麦30g，红枣9g，茯神6g。至晡汗收，遍体灼热，狂躁昏厥，舌黑津枯。仍进复脉去姜桂法：生地黄30g，阿胶9g，麦冬15g，白芍9g，炙甘草3g，麻仁12g，鸡蛋黄3枚。服至明晨，汗冷肢厥脉伏，目瞪口张不言语，仍服前方桂枝龙骨牡蛎救逆汤。至晡灼热，舌黑短缩，脉数，仍用复脉去姜桂法。如是者3天，至第4天晨，症势方定，后服甘凉养胃20余剂而愈。

按：本案是极其罕见的亡阴亡阳证交替出现的复杂医案。因温邪，服他医十余剂柴胡等发散药，导致患者出现了痉厥与昏愦，并狂躁咬人、牙紧不开、舌黑而缩的即将亡阴之严重症状，余氏予复脉汤加减和鸡蛋黄，大剂灌之。但是第二天，病情变化，发生了汗出如珠、四肢厥冷的亡阳之危症。再以桂枝龙骨牡蛎救逆法治之，药后汗与厥冷止，但遍体又见灼热，舌黑津枯，仍进复脉去姜桂治疗。患者在三天中亡阴亡阳证交替出现，但亡阴略重于亡阳。复脉去姜桂汤和桂枝龙骨牡蛎救逆汤交替治之。至第4天晨，症势方定，可谓险症不断。凡舌色纯黑，本为阴绝，当即死，因黑为肾之本脏色。本案是温病误汗，由亡阴导致的亡阳，阴血极度亏虚，故不能用干姜、附子再伤阴液。如不用龙骨、牡蛎引火归原向下，恐阳气一得补，即上脱，故先用龙骨、牡蛎向内向下摄纳欲脱之阳气。

（选自《孟河医派三十八家——临床特色及验案评析》）

第十节 急惊风

惊风是小儿时期常见的一种以反复抽搐风动伴惊惕神昏为特征的证候，又称“惊厥”，俗称“抽风”，其临床表现以抽搐为主，神昏为伴发症。一年四季均可发生，任何年龄的小儿均可罹患，一般以1～5岁的小儿多见，年龄越小，发病率越高。发病来势急暴，变化迅速，证情凶险，变证丛生，或危及生命，或窍络闭阻，是一种恶候，被古代医家列为儿科四大证之一。

古代医家将惊风抽搐风动的临床证候概括为八候，是指搐、搦、掣、颤、反、引、窜、视八种风象而言。由于惊风的发病有急有缓，证候表现有虚有实、有寒有热，古人分为急惊风、慢惊风两类。

惊风是发生于多种疾病过程中的一种临床证候，病情比较复杂，范围比较广泛，往往涉及外感高热、小儿暑温、疫毒痢、肺炎喘嗽变证等有关病证；至于癫痫、脐风等病所引起的抽搐，按传统认识有所区别，另有专篇论述。本病相当于西医学之小儿惊厥，其中伴有发热者，多为感染性疾病所致，颅内感染性疾病常见有脑膜炎、脑炎、脑脓肿等；颅外感染性疾病常见为高热惊厥及各种严重感染如中毒性菌痢、中毒性肺炎、败血症等。不伴发热者，多为非感染性疾病所致，如电解质紊乱、低血糖、颅脑发育不全、药物中毒、食物中毒等。

【源流】

历代医家对小儿惊风的认识及其理论阐述比较完备，自成体系。惊风的病名，自《黄帝内经》以下、唐代以前均与惊痫混称，如《备急千金要方》《外台秘要》《颅囟经》等著作认为急、慢惊风即是阴阳二痫，唐代《黄帝明堂灸经·卷下》有“急惊风”“缓惊风”之名，其云：“小儿急惊风，灸前顶一穴，三壮。在百会前一寸。若不愈，须灸两眉头及鼻下人中一穴，炷如小麦大。”“小儿缓惊风，灸尺泽各一壮，在肘中横纹，约上动脉中，炷如小麦大。”这是有关惊风的最早记载。唐朝孙思邈《备急千金要方》在《黄帝内经》“薄厥”的基础上，研制了千金龙胆汤，已明示用下法、利法降泄气机，达到止痉、止搐之目的。

宋代对惊风的记载和认识较为明确，北宋王怀隐《太平圣惠方》首创“惊风”“急惊风”“慢惊风”病名，确立了惊风的病名和分类，而且列有“治小儿急惊风诸方”“治小儿慢惊风诸方”两节，其在第八十六卷中有“小儿慢惊风者，由乳哺不调，脏腑壅滞，内有积热，为风邪所伤，入舍于心之所致也”的重要论述。钱乙的《小儿药证直诀》在前人认识的基础上进一步概括了急惊风与慢惊风的病因与证治，其病机认为急惊风从心主惊、肝主风立论，立“急惊风合凉泻、慢惊风合温补”的治疗原则，该书中列有“发搐”的病证，而且分“早晨发搐”“日午发搐”“日晚发搐”“夜间发搐”施治，研制了泻青丸、益黄散等方剂。阎孝忠在整理《小儿药证直诀》后并附以《阎氏小儿方论》中补充了钱氏的论述，其云：“小儿急慢惊，古书无之，唯曰阴阳痫。所谓急慢惊者，后世名之耳。”“阳动而速，故阳病曰急惊；阴静而缓，故阴病曰慢惊。”南宋《小儿卫生总微论方》创“慢脾风”病名。《小儿病源方论》开创了治疗慢惊用药不避辛热之先河。元代曾世荣在《活幼心书·卷中·明小儿四证八候》中有专篇论述惊风，创“惊风四证”“惊风八候”之论。

明代对惊风的变证和后遗症又有进一步研究，如万全《幼科发挥·卷之一》列“急慢惊风”“急惊风有三因”，《幼科发挥·卷之二》列“急惊风证”“急惊风变证”“急惊风类证”“慢惊风有三因”“惊风后余证”，在其“惊风后余证”中列举了“搐后成瘫痪”“手足伸而不能屈”“手足屈而不能伸”“惊风后喑不能言”“变痫”等证，在“急惊风变证”记载了“急惊风变成癫痫”“急惊风成瘫者”，万氏对惊风变证、后遗症、类惊风等论述与见解仍指导当今临床实践，而且提出了急惊风的主要病机，其在《幼科发挥·卷之一》云：“病有急慢阴阳者……肝主风，木也，飘骤急疾，莫甚于风；心主惊，火也，暴烈飞扬，莫甚于火，木火阳也，故病在于心肝者，谓之急而属阳。”“至于心主惊，肝主风……然火资风势，风资火威，风火相扇而发搐。”明代王銮对惊风列诸家之说，参以己意，反复详辨，其在《幼科类萃·惊风门》列“脉法”“急慢惊风总论”“论治惊当分三因”“丹溪先生治急慢惊风大法”“东垣先生治急慢惊风大法”“急惊风治法”“慢惊风治法”“慢脾风治法”“惊风不治证”“惊风灸法”等，列“惊风诸方”。

清代《医宗金鉴·幼科杂病心法要诀·惊风门》列“惊风总括”“惊风八候”“通关急救法”“急惊风”“急惊后调理法”“慢惊风”“夹热夹痰慢惊”“慢脾风”诸条。清代吴鞠通拓展了惊风的病因学说，概括惊风病因以外感六淫为主，详叙致痉之因，治病必求其本，强调治其本、去其致痉之因，不能见痉治痉。夏禹铸将急惊风的病机归纳为“热盛生风、风盛生痰、痰盛生惊”。在治法上夏禹铸提出急惊风“疗惊必先豁痰、豁痰必先祛风、祛风必先解热、解热必先祛邪。”清代陈复正在《幼幼集成·惊风辟妄》中提出“临证不察病源，惟以惊风二字，横于胸臆，及至诊视，但见发热昏沉，即以惊风名之，辄以开关镇坠、截风定搐之死法”是错误的，因此，《幼幼集成·新立误搐类搐非搐分门别证》中另立“误搐”“类搐”“非搐”等三大类别，将柔痉、刚痉出现的抽搐归纳为误搐，将暑证、疟疾、痢疾、咳嗽、丹毒、疮痈、痘疮、霍乱、客忤、中恶引起的抽搐归纳为类搐，将慢惊风、慢脾风称非搐。陈氏的这些见地是为纠正当时惊风名目繁多、混乱的情况而提出的，有一定的创见。

近代医家对惊风的辨证论治、理法方药积累了丰富的临床实践经验，如恽铁樵氏的急惊风证治经验，徐小圃氏、奚咏裳氏的慢惊风证治经验都各有所长。现代对小儿惊风的研究更加深入，在临床研究方面，开展了病因学的研究，为治疗引起惊风的原发性疾病提供了可靠的依据；对频繁复发性惊风进行了预防为主的治疗，使惊风转为癫痫的概率降低。在实验研究方面，建立了惊厥的动物模型，使中医药治疗惊风的作用机理得以阐明。

【病因病机】

急惊风病因，以外感时邪（六淫、疠气）、内蕴痰热积滞、暴受惊恐为主要因素。其病机及发病机理有四个方面：

1. 病发肝心

因“诸风掉眩，皆属于肝”“心主神明”。《幼科发挥·急慢惊风》云：“肝主风，木也，飘骤急疾，莫甚于风。心主惊，火也，暴烈飞扬，莫甚于火。木火阳也，故病在于心肝者，谓之急而属阳。”又说：“急惊风者，肝风甚而心火从之，木生火也。”故急惊风证，主要在肝心二脏，肝风心火，二阳交逮，风乘火势，火借风威，交相扇动而成。

2. 气升上盛

外、内之风、热、暑，某些疠气及食、痰、五志之化火，其性皆有上炎之特点，故其为患，病则上炎，甚则使气机升多降少，或只升不降。肝属少阳春木，为将军之官，其特性为升，其病则升；心为火脏，体阴而用阳，心之常火下济肾水，病火则上炎。肝心即病，风乘火势，火借风威，风火相扇，气机升亢过盛。惊吓跌仆，一则“惊则气乱”，逆升向上，神无所依；一则“五志化火”，心火上炎，致使气机逆升。或因其邪气性质炎上，或因肝心病升，或因惊吓气乱，皆可形成气机升多降少，或只升不降，从而血、津液、痰、邪生之毒，皆随气升而上壅，形成气升上盛之势。

3. 邪热痰惊

引起外感急惊风之邪气有外感六淫的风、暑、湿、火及疠气，或经表而客犯肝心，或直犯肝心。依其邪气性质及转化而成各种证候。或温热之邪，或其他邪气入里化热，湿浊、痰湿郁久可化热，惊亦化火。心肝之火热，是急惊风的病机实质之一。或因食生痰，或因热灼津液成痰，或因湿浊酿痰，或素体蕴痰。痰湿久而化火，蒙阻心窍。惊可由痰生，或因热生。惊可生风。总之，邪、热、痰、惊四者，互为影响，构成了急惊风发病机制的环节。

4. 危变转脱

肝心火热，势可伤阴入血，甚可阴竭而阳脱；气机升多降少，或只升不降，“血之与气，并走于上，则生大厥”，则可形成气闭、湿闭；升散亢极，正气耗伤，瞬间又可阳脱。邪气客伤肝心，气阴耗损，则窍络闭阻、窍络弱闭；邪气久客，正气虚弱，亦可转成慢惊风。惊风频发，内风与痰浊相搏，进而阻塞心窍，扰乱神明，亦可继发癫痫，即《证治准绳·幼科》“惊风三发便为痫”之论。

【临证思路】

（一）识症

1. 急惊风先兆

急惊风虽来势急暴，但在惊厥之前，常有发热、呕吐、烦躁、摇头弄舌，或咬牙、时发惊啼，或昏迷嗜睡等先兆表现，但为时短暂，表现轻微，临证时须仔细观察，方能及时察知。

2. 痰证、热证、风证

急惊风的主要病理机制是热盛生风、风盛生痰、痰盛生惊，而见惊风四证，热、痰、风是互为因果，相互转化的。急惊风是以热证、痰证、风证为主。惊风后遗症的症状也可用热、痰、风来概括，痰蒙清窍由于痰浊内蒙心包或痰火内扰心肝，以意识障碍为主；肢体瘫痪或痿软不用等属风证。

3. 八候性质

急惊风八候表现急速、强劲、有力，其抽搐频繁，如四肢抽搐、角弓反张、囟填颈强、呕吐如喷、头痛尖叫等，其抽搐频繁有力而幅度较大。邪气经表而表未解者，常见邪气为风邪，可见发热、恶风；湿邪可见身重、泛恶、苔腻等卫表症状。暑、火、时疫之邪无表证。暑邪客犯，季节性明显，其症以汗出、烦渴与神倦、壮热同见为特点，兼湿者有表证；火邪为患，以壮热、面赤、舌苔黄燥为特点；时疫之邪以其时行传染为特点。痰食者先见伤食证，如纳呆、呕吐、腹痛、痰多，继而神情呆滞。神怯惊风者多有暴受惊骇史及时作惊惕史。

4. 变证性质

舌干、抽搐力小者为伤阴；瞳仁缩小或不等，脉动疾者为浊闭；突然面色灰而发花、四肢厥冷、脉无力者为阳脱；如气阴两伤、精神亏损，可出现窍络闭阻之痴呆、失语、失明、失聪、瘫痪等后遗症。

（二）审机

1. 外感急惊风辨识

外感风邪经表客犯肝心，气升上盛，故有头胀痛、囟填、呕吐、项强。经表而表未解者，则伴有发热、恶风、有汗，或鼻塞，或咽红，舌边尖红，脉浮数；或兼寒邪者，则有恶寒无汗；若兼湿邪者，则有头痛如裹、身重倦怠、苔薄腻；若表已解者，则仅见肝心热证。盛夏炎热当令，暑邪客犯肝心，气升上盛，故见头痛、项强、恶心呕吐、烦躁嗜睡、四肢抽搐，以及壮热、多汗、倦怠，舌红苔黄腻；暑、湿合邪则见溲赤便稀、舌红苔黄滑。淫热火毒内攻肝心，或其他病证之邪毒内攻肝心，气升上盛，故有头痛如劈、呕吐如喷、颈项强直、角弓反张、四肢抽搐、谵妄神昏；邪毒充斥气血，则有壮热、口渴、斑疹；原发温热病继发者当有原发病的症状。湿热疠邪化火化毒，客犯肝心，则有头痛、呕吐、囟填、项强、抽搐。湿热客于胃肠，则有壮热、呕吐、腹痛、里急后重、大便脓血。湿浊痨虫客入肝心，气机逆升，故见头痛严重、呕吐频频、昏睡、精神恍惚、抽搐、目斜呆视。湿浊痨虫引起阴阳失调，故见舌红、苔厚白。

2. 痰食惊风辨识

饮食不节，饮停湿聚，湿酿浊痰，郁久化火，湿浊痰火蒙阻上壅，则成抑郁或烦躁、头痛呕吐，或颈项强直、神呆、昏迷抽搐。食滞伤脾及湿浊困阻，则成脾运不健而食滞，则见纳呆、腹痛、便秘、面白或消瘦；湿浊痰火食滞壅阻，故见舌苔黄厚而腻，脉弦滑、指纹沉滞。

3. 惊恐惊风辨识

小儿体质虚弱气血衰少，则食少、苔白、多汗、乏力、夜寐不安。若暴受惊恐或其他原因引起气机逆乱，五志化火，气升上炎，气血并走于上，则神失内守，故见惊厥、面赤泛青、脉数疾。

4. 惊风变证辨识

气机只升不降，或升多降少，血、津、湿、痰、毒壅塞于上，引起气升浊闭，可见瞳仁缩小、神志不清、呼吸短促、肢体瘫痪等。正气抗邪耗竭，或邪毒伤损，或气机梗死，或气滞血瘀，或阴损及阳，形成阳气衰竭欲脱，症见抽搐、昏迷、肢厥、皮肤湿冷灰滞。邪热伤损，或吐泻耗损，或阳损及阴，形成阴竭欲脱，症见手足时有蠕动，或肢体强直，精神淡漠。

5. 惊风后遗症辨识

惊风一证，病在肝心脾肾，气阴两伤，肾精亏损，故可出现窍络闭阻或弱闭之证。肾肝心三脏伤损，精血衰少，从而形成窍失所养，症见失语、失听、失明。肾心两伤，精血亏损，脑髓空虚而见失聪。肾肝脾伤，精血亏损，筋脉失养而见肢体瘫痪或痿软不用。惊风频发，内酿肝风与痰浊相搏，进而阻塞心窍，内乱神明，元神失控，引动内风，发为癫痫。

（三）定治

急惊风遵循“急则治其标、缓则治其本”之原则，惊风发作之时当采取各种有效措施予以急救处理。清热（疏、清、利、下）、息风、开窍、涤痰法是不可缺少的对症治疗，辅以病因学、病机学治疗。病因学治疗为祛除病因，特别是外感急惊风，是治疗的基本原则，如疏风、祛暑、燥湿、清热解毒等。病机学治疗为降泄气机，可通过利、下的方法，达到降泄气机、折逆其升多降少之趋势。清心泻肝法亦是本证的病机学治法之一。

（四）用药

1. 外感急惊风用药

外感风邪经表客犯肝心，症见头胀痛、囟填、呕吐、项强等，治宜疏风清热、泻利息风开窍，清泄肝心，药用龙胆、黄芩、黄连等；降泄气机，药用大黄、茯苓、淡竹叶等；息风，药用钩藤、僵蚕、地龙等。盛夏炎热当令，暑邪客犯肝心，症见头痛、项强、恶心、嗜睡、抽搐等，治宜清泄肝心、祛暑利湿息风，清热涤暑，药用生石膏、知母、黄芩、滑石等；降泄气机，药用滑石、淡竹叶、厚朴等；息风止痉，药用羚羊角、钩藤、菊花等；凉营清暑，药用水牛角、淡竹叶、黄连等；轻清宣透，药用菊花、防风等。疠气火毒内攻肝心，或其他病证之邪毒内攻肝心，症见头痛如劈、呕吐如喷、项强抽搐、谵妄神昏、斑疹等，治宜清热解毒、降泄息风开窍、清泻肝心，药用龙胆、黄连、生石膏、大青叶等；降泄气机，药用滑石、淡竹叶、大黄等；息风，药用羚羊角、僵蚕等；清营凉血，药用水牛角、赤芍、牡丹皮等。湿热疠邪化火化毒、客犯肝心，症见头痛、喷吐、囟填项强、抽搐、腹痛、大便脓血等，治宜清热解毒、化湿降浊、开窍息风、清热解毒，药用金银花、黄连等；降泄气机，药用玉枢丹、栀子、白茅根、车前子、大黄等；清利湿热，药用白头翁、秦皮、葛根等；息风，药用钩藤、全蝎等。湿浊痨虫客入肝心，症见严重头痛、呕吐频频、昏睡、精神恍惚、抽搐、目斜呆视等，治宜化浊杀虫、降泄气机、息风开窍、清热燥湿，药用百部、夏枯草、龙胆草等；降泄气机，药用茯苓、大黄、淡竹叶等；息风，药用钩藤、全蝎、蜈蚣等；开窍，药用石菖蒲、郁金、赤芍等。

2. 痰食惊风用药

饮食不节，饮停湿聚，湿酿浊痰，郁久化火，湿浊痰火蒙阻上壅，则成抑郁或烦躁、头痛呕吐、神呆、昏迷抽搐、舌苔黄厚而腻等，治宜化浊下气、涤痰导滞、开窍息风，导滞行气，药用枳实、姜厚朴等；泻肝下浊，药用夏枯草、大黄、玉枢丹等；消食导滞，药用大黄、莱菔子、神曲等；息风，药用钩藤、菊花等；开窍，药用菖蒲、郁金等。

3. 惊恐惊风用药

小儿体质虚弱气血衰少，则食少、多汗、乏力、夜寐不安，若暴受惊恐或其他原因引起气机逆乱，五志化火，气升上炎，气血并走于上，则神失内守，故见惊厥、面赤泛青、脉数疾等症，治宜镇惊安神，药用朱砂、琥珀、茯神等；清心，药用黄连、白茅根、淡竹叶等；息风，药用钩藤、天麻、僵蚕等；潜阳，药用生牡蛎、龙骨等。

4. 惊风变证用药

惊风证气机升多降少，或只升不降，“血之与气，并走于上，则生大厥”，引起气升浊闭变证，症见突然头痛加重、瞳仁缩小、呼吸短促、肢体瘫痪或松软弛缓，舌质红、苔黄燥，脉洪大，此时可加二丑、大黄、枳实、姜厚朴、芒硝等以降泄气机，气降则血、湿不升，上盛之势得解。

5. 惊风后遗症用药

邪气客伤肝心，气阴耗损，则可出现窍络闭阻或窍络弱闭等，临证组方时可灵活运用涤痰、通络、益气、开窍、补益肝肾诸法，涤痰，药用胆南星、清半夏、天竺黄、竹茹等；通络，药用地龙、赤芍、莪术、川芎等；益气，药用人参、党参、白术等；开窍，药用石菖蒲、郁金、胆南星、远志等；补益肝肾，药用杜仲、菟丝子、山萸肉、熟地黄等。

【纲目条辨论治】

以缓急为纲，病因为目，条辨论治。

（一）急惊风

1. 感受风邪，邪客肝心

主症：头痛（胀、裹）尖叫，呕吐如喷，囟填，颈项强直，烦躁啼叫；壮热口渴，溲赤，舌质红、苔白厚或黄。风邪经表而表未解者可兼有卫表症状，风热表证可见恶风、有汗、肢体烦痛、鼻塞、咽赤；风寒表证可见恶寒、无汗、口不渴；兼表湿者，可见泛恶、身重、苔腻。

治法：疏风清热，降泄息风开窍。

方药：千金龙胆汤合银翘散加减。药用龙胆、黄芩、大黄、茯苓、淡竹叶、金银花、薄荷、钩藤、僵蚕、柴胡、白芍、桔梗等。

随症加减：鼻塞流浊涕、发热恶风，加淡豆豉、连翘；恶寒、无汗、口不渴者，去薄荷，加防风、荆芥；泛恶、身重、苔腻者，去薄荷，加姜厚朴、香薷；抽搐较著，加羚羊角、山羊角；喉中痰鸣，合用小儿回春丹。

2. 感受暑邪，邪客肝心

主症：头痛（劈、裹）尖叫，颈项强直，囟填，恶心呕吐，烦躁嗜睡，四肢抽搐，壮热多汗，倦怠，舌质红、苔黄腻；或有溲赤便稀，舌质红、苔黄滑。

治法：清泻肝心，祛暑利湿息风。

方药：甘露消毒丹合犀羚白虎汤加减。药用生石膏、知母、黄芩、滑石、淡竹叶、姜厚朴、羚羊角、钩藤、菊花、水牛角等。

随症加减：呕吐频繁，加玉枢丹；昏沉痰鸣、反复抽搐，合用至宝丹；泛恶、身重、苔腻等湿未尽者，加香薷、藿香、佩兰；舌红苔黄滑、呕吐腹痛，重用滑石、淡竹叶、姜厚朴，加黄连；身热夜甚、舌质红绛等暑邪入营者，可用犀羚镇痉汤。

3. 感受疠气，火热充斥

主症：头痛如劈，呕吐如喷，囟门高突，颈项强直，角弓反张，四肢抽搐，谵妄神昏，壮热不已，烦躁口渴，斑疹隐现，大便干燥，面赤唇红，舌质深红或红绛、苔黄燥或起芒刺，脉象数而有力。其他疾病继发者，当有原发病的特异症状。

治法：清热解毒，降泄息风开窍。

方药：清瘟败毒饮加减送服紫雪。药用龙胆、黄连、生石膏、滑石、淡竹叶、大黄、金银花、大青叶、羚羊角、僵蚕、水牛角、赤芍、牡丹皮等。

随症加减：牙关紧闭、双目直视、颈项强直、四肢抽搐剧烈者，送服神犀丹；苔厚、呕吐频繁、便秘者，加芒硝；苔腻、呕吐频繁者，加玉枢丹；昏愦不语、舌謇者，加石菖蒲、郁金、竹沥。

4. 感受疠气，湿热蒙蔽

主症：烦躁嗜睡或沉睡谵妄，反复抽搐，壮热，呕吐腹痛，大便腥臭或夹脓血，面色灰白，手足不温，舌质红、苔黄腻，脉滑数、指纹紫滞。

治法：清热解毒，化湿降浊，开窍息风。

方药：黄连解毒汤加减送服玉枢丹。药用金银花、黄连、栀子、白茅根、车前子、钩藤、全蝎等。

随症加减：便下脓血较著者，加白头翁、姜厚朴、薏苡仁、葛根；腹胀、不得矢气，可合用大承气汤；神昏较著，可合用至宝丹；若出现面色苍白、精神淡漠、呼吸浅促、四肢厥冷等内闭外脱者，可改用参附龙牡救逆汤。

5. 感受疠气，浊蔽肝心

主症：初起见少言，神呆或易怒烦躁，好哭闹；继而头痛严重，呕吐频频，昏睡，醒则烦躁不安，精神恍惚，上肢抽搐，颈项强直，目斜呆视，可有发热，舌质红、苔厚白，脉弦数。

治法：化浊杀虫，降泄气机，息风开窍。

方药：百部丸合千金龙胆汤加减。药用百部、夏枯草、龙胆、茯苓、大黄、竹叶、钩藤、全蝎、车前子、黄芩等。

随症加减：兼易怒烦躁、好哭闹等脾虚肝旺者，可合用逍遥散；神昏较著者，加猴枣、青礞石；抽搐较著，加蜈蚣、僵蚕。

6. 痰食惊风

主症：先见抑郁或烦躁，头痛呕吐，颈项强直；久则神呆，抽搐，昏迷，发热面白，消瘦纳呆，腹痛便秘、腹胀，或咳嗽喉中痰鸣，舌尖红、苔黄厚而腻，脉弦滑或数、指纹沉滞或淡红。

治法：化浊下气，涤痰导滞，开窍息风。

方药：小承气汤加减送服玉枢丹。药用枳实、姜厚朴、夏枯草、大黄、天竺黄、炙百部、钩藤、菊花、菖蒲、郁金等。

随症加减：腹痛、便秘、腹胀较著，加山楂、神曲、莱菔子、木香；喉中痰鸣、昏迷较著者，加胆南星、清半夏，或合用礞石滚痰丸；便秘，加芦荟、风化硝；呕吐，加藿香、竹茹；发热，加黄连、黄芩。

7. 惊恐惊风

主症：平素食少，神疲乏力，多汗，夜寐不安；突然面色时青时赤，频作惊惕，筋惕肉瞤，甚或痉厥，大便色青，脉象数疾动乱、指纹青。

治法：治以镇惊安神。

方药：朱砂安神丸加减。药用朱砂、黄连、当归、钩藤、生牡蛎、龙骨等。待惊惕减轻后可改用益气养血、健脾柔肝之品。

随症加减：呕吐者，加竹茹、姜半夏；寐中肢体颤动、惊啼不安，加用磁朱丸；神疲乏力、多汗，加黄芪、当归、炒枣仁。

（二）惊风变证

1. 气升浊闭

主症：惊风病中突然出现头痛加重，瞳仁缩小，呼吸短促，神志不清，肢体瘫痪或松软弛缓，舌质红、苔黄燥，脉洪大。

治法：下气降浊开闭。

方药：牛黄夺命散加减。药用二丑、大黄、枳实、姜厚朴、芒硝等。

随症加减：头痛较著，加栀子、车前子、川芎；神志不清，加石菖蒲、胆南星；四肢不温、舌苔白腻，加炮附子、干姜。

2. 阳衰欲脱

主症：惊风病中，严重抽搐，昏迷，面色灰滞，呼吸急促，气短不足以息，肢厥身凉，冷汗淋漓，唇甲青紫，皮肤湿冷、灰滞发花，舌质淡、苔白滑，脉象沉微或伏、指纹色淡或紫滞。

治法：温阳固脱。

方药：参附龙牡救逆汤加减。药用人参、制附子、龙骨、牡蛎、川芎等。

随症加减：若出现手足蠕动或震颤，加全蝎、天麻；手足厥冷较著，可合用四逆汤；呼吸浅促，早期加至宝丹，晚期加五味子、山萸肉、磁石。

3. 阴虚欲脱

主症：惊风病中，手足时时蠕动，或肢体僵硬，精神淡漠或烦躁，囟陷、眼眶下陷，皮肤干瘪皱褶松弛，舌质光红干燥起刺，脉象细弱、指纹淡隐。

治法：滋阴固脱。

方药：大定风珠合生脉散加减：药用人参、熟地黄、鸡子黄、麻仁、白芍、鳖甲、牡蛎、五味子等。

随症加减：抽搐明显，加石决明、天麻、钩藤；口唇、指趾端紫暗，合用桃红四物汤；筋脉拘急，加黄芪、党参、鸡血藤。

（三）惊风后遗症

1. 痰浊内盛，窍络闭阻

主症：惊风后期，症见神昏痰盛，口眼歪斜，痴呆，解颅，失语，失聪，失明，肢体瘫痪，二便失禁，舌质红、苔灰滞，脉涩。

治法：涤痰活血，醒窍通络。

方药：涤痰汤合桃红四物汤加减。药用清半夏、胆南星、橘红、枳实、茯苓、人参、石菖蒲、郁金、竹茹、桃仁、红花等。

随症加减：兼见解颅、囟门渐大或闭而不开者，加天竺黄、泽泻、延胡索、川芎、莪术；口眼歪斜，加白附子、僵蚕、全蝎、天麻。

2. 心窍弱闭

主症：惊风病后，症见失语，神疲乏力，面色灰滞，舌质淡、苔白，脉虚、指纹淡。

治法：滋心开窍。

方药：地黄饮子合三才汤加减。药用人参、天冬、熟地黄、山萸肉、肉苁蓉、当归、白芍、石菖蒲、远志等。

随症加减：失语明显，加茯神、麝香、郁金；兼有失听，加紫河车、龟甲、巴戟天、菟丝子、鹿角胶；兼失明，加白蒺藜、青葙子、石斛。

3. 肝窍弱闭

主症：惊风病后，症见失明，神疲乏力，面色灰滞，舌质淡、苔白，脉虚、指纹淡。

治法：养肝开窍。

方药：地黄饮子加减。药用人参、天冬、熟地黄、山萸肉、当归、白芍等。

随症加减：失明明显，加白蒺藜、青葙子、石斛；兼失语，加茯神、郁金；兼失听，加紫河车、龟甲、巴戟天。

4. 肾窍弱闭

主症：惊风病后，症见失聪，神疲乏力，面色灰滞，舌质淡、苔白，脉虚、指纹淡。

治法：益肾开窍。

方药：地黄饮子加减。药用人参、天冬、熟地黄、山萸肉、肉苁蓉、当归、白芍、石菖蒲等。

随症加减：失聪明显，加紫河车、龟甲、巴戟天、菟丝子、鹿角胶；兼失语，加茯神、郁金；兼有失明，加白蒺藜、青葙子、石斛。

5. 神志痴呆

主症：惊风病后，症见智力减退，神志呆滞，记忆力差，神疲乏力，四末不温，舌质淡、苔白，脉虚、指纹淡。

治法：填补精髓益智。

方药：补肾地黄丸合孔圣枕中丹加减。药用熟地黄、山萸肉、山药、补骨脂、杜仲、益智仁、远志、石菖蒲、龙骨等。

随症加减：神疲乏力，可合用大补元煎；手足不温、肢冷、苔白滑，加制附子、干姜，或合用河车八味丸。

6. 经络弱闭

主症：惊风病后，症见肢体瘫痪，手足或肢体一侧或两侧瘫痪，或痿软不用，或强直不用。偏于肾虚则目无精光、神呆；偏于气虚血滞则自汗、舌质黯。

治法：滋补肝肾，养血强筋。

方药：左归丸加减。药用熟地黄、山萸肉、菟丝子、龟甲、当归、牛膝等。

随症加减：上肢瘫痪，加桂枝、桑枝；下肢瘫痪，加独活、桑寄生；肢体强直不用，加蜈蚣、全蝎、僵蚕、巴戟天，或合用健步虎潜丸；肢体痿软不用、面色萎黄、舌淡紫，加黄芪、赤芍、桃仁、红花，或合用补阳还五汤。

7. 风痰入络

主症：惊风病后，症见头痛昏蒙，神志呆滞，四肢抽搐，手足麻木，胸脘满闷，舌苔白腻，脉滑或弦滑。

治法：祛风化痰，通络止搐。

方药：真方白丸子加减。药用清半夏、白附子、天南星、天麻、全蝎、木香、枳壳、茯苓、鸡血藤、蜈蚣、姜汁等。

随症加减：言语不利，加白芥子、远志；胸闷甚者，加丹参、郁金；身热、烦躁、舌苔黄腻，加瓜蒌、天竺黄、竹茹、青礞石。

8. 风痰阻滞，阻塞心窍

主症：惊风病后，症见肢体抽搐明显，一般先强直，后阵挛、抽搐，伴神志不清，口吐白沫、口唇色青，苔白，脉弦滑。

治法：息风涤痰止痉。

方药：定痫丸加减。药用羚羊角、天麻、钩藤、全蝎、胆南星、清半夏、石菖蒲、远志、茯苓、川芎、枳壳。

随症加减：抽搐频繁，加青礞石、生铁落；大便秘结，加大黄、芒硝；烦躁不安，加黄连、淡竹叶；神昏，加郁金、麝香，或合用苏合香丸。

9. 脾虚痰聚

主症：惊风病后，症见癫痫反复发作，神疲乏力，面色苍黄，时有眩晕，纳差腹胀，大便溏泄，舌质淡胖、苔白，脉弱。

治法：补益心脾，开窍息风。

方药：六君子汤合温胆汤加减。药用人参、白术、茯苓、天麻、全蝎、陈皮、清半夏、柏子仁、木香、胆南星、郁金、石菖蒲等。

随症加减：抽搐明显、发作频繁，加僵蚕、蜈蚣，或合用止痉散；大便稀溏，加山药、白扁豆、藿香；纳差食少，加焦山楂、砂仁。

【其他疗法】

1. 体针

惊风发作时，针刺人中、中冲、十宣、合谷、涌泉等穴，强刺激，不留针，针刺至哭声发出为止。

（1）外感急惊风：取大椎、合谷、太冲、阳陵泉、十二井穴，针用泻法。如热重者，加曲池；呕吐者，加内关；便脓血者，加天枢。

（2）痰食惊风：取水沟、颅息、中脘、丰隆、神门、太冲等任督二脉、足阳明、厥阴经穴为主，针用泻法。如目上视者，加神庭、筋缩；如牙关紧闭者，加颊车、合谷；如腹胀者，加天枢、气海。

（3）惊恐惊风：取前顶、印堂、神门、涌泉，针用泻法。如惊风不止，加颅息、囟会；如昏睡不醒者，加人中。

（4）惊风后遗症：气虚血滞者取膻中、气海、中脘、足三里等任脉、足阳明经穴为主，辅以病部取穴，针用泻法，并灸。窍络弱闭者取肝俞、肾俞、腰阳关、阳陵泉、绝骨、太溪、曲池、足三里等背俞穴、阳明经穴为主，辅以病部取穴，针用补法，并灸。

2. 耳针

取神门、脑（皮质下）、心、脑点、交感。强刺激，每隔 10 分钟捻转 1 次，留针 60 分钟。

3. 推拿疗法

急惊风：高热者，推三关、退六腑、清天河水；昏迷者，捻耳坠、掐委中；抽搐者，掐天庭、掐人中、拿曲池、拿肩井；惊厥身向前屈掐委中，身向后仰掐膝眼；牙关不利、神昏窍闭，掐合谷。

【病案参考】

病案一

患儿，女，3 岁。发热 20 多天，在外院经青霉素、四环素治疗，但高热不退。入院第 2 天即见嗜睡，神志模糊，两眼凝视，继而出现四肢抽搐，时作时止，神志昏迷。腰穿脑脊液检查示结核杆菌（+），胸部正位片示肺门淋巴结核。经抗结核治疗 7 天，因症状未能控制特邀宣老会诊。诊见：患儿神志不清，两目左大右小，右边手足抽搐，左手略有强直，抽搐无力，睡时露睛，喉间痰鸣，汗出较多，苔薄白，脉弦细。证属伏邪不达，引动肝风。治疗以宣窍达邪、息风豁痰，处方：鲜石菖蒲、钩藤（后下）、地龙、制僵蚕、连翘、天竺黄各 6g，白附子、郁金、天麻各 5g，全蝎 3g，鲜芦根 30g，另用百益镇惊丸 1 粒开水化服。

治疗 5 天后体温时高时低，左上肢、右下肢强直，有时抽搐，神志不清，牙关略有紧闭，舌质红，苔浊腻，脉沉细。再以息风宣窍、扶正豁痰，处方：防风 2.4g，炒黄芪、白附子各 5g，玳瑁、天麻、鲜石菖蒲、天竺黄、地龙、僵蚕、瓜蒌皮各 6g，全蝎尾 1g，连翘 10g。

5 天后病情开始好转，抽搐渐止，打针后会哭。半月后，神志渐恢复，知道自己名字并开始讲话。改用滋阴养血、和阴息风之法，处方：南沙参、北沙参、生地黄、熟地黄、茯神、石决明（先煎）各 10g，炙黄芪、干蟾各 5g，炒当归、白芍、麦冬、桑枝各 6g。上方出入调治 2 月，诸症已平，言语行动如平常儿童，未留任何后遗症。

复查脑脊液检查结核杆菌（-），痊愈出院。

（选自《宣志泉儿科学术思想与慢惊风医案选》）

病案二

张某之次子，生甫一岁。1914年3月初诊。主诉：患小儿惊风证，病颇危笃，3日来抽搐不已。诊查：余诊视之，指纹青黑透达三关，脉沉细而弱，舌苔白滑，面唇青黯，闭目沉迷不醒，时而手足拘挛抽掣，乳食不进，夜间发热，大便泻绿色稀粪。询及病由，患儿始因受寒感冒起病，初有发热咳嗽，大便溏泄，某医以清热解表药两剂，服后白昼身热见退，夜晚又复发热，咳泻未止。继又拟消食清热药两剂，服后不病减，忽而风动抽搐。该医以为肝经风热，又以平肝祛风镇惊药两剂，病情反日趋沉重而成是状。时病已10余日。辨证：余思寻之，良由小儿气血未充，脏腑娇嫩，不耐克伐。风寒初起，只需轻宣透表，其病当愈。尔乃误以清热之剂，又复以消食、平肝、祛风等法，元阳受损，正不胜邪，遂致寒痰内壅而成三阴虚寒之慢惊风证。治法：病势已危重，若辞不治，实非我医者应尽之责，力主逐寒荡惊汤挽救之。方药：上肉桂6g（研末，泡水兑入），公丁香、白胡椒（捣）各3g，炮姜10g，灶心土130g（烧红淬水，澄清后以水煎药）。上方药喂服2次，少顷，呕吐涎痰一小盏，风状略减，抽搐较轻，两目已睁，目珠已能转动寻视。再喂药1次，又吐涎痰盏许，风状已定，抽搐不再发作，咳嗽亦平，夜晚已不再发热。患儿之父母见病已恢复，甚为欣慰，但见其子体质羸弱，认为宜培补脾胃，自拟理中地黄汤1剂喂服，熟料服后移时风动抽搐又起。余往视之，询问缘由，方知患儿大病虽有转机，然寒痰尚未逐尽，滋补过早，固必增邪，且有碍于阴邪外祛，寒痰内阻，遂致慢惊风复作。仍以逐寒荡惊汤并加附片15g，喂服后又吐涎痰盏许，畅泻酱黑色稀便2次，抽搐平息，且能吮乳，并闻啼声。照原方去胡椒、公丁香，加砂仁、甘草各6g，附片增至30g，煎汤频频喂服。药尽两剂，诸证痊愈。

（选自《中国现代名中医医案精华》）

病案三

陈化幼子，两目上窜，时剧时轻，今晚角弓反张，脐腹疼胀，舌强不利吮乳，舌尖边淡红，中后薄腻，脉濡弱，哭声不扬。气阴暗伤，虚风内动，痰热逗留，肺胃气机窒塞，窍道不通，予息风安神、化痰宣肺法。煅石决、朱茯神、嫩钩藤（后下）、青龙齿、炙僵蚕各三钱，川象贝、陈木瓜各二钱，炙远志一钱，山慈菇五分，净蝉衣八分，珍珠粉一分（冲服），金器一具（入煎）。

二诊：角弓反张之势已和，舌强不利吮乳，手足心热，哭泣声哑，脉象弦细。风阳夹痰热上阻廉泉，横窜络道，肺胃气机窒塞不宣，再拟息风涤痰、清热宣肺。霜桑叶、川贝、象贝各二钱，朱茯神、甘菊花、炙僵蚕、青龙齿、煅石决、嫩钩藤（后下）各三钱，嫩白薇一钱半，远志肉一钱，净蝉衣八分，山慈菇片四分，淡竹沥一两（冲服），真猴枣、珍珠粉各一分（冲服），金器一具（入煎）。

（选自《丁甘仁医案》）

第十一节 急喉风

急喉风是指以吸气性呼吸困难为主要特征的急性咽喉疾病。临床上常可出现咽喉红肿疼痛、痰涎壅盛、语言难出、声如拽锯、汤水难下等症状，严重者可发生窒息死亡。历代文献中，喉风的名目繁多，如急喉风、缠喉风、锁喉风、紧喉风、走马喉风、呛喉风、哑瘴喉风等。急喉风属于喉风的一种。广义喉风泛指一切咽喉病证及五官耳鼻唇齿病证，狭义喉风专指咽喉肿痛的病证。急喉风为狭义喉风的一种，属于发病急速、病情急重的危急病证。

【源流】

依据历代文献记载，宋代开始出现“喉风”之名，《太平惠民和剂局方》中述及“缠喉风”，而在元代《瑞竹堂经验方》中始出现“急喉风”之名。也有诸多与急喉风证候相近但名称不同者，如缠喉风、紧喉风、锁喉风、走马喉风、哑瘴喉风等。

《喉科秘旨》分喉风 12 证，《图注喉科指掌》分 16 证，《经验喉科紫珍集》分 18 证，《重楼玉钥》分 36 证。总之，古代医籍中喉风的含义较广，一般是泛指咽喉多种疾病，并包括某些口齿唇舌病证在内，正如《喉科心法·卷上》所说：“考古称喉证总其名曰喉风。”

《脉经·卷四》云：“患者肺绝三日死，何以知之？口张，但气出而不还。”这是类似于吸气性呼吸困难的较早记载。《诸病源候论·卷三十》曰：“马喉痹者，谓热毒之气结于喉间，肿连颊而微壮热，烦满而数吐气，呼之为马喉痹。”《外科正宗·卷之二》曰：“咽喉肿闭，牙关紧急，言语不清，痰壅气急，声小者险，咽喉骤闭，痰涎壅塞，口噤不开，探吐不出，声喘者死。”《医宗金鉴·外科心法要诀》曰：“紧喉风，此证由膏粱厚味太过，致肺胃积热，复受邪风，风热相搏，上壅咽喉肿痛，声音难出，汤水不下，痰涎壅塞之声，颇似拽锯。”《尤氏喉科秘书·咽喉门》曰：“缠喉风，因心中躁急而发，先二日必胸膈气紧，出气短促，然咽喉肿痛，手足厥冷，颈如绞转，热结于内，肿绕于外……初起一日，即治可治，若过一日夜，目直视，喉间如雷声者，不治；灯火近患人吹灭者，不治；若喘急额汗者，危在旦夕。”

【病因病机】

本病多由咽喉痈肿、小儿喉喑、外伤、异物、过敏等各种急性咽喉病发展所致，其病机多为热毒、痰浊或风寒痰浊互结咽喉，阻塞气道。

患者肺胃素有蕴热，复感风热之邪，或时行疫疠之邪侵入人体，风热邪毒引动肺胃之火上升，风火相扇，内外邪热搏结不散，结聚于咽喉而为病。

火毒炽盛，火动痰生，痰火邪毒结聚于咽喉而为病。素体虚弱，或禀质过敏，风寒之邪乘虚而入，壅阻于肺，肺气失宣，津液不行，化为痰浊，风寒痰浊凝聚咽喉而为病。

【临床诊断】

（一）临床表现

吸气性呼吸困难，常伴有吸气期喉鸣、声音嘶哑、痰涎壅盛、语言难出、汤水难下等症状。

（二）诊断要点

1. 病史

多有急性咽喉病或咽喉异物、外伤、过敏等病史。

2. 临床症状

吸气性呼吸困难，常伴有吸气期喉鸣、声音嘶哑、痰涎壅盛、语言难出、汤水难下等症。

3. 检查

根据呼吸困难及病情轻重程度分为四度：

一度：患者安静时无症状，活动或哭闹时出现喉鸣和鼻翼扇动，吸气时天突（胸骨上窝）、缺盆（锁骨上窝）及肋间等处轻度凹陷，称“三凹征”（甚则剑突下及上腹部软组织也可凹陷，故亦称“四凹征”）。

二度：安静时亦出现上述呼吸困难表现，活动时加重，但不影响睡眠和进食。

三度：呼吸困难明显，喉鸣较响，并因缺氧而呈烦躁不安、自汗、脉数等，“三（四）凹征”显著。

四度：呼吸极度困难，患者坐卧不安，唇青面黑，额汗如珠，身汗如雨，甚则四肢厥冷，脉沉微欲绝，神昏，濒临窒息。

【临证思路】

（一）识症

1. 痰涎壅盛

风热之邪或疫疠时邪入侵，以致肺胃热毒壅聚，痰火内生，痰火与风热邪毒上壅于咽喉，致痰涎壅盛、气血瘀阻、闭阻喉窍；或素体脾虚痰盛，过食膏粱厚味，肺胃积热，痰涎壅聚，复感外邪，风热之邪与痰相结，上扰而熏蒸咽喉，蒙蔽喉窍。如《医学心悟》：“实火者，醇酒膏粱，风火积热，火动生痰，肿痛暴发，甚则风痰壅塞，汤水不入，声音不出，此外至之火，名曰紧喉风，实证也。”

2. 呼吸困难

痰火上壅阻闭咽喉者，症见咽喉红肿热痛、气道狭窄、气上下不通、喉窍不利引发呼吸困难，出现“三凹征”；痰阻气道造成气道不通，呼吸出现痰鸣声，声如拽锯；检查可见咽喉、会厌红肿明显，痰涎量多质稠时有腐物，全身伴有憎寒壮热，口干舌燥，大便秘结，小便短赤，舌红绛，苔黄腻，脉数；若吞咽受阻，水浆难下，呼吸困难甚者则兼有呼吸浅促，濒临窒息、四肢厥冷、面青唇紫等症状。

（二）审机

本病多由咽喉痈肿、小儿喉喑、外伤、异物、过敏等各种急性咽喉病发展所致，其病机多为热毒、痰浊或风寒痰浊互结咽喉，阻塞气道。

1. 风热外袭，热毒内困

患者肺胃素有蕴热，复感风热之邪，或时行疫疠之邪侵入人体，风热邪毒引动肺胃之火上升，风火相扇，内外邪热搏结不散，结聚于咽喉而为病。

2. 热毒熏蒸，痰热蕴结

火毒炽盛，火动痰生，痰火邪毒结聚于咽喉而为病。

3. 风寒痰浊，凝聚咽喉

素体虚弱，或禀质过敏，风寒之邪乘虚而入，壅阻于肺，肺气失宣，津液不行，化为痰浊，风寒痰浊凝聚咽喉而为病。

（三）定治

痰邪为急喉风的主要致病因素，因痰涎壅盛导致气道不通、呼吸困难、喉鸣等急症，因此治疗急喉风首重祛痰开窍。如清代尤乘《尤氏喉科秘书》记载，缠喉风“因热毒积聚，痰涎黏稠……外颈肿胀，用开关豁痰可治”。古代医家论治急喉风，先以外治法祛痰开窍，再针对具体证候病机予以内治法调治，对现代治疗喉风具有参考价值和借鉴意义。

（四）用药

重用辛凉，透邪外出：《素问·至真要大论》曰：“风淫于内，治以辛凉，佐以苦甘，以甘缓之，以辛散之。”风邪痰热外抟于咽喉，内结于脏腑，因此当用辛味药外散在表之风邪，以寒凉药清在里之郁热。麻杏石甘汤是辛凉解表的代表方剂，既能疏散在表之邪，又能清在里之热。《伤寒论》曰：“发汗后，不可更行桂枝汤，汗出而喘，无大热者，可与麻黄杏仁甘草石膏汤。”麻黄与石膏均属辛味，意在宣发透邪。麻黄开宣肺气以平喘，开腠解表以散邪，石膏清泄肺热以生津，辛散解肌以透邪。二者配伍，一宣肺，一清肺，俱能透邪于外，合用相辅相成，共奏透邪之功。该方用麻黄四两、石膏半斤，石膏的用量是麻黄的 2 倍，重用性寒的石膏以制麻黄之温；而贺季衡汤童案（见本节病案二）用麻黄八分，石膏五钱，石膏用量是麻黄的 6 倍多，不仅制约麻黄之性，兼清一身表里内外之邪热。

清肺胃热，降肺平喘：由于过食膏粱厚味而生痰热，外感风热之邪抟于咽喉，内外交迫而发急喉风。生石膏清其热毒，防止其病情恶化；再用前胡、竹茹、射干等多种清热化痰、利咽消肿之品疏通气道；最后又用麻黄、杏仁宣降肺气以平喘，防止其喘脱。杏仁不仅能止咳平喘，还能润肠通便。

祛痰利咽消肿：急喉风多痰涎壅盛，贝母清热润肺，止咳化痰为君；瓜蒌、花粉清热涤痰而润燥为臣；茯苓、橘红健脾理气以祛痰为佐；桔梗载诸药入肺，宣肺利气为使。共奏清热润燥、理气化痰之功，使肺阴得润而燥痰可除，清肃有权而咳逆可止。

急喉风多因风邪热痰传结于肺胃，邪热炼液为痰，因热邪炽盛，所以多痰热、燥痰，前胡、竹茹、射干以清化热痰，加僵蚕化痰散结消肿，另加枇杷叶更增清肺之力。诸药合用，风去痰化热清，喘平肿消。

【纲目条辨论治】

以病因为纲，病性为目，条辨论治。

1. 风热外袭，热毒内困

主症：咽喉肿胀疼痛，吞咽不利，继之咽喉紧涩，汤水难下，强饮则呛，语言不清，痰涎壅盛，咽喉堵塞，呼吸困难。全身可见乏力，恶风，发热，头痛，舌质红，苔黄或黄厚，脉数。检查见咽喉黏膜呈鲜红或紫红色，声门区红肿显著。

治法：疏风泄热，解毒消肿。

临证处理：

（1）雾化吸入：可用金银花、菊花、薄荷、葱白、藿香等药，适量煎煮过滤，取药汁进行雾化吸入，以祛风清热，消肿通窍。

（2）汤剂：清咽利膈汤加减。方中荆芥、防风、薄荷疏表散邪：栀子、黄芩、连翘、金银花、黄连泻火解毒；桔梗、甘草、牛蒡子、玄参清利咽喉，消肿止痛；生大黄、玄明粉通便泻热。若痰涎壅盛者加瓜蒌、贝母、竹沥、前胡、百部等清热化痰之药。

2. 热毒熏蒸，痰热壅结

主症：咽喉突然肿胀，疼痛难忍，喉中痰鸣，声如拽锯，喘息气粗，声音嘶哑，或语言难出。全身可见憎寒壮热，或高热心烦，汗出如雨，口干欲饮，大便秘结，小便短赤。舌质红绛，苔黄或腻，脉数或沉微欲绝。检查可见咽喉极度红肿，会厌或声门红肿明显，痰涎多或有腐物，并可见鼻翼扇动，天突、缺盆、肋间及上腹部在吸气时出现凹陷。口干欲饮，大便秘结，小便短赤，舌质红绛，苔黄而腻为火毒困结于内所致；烦躁不安，身汗如雨，脉沉微欲绝等是濒临窒息，阴阳离决之证。

治法：泄热解毒，祛痰开窍。

临证处理：

（1）中药离子透入：可用黄芩、栀子、连翘、赤芍、丹皮、贝母、天竺黄、大黄等药浓煎后，借助于离子透入仪将药从颈前部皮肤导入至喉部病变部位。

（2）汤剂：清瘟败毒饮加减。方中以犀角（水牛角代）为主药，结合玄参、生地黄、赤芍、丹皮以泻热凉血解毒；黄连、黄芩、栀子、石膏、知母、连翘清热泻火解毒，去气分之热；桔梗、甘草宜通肺气而利咽喉。痰涎壅盛者，加大黄、贝母、瓜蒌，葶苈子、竹茹等清热化痰散结，并配合六神丸、雄黄解毒丸、紫雪丹、至宝丹以清热解毒，祛痰开窍；大便秘结者可加大黄、芒硝以泄热通便。

3. 风寒痰浊，凝聚咽喉

主症：猝然咽喉憋闷，声音不扬，吞咽不利，呼吸困难，或兼有咽喉微痛。全身可见恶寒、发热、头痛、无汗、口不渴等症，舌苔白，脉浮，检查见喉关无红肿，会厌可明显肿胀甚至如球状，声门处黏膜苍白水肿，声门开合不利。

治法：祛风散寒，化痰消肿。

临证处理：

（1）针刺：取合谷、少商、商阳、尺泽、少泽、曲池、扶突等穴，每次2~3穴，用泻法，不留针；或取少商、商阳点刺出血以泄热。

（2）汤剂：六味汤加减。方中荆芥、防风、薄荷祛风解表，辛散风寒；桔梗、甘草、僵蚕宣肺化痰利咽。可加苏叶、桂枝以助疏散风寒；加半夏、天南星、白附子等以燥湿祛风化痰；加蝉衣祛风开音；加茯苓、泽泻健脾祛湿消肿。

【病案参考】

病案一

某女，3岁。恙经3日，始由咽痛，继则高热，咽内痰声辘辘，哮喘不平，呛咳时作，舌苔腻，指纹暗，幸斗底未见白腐。良由风邪伏肺，势属喉风险证，防其猝然生变。处方：硬白前5g，信前胡5g，炒黑苏子5g，葶苈子2g，淡豆豉10g，射干6g，广橘皮5g，莱菔子10g。水煎服。另用鲜土牛膝10g捣烂绞汁，灌服探吐，待痰涎吐出后，停1小时再进上方，不要旋吐旋服。

二诊：昨进二前汤及土牛膝吐法，颇为应手，初则吐出痰涎甚多，继则进药未吐，复得畅汗，身热已淡，哮声渐平，大便畅行，舌苔渐化，指纹转红。虽属一派吉象，仍当安不忘危，若哮喘复剧，则将难以挽回矣。原方去豆豉、莱菔子，加黄郁金5g，浙贝母6g，枇杷叶10g（包）。

三诊：喉风已平，睹其现状，似可告无虞矣，唯咳声仍如常，尚有痰声，今再投汤液，当以化痰为主。处方：信前胡5g，白桔梗6g，苦杏仁10g，黄郁金5g，浙贝母6g，粉甘草3g，广陈皮5g，枳壳5g，枇杷叶10g。水煎服。连服两剂痊愈。

（选自《中医临床家·耿鉴庭》）

病案二

汤孩缠喉风，两旁腐肿，音嘶痰鸣，喘逆多汗，脉小数，左手至数不清，舌苔灰白。风邪痰热，壅遏太阴，肺气仄塞也。拟麻杏石甘汤，挽此沉疴。麻黄八分，生石膏五钱（先煎），大杏仁三钱，生甘草八分，白桔梗一钱半，射干一钱半，炒僵蚕二钱，瓜蒌皮四钱，前胡二钱，象贝母三钱，金沸草一钱半（包）。

二诊：缠喉风，午后进麻杏石甘汤法，开肺化痰，舌苔转见灰黄，咽间腐白已退，肿突如故，痰鸣自汗，呛咳鼻仄。风邪痰热尚毗薄于肺之象，犹在险途。守原方更进为事。麻黄八分，射干一钱半，生石膏五钱（先煎），生甘草八分，白桔梗一钱半，前胡一钱半，竹沥半夏一钱半，瓜蒌皮四钱，僵蚕二钱，生竹茹一钱半，枇杷叶三钱（去毛炙）。

三诊：昨日两进麻杏石甘汤，缠喉风白腐渐脱，痰鸣、自汗俱减，惟气仍粗，脉小数，舌苔转黄。风邪渐解，痰热尚留于肺络，仍在畏途。生石膏五钱（先煎），象贝母四钱，大杏仁三钱，白桔梗一钱半，蜜炙麻黄八分，瓜蒌皮四钱，射干一钱半，前胡一钱半，生甘草八分，生竹茹一钱半，枇杷叶三钱（去毛炙）。

四诊：迭投麻杏石甘汤，缠喉风喘平、汗止，咽喉两旁腐白亦脱，惟舌心尚黄。风邪初解，痰热尚未清，虽已转机，尚宜慎重。瓜蒌皮四钱，乌玄参四钱，大杏仁三钱，白桔梗一钱半，生甘草八分，射干一钱半，马兜铃四钱，炙象贝母四钱，炒僵蚕二钱，生竹茹一钱半，枇杷叶三钱（去毛炙）。

（选自《贺季衡医案》）

第十二节 马脾风

马脾风，为婴幼儿时期急发伴发热之暴喘的危重证候。暴喘之病名，始见于《中藏经》，而马脾风较早见于元代《济生拔粹·田氏保婴集》。

马脾风的临床病象为突发呼吸急促或窘迫，鼻翼扇动，甚则张口抬肩、摇身撷肚，口唇、爪甲青紫。其发病来势急暴，变化迅速，证情凶险，变证丛生，是一种恶候。

本病相当于传统中医学“哮证”“肺炎喘嗽”的重证，西医学之急性喘息性支气管炎、支气管哮喘、急性细支气管炎、喘憋性肺炎等，均可参照本证内容诊治。

【源流】

历代医家对小儿马脾风、暴喘的认识及其理论阐述较为完备，自成体系。暴喘的病名，见于《中藏经》，其云：“不病而暴喘促者死。”在《素问·阴阳别论》曰：“阴争于内，阳扰于外，魄汗未藏，四逆而起，起则熏肺，使人喘鸣。”《灵枢·五阅五使》说：“肺病者，喘息鼻张。”《灵枢·本脏》曰：“肺高则上气肩息咳。”均指出喘以肺为主病之脏。

汉代张仲景《金匮要略·肺痿肺痈上气病脉证治》中所言“上气”即指喘息不能平卧的证候，其中包括“喉中作水鸡声”的哮证和“咳而上气”的肺胀等病，并列方治疗。此后，金元医家不仅提出了“马脾风”的病名，而且又充实了暴喘的证治。元代杜思敬《济生拔粹·田氏保婴集》云："暴喘，俗传为马脾风也，大小便硬，且急下之，用牛黄夺命散，后用白虎汤平之。"朱丹溪在《丹溪心法·喘》中云："六淫七情之所感伤，饱食动作，脏气不和，呼吸之息，不得宣畅而为喘急。亦有脾肾俱虚，体弱之人，皆能发喘。"明代王肯堂《证治准绳·幼科》论述了病因病机。万全在《幼科发挥·急惊风类证》"马脾风似痫"中云："马脾风者，肺胀也，上气喘急，两胁扇动，鼻张闷乱，喘喝声嗄，痰涎壅塞，其证危恶，宜急攻之，牛黄散主之"，并对其命名有了一定的认识。其在《幼科发挥·急惊风类证》"马脾风似痫"中云："或问：何以谓之马脾风？曰：午属马，为少阴君火，心主热，脾主温，心火乘肺，脾之痰升，故肺胀而喘，谓之马脾风也。"明代张景岳《景岳全书·喘促》说："实喘者有邪，邪气实也；虚喘者无邪，元气虚也。"把喘证归纳为虚实两大类，作为辨治要领。明代李中梓对喘证、哮喘、短气三者进行鉴别，其在《医宗必读·喘》中云："喘者，促促气急，喝喝痰声，张口抬肩，摇身撷肚；短气者，呼吸虽急，而不能接续，似喘而无痰声，亦不能抬肩，但肺壅而不能下；哮者与喘相类，但不似喘开口出气之多，而有呀呷之音……三者极当详辨。"明代鲁伯嗣《婴童百问·第五十六问》云："小儿有因惊暴触心，肺气虚发喘者，有伤寒肺气壅盛发喘者，有感风咳嗽肺虚发喘者，有因食咸酸伤肺气发虚痰作喘者，有食热物毒物冒触三焦，肺肝气逆作喘者。"明确指出了小儿致喘的主要病因。清代陈飞霞《幼幼集成·哮喘证治》中云："哮与喘合而为哮喘，哮即吼也。""吼者，喉中如曳锯，若水鸡声者是也；喘者，气促而连属，不能以息者是也。故吼以声响言，喘以气息名。凡喉如水鸡声者为实，喉如鼾声者为虚。虽由于痰火内郁，风寒外束，而治之者不可不分虚实也。"清代叶天士在《临证指南医案·喘》中云："在肺为实，在肾为虚。"清代林珮琴在《类证治裁·喘证》中云："喘由外感者治肺，由内伤者治肾。"张璐《张氏医通》中"即暴喘腹胀，大便实者，方可用药。加以溏泄，必死勿治。此阴火暴逆于手足太阴，所以喘胀。肾气失守，所以便溏。其人虽强，不久当呕血而死"，这是有关暴喘的病情的记载。《医宗金鉴·幼科心法要诀》云："暴喘传名马脾风，胸高胀满胁作坑，鼻窍煽动神闷乱，五虎一捻服最灵。"明确提出了马脾风的临床表现、治疗方药，对指导临床具有重要的实践意义。

近代医家对马脾风的辨证论治、理法方药积累了丰富的临床实践经验，如广东中医药专门学校《儿科学讲义（二）》："忽然喘急，胸高气促，两胁及鼻子扇动，神气闷乱，此为马脾风，其证最危。如儿生百日内见此者，病多不救，急用五虎汤，继用一捻金下之，倘得气开，其喘自止。"

【病因病机】

马脾风的病机有虚实两类，故叶天士有"在肺为实，在肾为虚"之说，扼要说明了肺肾二脏病机的重点。马脾风，其内因系小儿肺脏娇嫩，形气未充，卫外不固，邪气乘虚而入。其发病机理是邪（热）客于湿重、肺虚较著之小儿，邪入于肺，邪热与内蕴痰湿胶结，肺气郁闭，不得宣通，升降失常，气道不利，引起肺风动发，气道挛急，故发作期的症状表现为风。

1. 肺风动发

古代医家认为是肺风所致。如《备急千金要方》之“其喘似痫”；《活幼口议·病证疑难》之“风者，肝主之，肝稍不和，则风所由纵……痰之与风……流行于经络之由，传变它疾。所有风痰相袭，久而不化……其风痰致病，或作齁鼾，或作喘息……临于肺则咳嗽”“有食毒热，冒触三焦，肝肺气逆而喘”；《诸病源候论·上气鸣息候》之“肺主于气，邪乘于肺则肺胀，胀则肺管不利，不利则气道涩，故气上喘逆，鸣息不通”；《直指方》之“肺风喘促”“风痰”；《问斋医案》之“肺风”等。致发气道挛急的原因有三：一为肺风发作、气道拘挛，一为邪气客阻，一为痰瘀阻塞。风之发动，则起病暴急、来无影、去时迅捷。

2. 痰壅于肺

或素蕴痰湿，或久病气（脾）虚、湿停化痰，或气闭津留，或寒凝津聚，或热灼津液为痰，皆致痰浊阻塞；或邪客痰阻，或气闭，或为正虚而滞，皆可致血滞瘀泣。痰浊、瘀血阻滞气道，疾病既作，则痰随气升、气因痰阻、相互搏结，气道不利。久病皆可伤及肺脾之气阳或阴血，而成本虚标实之证。

【临证思路】

（一）识症

1. 喉间哮鸣

喉中鼾齁如水鸡声，或如拽锯，系肺风动发、气道挛急所致；风之发动，则其发暴骤，其去迅捷，来无影、去无踪。

2. 喘促

呼吸喘促不畅为本证的主症，常表现为气粗息高、带鼾音，或出现窘迫，或鼻翼扇动，甚则张口抬肩、摇身撷肚、点头呼吸，口唇、爪甲青紫。若喘咳有力、喘息不甚、神情不激、寐纳尚可、病程较短，多为实喘；而喘咳低微乏力、神情易激、病程较长、卧寐不宁者为虚喘；喘伴有稀白痰为寒、有黄黏痰为热；但临证常见寒热虚实夹杂之证，当细细识辨。

3. 咳嗽

咳嗽为喘证常常伴有之症，外感风邪，咳而有力、咽干痒、晨夜咳甚者，为风寒；伴有稀白痰者为痰湿；咽痛不适、鼻干、伴发热者，为风热；若痰黄黏难咯者，多为夹热，或邪已入里化热之证；本证后期多表现为咳喘不甚、神疲乏力、多汗出等虚证之状。

4. 喉中痰鸣

喘证之喘息，多因痰阻气道。痰稀白者为寒，黄黏稠者为热；痰多稀白带泡沫者多为本虚标实之寒痰之象；痰多黏稠难咯者多为本虚标实、寒热夹杂之象；咳痰有力而爽者为实，无力疲倦者为虚；伴表证明显者为外感，不伴表证者为内伤，即他脏先病，后伤及于肺。尚可见鼻窦痰浊下流于咽部致咳喘之象，此征亦多为本虚标实之象；还可见咽部痰声辘辘或胸部痰鸣日久，但咳喘不甚者，多为肺脾气虚、甚至肾气虚之象。

5. 发绀

发绀为喘证常伴见之症，每与喘息的严重程度成正比，喘息重即发绀也明显。多见于鼻唇周围，若唇红干、气池青紫多为风热；唇淡、气池青红者为风寒，或为气虚之证；若唇干、山根青筋显露、情绪不稳常为土不涵木之征；喘证反复，多致血瘀，亦常见发绀之象。

6. 发热

喘证也常伴有发热，实喘者，发热多较高，婴幼儿多见；虚喘者多无发热，或仅有低热，婴幼儿虚胖者，或年长儿病久、素禀赋不足者多发；除实喘外，尚可为虚实夹杂、寒热夹杂之证，但有寒热虚实之偏重，当细细辨证。

（二）审机

1. 肺虚湿重体质辨识

五脏强弱不均衡性是小儿脏象的基本特点之一，表现为肺常不足、肝常有余，即肺虚肝旺。小儿肝常有余、心常有余、肺常不足、脾常不足、肾常虚，使肺虚肝旺加重，则内酿肝风传入肺，肺风蠢蠢欲动，使维持在接近失衡状态的肺肝关系极易破坏。哮病之内因、夙根，肺脾肾虚弱者，实为肺虚肝旺、肺风蠢蠢欲动之势，即肺虚肝旺湿重体质是肺风动发的基础。致成肺虚肝旺体质状态的途径有三：一为先天因素，其一系上代遗传给子代，如万全《幼科发挥》之“有因父母禀受所生者……肺气不足”“肺所生病……兼见肝证……如久咳嗽变风疾不治。如钱氏所谓三泻肝而肝病不退，三补肺而肺证尤虚，是也”；其一系胎儿发育过程中形成，包括肺脏发育较晚、速度较慢、程度较低，以及孕母之起居、饮食、情志、劳累、疾病诸因素导致胎儿肺发育程度较低。二为后天因素，其一系生后肺脏生长发育不足，或为病邪伤害，或为饮食调摄不当；其一系不当治药伤害。三为肾脾心诸脏状态所致，如肾脾虚弱、心亢，均可导致肺虚、肝旺。

2. 实喘病机辨识

因风寒外束，外则郁闭皮毛，肺卫为邪所伤，内则壅遏肺气，肺气不得宣畅，出现喘咳气急、胸闷、痰多稀白、兼有恶寒头痛，或伴有发热、口不渴、无汗、舌苔薄白而滑、脉浮紧，或指纹青红显于气关。若因风热犯肺，肺失肃降，甚者热灼津液为痰，阻于气道，肺气上逆而喘，常伴有咳喘胸闷、痰黏难咯、发热头痛、纳呆烦躁、大便秘结或黏烂臭秽、便后肛门有灼热感、舌质红、舌苔微黄、脉浮数；若表寒未解，入里化热，或肺热素盛，又外束寒邪，热不得以泄，热为寒闭，肺气逆而喘，常见喘逆上气、胸胀痛、息粗鼻扇、咳而不爽、痰稠难咳，伴有形寒身热、烦闷、身痛、有汗或无汗、口渴、舌质红、苔薄黄、脉浮数，或指纹青紫显于气关。《景岳全书·喘促》说："实喘之证，以邪实在肺也，肺之实邪，非风寒则火邪耳"正是指此。

3. 虚喘病机辨识

久病肺弱，咳喘伤肺，肺之气阴不足，以致气失所主，而短气喘促、咳声无力、多汗、面色苍黄、舌质较胖淡红、舌苔白、脉沉弱。《证治准绳·喘》说："肺虚则少气而喘。"若久病迁延不愈，由肺及肾，或先天禀赋不足，精气内夺，肺之气阴亏耗，不能下荫于肾，根本不固，则气失摄纳，上出于肺，出多入少，气逆上奔而喘，症见虚烦气喘、乏力尿频、形体瘦弱、面色萎黄、毛发稀黄欠泽、舌质淡、舌苔白、脉细弱，此即《医贯·喘》所说："真元损耗，喘出于肾气之上奔……乃气不归原也。"若肾阳衰弱，水无所主，凌心射肺，肺气上逆，心阳不振而致喘者，则属虚中夹实之候，常见有大汗淋漓、肌肤湿冷、四末不温、烦躁多啼、气喘无力等症。此外，中气虚弱，肺气失于充养，亦可导致肺气虚而为喘，常伴气虚乏力、纳呆、便溏或干、动辄多汗、舌质淡、舌苔白腻、脉滑重按无力，或指纹淡滞显于气关。

（三）定治

马脾风多因邪实壅肺、肺风动发，治疗以泻之、攻之为基本原则。正如《景岳全书·喘促》指出："须辨阴阳，阴虚者补其阴，阳虚者补其阳。攻邪气者，须分微甚，或散其风，或温其寒，或清其痰火。然发久者，气无不虚，故于消散中宜酌加温补，或于温补中宜量加消散，此等证候，当眷眷以元气为念。必致元气渐充，庶可望其渐愈，若攻之太过，未有不致日甚而危者。"临证当以平喘、息风缓哮为必要的对症治疗方法；并且合理应用宣肺理气、降逆肺气等恢复肺主气之功能的各种治疗措施。

喘促是本证的突出症状之一，喘促病位虽在肺，但与肾、肝等脏腑皆有关联。据喘之虚实、病变脏腑及兼夹因素的不同，临床上平喘的方法有：一为宣肺平喘，二为肃肺平喘，三为泻下平喘，四为下气平喘，五为泄肺平喘，六为疏肝平喘，七为活血平喘，八为息风平喘，九为益肾纳气平喘，十为益气平喘，十一为散寒平喘，十二为祛痰平喘。

（四）用药

1. 对症用药

内酿肝风传入于肺，肺风动发，气道挛急而突发喘憋气促、喉间哮鸣，严重者持续不解可致肺气衰竭、心衰之变，故缓解肺风、舒缓气道、止哮平喘以治其标为当务之急。治疗系以治标为主，缓解气道挛急则以平肝息风法为主，辅以泻肝之法，息风缓哮常选干地龙、钩藤、僵蚕、全蝎、蜈蚣、天麻、细辛等，泻肝法常用皂角、龙胆、青黛、栀子等。常可选用调气、理肺、治痰、活血诸法以疏通气道壅塞：调气法系针对肺机失宣而定，常用肃肺下气之苏子、前胡、沉香、葶苈子、桑白皮、厚朴，以及宣通肺气之麻黄、杏仁、桔梗等；理肺法除选用调气诸法外，若兼肺虚可用太子参、党参、黄芪等或用培土生金及扶土抑木诸法；治痰可灵活选用清化之天竺黄、胆星、桑白皮，温化之制半夏、陈皮、冬花等，活血法除选用活血化瘀之桃仁、红花、川芎、赤芍、莪术等药外，尚有通络之干地龙、郁金等。总之，除采用息风缓哮、疏通气道壅塞诸对症治疗措施、方法外，还应针对不同病因病机进行针对性治疗。

2. 实喘用药

喘证初起，多以实证为主，也有虚实夹杂之证，外感致喘，肺闭痰阻、肺气上逆，表现出喘而上气、身高气涌、鼻痒鼻塞、咳嗽不爽、胸闷烦躁、鼻唇周青紫、脉浮，或指纹青显于风关或气关等症，治宜宣肺解痉定喘为主。解痉定喘药用麻黄、苏子、地龙、僵蚕等，辅以泻肺止咳之葶苈子、桔梗、杏仁、旋覆花、前胡、白前等，佐以轻润止咳之白果、紫菀、款冬花、莱菔子等，使痰易排出、邪有出路。若以风寒为主，表现出喘而痰多稀白、头痛、恶寒，或低热、口不渴、少汗、舌淡红、苔白、脉浮紧，或指纹青红显于风关或气关，可选用通阳散寒、调和营卫之桂枝，温化寒痰之半夏、橘红；若风热致喘，表现为喘而痰黄黏稠、咳而不爽、有痰难咳、大便难排，尿黄、多伴发热、头痛咽干、口渴喜饮、舌红苔黄，脉浮数等症，治以清肺止咳，药用桑白皮、瓜蒌仁、贝母、海蛤壳、黄芩等；若表寒里热、寒热夹杂者，表现为喘逆上气，胸胀痛、咳而不爽、鼻扇明显、伴有身热身痛、形寒恶风、舌淡红苔薄白或黄、脉浮数，或指纹紫滞显于气关，治以加强活血止咳定喘之功，药用射干、胆南星、桃仁、毛冬青、侧柏叶、当归等；若热邪明显者，表现为高热不退，加强清热之力，药用石膏、水牛角、羚羊骨（用代用品）、鱼腥草等；痰热甚者，见痰黄黏难咳、发热甚、热势缠绵难退，大便干或黏腻量少、便后不爽，可加强清肺热化痰之力，药用葶苈子、浙贝母、桑白皮、瓜蒌仁、黄芩等；痰浊者，症见痰声辘辘、痰多稀白、神疲纳呆、大便溏、脘闷、面色苍黄等，可加强宣肺温化痰浊之力，药用陈皮、制胆南星、半夏、当归、川芎等。

3. 虚喘用药

喘证日久，或反复出现，多为虚证，或虚实夹杂之证，表现为病程缠绵、喘咳无力、面色萎黄、食欲不振、大便不调（多干结或先干后溏），舌淡红或淡胖、苔白浊，脉细弱或滑、重按无力，指纹淡红滞显于气关，治宜补益扶正为主，药用太子参、白术、黄芪、续断，辅以健脾理气化痰，药用茯苓、陈皮、半夏等，佐以宣通肺气止咳，药用当归、丹参、杏仁、百部等，诸药合用，达到既定喘又扶正之目的。若以肺气虚为主者，表现为喘咳乏力、多汗出、舌淡红苔白、脉弱或细数，治以助敛肺润肺之功，药用党参、五味子、苍术、百合、白果等；肾气虚者，表现为喘咳日久、动则喘甚、呼多吸少、虚胖、汗出四末冷、舌淡红或淡胖有齿印、苔白厚、脉细弱，或指纹淡红显于气关等，治宜温阳固摄，药用菟丝子、续断、淫羊藿、巴戟天等；肾阴虚者，常见喘咳日久难愈、形瘦面红、烦躁易动、口咽干、足冷、汗出如油、舌红少苔或剥苔、脉细数，或指纹青显于气关等，治宜滋肾养阴润肺，药用女贞子、墨旱莲、百合、白果、石斛、太子参、五味子等。临证尚可见五脏相关、虚实夹杂之证候，须仔细辨识，对症用药。

【纲目条辨论治】

以虚实为纲，病因为目，条辨论治。

1. 风寒袭肺，气道不利

主症：喘息咳逆，呼吸急促，胸部胀闷，痰多稀薄而带泡沫、色白质黏，常有头痛，恶寒，或有发热，口不渴，无汗，苔薄白而滑，脉浮紧，或指纹青红显于风关或气关。

治法：宣肺散寒。

方药：麻黄汤合华盖散加减。药用麻黄、紫苏叶、半夏、橘红、杏仁、紫苏子、紫菀、白前等。

随症加减：寒热无汗、头身疼痛，加桂枝；寒痰较重、痰白清稀量多起沫、咽痒，加细辛、生姜；咳喘重、胸满气逆，加射干、前胡、厚朴、紫菀；喘咳不爽、痰阻重、表证不明显者，可改用三拗汤。

2. 内饮外寒，气道不利

主症：喘咳反复难愈，咳逆喘满不得卧，痰见白沫量多，受寒饮冷加重，加重时多有寒热，腰背疼痛，目泣自出，身体振振扭动，舌淡红、苔白腻，脉滑。

治法：温肺化痰定喘。

方药：射干麻黄汤加减。药用射干、麻黄、杏仁、细辛、五味子、紫菀、款冬花、半夏、大枣、生姜等。

随症加减：形寒身痛，加桂枝、防风；咳喘甚，可合用三子养亲汤。

3. 痰湿闭肺，气道不利

主症：不发热，阵发性喘憋，喉间哮鸣，泛吐痰涎，烦躁、口唇紫暗，舌质淡、苔腻，脉弦紧、指纹青。

治法：涤痰泄浊，息风定喘。

方药：三子养亲汤加减。药用苏子、莱菔子、白芥子、水炙麻黄、葶苈子、地龙、半夏、赤芍等。

随症加减：痰涌甚者，可合用苓桂术甘汤。

4. 火热闭肺，气道不利

主症：喘逆上气，胸胀或痛，息粗，鼻扇，咳而不爽，喉间哮鸣，阵发喘憋，吐痰稠黏，伴形寒，身热，烦闷，身痛，有汗或无汗，口渴，舌红、苔黄燥，脉弦数、指纹青紫。

治法：泄热涤痰，息风定喘。

方药：麻杏石甘汤合三黄石膏汤加减。药用炙麻黄、黄芩、黄连、黄柏、石膏、地龙、钩藤、杏仁、半夏、葶苈子、大黄等。

随症加减：痰黄黏稠量多难咳，加全瓜蒌、浙贝母、胆南星；痰鸣息涌，加射干、前胡。

5. 痰热闭肺，气道不利

主症：喘咳气涌，胸部胀痛，痰多质黏色黄，阵发性喘憋，伴胸中烦闷，身热，有汗，口渴而喜冷饮，面赤，咽干，小便短赤，大便干或黏烂、量少，舌质红、舌苔薄黄或腻，脉滑数、指纹紫滞。

治法：清热化痰，息风平喘。

方药：连朴饮加减。药用黄连、姜厚朴、桑白皮、黄芩、浙贝母、射干、瓜蒌皮、前胡、地龙等。

随症加减：身热重，加石膏、鱼腥草；喘甚痰多、黏稠色黄，加葶苈子、海蛤壳、芦根、冬瓜仁、薏苡仁；痰涌便秘，加瓜蒌仁、大黄、桃仁。

6. 痰瘀壅肺，气道不利

主症：咳喘胸闷，喘息不能平卧，胸部膨满，憋闷如塞，舌质暗红、边有瘀斑、舌底络脉青紫或粗胀，脉弦、指纹青紫。

治法：涤痰祛瘀，泻肺平喘。

方药：温胆汤合血府逐瘀汤加减。药用生姜、法半夏、橘皮、竹茹、枳实、炙甘草、当归、生地黄、桃仁、赤芍、柴胡、桔梗、川芎、牛膝等。

随症加减：痰浊化热，症见痰稠难咳、咽干、身热等，加浙贝母、金荞麦；胸中憋闷明显，加瓜蒌皮、薤白、石菖蒲。

7. 心肾阳衰，阴寒内盛

主症：气短喘促，恶寒蜷卧，神疲欲寐，面色苍白，腹痛下利，呕吐不渴，舌苔白滑，脉细弱。

治法：回阳救逆。

方药：四逆汤加减。药用甘草、熟附子、干姜等。

随症加减：脉微欲绝者，加人参。

8. 正虚喘脱，阴阳离决

主症：喘逆剧甚，张口抬肩，鼻扇气促，端坐不能平卧，稍动则咳喘欲绝，或有痰鸣，心慌动悸，烦躁不安，面青唇紫，汗出如珠，肢冷，脉浮大无根，或见歇止，或模糊不清。

治法：扶阳固脱，镇摄肾气。

方药：参附汤加减送服黑锡丹。药用人参、熟附子、黄芪、炙甘草、山萸肉、冬虫夏草、五味子、蛤蚧、龙骨、牡蛎等。

随症加减：痰盛可加清半夏、橘红。

【其他疗法】

1. 体针

实喘取定喘、天突、内关、肺俞。咳嗽痰多者加膻中、丰隆。用平补平泻法，每天1~2次；轻刺加灸者，隔日1次。

里热取肺俞、膻中、定喘、尺泽、合谷、大椎。用平补平泻法，留针15分钟，每日1次。

痰热取肺俞、膻中、定喘、尺泽、合谷、丰隆。用平补平泻法，留针15分钟，每日1次。

痰湿取肺俞、膻中、定喘、中脘、丰隆、脾俞、足三里。用平补平泻法，留针15分钟，每日1次。

虚喘取肺俞、膻中、定喘、膏肓、足三里、脾俞、肾俞、关元、气海。用平补平泻法，留针15分钟，每日1次。

2. 穴位注射

喘可治注射液0.5~1mL，急性期咳喘取双侧定喘穴，缓解期选用肺俞或肾俞、足三里穴位注射，具有温阳补肾，止咳平喘功效。一日1次，5次为一疗程。

3. 穴位敷贴

用白芥子、延胡索、细辛、甘遂等为末，以适量姜汁调匀再加入麝香，在三伏天敷贴定喘、肺俞、肾俞等穴位可达到辛温逐痰，祛散内伏寒邪而使肺气升降恢复正常之功效，为冬病夏治一个较好的治疗方法。

【病案参考】

病案一

一儿四岁。忽作喘，气逆痰壅，鼻孔开张。予曰，此马脾风也。如胸高肩耸，汗出发润，则不可治。须急治之，以葶苈丸，去防己，加大黄，除肺之热，合小陷胸汤，除肺之痰，碾为细末，竹沥调服而愈。

（选自《幼科发挥》）

病案二

病者：李伯埙子，年四岁，住泰兴王垡。病名：马脾风。原因：赤痢延久，未节饮食，致痰滞内蕴，风寒犯肺。证候：先咳嗽数日，喘生倏忽，声嗄鼻扇，身热，面淡白。诊断：指纹隐伏。病因风寒而痰闭于肺。经曰：诸气膹郁，皆属于肺。肺合皮毛，为气之主。风寒既然外束，肺气焉得舒展，所以内蕴之痰，合邪而愈壅，气道愈塞，塞甚则危矣。疗法：急用葶苈之苦大泻肺气，大枣之甘以保胃气，麻黄辛开，杏仁苦降，甘草甘缓，使肺受之邪，无可逗留其中，陈皮、茯苓以利其气，萝卜汁、姜汁以豁其痰。惟恐药不瞑眩，不足以救危疴于顷刻，按本草牵牛子主治马脾风症，故加牵牛子之猛，助诸药之力，俾可从大便而下也。处方：水炙麻黄八分，葶苈子二钱（炒），广皮一钱半，光杏仁三钱，姜汁三滴（冲），黑白丑二钱（炒），赤茯苓三钱（炙），甘草八分，萝卜汁一小匙（冲），大枣五枚。效果：一剂，大便下白黏如痰，痰喘声嗄顿平。三四日后，痢亦随清。

廉按：万密斋曰：午属马，为少阴君火。心主热，脾主虚，心火乘肺，脾之痰升，故肺胀而暴喘，谓之马脾风。马脾风者，肺胀也，上气喘急，两胁扇动，鼻张闷乱，喘喝声嗄，痰涎壅塞，其症危急，宜急攻之。此案外因风寒，内因痰滞，故用麻黄汤去桂枝开肺气以散风寒，用葶、枣、陈、苓、卜姜二汁降肺气以豁痰滞，又佐以黑丑之气味猛烈，使痰浊从大便而下，较之但用牛黄夺命散尤为周到。与万氏以葶苈丸去防己、加大黄除肺之热，合小陷胸汤除肺之痰，一治风寒夹痰而暴喘，一治风热夹痰而暴喘，临危取胜，异曲同工。

（选自《全国名医验案类编》）

病案三

病者：王姓孩，年一岁零两月，住琶山。病名：肺风痰喘。原因：素因儿衣太厚，内有伏热，继因风伤肺而暴发。证候：身热面红，顿咳抱首，痰鸣气壅，忽然大喘，胸高鼻扇，右胁陷下。诊断：脉不足凭，看指纹青浮而滞。此《黄帝内经》所谓“乳子中风热，喘鸣肩息”，龚云林所云：“俗称马脾风”也。小孩最多，病势最急而险。疗法：必先辛凉散其风，故以薄荷为君，辛润豁其痰，故以梨汁、姜汁为臣，然病势如此急烈，不得不用急救之药，故以保赤散为佐，庶能降痰如奔马，使以白蜜，不过缓保赤散之烈性而已。处方：薄荷霜一厘，雪梨汁一杯，生姜汁两滴，净白蜜一小匙，上药和匀，器盛，重汤炖一时许，调下保赤散三厘。效果：一剂即大吐痰而热退，二剂喘鸣已平，即能吮乳。原方去保赤散、薄荷霜，加鲜桑沥一小匙，疾竟痊瘳。

廉按：小儿风热暴喘，较之各种疾喘，尤为难疗，俗称马脾风者，言其病势之危急也。儿科名医万氏密斋曰：午属马，为少阴君火。心主热，脾主虚，心火乘肺，脾之痰升，故肺胀而喘，谓之马脾风。马脾风者，肺胀也。上气喘急，两胁扇动，鼻张闷乱，喘喝声嗄，痰涎壅塞，其症危恶，宜急攻之。若至胸高肩耸，汗出发润，则不可治矣。此案方用保赤散，善能通气开痰，先使痰从口吐出，继则从大便而出，适合急攻之法，调入于降痰四汁饮之中，以柔济刚，处方配合颇有巧思，非杂凑成方者可比。

（选自《全国名医验案类编》）

病案四

病者：朱姓儿，年九岁，住朱家湾。病名：风哮。原因：素有奶哮，由风伤肺而发。证候：初起恶寒发热，面赤唇红，继则痰涎上壅，喉中鼾齁如水鸡声，或如拽锯，鼻扇口干，二便不利。诊断：脉右浮滑搏数，左浮弦，舌苔黄白相兼。脉证合参，此由于痰火内郁，风寒外束。《黄帝内经》所谓“肺病者，喘咳逆气，身热不得卧，上为喘呼”是也。疗法：非麻黄不足以开其肺窍，非石膏不足以清镇痰火，故以为君；然痰为有形之物，故又以橘、半、蒌、枳为臣，辛滑涤痰，化浓为薄，化薄为无；佐以杏仁下气降痰，使以甘草调和诸药也。处方：麻黄五分，光杏仁一钱半，生石膏四钱（研细），清炙草五分，广皮红一钱，姜半夏一钱半，瓜蒌仁四钱（杵），生枳壳一钱，生姜汁四滴，淡竹叶两瓢（分冲）。效果：一剂知，二剂诸证皆减，后用清金丹（莱菔子一两拌炒猪牙皂五钱研细，姜汁竹沥打面粉糊丸，如绿豆大，每服十丸，朝晚各一次，用金橘铺一枚，剪碎泡汤送下），调理旬日而痊。

廉按：小儿奶哮，往往由于患伤风，乳母不知忌口，凡荤酒、油腻、盐醋、酸咸、姜椒、辛辣、芥菜、面食等一概乱吃，以致乳汁不清，酝酿而成。成则颇难除根。此案汤丸二方，确切病情，宜乎投之辄效。惜近世畏麻黄、石膏如虎，不肯放胆照服耳。

（选自《全国名医验案类编》）

第十三节　昏　迷

昏迷是指以神志不清、意识丧失、窍道闭塞为特征的一种常见而危重的证候，包括中医文献中所称的“神昏”“昏愦”“昏厥”“谵妄”“昏蒙”等神志障碍症状，其发病与心、脑有关，多由热、痰、湿、瘀血、疫毒阻闭清窍，扰乱神明或神明失主所致。昏蒙、嗜睡、神志时清时昧者较轻，昏迷、昏聩、不省人事、昏不知人者为重。昏迷可作为危重急症单独存在，如中暑、猝冒秽浊等，但大多见于时行热病、惊风、癫痫、水肿、消渴、厥证、脱证、疫毒痢、薄厥、中风、痰证、喘逆、消渴、癃闭、鼓胀、中毒、头部内伤、电击伤等疾病发展到严重阶段而出现的一种危重证候。

昏迷一证首见于《症因脉治》。历代医籍中尚有诸多名称，如《黄帝内经》称“不知人”，《伤寒论》有“不识人”之称，《伤寒论·张仲景序》虽有“昏迷”一名，但其含义不同，《诸病源候论》称“惛塞”，《伤寒明理论》称“神昏”，《仁术便览》称“昏迷不醒”“不省人事”，《温热经纬·外感温热篇》称“神迷”“昏愦不知人”等。

根据昏迷的发病特点、证候表现，现代医学神经系统疾病如脑炎、脑膜炎、脑出血、颅脑外伤、高血压脑病、颅内占位性病变、癫痫等，急性传染病如流行性乙型脑炎、流行性脑脊髓膜炎、流行性出血热、败血症等，代谢性及内分泌性疾病如糖尿病、尿毒症、肝昏迷等，中毒性疾病如一氧化碳中毒、有机磷中毒等，物理因素如电击伤、热射病等，出现昏迷症状时，可参考本证进行急救处理和辨证论治。

【源流】

有关昏迷的最早记载，可上溯到《黄帝内经》，如《素问·厥论》之“或令人暴不知人，或至半日，远至一日乃知人者”，《素问·大奇论》之“有暴厥者，不知与人言”，《素问·至真要大论》之“暴喑心痛，郁冒不知人”，《素问·谬刺论》之“而形无知也，其状若尸，或曰尸厥”等，均详细描述了昏迷的主要症状，而且对昏迷的原因又有一定的认识，如《素问·热论》认为由阳明热盛所致，《素问·至真要大论》认为由火热扰乱神明所致，《素问·厥论》认为由阴阳之气逆乱所致，《素问·谬刺论》认为系邪气客于五络所致，并有针刺隐白、涌泉、中冲、神门等穴位的急救方法。

汉代张仲景在《伤寒论》中对外感疾病昏迷证治有详细的描述，如其在《辨太阳病脉证并治》《辨阳明病脉证并治》中对热入血室出现的谵语，以刺期门穴的方法泄热，在《辨阳明病脉证并治》中对三阳合病而阳明热盛的谵语予白虎汤使其里热得解，以及对阳明腑实引起的谵语、循衣摸床，热结旁流引起的下利谵语，分别应用大、小承气汤清泻阳明腑实的治法，其对热病昏迷创立的“清热”“攻下”两大法则，对后世影响颇大，至今犹不失其临床价值。

汉代以后的医家对昏迷的辨证、治疗、分类、鉴别又有了更多的认识，晋代葛洪在《肘后备急方》对卒中、尸厥、卒客、忤死、中恶等昏迷症状均有记载，并有治卒中恶死时用“灸鼻下人中三壮”、治中风“若不识人者，灸季胁头各七壮”的方法。隋代《诸病源候论》对脏腑杂病及外感热病的昏迷，对其症状、病因记述详尽，其在“惛塞候”中认为由“阴阳不和”或“阴阳之气不足所致”，其在“伤寒谬语候”中分析了外感重发其汗、胃肠燥结、热入血室谵妄的症状及预后转归，并明确了昏迷的病位在心，以吐、下攻其热毒的治疗方法，其在“伤寒心痞候”中云：“若热毒乘心，心下痞满，而面赤目黄，狂言恍惚者，此为有实，宜速吐下之。”唐朝孙思邈《备急千金要方》对多种神昏病证进行了鉴别，如“风懿”之“奄忽不知人”“风痱”之“智乱不甚”“风眩”之“语狂错，眼目霍霍，或言见鬼，精神昏乱”，特别是在“消渴门”中对消渴病昏迷的前驱症状作了详细地记载，云：“内消之为病，当由热中所作也”“四肢羸惙，不能起止，精神恍惚，口舌焦干而卒”。宋代陈言《三因极一病证方论》不仅记载了内忤与中风昏不知人的鉴别，而且对中暑“使人噎闷，昏不知人”及其急救方法亦有阐发。金元时期成无己在《伤寒明理论》中明确提出“神昏”一词，其含义是“神志不清”“神昏不知所以然”。《脉因证治》对“中暑”“尸厥”昏迷亦作了论述。陶华对瘀血昏迷病机已有阐发，其在《伤寒六书》有：“神昏语短，眩冒迷狂，烦躁漱水，惊狂谵语……皆瘀血证也。”

及至明代，对昏迷的病因、辨证论治认识较为丰富，秦景明在《症因脉治·外感口噤不语》中指出昏迷由热、风、痰互结上蒙清窍为患，其有“内有积热，外中风邪，经络不通，发热自盛，热极生痰，上熏心肺，神志昏迷，则不语之症作矣”的记载。张浩《仁术便览》已记载用通关散、稀涎散、祛涎散治猝中风邪“昏迷不醒”。明代张景岳在《景岳全书》中对内伤昏迷有了更全面的认识，论述了“营卫气脱”“太阴脏气之脱”“肝脾之气败”“冲任气脱”的病理机制，并对昏迷寒热虚实辨证及治疗有一定的认识。薛立斋、万全已记载“血迷”“昏冒”等证医案。经过严用和、王履、秦景明、张浩、张景岳、僧人继红等大家的论述，使外感中暑，内伤诸疾如血证、血厥、心火暴甚、湿痰所致昏迷的辨证论治有了更明确的认识。

清代温病学说的兴起，对于热病昏迷的认识更为丰富，积累了丰富的临床经验。叶天士创立了卫气营血理论，对辨别热病昏迷的传变途径、辨证论治均有重大的实践意义，其将热灼营阴、心神被扰、热盛逼血、躁扰昏狂等证机作为温病营血辨证的重要标志，其在《温热论》言：“外热一陷，里络就闭，非菖蒲、郁金等所能开，须用牛黄丸、至宝丹之类以开其闭，恐其昏厥为痉也。”“湿热熏蒸，将成浊痰蒙蔽心包”“瘀血与热为伍，阻遏正气，遂变如狂发狂之证。”《温热经纬·叶香岩三时伏气外感篇》亦有“夏令受热，昏迷若惊，此为暑厥，即热气闭塞孔窍所致”之说。林珮琴《类证治裁》对昏迷脱证已有专论，其对脱阳、脱阴、阴阳俱脱、内闭外脱的论述颇为精辟。他如吴塘、薛生白、王孟英、杨栗山、陈平伯、余师愚、俞根初、雷丰等温病大家对热病昏迷的辨证论治均作了较为深入的研讨。这一时期在热病昏迷治疗中积累了丰富的经验，创研了诸多治法和方剂。如杨栗山《伤寒温病条辨》之大复苏饮、增损三黄石膏汤，俞根初《通俗伤寒论》之增减黄连泻心汤、导赤清心汤、犀羚三汁饮、变通承气诸方。

【病因病机】

昏迷属于心、脑病证。心藏神、主神明，精神、意识、思维活动皆与心有关；脑为元神之府、为清窍所在，亦主精神思维活动，正如《素问·脉要精微论》所言：“头者，精明之府。”故凡病邪扰及神明，或阻闭窍机，以及阴竭阳脱，心神耗散，神无所依，均可导致昏迷。

1. 实证昏迷

热邪、疫毒、暑热等时邪及秽浊之气为外感昏迷的主要病因。热为阳邪，其性炎上，易生风动血；疫毒致病发病急骤，更易内陷心包；暑邪独见夏令，其性炎热、升散、易伤津耗气；浊邪黏滞，最易闭阻气机。《灵枢·邪客》曰：“诸邪之在于心者，皆在于心之包络。”若感受温热疫毒之邪，热毒炽盛，传变入里，由气及营，内陷心包；或温热之邪，由肺卫逆传心包；或热结阳明，因“胃络通心”，热扰神明；或酷暑之季，暑热内扰，“暑喜归心”，内陷心包；或感受湿热之邪，湿邪弥漫、蔽郁清窍，化燥入营入血、热闭心包；或猝冒秽浊之气，闭阻气机，清窍失利，均可发生昏迷之证。湿热之邪外袭，弥漫上焦，蒸酿津液为痰，或因正虚痰浊内生，遮蔽神明、蒙蔽心包；或痰浊内蕴，郁而化热，痰热互结，上蒙清窍，神明不用，发为昏迷。邪热炽盛，内陷心营，与痰浊、瘀血交阻，闭阻心窍，或痰瘀互结、蒙蔽心包，或瘀热相合，堵塞心窍；或热蕴下焦、下焦蓄血，均可导致昏迷。

2. 虚证昏迷

心脾两虚而肝阳偏亢，脑神受累，元神失控；或肝肾阴虚，一则水不涵木，一则阴虚阳亢，而致风动，脑神失养、窍络弱闭，均可导致昏迷。素体羸弱，久病元气耗竭，或感邪太重、邪盛正衰，或邪已去而正将亡，以致阳气欲脱或真阴欲竭，阴阳衰微，神无所依，心神耗散而致昏迷。也可由热邪闭阻心包，由闭转脱，阴竭阳亡而成昏迷脱证。

【临证思路】

（一）识症

1. 分辨外感与内伤

外感热病及某些内伤杂病严重阶段，均可出现昏迷，其昏迷程度有所不同。

（1）外感昏迷多由邪热扰心所致，随病情加剧，逐步演变而来。热闭心包，症见高热、烦躁，其昏迷程度深，常表现为昏迷谵妄，或昏愦不语，或循衣摸床，或撮空理线，或斑疹、衄血。热结胃肠，症见昏迷，兼有烦躁谵语，日晡潮热，大便秘结，腹满而痛。湿热痰蒙，症见昏迷程度较浅，呈似清非清，时明时昧状态，间有谵语，兼有身热不扬、胸闷恶心，舌苔白腻或黄腻厚浊。瘀热交阻，夏季气候炎热之时症见身灼热，昏迷谵语或其人如狂，少腹硬满急痛，口唇爪甲紫暗。中暑昏迷，症见突然仆倒，昏不知人，兼有面赤、烦闷。急黄昏迷，早期症见性格和情绪改变，如烦躁不安、嗜睡，随后进入昏迷，伴有黄疸迅速加重、加深。

（2）内伤昏迷多由清窍闭塞所致，多为癫痫、厥证、脱证，以及水肿、消渴、喘逆等发展到严重阶段而出现的一种危急证候，常突然发作，有原发疾病史。癫痫昏迷，症见突然昏倒，不省人事，伴有抽搐，少顷即苏醒如常，发无定时、反复发作。水肿昏迷，症见尿少或尿闭，或有全身水肿，头晕头痛，恶心呕吐，口中气秽，嗜睡或昏迷。消渴昏迷，早期见尿多、恶心呕吐、视力减退、头痛，继而出现谵语，甚或昏迷，兼有四肢厥冷、脉微欲绝。

2. 识别特殊症状及舌象

（1）神志异常：一般昏蒙、嗜睡、神志不清时昧者，为昏迷轻证；昏迷、昏愦、不省人事、昏不知人，为昏迷重证。临证需了解昏迷的程度、神志症状出现的久暂，以及伴随症状。昏迷程度较深，多为神昏谵语，或昏愦不语，或呼之不应，多系温病热陷心营、热闭心包，或逆传心包所致；昏迷程度较浅，多为神志昏蒙、表情淡漠，时清时昧、似醒似寐，或半明半昧，多系湿热痰蒙心包所致；神昏谵语、烦躁不已，多系热结胃肠、阳明腑实所致；昏迷谵语，或其人如狂，多系瘀热交阻所致。对昏迷程度极深的心神耗散之脱证，当根据伴有症状、舌象而推断属亡阴证候还是亡阳证候。神昏轻者为一过性短暂的神志丧失，多为昏厥或晕厥，如突然出现头晕仆倒，面白、大汗淋漓、不省人事，为晕厥；发于暴怒或哭闹气逆，昏倒时口噤握拳，为气厥。

（2）发热：高热灼手、身热夜甚，多为温病热陷心营之热闭心包、热盛动风、逆传心包、邪犯肝心证；身热不扬，多为湿闭诸证；日晡潮热，为热闭之热结肠胃、阳明腑实证；发热面赤，伴躁扰如狂、喉间痰鸣，为痰火上蒙清窍之证；至于脱证亡阴者，亦可见面红身热，但伴津伤阴竭之症。

（3）抽搐：抽搐风动、频繁有力，多为热闭心包、热盛动风、邪犯心肝、心肝亢盛证；猝然抽搐、口吐白沫、声高息粗，为痰闭之痰火上蒙、痰火扰神之证；瘛疭抽搐，或单以口角、眼角、肢体抽搐，伴颜面口唇青紫，舌质紫暗或见瘀点，为瘀闭之瘀阻脑络证；猝然昏仆，抽搐力弱，或仅头部下垂、四肢无力，面色苍黄，舌质淡而胖嫩，苔白，脉弱，为虚闭之心脾两虚证；猝然昏仆，瘛疭或强直、抽风无力，手足心热、舌光红欠润、脉弦数无力，为虚闭之肝肾阴虚证。

（4）舌象：舌质红绛，多为温病热入心营，或肝肾阴虚，或亡阴之证；舌苔白腻或黄腻垢浊，为湿闭、痰闭诸证；舌苔黄厚干燥，或焦黑起芒刺，为热结肠胃、阳明腑实之证；舌质深绛带紫暗，为瘀热交阻之瘀闭；舌质紫暗，或见瘀点，为瘀闭之瘀阻脑络、热蕴下焦、下焦蓄血证；舌质淡胖、边有齿痕，为痰闭之痰浊蒙蔽清窍、浊闭之浊阴上逆、虚闭之心脾两虚证。

（二）审机

1. 热闭

外感时邪，由表入里，由卫及气，蕴结胃肠，“胃络通心”，热邪上扰清窍，神明失用而致昏迷。胃肠热结，扰乱神明，则见躁扰不宁、恍惚、昏谵。阳明热邪蕴久不衰，或湿邪痰浊从热化、燥化，又可由气分及营，使病变转化为热闭心包或肝风夹痰火闭阻心窍。此外，年幼体弱或心营素虚，热邪可由肺胃径入心包，而成逆传心包之证。

2. 湿闭

湿热郁蒸气分，上中下三焦俱病、湿浊蒙上、清窍壅塞，则见头胀神迷；肠道湿郁气结、传导失常、蔽郁清窍，则见神志如蒙；湿热下注小肠、蕴结膀胱，则见小便不利；湿热客犯大肠、阳明腑实，则见便秘或热结旁流；湿热酿痰、蒙蔽心包，则见神志昏昧。

3. 痰闭

湿热之邪外袭，弥漫上焦，蒸酿津液为痰，或内伤饮食，损伤脾胃，脾失健运，酿湿生痰，致成痰浊蒙蔽清窍之证，则嗜睡懒言、神志模糊、语言错乱或昏不知人。

痰湿化热化火，痰热互结，上蒙清窍，神明不用，发为烦躁不寐、躁妄如狂。

4. 浊闭

脾肾阳虚，湿浊内阻，清阳不升，水湿浊气上逆，清阳被蒙，则见嗜睡、昏迷。或猝冒秽浊之气，郁闭气机，清阳受阻，清窍失利，故见猝然闷乱；浊邪害清，清窍被蒙，则昏不知人。

5. 瘀闭

温热病证，邪热内陷，内陷心营，与痰浊、瘀血交阻，闭阻心窍，即《通俗伤寒论》之“热陷包络神昏，非痰迷心窍，即瘀阻心孔”；或痰瘀相合，堵塞心窍；或热入血室、瘀热结于下焦，或脑络瘀阻，均可导致昏迷。

6. 虚闭

心脾两虚而肝阳偏亢，脑神受累，元神失控，则见昏仆、神志昏愦；肝肾阴虚，一则水不涵木、一则阴虚阳亢，而导致风动，出现抽搐等症；肝肾阴虚、脑神失养、窍络弱闭，则见失神、语謇。

7. 脱证

素体羸弱，久病元气耗竭，或感邪太重、邪盛正衰，或邪已去而正将亡，以致阳气欲脱或真阴欲竭，阴阳衰微，神无所依，心神耗散而致昏迷。也可由热邪闭阻心包，由闭转脱，阴竭阳亡而成昏迷脱证。

（三）定治

昏迷为危急重症，遵“急则治其标”原则，当以开窍等治标之法为主以急救，再根据不同病因、病机进行救治。开窍、固脱是治疗昏迷的两大法则，针对“扰”“蒙”“闭”的不同病机，开窍法通过清心、清营、泻火、涤痰、泄浊、芳香、通闭、行气、活血、温散等具体治法得以实现；针对心神耗散的病机，固脱法系通过救阴敛阳、回阳救逆的治法得以体现。

在分清外感热病昏迷和内伤杂病昏迷的基础上，应特别重视及早确定昏迷的性质，根据热闭、湿闭、痰闭、浊闭、虚闭、脱证的原因，采取针对性治疗，如清热解毒、清营凉血、豁痰化湿、清暑泻火、辟秽解毒等治本之法。如热陷心包证，须重视使心包之热透出气分而解之清营、分利、理气法的应用；如热闭逆传心包之证，热邪煎灼心阴，津液亏虚，血受煎熬，涩滞行迟，可形成瘀血，加重气机闭阻，故在清营、养阴、涤痰开窍之中又须加活血化瘀之品，以宣畅气机，导包络之热外透。若伴有抽搐风动症状，又当配合凉肝息风、镇肝息风、泻肝息风、抑肝息风诸法；若属胃热上冲于心、神志被扰，法当攻下。

（四）用药

1. 热闭用药

温热之邪内陷心包，症见高热烦躁、昏迷程度较深等，治宜清热凉营，开窍醒神，清营凉血，药用水牛角、生地黄、玄参、牡丹皮、赤芍、白茅根等；清热解毒，药用黄连、黄芩、龙胆草等；祛邪透邪，药用金银花、连翘、薄荷等；芳香开窍，药用郁金、石菖蒲、麝香、冰片等；涤痰开窍，药用天竺黄、竹沥、胆南星、竹茹、清半夏等；清心开窍，药用淡竹叶、栀子、白茅根、黄连等；降泄气机，药用大黄、茯苓等；息风止痉，药用钩藤、僵蚕、地龙、蜈蚣、全蝎等；并可根据病情灵活选用安宫牛黄丸、紫雪、至宝丹、牛黄清心散等。热结肠胃、阳明腑实，症见昏迷、烦躁谵语、日晡潮热、大便秘结等，治宜攻下逐邪，清热开闭。峻下热结，药用生大黄、芒硝、二丑等；下气除结，药用姜厚朴、枳实、葶苈子等；清热开闭，药用黄连、羚羊角、栀子、郁金等。

2. 湿闭用药

气分湿热不解、酿成痰浊蒙蔽心包，症见神志昏蒙、身热不退等，治宜清热化湿，豁痰开窍，芳香开窍，药用石菖蒲、郁金等；豁痰开窍，药用竹沥、姜汁、玉枢丹等；清利湿热，药用栀子、牡丹皮、连翘、竹叶、蚕沙等；淡渗利湿、导湿下行，药用泽泻、灯心草、茯苓等。上中下三焦俱病，泌别失职，湿浊上壅，蒙蔽心神，症见神迷、呕恶、尿闭等，治宜先芳香开窍，醒神苏神，药用苏合香、青木香、安息香、麝香、沉香等；继用淡渗分利，药用茯苓皮、猪苓、泽泻、淡竹叶、通草等以渗湿于下，恢复小肠泌别功能。湿久郁结于下焦、湿邪弥漫、蔽郁清窍而见神志如蒙，治宜宣通气机，清化湿浊。化浊，药用蚕沙、白蔻仁、猪苓、泽泻、茯苓等；宣通气机，药用皂荚子、桔梗、杏仁等。湿热化燥内陷心包而出现神昏、窍闭、谵语者，治宜泄浊开窍。清心开窍，药用水牛角、生地黄、牛黄等；凉营开窍，药用玄参、竹叶卷心等；芳香开窍，药用麝香、郁金等；泄浊开窍，药用栀子、滑石、白蔻仁等；豁痰开窍，药用胆南星、竹沥、清半夏等。如《温热经纬·湿热病篇》："湿热证，壮热口渴，舌黄或焦红，发痉，神昏谵语或笑，邪灼心包，营血已耗。宜犀角、羚羊角、连翘、生地、玄参、钩藤、银花露、鲜菖蒲、至宝丹等味。"

3. 痰闭用药

湿热之邪外袭，弥漫上焦津液蒸酿为痰，或内伤饮食，损伤脾胃，脾失健运，酿湿生痰，致成痰浊蒙蔽清窍，症见嗜睡懒言、神志模糊、语言错乱或昏不知人等，治宜涤痰开窍，温燥化痰，药用清半夏、陈皮等；分利化痰，药用茯苓、白术、泽泻等；开窍醒神，药用菖蒲、郁金等；益气祛痰，药用人参、党参、甘草等。痰湿化热化火，痰热互结，上蒙清窍，神明不用，症见烦躁不寐、躁妄如狂等，治宜清热化痰，开窍醒神。燥湿祛痰，药用陈皮、清半夏、竹沥、胆南星、黄芩、海蛤壳等；清热燥湿，药用黄连、龙胆草等；开窍醒神，药用石菖蒲、郁金、胆南星等；息风止痉，药用钩藤、全蝎、僵蚕等。

4. 浊闭用药

脾肾阳虚，湿浊内阻，水湿浊气上逆，清阳被蒙，症见嗜睡、昏迷等，治宜温补脾肾，泻浊开窍。温补脾肾，药用制附子、干姜、肉桂等；泻浊，药用大黄、二丑、商陆等；分利湿浊，药用茯苓、车前子、泽泻、猪苓等；燥湿化浊，药用清半夏、陈皮等；开窍醒神，药用郁金、石菖蒲、藿香等。或猝冒秽浊之气，郁闭气机，清阳受阻，清窍失利，症见猝然闷乱、甚或昏不知人等，治宜芳香辟秽、利气开窍。芳香化浊，药用藿香、佩兰、白豆蔻等；渗湿化浊，药用薏苡仁、滑石、茯苓等；利气化湿，药用姜厚朴、槟榔等；豁痰利气，药用白芥子、杏仁等；开窍醒神，药用郁金、石菖蒲等。

5. 瘀闭辨识

温热病证，邪热内陷心营，与痰浊、瘀血交阻，闭阻心窍，症见周身灼热、神志不清、谵妄等，治宜活血化瘀，清热开窍。活血，药用桃仁、红花、赤芍、丹参、牡丹皮等；清热凉血，药用水牛角、生地黄、白茅根、淡竹叶、连翘心等；涤痰开窍，药用竹沥、石菖蒲等。

6. 虚闭辨识

心脾两虚而肝阳偏亢，脑神受累，元神失控，症见昏仆、神志昏愦等，治宜补益心脾，开窍息风。健脾益气，药用人参、党参、白术等；养心宁神，药用茯神、柏子仁等；涤痰开窍，药用陈皮、清半夏等；开窍醒神，药用郁金、石菖蒲等；息风，药用天麻、全蝎、僵蚕等。肝肾阴虚，水不涵木，或阴虚阳亢，脑神失养、窍络弱闭，症见失神、语謇等，治宜滋补肝肾，开窍苏神。补肝，药用白芍、熟地黄、阿胶等；补肾填精，药用龟甲、鳖甲等；养血通络，药用络石藤、当归等；养心，药用远志、龙骨等；开窍，药用石菖蒲、郁金等。

7. 脱证辨识

素体羸弱，久病元气耗竭，或感邪太重、邪盛正衰，或邪已去而正将亡，以致阳气欲脱或真阴欲竭，阴阳衰微，神无所依，心神耗散而致昏迷，治宜救阴敛阳，或回阳救逆。益气，药用人参、党参等；温阳，药用制附子、干姜、肉桂等；敛阴，药用五味子、山萸肉、麦冬、黄精等。

【纲目条辨论治】

以虚实为纲，病因为目，条辨论治。

（一）热闭

1. 热入心营，热闭心包

主症：高热昏迷，烦躁不宁，谵妄或昏愦不语，循衣摸床，撮空理线，溲黄便结，舌质红绛，齿垢唇焦，脉数。

治法：凉营泄热，清心开窍。

方药：清宫汤加减送服安宫牛黄丸。水牛角、连翘心、玄参心、黄连心、白茅根、淡竹叶、石菖蒲，以及安宫牛黄丸。正合“邪气久留，舌绛苔少，热搏血分者，加味清宫汤主之；神识不清，热闭内窍者，先与紫雪丹，再与清宫汤”（《温病条辨·中焦篇》）之意。

随症加减：神昏较著，合用至宝丹；兼见胸腹灼热、大便秘结，加大黄、姜厚朴，或合用调胃承气汤；筋脉拘急、两目上视、颈项强直，加钩藤、牡丹皮、羚羊角。

2. 热闭心包，热盛动风

主症：灼热躁扰，四肢抽搐或角弓反张，神志昏迷，溲黄便干，舌质红、苔黄，脉弦数。

治法：清热凉营，泻肝息风。

方药：羚角钩藤汤加减送服紫雪。羚羊角、生地黄、金银花、钩藤、全蝎、桑叶、菊花、大黄、石菖蒲，以及紫雪。

随症加减：抽搐频繁、难以控制，加僵蚕、蜈蚣；躁扰不安、昏迷较著，加安宫牛黄丸、至宝丹；喉中痰壅、神昏较著，加竹茹、胆南星；身热夜甚、舌绛，加牡丹皮、白茅根、玄参心、赤芍。

3. 邪热内陷，逆传心包

主症：身热灼手，四肢厥冷，昏愦不语，舌謇短缩，舌质红绛、苔黄燥，脉细滑数；可兼有风温、肺炎喘嗽、痄腮、水痘、手足口病等原发疾病的症状。

治法：清心凉营，豁痰开窍。

方药：清营汤加减。药用水牛角、生地黄、玄参心、竹叶心、金银花、连翘心、黄连、丹参、麦冬、胆南星、清半夏等。

随症加减：喉中痰鸣、泛吐痰涎，或昏愦不语较著，加竹沥、瓜蒌；身热较著，加金汁、人中黄；昏迷甚者，加鲜荷叶、石菖蒲、莲子心；若见咳喘为肺炎喘嗽并发者，可合用三黄石膏汤；若皮肤有丹毒、疔疮、疱疹，可合用清瘟败毒饮。

4. 急黄并发邪犯心肝

主症：黄疸迅速加重，或猝见身黄如金，高热烦渴，胸腹胀满，嗜睡，神昏，抽搐，甚或衄血、便血，或肌肤发斑，舌质红、苔黄腻。

治法：利湿退黄，清心开窍，凉肝息风。

方药：茵陈蒿汤合羚角钩藤汤加减送服至宝丹。茵陈蒿、大黄、栀子、羚羊角、钩藤、天麻、车前子、僵蚕、水牛角，以及至宝丹。

随症加减：神昏较著，可合用安宫牛黄丸；便血，加槐花、地榆炭；肌衄，加茜草、藕节、桃仁、白茅根；大便黏滞、小便深黄，加虎杖、龙胆草、滑石。

5. 湿热疫毒，客犯肝心

主症：猝见高热烦渴，腹痛剧烈，痢下脓血，神昏谵语或神志不清，反复抽搐，频频呕吐，谵妄躁扰，舌质红、苔黄燥，脉弦数。

治法：清热燥湿，泻火解毒，凉营降浊，开窍息风。

方药：黄连解毒汤合白头翁汤加减送服至宝丹。黄连、黄柏、黄芩、栀子、白头翁、秦皮、大黄、赤芍、牡丹皮、地龙，以及至宝丹。

随症加减：抽搐频繁，加全蝎、钩藤、僵蚕；呕吐频繁、昏蒙，加用玉枢丹；神昏较著，加安宫牛黄丸、紫雪；腹胀、不矢气，可改用调胃承气汤。

6. 冒受暑邪，郁闭清窍

主症：烈日暴晒后突见头晕、头痛，胸闷身热，面赤气粗，甚或猝然仆倒、昏不知人。

治法：清心开窍，解暑益气。

方药：白虎加人参汤加减送服紫雪。生石膏、知母、人参、甘草、金银花、西瓜翠衣、鲜竹叶，以及紫雪。

随症加减：口渴恶心作呕，全身酸痛不适，加藿香、佩兰、青蒿、鲜荷叶；神昏较著，加安宫牛黄丸；四肢肌肉抽搐、痉挛、转筋，加木瓜、钩藤、蚕沙。

7. 热结肠胃，扰及神明

主症：高热或日晡潮热，面目俱赤，声重气粗，神昏谵语，或扬手掷足，大便秘结或热结旁流或下腐臭，舌质红、苔黄燥或焦黄或起芒刺，脉沉实有力。

治法：峻下热结，清泻阳明。

方药：大承气汤加减。药用大黄、芒硝、枳实、姜厚朴等。

随症加减：神昏、躁扰明显，可加服安宫牛黄丸；服后若大便不解，可用调胃承气汤；神昏舌短、内窍不通、饮不解渴，可用白虎承气汤；若循衣摸床、舌卷囊缩、舌起粗大红刺明显，可合用凉膈散；壮热口渴喘息，可用麻杏甘石汤合凉膈散；若出现高热神昏、肢厥等“热深厥深”者，可改用桃核承气汤。

8. 心肝亢盛，肝风内动

主症：猝然昏仆，不省人事，牙关紧闭，两手握固，抽搐频繁有力，或见㖞僻不遂，面红目赤，烦躁不宁，舌质红、苔黄燥，脉弦数有力。

治法：清心凉肝，息风开窍。

方药：千金龙胆汤合羚角钩藤汤加减。药用龙胆草、黄芩、大黄、羚羊角、钩藤、茯苓、郁金、天麻、僵蚕、白芍。

随症加减：抽搐较著者，加牛黄、全蝎、蜈蚣；喉中痰鸣、昏迷较著，加黄连、胆南星、天竺黄、石菖蒲；身热烦躁，加栀子、青黛；面红目赤、大便秘结，加芒硝、二丑；舌质红绛、肌肤发斑，加水牛角、牡丹皮。

9. 热毒燔盛，疫毒攻心

主症：高热不退，昏愦如迷，或谵语妄言、循衣摸床，或郁冒直视，或下利臭秽，或吐衄发斑，或遍身青紫，四肢厥冷，舌质红绛或深绛，脉细微数。

治法：清热解毒，凉血清营，清心开窍。

方药：清瘟败毒饮加减。药用生石膏、生地黄、水牛角、黄连、栀子、黄芩、知母、赤芍、玄参、牡丹皮、连翘、淡竹叶。《温热经纬·疫病篇》中“昏闷无声者，心之气出于肺而为声，窍因气闭，气因毒滞，心迷而神不清，窍闭而声不出，宜本方增石膏、犀角、芩、连，加羚羊角、桑皮”之论，临证可资参考。

随症加减：斑疹色青紫，宛如浮萍之背者，宜加紫草、桃仁、红花、归尾；抽搐，加钩藤、全蝎、地龙。

（二）湿闭

1. 湿热蒙蔽清窍

主症：神志昏蒙、似清似昧或时清时昧，时有谵语，语言不利，身热不退或朝轻暮重，胸脘痞闷，时有呕恶，舌苔垢黄腻，脉滑数或濡数。

治法：清热化湿，豁痰开窍。

方药：菖蒲郁金汤加减。药用石菖蒲、郁金、胆南星、天竺黄、竹沥、姜汁、金银花、连翘、牡丹皮、栀子、菊花、滑石等。

随症加减：身热不退、烦躁，可合用至宝丹；昏愦、舌苔厚腻，可合用苏合香丸；神志昏蒙、呕恶不食、口干而不欲饮、舌苔白腻，可用茯苓汤合安宫牛黄丸，或遵“湿热上焦未清，里虚内陷，神识如蒙，舌滑，脉缓，人参泻心汤加白芍主之”（《温病条辨·中焦篇》）之意；神志如蒙、小便不通、少腹硬满、大便不通、舌苔垢腻，加猪苓、茯苓、寒水石、晚蚕沙、皂荚，或合用宣清导浊汤；抽搐，加钩藤、僵蚕、全蝎，或合用止痉散。

2. 湿重于热，湿浊蒙上

主症：热蒸头胀，呕逆神迷，小便不通或尿闭，渴不多饮，舌苔白腻。

治法：先进芳香开窍，继而淡渗分利。

方药：苏合香丸、茯苓皮汤。先予苏合香丸芳香开窍、通窍启闭苏神，药用白术、青木香、犀角（用代用品）、香附子、朱砂、诃黎勒、白檀香、安息香、沉香、麝香、丁香、荜茇、龙脑、苏合香、乳香。继而给予茯苓皮汤淡渗除湿、宣通水道，药用茯苓皮、薏苡仁、猪苓、大腹皮、白通草、淡竹叶。此治疗正合“吸收秽湿，三焦分布，热蒸头胀，身痛呕逆，小便不通，神识昏迷，舌白，渴不多饮，先宜芳香通神利窍，安宫牛黄丸；续用淡渗分消浊湿，茯苓皮汤”（《温病条辨·中焦篇》）之意。

随症加减：干呕，或呕吐，加竹茹、清半夏、郁金；头痛而晕、视力朦胧，甚或神昏痉厥，当急予导赤散合加味虎杖散；痰涎涌盛、气急而喘、烦躁不能平卧，可用刘河间倒换散（《宣明论方》）。

3. 湿滞大肠，湿蒙窍阻

主症：神志如蒙，大便不通，少腹硬满，舌苔垢腻。

治法：宣通气机，清化湿浊。

方药：宣清导浊汤。猪苓、茯苓、寒水石、晚蚕沙、皂荚子。

随症加减：少腹胀满拘急、不矢气，系肠腑湿郁较甚，加杏仁、瓜蒌、槟榔；神志昏蒙较甚，合用苏合香丸。

（三）痰闭

1. 痰浊蒙蔽清窍

主症：初见嗜睡，懒言；继而神志模糊，言语含混，瞪目直视，甚则渐至昏不识人。昏迷后多无发热，可见面色晦滞，静而不烦，喉中痰声辘辘，口角流涎，胸闷呕恶，舌苔白腻或灰腻，脉沉滑或濡缓。

治法：涤痰开窍。

方药：涤痰汤加减送服苏合香丸。陈皮、清半夏、茯苓、胆南星、枳实、竹茹、石菖蒲、人参、郁金、远志，以及苏合香丸。

随症加减：抽搐频繁，加蜈蚣、全蝎、钩藤；精神恍惚，加珍珠母、磁石；失神，加琥珀、茯神；痰涎壅盛，加白金丸；兼纳差便溏，加用四君子汤。

2. 痰迷清窍，痰火扰神

主症：初见神志错乱，胡言乱语，躁扰如狂；渐至昏迷，或猝然昏仆抽搐，呼吸气粗，声高息粗，喉中痰鸣，或口中有声，溲黄便秘，面红目赤，烦躁不安，舌质红、苔黄腻，脉滑数。

治法：清泻肝火，化痰宁神，开窍醒神。

方药：竹沥达痰丸合黄连温胆汤加减送服牛黄抱龙丸。青礞石、全蝎、大黄、桃仁、天麻、清半夏、胆南星、钩藤、石菖蒲、黄连、竹茹、人工牛黄，以及牛黄抱龙丸。

随症加减：喉中痰壅、痰黄黏稠、大便秘结，加瓜蒌、海蛤壳；狂躁、便秘，可用生铁落煎汤送服礞石滚痰丸；抽掣频繁，加石决明、白僵蚕；舌强语謇、祸僻不遂，加石决明、白附子、黛蛤散。

（四）浊闭

1. 浊阴上逆

主症：面色晦滞，头晕头痛，视力障碍，恶心呕吐，口中气秽，胸闷腹胀，肢冷畏寒，尿少浮肿，大便不爽，意识由嗜睡迷蒙渐转昏迷，舌淡体胖、苔垢腻，脉沉迟，甚或抽搐、衄血。

治法：温补脾肾，泻浊开窍。

方药：温胆汤合温脾汤加减送服苏合香丸。大黄、制附子、干姜、人参、清半夏、竹茹、枳实，以及苏合香丸。

随症加减：腹中冷痛、便溏、苔白腻或白滑，去大黄，加吴茱萸、肉桂；浮肿、尿少或尿闭，加车前子、泽泻、猪苓、二丑；呕吐甚者，加清半夏、砂仁、生姜，或合用玉枢丹；吐甚不能服药者，可先用苏叶、黄连煎水小量频服，或改用半夏泻心汤水煎冷服，或用大黄、制附子、牡蛎煎汤保留灌肠。

2. 浊毒闭神

主症：神志时昏时清，谵语，烦躁不宁，口气秽浊，舌暗、苔灰腻，脉沉弦。

治法：解毒泄浊，开窍苏神。

方药：菖蒲郁金汤加减送服玉枢丹。牡丹皮、栀子、连翘、郁金、石菖蒲、竹沥、淡竹叶、灯心草，以及玉枢丹。

随症加减：胸脘痞闷、舌苔厚腻，合用苏合香丸；兼抽搐风动，可合用止痉散。

3. 猝冒秽浊

主症：猝然闷乱，昏晕不知人，面青肢冷，腹部胀满，呕恶吐逆，口噤不语，或妄言妄见，舌上紫、苔白如积粉，脉沉细而微，或忽大忽小。

治法：芳香辟秽，利气开窍。

方药：芳香辟秽汤送服玉枢丹。藿香、佩兰、豆蔻仁、薏苡仁、白芥子、滑石、郁金、姜厚朴、杏仁，以及玉枢丹。

随症加减：便溏，加党参、白术、肉豆蔻；腹痛，加肉桂、小茴香。

（五）瘀闭

1. 瘀阻脑络，扰乱神明

主症：神志昏迷或如痴呆或错乱，头部刺痛或久痛不愈，瘛疭抽搐，或单以口角、眼角、肢体抽搐，或大便坚如羊屎，形体消瘦，肌肤枯燥色紫，颜面口唇青紫，舌质紫暗，或见瘀点，脉细涩。

治法：活血化瘀，开窍通闭。

方药：通窍活血汤加减。药用桃仁、红花、赤芍、乳香、没药、血竭、当归、老葱、生姜等。

随症加减：神昏窍闭，加石菖蒲、郁金，或加服紫雪；痴呆，加白檀香、安息香、丁香、沉香；头晕、目眩，加党参、黄芪；健忘、失眠，加远志、酸枣仁。

2. 瘀热闭阻清窍，扰乱神明

主症：周身灼热，神志不清，或谵妄昏狂，舌质紫绛而润。

治法：活血化瘀，清热开窍。

方药：犀地清络饮加减。药用水牛角、牡丹皮、生地黄、赤芍、连翘、桃仁、生姜汁、竹沥、石菖蒲、灯心草等。

随症加减：谵妄昏狂、如狂、发狂等系热传营血，加琥珀、丹参；神情呆滞、昏迷不语等系气血郁滞、灵机不运，可合用三甲散。

3. 热蕴下焦，下焦蓄血

主症：少腹硬满急痛，神志不清如狂，大便秘结或自利酱粪，舌质深绛，脉沉涩。

治法：泻热逐瘀，通络开窍。

方药：桃核承气汤加减。药用桃仁、大黄、桂枝、芒硝、甘草、牡丹皮等。

随症加减：舌质紫暗、脉涩、颜面口唇青紫，加穿山甲（用代用品）、归尾；少腹硬满急痛较著者，加姜厚朴、枳实；壮热口渴，加紫草、茜草、贯众；昏狂甚者，可合用牛黄膏。

（六）虚闭

1. 心脾两虚

主症：猝然昏仆或神志昏愦，抽搐力弱，或仅头部下垂，四肢无力，面色苍黄，纳差腹胀，口噤目闭，舌质淡而胖嫩、苔白，脉弱。

治法：补益心脾，开窍息风。

方药：四君子汤合温胆汤加减。药用党参、白术、茯苓、天麻、全蝎、陈皮、清半夏、僵蚕、柏子仁、木香、胆南星、石莲子、石菖蒲、郁金等。

随症加减：形寒肢冷、手足不温，加干姜、制附子，或合用缓肝理脾汤；面色晦滞、痞满不舒，加远志、枳实。

2. 肝肾阴虚

主症：猝然昏仆，瘛疭或强直，抽风无力，或语謇，时有躁动，健忘失眠，面颊潮红，手足心热，舌光红欠润，脉弦数无力。

治法：滋补肝肾，开窍息风。

方药：大定风珠合止痉散加减。药用全蝎、天麻、僵蚕、阿胶、络石藤、白芍、熟地黄、龟甲、鳖甲、牡蛎、远志、石菖蒲、龙骨等。

随症加减：兼精神不振、倦怠乏力、动则气短，加党参、黄芪、白术，或合用大补元煎；心烦溲黄、手足心热、舌苔花剥，合用知柏地黄丸。

（七）脱证

1. 内闭外脱

主症：神志昏迷，口开目合，二便失禁，肢厥，冷汗淋漓，鼻鼾息微，面色苍白，脉微欲绝或结代。

治法：开窍通闭，回阳固脱。

方药：回阳救急汤加减送服至宝丹。制附子、干姜、肉桂、白术、茯苓、陈皮、甘草、五味子、清半夏，以及至宝丹。

随症加减：兼有壮热、烦躁不安系以内闭为主，可合用黄连解毒汤；兼有发热、小便短赤、舌苔白厚等系内闭兼阳衰者，可先用四逆汤加减送服安宫牛黄丸。

2. 亡阴

主症：神志昏迷，汗出，面红身热，唇舌干红，脉虚数。

治法：救阴固脱。

方药：生脉散加减。药用人参、麦冬、五味子、山萸肉、黄精、龙骨等。

随症加减：面赤足冷、虚烦不安、脉极弱或大而无根，系真阴枯竭、阴损及阳、虚阳浮越所致，可改用地黄饮子以滋养真阴、摄纳浮阳；汗出过多、小便赤涩，加黄芪、当归；舌强语謇、神昏，改用加减复脉汤以复其津液；若暑温之邪久羁、肾水亏于下、心火亢于上，而见心烦神迷者，当先醒神清热开窍，再用连梅汤清热养阴。

3. 亡阳

主症：昏愦不语，呼吸微弱，面色苍白，四肢厥冷，额有冷汗，或大汗淋漓，二便失禁，口唇青紫，脉微欲绝。

治法：回阳救逆。

方药：参附汤加减。药用人参、制附子、干姜、甘草等。

随症加减：口唇发绀、手足指（趾）甲色青，加肉桂、白术、茯苓、陈皮、炙甘草，或合用回阳救急汤、桃红四物汤；呼吸浅促不匀，可加山萸肉、五味子、磁石以潜阳固脱。若邪热已去、脱证已固、元气仍虚，神衰舌淡，可改用可保立苏汤加减以调治。

【其他疗法】

1. 针灸

实证昏迷可针刺人中、合谷、太冲，点刺放血十宣。备用穴为针刺大椎、内关、丰隆、水沟、手十二井穴。高热者，重在十二井穴点刺放血、涌泉放血；四肢躁动，加针刺曲池、阳陵泉。

脱证昏迷亡阴证，针刺重补涌泉、关元、绝骨，平补平泻手十二井穴、百会、水沟、承浆、四神聪。亡阳证，可重灸神阙，温针关元，烧山火针涌泉、足三里，平补平泻手十二井穴、百会、水沟、承浆、四神聪。

2. 推拿疗法

可选用掐人中、端正、老龙、威灵、十王、小天心；拿肩井、曲池、合谷、委中、承山、昆仑、太溪。

（三）中药急救针剂

1. 清开灵注射液

功效：清热解毒，化痰通络，醒神开窍。

适应证：用于热病神昏，中风偏瘫，神志不清，亦可用于急、慢性肝炎，乙型肝炎，上呼吸道感染，肺炎，高烧，以及脑血栓形成、脑出血见上述证候者。

用法用量：肌内注射。每日 2～4mL。重症患者静脉滴注，每日 20～40 毫升，以 10% 葡萄糖注射液 200mL 或氯化钠注射液 100mL 稀释后使用。

2. 醒脑静注射液

功效：清热泻火，凉血解毒，开窍醒脑。

适应证：用于流行性乙型脑炎、肝昏迷，热入营血，内陷心包，高热烦躁，神昏谵语，舌绛脉数。

用法用量：肌内注射。每次2～4mL，每日1～2次。静脉滴注一次10～20mL，用5%～10%葡萄糖注射液或氯化钠注射液250～500mL稀释后滴注，或遵医嘱。

3. 血必净注射液

功效：化瘀解毒。

适应证：用于温热类疾病，症见：发热、喘促、心悸、烦躁等瘀毒互结证；适用于因感染诱发的全身炎症反应综合征；也可配合治疗多器官功能失常综合征的脏器功能受损期。

用法用量：静脉注射。全身炎症反应综合征：50mL加生理盐水100mL静脉滴注，在30～40分钟内滴完，每日2次，病情重者，每日3次。多器官功能失常综合征：100mL加生理盐水100mL静脉滴注，在30～40分钟内滴完，一天2次，病情重者，一天3～4次。

4. 参附注射液

功效：回阳救逆，益气固脱。

适应证：主要用于阳气暴脱的厥脱症（感染性、失血性、失液性休克等）；也可用于阳虚（气虚）所致的惊悸、怔忡、喘咳、胃疼、泄泻、痹证等。

用法用量：①肌内注射：一次2～4mL，每日1～2次。②静脉滴注：一次20～100mL，用5%～10%葡萄糖注射液250～500mL稀释后使用。③静脉推注：一次5～20mL，用5%～10%葡萄糖注射液20mL稀释后使用。

5. 参麦注射液

功效：益气固脱，养阴生津。

适应证：用于治疗气阴两虚型之休克、冠心病、病毒性心肌炎、慢性肺心病、粒细胞减少症。能提高肿瘤患者的免疫机能，与化疗药物合用时，有一定的增效作用，并能减少化疗药物所引起的毒副反应。

用法用量：①肌内注射：一次2～4mL，每日1次；②静脉滴注：一次10～60mL，用5%葡萄糖注射液250～500mL稀释后应用。

【病案参考】

病案一

胡某，男，5岁。1983年4月6日初诊。素患遗尿。近月来脘腹胀闷，时时隐痛，恶心欲吐，口淡作黏，疲乏倦怠。今天突然面色苍白，大汗淋漓，目合口开，神志朦胧，苔白腻，舌质淡红，脉细濡。查血、尿、便常规未见异常，空腹血糖8.8 mmol/L。

证属脾胃不足、湿浊之邪犯胃，以致升降机能失调。治宜燥湿和中，拟胃苓汤加减：炒苍术、炒白术、藿香、佩兰、九节菖蒲各10g，陈皮、清半夏各3g，生姜2片。3剂药后，脘腹胀闷隐痛顿消，恶心呕吐亦已。惟每天清晨仍有汗出晕厥，但发作轻微，纳食不甘，舌苔薄白，脉细缓。处方：党参、黄芪、茯苓、炒白术、炒白芍、补骨脂各10g，柴胡、桔梗、陈皮、半夏各3g，生龙牡（先煎）各15g，生姜2片，大枣5枚。服药5剂，汗出晕厥已解，遗尿亦随之控制，食增。按原方续服5剂，以善其后。

（选自《现代名中医儿科绝技》）

病案二

邬某，女，8岁。患者神志不清伴失语抽搐而收住院。1个月前因高热、头痛、气促，继而不省人事、四肢抽搐而住某市医院，经抢救治疗，热退，症状好转而出院。近日又因神志不清，吞咽困难，不能言语，面颊、四肢不时抽搐而来我院诊疗。经重镇定惊、涤痰祛风等法治疗，效果不显，邀钟老会诊。见患儿两目呆滞，表情冷漠，语言不清，面颊、四肢抽搐阵作，喉中痰鸣，形体消瘦，舌质红、苔少，脉弦细数。钟氏认为此热病1月，邪伤阴津，筋络失养，痰热未净，清窍尚蒙，为正虚邪恋之候，治拟标本兼顾，育阴以和络，化痰以开窍。处方：生地黄、牡丹皮各20g，麦冬、北沙参、瓜蒌皮、制南星、象贝母各15g，陈皮3g，甘草4g，服3剂后诸症均减轻，舌质尚偏红，脉细数。原方去瓜蒌皮加生牡蛎30g，先煎。此方出入服1月，病证十去其八，后以上方为基础，继续巩固治疗20余天，症状完全消失。半年后随访，已在读书，智力发育良好。

（选自《钟一棠老师治疗疑难急症的经验》）

第十四节　斑　疹

斑疹多是因邪热波及营血而致肌肤出现红色皮疹。斑多点大成片，色红或紫，抚之不碍手，压之不褪色；疹形如粟米，高出于皮肤之上，抚之碍手，疹消退后常有皮屑脱落。早在《金匮要略》就载有“阳毒之为病，面赤斑斑如锦纹”，即指斑疹。在其后的《诸病源候论·温病发斑候》中说：“夫人冬月触冒寒毒者，至春始发病，病初在表，或已发汗吐下，而表证未罢，毒气不散，故发斑疮。”清代叶天士所著《温热论》对斑疹的论述较为详尽，尤其是对病因、证候、传变及治则的论述有独特见解，如“斑疹皆是邪气外露之象”“点大而在皮肤之上者为斑，或云头隐隐，或琐碎小粒者为疹”。现代医学中多见于传染病或感染性疾病、血液系统疾病过程中出现的多种形态的皮疹。

【源流】

早在《金匮要略》中，就载有“阳毒之为病，面赤斑斑如锦纹”，后世视斑为毒邪所致即源于此。至隋代巢元方《诸病源候论》曰："此病或是伤寒，或时气，或温病，皆由热不时歇，故热入胃，变成毒，乃发斑也。""人皮肤虚，为风邪所折，则起瘾疹。"认为邪气内侵可发为斑疹。又曰："冬月天时温暖，人感乖戾之气，未即发病，至春又被积寒所折，毒气不得发泄，至夏遇热，温毒始发，出于肌肤，斑烂隐疹，如锦文也。""伤寒病，证在表，或未发汗，或经发汗未解，或吐下后而热不除，此毒气盛故也。毒既未散，而表已虚，热毒乘虚出于皮肤，所以发斑疮隐疹如锦文。"提出了外邪内侵后郁于体内，乘虚而出，发为斑疹的病机。

清代温病学说蓬勃发展后，众多医家对于斑疹的病因病机、辨证及用药宜忌均提出了丰富的观点。

叶天士《温热论》曰："春夏之间，湿病俱发疹为甚。""若斑色紫小点者，心包热也。""营分受热，则血液受劫，心神不宁，夜甚无寐，或斑点隐隐。""斑属血者恒多，疹属气者不少。""如淡红色，四肢清，口不甚渴，脉不洪数，非虚斑即阴斑。或胸微见数点，面赤足冷，或下利清谷，此阴盛格阳于上而见。"认为斑疹的病位多位于营血分，且提出了鉴别"阴斑"的重要性。

程钟龄《医学心悟》认为："凡发斑有四证，一曰伤寒，二曰温毒，三曰时气，四曰阴证。"

章楠《伤寒论本旨》曰："然邪由膜原入胃者多，或兼风热之入于经络，则有疹矣。""疹从血络而出属胃经。""热闭营中，故多成斑疹。""火不郁不成斑疹。"认为斑疹多属火热之邪从营血分而出，疹属胃经，也强调"斑疹亦有虚实，虚实不明，举手杀人""斑疹不独温疫所有，且有虚实之迥别也"。

陆子贤《六因条辨》则认为"疹为太阴风热"，清代医家邵仙根亦认为"疹因肺受风温而出"，二者均认为疹当归属肺经之证。

吴坤安所著的《伤寒指掌》则认为"疹属脾家湿热"。

余师愚《疫疹一得》专论疫毒所致发热伴出疹症，对斑疹的论述较为细致。其曰："瘟既曰毒，其为火也明矣。""疹出于胃……非胃虚受毒已深，即发表攻里过当。胃为十二经之海，十二经都朝宗于胃，胃能敷布于十二经，荣养百骸……毒既入胃，势必亦敷布于十二经，戕害百骸。""热毒未入于胃而下之，热乘虚入胃，故发斑；热毒已入于胃，不即下之，热不得泄，亦发斑。""火者疹之根，疹者火之苗也。如欲其苗之外透，非滋润其根，何能畅茂。"

至近代，吴瑞甫《中西温热串解》曰："阴证发斑……以其人元气素弱，心肾有亏，当补不补，则阴凝不解，或服凉药太过，以致变成阴证。寒郁于下，逼其无根失守之火，聚于胸中，熏灼脾胃，传于皮肤而发斑点。"

【病因病机】

斑疹之因多与邪热波及营血有关。疹的发生多是由于气分邪热内窜营分，损伤血络，发于皮肤所致。其邪热仍在气分，仅为波及营分而已。其中肺经郁热不解而致发疹较为多见。斑多为热郁阳明，胃热炽盛，内逼营血，损伤血脉，迫血妄行，血从肌肉外渍所致。当邪热进一步炽盛，疹亦可转斑，病机重点则从气分而转为营血分。有时疹与斑不能截然区分，疹能转斑，也可在疹中夹斑，即“夹斑带疹”。

1. 毒壅肺胃

外感温热之邪，温邪上受，首先犯肺，肺经郁热不解，肺合大肠，与大肠相表里，热郁阳明，胃热炽盛，内逼营血，损伤血脉，迫血妄行，血从肌肉外渍而发为斑疹。

2. 热灼营阴

气分邪热失于清肃，或为气分湿热化燥化火，传入营分；或为肺卫之邪乘心营之虚，径陷心营，抑或某些温邪直犯心营，营分受热，热窜血络，则见斑疹隐隐。

3. 热盛动血

营分邪热未能透转气分而羁留，进而深传血分；卫分或气分邪热未解，直接传入血分或伏邪始自血分发出，血热炽盛，灼伤血络，迫血妄行进而表现为斑疹密布，神昏谵妄、吐血、尿血等。

【临证思路】

（一）识症

发斑和出疹在疾病中常同时并见，故常合称为斑疹，但两者形态不同，病机各异。

斑：斑形呈大片，不高出皮肤，抚之不碍手，压之不褪色，斑出无一定顺序，以胸腹四肢多见。

疹：疹形如粟米，高出皮肤，扪之碍手，压之多褪色，出疹常有一定顺序，疹退有脱屑。

（二）审机

总体来说是斑重而疹轻。斑深，多自胃中发出，属营血分病变；疹浅，多自肺中发出，属营气分病变。叶天士曰：“斑属血者恒多，疹属气者不少。”章虚谷曰：“热闭营中故易成斑疹，斑疹从肌肉而出属胃，疹从血络而出属肺。”

1. 色泽辨识

红活荣润表示邪气不盛，正气不衰，为顺证；色红不深为热毒轻浅；深红紫赤为热毒炽盛；色黑则热毒极甚；光亮为气血未衰；晦暗是气血衰败。《备急千金要方》谓斑疹黑色者，九死一生。

2. 形态辨识

松浮洒于皮面者为热毒外达，是顺证吉象；斑疹紧束色深有根为热毒痼结，是逆证之象。

3. 分布辨识

斑疹分布的稀疏与稠密可以反映邪毒的轻重。稀疏朗润表示热毒轻浅为顺证；稠密色深融合成片表示热毒深重为逆证。

4. 出现顺序辨识

斑出顺序一般无固定；疹出顺序先以头面、耳后、项、胸腹背、四肢，最后手足心为顺，若乍出乍没，不按顺序而出均为逆证。

（三）定治

斑疹治疗遵循“斑宜清化，疹宜透发”之原则。清代陆子贤《六因条辨》提出“斑宜清化，勿宜提透；疹宜透发，勿宜补气”，对于临床治疗有一定指导意义。

（四）用药

治斑常以清气凉血化斑之药，治疹则以凉营透疹药物。两者治疗均可酌情加用清热解毒，养阴生津之品。用药禁忌：①忌用辛温药：斑疹为温热邪气所致，当以寒凉之品治之，切忌辛温发汗，辛温助热伤阴，必导致昏迷、吐衄。②忌用壅补药：斑疹外透为热邪外达之象，当因势利导，宣通气机，误用甘温滋补之品则阻塞气机，助热增火，令气血壅滞，热毒内陷而无出路。③忌用升提药：温毒蕴热发于营分，阴津大伤，势将内陷心包发为昏迷，再用升提则火上浇油，令气血上并，阴液下竭。④忌用攻下：温毒蕴热于内，如数日不大便可以轻微通下以疏调气血，透出邪热，切忌苦寒大下，纯用攻泄可伤正气，正衰则邪易内陷入里。⑤忌过用苦寒药：斑疹治疗当时刻顾护阴液为要，若纯用苦寒，既燥且壅滞气机，用之无益反为害。

【纲目条辨论治】

以分期为纲，病因为目，条辨论治。

1. 邪毒郁表

主症：发热，微恶风寒，咳嗽，目赤，斑疹发出量较少，形态松浮，如洒于肌表稀疏均匀。舌尖红，苔薄白或微黄，脉浮数。

治法：辛凉透疹，疏风解毒。

方药：清解透表汤加减。药用葛根、紫草、桑叶、菊花、甘草、牛蒡子、金银花、连翘、蝉衣等。

随症加减：高热无汗，加浮萍；恶寒咳喘者加麻黄、紫苏、细辛；咽痛加马勃、射干。

2. 毒壅肺胃

主症：身热如焚，气粗而促，烦躁口渴，斑疹黑而隐隐，四旁赤色、大便秘结，小便短赤而少。舌赤苔黄，脉数。

治法：清透热毒，攻下泄热。

方药：通圣消毒散加减。药用川芎、金银花、牛蒡子、滑石、芒硝、生大黄、水牛角、芦根、大青叶、防风、白芷、焦山栀等。

随症加减：热结肠腑较重，可后下大黄、芒硝冲服，加厚朴、枳实；热邪明显，加用石膏、知母。

3. 热盛迫血

主症：心烦躁扰，时有谵语，甚至昏狂谵妄，斑疹显露或斑色紫黑，或吐血尿血。舌质红绛而干，苔薄或无苔，脉细数。

治法：清热解毒，凉血散血。

方药：清营汤加减。药用水牛角、生地黄、玄参、淡竹叶、麦冬、丹参、黄连、金银花、连翘等。

随症加减：营热动风，症见心烦谵语、痉厥，加用钩藤、丹皮、羚羊角；吐血加侧柏叶、白茅根、三七；热毒较甚，加水蛭、大黄配以神犀丹；气血两燔，症见壮热，大渴引饮，头痛如劈，骨节烦痛，烦躁不安，可予以清瘟败毒饮。

4. 气阴两伤

主症：斑疹色紫暗淡，多呈散在性出现，心悸气短，头晕，神情倦怠。舌淡苔少，脉细弱。

治法：益气养阴，宁络解毒。

方药：沙参麦冬汤加减。药用沙参、麦冬、玉竹、甘草、桑叶、白扁豆、天花粉等。

随症加减：大便秘结，加全瓜蒌、火麻仁；余热未尽，加地骨皮、银柴胡、连翘；胃阴耗伤口渴，加石斛；咯血者加知母、丹皮、白茅根。

【其他疗法】

1. 针灸

针刺太阳、大椎、合谷、太冲、风池等穴，实证用泻法，强刺激。取太阳穴，小罐拔罐。

2. 刺血法

大椎、十宣点刺放血。

3. 药物擦浴

生石膏、知母、丹皮水煎擦洗患处。

4. 敷疗法

湿毛巾或冰袋置于额部及大血管浅表处。

【病案参考】

病案一

曾某，女，6岁，1993年5月22日初诊。其母代诉：患儿素体瘦弱，于2天前突然高热39.8℃，伴有头痛，咳嗽，流涕，欲呕，烦躁不安，胸腹隐见针尖样大小的红点。其母即找西医治疗，诊断为“上呼吸道感染”。给予复方氨基比林1.2mL、柴胡注射液2mL混合肌内注射，青霉素160U经皮试后加入5%葡萄糖氯化钠注射液500mL中静脉滴注，每日1次。并口服麦迪霉素0.1g，维生素C 0.1g，泼尼松5mg，每日3次。经上述治疗后约半小时，患儿体温逐渐下降至正常，但白天静脉滴注结束后，患儿体温又徐徐上升，至晚上9时体温又高达40℃。于是继续使用上述方法退热消炎，并将青霉素剂量增加，继续观察1天。结果患者病情白天用药时暂时缓解，体温也基本正常，但至夜又依然高热。因患者已反复高热2天，其母邀余中医会诊。刻诊症见：患者面色红赤，胸腹红疹隐隐，烦躁不安，口渴，壮热，舌红绛而干，脉细数。中医诊断为风温，证属气营同病。治以凉营解毒，透热养阴，方选清营汤加味。

处方：水牛角（先煎）60g，银花6g，连翘、竹叶各5g，玄参、丹参、麦冬、生地黄各10g，黄连3g，板蓝根15g。每日1剂，3碗水，先煎水牛角20分钟后加余药煎成1碗，分作3次服，每次间隔3小时。在煎煮中药的同时，针刺患儿十宣穴放血泄热，然后推按大椎、曲池、合谷等穴，致患儿微微汗出时为止。

次日早上再诊时，其母谓昨晚服药后，患儿慢慢安静入睡，体温亦渐下降，现体温38℃。效不更方，嘱仍按原方继服1剂。是日晚顺访，患儿体温已正常，红疹消退。

（选自《风温验案1则》）

病案二

残冬严寒，麻疹盛行，小儿多半感染，往往以失治或误治而夭殇者，不知凡几。王儿四岁，体虚弱，亦被时毒传染，发热十余日，疹犹未现。医循例用辛凉药升发之，疹则始终隐隐停留肌腠之间，药愈投而形愈隐，甚至内陷不见其形，身热亦逐渐减低而至于无热，神困昏厥，险象日呈。迎吾治之，视儿面色青惨，气息低微，指纹沉晦难见，不语亦不食，合目昏睡，乃内虚而外寒闭束、疹陷难出之棘手危证。盖疹本借热发，而反以寒药抑制，转向内陷，演成如此危势，此由治病不知因时因人而异也。儿体虚寒，外寒由盛，理应温补而发。然在王琦《医林指月》痞论载有温补治疹成例，可为今范，因用温补升提法。处以防风桂枝汤加归、芪、炮甲、红花等，正气充则足以抗毒，外寒散则陷疹得透，虽变法亦常法也。煎药煎汤温服，二剂身温有汗，疹点隐约外露，再剂身热增高，面及上肢均现点，色鲜红，略咳嗽，口舌微干，指纹见红活，人事已清醒。先证转热化，则药宜辛凉，不合温燥，改予苏叶、荆芥、前胡、连翘、大力、花粉等，二剂疹遍全身。嗣后如期疹回，人极安和，进以养肺和胃解毒之沙参、石斛、麦冬、连翘、金银花、谷芽诸品，服食数日而人安如常。

（选自《治验回忆录》）

病案三

何某气粗目赤，舌绛疹红，神机不发，脉洪数，霄烦无寐。邪已入营，急宜清透，若再消导劫津，必至液涸成痉。犀角、鲜生地黄、天冬、麦冬、玄参、赤芍、丹皮、连翘、藕汁、菖蒲。日三服，汗彻热退，神志亦清，但右脉长大，胃火犹燔。用石膏、白芍、黄芩、知母、甘草，大便数次，脉较平，寐中手指微搐，乃液虚风动，欲成痓也。用阿胶、生地黄、钩藤、当归、白芍、石斛、枣仁，数剂症平。

（选自《清代名医医话精华》）

第十五节 急性水肿

水肿是指以眼睑、头面、四肢、腹背甚至全身浮肿为主要表现的一类病证，严重者可伴有胸水、腹水等。

早在《黄帝内经》已有“水”“风水”“水胀”“石水”“涌水”等名称，汉代张仲景在《金匮要略》中对水肿称为“水气”，详细论述了“风水”“皮水”“正水”“石水”“里水”“黄汗”“心水”“肝水”“肺水”“脾水”“肾水”等水肿类型的临床表现。隋代巢元方《诸病源候论》开始把“水肿”作为各种水病的总称。宋代严用和《济生方》首先将水肿分为阴水、阳水两大类。

根据水肿的症候表现，现代医学中的多种心脏病引起的心源性水肿，肝性源水肿，肾小球肾炎、肾病综合征引起的肾源性水肿，低蛋白血症、维生素 B_1 缺乏症、严重贫血等引起的营养障碍性水肿，甲状腺功能减退、原发性醛固酮增多症引起的内分泌性水肿等疾病，均可参考本病进行辨证施治。

【源流】

本病在《黄帝内经》中称为“水”，并根据不同症状分为“风水”“石水”“涌水”。《灵枢·水胀》对其症状作了详细的描述，如“水始起也，目窠上微肿，如新卧起之状，其颈脉动，时咳，阴股间寒，足胫肿，腹乃大，其水已成矣。以手按其腹，随手而起，如裹水之状，此其候也。”在病因方面，提出劳汗当风，邪客玄府，饮食失调，气道不通等因素。如《素问·水热穴论》指出：“故其本在肾，其末在肺。”“勇而劳甚则肾汗出，肾汗出逢于风，内不得入于脏腑，外不得越于皮肤，客于玄府，行于皮里，传为胕肿，本之于肾，名曰风水。”病机方面，或提出阴阳不调，三焦气化不利，如《灵枢·五癃津液别》曰：“水谷皆入于口，其味有五，各注其海……阴阳气道不通，四海闭塞，三焦不泻，津液不化，水谷并行肠胃之中，别于回肠，留于下焦，不得渗膀胱，则下焦胀，水溢则为水胀。”或提出脾肺之脉结则气化为水，如《素问·阴阳别论》曰：“三阴结谓之水。”或提下焦水液运行失常，形成水肿，如《素问·宣明五气》曰：“五气为病：……下焦溢为水。”或提肾失温煦，水聚为肿，如《素问·水热穴论》：“肾者胃之关也，关门不利，故聚水而从其类也。上下溢于皮肤，故为跗肿。跗肿者，聚水而生病也。”或提脾失转输，水湿内停，如

《素问·至真要大论》云："诸湿肿满，皆属于脾。"或提肿病兼喘，肺肾标本俱病，如《素问·水热穴论》云："水病，下为跗肿大腹，上为喘呼，不得卧者，标本俱病，故肺为喘呼，肾为水肿，肺为逆不得卧。"《素问·水热穴论》云："肾者，至阴也，至阴者，盛水也，肺者，太阴也……故其本在肾，其末在肺，皆积水也。"《黄帝内经》已认识到本病与肺、脾、肾三脏相关。至于治法，《素问·汤液醪醴论》提出了"平治于权衡，去菀陈莝……开鬼门，洁净府"的治疗原则。《黄帝内经》对于水肿的论述，一直为后世学者所宗。

汉代张仲景在《金匮要略·水气病脉证并治》对水肿称为"水气"，把水气病分为风水、皮水、正水、石水、黄汗等类型，认为风水、皮水属表证，正水、石水属里证。又根据五脏发病的机制及证候将水肿分为心水、肝水、肺水、脾水、肾水，提出"诸有水者，腰以下肿当利小便，腰以上肿当发汗乃愈"的治则。在具体治法上，侧重于解表，结合利水。用于风水、皮水等表证的越婢汤、越婢加术汤、防己黄芪汤、防己茯苓汤等被历代医家所推崇，沿用至今。华佗《中藏经》提出"十水"之名，指出水肿"有因嗽而发者、有因劳而生者、有因凝滞而起者、有因虚乏而成者，有因五脏而出者、有因六腑而来者"等。

隋代巢元方《诸病源候论·水肿候》开始把"水肿"作为各种水病的总称，并有"十水候""二十四水候"之称。认为"肾者主水，脾胃俱主土，土性克水，脾与胃合，相为表里，胃为水谷之海，今胃虚不能传化水气，使水气渗溢经络，浸渍腑脏……故水气溢于皮肤而令肿也""水病无不由脾肾虚所为"，强调脾肾在水肿发病中的重要地位，在此基础上，对水肿病机和临床表现作了扼要的概括，认为水肿"皆由营卫否涩，三焦不调，腑脏虚弱所生，虽名证不同，并令身体虚肿，喘息上气，小便黄涩也"。对水病提出有五不可治，并首次提出了水肿必须忌盐的观点。

唐代孙思邈在《备急千金要方》《备急千金翼方》中对于水肿的病因病机有所发挥，补充了大量的治疗方剂，如在《备急千金要方》里就记载了治疗水肿方 49 首，其中不少方剂疗效良好，至今仍为临床所采用。孙氏还首先提出了水肿必须忌盐的主张。

宋代严用和首先提出将水肿分为阴水、阳水两大类，为其后水肿病的临床辨证奠定了基础，如《济生方·水肿门》云："肿满当辨其阴阳，阴水为病，脉来沉迟，色多青白，不烦不渴，小便涩少而清，大腑多泄，此阴水也，则宜用温暖之剂……阳水为病，脉来沉数，色多黄赤，或烦或渴，小便赤涩，大腑多闭，此阳水也，则宜用清平之药。"提出"有年少血热生疮，变为肿满，烦渴小便少，此为热肿"，又云："水肿之病，皆由真阳怯少，劳伤脾胃，脾胃既寒，积寒化水"，治宜"先实脾……后温肾水"，其代表方实脾饮、疏凿饮子等至今尚为临床所习用。杨士瀛《仁斋直指方·虚肿方论》创用活血利水法治疗瘀血水肿。

金元的李杲《东垣十书》根据脾胃学说理论，将水肿分为寒热二型，寒者多虚，热者多实，以前者居多。刘完素在《素问玄机原病式·吐下霍乱》认为水肿是“湿热相兼”蕴蓄而成，当以“辛苦寒药为君而大利其大小便也”。朱丹溪《丹溪心法·水肿》描述了阴水、阳水的鉴别：“若遍身肿，烦渴，小便赤涩，大便闭，此属阳水……若遍身肿，不烦渴，大便溏，小便少、不涩赤，此属阴水。”并提出“凡治肿病，皆宜以治湿为主。”《丹溪治法心要·水肿》云水肿“因脾虚不能行浊气，气聚则为水，水溃妄行”“当以参术补脾”，又云：“凡治肿病，皆宜以治湿为主。”

明代李士材与张介宾都认为水肿是肺脾肾三脏相干之病，但各有独特见解。《医宗必读·水肿胀满》以虚实为纲，分辨水肿，提出“阳证必热，热者多实；阴证必寒，寒者多虚”。张介宾《景岳全书·肿胀》说：“水肿证以精血皆化为水，多属虚败，治宜温脾补肾，此正法也。”本观点对于虚证水肿的治疗，具有重要指导意义。李梴《医学入门·水肿》对水肿的病因归纳总结比较全面，认为水肿由冒雨涉水，或兼风寒暑气，或饥饱劳役，或因久病，或因产后，或饮毒水，或疮毒等因素所致，提出疮毒致水肿的学说。还认为“脾病水流为湿，火炎为热，久则湿热郁滞，经络尽皆浊腐之气，津液与血亦化为水”，重视湿热壅结在阳水病机中的地位，并从证因脉治等方面对水肿加以分型，指出外感邪气者多见阳证；内伤正气者多为阴证。王纶《明医杂著·胀论》：“喘与胀两证相同……但要识得标本先后，喘而后胀者主于肺，胀而后喘者主于脾。”赵养葵《医贯·气虚中满论》说水肿病中“肾虚者，下焦之火虚也”。李中梓《医宗必读·水肿胀满》也说：“水虽制于脾，实则统于肾，肾本水脏而元阳寓焉。命门火衰，既不能自制阴寒，又不能温养脾土，则阴不从阳而精化为水，故水肿之证，多属火衰也。”《景岳全书》也有类似观点，都认为本病为肺脾肾相干之病，其本在肾，其标在肺，其制在脾。这些都是命门学说在水肿病机上的具体应用。

清代李中梓《证治汇补·水肿》归纳总结了前贤关于水肿的治法，认为调中健脾，脾气自能升降运行，则水湿自除，故为水肿治疗大法。此外，又列举了分治六法：治分阴阳、治分汗渗、湿热宜清、寒湿宜温、阴虚宜补、邪实宜攻。唐宗海《血证论》“瘀血化水，亦发水肿，是血病而兼水也”的理论，与宋代杨士瀛活血利水法治疗瘀血水肿的观点相合，为今人应用活血化瘀法治疗水肿提供了启示。

综上所述，可见水肿的名称和基本理论源于《黄帝内经》，证候类型及临床表现补充发展于《金匮要略》和《诸病源候论》，具体的治法方药补充发展于《金匮要略》和《备急千金要方》。唐宋以后，历代名家对于水肿的理论和治法从各个不同的侧面做了补充和发展。

【病因病机】

水肿的病因有风邪袭表、疮毒内犯、外感水湿、饮食不节及久病劳倦、禀赋不足；形成本病的机理为肺失通调、脾失转输、肾失开阖、三焦气化不利。

1. 风邪袭表

风寒或风热之邪，侵袭肺卫，肺失通调，水道不通，以致风遏水阻，风水泛滥，流溢肌肤，发为水肿。此即《景岳全书·肿胀》所言："凡外感毒风，邪留肌肤，则亦能忽然浮肿。"

2. 疮毒内犯

肌肤疮疡，或咽喉肿烂，疮毒内攻，损伤肺脾肾，致津液气化失常，溢于肌肤，发为水肿。如《严氏济生方·水肿门》所云："年少，血热生疮，变为肿满，烦渴，小便少，此为热肿。"

3. 外感水湿

久居湿地，冒雨涉水，湿衣裹身时间过久，或平素饮食多食生冷，水湿内侵，均可使脾为湿困，失其健运，水湿不运，泛于肌肤，而成水肿。正如《医宗金鉴·水气病脉证》所云："皮水，外无表证，内有水湿也。"湿邪热邪合而内侵，或湿郁化热，湿热内蕴，则成湿热水肿。

4. 饮食不节

过食肥甘，嗜食辛辣，久则湿热中阻，损伤脾胃；或因饥饿而营养不足，脾气失养，致脾运不健，脾失转输，水湿壅滞，发为水肿。如《景岳全书·水肿》所言："大人小儿素无脾虚泄泻等证，而忽而通身浮肿，或小便不利者，多以饮食失节，或湿热所致。"

5. 久病劳倦

久病劳倦，伤及脾肾，或房劳过度，内伤肾精，均可使脾失健运，肾失开阖，水液内停，形成水肿。

6. 禀赋不足

或先天禀赋薄弱，肾气亏虚，膀胱开阖不利，气化失常，水泛肌肤，发为水肿；或因劳倦久病，脾肾亏虚，津液转输及气化失常，发为水肿。

水肿病位在肺、脾、肾，病理因素为风邪、水湿、疮毒、瘀血。肺主治节，具有通调水道、下输膀胱的作用。风邪犯肺，肺气失于宣畅，不能通调水道，风水泛滥，发为水肿。脾主运化，有布散水精的功能。外感水湿，脾阳被困，或饮食劳倦损及脾气，造成脾失转输，水湿内停，乃成水肿。肾主水，水液的输布有赖于肾的蒸腾气化和开阖作用。久病劳欲，损及肾脏，或先天肾气亏虚，肾失蒸化，开阖不利，水液泛滥肌肤，则为水肿。诚如《景岳全书·肿胀》所说："凡水肿等证，乃脾、肺、肾三脏相干之病。盖水为至阴，故其本在肾；水化于气，故其标在肺；水唯畏土，故其制在脾。今肺虚则气不化精而化水，脾虚则土不制水而反克，肾虚则水无所主而妄行。"此外，气滞则水停，可致水肿；津血同源，血瘀亦可致水肿。

由于致病因素及体质的差异，水肿有阴水、阳水之分，并可相互转化或兼夹。阳水属实，多由外感风邪、疮毒、水湿而成，病位在肺、脾。阴水属虚或虚实夹杂，多由饮食劳倦、禀赋不足、久病体虚所致，病位在脾、肾。阳水迁延不愈，反复发作，正气渐衰，脾肾阳虚，或因失治、误治，损伤脾肾，阳水可转为阴水。反之，阴水复感外邪，或饮食不节，可使肿势加剧，呈现阳水的证候，而成本虚标实之证。

阳水如属初发年少，体质尚好，脏气未损，治疗及时，则病可向愈。若先天禀赋不足，或他病久病，或得病之后拖延失治，导致肺、脾、肾三脏功能严重受损，则难向愈。久病水病可阻滞气机，阻碍气血运行而致血瘀，遂致瘀水互结之证。病变后期，肾阳衰败，气化不行，浊毒内闭，可发展为关格。若肺失通调，脾失健运，肾失开阖，致膀胱气化无权，可见小便点滴或闭塞不通，可转为癃闭。若阳损及阴，造成肝肾阴虚，肝阳上亢，则可兼见眩晕之证。

【临证思路】

（一）识症

1. 水肿

水肿是指以眼睑、头面、四肢、腹背甚至全身浮肿，轻者可为局部肿胀，重者则肿及全身。肿自下而上者多从足跗始，自上而下者，先见于目窠头面。

水肿、鼓胀及饮证中某些证型都是水液不化，水湿停潴体内所致。但在主要发病脏腑，水停部位，病机与治疗方面都有差异。水肿为肺脾肾三脏功能失调，水液停聚，初起大都从眼睑开始，继则延及头面四肢以及全身，皮肤按之凹陷。亦有从下肢开始，然后及于全身的。如病势严重，可兼见腹满胸闷，气喘不能平卧等证。鼓胀与水肿都可有下肢或全身浮肿，但在病机和辨证治疗方面两者有别，需加以鉴别。鼓胀多为肝脾肾功能失调，形成气滞、血瘀、水停腹中，往往先见腹部胀大，甚至腹大如鼓，腹部皮色苍黄，青筋暴露，余处不肿，后期亦可出现下肢或全身浮肿。而水肿则以头面或下肢先肿，继及全身，一般皮色不变，腹皮亦无青筋暴露。支饮为肺脾肾阳气亏虚，功能失调，水液代谢失常，水饮上凌心肺，支撑胸胁，症见久咳，气喘息促，咳唾引痛，胸胁支满，甚则面目、四肢浮肿。溢饮由风寒闭塞玄府，肺失输布，饮溢肌肤所致，症见喘咳，痰多白沫，胸闷身疼，恶风无汗，甚则肢体浮肿。由上可见，水肿与鼓胀区别主要在水肿部位，水肿先起头面四肢，甚则全身漫肿；鼓胀则以腹部胀大为主。支饮、溢饮与水肿的区别在于喘、肿的发病先后，水肿先肿后喘，饮证则先喘后肿。也有把支饮、溢饮看作是水肿的一种类型，只是饮停部位不同的观点。

水肿辨证时要对阴水与阳水进行鉴别。阳水属实，由风、湿、热、毒诸邪导致水气潴留。发病急，每成于几日之间，肿多由上而下，继及全身，肿处皮肤绷急光亮、按之凹陷即起。兼见心热烦渴，小便短涩色黄，大便多秘结，形壮色红，气息粗长，多见于青壮年，脉多滑而有力。

阴水多属本虚标实，因脾肾虚弱，而致气不化水，久则可见瘀阻水停。病多渐起，日积月累，或由阳水转来。肿多由下而上，继及全身，肿处皮肤松弛、按之凹陷不易恢复、甚则按之如泥，兼见身冷无烦渴，小便或短少，大便溏薄，神疲气怯，劳则加剧，病程较长，多见于正虚久病之人。阴水、阳水可以互相转化，阳水久延不退，正气日衰，水邪日盛，可转为阴水；阴水复感外邪，水肿增剧，标证占据主要地位时，又当急则治标，从阳水论治。

2. 咳喘

水肿初起，风寒之邪侵袭，邪遏肺卫，肺气不宣，可出现咳嗽气喘之证，多伴有恶寒发热等表证；后期水邪壅盛，凌心射肺，也可出现咳嗽气喘，多伴严重水肿，或有心悸气促。两者病机不同，治疗用药也有异。正如王纶《明医杂著．胀论》所云："喘与胀两证相同……但要识得标本先后，喘而后胀者主于肺，胀而后喘者主于脾。"

3. 寒热

恶寒发热伴咽喉红肿疼痛、溃烂，舌质红，脉浮滑数者属风水偏于风热；兼恶寒，咳喘，舌苔薄白，脉浮滑或紧者属于风水偏于风寒；恶寒发热伴皮肤疮疡溃烂者，属湿毒浸淫；畏寒肢冷、神疲、舌淡者，多属脾肾阳虚；烦热口渴，小便短赤，大便干结，苔黄腻，脉数者，多属湿热壅盛。

4. 舌象

舌红苔薄黄多见于风水相搏偏风热或湿毒浸淫；舌红苔黄腻多见于湿热壅盛，也可见于湿毒浸淫型；舌淡苔薄白多见于风水相搏偏风寒；舌苔白腻多见于阳水之水湿浸渍型或阴水；舌质淡胖多属肾阳衰微；舌质紫暗多提示内有瘀血。

（二）审机

1. 风水相搏

风邪袭表，肺失宣降，不能通调水道，下输膀胱，故见恶风，发热，肢节酸楚，小便不利，全身浮肿等症。风为阳邪，其性轻扬，风水泛滥，推波助澜，故水肿起于面目，迅即遍及全身。若风邪兼热，邪热上壅肺系，则咽喉红肿热痛，舌质红，脉浮滑数。若风邪兼寒，邪在肌表，卫阳被遏，肺气不宣，故见恶寒、发热、咳喘。若肿势较甚，阳气内遏，则见沉脉，或沉滑数，或沉紧。

2. 疮毒内侵

肌肤疮疡，或咽喉肿烂，疮毒内攻，损伤脾肺，使中焦脾胃不能运化水湿，失其升清降浊之能，使肺不能通调水道而小便不利，肌肤水肿。风为百病之长，故病之初起，湿毒袭表多兼风邪，是以肿起眼睑，迅及全身，有恶风发热之象。其舌质红，苔薄黄，脉浮数或滑数，是风邪兼湿毒所致。

3. 水湿内侵

水湿之邪，浸渍肌肤，壅滞不行，以致肢体浮肿不退。水湿内聚，三焦决渎失司，膀胱气化失常，所以小便短少，水湿日增而无出路，横溢肌肤，所以肿势日甚，按之没指。脾为湿困，阳气不得舒展，故见身重神疲，胸闷，纳呆，泛恶等症。苔白腻，脉沉缓，亦为湿胜脾弱所致。湿为黏腻之邪，不易骤化，故病程较长。

4. 湿热壅盛

水湿之邪，郁而化热，或湿热之邪壅于肌肤经隧之间，故遍身浮肿而皮肤绷急光亮。由于湿热壅滞三焦，气机升降失常，故见胸脘痞闷。若热邪偏重，津液被耗，则见烦渴、小便短赤、大便干结。苔黄腻，脉沉数或濡数，均为湿热之征。

5. 脾阳虚衰

中阳不振，健运失司，气不化水，以致下焦水湿泛滥，故身肿，腰以下尤甚，按之凹陷不起。脾虚运化乏力，故脘闷纳减，腹胀便溏。脾虚则气无华色，阳不温煦，故面色萎黄，神疲肢冷。阳不化气，则水湿不行而小便短少。舌淡，苔白腻或白滑，脉沉缓或沉弱是脾阳虚衰，水湿内聚之征。

6. 脾虚湿阻

长期饮食失调，脾胃虚弱，气失舒展，不能运化水湿精微，而见浮肿。本证多为下肢浮肿，按之轻度凹陷，理化检查往往无明显异常，比普通水肿病情要轻，一般预后良好。

7. 肾阳虚衰

腰膝以下，肾气主之，肾气虚衰，阳不化气，水湿下聚，故见腰以下肿甚，按之凹陷不起。水气上凌心肺，故见心悸气促。腰为肾之府，肾虚而水气内盛，故腰痛酸重。肾与膀胱相表里，肾阳不足，膀胱气化不行，故尿量减少，或因下元不固而多尿，故有浮肿与多尿并见。肾阳亏虚，命门火衰，不能温养，故四肢厥冷，怯寒神疲。阳气不能温煦上荣，故面色灰滞或㿠白。舌淡胖，苔白，脉沉细或沉迟无力，均为阳气虚衰，水湿内盛之侯。先天禀赋薄弱，肾气亏虚，膀胱开阖不利，气化失常，水泛肌肤，发为水肿；或因劳倦久病，损及肾阳，津液转输及气化失常，发为水肿。

8. 心阳不振

心居膈上，心阳鼓动血脉，运行全身，故亦有化气行水之功。水肿日久，脾肾阳虚延及心脏，心阳不足，心脉运行受阻，水不化气，上逆则咳喘气短，胸中憋闷；外溢肌肤则下肢或全身水肿。心脏阳气衰微，心失所养则心悸怔忡；不能温煦四肢百骸，故形寒肢冷；心阳外脱，则大汗淋漓；阴阳之气不相顺接，则脉微欲绝。

9. 气滞水停

情志不遂，肝气失于条达，气机失常，水湿停滞不行，则可见肢体或全身水肿，胁肋满痛；肝气犯胃，胃失和降，故嗳气，纳食减少；脾胃为生化之源，肝郁抑脾，脾失健运，饮食减少，气血来源不足，故面色㿠白，爪甲无华；三焦气机阻滞，气化失常，水道不通则小便短少；肝郁脾虚则舌淡苔白或白滑、脉弦。

10. 瘀水互结

在生理上津血同源，水与血相互倚行，相伴而生。在病理上水肿与瘀血又互为因果。一方面，气的升降出入失常，不能温煦和推动血的运行，致血液不能正常运行，瘀血内停，阻滞经脉，血液运行不畅，导致局部肿胀，形成水肿。另一方面，水病可阻滞气机，影响脏腑气机的升降；又可以流注经络，阻碍气血的运行而致血瘀。此外中医有“久病从瘀”的说法，水肿尤其是阴水证往往病势缠绵，久治难愈，最终影响气血的运行，导致瘀血的发生，叶天士的“初病在气，久病在血”即为此意。

（三）定治

水肿的治疗，在《黄帝内经》中就已提出“开鬼门”“洁净府”“去菀陈莝”的基本治则，对后世影响深远，一直沿用至今。除用发汗、利尿、攻逐等法外，还有健脾、温肾等法。如果以阴阳为纲，阳水表现为表、热、实证，治法以祛邪为主，发汗，利小便，宣泄水邪，以利脏腑功能的恢复，治重在肺；阴水表现为里、虚、寒证，治以健脾温肾，以扶正为主。病程日久，肝肾阴虚，肝阳上亢者当育阴潜阳。病久瘀血内阻，瘀水互结者，治宜活血行水。分而言之，水肿常用治法有：

1. 利水法

本法通过利小便使水湿之邪从小便而出，是治疗水肿病最基本、最常用的方法，适用于各型水肿，尤多用于下半身肿甚者。常与发汗、益气、温化等法合并运用。

2. 发汗法

适用于面部水肿初起而又有肺气不宣的患者，或水肿而兼有表证的患者，多用于上半身肿甚者。本法的使用要适可而止，同时要注意与其他治法配合应用。

3. 清热解毒法

适用于发热，口渴，咽喉肿痛，或身上疮疡的水肿患者，常与利尿法同用。

4. 健脾益气法

本法通过健脾益气，以增强脾脏运化水湿的功能，适用于各型水肿，并非专用于脾虚水肿。临床上常与利尿法同用。

5. 温阳法

适用于阳虚水肿，常与利尿法同用。温阳法包括温运脾阳和温补肾阳，前者适用于脾阳虚衰之水肿，后者适用于肾气衰微之水肿。

6. 育阴利水法

适用于阴虚阳亢，头目眩晕的阴虚水肿患者或口燥咽干，舌红少苔，小便黄少，脉细数者。

7. 泻下逐水法

全身严重水肿，体实病急，肿满实俱备，二便不通者，可用本法，治标缓急。

8. 活血化瘀法

适用于内有瘀血、瘀水互结的患者。

（四）用药

1. 阳水用药

阳水用药总体上以祛邪为主，包括发汗祛风、清热解毒、利水化湿。风水泛滥，迅速出现眼睑浮肿，继则四肢及全身皆肿，多有恶寒，发热，肢节酸楚，小便不利等症，治宜祛风宣肺，佐以利水。祛风宣肺，药用麻黄、杏仁、甘草、生姜、大枣。风热为主，加生石膏、桑白皮、板蓝根、桔梗、连翘。热重尿少，加鲜茅根清热利尿。若属风寒偏盛，去石膏，加苏叶、防风、桂枝。若咳嗽较甚，加前胡、紫菀、款冬花。表虚不固之风水见汗出恶风者，药用防己、黄芪、白术、甘草、生姜、大枣。身发疮痍，甚则溃烂者宜清热解毒，药用银花、连翘，野菊花、蒲公英、紫花地丁、紫背天葵。若湿盛而糜烂者，加苦参、土茯苓。咽喉肿痛者加板蓝根、桔梗、连翘。风盛而瘙痒者，加白鲜皮、地肤子。若血热而红肿，加丹皮、赤芍。若大便不通，加大黄、芒硝。利水化湿药用浮萍、茯苓、桑白皮、橘皮、大腹皮、茯苓皮、生姜皮、白术、苍术、猪苓、泽泻、木通、椒目、赤小豆。遍体浮肿，腹满便结宜攻下逐水、疏风发表，药用商陆、大黄、槟榔、大腹皮、茯苓皮、椒目、赤小豆、秦艽、羌活、泽泻、生姜。若肿势严重，兼见气粗喘满，倚息不得卧，脉弦有力者，为水在胸中，上迫于肺，治以泻肺行水，药用葶苈子、桑白皮、大枣、大腹皮、白术、泽泻、猪苓、茯苓皮、生姜皮。

2. 阴水用药

阴水用药以扶正为主，佐以祛邪。扶正包括健脾温阳、温肾助阳。凡身肿腰以下为甚，纳减便溏，面色萎黄，神倦肢冷，小便短少者属脾阳虚衰，治宜健脾温阳，药用干姜、附子、草果、白术、茯苓、炙甘草、大枣。晨起头面肿甚，动则下肢肿胀，面色萎黄，能食而疲乏无力，大便如常或溏，小便正常或反多，舌苔薄腻，脉象软弱者，此属脾气虚弱者，治宜健脾利湿，药用人参、茯苓、白术（炒）、山药、白扁豆（炒）、莲子、薏苡仁（炒）、砂仁、桔梗、炙甘草，黄芪，可加附子、桂枝以温阳利水。水肿腰以下尤甚，按之凹陷不起，腰部冷痛酸重，尿量减少或增多，四肢厥冷，怯寒神疲，面色灰滞或㿠白，舌质淡胖，苔白，脉沉细或沉迟无力者属肾阳虚衰，治宜温肾助阳，药用肉桂、附子、熟地黄、山茱肉、牡丹皮、山药、茯苓、泽泻、白术、车前子、生姜、白芍、牛膝，也可口服金匮肾气丸。小便清长者，宜温肾缩尿，加菟丝子、补骨脂、益智仁。心悸、唇绀，脉虚数或结代，乃水邪上逆，心阳被遏，瘀血内阻，宜温通心阳，佐以活血祛瘀。温通心阳用附子，再加桂枝、炙甘草，活血可用丹参、川芎、当归等。若见喘促、汗出，脉虚浮而数，是水邪凌肺，肾不纳气，宜温肾纳气，用人参、蛤蚧、五味子、山茱肉、牡蛎或吞服黑锡丹。病程持久，正气日衰，复感外邪，症见发热恶寒，肿势增剧，小便短少，治当扶正祛邪，健脾宣肺，药用党参、菟丝子、麻黄、石膏、生姜、大枣、炙甘草。水肿反复发作，肾阳久衰，阳损及阴，出现肾阴亏虚而见精神疲惫，腰酸遗精，口咽干燥，五心烦热，舌红少苔者，当滋肾利水，药用猪苓、茯苓、泽泻、滑石、阿胶，或口服六味地黄丸、知柏地黄丸等。肾阴久亏，水不涵木，出现肝阳上亢，症见面色潮红，头晕头痛，心悸失眠，腰酸遗精，步履飘浮无力，或肢体微颤者，治当育阴潜阳，药用熟地黄、山药、枸杞子、山萸肉、川牛膝、菟丝子、鹿胶、龟甲胶、珍珠母、龙骨、牡蛎、鳖甲、桑寄生，也可服用杞菊地黄丸。水肿日久，脾肾阳虚延及心脏，心阳不振而见下肢或全身水肿，心悸怔忡，气短、胸中憋闷，形寒肢冷，咳喘，舌质淡，苔薄白，脉细弱或结代者，宜温通心阳，化气行水，药用附子、茯苓、白术、生姜、芍药。水肿甚者，加猪苓、泽泻、葶苈子。心气虚，胸闷气短甚者，加人参、黄芪。汗多者，加龙骨、牡蛎、浮小麦。心阳外脱而见大汗淋漓，四肢逆冷，脉微欲绝者用参附注射液静脉注射。肢体或全身水肿，胁肋满痛，嗳气则停，纳食减少，面色㿠白，爪甲无华，小便短少，舌淡苔白或白滑，脉弦者，属气滞水停证，治宜行气利水，药用柴胡、白芍、枳实、川芎、香附、紫苏梗、茯苓、白术、泽泻。胁腹胀满较甚者，加木香、青皮、陈皮、八月札、谷麦芽。胁肋刺痛、舌有瘀点者加桃仁、红花、丹参、郁金、䗪虫。气短乏力者加党参、炙黄芪。口苦、小便黄者加虎杖、黄连。水肿经久不愈，久病从瘀，出现皮肤瘀斑，或伴血尿，腰部刺痛，小便不利，舌紫暗者，为瘀水互结，治宜祛瘀行水，药用猪苓，茯苓，白术，泽泻，桂枝、当归、熟地黄、川芎、白芍、桃仁、红花，或于利水之剂中加当归、大黄、桂心、赤芍、益母草、泽兰、桃仁、红花。水肿日久，损及气阴，出现气短乏力，纳少腹胀，手足心热，口干咽燥，头目眩晕，舌红少苔，脉细数或细弱，治当益气养阴利水：生黄芪、生熟地黄、太子参、山药、枸杞子、山萸肉、紫河车、二至丸、防己、茯苓皮、生薏苡仁、续断、车前子、芦根、白茅根。阴虚尿少者，加沙参、麦冬。气虚偏重者加党参、白术。精气亏虚较甚者，加何首乌、天冬、阿胶。水肿后期肿满不减，或肿消之后，出现神情淡漠，嗜睡不食，甚则神志昏迷，恶心欲吐，或呕吐清涎，头晕头痛，胸闷神倦欲睡，泛恶，甚至口有尿味，属浊邪上逆之危证，治宜化浊降逆，药用附子、党参、陈皮、茯苓、厚朴、生大黄。若出现神志不清，面色不华，呼吸微弱，汗出肢冷，二便自遗，脉微欲绝，属阴阳俱虚的脱证，又当回阳救脱、益气敛阴，药用熟地黄、山茱萸、牡丹皮、山药、茯苓、泽泻、肉桂、附子、牛膝、车前子。

【纲目条辨论治】

以阴阳为纲，病因为目，条辨论治。

1. 风水相搏

主症：眼睑浮肿，继则四肢及全身皆肿，来势迅速，多有恶寒，发热，肢节酸楚，小便不利等症。偏于风热者，伴咽喉红肿疼痛，舌质红，脉浮滑数。偏于风寒者，兼恶寒，咳喘，舌苔薄白，脉浮滑或紧。如水肿较甚，亦可见沉脉。

治法：散风清热，宣肺行水。

方药：越婢加术汤加减。药用麻黄、生石膏、白术、甘草、生姜、大枣、浮萍、泽泻、茯苓等。

随症加减：若咽喉肿痛者加板蓝根、桔梗、连翘。热重尿少，加鲜茅根清热利尿。若属风寒偏盛，去石膏，加苏叶、防风、桂枝。若咳喘较甚，加前胡、杏仁。若见汗出恶风，用防己黄芪汤加味：防己、黄芪、甘草、白术、泽泻、茯苓。若表证渐解，身重而水肿不退者，按水湿浸渍型论治。

2. 湿毒浸淫

主症：眼睑浮肿，延及全身，小便不利，身发疮痍，甚者溃烂，恶风发热，舌质红、苔薄黄，脉浮数或滑数。

治法：宣肺解毒，利湿消肿。

方药：麻黄连翘赤小豆汤合五味消毒饮。药用麻黄、杏仁、桑白皮、连翘、赤小豆、金银花、野菊花、蒲公英、紫花地丁、紫背天葵等。

随症加减：若脓毒甚者当重用蒲公英、紫花地丁；若湿盛而糜烂者，加苦参、土茯苓；若风盛而瘙痒者，加白鲜皮、地肤子；若血热而红肿，加丹皮、赤芍；若大便不通，加大黄、芒硝。

3. 水湿浸渍

主症：全身水肿，按之没指，小便短少，身体困重，胸闷，纳呆，泛恶，苔白腻，脉沉缓，起病缓慢，病程较长。

治法：健脾化湿，通阳利水。

方药：五皮饮合胃苓汤加减。药用桑白皮、陈橘皮、大腹皮、茯苓皮、生姜皮、白术、茯苓、苍术、厚朴、猪苓、泽泻、肉桂等。

随症加减：若肿甚而喘，加麻黄、杏仁、葶苈子。

4. 湿热壅盛

主症：遍体浮肿，皮肤绷急光亮，胸脘痞闷，烦热口渴，小便短赤，或大便干结，苔黄腻，脉沉数或濡数。

治法：分利湿热。

方药：疏凿饮子加减。药用羌活、秦艽、大腹皮、茯苓皮、生姜皮、泽泻、木通、椒目、赤小豆、商陆、槟榔等。

随症加减：若腹满不减，大便不通者，合己椒苈黄丸：防己、椒目、葶苈子、大黄。若肿势严重，兼见气粗喘满，倚息不得卧，脉弦有力者，为水在胸中，上迫于肺，肺气不降，治以泻肺行水，用五苓散、五皮散合葶苈大枣泻肺汤：猪苓、茯苓、白术、泽泻、桂枝，生姜皮、桑白皮、陈橘皮、大腹皮、茯苓皮、葶苈子、大枣。若湿热久羁，化燥伤阴，水肿与伤阴并见者，可见水肿，口咽干燥，大便干结，治宜滋阴利水，用猪苓汤：猪苓、茯苓、泽泻、滑石、阿胶。若湿热之邪，下注膀胱，伤及血络，可见尿痛、尿血等症，加凉血止血药，如大小蓟、白茅根等。

5. 脾阳虚衰

主症：身肿，腰以下为甚，按之凹陷不易恢复，脘腹胀闷，纳减便溏，面色萎黄，神倦肢冷；小便短少，舌质淡，苔白腻或白滑，脉沉缓或沉弱。

治法：温运脾阳，利水化湿。

方药：实脾饮加减。药用干姜、附子、草果、白术、茯苓、炙甘草、生姜、大枣、大腹皮、木瓜、木香、川朴等。

随症加减：若气短声弱，气虚甚者，加人参、黄芪。小便短少，加桂枝、泽泻。

6. 脾虚湿阻

主症：遍体浮肿，晨起头面肿甚，动则下肢肿胀，面色萎黄，能食而疲乏无力，大便如常或溏泄，小便反多，舌苔薄腻，脉象软弱。

治法：健脾化湿。

方药：参苓白术散加味。药用白扁豆、白术、茯苓、甘草、桔梗、莲子、人参、砂仁、山药、薏苡仁、桂枝、黄芪等。

随症加减：畏寒者可加补骨脂、附子。

7. 肾气衰微

主症：面浮身肿，腰以下尤甚，按之凹陷不起，心悸，气促，腰部冷痛酸重，尿量减少或增多，四肢厥冷，怯寒神疲，面色灰滞或㿠白，舌质淡胖，苔白，脉沉细或沉迟无力。

治法：温肾助阳，化气行水。

方药：济生肾气丸合真武汤。药用熟地黄、山萸肉、牡丹皮、山药、茯苓、泽泻、肉桂、附子、白术、车前子、生姜、白芍、牛膝等。

随症加减：若小便清长量多，去泽泻、车前子，加菟丝子、补骨脂。若心悸、唇绀，脉虚数或结代，乃水邪上逆，心阳被遏，瘀血内阻，宜重用附子，再加桂枝、炙甘草、丹参。若见喘促、汗出，脉虚浮而数，是水邪凌肺，肾不纳气，宜重用人参、蛤蚧、五味子、山萸肉、牡蛎或吞服黑锡丹。

本证常与脾阳不振同时出现，症见脾肾两亏，水寒内盛。因此健脾与温肾常同时并进，但需区别脾肾的轻重主次，施治当有侧重。

8. 正虚外感

主症：病程缠绵，反复不愈，正气日衰，复感外邪，症见发热恶寒，肿势增剧，小便短少，舌质淡，苔白，脉浮弱。此时当以风水论治，但应顾及正气虚衰一面，不可过用表药。

治法：扶正祛邪，健脾宣肺。

方药：越婢汤加味。药用麻黄、石膏、生姜、甘草、大枣等。

随症加减：脉弱者可加党参、菟丝子。

9. 肾阴亏虚

主症：水肿反复发作，精神疲惫，腰酸遗精，口咽干燥，五心烦热，大便干结，舌红，脉细弱。

治法：滋补肾阴，兼利水湿。

方药：猪苓汤加减。药用猪苓、茯苓、泽泻、滑石、阿胶等。

随症加减：舌瘦小者可加服六味地黄丸。

10. 肝阳上亢

主症：面色潮红，头晕头痛，心悸失眠，腰酸遗精，步履飘浮无力，或肢体微颤，舌红少苔，脉弦数。

治法：育阴潜阳。

方药：左归丸加味。药用熟地黄、山药、枸杞子、山萸肉、川牛膝、菟丝子、鹿胶、龟甲胶、珍珠母、龙骨、牡蛎、鳖甲、桑寄生等。

随症加减：眼干者可加服杞菊地黄丸。

11. 心阳不振

主症：下肢或全身水肿，心悸怔忡，气短，胸中憋闷，形寒肢冷，咳喘上逆，舌质淡，苔薄白，脉细弱或结代。严重者可见大汗淋漓，四肢逆冷，脉微欲绝。

治法：温通心阳，化气行水。

方药：真武汤加减。药用附子、茯苓、白术、生姜、芍药等。

随症加减：若水肿甚者，加猪苓、泽泻、葶苈子；心气虚，胸闷气短甚者，加人参、黄芪；汗多者，加龙骨、牡蛎、浮小麦；心阳外脱者，改用参附注射液静脉注射。

12. 气滞水停

主症：肢体或全身水肿，胁肋满痛，嗳气则停，纳食减少，面色㿠白，爪甲无华，小便短少，舌淡苔白或白滑，脉弦。

治法：行气利水。

方药：柴胡疏肝散合胃苓汤加减。药用柴胡、白芍、枳实、川芎、香附、紫苏梗、茯苓、白术、泽泻等。

随症加减：若胁肋胀满较甚者，加木香、青皮、陈皮、八月札、谷芽、麦芽。胁肋刺痛，舌有瘀点者加桃仁、红花、丹参、郁金、䗪虫以活血行气止痛。气短乏力者，加党参、炙黄芪。口苦，小便黄者，加虎杖、黄连。

13. 瘀水互结

主症：水肿经久不愈，肿势轻重不一，四肢或全身浮肿，以下肢为主，皮肤瘀斑，或伴血尿，腰部刺痛，小便不利，舌紫暗，苔白，脉沉细涩。

治法：活血祛瘀，化气行水。

方药：桃红四物汤合五苓散加减。药用当归、熟地黄、川芎、赤芍、桃仁、红花、猪苓、茯苓、白术、泽泻、桂枝等。

随症加减：畏寒者可加附子、肉桂。

14. 气阴两虚

主症：浮肿日久，气短乏力，纳少腹胀，手足心热，口干咽燥，头目眩晕，舌红少苔，脉细数或细弱。

治法：益气养阴利水。

方药：防己黄芪汤合六味地黄丸加减。药用生黄芪、生熟地黄、太子参、山药、枸杞子、山萸肉、紫河车、防己、茯苓皮、生薏苡仁、续断、车前子、芦根、白茅根等。

随症加减：若阴虚尿少者，加沙参、麦冬；气虚偏重者，加党参、白术；精气亏虚较甚者，加何首乌、天冬、阿胶。

15. 浊邪上逆

主症：肿满不减，或肿消之后，出现神情淡漠，嗜睡不食，甚则神昏谵语，恶心欲吐，或呕吐清涎，头晕头痛，胸闷，神疲欲睡，面白，肢冷，少尿或无尿，甚至口有尿味，舌淡苔腻，脉细弱。

治法：化浊降逆。

方药：温脾汤加减。药用附子、党参、陈皮、茯苓、厚朴、生大黄等。

随症加减：若阴阳俱虚，出现恶心呕吐、神志不清、面色不华、呼吸微弱、汗出肢冷、二便自遗、舌淡苔腻、脉微欲绝，应回阳救脱、益气敛阴，方用生脉散合济生肾气丸：人参、麦冬、五味子、熟地黄、山茱萸、牡丹皮、山药、茯苓、泽泻、肉桂、附子（制）、牛膝、车前子。本证由于呕吐严重，可能存在汤药难进、药入即吐的情况，可将上述汤药做成灌肠液做直肠保留灌肠，也可用生大黄、黑大豆、生甘草或用生大黄、白花蛇舌草、六月雪、丹参煎成150mL 药液灌肠，每日1～2次，以每日排便2～3次为宜。

【其他疗法】

1. 针灸疗法

针刺：脾俞、肾俞、阴陵泉、三阴交、足三里、命门、丰隆、水分，采用弱刺激手法。

灸法：取穴关元、气海、中极、神阙、涌泉，每日1次，适用于肾阳衰微之水肿。

2. 推拿疗法

阳水证采用平肝经、清肺经、胃经、脾经、小肠经，退六腑之法，介质为滑石粉。阴水证采用平肝经、清补脾经、清小肠法，介质为葱或姜汤。

【病案参考】

病案一

姬某，男性，45岁，干部，患慢性肾炎。诊其脉，大而数，视其舌，黄而腻，问其起病原因，在8年前患皮肤湿疹，下肢多，鼠蹊部尤多，痒甚，时出时没，没时腰部有不适感，且微痛，久治不愈，尿常规检查：蛋白（++++），红细胞25～30/HP，有管型，为慢性肾炎。中医辨证为湿疹之毒内陷所引起之肾脏病，因根据病情，投予仲景麻黄连轺赤小豆汤以祛湿毒：麻黄6g，连轺12g，赤小豆24g，杏仁9g，甘草6g，生姜9g，桑白皮9g，大枣4枚（擘）。服4剂，未有汗，加麻黄量至9g，得微汗，服至10剂后，湿疹渐减，虽仍出，但出即落屑，而鼠蹊部基本不出，小便见清，唯舌中心仍黄，脉数象减而大象依然。改用人参败毒散，服数剂后，湿疹基本消失，虽膝外侧有时出一二颗，搔之即破而消。化验尿蛋白（++），红细胞1～15/HP。

按：仲景《伤寒论》麻黄连轺赤小豆汤中之连轺，系连翘根，今用连翘。梓白皮药店多不备，代以桑白皮。此方原治瘀热在里之发黄症，《类聚方广义》用治疥癣内陷，一身瘙痒，发热喘咳肿满者。今用以治湿疹内陷慢性肾炎，亦初步取效。方中麻黄疏通经络肌表之瘀滞，连翘泄经络之积热，赤小豆、桑白皮均能利水消肿，杏仁利肺透表，甘草奠定中州，姜枣调合营卫，以助祛湿排毒。

（选自《岳美中医案集》）

病案二

王某，女，39岁，门诊患者。初诊：既往常有面部浮肿，此次病起五六日，开始两天曾有寒热，现已罢解，全身浮肿，下肢为甚，按之凹陷，咳嗽气喘，咳吐稀痰，腰痛，尿少色黄，口干喜热饮，舌苔薄腻，脉沉细。尿常规：颜色黄浑，蛋白（++），脓细胞3～7/HP，红细胞4～6/HP，颗粒管型0～1/HP，透明管型0～2/HP。证属脾肾素虚，风邪袭表，肺气不宣，通调失司，风遏水阻。治拟温经发表，疏风宣肺行水，仿麻黄附子细辛汤加味。

处方：制附片3g，麻黄5g，细辛2g，桂枝3g，光杏仁、桑白皮、葶苈子、木防己、连皮泽泻各10g，连皮苓12g。

药服3剂，尿量较多，肿势小退，咳逆气喘减而未已，痰多清稀，脉有起色。上方加黄芪、白术各12g。再进3剂，尿量增多，水肿全部消退，咳喘亦平，脉转弦滑，唯腰部酸痛，纳差，复查尿常规（－），转予补肾健脾化湿药3剂善后。

按语：①既往有面部浮肿，可知脾肾素虚是其内因；此次水肿暴起，病初曾有寒热，说明又有风寒外感，但浮肿以下肢为甚，脉象沉细，又不同于单纯的风水证。因此，辨证为脾肾阳虚，气不化水，复加新感，兼有标实的表里同病，采取温里和发表并施的治法。②咳嗽气喘，痰多清稀，是肺气失于宣降的表现，一方面因风寒犯肺而肺气不宣，一方面因水气上逆犯肺而肺气不降。因此，在用麻黄、杏仁等宣肺药的同时，参入葶苈、桑白皮以顺降肺气，泻肺行水。③由于原有气虚，气不化湿，则水湿逗留不易速去，故在二诊时参以补气之品，仿防己黄芪汤意，加入芪、术以益气行水祛湿。最后转予补肾健脾化湿法善后。

（选自《周仲瑛临床经验精粹》）

第十六节 急性出血

急性出血是指血液不循常道，或上溢于口鼻诸窍，或下泻于前后二阴，或渗出于肌肤所形成的一类急性出血性疾患，统称为血证。在古代医籍中，亦称为血病或失血。

早在《黄帝内经》即对血证的生理及病理有较深入的认识。有关篇章对血溢、血泄、衄血、咯血、呕血、溺血、溲血、便血等病证作了记载，并对引起出血的原因及部分血证的预后有所论述。《金匮要略·惊悸吐衄下血胸满瘀血病脉证治》将数种血证与有关病证列为一个篇章，并最早记载了泻心汤、柏叶汤、黄土汤等治疗吐血、便血的方剂，沿用至今。《诸病源候论·血病诸候》将血证称为血病，对各种血证的病因病机作了较详细的论述。明代虞抟《医学正传·血证》最先将各种出血（包括吐血、咯血、衄血、便血）归纳在一起，以“血证”名之。清代唐容川《血证论》为治疗血证的专著，提倡禁汗吐、商下法、尊和法，“凡一切血症，其当清金保肺，以助其治节”，其提出的止血、消瘀、宁血、补血四法，实为通治血证之大纲，目前仍具有指导意义。

血证的范围相当广泛，凡以出血为主要临床表现的内科病证，均属本证的范围。本节讨论内科常见的急性鼻衄、咯血、吐血、便血、尿血五个血证。

【源流】

急性出血属于中医“血证”（血溢、吐衄下血、血病、失血）范围，其发展过程概括为：奠定于周秦，形成于汉代，发展在明清。

理论基础始于先秦时期的《黄帝内经》，如《素问·五脏生成》中“肝受血而能视，足受血而能步，掌受血而能握，指受血而能摄”；《素问·大奇论》中“脉至而搏，血衄身热者死”；《灵枢·决气》中“中焦受气取汁，变化为赤，是谓血”；《灵枢·百病始生》中“卒然多食饮，则肠满，起居不节，用力过度则络脉伤；阳络伤则血外溢，血外溢则衄血；阴络伤则血内溢，血内溢则后血”。对血液的生成、生理病理有了详细的描述，对出血的原因、预后有着一定的认识，并且将血证的病因病机概括为气虚和血热两方面。

进一步形成于汉代，汉代张仲景在《伤寒杂病论》中作出了论述。《伤寒论》涉及血证的论述分载于太阳病、阳明病、少阳病等篇中，如第 293 条“少阴病八、九日，一身手足尽热者，以热在膀胱，必便血也”；《金匮要略·惊悸吐衄下血胸满瘀血病脉证治》中“下血，先便后血，此远血也，黄土汤主之；下血，先血后便，此近血也，赤小豆当归散主之”，依辨证论治选方用药，书中记载的泻心汤、柏叶汤等治疗吐血、便血的方剂，至今仍适用；“衄家不可发汗，亡血不可发其表”的治疗禁忌也有着极高的临床价值。

汉代以后的医家对血证的病因、病机又有了更多的认识。隋代巢元方《诸病源候论·血病诸候》中“夫吐血者，皆由大虚损及饮酒、劳损所致也”，对各种血证的病因病理有较详细的论述；唐代孙思邈《备急千金要方》所述“咸走血，血病勿多食咸”，并收载治疗血证的方剂，如犀角地黄汤至今仍被广泛应用；宋代严用和《济生方·失血论治》认为血证的病因有“大虚损，或饮酒过度，或强食过饱，或饮啖辛热，或忧思恚怒”等，病机强调“夫血之妄行也，未有不因热之所发。盖血得热则淖溢，血气俱热，血随气上，乃吐衄也”；陈无择《三因极一病证方论·失血叙论》曰：“血不得循经流注，荣养百脉，或泣或散，或下而亡反，或逆而上溢，乃有吐、衄、便、利、汗、痰诸证生焉。十种走失，无重于斯，随证别之，乃可施治。”

金元四大家的火论、阴虚论、脾胃论对血证的发展有着促进的作用。金代刘完素《素问玄机原病式·热类》认为失血主要由热盛所致；元朝朱丹溪强调阴虚火旺是导致出血的重要原因，认为“痛者为淋，不痛者为溺血”，提出以痛与不痛区分为血淋与尿血；元朝李杲《兰室秘藏》“况胃主血所生病，为所伤物者，有形之物也，皆是血病”，立足于脾胃，用升麻补胃汤治宿有阳明血证。

发展在明清，及至明代，血证的辨证论治更加丰富，临床疗效进一步提高。明代虞抟《医学正传·血证》最先将各种出血（包括吐血、咯血、衄血、便血）归纳在一起，以“血证”名之。清代唐容川《血证论》为治疗血证的专著，提倡禁汗吐、商下法、尊和法，“凡一切血症，其当清金保肺，以助其治节”，其提出的止血、消瘀、宁血、补血四法，实为通治血证之大纲，目前仍具有指导意义。

南宋杨士瀛《仁斋直指方》云：“一切血症，经久不愈，每每以胃药收工。”明代缪希雍《先醒斋医学广笔记·吐血》则提出了治吐血三要法，即“宜行血不宜止血”“宜补肝不宜伐肝”“宜降气不宜降火”，一直为后代医家所推崇。《景岳全书·血证》云：“虽有五脏之辨，然无不由于水亏，水亏则火盛，火盛则刑金，金病则肺燥，肺燥则络伤而嗽血，液涸而成痰，此其病标固在肺，而病本则在肾也。”张介宾善用壮水补阴法，选用一阴煎、六味地黄汤治疗咯血。黄元御《四圣心源》里讲到肺气逆行致衄血、脾陷土郁致便血、脾湿肾寒致溺血，提出衄血之证宜用仙露汤清金敛肺，便血之证可用桂枝黄土汤以补火燥土、疏木达郁，溺血之证宜用宁波汤达木清风。

这一时期在血证治疗上积累了丰富的经验，创研了诸多治法和方剂。林闱阶的《药性赋》多次提到治疗血证的药物，如“藕节消瘀血而止吐衄”“瞿麦治热淋之有血”“茅根止血与吐衄”“墨旱莲治血有功”。

【病因病机】

急性出血可由感受外邪、情志过极、饮食不节、劳倦过度、发热等多种原因所导致。其病机可以归结为火热熏灼、迫血妄行及气虚不摄、血溢脉外两类。正如《景岳全书·血证》说：“血本阴精，不宜动也，而动则为病；血主营气，不宜损也，而损则为病。盖动者多由于火，火盛则逼血妄行；损者多由于气，气伤则血无以存。”在火热中，又有实火及虚火之分，外感风热燥火、湿热内蕴、肝郁化火等，均属实火，而阴虚火旺之火，则属虚火。气虚之中，又有仅见气虚和气损及阳、阳气亦虚之别。

从证候的虚实来说，由气火亢盛所致者属于实证；由阴虚火旺及气虚不摄所致者则属于虚证。实证和虚证虽各有不同的病因病机，但在疾病发展变化的过程中，又常发生实证向虚证的转化。如开始为火盛气逆，迫血妄行，但在反复出血之后，则会导致阴血亏损，虚火内生；或因出血过多，血去气伤，以致气虚阳衰，不能摄血。因此，在有的情况下，阴虚火旺及气虚不摄既是引起出血的病理因素，又是出血所致的结果。

血证的预后，主要与下述三个因素有关：一是引起血证的原因，一般来说，外感易治，内伤难愈，新病易治，久病难疗；二是与出血量的多少密切有关，出血量少者病轻，出血量多者病重，甚至形成气随血脱的危急重证；三是与兼见症状有关，出血而伴有发热、咳喘、脉数等症者，一般病情较重。正如《景岳全书·血证》云：“凡失血等证，身热脉大者难治，身凉脉静者易治，若喘咳急而上气逆，脉见弦紧细数，有热不得卧者死。”

此外，出血之后，已离经脉而未排出体外的血液，留积体内，蓄结而为瘀血，瘀血又会妨碍新血的生长及气血的正常运行。

【临证思路】

（一）识症

急性出血首先分辨出血的部位，根据出血部位分为：鼻衄、咯血、吐血、便血、尿血等。

1. 鼻衄

凡血自鼻道外溢而非因外伤所致者，均可诊断为鼻衄。

2. 咯血

血由肺、气道而来，经咳嗽而出，或觉喉痒胸闷，一咳即出，血色鲜红，或夹泡沫，或痰血相兼，痰中带血。多有慢性咳嗽、痰喘、肺痨等病史。

3. 吐血

发病急骤，吐血前多有恶心、胃脘不适、头晕等症。血随呕吐而出，常伴有食物残渣等胃内容物，血色多为咖啡色或暗紫色，也可为鲜红色，大便色黑如漆，或呈暗红色。有胃痛、胁痛、黄疸、癥积等病史。

4. 便血

大便色鲜红、暗红或紫暗，甚至黑如柏油样，次数增多。有胃肠或肝病病史。

5. 尿血

小便中混有血液或夹有血丝，排尿时无疼痛。

（二）审机

1. 热盛迫血证

为脏腑火热炽盛，热迫血分所表现的证候。起病急骤，多由外感火热之邪，饮酒过度，过食辛辣，恼怒伤肝，房事过度等引起。脏腑火热，内迫血分，血热沸腾，以致络伤血溢而出现各种出血证。由于所伤脏腑不同，出血部位也不同，如肺络伤则见咯血、鼻衄；胃络伤则见吐血；膀胱络伤则见尿血；大肠络伤则见便血。兼见心烦，舌质红、苔黄，脉弦数或滑数。

2. 阴虚火旺证

起病较慢，或由热盛迫血证迁延转化而成，唐容川《血证论》："然失血之人多是阴虚"。血虚火旺，或是阴虚火旺、肺失清肃之类，表现为反复出血，伴口干咽燥、颧红、潮热盗汗、头晕耳鸣、腰膝酸软，舌质红、苔少，脉细数。

3. 气虚不摄证

起病较缓，由病程较长，久病不愈所致。表现为反复出血，伴精神倦怠、心悸气短、头晕目眩、食欲不振、面色萎黄或苍白，舌质淡，脉弱。气为血之帅，血为气之母，气虚血溢失摄，则溢于脉络之外，《景岳全书》云："盖脾统血，脾气虚则不能收摄。"

4. 脾胃虚寒证

饮食不节，摄生不慎，损伤脾胃，致脾阳不足，阴寒内生；或素体脾胃虚寒，胃失温养，脾失统摄而致便血，伴喜温喜按，舌淡苔白，脉虚弱或迟缓。黄元御《四圣心源》："血生于脾，藏于肝，肝脾阳旺，血温而升，故不下泄，水寒土湿，脾陷土郁，风动而行疏泄之令，则后脱于大便。"

5. 瘀血阻络证

因久病劳，阴虚火旺煎熬瘀血、血行不畅、溢于脉外，离经之血留积体内成瘀，瘀血妨碍气血生长运行，或气虚无力推动血行而致吐血、便血；瘀血阻滞于脉道，损伤脉络，血溢脉外，可致出血，通常表现为出血量少而不畅，血色紫暗，或夹有瘀血块，口唇、爪甲青紫，舌质紫暗，或舌有瘀斑、瘀点，脉涩。如王清任创立的“怪病、久病、奇病多瘀”的思想在今仍有指导意义。黄元御《四圣心源》：“血本下行，肺胃既逆，血无下行之路，陈郁腐败，势必上涌。旧血既去，新血又瘀，逆行上窍。”

（三）定治

急性出血为危急重症，以急则治其标为原则，止血为第一要法。唐容川《血证论·吐血》云：“仲景治血以治冲为要，冲脉隶于阳明，治阳明即治冲也。阳明之气下行为顺，今乃逆吐，失其下行之令，急调其胃，使气顺吐止，则血不致奔脱矣。此时血之原委，不暇究治，惟以止血为第一要法。”“存得一分血，便保得一分命。”病情缓解之后，再针对各种血证的病因病机及损伤脏腑的不同，结合证候虚实及病情轻重而辨证论治，才能从根本上制止出血，体现了缓则治本的治疗原则。唐容川《血证论》提出“止血为第一要法”之后，又提出“消瘀为第二法”“宁血为第三法”“补虚为收功之法”，共四大法则。四法虽为吐血而作，对各种出血却均有指导意义。《景岳全书·血证》说：“凡治血证，须知其要，而血动之由，惟火惟气耳。故察火者但察其有火无火，察气者但察其气虚气实，知此四者而得其所以，则治血之法无余义矣”，提出血证治火、治气、治血的三个基本原则，为后人治疗血证所推崇。实火当清热泻火、虚火当滋阴降火；实证当清气降气，虚证当补气益气；各种血证均应酌情选用凉血止血、收敛止血、活血止血的药物。

（四）用药

1. 实邪迫血用药

对于出血血势较甚，病情危急的病证，可大剂量使用止血药来进行止血。常用的止血方有十灰散、地榆散、小蓟饮子，常加凉血止血药如生地黄、白茅根、丹皮、墨旱莲、侧柏叶、童便、仙鹤草等。大便秘结加生大黄通腑泄热。热邪犯肺的鼻衄，治宜清泄肺热，药用桑叶、菊花、薄荷、连翘辛凉轻透、宣散风热，桔梗、杏仁、甘草宣降肺气，芦根清热生津。胃热炽盛的鼻衄，治宜清胃泻火，药用石膏、知母清胃泻火，地黄、麦冬养阴，牛膝引血下行。胃热壅盛的吐血，治宜清胃泻火，化瘀止血，常用药：黄芩、黄连、大黄苦寒泻火；大蓟、小蓟、侧柏叶、茜草根、白茅根清热凉血止血。肝火犯胃吐血，治宜泻肝清胃，凉血止血，药用龙胆、柴胡、黄芩、栀子清肝泻火。肠道湿热的便血，治宜清化湿热，药用：地榆、茜草、槐角凉血止血；栀子、黄芩、黄连清热燥湿，泻火解毒，茯苓淡渗利湿，防风、枳壳、当归疏风理气活血。下焦湿热尿血，治宜清热利湿，凉血止血，药用：小蓟、大蓟、生地黄、藕节、蒲黄凉血止血，栀子、木通、竹叶清热泻火，滑石、甘草利水清热。

2. 阴虚火旺用药

阴虚肺热之咯血，治宜滋阴润肺，宁络止血，药用：百合、麦冬、玄参、生地黄、熟地黄滋阴清热，养阴生津；当归、白芍柔润养血，贝母、白及、藕节、白茅根、茜草止血；反复咯血多者，加阿胶、三七养血止血；潮热、颧红者，加青蒿、鳖甲、地骨皮等清退虚热。肾虚火旺尿血，治宜滋阴降火，凉血止血，药用：熟地黄、怀山药、山茱萸、茯苓、泽泻、丹皮滋补肾阴，知母、黄柏滋阴降火，墨旱莲、大蓟、小蓟、藕节、蒲黄凉血止血，颧红潮热者，加白薇、地骨皮等清退虚热。

3. 气虚不摄用药

气血亏虚鼻衄、吐血、便血、尿血，治宜补中健脾，益气摄血，药用：党参、茯苓、白术、甘草补气健脾，当归、黄芪益气生血，酸枣仁、远志、龙眼肉补心益脾，安神定志。气虚鼻衄，加阿胶、仙鹤草、茜草养血止血。气虚尿血加熟地黄、阿胶、仙鹤草、槐花等养血止血。气虚吐血加炮姜炭、白及、乌贼骨温经固涩止血。气虚便血加阿胶、槐花、地榆、仙鹤草养血止血。气随血脱之重症，亟当用独参汤益气固脱。肾气不固尿血，治宜补益肾气，固摄止血，药用熟地黄、山药、山茱萸、怀牛膝补肾益精，肉苁蓉、菟丝子、杜仲、巴戟天温肾助阳，茯苓、泽泻健脾利水，五味子、赤石脂益气固涩，仙鹤草、蒲黄、槐花、紫珠草等养血止血。

4. 脾胃虚寒用药

脾胃虚寒便血，治宜温阳健脾，养血止血，药用：灶心土、炮姜温中止血，白术、附子、甘草温中健脾，地黄、阿胶养血止血，白及、乌贼骨收敛止血，三七、花蕊石活血止血。阳虚较甚，畏寒肢冷者，加用鹿角霜、炮姜、艾叶等温阳止血。

5. 瘀血阻络用药

离经之血成瘀，治宜活血化瘀，祛瘀生新，药用：桃仁、红花、生地黄、赤芍、川芎、当归活血化瘀，桔梗、柴胡、枳壳疏肝理气降逆，丹皮疏木行瘀。吐血者，加半夏降胃逆；尿血者，加茯苓、泽泻、甘草培土泻湿；便血者用失笑散加味活血化瘀，散结止痛；下寒甚者，加蜀椒、附子温阳通络。血瘀所致出血，常见虚证或虚实夹杂，宜用活血化瘀止血之品，破血之品应慎用。

【纲目条辨论治】

以病位为纲，虚实为目，条辨论治。

（一）鼻衄

1. 肺火壅盛，血热妄行，上溢清窍

主症：鼻燥衄血，或兼身热，头昏痛，气喘，舌质红、苔黄，脉滑大数实。

治法：清泄肺热，凉血止血。

方药：人参泻肺汤加减。药用人参、荆芥、粉葛、蒲黄、茅根、生地黄等。

2. 胃热炽盛，迫血妄行

主症：鼻衄，或兼齿衄，血色鲜红，口渴欲饮，鼻干，口干臭秽，烦躁便秘，舌红、苔黄，脉数。

治法：清胃泻火，凉血止血。

方药：急则用泻心汤加减。药用黄连、大黄、黄芩、生地黄、花粉、枳壳、白芍、甘草。重者可用犀角地黄汤加减大解热毒。药用犀角（用代用品）、生地黄、赤芍、丹皮、黄芩、升麻等。鼻衄止后，宜用玉女煎加蒲黄以滋降之，再用甘露饮多服以调养之，肆饮梨汁、藕汁、白蜜等。

3. 肝火上炎，血热妄行，上溢清窍

主症：鼻衄，头痛，目眩，耳鸣，烦躁易怒，两目红赤，口苦，舌红，脉弦数。

治法：清肝泻火，凉血止血。

方药：龙胆泻肝汤加减。药用龙胆、柴胡、栀子、黄芩、木通、泽泻、车前子、生地黄、当归、甘草、白茅根、蒲黄、大蓟、小蓟、藕节等。血止之后，再服地骨皮散滋阴清热以善后。

4. 气血亏虚，气不摄血，血去气伤，气血两亏

主症：鼻衄，或兼齿衄，肌衄，神疲乏力，面色㿠白，头晕，耳鸣，心悸，夜寐不宁，舌质淡，脉细无力。

治法：补气摄血。

方药：归脾汤加减。药用党参、茯苓、白术、甘草、当归、黄芪、酸枣仁、远志、龙眼肉、木香、阿胶、仙鹤草、茜草等。若出血不止，气亦随血亡，急用独参汤救之。

对以上各种证候的鼻衄，除内服汤药治疗外，鼻衄当时应结合局部用药治疗，以期及时止血，可选用：①局部用云南白药止血；②用棉花蘸青黛粉塞入鼻腔止血；③用湿棉条醮塞鼻散（百草霜15g，龙骨15g，枯矾60g，共研极细末）塞鼻等。

（二）咯血

1. 燥热伤肺，肺失清肃，肺络受损

主症：喉痒咳嗽，痰中带血，口干鼻燥，或有身热，舌质红、少津、苔薄黄，脉数。

治法：清热润肺，宁络止血。

方药：桑杏汤加减。药用桑叶、栀子、淡豆豉、沙参、梨皮、贝母、杏仁、白茅根、茜草、藕节、侧柏叶等。

随症加减：兼见发热、头痛、咳嗽、咽痛等症，为风热犯肺，加银花、连翘、牛蒡子；痰热蕴肺，肺络受损，症见发热、面红、咳嗽、咯血、咳痰黄稠、舌红、苔黄、脉数者，可加桑白皮、黄芩、知母、栀子、大蓟、小蓟、茜草等。

2. 木火刑金，肺失清肃，肺络受损

主症：咳嗽阵作，痰中带血或纯血鲜红，胸胁胀痛，烦躁易怒，口苦，舌质红、苔薄黄，脉弦数。

治法：清肝泻火，凉血止血。

方药：泻白散合黛蛤散加减。药用青黛、黄芩、桑白皮、地骨皮、海蛤壳、甘草、墨旱莲、白茅根、大小蓟等。

随症加减：若肝火较甚，头晕目赤，心烦易怒者，加丹皮、栀子清肝泻火；若咯血量较多，纯血鲜红，可用犀角地黄汤加三七粉冲服，以清热泻火，凉血止血。

3. 虚火灼肺，肺失清肃，肺络受损

主症：咳嗽痰少，痰中带血，或反复咯血，血色鲜红，口干咽燥，颧红，潮热盗汗，舌质红、苔少，脉细数。

治法：滋阴润肺，宁络止血。

方药：百合固金汤加减。药用百合、麦冬、玄参、生地黄、熟地黄、当归、白芍、贝母、甘草、白及、藕节、白茅根等。

随症加减：本证可合十灰散凉血止血，反复及咯血量多者，加阿胶、三七养血止血；潮热、颧红者，加青蒿、鳖甲、地骨皮、白薇清退虚热；盗汗者加糯稻根、五味子、牡蛎收敛固涩。

（三）吐血

1. 胃热壅盛，热伤胃络

主症：脘腹胀闷，嘈杂不适，甚则作痛，吐血色红或紫暗，常夹有食物残渣，口臭，便秘，大便色黑，舌质红、苔黄腻，脉滑数。

治法：清胃泻火，化瘀止血。

方药：泻心汤合十灰散加减。药用黄连、黄芩、大黄、丹皮、栀子、大蓟、小蓟、侧柏叶、茜草根、白茅根、棕榈皮等。

随症加减：若胃气上逆而见恶心呕吐者，可加代赭石、沉香、竹茹、旋覆花和胃降逆。

2. 肝火横逆，胃络损伤

主症：吐血色红或紫暗，口苦胁痛，心烦易怒，寐少梦多，舌质红绛、苔黄，脉弦数。

治法：泻肝清胃，凉血止血。

方药：龙胆泻肝汤加减。药用龙胆、柴胡、栀子、黄芩、木通、泽泻、车前子、生地黄、当归、甘草、白茅根、蒲黄、墨旱莲、茜草等。

随症加减：若气火太甚者，则用当归芦荟丸以平横决；吐血量大，加犀角（用代用品）、赤芍清热凉血止血。

3. 瘀血阻络，血液外溢

主症：吐血色紫暗，口燥不欲饮，胸满，脘腹胀痛，面色黯滞或黧黑，或胁下癥块，或见赤丝蛛缕、朱砂掌，可伴有腹部膨隆如鼓，青筋暴露，口唇黯紫，舌质暗或有瘀斑，脉涩或弦涩。

治法：行气活血，化瘀止血。

方药：膈下逐瘀汤合失笑散加减。药用当归、川芎、桃仁、红花、丹皮、赤芍、延胡索、五灵脂、蒲黄等。

随症加减：气滞不通，症见胁下胀满疼痛者，加柴胡、枳壳、疏肝理气降逆。

4. 中气亏虚，统血无权，血液外溢

主症：吐血绵绵，血色暗淡，神疲乏力，心悸气短，面色苍白，舌质淡，脉细弱。

治法：健脾益气摄血。

方药：归脾汤加减。药用党参、茯苓、白术、甘草、当归、黄芪、木香、阿胶、仙鹤草、炮姜炭、白及、乌贼骨等。

随症加减：若气损及阳，脾胃虚寒，症见肢冷、畏寒、便溏者，治宜温经摄血，可改用柏叶汤，方中以侧柏叶凉血止血，艾叶、炮姜炭温经止血，童便化瘀止血，共奏温经止血之效。

上述三种证候的吐血，多为急危重症，若出血过多，导致气随血脱，表现面色苍白、四肢厥冷、汗出、脉微等症者，亟当用独参汤等益气固脱，并结合西医方法积极救治。

（四）便血

1. 肠道湿热，脉络受损，血溢肠道

主症：便血色红黏稠，大便不畅或稀溏，或有腹痛，口苦，舌质红、苔黄腻，脉濡数。

治法：清化湿热，凉血止血。

方药：地榆散合槐角丸加减。药用地榆、茜草、槐角、栀子、黄芩、黄柏、黄连、茯苓、防风、枳壳、当归、荆芥、当归、侧柏叶、乌梅等。

随症加减：若便血日久，湿热未尽而营阴已亏，应清热除湿与补益阴血双管齐下，虚实兼顾，扶正祛邪，可酌情选用清脏汤或脏连丸。

2. 肝经风热，脉络受损，血溢肠道

主症：便血鲜红或暗红，必见胁腹胀满，口苦多怒，或兼寒热，舌质红、苔黄，脉弦数。

治法：疏肝清热，凉血止血。

方药：泻青丸合逍遥丸。药用龙胆、大黄、川芎、当归、炒栀子、防风、竹叶、柴胡、白术、茯苓、白芍等。

随症加减：口渴明显，溲黄者可加生石膏。

3. 瘀血阻络，脉络不通，血溢肠道

主症：便血紫暗，脘腹胀痛，面色黯滞或黧黑，或胁下癥块，或见赤丝蛛缕，朱砂掌，可伴有腹部膨隆如鼓，青筋暴露，舌质紫暗，或见瘀点瘀斑，脉弦细或弦涩。

治法：行气活血，化瘀止血。

方药：失笑散加味。药用五灵脂、蒲黄、桃仁、川芎、当归、柏叶、丹皮等。

随症加减：腹胀体较实，加大黄、红花。兼有气虚加人参、黄芪益气止血。

4. 中气亏虚，气不摄血，血溢肠道

主症：便血色红或紫暗，食少，体倦，面色萎黄，心悸，少寐，舌质淡，脉细。

治法：益气摄血。

方药：归脾汤加减。药用党参、茯苓、白术、甘草、当归、黄芪、酸枣仁、远志、龙眼肉、木香、阿胶、槐花、地榆、仙鹤草等。

随症加减：若中气下陷，神疲气短，肛门下坠，加柴胡、升麻、黄芪益气升陷。

5. 脾胃虚寒，统血无力，血溢肠道

主症：便血紫暗，甚则黑色，腹部隐痛，喜热饮，面色不华，神倦懒言，便溏，舌质淡，脉细。

治法：健脾温中，养血止血。

方药：黄土汤加减。药用灶心土、炮姜、白术、附子、甘草、地黄、阿胶、黄芩、白及、乌贼骨、三七、花蕊石等。

随症加减：若阳虚较甚，畏寒肢冷者，去黄芩、地黄之苦寒滋润，加鹿角霜、炮姜、艾叶等温阳止血。

轻症便血应注意休息，重症者则应卧床。可根据病情进食流质、半流质或无渣饮食。应注意观察便血的颜色、性状及次数。若出现头昏、心慌、烦躁不安、面色苍白、脉细数等症状，常为大出血的征兆，应积极救治。

（五）尿血

1. 热伤阴络，血渗膀胱

主症：小便黄赤灼热，尿血鲜红，心烦口渴，面赤口疮，夜寐不安，舌质红，脉数。

治法：清热利湿，凉血止血。

方药：小蓟饮子加减。药用小蓟、生地黄、藕节、蒲黄、栀子、木通、竹叶、滑石、甘草、当归等。

随症加减：若热盛而心烦口渴者，加黄芩、天花粉清热生津；尿血较甚者，加槐花、白茅根凉血止血；尿中夹有血块者，加桃仁、红花、牛膝活血化瘀；大便秘结者，酌加大黄通腑泄热。

2. 肾虚火旺，灼伤脉络

主症：小便短赤带血，头晕耳鸣，神疲，颧红潮热，腰膝酸软，舌质红、少苔，脉细数。

治法：滋阴降火，凉血止血。

方药：知柏地黄丸加减。药用地黄、怀山药、山茱萸、茯苓、泽泻、丹皮、知母、黄柏、墨旱莲、大蓟、小蓟、藕节、蒲黄等。

随症加减：若颧红潮热者，加地骨皮、白薇清退虚热。

3. 中气亏虚，统血无力，血渗膀胱

主症：久病尿血，甚或兼见齿衄、肌衄，食少，体倦乏力，气短声低，面色不华，舌质淡，脉细弱。

治法：补中健脾，益气摄血。

方药：归脾汤加减。药用党参、茯苓、白术、甘草、当归、黄芪、酸枣仁、远志、龙眼肉、木香、熟地黄、阿胶、仙鹤草、槐花等。

随症加减：若气虚下陷而且少腹坠胀者，可加升麻、柴胡，配合原方中的党参、黄芪、白术，以起到益气升阳的作用。

4. 肾虚不固，血失藏摄

主症：尿血，血色淡红，头晕耳鸣，精神困惫，腰脊酸痛，舌质淡，脉沉弱。

治法：补益肾气，固摄止血。

方药：无比山药丸加减。药用熟地黄、山药、山茱萸、怀牛膝、肉苁蓉、菟丝子、杜仲、巴戟天、茯苓、泽泻、五味子、赤石脂，加仙鹤草、蒲黄、槐花、紫珠草等止血。

随症加减：若尿血较重者，可再加牡蛎、金樱子、补骨脂等固涩止血；腰脊酸痛，畏寒神怯者，加鹿角片、狗脊温补督脉。

【其他疗法】

1. 针灸疗法

结合古今处方用穴总频次及现代文献对各血证的证治分型，鼻衄主穴取合谷、上星、迎香，配穴：肺热加少商，胃热加内庭、太溪，肝火上逆加太冲，肾阴亏虚加太溪、涌泉。咯血取孔最、三阴交、肺俞。吐血主穴取神门、肝俞、膈俞、紫宫、大陵，配穴：肺胃热盛加鱼际、足三里，肝火加太冲，气虚加中脘、气海。便血主穴取长强、承山、会阳，配穴：肠道湿热加脊中，脾胃虚寒加气海、太白。尿血主穴取肾俞、关元、三阴交、列缺、血海，配穴：下焦湿热加膀胱俞、中极，阴虚火旺加太溪，脾肾亏虚加脾俞。

2. 推拿疗法

可选用关元、三阴交、列缺、血海、脊中、太溪、涌泉、孔最、三阴交、肺俞、肝俞、脾俞、鱼际、足三里等穴按揉。

【病案参考】

病案一

段某，男，38 岁，干部，1960 年 10 月 1 日初诊。旧有胃溃疡，并有胃出血史，前二十日大便检查潜血阳性，近因过度疲劳，加之公出逢大雨受冷，饮葡萄酒一杯后，突然发生吐血不止，精神萎靡，急送某医院检查为胃出血，经住院治疗两日，大口吐血仍不止，决定立即施行手术以防止胃穿孔，然患者家属不同意，半夜请蒲老处一方止血。蒲老曰：吐血已两昼夜，若未穿孔，尚可以服药止之，询其原因由受寒饮酒致血上溢，未可以凉药止血，宜用《金匮要略》侧柏叶汤，温通胃阳，消瘀止血。处方：侧柏叶三钱，炮干姜二钱，艾叶二钱，浓煎取汁，兑童便 60mL，频频服之。

次晨往诊，吐血渐止，脉沉细涩，舌质淡，无苔，原方再进，加西洋参四钱益气摄血，三七（研末吞）二钱，止血消瘀，频频服之。

次日复诊，血止，神安欲寐，知饥思食，并转矢气，脉两寸微，关尺沉弱，舌质淡无苔，此乃气弱血虚之象，大失血之后，脉证相符为吉，治宜温运脾阳，并养荣血，佐以消瘀，主以理中汤。加归、芍补血，佐以三七消瘀。服后微有头晕耳鸣，脉细数，此为虚热上冲所致，于前方内加入地骨皮二钱，藕节三钱，浓煎取汁，仍兑童便 60mL 续服。

再诊：诸证悉平，脉亦缓和，纳谷增加，但转矢气而无大便，继宜予益气补血、养阴润燥兼消瘀之剂，处方：白人参三钱，柏子仁二钱，肉苁蓉四钱，火麻仁四钱（打），甜当归二钱，藕节五钱，新会皮一钱，山楂肉一钱，浓煎取汁，清阿胶四钱（烊化）和童便 60mL 内入，分四次温服。服后宿粪渐下，食眠俱佳，大便检查潜血阴性，嘱其停药饮食调养，逐渐恢复健康。

（选自《蒲辅周医案》）

病案二

陈某，女，32 岁。1959 年 2 月初诊。患者于 1956 年开始咳嗽，时轻时剧，缠绵不断，至 1957 年春发现咯血，每月发作 3 ~ 4 次，持续 2 ~ 3 天，精神委顿，稍劳即觉胸胁腰背酸痛。经某医院三次支气管碘油造影摄片，确诊为两侧支气管扩张，不适宜手术切除。现症见：患者久咳不已，咯血频发，但不发热，形瘦气短，舌边尖红，苔黄腻，脉象细弱。即投以百合固金汤合补肺阿胶汤加减之剂。连服 2 月后咳嗽减轻，咯血周期延长，血量亦见减少。同年 11 月改服敛肺止血膏。组成：潞党参 90g，百合 120g，生地黄 120g，诃子肉 90g，黛蛤散 120g，花蕊石 120g，旋覆花 90g，竹沥、半夏各 60g，炙兜铃 60g，麦冬 90g，五味子 30g，巴戟肉 90g，陈皮 45g，炙甘草 45g。将上药浓煎 2 次，取汁加阿胶 150g，三七粉、川贝粉各 45g，冰糖 250g 收膏。早晚 2 次，每次 2 汤匙，开水化服，每一料可服 1 月。一个疗程后，咳嗽、咯血基本控制，于 1960 年 2 月，经 X 线摄片检查，较前见有好转。续服一疗程停药，随访 4 年，咳嗽、咯血基本控制，体重增加。

按：支气管扩张乃久咳不止，肺气不敛，伤及血络，致气血受伤，阴精内耗，遵《黄帝内经》“散者收之，损者益之”的治则及景岳“咳嗽咯唾等血，无不有关肾”

之说，以化痰敛肺、止血益肾为法则。先以百合固金汤、补肺阿胶汤遏其势，复以敛肺止血膏善其后。后方是在前方基础上加丹溪咳血方等化裁而成。具体治疗时应做到暴病不可荏苒，沉疴不可速瘳的方法。并须据症加减，如脾胃虚弱加白术、怀山药；痰中带血加茜草、藕节；气急去花蕊石，加海浮石等。发生上呼吸道感染或胃肠急性炎症时，可暂停服用。饮酒、劳累及情绪激动均能影响疗效，应加以注意。

（选自《潘澄濂医案》）

第三篇　疾病篇

JIBINGPIAN

第一章 危重症

第一节 脓毒症

脓毒症是机体对感染反应失调所引起的危及生命的器官功能损害。临床主要表现为寒战、高热或低体温，神志异常，同时还有感染部位的相应临床症状，如咳嗽、咳痰、腹痛、腹泻、尿频、尿痛、腰痛、皮疹、关节疼痛等。出现感染性休克，早期主要表现为意识状态改变，如躁动、嗜睡、淡漠甚至昏迷；部分患者伴有心动过速和呼吸困难的症状；可出现低血压、组织灌注不良等休克征象。本病可归属于中医学“外感热病”“伤寒”“温病”等范畴。

脓毒症属于临床急危重病，发病急，病情重，瞬息多变，是全球急危重症领域普遍面临的难题。脓毒症导致的感染性休克、多器官功能障碍综合征，已成为临床危重病患者的重要死亡原因之一。

【源流】

脓毒症属于中医“外感热病”“伤寒”“温病”范畴。“温毒”“疔疮走黄”“疽毒内陷”也归属于脓毒症。《素问·热论》中谈道：“今夫热病者，皆伤寒之类也。”《难经》中有“伤寒有五，有中风，有伤寒，有湿温，有热病，有温病”之说。脓毒症不仅限于“伤寒”“温病”，肺部感染导致呼吸困难可归属于“喘证”；泌尿系统感染可诊断为“淋证”；胆道或肠道感染而引起的属于“腹痛病”；外科感染而致脓毒症可属“走黄”等。

当前认为“毒”“瘀”“虚”是脓毒症中医病机根本。脓毒症的发病与正气不足关系密切，正气亏虚为脓毒症发病之本。正如《黄帝内经》所言“正气存内，邪不可干”“邪之所凑，其气必虚”“阴平阳秘，精神乃治，阴阳离决，精气乃绝”，阐明了脓毒症发生、发展的内在因素。《素问·阴阳应象大论》认为“壮火之气衰”“壮火食气”；《素问·玉机真脏论》中曰：“急虚身中卒至，五脏绝闭，脉道不通，气不往来，譬如堕溺，不可为期。”

脓毒症由“毒”而发，《古书医言》云：“邪气者毒也。”中医之“毒”，在尤在泾的《金匮要略心典》中就有“毒，邪气蕴蓄不解之谓”之说。清·俞根初在《重订通俗伤寒论》中云："火盛者必有毒。"毒可分为外毒和内毒，外毒乃源于自然界，或为六淫变而为之；外毒之邪蕴结，损伤正气，化变为内毒，内毒传化入里，化热煎熬津血，炼津为痰，产生热、痰、瘀等病理产物。《诸病源候论·毒疮候》中"此有风气相搏，变生热毒"，"热毒"即《黄帝内经》所说的"壮火"。

脓毒症发病过程中多伴有凝血机制异常，机体处于高凝状态，中医常以"瘀血内结"解释其主要病机。《说文解字》说"瘀，积血也"。《诸病源候论》记载"血之在身，随气而行，常无停积，若因堕落损伤，血行失度……皆成瘀血。"凡离经之血积存体内，或血行不畅，阻滞于经脉及脏腑内的血液，均称为瘀血。脓毒症患者所生之瘀血，常有几个方面的原因：脓毒症常伴正气虚衰，气虚无力推动血行而致瘀；脓毒症为邪毒入侵所致，其性质多为热毒之邪，热毒侵入营血，煎灼津液，血失濡润而致瘀血内结或热毒迫血妄行，致血溢脉外而为瘀。故叶天士认为，"凡大寒大热病后，脉络之中必有推荡不尽之瘀血"。

脓毒症的辨证遵循六经辨证、卫气营血和三焦辨证。《素问·热论》专篇载述："今夫热病者，皆伤寒之类也。"从广义的角度将一切外感热病统称伤寒，并创立三阴三阳，用以概括外感热病的证治规律，成为东汉张仲景《伤寒论》确立外感热病六经辨治体系的基本依据。仲景之法辨治外感热病一直主导至隋唐，唐朝以前，六经辨证理论是一切外感热病的诊治纲领。宋代以后，金元刘河间、王安道开创了伤寒与温病的辨别。清代叶天士《温热论》及吴鞠通《温病条辨》创立了温病卫气营血和三焦辨证，成为外感热病学中与伤寒六经辨证并驾齐驱的独立的辨证理论，三者共同构成了外感热病的辨证方法。

近现代，中医对脓毒症的认识得到了长足发展。王今达本着"异病同治"原则，将临床急危重症概括为"三证三法"。根据脓毒症的严重感染、凝血障碍及免疫抑制，分别对应中医的毒热炽盛、瘀血阻滞及急性虚证，并提出相应的清热解毒、活血化瘀及扶正固本等治疗方法。王恩定提出"四证四法"，即实热证、血瘀证、腑气不通证及厥脱证。刘清泉提出，脓毒症发病的关键有三：其一正气不足；其二是毒邪内蕴；其三是络脉瘀滞，气血失运，脏腑、四肢、百骸失于濡养。

【病因病机】

平素正气亏虚，复因感受外邪，内外邪毒互结，正虚邪实，正不胜邪而发病。毒邪是脓毒症发病的主要病因。六经辨证、卫气营血辨证是脓毒症的基本辨证体系。

疾病初起，正气尚存，方可与邪气相争，多以发热为脓毒症发病起始证候。脓毒症初期可表现为太阳病、卫分证，《伤寒论》说："太阳之为病，脉浮，头项强痛而恶寒。"温热之邪侵袭，卫表受邪并侵袭体表，卫气抗争于肌表而发热。邪正斗争，疾病很快进展为邪热炽盛的阳明病，此期属于邪热入里。若肠中无燥屎阻结的称为阳明经证；邪热与肠中糟粕互结而形成燥屎的谓之阳明腑证。或病邪处于不在表，又不在里，而在表里之间时，则表现为半表半里的少阳证。从卫气营血辨证来看，此期也主要表现为气分证、营分证、血分证。气分证是温热病的化热阶段，多从卫分证转来，或由伏热由内而发。脓毒症本有正气亏虚，抗邪外出无力，内外毒邪互结、炽盛，可内陷直犯营血，表现为营分和血分受邪的深重阶段。营热阴伤、扰神窜络，可见患者出现高热口干、烦躁谵语、斑疹隐隐；到达血分，则可动血耗血、痰热扰心，可见身热躁扰、神昏谵狂、吐血、便血、尿血、斑疹密布；甚则邪热猖獗，脏腑经络严重受损，瘀热煎灼，迫血妄行。

随着疾病进展，正气虚损，邪气尤盛，正气不能驱邪外出，邪毒留恋，更加耗损正气，气机逆乱，可见三阴病证。正如《伤寒论》所云："太阴之为病，腹满而吐，食不下，自利益甚，时腹自痛。""少阴之为病，脉微细，但欲寐。""厥阴之为病，消渴，气上撞心，心中疼热。"疾病进一步进展，正气亏虚难以抗邪外出，热毒、瘀血和痰浊积于体内，内外之毒相互蕴结，阻遏三焦气机流通，灼伤气阴及脉络，阴阳气血运行逆乱，脏腑功能失调，严重者出现阴阳之气不相顺接，气机严重逆乱的危重之症。若未能及时逆转，将会出现阴阳离决。

脓毒症的发展也并不是一成不变按六经、卫气营血规律传变，临床中可因邪正斗争，或失治误治等出现直中等变化，甚或出现变证、坏证，临证应灵活运用。

【临床诊断】

1. 临床表现

常见的症状有寒战、高热，新生儿、老年人、使用免疫抑制剂者也可出现体温不升甚至低体温。严重低体温，体温<36℃时也要考虑有脓毒症存在。此外，患者还可出现感染部位的相应临床症状，如咳嗽、咳痰、胸痛、头痛、腹痛、腹泻、尿频、尿痛、腰痛、皮疹、关节疼痛等。

器官功能障碍症状：烦躁、焦虑等神志改变；喘促，呼吸困难；尿少，甚或无尿；黄疸，腹胀、腹痛；瘀斑、瘀点等。

感染性休克症状：神情紧张，烦躁，谵妄，严重者神志淡漠、昏迷；早期皮肤可见花斑；面色和皮肤苍白，口唇和甲床轻度发绀，肢端湿冷。严重者出现顽固性低血压和广泛出血，如皮肤、黏膜、内脏、腔道出血等。

2. 诊断要点

脓毒症3.0诊断标准为：感染乃至疑似感染的患者，序贯性器官衰竭（SOFA）评分变化程度≥2分。SOFA评分细则见表（3－1－1－1），格拉斯哥（GCS）评分见表（1－1－8－1）（本书第一篇第八章）。

表 3-1-1-1 SOFA 评分

器官系统	检测项目	1	2	3	4	得分
呼吸	PaO_2/FiO_2（mmHg）	300~400	200~300	100~200	<100	
	呼吸支持（是/否）			是	是	
凝血	血小板（10^9/L）	100~150	50~100	20~50	<20	
肝	胆红素（μmol/L）	20~32	33~101	102~204	>204	
循环	平均动脉压（mmHg）	<70mmHg				
	多巴胺（μg/kg·min）		≤5	>5	>15	
	肾上腺素（μg/kg·min）			≤0.1	>0.1	
	去甲肾上腺素（μg/kg·min）			≤0.1	>0.1	
	多巴酚丁胺（是/否）		是			
神经	格拉斯哥（GCS）评分	13~14	10~12	6~9	<6	
肾脏	肌酐（μmol/L）	110~170	171~299	300~440	>440	
	24 小时尿量（mL/24h）			<500	<200	
总分						
备注	①每日评估时采用每日最差值；②分数越高，预后越差。					

【临证思路】

（一）识症

1. 发热

部分患者可无发热。疾病初起，病邪侵袭肌表，太阳经受邪，卫气功能失调，肺失宣降，以发热、微恶风寒、脉浮数等为主要表现。疾病进展，邪热入里变为阳明病气分证，表现为发热不恶寒，汗出，口渴引饮，脉洪大等；与大肠的燥热相合会出现腹满而痛，脉沉实等。毒邪在半表半里时，表现为寒热往来，口苦，咽干，目眩等。热入营分则身热夜甚，心烦不寐，舌质红绛，脉细而数。热入血分则身热夜甚，心烦不寐，更见躁扰不宁，神昏谵语，舌绛紫，脉弦数；邪热迫血妄行，溢于脉外则斑疹显露，斑色紫黑，吐血，衄血，便血，尿血等。

2. 毒邪内传脏腑

热结胃肠则口渴引饮，腹痛腹胀，大便秘结或下利。热郁于肺则咳痰，痰白或黄或黏稠或带血，胸痛，气喘。热结少阳或少阳阳明合病则胸胁苦满，呕不止，郁郁微烦，心下痞硬，或心下满痛。热与湿互结，注于下焦则以尿频、尿急、尿痛等尿路刺激症状为临床特点。

3. 邪毒留恋，气机逆乱

正气亏虚，难以抗邪外出，热毒、瘀血和痰浊积于体内，内外之毒相互蕴结，病情发展为三阴病，表现为循环障碍、感染性休克、多脏器功能障碍综合征。同时邪毒阻遏三焦气机流通，灼伤气阴及脉络，阴阳气血运行逆乱，脏腑功能失调，严重者出现阴阳之气不相顺接、气机严重逆乱的危重之症，甚或阴阳离决。

（二）审机

1. 邪盛初期

疾病初起，感受毒邪，正邪交争于体表，营卫功能失调，卫气抗争于肌表，出现恶寒发热；卫表受邪，开合失司则无汗、少汗或自汗出；邪热犯肺，肺气失宣则咳嗽；阳气被郁，肌肤失温，故恶寒。邪气结于半表半里，可见少阳证，阳气一郁一通，郁通交替，形成寒热往来；邪结少阳，经气郁滞，气不条达，则神情默默，心烦；气机不畅，影响胃腑，胃失和降，则时时欲呕，不欲饮食；邪郁化火，气火上扰则口苦，咽干，目眩。

2. 邪盛极期

毒邪炽盛，邪热弥漫全身，邪入阳明，充斥阳明之经，邪热熏蒸，迫津外泄故大汗；热盛煎熬津液，津液受损，故出现大渴引饮；热甚阳亢，阳明为气血俱多之经，热迫其经，气血沸腾，故脉现洪大；热扰心神，神志不宁，故出现心烦谵语。外邪入里化热，与大肠的燥热相合，与肠中糟粕相搏，燥屎内结，以致津液被耗，燥结成实，阻滞于中，产生潮热、谵语、便秘、腹满而痛、脉沉实等证。

卫分证不解，邪传入里变为气分证。根据邪热侵犯肺脏、胸膈、肠道、胆腑等脏腑的不同而兼有不同的症状。里热炽盛，邪正剧争，故身热亢盛，且不恶寒，反恶热；邪热逼津外越，则汗出；热灼津伤，则口渴；热盛气血涌盛，则舌红苔黄，脉数有力。邪热内壅于肺，肺失清肃，故咳喘，胸痛；热甚灼伤津液，故痰黄黏稠。若热扰胸膈，心神不宁，则心烦懊憹，坐卧不安。若热结肠道，灼津化燥，热结成实，腑气不通，故便秘腹胀，痛而拒按。热扰心神，故谵语、狂乱。燥热内结，故苔黄而干燥，甚则焦黑起刺，脉沉实。若热郁胆经，胆气上逆则口苦咽干；胆气郁滞，经气不利，故胸胁满痛；胆热扰心则心烦；胆火犯胃，胃失和降，则干呕；胆经有热则脉弦数。邪热入营，灼伤营阴，夜与入阴之卫阳相搏，则身热夜甚；邪热蒸腾营阴上潮于口，故口渴不若气分热重口渴之甚；营分有热，劫伤营阴，故舌质红绛无苔，脉细而数。邪在营分不解，传入血分；或气分热炽，劫营伤血，径入血分；或素体阴亏，已有伏热内蕴，温热病邪直入血分。因血热内扰心神，则躁扰不宁，或神昏谵语，舌绛而兼紫。邪热迫血妄行，溢于脉外则见斑疹显露，斑色紫黑，吐血，衄血，便血，尿血等。

3. 正虚邪恋期

正气虚损，邪气尤盛，正气不能驱邪外出，邪毒留恋，更加耗损正气，气机逆乱，血瘀于络，可见三阴病证。表现为腹满时痛，自利，口不渴的太阴证；无热恶寒，下利清谷，四肢厥冷，脉微细的少阴证；消渴，气上撞心，心中疼热，饥而不欲食的厥阴证。疾病进一步进展，正气亏虚难以抗邪外出，热毒、瘀血和痰浊积于体内，内外之毒相互蕴结，阻遏三焦气机流通，灼伤气阴及脉络，阴阳气血运行逆乱，脏腑功能失调，严重者出现阴阳之气不相顺接，气机严重逆乱的危重之症。若未能及时逆转，将会出现阴阳离决。

（三）定治

根据疾病不同时期，分别予以解毒、扶正、祛瘀。解毒是贯穿脓毒症治疗始终的重要治法；扶正以鼓舞正气，有利于驱邪外出，防止毒邪进一步损害；瘀既为疾病发展过程中的病理产物，又为继发病因之一，祛瘀可使瘀血去，新血生。

毒邪是脓毒症全过程的主导因素，解毒是治疗脓毒症的重要方法。解毒法根据病位不同，可分为毒在太阳、卫分的发汗解毒、透表解毒法；毒在阳明经证、气分的清热解毒法；毒在阳明腑证的通腑解毒法；毒在少阳的和解少阳解毒法；毒在营分之清营解毒法；在血分的凉血解毒法；邪毒袭肺之宣肺解毒法；邪蕴胆腑之利胆解毒法；邪扰下焦之通淋解毒法等。

扶正以鼓舞正气，有利于驱邪外出，防止毒邪进一步损害。毒邪骤袭，或大汗、大吐、大泻后，正气耗伤，形成气脱证，治以补气固脱法；阳气虚脱者，治以回阳救逆法；津液大伤者，治以增液救阴法等。

凡积存体内的离经之血，或血行不畅、阻滞于经脉及脏腑内的血液，均称为瘀血。脓毒症伴正气虚衰，气虚无力推动血行而致瘀者，宜益气活血；热毒侵入营血，煎灼津液，血失濡润而致瘀血内结或热毒迫血妄行，致血溢脉外而为瘀者，宜清热活血或凉血活血；毒邪阻碍气机致气滞血瘀者，宜理气活血等。《诸病源候论》有明确记载“血之在身，随气而行，常无停积，若因堕落损伤，血行失度……皆成瘀血”。

（四）用药

1. 邪盛初期

疾病初起，感受毒邪，外邪侵袭太阳肌表，正邪交争，营卫失调，症见恶寒发热、头痛项强、无汗等太阳伤寒证者，治宜发汗解表，药用麻黄汤辈；症见发热，汗出，恶风之太阳中风证者，宜调和营卫，解肌发表，药用桂枝汤辈。邪毒侵袭体表，卫气抗争于肌表故发热；卫气被遏，温煦失司故恶风寒，治宜辛凉解表，药用菊花、金银花、连翘辛凉透邪、清热解毒，咽喉肿痛者加薄荷、牛蒡子疏风清热而利咽喉，咳嗽者加桔梗利咽止咳，烦渴者加芦根、竹叶清热生津。卫表欠固，则外邪由表入里，侵犯少阳，邪气结于半表半里，阳气被郁，肌肤失温，故恶寒；邪郁少阳，郁而化火，则发热；气火上扰则口苦；治宜和解少阳，药用柴胡透解邪热，疏达经气，黄芩清泄邪热；口渴者加天花粉生津止渴。

2. 邪盛极期

毒邪炽盛，邪热弥漫全身，邪入阳明，充斥阳明之经，燥热亢盛，故见大热；邪热熏蒸，迫津外泄故见大汗；热盛煎熬津液，津液受损，故出现大渴引饮；治宜清热生津，药用石膏、知母，石膏透热出表，知母助石膏清肺胃热，并滋阴润燥；若气血两燔，引动肝风，见神昏抽搐者，加羚羊角、水牛角以凉肝息风；邪热与腑中燥屎互结，症见大便秘结、小便短赤者，加大黄、芒硝以泄热攻积；症见烦渴引饮者，加天花粉、芦根、麦冬等清热生津。邪热内壅于肺，热甚灼伤津液，肺失清肃，见咳喘，痰黄黏，胸痛者，治宜清肺泄热，药用山栀、黄芩、连翘清泄火热；鱼腥草、石膏、葶苈子清热泄肺；热郁胆经者，治宜清胆泄热，药用龙胆、黄芩、栀子清利肝胆实火，与湿热互结者加泽泻、木通、车前子渗湿泄热，导热下行。邪热入营，灼伤营阴，身热夜甚，口渴者，治宜清营解毒，透热养阴，药用水牛角清解营分之热毒，生地黄、麦冬清热凉血、滋阴生津，玄参滋阴降火解毒。邪在营分不解，传入血分者，血热内扰心神，则躁扰不宁，或神昏谵语；邪热迫血妄行，溢于脉外则斑疹显露，或见吐血、衄血等，治宜清热、凉血、解毒，药用水牛角清热凉血解毒，生地黄清解血中热毒，丹皮凉血泻火。神昏谵妄者，予安宫牛黄丸清心凉营开窍；出血重者，加侧柏叶、白茅根、大小蓟、茜草凉血止血。

3. 正虚邪恋期

正气虚损，邪气尤盛，正气不能驱邪外出，邪毒留恋，耗伤正气，病邪向内发展，由阳证、热证转变为阴证，出现“腹满而吐，食不下，自利益甚”的太阴病时，治当温阳散寒，宜服四逆辈。三阳阶段失治或误治，邪毒传至少阴，或外邪直中少阴，出现“脉微细，但欲寐”之少阴经证，治当用四逆辈，附子、干姜以回阳救逆；甚或因失治、误治，致阳气暴脱，突见大汗淋漓，心慌气喘，手足逆冷，脉微欲绝时，急当益气回阳救脱，药用人参、附子。若邪入少阴从火化热，灼伤真阴，水不济火，内扰心神，见心中烦热，夜不得眠，阴液不足，苗窍失润、口燥咽干之少阴热化证，治当滋阴清热，药以黄连、黄芩泻火，阿胶、生地黄等滋阴。毒邪耗伤，气阴两伤，或气随津脱，气虚则体倦乏力，少气懒言，阴伤则咽干口渴，治当益气养阴，益气用黄芪、人参，养阴用麦冬、熟地黄、生地黄之类。

【纲目条辨论治】

以分期为纲，虚实为目，条辨论治。

（一）邪犯肌表，或邪郁少阳

1. 毒邪束表，肺气失宣

主症：发热，恶寒，头身疼痛，无汗而喘，舌苔薄白，脉浮紧。

治法：发汗解表。

临证处理：

（1）体针疗法：合谷、大椎、外关、风门、肺俞、列缺。头痛者加太阳、头维。针用泻法，每日1次。

（2）汤剂：麻黄汤加减：麻黄、桂枝、杏仁、甘草。兼里热之烦躁、口干，酌加石膏、黄芩以清泻郁热；夹湿兼见骨节酸痛者，加白术、薏苡仁；咳嗽痰多者，加苏子、半夏、陈皮。

2. 外感毒邪，营卫失和

主症：发热，头痛，汗出恶风，鼻鸣干呕，苔白不渴，脉浮缓或浮弱。

治法：解肌发表，调和营卫。

临证处理：

（1）体针疗法：尺泽、曲池、合谷、大椎、外关。咽喉肿痛者加少商点刺出血。针用泻法，每日1次。

（2）汤剂：桂枝汤加减：桂枝、芍药、甘草、大枣、生姜。恶风寒较甚者，加防风、荆芥、淡豆豉；气虚者，可加黄芪益气；兼见咳喘者，加杏仁、苏子、桔梗；兼项背强而不舒者，加葛根。

3. 毒邪初起，卫分受扰

主症：发热无汗，或有汗不畅，微恶风寒，头痛口渴，咳嗽咽痛，舌尖红，苔薄白或微黄，脉浮数。

治法：辛凉透表，清热解毒。

临证处理：

（1）体针疗法：大椎、曲池、合谷、鱼际、外关。针用泻法，每日1次。

（2）汤剂：银翘散加减：连翘、金银花、苦桔梗、薄荷、竹叶、生甘草、荆芥穗、淡豆豉、牛蒡子。

4. 寒中少阴，阴寒内盛

主症：发热、恶寒甚剧，虽盖厚衣重被，其寒不解，神疲欲寐，舌淡苔白，脉沉微。

治法：温经解表。

临证处理：

（1）体针疗法：大椎、外关、太溪、复溜、肾俞、神门、命门、气海、关元、三阴交等。针行补泻兼施法，每日1次。

（2）汤剂：麻黄附子细辛汤加减：麻黄、附子、细辛。气虚者，加人参、黄芪；营卫失和者，加桂枝、白芍；外感风寒较重者，加羌活、防风。头痛者，加菊花；项背强加葛根。

5. 邪郁少阳，郁而化热

主症：往来寒热，胸胁苦满，心烦喜呕，口苦，咽干，目眩，舌苔薄白，脉弦。与阳明合病者可见心下满痛，大便不解，或协热下利，舌苔黄，脉弦数有力。

治法：和解少阳。

临证处理：

（1）体针疗法：中渚、足临泣、期门、间使、窍阴等。针行补泻兼施法，每日1次。

（2）汤剂：小柴胡汤加减：柴胡、半夏、人参、甘草、黄芩、生姜、大枣。兼表证者选柴胡桂枝汤，以各半之剂而合方；兼里实证，选大柴胡汤，为小柴胡汤去人参、甘草，加枳实、大黄、白芍以泻结热。

（二）邪犯阳明，气营两燔

1. 毒入阳明，邪热亢盛

主症：①阳明经证症见身大热，大汗出，大渴引饮，脉洪大，舌质红，苔黄腻；②阳明腑证者，热毒与肠中糟粕相搏，以腹满硬痛、便秘，或热结旁流，或神昏谵语，或见手足厥冷，喘促气粗，脉沉数有力或沉迟有力，舌质红、苔黄腻，或苔黄厚而干燥，或焦黑起刺。

治法：清热生津，通腑泄热。

临证处理：

（1）体针疗法：中脘、天枢、足三里、上巨虚。兼见少阳证者取天井、阳陵泉。针用泻法，每日1次。

（2）汤剂：①阳明经证者，白虎汤加减：生石膏、知母、甘草、粳米。热毒盛者可加金银花、连翘、大青叶等；里热化火者可加黄连、黄芩；津伤严重者可加人参、花粉。②阳明腑证者，大承气汤加减：大黄、枳实、厚朴、芒硝。阴津损伤较甚可加玄参、麦冬、生地黄；兼小肠热结，小便短赤灼热者，加导赤散；邪实而正虚者，选新加黄龙汤：细生地黄、生甘草、人参、生大黄、芒硝、玄参、麦冬、当归、海参、姜汁。

2. 毒邪内传，气分热盛

主症：身热不恶寒，反恶热，汗出，口渴，咳嗽，咳痰，舌红苔黄，脉数或滑数有力。①热壅于肺者，咳喘，胸痛，鼻翼翕动；②热郁胸膈者，烦闷不舒，心中懊憹，口渴唇焦。

治法：清热宣肺，泄热除烦。

临证处理：

（1）体针疗法：中府、尺泽、列缺、孔最、少商、鱼际。咳嗽气喘者，取肺俞、风门；热扰胸膈者，取膈俞、至阳、肺底等。针用泻法，每日1次。

（2）汤剂：①热壅于肺者，麻杏石甘汤加减：麻黄、杏仁、炙甘草、生石膏。痰热盛者加鱼腥草、金荞麦；胸痛者加桃仁、郁金；咯血者加茜草炭、茅根、侧柏叶。

②热郁胸膈者，栀子豉汤加减：栀子、淡豆豉；邪热较盛者，宜凉膈散加减：芒硝、大黄、栀子、连翘、黄芩、甘草、薄荷、竹叶。

3. 邪入营分，热闭心包

主症：身热夜甚，口干不甚渴饮，心烦不寐，斑疹隐隐，热闭心包者，可见神昏谵语或昏愦不语，舌质红绛，脉细数。

治法：清营透热，清心开窍。

临证处理：

（1）体针疗法：素髎、内关、少冲、少泽、中冲、涌泉、人中、十宣等穴。中强度刺激，针用泻法，每日1次。

（2）汤剂：清营汤加减：犀角（水牛角代替）、生地黄、金银花、连翘、玄参、黄连、竹叶心、丹参、麦冬。神昏谵语者，加安宫牛黄丸或至宝丹；若气分热犹炽盛者，可加石膏、知母等组成白虎汤清气分热；肝风内动者加钩藤；大便不通者，加大黄、芒硝通腑泄热。

（三）邪入血分，三阴受邪

1. 热盛动血，瘀热互结

主症：身热夜甚，全身斑疹密布，吐血，衄血，便血，尿血；烦不寐，更见躁扰不宁，神昏谵语，或更见四肢抽搐，颈项强直，目睛上视，牙关紧闭；瘀热互结者见少腹硬满急痛，大便秘结或色黑，谵妄若狂，舌绛紫，脉弦数。

治法：凉血散血，破结通瘀。

临证处理：

（1）体针疗法：血郄、委中、郄门、血海、大陵。抽搐取太冲、涌泉；昏迷取印堂、人中、百会等。针用泻法，每日1次。

（2）汤剂：犀角地黄汤加减，犀角（水牛角代替）、生地黄、芍药、丹皮。神昏谵语者，加安宫牛黄丸或至宝丹；瘀热互结者，加大黄、黄芩，以清热逐瘀，凉血散瘀；热伤血络，破血妄行之出血，加白茅根、侧柏炭、小蓟以凉血止血；瘀毒互结者可选用血必净注射液。

2. 三阴受邪，正气外脱

主症：发热骤退，汗出不止，面色苍白，呼吸短促，烦躁不安。阳脱者见四肢厥逆，舌淡胖，脉疾数无力，或脉微欲绝；伴阴脱者见身热、手足温，唇舌干红，脉虚数或细数。

治法：回阳救逆，益气固脱，或养津固气。

临证处理：

（1）体针疗法：水沟、关元、气海、神阙、足三里。四肢逆冷者加大椎、三阴交；神志不清者配中冲、涌泉；亡阴者加涌泉。针用补法，阳脱者重用灸法，不拘壮数。

（2）汤剂：阳虚欲脱者，四逆汤加减，附子（制）、干姜、炙甘草；阳气暴脱者，参附汤加减或参附注射液，附子（制）、人参；亡阴者生脉散加减或参麦注射液，人参、麦冬、五味子；汗出不止者加黄芪、龙骨、牡蛎固涩敛汗。

【病案参考】

病案一

冯某，女性，25岁，门诊病例，1967年7月20日初诊。高热已20余日，曾在多家医院用各种抗生素治疗均无效。因颈部两侧淋巴结肿大，故多数医院诊断为淋巴结结核。因高热不退，经人介绍来求诊治。望其面黄无华，消瘦，自汗出，不恶寒，自感乏力身重，昨晚体温39.7℃，苔薄少，舌质红绛，脉滑数。

胡老疏方：生石膏90g，知母18g，粳米30g，炙甘草6，生地黄24g，麦冬24g，生牡蛎15g。

结果：上药服6剂，热降为38℃左右，但晚上偶有39℃。因出现恶心、纳差、喜凉，故改服小柴胡加石膏汤（生石膏重用60~90g），药后热平，诸症消，共服11剂，颈部淋巴结肿大亦全消失。

按语：患者高热不恶寒、自汗出、舌质红绛、脉滑数，考虑为里实热之阳明病，面色无华、消瘦、乏力身重、苔薄少考虑为里实热所致的津液亏虚，故选用白虎汤清里热，并加生地黄、麦冬、生牡蛎甘寒、咸寒之品滋阴生津液。

（选自《经方时方“六经辨证”应用案解》）

病案二

刘某，男，31岁，铁厂工人，1984年5月28日会诊。患者以“发热待查”入院3日，从5月16日起，每日下午3~8时高热40℃不退，已半月。滴注红霉素，服银翘白虎无效，请中医协治。询知患者于半月前受寒发病，初病全身骨节、肌肉酸疼，项背强急，不渴，打针服中药无效，各项检查无异常发现。1周后变为有规律发热，过时便逐渐减轻。发热时眉棱骨痛，先寒战，后高热，有如疟状。烧退后头晕，夜间盗汗。口苦、咽干、呕逆目眩、便燥，舌灰厚腻，舌中裂纹，脉沉滑数。脉证合参，考虑今年夏行秋令，岁气偏凉，症本寒邪束表，初治见热治热，过用寒凉，致遏邪不得外透，渐入少阳、阳明，表寒未罢，里热初结，予大柴胡汤两解之：

柴胡125g，黄芩30g，半夏60g，赤芍、大黄、枳实各30g，鲜生姜30g（切），二煎混匀，准于正午12时顿服1剂，患者于11时50分服药，药后全身燥热，约10分钟后得畅汗，半小时后便通，热退痛止，诸症均愈，出院。

按语：伤寒方治病，只要辨证准确，多有覆杯而愈之效。伤寒方的不传之谜，在于剂量。按80年代初考古发现之汉代度量衡制，汉代1两，为今之15.625g，则用伤寒方当以原文折算为准，这是仲景经方的基础有效剂量。

（选自《李可老中医急危重症疑难病经验专辑》）

第二节 多器官功能障碍综合征

多器官功能障碍综合征（multiple organ dysfunction syndrome，MODS）是指机体遭受严重创伤、感染、休克，心肺复苏等损伤后同时或序贯发生两个或两个以上系统、器官功能障碍或衰竭。MODS 既不是一种独立的疾病，也不是单一脏器功能损害的演变过程，而是一种涉及多个器官、系统功能损害的复杂的临床病理生理过程而产生的综合征，是危重病患者的重要死亡原因。在临床表现上，各器官功能障碍的严重程度不同步，有的器官已呈现完全衰竭（如无尿性肾衰），有的器官则可为临床不明显的“化学性”衰竭（如血转氨酶升高）。MODS 的病死率很高，并随衰竭器官的数目增加而增高。累及 1 个器官者的病死率为 30%，累及 2 个器官者的病死率为 50% ~60%，累及 3 个器官以上者的病死率为 72% ~100%。病死率还与患者的年龄、病因和基础疾病等因素有关。

中医学无 MODS 的病名，但有与 MODS 相关的脏腑功能损害或衰竭的记载，如“喘促”“关格”“虚劳”“神昏”“脱证”“血证”“脏竭证”等，中医认为本病是素体正气亏虚，又感受外邪，入里化热、邪毒直中、逆传或脏腑间乘侮而致的一个或几个脏腑序贯损伤，引致脏腑气阴耗竭，气血逆乱，阴阳离决的一类病证。

【源流】

中医学无 MODS 相对应的病名，故大多数仍沿用西医病名，但有与 MODS 相关的脏腑功能损害或衰竭的记载，如“喘促”“关格”“虚劳”“神昏”“脱证”“血证”“脏竭证”等。

脏腑受累，以脏腑辨证为依据，始见该脏腑之任何证候即属本脏腑受累。MODS 患者存在器官衰竭的发展与传变，这与中医学五脏相关理论有着内在联系。在藏象学说中，五脏是一个相互联系，相互促进，相互制约的协调统一体，一旦一脏发生了异常肯定会影响到其他的脏器，早在《难经·十四难》说：“损脉从上下也。”在中医五行学说中，五脏分属五行，五脏在生理上相互联系，在病理上相互影响，通过五行之间生克乘侮，本脏之病可以传至他脏，他脏之病也可以传到本脏。

在外伤或感染等情况下，机体可出现津血耗散、脏腑受损，通过机体自身调节或药物调整后，可以使阳气来复，若阳气来复适度则疾病向愈，若阳复太过，则阴阳逆乱，脏腑衰竭，导致阳明腑实证。而“阴阳气不相顺接”，则揭示了 MODS 脏腑、气血等多方面损伤、紊乱的病变规律，可充分说明其多种复杂临床表现。

对于 MODS 的治疗，应本着“标本兼治，急则治其标，缓则治其本”的原则。天津市急救医学研究所根据“菌毒并治”新理论，提出毒热证采用清热解毒法，瘀血证采用活血化瘀法，急性虚证采用扶正固本法。同时大量研究表明通里攻下法在 MODS 治疗中具有重要作用。北京友谊医院经研究提出 MODS 分为器官功能受损期、衰竭早期及衰竭期三个阶段分期治疗的思想。对于本病，应早期诊断和及时应用通腑泄热、清热解毒、活血凉血、清心开窍等治则。此外，有胃气则生，胃气的有无直接影响 MODS 的发生及预后。因此，顾护胃气应贯穿危重病治疗的始终。

【病因病机】

1. 正气不足与瘀血阻络是 MODS 发病的内因

邪气所凑，其气必虚，肾气亏虚，肺、脾、胃功能低下，机体正气亏虚，气虚无力行血，血行不畅而致血瘀，瘀血阻络。正气亏虚易为邪犯，瘀血存内，新血不生，最终致各器官功能低下，甚至阴阳失衡而发为“诸脏衰”。综上，正气不足、免疫功能低下、瘀血阻络为 MODS 的发病内因。

2. 毒邪侵袭是诱发 MODS 的外因

毒邪侵袭是 MODS 发病的主要诱因。外伤或感染等外邪侵袭，毒邪浸淫血脉，气、血、津、液耗散，流连脏腑，肺、脾、胃等脏腑受损，功能失常，酿湿生痰，气滞血瘀，致“毒”“痰”“瘀”交互错杂，阴阳逆乱，脏腑衰竭，终致脏腑衰败。

综上所知，MODS 发病，“虚”为发病基础，“毒”是重要发病因素，“痰”“瘀”为重要的病理产物和致病因素。“痰”“毒”“瘀”“虚”交互错杂，共同导致 MODS 的发病及恶化。

【临床诊断】

1. 临床表现

MODS 临床表现复杂多样，个体差异较大，与所受累脏器的多少、病情进展速度及严重程度有关，MODS 的分数与病死率呈显著正相关。采用国际通用的由 Marshall 提出的多器官功能障碍综合征危重度评分（MODS 计分标准），以 0～4 分进行评分（表 3－1－2－1）评价 MODS 的严重程度，若≥3 分，则该器官发生明显的功能障碍。

表 3－1－2－1　MODS 评分表

器官系统	判定标准					评分
	0	1	2	3	4	
呼吸（PaO_2/FiO_2）	＞300	226～300	151～225	76～150	≤75	
肾脏（Cr μmol/L）	≤100	101～200	201～350	351～500	＞500	
心血管（PAR＝HR×CVP/MAP）	≤10.1	10.1～15.0	15.1～20.0	20.1～30.0	＞30.0	
血小板计数（$\times10^9$）	＞120	81～120	51～80	21～50	≤20	
神经系统评分（Glasgow Coma 计分）	15	13～14	10～12	7～9	≤6	
总分						

2. 诊断要点

2015 年重修“95 庐山会议”多器官功能障碍综合征病情分期诊断及严重程度评分标准（表 3－1－2－2）。诊断 MODS 时，特别需要注意的是 MODS 区别于其他器官衰竭的临床特点：①有严重的感染或其他重大创伤、休克，复苏等基础病因；②MODS 患者发病前器官功能良好；③衰竭的器官往往不是原发因素直接损伤的器官；④从最初打击到远隔器官功能障碍，常有几天的间隔；⑤MODS 病情发展迅速，一般抗休克、抗感染及支持治疗难以奏效，死亡率高；⑥除非到终末期，在一个急性致病因素的作用下引发的 MODS 过程，器官功能障碍和病理损害都是可逆的，治愈后器官功能可望恢复到病前状态，不遗留并发症，不复发。MODS 患者都有多个脏器受累，但受累脏器病情的严重程度不可能完全一致。实际上，有的脏器仅是功能受损，有的脏器是衰竭早期，有的脏器是衰竭期。为了清楚表示病情的严重程度，按评分计算。

表 3－1－2－2　多器官功能障碍综合征诊断标准

受累器官	诊断依据	评分
外周循环	无血容量不足；MAP≥70mmHg；尿量≥60mL/h	0
	无血容量不足；60mmHg≤MAP＜70mmHg；40mL/h≤尿量＜60mL/h；正常＜LAC≤3.0mmol/L	1
	无血容量不足；50mmHg≤MAP＜60mmHg；20mL/h≤尿量＜40mL/h，肢端冷或暖；无意识障碍；3.0＜LAC≤6.0mmol/L	2
	无血容量不足；MAP＜50mmHg；尿量＜20mL/h；LAC＞6.0mmol/L 肢端湿冷或暖；多有意识恍惚	3
心	无心动过速，无心律失常，心功能正常，无血容量不足；MAP＜50mmHg；尿量＜20mL/h；肢端湿冷或暖；多有意识恍惚	0
	心动过速；心肌酶正常；BNP＞正常	1
	心动过速；心肌酶异常（LDH、AST、CK－MB 增高）；BNP＞500ng/L	2
	室性心动过速；室颤等严重心律失常（LDH、AST、CK－MB 增高明显）；明显心功能不全，BNP＞1000ng/L	3
肺[a]	呼吸频率正常；PaO_2/FiO_2≥350mmHg	0
	呼吸频率 20～25 次/分钟；300mmHg＜PaO_2/FiO_2＜350mmHg	1
	呼吸频率＞28 次/分钟；$PaCO_2$＜35mmHg；200mmHg＜PaO_2/FiO_2≤300mmHg；胸片示肺野有渗出改变	2
	呼吸频率＞28 次/分钟；$PaCO_2$＞45mmHg；PaO_2/FiO_2≤200mmHg；胸片示肺泡实变加重	3

续表

肾[b]	无血容量不足；尿量 >60mL/h；尿钠、SCr 正常	0
	无血容量不足；尿量 41 ~60mL/h；尿钠 20 ~30mmol/L；SCr 正常	1
	无血容量不足；尿量 20 ~ 40mL/h；尿钠 20 ~ 30mmol/L；正常 < SCr < 176.8μmol/L	2
	无血容量不足；无尿或少尿（<20mL/h，持续 6 小时以上）；尿钠 >40mmol/L；SCr≥176.8μmol/L	3
肝[c]	ALT 正常；血清 TBil <17.1μmol/L	0
	ALT≥正常值 2 倍；血清 TBil17.1 ~34.2μmol/L	1
	ALT >正常值 2 倍以上；血清 TBil >34.2μmol/L	2
	肝性脑病或血清 TBil >102.0μmol/L	3
胃肠道	无腹部胀气；肠鸣音正常	0
	腹部胀气；肠鸣音减弱	1
	高度腹部胀气；肠鸣音近于消失，腹内压升高	2
	麻痹性肠梗阻；应激性溃疡出血；非结石性急性胆囊炎；急性胰腺炎（具备上述一项即可确诊）	3
凝血功能[d]	PLT≥100 ×10⁹/L；纤维蛋白原正常；PT 及 TT 正常	0
	PLT <100 ×10⁹/L；纤维蛋白原正常；PT 及 TT 正常	1
	PLT <100 ×10⁹/L；纤维蛋白原正常；PT 及 TT 较正常值延长≥3 秒；D－二聚体≥正常值 2 倍；全身性出血不明显	2
	PLT <50 ×10⁹/L；纤维蛋白原 <2.0g/L；PT 及 TT 较正常值延长 >3 秒；D－二聚体≥正常值 4 倍；全身性出血表现明显	3
脑[e]	意识正常（GCS 评分 15 分）	0
	兴奋及嗜睡；语言呼唤能睁眼；能交谈；有定向障碍；能听从指令（GCS 评分 13 ~14 分）	1
	疼痛刺激能睁眼；不能交谈；语无伦次；疼痛刺激有屈曲或伸展反应（GCS 评分 10 ~12 分）	2
	对语言无反应；对疼痛刺激无反应（GCS 评分≤9 分）	3
代谢	血糖、血钠正常；pH 值 7.35 ~7.45	0
	血糖 <3.9mmol/L 或 >5.6mmol/L；血钠 <135mmol/L 或 >145mmol/L；pH 值 <7.35 或 >7.45，正常 < LAC≤3.0mmol/L	1
	血糖 <3.5mmol/L 或 >6.5mmol/L；血钠 <130mmol/L 或 >150mmol/L；pH 值 <7.20 或 >7.50，3.0 < LAC≤6.0mmol/L	2
	血糖 <2.5mmol/L 或 >7.5mmol/L；血钠 <125mmol/L 或 >155mmol/L；pH 值 <7.10 或 >7.55，LAC >6.0mmol/L	3

注：MAP 为平均动脉压，LAC 血乳酸，BNP 为 B 型钠尿肽，LDH 为乳酸脱氢酶，AST 为天冬氨

酸转氨酶，CK－MB 为肌酸激酶同工酶，PaO_2/FiO_2为氧合指数，$PaCO_2$为动脉血二氧化碳分压，SCr 为血肌酐，ALT 为谷丙转氨酶，TBil 为总胆红素，PLT 为血小板计数，PT 为凝血酶原时间，TT 为凝血酶时间，GCS 为格拉斯哥昏迷评分；a 代表 PaO_2/FiO_2为诊断及评分主要依据，b 代表 SCr 为诊断及评分主要依据，c 代表血清 TBil 为诊断及评分主要依据，d 代表血小板联合任意一项化验指标即可评分（以血小板动态变化下降意义更大），e 代表 GCS 评分为诊断及评分主要依据。

【临证思路】

（一）识症

1. 发热

邪毒侵袭，邪犯肺卫早期表现为高热，面赤，咽喉肿痛，牙龈肿痛，目赤肿痛，口舌糜烂；热扰心神导致神昏；热伤津液导致口渴多饮，口苦，灼津为痰则出现咳嗽咳痰、咳声重浊，痰少，小便黄少，舌红，脉数均是热毒炽盛之征；湿重于热则身热不扬，身重而痛，腹满食少。

2. 腹胀重坠

气粗息涌，腹胀重坠，便秘，大便排出困难或便后不尽感，或排便困难，排便肛门有梗阻感或阻塞感，系中焦脾胃运化失司，推动无力。大肠与肺相表里，肺气上逆，故喘息不能平卧。腹胀重坠、喘息不能平卧均是腑实不通的表现。

3. 唇甲青紫、皮肤瘀斑

邪毒侵袭，脏腑功能失调，气滞血瘀出现怔忡，心痛彻胸背，胁胀，走窜不定，嗳气频作，胃脘胀满拒按，腹胀肠鸣矢气，唇甲青紫，皮肤瘀斑，口干不欲饮。舌暗苔白，或有瘀斑，脉弦涩，均是气滞血瘀之征。

4. 四肢不温

阳气不足，温煦推动无力，出现四肢不温，肢冷，喜热饮盖衣被，喘息无力，动则为甚，腰酸腿软，水肿，腰以下肿甚，五更泄泻，唇淡，面白，小便清长；舌暗淡，苔白滑，爪甲紫暗，脉弱可以佐证。自汗，口渴不欲饮，少苔或无苔，脉微欲绝或脉缓，则提示阴阳两虚。

（二）审机

1. 热证

邪毒侵袭，邪犯肺卫早期表现为高热，面赤，咽喉肿痛，咳嗽咳痰，咽喉肿痛，牙龈肿痛，目赤肿痛，口舌糜烂，以热毒为主。肺卫受损，脏病传腑，则大肠传导失司，则便秘、腹胀、纳差。脾胃运化失司，水津不布，聚湿生痰，湿热并重或湿重于热则身热不扬，身重而痛，腹满食少，咳嗽咳痰。

2. 血瘀证

邪毒侵袭，脏腑功能失调，气滞血瘀出现怔忡，心痛彻胸背，胁胀，走窜不定，嗳气频作，胃脘胀满拒按，腹胀肠鸣矢气，唇甲青紫，皮肤瘀斑，口干不欲饮，舌暗苔白，或有瘀斑，脉弦涩。

3. 腑实证

腑实不通，中焦脾胃运化失司，推动无力则腹胀重坠，便秘，大便排出困难或便后不尽感，或排便困难，排便肛门有梗阻感、阻塞感。升降失司，大肠与肺相表里，肺气上逆，则气粗息涌，喘息不能平卧。

4. 急性虚证

阳气不足，温煦推动无力，出现四肢不温，肢冷，喜热饮盖衣被，喘息无力，动则为甚，腰酸腿软喜按，水肿，腰以下肿甚，五更泄泻，唇淡，面白，小便清长；舌暗淡，苔白滑，爪甲紫暗，脉弱可以佐证。阴阳两虚则自汗，口渴不欲饮，少苔或无苔，脉微欲绝或脉缓。

MODS 同时根据器官功能受损期、器官衰竭早期及器官衰竭期分期论治，根据邪实正虚变化及损伤脏器进行辨证论治，随证治之；同时运用整体观念及传变规律及早干预和治疗。

（三）定治

早期识别和早期干预是 MODS 抢救成功的最根本及最关键的因素。MODS 治疗的主旨是早期干预、避免疾病向 MODS 方向发展。MODS，“虚”为发病基础，“毒”是重要发病因素，“痰”“瘀”为重要的病理产物和致病因素。MODS 的发生是“痰”“毒”“瘀”“虚”交互错杂，共同导致的。MODS 治疗总则以扶正祛邪为主，顾护胃气应贯穿危重病治疗的始终。根据 MODS 分期不同及邪实正虚辨证给予不同治法：清热解毒法治疗毒热证；活血化瘀法治疗血瘀证；通里攻下法治疗腑实证；扶正固本法治疗急性虚证。

（四）用药

1. 毒热证

邪毒侵袭，邪正相争，早期表现为高热，面赤，咽喉肿痛，牙龈肿痛，目赤肿痛，口舌糜烂；热扰心神导致神昏；热伤津液导致口渴多饮，口苦；灼津为痰则出现咳嗽咳痰、咳声重浊，痰少；小便黄少，舌红，脉数均是热毒炽盛之征。药用牛黄、犀角（用代用品）、麝香、石膏、黄连、黄芩、栀子。湿重于热则身热不扬，身重而痛，腹满食少，药物用滑石、绵茵陈、石菖蒲、川贝母、木通、藿香、豆蔻、薄荷、射干、苍术。

2. 血瘀证

邪毒侵袭，脏腑功能失调，气滞血瘀出现怔忡，心痛彻胸背，胁胀，走窜不定，嗳气频作，胃脘胀满拒按，腹胀肠鸣矢气，唇甲青紫，皮肤瘀斑，口干不欲饮。舌暗苔白，或有瘀斑，脉弦涩，均是气滞血瘀之征。药用桃仁、红花、当归、生地黄、川芎、牛膝、赤芍、桔梗、枳壳以行气活血。

3. 腑实证

腑气不通，出现腹胀重坠，便秘，大便排出困难或便后不尽感，或排便困难，排便肛门有梗阻感或阻塞感，系中焦脾胃运化失司，推动无力，药用大黄、枳实、厚朴。大肠与肺相表里，肺气上逆，故喘息不能平卧，药用陈皮、半夏、竹茹、川贝等。

4. 急性虚证

阳气不足，温煦推动无力，出现四肢不温，肢冷，喜热饮盖衣被，喘息无力，动则为甚，腰酸腿软喜按，水肿，腰以下肿甚，五更泄泻，唇淡，面白，小便清长。舌暗淡，苔白滑，爪甲紫暗，脉弱均为阳气不足之征。药用附子、茯苓、干姜、白芍、白术等。阴阳两虚则自汗，口渴不欲饮，少苔或无苔，脉微欲绝或脉缓，药用人参、黄芪、麦冬、甘草、熟地黄、当归、白芍、川芎等。

【纲目条辨论治】

以虚实为纲，病因为目，条辨论治。

（一）虚证

1. 阳气亏虚证

主症：畏寒，肢冷，喘息无力，动则为甚，腰酸腿软喜按，水肿，腰以下肿甚，五更泄泻，唇淡，面白，小便清长，舌暗淡，苔白滑，爪甲紫暗，脉弱。

治法：温补阳气。

临证处理：

（1）参附注射液100mL加入用5%葡萄糖注射液100～250mL静脉滴注。

（2）方药：真武汤加减。附子、茯苓、干姜、白芍、白术。

2. 阴阳两虚证

主症：面色晦暗，咳嗽无力，心悸隐痛，自汗，口渴不欲饮，小便频数清长，腹胀喜按喜温，大便溏泄，势急迫，舌暗，脉弱；或盗汗，口渴喜冷饮，便秘，大便干硬或如羊屎，少苔或无苔，脉微欲绝或脉缓。

治法：滋阴助阳。

临证处理：

（1）参麦注射液20～100mL加入用5%葡萄糖注射液250～500mL静脉滴注。

（2）方药：十全大补汤加减。人参、黄芪、麦冬、甘草、熟地黄、当归、白芍、川芎。

（二）热证

1. 热毒炽盛证

主症：高热，神昏，面赤，口渴多饮，口苦，咳声重浊，痰少，小便黄少，咽喉肿痛，牙龈肿痛，目赤肿痛，口舌糜烂，舌红，脉数。

治法：清热解毒，消肿止痛，开窍醒神。

临证处理：

（1）痰热清注射液 30mL 加生理盐水 250mL 静脉滴注，每日 1 次。

（2）方药：安宫牛黄丸加减。牛黄、犀角（用代用品）、麝香、石膏、黄连、黄芩、栀子、雄黄、郁金、冰片。

2. 湿热蕴结证

主症：身热不扬，喘逆剧甚，张口抬肩，黄痰，痰黏稠，口渴不欲多饮，身重而痛，腹满食少，小便灼热刺痛，腹痛肠鸣辘辘，大便泄泻，矢气甚臭，舌红苔黄腻，脉滑数。

治法：清热化湿，益气健脾。

临证处理：茵陈蒿汤加减（茵陈蒿、栀子、大黄、厚朴、枳壳、黄柏、郁金、大腹皮、茯苓、白术等）或甘露消毒丹加减（飞滑石、淡黄芩、绵茵陈、石菖蒲、川贝母、木通、藿香、连翘、豆蔻、薄荷、射干等）。

3. 腑实不通证

主症：喘促，喘息不能平卧，气粗息涌，腹胀重坠，便秘，大便稍干硬，排便轻度困难，便后不尽感，或排便困难，排便肛门有梗阻感、阻塞感，肛门灼热，尿频尿急，脉迟。

治法：通腑泄热。

临证处理：

（1）中药灌肠：大承气汤加减（生大黄、枳实、厚朴、芒硝、生牡蛎、土茯苓、六月雪等）灌肠。

（2）穴位贴敷：大承气汤加减（生大黄、枳实、厚朴、芒硝、附子、丹参、白芥子等）贴敷。

（3）方药：热结选用凉膈散加减（大黄、芒硝、栀子、枳壳、薄荷、桔梗）；寒结选用大黄附子汤（大黄、附子、细辛）加减。

（三）血瘀证

1. 气滞血瘀证

主症：怔忡，心痛彻胸背，胁胀，走窜不定，善太息，嗳气频作，吞咽困难并呈持续性胸骨后疼痛，胃脘胀满拒按，腹胀肠鸣矢气，唇甲青紫，口干不欲饮，舌暗苔白，或有瘀斑，脉弦涩。

治法：疏肝理气，活血化瘀。

临证处理：

（1）血必净注射液 100mL 加生理盐水 100mL 静脉滴注，在 30～40 分钟内滴毕，每日2次，病情重者，每日3～4次。

（2）方药：血府逐瘀汤加减。桃仁、红花、当归、生地黄、川芎、牛膝、赤芍、桔梗、枳壳。

2. 痰湿阻滞证

主症：咳嗽痰多黏稠，色白或灰白，胸满懑闷，气息急促，喉中痰鸣有声，甚至倚息不能平卧，胸脘胀满，恶心呕吐，纳呆，腹痛腹胀拒按，舌淡胖大有齿痕，苔白厚腻，脉弦滑或沉滑。

治法：健脾祛湿，理气化痰。

临证处理：

（1）穴位贴敷：四君子汤加减（党参、茯苓、白术、苍术等）神阙贴敷。

（2）方药：温胆汤加减。陈皮、半夏、枳实、白术、竹茹、茯苓、炙甘草等。

【病案参考】

病案一

患者钟某，女，49岁。因畏寒发热3天，反复晕厥2天，于2006年2月27日下午2时入院。患者3天前无明显诱因出现畏寒发热，无鼻塞流涕，无咳嗽胸痛，大便次数增多，日3～4次，为稀烂便，无黏液脓血，量不多。自服退热药及诺氟沙星胶囊无效。2天前突然晕厥，无四肢抽搐、无口吐白沫、无牙关紧闭，有短暂意识障碍。发作频繁，日十余次。即时心电图检查示三度房室传导阻滞，交界性逸搏心律。以异丙肾上腺素静脉滴注维持，送入心内科病房。既往史：平素体健，否认心血管、呼吸、消化、泌尿、生殖及神经系统疾病，否认药物、食物过敏史，否认输血及外伤、中毒史。体格检查：体温35.8℃，脉搏30次/分，呼吸22次/分，血压130/70mmHg。神志清楚，发育正常，营养中等。全身皮肤未见出血斑点，浅表淋巴结不肿大，无皮下结节，无水肿。巩膜无黄染。颈软，气管居中，甲状腺不大，无颈静脉怒张。胸廓对称，两肺呼吸音清晰。心浊音界不大，心率30次/分，心律规则，心音中等，可闻及大炮音。腹部平坦，肝、脾肋下未触及。肠鸣音5次/分，移动性浊音阴性。双肾区无叩击痛。脊柱及四肢关节无畸形，四肢肌力正常，神经反射无异常。实验室检查：血常规：白细胞14.50×10^9/L，中性粒细胞百分比89.6%，红细胞3.34×10^{12}/L，血红蛋白87g/L，血小板49×10^9/L。尿常规：比重1.020，隐血（+++），蛋白（+），红细胞（+）。大便常规：潜血弱阳性。生化：丙氨酸氨基转移酶（ALT）395U/L，门冬氨酸氨基转移酶（AST）402U/L，碱性磷酸酶（ALP）121U/L，γ-谷氨酰转移酶（γ-GT）104U/L，肌酸激酶（CK）435U/L，肌酸激酶同工酶（CK-MB）98U/L，乳酸脱氢酶同工酶（LDH）3941U/L，α-羟丁酸脱氢酶（HBDH）1341U/L，胆红素正常，白蛋白33.9g/L，球蛋白25.6g/L，血糖14.46mmol/L，尿素氮19.17mmol/L，肌酐219μmol/L，尿酸1002μmol/L，血脂正常。电解质：钠133.5mmol/L，钾5.61mmol/L，氯99mmol/L，钙1.92mmol/L。血气分析：pH7.175，二氧化碳分压（PCO_2）30.50mmHg，氧分压（PO_2）43mmHg，实际碳酸氢盐（AB）11.10mmol/L，剩余碱（BE）17.50mmol/L。凝血谱：凝血酶原时间28.7秒，纤维蛋白原1.81g/L，凝血酶时间28.7秒，部分凝血活酶时间45.5秒，D－二聚体4.2 mg/L。X线胸片无异常。患者于入院当日下午4时安装永久性心脏起搏器，第2天心率60次/分，心律规则，偶见室性加速逸搏心律，血压稳定，但尿量减少，仅为280mL/日。第3天黄疸显现，并出现咳嗽，气急。肺部可闻及湿啰音，血压170/100mmHg，腹部胀大，下肢浮肿。实验室检查：ALT 1288U/L，AST 1064U/L，总胆红素33.2μmol/L，直接胆红素16.2μmol/L，白蛋白27g/L，球蛋白29g/L，尿素氮45μmol/L，肌酐654μmol/L。B超提示双肾轻度肿大，弥漫性病变，输尿管、膀胱无异常，腹腔积液。诊断：病毒性心肌炎，心律失常，Ⅲ度房室传导阻滞，阿－斯综合征，肺部感染，多脏器功能衰竭。入院后先后给予抗感染，控制降压，抑制胃酸以及护肝、扩容，利尿及支持治疗。从2月27日至3月7日，9天共使用呋塞米4580mg，间以小剂量多巴胺20mg/日微泵静脉滴注，小便仍不见增多，于3月8日血液透析（血透），至3月17日转中医病房共透析4次，10天中使用呋塞米1000mg，布美他尼1支，心功能改善，肺部感染基本控制，肝功能好转，但肾功能未见明显改善，贫血加重。血常规：红细胞3.06×10^{12}/L，血红蛋白83g/L。尿常规：白细胞（＋＋），隐血（＋＋＋），蛋白（＋＋）。24小时尿蛋白定量1.2g，尿素氮23.53mmol/L，肌酐514μmol/L。患者面色萎黄，神疲力乏，气短声怯，面部浮肿，胸闷咳嗽，纳食不振，腹胀膨隆，下肢浮肿明显。舌淡、苔薄微黄腻，脉沉细弱而数。患者要求中医治疗。经会诊于3月17日下午转入中医病房，次日停止血透，开始中医治疗。

处方：太子参12g，石斛10g，五味子6g，麦冬10g，姜竹茹10g，姜半夏10g，茯苓15g，陈皮10g，枳壳10g，泽泻15g，少量频服。

7天后逐渐加入补骨脂、枸杞子、生黄芪、水蛭等补肾益气活血之品。同时，以尿毒Ⅱ号保留灌肠。

处方：淡附子15g（先煎），生大黄15g（后下），土茯苓30g，生牡蛎30g，羌活10g，海藻30g，煎成150～200mL药液，每天1次，保留灌肠，共10天。

另以利尿散：蟋蟀20g，琥珀粉20g，沉香8g，冰片2g，研细末装入胶囊，每天服3次，分6天服完。保留降压药物拜新同60mg/日，潘立苏40mg/日。从第3天起，尿量逐渐增加，从300mL/日到1800mL/日。10天后进入多尿期，每日3000mL左右。15天后浮肿、腹胀消退。4月14日出院，随访至5月10日，除血压略高外，肝肾功能正常，贫血亦纠正。

按：中医中药的早期介入有利于疾病的恢复。患者目前三焦同病，心肺、脾胃、肝肾俱损，治疗的重点是先从脾胃入手。一是考虑到患者入院后纳食不振，说明脾胃之气受损较重。若骤进补益，或许会出现虚不受补；若重剂解毒，则更伤脾胃之气。

二是三焦俱病，多从中焦斡旋，这是历代医家的宝贵经验。若先以十味温胆汤加减，和中醒脾，辅以益气养心，一俟脾启纳健，中气得复，上下三焦得畅，而后再酌情调度。以生脉散合六味地黄丸再加温胆汤化裁内服，补心肾，益气阴，和中泄浊。另以常规之尿毒Ⅱ号灌肠方保留灌肠，重在泄浊排毒。

（选自《多脏器功能衰竭病案》）

病案二

王某，女，28岁。

病史：患者因横位产、妊娠中毒症行剖腹产，术中出血较多而误输异型血200mL。3小时后多汗少尿，恶心呕吐，血压不升。经处理后好转，但尿量仍极少，6小时尿量仅30mL，呈酱油色。术后48小时患者多汗、烦躁、高热39℃，心率106次/分钟，血压170/110mmHg。

检查：血常规：红细胞2.4×10^{12}/L，白细胞14.9×10^{9}/L，血红蛋白72g/L，中性粒细胞百分比0.81%，淋巴细胞百分比0.19%，钾3.43mmol/L，钠132mmol/L，氯96mmol/L，非蛋白氮60.7mmol/L，二氧化碳结合率54.5，血游离血红蛋白107mg/L。尿镜检：蛋白少许，红细胞（++），白细胞（+），比重1.1015。肝功能：谷丙转氨酶165U/L，麝香草酚浊度（-），麝香草酚絮状（-），脑磷脂絮状（-），蛋白倒置。已出现肾功能、肝功能、心脏损害，合并肺部感染，邀请中医会诊。

初诊：高热多汗不解，口干，腹胀，尿少，时有烦躁，脉弦数，舌红苔薄净。产后百脉空虚，异型之血即为瘀，瘀热夹时燥入营分，正虚邪实，拟化瘀清营、理气利尿、扶正达邪。

方药：皮尾参9g，麦冬9g，五味子4.5g，丹参30g，丹皮9g，紫草9g，桑白皮12g，桃仁12g，山栀12g，生山楂15g，连翘12g，茯苓12g，琥珀粉、沉香粉各0.9g和匀另吞，紫雪丹0.6g（另吞）。每日3次，2帖。

二诊：热已稍衰，形寒有汗不解，小溲见利，腹胀随松，脉弦数，舌苔黄腐，舌尖有刺，时燥未除，瘀热仍胶滞不化，原守前制。

方药：北沙参15g，麦冬9g，五味子6g，丹参30g，丹皮9g，紫草9g，桃仁12g，山栀9g，带心翘12g，生山楂30g，薄荷4.5g，荆芥4.5g，广犀角粉（水牛角粉代）1.5g（吞）。5贴。

三诊：热退身安，多汗，纳差，头昏少寐，行路飘忽，脉细软无力，舌红苔薄，时燥夹瘀热已有退却之机，气阴两虚，转取益气养阴之法。

方药：黄芪12g，党参12g，白芍12g，白术9g，五味子9g，麦冬12g，北沙参15g，内金9g，龙牡各15g，乌梅4.5g，另移山参15g煎饮代茶。

药来诸恙悉除，肾、肝、心、肺检查皆复正常，有中度贫血，仍多汗，脉弦数，舌红尖刺，阴虚而不敛阳，阳失所护故汗多，拟当归六黄汤加麻黄根、浮小麦而症大定，后以归芍六君加黄芪调理而愈，已出院参加工作。

按语：据文献记载，异型输血引致的后果，溶血反应严重，死亡率约在25%左右。本例异型输血量达200mL，加之产后贫血严重，体质已极端虚弱，由于凝血障碍，引致急性肾功能衰竭、肝功能受损、肺部感染，心脏亦有损害，临床表现凶险。通过本例观察，体会到活血化瘀是适合异型输血后病理变化的一种治疗方法。因不同血型的血液混合时，凝集原与相对的凝集素互相作用，造成红细胞互相凝集和大量破坏，血红蛋白从红细胞逸出，游离在血浆中，引致广泛性毛细血管渗血，使血液内固有凝血物质消耗过多，血小板、纤维蛋白原及凝血酶原等降低而产生溶血，活血化瘀法能缓解痉挛，改善凝血变化，解除堵塞于肾小管的血红蛋白，有利于急性肾功能衰竭的缓解，故活血化瘀法在异型输血的病例中探讨其作用是有一定意义的。

本例立法于血，不忘益气利气，以丹参、山楂、桃仁、丹皮、紫草活血化瘀，以解除血循环负荷过重，也具有抗凝血、抗过敏的作用，而以生脉散抗休克维护正元，以广犀角（水牛角代）、山楂、连翘、紫雪丹抗感染及止血，治病补虚、扶正达邪，琥珀得沉香畅利气机而得小便，其危随解。

（选自《中国百年百名中医临床家·颜德馨》）

第三节　急性呼吸窘迫综合征

急性呼吸窘迫综合征（acute respiratory distress syndrome，ARDS）是在严重感染、休克、创伤及烧伤等非心源性疾病过程中，肺毛细血管内皮细胞和肺泡上皮细胞损伤造成弥漫性肺间质及肺泡水肿，导致的急性低氧性呼吸功能不全或衰竭。以肺容积减少、肺顺应性降低、严重的通气/血流比例失调为病理生理特征，临床表现为进行性低氧血症和呼吸窘迫，肺部影像学表现为非均一性的渗出性病变。中医无本病病名记载，因其以肺气壅滞而引起卒发的呼吸急促和窘迫症状为主要临床特征，故归属于“暴喘”范畴。

【源流】

急性呼吸窘迫综合征，属于中医“暴喘”范畴，古籍中对本病记载甚少。暴喘之病名，始见于《中藏经》：“不病而暴喘促者死。”本病病情极为危重，古以“急喘”“喘急”分门类。《订正仲景全书金匮要略注·卷四·痰饮咳嗽病脉证并治第十三》记载：“夫病人饮水多，必暴喘满；凡食少饮多，水停心下，甚者则悸，微者短气；脉双弦者，寒也，皆大下后善虚；脉偏弦者，饮也。”提出暴喘的病因为“饮邪”所致。《圣济总录·肺气喘急门》云：“肺气喘急者，肺肾气虚，因中寒湿，至阴之气所为也，盖肺为五脏之华盖，肾之脉入肺中，故下虚上实，则气道奔迫，肺叶高举，上焦不通，故喘急不得安卧。”《济生方·喘》说：“将理失宜，六淫所伤，七情所感，或因坠堕惊恐，渡水跌仆，饱食过伤，动作用力，遂使脏气不和，荣卫失其常度，不能随阴阳出入以成息，则促迫于肺，不得宣通而为喘也……更有产后喘急，为病尤亟。”清·张璐《张氏医通》说：“即暴喘腹胀，大便实者，方可用药。加以溏泄，必死勿治。此阴火暴逆于手足太阴，所以喘胀。肾气失守，所以便溏。其人虽强，不久当呕血而死。”杨仁斋《直指方》云：“诸有笃病，正气欲绝之时，邪气盛行，多壅逆而为喘。”上述医家均明确指出多种重病都可因邪盛正绝而出现暴喘危症，对暴喘的病因病机以及预后均有详细的论述，对于暴喘的治疗及其疗效的记载不多。直至明清以后，诸医家在继承前人学术观点的基础上，继续进行多方探讨。如明代《普济方·针灸》：“治暴喘取穴华盖、天突”，提出针灸治疗暴喘的方法；《杂病广要》：“忌热毒鱼鲞、油面酒米醋、煎热毒等物”，提出了本病的饮食禁忌；《医宗金鉴》：“暴喘传名马脾风，胸高胀满胁作坑，鼻窍扇动神闷乱，五虎一捻服最灵”，概括了暴喘的症候，提出治疗本病的方药。总之，古代医家对暴喘的病因病机，证治以及预后调护均有一定的认识，但并未形成系统的理论体系以及证治规律。

【病因病机】

本病病位在肺，其标在大肠，与心、肾的关系密切。病性以邪实壅肺为主，如温热外邪，水饮痰浊，瘀血败浊等，壅阻于肺，引起肺气壅痹，或直接损伤肺气，气机逆乱，肺气肃降失调而暴喘。亦有因厥脱重症，阴阳离决，肺气衰败而发暴喘。前者为实证，后者为虚证。

本病的发生可由多种原因引起，正如《济生方·喘》所说：“将理失宜，六淫所伤，七情所感，或因坠堕惊恐，渡水跌仆，饱食过伤，动作用力，遂使脏气不和，荣卫失其常度，不能随阴阳出入以成息，则促迫于肺，不得宣通而为喘也……更有产后喘急，为病尤亟。”暴喘的核心病机气机为升降失司，实证暴喘，痰，热，饮，瘀壅塞于肺，肺气郁闭，升降失司；虚证暴喘，痰，饮，瘀，毒耗气伤阴，进一步损伤脏腑，而致虚实互存之变。

1. 饮食不当

过食生冷肥甘，或嗜酒伤中，脾失健运，痰湿内生，痰浊内干，阻壅肺气，升降不利，发为本病。

2. 湿热外邪

温热外邪侵袭，导致气分热盛，热邪伤肺，肺气受伤，肺气上逆而成暴喘。肺与大肠相表里，热邪入里化燥，与肠道糟粕搏结，燥屎内阻，腑气不通，浊气不得下泄而上熏于肺，气机有升无降，遂使喘逆更甚。尤其痰热壅肺时，痰浊壅塞，肺气痹阻，上焦不宣，中焦不运，大肠传导失职，其喘尤甚。若感受疫毒时邪，直犯营血，攻心犯肺，一则肺体受伤，肺气内闭，不容呼吸；二则心气受伤，血脉痹阻，不能注肺而循呼吸，发为暴喘。

3. 疔毒内陷

疔疽痈疡诸病，可因热毒炽盛，正不胜邪，发生疔疮走黄。此时热毒攻心犯肺，肺无肃降之力，气逆于上，肺举叶张，可致喘逆、神昏、皮下瘀斑等，如《疡科心得集》说："外证虽有一定之形，而毒气之流行，亦无定位，故毒入于心则昏迷，入于肝则痉厥，入于脾则腹疼胀，入于肺则喘嗽。"

4. 跌扑外伤

轻者伤及骨肉血脉，重者损及五脏六腑；脏伤，则真气受损；腑伤，则气机不通。气机逆乱，升降失常，水湿停聚于肺，肺失肃降而暴喘。尤其是严重的外伤或挤压伤，可有败血形成，循经入肺贯心，壅塞于肺，肺失肃降之权，水津不布，血脉不行，为痰为饮，与瘀血相结，壅塞肺气，升多降少。如《类证治裁·喘证论治》所说："若血入肺，面赤，喘欲死……，如败血冲心，胸满上气。"

5. 劳欲久病

喘证，肺胀日久，迁延不愈，久病肺虚，气失所主，或肾气虚衰，肾不纳气，痰、饮、瘀、毒耗气伤阴，进一步损伤脏腑，而发为本病。

此外，产褥伤、大面积烧伤、秽毒气体（烟雾、光气）直接吸入肺中、溺水、大手术后、大量输血、长期高浓度吸氧、胸部放射性治疗等，都可引起暴喘。

【临床诊断】

1. 临床表现

（1）早期为原发病的临床表现。

（2）一般认为 ARDS 具有以下临床特征：

①急性起病，在直接或间接肺损伤后 12～48 小时内发病；②常规吸氧后，低氧血症难以纠正或呈进行性下降；③肺部体征无特异性，急性期双肺可闻及湿啰音或呼吸音减低，辅助呼吸肌参与呼吸；④早期病变以间质为主，X 线胸片常无明显改变。病情进展后，可出现肺实变，表现为双肺野弥漫性密度增高，透亮度减低，肺纹理增多、增粗，可见散在斑片状密度增高阴影，即弥漫性肺浸润影；⑤无心功能不全证据。

2. 诊断要点

（1）中医诊断标准

①有肺部损伤的致病因素，如感受邪毒，或内伤五脏、失血亡津、创伤剧痛，导致气血逆乱，阴阳耗脱，肺气衰竭，发为暴喘；②典型的临床表现为起病急骤，呼吸频数，上逆喘息，胸膈满闷如塞，或胸高气急，气粗息涌，烦闷不安。严重者出现喘脱，神昏，谵语，撮空理线，表情淡漠等。

（2）西医诊断标准

①有急性肺损伤（ALI）或急性呼吸窘迫综合征（ARDS）的高危因素；②急性

起病、呼吸频数和（或）呼吸窘迫；③低氧血症：ALI 时动脉血氧分压（PaO_2）或吸入氧分数值（FiO_2）≤300mmHg；ARDS 时 PaO_2 或 FiO_2≤200mmHg；④胸部 X 线检查显示两肺浸润阴影；⑤肺动脉楔压（PAWP）≤18mmHg，或临床上能除外心源性肺水肿。

同时符合以上 5 项条件者，可以诊断 ALI 或 ARDS。

【临证思路】

（一）识症

1. 呼吸急促和窘迫

多因感受邪毒，或内伤五脏，失血亡津，创伤剧痛等，导致气机升降失常，肺气上逆，或气血逆乱，阴阳耗脱，肺气衰竭所致。胸高气急，气粗息涌，壮热口渴，为毒热闭肺之证；胸闷如塞，呼吸急促，口唇青紫，皮肤瘀斑，腹胀，为气滞血瘀经脉之证；气息短促，神萎倦怠，面色㿠白，四肢欠温，为气阴耗竭之证；呼吸浅促，神志淡漠，面色苍白，四肢厥冷，冷汗淋漓，为阳气暴脱之象。

2. 苗窍症状

鼻翼扇动、甚则张口抬肩，系邪毒入里，阻滞气机，毒热闭肺所致；口唇和爪甲青紫、舌红或青紫，多为气机升降失常，痰热蕴结于里，瘀血内生阻于经脉所致。

（二）审机

1. 实证暴喘

饮食不当或嗜酒伤中，脾失健运，痰湿内生，痰浊内干，阻壅肺气，升降不利；或湿热外邪致气分热盛，热邪伤肺，肺气受伤，肺气上逆；或疔毒内陷，热毒攻心犯肺，肺无肃降之力，气逆于上，肺举叶张；或跌仆外伤，损及五脏六腑，则真气受损，气伤不通，引起气机逆乱，升降失常，水湿停聚于肺，肺失肃降；或产褥伤、大面积烧伤、秽毒气体（烟雾，光气）直接吸入肺中、溺水、大手术后、大量输血、长期高浓度吸氧、胸部放射性治疗等，直伤于肺，肺气受损，肺失肃降，则见呼吸急促，胸满憋窒，喘促咳嗽等症。病势急骤，病情危重，甚则死亡。

2. 虚证暴喘

劳欲久病，或喘证、肺胀日久，迁延不愈，久病肺虚，气失所主或肾气虚衰，肾不纳气，痰、饮、瘀、毒耗气伤阴，进一步损伤脏腑阴阳，则见呼吸浅促无力，神萎倦怠，面色苍白等症，病情危重，预后极为不佳。

（三）定治

根据中医“急则治其标”的原则，以平喘、益气、救阴、回阳、固脱为先，随之审因而治或病因同治，如痰热闭肺者则佐以清热化痰；若气滞血瘀者则佐以行气化瘀；若水饮犯肺者则佐以温肺化饮等。后期多表现为肺脾肾三脏亏虚，故后期治疗以益肺健脾补肾为主改善患者预后。

1. 针灸

（1）常用针刺穴位：水沟、内关、十宣、涌泉、会阴、足三里、肺俞、中府、合谷透鱼际等。每次选用 1～3 个穴位，手法用强刺激之泻法，留针半小时或不留针。

（2）艾灸法：出现阴阳离决之脱证，改用艾灸百会、涌泉、足三里、肺俞。

（3）刺络疗法：少商，以三棱针点刺出血，或十宣点刺放血。以上两法对毒热炽盛所致的暴喘，可起泄热、解毒、祛邪的作用。亦可选肺俞与风门丰隆与尺泽交替使用。采用三棱针，在选好的穴位处，或穴位附近瘀阻明显的血络点刺。点刺后，再加拔火罐，采用闪火法，留罐时间为 20 分钟。

（4）电针疗法：选用素髎、天突、内关。呼吸骤停者，加膈神经刺激点。

2. 出现脱症患者灌服或鼻饲独参汤（高丽参、野山参、西洋参）。

3. 邪毒炽盛证患者灌服或鼻饲安宫牛黄丸，每次 1 丸，每 12 小时一次。

4. 呕血或便血患者灌服或鼻饲云南白药粉每次 1.0～3.0g，每 6 小时一次。

5. 神昏患者针刺人中、涌泉、足三里穴；或用醒脑静注射液 10mL 加入 25% 葡萄糖注射液 20mL 静脉缓慢推注，每 1～2 小时可重复一次，连续 3～5 次。

（四）用药

1. 实证暴喘

凡温邪上受，由表入里，卫表之症未罢，里热已盛，喘急息粗，烦躁，身热汗少，有表闭现象者，当解表与清里并施，在清热宣肺方药中，配合辛散透表之品，使邪热从卫外达，以冀汗出热退喘平。若过用苦寒清泄，而肌肤灼热无汗，则热反郁遏难解，可取三黄石膏汤加减，用麻黄或薄荷与石膏、黄芩相伍。表闭身热汗少、烦躁加栀、豉；咳嗽加前胡、杏仁；口渴加知母、天花粉、芦根。若表热里实，上焦邪热郁闭，中焦燥热内结，喘而身热烦躁，胸膈灼热，口渴唇裂，便秘或便下不爽，又当解表通里，辛开苦泄，清散上焦风热，攻下通腑，泻中焦之燥热，表里分解，以减轻病势，缩短病程，可参照凉膈散意，药如薄荷、连翘、山栀、黄芩、竹叶、大黄、芒硝、甘草等。至于热壅肺气，蒸液成痰，痰热蕴肺，顺传阳明，腑实热结，而致喘促痰涌，腹满便秘者，则应通腑泄热，以下为清，脏病治腑，清泄肺经邪热，使其从腑下泻，取宣白承气汤清泄肺热，通利阳明；陷胸承气汤清热化痰，通腑开结。药用石膏、黄芩、桑白皮清肺；大黄、芒硝通腑；瓜蒌、杏仁化痰宽胸，平喘止咳。痰多喘急加葶苈子、竹沥、半夏；痰热伤津加南沙参、知母。

2. 虚证暴喘

气阴耗伤者，当用人参、党参、太子参等益气，生地黄、麦冬、当归、龟甲（胶）等滋阴养阴；阳气暴脱者，当用附子、干姜、五味子、人参等回阳固脱；真阴衰竭者，当用龟甲、鳖甲、生地黄、麦冬、山萸肉等育阴潜阳。

【纲目条辨论治】

以虚实为纲，病性为目，条辨论治。

（一）暴喘虚证

1. 气阴耗伤证

主症：气息短促，神萎倦怠，面色㿠白，四肢欠温，口渴汗出，舌质红或淡红，苔薄，脉细数。

治法：益气养阴。

临证处理：

（1）汤剂：生脉散加减。药用太子参、人参、麦冬、五味子。若大汗大渴者，去太子参加人参，山茱萸肉；若四肢厥冷者，去太子参加红参，另加附子，急煎频服。

（2）中成药治疗：参脉注射液 20mL 或生脉注射液 20mL 加入 25% 葡萄糖注射液 20mL 静脉推注，每隔 10～15 分钟 1 次，连续 3～5 次。

2. 阳气暴脱证

主症：呼吸浅促，神志淡漠，面色苍白，四肢厥冷，冷汗淋漓，体温不升，舌质淡，脉微弱欲绝或不能触及。

治法：回阳固脱。

临证处理：

（1）汤剂：参附汤或四逆汤加减。药用红参、炮附子、干姜、甘草。

（2）中成药治疗：参附注射液 100mL 加入 5% 葡萄糖注射液或 0.9% 生理盐水 500mL 静脉滴注，初起滴速宜快，后酌情减慢，直至阳气回复为止；若肢冷息微，汗出如油，阴竭阳脱者，可参附注射液与参脉或生脉注射液合用。

3. 真阴衰竭证

主症：呼吸深快，神恍惊悸，面色潮红，汗出如油，口渴欲饮，饮不解渴，身热心烦，四肢温暖，舌干枯无苔，脉虚数或结、代。

治法：育阴潜阳。

临证处理：

（1）汤剂：三甲复脉汤加减。药用牡蛎、鳖甲、龟甲、生地黄、麦冬、山萸肉、五味子、炙甘草。

（2）中成药治疗：参脉注射液 20mL 或生脉注射液 20mL 加入 25% 葡萄糖注射液 20mL 静脉推注，每隔 10～15 分钟 1 次，连续 3～5 次。

（二）暴喘实证

1. 邪毒炽盛证

（1）气分热盛证

主症：本症见于温热病致暴喘者。暴发喘促气急，甚则鼻翼扇动，张口抬肩，身壮热，汗出，口渴，烦躁，或伴咳嗽，痰稠黄难咯，舌质红，苔薄黄而干，脉洪数。

治法：清气分热，宣肺平喘。

临证处理：

①体针疗法：针大椎、定喘、合谷、风池、曲池，均用泻法；配合少商，以三棱针刺出血，或十宣点刺放血。痰多者加条口、丰隆；便秘者加支沟。

②汤剂：白虎汤加麻黄。药用麻黄、生石膏、知母、粳米、甘草。热虽盛，而渐见躁渴不止，大汗淋漓，脉浮大而无力，属热盛而气津两伤者，加人参。如气阴欲脱，见喘促而息微，鼻扇，神疲嗜睡，汗出如油，口干渴而不多饮，舌红无津苔少，脉微细者，如身仍壮热，可用原方合生脉散；如身无壮热，可先用大剂生脉散，待气阴渐复，再合用原方，或改用竹叶石膏汤。若咳嗽，痰稠黄难咯，胸痛，脉滑者，兼痰热壅肺，原方加杏仁、连翘、黄芩、桑白皮以清热化痰。

（2）阳明腑实证

主症：本证多见于温热病致暴喘者。暴发喘促气急，气高息粗，大便秘结，潮热，手足烦热汗出，腹胀，按之硬，或目中不了了，睛不和，甚或谵语，循衣摸床，舌苔焦黄起刺或焦黑燥裂，脉沉实。

治法：通腑泄热，清肺平喘。

临证处理：

①体针疗法：针大椎、定喘、天枢、支沟、曲池，均用泻法；神昏者加水沟、涌泉、中冲等。

②汤剂：五虎汤送服一捻金或牛黄散。药用麻黄、杏仁、石膏、甘草、桑白皮、茶叶。若服用上药后，大便仍燥结难下，可改投大承气汤峻下热结。若见口燥唇干、舌质乏津，可改用增液承气汤。

（3）热入营血证

主症：本证多见于疔毒内陷致喘者。暴发喘促气急，气粗息高，高热不退，头痛，心烦急躁，呕恶，肢体拘急，继则喘促加重，神昏，谵语，抽搐，痛厥，皮肤发斑，舌质红绛，舌苔黄糙垢腻，脉洪数。

治法：清营解毒，凉血平喘。

临证处理：

①体针疗法：针大椎、定喘、水沟、血海、曲池，均用泻法；配合少商，以三棱针刺出血，或十宣点刺放血。痰多者加条口、丰隆；便秘者加支沟。

②汤剂：解毒清营汤送服梅花点舌丹。药用金银花、连翘、蒲公英、生地黄、白茅根、生玳瑁、牡丹皮、赤芍、川连、绿豆衣、茜草根、生栀子。口渴，烦热重者，加生石膏、知母、黄柏；大便干燥数日未解者，加大黄；若见神昏谵语，加莲子心，重用生玳瑁，送服安宫牛黄丸或局方至宝丹。

2. 水饮射肺证

主症：本证多见于严重外伤，尤其是胸部撞击伤、挤压伤所致暴喘者。外伤之后，喘促气逆，胸高息粗，鼻翼扇动，咳嗽，咳白黏痰，胸闷，呕恶，舌苔白腻，脉弦滑。

治法：温肺化饮，活血化瘀。

临证处理：

（1）体针疗法：针肺俞、脾俞、中府、至阳、水分、足三里，均用补法；痰多者加条口、丰隆。

（2）汤剂：宣肺渗湿汤。药用杏仁、桂枝、葶苈子、赤芍、桑白皮、丹参、当归、郁金、黄芪、血竭等。若发热，痰转黄稠，去桂枝，加黄芩、连翘、重楼等。神惫衰弱，面色皖白，脉沉细弱，加红参另炖兑服，以大补元气，振奋心阳，补益肺气。若四肢厥冷，脉微欲绝，血压下降，则加熟附子、干姜、炙甘草以回阳救逆。

3. 气滞血瘀证

主症：本证多见于外伤致暴喘者。外伤之后有外出血或内出血，随后胸闷如塞，呼吸急促，口唇青紫，皮肤瘀斑，腹胀，舌紫暗，脉沉细而涩。

治法：活血祛瘀，行气平喘。

临证处理：

（1）体针疗法：针气海、血海、中府、膻中、定喘。痰多者加条口、丰隆。

（2）汤剂：血府逐瘀汤加减。药用桃仁、红花、当归、生地黄、川芎、赤芍、牛膝、桔梗、柴胡、枳壳、甘草。若口鼻气急者，加附子；若气上逆，深吸气见胸胁痛者，合四磨汤。

（3）中成药治疗：舒血宁注射液25mL或丹参注射液20mL或疏血通注射液10mL加入5%葡萄糖注射液或生理盐水250mL静注，每日1次。

【病案参考】

夏某，58岁，女。

初诊：喘症已历多年，既往每届冬令发作加甚。今年自冬至夏，发作持续不已，呼吸困难，动则喘甚，稍有咳嗽，痰少，喉中少有痰鸣，心慌，时有汗出，舌苔薄，质淡，脉沉细。证属肺肾两虚，痰浊阻气。主拟苏子降气汤加减：肉桂2.5g，炙黄芪12g，当归、钟乳石、炒苏子、法半夏、胡桃肉各10g，橘皮5g，沉香2.5g（后下），生姜2片。7剂，日1剂。

二诊：补肺纳肾，降气化痰，气喘减轻，但动则仍甚，咳少无痰，舌苔白，脉沉细，面色无华，仍当从肾虚水泛为痰作喘治：肉桂2.5g（后下），炙黄芪12g，当归、钟乳石、补骨脂、炒苏子、法半夏、胡桃肉各10g，紫石英、熟地黄各12g，诃子5g，沉香2.5g（后下），生姜2片。14剂，日1剂。

三诊：补肺纳肾，降气平喘，气喘减轻，咳少痰不多，惟头晕不适，舌脉如前，原法再进：原方去钟乳石，加枸杞子10g。患者服上方后，病情缓解，持续四个月气喘未发，是年冬季仅轻度发作两次，经用上方迅即控制。

按：本例以面色无华，气喘，喉中少有痰鸣音，舌淡，脉沉细为特征，辨证系属下虚兼有上盛之喘，治疗始以苏子降气汤加减，继合真元饮意，纳肾气，补肺气，以固本为主，药与证合，故获效较快。

（选自《暴喘辨治心法》）

第四节　急性肺栓塞

急性肺栓塞是短时间内以各种栓子阻塞肺动脉或其分支为发病原因的一组疾病或临床综合征，临床主要表现为喘促、胸痛、晕厥、烦躁不安、咯血等。传统中医学中没有急性肺栓塞的对应病名，根据不同临床表现归属于喘证、胸痹、厥证、暴喘、血证等范畴。本病病情凶险，病情进展迅速，死亡率高，为临床急危重症。

【源流】

传统中医学对于该疾病没有相对应的病名及疾病特征描述，与本病类似症状多归类在喘证（暴喘）、胸痹（心痛）、厥证、血证（咯血）等疾病范畴之内。

喘促可归为喘证（暴喘）范畴，《灵枢·天年》中有“喘息暴疾”的记载，其所描述急性呼吸困难与急性肺栓塞症状相符；《中藏经》中云：“不病而暴喘促者死”，其所描述突然喘促而死的病程与本疾病病程相似；《景岳全书·喘促》中云：“实喘之证，以邪实在肺也，肺之实邪，非风寒则火邪耳”，提示本病病位在肺；《仁斋直指方》中云：“惟夫邪气伏藏，凝涎浮涌，呼不得呼，吸不得吸，于是上气促急”，清代陈歧《医学传灯》中云：“喘急不安，能坐不能卧者，气逆膻中，血亦留滞”，提示本病急性期多见实证，治疗应以祛邪为主；《医宗金鉴》中云：“喘汗润发为肺绝，脉涩肢寒命不昌，喘咳吐血不得卧，形衰脉大气多亡”，所描述暴喘症状与本疾病发病症状相似，并明确指出其为危重疾病。

胸痛可归为胸痹心痛范畴。《素问·脏气法时论》中云：“心病者，胸中痛，胁支满，胁下痛，膺背肩胛间痛，两臂内痛。”《金匮要略·胸痹心痛短气病脉证治》中云：“胸痹之病，喘息咳唾，胸背痛，短气，寸口脉沉而迟，关上紧数。”《类证治裁·胸痹》中云：“胸痹，胸中阳微不运，久则阴乘阳位，而为痹结也，其症胸满喘息，短气不利，痛引心背；由胸中阳气不舒，浊阴得以上逆，而阻其升降，甚则气结咳唾，胸痛彻背。”其中所描述胸痛合并气促症状与急性肺栓塞症状相似，但单凭症状很难与其他心源性胸痛类疾病相鉴别。

晕厥、烦躁不安可归为厥证范畴，《灵枢·癫狂》中云：“厥邪为病也，足暴清，胸将若裂，肠若将以刀切之，烦而不能食”，其所描述晕厥伴胸腹痛及烦躁症状与本疾病症状相似；又云："暴瘴内逆，肝肺相搏，血溢鼻口……夫暴疾，一时之厥证也，此因于气厥"，其所描述晕厥合并口鼻出血症状与本疾病症状相似；《景岳全书·厥逆》中云："气实而厥者，其形气愤然勃然，脉沉弦而滑，胸膈喘满""血厥之证有二，以血脱血逆皆能厥也……血逆者，即经所云'血之与气，并走于上'之谓"，提到的厥证发作时的症状及气血逆乱病机与现代医学认识相近。

咯血可归为血证（咯血）范畴，《景岳全书·血证》中云："吐血失血等证，凡见喘满、咳嗽，及左右腔隔间有隐隐胀痛者，此病在肺也……凡咳血嗽血者，诸家皆言其出于肺"，所描述咯血合并胸痛症状与本疾病症状相似，并指出疾病的病位在肺；《血证论》中云："夫咳血之证，未有不与痰为缘者""须知痰水之壅、由瘀血使然，但去瘀血，则痰水自消"，提出痰瘀互结的致病理论。

综上所述，古籍中虽没有针对本疾病的专门记载，但结合疾病不同表现，仍可以对该疾病的相关症状进行病因病机分析，相关医籍所提出的治疗方法同样值得借鉴。

【病因病机】

现代医学指出该疾病常继发于创伤、术后、长期卧床等诱因引起深静脉血栓形成。传统医籍中对该疾病的病因病机分析较为有限，《素问·痹论》云："心痹者，脉不通……暴上气而喘。"《诸病源候论》中云："肺主于气而通呼吸，脏气不足，则呼吸微弱而少气，胸痛少气者，水在脏腑。""夫虚极之人，荣卫减耗，脏腑虚弱，气行不足，所以呼吸气短也。"《济生方·喘》中云："渡水跌仆，饱食过伤，动作用力，遂使脏气不和，营卫失其常度，不能随阴阳出入以成息，促迫于肺，不得宣通而为喘也。"《丹溪心法·咳嗽》中云："此痰挟瘀血碍气而病。"《血证论》指出："瘀血乘肺，咳逆喘促。"《症因脉治·附产后内伤喘》指出："若恶露不行，上冲肺胃……令人喘也。"对外伤后、产后肺栓塞进行了客观描述，提示血瘀阻络为本疾病核心病机。因此可知，该疾病主要多因年老力弱元气虚弱，或久卧久坐后伤气，气为血率，气虚则血运不畅；或金刃损伤筋脉，血脉运行不畅，以致瘀血阻滞脉络，营血受阻溢于脉外，气血津液运行不畅则痰毒内生，久而瘀、毒、痰等互结于下肢，痰浊瘀毒随经上行，闭阻心脉而见胸痹心痛；闭阻肺络，则肺气不降而见喘促，血溢络外则见咯血；气机逆乱不畅，升降失常，阳气闭阻而致厥证；甚者因气机闭塞，阳气暴脱于外，而致阳脱证。因而，其病位主要在心肺，其急证病机以痰毒瘀互结，阳气闭阻为主，危证则以阳气暴脱和阴阳离决为主。

【临床诊断】

1. 临床表现

本病好发于中老年人，有较高的病死率及复发率，既往病史中多有家族病史或手术、创伤、卧床、长期制动史，慢性疾病中恶性肿瘤是高发风险因素。疾病最典型症状为气促、口唇发绀、张口抬肩、胸痛、咳嗽、咯血、晕厥、烦躁不安、心悸等，其中气促为最常见症状，合并剧烈胸痛、晕厥、烦躁不安、咯血等症状提示病情危重，甚者可为阳气暴脱，神志昏愦，目呆口张，手撒肢冷，大小便自遗。

2. 诊断要点

（1）中老年人或近期手术、创伤、卧床、长期制动者或既往患有恶性肿瘤者，突发呼吸急促，或坐或卧，喘息不能缓解，口唇发绀，烦躁不安，或有胸痛，或有晕厥，或有咯血，均应考虑该疾病。

（2）外周血氧降低明显，吸氧后血氧不能达到正常，动脉血气提示呼吸衰竭，血浆D－二聚体明显升高，肺动脉造影可明确诊断。

【临证思路】

（一）识症

1. 急证

年老体弱，或大病创伤之后，长期卧床，突发气促，神疲乏力，自汗懒言，脉虚舌体紫暗者，为气虚血瘀之证；喘咳气急，胸闷不适，面色灰暗，肢体浮肿，疲乏无力，舌质淡、苔白滑，脉滑而沉，为气虚水停之证；气促喘息不止，言语断续不接，胸闷腹胀，多为气滞之证；胸肋刺痛，痛有定处，爪甲青紫，皮下有瘀斑，咳嗽咳痰，痰中带血丝或咯血，唇紫目黑，舌质暗红有瘀点，脉弦涩或紧，多为血瘀阻滞之证；平素好食膏粱厚味或体胖湿盛，时有晕厥，胸部痞塞憋气，心前区压榨样闷痛，呕恶咳喘，实为痰浊闭阻之证；咳嗽喘息发热，痰多色黄，或有胸痛，痰中带血，舌质暗红、舌苔黄厚腻，脉滑数，则为痰热互结之证。

2. 危证

喘促不绝，大汗淋漓，胸痛剧烈，甚者晕厥，口唇面色青紫，咳吐血痰，甚者咯血，四肢不温，舌质淡暗或瘀紫，脉微细涩，为阳气暴脱之危证。神志昏迷，口张目呆，瞳仁散大，气少息促，汗出如油，四肢厥冷，爪甲青紫，二便失禁，为阴阳俱脱之危证。

（二）审机

1. 识病情危重

突发喘促，邪盛正衰，正气不支，每致神志昏愦、肢冷厥逆、气息微弱者，多为危证。

2. 急证

肺栓塞发病以中老年及大病之后多见，邪气过盛，脏气损伤，耗伤气血阴阳，正气短时难以恢复，大病之后，失于调摄，久病迁延失治，日久不愈，则病情传变日深，耗伤人体的气血阴阳。产后失于调理，正气难复，故脏腑功能失调，气虚推动无力，血行不畅，肺气虚弱，无力贯心朝百脉，“气为血之帅，血为气之母，气为阳，血为阴”，气血不得宣畅，气伤则血运不畅，瘀血自生，脉道阻塞不通，正如《金丹真传》所言“惟气损则不能生血，血损亦不能生气”，气不畅则发为喘。损伤之处血溢脉外，气随血脱，则见咯血，脉络血滞，皮下瘀斑。部分肺栓塞患者有外伤史或手术史，跌打损伤可使人产生瘀血，久病不愈，也可因邪气深入血络而产生瘀血，瘀血停滞，则见肺脉受阻，不通则痛，则见痛有定处，《重订广温热论·温热兼症医案》云：“寒遏伏热，肺为邪侵，气不通利，肺痹喘咳上逆，一身气化不行。”《医学传心录》云：“风寒湿气侵入肌肤，流注经络，则津液为之不清，或变痰饮，或成瘀血，闭塞隧道。”肺失治节，心血营运不畅，而致肺病及心，瘀血阻碍肺气，瘀滞心脉，喘而气逆涌，面黯，唇甲青紫，舌紫。久食膏粱厚味，油腻醇醴或体胖湿盛，易生痰浊，痰浊上犯，阴乘阳位，既可暴寒折阳，抑遏阳气，又可使血行瘀滞。湿性黏滞、重浊，可使气血运行不畅，则见晕厥；痰浊内闭，痹阻血脉，痰瘀阻滞肺络，肺主气司呼吸功能失职，故见喘息不止；痰浊从阳化热，形成痰热之邪，痰热火邪，易上蒙心窍，心窍不利则发为厥证；《金匮要略》云：“血不利则为水。”《血证论》云：“瘀血流注，亦发为肿胀者，乃血亦成水之证。”“水壅即为痰饮，痰饮为瘀血所阻，则益冲犯肺经。”因瘀血内阻，而后化生痰浊水湿，心阳不振，水饮凌心射肺，故见喘促、肢体浮肿等症状。

3. 危证

瘀血影响气机升降，阳气不得温循卫表，宗气不得贯穿于心胸，则可见喘不得卧，甚至唇青肢厥，脉微欲绝，昏不知人，为阳气暴脱之表现；因肺气郁闭，血脉瘀滞，则浑浊内生，瘀血上冲，蒙蔽心窍，甚而心神耗散，阴阳不相顺接，故可见神昏、瞳仁散大、汗出如油等阴阳离决之证。

（三）定治

急性肺栓塞为临床急危重症，死亡率极高，应以中西医结合治疗为主，在现代医学溶栓、抗凝、呼吸循环支持的基础上，进行中医辨证论治，当优先分别急证与危证，针对急证可用益气、活血、化瘀、清热、解毒、豁痰、行水、温阳等治疗之法，而对于危证则应以温阳固脱，益气救阴为主，待危证转安后，再以急证辨治之法进行救治。

（四）用药

1. 急证

气虚推动无力、血行不畅，肺气虚弱，气伤则血运不畅，瘀血自生，脉道阻塞不通，治宜益气活血，化瘀通络。益气活血药用生黄芪、当归尾、赤芍、川芎、桃仁、红花等；因瘀血内阻，而后化生痰浊水湿，治宜温阳利水，药用茯苓、桂枝、附子、泽泻等。瘀血停滞，则见肺脉受阻，不通则痛，则见痛有定处，治宜活血化瘀，行气止痛。活血化瘀药用桃仁、红花、当归、生地黄、川芎、赤芍、枳实等；通经活络药用地龙、水蛭、僵蚕等；理气止痛药用青皮、香附、沉香等；益气止血药用人参、黄芪、白术、仙鹤草等；祛瘀止痛药用蒲黄、五灵脂等；化瘀解毒药用生地黄、赤芍、丹皮、丹参等。痰浊上犯，阴乘阳位，既可暴寒折阳，抑遏阳气，又可使血行瘀滞，治宜通阳涤痰，活血化浊。通阳散结用瓜蒌、薤白、半夏、桂枝、干姜等；清热化痰药用苇茎、薏苡仁、冬瓜仁等。

2. 危证

血瘀阻滞，气机升降不畅，阳气不得温循卫表，宗气不得贯穿于心胸，治宜益气温阳，化瘀定喘。益气固脱药用人参、龙骨、牡蛎等；化瘀定喘药用桃仁、红花、磁石、五味子等；救阴防脱药用山萸肉、麦冬、五味子等；温阳救逆药用制附子、细辛、桂枝、干姜等。

【纲目条辨论治】

以急危为纲，病因为目，条辨论治。

（一）急证

1. 气虚血瘀

主症：年老体弱，或大病创伤之后，长期卧床，突发气促，神疲乏力，自汗懒言，舌体紫暗，脉虚。

治法：益气活血，化瘀通络。

方药：补阳还五汤加减。药用生黄芪、当归尾、赤芍、川芎、红花、桃仁、地龙、水蛭等。

随症加减：伴胸闷不适，面色灰暗，肢体浮肿，舌质淡、苔白滑，脉滑而沉者，加茯苓、桂枝、附子、泽泻等。

2. 血瘀阻滞

主症：气促胸痛为主，痛有定处，兼有心悸胸闷，咳嗽咳痰，痰中带血丝，爪甲紫青，皮下有瘀斑，唇紫目黑，舌质暗红有瘀点，脉弦涩或紧。

治法：活血祛瘀，行气止痛。

方药：血府逐瘀汤加减。药用桃仁、红花、当归、生地黄、川芎、赤芍、牛膝、桔梗、柴胡、枳实、水蛭、僵蚕等。

随症加减：若喘息明显，胸闷腹胀者，加青皮、香附、沉香等；咯血量多者，去水蛭、僵蚕，加人参、黄芪、白术、仙鹤草等；刺痛明显者，加蒲黄、五灵脂；发热者，重用生地黄、赤芍，加丹皮、丹参等。

3. 痰浊闭阻

主症：平素好食膏粱厚味或体胖湿盛，时有晕厥，胸部痞塞憋气，心前区压榨样闷痛，呕恶咳喘，舌苔白腻，脉沉紧。

治法：通阳涤痰，活血化浊。

方药：瓜蒌薤白半夏汤加减。药用瓜蒌、薤白、半夏、干姜、桂枝、丹参、川芎等。

随症加减：若胸痛明显，爪甲青紫者，加桃仁、红花、赤芍、水蛭等；咳嗽黄痰量多，发热，舌苔黄厚腻，脉滑数者，加桃仁、苇茎、薏苡仁、冬瓜仁、桔梗等。

（二）危证

1. 阳气暴脱

主症：喘促不绝，大汗淋漓，胸痛剧烈，甚者晕厥，口唇面色青紫，咳吐血痰甚者咯血，四肢不温，舌质淡暗或瘀紫，脉微细涩欲绝。

治法：益气温阳，化瘀定喘。

方药：四逆汤加减。药用人参、制附子、干姜、当归、细辛、桂枝、桃仁、红花、龙骨、牡蛎、磁石、五味子等。

随症加减：初起可予独参汤浓煎频服；肢寒重，冷汗出者，可重用人参、制附子，加山萸肉等。

2. 阴阳俱脱

主症：神志昏迷，口张目呆，瞳仁散大，气少息促，汗出如油，四肢厥冷，二便失禁，舌体短缩，脉微欲绝。

治法：回阳救阴，益气固脱。

方药：参附汤合生脉散加减。药用人参、制附子、麦冬、五味子、干姜、山萸肉等。

随症加减：爪甲青紫者，可加丹参、赤芍、红花、川芎等。

【其他疗法】

中药针剂疗法

急证毒热瘀互结者，可静脉滴注血必净注射液；危证者，可静脉滴注参附注射液。

【病案参考】

胡某，男性，75 岁，主因“活动后气促 1 月，加重伴咳嗽、左胁痛 2 天”来诊，入院时气促，活动后明显，咳嗽，痰白质黏，并出现左胁肋部疼痛，下肢浮肿，入院后完善胸部 CT 增强扫描，提示双侧肺动脉主干，双肺下叶、右肺中叶肺动脉栓塞，右肺下野内、后、外基底段肺动脉及左肺下叶后、外基底段肺动脉栓塞。

初诊情况：神情倦怠，语声低微，维持无创通气，仍喘促难语，咳嗽，痰白质黏，左胁肋部疼痛可忍，汗出，四末不温，肢肿，纳眠差，小便量少，大便正常，舌淡暗，舌下脉络瘀曲，苔白滑，脉细促，辨证考虑为痰瘀闭阻心肺，有阳气欲脱征象。中医治法：益气温阳固脱、活血祛瘀化痰。予处方四逆汤合苓桂术甘汤加减：熟附子 15g（先煎），干姜 15g，炙甘草 15g，白术 30g，茯苓 30g，桂枝 20g，泽泻 25g，红参 20g，桃仁 15g，红花 10g，丹参 20g，田七 15g，细辛 3g，五味子 15g，日 1 剂，水煎取，共服 3 剂，经治疗后患者咳嗽、咳痰、气促等症状好转。

二诊时诸症缓解，改以益气活血祛瘀为法，中药汤剂改以补阳还五汤加减：北黄芪 60g，当归 15g，赤芍 15g，川芎 10g，桃仁 10g，红花 6g，桂枝 10g，党参 15g，白术 15g，茯苓 15g，炙甘草 10g，日 1 剂，水煎服，共服一月余，症状基本消失，复查胸部 CT：原双肺动脉干及分支栓子已基本吸收消失。

（选自《刘伟胜教授治疗急性肺栓塞经验》）

第五节 急性肝损伤

急性肝损伤（ALI）是感染、休克、缺血再灌注、胃肠衰竭、肝硬化、创伤和严重烧伤等危重症引发内毒素血症，进而出现最早最明显的脏器损伤；内毒素（Endotoxin）是革兰阴性细菌细胞壁外层成分，其主要化学成分为对机体产生毒性作用的脂多糖（LPS）。病理学上，急性肝损伤应视为肝实质细胞急性严重损害的结果，其中有多种炎症介质相互作用参与并介导了肝细胞急性损伤的发生。本病临床主要表现为乏力、纳差、恶心、呕吐、上腹不适等，也可有发热、皮肤及巩膜黄染、皮肤痉痒和尿色深黄等，少数有关节痛和皮疹，肝脏可有肿大，甚或肿痛，归属中医学的“胁痛”“黄疸”“积聚”等范畴。

西医目前治疗内毒素性 ALI 是由多种方法参与的综合疗法。临床主要使用抗生素、护肝药、糖皮质激素和特异性抗体等。中医药治疗急性肝损伤的实验和临床研究广泛开展，而且中医药以其稳定的疗效、较少的不良反应、较低的价格在临床中被广泛应用。

【源流】

肝损伤疾病，依据其临床表现（黄疸、发热、纳差、乏力、右胁部疼痛等），归属于中医“黄疸”“胁痛”“积聚”等范畴。《黄帝内经》对其病因病机已有认识，《素问·六元正纪大论》载：“湿热相搏……民病黄瘅。”《金匮要略》有黄疸、谷疸、酒疸、女劳疸和黑疸之分，称为五疸，并提出“诸病黄家，但利其小便”的治疗原则，载茵陈蒿汤、茵陈五苓散、栀子大黄汤等方治疗黄疸。《诸病源候论》载：“因为热毒所加，故卒然发黄，心满气喘，命在顷刻，故云急黄也。”孙思邈《备急千金要方》载：“凡遇时行热病，多必内瘀发黄。”《河间六书》说：“以湿热相搏而体发黄也。”元代朱丹溪在认识前人理论的基础上认为“疸不用分其五，同是湿热”，对黄疸的病因作了整体性概括。《金匮要略·黄疸病》篇有“黄家所得，从湿得之”的说法，明确指出了黄疸的病因以湿邪为主。黄元御《四圣新源》中说黄疸“其病起于湿土，而成于风木”，说明黄疸的发病和脾肝有关，并最先侵犯的是脾，由脾致肝而出现黄疸。《临证指南医案》中认为“胆液为湿所阻，渍于脾，浸淫肌肉，溢于皮肤，色如熏黄”，和现代西医的认识基本相同，但仍明确指出其“渍于脾……溢于皮肤。”

关于胁痛，《素问·刺热论》“肝热病者，小便先黄，胁满痛”，当受外邪侵犯时，则肝失其条达之性，肝气横溢，不独本脏受病，并能波及他脏，以致肝胆失疏，经络阻滞，不通则痛，出现胁痛。至于近代，张伟认为肝损伤的病因多为饮酒过度，或情志失调，或久病体虚等，由湿热邪毒蕴结肝脾，肝胆失疏，脾胃不健，气滞血瘀，脉络失和所致。

【病因病机】

本病的病因病机多由湿热毒瘀，肝郁气滞，瘀血阻络，脾失健运，胆液外溢所致。关于黄疸，主要论点有《黄帝内经》提出的“湿热相交，民病黄瘅”。《诸病源候论》载：“因为热毒所加，故卒然发黄，心满气喘，命在顷刻，故云急黄也。”《备急千金要方》提出：“凡遇时行热病，必生内瘀发黄。”元代朱丹溪在认识前人的基础上认为“疸不用分其五，同是湿热”，对黄疸的病因作了整体性概括。归纳本病之病因为湿热毒邪致病，病机为肝胆湿热蕴毒，瘀热在里，热毒炽盛，损伤津液，累及营血。可见湿热毒瘀是其发病的重要因素。毒邪是致病的基本因素，正虚是发病和邪气滞留的关键，血瘀是病证的主要特点。

【临床诊断】

1. 临床表现

本病临床主要表现为乏力、纳差、恶心、呕吐、上腹不适等，也可有发热、皮肤及巩膜出现黄染、皮肤瘙痒和尿色深黄等，少数有关节痛和皮疹，肝脏可有肿大，甚或肿痛，严重者可有凝血障碍，肝性脑病等征象。急性肝损伤若经过及时、有效的诊治很少引起严重肝损伤和急性肝衰竭。

2. 诊断要点

（1）既往无肝病病史，有感染、特殊服药史（发病1~4周内）、缺血损伤（如休克等）、妊娠、放射治疗等诱发因素。

（2）发病初期可有发热、皮疹、瘙痒等症状，有肝实质细胞受损或肝内胆汁淤积的病理和临床征象。多无慢性肝病体征（肝病面容、肝掌、蜘蛛痣等），多无脾肿大。

（3）谷丙转氨酶短期内增高。

结合病史、临床症状及理化检查，可做出诊断。

【临证思路】

（一）识症

1. 黄疸

患者可有皮肤及巩膜出现黄染、尿色深黄症状，系肝体受损，失于疏泄，胆汁外溢所致。肝失疏泄，胆失通降，胆汁内郁，渗入营血，弥漫三焦，充斥表里，循经上回，下注膀胱，而致面目、肌肤、小便俱黄。

2. 脾胃症状

临床主要表现为乏力、纳差、恶心、呕吐、上腹不适等，邪气入侵，中于肝脏，致肝失疏泄，横逆犯脾，又致脾胃运化功能失常，肝脾不和，而成肝郁脾虚之证。

3. 其他证候

湿热或热蕴毒盛，患者可见发热；湿热毒邪流注四肢关节、皮肤，可见关节肿痛或皮疹；热毒入于营血，迫血妄行，可见皮肤瘀斑。及至毒邪陷入心包，蒙蔽神明，可见神昏谵妄重症。

（二）审机

1. 湿热蕴结

湿热毒邪蕴结于肝胆，肝失疏泄，胆汁外溢，见身目俱黄，黄色鲜明，烦热，口干口苦，小便黄赤；肝失疏泄可见胁肋疼痛；肝失疏泄，碍于脾胃运化，则见食欲不振，恶心呕吐，大便秘结或稀溏。舌质红，苔黄腻，脉弦滑数亦属肝胆湿热之候。

2. 肝气郁滞

肝脏受损，肝气不调，可见肝经循行部位胁肋胀痛。肝失条达，可见烦躁易怒，时时太息。肝气犯脾胃，见脘腹痞胀，食欲不振。肝气不舒可见脉弦。

3. 气滞血瘀

肝气不舒，气机郁滞，血液运行不畅，瘀滞于肝经，见胁肋刺痛，痛有定处，胁下可扪及痞块，面色晦黯，肌肤甲错。舌质紫暗或有瘀斑、瘀点。脉多弦涩或涩。

4. 肝气犯脾

肝气横逆犯脾，可见胁肋胀痛，烦躁易怒，食后腹胀或腹胀午后加重。脾气虚弱，可有倦怠乏力，食欲不振，神疲懒言，恶心嗳气，大便稀溏或时溏时干。

5. 热毒炽盛，邪入营血

邪毒入内，热毒炽盛，或湿热内盛，熏蒸肝脏，胆汁被迫外溢，热毒入于营血，迫血妄行，陷入心包，蒙蔽神明等，可致急黄等急重症。患者常发病急骤，黄疸迅速加深，色黄如金，脘腹胀满，大便秘结，小便黄赤，衄血，便血，尿血或见高热，烦躁口渴，嗜睡，甚则神昏谵语。

（三）定治

本病临床病机复杂，病理性质有虚实之分，而以实证多见，实证以气滞，血瘀，湿热为主，三者又以气滞为先。病位涉及肝、胆、脾胃，久病及肾。临证时须详审病机，细辨阴阳、虚实、寒热。以解郁为先，祛湿为要，注意补脾益胃。

肝为刚脏，主疏泄，性喜条达而恶抑郁，肝郁则为病。《医学衷中参西录》云："肝于五行属木，木性善条达，所以治肝之法当以散为补，散者，即升发条达之也。"本病初起多在气，而见肝郁之证，故应以解郁为先。由于现代病因学的改变，如自然界气候逐渐变暖，人们居住条件的改善，注意衣着保暖，嗜食辛辣饮酒，生活节奏加快，使疾病病因多由实、湿、热所致。本病亦常因湿热为患，并以湿重热轻较多，见有湿热之候，应清热利湿。本病过用苦寒或辛燥，常导致伤阴，也有素体阴虚之人，初感湿邪易从热化，而表现为肝阴虚证型。《类证治裁》曰："大抵肝为刚脏，职司疏泄，用药不宜刚而宜柔，不宜伐而宜和，正仿《内经》治肝之旨也。"故应兼顾养阴柔肝，补肝体而合肝用，使肝气得疏，肝血得补。肝病多瘀，最易造成气滞血瘀或血瘀气滞，以解郁法为主，兼有血瘀之象者，仍以疏达肝气，兼以活血为法。

脾胃位于中焦，乃气机升降之枢纽，故应谨遵吴鞠通"治中焦如衡，非平不安"之训，处处以维护脾胃生理特性为要。脾虚是本病不同证型的共同点，正虚则邪有所乘。《临证指南》中论述："治肝不应，当取阳明。"《酒绍九医经》曰："柔肝当养胃阴，疏肝当通胃阳。"可见治脾胃的意思是通过滋养胃阴以缓解肝急，或健脾益血以条达肝气。仲景还提出"见肝之病，知肝传脾，当先实脾"，说明了本病的传变规律，故应先安未受邪之地。肾为先天之本，肾藏精，精气是人体生命活动的源泉，五脏之阴气非此不能滋，五脏之阳气非此不能发。肾藏精、肝藏血、精化生为血，故有"乙癸同源"之说。东方之木无虚，不可补，补肾即所以补肝，故有"肾肝同治"之说。

（四）用药

1. 湿热蕴结

湿热之邪蕴结肝胆，肝失疏泄，胆汁外溢，症见身目俱黄，黄色鲜明，胁肋疼痛，脘腹胀闷，烦热，口干口苦，食欲不振，恶心呕吐，皮肤瘙痒，大便秘结或稀溏，小便黄赤。治宜清利肝胆湿热。可用茵陈清热利胆退黄，车前草、滑石、茯苓、泽泻、白茅根、猪苓等为甘淡渗湿的药物，清热利湿，使湿邪从尿排出，白术、厚朴燥湿健脾。若湿邪较甚，可用龙胆草泻肝胆之实火，并能清下焦之湿热，黄芩、栀子、柴胡苦寒泻火，车前子、木通、泽泻清利湿热，使湿热从小便而解。肝为藏血之脏，肝经有热则易伤阴血，故应佐以生地黄、当归养血益阴，甘草调和诸药，共奏泻肝胆实火，清肝经湿热之功。

2. 肝气郁滞

肝主疏泄，性喜条达，其经脉布胁肋循少腹。若经气不利，则见胁肋疼痛，胸闷，脘腹胀满；肝失疏泄，则情志抑郁易怒，善太息；脉弦为肝郁不舒之征。遵《黄帝内经》“木郁达之”之旨，治宜疏肝理气，柴胡功善疏肝解郁，香附理气疏肝而止痛、川芎活血行气以止痛，二药相合，助柴胡以解肝经之郁滞，并增行气活血止痛之效。陈皮、枳壳理气行滞，芍药、甘草养血柔肝、缓急止痛，甘草调和诸药。诸药相合，共奏疏肝行气、活血止痛之功。

3. 气滞血瘀

肝气不舒，气机郁滞，血液运行不畅，瘀滞于肝经，则见胁肋刺痛，痛有定处，胁下可扪及痞块，面色晦黯，肌肤甲错。舌质紫暗或有瘀斑、瘀点。治宜行气活血，以柴胡功善疏肝解郁，香附理气疏肝而止痛，川芎活血行气以止痛。陈皮、枳壳理气行滞，芍药、甘草养血柔肝、缓急止痛，甘草兼调和诸药。肝病多郁，最易造成气滞血瘀或血瘀气滞，肝病以解郁法为主，兼有血瘀之象者，仍以舒达肝气为主，兼以活血为法，用丹参活血止痛，且除烦安神。可酌加延胡索、三七粉、当归等以增强理气活血之力。

4. 肝气犯脾

肝气横逆犯脾，可见胁肋胀痛，烦躁易怒，食后腹胀或腹胀午后加重。脾气虚弱，可有倦怠乏力，食欲不振，神疲懒言，恶心嗳气，大便稀溏或时溏时干。治宜疏肝健脾。脾主升清，所以运津液上达。胃主降浊，所以运糟粕下行。白术、黄芪为补脾胃之正药，同桂枝、柴胡配伍，能助脾气之升，同陈皮、厚朴配伍，能助胃气之降。清升浊降而满闷自去，无须专理肝气而肝气自理，况桂枝、柴胡与麦芽又皆为舒肝之妙品乎。用芍药者，恐肝气上升，胆火亦随之上升，且以解黄芪、桂枝之热也。用生姜者，取其辛散温通，能浑融肝脾之气化于无间也。

5. 热毒炽盛，邪入营血

邪毒入内，热毒炽盛，或湿热内盛，熏蒸肝脏，胆汁被迫外溢，热毒入于营血，迫血妄行，陷入心包，蒙蔽神明等，可致急黄等急重症。患者常发病急骤，黄疸迅速加深，色黄如金，脘腹胀满，大便秘结，小便黄赤，衄血、便血、尿血或见高热，烦躁口渴，嗜睡甚则神昏谵语。治宜清营解毒，凉血止血。邪热传营，伏于阴分，入夜阳气内归营阴，与热相结，故身热夜甚；营气通于心，热扰心神，故神烦少寐，时有谵语；邪热深入营分，蒸腾营阴，使血中津液上潮于口，故本应口渴但不渴；若邪热出入营分，气分热邪未尽，灼伤血络，血溢脉外故见衄血、便血、尿血。药用水牛角清解营分之热毒，生地黄凉血滋阴、麦冬清热养阴生津、玄参滋阴降火解毒，三药共用，既清热养阴，又助清营凉血解毒。温邪初入营分，故用银花、连翘、竹叶清热解毒，助营分之邪外达，此即“透热转气”的应用。黄连清心解毒，丹参清热凉血、活血散瘀，可热与血结。

【纲目条辨论治】

以病因为纲，病位为目，条辨论治。

1. 湿热蕴结

主症：身目俱黄，黄色鲜明，胁肋疼痛，脘腹胀闷，烦热，口干口苦，食欲不振，恶心呕吐，皮肤瘙痒，大便秘结或稀溏，小便黄赤。舌质红，苔黄腻，脉弦滑数。

治法：清利肝胆湿热。

方药：湿重于热，予茵陈五苓散加减：茵陈蒿、茯苓、泽泻、猪苓、桂枝、白术；热重于湿，予龙胆泻肝汤加减：龙胆、黄芩、山栀子、泽泻、木通、车前子、当归、生地黄、柴胡、生甘草。湿重者可加佩兰、苦参以清热化湿，热重者可加公英、连翘清热解毒，便秘者可加肉苁蓉、郁李仁、何首乌等润肠通便。

2. 肝气郁滞

主症：胁肋胀痛，脘腹胀满，食欲不振，烦躁易怒，时时太息。舌淡，苔薄白，脉弦。

治法：疏肝理气。

方药：柴胡疏肝散。药用陈皮、柴胡、川芎、香附、枳壳、芍药、甘草。胀甚可酌情加白豆蔻、厚朴、延胡索等消胀除满，若伴两胁刺痛可加姜黄、郁金等行气止痛，烦躁不得眠可加合欢、远志等安神之品。

3. 气滞血瘀

主症：胁肋刺痛，痛有定处，胁下可扪及痞块，面色晦黯，肌肤甲错。舌质紫暗或有瘀斑瘀点，脉弦涩或涩。

治法：行气活血。

方药：柴胡疏肝散合丹参饮加减。药用陈皮、柴胡、川芎、香附、枳壳、芍药、甘草、丹参、檀香、砂仁等。可酌加延胡索、三七粉、当归等以增理气活血之力。

4. 肝气犯脾

主症：胁肋胀痛，食后腹胀或腹胀午后加重，倦怠乏力，食欲不振，大便稀溏或时溏时干，恶心嗳气，烦躁易怒，神疲懒言。舌质淡，苔薄白，脉弦缓。

治法：疏肝健脾。

方药：培脾舒肝汤。药用白术、生黄芪、陈皮、川厚朴、桂枝、柴胡、生麦冬、白芍、生姜。脾虚甚者加山药、茯苓、熟薏苡仁以增益气健脾之功。

5. 热毒炽盛，邪入营血

主症：发病急骤，黄疸迅速加深，色黄如金，小便黄赤，高热，烦躁口渴，嗜睡甚则神昏谵语，脘腹胀满，大便秘结，衄血，便血，尿血。舌质红绛，苔黄腻或黄燥，脉弦数或滑数。

治法：清营解毒，凉血止血。

方药：清营汤加减。药用水牛角、生地黄、金银花、连翘、玄参、黄连、竹叶心、丹参、麦冬等。神昏谵语者配安宫牛黄丸或紫雪丹，大便秘结者加郁李仁、肉苁蓉、何首乌等润肠通便，出血者可加小蓟、白茅根凉血止血。

【病案参考】

主诉：右胁肋部疼痛半个月，加重伴脘闷腹胀3天。

病史：患者自诉于半个月前无明显诱因出现右胁肋部疼痛，起初未予重视，三天前上述症状加重并出现脘闷腹胀，食欲不振，口干口苦，小便黄赤，大便秘结。自服健胃消食片后症状无明显缓解。追问病史，患者三个月前于沈阳胸科医院诊断为肺结核，现服用抗结核药物异烟肼、利福平和链霉素，每日一次，已服三月，肺结核症状已明显缓解。

查体：形体瘦弱，全身皮肤黏膜无黄染，巩膜微黄，浅表淋巴结无肿大，全腹软，无压痛、反跳痛及肌紧张，肝脾无肿大，肝区叩痛阳性，肾区无叩痛，双下肢无水肿。舌质红，苔黄腻，脉弦滑数。

辅助检查：肝功能检测：AST 423U/L、ALT 650U/L。甲、乙、丙、戊肝炎检测均阴性。肝胆脾彩超未见异常。凝血酶原时间（PT）：12秒（正常）。

诊断：中医：胁痛（肝胆湿热型）

西医：急性药物性肝损伤。

治疗：①停用抗结核药物。高蛋白、高维生素饮食，注意休息。②茵陈30g，虎杖20g，五味子15g，枸杞子20g，白芍10g，砂仁10g，丹参15g，柴胡10g，藿香10g，甘草10g，苦参10g，肉苁蓉15g，郁李仁15g。6剂，水煎服。口服，日三次。

复诊：胁痛、腹胀症状好转，大小便正常，口稍干，同初诊方。患者经治疗症状明显好转，复查肝功已恢复正常。

按：本患者为老年女性，形体瘦弱，有服用损肝药物史。老年人因肝细胞微粒体酶活性低，对药物代谢能力下降，加之肾小球滤过作用减退，易发生药物肝毒性。诊断本病首先应注意辨别引起肝损伤的因素，通过肝炎病毒检测可与病毒性肝炎鉴别，通过彩超及其他检查可了解是否有肝硬化或其他异常，必要时可进行肝穿活检，对病因学诊断有一定帮助。对于肝损伤患者的治疗去除病因至关重要，再配合解毒保肝之法并兼顾它症，疗效显著。

（选自《姜树民教授治疗急性肝损伤的经验总结》）

第六节 急性肝衰竭

急性肝功能衰竭（简称急性肝衰竭）是由单一或多种原因引起的肝细胞大量广泛

性坏死，从而导致严重的肝功能障碍，短期内进展至肝性脑病的一种综合征。中医学中没有肝衰竭类似病名，因黄疸贯穿于本病的始终，且多伴神志昏蒙之候，故本病属中医“黄疸”的“急黄”“瘟黄”及“厥证”的“肝厥”范畴。

急性肝衰竭虽然病变在肝，但它能引起多器官功能障碍，出现严重出血、腹水、肝肾综合征等并发症，其病死率极高。药物疗法、新型生物人工肝支持系统和肝移植是当前治疗急性肝衰竭的主要手段。

【源流】

传统中医学中并无“肝衰竭”记载，历代医家根据其临床特点将其归属于“急黄”“瘟黄”“肝瘟”等范畴，当合并出血、腹水、肝性脑病时，则属于“血证”“鼓胀”“肝厥”等范畴。不同时期医家对肝衰竭的认识有所侧重。

对其病因病机的探讨《黄帝内经》首发其端，如《素问·六元正纪大论》载：“湿热相搏……民病黄瘅。”《素问·平人气象论》说：“溺黄赤安卧者，黄疸……目黄者曰黄疸。”又《灵枢·论疾诊尺篇》说：“身痛，面色微黄，齿垢黄，爪甲上黄，黄疸也。”

两汉时期，张仲景认为黄疸一病为邪气入侵，邪无出路，导致脏腑功能紊乱，肝胆疏泄失职，胆汁外溢，不循常道所致。在一系列致病因素中尤重视湿热之邪，在《金匮要略·黄疸病》中强调：“黄家所得，从湿得之。”又如“阳明病，发热汗出者，此为热越，不能发黄也。但头汗出，身无汗，齐颈而还，小便不利，渴饮水浆者，此为瘀热在里，身必发黄，茵陈蒿汤主之”，即无汗、小便不利，致使湿热郁滞不解是产生黄疸的根本原因。“伤寒发汗已，身目为黄，所以然者，以寒湿在里不解故也。以为不可下也，于寒湿中求之”，可见黄疸的形成不仅与湿热有关，与寒湿也有关。湿热黄疸过用苦寒之品，或患者脾胃虚弱，或过食生冷，复感寒邪直伤脾胃；或长期过量饮酒，既病湿热，又病脾虚，加之久用苦寒，必伤阳气。寒为阴邪，寒性凝滞，使脾阳不振，水湿输布失调，肝胆疏泄失司，以致胆液不循常道，渗入血液，溢于肌肤而发生黄疸。迄今为止，对本病的病因病机诸家多宗仲景之论，以“湿邪致病”为基本框架。《金匮要略·黄疸病》有黄疸、谷疸、酒疸、女劳疸和黑疸之分，称为五疸。并提出“诸病黄家，但利其小便”的治疗原则，其首创的茵陈蒿汤、茵陈五苓散、栀子大黄汤等治疗黄疸的名方一直沿用至今。

隋·巢元方《诸病源候论》谓：“因为热毒所加，故卒然发黄，心满气喘，命在顷刻，故云急黄也。”唐·孙思邈《备急千金要方》谓：“凡遇时行热病，多必内瘀发黄。”明·张景岳《景岳全书》曰：“盖胆伤则胆气败，而胆液泄，故为此证。”清·沈金鳌《沈氏尊生》载：“天行疫疠以至发黄者，俗谓之瘟黄，杀人最急。”清·叶天士《临证指南医案》指出：“阳黄之作，湿从热化，瘀热在里，胆热液泄，与胃之浊气共并，上不得越，下不得泄，熏蒸遏郁……身目俱黄，热流膀胱，溺色为之变色，黄如橘子色。”清·张璐《张氏医通》载：“诸黄虽多湿热，然经脉久病，不无瘀血阻滞也。”以上说明历代医家对本病的病因病机认识多宗仲景之论，归纳其病因为湿热致病，病机为肝胆脾胃湿热。

【病因病机】

“热毒内蕴、瘀血内阻”是本病最基本的中医病因病机，或兼痰湿，或兼湿热。毒、瘀为患，毒为致病之因，瘀为病理产物，两者又相互影响，互为因果，以致热毒瘀血胶结，内蕴脏腑，气机失调，腑气不通，浊气上冲，恶症丛生。当湿热疫毒之邪侵入机体后，迅速深入营血，热毒与血相搏，瘀血内生；瘀血内阻，则血脉不畅，影响体内脏腑气血经络相互贯通，壅阻气机，使邪热难以清解，热毒壅塞体内，造成肝脏损伤而出现功能衰竭，并可引起一系列并发症。

热毒内蕴、瘀血内阻的中医病因病机决定了凉血散瘀的治法。清代叶天士在《温热论》中提出“入血就恐耗血动血，直须凉血散血”的血证治疗大法。宋本《备急千金要方》的犀角地黄汤作为治疗温病邪入血分的首选方沿用至今。其主要转归可有：①逆传心包或湿热蒙蔽清窍，出现神昏谵语等症；②毒热入营迫伤血络，症见出血发斑；③肾阴亏竭，土不制水，症见尿少、腹水、甚至尿闭；④气虚血脱，阴阳离决，出现手足厥冷、脉微欲绝等危症。急性肝衰竭由于发病急，变化快，合并症多。

【临床诊断】

1. 临床表现

本病骤然起病，病情发展迅猛，常有饮食不节，与肝炎患者接触，或服用损害肝脏的药物等病史。2 周内出现极度乏力及严重的消化道症状，身目发黄迅速加深，尿色深黄，乏力，纳差，恶心，呕吐，口中臭秽。同时多伴有吐血、身热、便血、烦躁、谵语、昏迷、腹水等症。舌质红，脉弦数。

典型病例应包括两部分：肝脏疾病及肝性脑病的临床表现。肝脏疾病的临床表现，查体除黄疸、肝脏缩小外，不同病期有不同体征，早期轻度鼓胀，进入肝性脑病（肝昏迷）则以神经系统症状为主。出现神经精神症状，表现为嗜睡、性格改变、烦躁不安、昏迷等，体检可见扑翼样震颤及病理反射。

2. 诊断要点

（1）以身黄、目黄、小便黄为主症，其中目黄为必具症状。

（2）常伴脘腹胀满，纳呆恶心，胁肋疼痛，肢体困重等症状。

（3）常有饮食不节、与肝炎患者接触或服用损害肝脏药物的病史，以及过度疲劳的诱因。

（4）血清总胆红素、直接胆红素、尿胆红素、尿胆原、血清谷丙转氨酶、谷草转氨酶等增高。B 超、CT、胆囊造影等检查有助于诊断。

【临证思路】

（一）识症

1. 黄疸

患者可见皮肤及巩膜出现黄染、尿色深黄症状。患者早期先是尿色似浓茶，以后迅速出现身目发黄，随着病情进展，黄疸迅速加深，系湿热、寒湿毒邪内蕴，瘀血内阻，肝体受损，失于疏泄，胆汁外溢所致。肝失疏泄，胆失通降，胆汁内郁，渗入营血，弥漫三焦，充斥表里，循经上回，下注膀胱，而致面目、肌肤、小便俱黄。

2. 脾胃症状

肝失疏泄，最易横逆犯脾，临床可见脘腹胀满，纳呆恶心，呕吐，肢体困重等脾胃虚弱、胃失和降的症状。湿热瘀毒较重者，患者常会出现顽固的恶心、频繁的呕吐、重度腹胀，亦可出现顽固性呃逆。大便秘结，多为内毒素血症所致的中毒性肠麻痹，反映病情严重。

3. 其他证候

湿热毒邪较重，邪实壅盛，患者可出现发热，常见有中度发热或高热。内外毒相结合，深入营血，充斥三焦，败坏形体，耗气伤津动血，可导致其他脏腑经络的广泛性损伤。耗血动血，患者可伴吐血、便血。此病病情进展迅速，邪毒内陷心包，则出现烦躁、谵语，甚则神昏。

（二）审机

1. 审定阴阳

阳黄属于热证、实证，黄色鲜明如橘皮。发病急，病程较短，常伴有发热，口干苦，舌苔黄腻，脉濡数。阴黄属于寒证，虚证，黄色晦暗，病程较长，病势缓慢，常伴有形寒神疲，腹胀，便溏，舌苔白腻，舌质淡，脉沉而迟等。

辨阳黄中湿热的偏重：阳黄属湿热为患，由于感受湿邪与热邪程度的不同，机体反应有一定的差异，故临床有湿热孰轻孰重之分。区别湿邪与热邪的孰轻孰重，目的是同中求异，使治疗分清层次，各有重点。辨证要点是：热重于湿的病机为湿热而热偏盛，病位在脾胃肝胆而偏重于胃；湿重于热的病机是湿热而湿偏盛，病位在脾胃肝胆而偏重于脾。相对来说，热重于湿者以黄色鲜明、身热口渴、口苦便秘、舌苔黄腻、脉弦数为特点；湿重于热者黄色不如热重者鲜明，以口不渴、头身困重、纳呆便溏、舌苔厚腻微黄、脉濡缓为特征。

2. 辨清急黄

急黄常为湿热夹时邪疫毒，热入营血，内陷心包所致。在证候上，急黄与一般阳黄不同，急黄起病急骤，黄疸迅速加深，其色如金，并现壮热神昏、吐血衄血等危重证候，预后较差。

（三）定治

本病早起重在祛邪，可采用清热祛湿、通腑泄热、凉血化瘀迅速控制病情发展，截断病势。后期重在扶正、顾护脾胃、滋养肝肾。治疗时积极防治鼓胀、血证、顽固性呃逆和呕吐、肝性脑病等并发症。

古代就有“治黄不利小便，非其治也”之说。利尿之说历代都有较多论述，在此不赘述。利尿仅仅是退黄的途径之一，但是除此之外还应分辨湿热的主要病位。若为热盛于湿偏于中上二焦，则清热利湿之中重点清热，而且宣化畅中使之从中上二焦化散；若湿盛于热又当偏重利湿；若为湿热偏于中下二焦，则畅中通利使湿热宣化于中焦，且从下焦泄利；若湿热并重弥漫三焦，则开发三焦清热利湿并重。除此之外，发汗法治疗黄疸古人早有论述，如《伤寒论》载：“发热汗出者，此为热越，不能发黄也”“伤寒瘀热在里，身必发黄，麻黄连轺赤小豆汤主之。”《金匮要略》说：“黄疸……脉浮者，当以汗解。”说明治黄疸用汗法早已有之，发汗退黄，取效迅速，正合重型肝炎变化迅速之病情。发汗法包括发汗开窍法、发汗退黄法、发汗利水法、发汗透营法。以上均属祛邪之法，用之得当，则邪去正安。

外感疫毒是肝衰竭的常见病因，发病后所形成的内毒又直接影响着疾病的发展和变化，内外毒相结合，深蕴营血，充斥三焦，败坏形体，耗气伤津动血，导致其他脏腑经络的广泛性损伤。毒邪的盛衰决定病情进退，是病情转化的关键。因而解毒排毒的治疗方针应贯穿于肝衰竭治疗的全过程。针对本病关键重在解毒，贵在化瘀，然而解毒不仅是清热解毒，利湿、凉血化瘀、通腑均可解毒；化瘀不单是活血化瘀，益气、温阳、通络、攻下通腑均可化瘀。

黄疸是血分受病，治黄必然要从血入手，亦即在清热祛湿（或温化寒湿）的基础上，加用活血药物。所谓治黄必治血，血行黄易却，常用的治血法有凉血活血法、养血活血法、温通血脉法三大法则。并特别指出运用活血药有四大优点：即加快黄疸的消退、有利于肝脾肿大的缩小、有助于肝功能的恢复、缓解肝脾区的疼痛。古人谓“善治，盖用化瘀之品一二味，如桃仁、红花、茜草、丹参之类，为其已坏之血而不能还原质，必须化之。”

本病易出现一系列并发症，这些并发症往往互为因果，陷入不可逆的连续反应之中，病死率较高。当患者出现昏谵、血证、阳脱时采用中医急救措施，迅速回阳救逆，切断传变途径。对急黄，临证不必待阴黄之症俱备，只要急黄患者有脾肾阳虚之征象，即当断然按阴黄论治，急施温补脾肾、化湿利胆之剂，以扶正祛邪。当患者出现昏谵、血证、阳脱时采用中医急救措施，迅速回阳救逆，切断传变途径。如此，方可做到防微杜渐，化险为夷。

（四）用药

1. 阳黄证用药

阳黄属湿热为患，属于热证、实证。如毒热炽盛，三焦积热，邪火妄行，见患者黄疸迅速加深，烦渴或发热，烦躁，呕恶，用黄芩泻肺火于上焦，黄连泻脾火于中焦，黄柏泻肾火于下焦，栀子通泻三焦之火，从膀胱而出。盖阳盛则阴衰，火盛则水衰，故用大苦大寒之药，抑阳而扶阴，泻其亢盛之火，而救其欲绝之水，然非实热，不可轻投。

急性肝衰竭病情发展迅速，湿热邪毒可耗气伤阴，出现气营两燔之证，临床见患者神昏谵语。可重用石膏合知母、甘草以清阳明之热；黄连、黄芩、栀子三药合用能泻三焦实火；犀角、丹皮、生地黄、赤芍专于凉血解毒化瘀；连翘、玄参、桔梗、甘草清热透邪利咽；竹叶清心利尿，导热下行。诸药合用，既清气分火，又凉血分热，是治疗气血两燔的主要方药。另用滑石利尿通淋，清热解暑，将三焦热毒从人体尿液中排出。杏仁消除肺、胃炎症并泻降肺气，竹茹清热化痰，除烦止呕帮助杏仁引热下行，使热毒从尿液排出。营血热盛，加生地黄、水牛角清营凉血。邪热逆陷心包，可用安宫牛黄丸清热醒神开窍。

2. 阴黄证用药

阴黄属于寒证，虚证，黄色晦暗，病程较长，病势缓慢，常伴有形寒神疲、腹胀、便溏。如患者阳气不足，每见皮肤、巩膜黄染，色泽不鲜明，面色无华，脘痞纳呆，腹胀便溏，倦怠神萎，肢冷浮肿。盖水之制在脾，水之主在肾，脾阳虚则湿难运化，肾阳虚则水不化气而致水湿内停。肾中阳气虚衰，寒水内停，则小便不利；水湿泛溢于四肢，则沉重疼痛，或肢体浮肿；水湿流于肠间，则腹痛下利；上逆肺胃，则或咳或呕；水气凌心，则心悸；水湿中阻，清阳不升，则头眩。若由太阳病发汗太过，耗阴伤阳，阳失温煦，加之水渍筋肉，则身体筋肉瞤动，站立不稳。以茵陈利湿退黄，附子温肾助阳，化气行水，兼暖脾土，以温运水湿。以茯苓利水渗湿，使水邪从小便去；白术健脾燥湿，佐以生姜之温散，既助附子温阳散寒，又合苓、术宣散水湿。白芍利小便以行水气，《本经》言其能“利小便”，《名医别录》亦谓之“去水气，利膀胱”，亦可柔肝缓急以止腹痛、敛阴舒筋以解筋肉瞤动，又可防止附子燥热伤阴，以利于久服缓治。若见皮肤、巩膜黄疸，晦暗不明，或面色黧黑，皮肤瘙痒，两胁胀痛，肝脾肿大，舌质淡紫或有瘀斑、瘀点，为瘀血停着之侯，予桃仁生用破积血以开瘀结，大黄醋煮逐瘀血以通经脉，甘草和中缓胃，官桂通经活血。

【纲目条辨论治】

以阴阳为纲，病因为目，条辨论治。

（一）阳黄证

1. 毒热炽盛

主症：黄疸迅速加深，烦渴或发热、烦躁、呕恶，舌质红赤，苔黄而干或黄腻，脉滑数。

治法：清热解毒退黄。

临证处理：

（1）苦参碱注射液：每次 15g，加入 10% 葡萄糖注射液 500mL 中，缓慢静脉滴注。每日 1 次。

（2）汤剂：黄连解毒汤加味：黄连、黄芩、黄柏、栀子、虎杖、金钱草、茵陈、大黄。

2. 气营两燔

主症：除见毒热炽盛症状外，还可见烦躁谵语、舌质红绛而干、舌苔黄燥、脉细数，或有出血倾向。

治法：清热解毒，凉血救阴。

临证处理：

（1）苦参碱注射液：每次 15g，加入 10% 葡萄糖注射液 500mL 中，缓慢静脉滴注。每日 1 次。

（2）汤剂：清瘟败毒饮合三石汤：生石膏、寒水石、赤芍、生地黄、水牛角、黄连、栀子、牡丹皮、黄芩、玄参、知母、连翘、桔梗、竹叶、生甘草。

热毒内结而致便秘鼓胀者，宜急通下之，用大黄类方（如各承气汤）加入上方中煎服；或用大黄 60～100g，乌梅 60～100g，水煎成 150mL 液，作保留灌肠 20 分钟，每日 1～2 次。

3. 热入营血

主症：除见上述阳黄一般症状外，突出表现为明显出血倾向，如衄血、皮肤发斑，甚至呕血、便血等。

治法：清营凉血止血。

临证处理：

（1）清营汤合犀角地黄汤加减：水牛角、生地黄、赤芍、黄连、牡丹皮、丹参、玄参、金银花、连翘、仙鹤草。

（2）云南白药：口服每次 0.5g，每日 3～4 次。或用参三七粉，口服，每次 0.5g，每日 3 次。

4. 邪陷心包

主症：皮肤、巩膜深度黄染，其色泽鲜明，嗜睡，神昏谵语，舌质红赤，舌苔白或黄腻而干，脉滑数。

治法：清热解毒，清心凉血，醒脑安神。

临证处理：

（1）醒脑静注射液：每次 20～40mL，加入 10% 葡萄糖注射液 250mL 中，静脉滴注。每日 1 次。

（2）安宫牛黄丸：口服，每次 1～2 粒。

（3）鼻饲汤剂：茵陈、山慈菇、金银花、玳瑁、九节菖蒲、连翘、牡丹皮、丹参、生大黄、虎杖、射干。水煎成 250mL 药液鼻饲，每日 1 剂。

5. 湿热弥漫三焦

主症：皮肤、巩膜深度黄染，其色泽不甚鲜明，且黄疸持续，进退不明显，精神差但神志清楚，纳少，大便溏，脘腹不适但无明显腹水征，亦无出血倾向，舌质淡红，舌苔薄白而干，脉濡缓。

治法：清利三焦湿热，疏肝活血。

临证处理：自拟疏肝解毒活血方：柴胡、郁金、白花蛇舌草、苦参、金钱草、茵陈、赤芍、茜草、炙鳖甲。有腹水、腹胀、尿少者，加车前草、大腹皮；有出血倾向，鼻衄、齿衄者，加炒蒲黄、五灵脂、白茅根；神志恍惚者，加安宫牛黄丸口服或静滴醒脑静；便秘者加虎杖、大黄。

（二）阴黄证

1. 湿重阳虚

主症：皮肤、巩膜黄染，色泽不鲜明，面色无华，脘痞纳呆，腹胀便溏，倦怠神萎，肢冷浮肿，舌淡体胖，舌苔滑或白腻，脉沉濡缓。

治法：温肾健脾，利水渗湿活血。

临证处理：茵陈术附汤合真武汤加减：茵陈、苍术、白术、茯苓、泽泻、炮姜、肉桂、附片、陈皮、牛膝、大腹皮、金钱草。

2. 气滞血瘀

主症：皮肤、巩膜黄染，晦暗不明，或面色黧黑，皮肤瘙痒，两胁胀痛，肝脾肿大，舌质淡紫或有瘀斑、瘀点，脉弦实或弦涩。

治法：活血祛瘀解毒。

临证处理：

（1）茵陈蒿汤合桃仁承气汤加减：茵陈、金钱草、桃仁、红花、川牛膝、当归、赤芍、丹参、川芎、大黄、瓜蒌。

（2）大黄䗪虫丸 9g，分三次吞服。

【病案参考】

病案一

患者，男，36 岁，因腹胀、乏力 1 月，伴身目黄染进行性加重 15 天以慢加急性肝衰竭于 2015 年 10 月 15 日入住山东中医药大学附属医院肝病科。

中医诊断：①黄疸（肝郁脾虚、热毒内陷）；②肝着。

西医诊断：①慢加急性肝衰竭；②慢性乙型病毒性肝炎。

患者入院时高度腹胀、乏力、口干、口苦、纳差，小便呈浓茶色，大便干，2～3 天一次。查体 T 36.4℃，P 91 次/分钟，R 18 次/分钟，BP 124/75mmHg，肝病面容，身目重度黄染，肝浊音界缩小，舌红，苔黄厚腻，脉弦滑。

辅助检查：血生化：丙氨酸氨基转移酶 1703U/L、天冬氨酸氨基转移酶 1807U/L、白蛋白 40.3g/L、前白蛋白 26mg/L、总胆红素 279.3μmol/L、钾 4.30mmol/L、钠 139mmol/L、氯 96mmol/L、总二氧化碳 31.1mmol/L、钙 2.38mmol/L。凝血四项：PTA21%。

抢救经过：①基础支持治疗。清淡半流质饮食、持续低流量吸氧。②给予白蛋白修复受损肝细胞、解毒，还原性谷胱甘肽清除氧自由基，前列地尔改善肝肾微循环，支链氨基酸、门冬氨酸鸟氨酸预防肝性脑病，血浆补充白蛋白与凝血因子。③积极纠正电解质紊乱，维持酸碱平衡，为抢救治疗顺利进行提高有力保障。④发挥中医药优势，紧扣患者病机，辨证用药、逆水挽舟，以疏肝健脾、清营解毒、透热养阴、利胆退黄为大法，急予茵陈蒿汤合犀角地黄汤加减汤剂口服（茵陈 30g，栀子 6g，赤芍 45g，生地黄 15g，丹皮 18g，羚羊角粉 2g，败酱草 20g，墨旱莲 18g，泽兰 15g，沙参 15g，炒山药 18g，白豆蔻 9g，焦曲 15g，甘草 3g，青蒿 30g）；同时以护肠清毒汤结肠滴注给药，修复肠黏膜屏障功能，阻断肠源性内毒素血症。

患者于 10 月 18 日因饮食不洁出现急性胃炎，剧烈恶心呕吐致电解质紊乱、代谢性碱中毒，诱发肝性脑病（1 级），于 10 月 19 日因高蛋白饮食，再次诱发肝性脑病（2 级），电解质紊乱加重，黄疸进一步加深，总胆红素升至 389.6μmol/L。患者出现极度狂躁，危及自身、他人安全，不能配合治疗，给予小剂量异丙嗪、咪达唑仑等镇静剂，无效。

当日 20 时，在短效麻醉药丙泊酚小剂量持续给药的镇静作用下，急行人工肝支持系统（DPMAS）治疗，10 月 20 日 17：15 再次给予人工肝支持系统 + 血浆置换治疗；在常规治疗的同时给予醒脑静静脉滴注以清热解毒、开窍醒脑；并予安宫牛黄丸、中药汤剂鼻饲及结肠滴注给药。10 月 21 日晨患者神志清、精神好转，认知力、定向力恢复正常，可进行简单计算，生命体征平稳。查血生化示丙氨酸氨基转移酶 234U/L、天冬氨酸氨基转移酶 90U/L、白蛋白 37g/L、球蛋白 19.1g/L、前白蛋白 79mg/L、总胆红素 274.1μmol/L。凝血四项：PTA40%。经后续中西医结合综合治疗，患者病情日渐好转，肝功能恢复，出院。

（选自《李勇教授采用中西医结合治疗慢加急性肝衰竭的经验总结》）

病案二

马某，男，21 岁。

病史：患者于 1968 年开始发现肝功能异常，后曾出现过黄疸，住院治疗而愈。

1971年2月因过劳受凉，再次出现黄疸，检查有腹水，于3月1日再次住院，至4月2日黄疸加重，腹水增多。血查：谷丙转氨酶430U，麝浊18.5U，麝絮（+++），黄疸指数100单位以上，总胆红素30.8mg，血浆蛋白3.5g，球蛋白3.1g，凝血酶原时间25.5秒，活动度47%。诊为病毒性肝炎，亚急性重型肝炎，并主张中西医结合治疗。西医治疗包括激素（泼尼松龙每日80mg），抗感染（青霉素200万U/日，链霉素每日1g，小檗碱每日0.6g），利尿药（氢氯噻嗪每日100mg，螺内酯40mg/日）以及输注血浆、葡萄糖等支持疗法，并用中药复方6912注射液每日100mL加于葡萄糖注射液中静脉点滴（6912注射液配方：茵陈、黄连、黄柏、黄芩、栀子、大黄），同时请中医院会诊。当时症见：神志尚清，反应呆钝，一身黄染，色如橘皮，两胁疼痛，脘腹作胀，口干思饮，大便不畅。

舌象：舌质红，苔黄干。脉象：弦滑。

西医诊断：病毒性肝炎，亚急性重型肝炎（肝昏迷前期）。

中医辨证：毒热炽盛，波及心肝，弥漫三焦，势欲动风。

治法：泄热解毒，清肝凉血。

方药：茵陈60g，黄连10g，黄芩15g，丹皮15g，黄柏15g，酒大黄10g，栀子15g，赤芍15g，银花30g，蒲公英15g，紫花地丁15g，野菊花15g，板蓝根30g，草河车15g，枳实10g，瓜蒌30g，半夏10g。

上方煎后分4次服，并送服局方至宝丹，每次半丸，每日2丸。

治疗经过：经中西医结合治疗，尿量每日维持在3000mL左右。前方有时茵陈加至60g，至5月中旬腹水减少，黄疸逐渐消退，肝功能已有好转，黄疸指数30U，血清总胆红素6.4mg，直接胆红素5.0mg，间接胆红素1.4mg，谷丙转氨酶220U，麝浊6U，患者自觉症状减轻，舌苔薄白，脉沉滑，停用6912注射液，西药、激素等开始逐渐减量，拟以清热解毒与健脾柔肝兼施。

方药：茵陈45g，败酱草30g，蒲公英30g，生黄芪30g，焦白术10g，茯苓15g，藿香10g，香附10g，当归12g，白芍12g，泽兰15g，车前子15g，六一散12g（包）。

以上方为主，随证略有加减，至8月10日氢化可的松已全部停用。腹水消失，化验肝功能：黄疸指数7U，总胆红素1.3mg，谷丙转氨酶130U下，麝浊6U以下，麝絮（-），血浆蛋白3.7g，球蛋白2.5g，患者自觉两下肢无力，关节酸胀，舌苔白，脉沉滑。前方改茵陈为30g，加黄精12g，川断15g，赤芍12g，红花12g。

10月28日：以上方调治，复查肝功能全部正常。黄疸指数7U以下，谷丙转氨酶130U以下，麝浊6U以下，麝絮（-），血浆白蛋白3.8g，球蛋白2.1g。患者自感乏力，纳食不香，大便不畅，苔净，脉沉滑。拟以健脾益气，养肝柔肝之剂以善其后。

方药：生黄芪15g，党参12g，焦白术10g，藿香10g，草豆蔻6g，佛手10g，茵陈15g，瓜蒌15g，冬瓜皮12g，大枣10枚，赤白芍各12g，泽兰15g，焦三仙30g，鸡内金12g，生牡蛎15g。

患者出院后不久即恢复整日工作，随访至1975年底，4年来除过重体力劳动外，其他活动如常，饮食正常，体重恢复至65kg左右，除有时过累后食欲不振，晚间腹胀外，其他无不适，肝脾均未触及。肝功能检查除谷丙转氨酶偶有波动（在110～170U之间）外，其他各项均属正常。后又随访至1977年底情况仍属良好。

按：患者始于急性病毒性黄疸型肝炎，治愈后因过劳受凉而又再次急性发作，出现急性重型肝炎，神志呆钝、腹水、黄疸俱见，已有早期肝昏迷之势，病情危重。因其神志呆钝，全身色黄如橘皮色，口干思饮，大便不畅，舌质红，脉弦滑。四诊所见证属湿热蕴毒，毒热炽盛，热盛于湿，欲犯心包。因其正气尚未衰，元气未脱，邪虽盛而尚未陷，窍蒙神呆而尚未闭，犹可中西医结合积极抢救力挽危局。方以黄连解毒汤、五味消毒饮合方加减，并配以局方至宝丹芳香开窍。黄连解毒汤功能苦寒直折，泻火解毒，配合茵陈、酒军清利肝胆，荡涤肠胃之热，使邪从二便排出。银花、板蓝根、野菊花、蒲公英、地丁、草河车清热解毒，以上诸药泻三焦燎原之邪火，荡涤血分蕴郁之毒热。丹皮、赤芍凉血活血，其中黄连、半夏、瓜蒌为小陷胸汤，功能清热涤痰，宽胸开结，配以枳实破气消痰除痞，合局方至宝丹之芳香开窍，以防止肝风动，痰热攻心。

服药一个半月，病去大半，拟以清补兼施，补法又忌呆滞，而取健脾柔肝。再调服3个月左右，随着激素的减量，相应增加生黄芪、党参、白术、茯苓、黄精、川断、当归、白芍等健脾益气调补肝肾之剂。同时清热解毒之品相应减量或停用，至出院时中药已转为以健脾益气调肝养血为主。在治疗全过程中，中西医密切配合，故收效尚佳。

关老医生体会：对于使用激素的病例，若欲减量或撤用时，中药仍可以起到配合的作用，可以根据病情和机体状况，采用不同的法则。本例以健脾益气，调补肝肾之参、芪、术、苓、归、芍、精、断为用。若气血虚者，则常重用生黄芪、丹参以气血双补；至于脾肾阳虚者，当以温补命门着手，可用附片、肉桂、仙茅、仙灵脾等。总的原则是补偿和调整在激素撤减过程中机体气血阴阳的失衡状况。

（选自《关幼波临床经验选》）

病案三

张某，男，16岁，1969年12月19日住院。

患者12月13日发病，初感精神疲困，食欲减退，大便胶黏不畅，继而恶心呕吐，大便闭塞，小便浑浊而黄。第7天发现巩膜黄染，躁扰不宁，始来住院治疗。入院后神志逐渐昏迷，时而狂躁不安。肝功能化验：黄疸指数120U，麝浊108U，麝絮（+++），卢戈碘试验（++++），谷丙转氨酶680U。西医诊为“急性重型肝炎（急性黄色肝萎缩）”，遂用葡萄糖、维生素、激素、谷氨酸钠等治疗，病势不减，12月21日下午因病情迅速恶化，出现深度昏迷，傍晚急邀柴浩然会诊。

症见面色秽垢，巩膜及皮肤黄染，神志深度昏迷，时有躁扰，瞳孔散大，对光反应迟钝，恶心呕吐，小腹硬满，肝浊音界缩小，尿液浑浊，呈深黄色。细询家属云："昏迷前出现小便不畅，迄今大便已7日未行"。启齿视舌，苔黄滑厚腻，脉象濡数，至数模糊不清。

此乃急黄险候。证由湿热蕴结，弥漫三焦，以致气机不宣，传导失职，湿浊阻窍，蒙蔽心包。内闭不能宣透，即有外脱之虑，急宜当机立断，以救垂危。除继用葡萄糖、维生素等西药护肝外，速以芳香开窍、辟秽醒神为法，佐以宣畅气机，清化湿浊。方用安宫牛黄丸合宣清导浊汤。

处方一：安宫牛黄丸3丸（每丸3g），每8小时（化汁）鼻饲1丸。

处方二：宣清导浊汤：猪苓15g，茯苓15g，寒水石18g，晚蚕沙12g，皂角子9g。1剂，水煎2次，去渣，分两次鼻饲。

12月22日晚二诊：服药后病情基本稳定，呕吐渐减，小便渐畅，尿量增多，但神志尚不清，大便仍闭。药已应证，继用前法及前方。安宫牛黄丸用量3丸改为2丸。

12月23日晚三诊：患者下午神志逐渐清醒，能对答问话，但不流利，间有出言无序，瞳孔对光反应恢复，呕吐已止，小便通利，有少量大便，小腹硬满稍减，舌苔黄滑厚腻略退，脉象濡数，至数清晰。肝功能化验：黄疸指数98U，麝浊86U，麝絮（++++），卢戈碘试验（+++），谷丙转氨酶540U。据此脉症，病已转危为安，故停用安宫牛黄丸，继以宣清导浊汤原方1剂，嘱其口服。

12月24日四诊：今晨8点大便畅泻1次，色黑稠黏量多，便后小腹硬满大减，胃气始苏，知饥思食，神志完全清醒，身目黄色减退，小便畅利而且较清，舌苔薄腻微黄，脉象濡缓。虽然肝昏迷之症已除，但尚有弥漫之湿浊余热未尽，理宜驱邪务尽，继以清化湿热、宣窍爽神之法。

处方：茵陈30g，金银花30g，丝瓜络30g，石菖蒲10g，广郁金6g，朱茯苓15g，生薏苡仁15g，香佩兰10g，滑石粉12g，通草9g，荷叶9g。2剂，水煎，分早、晚空腹服。

12月27日五诊：药后身目黄色大减，头目爽朗，食欲增加，精神渐振，小腹柔和，二便畅通，睡眠安适，舌苔薄白略黄，脉象缓和。肝功能化验：黄疸指数46U，麝浊38U，麝絮（+++），卢戈碘试验（++），谷丙转氨酶274U。再予清热利湿、芳化醒脾之剂。

处方：茵陈15g，金银花30g，茯苓12g，生薏苡仁15g，藿香10g，香佩兰10g，滑石粉9g，通草6g，生谷芽15g，荷叶9g。3剂，水煎服。

12月30日六诊：黄疸尽退，诸症悉除，精神、饮食、三便如常。肝功能化验：黄疸指数24U，麝浊16U，麝絮（++），卢戈碘试验（+），谷丙转氨酶120U。病已向愈，嘱其饮食调养，续用上方加减，以善其后。

1970年1月10日肝功能化验：黄疸指数6U，麝浊4U，麝絮（-）.，卢戈碘试验（-），谷丙转氨酶80U。随访病未复发。

（选自《中国百年百名中医临床家丛书·柴浩然》）

第七节 急性肾损伤

急性肾损伤（acute kidney injury，AKI）是对既往急性肾衰竭（acute renal failure，ARF）概念扩展和向疾病早期的延伸，是指有多种病因引起短时间（数小时至数天）内肾功能突然下降而出现的临床综合征。由于近年来研究发现肾功能轻度减退即可导致患者并发症发生率及总体死亡率升高，故目前将ARF更新为AKI，以利于疾病早期诊断和防治。定义为血清肌酐（SCr）至少上升0.5mg/dL，表现为氮质血症、水电解质和酸碱平衡以及全身各系统症状，可伴有少尿（<400mL/24h或17mL/h）或无尿（<100mL/24h）。中医学根据临床表现为少尿、无尿、水肿、恶心呕吐等临床表现，将其归于水肿、癃闭、关格、肾风、溺毒、虚劳等范畴。

急性肾损伤是涉及临床各学科的常见危重病证，其发病率在综合性医院为3%～10%，在重症监护病房为30%～60%，危重AKI患者死亡率高达30%～80%，存活患者约50%遗留永久性肾功能减退，部分需要终身透析。

【源流】

中医学很早就有了对急性肾损伤的认识，但是并没有准确的病名与现代医学中的急性肾损伤相对应，根据急性肾损伤的临床表现，可以将其归为中医学“癃闭”“关格”“水肿”“溺毒”“肾风”等疾病范畴。

很早就有经典明确记录了急性肾损伤（AKI）临床表现、发病机制，如《伤寒杂病论》明确提出少尿无尿伴有呕吐为关格主要表现。《诸病源候论》突出大小便俱不通为关格的观点。《证治汇补》云：“既关且格，必小便不通，旦夕之间，徒增呕恶，此因浊邪壅滞三焦，正气不得升降，所以关应下而小便闭，格应上而呕吐，阴阳闭绝，一日即死，最为危候。”《寿世保元》云：“溺溲不通，非细故也，期朝不通，便令人呕，名曰关格。”《张氏医通》云：“闭癃者，合而言之，一病也，分而言之，有暴久之殊。盖闭者，暴病，为尿点滴不出，俗名小便不通是也……癃者，久病，为尿癃淋沥，点滴而出，一日数十次。”《景岳全书》指出本病以小便不通为临床特点，出现肿、胀、呕、喘则预后不良：“小便不通是为癃闭，次最危最急症也。水道不通，则上侵脾胃而为胀，外侵肌肉而为肿，犯及中焦则为呕，再及上焦则为喘，数日不通则奔迫难堪，必致危殆。”中医学根据临床表现为少尿、无尿、水肿、恶心呕吐等临床表现，将其归于“水肿”“癃闭”“关格”“肾风”“溺毒”“虚劳”等范畴。

其中“癃闭”证名首见于《黄帝内经》，《素问·宣明五气》载：“膀胱不利为癃，不约为遗溺。”“关格”一词最早见于《黄帝内经》，初为脉诊术语，《难经》将关格述为“阴气太盛，则阳气不得相荣也，故曰格，阳气太盛，阴气不得相荣也，故曰关。阴阳俱盛，不得相荣也，故曰关格。”指出关格为阴阳绝离之危象。至汉代张仲景的《伤寒论·平脉法第二》中记载：“关则不得小便，格则吐逆。”明确指出关格的主要表现为无尿伴呕吐。“肾风”一词首见于内经，《素问·奇病论》载：“病生在肾，名为肾风，肾风而不能食，善惊，惊已，心气痿者死。”后代医家据此提出了急症肾风，将其临床表现归纳为发病急，水肿少尿症状突出，常在较短时间内进展至肾功能衰竭，出现呕逆、二便不通，及至出现脱证等危急重症。但是由于中医疾病命名中的弊端，这些病名均不能完整准确地表达出疾病的发展过程，包括病因病机、主要临床表现、疾病转归等。1997 年颁布的《中医诊疗术语国家标准》，疾病部分明确提出了急性肾衰竭这一中医病名，指出急性肾功能衰竭即新起病急之肾衰，可有暴病及肾，损伤肾气，或肾病日久，致肾气衰竭，气化失司，湿浊尿毒下侵，以急起少尿甚或无尿，继而多尿，或以精神萎靡、面色无华、口有尿味等为常见症状的脱病类疾病。

【病因病机】

（一）病因

1. 外邪侵袭

外感风热、湿热、疫毒或时邪瘟毒，首先犯肺，由表及里，由上而下，波及肾脏，风热湿浊毒邪壅塞三焦，邪毒与气血搏结，肾不气化，开合失司，水道不得通调而发病。

2. 毒物伤肾

误食毒物、鱼胆等，或误治过用苦寒、温热、消伐之药，或毒蛇、毒蜂咬蜇伤，肾阴肾阳亏耗，肾体受损而发病。

3. 阴血亏耗

剧烈腹泻、呕吐，大面积烧伤，严重外伤，大量失血，或温热之邪伤阴耗血，真阴亏竭，孤阳独亢或阳随阴脱，元阴元阳衰竭，气化失司而发病。

4. 尿路阻塞

瘀血败精，肿瘤，结石，药物结晶等阻塞尿路，致水道不通，小便排出不畅或不能排出而发病。

（二）病机

急性肾损伤为本虚标实、虚实夹杂之证，肾脏亏虚为本，湿热毒瘀内蕴为标，致肾脏气化不利，功能失调，开阖不利。初期主要为湿热毒瘀壅滞三焦，水道不利，以实证居多，后期以脏腑虚损为主。其病位在肾，与肺、脾、三焦、膀胱关系密切，其基本病机是肾气化失司，湿热毒瘀壅滞三焦。

风热等外邪首先犯肺，风邪闭肺、实热壅肺，肺为水之上源，肺气郁闭不能肃降，上窍不通则下窍亦闭，气机不通则津液输布失常，共致癃闭。外感湿热之邪碍脾，病理产物如痰饮、食积内停、酗酒、饮食毒物、劳倦等损伤脾胃，脾胃运化失司，中焦气滞，清气不升，浊气不降，则见关格之症。浊邪不去，下阻于肾，寒邪凝滞经络损伤肾阳，久病真阴受损，酒色、过劳耗伤肾精，皆致肾脏气化失职，膀胱开阖不利而致癃闭。肺脾肾三脏气化不行影响三焦之通利，决渎失司，浊邪、瘀血、砂石等壅塞三焦气机，复而余脏受损更甚。其他因素如久病津伤、骤然失血脱液、虫蛇咬伤中毒等，亦是由上述病机影响脏腑功能而致肾衰。

在急性肾损伤的疾病转归中，湿、热、瘀、毒等病理产物贯穿始终，互为因果，同时，病理产物的积聚又损伤肺、脾胃、肾等脏腑功能，阻于三焦，壅塞气机，气机升降无司又影响了肺的宣发肃降、脾之运化、肾阳之升腾气化，最终导致了气、血、阴、阳的虚衰。

【临床诊断】

（一）临床表现

1. 尿量减少

通常发病后数小时或数日出现少尿（尿量<400mL/d）或无尿（尿量<100mL/d）。无尿，通常提示完全性尿路梗阻，但也可见于严重的肾前性或肾性急性肾损伤（如肾动脉阻塞、血管炎）。但非少尿型急性肾损伤患者，尿量可正常甚至偏多。

2. 氮质血症

急性肾损伤时，摄入蛋白质的代谢产物不能经肾脏排泄而潴留在体内，可产生中毒症状，即尿毒症。BUN 每天上升>8.93mmol/L（25mg/dL）者，称为高分解代谢。少尿型急性肾损伤患者通常有高分解代谢。此外，BUN 升高并非都是高分解代谢，胃肠道大出血、血肿等积血被吸收后，也会加重氮质血症。

3. 液体平衡紊乱

由于盐和水排出减少致水、钠潴留，常常导致全身水肿、脑水肿、肺水肿及心力衰竭、血压增高和低钠血症。大量输液，特别是输注低张液体，以及未限制水摄入，也是容量负荷过重、低钠血症的原因。患者可表现为嗜睡，进行性反应迟钝，甚至癫痫发作（因脑水肿所致）。

4. 电解质紊乱

（1）高钾血症：是急性肾损伤最严重的并发症之一，也是少尿期的首位死因。引起高钾血症的原因如下：①肾脏排钾减少；②并发感染、溶血及大量组织破坏，钾离子由细胞内释放入细胞外液；③酸中毒致使氢钾交换增加，钾离子由细胞内转移到细胞外；④摄入富含钾的食物、使用保钾利尿剂或输注库存血，均可加重高钾血症。

（2）低钠血症：主要是由于水过多所致的稀释性低钠血症。此外，恶心、呕吐等胃肠道失钠，以及对大剂量呋塞米治疗有反应的非少尿型患者也可出现失钠性低钠血症。

（3）高磷血症：是急性肾损伤常见的并发症。在高分解代谢或急性肾损伤伴大量细胞坏死者（如横纹肌溶解、溶血或肿瘤溶解），高磷血症可能更明显［3.23～6.46mmol/L（10～20mg/dL）］。

（4）低钙血症：转移性磷酸钙盐沉积，可导致低血钙。由于肾小球滤过率降低，导致磷潴留，骨组织对甲状旁腺激素抵抗和活性维生素 D_3 水平降低，低钙血症极易发生。由于患者往往存在酸中毒，游离钙水平并不降低，患者可出现无症状性低钙血症。但是，在横纹肌溶解、急性胰腺炎、酸中毒经碳酸氢钠纠正后，患者可出现低钙血症的症状，表现为口周感觉异常、肌肉抽搐、癫痫发作、出现幻觉和昏睡等，心电图提示 Q－T 间期延长和非特异性 T 波改变。

（5）高镁血症：急性肾损伤时常常出现高镁血症，可引起心律失常，心电图示 P－R间期延长。

（6）低镁血症：常见于顺铂、两性霉素 B 和氨基糖苷类抗生素所致的肾小管损伤，可能与髓袢升支粗段镁离子重吸收部位受损有关。低镁血症常无症状，但有时可表现为神经肌肉痉挛、抽搐、癫痫发作、持续性低血钾或低血钙。

5. 代谢性酸中毒

正常蛋白质饮食可代谢产生非挥发性固定酸 50～100mmol/d（主要是硫酸和磷酸），通过肾脏排泄而保持酸碱平衡。急性肾损伤时，肾脏不能排出固定酸，是引发代谢性酸中毒的主要原因。临床表现为深大呼吸（Kussmaul 呼吸），血 pH 值、碳酸氢根和二氧化碳结合力降低，由于硫酸根和磷酸根潴留，常伴阴离子间隙升高。

6. 消化系统

常为急性肾损伤首发症状，主要表现为厌食、恶心、呕吐、腹泻、呃逆，约 25% 的患者并发消化道出血，出血多由胃黏膜糜烂或应激性溃疡引起。因为肾脏淀粉酶排出减少，血淀粉酶升高，一般不超过正常值的 2 倍。反之，提示急性胰腺炎的可能。

7. 呼吸系统

可有呼吸困难、咳嗽、咳粉红色泡沫痰、胸闷等，与体液潴留、肺水肿和心力衰竭有关。急性肾损伤往往并发难治性肺部感染，偶见急性呼吸窘迫综合征。

8. 循环系统

可有充血性心力衰竭、心律失常、心包炎和高血压等。

9. 神经系统

可有昏睡、精神错乱、木僵、激动、精神病等精神症状，以及肌阵挛、反射亢进、不安腿综合征、癫痫发作等。

10. 血液系统

可表现为贫血、白细胞升高、血小板功能缺陷和出血倾向。

11. 营养和代谢异常

急性肾损伤患者常处于高分解代谢状态，蛋白质分解代谢加快，肌肉分解率增加，重者每天丢失肌肉 1kg 或 1kg 以上。

12. 感染

是急性肾损伤患者常见和严重并发症之一，多见于严重外伤致高分解代谢型急性肾损伤，预防性应用抗生素不能减少发生率。最常见的感染部位，依次为肺部、泌尿道、伤口和全身。

（二）诊断要点

1. 病史

急性肾损伤可发生于既往无肾脏疾病的患者，也可发生在原有慢性肾脏病的基础上，需要详细回顾患者的病史、治疗史和用药史。

2. 临床表现

肾功能在 48 小时内突然减退，血肌酐绝对值升高≥26. 5μmol/L，或 7 天内血肌酐增至≥1. 5 倍基础值，或尿量 <0. 5mL/（kg · h），持续时间 >6 小时。

3. 合理地应用实验室及辅助检查，必要时，行肾活检明确诊断。

4. 根据患者的病情变化，绘制既往和近期血肌酐的变化曲线及其与药物和各项干预性措施之间的关系，对于明确诊断具有重要意义。

5. 根据病因分类

（1）肾后性：源于急性尿路梗阻，常见于输尿管结石，尿道结石，急性尿潴留，腹部或盆部占位性病变压迫输尿管等。通常有泌尿系症状，如肾绞痛、腹胀腹痛、膀胱区充盈、少尿、无尿等，但部分患者尿量可正常。

（2）肾前性：常见病因，如脱水、感染、失血、休克、严重心衰、肝衰或严重肾病综合征等。具有导致肾脏血流灌注不足的病因，是急性肾损伤最多见的类型，处理及时得当，改善肾灌注后，肾功能可迅速恢复，若低灌注持续，则可发生肾小管上皮细胞明显损伤，最终发展至肾实质性的急性肾小管坏死。

（3）肾（实质）性：常见病因按损伤部位可分为：①肾小管性（肾缺血或肾毒性物质如生物毒素、抗生素、化疗药、造影剂、血红蛋白、肌红蛋白等导致急性肾小管坏死）；②间质性（如急性过敏性间质性肾炎）；③血管性（如系统性血管炎）；④肾小球性（如急进性肾小球肾炎、过敏性紫癜性肾炎、狼疮性肾炎）。以上病因中以急性肾小管坏死最为常见，补液试验（试用 5% 葡萄糖溶液 200 ~ 250mL 和呋塞米 40 ~ 100mg）后尿量增加，则支持肾前性少尿的诊断，如尿量无增多，应怀疑已经发展为急性肾小管坏死，必要时需行肾活检明确诊断。

（三）鉴别诊断

1. 首先明确是急性肾损伤还是慢性肾功能不全。

2. 鉴别是肾前性、肾后性急性肾损伤或肾血管疾病。

3. 进一步寻找导致急性肾损伤的原因和性质。

【临证思路】

（一）识症

1. 小便不利

起病急骤或逐渐加重，主症为小便不利，点滴不畅，甚或小便闭塞，点滴不出，每日尿量明显减少。

2. 水肿

轻者仅见眼睑或足胫浮肿，重者全身皆肿，甚则气喘不能平卧。

3. 食欲不振、恶心呕吐

多出现于疾病后期，症见不思饮食，甚则似饥而不欲饮食，食入难化，脘部痞闷，饮食稍多即吐，倦怠乏力。

4. 腹胀

多见于重者，可伴有头晕、头痛、呕吐、喘促等症，甚至出现神昏。

（二）审机

1. 湿热毒瘀内蕴

人体小便的通畅，有赖于三焦气化的正常，而三焦气化主要依靠肺的通调、脾的转输、肾的气化来维持。发病初期湿热、热毒及痰瘀侵入机体，湿热毒瘀内蕴于肾，肾主水失司，则发为小便短赤不爽，或无尿；湿热毒瘀内蕴于脾，则发为恶心呕吐，胸脘痞闷；诸症均为外邪入侵，以实证为主。

2. 脾肾阴阳虚衰

后期以脏腑虚损为主。病程日久，耗伤脾肾阴阳，脾阳虚衰，则脾气不升，脾胃升降失司。胃气上逆，则发为恶心呕吐，脾阳虚衰则咳喘或气微欲绝、面色灰滞、面身浮肿、脘腹胀满。肾阳不足，命门火衰，气化不及州都，膀胱气化无权，则可发为小便闭塞不通。其病位在肾，与肺、脾、三焦、膀胱关系密切。

（三）定治

急性肾功能衰竭以肾体受损，脏真衰竭，气化无权，五液失司，湿热毒瘀内盛为特点，故当急则治标，以推陈出新，恢复脏真为原则。急性肾衰竭初期多以邪实为主，当随证予清热利湿、化瘀解毒等治法；后期多以脾肾阴阳虚衰为主，当随证予益气养阴、温补脾肾等治法。

通利之法，又因证候虚实之不同而异。实证者宜清邪热、利气机、散瘀结；虚症者宜补脾肾、助气化，不可不经辨证，滥用通利小便之法。对于水蓄膀胱之急症，应配合针灸、取嚏、探吐、导尿等法急通小便。

（四）用药

1. 湿热毒瘀内蕴

发病初期湿热、热毒及痰瘀侵入机体，内蕴于三焦，治宜清热利湿、化瘀解毒。湿热毒瘀内蕴于肾，则发为小便短赤不爽或无尿等症，药用滑石、茵陈、石菖蒲、豆蔻等。湿热毒瘀之邪内蕴于脾，则发为恶心呕吐、脘痞胀闷，治宜清热理气、宽胸止呕。清热理气，药用全瓜蒌、黄连、通草、厚朴等；宽胸止呕，药用半夏、竹茹等。

2. 脾肾阴阳虚衰

病程日久，耗伤脾肾阴阳，治宜益气养阴，温补脾肾。脾阳虚衰，则脾气不升，脾胃升降失司。胃气上逆，则发为恶心呕吐，治宜温中止呕，药用半夏、生姜、陈皮。脾阳虚衰则面身浮肿、脘腹胀满，治宜温阳利水，药用山萸肉、茯苓、泽泻、肉桂、附子等。肾阳不足，命门火衰，气化不及州都，膀胱气化无权，则可发为小便闭塞不通，治宜温补肾阳、化气利水，药用附子、煅龙骨、煅牡蛎、牛膝、车前子等。热毒闭阻心窍者，加用安宫牛黄丸。

【纲目条辨论治】

以虚实为纲，病因为目，条辨论治。

1. 湿热毒瘀内蕴

主症：小便短赤不爽，或无尿，恶心呕吐，口干口苦，头胀昏沉，胸脘痞闷，便秘，皮肤瘙痒，或有溺臭，或烦躁谵语，甚或动血，肌肤斑疹隐隐，或见出血。舌质红绛，苔黄厚，脉滑数。

治法：清热利湿，化瘀解毒。

方药：甘露消毒丹加减。瘀毒重者，加丹皮、生地黄、青皮、红花、川芎、水牛角清热解毒，活血祛瘀；便秘者，加枳实、芒硝；烦渴较甚者，加知母、玉竹，石斛；神志昏迷，可加菖蒲、远志、郁金醒脑开窍；若狂躁痉厥，可服紫雪丹；浊毒伤血、动血，出现呕血、便血、鼻衄或皮肤紫斑者，可用大黄黄连泻心汤、犀角地黄汤加三七粉（冲服）、仙鹤草、槐花、地榆、白及等；胸脘痞闷者，加小陷胸汤；湿盛于外者，予三仁汤；恶心呕吐甚者，加半夏、竹茹。

2. 脾肾阴阳虚衰

主症：二便闭塞不通，或恶心呕吐，汗出黏冷，咳喘或气微欲绝，面色灰滞，唇甲青紫，口开目合，神志朦胧，面身浮肿，按之如泥，脘腹胀满。舌绛暗干燥起刺，或舌胖大苔白腻，脉沉伏难触或沉迟无力。

治法：益气养阴，温补脾肾。

方药：生脉散合参附汤加减。若脾肾阳衰，水肿甚者，可用济生肾气丸加土鳖虫、紫河车；热毒闭阻心窍者，加用安宫牛黄丸；咳喘较甚者，加用参蛤散；恶心呕吐甚者，加半夏、生姜、陈皮；若心阳欲脱，可用参附龙牡汤。

【常用中成药】

（1）神昏者，可予醒脑静注射液静脉滴注或安宫牛黄丸鼻饲或灌服，伴有腑气不通者，四磨汤口服液口服。

（2）热毒瘀滞者，血必净注射液静脉滴注。

（3）亡阴亡阳者，参附注射液、参麦注射液或生脉注射液静脉滴注。

【针灸疗法】

少尿者刺膀胱俞、中极、阴陵泉；多尿者刺关元、气海、肾俞、大椎、足三里、三阴交；神志昏蒙、昏迷者可针刺十二井、水沟、丰隆、太冲穴，以醒脑开窍。

【中药直肠滴入法】

保肾排毒汤直肠滴入

主方：制附子10g，生大黄5g，芒硝10g，蒲公英15g，地榆炭10g，煅龙骨30g（先煎），煅牡蛎30g（先煎），茯苓10g，川芎6g。

功效：健脾补肾，清热化湿解毒。

用法：将颗粒制剂予温水200mL充分溶解，予纱布过滤，再将其置于常温环境冷却至37～38℃后作为直肠滴入液备用，据患者的具体病情调整大黄的用量。

【病案参考】

病案一

陆某，女，79岁，2018年1月15日因肝门部占位并高位胆道梗阻，行经皮肝穿胆道引流术加强引流。患者诉恶心干呕，不思饮食，肢软乏力，腰胀，怕冷。次日腰胀加重，肉眼血尿。查舌胖大苔白腻，脉沉迟。血生化示尿素34.06mmol/L，肌酐530.80μmol/L，尿酸565.20μmol/L，β_2微球蛋白5.30mg/L，总二氧化碳12.09mmol/L，钾7.43mmol/L，提示肝肾功能受损呈进行性加重，诊断为急性肾损伤。辨证为脾肾阴阳虚衰，治以益气养阴，温补脾肾，方用生脉散合参附汤加减，药用麦冬10g，五味子10g，人参10g，制附子10g（先煎），葎草10g，冬凌草10g，补骨脂10g。7剂，日1剂，分三次服。配以保肾排毒汤直肠滴入健脾补肾，清热化湿解毒。

制附子10g，生大黄5g，芒硝10g，蒲公英15g，地榆炭10g，煅龙骨30g（先煎），煅牡蛎30g（先煎），茯苓10g，川芎6g。

二诊：神清，精神可，疲倦乏力较前好转，腰胀较前减轻，仍觉怕冷，夜尿2～3

次，恶心干呕、不思饮食消失。生化示肌酐 169μmol/L。前方继予。

三诊：神清，精神可，疲倦乏力明显缓解，怕冷减轻，仍觉稍有腰胀，夜尿 1～2 次，生化示肌酐 81.9μmol/L。继予前方加减。

三月后随访：夜尿 0～1 次，睡眠有所改善，劳累后仍觉腰胀但可忍受，生化示肌酐恢复正常。

（选自编者李兰个人医案）

病案二

李某，男，61 岁，2014 年 6 月 17 日因“反复心慌、气累”入住我院心病内科病房，因“重症肺炎 I 型呼衰”于 2014 年 6 月 18 日转入 ICU 病房。转入症见：患者神志呈嗜睡状，呼之可对答，心慌、胸闷，自诉恶心、头昏头胀，气促气累逐渐加重，不能平卧，全身凹陷性浮肿，无尿。查舌质红绛，苔黄厚，脉滑数。肾功能示尿素 13.67mmol/L，肌酐 207.30μmol/L，β_2 微球蛋白 10.86mg/L。予诊断“急性肾损伤”，结合患者舌脉症，中医辨证湿热毒瘀内蕴，治以清热利湿、化瘀解毒为法，方用甘露消毒丹加减，药用滑石 10g（包煎），黄芩 10g，茵陈 10g，石菖蒲 10g，川贝母 10g，木通 10g，藿香 10g，连翘 10g，白蔻仁 10g，薄荷 10g，射干 10g，丹皮 10g，枳实 10g。7 剂，日 1 剂，分三次服。配以保肾排毒汤直肠滴入健脾补肾，清热化湿解毒，药用制附子 10g，生大黄 5g，芒硝 10g，蒲公英 15g，地榆炭 10g，煅龙骨 30g（先煎），煅牡蛎 30g（先煎），茯苓 10g，川芎 6g。

二诊：神志转清，精神较前好转，尿量增加，1800～2000mL/24h。复查生化示肌酐 154μmol/L。前方继予。

三诊：神清，精神可，已拔除气管插管，尿量明显增加，颜色淡黄。复查生化示肌酐 69μmol/L。继予前方加减。随后转回普通病房继续治疗。

三月后随访：夜尿 0～1 次，无双下肢水肿，无恶心欲吐，纳食尚可，生化示肌酐降至正常水平。

（选自编者李兰个人医案）

第八节　急性肾衰竭

急性肾衰竭是以肾功能突然下降引起体内水电解质和酸碱平衡紊乱的临床综合征，主要临床表现为小便量少或消失、恶心呕吐、水肿等，危重症可见喘憋、意识不清等。传统中医文献中并无单一病名与急性肾衰竭相对应，根据其临床表现主要归属于“癃闭”“关格”“溺毒”等范畴。本病发病进展迅速，既往可有或无基础肾脏疾病，同时可能继发于其他为危重疾病，其病情凶险且预后不良，不积极救治可能导致死亡，救治后亦可能留存宿疾，为临床常见急危重症。

【源流】

急性肾衰竭相根据其临床表现主要归属于“癃闭”“关格”“溺毒”等范畴。“癃闭”病名最早见于《黄帝内经》,《素问·宣明五气》云:“膀胱不利为癃,不约为遗溺。”《素问·标本病传伦》云:“膀胱病,小便闭。”《素问·五常政大论》云:“其病癃闭,邪伤肾也。”《灵枢·本输》云:“三焦……实则闭,虚则遗溺。”阐明了癃闭的病位在膀胱与三焦。《备急千金要方·秘涩第六》云:“有人因时疾瘥后,得闭塞不通,遂致夭命,大不可轻之。”说明癃闭的危重程度。《景岳全书·癃闭》中云:“有因火邪结聚小肠膀胱者,此以水泉干涸而气门热闭不通也。”“凡病气虚而闭者必以真阳下竭,元海无根,水火不交,阴阳否隔。”“若素禀阳脏内热,不堪温补,而小便闭绝者,此必真阴败绝,无阴则阳无以化,水亏证也。”提出气阴亏虚可致癃闭。《证治汇补·癃闭》中提出癃闭的病因有“有肺中伏热,不能生水,而气化不施者”“有久病多汗,津液枯耗者”“有脾虚气弱,通调失宜者”,是对癃闭比较全面的病因总结。

“关格”首见于《黄帝内经》,《素问·脉要精微论》中云:“阴阳不相应,病名曰关格。”《灵枢·脉度》中云:“阴气太盛,则阳气不能荣也,故曰关;阳气太盛,则阴气弗能荣也,故曰格;阴阳俱盛,不得相荣,故曰关格。”“关格者,不得尽期而死也。”说明关格的危重程度。《伤寒论·平脉法》中云:“关则不得小便,格则吐逆。”明确了关格的疾病表现,并指出本病病机为邪气闭阻三焦。《诸病源候论·大便病诸候》认为:“大便不通谓之内关,小便不通谓之外格,二便俱不通,为关格。”《鸡峰普济方·关格》中将上述认识合并,提出关格为上有吐逆,下有大小便不通,并进行最早的相关医案记载。金元时期以后,医家多以仲景学说为准绳。《景岳全书·关格》中明确提出“又仲景曰:‘在尺为关,在寸为格;关则不得小便,格则吐逆’,故后世自叔和、东垣以来,无不以此相传。”正式确定了关格的疾病概念。至清代《证治汇补》中“既关且格,必小便不通,旦夕之间,陡增呕恶,此因浊邪壅塞三焦,正气不得升降,所以关应下而小便闭,格应上而呕吐,阴阳闭绝,一日即死,最为危候。”是最接近急性肾衰竭的疾病特点记载,并提出了三焦不通这一核心病机。

“溺毒”作为病名始见于清代何廉臣《重订广温热论·温热遗症疗法》,其云:“溺毒入血,血毒上脑之候,头痛而晕,视力蒙眬,耳鸣耳聋,恶心呕吐。”“或猝发癫痫状,甚或神昏惊厥,不省人事,循衣摸床,撮空,舌苔起腐,间有黑点。”“溺毒入血,血毒攻心,甚或血毒上脑,其证极危。”描述了急性肾衰竭的各种危重症状,并提出本病可见于急性热病之后,与感染后导致急性肾衰竭的现代病因认识较为相近。

【病因病机】

急性肾衰竭的病因大多为外感六淫疫邪，饮食摄生不慎、劳倦过度，以及失血、亡液、虫咬或药毒等。病机分为虚实两端，有因虚致实，有实邪外感，应以本虚标实为主，病位主要涉及肺、脾、肾、三焦等。如《景岳全书·关格》中云："总由酒色伤肾，情欲伤精，以致阳不守舍，故脉浮气露，亢极如此。"《丹溪心法》中云："关格……，有中气虚不运者。"《伤寒论》中指出："伏则吐逆，水谷不化，涩则食不得入，名曰关格。"《证治汇补》中云："久病多汗，津液枯耗。""此因浊邪壅塞，三焦正气不得升降。"《杂病源流犀烛·喧塞反胃关格源流》中云："惟三焦之气不行……由寒气遏绝胸中，水浆不得入，格因以成；热气闭结丹田，二便不得出，关因以成。"《兰室秘藏》指出，关格"皆邪热为病也"等。

其病起于外邪侵袭内脏，导致肺、脾、肾功能异常，肺失治节，脾失健运，肾失开阖，膀胱气化功能失常，三焦运转不畅，水湿浊邪不能排出体外，从而发为本病。又或劳累过度、饮食失节，致肾气虚衰，正虚邪实，水湿浊毒内停，湿浊毒邪阻于中焦，脾胃气机升降失调，湿毒壅塞三焦，清气不升，浊阴不降，浊邪上逆则见呕恶。三焦运化失常，水液不得下输膀胱而致癃闭；脾虚运化无力，气血生化无源则见神疲乏力、面色少华；肾阳不足、命门火衰，则见形寒肢冷；水湿泛滥肌肤则为水肿；邪毒入于血络，血行于脉外则出血；湿浊毒邪蒙蔽清窍或肾虚风动则神志昏迷，甚则惊厥抽搐；心肾不交，水气上凌心肺，则生喘促；最终心肾衰败，阴阳离决而死亡。本病为中医急重症，来势凶猛，变化迅速而临床表现复杂。

【临床诊断】

（一）临床表现

本病病程进展迅速，可在短时间内进展为危重证候，临床表现可分为早期与后期。早期多以小便减少、恶心呕吐、食欲不振及机体感受实邪而致虚衰症状，部分患者可出现眩晕、头痛、神昏、喘促、心悸、抽搐、癫狂等兼证表现。后期可分为顺证与逆证，顺证多见全身疲乏、口干喜饮、腰膝酸软、小便清长等虚证表现；逆证则见少尿或无尿、神昏不知、周身出血、胸闷喘促、心悸怔忡、肢体颤动、四肢厥逆、冷汗淋漓等脱证表现，提示预后不良。

（二）诊断要点

1. 临床起病急速，病情发展多在 48 小时内，多有外感、咳喘、泄泻、疮疡、药毒等致病因素，尿量急剧减少，甚则闭塞不通，无小腹作胀急痛，膀胱内无尿液潴留，可有恶心呕吐、食欲不振、口干舌燥、心悸胸闷、喘促不止等兼证。

2. 根据年龄、性别、病史，结合影像学、单位时间内尿量及肾功能检查，可进一步明确诊断。

【临证思路】

（一）识症

1. 早期

尿量骤减，甚至闭塞不通，高热不退，口干欲饮，头痛身酸，烦躁不安，舌质绛红，苔黄干，脉数者，为热毒炽盛之证；咳嗽咳痰，喘息气急者，为肺热气壅之证；口干渴明显者，为热盛津伤之证；高热不退，烦躁不安甚者，为邪入心包之证；尿少如茶，高热谵语，吐衄不止，周身可见紫斑，舌质紫绛，苔黄焦或芒刺遍起，脉细数，为浊毒入血之证；尿血者，为浊毒下迫膀胱损伤脉络之证；大便秘结者，为瘀毒腑实之证；昏狂较重，出血少者，为瘀热上扰之证；少尿无尿，恶心不食，呕吐黏涎，口苦黏腻，口中气味臭秽，舌苔黄腻，脉滑数，为湿热蕴浊三焦之证；口苦呕吐重者，为少阳郁热之证；高热神昏，痰盛气粗，舌红苔黄腻者，为痰热内闭心包之证；小便短少，甚则无尿，胸闷心悸，面白唇暗，恶心呕吐，口吐清涎或喉中痰鸣，舌淡苔腻，脉沉缓者，为痰瘀蒙窍之证；神昏蒙，气息深缓，舌淡苔白，脉迟者，为秽浊闭窍之证；多见于失血或吐泻之后，骤然无尿，神疲懒言，周身湿冷，气微欲绝，或有喘促，唇暗甲青，脉细数或沉伏者，为气脱正伤之证；面红脉微，汗出如油者，为阴阳离决之候。

2. 后期

周身疲乏，面色少华，神志清楚，小便清长，口渴咽干思饮，腰膝酸软，舌红少津少苔，脉细者，为气虚肾损之顺证；口干舌燥较甚者，为阴伤较甚；下利清谷者，为脾阳虚微证；神昏尿闭，周身湿冷，面色惨白，胸闷心悸，喘促不能平卧，或呼吸浅短难续，舌淡无苔或苔黑如灰，脉细数或结代，或脉微欲绝者，为阳微阴竭之逆证；若心动悸明显者，为心阳暴脱之候；喘促明显者，为肾不纳气之候。

（二）审机

1. 早期

热毒壅盛，肺气闭阻，失于宣降，不能通调水道，下输膀胱，上下闭阻，故小便不通；肺热上壅，气逆不降，故呼吸短促，咳嗽咳痰；火毒壅盛于三焦，充斥上下，内扰心神，则见大热烦躁，周身酸楚；热灼津伤则口燥咽干；肾病及心，邪陷心包，或脾败肝衰，浊毒入营动血，络破血出，则见高热谵语，吐衄不止；毒热迫血溢出脉外，则见周身紫斑；脾胃受损，纳化失司，三焦气化不利而致水湿内停，浊者不降而内聚，清者不升而漏泄，酝酿湿浊内生，上干清阳则神志昏愦，壅滞中焦则纳呆厌食，舌苔厚腻；湿浊化热，“漫无出路，充斥三焦，气机为其阻塞而不流行”，三焦不畅，则小便不通，口黏腻，口中气味臭秽，便结不通；少阳郁热，邪在表里内外，则口苦呕恶重；浊毒内结实邪，脏腑气机不畅，则见大便秘结；热极生风，则见肢体颤动不止；热灼津伤，炼液为痰，痰浊瘀血上蒙清窍，清窍闭阻，神机失用，脏器衰败，则见神昏蒙，气息深缓，小便不利；痰液闭阻中焦，阻碍气机运转，则见痰涎壅盛，喉中痰鸣，胸闷心悸；失血或吐泻之后，阴液大伤，气随阴脱，阳随阴亡，脏腑衰败，津液不得运行，卫阳不得外循，则见骤然无尿，神疲懒言，周身湿冷，气微欲绝；肺气欲绝者，则见喘促；肾阳衰微，阴不敛阳，虚阳浮越，终致阳微阴竭，则见面红脉微，汗出如油。

2. 后期

大病之后，气阴两伤，元阳为邪之所损，肾火不振，卫外不得温煦，肾气不得内固，津液不得周布全身，则见周身疲乏，面色少华，小便清长，口渴咽干思饮，腰膝酸软，舌红少津少苔，脉细。肾为元阳之所，肾阳虚微，阳损及阴，阴耗血竭，阳不敛阴，虚阳外越，终致阴竭阳离，气脱阳亡，阴阳离决，则见神昏尿闭，周身湿冷，面色惨白，舌淡无苔或苔黑如灰，脉细数或结代，或脉微欲绝。心阳不振，则见胸闷心悸；肾不纳气则见喘促不能平卧，或呼吸浅短难续。

（三）定治

急性肾衰竭为临床急危重症，当先识症，若能早期识别，则可防止疾病进入危重状态。针对危重患者，则可在肾脏替代治疗基础上进行辨证施治，少尿无尿者为疾病早期，治应清热、解毒、化浊、祛湿、止血、豁痰、开窍、固脱、益气、化瘀、降逆、和解、通利等；若小便清长者，神志清楚，则进入疾病后期顺证，治应补气、养阴、温阳、固脱、纳气、定喘等；若仍少尿伴神志昏愦，气短欲绝，周身湿冷，脉微欲绝，则进入疾病后期逆证，预后不良，当回阳固脱，滋阴救逆。

（四）用药

1. 早期

清热解毒药用黄连、黄芩、黄柏、栀子等；通利水道药用竹叶、茯苓、车前子等；清肺化痰药用桔梗、桑白皮、麦冬、北沙参等；清热生津药用石膏、知母、天花粉、太子参等；清利头目药用菊花、夏枯草、蔓荆子等；清腑泄热药用大黄、芒硝、杏仁等；凉血止血药用水牛角、生地黄、赤芍、丹皮等；止血通利药用小蓟、琥珀、白茅根等；化瘀泄热药用水蛭、大黄、黄芩等；清化湿热药用黄连、陈皮、半夏、竹茹、赤茯苓等；通利降浊药用生姜、泽泻、车前草等；和解少阳药用党参、黄芩、柴胡、藿香等；化痰安神药用胆南星、石菖蒲、远志、茯神等；化瘀宁心药用丹参、赤芍、蒲黄、桃仁等；化瘀息风药用羚羊角、珍珠母、天竺黄、夏枯草等；益气养阴药用人参、麦冬、五味子；扶正固脱药用附子、干姜、山萸肉；开窍醒脑，药用安宫牛黄丸、紫雪散、至宝丹、苏合香丸等。

2. 后期

益气健脾药用党参、白术、茯苓等；温补肾阳药用肉桂、制附片、鹿角胶等；滋阴补肾药用熟地黄、山萸肉、山药、菟丝子等；生津润燥药用玄参、麦冬、石斛、五味子等；温壮肾阳药用肉苁蓉、巴戟天等；化痰开窍药用石菖蒲、远志、茯苓等；温补心阳药用人参、桂枝、甘草等；补肾纳气药用牡蛎、蛤蚧等。

【纲目条辨论治】

以分期为纲，病因为目，条辨论治。

（一）早期

1. 热毒炽盛

主症：尿量骤减，甚至闭塞不通，高热不退，口干欲饮，头痛身酸，烦躁不安，舌质红绛，苔黄干，脉数。

治法：清热解毒，通利水道。

方药：黄连解毒汤加减。黄连、黄芩、黄柏、栀子、竹叶、茯苓、车前子等。

随症加减：咳嗽咳痰，喘息气急者，加桔梗、桑白皮、麦冬、北沙参等；口干渴明显者，可加石膏、知母、天花粉、太子参等；头痛明显者，可加菊花、夏枯草、蔓荆子等；大便不通者，加大黄、杏仁等；烦躁不安较甚者，可加服安宫牛黄丸。

2. 浊毒入血

主症：尿少如茶，或有血尿，高热谵语，吐衄不止，周身可见紫斑，或有大便秘结，舌质紫绛，苔黄焦或芒刺遍起，脉细数。

治法：解毒化浊，清热止血。

方药：犀角地黄汤加减。水牛角、生地黄、赤芍、丹皮等。

随症加减：发斑较甚者，加紫草、青黛等；尿血者加小蓟、琥珀、白茅根等；昏狂较重，出血少，斑色紫红者，加水蛭、大黄、黄芩等；大便秘结者，加生大黄、芒硝、甘草；浊毒盛者可加服至宝丹。

3. 湿热蕴浊

主症：少尿无尿，恶心不食，呕吐黏涎，口苦黏腻，口中气味臭秽，重者可见头痛烦躁，神昏抽搐，舌苔黄腻，脉滑数。

治法：清化湿热，降逆止呕。

方药：黄连温胆汤加减。黄连、陈皮、半夏、竹茹、枳实、赤茯苓、生姜、泽泻、车前草等。

随症加减：口苦呕吐重者，可加党参、黄芩、柴胡、藿香等；便秘重者，可加大黄、芒硝、甘草等；神志烦躁者，可加胆南星、石菖蒲、远志、茯神等；神昏抽搐者，加服紫雪散。

4. 痰瘀蒙窍

主症：小便短少，甚则无尿，胸闷心悸，面白唇暗，恶心呕吐，口吐清涎或喉中痰鸣，甚则神志昏蒙，气息深缓，舌淡苔腻，脉沉缓。

治法：豁痰化瘀，开窍醒神。

方药：涤痰汤加减。半夏、陈皮、茯苓、胆南星、竹茹、石菖蒲等。

随症加减：心悸明显，舌体紫暗有瘀斑者，可加丹参、赤芍、蒲黄、桃仁等；有热象动风者，可去半夏，加羚羊角、珍珠母、天竺黄、夏枯草等；神志昏愦重者，可加服苏合香丸。

5. 气脱正伤

主症：多见于失血或吐泻之后，骤然无尿，神疲懒言，周身湿冷，气微欲绝，或有喘促，唇暗甲青，脉细数或沉伏。

治法：固脱扶正，益气养阴。

方药：生脉散合四逆汤加减。人参、附子、麦冬、五味子、干姜、山萸肉等。

随症加减：病轻浅者当早用独参汤浓煎频服；若唇面指端发绀，并无出血者，加丹参、赤芍、红花、川芎等；汗多面红脉微，汗出如油者，为危象，当重用人参、附子。

（二）后期

1. 顺证

主症：周身疲乏，面色少华，小便清长，口渴咽干思饮，腰膝酸软，舌红少津少苔，脉细。

治法：益气滋阴，温补肾阳。

方药：右归丸合四君子汤加减。党参、白术、茯苓、肉桂、制附片、熟地黄、山萸肉、山药、菟丝子、鹿角胶等。

随症加减：口干舌燥，阴伤明显者，加玄参、麦冬、石斛、五味子等；有热象者，去熟地黄、山萸肉，加丹皮、赤芍、菊花等；下利清谷者，去熟地黄，重用党参、白术，加薏苡仁等；动则气喘者，加补骨脂、五味子等。

2. 逆证

主症：神昏尿闭，周身湿冷，面色惨白，胸闷心悸，喘促不能平卧，或呼吸浅短难续，舌淡，无苔或苔黑如灰，脉细数或结代，或脉微欲绝。

治法：温补元阳，补益真阴。

方药：地黄饮子加减。附子、人参、肉桂、巴戟天、肉苁蓉、生地黄、山萸肉、麦冬、石斛、五味子、石菖蒲、远志、茯苓等。

随症加减：若心动悸明显者，重用附子、人参，加桂枝、炙甘草、丹参等；喘促明显者，重用人参、山萸肉、五味子，加牡蛎、蛤蚧等。

【其他疗法】

针灸治疗

选穴中脘、气海、足三里、三阴交、阴陵泉、肾俞、三焦俞、关元、中极、内关，虚证用补法，实证用泻法。

【病案参考】

范某，男性，56岁，农民。因被重物压伤，多处骨折，休克住院。继而小便短小，几近无尿（<100mL/24h），尿中有少量蛋白、红白细胞。询其病情，见患者有时微感恶心，尿黄，便稀如水，口干，舌苔稍黄，脉数。给予温胆汤加减，药用陈皮、清半夏、赤苓、竹茹、枇杷叶、生姜、太子参、麦冬、五味子、丹参、制乳没等，药后翌日小便激增，达1880mL，乃续进前方，小便日达2000~3800mL，尿常规亦渐趋正常。

（选自《岳美中医学文集》）

第九节　急性颅内高压

颅内高压，指颅内压持续保持在15mmHg以上。正常人平卧位颅内压约为10mmHg。当脑组织肿胀、颅内占位性病变或脑脊液分泌过多、吸收障碍、循环受阻或脑血流灌注过多导致颅内高压时，表现为头痛、呕吐、视力障碍、意识障碍、癫痫及脑疝引起的症状和体征。头痛、呕吐和视盘水肿称为颅内压增高三联征，为颅内压增高的典型表现。

【源流】

《素问·五脏生成》中指出："是以头痛巅疾，下虚上实，过在足少阴、巨阳，甚则入肾。"隋代巢元方在《诸病源候论·风头眩候》中指出："风头眩者，由血气虚，风邪入脑，而引目系故也。五脏六腑之精气，皆上注于目，血气与脉并于上系，上属于脑，后出于项中。逢身之虚，则为风邪所伤，入脑则脑转而目系急，目系急，故成眩也。诊其脉，洪大而长者，风眩。又得阳维浮者，暂起目眩也。风眩久不瘥，则变为癫疾。"唐代王焘在《外台秘要》中指出："病源谓痰水在于胸膈之上，又犯大寒，使阳气不行，令痰水结聚不散，而阴气逆上，上与风痰相结，上冲于头，即令头痛，或数岁不已，久连脑痛，故云膈痰风厥头痛，若手足寒冷至节则死。"北宋王怀隐在《太平圣惠方》中指出："夫诸阳之脉，皆上行于头面，若人气血俱虚，风邪伤于阳经，入于脑中，则令头痛也。"《圣济总录·卒中风》："论曰《内经》谓邪风之至，疾如风雨，言邪之迅速如此。卒中风之人，由阴阳不调，腑脏久虚，气血衰弱，营卫乏竭，故风之毒邪，尤易乘间而入，卒致仆倒闷乱，语言謇涩，痰涎壅塞。”金元四大家中李东垣在《兰室秘藏》中提到除外感邪气是引发头痛病因外，内伤亦是产生头痛的主要因素之一，“头痛耳鸣，九窍不利者，肠胃之所生，乃气虚头痛也”。金元四大家中朱丹溪根据脉象理论明确提出：“寸脉紧急或短，皆曰头痛”“太阳头痛，脉浮紧，恶风寒；少阳头痛，脉弦细，有寒热；阳明头痛，脉浮缓长，自汗；太阴头痛，脉沉缓，必有痰；厥阴头痛，脉浮缓，为冷厥；少阴头痛，脉沉细，为寒厥”。清代黄元御在《医宗金鉴》中提出：“真头脑痛朝夕死，手足厥逆至节青，泻多眩晕时时冒，头猝大痛目瞀凶。”民国张锡纯在《医学衷中参西录》提出：“脑充血病之说倡自西人，而浅见者流恒讥中医不知此病，其人盖生平未见《内经》者也。尝读《内经》至‘调经论’，有谓‘血之与气，并走于上，则为大厥。厥则暴死，气反则生，不反则死’云云，非即西人所谓脑充血之证乎？……愚生平所治此证甚多，其治愈者，大抵皆脑充血之轻者，不至血管破裂也。今略举数案于下，以备治斯证者之参考。”

【病因病机】

（一）脑水肿

1. 血管源脑性水肿

临床常见。系由于脑毛血管内皮细胞通透性增加，血脑屏障破坏，血管内蛋白质渗往细胞外间隙，使细胞外间隙扩大所致，通常以脑白质部分水肿为主。常见于脑外伤、脑肿瘤、脑血管意外、脑炎和脑膜炎等病变的脑水肿早期。

2. 细胞毒性脑水肿

多由于脑缺血缺氧或各种中毒引起的脑水肿。缺血、缺氧或中毒，神经元、胶质细胞和血管内皮细胞膜上的钠泵障碍，钠、氯离子进入细胞内合成氯化钠，细胞内渗透压增加，水分大量进入细胞内而引起细胞内水肿。常见于脑缺血缺氧、一氧化碳及有机磷中毒、败血症、毒血症及水电解质失衡等。此类水肿以灰质明显。

3. 间质性脑水肿

由于脑室系统内压力增加，使水分与钠离子进入脑室周围的细胞间隙，见于阻塞性脑积水。

4. 渗透压性脑水肿

当血浆渗透压急剧下降时，为了维持渗透压平衡，水分子由细胞外液进入细胞内，引起脑水肿。

（二）脑脊液量增加

由于脑脊液循环通路阻塞或脑脊液生成过多（如脉络膜丛乳头状瘤、侧脑室内炎症等）、脑脊液吸收减少（如颅内静脉窦血栓形成、蛛网膜下腔出血、蛛网膜粘连等）

均可致脑脊液量增加，引起颅内压增高。

（三）颅内容积量增加

脑外伤后脑血管扩张、颅内占位性病变、高血压脑病、呼吸道梗阻、呼吸中枢衰竭时 CO_2聚集（高碳酸血症）引起的脑血管扩张、脑血容量增加，均可引起颅内压增高。

其机制包括：脑组织体积增加、颅内占位性病变、颅内血容量增加、脑脊液增加（脑积水）、颅腔狭小等。

【临床诊断】

一、临床表现

颅内压增高由于病因不同而有急性和慢性之分，局部和全脑之分，其临床症状有轻重之分。

（一）颅内压增高的症状

1. 头痛

急性颅内压增高者突然出现头痛，慢性者头痛缓慢发展。多为跳痛、胀痛或爆裂样痛，用力、咳嗽、喷嚏、排便可使头痛加重。平卧或侧卧头低位亦可使头痛加重，坐姿时减轻。早期头痛在后半夜或清晨时明显，随后头痛为持续性伴阵发性加剧。头痛机理可能与颅内压增高使颅内痛觉敏感组织受到刺激或牵拉有关。

2. 呕吐

多在头痛剧烈时发生，常呈喷射状，与进食无关，伴有或不伴有恶心，儿童患者多见。其机理可能系颅内压增高刺激延髓呕吐中枢所致。后颅凹肿瘤多见呕吐。

3. 视神经盘水肿

视神经盘水肿早期表现为眼底视网膜静脉扩张、视盘充血、边缘模糊，继之生理凹陷消失，视盘隆起（可达 8～10 屈光度），静脉中断，网膜有渗出物，视盘内及附近可见片状或火焰状出血。早期视为正常或有一过性黑矇，如颅内压增高无改善，可出现视力减退，继发性视神经萎缩，以致失明。视盘水肿的机理，主要为颅内蛛网膜腔脑脊液压增高，使视神经鞘内脑脊液压力增高，进而视神经受压，轴浆流动缓慢或停止，视盘肿胀。

4. 脉搏、血压及呼吸的变化

急性或亚急性颅内压增高时，脉搏缓慢（50～60 次/分），若压力继续增高，脉搏可增快。颅内压迅速增高时血压亦常增高。呼吸多为频率改变，先深而慢，随后出现潮式呼吸，也可浅而快，过度换气亦不少见。

5. 意识及精神障碍

颅内压急剧增高时可致昏迷，或呈不同程度的意识障碍，如意识模糊、嗜睡等，慢性颅内压增高时，轻者记忆力减退，注意力不集中，重者可呈进行性痴呆、情感淡漠、大小便失禁。老年及中年患者精神症状多见。

6. 其他

癫痫大发作、眩晕、一侧或两侧外展神经麻痹、双侧病理反射或抓握反射阳性等。

（二）脑疝形成

当颅内压增高超过一定的代偿能力或继续增高时，脑组织受挤压并向邻近阻力最小的方向移动，若被挤入硬膜或颅腔内生理裂隙，即为脑疝形成。疝出的脑组织可压迫周围重要的脑组织结构，当阻塞脑脊液循环时，颅内压进一步升高，危及生命安全。临床常见的脑疝以下两种。

1. 小脑幕切迹疝

多见于小脑膜以上病变。为部分颞叶或脑中线结构经小脑幕切迹向下疝出。根据疝出的脑组织和被填塞的脑池不同可分为外侧型和中央型两种。当颞叶受挤下移时，最初为海马沟经小脑幕切迹下疝（填塞病变侧脚间池、海马沟疝）或海马回经小脑幕切迹下疝（填塞病变侧环池及大脑静脉池、海马回疝），病变继续发展时，病变侧海马沟、海马回经小脑幕切迹向下疝出，即为颞叶全疝，以上三种颞叶组织疝为小脑幕切迹疝的外侧型。若第三脑室、丘脑下部等重要中线结构下移，使中脑上部疝至小脑幕切迹以下，即为中央型。

小脑幕切迹疝除出现一般颅内压增高的症状外，还有以下临床表现。

（1）意识障碍。由清醒逐渐进入嗜睡，甚至昏迷，或由浅昏迷突然发展为中度或深度昏迷。系脑干受压，脑血流量减少，系统机能受损所致。

（2）瞳孔变化。早期病灶侧瞳孔可短暂缩小，随后患侧瞳孔逐渐散大，对光反射迟钝或消失。当脑疝终末期时，瞳孔明显散大，对光反应消失，眼球固定不动（动眼神经损害）。

（3）瘫痪。病灶对侧肢体出现瘫痪，系大脑脚锥体束受损害所致。晚期也可呈去大脑强直，系中脑严重受压、缺血、损害网状结构，下行性抑制系统所致。

（4）生命体征改变。初期呼吸深而慢，继而出现潮式呼吸，过度换气或双吸气；晚期呼吸不规律，浅快而弱直至呼吸停止。脉搏先慢而后快，血压先升而后降，系延髓中枢衰竭的表现。

2. 枕骨大孔疝

多见于后颅凹占位病变，也可见于小脑幕切迹疝的晚期。颅内压增高使小脑扁桃体向下疝入枕骨大孔，按发展的快慢，分为慢性型和急性型两种。

（1）慢性型。早期有枕部疼痛，颈项强直，舌咽、迷走、副神经、舌下神经轻度损害，患者意识清楚。偶可出现四肢强直、呼吸轻度抑制，病情发展超出代偿能力后，生命体征迅速恶化并出现昏迷等。

（2）急性型。可突然发生，也可由于腰穿、用力等促使原有的慢性型枕骨大孔疝急剧加重所致。由于延髓生命中枢受压，小脑供血障碍，颅内压迅速增高（第四脑室到中孔阻塞），临床上出现严重枕下痛及颈项强直，眩晕，吞咽困难，肌张力降低，四肢弛缓性瘫痪，呼吸及循环迅速进入衰竭状态。也可突然昏迷，呼吸停止，尔后心跳停止。

二、辅助检查

（一）物理检查

1. 眼底：视盘境界模糊，生理凹陷消失，视网膜静脉扩张、瘀血、静脉搏动消失，动脉变细，视网膜有渗出及水肿、出血。

2. 外展神经麻痹及复视。

3. 部分患者有不同程度的意识障碍。

4. 伴有不同程度的生命体征变化，血压升高，脉搏缓慢，呼吸不规则等。

（二）实验室检查

1. 首选脑血管造影、CT 和磁共振等。

2. 腰穿测压，若压力 >1.8kPa（13.5mmHg 或 180mmH_2O）即可确诊。疑有脑疝形成者，不宜做腰穿。

3. 颅内压监测。较腰穿测压准确，可动态了解颅内压变化。①轻度升高，压力为 2.0～2.7kPa（15～20mmHg）；②中度升高，2.8～5.3kPa（21～40mmHg）；③重度升高，>5.3kPa（40mmHg）。

【临证思路】

一、识症

（一）确定有无颅内压增高

颅内压增高有急性、亚急性和慢性之分。一般病程缓慢的疾病多有头痛、呕吐、视盘水肿等症状，初步诊断颅内压增高不难。而急性、亚急性脑疾病由于病程短，病情发展较快，多伴有不同程度的意识障碍，且无明显视盘水肿，此时确诊有无颅内压增高常较困难，需要进行下列检查予以确定。

1. 眼底检查。在典型的视盘水肿出现之前，常有眼底静脉充盈扩张、搏动消失，眼底微血管出血，视盘上下缘可见灰白色放射状线条等改变。

2. 婴幼儿颅内压增高早期可发现前囟的张力增高，颅缝分离，叩诊如破水壶声音。

3. 脱水试验治疗。20% 甘露醇 250mL 快速静脉滴注或呋塞米 40mg 静脉推注后，若头痛，呕吐等症状减轻，则颅内压增高的可能性较大。

4. 影像学检查。头颅平片可发现颅骨内板压迹增市或鞍背吸收某些原发病的征象。脑血管造影对脑血管病及多数颅内占位性病变有相当大的诊断价值。有条件可行头颅 CT 扫描和磁共振（MRI）检查，它对急性、亚急生颅内压增高而无明显视盘水肿者，是安全可靠地显示颅内病变的检测手段。

5. 对疑有严重颅内压增高，特别是急性、亚急性起病有局限性脑损害症状的患者，切忌盲目腰穿检查。只有在诊断为脑炎或脑膜炎和无局限性脑损害之蛛网膜下腔出血症时，方可在充分准备后行腰穿检查。

（二）明确病因

根据病史和起病的缓急、内科系统和神经系统相关的检查、必要的实验室检查，初步确定颅内压增高的病变和病因是完全可能的。常见的病因如下几种。

1. 颅脑外伤。脑内血肿和脑挫裂伤等。

2. 颅内肿瘤和颅内转移瘤等。

3. 脑血管病。脑出血、蛛网膜下腔出血和脑梗死等。

4. 颅内炎症和脑寄生虫病。各种脑炎、脑膜炎、脑脓肿、脑囊虫病、脑肺吸虫病、脑包虫病等。

5. 颅脑畸形。如颅底凹陷、狭颅症、导水管发育畸形、先天性小脑扁桃体下疝畸形等。

6. 良性颅内压增高。

7. 脑缺氧。心脏骤停、肺性脑病、癫痫持续状态等。

8. 其他。肝、肾功能衰竭、血液病、高血压脑病、各种中毒、过敏性休克等。

（三）鉴别诊断

颅内高压要与脑积水、脑出血等症状鉴别。

1. 脑积水

（1）先天性脑积水出生时即有症状，如较常见的 Dandy - Walk 异常（第四脑室孔闭锁、第四脑室扩张、头颅过长或小脑末端形成的囊肿堵塞了颅后窝），有家族史。

（2）继发性脑积水：可有脑炎和脑膜炎史，或生后有颅内出血史。

（3）多数患者有头大、智力落后、精神萎靡、嗜睡、发育落后和营养不良等表现。

2. 脑出血

患者年龄多在 50 岁以上，既往有高血压动脉硬化史；多在情绪激动或体力劳动中发病；起病突然，发病后出现头痛、恶心、呕吐，半数患者有意识障碍或出现抽搐，可有明显定位体征，如偏瘫、脑膜刺激征；发病后血压明显升高；CT 扫描及核磁可见出血灶，脑脊液可呈血性。

3. 视神经炎

可有头痛、视盘充血、水肿等类似颅内压增高症状，但早期有显著视力下降，腰穿压力不高。

4. 偏头痛

头痛呈周期性，常为钝痛性质，剧烈时可出现呕吐，吐后头痛缓解，但病程长，不发作时无头痛，查眼底无水肿，腰穿压力正常可鉴别。

另外，本病早期还应和血管性头痛等功能性疾病相鉴别，尚需对导致颅内高压综合征的原发病进行鉴别。

二、定治

1. 病因治疗

颅内高压症的治疗取决于病因、颅内高压的程度和持续时间，与颅内高压的程度、颅内病变的部位和范围密切相关。因此，应尽快弄清病因，从根本上解决颅内高压问题。

颅内高压症的治疗目标是：将颅内压控制在 250～300mmH_2O 以下；通过维持适宜的平均动脉压使脑灌注压达到 60mmHg 以上，保证脑部的正常功能活动；避免一切能够加重或促发颅内高压的不利因素。

一般措施：任何原因造成急性颅内高压症是导致患者死亡的主要原因之一，有条件的情况下应当立即收入 ICU 积极抢救治疗。及时、适量地给予脱水治疗，有效地降低颅内压，使患者平稳渡过急性期，是急性颅内高压症抢救成功的关键。

急性颅内高压症的患者应绝对卧床休息，抬高床头位置可降低脑静脉压和脑血容量，这是降低颅压的简单方法。理想的头位角度应依据患者颅内压监测的个体反应而定，头抬高 15°～30°是比较安全的，可使颅内压持续降低。保持颅内静脉回流通畅，应避免头部过高或颈部衣带过紧、头部位置不正和患者躁动不安现象，以防颅内压增高。保持环境安静、舒适，生命体征不稳者，需密切观察病情变化。呕吐时将患者的头颈保持侧位，以防误吸；保持气道通畅，防止气道阻塞、低氧血症和高碳酸血症，并保证血氧饱和度实时监测，及时吸氧。呼吸停止的患者除立刻进行人工呼吸外，应迅速进行经口气管插管，气管内加压吸氧，并同时给予脱水剂，还需使用呼吸兴奋剂。心跳、呼吸同时停止者除立即进行气管加压吸氧、心室内注射盐酸肾上腺素外，应立即行心外按压。每日进液量不宜过多，一般控制在 2000mL 左右，静脉补液宜用 5% 葡萄糖液和 0.45% 氯化钠混合的低钠糖盐水，每日补钠量控制在 5.6g 为宜，注意监测水、电解质和酸碱平衡，正确处理稀释性低钠综合征。合并应激性高血糖时可引起非酮性高渗性高血糖性脑病。

2. 对症治疗

主要在降低颅内压。维持有效血液循环和呼吸机能，增强脑细胞对病损的耐受性。

三、用药

1. 降颅压药

（1）脱水疗法：脱水疗法是降低颅内压、减轻脑组织水肿、防止脑疝形成的关键。成人常用20%甘露醇250mL，快速静滴，每4～6小时一次。主要在于高渗溶液在血－脑之间形成渗透压差，尽快将脑内水分转入血液循环，并非单纯通过利尿作用。心、肾功能不全者慎用，防止发生肺水肿和加重心肾功能衰竭。甘露醇不仅可以降低颅内压和减轻脑水肿，还可改善脑及体循环，防止自由基的产生，增强神经细胞耐受缺氧的能力，促进脑机能的恢复。10%甘油葡萄糖液或10%甘油生理盐水溶液500mL静滴，于2～3小时内静脉滴完，1～2次/日，或按每日1g/kg计量，与等量盐水或橘汁混匀，分三次口服或鼻饲。甘油静脉滴注或口服多用于慢性颅内压增高患者。高渗性脱水剂的剂量应适当掌握，并非越大越好，一般血渗透压升高超过310mOsm，如用大剂量甘露醇，使血渗透压>310mOsm，即可能引起酸中毒，肾功能衰竭和高渗性昏迷。

（2）利尿剂：主要是抑制肾小管对钠、氯、钾的重吸收，从而产生利尿作用。由于大量利尿使机体脱水，从而降低颅内压。呋塞米40～60mg静脉注射或50%葡萄糖40mg＋呋塞米40～60mg静推1～3次/日，也可加入甘露醇内快速静滴；口服剂量一次20～40mg，3次/日。依他尼酸钠，成人一次用量25～50mg加入10%葡萄糖20mL中缓慢静注。还可应用乙酰唑胺，成人0.25～0.5g，2～3次/日，口服，用于慢性颅内压增高患者。利尿剂和脱水剂的应用易造成排钾过多，应注意补钾。

（3）肾上腺皮质激素：肾上腺皮质激素能改善血脑屏障，降低其通透性，加强对水、电解质代谢的调节功能，稳定细胞膜功能和减轻细胞膜的损害；改善局部脑血流量，减轻病变区周围水肿；减少脑脊液生成；增强非特异性抗炎和解毒作用。应用肾上腺皮质激素时，应注意有无禁忌证，如溃疡病、糖尿病等，因其有抑制免疫机能，合并感染者慎用。常用药物有地塞米松20～40mg加入5%～10%葡萄糖注射液250～500mL内静脉滴注1次/日，或氢化可的松200～300mg加入5%～10%葡萄糖注射液250～500mL静脉滴注1次/日，短期应用后，改为口服，并逐渐减量停药。

脱水治疗时应适当限制液体入量，成人每日输入量一般不超过2000mL，天热多汗、发热或频繁呕吐以及腹泻患者，可酌情增加，且输液速度不宜过快。

2. 减压手术

减压手术在应用脱水剂和利尿剂无效后，或颅内压增高发生脑危象早期时应用，可选用颞肌下减压，枕下减压。也可行脑室穿刺引流或脑室分流术。

3. 其他疗法

低温疗法，低热能降低脑部代谢，减少脑耗氧量，降低颅内压。常用脑局部降温，用冰帽或冰袋、冰槽头部降温。

【纲目条辨论治】

以虚实为纲，病因为目，条辨论治。

1. 水浊壅滞

主症：头痛，恶心，呕吐清涎，舌体肿大，舌苔水滑，脉弦。

治法：利水化浊，调理气机。

方药：五苓散合猪苓汤加减。茯苓、桂枝、白术（炒）、猪苓、泽泻、阿胶、滑石、黄芪等。

2. 燥屎内结

主症：神昏谵语，头胀痛，腹满拒按，大便秘结，舌红苔黄，脉沉实而力。

治法：清利头目，通腑泄热。

方药：大承气汤合复元醒脑汤加减。大黄、丹参、泽泻、钩藤、水蛭、红参、半夏、菖蒲、厚朴、枳实、芒硝等。

3. 痰瘀互结

主症：头痛如刺，夜间尤甚，舌质紫暗，或见瘀斑，脉涩。

治法：化痰逐瘀，醒脑开窍。

方药：逐瘀化痰汤合复元醒脑汤加减。生大黄、水蛭、胆南星、生附子，丹参、泽泻、钩藤、水蛭、红参、半夏、菖蒲等。

4. 上盛下虚

主症：头痛绵绵，眩晕欲仆，视物昏花，舌萎软，脉虚大无力。

治法：泻南补北，调理阴阳。

方药：地黄饮子合补阳还五汤加减。地黄、巴戟天、山茱萸、肉苁蓉、石斛、炮附子、五味子、肉桂、白茯苓、麦冬、石菖蒲、远志、生姜、大枣、薄荷、黄芪、当归尾、赤芍、地龙（去土）、川芎、红花、桃仁等。

5. 肝胃虚寒

主症：头痛剧烈难忍，频繁呕吐清稀胃内容物，舌苔白腻，脉弦紧有力。

治法：温中散寒，降浊止逆。

方药：吴茱萸汤合复元醒脑汤加减。吴茱萸、生姜、人参、大枣、丹参、泽泻、钩藤、水蛭、红参、半夏、菖蒲等。

【病案参考】

一妇女年约五十岁，头痛如劈，发热，恶心，呕吐，便秘，血压高，脉象弦数搏指。在外院测知脑压甚高，已确诊为蛛网膜下腔出血。因西药治疗未见明显效果，担架护送来门诊，以风引汤去白石脂加蛇含石，药用桂枝、炙甘草、干姜、生大黄、生龙骨、生牡蛎、赤石脂、紫石英、生石膏、滑石、寒水石、蛇含石仅5贴症状缓解，颅内压复常，步行来复诊。

按：本方的主药是石膏、大黄。石膏辛凉重坠，不仅能清脑热，还有很好的镇静作用；大黄苦寒下行，刺激肠壁，促进肠蠕动，能起诱导作用而降低脑压。二药合用，以改变气机升多降少，使之降多升少；气血并走于上者，使其并走于下，达到以平为期的目的。既然脑压高者多热证实证，为什么方内要配干姜、桂枝等辛温药？石膏辛凉重坠，大黄苦寒下走，使用此二药之目的，在于清脑热，降颅压，但苦寒之药，最易伤阳，而心脾之阳尤其首当其冲，故在以膏、黄为主药的同时，配干姜以护脾阳，配桂枝以护心阳，病非阳明实热证，不能因为清脑降压而累及无辜。为什么要配寒水石、滑石等利水药？脑压增高者，其原因虽由气逆，其结果多为水结，滑石、寒水石与膏、黄同用，可使结滞于上的水毒，迅速下行，这和西医高渗脱水的方法有殊途同归之理，而疗效则过之。龙骨、牡蛎、石脂、石英等药在本方内的作用又如何呢？紫石英、牡蛎为镇静安神药，可助石膏之不及；赤石脂、龙骨为收敛固涩药，以防大黄之过泻。如此配伍可见本方组织严密，目的明确。原注治大人风引，小儿惊痫瘛疭，古人以抽掣、惊颤等症状属之于肝，故本方之作用，亦属后世平肝息风范畴。上案加蛇含石即是此意。使用本方来降低颅内压，是以证候为依据的，即患者必须表现为明显的热证、实证（如上案），脱离具体证候来谈使用处方，是不符合辨证施治原则的。

（选自《中国百年百名中医临床家丛书·胡天雄》）

第十节　重症肌无力危象

重症肌无力危象，通常是指重症肌无力患者在患病过程中由于病情加重或治疗不当，累及延髓所支配的呼吸和吞咽肌群，导致机体不能维持正常通气和吞咽功能，并危及患者生命的一种呼吸衰竭状态。临床主要表现为呼吸困难、吞咽困难和四肢全身无力。根据重症肌无力危象呼吸憋闷，气短不足以息，气息不续，张口抬肩，唇甲青紫，不能平卧，吞咽无力，大汗淋漓，脉微欲绝，神志不清等不同表现，将其归属于中医“大气下陷”之证。

危象是重症肌无力的最危急状态，西医常规处理原则是：保持呼吸道通畅，必要时行气管插管或气管切开予机械通气；积极控制感染，选用有效足量并对神经肌肉接头无阻滞作用的抗生素；应用激素、胆碱酶抑制剂、丙种球蛋白以及血浆置换等。研究提示，在常规处理上给予中医治疗能够降低重症肌无力危象患者的死亡率，并能够更早脱离呼吸机支持，改善预后。

【源流】

中医历代书籍及文献中并无重症肌无力危象这一病名，根据其表现，主要属于中医“大气下陷”。“大气”首见于《金匮要略》：“大气一转，其气乃散。”明代医家李中梓称肾为“呼吸之本”。肾虚则摄纳失常，气不归根，导致气短不足以息；脾肾亏虚，脾虚则聚湿生痰，肾虚则水泛为痰，壅阻于肺而失于宣肃；脾气匮乏无以生化精微滋养于心，而致心气不足，心液外泄，脉微欲绝；心肺受累，气海空虚则气憋窘迫，气脱而喘汗。因此危象病机亦可以“脾气败、肾气极、心气衰、肺气竭”统而概之，势成阴阳离决之危候。清代医家喻昌对大气的生理及病理曾在《医门法律》中描述：“五脏六腑，大经小络，昼夜循行不息，必赖胸中大气，斡旋其间。大气一衰，则出入废，升降息，神机化灭，气立孤危矣。”近代名医张锡纯引喻昌这段话，在《医学衷中参西录》有大气下陷症记载：“胸中大气下陷，气短不足以息，或努力呼吸，有似乎喘，或气息将停，危在顷刻。”

裘昌林教授认为，重症肌无力危象以呼吸困难，痰涎壅盛，甚至汗出淋漓，脉细微弱或大而无力欲绝为主症。其病机主要关乎肺、肾、脾、心，属中医“大气下陷”之证。邓铁涛教授认为重症肌无力危象属于脾胃虚损，大气下陷病证。虚损，反映该病已发展到形体与功能都受到严重损坏的危重本质；大气下陷，体现该病呼吸困难，吞咽不下，气息将停，危在顷刻的特点。并对重症肌无力提出了“脾胃虚损，五脏相关”理论。其理论主要阐述由于五脏相关，脾胃虚损可进一步累及它脏。反之，心、肺、肝、肾的病变，也可以反过来影响脾胃，形成相互影响、错综复杂的多维联系。然而其病机转化始终以脾胃虚损为中心环节，这就是辨证论治的着眼点。邓铁涛教授引金元李杲“脾胃一虚，肺气先绝”描绘重症肌无力危象图，其中就有“心肺位于胸中，大气下陷，呼吸困难，心阳虚脱，危象出现”，临床上根据该理论辨证施治，得到了较好的临床效果。

【病因病机】

对于重症肌无力而言，中医多以“痿证”论之，主要病因为先天禀赋不足，后天失于调养，而致元气虚衰，则肌肤筋脉、四肢百骸失养而软弱无力，病位主要是在肌肉，与肝、脾、肾、肺有关，主要病机是脾胃虚弱。

但在重症肌无力危象阶段，则当属“大气下陷”之证。气出于肺然而根于肾，故肾为呼吸之本、生命之根。肾虚则摄纳失常、气不归根，导致气短不足以息；脾肾亏虚，脾虚则聚湿生痰，肾虚则水泛为痰，壅阻于肺而失于宣肃导致痰涎壅盛、嗽甚不得卧；脾气匮乏不能滋养于心，久致心气不足、心液外泄，脉微欲绝；心肺受累，气海空虚则气憋窘迫、气脱而喘汗。势成“脾气败、肾气极、心气衰、肺气竭”之象，病机可概括为脾肾虚损、大气下陷。虚损，反映该病已发展到形体与功能都受到严重损坏的危重本质；大气下陷，体现该病呼吸困难，吞咽不下，气息将停，若治疗不及时恰当，则气脱亡阳，危在顷刻。

【临床诊断】

（一）临床表现

偏轻者不能平卧，动则气急，吞咽困难，胞睑下垂，身体困倦，朝轻暮重，纳减便溏，腰膝酸软，小便清长，怕冷，气短，构音困难，颈软头倾；重者端坐呼吸，呼吸窘迫，咳痰无力，胸闷气憋，唇甲发绀，躯干全身无力，甚者汗出淋漓、脉微欲绝，神志不清，气息将停。

（二）诊断要点

1. 首先符合重症肌无力的诊断标准。

2. 主症，如呼吸困难，吞咽困难，构音困难，颈软头倾，唇甲发绀，躯干全身无力。

3. 次症，如胞睑下垂，身体困倦，朝轻暮重，气短，或见纳减便溏、腰膝酸软、小便清长、怕冷。

【临证思路】

（一）识症

1. 痿证

肢体筋脉迟缓，软弱无力，不能随意运动，甚则肌肉萎缩或瘫痪。

2. 喑痱

构音障碍，声音嘶哑，咳痰无力，吞咽困难。

3. 大气下陷

呼吸困难，气短不足以息，胸闷气憋、唇甲发绀，甚者汗出淋漓、脉微欲绝，神志不清、气息将停。

（二）审机

1. 脾肾虚损

脾虚则四肢百骸失养，全身无力；肾虚则气难归根，而至气促不足以息；肾为胃关，且肾主骨，齿为骨之余，口唇者脾之官，咽喉者水谷之道，脾胃为仓廪之官，足少阴脉贯肾系舌本，足太阴脉连舌本，散舌下，脾肾虚弱则出现吞咽困难乃至食饮不下，饮水反呛；脾虚则生痰，肾虚则水泛，则痰涎壅盛，喘促难平。

2. 大气下陷

大气者，充满胸中，以司呼吸之气也，大气下陷则不能平卧，动则气急，咳痰无力，胸闷气憋，呼吸窘迫，甚者汗出淋漓，脉微欲绝，神志不清，气息将停。

（三）定治

1. 治疗总则

在常规现代医学治疗的基础上，同时治以益气固脱，顾护脾胃，补肾纳气。

2. 方法与措施

重症肌无力危象患者，呼吸困难，咳痰无力，或气息将停，危在顷刻，治疗上应立即予益气固脱之法，同时补益脾肾。用药可重用黄芪，另予人参、附子、柴胡、升麻、桔梗等，补益升阳。补益脾肾可选补中益气汤、人参蛤蚧散加减。

因本病患者常呼吸困难，或者已插管接呼吸机辅助通气，或伴有意识障碍，故难以让患者自行口服用药，需留置胃管鼻饲给药或选用中药针剂进行静滴。

（四）用药

重症肌无力危象为急危重症，其病机主要为脾肾虚损，大气下陷，方药可选黄芪、人参（党参）、白术、附子、当归、升麻、柴胡、陈皮、甘草等，并随症加减，进一步提高疗效。可选用补中益气汤合参附汤。补中益气汤具有补中益气、升阳举陷之功效，参附汤具有益气回阳救之功效。若痰涎壅盛、咳喘不止可加用人参蛤蚧散加减。另外可辨证予补益脾肾和利肺化痰之药，并进行随症加减，有利于提高疗效。

【纲目条辨论治】

以缓急为纲，病位为目，条辨论治。

（一）危象期

脾肾虚损，大气下陷

主症：呼吸困难，气短不足以息，胸闷气憋，唇甲发绀，甚者汗出淋漓，脉微欲绝，神志不清，气息将停。

治法：益气固脱，补益脾肾。

临证处理：

（1）中药针剂：可选用参附注射液或黄芪注射液。

（2）体针疗法：取穴以足三里、血海、脾俞、肾俞等为主穴，针法以补为主，灸以艾条在足三里用温灸。

（3）汤剂：补中益气汤加减。药用黄芪、白术、陈皮、升麻、柴胡、人参、甘草、当归。若未使用参附注射液或黄芪注射液可加予参附汤加减。

（二）缓解期

1. 脾胃虚弱，气虚下陷

主症：眼睑下垂，四肢乏力，吞咽困难，早轻晚重，自汗，少气懒言，面色萎黄，纳差便溏。舌淡胖，边有齿印，苔薄白，脉细弱。

治法：益气升阳，健脾和胃。

临证处理：补中益气汤加减。黄芪、党参补中益气、升阳健脾，白术、当归、甘草健脾养血，补骨脂、黄精补肾助脾，陈皮理气和胃，升麻、柴胡升阳上举。若痰多胸闷者可加苍术、枳实、厚朴以理气化痰；复视斜视可加山萸肉、枸杞子、首乌以滋补肝肾。

2. 气血两虚，筋脉失养

主症：神疲乏力，倦怠自汗，心动困难，头晕眼花，心悸失眠，面色苍白。舌质淡嫩，苔薄白，脉细弱。

治法：益气养血。

临证处理：八珍汤加减。党参、熟地黄益气养血，白术、茯苓健脾渗湿，白芍、当归、川芎、丹参养血和营、活血生血，升麻提升阳气，甘草调和诸药。若抬头无力、便溏者可加黄芪、柴胡、葛根以升阳举陷。

【病案参考】

病案一

陈某，男，21 岁，患者因四肢无力半年，吞咽困难，呼吸困难住院治疗，诊断为重症肌无力危象。经气管插管、插胃管、抗胆碱酯酶药、激素、抗生素、白蛋白等治疗，病情无起色转院。转院时症见：急性重病容，颈软头倾，眼睑下垂，轻度突眼，四肢无力，卧床不起，吞咽困难，声音嘶哑，发声不出，口唇颤动，口角流涎，腹泻便溏，苔黄腻，脉浮数。查体：T 38℃，R 23 次/分，P 90 次/分，血压正常。HR90 次/分，律整，各瓣膜听诊区未闻及病理性杂音，双肺呼吸音减弱，腹软，无压痛及反跳痛，双肾区无叩击痛，双下肢无水肿，四肢肌力 3 级，胸透示右下肺感染，血常规提示白细胞计数明显升高。中医诊断：痿证（脾胃虚损，大气下陷）。

西医诊断：①重症肌无力危象（重度激进型）；②肺部感染。治疗：在常规西医治疗基础上予黄芪注射液静滴以及强肌健力口服液鼻饲（强肌健力口服液为邓铁涛教授经验方，主要药物有黄芪、五爪龙、党参、白术、当归、升麻、柴胡、甘草、陈皮等）。治疗一个月，患者明显好转出院，经随访已能生活自理，从事轻体力工作。

按：重症肌无力危象，当属“大气下陷”范畴。邓铁涛教授根据多年临床体会，认为重症肌无力危象属于脾胃虚损，大气下陷病证。并提出“脾胃虚损、大气下陷延及他脏”的理论，认为救治危象之原则大法是甘温益气、升阳举陷、顾护脾胃、调补肺肾。常用的救治重症肌无力危象的中医药方法有：①强肌健力系列中药制剂：强肌健力饮，主要药物有黄芪、五爪龙、党参、白术、当归、升麻、柴胡、甘草、陈皮等。根据邓铁涛教授的经验，黄芪用量为60~120g。②可选用黄芪注射液，重用黄芪是邓铁涛教授救治危象心法之一。③补充全临床营养膳：危象患者往往已有较长时间吞咽困难，进食不足，营养不良。在抢救过程中，吞咽不下应及时装置胃管，从胃管给予肉汁、牛奶、粥水等，使脾胃化生有源，以供养五脏，是中医抢救重症肌无力危象成功的关键之一。④护理：肺主气司呼吸，呼吸困难患者需要辅助呼吸氧气，加强护理、保持呼吸道的通畅十分重要。

（选自《邓铁涛教授治疗重症肌无力危象2则》）

病案二

患者，女，38岁。因“双侧眼睑下垂2年余”就诊。患者2年前出现双侧眼睑下垂伴复视，晨轻暮重。一直使用泼尼松治疗，症状反复。就诊前因感冒后出现呼吸费力，予血浆置换、激素冲击等，未获全效。诊其神疲乏力，面色少华，气促难平，动辄尤甚，双眼睑垂至瞳孔中下缘，声音低哑，喉中痰鸣。舌质淡胖，苔白腻，脉沉细。中医诊断：痿证（大气下陷）。西医诊断：重症肌无力全身型危象。治以益气培元，补肾纳气。处方：淡附子10g，干姜6g，潞党参30g，炙黄芪80g，炒当归12g，淫羊藿30g，炒冬术12g，巴戟天12g，生晒参12g，紫河车粉（分吞）6g，藿香、佩兰各10g，鹿角胶10g，升麻、柴胡各6g，炒薏仁30g，炒扁豆15g，陈皮6g，鸡内金10g。7剂，水煎服，每日1剂，分2次服用。并予炙马钱子胶囊口服。二诊时乏力减轻，吞咽困难较前好转，患者准备进行干细胞移植术，在该方基础上加芡实30g以健脾涩肠。三诊时，患者移植前化疗中，面色少华，咀嚼乏力，发热，痰涎较多，四肢倦怠，舌质偏红，舌体胖嫩，苔腻，脉来弦滑。予上方去鹿角胶、藿香、佩兰、炒薏苡仁、炒扁豆，加肉苁蓉15g，知母15g，炙甘草6g。患者正值移植前预处理，化疗药物致阴液亏耗，阴虚征象逐渐显现，脾肾阳虚依旧，痰湿壅盛。四诊时患者已住进层流病房，随证去肉苁蓉、知母，加川石斛12g，炒薏仁30g。五诊时眼睑下垂明显好转，言语欠清，上方加防风9g固护卫气。六诊时已转回普通病房，精神转佳，痰涎减少，可自主穿衣进食，随诊予上方加炒扁豆15g，症状逐渐好转，生活基本自理后出院。

按语：裘昌林教授指出该患者为重症肌无力（全身型）激素依赖型，多次出现危险，虽经激素、血浆置换、丙种球蛋白等治疗，仍难缓解，属难治性重症肌无力。病机根本为脾肾阳虚已极，元气欲脱，治当回阳救逆，升阳举陷，扶元纳气，肃肺化痰，尤以振奋阳气，鼓舞气血生长为先。患者经干细胞移植并中药调护后，患者逐步减少激素用量，一直服用中药扶正固本，减量过程平稳，未再发生明显症状波动。

（选自《裘昌林教授辨治重症肌无力危象经验撷萃》）

第十一节　癫痫持续状态

癫痫持续状态是指癫痫发作持续 30 分钟以上，或连续多次发作，发作间期意识未能恢复至正常水平者，系脑病科常见的急危重症。癫痫属于中医学“痫病”范畴，是因气机逆乱、神机失控而至精神恍惚，甚则突然仆倒，昏不知人，口吐涎沫，两目上视，四肢抽搐，或口中如作猪羊叫声，移时苏醒，醒后如常人的一种病证。

本病死亡率及致残率均较高，迅速控制发作和积极维持生命机能是抢救癫痫持续状态必须遵守的原则。在临床上，中医在癫痫持续状态的抢救治疗中能够改善病情和患者预后。

【源流】

痫之病名，首见于马王堆汉墓帛书《五十二病方》，该书列有“婴儿病痫方”专条，指出“痫者，身热而数惊，颈脊强而腹大”，是有关痫证的最早记载。其后《黄帝内经》对本病进一步阐述，称之为“胎病”，属“癫疾”范畴。《素问·奇病论》曰：“人生而有病癫疾者……病名为胎病，此得之在母腹中时，其母有所大惊，气上而不下……故令子发为癫疾也。”《灵枢·癫狂篇》曰：“癫疾始作，先反僵，因而脊痛。”不但明确提出了先天因素在本病发生中的作用，而且还注意到癫疾在抽搐之初，先有肌肉僵直，发作后脊背疼痛的临床表现，该描述基本涵盖了痫证发病的典型症状。

至隋代，医家对该病有了更明确的描述，巢元方《诸病源候论·痫候》：“其发病状，或口眼相引而目睛上摇，或手足掣纵，或背强直，或颈项反折。”又如《诸病源候论·五痫》指出：“卒发仆地，吐涎沫，口歪，目急，手足缭戾，无所觉知，良久乃苏。”但在秦汉前，癫、狂、痫往往同时并称，癫和痫在唐代以前医书中，实际上多指痫病。唐代孙思邈在《备急千金要方》中首次提出癫痫的病名，曰“大人曰癫，小儿则为痫，其实是一。”从此，大多数医家称本病为癫痫。

至宋代，陈无择《三因极一病证方论·癫痫叙论》曰：“夫癫痫病，皆由惊动，使脏气不平，郁而生涎，闭塞诸经，厥而乃成。或在母腹中受惊，或少小感风寒暑湿，或饮食不节，逆于脏气。”元代中医大家朱丹溪《丹溪心法·痫》云：“无非痰涎壅塞，迷闷心窍。”强调痰迷孔窍可引发本病，并提出治疗应“大率行痰为主”。

明清时期对癫痫的认识有了更大的进步，王肯堂明确提出癫狂与痫证的不同，《证治准绳》曰：“癫者或狂或遇，或歌或笑，或悲或泣，如醉如痴，言语有头无尾，秽洁不知，积年累日不愈。”“狂者病发之时，猖狂刚暴，如伤寒阳明大实发狂，骂詈不避亲疏，甚则登高而歌，弃衣而走，逾垣上屋，非力所能，或与人语所未尝见之事。”“痫病发则昏不知人，眩仆倒地，不省高下，甚而瘛疭抽掣，目上视，或口作六畜之声。”至此已将癫狂与癫痫截然分开，为后世辨证该病指明了方向。《古今医鉴·五痫》曰：“发则猝然倒仆，口眼相引，手足搐搦，脊背强直，口吐涎沫，声类畜叫，食倾乃苏。”描述了癫痫发作的典型症状。后世医家把癫痫分为阳痫和阴痫两种，易于掌握又很实用。清·程国彭《医学心悟》创制定痫丸治疗痰热痫证，现代应用甚广，成为中医治疗痫病的经典方。

【病因病机】

中医学认为癫痫病位在脑，属于本虚标实之证，肝脾肾亏虚是主要的病理基础，而风阳、痰火，瘀血是造成发作的基本病理因素。一般多由先天禀赋不足，病从胎气而得之，如《素问·奇病论》中云：“在母腹中时，其母有所大惊。”明·徐桓《小儿卫生总微论方·惊痫论》云：“儿在母胎中时……母调适乖宜，喜怒失常，或闻大声，或有击触，母惊动于外……因有所犯，引动其痰……是胎痫也。”或由七情所伤，如《素问·举痛论》曰：“恐则气下”“惊则气乱”。明·万全《幼科发挥》指出：“小儿神志怯弱，有所惊恐，则神志失守而成痫矣。”如果突受大惊大恐，气机逆乱，则会损伤脏腑，肝肾受损，则易致阴不敛阳而生热生风。或因脾胃受损，致精微不布，痰浊内聚，经久失调，一遇诱因，痰浊或随气逆，或随火炎，或随风动，蒙蔽心神清窍，是以发病。如明·楼英《医学纲目·癫痫》记载：“癫痫者，痰邪逆上也……孔窍不通。故耳不闻声，目不识人，而昏眩倒仆也。”或由于跌仆撞击脑部等因素，使肝脾肾等脏腑受损，导致风阳内动或瘀血内停，或饮食不节，或惊恐，或劳累过度，或感受风邪等，造成风火夹痰夹瘀、流窜经络、蒙蔽心窍或上扰清窍而致突然昏仆，不省人事，口吐白沫，两目上视，四肢抽搐等而发本病。

痫病总以痰为主，每由风、火触动，痰瘀内阻，蒙蔽清窍而发病。以心脑神机失用为本，风、火、痰、瘀致病为标。主要责之于心肝脾肾，顽痰闭阻心窍，肝经风火内动。其中痰浊内阻，脏气不平，阴阳偏胜，神机受累，元神失控是病机的关键所在。而痫病之痰，具有随风气而聚散和胶固难化两大特点，因而痫病多久发难愈，反复不止。若痫病久治不愈，则导致脏腑愈虚，痰浊愈结愈深，痰浊不除，则痫病反复发作。

癫痫持续状态是痫病的危重状态，原因是多方面的，如各种原因骤减、骤停或更换药物，情志失调，饮食不节，过劳等。痫病发作的轻重程度与正气的强弱、风火痰瘀的盛衰有密切关系，若癫痫持续发作，正气渐虚，风火痰瘀益盛，愈发愈频，则正气愈亏，互为因果。因此，当出现癫痫持续状态时，往往由于正气虚衰、风火痰瘀愈结愈深，临床表现为持续不省人事，频频抽搐，伴面红身热、躁动不安、息粗痰鸣、呕吐频频，甚则面色苍白、汗出肢冷、鼻鼾息微、脉微欲绝等证候。

【临床诊断】

（一）临床表现

癫痫有多种发作类型，癫痫患者可以只有一种发作类型，也可以有一种以上发作类型，单纯部分性发作也可以发展为复杂部分性发作，进而出现全面性强直－阵挛发作。癫痫持续状态是指一次癫痫发作持续 30 分钟以上不能自行停止，或连续多次发作、发作间期意识或神经功能未恢复至正常水平。可见于癫痫各种类型的发作，全面强直－阵挛发作是最为常见的一种，以强直－阵挛频繁发作，持续意识丧失为特征，可见全身肌肉持续性收缩，上睑抬起，双目上窜，或见喉部痉挛产生怪叫，口部先张后闭，可咬破舌尖，颈部和躯干先屈曲后反张，下肢伸直等强直表现，随之可见患者从强直转成阵挛的表现，可伴有呼吸停止、瞳仁扩大、分泌物增多、二便失禁、面色发绀等，上述症状持续 30 分钟以上不停止或者多次发作，发作间期意识或神经功能未恢复至正常水平。

（二）诊断要点

频繁或持续的发作所导致固定而持续的癫痫状况即为癫痫持续状态。癫痫发作持续 30 分钟以上，或两次发作间歇期意识不恢复者即可以诊断为癫痫持续状态。

【临证思路】

（一）识症

1. 强直－阵挛

全身肌肉持续性收缩，上睑抬起，双目上窜，或见喉部痉挛产生怪叫，口部先张后闭，可咬破舌尖，颈部和躯干先屈曲后反张，下肢伸直等强直表现，随之可见患者从强直转成阵挛的表现，每次阵挛后可有短暂间歇。

2. 意识

持续意识丧失，或两次癫痫发作间期意识未恢复到正常水平。

3. 伴随症状

可伴呼吸停止、瞳仁扩大、分泌物增多，甚至口吐涎沫、二便失禁、面色苍白、发绀等。

（二）审机

持续状态（阳痫）：肝风内动，夹痰横窜，气血逆于胸中，心神失守，故突然昏仆，持续不省人事；阳衰者，或血行瘀阻，使清气不得入，浊气不得出，故面色由潮红、紫红转为苍白，口唇发绀；阳衰则汗出肢冷，鼻鼾息微，脉微欲绝；内风窜扰筋脉，故频频抽搐，牙关紧闭，双目上视，口吐涎沫，或喉中痰鸣，或怪叫等。

持续状态（阴痫）：多因阳痫病久，使正气日衰，痰结不化，脾肾受损，气血生化乏源，加之命门之火不足，气化力薄，水寒上泛，故发痫时面色晦暗萎黄，手足冰凉；痰湿上壅，蒙蔽神明，故可见双眼半开半阖，不省人事；血不养筋，筋膜燥涩，虚风内动，则频频抽搐或僵卧拘急；内伏痰湿随气逆而出，则见口吐涎沫；痰湿阻窍，正不胜邪，则口无惊叫或声音低微。阴衰者，可伴面红身热、躁动不安、息粗痰鸣、呃逆频繁。

（三）定治

癫痫持续状态应积极控制发作，基本治则是豁痰息风、活血化瘀、开窍醒神。一般情况下以治标为主，控制发作为当务之急，因病情危急，不及煎药可先用针刺治疗、中成药制剂治疗等措施以促其苏醒，控制四肢抽搐，然后再采用清热泻火、平肝潜阳、息风涤痰定惊，佐以扶正等治法，投以中药煎剂，以防止癫痫再发。中医辨证宜按标本缓急原则，癫痫持续状态早期以痰涎壅塞、抽搐有力之邪实为主症者，当宜治标为主，若癫痫持续时间较长，虚实相杂者，当宜标本兼顾。因病情骤急，中药煎剂应据具体病情给予鼻饲或待患者意识苏醒后给予。

注意癫痫持续状态是急危重症，在予常规现代医学终止癫痫持续状态治疗的同时，注意迅速松解患者衣扣袜带等束缚，可在关节部位垫软物减少抽搐肢体的外伤，并避免强压患者肢体以免引起骨折或脱臼。仰卧位时注意将头偏向一侧，或侧卧位，使呼吸道保持通畅，防止窒息，注意预防患者咬伤舌体。稳定生命体征，必要时给予心肺功能支持。

（四）用药

1. 持续状态（阳痫）

可见不省人事、四肢抽搐、牙关紧闭、双目上视、口吐涎沫、面色红或白、口唇发绀、汗出肢冷、脉微欲绝等症状。立即予开窍醒神，继以息风止痉。汤剂可选用黄连解毒汤合定痫丸。热甚者可加清开灵注射液静滴或鼻饲安宫牛黄丸以清热醒脑开窍，或予紫雪清热镇静。

2. 持续状态（阴痫）

四肢抽搐或僵卧拘急，不省人事，面色晦暗萎黄，手足清冷，声音低微；阴衰者，可伴面红身热，躁动不安，息粗痰鸣，呃逆频繁。治以温阳除痰，顺气定痫。方选五生饮合二陈汤。若偏阳衰者，可予参附注射液静脉推注或静脉滴注，若偏阴衰者，可予清开灵注射液或生脉注射液静滴；抽搐甚者可予紫雪。

3. 休止期

根据患者标本虚实的表现情况进行选方用药。风痰壅窍为主者，治以健脾化痰，息风定痫，可选用半夏、石菖蒲、天麻、全蝎、枳实、陈皮、远志、茯苓、白术等药；肝火夹痰为主者，治以清肝泻火，化痰开窍，可选用龙胆、石菖蒲、半夏、山栀子、黄芩、胆南星、枳实等药；痰瘀阻窍为主者，治以活血化瘀，涤痰息风，可选用桃仁、红花、石菖蒲、胆南星、赤芍、川芎、僵蚕、全蝎等；若以心血亏虚为主，治以养血安神，平肝息风，可予四物汤加减治疗；肝肾阴虚为主者，治以滋补肝肾，息风潜阳，可选用大定风珠加减。脾胃虚弱者，治以健脾益气，和胃降逆，可选用党参、黄芪、白术、茯苓、半夏、陈皮、钩藤、僵蚕等药。

【纲目条辨论治】

以阴阳为纲，病性为目，条辨论治。

（一）癫痫持续状态

患者癫痫持续状态时，按阳痫和阴痫进行分类论治，易于掌握又很实用，但需注意患者癫痫持续状态时往往牙关紧闭，可尝试鼻饲给药，或者待患者意识以及神经功能完全恢复后口服。

1. 阳痫

主症：持续不省人事，四肢抽搐，牙关紧闭，双目上视，口吐涎沫，或喉中痰鸣，或怪叫，面色潮红、紫红或苍白，口唇发绀，汗出肢冷，鼻鼾息微，脉微欲绝。

治法：急以开窍醒神，继以息风止痉。

临证处理：

（1）汤剂：方选黄连解毒汤合定痫丸。前方黄连、黄芩、黄柏、栀子泻上、中、下三焦之火，后方取贝母、胆南星苦凉性降，清热化痰。贝母甘润、苦燥而不伤阴；半夏、茯苓、陈皮、生姜相合，燥湿化痰，兼以健脾，加强化痰之力；天麻、全蝎、僵蚕长于息风止痉；琥珀偏凉，质重而镇心；石菖蒲辛温芳香，化痰开窍，以上药物相配，寒热相宜，燥中有润。

（2）中药针剂、丸剂：可静滴清开灵注射液或鼻饲安宫牛黄丸以清热醒脑开窍，或鼻饲紫雪清热镇静。

2. 阴痫

主症：持续不省人事，频频抽搐或僵卧拘急，面色晦暗萎黄，手足冰凉，双眼半开半阖，口吐涎沫，痰湿阻窍，声音低微。阴衰者，可伴面红身热，躁动不安，息粗痰鸣，呃逆频繁。

治法：温阳除痰，顺气定痫。

临证处理：

（1）汤剂：五生饮合二陈汤。五生饮中胆南星、生半夏、生白附子辛温化痰，半夏还可降逆散结，南星兼祛痰止痉，白附子去风痰、除寒湿，川乌大辛大热，散沉寒积滞，温肾利湿。合用二陈汤顺气化痰，共奏温阳、祛痰、定痫之功。喉中痰鸣甚者，可鼻饲鲜竹沥。

（2）中药针剂：若偏阳衰者，可予参附注射液静脉推注或静脉滴注，若偏阴衰者，可予清开灵注射液或生脉注射液静滴。

（二）休止期

1. 风痰内盛，脑窍壅塞

主症：时感眩晕、胸闷、泛恶，平素疲劳时发作频繁，每于感寒、饱食后诱发，舌淡，苔白厚腻，脉滑。

治法：健脾化痰，息风定痫。

方药：导痰汤加减。半夏、石菖蒲为君药以燥湿化痰，理气开窍；天麻、全蝎为臣药以息风通络定痫；枳实、竹茹、陈皮、远志理气化痰安神定痫；茯苓、白术健脾祛湿化痰，甘草调和诸药。如平素抽搐甚者可适量增加钩藤、僵蚕以平肝息风；平素纳呆者可加神曲、黄芪以健脾消滞；胸闷呕吐者加苏梗、厚朴以宽胸理气。

2. 肝火夹痰，上犯清窍

主症：平素情绪急躁，心烦失眠，口苦咽干，大便秘结，常因情绪变动诱发癫痫发作，舌红，苔黄腻，脉弦数。

治法：清肝泻火，化痰开窍。

方药：龙胆泻肝汤合涤痰汤加减。方中龙胆、石菖蒲、半夏清肝泻火，化痰开窍；山栀子、黄芩、柴胡泻火解毒，清热燥湿；竹茹、胆南星祛湿化痰；泽泻、车前子利水渗湿；陈皮、枳实理气化痰；茯苓健脾渗湿；甘草调和诸药。便秘者加大黄以通腑泄热；若情志抑郁，胸肋胀痛者加川楝子、郁金以疏肝理气。

3. 痰瘀阻络，脑窍不通

主症：头部或有外伤病史，头刺痛，痛有定处，面唇青紫，舌紫暗或有瘀斑、瘀点，脉涩。

治法：活血化瘀，涤痰息风。

方药：通窍活血汤加减。方中桃仁、红花、石菖蒲、胆南星活血化瘀、祛痰开窍；赤芍、川芎、川贝母、半夏活血化瘀；僵蚕、全蝎、天麻祛风通络、止抽定痫；甘草调和诸药。伴头晕者加菊花以清肝息风；便秘者加生大黄通下；痰多者加远志、天竺黄以化痰。

4. 心血亏虚，脑髓失充

主症：平素心悸气短，失眠多梦，头晕健忘，舌淡，苔薄白，脉细数。

治法：养血安神，平肝息风。

方药：四物汤加减。熟地黄滋阴养血，当归、川芎养血和血，白芍养血柔肝。加黄芪、茯苓健脾生血，加酸枣仁、远志、枸杞子、钩藤以养血安神，息风定痫。急躁易怒者，可加石斛、夏枯草。

5. 肝肾阴虚风动

主症：腰膝酸软，头晕眼花，失眠多梦，记忆力差，心悸不宁，五心烦热，口干舌燥，大便秘结，舌红少苔，脉细数。

治法：滋补肝肾，息风潜阳。

方药：大定风珠汤加减。阿胶、龟甲、鳖甲滋阴养血，息风潜阳；生地黄、白芍、麦冬滋阴柔肝，壮水涵木；远志、五味子安神定志；山萸肉、牛膝壮腰补肾；丹参活血；甘草调和诸药。若反复发作，病久夹瘀，可加全蝎、蜈蚣息风通络；腰膝酸软甚者加续断、杜仲、桑寄生以强筋骨。

6. 脾胃虚弱，气血不足

主症：神疲乏力，面色无华，食欲不振，大便溏烂，舌淡胖，边有齿印，苔薄白，脉细弱。

治法：健脾益气，和胃降逆。

方药：六君子汤加减。党参、黄芪益气健脾，白术、茯苓健脾渗湿，半夏、陈皮理气燥湿，加钩藤、僵蚕息风通络，甘草调和诸药。若见恶心腹胀者，加枳壳、竹茹以理气止呕，痰多者加石菖蒲、远志、胆南星。

【其他疗法】

1. 针刺治疗

可以根据患者体位以及抽搐情况选择有效且安全的穴位。可选百会、风府、大椎、后溪、腰奇等穴。癫痫持续状态可加人中、内关、十宣、涌泉、太冲等穴位以促醒；牙关紧闭加下关、颊车；夜间发作加照海；白昼发作加申脉；注意行针或留针时避免因患者抽搐或体位改变而发生针刺相关损伤。

2. 中药灌肠

无论是阳痫或是阴痫，持续状态后易导致脾胃升降失常，糟粕内停，且此期多为风火亢盛，火热内炽既可灼液成痰、助阳化风，又可消灼津液，致胃肠燥结腑气不通。腑实往往持续存在于癫痫持续状态后。对于癫痫持续状态后的患者，如有大便秘结、烦躁不安、舌苔黄腻、实脉为主者，可考虑使用具有通腑功效的中药进行灌肠。通腑中药灌肠不仅可以通腑泄热、醒神开窍，还可以畅达血脉，又可上病下取，使邪有出路，从而达到清瘀热、化痰浊、通腑实的功用。药物可以大黄为主药，随证组合治疗。

【病案参考】

病案一

高某，女，50 岁，全身持续抽搐已 1 天半。患者癫痫持续状态，病四肢强直、抽搐，呼叫不应，曾在某县医院及侯马市某医院治疗，注射苯巴比妥及安定，开始尚能控制，后无作用。1 周来未解大便，曾用甘露醇滋肠亦无效。患者 20 岁时，因与家人发生口角，首次发病，口吐白沫，双目上视，右半身抽动，几分钟后缓解，以后凡遇感冒、生气即发作，犯病前无预感，右半身现已行动不利。刻诊：患者呈仰卧位，双目上视，呼吸音粗重，喉有痰鸣音，口唇燥裂，口微张，有异臭，四肢强抽搐，神志昏聩。体温 38.5℃，心率 100 次/分，血压 150/90mmHg，瞳孔散大，对光反射消失，气管居中，生理反射存在，腹胀隆起，呈高度鼓音，下腹触之硬，脉浮滑数有力，舌绛紫，苔黄厚腻。医生考虑此例痫证是肝风内动，痰热蒙心，肠胃实积，属阳痫，呈癫痫持续状态，病情危急，应尽快控制发作，否则昏迷加深，可致死亡。遂先予三棱针点刺十宣出血，毫针刺人中、百会、四神聪、内关、鸠尾、大椎、脊中、腰奇穴，平补平泻手法，5 分钟捻针 1 次，留针 30 分钟。约 10 分钟后，患者抽搐减轻，体温降至 37℃，随即灌服自制治痫丹（由全蝎、蜈蚣、胆南星、郁金、僵蚕等药组成），1 小时后患者抽搐完全停止，进入昏睡状态。继予大承气汤加味以通腑泄热。

处方：川军 15g，芒硝 15g，枳实 10g，厚朴 10g，沉香粉 2g（冲服）。1 剂，水煎服。

并拟一方：石膏 30g，广角 1.5g，羚羊角 3g，西洋参 30g，银花 30g，连翘 10g，竹叶 10g，荆芥 10g，牛蒡子 10g，甘草 10g，桔梗 10g，芦根 30g。1 剂，水煎服。嘱其先服前方，1 小时后继服后方，同时服治痫丹，每次 5g，每日 2 次。

二诊：患者大便已通，腹仍胀满，未解小便，脉虚滑数，舌绛苔黑黄，体温 37.5℃。针刺患者上脘、中脘、水分、膻中、关元、中极、天枢、足三里、三阴交，平补平泻手法，留针 15 分钟。中药处方：茯苓 15g，白术 12g，泽泻 12g，桂枝 10g，猪苓 12g，木香 10g，枳实 10g，莱菔子 10g，车前子 15g，萆薢 10g，西洋参 10g，紫菀 10g，桔梗 10g。1 剂，水煎，1 日 2 次分服。

三诊：翌日，患者小便通畅，腹胀渐消，神志转清，已有食欲。嘱继服治痫丹，每日 2 次，每次 5g，早晚空腹服。

患者住院治疗 4 天后能下床行走，次日出院。随访 1 年未复发。

按语：痫证多因风、火、痰、瘀，导致心、肝、脾、肾脏气失调，阴阳紊乱，气逆痰涌，火炎风动，蒙蔽清窍，窜走经络而发。此例患者癫痫持续状态已逾 36 小时，神昏抽搐，甚是危急，辨证属痰热蒙心，肝风内动，胃肠实积。急症急治，针药并用，先予泄热定痫、醒脑开窍，继则通腑、清解、利尿，进而以治痫丹化痰息风、通窍宁心而善其后，终于转危为安。

（选自《针药并用抢救癫痫持续状态 1 例》）

病案二

冯某，33 岁，因高热、昏迷、抽搐连续发作 9 天而住入北京某医院，于 1959 年 10 月 26 日请先师会诊。患者自 10 月 1 日开始有全身不适，低热思睡，服复方阿司匹林两周后热退，但 17 日突然意识不清，左面抽搐，继而延及全身抽动，口吐白沫，小便失禁，体温增高，当日抽搐 6 次，第二天转入深度昏迷，抽搐达十余次，于 10 月 19 日住入北京某医院神经科，既往有癫痫史。入院诊断：高热待查，癫痫持续状态。当日体温39.2℃，血压120/80mmHg，深度昏迷，对针刺无反应，双侧对光、角膜反射均迟钝。颈部有中度抵抗，心、肺正常，肝、脾各在肋缘下一横指，质中等，肌张力普遍减低。病理反射未引出，腰穿测颅内压70mmH_2O，脑脊液化验正常。

入院后给予青霉素、链霉素、氯霉素及土霉素等控制感染，苯巴比妥钠肌内注射，但高热不退，抽搐不止。后用异戊巴比妥肌内注射及水合氯醛等灌肠，也只能控制抽搐1～2小时，药后仍抽搐不止，1日增至四十余次。体温波动在38～40℃之间，血压114～140/60～95mmHg，脉搏100～160次/分。10月20日呛咳痰多，两肺布满湿啰音，床边拍胸片显示右下肺炎，血常规检查白细胞数增高。乃加用四环素及鞘内注射苯巴比妥钠，外敷冰袋，但病情仍无改善。10月25日起伴有胃出血，给予人工冬眠疗法，抽搐依然不止。10月26日病情更加恶化，抽搐大小发作达百次，急请先师协助抢救。

检查：神志昏迷，高热无汗，抽搐不止，小便短赤，苔黄燥，脉弦数。

诊断：癫痫持续状态。

辨证：邪热郁闭，肝风内扰。

治法：泻肝解毒。

处方：龙胆草6g，生栀子9g，蒲公英24g，射干6g，白芍18g，泽泻6g，茯苓15g，银花12g，黄芩9g，枳壳6g，蝉衣6g，石菖蒲9g，甘草3g，羚羊粉3g（分冲）。

针泻神门（双侧）、刺大椎、期门（右侧）。

结果：上方每日1剂，水煎分2次服，针刺每日1次，并建议撤去冰袋。服上方第一煎后，抽搐停止6小时，体温降为38℃，但以后抽搐又作。续进4剂，昏迷程度略有好转，对光及角膜反射稍能引出。10月29日昏迷又加深，体温升至39.4℃，伴有气粗喘咳，鼻扇无汗，脉浮数而紧，此乃表邪闭阻，肺经郁热，速以加味麻杏石甘汤主之。

处方：生石膏60g，白芍18g，桂枝6g，杏仁泥6g，麻黄4.5g，生姜9g，炙甘草6g，牛黄清心丸1粒。

上方1剂，水煎分2次服，牛黄清心丸每次1粒，每日2次。身有微汗，体温稍降，抽搐也有减轻。昏迷后11天来未见大便，给予灌肠，流出少量脓液，镜检有大量脓细胞，同时腹胀坚满，抽搐每日仍二十余次，脉数而洪实，苔黄腻燥。此为痞满燥实，热结不下，需急下存阴，峻下热结，大承气汤主之。

处方：生大黄18g，芒硝12g，枳实9g，厚朴6g，六神丸20粒（分服）。

服药两剂，排出大量黑色球状硬结之大便，体温下降，对光及角膜反射灵活，昏迷程度减轻，略能睁眼，抽搐减为大小发作每日十余次，脉浮数，苔黄燥。但3天后体温又升，并咳黄脓痰，培养为绿脓杆菌，对各种抗生素均不敏感。颅压增高，抽搐次数增多，采用减压法，46分钟内放出脑脊液13mL，术时抽搐止，术后抽搐又作，静脉点滴促肾上腺皮质激素，口服多黏菌素。苔黄燥，脉浮数。此为痰火闭窍，且病后一直无汗，当期邪从汗出表解，而使热清痰豁，窍开毒解。

处方：黄芩9g，金银花18g，粉葛根6g，枳壳6g，川贝母9g，茯苓18g，竹叶柴胡6g，蒲公英24g，白芍18g，甘草3g，犀黄丸9g，牛黄清心丸2粒（分2次冲服）。

药后晚6时许，汗出增多，7时汗已出透，10时汗渐止，体温当即降为38.3℃，抽搐显著减少，神志稍清。次日体温降为37.3℃，神志明显好转，已能含糊其辞，抽搐只有小作，每日约十次左右。上方去粉葛根，加石菖蒲6g，犀黄丸、牛黄清心丸继续服用。服1剂后，四肢略能活动，语言渐清，仅面部肌肉有数次轻微抽动，苔黄，脉弦细。痰热实邪已退，重在养阴清热，兼扶正气。

处方：银柴胡6g，寸冬6g，潞党参8g，阿胶珠15g，何首乌12g，玄参12g，茯苓12g，生栀子6g，白薇6g，青蒿6g，白芍18g，蒲公英18g，石菖蒲6g，炒麦芽12g，川贝母6g，犀黄丸6g，牛黄清心丸1粒（分冲）。

上方共服5剂，神志全清，抽搐停止，体温正常，化验白细胞正常，能自行进食及大小便。唯左腿行走欠灵活，隔日针左足三里，三阴交、昆仑、太溪、行间、太冲等穴。逐渐恢复，出院以饮食调养。

按：本例邪热内陷，引动肝风，扰乱心神而见高热无汗，神志昏迷，抽搐不止，尿短赤，苔黄燥，脉弦数，故以龙胆泻肝汤为主方泻肝解毒，开窍化痰。方中龙胆草、栀子、黄芩、白芍清其肝经风热，蒲公英入肝经，清热解毒，射干清热解毒而消痰涎，两者佐入，既助君药泻肝，又能兼以解毒化痰，为先师的特殊用药。再配枳壳、菖蒲行气开窍，茯苓、泽泻渗湿，蝉衣、金银花解毒，羚羊角息风，泻神门宁神，刺大椎、期门疏肝，配伍得法而诸症减轻。

第二步，因邪热壅盛，郁蒸肺金，肺失肃降而见气粗喘咳，鼻扇无汗，脉浮数而紧，遂改麻杏石甘汤化裁以清肺热、宣肺气。先师在方中加桂枝以助麻黄解表宣肺，姜、草调和诸药，白芍柔肝保阴，并配牛黄清心丸加强清热之力，兼以开窍醒神，药后身热渐退。

第三步，因出现阳明腑实征象，大便8日未行，腹胀坚满，热结不下，苔黄腻而燥，脉数而洪实，急需导滞通腑存阴，故改投大承气汤原方攻下泄热，再配六神丸清热解毒。药后燥屎得下，神志渐清，抽搐大减。

第四步，因病后一直未汗，热邪没有尽除，以致3天后体温又升，抽搐次数增多，咳黄脓痰。此时治重透表清热，开窍解毒。用葛根升阳发表，解肌透汗，配合黄芩、金银花、蒲公英清热，竹叶柴胡、枳壳行气开窍，川贝母、茯苓祛痰，犀黄丸、牛黄清心丸解毒。加《伤寒论》的芍药甘草汤舒筋解痉，缓解抽搐。药后经汗出4小时，邪热从汗而解，窍开神清，病势从此逆转。

最后以养阴清热、兼扶正气收功，养阴用寸冬、首乌、阿胶珠、白芍、玄参，清热用银柴胡、白薇、青蒿、蒲公英、栀子，这些均为先师善用的养阴清热之品。先师认为，阴虚内热，要清肝，佐以滋肾。本例历经邪热腑实，真阴必伤，虚热必盛，故苔黄、脉细。其善后收功离不开滋真阴而清虚热。兼扶正气，用党参、茯苓，再配和胃的炒麦芽和菖蒲，特别是菖蒲一味，医者只知其芳香开窍之力，疏忽其和中辟浊之功。《本草从新》认为菖蒲“去湿除风，逐痰消积，开胃宽中”。本方用菖蒲，一则开窍，利于止抽搐，一则开胃，利于善后扶正。

本例病情凶险、复杂，病程中出现各种见证，临诊多次变法，分清主次，掌握关键，转危为安。如处理稍有不慎，必会急转直下。足见先师辨证论治之精妙。

（选自《中国百年百名中医临床家丛书·叶心清》）

第十二节　甲状腺功能亢进危象

甲状腺功能亢进危象简称甲亢危象，为甲亢患者可危及生命的严重表现。通常见于严重的甲亢患者在合并其他疾病如感染、败血症、精神应激和重大手术时。临床表现为高热、大汗淋漓、心动过速、频繁呕吐及腹泻、极度消耗、谵妄、昏迷。最后多死于休克、呼吸循环衰竭及电解质紊乱。甲亢危象常在未诊断或治疗不彻底的久病甲亢患者中发生，新诊断或经治疗病情已得到控制的患者中少见。甲亢危象一般占住院甲亢人数的1%～2%。各年龄均可发病，儿童少见，中老年人较多见。

本病属中医瘿病发展到严重阶段的危重症范围。

【源流】

早在殷商时期，我国甲骨文中就有瘿的记载。李实在《甲骨文字丛考》中提出“释瘿”专节，认为甲骨文《文编》《类纂》等专著将“瘿”字收入附录。《山海经》作为我国先秦时期的一部重要典籍，记录了38种疾病，其中就载有“瘿”病。《山海经·海外北经》还记载了一个“拘瘿之国”，描述当时地方性甲状腺病严重流行、居民手托甲状腺肿的部落。我国现存最早的药学专著《神农本草经·卷三》记载“海藻，味苦，性寒。主治瘿瘤结气，颈核肿大，可破结散气”，其首先提出了含碘中药之海藻能治疗甲状腺病。其后《黄帝内经》中系统丰富的脏腑、病因病机和治则治法等理论，为后世瘿病的临床辨证和治则治法提供了理论基础。到隋唐时期，中医传承了晋魏时期瘿病诊治经验。晋代葛洪《肘后备急方》记载了运用海藻组成方剂以治疗瘿病。《诸病源候论》指出其成因有二，即由“瘿者，由忧恚气结所生”，亦曰：“饮沙水，沙随气入于脉，搏颈下而成之，初作与樱核相似，而当颈下也，皮宽不急，垂捶捶然是也。”初步阐述瘿病的发生与情志内伤及地域水土失宜相关，并叙述了瘿病的临床表现特点及不同瘿病的体征。之后中医对瘿病的治法及方药不断充实进步，至明清时期对瘿病的病机有了进一步的认识。对病机的认识突出在痰凝、血瘀、火毒。如《医学入门》谓：“皆痰气结成。”《古今医鉴》曰：“夫瘿瘤，皆因气血瘀滞，结而成之。”《外科正宗》曰：“乃五脏瘀血，浊气，痰滞而成。”《本草纲目》云：“瘿有五：气，血，肉，筋，石也。夫靨属肺，肺司气。故气瘿之证，服之或效。”提出瘿病从肺论治学术观点。治法也更多样，《外科正宗》更是提出清肝解郁、养血舒筋、养血凉血、安敛心神、理脾宽中、开郁行痰、清肺调营、补肾养血、行瘀破坚等治法。并指出初起元气实宜攻逐，久则元气虚宜护正，其所创用的海藻玉壶汤，清肝芦荟丸等方剂，一直传用至今。我国历代医家对瘿病从初步认识到理法方药的逐渐完善，经历了长时间的过程，积累了宝贵的理论财富及丰富的治疗经验，对现今医学界进行甲状腺病的深入研究具有重要的借鉴与指导意义。

【病因病机】

甲亢是一种涉及肝、脾、肾等多个脏腑的整体性病变。病因主要是情志内伤和饮食及水土失宜，但也与体质因素有密切关系。甲亢患者若突然遭受剧烈的精神创伤，或五志过极化火，或劳倦过度，或外感六淫等可致本病出现甲亢危象。《外科正宗》认为“人生瘿瘤之症，乃五脏瘀血浊气痰滞而成”，指明情志内伤为本病主要病因，而气滞、血瘀、痰阻是其主要病理变化。部分病例，由于痰气郁结化火，火热耗伤阴津，而导致阴虚火旺的病理变化，其中尤以肝、心两脏阴虚火旺的病变更为突出。

肝火亢盛患者，若突然遭受剧烈的精神创伤，或五志郁极化火，或劳倦过度，耗血伤阴，阴火内生，或外感六淫，热毒炽盛，传里化火，阳强阴弱之体心肝之火暴张，心火亢盛，因而高热、大汗、心烦、心悸、怔忡。子病及母或肝气横逆脾土则见恶心呕吐、腹泻，热扰心包则神昏。

若病情进展，邪气愈盛，正气愈虚，最后出现阴竭阳脱，而见神志淡漠或昏不知人，心悸气喘或气息微弱，大汗淋漓，四肢微温或四肢厥冷等凶候。

总的病机特点是“阳常有余，阴常不足”。甲亢危象出现的病理是心肝火旺，气阴两伤。若病情进展，邪气愈盛，正气愈虚，最后出现阴竭阳脱，心气衰竭。

《中医病证诊断疗效标准》和《中医临床诊疗术语》没有关于瘿病的证型标准，所以现代医家多沿用自己的经验给甲亢辨证分型。《中医内科学》将此病分为四型：痰气郁结、肝火旺盛、心肝火郁和心肾阴虚。甲亢危象也没有中医的证型标准。所以至今为止，临床上医者多根据自己或继承各个名医的经验给患者辨证分型进行诊治，还未形成统一的标准。

【临床诊断】

（一）临床表现

1. 病史

甲亢危象患者常有感染史、不适当地停用抗甲状腺药物史以及各种应激反应，如精神紧张、劳累过度、高温环境、饥饿、药物等。或有甲状腺本身的手术或其他急诊手术史。

2. 症状与体征

危象前期时患者原有的症状加剧，伴中等发热、体重锐减、恶心、呕吐。危象期典型临床表现为高热、大汗淋漓、心动过速、频繁呕吐及腹泻、极度消耗、谵妄、昏迷。最后多死于休克、呼吸循环衰竭及电解质紊乱。

（1）体温：急骤上升，高热常在 39℃以上，大汗淋漓，皮肤潮红，继而可出现汗闭、皮肤苍白和脱水。高热是甲亢危象的特征表现，是与重症甲亢的重要鉴别点。体温升高有伴发感染的可能，应引起重视。

（2）中枢神经系统：精神变态，极度烦躁不安，谵妄，嗜睡，最后昏迷。

（3）心血管系统：窦性心动过速，常达 160 次/分钟以上，与体温升高程度不成比例，这是与感染等其他疾病的重要鉴别点之一。可出现心律失常，如早搏、室上性心动过速、心房纤颤、心房扑动等，也可以发生肺水肿或充血性心力衰竭，最终血压下降，陷入休克。

（4）消化系统：食欲极差，恶心，频繁呕吐，腹痛、腹泻明显，体重锐减。恶心、呕吐和腹痛常是本病的早期表现。肝脏可有肿大，肝功能不正常，终至肝细胞功能衰竭，出现黄疸。黄疸多提示预后不良。

（5）电解质紊乱：由于进食少、频繁呕吐，腹泻及大量出汗，最终出现电解质紊乱，约半数患者有低钾血症，1/5 患者有低钠血症。

临床有小部分患者症状和体征不典型，突出特点是：神情淡漠、木僵、嗜睡、反射减弱、低热、乏力明显、心率慢、脉压小、突眼及恶病质，甲状腺仅轻度肿大，最后陷入昏迷，甚至死亡。临床上称为淡漠型甲亢危象。

3. 实验室及其他检查

甲亢危象时，患者血清甲状腺激素测量结果不一致，对危象的诊断帮助不大。但若血清 TH 浓度显著高于正常，对预测其临床表现和预后有一定作用。甲状腺影像学检查可见甲状腺弥漫性肿大、结节；甲状腺超声检查见甲状腺血流丰富；放射性核素检查可见放射物浓集。

（二）诊断要点

主要根据甲亢病史，症状、体征的急剧恶化，并综合实验室检查结果作出诊断。

诊断标准：①体温超过 38℃；②与体温升高不成比例的心动过速；③原有甲亢症状加重；④心血管系统、消化系统功能障碍；⑤中枢神经功能障碍。

需与重症感染、急性胃肠炎、冠心病、肝昏迷等鉴别。

【临证思路】

（一）识症

本病症状隐匿，早期多不易发现，以下常见症状注意识别。

1. 消瘦

此时患者恶心呕吐较多，不思饮食，摄入不足，伴有泄泻增多，短期内体重下降明显。

2. 多汗或大汗

口渴，面赤烘热，烦躁不安，或兼发热，大便干结，舌红苔黄，脉洪大，或滑数。病情加重时，突然大汗淋漓，或汗出如油，精神疲惫，四肢厥冷，气短息微，舌干少津，脉细微欲绝。

3. 心悸

此时患者或肾阴亏虚，水火不济，虚火妄动，上扰心神而致病；或脾肾阳虚，不能蒸化水液，停聚为饮，上犯于心，心阳被遏，心脉痹阻而发病。

4. 发热

多急性起病，或有高热，面色潮红，严重者色暗。

5. 神昏

此证是病情危重期表现。外感时疫、热毒内攻，内伤阴阳气血逆乱，导致邪气蒙扰神窍，神明失司，或元气败绝，神明散乱。发作时患者伴有高热、谵语、烦躁、抽搐、舌红绛而脉细数，热陷心营。亦有患者突然昏倒，主因肝阳暴涨，引动肝风，上逆蒙扰心、脑，神明不用。

（二）审机

气阴两虚是甲状腺功能亢进症的病机之本，气滞、内火、痰凝、瘀血是该病的病机之标，而心身失养是病机的重要特点。劳累过度、情志刺激、体质因素和饮食偏嗜兼夹致病，导致心神失养、痰瘀互结、气阴双损的病机。该病的病机复杂，多脏腑受累，而情志失调是该病发生的前提和复发的诱因。临床上以燥热者居多，燥热过盛常损阴津，证型特点为本虚标实。虚在于心肝气阴两虚，内热亢盛，久则影响脾胃，导致脾胃虚寒，痰瘀阻络。实在于肝郁化火，胃热亢盛兼气滞痰瘀蕴结，痰火上扰蒙蔽心包，此为甲亢危象。肝主疏泄，与情志关系最大，肝气郁结，气郁化火，火盛生风，肝风内动；思虑损脾，脾虚生湿。气郁、水湿、瘀血阻于颈前，病程缠绵，久病入络，伤及他脏，容易复发。病久多气阴两亏，病机重点在于本虚标实，以阴虚为本，郁火、瘀血、痰浊为标。病理特点为寒热错杂，以热为主，虚实夹杂，以虚为主。

（三）定治

《中医内科学》强调辨证要抓住气、痰、火、瘀、虚的病机，治疗甲亢应分清标本虚实，病期不同，病机亦不同，初期多属实，以肝气郁滞，气郁痰结，肝胃火旺为主要病机，病久伤阴，阴虚火旺，气郁脾虚，由实转虚。

由于本病临床症状多，涉及脏腑广，且虚实错杂，因此在遣方用药上不能顾此失彼。泻肝而不能伤脾，因脾已为木累，苦寒之品有害脾之虞，故泻肝不用苦寒直折。

健脾而不可伤阴，因阴已为热伤，温燥之品有伤阴劫液之弊，故取酸泻肝木，平淡健脾，滋阴清热。滋阴清热药如沙参、麦冬、生地黄，软坚散结药如生牡蛎、鳖甲、浙贝母等，标本同治，攻补兼施，其重点是治本，即调整机体内部五脏之间生克制化关系，使其恢复相对的平衡状态，达到治病求本的目的。

（四）用药

对于甲状腺功能亢进危象肝阳暴涨，心火亢盛之证要泻火解毒、清心平肝。阴竭阳脱，心气衰竭之证要益气养阴、回阳固脱。

泻火解毒药用龙胆草泄肝胆之实火，并能清下焦之湿热为君；黄芩、栀子、柴胡苦寒泻火；车前子、木通、泽泻清利湿热，使湿热从小便而解；肝为藏血之脏，肝经有热则易伤阴血，故佐以生地黄、当归养血益阴；甘草调和诸药为使。配合成方，共奏泻肝胆实火，清肝经湿热之功。便秘溲赤，胸痞烦热药用大黄、黄连、黄芩以泻火解毒，燥湿泄热。疏肝解郁用柴胡、芍药。急躁易怒，用夏枯草，龙胆草。手指颤抖，加石决明、钩藤、白蒺藜、牡蛎平肝息风。胃热内盛，多食易饥，加生石膏、知母清泄胃热。

回阳固脱药用党参益气养阴生津，也可用人参、附子回阳益气救脱。阳气脱陷者倍用之。方中人参甘温大补元气；附子大辛大热，温壮元阳。二药相配，共奏回阳固脱之功。高热大汗所致的虚脱可加用炙甘草，干姜。

【纲目条辨论治】

以虚实为纲，病因为目，条辨论治。

（一）汤剂

1. 肝阳暴涨，心火亢盛证

主症：高热烦躁，心悸多汗，恶心呕吐，谵妄抽搐，舌红苔黄，脉象弦数。

治法：泻火解毒，清心平肝。

方药：龙胆泻肝汤、泻心汤、栀子清肝饮加减。栀子、牡丹皮清泻肝火；柴胡、芍药疏肝解郁；茯苓、甘草、当归、川芎益脾养血活血；海藻、黄药子消瘿散结、凉血降火。

随症加减：急躁易怒，加夏枯草、龙胆草；风阳内盛，手指颤抖，加石决明、钩藤、白蒺藜、牡蛎平肝息风；胃热内盛，多食易饥，加生石膏、知母清泄胃热。

2. 阴竭阳脱，心气衰竭证

主症：大汗淋漓，呕吐泄泻，心悸气促，继而汗出黏冷，心悸怔忡，气短息微，四肢厥逆，面色苍白，昏睡不醒，舌淡，脉虚数无根。

治法：益气养阴，回阳固脱。

方药：生脉散、参附汤、四逆汤加减。人参甘温大补元气，附子大辛大热，温壮元阳，益气救脱，二药相配，共奏回阳固脱之功。阳气脱陷者倍用之。

随症加减：高热大汗所致的虚脱可加用炙甘草、干姜。

（二）中成药

茵栀黄口服液：10mL/次，每日3次。主要成分：黄芩苷、金银花提取物、茵陈提取物、栀子提取物。功能：清热解毒。

（三）中药针剂

1. 双黄连注射液

成分：金银花、黄芩、连翘。功能：清热解毒。用法：静脉注射，一次10～20mL，每日1～2次。静脉滴注，每次公斤体重1mL，加入生理盐水或5～10%葡萄糖注射液中。肌注一次2～4mL，每日2次。

2. 醒脑静注射液

主要成分为牛黄等，功能：清热除烦，醒脑开窍。用法：40mL加入5%葡萄糖盐水500mL，静脉滴注。

3. 参附注射液

成分：红参、黑附片提取物，主要含人参皂苷、水溶性生物碱。功能：益气固脱，回阳救逆。用法：肌内注射，一次2～4mL，每日1～2次。静脉滴注，一次20～100mL，（用5%～10%葡萄糖注射液250～500mL稀释后使用）。静脉推注一次5～20mL（用5%～10%葡萄糖注射液20mL稀释后使用）。

4. 生脉注射液

成分：红参、麦冬、五味子。功能：益气养阴，复脉固脱。用于气阴两亏，脉虚欲脱的心悸、气短、四肢厥冷、汗出、脉欲绝。用法：肌内注射，一次2～4mL，每日1～2次。静脉滴注，一次20～60mL，用5%葡萄糖注射液250～500mL稀释后使用。

（四）适宜技术

1. 针刺疗法

取毫针刺激人体的一定穴位，调整机体的阴阳、气血、脏腑功能，中度刺激。取穴及配穴：①臑会、气舍、间使、太冲、太溪，可滋阴降火，平肝潜阳，适用于阳亢火旺者。若突眼者，可加取天柱、风池；失眠者，加胆俞、心俞；潮热者，加大椎、劳宫；盗汗者，加阴郄、后溪；易饥、消瘦者，加三阴交、足三里。每次留针20分钟。②合谷、天鼎、水突、关元、照海，有益气养阴的作用，适用于气阴两虚者。若心悸怔忡者，加取内关、神门；便溏、呕吐者，加取内关、公孙、脾俞、天枢。每次留针15分钟。

2. 耳针疗法

神门、脑、屏间、心、脾、肝、缘中，每次取2～3穴，每日1次，留针20分钟，或埋压王不留行籽，每两日1次。

3. 梅花针疗法

部位：在脊柱两侧、颈前区、颈侧区、眼区、腕关节区、手掌区及各种不同症状的局部。重点刺激颈椎4~7及其两侧。采用正刺法，先叩刺脊柱两侧3行两遍，再重点刺激颈椎4~7及其两侧5行各5遍，然后对颈前区、颈侧区、眼区、腕关节区、手掌区及各种不同症状的某些部位作局部刺激。每日叩打一次，10次为一疗程。

4. 电针法

处方：肿大甲状腺外侧、内关、太阳、神门。操作：以电脉理疗仪（输出25V）的电极板代替针刺，把高频的两端置于肿大的甲状腺之外侧，强刺激；两组低频输出线，一组置于头部两侧太阳穴，弱刺激，另一组置于内关、神门穴，中等刺激。每次30分钟，每日1次，18次为一疗程。

5. 灸法

取穴足三里、关元、气海，用艾条灸20分钟，有回阳救逆的作用。适用于阳气暴脱的危象。

6. 芒针法

取穴中脘、章门、天窗、人迎、风池、内关、神门。甲状腺肿大明显者可局部围刺；眼球突出者可加攒竹。操作：以上诸穴均用中等刺激，天窗透人迎。进针得气后可留针20~30分钟，每日1次，7次为一疗程。

7. 推拿疗法

气郁痰结型：肝俞、心俞、内关、合谷、臑会、天突、天鼎、天容。操作：点按肝俞、心俞；揉拿手三阳经，点按内关、合谷、臑会；分推胸胁，点按天突、天鼎、天容。

8. 敷贴法

处方：五倍子适量。操作：将一定量的五倍子在砂锅内炒黄，待冷却后研成末，晚上睡觉时用米醋调成膏状敷于颈前肿大处，晨起除去，7次为一疗程。适用于气郁痰结型。

9. 穴位埋线疗法

作用：理气化痰，消瘿散结，活血软坚，滋阴降火。取手足少阴经、少阳经穴。方穴：①间使、内关、神门、三阴交、太溪、照海。②水突、颈4~5夹脊，适用于甲状腺肿大。③上天柱（天柱穴上5分）、风池，适用于突眼症。④喉结与天突穴连线的1/3处旁开0.1寸。操作方法：一般选用穿刺针埋线法埋植羊肠线，每月埋植一次，5次为一疗程。

【预防与调护】

（一）预防

1. 甲亢患者应及时治疗，并定期检查甲状腺功能，学会控制情绪，保持精神放松，避免情绪激动。

2. 继发性甲亢应积极治疗原发病，必要时行手术治疗。

（二）调护

1. 吸氧，保持呼吸道通畅，及时清除呼吸道分泌物，防止吸入性肺炎发生。

2. 开通中心静脉通道，进行 CVP 监测。留置导尿，记录 24 小时出入量，注意出入液量平衡，及时补液，纠正水、电解质和酸碱平衡紊乱。避免精神刺激，安慰、鼓励患者，使之学会自我心理调节，必要时适当使用镇静药物。由于机体代谢率增高，应给予高碳水化合物、高蛋白、高维生素饮食，提供足够的能量，满足高代谢需要，避免刺激性食物。

3. 患者及其家属需了解甲亢的基本知识，认识诱发甲亢的因素，懂得尽量消除和避免这些因素。

【病案参考】

病案一

（一）病案摘要

患者，男，57 岁，发病当日来急诊收住。主诉：发热伴剧烈头痛 5 天。查体：体温 38. 5℃，心率 100 ~ 120 次/分钟，血压 145/85mmHg。心、肺检查未发现显著变化。神经系统检查未见异常。血常规、尿常规、肝功能、肾功能、脑电图、磁共振成像均未见异常。入院第 4 天出现躁动不安、自言自语、激惹、惊恐、大汗淋漓，渐处于谵妄状态。体温最高 39. 0℃，心率 > 120 次/分钟。颈部稍有抵抗。予脱水降颅压、抗炎、止痛等治疗，病情无缓解。入院第 7 天甲状腺功能化验回报：游离 T_4（FT_4）109. 3pmol/L，T4 > 411nmol/L，游离 T_3（FT_3）36. 03Pmol/L，促甲状腺素（TSH）0. 01mIU/L。追问病史，10 年前曾患甲亢，经甲巯咪唑治疗，半年后治愈，停药后未曾复查。入院前半年常有心悸多汗。现症见：头痛、高热、躁动不安、心悸多汗、恶心呕吐、舌红苔黄、脉弦数。查体：突眼（+），甲状腺Ⅱ度肿大，质软，可闻及血管杂音，双手平伸震颤（+）。

（二）分析

1. 诊断思路

本例的临床表现主要以头痛、精神症状等神经系统为主，但脑电图、脑磁共振成像无异常。依据甲亢病史，并有高热，躁动不安，心悸多汗，双手平伸震颤，甲状腺功能检查提示甲状腺毒血症，故诊断为甲亢危象。中医依据四诊，辨证为肝阳暴涨，心火亢盛。

2. 治疗思路

（1）中医治疗思路

当“急则治其标”，以泻火解毒，平肝息风为原则，急救治疗以醒脑静注射液 20mL 加入 10% 葡萄糖注射液中静脉滴注，安宫牛黄丸 1 丸，口服或鼻饲。以泻法针刺曲池、合谷、少商、太冲、风池、大椎等穴位。

（2）西医治疗思路

1）抑制 TH 的合成和分泌：可用丙硫氧嘧啶 600～1200mg 一次口服或胃管鼻饲，然后每日给予丙硫氧嘧啶 300～600mg，分 3 次服。每日口服复方碘溶液 30 滴，或静脉滴注碘化钠 1～2g。

2）降低周围组织对甲状腺激素的反应：一般用量是静脉注射心得安 1～5mg，或每 4 小时口服 20～60mg。

3）保护机体脏器，对症治疗防止功能衰竭：应补充水及纠正电解质紊乱，补充葡萄糖可提供热量及肝糖原，给予大量维生素，尤其是 B 族。并积极物理降温。

（选自编者安娜个人诊疗医案）

病案二

李某，女，28 岁。初诊日期：1989 年 11 月 28 日。甲状腺功能亢进 3 年余，伴寒战高热 1 周。2 年前于某医院核素扫描：甲状腺吸入碘率明显增高。诊为：①左甲亢性突眼；②左眶内肿瘤（?）。长期服甲巯咪唑、甲状腺片、卡比马唑等。1 周前突然开始寒战发热，烦躁不安，大汗淋漓。急入某医院住院治疗，经注射退热药、利舍平（利血平），口服氯丙嗪，静脉滴注氢化可的松，吸氧，并先后服白虎加人参汤、清瘟败毒饮等数剂，均无效。病情发展到高热（40.8℃），寒战至全身剧烈抖摇，焦躁烦乱，呕逆，大汗不止，左眼胀痛干涩，眨眼困难，不能闭合。家属见病情日进，医生束手无策，遂自动出院，抬回家中。为尽人意，再三来诊室求余出诊处方。

刻诊：进人其卧室，见患者虽身披厚被，蜷伏于电炉旁，仍寒冷瑟瑟，呕恶频频，大汗欲滴，烦躁不安，语言气难接续。左眼严重外突，畏光流泪，眼内异物感，干涩不适，眼球转动困难。血压：158/92mmHg。脉弦细而数，舌苔黄厚而粗糙。

诊为瘿气。辨证为邪结募原，少阳失枢，正邪交争，阴阳欲脱。予达原饮合小柴胡汤加减。

厚朴 30g，黄芩 10g，槟榔 12g，草果 3 枚（去壳），知母 30g，白芍 30g，炙甘草 10g，柴胡 10g，人参 12g，半夏 12g，大枣 20g，青蒿 30g，炮附子 20g，生姜 10g。1 剂，水煎 3 次，分 3 次，当日服完。嘱停服其他中西药。

11 月 29 日二诊。服完上方后，今日寒冷除，已不再披被烤火，体温随之也恢复止常，呕恶止，汗大减。但站立不稳，语言时气不能续，精神极差，全身肌肉不定处瞤动。乃据《伤寒论》："太阳病发汗……头眩，身瞤动，振振欲擗地者，真武汤主之"，改用真武汤合小柴胡汤。

炮附子20g，炒白术12g，白芍30g，茯苓12g，生姜10g，西洋参12g，柴胡10g，黄芩10g，甘草10g，半夏12g。2剂，水煎，每日1剂。

12月1日三诊。精神明显好转，能随意对答，站立行走已稳，肌瞤大减。口干苦，渴欲冷饮，进食欲呕，小便不利，纳呆，脉弦数，苔黄。

予小柴胡汤合桂枝去桂加茯苓白术汤加味。

柴胡10g，黄芩10g，半夏10g，西洋参12g，白芍30g，甘草10g，大枣20g，茯苓12g，白术10g，乌梅12g，生姜10g。5剂，水煎，每日1剂。

12月6日四诊。上方断续服完5剂。目前身寒冷，行走又有不稳感，口渴感突出，稍多饮即呕，脉弦数，舌质淡，苔薄黄。其表现除有真武汤证外，兼有《伤寒论》第74条所列"渴欲饮水，水入则吐者，名曰水逆，五苓散主之"的水逆证，予真武汤合五苓散加味。

炮附子20g，茯苓20g，泽泻30g，白术12g，红参10g，桂枝10g，猪苓10g，半夏10g，生姜10g，白芍15g。5剂，水煎服，每日1剂。

12月13日五诊。服上方5剂，不仅诸症均减，原长期治疗无效的左眼严重外突亦明显消失，现已能较灵活眨眼，且能闭合。

再续上方10剂，嘱服完停药观察。

1990年9月，停药8个月后随访，左眼外观已无明显异常，余无不适。

（选自《刘方柏重急奇顽证治实》）

第十三节　糖尿病酮症酸中毒

糖尿病是现代临床常见病、多发病，其疾病本身及相关并发症的发生严重影响患者的生存质量。糖尿病急症，包括糖尿病酮症酸中毒及高血糖高渗综合征，也称糖尿病非酮症高渗综合征。高血糖危象的临床危害不可忽视，这两种病证均显著增加了脑水肿、永久性神经损害和死亡的发生可能。虽然中医学古籍中没有关于酮症及高血糖高渗综合征的记载，但已经观察并记录到消渴病严重时出现的"身热头痛""隔痰呕吐""昏昏嗜卧"等症状。中医认为以上两种疾病是消渴病发展到严重阶段的急危重症，感染、吐泻、情志刺激、过度劳累等都是引起消渴病病情加重的诱因。本章主要论述糖尿病酮症及高血糖高渗综合征的中医辨证及治疗。此时，病变之本为气阴亏虚，标为燥热、痰浊、热毒等，治疗应当重视标本缓急，审因论治。宜用化痰降浊、滋阴清热、清热解毒、调理脾胃等治法。

【源流】

古代中西方世界对糖尿病症状都有记载，西方世界明确“糖尿病”病名是在18世纪，中医对于糖尿病的论述可追溯至《黄帝内经》，后世医家也多有继承和发展。早在《黄帝内经》中已经将“消渴”作为一种病名提出，其中与消渴相关的病名有“消”“渴”“消瘅”“消渴”“肺消”“中消”“鬲消”“脾瘅”“肾热病”“漏风”“风消”“消中”“食亦”“消气”等，主要病机为阴精不足、津液损耗。主要症状为多饮、多食、多尿和消瘦的“三多一少”。治法养阴生津、平衡阴阳，《素问·奇病论》中“其气上溢，转为消渴，治之以兰，除陈气也”，提出消渴第一方。内经所记载的中药处方，开拓了后世用草药治疗糖尿病的先河。

西汉司马迁的《史记·扁鹊仓公列传》载仓公淳于意“诊籍”中，有“肺消瘅”的医案，可看作是对本病最早的病案记录。虽早期命名不同，但至东汉统称消渴。张仲景在其著作《金匮要略》中，首以“消渴”作为篇名，篇中对消渴病的记载，融理法方药为一体，其理论及实践体系较为完整，对后世医家对消渴病的认识影响颇深。至东汉以后，众医家在论述本病时，多以“消渴”命名。由此可见，消渴病最早以“消瘅”命名，并因其病变特点不同有不同的称谓，亦有相关医案记载，自东汉以后逐渐统称为“消渴”。

明清时期，随着西方医学对糖尿病的不断认识，中医学家尝试将西方对糖尿病的认识与中医的消渴病相互汇通。医家张锡纯在《医学衷中参西录·治消渴方》中从中西两个方面对消渴病的命名、理论、主方、用药、调理、医案、分析等几个方面进行阐述。余云岫、司呈泉等则对糖尿病和消渴病两者的缘由进行了讨论，为以后的《古代疾病名候疏义》打下了基础，并提出糖尿病大体可以断定为古人所说的消渴病，严格地说狭义的消渴病相当于糖尿病。这一贯通使中西医结合对消渴病的治疗方法得到了发展。而今天中西医结合治疗糖尿病的专科体系就是在此基础上形成的。

【病因病机】

本病病因为消渴已成，加之复感外邪、饮食不节、施治失当、情志失调、外受创伤等因素，使其急剧发展，燥热内盛，毒浊内生，耗伤气血津液，营血受煎，加之气虚无力推动，浊邪秽毒内蓄，成瘀成痰，凝滞三焦，三焦气化失常，清阳当升不升，浊阴当降不降，气血郁滞，浊毒内盛，糖毒秽浊形成，即导致糖尿病酮症的发生。

1. 饮食不节，湿热中阻

现代人们多嗜食肥甘厚腻，觥筹交错，饮食结构早已改变，加之暴饮暴食，致脾胃运化失常，湿热内生，交互郁结，久则成毒，形成湿热糖毒，引发糖尿病酮症酸中毒。《黄帝内经》中就指出饮食失节乃消渴发病之因。《证治汇补·脾胃》指出“脾属阴，主湿化；胃属阳，主火化。伤在脾者，阴不能配阳而胃阳独旺，则为湿热之病。”《临证指南医案·湿》中提到“多因膏粱酒醪，必患湿热。”故凡饱食无度，嗜酒无节，喜好膏粱厚味，使脾运化失司，胃虽可纳受精谷，然脾运化不济，升降失常，清阳不升，浊阴不降，壅塞中州，水液不归正化，气机郁滞不畅，而生湿化热，酿成湿热糖毒，而致糖尿病酮症酸中毒。

2. 情志失调，内火自生

中医讲究形神合一，心理与生理和谐，才能做到“精神内守，邪不可干。”《黄帝内经》言“怒则气上逆，胸中蓄积，血气逆流，髋皮充肌，血脉不行，转而为热，热则消肌肤，故为消瘅”就充分说明了精神因素可引发消渴病。《临证指南医案·三消》“心境愁郁，内火自燃，乃消症大病”，此亦说明情志失调是消渴病病因之一。无论情志创伤还是情志失调，均可导致肝气不舒，久郁化火，郁火内生，消精耗气，而成郁火糖毒秽浊。

3. 起居失常，虚火内伤

外感六淫，燥火风热毒邪内侵，旁及脏腑，化燥伤津，亦可发生消渴，如秦景明在《病因·脉治》中将消渴病根据病因不同分为外感三消（燥火三消、湿火三消）和内伤三消（积热三消、精血三消）。长期饮酒损伤脾胃，积热内蕴，化燥伤津，或房事不节，劳伤过度，肾精亏损，虚火内生，灼伤阴津，均可发生本病。《灵枢·本脏》曰：“肾脆，善病消瘅易伤。”《素问·上古天真论》曰：“以酒为浆，以妄为常，醉以入房，以欲竭其精，以耗散其真。”《外台秘要·消渴消中》说：“房劳过度，致令肾气虚耗，下焦生热，热则肾燥，肾燥则渴。”指出房事不节直接耗损肾精。肾阳不足，气化失常，津液有降无升，则口渴多饮而溲多；肾阳不足，脾阳亦衰，水谷精微不布，故多食而消瘦；肾阴亏虚，虚火内生，上灼肺胃则烦渴多饮，消谷善饥，终成虚火糖毒秽浊。

总之，消渴病机历代医家均以阴虚燥热为论，阴虚为本，燥热为标。在此基础上，若外感时邪，蕴结化热，热毒炽盛，扰及神明，阴虚阳亢，则运化失司，湿热浊邪内生。正气虚弱，鼓动无力，血运迟滞，终致血脉不和，稠浊黏滞，运行不畅。情郁内火，壅塞三焦，气机失司，郁而化火，耗损阴液，体内各种代谢物质发生紊乱，浊毒物质蓄积体内，致使清阳不升，浊阴不降，互为因果，而致糖毒秽浊发生。研究发现，随着病程的进展和血糖、糖化血红蛋白的升高，糖尿病酮症患者的中医病机演变逐渐由虚火向痰浊邪毒发展，并进展到气虚、阴虚。若误治失治，易出现阴竭阳脱，阴阳离决的危象。

【临床诊断】

（一）临床表现

1. 病史

患者多有糖尿病病史，但无论1型糖尿病还是2型糖尿病均可以糖尿病酮症酸中毒为首发表现。

2. 症状及体征

根据酸中毒的程度，糖尿病酮症酸中毒可分为轻度、中度和重度（表3－1－13－1）。轻度是指仅有酮症，无酸中毒（糖尿病酮症）；中度除酮症外，还有轻至中度酸中毒（糖尿病酮症酸中毒）；重度是指酸中毒伴意识障碍（糖尿病酮症酸中毒昏迷），或虽无意识障碍，但二氧化碳结合力低于10mmol/L者。起始症状常为脱水引起的多饮、多尿、乏力、体重下降。随后出现食欲下降、腹痛、恶心呕吐，呕吐物可呈咖啡色、潜血阳性。因中枢神经受抑制可出现倦怠、嗜睡、头痛、烦躁、意识模糊、昏睡、反射迟钝甚至消失，最终昏迷。冠心病患者可并发心律失常、心绞痛、心肌梗死、心源性休克等。体格检查可见皮肤弹性减退、眼球下陷，黏膜干燥，脉细数和低血压，晚期各种反射迟钝甚至消失，嗜睡乃致昏迷。代谢性酸中毒时呈Kussmaul呼吸，呼出气体带有烂苹果味。感染等诱因引起的临床表现可被糖尿病酮症酸中毒的表现所掩盖。少数患者表现为腹痛，酷似急腹症，易误诊，应注意。部分患者以糖尿病酮症酸中毒为首发表现而就医，易误诊。

表3－1－13－1　糖尿病酮症酸中毒轻中重度诊断标准

鉴别点	糖尿病酮症酸中毒		
	轻度	中度	重度
血糖（mmol/L）	>13.9	>13.9	>13.9
动脉血 pH	7.25～7.30	7.00～<7.24	<7.00
血清 HCO_3^-（mmol/L）	15～18	10～15	<10
尿酮	阳性	阳性	阳性
血酮	阳性	阳性	阳性
血浆有效渗透压①	可变的	可变的	可变的
阴离子间隙②	>10	>12	>12
精神状态	清醒	清醒/嗜睡	清醒/嗜睡

注：①血浆有效渗透压的计算公式：2×（$[Na^+]$＋$[K^+]$）（mmol/L）＋血糖（mmol/L）

②阴离子间隙的计算公式：$[Na^+]$－$[Cl^- + HCO_3^-]$（mmol/L）

3. 辅助检查

对于考虑糖尿病酮症酸中毒的患者首要的实验室检查应包括：血糖、血尿素氮、血清肌酐、血清酮体、电解质（可以计算阴离子间隙）、渗透压、尿常规、尿酮体、血气分析、血常规、心电图。如果怀疑合并感染还应该进行血、尿、咽部分泌物的细菌培养。如有相关指征，还应该作胸片检查，同时给予适当抗生素治疗。糖化血红蛋白检测有助于判断近期病情控制的好坏。

（1）血酮：糖尿病酮症酸中毒最关键的诊断标准为血酮值。目前临床诊断多采用尿酮体检测，尿酮体检测简便且灵敏度高，是目前国内诊断的常用指标。尿酮体检测通常采用的是半定量的硝普盐法，此方法却无法检测出酮体的主要组分：β-羟丁酸（β-OHB）。因此若条件允许，诊断糖尿病酮症酸中毒时应采用血酮检测，若无血酮检测方法可用时，尿酮作为备用方法。此外，对临床需急诊处理的糖尿病酮症酸中毒患者推荐血酮床旁监测（如便携式血酮仪）作为治疗监测的手段。当血酮≥3mmol/L或尿酮体阳性，血糖>13.9mmol/L或已知为糖尿病患者，血清 HCO_3^- >18mmol/L或动脉血PH>7.3时可诊断为糖尿病酮症，而血清 HCO_3^- <18mmol/L或动脉血pH<7.3即可诊断为糖尿病酮症酸中毒。如发生昏迷可诊断为糖尿病酮症酸中毒伴昏迷。

（2）血糖：血糖多数在16.7～33.3mmol/L，有时可达55.5mmol/L以上。血酮体大于4.8mmol/L以上有诊断意义。血浆渗透压可轻度升高，有时可达350mmol/L以上。pH值常低于7.35，严重时低于7.0。$PaCO_2$ 降低。CO_2 结合力降低，轻者为13.5～18.0mmol/L，重者在9.0mmol/L以下。HCO_3^- 降低至15mmol/L以下。碱剩余负值低于2.3mmol/L。阴离子间隙升高，与碳酸氢盐降低大致相等。血钾降低，但发病之初血钾可正常或偏高。血钠、血氯降低，尿素氮和肌酐可因失水、循环衰竭及肾功能不全而升高，治疗后可恢复。白细胞计数常增高，以中性粒细胞为主。

（3）阴离子间隙：糖尿病酮症酸中毒是酮酸积聚导致阴离子间隙增加的代谢性酸中毒。正常的阴离子间隙范围在7～9mmol/L，若>10～12mmol/L表明存在阴离子间隙增加性酸中毒。阴离子间隙是通过氯离子与碳酸氢根离子的浓度之和与钠离子浓度差［（Na^+）－（Cl^- + HCO_3^-）］计算得到的。糖尿病酮症酸中毒按照酸中毒的严重程度（血pH，血碳酸、氢盐和血酮以及是否存在精神症状分为轻、中、重度。

（4）白细胞计数：大多数糖尿病酮症酸中毒患者会发生白细胞计数增高。白细胞计数高于 25.0×10^9/L则提示体内有感染，须进一步检查。

（5）血钠：多数患者血钠水平可以低于正常。血钠的下降通常是由于高血糖造成高渗透压，使细胞内的水转移至细胞外稀释所致。如果高血糖患者血钠浓度增加则提示严重水丢失。血清乳糜微粒会干扰血糖血钠的测定结果，因此，酮症酸中毒时有可能出现假性正常血糖和假性低钠血症。

（6）血清渗透压：血清渗透压与神智改变的研究明确了渗透压与神志障碍存在正线性关系。在有效渗透压不高（<320mmol/L）的糖尿病患者中，出现木僵或昏迷状态要考虑到引起精神症状的其他原因。

（7）血钾：胰岛素缺乏及酸中毒致血钾向细胞内转移减少，进而导致高血钾。因此，如果血钾浓度低于正常，则提示患者机体内的总钾含量已经严重缺乏，对这类患者应该进行严密的心电监护并积极补钾治疗，因为随着治疗的进行，血钾会进一步下降并可能导致心律失常。

（8）尿糖：呈强阳性，若肾糖阈增高，可呈弱阳性甚至阴性。尿酮体在肾脏功能正常时呈强阳性，肾功能严重受损及组织缺氧时可呈假阴性，此时需要依靠血酮检查。

（二）诊断要点

早期诊断是决定治疗成败的关键。

临床上对于原因不明的恶心呕吐、酸中毒、休克、失水、昏迷的患者，尤其是呼吸有酮味（烂苹果味）、血压低而尿量多者，不论有无糖尿病病史，均应想到本病的可能。立即查末梢血糖、血酮、尿糖、尿酮，同时抽血查血糖、血酮（β－羟丁酸）、尿素氮、肌酐、电解质、血气分析等以确诊或排除本病。

对深大呼吸伴有烂苹果味、尿量多、未诊断糖尿病者更应提高警惕。临床根据血糖升高、酮体阳性、低血清碳酸氢盐、高阴离子间隙即可诊断糖尿病酮症酸中毒。

（三）鉴别诊断

其他类型糖尿病昏迷：低血糖昏迷、高血糖高渗综合征（表3－1－13－2）、乳酸性酸中毒。

其他疾病所致昏迷：脑膜炎、尿毒症、脑血管意外等。部分患者以糖尿病酮症酸中毒作为糖尿病的首发表现，某些病例以其他疾病或诱发因素为主诉，有些患者糖尿病酮症酸中毒与尿毒症或脑卒中等病共存，使病情更为复杂，应注意辨别。

表3－1－13－2 糖尿病酮症与糖尿病非酮症高渗综合征的鉴别

鉴别点	糖尿病酮症酸中毒	高血糖高渗综合征
血糖	多在16.7～33.3mmol/L	>33.3mmol/L
血酮	强阳性，一般>5mmol/L	阴性或弱阳性
血渗透压	轻度升高	>350mmol/L
pH值	常低于7.35	7.35左右或正常
CO_2结合力	降低	正常或稍低
血钠	一般<135mmol/L	>155mmol/L
发病情况	好发于年轻1型糖尿病患者	多见于年老2型糖尿病患者

【临证思路】

糖尿病酮症酸中毒前期病在肺脾，表现为阴津不足，当注意养护脾肺之阴。早期病变在肺胃，燥热伤及肺胃，热盛明显，当清肺泄胃为主。中期进一步恶化病及心肾，表现为邪陷心包，热入血分，治当芳香开窍，清热凉营。邪毒日久，病及肝肾，为真阴耗竭，后期邪入肝经，阴虚动风，严重至晚期出现亡阴亡阳之危候，此时当回阳救逆固脱。

糖尿病酮症酸中毒在临床上不能仅以中医辨证治疗，必须结合西医的基础治疗。在治疗过程中中西医学互参，以达到理想的治疗效果。

（一）识症

此病症状不典型，多易误诊误治。多数病患首发以多尿、口渴、多饮、疲倦等症状，舌暗红，苔薄黄而干或微腻，脉细数或滑数。如果早期未明确诊断，易导致病情迅速恶化，出现疲软乏力、食欲减退、恶心、呕吐、烦渴、尿量显著增多，常伴有头痛、嗜睡、烦躁、呼吸深快、或呼吸中有烂苹果味，舌红苔垢而燥，脉沉细，严重者舌暗红而绛、苔黄燥或黑，舌有灰晕，脉细数。至后期患者尿量减少，皮肤黏膜干燥、弹性差，眼球下陷，声音嘶哑，脉细数，血压下降，四肢厥冷，甚至发展至神昏、抽搐等，此时手撒肢冷，甚至二便自遗，脉微欲绝。

（二）审机

糖尿病酮症酸中毒的前期一般表现为阴津亏损。随着病情的加重出现燥热内盛，此为糖尿病酮症酸中毒的早期，表现为“三多一少”症状加重，病位在中上二焦，出现酮体及渗透压升高阶段。当失治或误治出现恶心呕吐、便秘、口臭，大渴引饮时，提示上焦津枯，中焦燥火炼液成痰，秽浊燔灼，肠燥腑实，升降失司，浊气上逆，病情由肺传胃，治宜清热养阴润燥，芳香辟秽。

糖尿病酮症酸中毒中期高渗性脱水明显，代谢酸中毒程度加重，出现消化道症状。病情控制无效出现烦躁不安、嗜睡、甚至昏迷，神志症状突出，口渴反不明显，为秽毒化火，毒火亢盛。

糖尿病酮症酸中毒进一步加重，深入下焦出现心肾症状，治宜芳香开窍，清热凉营。此时大量失水，肾功能障碍，体内酮体进一步堆积，使中枢神经系统对氧的利用率减低，抑制中枢神经系统功能，甚至昏迷。当病情进一步恶化时，出现手足蠕动，重则惊厥抽搐等动风之症，为真阴化源耗竭之象。病邪深入足厥阴肝经，病位在肝肾，多见于糖尿病酮症酸中毒严重阶段，钾、钠、氯、钙等电解质大量丢失，出现中枢神经系统症状。

病情发展到最后，肌肤干瘪皱褶，神志倦怠，或昏迷不醒，大汗不止，四肢厥逆，脉微欲绝，出现阴脱阳亡的危候，当急于回阳救逆、益气固脱、育阴生脉，多见于糖尿病酮症酸中毒发展到循环衰竭的最后阶段。

（三）定治

在近年来，由于中医对糖尿病酮症酸中毒有了新的认识，打破了以西医为主的治疗方法，目前中西医结合治疗酮症酸中毒收到了良好的效果。辨识本病虚实寒热、邪正盛衰，视其不同证候选方用药。定治必须先分清疾病主要处在哪个阶段，向哪个阶段发展，然后标本兼治，既病防变，未病先治。

1. 分清脏腑

糖尿病酮症酸中毒前期病在肺脾，表现为阴津不足，当注意养护脾肺之阴。早期病变在肺胃，表现为燥热伤及肺胃，热盛明显，当清肺泻胃为主。糖尿病酮症酸中毒进一步恶化，病及心肾，表现为邪陷心包，热入血分，治当芳香开窍，清热凉营。邪毒日久，病及肝肾，为真阴耗竭，邪入肝经，阴虚风动，甚则出现亡阴亡阳之危候，此时应回阳救逆固脱。

2. 分清虚实

糖尿病酮症酸中毒在病之始表现为气阴虚，其标为燥热之实，继而为邪、瘀、毒、浊，日久伤及真阴真阳，故其病理过程是由虚至实，虚实夹杂，日久阴阳俱虚的过程，在治疗过程中要注意养护阴津。

3. 中西互参

糖尿病酮症酸中毒在临床上仅以中医辨证治疗是不够的，必须结合西医的基础治疗，在治疗过程中，中西互参，才能达到理想的治疗效果。

（四）用药

当代中医在西医基础治疗的基础上，根据病情发展的5个不同阶段，将酮症酸中毒分为阴虚燥热、浊毒中阻、浊毒闭窍、虚风内动和阴脱阳亡5个证型，分别施以清泄肺胃、生津止渴、清热导滞、芳香化浊、芳香开窍、清营解毒、滋阴清热、柔肝息风、益气养阴、回阳救脱等治法，可收到良好的治疗效果。分别使用人参白虎汤合玉女煎、黄连温胆汤合增液承气汤、安宫牛黄丸合清营汤、复脉汤、参附汤合生脉散加减。此外辨证为实热者可使用白虎汤，虚热者可使用玉女煎加增液汤加减、生脉散或渴消胶囊（由黄连、生地黄、天花粉、玄参、葛根、牛膝、黄芩、苍术、麦冬、地骨皮组成）。由医家在常规治疗的基础上配合中药以清热生津（如天花粉、生石膏、葛根、黄连、紫苏叶、石菖蒲、藿香、黄芩等）。对辨证为气阴两虚、燥热内盛的糖尿病酮症患者，予以天王补心丹配合耳穴压豆治疗，此方法可以有效地降低血糖，减少酮体的生成，改善血液的高黏状态。

1. 阴虚燥热

滋阴生津兼活血，药用石膏、熟地黄、麦冬、知母、牛膝以清胃热，滋肾阴。火盛者加山栀子、地骨皮以清热泻火。也可合用白虎汤加减清肺胃热。滋阴降火兼活血，上方酌加知母、黄柏、黄芩等。益气养阴活血，用黄芪、玄参、丹参、山药、党参、麦冬、生熟地黄、五味子、茯苓等。温阳育阴，配以活血，用桂枝、山药、山萸肉、丹皮、泽泻、生熟地黄、制附片、茯苓、葛根等。瘀血者宜活血行气，用木香、当归、川芎、益母草、丹参、赤芍、葛根、生熟地黄等。阴虚燥热加生石膏、生熟地黄、玄参。肝肾阴虚加山萸肉、熟地黄、炒白芍；阴阳两虚加红参、生熟地黄、肉苁蓉。汗出烦渴重者加五味子、乌梅、石斛、天花粉、玄参敛汗养阴、止渴除烦。

2. 浊毒中阻

清热导滞，芳香化浊。增液承气汤滋阴增液，泄热通便。药用玄参、麦冬、细生地黄、大黄、芒硝。大黄、芒硝泄热通便，软坚润燥。阴津亏虚，加玄参、麦冬、生地黄清热滋阴生津，诸药配伍，以奏泄热通便，滋阴增液之效。清胃药用石膏、黄芩、生地黄等。发热、大渴引饮、大汗出者，重用生石膏，加知母、石斛养阴清热、除烦止渴。伴头晕、嗜睡不语者加菖蒲、佩兰，芳香辟秽、开窍醒神。少腹疼痛如绞，舌质紫暗有瘀斑者加桃仁、赤芍、木香，活血化瘀、行气止痛。小便刺痛加车前子、黄柏、苍术，清热除湿、利尿通淋。

3. 浊毒闭窍

治宜芳香开窍，清营解毒。药用牛黄、水牛角粉，麝香、珍珠、朱砂、雄黄、黄连、黄芩、栀子、郁金、冰片。其中牛黄清心热，解心毒，豁痰开窍；水牛角清心热，凉心血，助牛黄清热解毒；麝香芳香开窍醒神。邪热内盛，以黄连、黄芩、栀子苦寒清热泻火解毒；冰片助麝香芳香开窍醒神。神明躁动，以珍珠、朱砂、金箔清热重镇安神；心主血，郁金活血消瘀，通窍安神；痰阻心窍，以雄黄化痰解毒。惊厥抽搐加羚羊角、钩藤、白芍，养阴柔肝，息风止痉。清营汤主治热入营分证。邪热传营，伏于阴分，入夜阳气内归营阴，与热相合，故身热夜甚；营气通于心，热扰心营，故神烦少寐、时有谵语。治法以清营解毒为主，辅以透热养阴。用药水牛角、生地黄、玄参、竹叶心、麦冬、丹参、黄连、金银花、连翘。水牛角清解营分热毒，热伤营阴，又以生地黄凉血滋阴、麦冬清热养阴生津、玄参滋阴降火解毒，三药共用，既可甘寒养阴保津，又可助君药清营凉血解毒。温邪初入营分，故用银花、连翘、竹叶清热解毒，轻清透泄，使营分热邪有外达之机，促其透出气分而解，此即“入营犹可透热转气”之具体应用。黄连苦寒，清心解毒。丹参清热凉血，并能活血散瘀，可防热与血结。

4. 虚风内动

需滋阴清热，柔肝息风。三甲复脉汤滋阴潜镇，主治温邪深入下焦，热深厥甚，心中憺憺大动，甚或心胸疼痛，脉象细促。药用炙甘草、干地黄、生白芍、麦冬、阿胶、麻仁、生牡蛎、生鳖甲、龟甲等。此证热久伤阴，八脉隶于肝肾，肝肾虚而累及阴维，故以镇肾气、补任脉、通阴维之龟甲止心痛，合入肝搜邪之二甲复脉汤，相济成功也。亦可用大定风珠加减，药用生白芍、干地黄、麦冬、连心、麻仁、五味子、生龟甲、生牡蛎、甘草，炙鳖甲、阿胶，鸡子黄。

随症加减：仅见手足蠕动者可选二甲复脉汤。若见抽搐惊厥，神志不清者，用三甲复脉汤。抽搐舌绛少苔者予大定风珠合复脉汤。

5. 阴阳亡脱

此时宜益气养阴，回阳固脱。药用生脉饮合参附汤加减。党参益气养阴生津，人参、附子回阳益气、救脱。方中人参甘温大补元气；附子大辛大热，温壮元阳。二药相配，共奏回阳固脱之功。四肢厥逆者加干姜、甘草。大汗淋漓者加黄芪。若阳气似有回复，症见面赤肢冷，虚烦不安，乃真阴耗竭，虚阳外越之象，可用地黄饮子峻补真阴，温肾扶阳。

【纲目条辨论治】

以虚实为纲，病因为目，条辨论治。

（一）中药治疗

1. 阴虚燥热

主症：心烦，口渴喜冷饮，饮后稍快，疲乏倦怠，纳呆，或见恶心欲吐，舌暗红，苔薄黄而干或微腻，脉细数或滑数。

治法：清泄肺胃，生津止渴。

方药：玉女煎合白虎汤加减。方中熟地黄滋补肾阴；石膏清泄胃火，共为君药。阴津亏虚，以麦冬滋阴清热，助熟地黄滋阴；虚热内生，以知母清热益阴，助石膏清热，共为臣药。热攻于上，以牛膝引血热下行，且补肝肾，为佐使药。诸药配伍，共奏滋肾阴，清胃热之效。汗出烦渴重者加五味子、乌梅、石斛、天花粉、玄参敛汗养阴、止渴除烦。

随症加减：疲乏倦怠重者加黄芪。恶心欲吐，舌苔白腻者加半夏、竹茹、藿香芳香化浊、和胃止呕。大便秘结者加玄参、首乌、大黄养阴清热通便。

中成药可用银黄注射液、参麦注射液。

2. 浊毒中阻

主症：口燥唇焦，大渴引饮，渴饮无度，皮肤干瘪，精神萎靡，嗜睡，胸闷纳呆，恶心呕吐，口有秽臭，时有少腹疼痛如绞，大便秘结，舌红苔垢而燥，脉沉细。

治法：清热导滞，芳香化浊。

方药：增液承气汤合清胃汤加减。方中大黄、芒硝泄热通便，软坚润燥，共为君药。阴津亏虚，玄参、麦冬、生地黄清热滋阴生津，为臣药。诸药配伍，共奏泄热通便，滋阴增液之效。发热，大渴引饮，大汗出者，重用生石膏，加知母、石斛养阴清热除烦止渴。

随症加减：伴头晕、嗜睡不语者加菖蒲、佩兰芳香辟秽、开窍醒神。少腹疼痛如绞，舌质紫暗有瘀斑者加桃仁、赤芍、木香活血化瘀、行气止痛。小便刺痛者加车前子、黄柏、苍术清热除湿、利尿通淋。

中成药可用清开灵注射液。

3. 浊毒闭窍

主症：口干微渴，心烦不寐，烦躁不安，或嗜睡，甚则昏迷不醒，呼吸深快，食欲不振，口臭呕吐，小便短赤，舌暗红而绛、苔黄燥或黑，舌有灰晕，脉细数。

治法：芳香开窍，清营解毒。

方药：安宫牛黄丸、清营汤加减。方中牛黄清心热，解心毒，豁痰开窍；水牛角清心热，凉心血，助牛黄清热解毒；麝香芳香开窍醒神，共为君药。邪热内盛，以黄连、黄芩、栀子苦寒清热泻火解毒；冰片助麝香芳香开窍醒神，共为臣药。神明躁动，以珍珠、朱砂、金箔清热重镇安神；心主血，郁金活血消瘀，通窍安神；痰阻心窍，以雄黄化痰解毒，共为佐药。蜜益气，调和药性，为佐使药。诸药配伍，以奏清热解毒，开窍醒神之效。

随症加减：惊厥抽搐加羚羊角、钩藤、白芍养阴柔肝、息风止痉。

中成药可用清开灵注射液、安宫牛黄丸。

4. 虚风内动

主症：神倦欲寐，耳聋眼花，手足蠕动，甚则抽搐，惊厥，舌红绛少苔，脉虚细数。

治法：滋阴清热，柔肝息风。

方药：复脉汤、大定风珠加减。方中干地黄、鸡子黄滋补阴血，平息内风，共为君药。血可化阴，以白芍、阿胶补血化阴，柔筋和脉，助干地黄、鸡子黄补血滋阴柔筋，共为臣药。阴津不足，以麻仁、麦冬、五味子滋养阴津，濡养筋脉，滋阴息风；阴虚阳亢，以牡蛎、鳖甲、龟甲滋阴潜阳，制阳息风，共为佐药。甘草益气，化生阴津，并调和药性，为佐使药。诸药配伍，共奏滋阴补血，息风止痉之效。

随症加减：仅见手足蠕动者可选二甲复脉汤。若见抽搐惊厥，神志不清者，用三甲复脉汤。抽搐舌绛少苔者，予大定风珠合复脉汤。

中成药可用脉络宁注射液、参麦注射液。

5. 阴阳亡脱

主症：面色苍白，目闭口开，大汗不止，手撒肢冷，甚至二便自遗，脉微欲绝。

治法：益气养阴，回阳固脱。

方药：生脉饮合参附汤加减。方中红参补肺气，益气生津，为君药；麦门冬养阴清肺而生津，为臣药；五味子敛肺止咳、止汗，为佐药。三味药合用，共成补肺益气，养阴生津之功。

随症加减：四肢厥逆者加干姜、甘草。大汗淋漓者加黄芪。若阳气似有回复，症见面赤肢冷，虚烦不安，乃真阴耗竭，虚阳外越之象，可用地黄饮子峻补真阴，温肾扶阳。

中成药可用参附注射液、生脉注射液。

【其他疗法】

1. 口服中成药

中成药的选用必须适合该相应证型，切忌盲目使用。建议选用无糖颗粒剂、胶囊剂、浓缩丸或片剂。

（1）消渴丸：用于2型糖尿病气阴两虚证，一次5~10丸，每日2~3次，饭前15~20分钟。

（2）天芪降糖胶囊：用于2型糖尿病气阴两虚证，一次5粒，每日3次。

（3）杞药消渴口服液：用于糖尿病气阴两虚证，一次10mL，每日3次。

（4）玉泉丸：用于消渴病的脾瘅和消渴期，每次5g，每日4次。

（5）金芪降糖片：用于消渴病气虚有热者，每次7~10粒，饭前服用。

2. 体针

（1）肺热津伤：主穴：肺俞、脾俞、尺泽、曲池、廉泉、承浆、足三里、三阴交；配穴：烦渴、口干加金津、玉液。

（2）胃热炽盛：主穴：脾俞、胃俞、足三里、三阴交、内庭、中脘、阴陵泉、曲池、合谷；配穴：大便秘结加天枢、支沟。

（3）肾阴亏虚：主穴：肾俞、关元、三阴交、太溪；配穴：视物模糊加太冲、光明。

（4）阴阳两虚：气海、关元、肾俞、命门、三阴交、太溪、复溜。

针法：以缓慢捻转，中度刺激，平补平泻法为主，留针15~20分钟。

3. 耳针

耳针、耳穴贴压以内分泌、肾上腺等穴位为主。耳针疗法取穴胰、内分泌、肾上腺、缘中、三焦、肾、神门、心、肝；配穴：偏上消者加肺、渴点，偏中消者加脾、胃，偏下消者加膀胱。

4. 推拿

肥胖或超重糖尿病患者可腹部按摩中脘、水分、气海、关元、天枢、水道等。点穴减肥常取合谷、内关、足三里、三阴交。也可推拿面颈部、胸背部、臀部、四肢等部位，用摩、揉、按、捏、拿、合、分、轻拍等手法。

【病案参考】

王某，男性，24岁，因“口干、多饮、多尿、消瘦3月余，加重3天”入院，入院查血气分析：pH 7.09，$PaCO_2$ 27.7mmHg，HCO_3^- 2.2mmol/L，剩余碱29.5mmol/L，乳酸2.6mmol/L，血糖32mmol/L，余正常。尿酮体、血酮体均阳性，刻下：口干多饮，烦渴喜冷饮，多尿，消瘦，纳差，恶心欲吐，周身困重，乏力懒言，大便干结，舌暗红，苔黄厚腻，舌下络脉Ⅰ°迂曲，脉滑数。辨证当属湿热蕴结、化火伤阴。予以解毒消秽饮（生石膏30g，葛根15g，丹参10g，黄精12g，生地黄12g，天花粉10g，苍术9g，玄参6g，黄连9g，石菖蒲12g，郁金10g，藿香10g，黄芩10g，竹茹10g，代赭石20g，大黄6g）颗粒剂。3天后，患者口干多饮多尿明显改善，胃纳转佳，无明显恶心呕吐，周身乏力明显改善，大便调，舌质暗红，舌下络脉Ⅰ°迂曲，舌苔黄腻，脉滑略沉。继续服用上方，去竹茹、代赭石、大黄，加当归10g，续服5

剂后，上述症状均缓解，复查血气分析已正常，血酮体尿酮体均阴性。

（选自《糖尿病酮症酸中毒中医证治初探》）

第十四节　肾上腺危象

肾上腺皮质功能减退危象简称肾上腺危象，是肾上腺皮质功能减退危及生命的严重表现。肾上腺皮质功能减退症（adreno cortical insufficient，ACI）按照病因可以分为原发性和继发性。原发性 ACI 是由于肾上腺本身的病变导致的糖皮质激素分泌不足，又称 Addison 病，多由自身免疫、结核感染、肿瘤或其他原因破坏了双侧绝大部分肾上腺所引起。继发性 ACI 是由于下丘脑－垂体病变引起促肾上腺皮质激素不足所引起，临床主要表现包括乏力、虚弱、头晕、心悸、食欲减退、体重减轻、恶心、呕吐和腹泻，皮肤黏膜的色素沉着等。急性肾上腺皮质功能不全或慢性 ACI 的患者在遇到感染、发热、手术、创伤等应激状态时，由于无法提供足够的皮质激素满足机体的大量需求，病情可急剧加重，可表现为原有症状的加重，并出现极度虚弱、厌食、立位性血压降低、心动过速、四肢厥冷、萎靡淡漠、严重者出现嗜睡、淡漠或烦躁、谵妄甚至昏迷等意识障碍表现，即发生肾上腺危象。

肾上腺危象临床发病其实并不少见，有研究显示，肾上腺皮质功能不全者有 42% 至少发生过 1 次肾上腺危象，重症监护室的危重患者继发肾上腺皮质功能不全者占 31%。肾上腺危象发病较隐匿，临床表现缺乏特异性，容易漏诊和误诊。但肾上腺危象进展迅速，病情凶险，不及时救治容易出现休克甚至死亡，是严重的内科急症之一。

由于历史条件的限制，肾上腺皮质功能减退症没有明确的中医病名。根据临床表现，通常认为与中医学的“黑疸”“女劳疸”有相似之处。整体而论，肾上腺危象在中医学属“虚劳”发展到“厥脱”严重阶段的危重症范围。

【源流】

在《黄帝内经》中首先论述了黑色归于肾的理论，在《素问·痿论》中有“肾热者，色黑而齿槁”之病证描述，其中“色黑而齿槁”的表现与 ACI 皮肤及牙龈色素沉着的临床表现甚为相合。《金匮要略·黄疸病脉证并治》曰：“额上黑，微汗出，手足中热，薄暮即发，膀胱急，小便自利，名曰女劳疸；腹如水状不治。”“黄家日晡所发热，而反恶寒，此为女劳得之；膀胱急，少腹满，身尽黄，额上黑，足下热，因作黑疸，其腹胀如水状，大便必黑，时溏，此女劳之病，非水也。腹满者难治。硝石矾石散主之。”其中提出了“额上黑”为主症，并指出“此为女劳瘅”，现在普遍认为与肾上腺皮质功能减退症有相似之处。

【病因病机】

肾上腺结核曾是我国肾上腺皮质功能减退症的最常见病因，随着结核病的控制，目前由于自身免疫的肾上腺炎导致的肾上腺功能破坏成为最主要的原因。其他病因还包括真菌感染、恶性免疫缺陷综合征、恶性肿瘤转移、先天性肾上腺发育不良、肾上腺手术或放射性治疗后。

中医学认为，慢性肾上腺皮质功能减退可由先天不足、五脏柔弱所致，或外感六淫，邪气久羁，迁延失治，或烦劳过度，大病之后，失于调理，致肾精受损，元阳不足，命门火衰。肾精不足，先天不能濡养后天，导致脾肾两虚，继而全身脏腑虚损，表现为不同脏腑的气、血、阴、阳的虚损。如因感染痨虫所致者，也可表现为五心烦热、口干欲饮、颧红面赤等肝肾阴虚、虚火上炎之症。

早期可有乏力倦怠、体重减轻、食欲不振、面色不华、心悸等脾虚的表现；日久气虚不能行血，则可见皮肤色素沉着。先天不能温煦后天，后天不能滋养先天，出现脾肾两虚，而见食欲不振，腹痛腹泻，腰膝酸软，毛发失泽或脱落，男子阳痿滑精，女子月经失调；或肾水不能涵养肝木，肝肾两虚，出现手抖肌颤，耳鸣耳聋等症。总之，本病为或先天不足，或外感六淫，或烦劳过度后，病久致虚。肾精不足，阴损及阳，命门火衰。肾阳不足，先天不能濡养后天，逐渐表现为诸脏气血阴阳的虚损。

在此基础上，若突然遭受剧烈的应激事件，或精神创伤，或劳倦过度，或外感六淫，均可致肾阳虚衰，阴损及阳，阴阳离决，而现阴脱或阳脱之象。总之，本病病性以虚为主，病位在脾肾，病机为脾肾不足，日久阴损及阳，阴阳俱虚，甚则阴阳离决。

【临床诊断】

（一）病史

肾上腺危象患者常在慢性肾上腺功能减退的基础上出现各种急性应激的状态（重大疾病、外伤、手术、急性创伤、劳累过度、高温或低温），或由于急性的肾上腺皮质功能破坏（急性出血、坏死、血栓形成），导致肾上腺皮质功能的急性衰竭。

（二）症状与体征

肾上腺皮质功能减退患者的主要表现为：①乏力、虚弱、抑郁；②纳差和体重减轻；③头晕和直立性低血压；④恶心、呕吐和腹泻；⑤低钠血症和低镁血症等。危象前期，患者表现为上述原有症状的加剧，大多患者有发热，偶尔体温可达40℃以上。随着病情进展，后期可表现为极度虚弱、厌食、四肢厥冷、心动过速、极度萎靡淡漠，甚至嗜睡、昏迷，也可表现为烦躁不安、谵妄惊厥，甚至昏迷。

1. 症状

多在肾上腺皮质激素缺乏引起的相关表现和基础疾病表现的基础上出现如下症状：

（1）发热，可以是感染引起，也可以是肾上腺危象本身引起。病程中体温可低于正常。

（2）消化系统：早期表现为厌食、腹胀、恶心、呕吐，还可表现为腹痛腹泻。

（3）神经系统：初期仅有乏力、萎靡、淡漠、嗜睡、衰弱状，严重时可表现为烦躁不安、谵妄、神志模糊，甚至昏迷。

（4）心血管系统：皮肤湿冷、心率增快、四肢末梢冷，甚至休克表现。

2. 体征

（1）体温：可高达40℃，偶有低体温。

（2）消化系统：腹部可有压痛、肌紧张，但无反跳痛。

（3）神经系统体征：神志不清、语言迟钝、昏睡、昏迷、反射消失。

（4）循环系统：直立性低血压，脉压减低，心率增快，心律失常如早搏、室上性心动过速、心房纤颤、心房扑动等。

（三）实验室及其他检查

患者肾上腺危象的诊断主要依赖临床表现，实验室及其他检查主要用于确诊是否存在慢性皮质醇功能减退。

1. 血、尿皮质醇，促肾上腺皮质激素（ACTH）水平的测定

原发性 ACI 血浆 ACTH 常升高。严重肾上腺皮质功能减退患者，血皮质醇水平基础值明显降低，但应激状态下的基础血浆皮质醇水平正常不能除外 ACI；尿游离皮质醇及 17－羟皮质类固醇（17－OHCS）水平也低于正常。

2. 血常规及生化检查

伴有严重感染的患者白细胞和中性粒细胞计数明显升高。一般患者周围血中嗜酸性粒细胞计数可增高，血小板计数减低。部分患者可出现凝血时间延长，凝血酶原时间延长。电解质方面可表现为低钠血症、低镁血症、高钾血症等，但血钾也可正常甚而降低。空腹血糖、血尿素氮、二氧化碳结合力均降低。血糖及糖耐量实验示空腹低血糖症。

3. 其他

腹部 X 线检查：继发与结核及真菌感染的肾上腺危象可以看到局部钙化。

肾上腺 CT：可以见到由于结核或肿瘤浸润而导致的肾上腺增大或占位表现；肾上腺缩小的患者见于先天性肾上腺萎缩、自身免疫病相关性肾上腺炎或进展期的肾上腺结核。

心电图示低电压，T 波低平或倒置，P－R 间期及 QT 间期延长。

（四）诊断要点

肾上腺危象的诊断主要依靠其既往病史及临床表现，目前尚无统一的诊断标准。主要根据病史、症状和体征以及相应辅助检查作出临床诊断；对于肾上腺危象的针对性治疗应越早越好，不必等相应化验结果回报，以免贻误救治时机。临床典型病例一般易于诊断，对于不典型的患者尤其是起病急、合并多种基础疾病的，易于耽误诊治时机，甚至危及患者生命。

对于出现如下表现者都应立即考虑肾上腺危象并着手开始治疗：①出现难以解释的低血压、休克；②在疲劳、厌食、体重降低的基础上出现急腹症；③有相应的神经系统症状，伴有或不伴有发热；④无法解释的低血糖，其可能是继发性肾上腺皮质功能衰竭唯一异常的表现；⑤无法解释的高热、低体温；⑥低钠血症、高钾血症，钠钾比值低于27∶1；⑦其他生化异常包括氮质血症、高磷血症、低氯血症、高钙血症及低蛋白血症等。

对于有慢性肾上腺皮质功能减退病史的患者，当有感染、劳累、创伤、手术、分娩以及容量缺乏等应激状态或应用ACTH、利福平、苯妥英钠等药物时，出现低血压、胃肠症状、神志改变和发热等症状时应考虑为肾上腺危象。

（五）鉴别诊断

ACI的症状体征缺乏特异性，重点是从各种非特异性的临床表现中识别出肾上腺危象。一般需与多种临床情况相鉴别，包括一般的慢性消瘦、低血压、低血糖、重症感染、急性胃肠系统疾病等；如果患者出现多项相关的临床表现（如慢性消瘦、虚弱、低血压、发作性晕厥、低血糖等）时，要高度怀疑出现肾上腺危象的可能。

【临证思路】

（一）识症

早期多不易发现，一般先表现为原有ACI症状的加重，如体倦乏力、少气懒言、纳少腹胀，或有恶心呕吐、四肢欠温、畏寒肢冷、腰膝酸软、舌淡苔薄白，脉沉细等脾肾阳虚的表现。后期随着疾病进展，可出现面色苍白、心悸不安、四肢冷凉、冷汗淋漓、脉沉细弱，急重症则出现大汗淋漓、手足厥冷、目合口开、手撒尿遗、昏仆不省人事、脉微欲绝之亡阳亡阴的脱证。

（二）审机

本病病因或由于先天不足、脏腑柔弱，或外感六淫、迁延失治，或烦劳内伤、失于调理所致。肾为先天之本，脾为后天之本，脾脏需依赖肾阳的温煦才可正常运行。肾脏也需脾脏不断运化水谷精微以充养。脾肾两虚，肾精不足是本病发生的重要病机基础。

疾病早期，临床可表现为脾肾两虚。脾主肌肉四肢，脾虚无力运化，则见乏力倦怠、少气懒言、食欲不振、面色不华、心悸。肾阳不足为主者，肾阳亏虚，无以温煦脾阳，则见食欲不振、腹痛腹泻、腰膝酸软、毛发失泽或脱落等症。

病情发展到最后，肾阴肾阳亏损，阳气衰竭，渐至全身各脏腑气血津液衰竭，阴竭阳脱，则见神志倦怠、大汗淋漓、手足厥冷、目合口开、手撒尿遗、昏迷不醒、脉微欲绝等阴脱阳亡的危候。多见于肾上腺危象发展到循环衰竭的最后阶段。

总之，本病病性以虚为主，病位在脾肾，病机为脾肾两虚，日久阴损及阳，阴阳俱虚，甚则阴阳离决。

（三）定治

本病因临床症状不典型，病情凶险，临证强调要及早诊断，及早治疗。从脾肾论治为治疗本病之大法。中医主要从其临床表现审证求因。无论为外感，或内伤烦劳，大病体虚，其损均在脾肾。治疗需抓住脾肾不足渐至阴阳俱虚、阴竭阳脱的病理过程，需中西医结合，各取所长，首先分清疾病目前处于哪个时期，将如何发展，预后如何，根据不同的时期，分清病位病性。早期脾肾两虚阶段以益气温阳、温补脾肾为主，晚期阴竭阳脱、阴阳离决之时则应以益气回阳，救阴固脱为主。

（四）用药

早期脾肾两虚，治疗以温补脾肾、固肾填精。可予补中益气汤或黄芪建中汤合桂附八味丸加减，药用党参、黄芪、白术补中益气健脾，黄精、当归填精养血，肉苁蓉、山茱萸、附子、桂枝、熟地黄、生地黄等补肾益精。气虚明显者，可用红参易党参，大补元气；血虚明显者，可加用阿胶、丹参；阳虚明显者，加用附子、肉桂，以加强补肾之力。同时，因本证中脾胃伴随症状较多，可酌情随症加减。如伴恶心呕吐者，加姜半夏、竹茹、苏叶等降逆止呕；伴呃逆者，加旋覆花、柿蒂等和中降逆；腹胀者，加枳壳、厚朴、木香以理气消胀；腹痛者，加延胡索、川楝子、白芍等缓急止痛；腹泻者，加砂仁、肉豆蔻、神曲等健脾止泻；伴脱肛者，加升麻、柴胡、禹余粮等升提固脱。血压偏低者，重用人参、黄芪，加柴胡、升麻、枳壳等升提阳气。心中悸动、心动过缓者，加用附子、细辛或麻黄附子细辛汤温阳复脉。

晚期阴竭阳脱，阴阳离决，治当益气回阳，救阴固脱。可予参附汤、生脉散、四逆汤等加减。药用人参大补元气，附子温固元阳，麦冬、五味子大补气阴生津。共奏回阳固脱救阴之功。还可根据阴脱阳脱的侧重不同，辨证应用现代中药制剂参麦注射液、参附注射液等。

【纲目条辨论治】

以缓急为纲，病因为目，条辨论治。

1. 脾肾两虚

主症：乏力倦怠，少气懒言，食欲不振，面色不华，心悸，恶心呕吐，四肢欠温，畏寒肢冷，腰膝酸软，舌淡苔薄白，脉沉细。

治法：益气健脾，补肾温阳。

方药：补中益气汤或黄芪建中汤合桂附八味丸加减。党参、黄芪、白术补中益气健脾，黄精、当归填精养血，肉苁蓉、山茱萸、附子、桂枝、熟地黄、生地黄等补肾益精。气虚明显者，可以红参易党参，大补元气；血虚明显者，可加用阿胶、丹参；阳虚明显者，加用附子、肉桂，以加强补肾之力。

2. 阴竭阳脱

主症：神志倦怠，大汗淋漓，手足厥冷，目合口开，手撒尿遗，昏迷不醒，脉微欲绝。

治法：益气养阴，回阳固脱。

方药：生脉散、参附汤、四逆汤加减。人参甘温大补元气，附子大辛大热，温壮元阳，益气救脱，二药相配，共奏回阳固脱之功。阳气脱陷者倍用之。高热大汗所致的虚脱可加用炙甘草，干姜。

【其他疗法】

1. 中成药

生脉饮：红参、麦冬、五味子。功效：益气养阴生津。适用于气阴两虚，心悸气短，脉微自汗。

2. 中药针剂

（1）参附注射液：成分：红参、黑附片提取物，辅料为聚山梨酯80。功效：回阳救逆，益气固脱。主要用于阳气暴脱。用法：肌内注射一次2～4mL，每日1～2次。静脉滴注一次20～100mL，用5%～10%葡萄糖注射液250～500mL稀释后使用。静脉推注一次5～20mL（用5%～10%葡萄糖注射液20mL稀释后使用）。

（2）参麦注射液：成分：红参、麦冬。辅料为聚山梨酯80、氯化钠。功效：益气固脱，养阴生津，生脉。用于气阴两亏，脉虚欲脱的休克、心悸、气短，四肢厥冷、汗出、脉微欲绝。用法：肌内注射：一次2～4mL，每日1～2次。静脉滴注：一次20～60mL，用5%葡萄糖注射液250～500mL稀释后使用。

3. 体针

选用足三里、关元、气海、百会、涌泉、内关、肾上腺等穴位，每次2～3穴。用补法针刺，扶助正气，促进阳气回复。

4. 灸法

选用足三里、关元、气海、百会，用艾条灸20分钟，每次选2～3穴。有回阳救逆的作用，适用于阳气暴脱的危象。

5. 耳针

肾上腺、皮质下、心、脾、肾等，毫针刺。两耳交替取穴，留针1～2小时。

【病案参考】

病案一

郑某，男，65岁。头晕眼花，疲乏无力，皮肤日渐变黑1年多。医诊肾上腺皮质功能减退症。先以西药治疗精神稍有好转，但一停药诸症又见加重，后以中药健脾燥湿和胃，活血化瘀等配合应用亦无明显效果。细审其证，头晕眼花，失眠健忘，疲乏无力，纳呆食减，面部、四肢暴露部位，关节伸屈面，皱纹，以及乳头、乳晕、肩腋部，腰臀皱襞，下腹中线，指甲根部色深黑，其他皮肤棕黑色，即如口腔、唇、舌、牙龈及上颚黏膜上均有大小不等的点状、片状蓝黑色色素沉着，舌苔薄白，脉细弱而缓。综合脉证，思之：皮肤色黑者，肾气不足也；怯冷乏力，脉细弱而缓者，阴阳俱虚也。治宜培补肾气。处方：附子4g，肉桂4g，山茱萸15g，杜仲10g，怀牛膝10g，生地黄15g，炙甘草10g，山药10g，枸杞子10g，鹿角胶10g（烊化），肉苁蓉10g。

服药6剂，皮肤由深黑色转为棕黑色，精神好转，食欲增加；继服上药70剂，皮肤由棕黑转为健康皮肤样的淡黄色，食欲睡眠精神均正常；继服上药至90剂时，诸症消失。追访1年未见复发。

（选自《中医临证经验与方法》）

病案二

颜某，男，40岁，初诊，面色黧黑如漆，逐渐加重，颧部炱黑尤甚。病已两年余，某大医院检查，确诊为艾迪生病。自觉精神疲惫，一身乏力，腰膝酸软，双下肢无力尤甚，恶心欲吐，饮食不进。诊脉沉细无力，按之欲无，舌淡苔白，一派阳虚水泛之象。治宜先温肾阳以治其本，所谓“益火之源，以消阴翳”也。

淡附片6g，淡干姜6g，淡吴萸6g，肉桂6g，杜仲10g，川续断10g，补骨脂10g，熟地黄20g。7剂。

二诊：药后自觉精神好转，乏力减轻，余症如前，继用前法，重剂以进。

淡附片10g，淡干姜10g，淡吴萸10g，肉桂10g，杜仲15g，川续断15g，补骨脂10g，熟地黄20g。7剂。

三诊：自觉精神转佳，气力有增。仍感恶心欲呕，纳食少进。脉仍沉细，舌白苔润。治宜温补下元，兼运中阳。

淡附片10g，淡干姜10g，淡吴萸10g，肉桂10g，杜仲10g，川续断10g，补骨脂10g，焦白术10g，半夏10g，陈皮10g，白蔻仁6g（后下）。7剂。

四诊：呕恶虽减而未除，面色黧黑有减退之势，肾阳有再振之望，继用前法，补命火以燠中土。

淡附片10g，淡干姜10g，淡吴萸10g，肉桂10g，杜仲10g，川续断10g，补骨脂10g，焦白术10g，淫羊藿10g，山萸肉10g，怀山药15g，枸杞子10g，熟地黄20g。7剂。

五诊：药后精神大振，纳食有增，面色黧黑续减。然肾阳久衰，非朝夕可以为功，宜用丸药以缓图之。宗前法加味。

淡附片 30g，淡干姜 30g，淡吴萸 30g，肉桂 30g，杜仲 30g，川续断 30g，补骨脂 30g，焦白术 30g，红参 30g，枸杞子 30g，山萸肉 30g，淫羊藿 30g，熟地黄 60g，怀山药 60g，陈皮 30g，半夏 30g，茯苓 50g，鹿角胶 100g。

制法：上药除鹿角胶外共研细面，将鹿胶烊化后加炼蜜适量，为丸如弹子大，重约 10g。每日早晚各服 1 丸。

患者服上药 1 料，面色黧黑渐次消退，精神体力均有好转，其余症状大部分消失。

按：艾迪生病，又称慢性肾上腺皮质机能减退症，是由于多种原因引起的肾上腺皮质严重损害时出现的一种综合征，其特征性的临床表现是显著的色素沉着（中医将其描述为面色黧黑），并伴有恶心、呕吐、纳差、消瘦、疲乏、眩晕等多系统症状。西医给予激素治疗，有一定效果。本病在中医古代文献中尚无确切的对应病种，治疗无成法可依。赵师根据中医理论对本病进行辨析，认为其主症面色黧黑属于元阳衰微，命门火衰，故伴见神疲乏力、腰膝酸软、眩晕耳鸣等症，在男子可见阳痿不举，皆是阳衰之征。故治疗以温肾壮阳为法，以仲景四逆汤为基础，加入淡吴萸，名三淡汤，再酌加肉桂、杜仲、川断、补骨脂、熟地黄等温补下元之品，治疗本病可收到明显效果。

（选自《赵绍琴临证验案精选》）

病案三

赵某，男性，6 岁。诊断为肾病综合征 1 年，频繁复发，持续服用泼尼松，近 2 个月泼尼松剂量为隔日 20mg。2 天前患儿不洁饮食后出现腹泻，大便色黄，水样便，伴阵发性腹痛，呕吐，非喷射性，于 2012 年 10 月 16 日入院。查体：血压 80/50mmHg，体温 37.8℃，脉搏 110 次/分，呼吸 28 次/分，体重 25kg。心音低钝，双肺听诊可闻及下肺少量湿啰音，腹部膨隆，脐周压痛阳性，反跳痛阴性，腹水征弱阳性，双下肢轻度凹陷性水肿。

实验室检查：血钾 3.41mmol/L，血钠 119mmol/L，血氯 79mmol/L，血尿素氮 10.49mmol/L，肌酐 115.1mol/L，血糖 3.76mmol/L，血清白蛋白 23.5g/L，谷丙转氨酶 31.2U/L，谷草转氨酶 9.9U/L，血沉 54mm/h。尿常规：蛋白（+++），潜血（+），酮体（+）。粪常规：大便潜血阳性、镜检脓球（0~1），白细胞（+）。心电图：窦性心动过速。胸部 X 线片示双肺纹理增粗。胃肠道彩超：肠壁水肿，少量腹水。予抗感染、扩大血容量，纠正电解质紊乱等治疗。10 月 17 日症状加重，全腹压痛，肠鸣音亢进，大便日行十余次，黄色水样便，呈喷射状，精神萎靡，神情淡漠，嗜睡。遂予琥珀酸氢化可的松 200mg 静脉输入，用后患儿精神逐渐好转；第 2~4 日给予氢化可的松 150mg，并给予参附汤治疗；第 5 日给予化可的松考 100mg。之后改为泼尼松片每日 30mg 口服。病情渐稳定。1 周后腹部症状消失，大便正常，复查肾功能、电解质等实验室指标基本正常。

（选自《丁樱教授治疗肾上腺危象之中西医谈》）

第二章　内科急症

第一节　气　胸

气胸（pneumothorax）是指气体进入胸膜腔，造成积气状态，称为气胸。多因肺部疾病或外力影响使肺组织和脏层胸膜破裂，或靠近肺表面的细微气肿泡破裂，肺和支气管内空气逸入胸膜腔。历代中医文献中无气胸之病名，亦无专文对气胸进行阐述，但根据其发作症状胸痛、胸闷、咳嗽、气短，归于中医之“胸痹”“胁痛”“咳嗽”“喘证”“大气下陷证”“肺胀”等范畴。

因胸壁或肺部创伤引起者称为创伤性气胸；因疾病致肺组织自行破裂引起者称自发性气胸，如因治疗或诊断所需人为地将空气注入胸膜腔称人工气胸。气胸又可分为闭合性气胸、开放性气胸及张力性气胸。自发性气胸多见于男性青壮年或患有慢支、肺气肿、肺结核者。本病属肺科急症之一，严重者可危及生命，及时处理可治愈。

【源流】

历代中医文献中无气胸之病名，亦无专文对气胸进行阐述，但根据其发作症状胸痛、胸闷、咳嗽、气短，归于中医之胸痹、胁痛、咳嗽、喘证范畴。如《金匮要略·胸痹心痛短气病》中对短气的描述，“胸痹之病，喘息咳唾，胸背痛，短气”与现代医学所描述的胸痛、咳嗽、气促的自发性气胸三联征较为相近。

亦有人依据“肺胀者，虚满而喘咳”“其证气胀满，膨膨而咳喘”“实喘者，胸胀气粗，声高息涌，膨膨然若不能容，唯呼出为快”等描述突出了胀和喘的特点，把气胸归为“肺胀”范畴。《灵枢·胀论》指出：“肺胀者，虚满而喘咳。”其发病原因，有外邪乘肺、咳喘损肺、创伤肺膜及用力努责等。临床治疗可按肺胀病的证候特点，辨明标本、虚实、寒热，遣方用药。如单纯性气胸，乃患者素体肺气不足，加之外邪客于皮毛，肺之窍道闭塞，而致呼吸不利，突发肺胀，《圣济总录》有云：“治疗卒气喘，紫苏汤主之。”

本病多发生于许多慢性肺系疾病久治不愈以后，其发病机理总缘肺脏虚损、津气严重耗伤，以致肺叶枯萎，属肺痿范畴。“肺胀而咳，或左或右，不得眠，此痰挟瘀血碍气而病”，提示病理因素主要是痰、瘀阻碍肺气所致。《丹溪心法·咳嗽》云：

“有嗽而肺胀壅遏不得眠者，难治。”《景岳全书·喘促》云：“实喘者，胸胀气粗，声高息涌，膨膨然若不能容，唯呼出为快。”《证治汇补·咳嗽》云：“又有气散而胀者，宜补肺，气逆而胀者，宜降气，当参虚实而施治。”《医学衷中参西录》曰：“肺之所以能呼吸者，实赖胸中大气……此气一虚，呼吸即觉不利。”说明辨证施治当分虚实两端。

【病因病机】

气胸发病原因有外邪壅肺、咳喘损肺、创伤肺膜以及用力努责等。肺司呼吸，皮毛为之合，肺气不足，外邪客表，则肺气闭塞，导致本病发生；素有肺部疾患，加之烟酒刺激，肺失宣降，损伤脉络，瘀血停滞，亦可发病；内有痰饮，外感伤肺，肺络失和，肺膜损伤，加重症状；另外，少阳胆经受病，肝郁气滞，木火刑金，也可发此病。病机总分为虚实两端，虚、郁、痰、瘀并见。

诸气膹郁，皆属于肺。肺主气而司呼吸，与肝一起调节全身气机的升降出入。然而肺为娇脏，易受伐致损，故临床上气胸以虚证为多见，当以补养肺脏为重点。本病的病理性质多属本虚标实，但有偏实、偏虚的不同，且以标实为急。急性发病则偏于标实，痰湿、血瘀、气滞征象突出；平时偏于本虚，以肺气虚明显。

“百病生于气”，肺气虚是自发性气胸发病的基础。本病以肺气虚损为基础，反复发作可损伤脾、肾，其为本虚标实之证，在本为肺气亏损，在标为气滞、血瘀、痰浊，虚实夹杂。本病常见于原有肺部慢性疾病，如肺气肿、尘肺、肺结核、肺部肿瘤等疾病的患者。若兼有表证，又当辅以宣肺解表治之；兼有痰热，又应加用清热化痰之品；兼有痰湿，则须选用燥湿祛痰佐之。这些常见于有肺部感染的病证。但对肝气上逆、木旺侮金者，当以疏肝开郁为主。

【临床诊断】

（一）临床表现

本病早期积气量少时可无症状。典型症状为突发呼吸困难，或突发胸痛，严重患者可以出现发绀、循环障碍、烦躁、意识障碍甚至休克。哮喘或慢性阻塞性肺疾病患者可表现为病情突然加重，机械通气患者可表现为持续低氧血症或气道压力改变。

（二）诊断要点

突发呼吸困难或突发胸痛。严重患者可以出现发绀、循环障碍、烦躁、意识障碍甚至休克。哮喘或慢性阻塞性肺疾病患者可表现为病情突然加重，机械通气患者可表现为持续低氧血症或气道压力改变。

颈静脉怒张，皮下气肿，气管向健侧移位，患侧胸部饱满、肋间隙增宽、叩诊呈鼓音、听诊呼吸音减弱或消失。开放性气胸可闻及随呼吸有气体进入伤口的声音，可闻及纵隔扑动。

X线检查为诊断气胸最可靠的方法。可显示肺压缩的程度，肺部情况，有无胸膜粘连、胸腔积液以及纵隔移位等。患侧肺野外带为缺少肺纹理的透光增强区，肺萎缩纵隔向健侧移位。局限性气胸在后前位X线检查时易遗漏，需在X线透视下转动体位方能见到气胸。大量气体时，则见肺被压缩聚集在肺门区呈圆球形阴影。若肺内有病变或胸膜粘连时，则呈分叶状或不规则阴影。大量气体或张力性气胸显示纵隔和心脏移向健侧。气胸合并胸腔积液时，则具液气面，透视下变动体位可见液面也随之移动。若围绕心缘旁有透光带，应考虑有纵隔气肿。

【临证思路】

（一）识症

1. 胸痛

典型症状为突发性胸痛。如见胸痛难忍，用力呼吸时痛剧，痛处游走，胸痛拒按，恼怒则疼痛加重，性情急躁易怒，气促息粗，胸部胀闷，面色黧黑晦暗，走窜疼痛，为气滞血瘀之候。脏腑失调，因病而致气机郁滞，令肝气失于畅达。气滞是重要的致病因素，气机郁滞时，就可影响血液的运行而导致病变发生，肝失疏泄，气滞不畅而致血瘀，气为血帅，肝郁气滞，日久不解，必致瘀血内停，故渐成胸中痞块，刺痛拒按。气虚患者可兼见面色淡白，身倦乏力，气少懒言，为气虚之证；气虚运血无力，血行缓慢，终致瘀阻络脉，故面色晦滞；血行瘀阻，不通则痛，故疼痛如刺，拒按不移。如胸胁疼痛，胸痛喜按，便溏，气促频剧，畏寒肢冷，少气懒言，呼多吸少，或胸痛隐隐，咳嗽，自汗多为宗气不足，肺脾肾俱虚之候。

2. 呼吸困难

患者常见呼吸困难，喘促伴胸闷。因肺气虚损，不能主气司呼吸所致。

3. 其他证候

严重患者可出现烦躁不安、气促、窒息感、发绀、出汗，并有脉搏细弱而快，甚至出现意识不清、昏迷。此为宗气不足，大气下陷所致，若不及时抢救，往往引起死亡。

（二）审机

1. 气虚血瘀

自发性气胸患者往往存在虚实夹杂的情况，主要以气虚血瘀为主。患者以气虚为本，气虚难以推动血脉运行，血的流行，主要靠气的推动，“气行则血行，气滞则血瘀”，气滞是形成血瘀的重要因素。自发性气胸气虚血瘀症见胸胁刺痛，用力呼吸时痛剧，恼怒则疼痛加重，气促息弱甚则呼多吸少，气少不足以息，少气懒言，畏寒肢冷，自汗，面色黧黑晦暗，纳差，小便清长，大便溏，舌暗或淡，偶见舌胖有齿印，苔白润，脉弦或细。此为虚实夹杂，既有肺脾气虚，又有血瘀的表现。气虚则肺不主气，肺气从经外泄，因而导致该种症状的出现。

2. 气滞血瘀

本证型多由情志不舒，肝气久郁不解所致。肝主疏泄而藏血，具有调畅气机、调节情志的功能，情志不遂或外邪侵袭肝脉则肝气郁滞，疏泄失职。气机运行不畅，肺主一身之气的功能受阻，则胸中宗气不能升降，积而满溢，留滞于胸膜之间，发为气胸。自发性气胸气滞血瘀症见胸痛难忍，用力呼吸时痛剧，胸痛难忍，痛处游走，胸痛拒按，痛处固定不移，恼怒则疼痛加重，性情急躁易怒，气促息粗，胸部胀闷，面色黧黑晦暗，走窜疼痛。脏腑失调，因病而致气机郁滞，令肝气失于畅达。气滞是重要的致病因素，气机郁滞时，就可影响血液的运行而导致病变发生，肝失疏泄，气滞不畅而致血瘀，气为血帅，肝郁气滞，日久不解，必致瘀血内停，故渐成胸中痞块，刺痛拒按。舌质紫暗或有瘀斑，脉涩，均为瘀血内停之象。该型的患者属实证，病变脏器涉及肝、肺，如能及时梳理气机，化瘀消积，预后较好。

3. 肺阴不足

因患者肺热不解，久则伤阴，久咳肺阴耗损或先天肾阴不足，水不制火，虚火上炎，灼伤肺叶，肺叶受损，宗气外泄而成气胸。肺不主气，宣肃失调，肺气上逆则咳嗽。阴虚火旺则虚火灼津，则见潮热盗汗。肾水不能上济心火，心火相对亢盛则失眠多梦。虚火灼肺则胸痛隐隐，肝火旺盛则急躁易怒。舌嫩红，苔润，脉弦均为阴虚的舌象。

4. 痰浊阻滞

本证以咳嗽痰多质黏色白易咳为辨证要点。痰浊阻滞症见恶心欲呕，胸部胀闷，咳嗽痰白黏腻、气促频剧、头身困重、口中黏腻、胸胁胀痛，胸痛拒按，舌淡苔白厚或腻，脉弦滑。患者因寒湿外邪侵袭肺脏，肺失宣降，津液失布，水液停聚而为痰湿。或因素体脾气亏虚，难以运化水液，水湿凝聚为痰，壅阻于肺。久咳伤肺，输布失常，聚湿酿痰，阻滞肺系。痰浊壅肺，气机不畅，宣降失常，肺气上逆，故喘咳痰多胸闷。痰湿蕴中，脾胃不和，健运失司，故恶心欲呕，口中黏腻。舌苔白腻，脉滑，均为痰湿内蕴之征。如内伤久咳，哮喘、肺胀、肺痨等肺部慢性疾患，迁延失治，痰湿内生，日久肺气受损，继而痰湿郁而化热，热甚炼液成痰，结于胸腔，津气随之耗伤，余邪恋肺，肺气闭阻，宣降不利，宗气外泄，而致气胸的发生。

5. 宗气不足，大气下陷

气胸重症，临床表现气短不足以息，或努力呼吸，有似乎喘，或气息将停，危在顷刻。兼见寒热往来，或咽干作渴，或满闷怔忡，或神昏健忘。严重患者可出现烦躁不安、气促、窒息感、发绀、出汗，并有脉搏细弱而快，甚至出现意识不清、昏迷，常易出现变证，危及生命。

（三）定治

本病虚实夹杂，证属本虚标实，治当标本兼顾。临床治疗应根据本病的证候特点，辨明标本、虚实、寒热，遣方用药。

补虚：肺主气而司呼吸，与肝一起调节全身气机的升降出入。然而肺为娇脏，易受伐致损，故临床上气胸以虚证多见，当以补养肺脏为重点。一般可分为气虚、阴虚、气虚夹瘀等。泻实：根据临床兼见证候，应配合行气、活血、化痰之法。

（四）用药

1. 气虚血瘀

气虚血瘀症见胸胁刺痛，用力呼吸时痛剧，恼怒则疼痛加重，气促息弱，甚则呼多吸少，气少不足以息，少气懒言，畏寒肢冷，自汗，面色黧黑晦暗，纳差，小便清长，大便溏，舌暗或淡，偶见舌胖有齿印，苔白润，脉弦或细。为虚实夹杂，既有肺脾气虚，又有血瘀的表现。气虚则肺不主气，肺气从经外泄，因而导致该种症状的出现，此即王清任所称“胸中血府血瘀之证”。胸中为气之所宗，血之所聚，肝经循行之分野。血瘀胸中，气机阻滞，清阳郁遏不升，则胸痛如针刺，且有定处；胸中血瘀，影响及胃，胃气上逆，故呃逆干呕，甚则水入即呛；瘀久化热，则内热瞀闷，入暮潮热；瘀热扰心，则心悸怔忡，失眠多梦；郁滞日久，肝失条达，故急躁易怒；至于唇、目、舌、脉所见，皆为瘀血征象。治宜活血化瘀，兼以行气止痛。可用桃仁破血行滞而润燥，红花活血祛瘀以止痛。赤芍、川芎活血祛瘀；牛膝活血通经，祛瘀止痛，引血下行；生地黄、当归养血益阴，清热活血；桔梗、枳壳，一升一降，宽胸行气。柴胡疏肝解郁，升达清阳，与桔梗、枳壳同用，尤善理气行滞，使气行则血行；桔梗并能载药上行，兼有使药之用；甘草调和诸药。紫菀辛温润肺，苦温下气，补虚调中，消痰止渴，治寒热结气，咳逆上气；百部甘苦微温，能润肺，治肺热咳呛；白前辛甘微寒，长于下痰止嗽，治肺气盛实之咳嗽；陈皮调中快膈，导滞消痰；荆芥辛苦而温，芳香而散，散风湿，清头目，利咽喉，善治伤风头痛咳嗽。

2. 气滞血瘀

本证型多由情志不舒，肝气久郁不解所致。肝主疏泄而藏血，具有调畅气机、调节情志的功能，情志不遂或外邪侵袭肝脉则肝气郁滞，疏泄失职。气机运行不畅，肺主一身之气的功能受阻，则胸中宗气不能升降，积而满溢留滞于胸膜之间，发为气胸。肝主疏泄，性喜条达，其经脉布胁肋循少腹，若情志不遂，木失条达，则致肝气郁结，经气不利，故见胁肋疼痛，胸闷，脘腹胀满。肝失疏泄，则情志抑郁易怒，善太息。脉弦为肝郁不舒之征。遵《黄帝内经》“木郁达之”之旨，治宜疏肝理气之法。以柴胡功善疏肝解郁，香附理气疏肝而止痛，川芎活血行气以止痛，二药相合，助柴胡以解肝经之郁滞，并增行气活血止痛之效。陈皮、枳壳理气行滞，芍药、甘草养血柔肝，缓急止痛。若胁肋痛甚者，酌加郁金、青皮、当归、乌药等以增强其行气活血之力。

3. 肺阴不足

因患者肺热不解，久则伤阴，久咳肺阴耗损或先天肾阴不足，水不制火，虚火上炎，灼伤肺叶，肺叶受损，宗气外泄而成气胸。以百合、生熟地黄滋养肺肾阴液；麦冬助百合以养肺阴，清肺热；玄参助生熟地黄以益肾阴，降虚火；当归、芍药养血和营；贝母、桔梗化痰止咳；甘草调和诸药。诸药合用，使阴液恢复，肺金得固，则咳嗽、吐血诸症自愈。

4. 痰浊阻滞

患者因寒湿外邪侵袭肺脏，肺失宣降，津液失布，水液停聚而为痰湿。或因素体脾气亏虚，难以运化水液，水湿凝聚为痰，壅阻于肺。久咳伤肺，输布失常，聚湿酿痰，阻滞肺系。痰浊壅肺，气机不畅，宣降失常，肺气上逆，故喘咳痰多胸闷。痰湿蕴中，脾胃不和，健运失司，故恶心欲呕，口中黏腻。舌苔白腻，脉滑，均为痰湿内蕴之征。如内伤久咳，哮喘、肺胀、肺痨等肺部慢性疾患，迁延失治，痰湿内生，日久肺气受损，继而痰湿郁而化热，热甚炼液成痰，结于胸腔，津气随之耗伤，余邪恋肺，肺气闭阻，宣降不利，宗气外泄，而致气胸的发生。可以瓜蒌、薤白、半夏宽胸化痰理气。若痰热郁蒸，痰黄如脓或有热腥味，加鱼腥草、金荞麦根、象贝母、冬瓜仁等清化痰热；胸满咳逆、痰涌、便秘配葶苈子、大黄泻肺通腑以逐痰。

5. 宗气不足，大气下陷

气胸重症，临床表现气短不足以息，或努力呼吸，有似乎喘，或气息将停，危在顷刻。兼见寒热往来，或咽干作渴，或满闷怔忡，或神昏健忘。严重者可出现烦躁不安、气促、窒息感、发绀、出汗，并有脉搏细弱而快，甚至出现意识不清、昏迷，常易出现变证危及生命。治疗以黄芪为主，因黄芪既善补气，又善升气，且其质轻松，中含氧气，与胸中大气有同气相求之妙用，惟其性稍热，故以知母之凉润者济之；柴胡为少阳之药，能引大气之陷者自左上升；升麻为阳明之药，能引大气之陷者自右上升；桔梗为药中之舟楫，能载诸药之力上达胸中，故用之为向导也。至其气分虚极者，酌加人参，所以培气之本也；或更加萸肉，所以防气之涣也。至若少腹下坠或更作疼，其人之大气直陷至九渊，必需升麻之大力者以升提之。

【纲目条辨论治】

以虚实为纲，病因为目，条辨论治。

1. 气虚血瘀

主症：胸胁刺痛，用力呼吸时痛剧，恼怒则疼痛加重，气促息弱，甚则呼多吸少，气少不足以息，少气懒言，畏寒肢冷，自汗，面色黧黑晦暗，纳差，小便清长，大便溏，舌暗或淡，偶见舌胖有齿印，苔白润，脉弦细。

治法：活血祛瘀，宣肺化痰。

方药：血府逐瘀汤合止嗽散。桃仁、红花、当归、生地黄、牛膝、川芎、桔梗、赤芍、枳壳、甘草、柴胡、白前、橘红、百部、紫菀。

随症加减：若咳嗽气急，胸胁痛者，加白芥子、桑白皮、葶苈子、郁金、延胡索。热盛有汗，咳嗽气粗，可去柴胡，合麻杏石甘汤以清热宣肺化痰。若夹痰湿，咳嗽痰黏、胸闷苔腻者，加半夏、厚朴、茯苓燥湿化痰。

2. 气滞血瘀

主症：胸痛难忍，用力呼吸时痛剧，痛处游走，胸痛拒按，恼怒则疼痛加重，性情急躁易怒，气促息粗，胸部胀闷，面色黧黑晦暗，走窜疼痛，舌质紫暗或有瘀斑，脉涩。

治法：疏肝理气活血。

方药：柴胡疏肝散。陈皮、柴胡、川芎、香附、枳壳、芍药、甘草。

随症加减：若兼见心急烦躁、口干口苦、尿黄便干、舌红苔黄、脉弦数等气郁化火之状，酌加清肝之品，药用栀子、黄连、龙胆草等。若胁痛、肠鸣、腹泻者，为肝气横逆，脾失健运之证，加健脾止泻的白术、茯苓、泽泻、薏苡仁。若伴有恶心、呕吐是为肝胃不和，胃失和降，加和胃止呕之半夏、陈皮、藿香、生姜等。

3. 肺阴不足

主症：咳嗽，潮热盗汗，失眠多梦，胸痛不甚，喜按，偶有气促，急躁易怒，舌嫩红，苔润，脉细数。

治法：滋阴润肺。

方药：百合固金汤。生地黄、熟地黄、麦冬、贝母、百合、当归、炒芍药、甘草、玄参、桔梗。

随症加减：若久咳久热，是肺中燥热较甚，又当加地骨皮以泻肺清热。咳剧加川贝母、杏仁、百部润肺止咳。若肺气不敛，咳而喘促加五味子、诃子以敛肺气。低热，加功劳叶、银柴胡、青蒿、地骨皮以清虚热。盗汗加糯稻根须、浮小麦以敛汗。咳吐黄痰，加海蛤粉、知母、黄芩清热化痰。痰中带血，加丹皮、山栀、藕节清热凉血止血。

4. 痰浊阻滞

主症：胸部闷痛，疼痛拒按，恶心欲呕，胸部胀闷，咳嗽痰白黏，气促频剧，头身困重，口中黏腻，舌淡苔白厚或腻，脉弦滑。

治法：化痰，宽胸，理气。

方药：瓜蒌薤白半夏汤。瓜蒌实、薤白、半夏。

随症加减：若痰热郁蒸，痰黄如脓或有热腥味，加鱼腥草、金荞麦根、象贝母、冬瓜仁等清化痰热；胸满咳逆，痰涌，便秘配葶苈子、大黄泻肺通腑以逐痰；痰热伤津，口干，舌红少苔，加北沙参、天冬、花粉养阴生津。

5. 宗气不足，大气下陷

主症：气短不足以息，或努力呼吸，有似乎喘，或气息将停，危在顷刻。兼见寒热往来，或咽干作渴，或满闷怔忡，或神昏健忘，舌质淡，或淡紫，苔薄或腻，脉虚数，脉沉迟微弱。

治法：补肺升陷。

方药：升陷汤加减。生黄芪、知母、桔梗、升麻、柴胡、人参、山萸肉。

随症加减：有血瘀证者加丹参、当归；停饮者合葶苈大枣泻肺汤。

【病案参考】

病案一

张某，男，75 岁，慢性支气管炎，肺气肿十余年。四日前因伤风咳喘加重，经治疗后好转，昨夜突感剧烈胸痛，焦躁不安，全胸片示右侧气胸，右肺被压缩约 75%。舌干红，脉细数，治以补肺养阴清肃平喘，予百合固金汤化裁。配合胸腔闭式引流，并抽气 2 次。

百合 15g，生地黄 15g，玄参 15g，川贝 10g，桔梗 5g，白前 10g，南北沙参各 15g，全瓜蒌 20g，海浮石 20g，鱼腥草 30g，炙甘草 5g。服上方 7 剂，症状大减，已能平卧，再服 5 剂后复查全胸片右侧气胸已大部吸收，继以六味地黄丸善后。

（选自《自发性气胸的中医辨治体会》）

病案二

李某，男，65 岁，肺心病病史 15 年，两天前因抬举桌椅，感左侧胸胁剧痛，气喘有窒息感，伴咳痰清稀，舌质淡紫，边有齿痕，苔薄，脉沉细。治以温阳化饮益气敛肺，予苓桂术甘汤加味：茯苓 30g，桂枝 10g，白术 15g，甘草 5g，赤芍 10g，杏仁 10g，沉香 3g（后下）、肉苁蓉 15g，补骨脂 15g，泽兰、泽泻各 12g，五味子 5g。上方 5 剂，胸痛消失，气喘减轻，咳痰量少，再服五剂后复查全胸片示左侧气胸已吸收。继以雏肺丸善后。

（选自《自发性气胸的中医辨治体会》）

病案三

潘某，男，58 岁。主因胸部闷痛，腹中气上冲胸，憋胀难忍 4 天，于 1994 年 6 月 16 日就诊。患者于 1994 年 6 月 12 日上午 8 时许在公园锻炼时，无明显诱因而自感有一股气自小腹上冲至胸，遂即胸闷不适，立即来院诊治，门诊疑冠心病发作收住内科治疗。13 日胸部 X 线片提示右肺气胸，右侧胸腔积液，量达第 10 肋水平，于内科进行封闭式引流、穿刺抽液等对症支持治疗，3 天后胸透右肺压缩程度较前加重，第 10 肋水平仍见积液，病情较前有所加重，遂邀中医科会诊治疗。刻下症见：胸部闷痛，心悸气短，倦困疲惫，行走颇感艰难，自述不时有一股气自下而上冲至胸中，憋胀难忍，小便短黄，大便色黑，便时艰涩，食欲不佳。查体：患者卧床，体瘦，肌肤松弛，手臂静脉青黑暴露，呼吸短促，消耗面容，面色暗红，右肺呼吸音减弱。舌苔厚白，舌尖边光亮紫暗，两脉弦数。西医诊断：自发性气胸。中医辨证为脾失健运，浊气上逆。

治法：肃调肺气，健脾生肌，活血化瘀，利湿化浊。

处方：旋覆花 10g（包煎），生黄芪 15g，三七粉 6g（冲服），干姜 10g，露蜂房 10g，砂仁 6g，肉桂 3g，枳壳 6g，木香 6g，太子参 10g，代赭石 15g（先煎）。5 剂，水煎服，1 剂/日。

6 月 20 日二诊：患者舌中腻苔散开，脉象同前，大便通畅，气息较前平和，上方生黄芪增至 30g，加佩兰 10g，茯苓 10g，白术 10g，血竭 5g（冲服）。5 剂，继续煎服。

此后以上方随症化裁，加入葶苈子 10g，桑白皮 10g，天花粉 10g 等坚持治疗，至 7 月中旬患者体力恢复，无不适感。胸片示肺完全扩张，积液完全吸收，病告痊愈而出院。2 个月后复查，胸透右肺完全复张，肋膈角锐利，膈肌运动自如，左肺亦正常。

按：四诊合参，本病是机体内在因素导致内脏（肺）组织的损伤，影响肺的主气功能，进而影响到机体气血的营运，气滞血瘀，造成机体气亏虚羸，五脏六腑功能衰弱。病因在于中焦失运，气机逆乱，浊气上逆，肺失肃降，体内气血运行乖戾，从而造成肺组织损伤。在施治中我们认识到肺组织一日不复，机体将无一日之宁，据此以肃调肺气，健脾生肌，活血化瘀，利湿化浊为法，方中黄芪、太子参健脾益气，三七、血竭活血生肌，露蜂房（中医临床常用于治疗肺系哮喘、痰证，笔者取类比象，试用）通络敛创，代赭石、旋覆花降逆化饮，干姜、肉桂、白术、茯苓温中健脾，枳壳、木香、砂仁、佩兰行气化湿，随症以天花粉润燥，桑白皮、葶苈子降逆利水，坚持治疗而收全效。

（选自《自发性气胸中医治验举隅》）

第二节　急性呼吸衰竭

呼吸衰竭指的是由各种各样的原因所引起的肺通气或换气功能障碍，以致在静息状态下也不能维持足够的气体交换，从而导致低氧血症，伴或不伴有高碳酸血症，并由此引起一系列的病理生理改变和相应临床表现的综合征。临床上多以呼吸困难、发绀、神经精神症状、心血管系统、消化及泌尿系统等症状为主要表现。按病程进展可分为急性呼吸衰竭和慢性呼吸衰竭。急性呼吸衰竭是指患者原无呼吸系统疾病，由于某种突发原因，如气道阻塞、严重肺疾病、创伤、休克、吸入毒性气体等，PaO_2 在短时间内下降到 60mmHg 以下或 $PaCO_2$ 上升到 50mmHg 以上，或在原有慢性呼吸系统疾病的基础上，PaO_2 低于 50mmHg 或出现失代偿性或代偿不完全的呼吸性酸中毒。本病起病急，病情发展迅速，如不能迅速缓解低氧状态，可快速导致患者的死亡，其具有发病率高、病死率高及并发症多的特点，是内科常见的急危重症之一，也是老年人常见的死亡原因之一。

古代中医文献并无这一病名，也没有对该病的系统论述。常以喘、厥、痉、闭、脱等为主要表现，根据其发病特点及临床特征分析，属于“喘证”“肺胀”“痰饮”“水肿”“暴喘”“喘脱”“闭证”“脱证”等多种危重症的范畴。喘证多以呼吸困难为主要症状，轻者仅有呼吸困难，不能平卧；重者稍动即喘，甚至张口抬肩，鼻翼扇动；更为严重者喘促不已，烦躁不安，肢冷，甚至发为喘脱。

【源流】

中医多以症状命名，故急性呼吸衰竭无中医专属名称。近代医家根据呼吸衰竭常以喘、厥、痉、闭、脱等为主要表现，将其归为“喘证”“肺胀”“痰饮”“水肿”“暴喘”“喘脱”“闭证”“脱证”等范畴。

喘证，对其症状的描述可追溯至先秦时代的《黄帝内经》，《灵枢·五阅五使》说道：“故肺病者，喘息鼻张。”《灵枢·本藏》曰：“肺高则上气，肩息咳。”《灵枢·胀论》篇：“肺胀者，虚满而喘咳。”《素问》又云：“大骨枯槁，大肉陷下，胸中气满，喘息不便，其气动形，期六月死。”描述了喘证咳、喘、胸部膨满的症状，并提出重度营养不良时易致喘脱，病情危重。《金匮要略·肺痿肺痈咳嗽上气病》曰：“上气面浮肿，肩息，其脉浮大。”“上气喘而躁者，属肺胀，欲作风水。”“咳而上气，喉中水鸡声。”“咳逆上气，时时吐浊，但坐不得眠。”“咳而上气……其人喘，目如脱状，脉浮大。”提到喘证除了咳、痰、喘、膨满外，还可有上气、烦躁、目如脱状、脉浮大等脉症表现，篇中提到的“欲作风水”“面浮肿”“但坐不得眠”等与现代医学的肺心病有相似之处。王肯堂《证治准绳·杂病》中“喘者，促促气急，喝喝息数，张口抬肩，摇身撷肚”，则更为具体地描述了喘的症状和体征。清代以来，喘证、喘脱证开始频繁出现在众多医家著作之中，《张聿青医案》曰：“久咳痰多…有喘脱之虞。”《成方切用》亦云：“治气短似喘、呼吸促急……气脱证也。”张锡纯认为“呼吸之外气与内气不相接续”则呼吸短气作喘，甚至“呼吸顿停”“不停而猝死”。

肺胀是多种慢性肺系疾患反复发作，迁延不愈，导致肺气胀满，不能敛降的病证。肺胀最早的记载见于《黄帝内经》，其《灵枢·经脉》曰：“肺手太阴之脉……是动则病，肺胀满，膨膨而喘咳。”《灵枢·胀论》曰：“肺胀者，虚满而喘咳。”《素问·大奇论》曰：“肺之雍，喘而两胠满。”明确指出肺胀的症状有喘、咳及胸肺部膨满三种。古代医家多认为肺胀的发生，常由久病肺虚，痰浊潴留，复感外邪，诱使病情加剧，正如隋代巢元方在其《诸病源候论·咳逆短气候》中所述“肺虚为微寒所伤，则咳嗽。嗽则气还于肺间，则肺胀，肺胀则气逆。而肺本虚，气为不足，复为邪所乘，壅痞不能宣畅，故咳逆短乏气也”，说明肺气本虚，复感外寒之邪是导致肺胀的发病机理。元代的朱丹溪在《丹溪心法·咳嗽篇》里还提出“肺胀而咳，或左或右不得眠，此痰挟瘀血碍气而病”，明确指出肺胀的病理因素主要是痰、瘀阻碍肺气。另外其他医家也对本病外感和内伤的病因及病发部位进行了描述，如《时方妙用·喘促》中“喘者……外则不离乎风寒，内则不离乎水饮”，《医学心悟·喘》中“夫外感之喘，多出于肺，内伤之喘，未有不由于肾者”，说明外感所致的喘证，病因多为风寒外邪，病位在肺，内伤所致的喘证，病因多为体内水饮，病位在肾。

喘脱为喘证的严重阶段，喘证可以由多种疾病引起，病因复杂，归纳起来，不外乎外感及内伤两方面。喘证发生后或因病情进展，或因失治误治，或因素体虚弱，或因年老体衰等可致喘脱。喘脱的病理性质均为元气大虚、正虚邪实、阴阳欲脱，若进一步发展，则可出现亡阴、亡阳的危笃病情。张景岳认为喘脱证的病机为元气大虚，具体可分为阴中之阳虚，见脉息微弱细涩；阳中之阴虚，见脉浮大弦芤，按之空虚。《景岳全书·虚喘证治》曰：“但察其脉息微弱细涩者，必阴中之阳虚也，或浮大弦芤按之空虚者，必阳中之阴虚也。大凡喘急不得卧，而脉见如此者，皆元气大虚，去死不远之候。若妄加消伐，必增剧而危，若用苦寒或攻下之，无不即死。”日本的丹波元简认为喘脱是因为正气亏虚，邪气盛行所致。《鸡峰普济方·喘疾》云：“《内经》曰阴争于内，阳扰于外，魄汗未藏，四逆而起，起则熏肺，使人喘喝。及着灸诸穴，若灸之手足不温，气息转高者，此名五脏气逆，肾水乘克于心，为大逆不可治，《内经》曰连经则生，连脏则死者，正谓此也。”论述了五脏气逆，肾水乘克于心，肾不纳气，心阳逆乱，发为喘脱的病因病机。

【病因病机】

综合现代各医家的认识，呼吸衰竭多由咳喘、痰饮、水肿、肺胀等疾病转化而来，本病虽在肺，但与脾、肾、心密切相关，内因是脏腑虚损，外因有风、寒、暑、湿、热诸邪。而外感、饮食劳倦、七情内伤为其诱因，外感尤为其中最主要的诱因。多数医家认为本病的病机为本虚标实，以肺、脾、肾虚损为本，痰、热、瘀、水饮为标，一般以本虚标实并见，感受外邪后又以标实见症为主。

有医家认为本病发病急、变化快，病初邪壅肺气，致使气机逆乱，以致迅速出现肝风内动、邪扰神明之证候。后期累及肾，出现闭证、脱证，病势凶险，病机有毒热内陷、败血停滞、痰阻气道、肺脾肾虚等。《素问·五邪》说道：“邪在肺上气喘，汗出，喘动肩背。”《素问·举痛论》云：“劳则喘息汗出。”提示喘证病因有外感和内伤之分，而病机有虚实之别。另外，《素问·痹论》中“心痹者……暴上气而喘”，《素问·经脉别论》中“有所坠恐，喘出于肝”，提出了喘证病位虽在肺脏，但心脏、肝脏皆可致喘。《素问·脉要精微论》中“因血在胁下，令人喘逆”，提出血瘀致喘之说。《伤寒论》中提到的喘证病机大致可归纳为以下几条：风寒外束，如原文“太阳病……无汗而喘”；营卫失和，如原文“喘家作，桂枝汤加厚朴、杏子”；外寒里饮，如小青龙汤证“伤寒表不解，心下有水气……或喘者”；邪热壅肺，如原文“汗出而喘，无大热者，可与麻黄杏仁甘草石膏汤”；阳明腑实，如原文“阳明病……手足濈然汗出者，此大便已硬也”。而在《金匮要略》中提到的喘证的主要病机是痰饮，总结出以下几个特点：寒饮郁肺，如“咳而上气，喉中水鸡声”的射干麻黄汤证；痰浊壅肺，如“咳而上气，时时吐浊，但坐不得眠”的皂荚丸证；饮热迫肺，如素有伏饮、外感风热的越婢加半夏汤证；寒饮夹热，如厚朴麻黄汤证及小青龙加石膏汤证；阴虚火炎，如“火逆上气”的麦门冬汤证。

肺胀多因久病肺脾肾虚损，卫外不固，外邪乘袭，饮停痰凝、痰瘀互结，致气机升降失调，气机滞塞，肺不敛降，肺气胀满而发，是一种虚实夹杂病证。故《诸病源候论・上气鸣息候》云：“肺主于气，邪乘于肺则肺胀，胀则肺管不利，不利则气道涩，故上气喘逆，鸣息不通。”《素问・词经论》云：“气有余则喘咳上气，不足则息利少气。”

肺胀与喘证发展至严重阶段，均可出现喘脱，《杂病广要・脏腑类・喘》“诸有笃病，正气欲绝之时，邪气盛行，多壅逆而为喘。”明代徐春雨认为大病之后，营气暴竭，卫气无所依托，聚集在肺，而致喘脱。《古今医统大全・病后喘者危》云：“凡喘作于大病之后者，多危殆。上喘咳而下泻泄者亦然。妇人产后因亡血过多，荣气暴竭，卫气无依，独聚于肺，故发喘也，此名孤阳绝阴，为难治。身汗如油，汗出发润，喘不休者，死。直视谵语而喘者，死。”

【临床诊断】

（一）临床表现

1. 症状

主要为缺氧和二氧化碳潴留的表现，气息喘促，张口抬肩，呼吸不能接续，或深浅不一，快慢不齐，间歇停顿，口唇、爪甲青紫，形瘦神疲，胸廓前后径增大，状如水桶，胸中憋闷，痰涎黏稠，不易咳出，烦躁，焦虑，舌质红或紫，苔少、白腻或黄。或伴有表情淡漠，嗜睡，甚至神昏，抽搐，或足见胕肿，其至肢体浮肿，或伴有汗出如油。

2. 体征

可有发绀、球结膜充血、水肿、扑翼样震颤、视神经盘水肿等。呼吸形式可发生改变，见胸腹矛盾呼吸；桶状胸，肺下界下移，肺下界活动度减小，触觉语颤减弱，肝脏肿大。叩诊呈过清音，听诊呼吸音减低，亦可闻及干性或湿性啰音，提示分泌物引流不畅或继发感染。心率可增快，并可出现期前收端，P_2 亢进等。若伴有肺部感染还可见实变体征。

（二）诊断要点

1. 临床指标

（1）轻症呼吸衰竭：呼吸困难，呼吸加快，偶有呼吸节律改变。口唇发绀，轻度烦躁不安或精神萎靡。

（2）中症呼吸衰竭：呼吸困难，三凹征加重，呼吸浅快，节律不整，时有叹息样呼吸，潮式呼吸或双吸气，偶有呼吸暂停。口唇发绀明显（有时呈樱红色），嗜睡或躁动，对针刺反应迟钝。

（3）重症呼吸衰竭：呼吸困难，三凹征明显或反而不明显，呼吸由浅快转为浅慢，节律紊乱，常出现下颌呼吸和呼吸暂停，呼吸音减低，口唇发绀加重，四肢末端发绀，发凉，昏睡或昏迷，甚至惊厥。严重者可出现脑水肿（球结膜水肿或视神经盘水肿）、脑疝（瞳孔两侧大小不等）等危重改变。

2. 血气指标

（1）Ⅰ型呼吸衰竭：海平面吸室内空气时，$PaO_2 \leqslant 60mmHg$，$PaCO_2 < 50mmHg$。

（2）Ⅱ型呼衰竭：海平面吸室内空气时，$PaO_2 \leqslant 60mmHg$，且 $PaCO_2 > 50mmHg$。

【临证思路】

（一）识症

1. 呼吸困难

气息喘促，张口抬肩，呼吸不能接续，或深浅不一，快慢不齐，间歇停顿。

2. 发绀

口唇及四肢末端青紫，胸前后径增大，状如水桶，胸中憋闷，痰涎黏稠，不易咳出。

3. 精神症状

轻度烦躁不安或精神萎靡，嗜睡或躁动，对针刺反应迟钝，严重者可出现昏迷，甚至惊厥。

（二）审机

1. 痰热壅盛

脾失健运，肺失输布，肾失蒸化，皆可致水湿凝聚生痰；肺朝百脉，肺脏功能正常则百脉流畅，循环不息，肺功能失常则血行涩滞，百脉皆瘀；患者本有宿痰伏内，若由外邪触动，则郁积之伏痰极易化热化火，而成痰热。喘促气急，喉间痰鸣，伏痰久郁化热，而见痰稠且黄，发热口渴，热邪扰动神明，而见烦躁不安，时有抽搐。舌质红，苔黄厚，脉滑数属痰热壅盛之候。

2. 热犯心包

痰热壅盛进一步发展，痰蒙神窍，热扰心神，可出现邪犯心包、蒙蔽心窍等变证。表现为喘促气急、高热夜甚、头痛、烦躁不安、呕吐、谵语神昏、心烦不寐、口不甚渴等症。舌质红绛，脉细数为热犯心包之候。

3. 阳明腑实

肺与大肠相表里，肺主气、司呼吸，主宣发、肃降与通调水道，大肠主传导，正如《理瀹骈文》曰“风寒入肺皆令人咳，肺既络大肠，又与大肠为表里，肺咳不已，往往大肠受之”。肺气壅塞易致腑气不通，而出现腹胀、大便不通、纳呆之症。阳明腑实可见发热不恶寒、喘促气憋、腹胀满痛、大便秘结、小便短赤等症。阳明热盛可见舌苔黄燥，脉洪数。

4. 气阴两竭

肺病长期反复受邪，肺气受损，子病及母，可致脾虚。脾运失常，一方面可致水湿不化而聚湿生痰，痰浊内停，上逆于肺而加重咳、痰、喘；另一方面水谷精微化生不足，无以输精濡肺，致肺气尤虚而喘促气短益甚。脏腑百骸失养，正气不足，无力祛邪，则病程缠绵难愈。气虚已极可见呼吸微弱，间断不续，或叹气样呼吸，时有抽搐，神志昏沉，精神萎靡，气不摄津，阴液耗散，可见汗出如油。舌红无苔，脉虚细数为阴伤气耗之候。

（三）定治

急性呼吸衰竭多属本虚标实，虚实错杂。由于病程阶段和体质的不同，患者虚实夹杂的情况各不相同。应当根据临床表现和舌脉情况进行辨证，把握整体，根据病情不同发展阶段而辨证论治。

本病初期常见痰热壅盛者，治以清肺涤痰为先；若出现神志不清，烦躁，甚至昏迷，中医辨证属热犯心包，则予清心开窍；若兼见大便秘结，辨证属肺热腑实则宣肺泻下；脏腑百骸失养，正气不足，无力祛邪，病程缠绵难愈，治宜益气养阴固脱。

（四）用药

1. 痰热壅盛

肺宣发肃降功能失常则血行涩滞，百脉皆瘀。患者本有宿痰伏内，若由外邪触动，则郁积之伏痰极易化热化火，而见喘促气急，喉间痰鸣，痰稠且黄，发热口渴，烦躁不安，时有抽搐，治宜清肺化痰平喘，药用苇茎、瓜瓣、薏苡仁、桃仁等。《黄帝内经》云“热盛则肉腐，肉腐则成脓”，邪热犯肺，伤及血脉，致热壅血瘀，若久不消散则血败肉腐，乃成肺痈；痈脓溃破，借口咽而出，故咳吐腥臭黄痰脓血；痰热瘀血，互阻胸中，因而胸中隐痛；舌红苔黄腻，脉滑数皆痰热内盛之象。方中苇茎甘寒轻浮，善清肺热；瓜瓣清热化痰，利湿排脓，能清上彻下，肃降肺气，与苇茎配合则清肺宣壅，涤痰排脓；薏苡仁甘淡微寒，上清肺热而排脓，下利肠胃而渗湿；桃仁活血逐瘀，可助消痈。

2. 热犯心包

痰热壅盛进一步发展，痰蒙神窍，热扰心神，可出现喘促气急、高热夜甚、头痛、烦躁不安、呕吐、谵语神昏、心烦不寐、口不甚渴等症，治宜清心开窍，药用水牛角清解营分之热毒，生地黄凉血滋阴，麦冬清热养阴生津，玄参滋阴降火解毒，三药共用，既清热养阴，又助清营凉血解毒。温邪初入营分，故用银花、连翘、竹叶清热解毒，使营分之邪外达，此即“透热转气”的应用。黄连清心解毒，丹参清热凉血、活血散瘀。

3. 阳明腑实

肺与大肠相表里，肺主气、司呼吸，主宣发、肃降与通调水道，大肠主传导，肺气壅塞易致腑气不通，而出现腹胀、大便不通、纳呆之症，可见发热不恶寒，喘促气憋，腹胀满痛，大便秘结，小便短赤等症。治宜宣肺泻下，药用生石膏清泄肺热；生大黄泻热通便；杏仁粉宣肺止咳；瓜蒌皮润肺化痰。诸药同用，可使肺气宣降，腑气畅通，痰热得清，咳喘可止。

4. 气阴两竭

肺病长期反复受邪，肺气受损，子病及母，可致脾虚。脾运失常，一方面可致水湿不化而聚湿生痰，痰浊内停，上逆于肺而加重咳、痰、喘；另一方面水谷精微化生不足，无以输精濡肺，致肺气尤虚而喘促气短益甚。脏腑百骸失养，正气不足，无力祛邪，则病程缠绵难愈。可见呼吸微弱，间断不续，或叹气样呼吸，时有抽搐，神志昏沉，精神萎靡，汗出如油。治宜益气养阴固脱，方中人参甘温，益元气，补肺气，生津液；麦门冬甘寒养阴清热，润肺生津；五味子酸温，敛肺止汗，生津止渴。重用生地黄滋阴养血，炙甘草、人参、大枣益心气，补脾气，以资气血生化之源；阿胶、麦冬、麻仁滋心阴，养心血，充血脉。佐以桂枝、生姜辛行温通，温心阳，通血脉。

【纲目条辨论治】

以虚实为纲，病因为目，条辨论治。

1. 痰热壅盛

主症：喘促气急，喉间痰鸣，痰稠且黄，发热口渴，烦躁不安，时有抽搐，口干，舌质红，苔黄厚，脉滑数。

治法：清肺化痰平喘。

方药：千金苇茎汤（《金匮要略》）加减。药用苇茎、瓜瓣、薏苡仁、桃仁等。

随症加减：痰黄难以咯出者加全瓜蒌、海蛤粉、川贝母以清化痰热；痰热闭窍，出现神昏者可加用菖蒲、醒脑静注射液醒脑开窍，并针刺内关、人中；夹杂瘀热者，加赤芍、丹参、三七、丹皮等；伤阴者，加麦冬、西洋参、五味子。

2. 热犯心包

主症：喘促气急，高热夜甚，头痛，烦躁不安，呕吐，谵语神昏，心烦不寐，口不甚渴，舌质红绛，脉细数。

治法：清心开窍。

方药：清营汤（《温病条辨》）加减。药用水牛角、生地黄、金银花、连翘、玄参、黄连、竹叶、丹皮、麦冬等。

随症加减：大便不通者，可加大黄、芒硝、厚朴等；伤阴者，加石斛、麦冬、西洋参、五味子等；高热者，加石膏、知母。

3. 阳明腑实

主症：发热不恶寒，喘促气憋，腹胀满痛，大便秘结，小便短赤，舌苔黄燥，脉洪数。

治法：宣肺泻下。

方药：宣白承气汤（《温病条辨》）加减。生石膏清泄肺热；生大黄泄热通便；杏仁粉宣肺止咳；瓜蒌皮润肺化痰。诸药同用，可使肺气宣降，腑气畅通，痰热得清，咳喘可止。

随症加减：喘甚者，葶苈子、枇杷叶；腹胀者，加厚朴、枳实；热邪炽盛者，加知母、黄芩。

4. 气阴两竭

主症：呼吸微弱，间断不续，或叹气样呼吸，时有抽搐，神志昏沉，精神萎靡，汗出如油，舌红无苔，脉虚细数。

治法：益气养阴固脱。

方药：生脉散（《备急千金要方》）合炙甘草汤（《伤寒论》）加减。方中人参甘温，益元气，补肺气，生津液。麦冬甘寒养阴清热，润肺生津。五味子酸温，敛肺止汗，生津止渴。重用生地黄滋阴养血，炙甘草、人参、大枣益心气，补脾气，以资气血生化之源；阿胶、麦冬、麻仁滋心阴，养心血，充血脉。佐以桂枝、生姜辛行温通，温心阳，通血脉。

随症加减：大汗淋漓，汗出如洗者，加龙骨；阳脱者，加熟附子、肉桂；暴喘下脱，肢厥滑泻者，加黑锡丹。

【其他疗法】

1. 针刺疗法

辨证属肺气虚弱、气阴两虚、脾肾阳虚等虚证时，针灸治疗常用天突、肺俞、大杼、太渊、足三里、丰隆、膏肓、气海、肾俞。昏迷者可选人中、素髎、涌泉等穴。辨证属痰浊闭窍、痰火扰心、痰热动风等实证的常用穴位有人中、素髎、涌泉、人迎、内关、合谷、百会、关元、气海、神阙、绝骨、太冲、足三里等，临床可根据需要选择穴位施针。

2. 三棱针

取督脉、膀胱经穴及手之井穴如大椎、身柱、肺俞、膈俞、少商、中冲等点刺出血治疗咳喘实证，对于昏迷患者可选十宣穴点刺放血。

3. 耳针

选用耳穴、支气管、肺区，加刺交感、降压点，留针捻转治疗实证昏迷患者。

4. 电针

可针鼻区素髎（-），耳区肾上腺（+）为一组；内关（-），太冲（+）为一组。两组四穴同时选用，穴位左右以体位方便而定，频率及电流视病情及个体反应而定。用于治疗实证昏迷患者。

5. 穴位敷贴

白芥子（炒）、甘遂、延胡索、细辛等药研末，用生姜汁调涂背部肺俞、心俞、膈俞穴位，暑伏当天贴1次，二、三伏各贴1次，每次贴4~6小时。

6. 搐鼻法

用搐鼻散（细辛、皂角、法半夏）和通关散（牙皂、细辛、薄荷、麝香）吹入患者鼻中，使之打喷嚏，以达到兴奋呼吸的目的。

【病案参考】

黄某，女，78岁，2012年6月22日就诊。既往有COPD病史十余年。此次就诊系因受凉引起咳嗽、气喘再发1周。患者痰少色黄，质黏难咳，动则气喘胸闷，不发热，口干口黏，纳谷不香，二便尚调。舌红苔白腻，脉细弦。查体：神清，精神欠振，口唇无紫绀，两肺呼吸音粗，可闻及散在哮鸣音。心率：87次/分，律齐，双下肢无水肿。理化检查：动脉血气分析：pH 7.350，PaO_2 72.3mmHg，$PaCO_2$ 65.5mmHg。血常规：白细胞计数 $7.5\times10^9/L$，中性粒细胞百分比78%。西医诊断：慢性阻塞性肺疾病急性加重期，Ⅱ型呼吸衰竭。中医辨证属痰浊阻肺，肺肾两虚，宣降摄纳失司。患者及家属拒绝住院，求门诊治疗。予静脉滴注左氧氟沙星0.5g，1次/日，多索茶碱0.3g，1次/日。中药治以肃肺化痰，活血解毒，兼以健脾。处方：炙麻黄5g，款冬花10g，法半夏10g，桑白皮10g，杏仁10g，金银花20g，红藤30g，冬瓜子15g，川芎6g，丹参20g，凌霄花15g，僵蚕10g，全瓜蒌20g，茯苓15g，陈皮6g，芦根30g。4剂，常法煎服。嘱其随诊。

6月26日二诊：诉精神转佳，痰易于咳出，痰出后自觉呼吸通畅，肺部听诊两肺呼吸音粗，可闻及散在哮鸣音。药已收效，与原方4剂继服。

6月30日三诊：患者咳嗽气喘大为减轻，痰少，易于咳出，食欲增加，肺部听诊两肺呼吸音粗，未闻及明显哮鸣音。舌质红，苔薄白，脉细。复查动脉血气分析：pH 7.370，PaO_2 79.3mmHg，$PaCO_2$ 47.5mmHg。患者诉前日已停止输液，目前明显好转，转方六君子汤加瓜蒌皮12g，僵蚕10g，紫丹参15g，杏仁10g，益气健脾、化瘀调治为主。

按：患者高龄久病，此次急性加重引起Ⅱ型呼吸衰竭，在清热化痰、活血解毒的同时，须兼顾脾胃，处方以定喘汤为基础。方中红藤为治疗肠痈的要药，具有清热解毒、活血散瘀双重之功，与金银花相配，其解毒抗炎作用更强。川芎既能活血祛瘀，又能行气开郁，为血中之气药，与丹参相配，一温一凉，活血散结，并可疏理郁滞之气机。凌霄花为手足厥阴药也，能去血中伏火，专擅祛久郁之热，深伏之火，对于血有热毒，痰瘀胶结之证尤为适合。僵蚕功能解痉通络，平喘之效甚佳。款冬花、冬瓜子、全瓜蒌豁痰祛痰。茯苓、陈皮等健护脾胃。配合西药抗感染、扩张气道治疗，1周后即收效，可见合用中药在改善症状、缩短疗程、减少医疗费用方面较单纯西药治疗有明显的优势。

（选自《慢性阻塞性肺疾病急性加重期并发呼吸衰竭中医辨治》）

第三节　哮喘急性发作期

哮喘又称哮喘病、哮病，是一种常见的反复发作的肺系疾患。它是由宿痰伏肺，复因外邪、饮食、情志、劳倦等因素，致气滞痰阻，气道挛急、狭窄而发病。以发作性喉中哮鸣有声、呼吸困难、甚则喘息不能平卧为主要表现。本病相当于西医学的支气管哮喘。支气管哮喘是临床常见病与多发病，发病率为1%～3%，可发生于任何年龄，好发于秋冬季节及气候改变时，我国哮喘的患病率约为1%，儿童可达3%，估计有一千万以上患者，哮喘已成为严重威胁人们健康的一种高发的公共卫生疾病。

【源流】

哮喘又称哮喘病、哮病，是一种常见的反复发作的肺系疾患。它是由宿痰伏肺，复因外邪、饮食、情志、劳倦等因素，致气滞痰阻，气道挛急、狭窄而发病。以发作性喉中哮鸣有声、呼吸困难、甚则喘息不能平卧为主要表现。哮喘病主因是宿痰内伏于肺，但又与遗传、体质、环境、外感、饮食、劳倦等因素有关。

《黄帝内经》虽无哮病之名，但有“喘鸣”“喘呼”之类的记载，与本病的发作特点相似。喘多表现为气喘，呼吸困难，而鸣是指气喘同时发出声响，喘呼也就是气喘兼有呼鸣。《素问·太阴阳明论》曰：“犯贼风虚邪，阳受之……入六腑则身热，不时卧，上为喘呼。”《素问·通评虚实论》亦有“乳子中风热，喘鸣肩息。”在《黄帝内经》中亦有哮病相关的临床特征的描述和认识。

汉·张仲景在《金匮要略》中有“上气”“喉中水鸡声”的形象描述。但并未提出具体病名。

隋·巢元方《诸病源候论》将哮喘叫作“上气鸣息候”“呷嗽候”“上气喉中如水鸡鸣候”“齁喘”，明确指出“上气喘鸣”是“邪乘于肺，…肺管不利，不利则气道涩，故气上喘逆，鸣息不通”，而“呷嗽”“嗽则气动于痰，上搏咽喉之间，痰气相击”的记载说明本病病理为“痰气相击，随嗽动息，呼呷有声”，指出病邪或痰饮阻于肺管、咽喉等部位，相互搏击，通降不利而发出声音。

宋·王执中在其所著的《针灸资生经》一书中首先提出哮喘病名，书中云：“因此与人治哮喘，只缪（刺）肺俞，不缪（刺）他穴。”同时提出“凡有喘与哮者，为按肺俞，无不酸痛，皆为缪刺肺俞，令灸而愈。”说明当时已初步认识到了喘与哮有不同。

至金元时期，朱丹溪在《丹溪心法》一书中始以哮喘作为独立的病名成篇，阐明病机专主于痰，提出“未发以扶正气为主，既发以攻邪气为急”的治疗原则，不仅把本病从笼统的“喘鸣”“上气”中分离出来，成为一个独立的病名，而且确定了本病的施治要领。

自明代以后，哮与喘病名鉴别的研究更加深入。如明·虞抟首先在所著《医学正传》中对哮与喘作了区别：“喘以气息言，哮以声响言。”“喘促喉中如水鸡响者，谓之哮；气促而连续不能以息者，谓之喘。”后世医家鉴于哮必兼喘，故一般通称“哮喘”。

明代以后的大部分医学著作，已将哮与喘分别论述。如明·龚信辑王宇泰补《古今医鉴·哮吼》、明·龚廷贤《寿世保元·哮吼》、明·王肯堂《证治准绳·哮》、明·张介宾《景岳全书·哮证治》、明·陈文治《诸证提纲·哮证》、明·秦景明《证因脉治·哮喘论》等。

自清代以后，有的作者仍以哮喘名其卷，如清·何梦瑶《医碥·喘哮》、清·陈复正《幼幼集成·哮喘病治》、清·方仁渊《哮喘论治》等。这是因为“哮必兼喘”，哮与喘相类，同置篇中便于讨论之缘故，观其具体内容，大多进行了哮与喘的鉴别与区分。

【病因病机】

（一）病因

1. 素禀异质

先天不足，易感外邪，肺失布津，伏痰内留，每遇新感而引动伏邪发为哮喘。患者往往初发于稚童儿时，甚或累及终生，父母祖辈也常有患此病者。另素禀异质，在多种因素综合作用下，可激发本病，如吸入尘螨、花粉、真菌、动物毛屑、一些化学物质及空气污染物质，食物、气候变化、激烈运动、理化精神因素以及某些药物、妇女月经期诸多因素均可以引发哮喘。

2. 外邪侵袭

外感风寒或风热诸邪，从口鼻皮毛而入，失于表散，内舍于肺，壅塞气道，肺失宣降而致哮鸣气急。夏秋季以风热或燥热之邪为多见，冬春季则以风寒为多见。或吸入花粉、烟尘、异味气体等，影响肺气宣发，以致津液凝聚，痰浊内蕴。

3. 饮食不当

贪食生冷，寒饮内停，或嗜食海鲜发物，腌、熏、烤制品，以及辛辣、过咸过甜等刺激性食物，或是某些药物导致伤脾呛肺，痰浊内生，上壅于肺，阻塞气道，痰气相搏而发生哮鸣喘促，故历代中医又有“食哮”“鱼腥哮”“卤哮”“糖哮”“醋哮”

“酒哮”等称谓。

4. 情志失调

素有伏痰，遇情志刺激，或悲、或喜、或怒、或思虑过度，脏腑功能受损，肝气冲逆犯肺，痰气交阻于肺而引发喘鸣。

5. 冲任失调

妇人行经前后，冲任失调，血虚气逆，肺失濡养；或是妊娠之后气机壅塞，升降失常，胎气上逆，均可导致肺气失利。

6. 劳倦过度

身体过度疲劳或运动过度，脏腑功能失调，肺失宣降，气逆上冲，引动伏痰搏击气道而发。

7. 体虚病后

体质素弱，或病后体虚，致使肺气亏虚，阳虚阴盛，气不化津，痰饮内生，或阴虚火旺，炼液为痰，痰热交阻，肺失宣降所致。

（二）病机

1. 发病

哮喘是临床常见病、多发病，并且发病率呈上升趋势。哮喘具有明显的家族聚集倾向。同时，又与饮食、生活、职业等环境因素密切相关。如吸入尘螨、花粉等；食入鱼、虾、牛奶和蛋类等；还有气候因素、精神因素等。哮喘发病具有急性发作期和缓解期之分，急性发作期又有轻、中、重、危重之别。

2. 病位

哮喘主要病位在肺。但与肾、脾、肝等脏有密切关系。

3. 病性

哮喘属本虚标实之证。本虚指先天禀赋不足，脏腑功能失调，由此导致宿痰内伏于肺。标实指外邪入侵、饮食失调、劳倦过度、冷暖不当或情志不畅等因素引发宿痰，致痰气交阻，肺失肃降，气道挛急。

4. 病势

哮喘患者多因先天禀赋不足，故大多自幼发病，随着年龄增长，肾之精气渐充，可使患儿向愈；若反复发病，或治疗失当，以致肾气更虚，摄纳失常，时至中年，即较难治愈。本病长年累月反复发作，可累及心、肾导致肺胀而出现心悸、水肿等危候；亦可因哮喘严重发作发生喘脱救治不及而死亡。

5. 病机转化

哮喘的发生，为痰瘀内伏于肺，复加外感、饮食、情志劳倦、烟雾刺激、污气侵袭等因素，以致痰阻气道，肺气上逆所致。痰瘀之所以产生，责之于肺不能布散津液、脾不能运输精微、肾不能蒸化水液，以致津液凝聚成痰，痰瘀互生，潜伏于肺，胶结不化，气机不畅，遂成为其发病的宿根。一旦内外合邪，则气随痰升，气因痰阻，相互搏击，壅塞气道，肺管狭窄，致使肺失宣降，哮喘由之而起。若因失治，迁延日久，寒痰伤及脾肾之阳，痰热耗灼肺肾之阴，可导致肺、脾、肾三脏俱虚，脏腑功能失调，气血津液生化受阻，水液代谢紊乱，出现本虚标实，甚则肺气欲竭或心肾阳衰，进而发生暴喘、喘脱、水气凌心或痰迷心窍等危候。

【临床诊断】

（一）临床表现

本病呈发作性，发作突然，缓解迅速，一般以傍晚、夜间或清晨最为常见。多在气候变化，由热转寒，及深秋、冬春寒冷季节发病率高。发作前或有鼻痒、咽痒、喷嚏、流涕、咳嗽、胸闷等先兆症状。发作时患者突感胸闷窒息，咳嗽，迅即呼吸气促困难，呼气延长，伴有哮鸣，为减轻气喘，患者被迫坐位，双手前撑，张口抬肩，烦躁汗出，甚则面青肢冷。发作可持续数分钟、几小时或更长。由于感受病邪的不同，发作时患者除具上述证候特征外，还可呈现或寒或热的证候。

1. 诊断

（1）呈发作性，发无定时，以夜间为多，但有个体差异，发作与缓解均迅速，多为突然而起，或发作前有鼻塞、喷嚏、咳嗽、胸闷等先兆。每因气候变化、饮食不当、情志失调、疲乏等因素而诱发。

（2）发作时喉中哮鸣有声，呼吸困难，甚则张口抬肩，不能平卧，或口唇指甲发绀。

（3）哮病的发作常有明显的季节性，一般发于秋初或冬令者居多，其次是春季，至夏季则缓解。但也有常年反复发作者。

（4）缓解期可有轻度咳嗽、咳痰、呼吸急迫等症状，但也有毫无症状者；久病患者，缓解期可见咳嗽、咳痰、自汗、短气、疲乏、腰膝酸软等症状。

（5）大多起于童稚之时，有反复发作史，有过敏史或家族史。

（6）发作时，两肺可闻及哮鸣音，或伴有湿啰音。

（7）血嗜酸性粒细胞可增高，痰液涂片可见嗜酸性粒细胞。

（8）胸部X线检查一般无特殊改变，久病可见肺气肿影像改变，查体可见肺气肿体征。

2. 鉴别诊断

哮喘应与喘病、支饮等疾病进行鉴别。

（1）喘病：哮喘以声响言，为喉中哮鸣有声，是一种反复发作的疾病；喘病以气息言，为呼吸急促，甚则张口抬肩、鼻翼扇动、唇甲青紫、汗出如雨、不能平卧为特征的病证，是多种急慢性肺系疾病的一个症状。两者都有呼吸急促、困难的表现，但哮必兼喘，而喘未必兼哮。

（2）支饮：支饮为受寒饮冷，久咳致喘，迁延反复伤肺，肺不布津，饮邪留伏，支撑胸膈，上逆迫肺，以咳逆倚息不能平卧为主症。虽也有痰鸣气喘症状，但多呈进行性加重，病势时轻时重，发作与间歇的界限不清，咳与喘重于哮吼；而哮喘反复间歇发作，突然发病，迅速缓解，哮吼声重而咳轻或不咳。

【临证思路】

（一）识症

1. 寒证

寒痰伏肺，遇感触发，痰升气阻，以致呼吸急促而哮鸣有声。肺气郁闭，不得宣畅，则见胸闷憋气、咳嗽、咳痰。阴盛于内，阳气不能宣达，故见形寒怕冷。阴盛阳虚故口不渴而喜热饮。外寒每易引动内饮，故受风遇寒则病发。外邪内侵，肺失宣降，外窍不利则鼻痒、喷嚏、流清涕。若风寒犯肺，卫表失和则恶寒发热。

2. 热证

恣食肥甘厚味，酿痰积热，或外感风热，致痰热壅肺，肺失清肃，肺气上逆，故呼吸急促，痰鸣如吼，咳嗽阵作。热蒸津液聚而生痰，痰热胶结，故咳痰稠厚不易咳出。痰火郁蒸则烦闷、汗出。病因于热，肺无伏寒，故不恶寒而口渴欲饮。舌质红，苔黄或黄腻，脉滑数或弦滑为痰热内盛之征。若风热犯肺则可见发热恶寒。

（二）审机

诚如《症因脉治·哮病》所说“哮病之因，痰饮留伏，结成窠臼，潜伏于内，偶有七情之犯，饮食之伤，或外有时令之风寒束其肌表，则哮喘之症作矣。”哮病的病理因素以痰为主，丹溪云：“哮病专主于痰。”痰的产生，由于上述病因影响及肺、脾、肾，肺不能布散津液，脾不能运化精微，肾不能蒸化水液，以致津液凝聚成痰，伏藏于肺，成为发病的潜在宿根，因各种诱因而引发。哮病发作的基本病理变化为伏痰遇感引触，邪气触动停积之痰，痰随气升，气因痰阻，痰气壅塞于气道，气道狭窄挛急，通畅不利，肺气宣降失常而喘促，痰气相互搏击而致痰鸣有声。《证治汇补·哮病》说：“因内有壅塞之气，外有非时之感，膈有胶固之痰，三者相合，闭拒气道，搏击有声，发为哮病。”《医学实在易·哮证》也认为哮病为邪气与伏痰“狼狈相因，窒塞关隘，不容呼吸，而呼吸正气转触其痰，鼾驹有声”。由此可知，哮病发作时的病理环节为痰阻气闭，以邪实为主。由于病因不同，体质差异，因而又有寒哮、热哮之分。哮因寒诱发，素体阳虚，痰从寒化，属寒痰为患则发为冷哮；若因热邪诱发，素体阳盛，痰从热化，属痰热为患则发为热哮。或由痰热内郁，风寒外束，则为寒包火证。寒痰内郁化热，寒哮亦可转化为热哮。

（三）定治

自汉代以下，诸多医家对哮喘的治疗，多宗仲景射干麻黄汤、小青龙汤义，立足于温肺散寒、祛痰化饮，制方遣药。温肺散寒、祛痰化饮法是针对哮喘寒痰伏肺，外感风寒，致使肺失宣降，痰升气阻而喘鸣的病机，采用具有辛温散寒、祛痰化饮功效的方剂或药物进行治疗的一种法则，主要用于寒哮证。最早创立这一治法内涵的当首推汉张仲景，如《金匮要略·咳嗽上气》中所记载的“咳而上气，喉中水鸡声，射干麻黄汤主之”。另外，仲景所创小青龙汤一方，也是治疗寒哮的有效名方。该方具有解表散寒，温肺化饮的功效，针对内有伏饮，外感风寒，外寒内饮凌射于肺，肺失宣降而哮喘发作的病机，更能体现寒哮温肺散寒、祛痰化饮的治法。如唐·王焘《外台秘要》治疗“脉浮咳逆，咽喉中水鸡鸣，喘息不通，呼吸欲死”，选用由麻黄、射干、甘草、大枣四味药组成的麻黄汤方。宋·《圣济总录·呷嗽》“治久患呷嗽，喉中作声，发即偃卧不得”，所制射干丸方。清·林珮琴《类证治裁·哮证》对冷哮的治疗，提出了温肺以劫寒痰，则是温肺散寒、祛痰化饮的概括，如他说：“冷哮有二，一则中外皆寒，宜温肺以劫寒痰。”温肺散寒、祛痰化饮法不仅是古代最为常用的治法，也是当代治疗寒哮的重要治法。

清·林珮琴《类证治裁·哮证》提出了热哮这一证型，采用桑白皮汤或白虎汤加芩、枳、瓜蒌霜等功具清肺化痰的方剂和药物加以治疗，则体现了清肺化痰法的内涵，如“热哮当暑月火盛痰喘者，桑白皮汤，或白虎汤加芩、枳、瓜蒌霜。”清·方仁渊在《哮喘论治》一书中说：“大都病在肺胃，从外感而来，或寒热无汗，或不热有汗，咳嗽痰浓，便溺短赤，舌苔浓，脉数浮滑不空，乃风温痰热壅于肺胃，不得降化也，宜宣通肺络，清降胃气。有汗葶、杏、橘、贝、芩、翘、石膏等剂，无汗麻杏甘石、桑、贝、桔、橘之类。”方氏在治疗哮喘时也提出了清法，其所用之药是麻杏石甘加味，意在清肺化痰。清·顾靖远《顾氏医镜》说：“麻杏石甘汤，治哮喘。麻黄、杏仁、石膏、甘草，合上加瓜蒌、苏子、桑皮、枳壳。此降气消痰清火而兼散邪之剂。”其治法的核心仍在于清肺化痰。

（四）用药

元·朱震亨强调治疗哮喘不可全用寒凉的药物，须配用辛温表散之品，方符合“寒包热”的病机。如他在《丹溪治法心要·哮第二十一》一书中说：“治哮必须薄滋味专主乎痰……，不可全用凉药，必带表散，此寒包热也。半夏、炒枳壳、桔梗、片黄芩、炒紫苏、麻黄、杏仁、甘草，天寒加桂。”另如明·楼英《医学纲目·哮喘病治》说：“哮喘遇冷则发者，有二证……其二属寒包热，治法乃仲景、丹溪用越婢加半夏汤等发表诸方。”明·龚信《古今医鉴·哮吼》说：“治法必用薄滋味，不可纯用寒凉，须常带表散。方定喘汤……导痰小胃丹……五虎二陈汤。”明·王肯堂《证治准绳·哮》也说：“其属寒包热，治法乃仲景、丹溪用越婢加半夏汤等发表诸剂。”越婢加半夏汤、定喘汤、五虎二陈汤，均具有外散风寒，内清里热的功效，皆体现了散寒清肺的治法。清·林珮琴《类证治裁·哮证》、清·陈复正《幼幼集成·哮喘病治》等书对

“寒包热”所致的哮喘都继承了丹溪所倡之法。至今仍为临床所应用。

【纲目条辨论治】

以病因为纲，病位为目，条辨论治。

1. 寒哮

主症：呼吸急促，喉中哮鸣有声，胸膈满闷如窒，咳不甚，痰少咳吐不爽，咳白色黏痰，口不渴，或渴喜热饮，天冷或遇寒而发，形寒怕冷，或有恶寒，喷嚏，流涕等表寒证，舌苔白滑，脉弦紧或浮紧。

治法：温肺散寒，化痰平喘。

方药：射干麻黄汤。本方用射干、麻黄宣肺平喘，豁痰利咽；细辛、半夏、生姜温肺蠲饮降逆；紫菀、款冬花、甘草化痰止咳；五味子收敛肺气；大枣和中。

随症加减：痰涌喘逆不能平卧者，加葶苈子、苏子、杏仁泻肺降逆平喘。若表寒里饮，寒象较甚者，可用小青龙汤解表化痰，温肺平喘。若痰稠胶固难出，哮喘持续难平者，加猪牙皂、白芥子豁痰利窍以平喘。病久阳虚，发作频繁，发时喉中痰鸣如鼾，声低，气短不足以息，咳痰清稀，面色苍白，汗出肢冷，舌淡苔白，脉沉细者，当标本同治，温阳补虚，降气化痰，用苏子降气汤，酌配黄芪、山萸肉、紫石英、沉香、诃子之类；阳虚者，伍以附子、补骨脂、钟乳石等温补肾阳。

2. 热哮

主症：气粗息涌，喉中痰鸣如吼，胸高胁胀，张口抬肩，咳呛阵作，咳痰色黄或白，黏浊稠厚，排吐不利，烦闷不安，汗出，面赤，口苦，口渴喜饮，舌质红，苔黄腻，脉弦数或滑数。

治法：清热宣肺，化痰定喘。

方药：定喘汤。方用麻黄、杏仁宣降肺气以平喘；黄芩、桑白皮清肺热而止咳平喘；半夏、款冬花、苏子化痰止咳，降逆平喘；白果敛肺气以定喘，且可防麻黄过于耗散之弊；甘草和中，调和诸药。全方合用，宣、清、降俱备，共奏清热化痰，宣降肺气，平喘定哮之功。

随症加减：若痰稠胶黏，酌加知母、浙贝母、海蛤粉、瓜蒌、胆南星之类以清化热痰。气息喘促，加葶苈子、地龙泻肺清热平喘。内热壅盛，加石膏、金银花、鱼腥草以清热。大便秘结，加大黄、芒硝通腑利肺。表寒里热，加桂枝、生姜兼治表寒。

【病案参考】

王某，男，十六岁，哮喘自幼而发，每因外感诱发，昨起形寒肢冷，气喘不得平卧，胸闷痰多稀白，喉间如水鸡声，脉沉弦，苔白滑。拟用小青龙法。

麻黄3g，桂枝2.4g，白杏仁9g，茯苓15g，生甘草2.4g，北细辛2.1g，泡射干4g，姜半夏9g，化橘红5g，炒白芥子5g，炒苏子6g，淡干姜2.4g，前胡6g。

二诊：形寒已解，肢体转暖，气喘渐平，痰咳亦松，喉中痰声已无，夜卧尚可着枕，脉弦右滑，再守原法续进。

麻黄3g，泡射干4g，北细辛2.1g，化橘红5g，姜半夏9g，茯苓15g，生甘草2.4g，桂枝2.4g，白杏仁9g，淡干姜2.4g，五味子2.1g，红枣3枚。

三诊：气逆已平，痰咳亦爽，惟人倦少力，纳钝胸闷，脉缓滑，苔薄白，再以益气健脾而化痰湿之法治疗，疾病告愈。

（选自《叶熙春专辑》）

第四节　急性胸腔积液

胸腔积液是临床常见病证，任何因素使胸膜腔内液体形成过快或吸收过缓，即产生胸腔积液（pleuraleffusions，简称胸水）。一般认为，急性胸腔积液属于中医学“悬饮”范畴，张仲景提出悬饮病，并提出十枣汤治之。

【源流】

“悬饮”是指饮邪停留胁肋部而见咳唾引痛的一种病证，始见于东汉张仲景《金匮要略·痰饮咳嗽病脉证并治》，因饮邪停于两胁，属窠囊之水，有悬吊之意，故名悬饮。“问曰：夫饮有四，何也？师曰：有痰饮，有悬饮，有溢饮，有支饮……饮后水流在胁下，咳唾引痛，谓之悬饮。”张仲景明确提出饮证有四种，包括支饮、溢饮、痰饮及悬饮，同时阐述了四种饮证的区别，同时指出悬饮的病因是体内水液运化输布失常，流积于胁下；病位在胁下；主要临床表现为咳嗽、咳涎唾、胁下疼痛不适；治疗悬饮之主方为《伤寒论》中十枣汤。巢元方在《诸病源候论》中指出：“悬饮，谓饮水过多，留注胁下，令胁间悬痛，咳唾引胁痛，故云悬饮。”认为悬饮为饮水过多，致人体无法正常代谢，而致饮邪留积于胁部，导致局部气血不畅，故见两胁肋间疼痛不适，咳唾牵引胁肋部发生疼痛。其对悬饮病的认识宗仲景之说，强调悬饮是由于饮水过多而停聚于胁下而发病。

【病因病机】

正常生理状态下，人体水液代谢主要依靠肺的宣降、脾的运化输布、肾的蒸腾气化等脏腑的共同作用下，以三焦为通道而流行周身的。病理上因外邪入侵或是诸脏腑功能失调而导致水液代谢失常，水液积聚于体内，停留于不同部位而形成不同的饮证。本病是由于素体亏虚，起居不慎，劳倦过度，感受外邪、过饮、痨虫感染等导致肺、脾、肾、三焦功能失职，水饮积聚于胁下发为悬饮。

【临床诊断】

（一）临床表现

本病典型症候为咳嗽、咳涎唾、胁下疼痛不适，部分初期可能伴有发热、恶寒等表证，随着积饮的增加，胸胁刺痛感减轻或消失，出现气急、胸胁胀满，甚则呼吸困难，咳逆倚息不能平卧。急性胸腔积液主要以初期、停饮期为主，后期以正气虚损为主，表现有午后低热、颧红、心烦少寐、气短乏力、食少纳呆、形体消瘦等。或因饮邪久积，肝胆之气失调，气滞血瘀，则胸痛经久不已。

（二）诊断要点

1. 本病发病前常有发热、恶寒等外感病证；或病久体虚、营养不良。
2. 本病主要症状为胸闷、气短，偶见胸痛。
3. 听诊可闻及患侧呼吸音消失，叩诊可及浊音或实音。
4. X 线、CT、B 超可作为主要的辅助检测手段协助诊断。

【临证思路】

（一）识症

1. 气急

饮邪内停，阻滞上焦气机，呼吸之气不能自由出入，故见气急。

2. 胸胁胀满

饮为有形之邪，袭居胸腔，水饮凌肺，肺气不能肃降，故见胸胁胀满。

（二）审机

初期：邪郁少阳，多兼有寒热等表证。

停饮期：饮流胸胁，呼吸困难，不能平卧。

（三）定治

治法应以攻逐水饮为先，因饮邪停留于胸腔，阻遏肺气，呼吸困难，病情较急，故急则治其标，兼顾调和气血。对于喘息饮脱者，可采用穿刺引流术，快速消减水饮之邪，挽救生命。

（四）用药

利水为主，如淡渗利水药茯苓、猪苓、泽泻等，峻下逐水药甘遂、芫花、大戟等。根据患者病机不同，选用不同的主方加减。

【纲目条辨论治】

以病因为纲，病位为目，条辨论治。

1. 邪犯少阳证

主症：往来寒热，身热起伏，汗少，或发热不恶寒，有汗而热不解，咳嗽，痰少，气急，胸胁刺痛，呼吸、转侧疼痛加重，心下痞硬，干呕，口苦，咽干，舌苔薄白或黄，脉弦数。

治法：和解宣利。

方药：柴枳半夏汤加减。药用柴胡、炒黄芩、清半夏、枳壳、桔梗、瓜蒌皮、青皮、苦杏仁、甘草等。咳嗽气急甚者，加厚朴、苏子等药；胁肋疼痛甚者，加延胡索、郁金药。

2. 饮停胸胁证

主症：胸胁疼痛，咳唾引痛，痛势较前减轻，而呼吸困难加重，咳逆气喘，息促不能平卧，或仅能偏卧于停饮的一侧，病侧肋间胀满，甚则可见病侧胸廓隆起，舌苔白，脉沉弦或弦滑。

治法：泻肺祛饮

方药：椒目瓜蒌汤加减。药用椒目、全瓜蒌、桑白皮、葶苈子、苏子、清半夏、茯苓、橘红、白蒺藜、生姜等；积液量多，正气不虚时，可选用攻逐水饮之峻剂，如十枣汤。

【病案参考】

病案一

曹某，男，18 岁，农民，河南省民权县王庄寨公社王庄寨西大队人，初诊日期：1970 年 6 月 10 日。

患者十多天来咳嗽、气短，咳嗽时牵引胸胁疼痛，尤以左侧明显，躺卧时只能向左侧卧，稍一行动则感气短而喘。口干但不欲多饮，食欲不振，二便尚可。舌苔薄、浅黄，脉象沉细数。辨证：据其咳嗽、胸胁痛、气短、咳唾引痛、口干不愿多饮、只能向一侧卧，知为胸、肺气机不畅，水饮停积于胸胁之证。纵观脉症，诊为悬饮。治法：宜以消饮逐水为主。方药：椒目瓜蒌汤加减。川椒目三钱，全瓜蒌一两，桑白皮四钱，葶苈子三钱，广橘红三钱，建泽泻四钱，木猪苓五钱，白茯苓五钱，车前子四钱（布包)，光杏仁三钱，炒枳壳三钱。水煎服，5 剂。

6 月 15 日二诊：药后诸症略有减轻。上方去橘红，加桂枝一钱半，冬瓜皮一两。再服 5 剂。

6 月 27 日三诊：患者服上方后效果好，又服 5 剂，才来就诊。现在已不咳不喘并已能向两侧卧，精神转佳，饮食增加。走一至二里路，也不发生咳喘。舌苔已无浅黄，脉细数。胸部左侧上方，叩诊已有清音，于左胸上部已能听到呼吸音，心音听诊区已恢复到左侧。胸部 X 线透视：左侧胸腔积液已明显消退。仍投 6 月 15 日方，改桂枝为一钱，桑白皮三钱，泽泻三钱。服 4 剂。

7月1日四诊：症状明显减轻，已近于消失。治疗前走十几步即气短而喘，现走二、三里路，也不感气短，曾试跑二十多步，亦未见喘。过去只能向一侧卧，现在可以两侧自由躺卧。过去不能弯腰，现在可以自由弯腰。过去一天只能吃五至六两米饭，现在每日能吃一斤多。且不口干，饮水已正常。咳嗽、胸痛均消失。舌苔薄白，脉象滑、偏数。自服6月15日方以来，小便明显增多。仍投6月15日方5剂。

7月6日五诊：近来精神更好，已无自觉症状，脉已不数。左侧胸部叩诊，浊音区已降到左乳下。再投6月15日方5剂（全瓜蒌改为瓜蒌皮六钱）。

8月11日，约来复查，无自觉症状，已在家中干活劳动。舌、脉正常。X线胸部透视：左侧胸膜增厚，已无积液。病已痊愈，又投下方，巩固疗效。瓜蒌七钱，枳壳三钱，茯苓三钱，川椒目一钱，桑白皮三钱，沙参三钱，10剂。自初诊之日起，同时配服异烟肼（0.1g，每日3次），二诊后加服对氨基水杨酸钠（2g，每日4次）。最后一诊嘱其继服一个月。

（选自焦树德悬饮医案）

病案二

宋子载之妻年已望五，素病胸膈胀痛，或五六日不得大解，夜睡初醒，则咽燥舌干。医家或以为浮火，或指为肝气，花粉连翘玉竹麦冬山栀之属，多至三十余剂。沉香青皮木香白芍之属，亦不下十余方。两年以来，迄无小效。去年四月，延余诊治。余诊其脉双弦，曰：此痰饮也。因用细辛干姜等，以副仲师温药和之之义。宋见方甚为迟疑。曰：前医用清润之品，尚不免咽中干燥，况于温药？余曰：服此当反不渴。宋口应而心疑之。其妻毅然购药，一剂而渴止。惟胸膈胀痛如故，余因《金匮》悬饮内痛者用十枣汤下之，遂书：制甘遂一钱，大戟一钱，炙芫花一钱，用十枣浓煎为汤，去滓令服，如《金匮》法，并开明每服一钱。医家郑仰山与之同居，见方力阻，不听，令减半服之，不下，明日延余复诊。知其未下，因令再进一钱，日晡始下。胸膈稍宽，然大便干燥，蓄痰未下。因令加芒硝三钱，使于明早如法服之。三日后，复延余复诊，知其下甚畅，粪中多痰涎。遂令暂行停药，日饮糜粥以养之。此时病者眠食安适，步履轻捷，不复从前之蹒跚矣。后一月，宋又延余诊治，且曰：大便常五六日不行，头面手足乳房俱肿。余曰：痰浊既行，空隙之处，卫气不充，而水饮聚之。《金匮》原有发汗利小便之法以通阳气。今因其上膈壅阻特甚，且两乳胀痛，不得更用缓攻之剂，方用：制甘遂一钱，大戟末一钱，王不留行二钱，生大黄三钱，芒硝三钱。一泻而胀痛俱止。宋因询善后之法，余因书：苍术一两，白术一两，炙甘草五钱，生麻黄一钱，杏仁三钱，令煎汤代茶，汗及小便俱畅。即去麻杏，一剂之后，永不复发云。余按十枣汤一方，医家多畏其猛峻，然余用之屡效，今存此案，非惟表经方之功，亦以启世俗之蔽也。

按：此吾师十年前之治案也。是时，余有志于医，顾未尝学焉。师另有本汤验案多则，悉详《金匮发微》。然则人犹是也，病犹是也，方犹是也，效亦犹是也。所谓古人不见今时月，今月曾经照古人，其间同具妙理。若曰古方不可治今病，犹曰古月不可照今人，得毋痴不可及？南宗景先生曰："舍妹曾患胀病，初起之时，面目两足皆微肿。继则腹大如鼓，辘辘有声，渴喜热饮，小溲不利，呼吸迫促，夜不成寐。愚本《黄帝内经》开鬼门（玄府也，亦即汗腺），洁净府（膀胱也）之旨，投以麻附细辛合胃苓散加减。服后，虽得微汗，而未见何效。妹倩金君笃信西医，似以西医治法胜于中医，于是就诊于某医院，断为肾脏炎症，与以他药及朴硝等下剂。便泻数次，腹胀依然。盖以朴硝仅能下积，不能下水也。翌日，忽头痛如劈，号泣之声达于四邻，呕出痰水，则痛梢缓。愚曰：此乃水毒上攻之头痛，即西医所谓自家中毒。仲景书中曾载此症（见赵刻本《伤寒论》第一百六十条），非十枣汤不为功。乘此体力未衰之时，可以一下而愈，迟则不耐重剂也。乃拟方用甘遂三分（此药须煨透，服后始不致作呕，否则吐泻并作，颇足惊人，曾经屡次试验而知），大戟、芫花炒各钱半，因体质素不壮盛，改用枣膏和丸，欲其缓下。并令侍役先煮红米粥，以备不时之需。服药后，四、五小时，腹中雷鸣，连泻粪水十余次，腹皮弛缓，头痛亦除。惟神昏似厥，呼之不应。其家人咸谓用药过猛。愚曰：勿惊。《尚书》所云："若药不瞑眩，厥疾勿瘳"，此之谓也。如虑其体力不支，可进已冷之红米粥一杯，以养胃气，而止便泻。如言啜下，果即泻止神清。次日腹中仍微有水气，因复投十枣丸钱半，下其余水，亦去疾务尽之意。嗣以六君子汤补助脾元，且方内白术一味能恢复其吸收机能。故调理旬日，即获全愈。"

（选自《经方实验录》）

第五节　支气管扩张

支气管扩张（bronchiectasis，简称支扩），是指由各种原因引起支气管的病理性、永久性扩张，导致反复发生化脓性感染的气道慢性炎症，是一种常见的慢性呼吸道疾病。由于其病程长，病变不可逆转，且易受周围空气质量、生活环境等外界因素的影响，导致反复感染而呈进行性加重，可严重损害患者肺组织和功能，影响患者的生活质量，造成沉重的社会经济负担。

本病多见于儿童和青年，多数为获得性，多继发于急、慢性呼吸道感染和支气管阻塞后，可导致呼吸功能障碍及慢性肺源性心脏病。常见病因有支气管感染和支气管堵塞，部分可由免疫性缺陷及遗传因素等引起，另有约1/3病因不明。支气管扩张症在我国并非少见病，但仍缺乏充足的流行病学研究。到目前为止，我国没有支气管扩张症在普通人群中患病率的流行病学资料，因此，支气管扩张症的患病率仍不清楚，需要进行大规模的流行病学调查。

支气管扩张常见咳嗽、咳痰、咯血，甚至气促、胸痛、发热等，中医多根据症状取名，根据疾病不同时期的不同症状，其归属于"咳嗽""咯血""喘证""肺热病"

"肺痈"范畴。也有学者建议依据其病理变化将其命名为"肺络张"。

【源流】

中医学源远流长，但却并无支气管扩张症的明确记载，大多依据其临床表现将其归属于"咳嗽""咯血""肺痈"等范畴，因而其具体源流并不确切。

古代医家对支气管扩张症最形象的描述出自《证治汇补》："久咳不已，浊吐腥臭，咳则胸中隐隐痛，口中辟辟燥""若觉胸膺有窍，口中所咳脓血，与窍相应而出者，当大补气血"，并于条文中提出了"当大补气血"的针对性的治疗。在《素问·咳论》中有"肺咳之状，咳而喘息有音，甚则唾血"的论述，与支气管扩张症状类似。此外，《证治要诀》云："劳嗽……所嗽之痰，或脓，或时有血，腥臭异常。"这里"劳嗽"的症状特点与支扩咳腥臭脓痰颇为吻合，咯血与支气管扩张咯血相似。"肺痈"最早见于《金匮要略》，书中载"时出浊唾腥臭，久久吐脓如米粥者"，提出了肺痈的特点是咳吐腥臭脓痰；"若口中辟辟燥，咳即胸中隐隐痛，脉反滑数，此为肺痈，咳唾脓血"指出了肺痈还有胸痛、咯血的特点。"咯血"又名"咳血""嗽血"，《丹溪心法·咳血》中首先明确咯血的病名，并列专篇讨论，谓："咳血者，嗽出痰内有血者是也"，多数支气管扩张患者有反复咯血，血量不等，可为痰中带血或小量咯血，亦可表现为大咯血，个别患者可因大量咯血导致呼吸道阻塞，直接危及生命。另外《证治准绳·诸气门》中有"或咳沫，或咳血"的记载，倾向于支气管扩张慢性稳定期的患者，多伴有慢性病史、反复发作、缠绵难愈的病理特点。

【病因病机】

1. 肺虚为本病之根本

本病多因幼年时期曾患肺热病、百日咳、麻疹、哮喘等病，或在肺结核、慢性支气管炎及肺气肿等反复发作的咳喘疾病的基础上迁延进展而成。故其多禀赋不足，素体常见肺气虚、肺阴虚或肺气阴两虚。因此其易受外邪侵袭，尤以风热、风寒、风燥犯肺为主。邪气犯肺，肺气搏阻而失宣降，久之痰浊内蕴，血行不畅，气郁化火，损伤肺络而使之扩张变形，从而形成肺络张。因其发病多有一定的基础，故而病因多为外因、内因共存，外因包括外感风、寒、湿、燥、火（热）之邪，内因包括肺体亏虚、饮食不当、情志失调。不同医家对此论述各有不同，但总体而言，多肺虚为本，痰、火（热）、瘀为标，病性多为虚实夹杂，病位在肺，且与肝、脾、肾相关。肺气虚为本病之根本。

2. 痰、热、瘀为其主要病理改变

痰存在于支气管扩张病程的始终，急性期和缓解期均可见。素体亏虚，感受外邪，肺失宣降，通调水道功能失调，导致气不布津，形成痰湿。饮酒过多或过食肥甘厚腻之品，内热煎灼津液，滋生痰浊。或嗜好吸烟，烟毒熏灼津液为痰，痰阻于肺，

郁而化热，痰热熏灼肺络，迫血妄行而致本病。肾阳不能温煦，脾之运化失职，水失其制，而成痰湿。

痰邪易壅于肺，郁而化热，炼液为痰；痰热内阻于肺，则咳嗽，咳痰色黄质稠；热伤肺络，络损血溢，则见咯血。若痰热化火，灼烧津液，津亏液少，阴津亏虚则见干咳、少痰；如阴虚阳亢，虚火内生，灼伤血络，亦可见咯血；若痰热阻滞肺络，则导致气滞血壅；若痰热瘀化腐成脓，则咳吐脓血腥臭痰。此外，“气有余便是火”，素体肝旺，或忧思恼怒，气郁化火，木火刑金，上逆犯肺而致咯血；久病热病之后，阴津耗伤，以致阴虚火旺，火热之邪灼伤血络而致咯血。如《医学心悟》中云：“劳欲情志，饮食炙博之火自内攻之则亦使鸣。”又如《医碥·咳嗽血》说：“火刑金而肺叶干皱则痒，痒则咳，此不必有痰，故名干咳，咳多则肺络伤而血出矣。”

多数医家认为瘀血始终存在，是导致支气管缠绵不愈的重要病理因素之一。寒邪犯肺，寒凝气滞可致瘀，痰热或虚火灼肺可致瘀，脾虚，脾不统血，血溢脉外亦可致瘀，久病邪气深入经络，气血运行不畅，或血虚不能推动血行，示可导致成瘀。

【临床诊断】

（一）临床表现

多数患者在幼儿时期有百日咳、麻疹、哮喘或支气管肺炎史，常有反复发作的呼吸道感染。根据临床症状分类，分为湿性支扩和干性支扩，湿性支扩主要表现为慢性咳嗽、咳大量脓痰；干性支扩主要以咯血为主，没有或少见咳痰。

1. 慢性咳嗽，大量脓痰：根据痰量估计病情的严重程度：＜10mL/d 为轻度；10～150mL/d 为中度；＞150mL/d 为重度。急性感染发作时，黄绿色脓痰量每日可达数百升。感染时痰液收集于玻璃瓶静置后出现分层的特征：上层为泡沫，下悬脓性成分，中层为浑浊黏液，下层为坏死组织沉淀物。

2. 反复咯血：50%～70%的患者有不同程度的咯血，咯血量差异大，可仅有痰中带血，亦可有大量咯血，有时咯血量与病情严重程度、病变范围不一致。部分患者以反复咯血为唯一症状，临床称之为干性支气管扩张，其病变多位于引流良好的上叶支气管。

3. 反复肺部感染：特点是同一肺段反复发生肺部感染并迁延不愈。可出现发热、食欲减退、贫血、乏力消瘦等。严重可出现气促与发绀。

4. 慢性感染中毒症状：如反复感染，可出现发热、乏力、食欲减退、消瘦、贫血等全身症状，儿童可影响发育。

（二）诊断要点

1. 儿童时期有诱发支气管扩张的呼吸道感染或全身性疾病病史。如：麻疹、百日咳或流感后肺炎病史，或肺结核病史等。

2. 有长期反复、持久性咳嗽、咳大量脓痰、反复咯血的症状。

3. 肺部听诊闻及固定而持久的局限性湿啰音，可见杵状指（趾）等体征，可据此做出临床初步诊断。

4. 肺部X线检查肺纹理增多、增粗、排列紊乱，其中可见到卷发状阴影，并发感染可出现气液平；CT典型表现纵切面为“轨道征”或横切面为“戒指征”；确诊有赖于高分辨CT。

【临证思路】

（一）识症

1. 急性发作期和慢性迁延期

支气管扩张中医诊断主要根据反复咳嗽、咳脓痰或反复咯血的临床表现。支气管扩张症急性加重期大多由外感引发，咳嗽脓痰或咯血，起病急，病程短，常伴肺卫表证。慢性迁延期，则表现为咳嗽咳脓痰或痰中带血，迁延不愈，常反复发作，病程长，多伴其他兼症。

2. 咳嗽

咳嗽时作，白天多于夜间，咳而急剧、声重，或咽痒则咳。病势急而病程短者，为外感风寒、风热或风燥；咳声粗浊者，多为风热或痰热伤津所致；早晨咳嗽，阵发加剧，咳嗽连声重浊，痰出咳减者，多为痰湿或痰热咳嗽；午后、黄昏咳嗽加重，或夜间有单声咳嗽，咳声轻微短促者，多属肺燥阴虚；夜卧咳嗽较剧，持续不已，少气或伴气喘者，为久咳致喘的虚寒证。咳而声低气怯者属虚，洪亮有力者属实。饮食肥甘、生冷加重者多属痰湿；因情志郁怒加重者属于气火；劳累、受凉后加重者多为痰湿、虚寒。

3. 咳痰

咳而痰多者常属湿痰、痰热、虚寒；咳而少痰者多属燥热、气火、阴虚；痰白而稀薄者属风、属寒；痰黄而稠者属热；痰白质黏者属阴虚、燥热；痰白清稀、透明呈泡沫样的属虚、属寒；咳吐血痰者，多为肺热或阴虚；如脓血相兼者，为痰热瘀结成痈之侯；咳嗽，咯吐粉红色泡沫痰，咳而气喘，呼吸困难者，多属心肺阳虚，气不主血；咳痰有热腥味或腥臭气者为痰热。味甜者属痰湿，味咸者属肾虚。

4. 咯血

支气管扩张伴咯血患者，责其咯血之因，多属肺热、肝火、肺燥、阴虚，临床需分辨。肺热化火引起咯血患者，往往痰火肺热并重，常见于支扩急性发作期，患者咳痰色黄量多，痰中带血，或者咳脓血腥臭痰，甚则咳出纯血，量多色鲜红。肝火咯血患者多性情焦躁，易激易怒，春季好发，临床表现为突然作咳，随即咯出鲜血，咯血量多。燥热咯血者多见于秋季，燥易伤津，表现为咽干咽痒，时欲清嗓，痰少而黏，痰中带血丝。阴虚咯血患者多见咯血反复日久，色鲜红，口干咽燥，或有潮热盗汗。

（二）审机

要辨证候虚实，实证多为痰浊、郁热；虚证多为肺虚、脾虚、肾虚。其次辨证要区分急性加重期及慢性迁延期。急性加重期以咯血为主要症状，伴发热、咳大量脓痰等表现；迁延期的主要表现为慢性持续咳嗽、咳痰，以及机体正气不足的一系列表现。在治疗时应权衡标本主次变化，分期辨证施治，多能获效。

（三）定治

目前关于支气管扩张的中医分型虽然大多数均结合痰、热、虚、瘀的病理特点进行辨证，但仍存在较多的分歧。支扩患者急性发作期，临床表现多为咳嗽次数增加、咳痰量增多，痰色由白转为黄绿色、质地黏稠、不易咯出，同时多伴有咯血症状的出现。治疗上以“急则治其标”为主，采用清热、化痰、散寒、柔肝等治疗方法；缓解期根据“培土生金”理论，重在补脾，兼以调补它脏。瘀血贯穿整个病程，在辨证过程中各证均应灵活加用活血药（除外大量咯血者），分别采用行气活血药、化痰祛瘀药、活血化瘀药。

（四）用药

1. 咳嗽用药

咳嗽根据病程的久暂，分为新咳和久咳两类。新咳：病程短，外感所致，每多夹有表证，一般分为风寒、风热、风燥等不同证型。久咳：病程长，内伤所致，多伴他脏病证，常因感受外邪发作或加重，一般可分为痰湿、气火、阴虚、气虚等不同证型。新咳风寒咳嗽药用麻黄、桂枝、苏叶、生姜、陈皮、法半夏等宣肺散寒止咳；风热咳嗽药用桑叶、菊花、金银花、连翘、黄芩、牛蒡子等疏风清热止咳；风燥咳嗽药用桑叶、石膏、知母、麦冬等疏风润燥止咳。久咳痰湿蕴肺咳嗽药用陈皮、法半夏、厚朴、苍术、茯苓健脾燥湿化痰止咳；气火犯肺咳嗽药用桑白皮、黄芩、知母、瓜蒌、贝母等清肺降火止咳；阴虚咳嗽药用百合、麦冬、玄参、生地黄滋阴清热止咳；气虚咳嗽，药用补益肺、脾、肾之药，健脾补肺药用党参、白术、山药、白扁豆、炙甘草等，滋补肺肾药用二地、人参、蛤蚧等。

2. 咳痰用药

根据痰的色、质、量、气味等，辨其病理性质。外感实邪所成之痰，病程短，多伴有表证，有风寒、风热、痰热、风燥之不同；内伤之痰，多属久病，反复缠绵，有肝火、脾湿、寒饮、阴虚之别。外感咳痰之风寒咳痰药用杏仁、桔梗、前胡、橘皮、金沸草等宣肺利气化痰；风热咳痰药用牛蒡子、大贝母、枇杷叶、黄芩、知母清肃肺气化痰；痰热郁肺之咳痰常用瓜蒌、半夏、竹沥、鱼腥草、桑白皮、黄芩、山栀等清热豁痰；风燥咳痰药用南沙参、浙贝母、天花粉、芦根等润燥止咳。内伤咳痰之肝火犯肺药用山栀、丹皮、青黛、海蛤壳清肺泻肝化痰热；脾虚湿蕴之咳痰药用陈皮、法半夏、茯苓、白术、苍术等健脾燥湿化痰；寒饮咳痰药用干姜、细辛、法半夏、桂枝等温肺化饮祛痰；阴虚咳痰药用川贝母、甜杏仁、百合、玉竹、沙参、二冬等润肺化痰。

3. 咯血用药

现活血药多用丹参、桃仁、田七、炙大黄、益母草等。支扩咯血亦是本病比较严重的并发症之一，临床要高度重视，以防“血亡气脱”之危象发生。在临床施治过程时应辨证用药，分别给予凉血止血药如玄参、生地黄、丹皮、白茅等药，活血止血药如三七、大黄、益母草、山楂，滋阴降火止血药如沙参、麦冬、百合、天冬，益气摄血药如党参、黄芪、白术、山药等，切记不可见血止血，以防闭门留寇。

【纲目条辨论治】

以缓急为纲，病因为目，条辨论治。

（一）急性发作期

1. 痰热壅肺

主症：咳嗽，咳吐大量黄稠痰或带脓血痰，甚至咯鲜血，喘逆痰鸣，咳则胸痛，烦渴引饮，大便干结，小便赤涩，舌红，苔黄腻，脉滑数。

治法：清热肃肺，豁痰止咳。

方药：苇茎汤或清金化痰汤加减。药用苇茎、桑白皮、黄芩、山栀、杏仁、瓜蒌、浙贝母、竹沥、半夏、射干、桔梗、陈皮等。

随症加减：痰热郁蒸，痰黄如脓或有腥味，加鱼腥草、金荞麦根、冬瓜子、薏苡仁等清热化痰；痰热壅盛，腑气不通，胸满咳逆，便秘配葶苈子、大黄、芒硝泻肺通腑逐痰；痰热伤津口干，配北沙参、天冬、花粉养阴生津。

2. 痰湿蕴肺

主症：咳嗽反复发作，咳声重浊，咳痰，痰色白，质黏腻，量多，以晨起为重，身体沉重，纳呆，脘腹胀满，大便时溏，舌体胖大，苔白腻，脉濡滑。

治法：燥湿化痰，理气止咳。

方药：二陈汤合三子养亲汤加减。药用陈皮、法半夏、苍术、白芥子、莱菔子、苏子、杏仁、紫菀、款冬花、党参、白术、茯苓、甘草等。

随症加减：寒痰较重，痰黏如沫，怯寒背冷，加干姜、细辛、白芥子温肺化痰；久病脾虚、神疲，加党参、白术、炙甘草。症状平稳后可服六君子丸以资调理，或合杏苏二陈丸标本兼顾。

3. 肝火犯肺

主症：咳嗽气逆，咳时面赤，咳引胁痛，咳痰量少而色黄，质黏不易咳出，咯血色鲜，常伴有心烦易怒，胸胁胀痛，口苦咽干等症，病情多因情绪波动而加重，舌红，苔黄，脉弦数。

治法：清肝泻肺，化痰止咳。

方药：旋覆代赭石汤合黛蛤散加减。药用桑白皮、旋覆花、代赭石、白芍、牡丹皮、花蕊石、青黛、海蛤壳等。

随症加减：肺气郁滞，胸闷气逆，加瓜蒌、桔梗、枳壳利气降逆；胸痛，加郁金、丝瓜络理气活络；痰黏难咳，加海浮石、知母、贝母清热豁痰；火郁伤津，咽燥口干，咳嗽日久不减，酌加北沙参、麦冬、天花粉、诃子养阴生津敛肺。若咯血量多，纯血鲜红，可用犀角地黄汤加三七粉冲服，以清热泻火，凉血止血。

（二）缓解期（迁延期）

1. 肺阴虚

主症：干咳而少痰，痰中带血丝，倦怠懒言，声低气短，面色少华，午后颧红，潮热盗汗，形瘦，舌质红，苔少薄，脉细数。

治法：滋阴润肺，化痰止咳。

方药：百合固金汤或沙参麦冬汤加减。药用百合、麦冬、沙参、生地黄、熟地黄、贝母、百部、当归、白芍、杏仁、桑白皮、地骨皮等。

随症加减：肺气不敛，咳而气促，加五味子、诃子以敛肺气；阴虚潮热加功劳叶、银柴胡、青蒿、鳖甲、胡黄连以清虚热；阴虚盗汗加乌梅、浮小麦收敛止涩；肺热灼津，咯吐黄痰，加海蛤粉、知母、黄芩清热化痰；热伤血络，痰中带血，加丹皮、山栀、藕节清热止血。

2. 气虚血瘀

主症：咳嗽，咯淡红色血或暗红血夹血块，气短，胸闷，自汗，舌淡，苔白，脉细涩。

治法：补益肺气，活血通络。

方药：补阳还五汤加减。药用黄芪、地龙、当归、川芎、赤芍、红花、桃仁等。

随症加减：若胸闷气短，咯血痰无力，加人参、党参、白术益气摄血；若痰郁胸闷，加瓜蒌、枳壳、桔梗、郁金行气宽胸；若血虚血瘀，可加当归、阿胶、仙鹤草养血止血。若血瘀明显，加三七、大黄、益母草、山楂活血止血。

3. 肺肾气虚

主症：咳嗽咳痰无力，痰白清，伴有气短，倚息不能平卧，张口抬肩，面色晦暗，形寒肢冷，小便清长或少尿，大便溏泄，舌淡，苔白润，脉沉细无力。

治法：补肾纳气，降气平喘。

方药：金匮肾气丸合参蛤散加减。药用生地黄、山药、山茱萸、茯苓、泽泻、牡丹皮、桂枝、附子、牛膝、车前子、人参、蛤蚧等。

随症加减：若肺气上逆，喘咳较著，加沉香、苏子降气止咳；肾虚不能纳气者，加补骨脂、胡桃肉、脐带补肾纳气；若见浮肿，则温阳化饮，方用真武汤合五苓散。

【其他疗法】

1. 针灸治疗

对咯血有一定疗效，尤其适用于少、中量咯血患者，简便易行。方法如下：

（1）主穴取肺俞、巨骨、尺泽，配穴取列缺、孔最、太渊。每次针刺 3～5 穴，平补平泻，留针 5～10 分钟。

（2）取涌泉、孔最、膻中穴，艾条温灸，每日 2～3 次。

2. 散剂外敷

取肉桂末 3g，硫黄 18g，冰片 9g，分别研末后混匀；另用大蒜或生姜捣汁，调诸药末，呈干糊状，分摊于 2 块纱布或塑料布上，敷双侧涌泉穴，固定，每日更换一次。亦可用大蒜捣泥状，敷用方法同上。对大咯血患者配以本方外敷，可增强止血效果。

3. 穴位注射

孔最穴为手太阴肺经郄穴，是治疗本经所属脏腑急重症、出血性疾病和顽固性疾病的特效穴。宋·王执中《针灸资生经》中指出孔最穴可“疗唾血”。有研究用鱼腥草注射液穴位注射治疗支气管咯血方法如下：选肺经郄穴孔最，取仰卧位，伸直上肢，于孔最穴处常规皮肤消毒后，用 5 号短针头的注射器抽取鱼腥草注射液 2～4mL（1～2mg），快速垂直刺入穴位约 0.5cm，然后缓缓向深部刺入约 1cm，回抽无血，将药液徐徐注入。取双侧穴位同时注射，每日 2 次，每次每穴用药 2mL，3 天为一疗程。咯血止后，改为每日 1 次，剂量同上。或左右两侧隔日交替注射，巩固治疗 2～3 天。

4. 其他

支气管扩张患者在住院期间配合情志疏导、饮食调护等中医特有的治疗、护理，可有效控制咯血的发展，降低死亡率、提高治愈率。

【病案参考】

病案一

尚某，女，45 岁。2008 年 4 月 21 日因“反复咯脓痰 20 余年，加重 4 天”入院。胸部 HRCT 示右肺下叶背段支扩伴感染。支气管镜检查见右下叶背段黏膜充血肿胀，病理活检结果示炎症。患者情绪不宁，急躁易怒，咯血连连，约 200mL/d，经巴曲酶、垂体后叶素等药物治疗开始好转，现咯血约 50mL/d。目前仍烦躁易怒，咳嗽阵作，痰中鲜血，舌干红，苔黄腻，脉弦细。此为痰热壅肺，复加肝火上炎犯肺，治拟清肝泻肺，凉血止血。药用：黄芩 15g，桑白皮 10g，青黛（包）15g，山栀 10g，仙鹤草 20g，白茅根 25g，白及 15g，郁金 10g，半夏 12g，天花粉 10g，瓜蒌仁 12g，百合 20g，三七粉（冲服）3g，甘草 6g，5 剂，水煎服，每日 1 剂。

二诊：咯血减轻，咳嗽次数减少，咯吐黄白黏痰，舌尖红，苔薄腻，脉弦细。继服原方 14 剂。

三诊：咯血止，咳嗽、咳痰明显减轻，舌质淡红，苔薄腻，脉弦。患者提出换用中成药，故以院内制剂黛芩化痰丸（主要成分为青黛、黄芩）5g，每日 3 次；百合固金口服液 20mL，每日 2 次。服用 3 月，以巩固疗效用。随访半年，未再复发。

按：支气管扩张伴咯血大多与火伤肺络有关，肺与大肠相表里，气化相通，适当采用下法清泄肺热，可起到较好疗效。故宜清热泻肺，配以凉血止血。其治当以清肝泻肺为主。本例病位在肺，但与肝亦有着密切的联系。肝主疏泄，性喜条达，肺主肃降，调畅气机，二者相互协调，共主周身气机之条达。该患者情志不舒，肝气郁结，气郁化火，循经上犯肺络，木火刑金，故致咳嗽咯血。本方以黄芩、青黛、山栀、桑白皮清肝泻肺；半夏、黄芩、瓜蒌仁清肺化痰；仙鹤草、白茅根、白及凉血止血；郁金舒肝解郁；天花粉、百合养阴清热，以防苦寒伤阴；三七活血止血；甘草泻火并调和诸药。故上方可以在服用 20 余日收效。

（选自《支气管扩张症中医临床诊治思路辨析》）

病案二

陈某，女，45 岁。2006 年 1 月 16 日初诊。患者咳喘反复十余年，近 1 月来咳喘加重，阵咳，气喘，偶有痰鸣，痰黄量多，偶有痰中带血，胸闷不舒，口干，纳尚可，大便干。舌红、苔薄黄，脉细弦滑略数。查体：两中上肺可闻及湿性啰音。胸部 CT 提示两中上肺支扩伴感染。辨证属痰热壅肺。治当清热化痰，肃肺平喘。拟定喘汤合千金苇茎汤加减。

处方：桑白皮 10g，炙麻黄 5g，黄芩 10g，生薏仁 15g，冬瓜仁 15g，款冬花 10g，苏子 10g，法半夏 10g，鱼腥草 30g，大贝母 10g，金荞麦 15g，炙百部 10g，白及 10g，芦根 20g，蒲公英 15g，连翘 10g，甘草 5g。5 剂。

2006 年 1 月 21 日二诊：患者咳喘稍减，痰色变淡，黄白相间，痰量仍多，痰中带血未见，舌苔薄黄微腻，脉细弦滑。上方加陈胆星 10g。7 剂。

2006 年 2 月 13 日三诊：服上方后，咳喘减轻，咯血已止，仍咳少量黄痰。舌偏红，苔薄黄，脉弦滑。前方加桃仁 10g，杏仁 10g。7 剂。

2006 年 3 月 9 日四诊：近期出现咯血，偶咳，痰少色黄，口干，纳可，便调。舌偏红、苔薄黄，脉细弦。辨证属阴虚痰火肺热。治从清热泻火润肺，凉血止血。拟泻白散合黛蛤散加减：桑白皮 10g，地骨皮 10g，黛蛤散（包）12g，知母 10g，浙贝母 6g，栀子 6g，生地黄 12g，白及 10g，白茅根 30g，芦根 30g，黄芩（炭）6g，炙甘草 5g，三七粉 2.5g，川贝粉（冲服）2g，麦冬 12g，蒲公英 15g。7 剂。

2006 年 3 月 16 日五诊：服上方后咯血遂止，偶咳，少痰，气喘不显，舌红、苔薄，脉细弦。治从清润肃肺，养阴生津，健脾化痰，拟方沙参麦冬汤、千金苇茎汤、定喘汤、六君子汤等方出入。服上方 50 余剂，前后半年症情稳定，咳喘未发。10 年后偶遇患者，再三称谢，多年顽疾竟然未发。

按：本案咳喘反复多年，近期咳喘，痰黄显系痰热壅肺，肺失清肃；久咳伤肺，肺络受损，故痰中带血。急则治其标，治当清热化痰，肃肺平喘，方选定喘汤合千金苇茎汤加减。二诊时，咳喘稍减，痰色变淡，痰量仍多，原方加陈胆星以增化痰之力，治顽痰久咳。三诊时，患者症状改善明显，守法再进，加桃仁、杏仁，加强祛痰化瘀之功。四诊时，咳嗽咳痰减少，又见咯血，辨为阴虚痰火，治从清热泻火，养阴润肺，凉血止血，效如桴鼓。之后咳喘稳定，治从标本兼顾，清润肃肺，养阴生津，益气健脾化痰，巩固治疗。

（选自《支气管扩张症的中医辨治思路与方法》）

第六节　心律失常

心律失常是指心脏跳动的频率、节律、起源部位、传导速度或激动次序的异常。临床主要表现为心悸等症状。

中医称为“心悸”。心悸是常见的病证，发于各年龄段，人自觉心中悸动，惊惕不安，甚则不能自主，常因劳累、情绪激动、饱食、受寒而诱发，且常伴胸闷、气短、失眠、健忘、眩晕、耳鸣等症。其起病急骤、变化较快，病情较轻者为惊悸，病情较重者为怔忡，可呈持续性。

【源流】

心律失常，属于中医“心悸”范畴。《黄帝内经》虽无心悸病名，但认识到心悸病因有宗气外泄、心脉不通、突受惊恐、复感外邪等。如《素问·平人气象论》曰：“左乳下，其动应衣，宗气泄也。”《素问·举痛论》云：“惊则心无所依，神无所归，虑无所定，故气乱矣。”《素问·痹论》亦云：“脉痹不已，复感于邪，内舍于心。”“心痹者，脉不通，烦则心下鼓。”《黄帝内经》对心悸脉象的变化也有深刻认识，记载脉律不齐是本病的表现。《素问·平人气象论》说：“脉绝不至曰死，乍疏乍数曰死。”这是认识到心悸时严重脉律失常与疾病预后关系的最早记载。心悸的病名，首见于汉代张仲景的《伤寒论》和《金匮要略》，称之为“心动悸”“心下悸”“心中悸”及“惊悸”等，并认为其主要病因有惊扰、水饮、虚劳及汗后受邪等，如在《金匮要略·惊悸吐衄下血胸满瘀血病脉证治》篇有“寸口脉动而弱，动则为惊，弱则为悸”的论述，并记载了心悸时表现的结、代、促脉及其区别，提出了基本治则，并创制了炙甘草汤等方剂为治疗心悸的常用方剂。宋代成无己在《伤寒明理论·悸》中提出心悸病因不外气虚、痰饮两端，曰：“其气虚者，由阳气虚弱，心下空虚，内动而为悸也；其停饮者，由水停心下，心主火而恶水，水既内停，心自不安，则为悸也。”《丹溪心法》提出“怔忡者，心中不安，惕惕然如人将捕者是也”，认为心悸的发病责之虚与痰，《丹溪心法·惊悸怔忡》说：“惊悸者血虚，惊悸有时，从朱砂安神丸”“怔忡者血虚，怔忡无时，血少者多，有思虑便动属虚，时作时止，痰因火动。”明代《医学正传·惊悸怔忡健忘证》详细描述惊悸与怔忡，指出：“怔忡者，心中惕惕然动摇而不得安静，无时而作者是也。惊悸者，蓦然而跳跃惊动，而有欲厥之状，有时而作者是也。”《景岳全书·怔忡惊恐》认为怔忡由阴虚劳损所致。清·李用粹《证治汇补·惊悸怔忡》：“痰则豁痰定惊，饮则逐水蠲饮，血虚者调养心血，气虚者和平心气，痰结者降下之，气郁者舒畅之，阴火上炎者，治其肾而心悸自已，若外物卒惊，宜行镇重。”清·王清任《医林改错》强调瘀血内阻导致心悸怔忡，首倡活血化瘀治疗本病，以血府逐瘀汤治疗本病有殊效：“心跳心慌，用归脾、安神等方不效，用此方百发百中。”

【病因病机】

心悸的发生多因体质虚弱、饮食劳倦、七情所伤、感受外邪及药食不当等，以致气血阴阳亏损，心神失养，心主不安，或痰、饮、火、瘀阻滞心脉，扰乱心神。

1. 体虚劳倦

禀赋不足，素质虚弱，久病失养，劳倦过度，均可导致气血阴阳亏虚，脏腑功能失调，心神失养，发为心悸。如《丹溪心法·惊悸怔忡》所言：“人之所主者心，心之所养者血，心血一虚，神气不守，此惊悸之所肇端也。”

2. 七情所伤

平素心虚胆怯，突遇惊恐，触犯心神，心神动摇，不能自主，发为心悸。《素问·举痛论》说：“惊则心无所倚，神无所归，虑无所定，故气乱矣。”《济生方》：“惊悸者，心虚胆怯之所致也。”长期忧思不解，心气郁结，化火生痰，痰火扰心，心神不宁，可发为心悸。此外大怒伤肝，怒则气逆，大恐伤肾，恐则精却，阴虚于下，火逆于上，心神扰动，亦可发为心悸。

3. 感受外邪

人体感受风寒湿邪，合而为痹，痹证日久不愈，复感外邪，内舍于心为心痹，心脉痹阻，血行不畅，则发心悸。《素问·痹论》：“脉痹不已，复感于邪，内舍于心。”“心痹者，脉不通，烦则心下鼓。”此外，温病、疫毒可灼伤营阴，心失所养，或邪毒扰心，往往伴发心悸。

4. 药食不当

嗜食肥甘厚味、煎炸炙博，蕴热化火生痰，痰火上扰心神，发为心悸。或因药物过量或毒性较剧，伤及心之气阴，引起心悸。

心悸总的病机为气血阴阳亏虚，心失所养，或邪扰心神，心神不宁。其病位在心，与肝脾肺肾均有密切关系。病位主要在心，心神失养或不宁，心神动摇，悸动不安；或脾不生血，心血不足，心失所养，或脾失健运，痰湿内生，扰动心神；或肾阴不足，不能上制心火，水火失济，或肾阳亏虚，心阳失于温煦；或肺气亏虚，不能助心行血，心脉运行不畅，或热毒犯肺，肺失宣肃，内舍于心，血行失常；或肝气郁滞，气滞血瘀，心脉不畅，心神被扰，或气郁化火，扰动心神，均可引发心悸。

心悸病理性质主要为虚实两方面，虚者为气血阴阳亏虚，心失所养；实者多为痰火、水饮、瘀血等致使心脉运行不畅所致。心悸初起以心气虚多见，可表现为心气不足、心血亏虚、心脾两虚、心虚胆怯、气阴两虚等。病久阳虚者则表现为心阳不振、脾肾阳虚、水饮凌心之证，阴虚者可表现为肝肾阴虚、心肾不交等证，若阴损及阳或阳损及阴，则可出现阴阳两虚的证候。若病情恶化，心阳暴脱，可出现厥脱等危重证候。

【临床诊断】

（一）临床表现

患者自觉心中悸动，动击如鼓，惊惕不安，甚则不能自止，脉象参伍不齐，乍疏乍数，乍大乍小，临床多呈发作性，每因情志波动或劳累过度而发作，且常伴胸闷、气短、失眠、健忘、眩晕、耳鸣等症，可呈持续性。中老年发作频繁者，可伴有心胸疼痛，甚则喘促，肢冷汗出，亦可出现脱厥，甚则猝死。

（二）诊断要点

1. 诊断依据

（1）自觉心慌不安，心跳剧烈，神情紧张，不能自主，心搏异常，或快速，或缓慢，或心跳过重，或忽跳忽止，呈阵发性或持续性。

（2）胸闷不舒，易激动，心烦，少寐多汗，颤动，头晕乏力。中老年发作频繁者，可伴有心胸疼痛，甚则喘促，肢冷汗出，或见晕厥。

（3）常因情志刺激、惊恐、紧张、劳倦过度、寒冷刺激、饮酒饱食等因素诱发。

（4）可见数、疾、促、结、代、沉、迟等脉象。

2. 相关检查

（1）心电图：是检测心律失常有效、可靠、方便的手段，它可以区分是快速性心律失常或是缓慢性心律失常；识别过早搏动的性质，如房性早搏、结性早搏、室性早搏、阵发性室上性心动过速及室性心动过速，判断Ⅰ度、Ⅱ度、Ⅲ度房室传导阻滞，心房扑动与心房颤动，心室扑动与心室颤动，病态窦房结综合征等。

（2）24 小时动态心电活动，即动态心电图监测，也是心律失常诊断的重要方法。

（3）食道心房调搏、阿托品试验：对评价窦房结功能、诊断病窦也有重要意义。

（4）心室晚电位检测：判断缺血性心脏病与心梗后恶性心律失常及猝死有一定价值。

（5）其他检查：测血压、X 线胸部摄片、心脏超声检查有助于明确诊断。

【临证思路】

（一）识症

主症：自觉心中悸动，动则如鼓，惊惕不安，甚则不能自止。

兼症：常伴胸闷、气短、失眠、健忘、眩晕、耳鸣等症。中老年发作频繁者，可伴有心胸疼痛，甚则喘促，肢冷汗出，或见晕厥。

脉象：参伍不齐，乍疏乍数，乍大乍小。

（二）审机

1. 实证辨识

心悸实证多由痰火扰心、水饮凌心或心血瘀阻，气血运行不畅所致。

（1）痰火扰心：脾虚生痰，痰浊停聚，郁久化火，痰火上扰心神，心神不宁，故心悸而烦，失眠多梦。痰浊内阻气机，气机不利，则胸闷。郁久化火伤阴，则口中干苦，大便秘结，小便短赤。舌红，苔黄腻，脉弦滑，为痰火内蕴之征。

（2）水饮凌心：水为阴邪，赖阳气而化之，阳虚不能化饮，水邪内停，上凌于心，故见心悸。阳气不能达于四肢，不能充于肌表，故形寒肢冷。饮阻于中，清阳不升，则见眩晕。气机不利，故胸脘痞满。如气化不利，水液内停，则渴不欲饮，小便短少或下肢浮肿。饮邪上逆，则恶心吐涎。舌淡胖，苔白滑，脉象弦滑，为水饮内停之征。

（3）心血瘀阻：心主血脉，心脉瘀阻，心失所养，故心悸不安。血瘀气滞，心阳被遏，则胸闷不舒。心络挛急，瘀血阻滞，不通则痛，则心痛时作。脉络瘀阻，故见唇甲青紫。舌质紫暗或有瘀斑，脉涩或结代，均为瘀血蓄积，心阳阻遏之征。

2. 虚证辨识

心悸虚证多为气、血、阴、阳亏损，心失所养所致。

（1）心虚胆怯：惊则气乱，心神不能自主，故发为心悸。心主神志，心不藏神，心中惕惕，则善惊易恐，坐卧不安，少寐多梦。脉象动数或虚弦为心神不安，气血逆乱之象。本型病情较轻者，时发时止；重则怔忡不宁，心慌神乱，不能自主。

（2）心血不足：心主血脉，其华在面，血虚故面色不华。心血不足，不能养心，故而心悸。心血亏损不能上营于脑，故头晕。血亏气虚故倦怠无力。舌为心之苗窍，心主血脉，心血不足，故舌质淡红，脉象细弱。

（3）阴虚火旺：肾阴不足，水不济火，不能上济于心，以致心火内动，扰动心神，故心悸而烦，不能安寐。阴亏于下，则见腰酸。阳扰于上，则眩晕耳鸣。手足心热，舌质红，脉细数，均为阴虚火旺之征。

（4）心阳不振：久病体虚，损伤心阳，心失温养，故心悸不安。胸中阳气不足，故胸闷气短。心阳虚衰，血液运行迟缓，肢体失于温煦，故形寒肢冷，面色苍白。舌质淡白，脉象虚弱或沉细而数，均为心阳不足，鼓动无力之征。

（三）定治

心悸的治疗应分虚实。虚证宜补虚，治宜补气、养血、滋阴、温阳；实证则应祛痰、化饮、清火、行瘀。因本病以虚实错杂为多见，且虚实主次、缓急不同，故治疗时应相应兼顾；由于心悸以心神不宁为其病理特点，故虚者，常配以养血安神之品；实者，则多配用重镇安神药物。

心悸初起，治疗及时，比较容易恢复。若失治或误治，病情亦可由轻转重，由实转虚。所以应掌握心悸发生的时间长短及服药后病情转归。在治疗期间应尽量避免精神上的刺激，给予良好的安静环境，充分休息，加强生活护理，少食辛辣食物，对本病的恢复也有辅助作用。

（四）用药

1. 实证用药

（1）痰浊停聚，郁久化火，痰火扰心：症见心悸，受惊易作，胸闷烦躁，失眠多梦，尿赤便结。治以清热化痰，宁心安神。清心除烦，药用黄连、山栀；清化痰热，和胃降逆，药用竹茹、半夏、胆南星、瓜蒌、陈皮；宁心安神，药用远志、菖蒲、酸枣仁、龙骨、牡蛎。

（2）脾肾阳虚，水饮内停，上凌于心：症见心悸眩晕，胸闷痞满，形寒肢冷，小便短少。治以振奋心阳，化气行水。通阳化气，药用桂枝、甘草；健脾益气助阳，药用白术、黄芪；淡渗利水，药用茯苓、泽泻、车前子；宁心安神，药用远志、茯神、酸枣仁。

（3）血瘀气滞，心脉瘀阻，心阳被遏：症见心悸、心痛，胸闷不舒，少寐多梦。治以活血化瘀，理气通络。活血化瘀，药用桃仁、红花、丹参、赤芍、川芎；理气通络，药用延胡索、香附、青皮；养血和血，药用生地黄、当归；镇心安神，药用龙骨、牡蛎。

2. 虚证用药

（1）气血亏虚，心虚胆怯：症见心悸不宁，善惊易恐，少寐多梦，食少纳呆。治以镇惊定志，养心安神。镇惊宁心，药用龙齿、琥珀；安神定志，药用远志、酸枣仁、茯神；益气壮胆，药用人参、山药；滋养心血，药用生地黄、熟地黄；收敛心气，药用五味子。

（2）心血亏虚：症见心悸气短，失眠健忘，头晕目眩。治以补血养心，益气安神。益气健脾。药用人参、白术、黄芪、炙甘草；补养心血，药用熟地黄、当归、龙眼肉；宁心安神，药用茯神、远志、酸枣仁；理气醒脾，药用木香。

（3）肝肾阴虚，水不济火，心火内动：症见心悸易惊，心烦失眠，潮热盗汗。治以滋阴清火，养心安神。滋阴清热，药用生地黄、玄参、麦冬、天冬；补血养心，药用当归、丹参；补益心气，药用人参、炙甘草；养心安神，药用朱砂、茯苓、远志、酸枣仁、柏子仁；五味子收敛心气；桔梗引药上行，直达病所。

（4）心阳虚衰：症见心悸不安，胸闷气短，形寒肢冷。治以温补心阳，安神定悸。温振心阳，药用桂枝、附片；益气助阳，药用人参、黄芪；益气养心，药用炙甘草；安神定悸，药用龙骨、牡蛎。

【纲目条辨论治】

以虚实为纲，病因为目，条辨论治。

（一）实证

1. 痰火扰心

主症：心悸时发时止，受惊易作，胸闷烦躁，失眠多梦，口干苦，便结尿赤，舌红，苔黄腻，脉弦滑。

治法：清热化痰，宁心安神。

临证处理：

（1）体针疗法：心俞、内关、神门、丰隆、内庭，针用泻法。

（2）汤剂：黄连温胆汤加减：黄连、山栀、竹茹、半夏、胆南星、陈皮、远志、菖蒲、酸枣仁、生龙骨、生牡蛎。痰热互结，大便秘结，加生大黄通腑泄热；心悸重者，加珍珠母、石决明、磁石重镇安神；火郁伤阴，加麦冬、玉竹、天冬、生地黄养阴清热。

2. 水饮凌心

主症：心悸眩晕，胸脘痞满，形寒肢冷，小便短少，或肢体浮肿，渴不欲饮，恶心，吐涎，舌苔白滑，脉象弦滑。

治法：振奋心阳，化气行水。

临证处理：

（1）体针疗法：关元、肾俞、内关、神门、阴陵泉，针用平补平泻法。

（2）汤剂：苓桂术甘汤加减：茯苓、猪苓、泽泻、车前子、桂枝、炙甘草、人参、白术、黄芪、远志、茯神、酸枣仁。恶心呕吐，加半夏、陈皮、生姜；水饮射肺，咳喘胸闷，加桔梗、葶苈子、五加皮、防己。

3. 心血瘀阻

主症：心悸不安，胸闷不舒，心痛时作，唇甲青紫，舌质紫暗或有瘀斑，脉涩或结代。

治法：活血化瘀，理气通络。

临证处理：

（1）体针疗法：内关、膻中、心俞、气海、膈俞、血海，针用平补平泻法，气海加灸。

（2）汤剂：桃仁红花煎合桂枝甘草龙骨牡蛎汤加减：桃仁、红花、丹参、赤芍、川芎、香附、延胡索、青皮、当归、生地黄、桂枝、甘草、龙骨、牡蛎。胸痛甚者，可加乳香、没药、蒲黄、五灵脂、三七粉。

（二）虚证

1. 心虚胆怯

主症：心悸，善惊易恐，坐卧不安，少寐多梦，舌苔薄白或如常，脉象动数或虚弦。

治法：镇惊定志，养心安神。

临证处理：

（1）体针疗法：心俞、巨阙、间使、神门、胆俞，针用补法。

（2）汤剂：安神定志丸加减：人参、茯苓、山药、白术、黄芪、远志、石菖蒲、茯神、龙齿、磁石、琥珀粉、肉桂、五味子、生地黄、熟地黄。心阴不足，加柏子仁、酸枣仁。

2. 心血不足

主症：心悸气短，失眠多梦，面色无华，头晕目眩，纳呆食少，倦怠乏力，腹胀便溏，舌淡红，脉细弱。

治法：补血养心，益气安神。

临证处理：

（1）体针疗法：心俞、巨阙、膈俞、脾俞、足三里，针用补法。

（2）汤剂：归脾汤加减：人参、黄芪、白术、炙甘草、当归、龙眼肉、茯神、远志、酸枣仁、木香。纳呆腹胀，加陈皮、谷麦芽、神曲、鸡内金、山楂；失眠多梦，加合欢皮、首乌藤、莲子心。

3. 阴虚火旺

主症：心悸易惊，心烦失眠，头晕目眩，耳鸣，口燥咽干，五心烦热，盗汗，急躁易怒，舌红少津，苔少或无，脉细数。

治法：滋阴清火，养心安神。

临证处理：

（1）体针疗法：肾俞、太溪、阴郄、神门，针用平补平泻法。

（2）汤剂：天王补心丹合朱砂安神丸加减：生地黄、玄参、天冬、麦冬、当归、丹参、人参、茯苓、朱砂、柏子仁、黄连、炒枣仁、远志、五味子、桔梗。肾阴亏虚，虚火妄动，遗精腰酸，加知母、黄柏、龟甲、熟地黄。

4. 心阳不振

主症：心悸不安，胸闷气短，动则尤甚，形寒肢冷，面色苍白，舌淡苔白，脉象虚弱或沉细无力。

治法：温补心阳，安神定悸。

临证处理：

（1）体针疗法：心俞、厥阴俞、内关、神门、关元，针用补法，针后加灸。

（2）汤剂：桂枝甘草龙骨牡蛎汤合参附汤加减：桂枝、附子、人参、黄芪、麦冬、枸杞子、龙骨、牡蛎、炙甘草。如病情严重，汗出肢冷，面青唇紫，喘不得卧者，重用人参、附子，加服黑锡丹回阳救逆。

【病案参考】

病案一

白某，心悸伴头晕，胸闷2年。

患者1992年春不慎感冒，以后经常心悸，脉律不齐，严重时每分钟可停跳十几次，伴头晕、目昏、胸闷憋气，劳累或生气后易发。曾在北京医院内科查心电图示室性早搏频发，二度I型房室传导阻滞。疑诊为心肌炎后遗症，求中医治疗。

现症：心悸阵作，时有停跳感，乏力头晕，胸闷憋气，神疲纳差，睡眠不安，颜面晦暗不华，昨日月经来潮，诸症加重，且腰酸膝软，小腹隐痛。舌暗淡，脉沉细无力，脉律不整。证属心血亏损，心阳不足，心肾不交。治宜益心气，助心阳，补心血，交通心肾。方以生脉散合桂枝甘草汤加味。

党参10g，麦冬10g，五味子10g，柏子仁10g，桂枝10g，炙甘草6g，生黄芪30g，菖蒲10g，郁金10g，丹参10g，川断15g，桑寄生20g，菟丝子10g。每日1剂，水煎服。

二诊：服药14剂，心悸减轻，自觉早搏明显减少，月经1周净，昨日因生气，今日早搏又增至每分钟五六次，伴乏力气短明显，舌脉同前。

前方去川断、桑寄生、菟丝子，加丹参30g，白术10g，白芷10g。

三诊：早搏基本控制。但3天前月经来潮，上午则头晕不能自持，视物旋转，大便溏薄，舌淡，脉细弦。证属气血不足，血不上荣，治用补中益气汤加减，以补气升阳，养血安神。

生黄芪30g，党参10g，白术10g，升麻5g，柴胡10g，当归10g，陈皮10g，炙甘草6g，川断15g，桑寄生20g，菟丝子10g，菖蒲10g，炒枣仁15g，五味子10g。

四诊：服药3剂，头晕即愈，精力充沛，未再心悸，复查心电图正常。

以后每逢月经期前后，即有数天头晕心悸，早搏发作，均用上方控制，拟配丸药巩固。

半年后随访，一直未发生早搏，精神体力均佳。

（选自《祝谌予临证验案精选》）

病案二

李某，患关节痛七八年，目前出现心悸，胸口压迫感。心电图示窦性心动过速，不完全性右束支传导阻滞，I度房室传导阻滞。就诊时症见心悸，胸口压迫感，关节痛，面肿，疲乏无力，睡眠仅2～3小时，纳食一般，舌淡嫩，苔白，脉细数而涩促。

本病为本虚标实之证。本虚为气阴亏虚，标实是风湿痹阻。治宜益气养阴为主，兼以祛湿通络，方以生脉散加味。

处方：太子参 21g，麦门冬 9g，五味子 9g，桑椹 12g，女贞子 15g，沙参 12g，玉竹 15g，甘草 6g，枳壳 4.5g，桑寄生 30g。

服药 21 剂，诸症改善，舌脉同前，因虚象有所改善，稍增治标之药。

处方：桑寄生 30g，白蒺藜 12g，威灵仙 12g，太子参 24g，麦冬 9g，丹参 12g，五味子 9g，炙甘草 4.5g，茯苓 9g，怀山药 12g，鸡血藤 15g。

服药 30 剂，心悸一直未再发，精神、食欲均佳，关节仍痛，舌嫩，舌上有针头样红点，苔薄，脉细数，已无促脉。治疗仍以祛风湿为主。

处方：桑寄生 30g，白蒺藜 12g，威灵仙 12g，鸡血藤 18g，太子参 24g，麦冬 9g，五味子 9g，炙甘草 6g，茯苓 9g，怀山药 9g，宽筋藤 18g。

随访 3 年，未再复发。

按：本病心悸由风湿病引起，除了按痹证辨治外，还应重视心悸的辨证。注意虚实关系，本证属标实而本虚之证，治以攻补兼施。

（选自《祝谌予临证验案精选》）

第七节 急性冠脉综合征

急性冠脉综合征是指冠状动脉内不稳定的粥样斑块破裂或糜烂引起血栓形成所导致的心脏急性缺血综合征，包括不稳定型心绞痛、非 ST 段抬高型心肌梗死和 ST 段抬高型心肌梗死。

中医称为“卒心痛”。卒心痛是由于正气亏虚，痰、瘀、寒等邪乘虚致病，可单因为病，亦可多因综合致病，或寒凝气滞，或气滞血瘀，或痰瘀交阻，致心脉痹阻，心失煦濡，突然出现胸骨后或左胸前区发作性憋闷、压迫性钝痛，可向左肩背或向左前臂内侧放射的心脏急症。疼痛剧烈，多伴汗出、焦虑、濒死感，持续时间较长，病情重者，称真心痛；疼痛程度较轻，持续时间较短，可在 3～5 分钟内缓解者，称厥心痛。可见卒心痛包括厥心痛和真心痛，厥心痛为卒心痛轻症，是真心痛之渐，真心痛为卒心痛之重症，为厥心痛之甚者。

本病多发生于中老年人，男性多见，四季均可发病，但以冬春季为多见。近年来发病呈年轻化趋势，且发病率逐年增加，病情危重，已成为威胁人类健康的疾病之一。

【源流】

“心痛”之病名最早见于马王堆汉墓出土的《五十二病方》。其后《灵枢·五邪》也有心痛之病名。卒心痛始见于《素问·刺热》：“心热病者……热争则卒心痛。”《黄帝内经》对本病的病因、临床表现均有记载。《素问·脏气法时论》：“心病者，胸中痛，胁支满，胁下痛，膺背肩胛间痛，两臂内痛。”《灵枢·厥病》：“厥心痛，卧若徒居，间心痛，动作痛益甚。”“真心痛，手足青至节，心痛甚，旦发夕死，夕发旦死。”《金匮要略·胸痹心痛短气病脉证治》认为“胸痹缓急”（心痛时发时缓）为本病的特点，其病机以阳微阴弦为主，以辛温通阳或温补阳气为治疗大法，并创栝楼薤白白酒汤等9张方剂，为后世医家所宗法。唐·孙思邈《备急千金要方》对胸痹的证候特征也有论述，并提出“胸痹引背时寒，间使主之”，强调针灸治疗。金元时代丰富了本病的治法：组方配伍多以芳香、辛散、温通之品，每与益气、养血、滋阴、温阳之品相互为用。明以前医家多将心痛与胃脘痛混为一谈，如《丹溪心法·心脾痛》：“心痛，即胃脘痛。”明·王肯堂《证治准绳》首次对心痛与胃脘痛作了鉴别，并强调用大剂的桃仁、红花、降香、失笑散等活血化瘀药物治疗死血心痛，开活血化瘀治疗心痛之先河。清·陈念祖《时方歌括》以丹参饮治疗心腹诸痛，《医林改错》以血府逐瘀汤治疗胸痹心痛，至今沿用不衰。

【病因病机】

本病的发生多与寒邪内侵，情志失调，饮食不当，年老体虚等因素有关。其病机有虚实两方面，虚为心脾肝肾功能失调，气血阴阳亏虚；实为寒凝、气滞、血瘀、痰浊痹阻心脉。前者为心脉失养，不荣而痛，后者为心脉痹阻，不通而痛。在本病的形成与发展过程中，大多先实而后致虚，亦有先虚而后致实者。但临床表现多虚实夹杂，或以实证为主，或以虚证为主。其病因病机如下：

1. 寒邪内侵

素禀阳虚，或药用过于苦寒，伤及阳气，或年老阳衰，寒自内生，或感受寒冷邪气，导致体内阴寒内盛。大寒犯心，寒为阴邪，易伤经络、血脉阳气，造成心脉绌急，津血凝滞，清气不入，浊气不出，心脉痹阻，而成卒心痛。如《医门法律·中寒门》云：“胸痹心痛，然总因阳虚，故阴得乘之。”

2. 饮食不当

饮食不节，嗜食肥甘厚味，或烟酒成癖，以致脾胃损伤，运化失健，聚湿成痰，痰阻脉络，则气滞血瘀，胸阳不展，而成卒心痛。

3. 情志失调

忧思气结，津液敷布不畅，聚而生痰；郁怒伤肝，肝失疏泄，“肝气滞则气乏”，心气乏则血脉不畅，津血内瘀，外渗而生痰，痰瘀痹阻心脉，而发卒心痛。大喜伤阳，心气内虚，鼓动血脉无力，瘀阻生痰，闭阻心脉，而发卒心痛。《杂病源流犀烛·心病源流》曰：“总之七情之由作心痛，七情失调可致气血耗逆，心脉失畅，痹阻不通而发心痛。”

4. 年老体虚

本病常见于中老年人，年过半百，肾气渐衰，脏腑逐渐虚损，功能气化不足，津血亏损，血失气煦，气失血濡，从而引起心气不足，心阴亏虚。尤以心肾失调者多见。如肾阴亏损，水不济火，心阴不足，心脉失养，脉络绌急。肾阳虚衰，命火不足，相火不生，君火失充，心气心阳必不足，心脉失于温煦，亦可造成心脉绌急而生卒心痛。

卒心痛病位在心，涉及肝、脾、肺、肾等脏。心主血脉，肺主治节，两者相互协调，气血运行自畅。心病不能推动血脉，肺气治节失司，则血行瘀滞；肝病疏泄失职，气郁血滞；脾失健运，聚生痰浊，气血乏源；肾阴亏损，心血失荣，肾阳虚衰，君火失用，均可引致心脉痹阻，胸阳不展而发卒心痛。

由于失治、误治，五脏阴阳失调，或久患心脏之疾，复因寒冷，喜怒无常，饮酒过度，陡生气血逆乱之疾，造成心体受伤，脉络不畅，营气不从，逆陷于心而成瘀血，气滞于内，热结不散，痰水相结，形成心体失营，脉络瘀阻，心脉不通之真心痛。病进则心气欲竭，心阳耗散，血脉"气力衰竭"，出现心动悸，脉结代，乍大乍小，乍疏乍迟，重则心阳暴竭，心火不降，下损命火，损极不生，水道不通，水饮上犯，凌心射肺，出现喘促，水肿等症。病情骤变，心阳暴脱，络脉瘀滞而成阴阳不交之危候，亦有邪胜正衰，阴阳离决而发生猝死者。

Ⅰ 厥心痛

【临床诊断】

（一）临床表现

本病主要表现为胸痛，疼痛部位多位于胸骨后、左胸前区，范围约拳头大小，也可遍及前胸，可放射至左上臂、下颌、颈、背、上腹部、肩部或左前臂尺侧。疼痛性质多为钝痛，或为压迫、憋闷、紧缩、烧灼等不适感。疼痛剧者常伴出汗、焦虑，偶伴濒死的恐惧感觉。疼痛出现后常逐步加重，在3～5分钟内渐消失，一般不超过15分钟，在停止活动后即缓解。含服速效救心丸后在几分钟内缓解。多见于中老年人，常由体力劳动或情绪激动（如愤怒、焦虑、过度兴奋）等诱发，饱餐、寒冷、吸烟等亦可诱发。

（二）诊断要点

1. 多见于中老年人，常由体力劳动或情绪激动（如愤怒、焦虑、过度兴奋）等诱发，饱餐、寒冷、吸烟等亦可诱发。

2. 胸痛，疼痛部位多位于胸骨后、左胸前区，范围约拳头大小，也可遍及前胸，可放射至左臂内侧直至无名指、小指。

3. 疼痛性质多为钝痛，或为压迫、憋闷、紧缩、烧灼等不适感。疼痛剧者常伴出汗、焦虑，偶伴濒死的恐惧感觉。

4. 疼痛出现后常逐步加重，在3～5分钟内渐消失，一般不超过15分钟，在停止活动后即缓解。含服速效救心丸后在几分钟内缓解。

5. 舌质淡或紫青，苔白，脉弦有力、结代，或脉虚无力、结代。

【临证思路】

（一）识症

1. 主症

疼痛，多位于胸骨后或心前区，呈压榨性、紧缩感、憋闷或烧灼感等，可向左上臂、下颌、颈、背、上腹部、肩部或左前臂尺侧放射，心绞痛发生频率、严重程度和持续时间增加；可出现静息或夜间心绞痛；常规休息或舌下含服硝酸甘油可缓解症状。

2. 伴随症状

可伴有出汗、恶心、呕吐、心悸或呼吸困难。

（二）审机

1. 实证辨识

以胸骨后或左心前区憋闷，压迫性剧烈疼痛，胸痛彻背为主症，多为寒凝阳遏，痰瘀胶结，心脉痹阻，心失濡煦所致。诸阳受气于胸中而转行于背，寒邪内侵致使阳气不运，气机痹阻，故见胸痛彻背，感寒则痛甚；胸阳不振，气机受阻，故胸闷气短，心悸，甚者喘息不能平卧；阳气不足，故面色苍白，四肢厥冷；舌苔白，脉沉细，均为阴寒凝滞，阳气不运之候。痰浊盘踞，胸阳不展，故胸闷如窒而痛；痰浊阻滞脉络，故痛引肩背；气机痹阻不畅，故见气短喘促；脾主四肢，痰浊困脾，脾气不运，故肢体沉重；形体肥胖、痰多、苔浊腻、脉滑，均为痰浊壅阻之征。血脉凝滞，络脉不通，故胸部刺痛，痛处固定不移；血属阴，夜亦属阴，故入夜痛甚；瘀血阻塞，心失所养，故心悸不宁；舌质紫暗，脉象沉涩，均为瘀血内停之候。

2. 虚证辨识

以胸骨后或左心前区憋闷、压迫性剧烈疼痛，向背部放射为主症，多为阳气虚衰，心失温煦，气阴两虚或心肾阴虚，心失濡养所致。阳气虚衰，胸阳不运，气机痹阻，血行瘀滞，故见胸闷气短，甚则胸痛彻背；心阳不振，故见心悸、汗出；肾阳虚衰，故见畏寒肢冷，腰酸，乏力；面色苍白，唇甲淡白或青紫，舌淡白或紫暗，脉微欲绝，均为阳气虚衰，瘀血内阻之征。胸痹日久，气阴两虚，气虚则无以行血，阴虚则络脉不利，均可使血行不畅，气血瘀滞，心脉失养，故见心悸；气虚故见短气、倦怠懒言；舌红苔白，边有齿痕，脉细无力，均为气阴两虚之征。病延日久，长期气血运行失畅，瘀滞痹阻，不能充养五脏，而致心肾阴虚，心阴虚，故见心悸盗汗，心烦不寐；肾阴虚，故见腰酸；水不涵木，肝阳偏亢，故见头晕；舌红少苔，脉细涩，均为阴血亏虚，心脉瘀阻之征。

（三）定治

本病的治疗宜分清标本虚实，应先治其标，后顾其本；先从祛邪入手，然后再予扶正；必要时可根据虚实标本的主次，兼顾同治。祛邪治标常以活血化瘀、辛温通阳、泄浊豁痰为主，扶正固本常用温补阳气、益气养阴、滋阴益肾之法。

厥心痛相当于现代医学的不稳定型心绞痛，病情较重，如患者胸痛发作频繁，持续时间较长，一般需中西医结合治疗，必要时配合运用有效的中成药，可取得较好的效果。动态观察患者病情，避免真心痛的发生，危及患者生命。

（四）用药

1. 实证用药

寒凝阳遏，痰瘀交结，心脉痹阻，心失濡煦，症见胸骨后或左心前区憋闷、压迫性剧烈疼痛，胸痛彻背。阴寒偏盛者兼见心痛遇寒加重，面色苍白，手足厥冷；痰浊偏盛者，兼见胸闷如窒而痛，肢体沉重，肥胖痰多；血瘀偏盛者，兼见心痛入夜更甚。治以散寒祛痰，化瘀通脉。辛温通阳，开痹散寒，药用桂枝、薤白；化痰散结，泄浊降逆，药用瓜蒌、枳实；活血化瘀通络，药用当归、丹参；理气止痛，药用延胡索、檀香。阴寒偏盛，药用附子、细辛；痰浊偏盛，药用半夏、陈皮、干姜；血瘀偏盛，药用桃仁、三七、赤芍、川芎。

2. 虚证用药

阳气虚衰，心失温煦，气阴两虚或心肾阴虚，心失濡养，症见胸骨后或左心前区憋闷、压迫性剧烈疼痛，向背部放射。阳气虚衰偏重，兼见心悸，汗出，畏寒肢冷；气阴两虚偏重，兼见心悸气短，倦怠懒言；心肾阴虚偏重，兼见心烦不寐，心悸盗汗，腰酸头晕。阳气虚衰证，治宜益气温阳，活血通络；气阴两虚证，治宜益气养阴，活血通络；心肾阴虚证，治宜滋阴益肾，养心安神。大补元气，药用人参；温壮真阳，药用附子、桂枝；通阳化痰，药用薤白、瓜蒌；理气温中，药用檀香；养阴安神，药用麦冬、五味子；降逆化痰，药用葶苈子；活血化瘀通络，药用丹参、桃仁、三七；肾阴虚，药用熟地黄、山茱萸、枸杞子；养心安神，药用远志、酸枣仁、柏子仁。

【纲目条辨论治】

以虚实为纲，病因为目，条辨论治。

1. 实证

主症：以胸骨后或左心前区憋闷，压迫性剧烈疼痛，胸痛彻背为主症。阴寒偏盛者兼见心痛遇寒加重，面色苍白，手足厥冷，舌苔白，脉沉紧；血瘀偏盛者，兼见心痛入夜更甚，舌质紫暗有瘀点，脉弦有力；痰浊偏盛者，兼见胸闷如窒而痛，肢体沉重，肥胖痰多，苔浊腻，脉滑。

治法：散寒祛痰，化瘀通脉。

临证处理：

（1）汤剂：瓜蒌薤白白酒汤和丹参饮加减：紫丹参、檀香、全瓜蒌、薤白等。阴寒偏盛，可加附子、桂枝、细辛；痰浊偏盛，可加半夏、陈皮、干姜；血瘀偏盛，可加桃仁、三七、赤芍、川芎。

（2）中成药：①冠心苏合丸：芳香温通，主要用于寒凝气滞，心脉不通而致的卒心痛。②复方丹参滴丸：活血化瘀，理气止痛，主要用于瘀血阻脉引起的卒心痛。③速效救心丸：行气活血，祛瘀止痛，主要用于气滞血瘀引起的卒心痛。④麝香保心丸：芳香温通，益气强心，主要用于气滞寒凝血瘀引起的卒心痛。

（3）体针疗法：膻中、内关，用泻法。也可按压至阳穴。

2. 虚证

主症：以胸骨后或左心前区憋闷、压迫性剧烈疼痛，向背部放射为主症。阳气虚衰偏重，兼见心悸，汗出，畏寒肢冷，舌淡紫暗，脉微欲绝；气阴两虚偏重，兼见心悸气短，倦怠懒言，舌红苔白，边有齿痕，脉细无力；心肾阴虚偏重，兼见心烦不寐，心悸盗汗，腰酸头晕，舌红少苔，脉细涩。

治法：阳气虚衰证，治宜益气温阳，活血通络；气阴两虚证，治宜益气养阴，活血通络；心肾阴虚证，治宜滋阴益肾，养心安神。

临证处理：

（1）汤剂：阴虚用生脉散加减：人参、麦冬、五味子、丹参、桃仁、檀香、葶苈子、三七等。阳虚用参附汤加减：人参、制附片、桃仁、丹参、薤白、瓜蒌、三七等。肾阴虚，腰酸明显，可加熟地黄、山茱萸、枸杞子；心烦不寐重者，可加远志、酸枣仁、柏子仁。

（2）中成药：①麝香保心丸：芳香温通，益气强心，主要用于气滞寒凝血瘀引起的卒心痛。②滋心阴口服液：滋养心阴、活血止痛，主要用于心阴不足，瘀血阻滞之卒心痛。③生脉注射液或参附注射液，益气养阴或益气温阳等。

（3）体针疗法：内关透外关、心俞、足三里，针刺得气后留针 15 分钟，或艾灸 5～15 分钟。

Ⅱ真心痛

【临床诊断】

（一）临床表现

多数患者有先兆症状，表现为既往无胸痛者在发病前数日有乏力、胸部不适，活动时有心悸、气急、烦躁、胸痛等前驱症状，其中以新发生心绞痛，或原有心绞痛加重最为突出。

疼痛是本病最先出现的症状，疼痛部位多与厥心痛相同，但多无明显诱因，且常发生于安静时，程度较重，持续时间较长，可达数小时或数天，休息和含服硝酸甘油等药物多不能缓解。伴有烦躁不安、汗出、恐惧，或有濒死感。可伴有发热，恶心、呕吐和上腹胀痛，重症者可发生呃逆，或心悸、头晕，或烦躁不安、面色苍白、皮肤湿冷、脉细而快、大汗淋漓、尿量减少、甚者晕厥，或喘息气短、咳嗽、颜面发绀、下肢水肿等。

（二）诊断要点

1. 多见于中老年人，多数患者有先兆症状，表现为既往无胸痛者在发病前数日有乏力、胸部不适，活动时有心悸、气急、烦躁、胸痛等前驱症状，或原有胸痹心痛史者近日胸痛发作频繁，程度加重，持续较久，含服药物不能缓解。

2. 疼痛是最先出现的症状，疼痛部位和性质与厥心痛相同，但多无明显诱因，且常发生于安静时，程度较重，持续时间较长，可达数小时或数天，休息和含服药物多不能缓解。伴有烦躁不安、汗出、恐惧，或有濒死感。少数患者无疼痛，一开始即表现为大汗淋漓，烦躁不安。部分患者疼痛位于上腹部，也有患者疼痛放射至下颌、颈部、后背上方，易被误诊，须注意鉴别。

3. 疼痛时可伴有恶心、呕吐和上腹胀痛；病情危重者，可伴有心悸、头晕、晕厥，或烦躁不安、面色苍白、皮肤湿冷、脉微细数，或喘息气短、咳嗽、颜面发绀等。

4. 舌质淡或青紫，苔白，脉细数、结代，或脉微欲绝。

【临证思路】

（一）识症

1. 先兆症状

多数患者有先兆症状，表现为既往无胸痛者在发病前数日有乏力、胸部不适，活动时有心悸、气急、烦躁、胸痛等前驱症状，其中以新发生心绞痛，或原有心绞痛加重最为突出。

2. 主症

疼痛是最先出现的症状，疼痛部位多与厥心痛相同，但多无明显诱因，且常发生于安静时，程度较重，持续时间较长，可达数小时或数天，休息和含服硝酸甘油等药物多不能缓解。伴有烦躁不安、汗出、恐惧，或有濒死感。

3. 伴随症状

①全身症状：发热，伴有脉搏的加速，一般在疼痛发生后 24～48 小时出现，体温一般在38℃上下，很少超过39℃，持续1周左右；②胃肠道症状：部分患者在发病早期可伴有恶心、呕吐和上腹胀痛，重症者可发生呃逆；③其他症状：心悸、头晕，或烦躁不安、面色苍白、皮肤湿冷、脉细而快、大汗淋漓、尿量减少、甚者晕厥，或

喘息气短、咳嗽、颜面发绀、下肢水肿等。

（二）审机

1. 实证辨识

实证为寒凝心脉，胸阳不展所致。寒邪内侵心脉致使阳气不运，气机痹阻，不通则痛，故见胸痛剧烈，痛无休止；胸阳不振，气机受阻，故心悸气短；寒为阴邪，其性清冷，遏制并损伤阳气，寒性凝滞、收引，阻碍气血运行，郁闭肌肤，机体失于温煦，故形寒肢冷；舌质紫暗，苔薄白，脉沉紧或结代，均为阴寒凝滞，阳气不运之候。

2. 虚证辨识

虚证为阳气虚衰，心失温煦所致。阳气虚衰，胸阳不运，气机痹阻，血行瘀滞，故见胸闷气短，甚则胸痛彻背；心阳虚衰，心失温煦，故见心悸；心阳虚衰而暴脱，阳气衰亡不能卫外则大汗淋漓；不能温煦肢体故四肢厥冷；面色苍白，唇甲淡白或青紫，舌淡白或紫暗，脉微细欲绝，均为阳气虚衰、瘀血内阻之征。

（三）定治

真心痛其病位在心，其本在肾，总的病机为本虚标实，治疗原则为急则治标，缓则治本。祛邪治标常以祛寒活血，宣痹通阳为法；扶正固本常以回阳救逆，敛阳固脱为主。而本病在急性期则以标实为主，因此在急性期应速效缓解患者疼痛症状。

真心痛相当于现代医学的急性心肌梗死，本病临床病情危重，变化快，并发症多，应十分重视。临床需中西医结合诊治，应在密切监护下，迅速完善检查，进行诊断与鉴别诊断，尽早地进行再灌注治疗，及时处理及控制并发症。

（四）用药

1. 实证用药

寒凝心脉，胸阳不展，症见胸痛剧烈，痛无休止，形寒肢冷，汗出，心悸气短者，治以祛寒活血，宣痹通阳。辛温通阳，开痹散寒，药用桂枝、细辛、干姜；理气化瘀通络，药用当归、川芎；健脾益气，调和药性，药用炙甘草；阴寒偏盛，药用附子；血瘀偏盛，药用桃仁、三七。

2. 虚证用药

阳气虚衰，心失温煦，症见胸痛彻背，心悸，大汗淋漓，四肢厥冷，面色苍白，唇甲淡白或青紫者，治以回阳救逆，敛阳固脱。大补元气，复脉固脱，药用人参；温壮真阳，药用附子、干姜；通阳化痰，药用薤白、瓜蒌；理气温中，药用檀香；养阴安神，药用麦冬、五味子；活血化瘀通络，药用丹参；调和药性，药用炙甘草。

【纲目条辨论治】

以虚实为纲，病因为目，条辨论治。

1. 实证

主症：胸痛剧烈，痛无休止，形寒肢冷，汗出，心悸气短，舌质紫暗，苔薄白，脉沉紧或结代。

治法：祛寒活血，宣痹通阳。

临证处理：

（1）汤剂：当归四逆汤加减，药用桂枝、当归、川芎、细辛、干姜、甘草等。阴寒甚者，可加附子；瘀血较重者，可加三七。

（2）中成药：①冠心苏合丸：芳香温通，主要用于寒凝气滞，心脉不通而致的卒心痛。②复方丹参滴丸：活血化瘀，理气止痛，主要用于瘀血阻脉引起的卒心痛。③速效救心丸：行气活血，祛瘀止痛，主要用于气滞血瘀引起的卒心痛。④麝香保心丸：芳香温通，益气强心，主要用于气滞寒凝血瘀引起的卒心痛。⑤参麦注射液：益气养阴，主要用于气阴不足引起的卒心痛。

（3）体针疗法：针刺膻中、内关，用泻法。也可按压至阳穴。

2. 虚证

主症：胸痛彻背，心悸，大汗淋漓，四肢厥冷，面色苍白，唇甲淡白或青紫，舌淡白或紫暗，脉微细。

治法：回阳救逆，敛阳固脱。

临证处理：

（1）汤剂：四逆汤合生脉饮加减，药用熟附子、干姜、炙甘草、人参、麦冬、五味子、丹参等。

（2）中成药：麝香保心丸：芳香温通，益气强心，主要用于气滞寒凝血瘀引起的卒心痛。

（3）体针疗法：内关透外关、心俞、足三里，针刺得气后留针 15 分钟，或艾灸 5 ~ 15 分钟。

【病案参考】

病案一

王某，患者自 1974 年秋开始出现胸痛，突然发作，疼痛难忍，转瞬即过，多在饱餐之后、激动之时、劳累之中或突遇惊恐情况下发作。胸痛发作时，舌下含服硝酸甘油可使疼痛终止。近年发作频繁，且胸痹持续时间长，心前区有压榨感，痛引左肩，重时延至颈背，伴有冷汗出、心悸气短、夜寐不宁。舌质紫暗，脉沉涩而短。心电图提示 ST 段下移，T 波倒置，完全性右束支传导阻滞。证属胸阳不振，气滞血瘀，心肌失养。治拟宽胸通阳，行气化瘀。

当归 20g，赤芍 15g，桃仁 10g，红花 10g，延胡索 15g，瓜蒌 25g，薤白 15g，枳壳 10g。

二诊：上方服后，胸痛悉除，惟感气短神疲，心烦，心悸少寐。舌质红，脉细弱。此乃气阴两虚，神不守舍所致，治拟益气养阴宁神法，加活血通脉之味。

党参15g，麦冬15g，五味子10g，当归15g，丹参20g，炒枣仁15g，炙甘草10g，黄芪30g，川芎10g。

以上方加减治疗月余，胸痛未再次发作，其他诸症，亦渐消失。复查心电图示ST段、T波均已恢复正常。追访2年，一切情况良好。

按：本例初诊系气滞血瘀、胸阳不振之厥心痛，治当行气化瘀、宽胸通阳，故用桃仁、红花、当归、赤芍活血化瘀，延胡索、瓜蒌、薤白、枳壳宽胸通阳止痛。方证相合，胸痛悉除。二诊出现气阴两虚、神不守舍之症状，改用生脉散加黄芪益气养阴，当归、丹参、川芎活血通脉，枣仁宁心安神。继续治疗月余，胸痛未再作，诸症悉无。可见在治疗过程中要注意根据伴随症状，配伍益气、养阴等药味。

（选自《当代名医周鸣岐疑难病临证精粹》）

病案二

某患者，左胸前区憋闷，气短，不耐劳累，稍劳则心绞痛发作，精神欠佳，左侧体温低于右侧，左手握物发抖，汗少，腰酸无力，口干纳少，大便微干。脉弦细，沉取无力，舌苔薄。血压130/90mmHg（服用降压药），血糖237mg/dL。辨证此属老年肾阴素亏，胸阳不振，血气不和。拟滋阴通阳，兼理气血。

瓜蒌15g，薤白12g，何首乌12g，桑椹子15g，桑寄生12g，当归9g，太子参12g，牛膝9g，枳壳9g，赤芍9g，川芎4.5g，三七粉1g（冲服）。

上方药用7剂后，自觉精神转佳。继以此方为主，调治半年余，心绞痛基本未发作，血糖降至118mg/dL，临床症状改善，血压稳定，并在治疗后4个月时恢复全日工作。只有在特别劳累时才出现胸闷，但稍事休息即可缓解。改服丸剂，以资巩固。

西洋参30g，何首乌45g，桑椹子45g，茯苓30g，生黄芪30g，瓜蒌45g，薤白30g，枣仁30g，桑寄生45g，牛膝45g，枳实30g，三七30g。

共为细末，炼蜜为丸，每丸10g，日服2丸。

1年后，患者来告知：上药服用3料，后因工作需要外出半年余，身体较为健康，虽有劳累，但不曾发生心绞痛。

（选自《中国现代名中医医案精华》）

第八节　心力衰竭

心力衰竭（heart failure，HF）是各种心脏结构或功能性疾病导致心室充盈和（或）射血功能受损，心排出量不能满足机体组织代谢需要，以肺循环和（或）体循环瘀血，器官、组织血液灌注不足为临床表现的一组综合征，主要表现为呼吸困难、体力活动受限和体液潴留。心力衰竭是各种心脏疾病的最终转归，亦见于其他脏腑疾病的危重阶段。

【源流】

中医对心衰的因证脉治最早可追溯到两千多年前，《黄帝内经》虽无心衰病名，但有相关症状和病机的论述。如《灵枢·水胀》篇指出："水始起也，目窠上微肿，如新卧起之状，其颈脉动，时咳。""足胫肿，腹乃大。"《素问·逆调论》曰："夫不得卧，卧则喘者，是水气之客也。"《素问·评热病论》曰："诸水病者，故不得卧，卧则惊，惊则咳甚也。"《素问·平人气象论》载："颈脉动，喘疾咳，曰水。"再如《素问·逆调论》曰："人有逆气不得卧而息有音者，有不得卧而息无音者，有起居如故而息有音者，有得卧行而喘者，有不得卧不能行而喘者，有不得卧卧而喘者。"这和现代医学心功能分级描述较为类似。

汉代张仲景提出了与心衰有关的"心水""支饮"疾病的概念。《金匮要略·水气病脉证》曰："心水者，其人身重而少气，不得卧，烦而躁，其人阴肿。""咳逆倚息，短气不得卧，其形如肿，谓之支饮。""水在心，心下坚筑，短气，恶水不欲饮。"其创制的真武汤、葶苈大枣泻肺汤等，至今仍是临床比较常用的方剂。

西晋王叔和在《脉经》中提出"心衰"的病名："心衰则伏，肝微则沉，故令脉伏而沉。"认为阳气虚衰水停乃心衰的主要病机，脉沉伏是心衰脉象，并提出调其阴阳，利其小便的治法。《诸病源候论·痰饮病诸候》云："水入肠胃，动作有声，体重多唾，短气好眠，胸背痛，甚则上气咳逆，倚息，短气不得卧，其形如肿。"

明代《景岳全书》记载"似胀非胀，似短非短，微劳则喘甚，多言亦喘甚"，《杂证谟·怔忡惊恐》认为"虚微者动亦微，虚甚者动亦甚"，治疗上"宜养气养精，滋培根本""宜节欲节劳，切戒酒色"。

王清任强调用血府逐瘀汤治疗，《医林改错·卷上》说："心跳心忙，用归脾安神等方不效，用此方百发百中。"唐容川在《血证论·怔忡》亦说："凡思虑过度及失血家去血过多者，乃有此虚证，否则多夹痰瘀，宜细辨之。"

与心力衰竭临床表现相关或相类似的病名如心痹、心水、惊悸、怔忡、水肿、喘证、支饮、积聚等散见于诸多医学著作中。

【病因病机】

本病证的发生多与外感六淫、饮食不节、情志失调、劳逸失度、体虚久病、先天禀赋不足等因素有关。其病机为虚实夹杂，虚为气血阴阳虚衰，脏腑功能失调，心脉失养；实为气滞、痰阻、血瘀、水饮遏阻心阳。病机转化中，可因实致虚，亦可因虚致实。

（一）病因

1. 外邪侵袭

久居潮湿之地，风寒湿邪内侵，损伤经脉而为痹证，复迁延，内舍于心，则血瘀内阻，阻遏心阳，心气鼓动乏力，心脉痹阻而发病。或外感风湿热、疫毒之邪，内陷心包，损及于心，以致心之阴血耗伤，阳气衰竭。

2. 饮食不节

饮食肥甘厚味，或饥饱无常，日久损伤脾胃，运化失司，聚湿生痰，痰浊上犯于心，心脉痹阻，遏阻心阳而发心衰。吸烟、酗酒，损伤肺胃，痰热内蕴，痹阻心脉，也可导致心衰。

3. 情志失调

忧思恼怒，情志过极，心肝之气郁滞，血脉运行不畅，心之营运失常，发为心衰。

4. 劳逸失度

体劳过度，劳则气耗，损伤心气，推动无力；过逸少动，心之气内虚，血运瘀滞，心阳受遏，发为心衰。心脏病患者在妊娠期间或分娩努力时易诱发本病。

5. 体虚久病

年老体虚，或久患心悸、心痹、胸痹、真心痛、肺胀、眩晕、消渴等病，使肾之元阴元阳亏耗，阳虚则不能鼓舞心阳，阴虚则不能上济心火，心血失运，发为心衰。

6. 禀赋异常

母体在妊娠早期感染邪毒，胎儿心脏受损，易致先天性心脏病，血不循常道，日久可发心衰。先天禀赋不足，精血虚于里，卫气弱于外，腠理失固，风寒湿热乘虚而入，反复感邪，诱发心衰。

（二）病机

心衰的主要病机为心阳不振，病位在心，与肺、脾、肾、肝密切相关。《黄帝内经》云："心者，五脏六腑之大主也……主身之血脉。"肺为气之主，肾为气之根，肝主疏泄，脾主运化，五脏协调，则气血畅达。心气虚可累及肺肾，肺失肃降；肾不纳气，又加重心气虚衰。脾阳不振，脾失健运，水饮内停，既可凌心犯肺，又能耗伤心气，使悸喘加重。心行血，肝藏血，心阳亏虚则心血瘀阻，肝失疏泄则藏血异常，瘀结胁下，形成癥积。

病理性质总属本虚标实，本虚为气血阴阳亏虚，标实指瘀血、痰浊、水饮、气滞。初期以气虚为主，逐步发展成气阴两虚，进而导致阴阳两虚，最终出现亡阴亡阳，阴阳离决。瘀血、痰浊、水饮和气滞可以出现在心衰的各个时期，与气血阴阳虚损互为因果，直接影响心衰的形成、演变与预后。总之，心之阳气虚衰是其病理基础，血脉瘀滞为其中心环节。

【临床诊断】

（一）临床表现

心衰以心为本，五脏相关。病在心则心悸怔忡，失眠多汗，气短乏力；累及肺则咳嗽咳痰，气逆喘促；累及脾则脘腹痞满，纳呆，大便异常；累及肝则胁痛黄疸；累及肾则尿少肢肿。

心悸、气喘、水肿为本病的主要特征，表现为心中悸动不安，心慌不安，不能自主，脉以结脉、代脉、促脉、涩脉为常见。常伴有气喘，最初可见胸闷气短，活动及夜间加重，甚则喘促不能平卧，可伴有咳嗽咳痰，或白色泡沫痰，极期可见粉红色泡沫痰，为痰饮阻肺之表现。若心衰兼见浮肿少尿，形寒肢冷，坐卧不安，动则气喘，脉疾数微，此为心衰阳虚水泛，水饮凌心之证。若兼见乏力、神疲、腹胀、食欲不振、恶心、呕吐、纳呆、便溏，此为脾阳受累之证。若突见面色苍白、大汗淋漓、四肢厥冷、喘促欲脱、神志淡漠，此为心阳败脱之危证。

（二）诊断依据

1. 心悸、气喘、水肿为本病的主要特征。

2. 早期表现气短心悸，或夜间突发惊悸喘咳，端坐后缓解。随着病情发展，心悸频发，动则喘甚，或持续端坐呼吸，不能平卧，咳嗽咳痰，或咳泡沫状血痰。水肿呈下垂性，以下肢为甚，甚则全身水肿。终末期出现胁痛，或胁下积块，面色苍白或青灰，肢冷，唇舌紫暗，脉虚数或微弱。常伴乏力、神疲、腹胀、纳呆、便溏。

3. 多有心悸、胸痹、真心痛、心痹、肺胀、眩晕、消渴等病史，或继发于伤寒、温病，也可见于一些危重疾病的终末期。以中老年人为多。感受外邪、饮食不节、劳倦过度、五志过极等可能导致心衰发作或加重。急性心衰常有胸痹、心痹等病史，常见突发严重呼吸困难，喘促不能平卧，或咳出大量白色或粉红色泡沫样痰，面色苍白或青灰，汗出肢冷，躁扰不宁，或神昏，唇色紫暗，脉虚数或微弱。慢性心衰由各种心脏病发展而来，起病缓慢，常见心悸、喘促、乏力、头晕、腹胀、尿少肢肿等症状及瘀血舌象，多呈反复发作且进行性加重，终末期心衰预后不良。

4. 脑钠肽（BNP）或 N 端脑钠肽前体（NT－ProBNP）、心电图、动态心电图、超声心动图、X 线胸片、冠状动脉造影、心脏核素心肌灌注显像（ECT）等有助于本病的诊断。

【临证思路】

（一）识症

1. 喘促心悸

早期表现气短心悸，或劳累及体力活动后加重或夜间突发惊悸喘咳，端坐后缓解。随着病情发展，心悸频发，动则喘甚，或持续端坐呼吸，不能平卧，咳嗽咳痰，或咳泡沫状血痰，伴有面色苍白、口唇发绀、大汗、烦躁，极重者可致神志模糊，甚至喘脱危及生命。

2. 咳嗽、咳痰

早期常于夜间发生，以坐位及立位时咳嗽减轻，白色浆液性痰为典型症状，偶可见痰中带血丝，急性发作时可见粉红色泡沫痰。

3. 水肿及少尿

起始于身体低垂部位对称性凹陷性水肿，以下肢为甚，甚则全身水肿，严重者可出现少尿。

4. 消化道症状

可见腹胀、食欲不振、恶心、呕吐、纳呆、便溏等。

（二）审机

心衰早期以心气不足、心血不足为主，心病日久可危及他脏，致心肺气虚，心脾气虚之证。病久阳虚者表现为心阳不振，脾肾阳虚，此为本虚。本虚亦可因虚致实，心病不能推动血脉，肺主治节失司，则血行不畅，血脉瘀滞。脾失健运，水液不行，聚生水液痰饮，气血乏源；肾阳虚衰，不能温化痰饮，可致水饮凌心。再遇外感六淫、饮食不节、情志失调、劳倦内伤、体虚久病、先天禀赋不足等诱因，可致心衰急性发作，甚则心阳暴脱，出现厥脱危象。

（三）定治

基于本病病机为本虚标实，虚实夹杂，发作期以标实为主，缓解期以本虚为主的特点，治疗原则首当权衡缓急，补虚泻实，或根据邪正关系，攻补兼施。

标实当泻，针对瘀血、痰浊、水饮和气滞，常配合理气、化痰、利水、逐饮诸法，活血化瘀法贯穿治疗全过程；本虚宜补，权衡心脏阴阳气血不足，养心为本，兼顾五脏；还要注意消除病因或诱因，坚持防治结合。

（四）用药

1. 虚证

气血阴阳虚衰，脏腑功能失调，心脉失养为此病之本。气虚者，以人参、黄芪补益心气；血虚者，以当归、芍药、熟地黄养心血；阴虚者，以生地黄、玄参、麦冬、阿胶滋阴；阳虚者，以桂枝、附子、肉桂、干姜温阳。临证多相兼发病，心阳虚衰可殃及他脏，可见心肾阳虚、心脾气虚、心肺气虚等证。心肾阳虚者可予附子、肉桂提振心阳，熟地黄、山萸肉、淫羊藿、补骨脂温养肾气；心脾气虚者，温心阳基础上当加人参、茯苓、白术、黄芪益气健脾；心肺气虚者，加党参、黄芪、五味子、冬虫夏草补肺气，可酌加款冬花、百部止咳。

2. 实证

针对瘀血、痰浊、水饮、气滞等实邪，当配合理气、化痰、利水、逐饮诸法。气滞者，以理气为先，加柴胡、枳壳、香附、陈皮行气。病痰饮者当以温药和之，以桂枝、茯苓、白术、炙甘草通阳化气，小青龙汤温化寒痰。夹痰浊，胸满闷痛，苔浊腻，加瓜蒌、薤白、半夏、陈皮温阳化痰，宽胸散结。郁而化热者，以半夏、胆南星、竹茹清化痰热。水饮阻肺者，肺气不宣，肺有水湿，咳喘胸闷，加葶苈子、五加皮、防己以泻肺利水。水饮凌心者，重用炙甘草、桂枝、附子、生姜，心中悸动不安，自汗出者，加龙骨、牡蛎重镇安神。祛瘀当贯彻治疗始终，加桃仁、红花、丹参、赤芍、川芎活血化瘀。

【纲目条辨论治】

以虚实为纲，病因为目，条辨论治。

1. 气虚血瘀

主症：心悸气短，神疲乏力，自汗，动则尤甚，甚则喘咳，面白或黯红，唇甲青紫，甚者颈脉青筋暴露，胁下积块，可每遇诱因加重，舌质紫暗或有瘀斑，脉沉细、涩或结代。

治法：益气活血，化瘀通络。

方药：保元汤合桃红饮加减。人参、黄芪益气强心；桂枝、甘草、生姜助阳益气；桃仁、红花、当归、川芎活血化瘀。

随症加减：瘀血气滞重者，加沉香、郁金、丹参、乳香、没药等活血行气之品；气短乏力者，重用人参、黄芪等益气之品；心悸自汗者，加龙骨、牡蛎；喘咳咳痰者，加葶苈子、半夏；尿少肢肿，加茯苓、泽泻、车前子。

2. 气阴两虚

主症：心悸气短，体瘦乏力，心烦失眠，口干咽燥，小便短赤，甚则潮热盗汗，尿少肢肿；或面白无华，唇甲色淡。舌质暗红，少苔或无苔，脉细数或虚数。

治法：益气养阴。

方药：生脉散合人参养荣汤加减。人参、黄芪、炙甘草大补元气，益气强心；肉桂温通心阳；麦冬、玉竹滋养心阴；五味子收敛心气；丹参、当归养血活血。

随症加减：偏于心阴亏虚，虚烦不寐者，加酸枣仁、首乌藤、西洋参；面白无华，唇甲色淡，气血两虚者，合用当归补血汤；心动悸，脉结代者，用炙甘草汤。

3. 阳虚水泛

主症：心悸，气短喘促，动则尤甚，或端坐不得卧，形寒肢冷，尿少肢肿，下肢尤甚，面色苍白或晦暗，口唇青紫。舌淡黯，苔白，脉沉弱或沉迟。

治法：温阳利水。

方药：真武汤加减。附子、生姜、桂枝振奋心阳；茯苓、白术健脾利水；丹参、川芎、牛膝活血化瘀。

随症加减：形寒肢冷者，重用生晒参、附子、肉桂、黄芪、桂枝等益气温阳散寒；水饮内停者，加葶苈子、五加皮、车前子、泽泻等利水化饮；心阳不振，心中悸动不安，冷汗淋漓者，重用桂枝，加用龙骨、牡蛎益气敛阳。

4. 痰饮阻肺

主症：心悸气急，喘促不能平卧，痰多色白如泡，甚则泡沫样血痰，烦渴不欲饮，胸闷脘痞，肢肿，腹胀，甚则脐突，面唇青紫。舌质紫暗，舌苔白厚腻，脉弦滑或滑数。

治法：化痰逐饮。

方药：苓桂术甘汤合葶苈大枣泻肺汤。桂枝温阳化气；茯苓、白术健脾渗湿；葶苈子、泽泻泻肺平喘，蠲饮利水；泽兰、益母草、牛膝活血利水；大枣、甘草益气和中。

随症加减：痰饮郁而化热，喘急咳痰者，宜清化痰热，加瓜蒌、半夏、天竺黄、竹沥、黄芩、栀子；兼风寒束表，宜祛风散寒，温肺化饮，改用小青龙汤。

5. 心阳败脱

主症：心悸喘憋不得卧，呼吸气促，张口抬肩，烦躁不安，大汗淋漓，四肢厥冷，颜面发绀，唇甲青紫，尿少或无尿。舌淡胖而紫，脉沉细欲绝或脉浮大无根。

治法：益气回阳固脱。

方药：四逆加人参汤加减。人参益气，附子、肉桂温阳，山萸肉、龙骨、牡蛎固脱，炙甘草、干姜鼓舞心阳。

随症加减：阴竭者，加山茱萸、麦冬敛阴固脱；喘甚，加五味子、蛤蚧纳气平喘；冷汗淋漓，加龙骨、牡蛎潜阳敛汗；四肢厥冷，脉细微而迟，用麻黄附子细辛汤加人参、黄芪。

【病案参考】

病案一

患者，男，67岁，2009年10月16日初诊。

主诉：阵发喘憋3年，加重1个月。患者发现风湿性心脏病15年，心房纤颤5年，近3年来阵发喘憋、气促，多于劳累后发生，休息后可缓解。近1个月来因受凉加重，动则喘促，咳嗽咳痰，不能平卧，下肢微肿，尿量减少，乏力纳差。舌质偏胖，舌苔白厚，脉细滑。检查：超声心动图示左心室射血分数41%，左心增大。西医诊断：风湿性心脏病，心房纤颤，心力衰竭；中医诊断：喘证（气虚水停证）。治法：益气扶正，泻肺利水。

处方：生黄芪30g，党参30g，葶苈子30g，桑白皮30g，防己10g，茯苓皮30g，猪苓20g，苏子15g，车前子30g（包），水红花子15g，杏仁10g，川贝10g。7剂。每剂浓煎300mL，每日早晚各150mL。

2009年10月23日二诊：患者喘促好转，可平卧入睡，咳嗽咳痰、下肢浮肿消失，仍纳差、乏力明显。前方去苏子、水红花子、杏仁、川贝，加白术 15g，山药 10g，陈皮 10g，砂仁 6g，继服 14 剂。

2009 年 11 月 6 日三诊：患者诸症悉愈，唯感疲乏，口干，予生脉口服液，每日 3 次，每次 10mL，以益气养阴。复查：超声心动图：左心室射血份数 52%，左心增大。左室收缩功能较前明显改善。

（选自《许心如以泻肺利水法治疗心力衰竭喘证验案 1 则》）

病案二

王某，女，35 岁，2005 年 7 月 10 日入院。患者于 2001 年 3 月始感较剧烈活动后心慌气短，2003 年 9 月因“心衰”而住入本院内科病房，20 余天好转出院。近月来轻微活动后即感心慌气短，下肢浮肿（晚重晨轻），右肋下不适，心烦，多梦，精神差，不欲饮食而住入我院中医病房。查：营养欠佳，语声低弱，舌质淡紫，舌苔薄白，脉细数。两肺呼吸音粗，心尖区可触及轻微舒张期震颤，心界向两侧扩大，心率 95 次/分，律齐，心尖区第一心音亢进，$P_2 > A_2$，心尖区可闻及舒张期 3 级隆隆样递增型杂音，肝大右肋缘下约 3cm，质中等，压痛（+），下肢轻度浮肿，胸透心脏向两侧扩大，心电图示不完全右束支传导阻滞。诊断：风湿心脏病，联合瓣膜病变，心衰，心功能Ⅲ级。中医辨为气阴两虚，心脉痹阻型心悸。治以益气养阴，活血化瘀。选用加味生脉汤。

处方：太子参 20g，麦冬 15g，五味子 6g，玉竹 15g，白术 10g，茯苓 20g，当归 15g，赤芍 12g，川芎 12g，红花 10g，桂枝 6g。每日 1 剂，水煎 2 次，兑匀后分 3 次温服。

服药 5 剂后自觉心悸、气短减轻，下肢浮肿基本消失。继以原法再进。8 月 25 日，心悸、气短基本消失，可自行上下三层楼，面色转佳，精神好，饮食增加，睡眠改善，二便正常。查：颈静脉无怒张．心率 72 次/分，律齐，心尖区 2~3 级舒张期隆隆样杂音，肝右肋下 1cm，压痛（-），下肢浮肿消失。心衰基本纠正，继以柴平汤加减调理，住院月余而出院。

（选自《中医辨治心力衰竭的临床探讨》）

第九节　急性心包炎

急性心包炎是心包的脏层和壁层的急性炎症，常是其他疾病的一种表现或并发症。多由感染所致，以结核性、化脓性（以葡萄球菌、肺炎球菌多见）及病毒性为主。非感染性心包炎以风湿性、结缔组织疾患、心肌梗死、尿毒症、肿瘤、放射损伤、过敏等为主。

中医学没有明确心包炎病名，根据其临床表现将其归属于中医“心痹”“心水”“悬饮”等范畴。该病是因正气不足、外邪侵袭、久痹入心，或心包受损、气机失调、水与血运行障碍而停聚于心包所导致的一种本虚标实性疾病。以临床症状与体征分析，其不同阶段与中医内科的发热、心痹、胸痛、悬饮、支饮、喘证、心悸甚至厥脱都有相似之处。为临床急危重症，多用中西结合方法进行救治。

【源流】

中医学没有明确心包炎病名，可归属于中医“心痹”“心水”“悬饮”等范畴。“心痹”最早见于《黄帝内经》。《素问·痹论》云：“心痹者，脉不通。”《灵枢·五邪》云：“邪在心，则病心痛。”《素问·脏气法时论》云：“心病者，胸中痛，胁支满……两臂内痛。”《灵枢·胀论》云：“心胀者，烦心短气，卧不安。”《素问·逆调论》曰：“夫不得卧，卧则喘者，是水气之客也”“若心气虚衰，可见喘息持续不已。”《素问·水热穴论》云：“水病下为胕肿大腹，上为喘乎，不得卧者，标本俱病。”描述了急性心包炎胸痛、喘证、水肿、卧不安的症状。《素问·痹论》云：“风寒湿三气杂至，合而为痹也……脉痹不已，复感于邪，内舍于心……所谓痹者，各以其时，重感于风寒湿之气也。”《素问·刺热》云：“心热病者，先不乐，数日乃热，热争则卒心痛。”说明外感六淫可导致急性心包炎的发生。《素问·痹论》云：“脉痹不已，复感于邪，内舍于心。”“心痹者，脉不通，烦则心下鼓，暴上气而喘。”可见瘀血为急性心包炎的病机之一。《素问·玉机真脏论》曰：“大骨枯槁，大肉陷下，胸中气满，喘息不便，内痛引肩项，身热……肩髓内消。”与现代医学结核性心包炎的症状相似。《素问·汤液醪醴论》云：“平治于权衡，去菀陈莝……开鬼门，洁净府。”即活血、利水法，可作为中医治疗急性心包炎的治标之法。

汉代张仲景根据临床实践，密切结合《黄帝内经》《难经》诸医籍，提出了胸痹心痛、痰饮、支饮、悬饮的专篇论述，并且指出了治疗方药和辨证论治、随证加减的理法，是中医学的一大进步。其中描述的病因病机、临床表现及治则治法与急性心包炎有相似之处。《金匮要略·水气病脉证并治》云：“心水者，其身重而少气，不得卧，烦而躁，其人阴肿。”“水停心下，甚者则悸，微者短气。”“水在心，心下坚筑，短气，恶水不欲饮。”对心水症状的描述与现代医学的急性心包炎症状相吻合，并提出“诸有水者，腰以下肿，当利小便”的治法。《伤寒论·辨太阳病脉证并治第七》云：“小结胸病，正在心下，按之则痛，脉浮滑者，小陷胸汤主之。”提出了痰热互结为急性心包炎的病机，并予小陷胸汤清热化痰以治之。《金匮要略·胸痹心痛短气病脉证治第九》云：“胸痹不得卧，心痛彻背者，瓜蒌薤白半夏汤主之。”《金匮要略·痰饮咳嗽病脉证并治第十二》云：“咳逆倚息，短气不得卧，其形如肿，谓之支饮。”“支饮不得息，葶苈大枣泻肺汤主之。”“心下有痰饮，胸胁支满，目眩，苓桂术甘汤主之。”“夫短气有微饮，当从小便去，苓桂术甘汤主之，肾气丸亦主之。”“病悬饮者，十枣汤主之。”所载的方剂至今仍被认为是治疗急性心包炎相关病证的常用方剂。

至隋唐，心痛心痹病因病机也有所发挥，隋·巢元方《诸病源候论》中云：“心痛者，风冷邪气乘于心也。”唐·孙思邈《备急千金要方》曰：“赤脉之至，喘而坚，诊有积气在中，时害于食，名曰心痹，得之外疾思虑而心虚，故邪从之。”

宋金元时代有关急性心包炎的症状、治法的论述则更多。这一时期，较以前有所突破的是，对急性心包炎血瘀致病的病机开始予以重视。在治疗本病的药物中，虽仍以温阳药为主，但在温阳的基础上，辅以活血化瘀、行气化痰，标本兼顾。

明清医家对于血瘀导致的急性心包炎相关症状的认识则更为深入。《血证论·瘀血》曰：“瘀血在上焦……或骨膊胸膈顽硬刺痛。”《医林改错》以血府逐瘀汤治胸痹心痛，至今沿用不衰，为治疗胸痹心痛开辟了广阔的途径。《继志堂医案·痹气门》中则明确提出“胸痛彻背，是名胸痹，……此痛不唯痰浊，且有瘀血，交阻膈间。方用全瓜蒌、薤白、桃仁、红花”，采用了痰瘀同治法。清·尤怡《金匮心典》指出：“饮气逆于胃则呕吐；滞于气则心下痞；凌于心则悸；蔽于阳则眩，半夏、生姜止呕降逆，加茯苓去其水也。”再次强调饮邪致病的重要性。

【病因病机】

急性心包炎属于心、胸病证。发病机理主要责之中阳素虚，或素体阴虚，复加外感时邪，饮食、劳欲所伤，心及胸胁受邪，致三焦气化失宣，水湿痰饮内生，饮停胸胁，痰郁化火，阻塞气机，致瘀血内生，痰瘀互结，血脉运行不畅。水饮痰瘀久留，伤及气阴，阴虚生热，甚则阴损及阳，阳虚欲脱。病机主要是饮（水饮、痰浊）停于心胸，病位在心和心包，临床主要表现为本虚标实，虚实夹杂。

1. 实证急性心包炎

热邪、疫毒、痨虫等时邪及秽浊之气为实证急性心包炎的主要病因。外感风寒、风湿时邪，郁而化热，热传少阳，枢机不利，以致寒热往来，胸痛连胁，《素问·痹论》：“风寒湿三气杂至，合而为痹也……脉痹不已，复感于邪，内舍于心……所谓痹者，各以其时，重感于风寒湿之气也。”痰湿内阻，郁而化热，痰热壅滞，胸中邪逆，气机不利，以致气喘、胸胁疼痛。痰饮内阻，水饮内结胸胁，阻遏气机升降，故咳唾并牵引胸胁作痛，《灵枢·五邪》云：“邪在心，则病心痛。”心气受损，血行不畅，瘀血内生，瘀阻脉络，不通则痛，发为胸痛。

2. 虚证急性心包炎

素体阴虚，水不涵木，阴火内生，灼伤心脉，经络受损，而致低热，或喘，或咳，或悸，或胸胁隐痛绵绵，下午病情加重，手足心发热，心烦躁，夜间口渴，重者颧红，夜间盗汗，舌质红，苔薄白或无苔，脉细数。久病元气耗竭，或感邪太重，心包壅塞，邪盛正衰，或阴损及阳，致阳气暴脱，从而出现胸闷胸痛，端坐喘促，甚至面色晦暗，烦躁大汗，肢冷脉弱。至于久病虚劳，使气血运行无力，气喘乏力，虚里搏动微弱甚至不能触及，肢冷脉微，为邪去而正欲竭危候。

【临证思路】

（一）识症

分辨外感与内伤急性心包炎。外感与某些内伤杂病均可伤及心和心包，出现急性心包炎，其症状出现急慢轻重有所不同。

1. 外感急性心包炎

多由感受时邪、疫毒、痨虫，入侵心脉，起病较为急骤。时邪入侵，郁而化热，热传少阳，枢机不利，可见发热、寒热往来、胸痛连胁。痰饮内生，饮停心胸，阻遏气机升降，见胸胁满痛，咳、喘引痛，喘促不能平卧。痰浊久郁，瘀血内生，瘀阻脉络，痰瘀互结，不通则痛，发为胸痛、心悸。

2. 内伤急性心包炎

多由癌症、痹病、水肿、劳损内伤致病，起病较缓，久病伤络，痰浊、水饮、瘀血内生，元气耗伤，阴虚火旺，多见虚实夹杂证候。症见咳嗽、气喘、胸痛绵绵或刺痛、心悸怔忡。

3. 胸痛

胸部闷痛，肢体沉重，脉滑或涩，为痰浊内阻；如胸痛连胁，喘息不得卧，心悸，面色晦暗，下肢浮肿，脉弦或弦涩，为饮停心胸；心胸疼痛，如刺如绞，痛有定处，入夜为甚，脉涩，为瘀血阻络；如心胸隐痛，时作时休，午后低热，伴盗汗、咳嗽，脉细数或弦细数，为阴虚火旺之证；如心悸而痛，胸闷气短，动则益甚，面青唇紫，汗出如珠，脉象虚弱，甚则浮大无根，为阳气欲脱或真阴欲竭。

4. 发热

寒战高热，脉浮数，多见于感染疫毒，邪热内侵，正气抗邪，邪正斗争而出现寒战高热；寒热往来，胸痛连胁，脉弦数，多为外感风寒，热传少阳；身热不扬，多为湿闭诸证，常兼见关节酸痛，或腿膝关节漫肿，身困神疲，脉滑数；午后低热，伴盗汗，咳嗽，脉细数，为阴虚火旺之证。至于脱证亡阴者，亦可见面红身热，伴津伤阴竭之症。

5. 喘促

喘息咳逆，呼吸急促，胸闷胀满，脉多弦数，为外感风寒时邪，痰饮内生，饮停心包、胸胁；喘咳气涌，胸部胀痛，喜冷饮，脉弦或弦滑或沉，为痰热内蕴，胸中邪逆；若喘促短气，动则喘甚，伴盗汗，午后手足心热，脉细数，为阴虚火旺；若喘逆剧甚，鼻扇气促，端坐不能平卧，稍动则咳喘欲绝，伴心悸，烦躁不安，面青唇紫，汗出如珠，肢冷，脉浮大无根，为正虚喘脱之证。

6. 心悸

心悸伴胸痛、恶寒、发热，脉浮兼结代，为有表邪；心悸胸闷，渴不欲饮，喘不能卧，胸胁引痛，脉弦、结代，为饮停心胸；心悸不安，胸闷不舒，胸痛时作，痛如针刺，唇甲青紫，脉涩、结代，为瘀阻心脉。

7. 厥脱

喘逆剧甚，端坐不能平卧，稍动则咳喘欲绝，伴心悸，烦躁不安，面青唇紫，汗出如珠，四肢厥冷，脉浮大无根，为正虚喘脱之证。

8. 舌象

舌苔白腻或黄腻浊，为疫毒时邪入侵，痰湿内阻，或痰郁化热；舌苔白滑，为水饮内停；舌质红绛带紫暗，为瘀热交阻之瘀闭；舌质紫暗，或见瘀点，为血瘀阻络；舌红无苔，为阴虚内热；舌淡苔白而润滑，或舌红少津，为气阴亏耗，或正虚阳微之证。

（二）审机

外感风寒、风湿时邪，郁而化热，热传少阳，枢机不利，以致寒热往来，胸痛连胁。清·顾世澄《疡医大全》曰："出此乃水气胁痛，非少阳胁痛也"。《素问·痹论》："风寒湿三气杂至，合而为痹也……脉痹不已，复感于邪，内舍于心……所谓痹者，各以其时，重感于风寒湿之气也。"

1. 痰热互结

外邪入里，气机不利，痰湿内阻，郁而化热，痰热壅滞，胸中邪逆，以致气喘、胸腹胀满疼痛、发热、咳嗽，《伤寒论·辨太阳病脉证并治下第七》曰："小结胸病，正在心下，按之则痛，脉浮滑者，小陷胸汤主之。"

2. 心脉瘀阻

心气受损，血行不畅，瘀血内生，瘀阻脉络，不通则痛，发为心胸疼痛，如刺如绞，痛有定处，入夜为甚，脉涩，为瘀血阻络。《血证论·瘀血》曰："瘀血在上焦……或骨膊胸膈顽硬刺痛。"

3. 饮停胸胁

水饮内结胸胁，阻遏气机升降，故咳唾并牵引胸胁作痛。《金匮要略·痰饮咳嗽病脉证并治第十二》曰："脉沉而弦者，悬饮内痛。""病悬饮者，十枣汤主之。"

4. 阴虚内热

素体阴虚或久病伤阴，则水不涵木，阴虚阳亢，为阴虚火旺之证，可见胸痛、气喘、午后低热、盗汗、咳嗽、脉细数。清·汪昂《医方集解》曰："阳气偏胜而变为火，是谓阴虚火旺劳瘵之证，故丹溪发'阳有余，阴不足'之论，用四物加黄柏、知母、补其阴而火自降。"

5. 阳虚欲脱

久病元气耗竭，或感邪太重，心包壅塞，邪盛正衰，或阴损及阳，致阳气暴脱，喘逆剧甚，端坐不能平卧，稍动则咳喘欲绝，伴心悸、烦躁不安、面青唇紫、汗出如珠、四肢厥冷、虚里搏动微弱甚至不能触及，脉浮大无根，为阳气欲脱危候。

（三）定治

急性心包炎是危急重症，遵"急则治其标"原则，治疗以扶正祛邪，扶正包括益气、温阳和滋阴，祛邪当以利水为主，气、血、水同调，汗、利、下同施，于急性心包炎的不同时期进行辨证施治。早期有表证的，兼解表发汗，使邪从表解；痰湿内蕴，当以“温药和之”；外邪入里化热，或痰郁化火，治当清热解毒，宣肺化痰；出现饮停心包胸胁之喘促，当破积逐水，消心胸痰液，泻脏腑水湿；如出现胸痛如刺如绞，痛有定处，入夜为甚，脉涩，为瘀血阻络，当活血祛瘀，瘀血得去，心脉得通；如素体阴虚，或久病伤阴，出现午后低热，伴盗汗、咳嗽、脉细数等阴虚火旺之证，治当滋阴降火，兼顾益气养阴；若久病元气耗竭，或感邪太重，心包壅塞，邪盛正衰，或邪去而正将亡，均可致阳气欲脱或真阴欲竭危候，此时应中西结合，心包抽液解除压迫，中医益气回阳救逆。

（四）用药

1. 兼外感用药

外感风寒、风湿时邪，郁而化热，热传少阳，枢机不利，以致寒热往来，胸痛连胁，舌苔黄腻，脉弦数，治宜和解表里，清热利湿。先表后里，药用柴胡、黄芩、半夏、党参、炙甘草、生姜、大枣、薏苡仁、滑石、瓜蒌、延胡索。若表邪明显，加羌活、麻黄、桔梗、前胡；口渴便秘者，加大黄、芒硝。

2. 痰浊内阻用药

气机不利，痰湿内阻而致气喘、胸满闷塞、痰多黏腻，舌苔白腻，脉滑或结代，治宜祛痰降逆，宣肺平喘。药用陈皮、法半夏、茯苓、白芥子、莱菔子、苏子、杏仁、紫菀、旋覆花。痰湿重者，加苍术、厚朴；脾虚，纳少，便溏，加党参、白术；痰从寒化，加干姜、细辛等。

3. 痰热互结用药

痰湿郁而化热，痰热壅滞，胸中邪逆，气机不利，以致喘咳气涌，胸胁疼痛，身热，口干，大便或秘，脉滑数，治宜清热化痰，宣肺平喘。《伤寒论·辨太阳病脉证并治下第七》曰：“小结胸病，正在心下，按之则痛，脉浮滑者，小陷胸汤主之。”药用瓜蒌、黄连、半夏、桑白皮、黄芩、知母、贝母、射干、前胡、地龙。喘甚痰多色黄，加葶苈子、海蛤壳、冬瓜仁、金荞麦；痰涌便秘，加大黄、芒硝。

4. 心脉瘀阻用药

瘀血阻络，心胸疼痛，如刺如绞，痛有定处，入夜为甚，脉涩，《血证论·瘀血》曰：“瘀血在上焦……或骨膊胸膈顽硬刺痛。”治宜活血化瘀，通脉止痛。药用川芎、桃仁、红花、赤芍、柴胡、桔梗、枳壳、牛膝、当归、生地黄、降香、郁金。瘀血痹阻重者，胸痛剧烈，可加乳香、没药、丹参；兼气滞，加沉香；寒凝心脉加肉桂、细辛、高良姜、薤白等。

5. 饮停胸胁用药

水饮内结胸胁，阻遏气机升降，故咳唾并牵引胸胁作痛，喘息不得卧，心悸，面色晦暗，下肢浮肿，治宜泻水逐饮。药用芫花（熬）、甘遂、大戟、大枣。明代吴昆《医方考》曰："芫花之辛能散饮，戟、遂之苦能泄水。又曰：甘遂能直达水饮所结之处；三物皆峻利，故用大枣以益土，此戎衣之后而发巨桥之意也。是方也，惟壮实者能用之，虚羸之人，未可轻与也。"应用此方，量不足则饮邪不下，量过大则损伤正气，剂量宜由小到大。可与扶正之药如党参、红参。

6. 阴虚内热用药

水亏火旺，症见潮热、盗汗、咽干口苦、面色潮红，或咳嗽，痰中带血，舌红无苔，脉细数，治宜养阴清热。药用熟地黄、龟甲、黄柏、知母、瓜蒌、贝母、百部。若气阴两虚兼有内热者，治宜益气养阴兼清热，药用西洋参、麦冬、五味子、知母、石膏、百部、贝母；低热不退，可配银柴胡、青蒿、胡黄连、地骨皮、功劳叶等。

7. 阳虚欲脱用药

阴损及阳，致阳气暴脱，症见胸闷胸痛，端坐喘促，甚至面色暗晦，烦躁大汗，心悸，肢冷脉弱，治宜回阳救逆。药用附子、干姜、炙甘草、山萸肉、黄芪、红参、冬虫夏草、龟甲、龙骨、牡蛎、磁石、麝香。心慌心悸，加引紫石英、丹参；久病元气耗竭，或感邪太重，心包壅塞，邪盛正衰，阳气欲脱，治疗宜中西结合，解除心包壅塞之症，以救危急。

【纲目条辨论治】

以虚实为纲，病因为目，条辨论治。

1. 外感时邪，热传少阳

主症：寒热往来，胸痛连胁，咽干口苦，舌苔黄腻，脉弦数。

治法：和解表里，清热利湿。

方药：小柴胡汤加减。药用柴胡、黄芩、半夏、党参、炙甘草、生姜、大枣、薏苡仁、滑石、瓜蒌、延胡索等。

随症加减：若表邪明显，加羌活、麻黄、桔梗、前胡解表宣肺；若口渴便秘，加大黄、芒硝通便泄热。

2. 痰浊内阻

主症：喘而胸满闷塞，甚则胸盈仰息，痰多黏腻色白，兼呕恶，食少，舌苔白腻，脉象滑或濡。

治法：祛痰降逆，宣肺平喘。

方药：二陈汤合三子养亲汤加减。药用陈皮、法半夏、茯苓、白芥子、莱菔子、苏子、杏仁、紫菀、旋覆花等。

随症加减：痰湿重，舌苔厚腻，可加苍术，厚朴燥湿理气，以助化痰定喘；脾虚，纳少，便溏，加党参、白术，健脾益气；痰从寒化，色白清稀，畏寒，加干姜、细辛温阳化饮。

3. 痰热互结

主症：喘咳气涌，胸部胀满，痰多质黏色黄，伴胸中烦闷，身热，口干，大便或秘，脉滑数。

治法：清热化痰，宣肺平喘。

方药：小陷胸汤合桑白皮汤加减。药用瓜蒌、黄连、半夏、桑白皮、黄芩、知母、贝母、射干、前胡、地龙等。

随症加减：喘甚痰多色黄，加葶苈子、海蛤壳、鱼腥草、冬瓜仁、金荞麦清热泻肺，化痰泄浊；痰涌便秘，加厚朴、大黄、芒硝通腑清肺泄壅。

4. 心脉瘀阻

主症：心胸疼痛，如刺如绞，痛有定处，入夜为甚，可伴心悸心慌，气喘，胸闷，舌质紫暗，有瘀斑，苔薄，脉弦涩。

治法：活血化瘀，通脉止痛。

方药：血府逐瘀汤加减。药用川芎、桃仁、红花、赤芍、柴胡、桔梗、枳壳、牛膝、当归、生地黄、降香、郁金等。

随症加减：瘀血痹阻重者，胸痛剧烈，可加乳香、没药、丹参祛瘀止痛，兼气滞，加沉香理气止痛，寒凝心脉加肉桂、细辛、高良姜、薤白温阳通络止痛。

5. 痰瘀互结

主症：心胸闷痛，有时刺痛，痛有定处，可伴有心悸心慌、气喘、咳嗽痰黄，舌暗，有瘀斑，苔黄厚腻，脉弦涩或弦滑数。

治法：清热化痰，活血化瘀。

方药：小陷胸汤合血府逐瘀汤加减。药用瓜蒌、黄连、半夏、桃仁、红花、川芎、赤芍、柴胡、桔梗、枳壳、牛膝、当归、生地黄、降香、郁金等。

随症加减：喘甚痰多色黄，加千金苇茎汤化痰清热泻肺；瘀血痹阻重者，胸痛剧烈，可加乳香、没药、丹参祛瘀止痛；兼气滞，加沉香理气止痛；痰涌便秘，加厚朴、大黄、芒硝通腑清肺泻壅。

6. 饮停胸胁

主症：症见喘息不得卧，伴胸胁牵引疼痛，咳嗽，心悸，面色晦暗，下肢浮肿，舌质淡，苔白滑或润，脉沉而弦。

治法：泻水逐饮。

方药：十枣汤合独参汤。药用芫花（熬）、甘遂、大戟、大枣、红参等。

随症加减：水饮内停症状轻者，可用葶苈大枣泻肺汤合苓桂术甘汤加减。药用葶苈子、白芥子、桂枝、茯苓、白术、车前子、泽泻、大枣、瓜蒌皮、薤白等。

7. 阴虚内热

主症：胸痛，气喘，潮热，盗汗，咽干口苦，面色潮红，或咳嗽，痰中带血，舌红无苔，脉细数。

治法：养阴清热。

方药：大补阴丸加减。药用熟地黄、龟甲、黄柏、知母、瓜蒌、贝母、百部等。

随症加减：若气阴两虚兼有内热者，治宜益气养阴兼清热。药用西洋参、麦冬、五味子、知母、石膏、百部、贝母。低热不退，可配银柴胡、青蒿、胡黄连、地骨皮、功劳叶清虚热。

8. 阳虚欲脱

主症：喘息不卧，大汗出，胸闷胸痛，端坐喘促，甚至面色暗晦，烦躁大汗，心悸，四肢厥冷，面色苍白，虚里搏动微弱甚至不能触及，脉浮大无根。

治法：回阳救急。

方药：四逆汤、参附龙牡汤加减，或选用破格救心汤。药用附子、干姜、炙甘草、山萸肉、黄芪、红参、冬虫夏草、龟甲、龙骨、牡蛎、磁石、麝香等。

随症加减：心慌心悸，加紫石英、丹参。久病元气耗竭，或感邪太重，心包壅塞，邪盛正衰，阳气欲脱，治疗宜中西结合，抽除心包积液，解除心包壅塞之症，配合参附注射液 40mL 静脉泵入回阳救逆。

【其他疗法】

1. 中药注射液急救治疗

（1）以胸痛为主要临床表现时，可用或复方丹参注射液 30～40mL 加入 5%～10% 葡萄糖溶液 250mL，静脉滴注；亦可用田七末 3g 开水冲服。

（2）发热者可用痰热清注射液或热毒宁注射液 20～30mL 加入 5%～10% 葡萄糖溶液 250～500mL，静脉滴入。

（3）如患者表现呼吸急促、心跳加快、四肢厥逆、汗出、血压下降可选用参附注射液 40mL 静脉泵入，或参麦注射液、黄芪注射液或生脉注射液静脉注射或静脉滴注。

2. 中西医结合急救治疗

（1）解除心包填塞：对有心包填塞的，最有效的办法是迅速进行心包穿刺抽液，并把穿刺液进行细胞分类、蛋白定量、培养以确定病因。

（2）病因治疗

1）风湿性心包炎：风湿所致的心包炎治疗与急性风湿热相同，可用糖皮质激素、阿司匹林，因其出现填塞症状少见，故一般不做心包穿刺。

2）结核性心包炎：必须坚持联合、连续和全程抗结核治疗。一般链霉素每日 0.75～1g，肌内注射；对氨基水杨酸每日 8～12g，口服；异胭肼 300～450mg，口服。连用 3 个月或体温正常 2～4 周后，链霉素改为每周 2～3g 肌内注射，6 个月后改用异胭肼加对氨水杨酸（或乙胺丁醇 0.75～1g/日），总疗程 1～2 年。对有大量心包积液者，可于抗结核的同时加用糖皮质激素以减轻中毒症状，促进渗出液吸收，减少粘连，症状改善后逐渐减量。

3）化脓性心包炎：必需给足量的抗生素，有心包填塞的穿刺抽脓，排脓不畅者宜尽早行心包开放性引流术，以防止发展成缩窄性心包炎。

4）急性非特异性心包炎：反复发作的可导致缩窄性心包炎，可考虑心包切开术。

5）肿瘤性心包炎：除心包穿刺抽液外，还需配合化疗。

3. 体针

实证急性心包炎取穴：针刺期门、膈俞、肺俞、心俞、膻中、天突、内关、手十二井穴；高热胸痛，十二井穴点刺放血，可加刺曲池、阳陵泉。

虚证急性心包炎取穴：针刺重补涌泉、关元、平补平泻手十二井穴。亡阳者，可重灸神阙、温针关元、烧山火针涌泉。

4. 耳针

取穴：胸、心、肺、神门，针刺选用0.5寸毫针或图钉型揿针，行强刺激，高热者，可耳尖放血。

5. 推拿疗法

取穴心俞、膈俞、厥阴俞、内关、间使、三阴交、心前区、阿是穴，每个穴位用拇指或手掌按揉，每次5分钟。用力以轻柔适度为宜。

【病案参考】

病案一

胡某，女，22岁，百货公司行政人员。1981年9月21日初诊：山医二院诊为结核性心包炎，心包积液，Ⅱ度房室传导阻滞。已用抗痨、激素、利尿等法治疗3月，仍觉心前区滞闷刺痛，有时痛牵背部，觉似有一磨盘压于胸上，咳喘连声不断，面色灰滞，唇指青紫，心悸，下肢凹陷性水肿，脉弦迟搏指，脉率52次/分，舌暗，苔白腻。追询病史，知患者于1978年上高中时患结核性胸膜炎，经抗痨治疗半年多，未能根治。面黄肌瘦，弱不禁风，极易感冒，且缠绵难愈。现仍觉时时恶寒，肩背沉困，周身肌肉、关节烦疼。症由风寒外袭，失于疏解，水饮内停，渐渐深入于脏。来路既清，先拟扶正托邪，使深伏之邪有外达之机。

红参（另炖）10g，羌活、独活、前胡、柴胡、川芎、枳壳、桔梗各6g，茯苓12g，桃仁、杏仁各10g，薄荷3g，炙甘草5g，鲜生姜3片，枣4枚，水煎温服。

9月23日二诊：患者之母来告，药后全身润汗，甚觉舒适，可否多服几剂？余曰：只因令嫒外邪久伏故用开门逐盗之法，既得微汗，目的已达，若再用汗法，则药过病所，反致损伤气血。乃于午后登门诊视，患者不仅外证悉除，胸际已觉开阔，脉弦迟，脉率60次/分，已无搏指之象，舌中腻苔已化去大半。且自得汗后，小便增多，已不咳喘。此即三焦气化之妙，表气通则里气和，肺气宣则水道通。拟再益气活血和营，振胸阳，化瘀消痰为治。

瓜蒌30g，薤白15g，白酒100mL，桂枝10g，赤芍15g，桃仁、杏仁泥各12g，丹参30g，檀香、降香各10g，砂仁5g，肉桂、红参（另炖）各10g，生苡仁45g，茯苓30g，泽泻15g，炙甘草12g，生半夏15g，鲜生姜10片，枣10枚。

9月27日三诊：药进3剂，小便大增，日夜在2000mL以上，胸际滞闷、刺痛大减。下肢肿退，发绀已很轻微，精神食纳大增，脉弦缓，脉率70次/分。方已中的，守服10剂。

10月10日四诊：诸症悉除，唯在阴雨天略感不适。乃肾中元阳不足，嘱服金匮肾气丸1月，益火生土而杜生痰之源。1983年遇患者之母，知患者早已上班工作，曾去北泉阜外医院透视及心电图检查，心、膈、肺已无异常。

（选自《李可老中医急危重症疑难病经验专辑》）

病案二

张某，男，24岁，1996年9月29日初诊。据述5日前微感不适，干咳无痰，初未介意，未作诊治。5天来渐次加重，逐渐出现胸闷气短，近2日喘憋加剧，阵阵呛咳，不能平卧，适才由同伴护送到某大医院急诊，拍摄X光胸片，诊断为急性心包炎、心包积液，拟收入院治疗。患者因无力交纳住院押金，遂携胸片前来寻治中医。刻诊：患者急性病容，表情痛苦，阵阵呛咳，频吐白色黏沫，量不多。挺胸仰头，气急肩息，询之难以作答，由同伴代述病史如前。脉诊：脉弦细急数，按之有力，舌红，苔白厚腻。正位胸部X光片示心影呈钟形向左右两侧扩大，两肺下野受压，形如镰刀状，急性心包炎合并心包积液之诊断确定无疑。中医虽无此病名，然据脉症，当属肺胀，由水饮迫肺，致肺气上逆，喘憋由是而作。病急势危，治当泻肺行水。用葶苈大枣泻肺汤加减：葶苈子3g，苏叶、苏子各10g，前胡6g，浙贝母10g，杏仁10g，枇杷叶10g，桑白皮10g，大腹皮10g，槟榔10g，茅根、芦根各10g，冬瓜皮30g，茯苓皮30g，苦参15g，大黄3g。下午4时诊毕，取药4剂。嘱其立即煎服，至夜睡觉前服二煎令尽，若症状渐减，可继服后3剂，若症状未减或加重，应立即急诊入院。

10月6日复诊：药后喘咳胸憋逐渐减轻，4剂服完即咳止喘平，至今如常人，食纳、睡眠佳，已能从事一定体力劳动。诊之脉和舌净，然如此重证，恐余邪未尽，遂以原方去葶苈子、苦参、桑白皮、冬瓜皮、大黄，加焦三仙各10g，水红花子10g，宣肺气疏三焦，以为善后之计。并嘱其复查胸片。因患者经济拮据，仅作胸透，报告提示心肺隔正常。随访至今未复发。

按：急性心包炎合并心包积液，为临床急重症，原则上应住院治疗。在门诊上完全由中医治疗的情况十分少见，这也是对中医治疗急重病的一次考验。分析其病机，心包内大量积液，内迫心，外迫肺，喘憋由此而作。若不泻去其水，难以解其危急。故组方重用葶苈子泻肺行水为君，取法于仲景葶苈大枣泻肺汤之义，惟其水气壅盛，泻肺为急，故不用大枣之甘壅，又佐桑白皮以助之；肺主气，行治节，司呼吸，水凝而为痰，致肺气失宣，故用苏叶及子、前胡、浙贝、杏仁、枇杷叶宣肺化痰为臣；肺为水之上源，水犯于上，必开支河以导之下行，故选冬瓜皮、茅根、芦根利尿消水之品，导水从小便出；肺与大肠相表里，肺气壅实，必利大肠之腑以泄其壅，故用大腹皮、槟榔、大黄通利大肠之腑，行气泄满，通畅三焦，是为佐；经云：“肺苦气上逆，急食苦以泻之”，苦参味极苦，以泄肺之逆气，且现代药理证实其有强心平喘之功，故用为使。诸药合用，共奏泻肺行水，降逆平喘之功。幸而投剂辄效。中医治疗急重症之效果，此可援为一例。

（选自国医论坛 1997 年第 12 卷第 3 期）

第十节　心血管神经症

心血管神经症，又称神经性血循环衰弱症、焦虑性神经官能症等，是以心血管疾病的有关症状为主要表现的临床综合征，属于功能性神经症的一种类型。其症状表现在心血管、呼吸系统方面，但检查无异常。病因不清楚，可能与神经类型、环境因素、性格、遗传等有关。本病多发于中青年，20～50 岁较多见，女性多于男性，尤其更年期妇女，临床无器质性心脏病证据，预后良好，但长期症状严重者明显影响其日常生活和工作。

本病主诉症状多而易变，缺乏客观证据，通常以心血管症状为主，可同时伴其他神经症的症状，如失眠、多梦、急躁易怒、心烦、食欲不振、头晕、耳鸣等。

心血管病症状：①心悸：自觉心脏搏动增强，心慌，常在紧张或疲劳时加重。②呼吸困难：胸闷，呼吸不畅，常感觉空气不够要开窗甚至吸氧，不少患者经常做深呼吸或叹息样呼吸动作来缓解症状，导致过度换气，引起呼吸性碱中毒，使症状加重。③心前区疼痛：疼痛部位不固定，疼痛发作与劳力活动无关，多发生在静息状态；疼痛常为针刺样或牵扯样，持续时间长短不等，一般较长，含服硝酸甘油不能或数十分钟后方缓解。④自主神经功能紊乱症状：多汗，手足发冷，双手震颤，尿频，大便次数增多或便秘等。

根据心血管神经症的临床表现，可归于中医学“心悸”的范畴。心悸包括惊悸和怔忡，是指因气血阴阳亏虚，心失所养，或痰瘀阻滞心脉，邪扰心神所致，自觉心中悸动，惊惕不安，甚则不能自主的病证。常伴气短胸闷，甚则眩晕、喘促，脉节律不齐。因惊恐、劳累而发，时发时止，不发时如常人，其证较轻者为惊悸；无外惊，由内因引起，自觉终日心中惕惕，稍劳即发，病来虽渐，但全身情况较差，病情较深重者为怔忡。惊悸日久可发展为怔忡。

【源流】

有关心悸的最早记载，可上溯到《黄帝内经》，《黄帝内经》对心悸的病因作了多方面论述，认为其有因宗气虚而发者，如《素问·平人气象论》曰：“左乳之下，其动应衣，宗气泄也。”有因惊而作者，如《素问·举痛论》曰：“惊则心无所倚，神无所归，虑无所定，故气乱矣。”有因感受外邪，邪气深入痹阻血脉而发者，如《素问·痹论》曰：“脉痹不已，复感于邪，内舍于心。”“心痹者，脉不通，烦则心下鼓。”有因火热病邪而发者，如《素问·至真要大论》曰：“诸病胕肿，疼酸惊骇，皆属于火。”张仲景在《伤寒杂病论》中认为心悸与发汗过多损伤心阳、外感病误用火攻扰动心神以及脾肾阳虚，痰饮上犯等有关，如《伤寒论·辨太阳病脉证并治》说：“发汗过多，其人叉手自冒心，心下悸，欲得按。”《金匮要略·痰饮咳嗽病》说：“水在肾，心下悸。”《备急千金要方》和《圣济总录》均指出正虚是惊悸的重要原因。《重订严氏济生方·惊悸怔忡健忘门》进一步指出惊悸是“心虚胆怯所致也。”“或因事有所大惊，或闻虚响，或见异相，登高涉险，惊忤心神，气与涎郁，遂使心悸。”成无己《伤寒明理论·悸》认为心悸发生不外“气虚”“停饮”两端。刘河间继承《素问·至真要大论》“病机十九条”的观点，认为火热上扰是惊悸发生的主要原因，在《素问玄机原病式·六气为病》中说：“惊者，心卒动而不宁也，火主于动，故心火热甚也。”朱丹溪提出血虚与痰邪致悸，在《丹溪心法·惊悸怔忡》中说：“惊悸者血虚，惊悸有时。”“怔忡者血虚，怔忡无时，血少者多；有思虑便动，属虚；时作时止者，痰因火动。”周慎斋《慎斋遗书·惊骇》认为“此乃内气先虚，而猝遇危险怪异之物，以致心肾不交而惊骇也”，内外合因而发病。

治疗上，张仲景以桂枝甘草汤辛甘化阳，振奋心阳，为治疗心悸的祖方，《伤寒论·辨太阳病脉证并治》曰：“发汗过多，其人叉手自冒心，心下悸，欲得按者，桂枝甘草汤主之。”以小建中汤燮理阴阳而治心悸，《金匮要略·血痹虚劳》曰：“虚劳里急，悸，衄，腹中痛，梦失精，四肢酸疼，手足烦热，咽干口燥，小建中汤主之。”用真武汤温阳化水止悸，《伤寒论·辨太阳病脉证并治》曰：“太阳病发汗，汗出不解，其人仍发热，心下悸，头眩，身瞤动，振振欲擗地者，真武汤主之。”血虚所致惊悸，古人用归脾汤，或养心汤，更多的用朱砂安神丸治疗，如《丹溪心法·惊悸怔忡》：“惊悸者血虚，惊悸有时，以朱砂安神丸。”虞抟《医学正传·怔忡惊悸健忘证》也说：“惊悸者属血虚，用朱砂安神丸最好。”

关于惊悸治疗大法，李梴《医学入门·惊悸》说：“治之之法：怔忡者，与之逐水消饮之剂；惊悸者，与之豁痰定惊之剂。”张景岳认为大法宜扶养元气，《景岳全书·怔忡惊恐》说：“惊悸……宜安养心神，滋培肝胆，当以专扶元气为主。”《医碥·惊》归纳为：“惊则气上，以重坠之药镇其浮越，丹砂、龙骨之类。由于火盛血虚者，甘寒滋润之剂以泻心补血。惊则心神出而舍空，液入成痰，拒其神不得归，而惊不能已，十味温胆汤、养心汤、寿星丸……热郁有痰，寒水石散；气郁有痰，加味四七汤；睡卧不安，时时惊觉者，温胆汤加枣仁、莲肉。”龚廷贤《寿世保元·惊悸》认为心血虚者宜补心汤，心神不安宜安神镇惊丸，心气虚者宜益气安神汤，血虚火旺者宜朱砂安神丸，气血两亏者宜四物安神汤。林珮琴《类证治裁·怔忡惊恐论治》对惊悸的病机证治概括较全面：“心脾气血本虚，而致怔忡惊恐，或因大惊猝恐，神志昏乱者，七福饮，甚者大补元煎。如肾水亏，真阴不足致怔忡者，左归饮。如命门火衰，真阳不足致怔忡者，右归饮。如三阴精血亏损，阴中之阳不足，而致怔忡惊恐者，大营煎或理阴煎。如水亏火盛，烦躁热渴而为怔忡惊悸者，二阴煎，或加减一阴煎。如思虑郁损心营，而为怔忡惊悸者，逍遥散，或益营煎。如痰火盛，心下怔忡者，温胆汤加炒黄连、山栀、当归、贝母。如寒痰停蓄心下而怔忡者，姜术汤。如痰迷心窍惊悸者，温胆汤，甚者朱砂消痰饮。”王清任认为心悸多与瘀血有关，《医林改错》大凡用归脾、安神方药治之无效者，用血府逐瘀汤每多获效。

【病因病机】

（一）病因

本病与外邪、情志、饮食、劳欲及久病等原因密切相关。

风寒湿邪由表及里，痹阻经脉，内舍于心，发为心悸。

郁怒伤肝，气郁化火，肝火上扰心神则心悸；气滞日久则血行亦不畅，气滞血瘀于心脉亦可导致心悸；忧思伤脾，气血不得运化则心失所养而悸；猝然受惊恐惧，心气耗于上，肾气虚于下，心肾不交可发心悸。

“饮食自倍，肠胃乃伤”，过食肥甘厚腻或恣食辛辣生冷，损伤脾胃，中焦运化失司则水湿停蓄不行，化为痰湿，阻滞心脉发为心悸；若脾胃虚损日久，气血生化乏源，营血亏损，不能上养心神，心失所养，亦可发为心悸。

过劳则伤脾，中气虚损，不能化生气血，心气受损则发为心悸；或年高肾虚，房劳过度，纵欲不禁，肾精竭乏，精血亏虚，心肾不交而发心悸。

咳喘日久，心肺气虚，或肺虚及肾，心肾虚衰可致心悸；水肿日久，或中阳不运，水饮内停，继而水饮凌心而心悸；温病日久，热伤阴血，热扰心神可致心悸；急慢性失血而心血亏虚，心失所养可致心悸。

（二）病机

本病发作有急有缓，若因外感、惊恐、失血等引发者一般较急，其他则较缓，遇到诱因容易反复发作。其病位在心，而与肝脾肺肾四脏相关。病性以虚为主，本虚标实，本虚主要为气血阴阳不足，心失所养；标实为气滞血瘀、痰浊水饮，火热毒邪等扰乱心神。早期主要是心之气血阴阳亏虚，气滞血瘀痰浊热毒等实邪阻滞心之脉络，扰乱心神，日久则病及肝脾肺肾等脏腑，病机复杂，病情加重。其病机转化主要与脏腑气血阴阳亏虚程度相关。如心气虚可进一步发展为心阳虚，心血虚可进一步发展为心阴虚，心阴虚日久则心肾阴虚，心阳虚日久则可致肾阳虚等。阴损及阳或阳损及阴，又可致气血不足，气阴两虚，阴阳俱虚等。由于脏腑功能失调，水饮、痰浊、瘀血内生，阻滞脉络，或郁而化热，扰乱心神，可因虚致实，形成虚实夹杂之证。至晚期五脏俱损，心阳暴脱，可出现厥脱、抽搐等危候，乃至死亡。

【临证思路】

（一）识症

1. 分辨惊悸与怔忡

惊悸与怔忡同属于心悸，但二者既有区别，又有联系。

惊悸常由外因而成，偶受外来刺激，或因惊恐，或因恼怒，均可发病，发则心悸，时作时止，病来虽速，但全身情况较好，病势浅而发作持续时间短暂，以实证居多，也有内虚的因素。

怔忡每由内因引起，并无外惊，自觉心中惕惕，稍劳即发，病来虽渐，但全身情况较差，病情较深重，以虚证居多。惊悸日久可发展为怔忡，怔忡患者容易受外惊所扰而使病情加重。

2. 辨别标本虚实

心悸属本虚标实之病，而以本虚为主。凡心悸气短，神疲乏力，自汗出，易感冒者属气虚；心悸头晕而面色不华者属血虚；心悸盗汗，口干潮热者属阴虚；心悸肢冷，畏寒气喘者属阳虚；心悸胸闷，胁腹胀气，遇情志波动则症状加重者属气滞；心悸唇暗，舌有瘀斑，脉结代者为血瘀；心悸体丰，恶心纳呆，舌苔腻者属痰湿；心悸舌苔水滑，或肢肿而浮，尿少者属水饮。

（二）审机

虚证心悸：心主血脉，藏神，心气、心阴不足，神失所养，则易出现惊悸不宁。或因久病，脾虚失于运化，气血乏源，而成心脾两虚之证，导致心悸。

实证心悸：痰饮瘀血等有形之邪阻滞心脉，脉络不通，神失所养，故导致心神不宁，出现心悸。

（三）定治

由于心悸主要病机为气血不足、阴阳失调、气滞血瘀、痰浊水饮等，故益气养血、滋阴温阳、行气化瘀、化痰涤饮以及养心安神、重镇安神等均为心悸的治疗大法。虚则补之，实则泻之，若久病而虚实夹杂，病机复杂者则宜标本兼顾，攻补兼施。若出现心阳暴脱的厥脱、抽搐等危候，应积极采取中西医结合抢救措施。

【纲目条辨论治】

以虚实为纲，病因为目，条辨论治。

1. 心虚胆怯

主症：心悸不宁，善惊易恐，坐卧不安，少寐多梦易醒，恶闻声响，舌苔薄白或如常，脉数或虚弦。

治法：益气养心，镇惊安神。

方药：平补镇心丹加减。药用人参、麦冬、五味子、怀山药、生地黄、熟地黄、肉桂、炙远志、磁石、生龙骨、生牡蛎、酸枣仁、茯神、炙甘草等。

随症加减：心气虚者加黄芪；心阴不足者，重用酸枣仁、五味子，并加柏子仁。痰浊蕴热见心悸而烦，善惊痰多，食少泛恶，舌苔黄腻，脉滑数者，用黄连温胆汤或加味温胆汤加安神养心之品。本证亦可用安神定志丸加琥珀、磁石、朱砂治疗。药物治疗同时配合心理治疗，避免不良精神刺激。

2. 心气不足

主症：心悸气短，头晕乏力，动则心悸，静则悸缓，自汗，舌淡红苔薄白，脉细弱。

治法：补益心气，养心安神。

方药：五味子汤加减。药用五味子、黄芪、人参、麦冬、玉竹、沙参、酸枣仁、柏子仁、合欢皮、炙甘草等。

随症加减：本证亦可用炙甘草汤加减。心气不足者常有不同程度心功能减退，可加人参皂苷片或用生脉注射液、人参注射液等缓慢静脉注射，或重用黄芪至30g；气虚症状明显者可用肉桂或附片3～5g。

3. 心脾两虚

主症：心悸气短，头晕目眩，面色不华，神疲乏力，或纳呆腹胀，便溏，舌淡红，苔薄，脉细弱。

治法：益气健脾，补血安神。

方药：归脾汤加减。药用炙黄芪、人参、白术、生甘草、当归、龙眼肉、酸枣仁、茯神、远志、木香等。

随症加减：纳呆腹胀者，加陈皮、谷芽、麦芽、神曲、山楂、枳壳、鸡内金；乏力气短神疲者，重用人参、黄芪、白术、甘草，少佐肉桂；失眠多梦者，加合欢皮、首乌藤、五味子、柏子仁、莲子心。

4. 心阴亏虚

主症：心悸易惊，心烦失眠，五心烦热，口干盗汗，或头晕目眩，耳鸣腰酸，舌红少津，苔少或无苔，脉细数。

治法：滋养阴血，宁心安神。

方药：天王补心丹加减。药用生地黄、玄参、麦冬、天冬、丹参、当归、人参、酸枣仁、柏子仁、五味子、远志、桔梗等。

随症加减：若兼口干口苦，咽燥心烦者，加黄连、栀子、淡竹叶、朱砂或用朱砂安神丸；盗汗者加山萸肉、乌梅；若心肾不交者，可合用黄连阿胶汤。

5. 心阳不振

主症：心悸不安，胸闷气短，面色苍白，形寒肢冷，舌淡苔薄，脉虚弱或沉细而数。

治法：温补心阳，安神定悸。

方药：桂枝甘草龙骨牡蛎汤合参附汤加减。药用桂枝、煅龙骨、煅牡蛎、炙甘草、党参、炮附子、黄芪、玉竹、麦冬等。

随症加减：形寒肢冷者，重用人参、附子、黄芪、肉桂；大汗出者，重用人参、黄芪及煅龙骨、煅牡蛎，加山萸肉，或用独参汤煎服；兼水饮内停者，加葶苈子、五加皮、车前子、泽泻等；夹瘀血者，加丹参、赤芍、桃仁、红花。兼肾阳不足者，可用麻黄附子细辛汤加减。

6. 水饮凌心

主症：心悸眩晕，胸脘痞满，形寒肢冷，小便短少，或下肢浮肿，渴不欲饮，恶心吐涎，舌苔白滑，脉弦滑。

治法：温阳化饮，宁心安神。

方药：苓桂术甘汤合真武汤加减。药用炮附子、桂枝、茯苓、白术、猪苓、泽泻、五加皮、葶苈子、防己、甘草等。

随症加减：恶心呕吐者，加半夏、陈皮、生姜皮；尿少肢肿者，重用泽泻、猪苓、茯苓、防己、葶苈子，加大腹皮、车前子；兼有肺气不宣者，加杏仁、前胡、桔梗；兼瘀血者，加当归、川芎、刘寄奴、泽兰叶、益母草。病情危重者，可反复、大量用独参针或生脉针静脉注射或滴注。

7. 心脉瘀阻

主症：心悸不安，胸闷不舒，心痛时作，或唇甲青紫，舌紫暗或有瘀斑，脉涩或结代。

治法：活血化瘀，理气通络。

方药：血府逐瘀汤加减。药用桃仁、红花、川芎、赤芍、川牛膝、当归、生地黄、柴胡、枳壳、炙甘草等。

随症加减：气滞血瘀者，重用柴胡、枳壳，加香附、郁金、延胡索、陈皮；因虚致瘀者，去柴胡、枳壳，加党参、黄芪；血虚者，加何首乌、枸杞子、熟地黄；阴虚者，加麦冬、玉竹、女贞子、墨旱莲；阳虚者，加附子、肉桂、淫羊藿、巴戟天；心悸明显者，加龙骨、牡蛎、琥珀、磁石。可配合丹参注射液加入葡萄糖注射液中静滴。

【其他疗法】

1. 体针

可针刺内关、三阴交、通里。取穴以手厥阴心包经、手少阴心经、足太阳膀胱经为主，可交替进行。

2. 耳针

取心、神门、皮质下、胸区、交感，每次 2 ~3 穴，留针 20 分钟。

3. 推拿

拿内关、外关；掐、揉神门；拿、按合谷；按、揉足三里；按、揉脾俞、心俞；

揉膻中；擦胸胁；擦大椎。心悸气短者，加揉气海；胸闷喘促、心悸者，加揉、按肺俞，揉气海，按、揉三阴交，擦、揉命门。

【病案参考】

病案一

钱某，男，70岁。

心悸不宁，胸脘胀痛，兼有大便干结等症。舌质淡胖苔白腻，脉结代。治拟温通心阳，理气化瘀。

桂枝一钱半，全瓜蒌四钱，郁金三钱，赤芍五钱，降香一钱半，炙甘草二钱，茶树根一两，半夏三钱，陈皮三钱。

（选自《黄文东医案》）

病案二

金某，男，60岁。

时觉胸闷，心慌气短，头昏眼花，后脑作胀，健忘多梦，心烦口干，入夜难寐，舌苔薄黄，舌质较暗，脉来细数。证属肝肾不足，阴虚内热，与瘀相兼，络脉不畅，心神不安。治用养肝益肾，滋阴清热，活血宁神为法，用三子养阴汤加味。

枸杞子12g，沙苑子12g，女贞子12g，生地黄15g，黄连6g，麦冬12g，党参24g，丹参12g，菊花12g，枣仁12g，远志9g，三七粉5g（入煎）。

（选自《当代名医临证精华》）

第十一节　急性出血性脑血管病

急性出血性脑血管病是临床常见病、多发病，是指多种原因导致脑血管破裂而引起的脑实质出血。包括自发性脑出血（高血压脑出血、动脉瘤破裂、动静脉畸形等）和创伤性脑出血（硬膜外血肿、硬膜下血肿、脑内出血等）。自发性脑出血（ICH）是指非外伤引起的成人脑部大、小动脉、静脉和毛细血管自发性破裂所致脑实质内出血（脑实质内自发性、非创伤性脑血管破裂，导致血液在脑实质内聚集）。按照发病原因可将其分为原发性和继发性脑出血。其中，原发性脑出血在脑出血中占80%～85%，主要包括高血压脑出血（占50%～70%）、淀粉样血管病脑出血（CAA，占20%～30%）和原因不明脑出血（约占10%）；继发性脑出血主要包括动静脉畸形、动脉瘤、海绵状血管瘤、动静脉瘘、Moyamoya病（烟雾病）、血液病或凝血功能障碍、颅内肿瘤、血管炎、出血性脑梗死、静脉窦血栓及药物副反应等原因导致的脑出血。脑出血预后与出血部位、出血量、病因和全身状态有关，脑干、丘脑、脑室大量出血预后差。

急性出血性脑血管病起病急、变化快，如风邪善行数变之特点，另一方面古代历代医家多以风立论，故中医称为“中风”，亦有“大厥”“薄厥”“仆击”“偏枯”“风痱”等病名。

中风病是由于正气亏虚，饮食、情志、劳倦内伤等引起气血逆乱，产生风、火、痰、瘀，导致血溢脑脉之外，以突然昏仆、半身不遂、口舌歪斜、言语謇涩或不语、偏身麻木为主要临床表现的病证。

本病具有发病率高、致残率高、死亡率高的特点，严重危害人类健康。在本病的预防、治疗和康复方面，中医药具有较为显著的疗效和优势。

【源流】

急性出血性脑血管病，属于中医“中风病”范畴。自《黄帝内经》始，不同时期、不同年代对中风的病因学认识各不相同，经历了从外风学说、内风学说到非风学说的漫长阶段。唐宋以前多以“内虚邪中”“外风”立论，治疗上多采用补益正气、疏风祛邪之法。

《黄帝内经》虽没有明确提出中风病名，但所记述的“大厥”“薄厥”“仆击”“偏枯”“风痱”等病证，与中风病在卒中昏迷期和后遗症期的一些临床表现相似。《灵枢·刺节真邪》曰：“虚邪偏客于身半，其入深，内居营卫，营卫稍衰，则真气去，邪气独留，发为偏枯。”对本病的病因病机进行了阐述。此外，在《素问·通评虚实论》中提出：“仆击、偏枯……肥贵人，则膏粱之疾也。”认识到本病的发生与个人的体质、饮食、精神刺激等有关；《素问·调经论》中“血之与气，并走于上，则为大厥，厥则暴死”，明确指出本病气血上逆的病机特点。

历代医家对中风病的病因病机及其治法论述颇多，大体分为两个阶段。唐宋以前多以“内虚邪中”“外风”立论，治疗上多采用疏风祛邪、补益正气之法。汉·张仲景的《金匮要略》正式提出“中风”病名。认为中风病之病因为络脉空虚，风邪入中，其创立的分证方法对中风病的诊断、治疗、判断病情轻重和估计预后很有帮助。唐宋以后，特别是金元时期，许多医家以“内风”立论，其中刘河间提出“肾水不足，心火暴甚”；李东垣认为“形盛气衰，本气自病”；朱丹溪主张“湿痰化热生风”；元代王履从病因学角度将中风病分为“真中”“类中”。明代张景岳提出“非风”之说，提出“内伤积损”是导致本病的根本原因；明代李中梓又将中风病明确分为闭、脱二证。清代医家叶天士、沈金鳌、尤在泾、王清任等丰富了中风病的治法和方药，形成了比较完整的中风病治疗法则。晚清及近代医家张伯龙、张山雷、张锡纯进一步认识到本病的发生主要是阴阳失调，气血逆乱，直冲犯脑。

关于急性缺血性脑血管疾病与急性出血性脑血管疾病的病因病机，西方医学传入我国之前，中医并未认识到中风病有脑络瘀阻和血溢脉外之不同。直到晚清时期，伴随西方医学的传入，中医逐渐接受了西医的观点，张锡纯《医学衷中参西录》脑贫血证和脑充血证，即大体相当缺血性脑血管疾病和出血性脑血管疾病。自此脑出血治疗认识上始有不同，尤其是活血化瘀法在脑出血中尤其急性期开始慎用或禁用。

张伯龙受西医“血冲脑气筋”启发，悟及《素问·调经论》“血之与气并走于上，则为大厥，厥则暴死。气复反则生，不反则死”，认为“盖皆由木火内动，肝风上扬，以致气血并走于上，冲激前后脑气筋，而为昏不知人，倾跌猝倒，肢体不用诸证”。

张锡纯将中风病机归纳为“气血不足”“脑髓空”“肝阳肝风挟气血并走于上”，受西医“脑贫血”的启发，认为“况人之脑髓神经，虽赖血以养之，尤赖胸中大气上升以斡旋之……因上气不足，血之随气而注于脑者必少，而脑为之不满，其脑中贫血可知……血之注于脑者少，无以养其神经，于是而耳鸣、头倾、目眩，其人可忽至昏仆可知”。《医学衷中参西录》又曰：“《内经》论人身有四海，而脑为髓海……人之脑髓空者……因脑髓之质原为神经之本原也，其证实较脑贫血尤为紧要。”又根据《黄帝内经》“诸风掉眩，皆属于肝”，指出“盖肝为木脏，木火炽盛，亦自有风。此因肝木失和，风自肝起。又加以肺气不降，肾气不摄，冲气胃气又复上逆，于斯，脏腑之气化皆上升太过，而血之上注于脑者，亦因之太过，致充塞其血管而累及神经。其甚者，致令神经失其所司，至昏厥不省人事。西医名为脑充血证……”，论述甚为详尽。

近些年，随着对中风病研究的不断深入，对其病因病机的认识也日臻完善。认为中风病是在气血内虚的基础上因劳倦内伤、忧思恼怒、嗜食厚味及烟酒等诱因，引起脏腑阴阳失调，气血逆乱，直冲犯脑，导致脑脉痹阻或血溢脑脉之外而发病，其中脑络受损、神机失用是中风病的主要致病环节。

任继学先生认为中风病是在多种病因之下，引起机体气血变乱于下，逆乱于上，脑气不能束邪，内风统领热邪火毒，串扰脑络、血脉、毛脉，而脉络之内受风热外鼓之力，膜破络裂，溢脉外，聚为瘀肿，血瘀水肿，津必外渗，化水、生痰，毒自内生，毒害脑髓，元神受伤，神机受损，而为出血性中风。

至此对中风病因病机的认识及其治疗日臻完善。近年来对中风病的预防、诊断、治疗、康复、护理等方面逐步形成了较为统一的标准和规范，治疗方法多样化，疗效也有了较大提高。

【病因病机】

1. 年老体衰

“年四十而阴气自半，起居衰矣”，年老体弱，或久病气血亏损，阴血亏虚则阴不制阳，内风动越，携痰浊、瘀血上扰清窍，突发本病。正如《景岳全书·非风》说：“卒倒多由昏愦，本皆内伤积损颓败而然。”

2. 劳倦内伤

烦劳过度，耗伤阴精，阴虚而火旺，或阴不制阳，易使阳气鸱张，引动风阳，内风旋动，则气火俱浮，或兼夹痰浊、瘀血上壅清窍脉络。

3. 脾失健运

过食肥甘醇酒，致使脾胃受伤，脾失运化，痰浊内生，郁久化热，痰热互结，壅滞经脉，上蒙清窍；或素体肝旺，气机郁结，克伐脾土，痰浊内生；或肝郁化火，烁津成痰，痰郁互结，携风阳之邪，窜扰经脉，发为本病。此即《丹溪心法·中风》所谓“湿土生痰，痰生热，热生风也”。饮食不节，脾失健运，气血生化无源，气血精微衰少，脑脉失养，再加之情志过极、劳倦过度等诱因，使气血逆乱，脑之神明不用，而发为中风。

4. 情志过极

七情所伤，肝失条达，气机郁滞，血行不畅，瘀结脑脉；暴怒伤肝，则肝阳暴涨，或心火暴甚，风火相扇，血随气逆，上冲犯脑。凡此种种，均易引起气血逆乱，上扰脑窍而发为中风。尤以暴怒引发本病者最为多见。

【临床诊断】

（一）临床表现

症状突发，多在活动中起病，常表现为头痛、恶心、喷射性呕吐、不同程度的意识障碍、肢体抽搐及肢体瘫痪等。

1. 症状

突发性偏瘫、偏身感觉障碍、失语等局灶性神经功能缺损症状，常伴有头痛、喷射性呕吐、意识水平下降、肢体抽搐，重症者起病即表现为意识障碍、肢体抽搐等。

2. 体征

可有偏瘫、偏身感觉障碍、偏盲、失语、空间构象障碍、精神症状、凝视麻痹、共济失调、眼震、复视、眼睑下垂、痫性发作、四肢瘫、去脑强直、意识障碍和脑膜刺激征等。

（二）诊断要点

1. 常于体力活动或情绪激动时发病。
2. 发作时常有喷射性呕吐、头痛和血压升高。
3. 病情进展迅速，出现意识障碍、偏瘫、肢体抽搐和其他神经系统局灶症状。
4. 多有高血压病史。
5. 腰穿脑脊液多含血，且压力增高。
6. 影像学检查提示颅内出血。

【临证思路】

脑出血发生的主要因素为年老体衰、劳倦内伤、肝肾阴亏、肝阳偏亢，导致阴阳严重失调，气血运行失常。或痰湿内盛，加之忧思恼怒，或饮食、房劳、突然用力等诱因，以致气血逆乱，血随气逆，肝阳扰动，夹痰浊之邪上冲于脑，鼓荡脑髓脉络，以致络破血溢，脑髓受伤。髓络溢血不去，遂成瘀血，血瘀则津液不行，化为水饮。瘀血、水饮加之上逆之痰浊积滞于脑髓之中，致脑髓肿胀，阳气受伤，神昏加重。临床可见突然神昏、半身不遂、口角歪斜，严重者则表现为目合口张、呼吸低微，或面色苍白、大汗淋漓、二便失禁、脉微欲绝等阳气欲脱之证。总之，阴阳气血失常、痰湿内盛是脑出血的主要原因，气血逆乱、肝阳扰动、痰浊上犯、脑髓受损以及瘀血、水饮、痰浊积聚于脑，形成脑髓肿胀受压。阳气损伤是其病机变化，它决定了病情的变化和预后。

（一）识症

1. 头痛

头晕头痛是脑出血的首发症状，常常位于出血一侧的头部，有颅内压力增高时，疼痛可以发展到整个头部。头晕常与头痛伴发，特别是在小脑和脑干出血时。

2. 神昏

初起即可见。轻者神思恍惚、迷蒙、嗜睡，重者昏迷或昏愦。有的患者起病时神清，数日后渐见神昏，多数神昏患者常伴有喷射性呕吐、肢体抽搐等症状。

3. 肢体抽搐

脑出血患者发病急，多在发病早期出现肢体抽搐、甚至去脑强直等。

4. 运动障碍

脑出血患者轻症多表现为偏瘫，重者则表现为全瘫甚至四肢强直等。

5. 言语障碍

言语障碍多表现为言语不利或失语。

6. 呕吐

脑出血患者多伴有恶心、呕吐。喷射性呕吐在脑出血患者多见，与脑出血患者颅内压增高有关。

7. 瞳孔变化

瞳孔不等大常发生于颅内压增高的患者，还可以有偏盲和眼球活动障碍，如脑出血患者在急性期常常两眼凝视大脑的出血侧。

（二）审机

对于中风病，首辨中经络与中脏腑以判病情轻重；次辨闭证与脱证以断疾病虚实，其中闭证又分为阳闭与阴闭，亦有内闭外脱者；再辨顺证与逆证判断疾病预后，邪实正虚是脑出血发病过程中的普遍矛盾。

1. 首辨中经络与中脏腑，中脏腑为主

临床按脑髓神机受损的程度与有无神志昏蒙分为中经络与中脏腑两大类型。两者根本区别在于中经络一般无神志改变。患者多以中脏腑为主，患者80%以上有神志障碍，正如《金匮要略·中风历节病脉证并治》云："邪入于脏，即不识人"。

2. 次辨闭证与脱证，闭脱兼见证居多

脑出血急性期最常见的特点是高血压患者在用力或愤怒、激动时，突然出现头昏、头痛、猝然倒地、呕吐、大小便失禁、昏迷不省人事。临床可见面色潮红、呼吸深沉、鼾声明显、脉搏充实有力而缓慢、两眼半闭，早期瞳孔可缩小，对光反应迟钝或消失，四肢肌肉弛缓。中医辨证属中风，中脏腑，由于兼有闭证和脱证表现，故应辨为闭脱兼见。

3. 再辨顺证与逆证判断疾病预后

辨病势顺逆临床注意辨察患者之“神”，尤其是神志和瞳孔的变化。中脏腑者，起病即见昏愦无知，多为实邪闭窍，病位深，病情重。如患者渐至神昏，瞳孔变化，甚至呕吐、头痛、项强者，说明正气渐衰，邪气日盛，病情加重。先中脏腑，如神志逐渐转清，半身不遂未再加重或有恢复者，病由重转轻，病势为顺，预后良好。若目不能视，或瞳孔大不等，或突见呃逆频频，或突然昏愦、四肢抽搐不已，或背腹骤然灼热而四肢发凉及至手足厥逆，或见戴阳及呕血症，均属病势逆转，难以挽救。

4. 邪实正虚是脑出血的普遍矛盾

脑出血的病因病机决定了无论是中经络还是中脏腑，都存在着邪实正虚的矛盾。邪实主要指瘀血、水饮、痰浊，正虚主要指阳气虚。发病以后，邪实始终是矛盾的主要方面，它直接影响着正虚的程度，而正虚也不容忽视，它对病情预后有重要意义。因此，对脑出血的治疗应攻其邪实并兼顾正虚。

（三）定治

根据脑出血的病因病机及辨证特点，急性期应采取的治疗措施为迅速纠正气血逆乱和肝阳暴动，解除脑髓瘀血、水饮、痰浊等实邪及由此所致的阳气损伤。病情缓解之后，再调治阴阳气血之偏颇及痰湿诸因素。

（四）用药

1. 通腑、平肝药

在平肝潜阳的同时，宜通腑泻下：一可通降肝阳气血之暴逆，令“气复反”；二可借泻下阳明，上病下取，推陈致新，引瘀血、水饮、痰浊下行排出。因此，脑出血应尽早使用通腑泻下药，但泻下不可过猛，以免过耗正气。

2. 逐瘀止血药

活血化瘀法用于治疗脑出血的根据：①脑出血时脑内血肿辨证即是瘀血；②瘀血既是出血的结果，又是继续出血的原因，应使用活血化瘀药活血以止血；③一些活血化瘀药能促进颅内血肿的吸收，减轻脑组织炎症反应及水肿，使脑组织免遭坏死，以利于神经功能的恢复。由于脑内瘀血是脑出血的主要病理产物，故应使用活血化瘀力较强的破血逐瘀药，同时加入适量止血药，既能达到逐瘀不伤新血的目的，又能减少再出血的可能。

3. 逐饮利水药

逐饮利水是中医治疗水肿的常法，正如《素问·汤液醪醴论》云：“去菀陈莝……开鬼门，洁净府。”脑髓水肿的治法也不应例外。但由于脑髓肿胀，病情严重，发展迅速，对预后至关重要，因此应使用力量强峻的逐饮利水药，使水饮从二便急速排除，才能有效扭转病势。

4. 涤痰药

痰浊上扰脑髓，其势之盛，必须作用强烈之药涤之。但这类化痰药性多温燥，若用之，宜佐药以纠其偏。同时脑出血不可滥用芳香开窍之品。其辛香走窜，本为无形之邪蒙蔽心窍而设，用于秽浊之气闭阻心窍者，确能斩关夺门，驱荡邪气，宣开心窍而启闭醒神。但脑出血之窍闭却为有形之实邪，若投之，必使痰火更升，正气耗散，因此应用豁痰开窍之品。

5. 固脱药

阳气损伤是脑出血不可忽视的矛盾。从发病上讲，患者年老体衰，多有正气亏损，从病机上讲，脑髓出血，瘀血、水饮、痰浊积滞脑髓，元神失用，往往致阳气大伤，从预后讲，若阳气欲脱，往往预后凶险，若仅阳气受损未至于脱，则尚有救治之望。因此，对脑出血，无论有无阳气欲脱，都应重视扶正固脱，益气回阳。尤其对阳气既伤未脱者，更有着截断病势恶性循环的积极意义。

【纲目条辨论治】

以虚实为纲，病因为目，条辨论治。

1. 肝阳暴亢，风火上扰

主症：半身不遂，口舌歪斜，言语謇涩或不语，偏身麻木，头晕头痛，面红目赤，口苦咽干，心烦易怒，尿赤便干，舌质红或红绛，舌苔薄黄，脉弦有力。

治法：平肝潜阳，清热息风。

方药：天麻钩藤饮加减。药用天麻、钩藤、石决明、川牛膝、杜仲、桑寄生、黄芩、栀子、益母草、首乌藤、茯神等。

随症加减：头晕头痛，加菊花、桑叶以平肝息风；肝火甚，加龙胆草以清泄肝火；心烦易怒，加牡丹皮、白芍以清热除烦；便干便秘，加大黄以清热通便。重症患者出现风火上扰清窍而神志昏蒙，以羚角钩藤汤加减配合服用安宫牛黄丸，药用羚羊角片、桑叶、川贝粉、生地黄、钩藤、菊花、茯神、白芍、甘草、竹茹等。

中成药：①天麻钩藤颗粒，开水冲服，1 次 10g，每日 3 次；②清开灵注射液20 ~ 40mL 加入 5% 葡萄糖注射液或 0.9% 生理盐水 250 ~ 500mL 中，静脉滴注，每日 1 次，可连续使用 7 ~ 14 天。

2. 痰热腑实，风痰上扰

主症：半身不遂，口舌歪斜，言语謇涩或不语，偏身麻木，腹胀，便干便秘，头晕目眩，咳痰或痰多，舌质暗红或暗淡，苔黄或黄腻，脉弦滑或偏瘫侧脉弦滑而大。

治法：化痰通腑。

方药：星蒌承气汤加减。药用瓜蒌、胆南星、大黄、芒硝、丹参等。

随症加减：舌苔黄腻、脉弦滑、便秘是本证的特征，也是化痰通腑法的临床应用指征。应用本法应以通为度，不可通下太过，以免伤及正气。头痛、头晕重，加钩藤、菊花、珍珠以平肝息风；风动不已，躁动不安，加羚羊角粉、石决明、磁石以镇肝息风；痰热甚，加天竺黄、竹沥水10mL、川贝粉以清化痰热；心烦不宁，加栀子、黄芩以清热除烦；大便通而黄腻苔不退，少阳枢机不利，气郁痰阻，配大柴胡汤化裁；年老体弱津亏，口干口渴，加生地黄、麦冬、玄参以养阴生津；黄腻苔呈斑块样剥脱，见阴伤之势，去芒硝，减胆南星、瓜蒌、大黄之用量，加麦冬、玄参、生地黄以育阴生津。

中成药：①牛黄清心丸，口服，1次1丸，每日1次；②清开灵注射液20～40mL加入5%葡萄糖注射液或0.9%生理盐水250～500mL中，静脉滴注，每日1次，可连续使用7～14天。

3. 阴虚风动

主症：半身不遂，口舌歪斜，言语謇涩或不语，偏身麻木，烦躁失眠，头晕耳鸣，手足心热，咽干口燥，舌质红绛或暗红，或舌红瘦，少苔或无苔，脉弦细或弦细数。

治法：滋养肝肾，潜阳息风。

方药：镇肝熄风汤加减。药用牛膝、代赭石、龙骨、牡蛎、龟甲、白芍、玄参、天冬、川楝子、麦芽、茵陈、甘草等。

随症加减：心烦失眠，加黄芩、栀子、莲子心、首乌藤、珍珠母以清心除烦，镇心安神；头痛重，加石决明、夏枯草以清肝息风；阴虚明显，加鳖甲、阿胶以滋阴养血；阴虚血瘀明显，以育阴通络汤加减，药用生地黄、山萸肉、钩藤、天麻、丹参、白芍以育阴息风，活血通络。

中成药：①大补阴丸，口服，1次6g，每日2～3次；②知柏地黄丸，口服，水蜜丸1次6g，小蜜丸1次9g，大蜜丸1次1丸，每日2次；③生脉注射液20～60mL加入5%葡萄糖注射液250～500mL中，静脉滴注，每日1次，可连续使用7～10日。

4. 痰热内闭清窍

主症：神昏，半身不遂，鼻鼾痰鸣，项强身热，气粗口臭，躁扰不宁，甚则手足厥冷，频繁抽搐，偶见呕血，舌质红绛，舌苔黄腻或干腻，脉弦滑数。

治法：清热化痰，醒神开窍。

方药：羚羊角汤加减，配合灌服或鼻饲安宫牛黄丸。药用羚羊角粉、龟甲、生地黄、牡丹皮、白芍、夏枯草、石决明等。

随症加减：痰多，加胆南星、竹沥水兑服或配合服用珠珀猴枣散以清热化痰；便秘，加大黄、芒硝以通腑泄热；躁扰不宁，加黄芩、栀子、麦冬、莲子心以清肝泻火除烦；伴抽搐，加僵蚕、天竺黄以息风化痰止痉；神昏重，加郁金、石菖蒲以开窍醒神；见呕血、便血，加三七粉、大黄粉冲服或鼻饲以凉血止血。

中成药：①安宫牛黄丸，灌服或鼻饲，1次1丸，每6～8小时1次；②珠珀猴枣散，口服，1次0.3g，每日2次；②清开灵注射液20～40mL加入5%葡萄糖注射液或0.9%生理盐水250～500mL中，静脉滴注，每日1次，连续使用7～14日。

5. 痰湿蒙塞清窍

主症：神志昏蒙，半身不遂，口舌歪斜，痰鸣辘辘，面白唇暗，肢体松懈，瘫软不温，静卧不烦，二便自遗，或周身湿冷，舌质紫暗，苔白腻，脉沉滑缓。

治法：温阳化痰，醒神开窍。

方药：涤痰汤加减，配合灌服或鼻饲苏合香丸。药用法半夏、陈皮、枳实、胆南星、茯苓、石菖蒲、竹茹、远志、丹参、甘草等。

随症加减：肢体抽搐，加天麻、钩藤以平肝息风；痰声辘辘，舌苔厚腻，加紫苏子、瓜蒌以化痰降浊。

中成药：①苏合香丸，鼻饲，1次1丸，每日2～3次；②醒脑静注射液20～40mL加入5%葡萄糖注射液或0.9%生理盐水250～500mL中，静脉滴注，每日1次，连续使用7～10日。

6. 元气败脱，神明散乱

主症：神昏，肢体瘫软，目合口张，呼吸微弱，手撒肢冷，汗多，重则周身湿冷，二便失禁，舌痿不伸，舌质紫暗，苔白腻，脉沉缓或沉微。

治法：益气回阳固脱。

方药：参附汤加减，或合生脉散加减。药用人参、附子等。

随症加减：汗出不止，加山茱萸、黄芪、煅龙骨、煅牡蛎以敛汗固脱；气阴两伤，选用西洋参、阿胶、龟甲以益气养阴；阳气欲脱，四肢不温，用附子、红参水煎频频灌服，以回阳固脱。

中成药：①参附注射液20～100mL加入5%或10%葡萄糖注射液250～500mL中，静脉滴注，每日1次；②参麦注射液10～60mL加入用5%葡萄糖注射液250～500mL中，静脉滴注，每日1次。

【其他疗法】

1. 针灸

病情平稳后可以进行针灸。

中经络者，取穴以手足阳明经穴为主，辅以太阳、少阳经穴。中脏腑脱证者，多选用任脉穴，用大艾炷灸治疗；闭证者，取水沟、十二井穴。中经络者，上肢取穴肩髃、曲池、外关、合谷、内关；下肢取穴环跳、承扶、风市、足三里、血海、委中、阳陵泉、太冲。吞咽障碍者，加风池、完骨、天柱、天容；语言不利者，加廉泉、金津、玉液、哑门；手指握固者，加八邪、后溪；足内翻者，加丘墟、照海。中脏腑者，脱证取穴关元、足三里，施大艾炷隔姜灸，神阙隔盐灸；闭证取穴水沟、十二井、太冲、丰隆、劳宫等。

2. 熏洗

复方通络液：红花 10g，川乌 10g，草乌 10g，当归 10g，川芎 10g，桑枝 30g。

用法：以上药物煎汤取 1000～2000mL，煎煮后以其蒸汽熏病侧手部，待药水略温后，洗、敷肿胀的手部及病侧肢体。

加减：可在基础方上加用海风藤、络石藤等藤类药物以搜风通络，加威灵仙以通经活络；手部色紫暗、指甲无华而暗者，属瘀血较重，加用川牛膝、桃仁、鸡血藤等加重活血之力，以活血通经；若手部胀大紧绷，皮色光亮，痰湿之象较重者，可加用狼毒、芒硝等燥湿化痰，以消除在局部之湿痰。

【病案参考】

病案一

戴某，男，57 岁。1994 年 11 月 7 日初诊。患者 3 小时前正在做饭，突然剧烈头痛，头晕，呕吐，呕吐物为胃内容物，继则肢体欠灵活，约半小时后，出现嗜睡、鼾声，立即送至我院诊治，症见嗜睡、鼾声，但呼之能应，面色潮红。形体丰盛，舌红，苔薄黄，左侧鼻唇沟变浅，左侧肢体轻瘫，左巴宾斯基征阳性，脉弦滑有力。血压 210/130mmHg。CT 示脑出血。既往高血压病 15 年。诊断为中风。治以平肝潜阳，开窍醒神。药用：羚羊角 5g（单煎），玳瑁 15g，炒水蛭 5g，全虫 3g，豨莶草 30g，白薇 15g，石菖蒲 15g，川芎 10g，地龙 10g，胆南星 5g，珍珠母 50g。水煎服，每日 1 剂。另予清开灵注射液 40mL 加入 0. 5% 葡萄糖注射液 500mL 静滴，每日 2 次。口服醒脑健脾丹每次 4 粒，每日 3 次。患者药后明显好转，后又以填精滋肾养肝、调理脾胃、化痰通络为法治疗 1 个月，诸症消失，CT 复查示脑出血完全吸收。

（选自《国医大师验案良方》）

医案二

任某，女，52 岁。2005 年 3 月 20 日初诊。患者于 2 小时前去卫生间时，突觉头晕目眩，仆倒，瞬间头痛如破，并伴左侧肢体强直不可屈伸，随后出现神志不清，遂由家属送至吉林大学第一医院，经门诊急检头颅 CT 扫描示基底节区高密度灶，并破入侧脑室、四脑室，出血量约 80mL。诊断为“脑出血”，鉴于出血量较大，建议手术治疗，且向家属交代：患者病情较重，即使手术治疗，亦不能排除死亡的危险。遂转往吉林省中医院救治。既往高血压病史 5 年，最高血压达 160/100mmHg，未规律服用降压药物治疗，血压维持在 110～150/85～95mmHg；甲状腺结节病史 2 年；否认肺结核、乙肝等传染病史；否认药物及食物过敏史。初诊时症见：头痛如破，躁动不安，谵语，2 小时内已呕吐 3 次，均为胃内容物，左侧肢体活动不利，不能翻身及转侧，言语不能，颜面潮红而青，呼吸气粗，不能进食水，嗜睡，大便秘结，小便失禁，舌质红，有瘀斑，苔厚腻，脉沉弦而滑。查：BP 240/140mmHg。神经系统查体：嗜睡，言语不能，高级智能检查不能配合，项强 2 横指，肌力查体不能配合，左侧肢体肌张力降低，左巴氏征阳性。任继学教授经过详细检查，确定中医诊断：出血性中风，络损血溢证；风头眩。治法：破血化瘀，醒神开窍，通腑泄浊。

处方：①至宝丹 1 丸，真紫雪散 1 支，醒脑健神丹 0.2g，西藏红花 1g，天然牛黄 0.1g，血竭粉 0.1g，琥珀粉 0.1g，珍珠粉 0.1g。用真犀牛角尖加用羚羊角 5g，玳瑁 15g，煎水 50mL 磨汁化上药，高位保留灌肠法给药，每次 5mL，1 至 2 小时 1 次。②大黄 10g（后下），赤芍 10g，地肤子 15g，胆星 3g，赤茯苓 15g，生蒲黄 15g，地龙 15g，竹沥拌郁金 15g，石菖蒲 15g，羌活 15g，羚羊角 10g。1 剂两煎 100mL，高位灌肠，2 小时 1 次。大便以通为度。③用②号方 3 小时后大便未通，又方：酒炙大黄 7g，烫水蛭 5g，生蒲黄 15g，枳实 10g，厚朴 15g，车前子 15g，羌活 10g，地龙 15g，朴硝 5g。兑入煎好的汤剂中，1 剂两煎 100mL，高位灌肠，1 小时 1 次。以通为度。④醒脑静注射液 20mL，兑入 0.9% 氯化钠注射液 250mL，1 次/日静脉滴注；清开灵注射液 50mL，兑入 0.9% 氯化钠注射液 250mL，1 次/日静脉滴注。在此间静脉滴注 20% 甘露醇注射液 250mL1 次。

二诊（2005 年 3 月 21 日）：患者头痛减轻，头昏脑涨，仍躁动不安，时有谵语，左侧肢体活动不利，不能翻身及转侧，颜面色泽青黄少华，神志渐清，言语不能，呼吸气粗，已无项强，可以自己用吸管进饮食及汤散药物，口淡无味，小便黄赤，大便偏溏，日行 2 次。查：BP 150/100mmHg。神经系统查体：嗜睡，言语不能，高级智能检查不能配合，肌力查体不能配合，左侧肢体肌张力降低，左巴氏征阳性，脑膜刺激征阴性。舌质暗，有瘀斑，苔微黄厚腻欠润，脉象沉弦而滑。处方：制豨莶草 20g，茯苓 20g，生地黄 10g，金钱白花蛇 2 条打碎，秦艽 20g，酒大黄 3g（后下），石斛 15g。1 剂水煎，日 3 次口服。

三诊（2005 年 3 月 22 日）：患者病情明显好转，神志清，问答反应灵敏，头痛明显减轻，仍面色青赤，觉头晕沉重，左侧肢体活动不利，心烦易怒，善太息，五心烦热，饮食正常，口淡无味，睡眠差，小便频，大便略干。查：BP 140/90mmHg。神经系统查体：神志清楚，构音障碍，高级智能检查正常，左侧肢体肌力 3 级、肌张力降低，右侧肢体肌力 5 级、肌张力正常，左巴氏征阳性，脑膜刺激征阴性。舌质青，有瘀斑，苔白厚腻少津，脉沉弦无力。任老指出：瘀血渐化，脑元神渐聪，神志得清，腑气已通，正气来复。治法：化瘀通腑，涤痰醒脑，养阴清热。

处方：生蒲黄 15g，栀子 3g，石菖蒲 15g，竹沥拌郁金 15g，当归尾 15g，制豨莶草 30g，白薇 15g，生地黄 15g，石斛 15g，玄参 15g，酒大黄 3g，秦艽 15g，厚朴 15g，羚羊角 6g，玳瑁 15g。两剂水煎，日 3 次口服。

四诊（2005年3月25日）：患者病情稳定，神清，问答反应灵敏，颜面青赤，已无头痛，头晕沉重明显好转，心烦易怒、善太息减少，五心烦热减轻，仍左侧肢体活动不利，饮食见增，寐安，小便正常，大便不畅。查：BP 140/95mmHg。神经系统查体：神志清楚，构音障碍，高级智能正常，左侧肢体肌力3级、肌张力降低，右侧侧肢体肌力5级，肌张力正常，左巴氏征阳性，脑膜刺激征阴性。舌质青，有瘀斑，苔厚腻黄少津，脉沉弦而缓。患者病情趋于平稳，上方已收效，效不更方，治法同上。

处方：玄参15g，生地黄15g，石斛20g，酒军5g，姜厚朴15g，白薇15g，赤芍15g，生蒲黄15g，石菖蒲15g，竹沥拌郁金15g，胆星3g，水蛭5g，地龙15g。两剂水煎，日3次口服。经以上救治，患者病情日趋平稳，继以中药汤剂调治。1个月后，患者一般状态良好，生活质量显著提高，病情好转而出院。

（选自《国医大师任继学教授治疗急性脑出血验案赏析》）

第十二节　急性缺血性脑血管病

急性缺血性脑血管病是各种原因导致的脑组织血液供应障碍，并由此产生缺血缺氧性坏死，进而出现神经功能障碍的一组临床综合征。临床表现为突然出现一侧肢体（或面部）无力或麻木、言语不清或理解困难及意识障碍等。一方面因本病起病急、变化快，如风邪善行数变之特点，另一方面古代历代医家多以风立论，故中医称为“中风”，亦有“大厥”“薄厥”“仆击”“偏枯”“风痱”等病名。本病多见于中老年人。四季皆可发病，但以冬春两季最为多见。

中风病是由于正气亏虚，饮食、情志、劳倦内伤等引起气血逆乱，产生风、火、痰、瘀，导致脑脉痹阻或血溢脑脉之外，以突然昏仆、半身不遂、口舌歪斜、言语謇涩或不语、偏身麻木为主要临床表现的病证。

本病具有发病率高、致残率高、死亡率高的特点，严重危害人类健康。在本病的预防、治疗和康复方面，中医药具有较为显著的疗效和优势。

【源流】

急性缺血性脑血管病属于中医“中风病”范畴。自《黄帝内经》始，不同时期、不同年代对中风的病因学认识各不相同，经历了从外风学说、内风学说到非风学说的漫长阶段。唐宋以前多以“内虚邪中”“外风”立论，治疗上多采用补益正气、疏风祛邪之法。

《黄帝内经》虽没有明确提出中风病名，但所记述的“大厥”“薄厥”“仆击”“偏枯”“风痱”等病证，与中风病在卒中昏迷期和后遗症期的一些临床表现相似。《黄帝内经》将病因病机总结为：荣卫亏虚，外邪入中。《素问·风论》曰：“风之伤人……或为偏枯……风中五脏六腑之俞，亦为脏腑之风，各入其门户所中，则为偏风。”提出中风可由外邪入中所致。《灵枢·刺节真邪》曰：“虚邪偏客于身半，其入深，内居营卫，营卫稍衰，则真气去，邪气独留，发为偏枯。”说明荣卫不足是中风偏枯的基础，而外邪入中是直接原因，从此奠定了正气虚为本病病因病机基础。《素问·生气通天论》指出“大怒则形气绝，而血菀于上，使人薄厥”，《素问·调经论》则指出“血之与气并走于上，则为大厥，厥则暴死”，说明当时已认识到愤怒则气机逆乱，气血并走于上，血壅滞于头部，导致中风发生猝然晕倒。气血逆乱在中风中的作用已经确立，后代医家中风理论的发展均受此启发。在《素问·通评虚实论》中提出“仆击、偏枯……肥贵人则膏粱之疾也”，认识到本病的发生与个人的体质、饮食、精神刺激等有关。

汉·张仲景的《金匮要略》正式提出“中风”病名。认为“寒虚相搏，邪在皮肤”“络脉空虚，贼邪不泻”是中风病的发病机理，“邪气反缓，正气即急，正气引邪，㖞僻不遂”“正气引邪”是偏瘫的原因。其创立的分证方法对中风病的诊断、治疗、判断病情轻重和估计预后很有帮助。

隋·巢元方更详细阐述为：中风舌强不得语为“心脾二脏受风邪”，中风偏枯“由血气偏虚，则腠理开，受于风湿，风湿客于半身，在分腠之间，使血气凝涩，不能润养，久不瘥，真气去，邪气独留，则成偏枯”。治疗原则补虚泻实，初用汗法。

唐·孙思邈认为，凡风多从背部五脏俞穴入脏受病。贼风邪气所中则伤于阳，阳外先受之，客于皮肤，传入于孙脉。孙脉满则入传于络脉，络脉满则输于大经中成病，治疗宜“温卧取汗，益其不足，损其有余，乃可复也”。

金元时期对本病病因病机的认识，由内虚邪中逐渐深入为内因为患，最具历史意义的有刘河间之心火暴甚、张子和之肝风偏胜、李东垣之正气自虚、朱丹溪之血虚有痰，这些理论的提出，说明中风病在正虚的基础上有火、风、气、痰多种病理因素。

金·刘河间主张心火暴甚理论，其在《素问》病机十九条“诸风掉眩，皆属于肝”“诸暴强直，皆属于风”的启发下，以内风立论，在《素问玄机原病式·六气为病》中提出：“中风偏枯者，由心火暴盛，而水衰不能制，则火实克金，金不能平木，则肝木胜，而兼于火热，则卒暴僵仆。”指出中风由内风而起，病因是平素将息失宜，诱因为情绪波动，病机为心火暴甚、肾水虚衰、阴虚阳实、热气怫郁。刘河间指出正虚为阴虚、肾阴虚衰，为后世中风理论之肝肾不足、阴血亏虚奠定了基础，但其重点强调发病为心火亢盛、热气怫郁。

金·张子和在《儒门事亲·风》中提出：“夫风者，厥阴风木之主也。诸风掉眩，风痰风厥，涎潮不利，半身不遂……肝木为病，人气在头。”《儒门事亲·指风痹痿厥近世差玄说》中提出：“夫肝木所以自甚而至此者，非独风为然。盖肺金为心火所制，不能胜木故也。”其肝木之风实际与刘河间肾水虚衰、心火暴甚各有侧重，由此“肝风”之说有了开端。

金·李东垣在《医学发明·中风有三》中记载：“中风者，非外来风邪，乃本气病也。凡人年逾四旬气衰之际，或因忧喜愤怒伤其气者，多有此疾。壮岁之时无有也，若肥盛则间有之，亦是形盛气衰而如此。”论述本病乃正气自虚所致，为此后气虚与中风关系确立了基础。

元·朱丹溪主张中风乃血虚有痰所致，其肯定刘河间之“将息失宜，水不能制火”，但认为不可一概而论，“东南之人，多是湿土生痰，痰生热，热生风也。邪之所凑，其气必虚”。并且进一步指出“中风大率主血虚有痰，治痰为先，次养血行血。或属虚夹火与湿，又须分气虚血虚”。因此，其治疗中风急期，见痰壅盛者治痰为先，气滞者理气，后期养血行血。至此举出血虚有痰是中风病病因，痰湿致病被着重提出，痰湿之因为体质因素。

明清至民国时期，出现了以张景岳为代表的内伤积损论，以叶天士为代表的肝风内动论，以王清任为代表的半身无气论，以及中西汇通学派的中西结合认识，促进了中风病病因病机理论发展和成熟。

明·张景岳著《景岳全书》明确指出中风非外感风邪所致，而是内伤之里证，凡此病者多以素不能慎，失于调摄，“或七情内伤，或酒色过度，先伤五脏之真阴，此致病之本也”，病机总由阴亏于前而阳损于后，阴陷于下而阳泛于上，以致阴阳相失，精气不交致病，其突出理论为阴虚阳浮。

清·叶天士《临证指南医案·中风》云：“叶氏发明内风，乃身中阳气之变动。肝为风脏，因精血衰耗，水不涵木，木少滋荣，故肝阳偏亢，内风时起。”“偏枯在左，血虚不荣筋骨，内风袭络。”“风中廉泉，舌肿喉痹，麻木厥昏，内风亦令阻窍，上则语言难出，下则二便皆不通调。”指出偏瘫、麻木、言謇、便涩均是内风承袭所致，强调肝风内动是中风的主要发病原因。

清·王清任《医林改错·半身不遂论叙》言：“若元气一亏，经络自然空虚，有空虚之隙，难免其气向一边归并，如右半身二成半，归并于左，则右半身无气；……无气则不能动，不能动，名曰半身不遂。”并认为“元气既虚，必不能达于血管，血管无气，必停留而瘀”，针对气虚所致血瘀，创制益气、活血、通络的补阳还五汤。

关于急性缺血性脑血管疾病与急性出血性脑血管疾病的病因病机，西方医学传入我国之前，中医并未认识到中风病有脑络瘀阻和血溢脉外之不同。直到晚清时期，伴随西方医学的传入，中医逐渐接受了西医的观点，张锡纯《医学衷中参西录》脑贫血证和脑充血证，即大体相当缺血性脑血管疾病和出血性脑血管疾病。

张锡纯将中风病机归纳为“气血不足”“脑髓空”“肝阳肝风挟气血并走于上”，受西医“脑贫血”的启发，认为“况人之脑髓神经，虽赖血以养之，尤赖胸中大气上升以斡旋之……因上气不足，血之随气而注于脑者必少，而脑为之不满，其脑中贫血可知……血之注于脑者少，无以养其神经，于是而耳鸣，头倾，目眩，其人可忽至昏仆可知”，论述甚为详尽。

至此对中风病因病机的认识及其治疗日臻完善。近年来对中风病的预防、诊断、治疗、康复、护理等方面逐步形成了较为统一的标准和规范，治疗方法多样化，疗效也有了较大提高。

【病因病机】

1. 积损正衰

“年四十而阴气自半，起居衰矣”，年老体弱，或久病气血亏损，脑脉失养，气虚则运血无力，血流不畅，而致脑脉瘀滞不通；阴血亏虚则阴不制阳，内风动越，携痰浊、瘀血上扰清窍，突发本病。正如《景岳全书·非风》说：“卒倒多由昏愦，本皆内伤积损颓败而然。”

2. 劳倦内伤

烦劳过度，伤耗阴精，阴虚而火旺，或阴不制阳，易使阳气鸱张，引动风阳，内风旋动，则气火俱浮，或兼夹痰浊、瘀血，上壅清窍脉络。

3. 脾失健运

过食肥甘醇酒，致使脾胃受伤，脾失运化，痰浊内生，郁久化热，痰热互结，壅滞经脉，上蒙清窍；或素体肝旺，气机郁结，克伐脾土，痰浊内生；或肝郁化火，烁津成痰，痰郁互结，携风阳之邪，窜扰经脉，发为本病。此即《丹溪心法·中风》所谓“湿土生痰，痰生热，热生风也”。饮食不节，脾失健运，气血生化无源，气血精微衰少，脑脉失养，再加之情志过极、劳倦过度等诱因，使气血逆乱，脑之神明不用，而发为中风。

4. 情志过极

七情所伤，肝失条达，气机郁滞，血行不畅，瘀结脑脉；暴怒伤肝，则肝阳暴涨，或心火暴甚，风火相扇，血随气逆，上冲犯脑。凡此种种，均易引起气血逆乱，上扰脑窍而发为中风。尤以暴怒引发本病者最为多见。

综观本病，由于患者脏腑功能失调，气血素虚或痰浊、瘀血内生，加之劳倦内伤、忧思恼怒、饮酒饱食、用力过度、气候骤变等诱因，而致瘀血阻滞、痰热内蕴，或阳化风动、血随气逆，导致脑脉痹阻或血溢脉外，引起昏仆不遂，发为中风。其病位在脑，与心、肾、肝、脾密切相关。其病机有虚（阴虚、气虚）、火（肝火、心火）、风（肝风）、痰（风痰、湿痰）、气（气逆）、血（血瘀）六端，此六端多在一定条件下相互影响，相互作用。病性多为本虚标实，上盛下虚。在本为肝肾阴虚，气血衰少，在标为风火相扇，痰湿壅盛，瘀血阻滞，气血逆乱。而其基本病机为气血逆乱，上犯于脑，脑之神明失用。

【临床诊断】

（一）临床表现

脑脉痹阻引起的脑髓神机受损是中风病的证候特征。

主症见神昏、半身不遂、言语謇涩或不语、口舌歪斜、偏身麻木。

次症见头痛、眩晕、呕吐、二便失禁或不通、烦躁、抽搐、痰多、呃逆。舌象可表现为舌强、舌歪、舌卷，舌质暗红或红绛，舌有瘀点、瘀斑；苔薄白、白腻、黄或黄腻；脉象多弦，或弦滑、弦细，或结或代等。

本病发病前常有先兆症状。如素有眩晕、头痛、耳鸣，突然出现一过性言语不利或肢体麻木，视物昏花，甚则晕厥，一日内发作数次，或几日内多次复发。若骤然内风旋动，痰火交织发病者，于急性期可出现呕血、便血、壮热、喘促、顽固性呃逆，甚至厥而不复，瞳孔或大或小，病情危笃，多难救治。

（二）诊断要点

1. 多急性起病。

2. 病发多有诱因，病前常有头晕、头痛、肢体麻木、力弱等先兆症。

3. 以神志恍惚、迷蒙，甚至昏迷或昏愦，半身不遂，口舌歪斜，舌强言謇或不语，偏身麻木为主症。

4. 好发年龄为 40 岁以上。

5. 颅脑 CT、颅脑 MRI、眼底检查、脑血管造影的辅助检查有助于诊断。

在中风病诊断时，还要根据有无神志昏蒙诊断为中经络与中脏腑两大类，中脏腑根据虚实分为闭证与脱证。根据疾病严重程度及预后分为顺证、逆证。根据中风病的发病及治疗周期可分为超早期、急性期、恢复期及后遗症期。根据溶栓时间窗的长短约定超早期为 4.5 小时或 6 小时；急性期一般指发病后两周以内，中脏腑最长可至 1 个月；恢复期是发病两周或 1 个月至半年以内，是康复治疗的黄金时期；后遗症期是指发病半年以上。

【临证思路】

（一）识症

1. 神昏初起即可见。轻者神思恍惚，迷蒙，嗜睡。重者昏迷或昏愦。有的患者起病时神清，数日后渐见神昏，多数神昏患者常伴有谵妄、躁扰不宁等症状。

2. 半身不遂轻者仅见偏身肢体力弱或活动不利，重者则完全瘫痪。有单个肢体力弱或瘫痪者，也有一侧肢体瘫痪不遂者。患者起病可仅为偏身力弱，呈进行性加重，直至瘫痪不遂，或起病即见偏身瘫痪。急性期，患者半身不遂多见患肢松懈瘫软，少数为肢体强痉拘急。后遗症期，多遗有患肢强痉挛缩，尤以手指关节僵硬、屈伸不利最为严重。

3. 口舌歪斜多与半身不遂共见，伸舌时多歪向瘫痪侧肢体，常伴流涎。

4. 言语謇涩或不语轻者，仅见言语迟缓不利，吐字不清，患者自觉舌体发僵，重者不语。部分患者在病发之前，常伴有一时性的言语不利，旋即恢复正常。

（二）审机

对于中风病，首辨中经络与中脏腑辨病情轻重；次辨闭证与脱证辨疾病虚实，其中闭证又分为阳闭与阴闭，亦有内闭外脱者；再辨顺证与逆证判断疾病预后。

1. 首辨中经络与中脏腑辨病情轻重

临床按脑髓神机受损的程度与有无神志昏蒙分为中经络与中脏腑两大类型。两者根本区别在于中经络一般无神志改变，表现为不经昏仆而突然发生口眼歪斜、言语不利、半身不遂；中脏腑则出现突然昏仆，不省人事，半身不遂、口舌歪斜、舌强言謇或不语、偏身麻木、神志恍惚或迷蒙，并常遗留后遗症。中经络者，病位较浅，病情较轻；中脏腑者，病位较深，病情较重。

2. 次辨闭证与脱证辨疾病虚实

闭者，邪气内闭清窍，症见神昏、牙关紧闭、口噤不开、肢体痉强，属实证，根据有无热象，又有阳闭、阴闭之分。阳闭为痰热闭阻清窍，症见面赤身热、气粗口臭、躁扰不宁、舌苔黄腻、脉象弦滑而数；阴闭为湿痰内闭清窍，症见面白唇暗、静卧不烦、四肢不温、痰涎壅盛、舌苔白腻、脉象沉滑或缓。阳闭和阴闭可相互转化，当依据临床表现、舌象、脉象的变化综合判断。脱证是五脏真阳散脱于外，症见昏愦无知、目合口开、四肢松懈瘫软、手撒肢冷汗多、二便自遗、鼻息低微，为中风危候。另外，临床上尚有内闭清窍未开而外脱虚象已露，即所谓“内闭外脱”者，此时往往是疾病安危演变的关键时机，应引起高度重视。

3. 再辨顺证与逆证判断疾病预后

辨病势顺逆临床注意辨察患者之“神”，尤其是神志和瞳孔的变化。中脏腑者，起病即见昏愦无知，多为实邪闭窍，病位深，病情重。如患者渐至神昏，瞳孔变化，甚至呕吐、头痛、项强者，说明正气渐衰，邪气日盛，病情加重。先中脏腑，如神志逐渐转清，半身不遂未再加重或有恢复者，病由重转轻，病势为顺，预后良好。若目不能视，或瞳孔大不等，或突见呃逆频频，或突然昏愦、四肢抽搐不已，或背腹骤然灼热而四肢发凉及至手足厥逆，或见戴阳及呕血症，均属病势逆转，难以挽救。

（三）定治

中风病急性期标实症状突出，急则治其标，治疗当以祛邪为主，常用平肝息风、清化痰热、化痰通腑、活血通络、醒神开窍等治疗方法。闭、脱二证当分别治以祛邪开窍醒神和扶正固脱、救阴回阳。内闭外脱则醒神开窍与扶正固本可以兼用。在恢复期及后遗症期，多为虚实夹杂，邪实未清而正虚已现，治宜扶正祛邪，常用育阴息风、益气活血等法。

（四）用药

1. 益气活血类

王清任认为，气虚是本病之本，血瘀是本病发生发展的核心。气为血之帅，气行则血行，气虚则血流不畅，脉络痹阻、脑髓失养而发中风。在治疗中采用益气活血法治疗本病，选方多用补阳还五汤。该方在治疗缺血性中风方面效果显著，得到了众多学者的认同，至今在临床中应用较为广泛。

2. 活血化瘀类

中风急性期以血瘀为主要病机，血瘀也贯穿本病的始终。各种原因导致的瘀血内停，阻滞脉络，既加重气机的阻滞，又影响血液的正常循环。

3. 化痰祛瘀类

一些学者认为痰、瘀与中风有着密切的关系。痰瘀同源，痰浊可致瘀血，瘀血停留可生痰湿，应用化痰祛瘀法对提高缺血性中风患者的临床疗效至关重要。

4. 补肾活血类

中医认为，肾藏精，主骨生髓，通于脑，为先天之本，肾气充盛则脑髓旺。脑功能活动与肾精的关系密切，因此补肾活血法是治疗缺血性中风的一种治疗大法。

【纲目条辨论治】

以病因为纲，病位为目，条辨论治。

（一）中经络

1. 风痰瘀血，痹阻脉络

主症：半身不遂，口舌歪斜，舌强言謇或不语，偏身麻木，头晕目眩，舌质暗淡，舌苔薄白或白腻，脉弦滑。

治法：活血化瘀，化痰通络。

临证处理：

（1）汤剂：桃红四物汤合涤痰汤。方中桃红四物汤活血化瘀通络；涤痰汤涤痰开窍。瘀血症状突出，舌质紫暗或有瘀斑，可加重桃仁、红花等药物剂量，以增强活血化瘀之力。舌苔黄腻，烦躁不安等有热象者，加黄芩、山栀以清热泻火。头晕、头痛加菊花、夏枯草以平肝息风。若大便不通，可加大黄通腑泄热凉血，大黄用量宜轻，以涤除痰热积滞为度，不可过量。本型也可选用现代经验方化痰通络汤，方中半夏、茯苓、白术健脾化湿；胆南星、天竺黄清化痰热；天麻平肝息风；香附疏肝理气，调畅气机，助脾运化；丹参活血化瘀；大黄通腑泄热凉血。

（2）中成药：中风回春丸、华佗再造丸、通脉胶囊、心脉通胶囊。

2. 肝阳暴亢，风火上扰

主症：半身不遂，偏身麻木，舌强言謇或不语，或口舌歪斜，眩晕头痛，面红目赤，口苦咽干，心烦易怒，尿赤便干，舌质红或红绛，脉弦有力。

治法：平肝息风，清热活血，补益肝肾。

临证处理：

（1）汤剂：大麻钩藤饮。方中天麻、钩藤平肝息风；生石决明镇肝潜阳；黄芩、栀子清热泻火；川牛膝引血下行；益母草活血利水；杜仲、桑寄生补益肝肾；首乌藤、茯神安神定志。伴头晕、头痛加菊花、桑叶，疏风清热；心烦易怒加丹皮、郁金，凉血开郁；便干便秘加生大黄。若症见神志恍惚，迷蒙者，为风火上扰清窍，由中经络向中脏腑转化，可配合灌服牛黄清心丸或安宫牛黄丸以开窍醒神。

（2）中成药：天麻钩藤颗粒。

3. 痰热腑实，风痰上扰

主症：半身不遂，口舌歪斜，言语謇涩或不语，偏身麻木，腹胀，便干便秘，头晕目眩，咳痰或痰多，舌质暗红或暗淡，舌苔黄或黄腻，脉弦滑，或偏瘫侧脉弦滑而大。

治法：通腑化痰。

临证处理：

（1）汤剂：大承气汤加味。方中生大黄荡涤肠胃，通腑泄热；芒硝咸寒软坚；枳实泄痞；厚朴宽满。可加瓜蒌、胆南星清热化痰；丹参活血通络。热象明显者，加山栀、黄芩；年老体弱津亏者，加生地黄、麦冬、玄参。本型也可选用现代经验方星蒌承气汤，方中大黄、芒硝荡涤肠胃，通腑泄热；瓜蒌、胆南星清热化痰。若大便多日未解，痰热积滞较甚而出现躁扰不宁，时清时寐，谵妄者，此为浊气不降，携气血上逆，犯于脑窍而为中脏腑证，按中脏腑的痰热内闭清窍论治。针对本证腑气不通，而采用化痰通腑法，一可通畅腑气，祛瘀达络，敷布气血，使半身不遂等症进一步好转；二可清除阻滞于胃肠的痰热积滞，使浊邪不得上扰神明，气血逆乱得以纠正，达到防闭防脱之目的；三可急下存阴，以防阴劫于内，阳脱于外。

（2）中成药：安脑丸、牛黄清心丸。

4. 肝肾阴虚，肝阳上亢

主症：半身不遂，口舌歪斜，舌强言謇或不语，偏身麻木，烦躁失眠，眩晕耳鸣，手足心热，舌质红绛或暗红，少苔或无苔，脉细弦或弦细数。

治法：滋养肝肾，潜阳息风。

临证处理：

（1）汤剂：育阴通络汤或镇肝熄风汤。方中怀牛膝补肝肾，并引血下行；龙骨、牡蛎、代赭石镇肝潜阳；龟甲、白芍、玄参、天冬滋养阴液，以制亢阳；茵陈、麦芽、川楝子清泄肝阳，条达肝气；甘草、麦芽和胃调中。并可配以钩藤、菊花息风清热。夹有痰热者，加天竺黄、竹沥、川贝母以清化痰热；心烦失眠者，加黄芩、栀子以清心除烦，首乌藤、珍珠母以镇心安神；头痛重者，加生石决明、夏枯草以清肝息风。

（2）中成药：大补阴丸、知柏地黄丸。

5. 气虚血瘀

主症：半身不遂，口舌歪斜，口角流涎，言语謇涩或不语，偏身麻木，面色㿠白，气短乏力，心悸，自汗，便溏，手足肿胀，舌质暗淡，舌苔薄白或白腻，脉沉细、细缓或细弦。

治法：益气活血，扶正祛邪。

临证处理：补阳还五汤。本方重用黄芪补气，配当归养血，合赤芍、川芎、桃仁、红花、地龙以活血化瘀通络。中风病恢复期和后遗症期多以气虚血瘀为基本病机，故此方亦常用于恢复期和后遗症期的治疗。气虚明显者，加党参、太子参以益气通络；言语不利，加远志、石菖蒲、郁金以祛痰利窍；心悸、喘息，加桂枝、炙甘草以温经通阳；肢体麻木加木瓜、伸筋草、防己以舒筋活络；上肢偏废者，加桂枝以通络；下肢瘫软无力者，加川断、桑寄生、杜仲、牛膝以强壮筋骨；小便失禁加桑螵蛸、益智仁以温肾固涩；血瘀重者，加莪术、水蛭、鬼箭羽、鸡血藤等破血通络之品。

（二）中腑脏

1. 痰热内闭清窍（阳闭）

主症：起病骤急，神昏或昏愦，半身不遂，鼻鼾痰鸣，肢体强痉拘急，项背身热，躁扰不宁，甚则手足厥冷，频繁抽搐，偶见呕血，舌质红绛，舌苔黄腻或干腻，脉弦滑数。

治法：清热化痰，醒神开窍。

临证处理：

（1）汤剂：羚角钩藤汤配合灌服或鼻饲安宫牛黄丸。羚羊角为清肝息风主药；桑叶疏风清热；钩藤、菊花平肝息风；生地黄清热凉血；白芍柔肝养血；川贝母、竹茹清热化痰；茯神养心安神；甘草调和诸药。安宫牛黄丸可辛凉透窍。若痰热内盛，喉间有痰声，可加服竹沥水20～30天，或猴枣散0.3～0.6g以豁痰镇痉。肝火旺盛，面红目赤，脉弦有力者，可加龙胆草、栀子以清肝泻火；腑实热结，腹胀便秘，苔黄厚者，可加生大黄、枳实、芒硝以通腑导滞。

（2）中成药：灌服或鼻饲安宫牛黄丸、牛黄清心丸，口服局方至宝丸、紫雪散、珠珀猴枣散。静脉应用清开灵注射液、醒脑静注射液、脉络宁注射液、川芎嗪注射液、丹参注射液。

（3）针灸：取百会、四神聪、水沟、合谷、太冲，以三棱针点刺，待血出尽为止，继以针刺水沟、合谷、太冲，快速捻转提插施以泻法。

2. 痰湿蒙塞心神（阴闭）

主症：素体阳虚，突发神昏，半身不遂，肢体松懈，瘫软不温，甚则四肢逆冷，面白唇暗，痰涎壅盛，舌质暗淡，舌苔白腻，脉沉滑或沉缓。

治法：温阳化痰，醒神开窍。

临证处理：

（1）汤剂：涤痰汤。方中半夏、陈皮、茯苓健脾燥湿化痰；胆南星、竹茹清化痰热；石菖蒲化痰开窍；人参扶助正气。苏合香丸芳香化浊，开窍醒神。寒象明显，加桂枝温阳化饮；兼有风象者，加天麻、钩藤平肝息风。

（2）中成药：灌服或鼻饲苏合香丸，口服复方鲜竹沥，静脉注射血栓通注射液。

3. 元气败脱，神明散乱（脱证）

主症：突然神昏或昏愦，肢体瘫软，手撒肢冷汗多，重则周身湿冷，二便失禁，舌痿，舌质紫暗，苔白腻，脉沉缓、沉微。

治法：益气回阳固脱。

临证处理：

（1）汤剂：参附汤。方中人参大补元气，附子温肾壮阳，二药合用以奏益气回阳固脱之功。汗出不止加山萸肉、黄芪、龙骨、牡蛎以敛汗固脱；兼有瘀象者，加丹参。

（2）中成药：生脉注射液、参麦注射液、参附注射液。

（3）针灸以回阳固脱为主，可灸神阙、关元，可隔盐灸，不拘艾炷壮数，以汗收肢暖脉起为度；亦可艾灸气海、阴郄。

【病案参考】

病案一

杨某，男，53岁。以左侧肢体偏瘫4天而入院。入院查：意识清楚，血压150/90mmHg，有左侧偏瘫，偏身麻木，口舌歪斜，左上肢肌力0级，左下肢肌力2级，属重偏瘫。肌张力高，腱反射亢进，并可引出病理反射。腰穿脑脊液无色透明，初压140mmHg。西医诊断为脑血栓形成，定位于颈内动脉系统，患者有慢性胃炎的合并症。

诊查：左半身不遂，偏身麻木，思睡，意识蒙眬已有半日。口舌歪斜，头晕，大便4日未解，痰白黏不易咳出。舌质淡红，舌苔黄厚腻，脉象弦滑，偏瘫侧脉大有力。辨证：证属中风中腑，后转为中经，风痰上扰，痰热腑实。

治法：化痰通腑，平肝息风。

处方：生大黄（后下）10g，芒硝（分冲）6g，瓜蒌30g，黄芩10g，半夏10g，钩藤（后下）30g，菊花10g，竹沥水（分冲）30g，生甘草3g。

二诊：服药2剂，大便已通，黄腻苔渐化，头晕稍有减轻，偏瘫亦轻，肌力左上肢0级升至1级，左下肢2级升至3级，改用平肝化痰加入活血通络之品。

处方：钩藤（后下）30g，菊花10g，瓜蒌30g，黄芩10g，半夏10g，陈皮6g，赤芍10g，草红花10g，桑枝30g。

三诊：上方药服6剂后，左上下肢肌力恢复至4级，有人搀扶可以锻炼走路，左偏身麻木也明显好转。继服上方药10剂后，基本痊愈，出院。门诊随诊半月，已能工作半日，又治1个月后，恢复全日工作。

按：中风为本虚标实之症，在本为肝肾亏损、气血不足，在标为痰瘀内阻、风火相扇。本病案中患者病情为中风极期，以标实为主。中焦被痰热湿邪阻滞，不能升清降浊，影响气血运行布达，对半身不遂康复则大为不利。考前人治中风用三化汤（厚朴、枳实、大黄、羌活），通腑泄热，除滞降痰，本例采用化痰通腑饮加减化裁，遏制鸱张之病势，使病情向愈而安。度过急性期，痰浊实邪已祛，本虚之象渐显，或气虚血瘀，或肝阳上亢，或虚风内动，故抓住病机之本，运用平肝息风、益气活血等法善后调理。

（选自《中国现代名中医医案精粹》）

病案二

罗某，年甫半百，阳气早亏，贼风入中经，营卫闭塞不行，陡然跌仆成中风，舌强不语，神志似明似昧，嗜卧不醒，右手足不用。风性上升，痰湿随之，阻于廉泉，堵塞神明也。脉象尺部沉细，寸关弦紧而滑，苔白腻。阴霾弥漫，阳不用事，幸小溲未遗，肾气尚固，未至骤见脱象，亦云幸矣。急拟仲景小续命汤加减，助阳祛风，开其闭塞，运中涤痰，而通络道，冀望应手，始有转机。净麻黄四分，熟附片一钱，川桂枝八分，生甘草六分，全当归三钱，川芎八分，姜半夏三钱，光杏仁三钱，生姜汁一钱（冲），淡竹沥一两（冲），另再造丸一粒去壳研细末化服。

二诊两进小续命汤，神志稍清，嗜寐渐减，佳兆也。而舌强不能言语，右手足不用，脉息尺部沉细，寸关弦紧稍和，苔薄腻。阳气本虚，藩篱不固，贼风中经，经腧闭塞，痰湿稽留，宗气不得分布，故右手足不用也。肾脉络舌本，脾脉络舌旁，痰阻心脾之络，故舌强不能言，灵机堵塞也。虽见小效，尚不敢有恃无恐，再拟维阳气以祛邪风，涤痰浊而通络道，努力前进，以观后效。熟附片一钱，云茯苓三钱，川桂枝八分，姜半夏二钱，生甘草六分，枳实炭一钱，全当归二钱，光杏仁三钱，大川芎八分，炙僵蚕二钱，生姜汁一钱（冲），淡竹沥一两（冲）。

三诊又服3剂，神志较清，嗜寐大减，略能言语，阳气有流行之机，浊痰有克化之渐，是应手也。惟右手足依然不用，腑气六七日不行。苔腻，脉弦紧渐和，尺部沉细，肾阳早亏，宗气不得分布，腑中之浊垢，须阳气通，而后能下达，经腑之邪风，必正气旺，始托之外出。仍拟助阳益气，以驱邪风，通胃涤痰，而下浊垢，腑气以下行为顺，通腑亦不可缓也。生黄芪三钱，桂枝八分，附子一钱，生甘草五分，当归三钱，川芎八分，云茯苓三钱，风化硝五分，全瓜蒌三钱，枳实炭一钱，淡苁蓉三钱，半硫丸一钱半吞服。

四诊腑气已通，浊垢得以下行，神志已清，舌强，言语未能自如，右手足依然不用，脉弦紧转和，尺部沉细。阳气衰弱之体，风为百病之长，阴虚之邪风，即寒中之动气，阳气旺一分，邪风去一分。湿痰盘踞，亦藉阳气充足，始能克化。经所谓阳气者，若天与日，失其所则折寿而不彰，理有信然。仍助阳气以祛邪风，化湿痰而通络道，循序渐进，自获效果。生黄芪五钱，生白术二钱，生甘草五分，熟附子一钱，桂枝八分，全当归三钱，川芎八分，姜半夏三钱，西秦艽二钱，怀牛膝二钱，嫩桑枝三钱，指迷茯苓丸五钱（包），服前方，诸恙见轻，仍守原法扩充。生黄芪用至八钱，间日用鹿茸二分，研细末，饭为丸，陈酒吞服。大活络丹，每五日服一粒，去壳研末，陈酒化服，共服60余帖，舌能言，手能握，足能履。接服膏滋方，以善其后。

（选自《丁甘仁医案》）

第十三节　中　暑

中暑是指在长夏季节，感受暑热之邪，伤气耗津而骤然发生的以高热、汗出、烦躁、乏力或神昏、抽搐等为主要临床表现的一种急性热病。有“伤暑”“中暍”“中热”“冒暑”“暑病”等病名。“中暑”病名首见于宋·朱肱《类证活人书》：“中暑即背寒面垢，手足微冷，烦渴口燥”。中暑发病具有明显的季节性，多发于长夏季节，男女老幼皆可罹患。发病突然，变化较快。历代医家有“暑风”“暑痉”“暑痫”“暑厥”“暑闭”等对中暑分类，提示暑邪内犯，可见痉、厥、闭、脱等危重表现。

现代医学认为中暑为高温环境引起体温调节中枢障碍、汗腺功能衰竭或水、电解质丢失过多而发生的中枢神经系统或心血管系统功能障碍为主要表现的急性疾病，将其分为先兆中暑、轻症中暑、重症中暑。现代医学之中暑及各种高热损害等，可参考本病进行急救处理和辨证论治。

【源流】

有关中暑的最早记载，可上溯到《黄帝内经》，如《素问·热论》曰：“凡病伤寒而成温者，先夏至日者为病温，后夏至日者为病暑。”《素问·生气通天论》进一步指出了暑病的临床特点：“因于暑，汗，烦则喘喝，静则多言，体若燔炭，汗出而散。”《素问·刺志论》：“气虚身热，得之伤暑”等，描述了中暑的病因。汉·张仲景《金匮要略·痉湿暍病脉证并治》云：“太阳中热者，暍是也。汗出恶寒，身热而渴，白虎加人参汤主之。”全面论述了暑病的病因、症状、治疗方药白虎加人参汤，仍有较强临床指导意义。汉代以后的医家对中暑的辨证、治疗、分类、鉴别又有了更多的认识。西晋·皇甫谧《针灸甲乙经》云：“脉盛身寒，得之伤寒，脉虚身热，得之伤暑。盖寒伤形而不伤气，所以脉盛，热伤气而不伤形，所以脉虚。”进一步论述了中暑与伤寒的区别及病机。隋·巢元方《诸病源候论》对暑病症状、病因记述详尽，其在“热病诸候”中认为“暑病者，热重于温也”。唐·孙思邈《备急千金要方》对暑病的论述明确指出“暑病热极，重于温也”。宋·朱肱《类证活人书》云：“中暑即背寒面垢，手足微冷，烦渴口燥，但觉倦怠，四肢却不痛重，其脉微弱，按之无力，白虎汤主之；痰逆恶寒者，橘皮汤主之；不恶寒者，竹叶汤主之；头疼恶心烦躁，心下不快者，五苓散最妙。”已较完整论述了中暑的症状及兼夹症的治疗。宋·陈言《三因极一病证方论》曰：“中暑，其脉阳弱而阴虚，微迟似芤。夫暑，在天为热，在地为火，在人脏为心，故暑喜归心。中之，使人噎闷，昏不知人。入肝，则眩晕顽痹；入脾，则昏睡不觉；入肺，则喘满痿躄；入肾，则消渴利小便。凡中暍死，治之切不得用冷，惟宜温养，得冷则死。”对急救方法亦有阐发，如“中暑闷倒，急扶在阴凉处，切不可与冷。”元·朱丹溪在《丹溪心法》将暑病分为冒暑、中暑、伤暑，从而使得暑病的分类及证治更趋全面。明·张景岳将暑证分为阴暑和阳暑，《景岳全书·暑证》曰：“阳暑者乃因暑而受热者也……此以暑月受热，故名阳暑。”“阴暑者，因暑而受寒者也……此以暑月受寒，故名阴暑。”明确指出阳暑为感受暑热所致，而阴暑乃暑月感受寒邪所成。明·秦景明认为：“中暑……无表邪者，不必用发表，即可寒凉；若有表邪者，先散外束之寒邪，后用寒凉可也。”周慎斋则进一步明确提出：“中暑者……人参白虎汤主之。”

清代温病学说的兴起，对于中暑的病因、辨证论治认识更为丰富。喻嘉言提出暑病均为新感暑邪所致，而非伏寒化热引起。《医门法律·热湿暑三气门》：“夏月人身之阳，以汗而外泄；人身之阴，以热而内耗，阴阳两俱不足”，并认为“体中多湿之人，最易中暑。”叶天士明确提出“夏暑发自阳明”“暑必兼湿”，突出暑病的病理特点。清·汪蕴谷《杂证会心录》：“今夫夏日炎炎，为太阳之亢气，人触之者，则生暑病。”清·沈金鳌《杂病源流犀烛·暑病源流》：“人受暑邪，当时即发谓之暑病。”并将暑病分为伤暑与中暑，“伤暑则暑热之邪伤在肉分，中暑则暑热之邪伤及脏腑”。王士雄《温热经纬·叶香岩三时伏气外感篇》曰：“夏令受热，昏迷若惊，此为暑厥。”清·喻嘉言则对中暑的治疗禁忌作了阐述，“仲景于中暍病禁用汗、下、温针，汗则伤其阳，下则伤其阴，温针则引火热内攻，故禁之也”，并提出“而其用药，但取甘寒生津保肺，固阳益阴为治，此等关系最巨，今特掣出”。清·程钟龄在《医学心悟》提出了具体治疗方法，“凡人务农于赤日，行旅于长途，暑气逼迫，卒然昏倒，自汗面垢，昏不知人，急用千金消暑丸灌之，其人立苏”。《医宗金鉴·中暑》曰：“中暑汗出身壮热，头痛大渴烦不宁，气乏神倦两足冷，加味人参白虎灵。”他如吴塘、杨栗山、陈平伯等温病大家对中暑的辨证论治均做了较为深入的探讨。

【病因病机】

中暑乃感受暑热病邪所致，与体质有关。炎夏季节，在烈日下劳作、远行，或在高温环境下感受暑热暑湿秽浊之邪，暑热郁遏，热闭于内致病。素体不盛、慢性疾病、肥胖、老幼产后等，因正气亏虚，不耐暑热，均易感邪发病。心藏神，主神明，精神、意识、思维活动皆与心有关，“暑气通于心”，暑热病邪极易深入心营，内闭清窍。故暑热病邪阻闭机窍，或扰及神明，以致阴竭阳脱，心神耗散，神无所依，而成中暑。轻者暑邪郁于肌表，致汗出不畅，热不外泄，体若燔炭；重者暑热炽盛，由表入里，邪犯心营，可见高热、神昏；亦有暑邪猝然内闭心包，得病即见高热、神昏者。暑为火热之邪，其性升散，传变迅速，致病极易耗伤津气，出现津气耗损之象，甚至津气欲脱之危候。热极易生风，暑热亢盛易引动肝风之证，出现痉厥之变。

中暑的基本病理变化是暑热炽盛和气阴两虚。进一步发展，可由此演化出暑热蒙蔽心包或引动肝风之证，以及气阴亡脱。

【临床诊断】

（一）临床表现

1. 先兆中暑

在高温或高温高湿、通风不良的环境下劳动或居住，出现乏力、头昏、注意力不集中、胸闷、心悸、恶心、大汗淋漓、肢体发麻，体温正常或低热。转移至阴凉通风处，稍加休息即可恢复。

2. 轻症中暑

除上述症状外，体温在38℃以上，有早期呼吸循环衰竭症状，如面色潮红或苍白、恶心、呕吐、大汗，表情淡漠或躁动不安，皮肤湿冷、弹性差，脉细弱，血压偏低、心率快。

3. 重症中暑

（1）热射病（中暑高热）临床表现：高热、无汗和意识障碍。患者体温可高达40～42℃或以上，可由狂躁、恍惚、谵妄到昏迷、手足抽搐、皮肤干、灼热、呼吸急、瞳孔缩小、二便失禁，可有脑膜刺激征或出现休克、心力衰竭、肺水肿、脑水肿、急性肾衰竭、多器官功能衰竭（MOF），甚至弥散性血管内凝血（DIC）等表现。

（2）热痉挛（中暑痉挛）临床表现：高温下体力劳动，大量出汗后，体内钠、氯过量丢失致突发腹壁或肠平滑肌痉挛性剧痛，尤以腓肠肌痉挛性疼痛更为明显，呈对称性、发作性，患者神志清醒，体温不高。

（3）热衰竭（中暑衰竭）临床表现：对尚未能适应高温作业的新工人，以及对热适应能力低的老年体弱多病者、产妇容易发生。患者体内常无过多热蓄积，故无高热。而有头痛、头昏、胸闷、心悸、恶心呕吐、口渴、脸色苍白、皮肤湿冷、大汗淋漓、血压低，常有晕厥，重者循环衰竭。

（二）诊断要点

1. 劳作于高温、高湿、通风不良的环境，突然出现乏力、头昏、注意力不集中、胸闷、心悸、恶心、大汗淋漓等上述典型临床表现者。

2. 阳暑为暑热病邪耗气伤津所致，汗多，无神志异常。暑厥者暑热病邪伤人较重，出现昏倒不省人事、手足痉挛、无汗或小便失禁。暑风则见高热神昏、手足抽搐、角弓反张、牙关紧闭等。

3. 患者群体除了处于高温高湿通风不良环境人群外，需注意体质因素，素体不盛、慢性疾病、肥胖之人、老人、幼儿、产后妇人等，因正气亏虚，不耐暑热，均易感邪发病。

【临证思路】

（一）识症

分辨阳暑、暑厥、暑风：患者发病前多有暴露于暑热天气、湿度大和无风环境的发病史，中暑起病突然，病情变化快，根据其中暑程度不同可分为阳暑、暑厥、暑风。有医家尚分“阴暑”一证，乃暑月伤寒，见发热恶寒、胸闷、恶心呕吐、腹痛腹泻等症，实非感受暑热之邪，不予以讨论。阳暑为暑热病邪耗气伤津所致，汗多，无神志异常。暑厥者暑热病邪伤人较重，出现昏倒不省人事，手足痉挛，无汗，或小便失禁。暑风则见高热神昏，手足抽搐，角弓反张，牙关紧闭等。

1. 出汗

阳暑者多为暑热耗气伤津，迫津外泄，发热程度相对较低，重症中暑者可见大汗淋漓，脉微欲绝，需参考脱证进行治疗。若身热不扬，身重，多为暑热夹湿。暑厥者身热较甚，无汗，烦躁不安。

2. 抽搐

抽搐风动、频繁有力，多为热闭心包、热盛动风所致，暑厥和暑风可见。相对暑风，暑厥多为瘛疭抽搐，或单以口角、眼角、肢体抽搐，而暑风可见高热神昏，手足抽搐，角弓反张，牙关紧闭，唇甲青紫等症。

3. 舌象

舌质红绛，多为热入心营或亡阴之证，舌苔荣枯反应津伤程度。阳暑者舌红，苔黄；暑厥者舌红，苔燥无津；暑风者舌红绛，苔少津。

（二）审机

中暑的基本病理变化是暑热炽盛和气阴两虚。进一步发展，可由此演化出暑热蒙蔽心包或引动肝风，以及气阴亡脱之证。阳暑为暑热病邪耗气伤津所致，汗多，无神志异常。暑厥者暑热病邪伤人较重，出现昏倒不省人事，手足痉挛，无汗，或小便失禁。暑风则见高热神昏，手足抽搐，角弓反张，牙关紧闭等。气阴亡脱者可发展为脱证。

（三）定治

中暑为危急重症，遵“急则治其标”原则，当以治标之法为主以急救，再根据不同病机进行救治。需重视降温治疗，将患者转移到通风良好的低温环境，脱去衣物。清暑、开窍、固脱是治疗中暑的法则。清暑是各型均需使用的治法；开窍法通过清心、清营、泻火、芳香、通闭、行气等具体治法得以实现；固脱法系通过救阴敛阳、回阳救逆的治法得以体现。

在分清闭证与脱证的基础上，应特别重视及早确定中暑的性质。根据阳暑、暑厥、暑风采取针对性治疗，如清暑益气生津，清热祛暑，醒神开窍，清热养阴息风等治法。如阳暑，湿邪重者，需强调祛暑药物的应用。如暑厥，暑热内闭，内陷心包，蒙蔽心神，治以清热祛暑，醒神开窍，需苦寒直折。若暑风，暑热炽盛，热极生风或暑热伤阴，阴虚风动者，当清热养阴息风，配合针刺水沟穴、素髎穴、合谷穴、十宣穴，用泻法。对于中暑重症见四肢厥冷、大汗淋漓、脉微欲绝等，急当回阳救逆。

（四）用药

1. 暑热

暑热病邪侵袭机体，暑热炽盛，伤损人体津液，治以清暑益气生津。清暑药用西洋参、石斛、麦冬、黄连、竹叶、荷梗、知母、甘草、粳米、西瓜翠衣。若暑热之邪夹湿邪重者可加用厚朴、扁豆花；热甚者加石膏。中成药可用十滴水以健胃、祛风、清凉，用于中暑引起的恶心呕吐、腹痛泄泻等。甘露消毒丹清热开窍，祛暑解毒，用于中暑呕吐、胸中满闷、恶心、头晕目眩等。清暑益气丸祛暑利湿，补气生津，用于体弱受暑引起的头晕身热、四肢倦怠、自汗心烦、咽干口渴。

2. 暑厥

暑厥者多为烈日暴晒后猝然仆倒，昏不知人，手足痉挛，高热无汗，体若燔炭，烦躁不安，面赤气粗，或小便失禁。治以清热祛暑，清心开窍。可鼻饲给药，用清营汤加减。药用水牛角、生地黄、玄参、麦冬、丹参、黄连、连翘、竹叶心。加减法：兼见抽搐者加羚羊角、钩藤；口渴较甚者加西洋参、天花粉；四肢肌肉抽搐、痉挛、转筋，加木瓜、钩藤、蚕砂。亦可用白虎加人参汤加减送服紫雪，药用生石膏、知母、人参、甘草、金银花、西瓜翠衣、鲜竹叶，以及紫雪丹。中成药可用安宫牛黄丸清热解毒，镇惊开窍，用于热病邪入心包、高热惊厥、神昏谵语。清开灵注射液清热解毒，镇静安神，用于多种热病神昏。醒脑静注射液清心开窍，息风镇惊，主要用于昏迷、抽搐、发热。

3. 暑风

猝然昏仆，不省人事，牙关紧闭，角弓反张，两手握固，抽搐频繁有力，皮肤干燥，唇甲青紫者为暑风。治以清热养阴息风。可鼻饲汤药。药用羚羊角、霜桑叶、川贝母、鲜生地黄、双钩藤、滁菊花、生白芍、生甘草、淡竹茹、茯神木。若抽搐较重者加牛黄、全蝎、蜈蚣、僵蚕；身热烦躁者，加栀子、青黛；口渴明显者加西洋参、玄参、石斛等。中成药可用紫雪散清热解毒，止痉开窍，主要用于暑热炽盛、热极生风所致的暑证。至宝丹清热解毒，开窍定惊，用于暑热炽盛，热极生风所致的暑证。清开灵注射液清热解毒，镇静安神，用于暑热生风所致的暑风。醒脑静注射液清心开窍，息风镇惊，主要用于暑风而见昏迷、抽搐者。生脉注射液益气养阴，用于阴虚风动之暑风。

【纲目条辨论治】

以虚实为纲，病因为目，条辨论治。

（一）热闭

1. 阳暑

主症：烈日暴晒后突见头痛头昏，心烦胸闷，口渴多饮，全身疲软，汗多，发热，面红，舌红，苔黄，脉浮数。

治法：清暑益气生津。

临证处理：

（1）体针疗法：用泻法。选穴：百会、大椎、合谷、内关、曲泽。头晕头痛加太阳、头维、印堂。

（2）汤剂：方药可用清暑益气汤加减。药用西洋参、石斛、麦冬、黄连、竹叶、荷梗、知母、甘草、粳米、西瓜翠衣。加减法：湿邪重者加厚朴、扁豆花；热甚者加石膏。

（3）中成药：十滴水：健胃、祛风、清凉，用于由中暑引起的恶心呕吐、腹痛泄泻等。甘露消毒丹：清热开窍，祛暑解毒，用于中暑呕吐、胸中满闷、恶心、头晕目眩等。清暑益气丸：祛暑利湿，补气生津，用于体弱受暑引起的头晕身热、四肢倦怠、自汗心烦、咽干口渴。

2. 暑厥

主症：烈日暴晒后猝然仆倒，昏不知人，手足痉挛，高热无汗，体若燔炭，烦躁不安，面赤气粗，或小便失禁，舌红，苔燥无津，脉细促。

治法：清热祛暑，清心开窍。

临证处理：

（1）体针疗法：用泻法。选穴：百会、水沟、素髎、十宣。

（2）汤剂：可鼻饲给药，用清营汤加减。药用水牛角、生地黄、玄参、麦冬、丹参、黄连、连翘、竹叶心。加减法：兼见抽搐者加羚羊角、钩藤；口渴较甚者加西洋参、天花粉。四肢肌肉抽搐、痉挛、转筋，加木瓜、钩藤、蚕砂。亦可用白虎加人参汤加减送服紫雪，药用生石膏、知母、人参、甘草、金银花、西瓜翠衣、鲜竹叶，以及紫雪丹。

（3）中成药：安宫牛黄丸：清热解毒，镇惊开窍，用于热病邪入心包，高热惊厥，神昏谵语。清开灵注射液：清热解毒，镇静安神，用于多种热病神昏。醒脑静注射液：清心开窍，息风镇惊，主要用于昏迷、抽搐、发热。

3. 暑风

主症：猝然昏仆，不省人事，牙关紧闭，角弓反张，两手握固，抽搐频繁有力，皮肤干燥，唇甲青紫，舌红绛，脉细弦紧或脉伏欲绝。

治法：清热养阴息风。

临证处理：

（1）体针疗法：可选水沟、素髎、合谷、十宣，用泻法。

（2）汤剂：可鼻饲，方药可用羚角钩藤汤加减。药用羚羊角、霜桑叶、川贝母、鲜生地黄、双钩藤、滁菊花、生白芍、生甘草、淡竹茹、茯神木。加减法：若抽搐较重者加牛黄、全蝎、蜈蚣、僵蚕；身热烦躁者，加栀子、青黛；口渴明显者加西洋参、玄参、石斛等。

（3）中成药：紫雪散：清热解毒，止痉开窍，主要用于暑热炽盛，热极生风所致的暑证。《局方》至宝丹：清热解毒，开窍定惊，用于暑热炽盛，热极生风所致的暑证。清开灵注射液：清热解毒，镇静安神，用于暑热生风所致的暑风。醒脑静注射液：清心开窍，息风镇惊，主要用于暑风而见昏迷、抽搐者。生脉注射液：益气养阴，用于阴虚风动所致的暑风。

（二）脱证

主症：神志昏迷，口开目合，二便失禁，肢厥，冷汗淋漓，鼻鼾息微，面色苍白，脉微欲绝或结代。

治法：开窍通闭，回阳固脱。

临证处理：

（1）体针疗法：可针刺百会、大椎、合谷、内关、曲泽、关元、气海、太渊。平补平泻手十二井穴、百会、水沟。亦可加用灸百会，关元。

（2）汤剂：回阳救急汤加减送服至宝丹。药用制附子、干姜、肉桂、白术、茯苓、陈皮、甘草、五味子、清半夏，以及至宝丹。兼有壮热、烦躁不安系以内闭为主，可合用黄连解毒汤；兼有发热、小便短赤、舌苔白厚等系内闭兼阳衰者，可先用四逆汤加减送服安宫牛黄丸。

（3）中成药：生脉注射液、参附注射液：回阳救逆。至宝丹清热解毒，开窍定惊。安宫牛黄丸清热解毒，镇惊开窍。

【病案参考】

病案一

罗某，女，43 岁。时值暑季，产后 3 天，因怕风关闭窗门而致头晕，出汗，口渴，胸闷，恶心，食欲不振，烦躁不安。第 5 天开始精神恍惚，心悸，随即昏迷。检查：体温 40.5℃，面色潮红，口唇绛紫，神志不清，有时躁动不安。皮肤灼热少汗，呼吸较促。舌质红绛，苔黄燥，脉细数。证属气虚血亏，暑热郁闭。治以益气养阴，清暑宣热。

处方：青竹叶30g，生石膏24g，麦冬15g，鲜菖蒲15g，连翘15g，益元散15g，香薷9g，栀子9g，煎服两剂。晚服紫雪散4.5g，早服局方至宝丹1剂。

二诊：身热渐退，体温降至38℃，遍身微汗，神志较清，仍嗜睡，已无躁动不安现象。是暑热外解，而心包之热邪尚在郁闭，仍以清宣暑热为主，辅以豁痰开窍，使深陷心包的暑热之邪，随宣散清透之药，迅速宣解。

处方：青竹叶24g，生石膏24g，麦冬15g，鲜菖蒲15g，知母12g，郁金9g，天竺黄9g，薏苡仁9g，玳瑁9g，原皮参6g，羚羊角1.5g，犀角1.5g，朱砂0.9g，牛黄0.6g（同研末冲服），局方至宝丹1剂送服。

三诊：连服3剂，下午仍低热，神志清醒，目眩头痛，心烦口渴，脘胀，便燥3日未解，小便赤涩。舌质殷红苔黄垢，脉弦数而软。是心包之热外宣，而阳明之热未解，给调胃承气汤加味。

处方：滑石24g，生石膏24g，青竹叶15g，麦冬15g，鲜菖蒲12g，知母12g，大黄12g，芒硝9g，炙甘草6g，原皮参6g，紫雪散6g冲服。

四诊：连服两剂，第1次排大便较多，后3日每日溏泄2～3次，头晕口渴减轻，心烦脘胀消失，下午已不发热。但虚汗淋漓，心悸气短。是阳明燥热已解，津液耗伤，肺气虚损，给生脉散加清暑益气汤加减。

处方：粳米24g，麦冬15g，黄芪15g，玉竹12g，五味子9g，苍术9g，知母9g，葛根9g，原皮参6g，甘草3g。连服5剂，症状消失，精神清爽，痊愈出院。

（选自《邢锡波医案选》）

病案二

魏某，女，32岁。夏秋之交，天气闷热，在田野收割，劳累不休。先觉头眩心悸，冷汗浑身，继而昏倒于地，寒战鼓颔，口唇青紫，手足冰冷，胸腹灼热无汗，脉象沉细而数。证属暑热湿浊壅遏经络，营卫阻滞。急针刺百会、水沟、合谷，神志略醒，但发绀、寒战依然不解。三棱针于十宣点刺出血，诸症悉平。嘱用温盐水频频引之，休息半日而愈。

（选自《针灸治疗学》）

第十四节　急性胃炎

急性胃炎是由各种内在或外在病因引起的胃黏膜的急性炎症，是临床上常见的腹部炎症疾病，主要表现为突发性上腹痛、恶心、腹胀等，严重的可能还会发生黑便以及呕血等临床症状。它属于中医的“胃脘痛”“呕吐”范畴。

急性胃炎发病突然，进展快，一般症状较轻，然而部分患者会出现发热、酸碱平衡及电解质紊乱等，若治疗不及时可对患者造成生命威胁。

【源流】

急性胃炎属于现代医学疾病，中医学对本证的称谓繁杂不一，如《黄帝内经》“心痛”“厥心痛”“胃脘痛”，《伤寒论》《金匮要略》“心下痞”“心下痛”“心下急”，其他医书还有“心腹痛”“心胃痛”等记载。随着中医理论体系的不断发展和完善，后世医家逐渐把“胃脘痛”的病名用于临床辨证。而关于胃脘痛症状的最早记载见于《黄帝内经》，《黄帝内经》明确指出胃脘痛可出现于胃腑病变。《素问·六元正纪大论》云：“木郁之发……民病胃脘当心而痛，上支两胁，膈咽不通，食饮不下。”不仅明确指出了疼痛的部位，还说明胃脘痛与肝郁横逆犯胃有关。张仲景在《伤寒论》《金匮要略》中明确提出“心下”这个部位指胃脘，并提出“按之不痛为虚，痛者为实”的辨证方法。

李东垣认为胃痛“皆因劳役过甚，饮食失节，中气不足，寒邪乘虚而入客之”，遣方用药多以益气温中、理气和胃为主，从而顾护脾胃之气。例如在《兰室秘藏》中单设“胃脘痛”一门，列举了豆蔻丸、神圣复气汤、麻黄豆蔻丸三方，用于胃脘痛的治疗。

张元素在《医学启源·主治心法》中首次提出了胃脘痛的病证即“胃脘痛，用草豆蔻。气刺痛，用枳壳，看何经，分以引经药导之”，对于后世临床运用具有指导意义。明代张介宾对胃痛和真心痛的鉴别做出了巨大贡献，并且他认为胃脘痛的论治应当区分虚实。《景岳全书·心腹痛论证》：“凡病心腹痛者，有上、中、下三焦之别。上焦者，痛在膈上，此即胃脘痛也，《内经》胃脘当心而痛者即此……痛有虚实。”此外，他还认为脾胃为水谷之海，命门为精血之海，两者共为元气之根。并在肾、命门理论指导下，认为胃脘痛病虚证居多。

叶天士著《临证指南医案》，其中对胃脘痛诊治有三个重要论点。一是倡导脾胃分治，“胃属戊土，脾属己土，戊阳己阴，阴阳之性有别也。脏宜藏，腑宜通，脏腑之体用各殊也……纳食主胃，运化主脾，脾宜升宜健，胃宜降宜和”。二是创立了养胃阴学说，他认为就脾胃的生理喜恶而言，脾脏喜刚燥、胃腑喜柔润，木火之体易患燥热之证，或病后热伤肺胃津液，应用养胃阴之法，提出“胃为阳土，宜凉宜润”为胃阴虚证治疗原则。三是提出了痛证（包括胃脘痛），“初病在经，久痛入络，以经主气，络主血，则可知其治气、治血之当然也。”此时，“胃脘痛”作为独立的病证名广泛运用于临床。

【病因病机】

本病的病位在胃，与肝脾关系密切，也与胆肾有关。主要病因为外感寒邪、饮食所伤、情志不遂、脾胃虚弱等，基本病机为胃气阻滞，胃络瘀阻，胃失所养，不通则痛。既可因实致虚，亦可因虚致实，或虚实并见。

1. 大寒犯胃

寒为阴邪，主凝滞收引。外感大寒邪气，客于胃腑，阳气被郁，或脘腹受凉，寒邪直中，内客于胃，或服药苦寒太过，或寒食伤中，致使寒凝气滞，胃气失和，胃气阻滞，不通则痛。正如《素问·举痛论》所说："寒气客于肠胃之间，膜原之下，血不得散，小络急引，故痛。"

2. 饮食伤胃

胃主受纳腐熟水谷，其气以和降为顺，故饮食是导致胃痛发生的重要原因。若饮食不节，暴饮暴食，食滞伤脾，致使胃气失和，气机阻滞；或恣食肥甘厚味，或饮酒如浆，伤脾碍胃，湿热内生阻滞气机；或饥饱失常，脾失健运，均可导致脾胃气机失和，遂致胃痛。故《素问·痹论》曰："饮食自倍，肠胃乃伤。"《医学正传·胃脘痛》曰："初致病之由，多因纵恣口腹，喜好辛酸，恣饮热酒煎爝，复餐寒凉生冷，朝伤暮损，日积月深……故胃脘疼痛。"

3. 肝气犯胃

肝主疏泄，调畅气机，若抑郁恼怒，情志不畅致肝疏泄失常，不能助脾胃运化，甚至横逆犯胃，以致胃气失和，胃气阻滞，不通则痛，即可发生胃痛。《素问·宝命全形论》所说的"土得木而达"即为此意。所以病理上就会出现木旺克土，或土虚木乘之变。正如《杂病源流犀烛·胃病源流》谓："胃痛，邪干胃脘病也……唯肝气相乘为尤甚，以木性暴，且正克也。"若肝郁日久，又可化火生热，邪热犯胃，导致肝胃郁热而痛。若气滞日久，血行不畅，又可形成血瘀，兼见胃脘刺痛。胆与肝相表里，皆属木，胆之通降，有助于脾之运化及胃之和降。《灵枢·四时气》曰："邪在胆，逆在胃。"若胆病失于疏泄，胆腑通降失常，胆气不降，逆行犯胃，致胃气失和，肝胆胃气机阻滞，也可发生胃痛。

4. 脾胃虚弱

素体不足，或劳倦过度，或饮食所伤，或过服寒凉药物，或久病脾胃受损，均可引起脾胃虚弱，中焦虚寒，致使胃失温养，发生胃痛。若是热病伤阴，或胃热火郁，灼伤胃阴，或久服香燥理气之品，耗伤胃阴，胃失濡养，也可引起胃痛。脾为先天之本，肾为后天之本，若肾阳不足，火不暖土，可致脾阳虚，而成脾肾阳虚，胃失温养之胃痛；若肾阴亏虚，肾水不能上济胃阴，可致胃阴虚，胃失濡养之胃痛。

【临床诊断】

（一）临床表现

急性胃炎的部位在上腹部胃脘处，俗称心窝部。该病起病急骤，变化迅速，常表现为突然的剧痛，或为胀痛，或为隐痛，或为刺痛，或为灼痛，或闷痛，或绞痛等，常因病因病机的不同而异。可有压痛，按之其痛或增或减，但无反跳痛。其痛有呈持续性者，也有时作时止者。本病证常伴有食欲不振，恶心呕吐，吞酸嘈杂，脘腹胀满，大便或溏或结等症状。

（二）诊断要点

1. 病象

上腹胃脘部疼痛及压痛。常伴有食欲不振，胃脘痞闷胀满，恶心呕吐，吞酸嘈杂等胃气失和的症状。

2. 发病特点

以青壮年居多，往往突然发病而又持续作痛。

3. 诱发因素

常由感寒、伤食、气怒等因素诱发。

4. 辅助检查

上消化道 X 线钡餐透视、纤维胃镜及病理组织学等检查，可见胃、十二指肠黏膜炎症、溃疡等病变，有助于诊断。

【临证思路】

（一）识症

1. 疼痛

大寒邪气犯胃，其多表现为胃脘冷痛，得热则痛减，遇寒则痛增，伴有面色苍白，口淡不渴，舌淡，苔白等症。饮食不节，过食肥甘厚腻，湿热内生，多见胃脘灼热疼痛，进食辛辣燥热食物易于诱发或加重，喜冷恶热，胃脘得凉则舒，伴有口干口渴，大便干结，舌红，苔黄少津，脉数等症。抑郁忧思，情志刺激后多表现为胀痛，痛无定处，时痛时止，伴胸脘痞满，喜叹息，得嗳气或矢气则痛减。肝郁日久，血行不畅，瘀血阻滞多表现为刺痛，持续不解，痛有定处，痛而拒按，伴食后痛增，舌质紫暗，舌下脉络紫暗迂曲。素体虚弱或久病体虚，临床多见隐痛，痛势徐缓而无定处，饥饿或过劳时易诱发疼痛或致疼痛加重，揉按或得食则疼痛减轻，伴有食少乏力，脉虚等症。

2. 呕吐

若起病急骤，泛吐清水，遇凉加重，得热则舒多为寒邪犯胃；若嗳气频频，嘈杂泛酸，善喜叹息，多为肝气犯胃；若呕吐物酸腐难闻或呕吐不消化食物，其味腐臭，吐后痛减，不思饮食或厌食，多为食积化热；若吐清水痰涎，伴食少，神疲乏力，手足不温，多为脾胃虚寒；只呕吐少量粘沫，伴口燥咽干，消瘦乏力，多属胃阴不足。

（二）审机

1. 大寒犯胃

外感寒邪凝聚于胃脘，阳气被遏，不得舒展，胃脘气机阻滞，不通而痛。寒为阴邪，主收引，气血遇寒则凝，故胃脘冷痛暴作。寒邪得温则自散，阳气舒展，故喜暖畏寒。中寒内盛，阳气被遏，中焦脾胃阳虚，运化不健，和降失司，则呕吐清水痰涎，大便溏。口不渴，舌淡苔白为胃寒之候，弦脉主痛，紧脉主寒，弦紧之脉为寒邪犯胃之象。

2. 饮食伤胃

食滞胃脘，气机阻塞，升降失常，气滞不通则胃脘胀满疼痛。食积阻滞，胃气不降，浊气上逆而嗳腐吞酸，甚则呕吐不消化食物。吐出食物后，胃中气机得畅，积滞减，故吐后痛减。食积停滞，脾胃受损则不思饮食。食积下迫，大肠传导失司则大便不爽。舌苔脉象均为食积内阻之象。

3. 肝气犯胃

肝主疏泄，以条达为顺，胃主受纳，以通降为和，情志抑郁，恼怒伤肝，肝疏泄失职，横逆犯胃，胃气阻滞，和降失常，则胃脘胀痛，胸脘痞闷。胁为肝络之分野，故痛窜胁背。滞气停于胃脘则食欲减退，滞气上行则嗳气，气郁于胸则善太息，恼怒后肝气郁滞更甚，故疼痛加重。弦脉主肝病、主痛。

4. 瘀阻胃络

胃痛日久则局部络脉血行不畅，气机阻滞，终则瘀血内停，胃络壅塞，不通则更痛，故胃痛剧烈，状如针刺或刀割。瘀血有形，故痛处固定且拒按。瘀血损伤络脉，血不循经，下渗大肠，出于后阴则黑便。血瘀则舌少滋荣，故舌质紫暗或有瘀斑，血瘀则脉道血行不畅所以脉涩。

5. 脾胃虚寒

素体不足，或劳倦过度，或饮食所伤，或过服寒凉药物，或久病脾胃受损，均可引起脾胃虚弱，中焦虚寒，中阳不振，寒自内生，故胃痛绵绵。寒得温而散，得冷则凝，故喜暖喜按，喜热饮食，遇冷痛甚。脾虚中寒，水不运化而上逆，则口淡多涎。脾虚生湿下渗则便溏，脾虚水谷受纳失常则纳呆。中气不足，脾虚不运则倦怠乏力。舌淡苔白、脉沉细弦均为脾胃虚寒之象。

6. 胃阴不足

素体阴虚之人，或脾虚不能为胃行其津液；或热病耗伤胃阴；或久病中虚，生化乏源；或胃脘痛日久化火伤阴；或胃热素盛；或长期服用辛香温燥药等，均可导致胃阴不足，胃失濡养，气机不畅，上不布津，见胃脘灼痛，口燥咽干，舌红少津。胃阴不足，虚火内扰则见心烦、手足心热。气津不足，纳食不化，故食少。阴虚液耗，无以下溉，肠道失润，而大便干燥。脉细数乃阴虚内热之征。

（三）定治

急性胃炎以胃痛、呕吐为主证，其基本病机是胃络瘀阻，胃失所养，不通则痛。多为实证，亦可因实致虚，或可见虚实夹杂。临床治疗以理气和胃止痛为基本原则。

胃痛属实者，治以祛邪为主，并根据寒凝、食停、气滞、郁热、血瘀、湿热之不同，分别用温胃散寒、消食导滞、疏肝理气、泄热和胃、活血化瘀、清热化湿诸法。属虚者，治以扶正为主，根据虚寒、阴虚之异，分别用温中益气、养阴益胃之法。虚实并见者，则扶正祛邪兼而用之。

（四）用药

1. 大寒犯胃

外感寒邪凝聚于胃脘，气机阻滞，不通而痛。症见胃痛暴作，甚则拘急作痛，得热痛减，遇寒痛重，口淡不渴，药用炮姜、川椒、荜茇可温中散寒，苏叶、防风、荆芥兼以解表，若兼食滞者可加焦三仙、制大黄、枳实、鸡内金以消食导滞。若寒湿阻胃，症见脘痛喜温，脘腹满闷，四肢欠温，恶心欲呕，舌苔白腻，此为外感寒邪，内伤生冷，寒湿阻遏，胃气郁滞，治宜疏表散寒化湿，药用藿香正气散治疗，呕吐清水痰涎偏重者，加吴茱萸、姜半夏，以温中散寒降逆止呕，化痰涎。

2. 饮食伤胃

饮食不节，暴饮暴食，食滞伤脾，致使胃气失和，气机阻滞。胃痛，脘腹饱胀，疼痛拒按，得食更甚，嗳腐吞酸，或呕吐不消化食物，其味腐臭，吐后痛减，药用枳实、木香、厚朴等理气止痛。若不效，并见大便不通者，可用小承气汤；若见苔黄燥便秘者，可用大承气汤；兼表证者，加紫苏、荆芥；食积化热者，加黄连、黄芩；脾胃素弱食滞者，用香砂枳术丸加神曲、麦芽。若属膏粱厚味或辛辣酗酒损伤脾胃，脾不运化，湿热内生，胃气不除者，症见胃脘灼痛，胸膈满闷，肢体困重，纳呆，嘈杂吞酸，大便不爽，舌苔黄腻，脉滑，治宜理脾和胃，清化湿热，方用清脾饮。

3. 肝气犯胃

若抑郁恼怒，情志不畅致肝疏泄失常，不能助脾胃运化，甚至横逆犯胃，以致胃气失和，胃气阻滞，症见胃脘胀满，脘痛连胁，胸闷嗳气，喜长叹息，大便不畅，得嗳气、矢气则舒，药用川楝子、延胡索疏肝理气止痛。若见胃脘嘈杂，灼热疼痛，呕吐泛酸，口干口苦，烦躁易怒，舌质红苔黄，脉弦数者，此为肝郁日久化热，治以舒肝泄热，上方加吴茱萸、黄连、黄芩、牡丹皮、栀子以清肝泄热，和胃止痛，或改投化肝煎。若嗳气、呃逆较重者，加旋覆花、沉香、炒莱菔子以顺气降逆；若见肝郁脾虚，不思饮食，头晕乏力，脘胁胀满，脉弦细，改用逍遥散；若肝郁脾虚而气郁日久化火，在前证基础上又见心烦、便干、苔黄燥，用加味逍遥散。

4. 瘀血停滞

若气滞日久，血行不畅，又可形成血瘀，症见胃脘疼痛如针刺刀割，痛有定处，按之痛甚，食后加剧，入夜尤甚，或见吐血、黑便，药用三棱、莪术、当归、白芍、砂仁，以理气化瘀。若气虚者合四君子汤并用。

5. 脾胃虚寒

素体不足，或劳倦过度，或过服寒凉药物，均可引起脾胃虚弱，中阳不振，症见胃部隐痛，绵绵不休，冷痛不适，喜温喜按，泛吐清水，药用人参、党参、白术以健脾益气。寒甚者，加干姜、附子、川椒以温中和胃止痛；痛甚者，可合良附丸以温中止痛；脘腹胀闷、纳少者，加砂仁理气宽中；泛酸量多者，加吴茱萸、煅瓦楞子；呕吐清涎者，加半夏、茯苓、陈皮、吴茱萸以温中健脾，和胃化饮降逆；痛止后可用香砂六君子汤或香砂养胃丸调理。

6. 胃阴亏虚

热病日久伤阴，或胃热火郁，或久服香燥理气之品，耗伤胃阴，使胃失濡养，症见胃脘隐隐灼痛，似饥而不欲食，药用桑叶、石斛、知母之类以养胃阴清热。若吐酸嘈杂者，加左金丸；口燥咽干偏重者，加玄参、天花粉、五味子；大便干燥重者，加当归，且白芍用量宜加大。肝阴不足，胃阴液亏耗，并伴见口干、舌光绛、胸胁不舒或疼痛者，用一贯煎。阴虚夹湿，症见胃脘痞闷灼痛，口干不欲饮，纳呆作呕，舌红苔腻，或兼见咽干烦躁，大便溏泄不爽，脉濡数，治以酸甘养阴益胃，佐以燥湿理气，方用芍药甘草汤合二陈汤加味；阴虚夹瘀，症见胃脘灼痛，烦躁易怒，舌红少津，兼见瘀斑，或兼见口干不欲饮，纳少干呕，治以养阴益胃，佐以活血化瘀，方用通幽汤加减。

【纲目条辨论治】

以虚实为纲，病因为目，条辨论治。

（一）实证

1. 大寒犯胃

主症：胃痛暴作，甚则拘急作痛，得热痛减，遇寒痛重，口淡不渴，或喜热饮，苔薄白，脉弦紧。

治法：温胃散寒，理气止痛。

方药：良附丸。本方为治疗寒邪客胃、寒凝气滞的基础方。方中高良姜温胃散寒，香附行气止痛。

随症加减：若寒重，或胃脘突然拘急掣痛拒按，甚则隆起如拳状者，可加吴茱萸、干姜、丁香、桂枝；气滞重者，可加木香、陈皮；若郁久化热，寒热错杂者，可用半夏泻心汤，辛开苦降，寒热并调；若见寒热身痛等表寒证者，可加紫苏、生姜，或加香苏散疏风散寒，行气止痛；若兼见胸脘痞闷不食，嗳气呕吐等寒夹食滞症状者，可加枳壳、神曲、鸡内金、半夏以消食导滞，温胃降逆；若胃寒较轻者，可局部温熨，或服生姜红糖汤即可散寒止痛。

2. 饮食停滞

主症：胃痛，脘腹饱胀，疼痛拒按，得食更甚，嗳腐吞酸，或呕吐不消化食物，其味腐臭，吐后痛减，不思饮食或厌食，得矢气及便后稍舒，舌苔厚腻，脉滑有力。

治法：消食导滞，和胃止痛。

方药：保和丸。方中山楂、神曲、莱菔子消食导滞，健胃下气；半夏、陈皮、茯苓健脾和胃，化湿理气；连翘散结清热。诸药合用共奏消食导滞和胃之功。

随症加减：若脘腹胀甚者，可加枳实、厚朴、槟榔行气消滞；若食积化热者，加黄芩、黄连清热泻火；若大便秘结，可合用小承气汤；若胃痛急剧而拒按，大便秘结，苔黄燥者，为食积化热成燥，可合用大黄、芒硝通腑泄热，荡积导滞。

3. 肝气犯胃

主症：胃脘胀满，脘痛连胁，胸闷嗳气，喜长叹息，大便不畅，得嗳气、矢气则舒，遇烦恼郁怒则痛作或痛甚，苔薄白，脉弦。

治法：疏肝理气，和胃止痛。

方药：柴胡疏肝散。方中柴胡、白芍、川芎、香附疏肝解郁，陈皮、枳壳、甘草理气和中。诸药合用，共奏疏肝理气，和胃止痛之效。

随症加减：若胀重可加青皮、郁金、木香理气解郁；若痛甚者，可加川楝子、延胡索理气止痛；嗳气频作者，可加半夏、旋覆花、沉香降气解郁。

4. 瘀血停滞

主症：胃脘疼痛如针刺刀割，痛有定处，按之痛甚，食后加剧，入夜尤甚，或见吐血、黑便，舌质紫暗或有瘀斑，脉涩。

治法：活血化瘀，理气止痛。

方药：失笑散合丹参饮。方中五灵脂、蒲黄、丹参活血化瘀止痛，檀香、砂仁行气和胃。

随症加减：若痛甚可加延胡索、三七粉、三棱、莪术、枳壳，木香、郁金理气活血止痛。若血瘀胃痛，伴吐血、黑便时，当辨寒热虚实，参考血证有关内容辨证论治。

5. 脾胃虚寒

主症：胃部隐痛，绵绵不休，冷痛不适，喜温喜按，劳累或食冷或受凉后疼痛发作或加重，泛吐清水，食少，神疲乏力，手足不温，大便溏薄，舌淡苔白，脉虚弱。

治法：温中健脾，和胃止痛。

方药：黄芪建中汤。方中黄芪补中益气，小建中汤温脾散寒，和中缓急止痛。

随症加减：若泛吐清水较重者，可加干姜、吴茱萸、半夏、茯苓等温胃化饮；如寒盛者可用附子理中汤，或大建中汤温中散寒；若脾虚湿盛者，可合二陈汤；若兼见腰膝酸软，头晕目眩，形寒肢冷等肾阳虚者，可加附子、肉桂、巴戟天、仙茅，或合用肾气丸、右归丸之类助肾阳以温脾和胃。

6. 胃阴亏虚

主症：胃脘隐隐灼痛，似饥而不欲食，口燥咽干，口渴思饮，消瘦乏力，大便干结，舌红少津或光剥无苔，脉细数。

治法：养阴益胃，和中止痛。

方药：益胃汤合芍药甘草汤。方中沙参、麦冬、生地黄、玉竹养阴益胃，芍药、甘草和中缓急止痛。

随症加减：若胃阴亏损较甚者，可酌加干石斛；若兼饮食停滞，可加神曲、山楂等消食和胃；若痛甚者可加香橼、佛手；若脘腹灼痛，嘈杂反酸，可加左金丸；若胃热偏盛，可加生石膏、知母、芦根清胃泄热，或用清胃散；若日久肝肾阴虚，可加山茱萸、玄参滋补肝肾；若日久胃阴虚难复，可加乌梅、山楂肉、木瓜等酸甘化阴。

【其他疗法】

1. 针灸

取内关、中脘、足三里、公孙，以毫针中等强度刺激，留针 20 分钟。加减：热盛者刺合谷、金津、玉液；寒吐，加上脘、胃俞；食积加下脘、璇玑。

2. 按摩

在第 2 ~4 胸椎棘突处用手指按压，有时可以立即止痛，或用轻快的一指禅推法和摩法于上脘、中脘、下脘、气海、天枢等穴位进行操作，然后揉按这些穴位，并同时揉按足三里、脾俞、胃俞和内关穴各 10 分钟。

3. 中成药

（1）玉枢丹：每次 0.6g，每日 2 次，冲服。

（2）藿香正气水：每次 5mL，每日 3 次，口服。

（3）十滴水：每次 1mL，每日 5 次，含服。

【病案参考】

病案一

田某，女性，45 岁，2013 年 10 月 16 日初诊。胃脘痛 3 小时。患者诉有胃病病史十余年，时感胃脘部疼痛不适，常伴有嗳气、吞酸。2 年前行上消化道造影显示胃下垂及胃炎。曾间断服用补中益气丸及奥美拉唑、胃炎颗粒等中西药物，症状略有好转。3 小时前患者进食米饭后胃脘痛又作，疼痛较剧，胀闷不适。观其形瘦，舌淡苔薄白，脉细弱无力。

中医诊断：胃脘痛，证属脾虚，胃阴不足之证。

治以缓急止痛，健运脾胃，药用芍药甘草汤加味：芍药 30g，甘草 10g，延胡索 15g，香附 12g，党参 12g，木香 6g，砂仁 6g。4 剂，水煎服，每日 1 剂。

二诊：患者取药后即服 1 剂，用药后 30 分钟胃脘痛明显减轻，4 剂尽脘腹疼痛消失，仍时有腹胀，前方加枳壳15g调埋脾胃气机，继服5剂。约后脘腹胀痛基本消失，胃纳增加，随访1年未复发。

（选自《经方辨治急症验案举隅》）

病案二

唐某，男，52岁，干部，2005年10月3日就诊。患者10天前胃脘胀闷，攻冲作痛，脘痛连胁，嗳气频繁，大便不畅，每因情志因素而痛作，苔薄白，脉沉弦。胃镜检查诊断为胃窦炎。根据舌、脉、症的表现，辨证为肝气犯胃，治以疏肝理气为主。方药：柴胡12g，白芍20g，川芎10g，香附12g，陈皮12g，枳壳15g，甘草6g，郁金15g，青皮12g，木香10g，川楝子12g，延胡索10g。服药7剂后症状明显减轻，加减调理两剂而愈，复查胃镜正常。

（选自《中医辨证治疗急性胃炎122例》）

第十五节　急性胰腺炎

急性胰腺炎（acute pancreatitis，AP）是多种病因导致胰酶在胰腺内被激活后引起胰腺组织自身消化、水肿、出血甚至坏死的炎症反应。临床以急性上腹痛、恶心、呕吐、发热和血胰酶增高等为特点。中医古籍中无本病名记载，根据其临床表现，类似于“腹痛”“胃心痛”“脾心痛”“厥心痛”“胰瘅”等。许多医家认为在重症胰腺炎演变过程中出现的“心腹胀满硬痛而手不可近”“心下痛，按之石硬”以及冷汗淋漓、脉微肢厥等病象，又与中医之“结胸”“厥脱”“阳明腑实证”等病证相似。

本病病变程度轻重不等，轻者以胰腺水肿为主，临床多见，病情常呈自限性，预后良好，又称为轻症急性胰腺炎。少数重者胰腺出血坏死，常继发感染、腹膜炎和休克等，病死率高，称为重症急性胰腺炎。

【源流】

急性胰腺炎归属中医学“腹痛”“结胸病”“胰瘅”“胃心痛”“脾心痛”“厥心痛”范畴。现代《中医急诊学》中以“急性脾心痛”统一命名。脾心痛的病名始见于《灵枢·厥病》，当时认为脾心痛为厥心痛之一，因脾病而邪上乘心所致。其曰：“厥心痛，痛如以锥刺其心，心痛甚者，脾心痛也。”

隋、唐、宋时期对本病的病因病机、症状、预后和预防方法等，认识较为丰富，并已认识到其由断脐护脐不善所致，与成人破伤风同病同因，如隋代《诸病源候论·心痛病诸候》云：“足太阴为脾之经，与胃合。足阳明为胃之经，气虚逆乘心而痛。其状腹胀，归于心而痛甚，谓之胃心痛也。”宋《三因极一病证方论·卷九》云：“脾心痛者，如针锥刺其心腹，蕴蕴然气满。”“胃心痛”“脾心痛”都属于“厥心痛”之一，但“脾心痛”其疼痛的程度甚于“胃心痛”，似与急性胰腺炎常出现上腹部的剧烈疼痛更为吻合。《张氏医通·诸痛门》："脾心痛者，多由寒逆中焦……寒多虚，则或温或补之。"《杂病源流犀烛》治脾心痛用诃子散、复元通气散等方。宋时期《圣济总录》论曰："脾者中州，为孤藏以灌四旁。脾气盛则四脏皆得所养，今脾虚受病，气上乘心，故其为痛特甚，古方谓如针锥所刺而急迫者，是为脾心痛之候。"已论述了急性脾心痛的病因、病机、治法，为后世认识急性脾心痛奠定了理论基础。

宋元以后，各医家在继承前人学术观点的基础上，继续进行多方探讨。清代《杂病源流犀烛·心病源流》："腹胀胸满，胃脘当心痛，上支两胁，咽膈不通，胃心痛也。"从文献中对胃心痛症状的描述看，与急性胰腺炎的临床表现还是较符合的。近现代对胰腺炎的认识与诊治日益丰富，20 世纪 70 年代，天津南开医院和遵义医院分别应用清胰汤Ⅰ、Ⅱ号和清胰Ⅰ、Ⅱ、Ⅲ号治疗急性胰腺炎取得了较好的疗效。中医药治疗急性胰腺炎的研究，从临床、理论、药理等多方面不断深入，取得了丰硕的成果。80 年代前后，中医治疗急性胰腺炎认为"腑气不通"，治疗多以理气通滞、清里攻下为主，兼以调理脏腑功能。90 年代以来，活血化瘀法日益受到重视，化瘀法已成为急性胰腺炎治疗的又一大法。

【病因病机】

主要是由于感受六淫之邪、饮食不节、情志失畅、胆石、虫积、创伤等因素所致。本病发生的一般特点：年龄集中在中青年，近年老年人发病率逐年升高，多伴有胆石；男性较女性高发；发病的季节多在冬春寒凉季节，节假日集中时也多发，与生活方式、饮食有关。本病常因情志不畅、饮食不节、酗酒及感受湿热而诱发，现代报道高脂血症引起的胰腺炎也日益增多。

本病根据病情演变的特征分为初期、进展期、恢复期。

初期：多为过量饮酒，兼恣食肥甘、厚腻辛辣，酿成湿热，湿毒之邪蕴结中焦，伤及脾胃。脾土壅滞，肝失条达，土壅木郁，气血瘀闭，以致传导失职，腑气通降不利而腹痛，多为正盛邪轻。

进展期：外感六淫，饮食不节，胆道结石，胆道蛔虫，手术创伤等致病因素，导致邪阻气滞，肝胆不利，湿郁热结，蕴于中焦，或为肝郁气滞，或为肝胆湿热，或为胃肠热结，气、湿、热结聚不散，易于酿生热毒，形成血瘀。中期湿、热、瘀兼夹，正盛邪实，进一步发展为热毒炽盛，瘀热内结，气滞血瘀，或瘀热相搏，肉腐为脓，或上迫于肺，或热伤血络，最终成为气血逆乱之危证。

恢复期：湿热毒邪，迁延日久，渐至脾阳衰败，气血不足，不能温养脏腑，而致腹痛，甚至久病肾阳不足，肾失温煦，脏腑虚寒，腹痛日久，迁延不愈。或瘀热之邪内陷，又耗阴伤阳，正虚邪实，而虚实夹杂。本病早期以里、实、热证多见，虚寒证少见。归纳其病机关键早中期以"实热内蕴，热瘀互结"的实证为主，病至后期则表现为脾胃亏损，气阴两虚。

【临床诊断】

（一）临床表现

腹痛是急性胰腺炎的主要症状，位于上腹部，常向背部放射，多为急性发作，呈持续性。少数无腹痛，可伴有恶心、呕吐。发热常源于急性炎症、坏死胰腺组织继发感染，或继发真菌感染。发热、黄疸者多见于胆源性胰腺炎。

除此之外，急性胰腺炎还可伴有以下全身并发症：心动过速和低血压，或休克。肺不张、胸腔积液和呼吸衰竭，有研究表明胸腔积液的出现与急性胰腺炎严重度密切相关，并提示预后不良。少尿和急性肾功能衰竭。耳鸣、复视、谵妄、语言障碍及肢体僵硬、昏迷等胰性脑病表现，可发生于起病后早期，也可发生于疾病恢复期。

体征上，轻症者仅为轻压痛，重症者可出现腹膜刺激征，腹水，胁腹部皮肤青紫色斑（Grey－Turner 征），脐周皮肤青紫（Cullen 征）。少数患者因脾静脉栓塞出现门静脉高压，脾脏肿大。罕见横结肠坏死。腹部因液体积聚或假性囊肿形成可触及肿块。其他可有相应并发症所具有的体征。

（二）诊断要点

1. 骤然起病的上腹痛，其中近半数放射至背部，起病迅速，30 分钟内疼痛达到高峰，通常难以耐受，持续 24 小时以上不缓解，常伴随有恶心和呕吐。体格检查可出现上腹部压痛及各种腹部体征，从轻微的触痛到反跳痛不等。

2. 重症胰腺炎常伴有脏器衰竭或局部并发症，如坏死，脓肿及假性囊肿等。腹部体征包括明显的压痛、反跳痛、腹胀、肠鸣音减弱或缺失。上腹部可触及肿块。少数情况下可见 Grey－Turner 征，Cullen 征。常出现休克、呼吸困难、神经症状、重度感染征象、出血倾向等多脏器功能障碍。

3. 有暴饮暴食、胆石症（包括胆道微结石）、酒精、高脂血症，壶腹乳头括约肌功能不良、药物和毒物、内镜逆行性胰胆管造影术（ERCP）术后、十二指肠乳头旁憩室、外伤、高钙血症、腹部手术后、胰腺分裂、壶腹周围癌、胰腺癌、血管炎、感染性（柯萨奇病毒，腮腺炎病毒，HIV，蛔虫症）疾病、自身免疫性（系统性红斑狼疮，干燥综合征）疾病、α_1－抗胰蛋白酶缺乏症等病史，血清酶学检查如血清淀粉酶、血清脂肪酶的阳性变化，推荐 CT 扫描作为诊断急性胰腺炎的标准影像学方法。必要时行增强 CT（CE－CT）或动态增强 CT 检查。

【临证思路】

（一）识症

1. 腹痛

初起见腹部疼痛，周身拘急，未见抽搐，系邪阻气滞，肝胆不利，湿郁热结或肝郁气滞以致传导失职，腑气通降不利所致。进一步发展腹胀、肠鸣音减弱为腑气不通之危症。后期腹痛日久，迁延不愈，系脾阳衰败，气血不足，不能温养脏腑，而致腹痛，甚至久病肾阳不足，肾失温煦，脏腑虚寒，或瘀热之邪内陷，又耗阴伤阳，正虚邪实，而虚实夹杂。

2. 变证

毒入于肺并发喘息，热入血络出现皮肤瘀斑、瘀点，甚则出现热深厥深、气血暴脱、脏衰证，应根据不同情况给予相应处理。

3. 发热

初期多不发热，一般无寒热症状，及至热毒炽盛，瘀热内结，可见发热。或少数体质壮实者正盛邪实，或邪毒入里遇阳热之体而化燥伤津，或阳明热盛，则亦可见身热汗出，伴大便秘结。临证需辨别发热的原因，采取针对性治疗措施。

（二）审机

1. 邪盛初期

多为过量饮酒，兼恣食肥甘、厚腻辛辣，酿成湿热，湿毒之邪蕴结中焦，伤及脾胃。脾土壅滞，肝失条达，土壅木郁，气血瘀闭，以致传导失职，腑气通降不利而腹痛。腑气不通，胃气上逆则可见恶心、呕吐。

2. 邪盛极期

热毒炽盛，病邪深入，则见发热。若邪毒进一步发展，上迫于肺，则可见喘息、气短。毒热炽盛、热腐成脓而成脏腑痈疡证（胰周围感染或脓肿），或毒邪入血、耗血动血、迫血妄行而成热毒瘀血证（弥漫性血管内凝血），则可见皮肤瘀斑、瘀点。有部分表现为腑闭血瘀型、内闭外脱型等危重证型。

3. 正虚邪恋期

或迁延日久，或病久摄入不足，或素体正气不足，渐至脾阳衰败，气血不足，不能温养脏腑，而致腹痛。甚至久病肾阳不足，肾失温煦，脏腑虚寒，腹痛日久，迁延不愈。或瘀热之邪内陷，又耗阴伤阳，正虚邪实，而虚实夹杂。

（三）定治

治疗总则以疏肝理气、清热利湿、通腑泄热、急下存阴、活血解毒为主，佐理兼证，后期益气养阴、健脾和胃为主，兼祛余邪，扶正固本利于疾病康复。

“六腑以通为顺”，急性胰腺炎的治疗关键在于通腑。通腑的方法与措施，一为通里攻下，常用苦温燥湿之温法、清热燥湿之清法；二为滋阴攻下，常用于津液大伤，津亏热结，常用增液通下之法；三为健脾理气、行气之通腑法。

另外，强调“瘀”“毒”的地位，急性胰腺炎最常出现气、湿、热结聚不散则酿生热毒，终致血瘀，血瘀的存在又可进一步形成“留瘀化热”“络瘀化毒”的恶性循环，发展为“毒瘀互结”之证，因此，活血解毒常常贯穿于急性胰腺炎治疗的始终。

因本病腹胀，常常伴有恶心呕吐，难于服药，故宜结合外治法进行治疗。外治法可直达病所，特别是中药外敷、保留灌肠等疗法，既有改善症状之功，并有通腑之效。

（四）用药

1. 邪盛初期

多由外感六淫、饮食不节、胆道石阻、蛔虫上扰、精神刺激以及创伤、手术、妊娠等，导致邪阻气滞、肝胆不利、湿郁热结、蕴于中焦，表现为肝郁气滞、肝胆湿热、胃肠热结之证，此三方面的证候是 AP 最先出现和最常见的。但气、湿、热结聚不散则酿生热毒，终致血瘀，血瘀的存在又可进一步形成“留瘀化热”“络瘀化毒”的恶性循环，发展为“毒瘀互结”之证。治宜通下、化瘀、清热解毒、疏肝理气。通下，药用大黄、芒硝、枳实、厚朴、莱菔子、木香等；活血化瘀，药用延胡索、丹参、红花、桃仁、王不留行等；清热解毒，药用金银花、连翘、紫花地丁、蒲公英、土茯苓、栀子、红藤等；疏肝理气，药用柴胡、佛手、橘皮、枳壳、厚朴、香附、青皮、川楝子等。

2. 邪盛极期

以毒热炽盛、气营同病、气血同病、热结腑实为主，以清热解毒、活血化瘀，辅以通里攻下、益气养血为主要治则。黄疸重者加茵陈；热重者加龙胆草、黄芩、生石膏、知母、蒲公英、败酱草、紫花地丁、金银花、栀子、连翘；食积者加焦三仙、莱菔子；大便不通者加芒硝；口渴明显者加生地黄、玄参；腹胀明显者加莱菔子、瓜蒌；痛甚加延胡索；瘀重者加三棱、莪术；呕吐重者加法半夏、紫苏梗、竹茹；便血或呕血者加三七粉，茜草根；汗多亡阳者加龙骨、牡蛎；因胆道蛔虫病引起者加乌梅、苦楝皮根、使君子；麻痹性肠梗阻加甘遂、大黄、芒硝。毒入于肺、肺气郁闭，兼见咳喘、喘促屏气、痰涎壅盛，治宜宣肺开闭，药用炙麻黄、杏仁、桔梗等；热入血络，耗血动血、迫血妄行而成热毒瘀血证，可见皮肤瘀斑、瘀点，药用水牛角、生地黄、赤芍、丹皮等；血瘀明显可用破血消癥药三棱、莪术。对于阳衰气脱之证，宜用温阳益气之法，药用制附子、干姜等；补气温阳，药用人参、黄芪等；收敛固脱，药用生龙骨、生牡蛎等。

3. 正虚邪恋期

正虚邪恋、余邪未尽、热去湿留、瘀血内停，表现为气血两虚、气滞血瘀、湿邪困脾、脾胃虚弱，症见腹痛隐隐，腹部肿块，宜用健脾化湿药如白术、党参、扁豆、山药，与理气疏散之郁金、青皮、陈皮、柴胡、佛手、橘皮、枳壳、厚朴、香附、川楝子相伍。养阴柔筋，药用当归、熟地黄、白芍等。健脾养胃，药用黄芪、党参、白术、山药等。

【纲目条辨论治】

以虚实为纲，病因为目，条辨论治。

1. 肝郁气滞

主症：腹部阵痛或窜痛，或向左季肋部、左背部窜痛，呃逆、矢气则舒，恶心或呕吐，腹胀，可无发热，急躁易怒，嗳气呃逆，食纳少，舌淡红，苔薄白或薄黄，脉弦紧或弦数。

治法：疏肝理气。

临证处理：

（1）体针疗法：足三里、下巨虚、内关、胆俞、脾俞、胃俞、中脘等，均用泻法，每日 1 次。

（2）汤剂：柴胡疏肝散加减。药用柴胡、香附、炒枳壳、白芍、陈皮、川芎、生大黄、法半夏、黄芩、木香、延胡索、郁金、丹参、檀香、砂仁、甘草等。

2. 脾胃实热

主症：腹痛剧烈，甚至从心下至少腹痛满不可近，有痞满燥实坚征象，腹胀，恶心呕吐，口干渴，舌质红，苔黄厚腻或燥，脉洪大或滑数。

治法：清热，通腑，攻下。

临证处理：

（1）体针疗法：足三里、下巨虚、内关、胆俞、脾俞、胃俞、中脘、合谷，均用泻法。

（2）灌肠：生大黄 15g，胃管内灌注或直肠内滴注，每日 2 次。

（3）汤剂：大柴胡汤合大承气汤加减。药用柴胡、枳实、半夏、黄芩、生大黄、厚朴、芒硝、白芍、栀子、连翘、桃仁、红花、厚朴、黄连等。

3. 肝胆湿热

主症：上腹胀痛拒按，腹满胁痛，身目发黄，黄色鲜明，发热，口渴，口干口苦，恶心欲吐，大便秘结或呈灰白色，小便短黄，舌质红，苔黄腻或薄黄，脉弦数。

治法：清肝利胆，清热利湿。

临证处理：

（1）体针疗法：足三里、下巨虚、内关、胆俞、脾俞、胃俞、中脘、天枢、合谷，均用泻法。

（2）汤剂：茵陈蒿汤合龙胆泻肝汤加减。药用茵陈蒿、龙胆草、大黄、栀子、柴胡、枳实、木香、黄连、延胡索、黄芩、车前子、通草、生地黄、当归等。

4. 瘀热互结

主症：腹部刺痛拒按，痛处不移，或可扪及包块，或见出血，皮肤青紫有瘀斑，发热夜甚，口干不渴，小便短赤，大便燥结，舌质红或有瘀斑，脉弦数或涩。

治法：清热泻火，祛瘀通腑。

临证处理：

（1）体针疗法：足三里、下巨虚、内关、胆俞、脾俞、胃俞、中脘、血海、膈俞、太冲、膻中。针用泻法。

（2）外敷疗法：芒硝金黄散（金黄膏），每天1~2次。

（3）汤剂：泻心汤合膈下逐淤汤加减。药用大黄、黄连、黄芩、当归、川芎、桃仁、红花、赤芍、延胡索、生地黄、丹参、厚朴、炒五灵脂、牡丹皮、水牛角、芒硝等。

5. 内闭外脱

主症：脐周剧痛，面色苍白，肢冷抽搐，喘促，大便不通，小便量少甚或无尿。恶心、呕吐，皮肤可见瘀斑，神志不清，舌质干绛，苔灰黑而燥，脉沉细而弱。

治法：通腑逐瘀，回阳救逆。

临证处理：

（1）体针疗法：重灸神阙，温针关元，烧山火针涌泉、足三里。

（2）汤剂：小承气汤合四逆汤加减。药用生大黄、厚朴、枳实、熟附子、干姜、甘草、葛根、赤芍、红花、生晒参、代赭石、生牡蛎等。

6. 热毒炽盛

主症：腹痛，脘腹胀满，腹胀拒按，高热口渴，头痛烦躁，肌肤发斑，舌红绛苔黄燥，脉数。

治法：清热解毒，化瘀散结。

临证处理：

（1）体针疗法：足三里、下巨虚、内关、胆俞、脾俞、胃俞、中脘、曲池、合谷等，针用泻法，每日1次。

（2）汤剂：黄连解毒汤合犀角地黄汤加减：黄连、黄芩、黄柏、栀子、水牛角、生地黄、赤芍、丹皮、蒲公英、败酱草、桃仁等。

7. 毒入于肺，肺闭咳喘

主症：脘腹胀满，腹胀拒按，喘促不宁，痰涎壅滞，大便闭结，舌质红，苔黄腻，脉滑数。

治法：清肺定喘，泄热通便。

临证处理：

（1）体针疗法：针足三里、下巨虚、内关、胆俞、脾俞、胃俞、中脘、丰隆、肺俞。针用泻法，每日1次。

（2）汤剂：宣白承气汤加减。药用生石膏、生大黄、杏仁粉、瓜蒌皮、桑白皮、黄芩、黄连等。

8. 脾胃虚弱

主症：胃脘胀满，隐隐作痛，身倦乏力，四肢不温，食少便溏，胸脘痞闷，舌质淡或有齿痕、苔薄白，脉细弱。

治法：益气健脾，燥湿化痰。

临证处理：

（1）体针疗法：针足三里、下巨虚、内关、脾俞、胃俞、中脘。针用补法，每日1次。

（2）汤剂：六君子汤加减。药用党参、白术、茯苓、炙甘草、陈皮、半夏等。

9. 热去湿恋，湿困脾胃

主症：脘腹胀满，不思饮食，口淡无味，恶心呕吐，嗳气吞酸，肢体沉重，怠惰嗜卧，常多自利，舌苔白腻而厚，脉缓。

治法：燥湿运脾，行气和胃。

临证处理：

（1）体针疗法：针足三里、下巨虚、内关、胆俞、脾俞、胃俞、中脘、天枢。针用补法，每日1次。

（2）汤剂：平胃散加减。药用柴胡、黄芩、人参、半夏、甘草、陈皮、苍术、厚朴等。

10. 热灼津液，胃阴不足

主症：脘腹隐痛，食欲不振，口干咽燥，舌红少苔，脉细数。

治法：益气养阴，健脾和胃。

临证处理：

（1）体针疗法：针足三里、下巨虚、内关、胆俞、脾俞、胃俞、中脘。针用补法。

（2）汤剂：益胃汤加减。药用沙参、麦冬、生地黄、玉竹、党参、天花粉、葛根等。

【病案参考】

病案一

郑某，女，68岁，1987年2月26日急诊入院。上腹持续性剧痛2小时。患者因食肥甘食物2小时后，中上及左上腹持续性剧痛拒按，伴恶心、食入即吐，口干、便秘、尿黄。

刻诊：患者神志清楚，呈急性痛苦病容，巩膜、皮肤无黄染，体温37℃，呼吸24次/分，脉搏96次/分，血压140/90mmHg，舌质红少津，苔黄厚，脉弦数。上腹部肌紧张，有明显压痛及反跳痛，未扪及肿块，肠鸣音减弱。

血常规示白细胞 17.9×10^9/L；尿常规示蛋白（++）；血清淀粉酶128U/L，尿淀粉酶512U/L。

西医诊断：急性胰腺炎（水肿型）。

中医证型：肝胆郁滞，阳明实热。

治则：清肝利胆，通腑攻下。

方药：柴胡、黄连、黄芩、大黄（后下）各10g，芒硝（冲服）10g，木香6g，白芍12g。每日两剂，水煎服；并结合西医常规治疗。

服两剂后，排出大量恶臭粪便，腹痛减轻；上方去芒硝加延胡索、川楝子各10g，半日1剂，服3剂后诸症大减。

二诊方又加当归、赤芍、枳壳、桃仁各10g，每日1剂，水煎服，10日后腹痛完全缓解，左上腹压痛（-），各项实验室检查均正常。

按：本案2011年2月、8月、11月胰腺炎反复发作，经过中医治疗后，胰腺炎发作减少。治疗主要采用大柴胡汤、木香槟榔丸、龙胆泻肝汤、六君子汤之类，前期以清利湿热、导滞通腑为主，后期渐转为健脾化湿。这种脏腑并治、扶正去邪的方法，对减少胰腺炎复发起到了一定的作用。

（选自《王宁治疗急性胰腺炎经验举隅》）

病案二

刘某，男，54岁，2007年11月20日初诊。患者于今年9月突发急性胰腺炎。9月26日行CT检查提示肝内胆管扩张，胆囊增大，胰头增大，胰头及胰尾密度不均，十二指肠壶腹部见管壁不均匀增厚，向上延伸至幽门；脾脏增大，腹膜炎症。肝功能检查正常。经西医治疗后，病情减轻。10月24日复查CT：胰头增大，胰周渗出，考虑肿块型胰腺炎。

刻诊：胃脘时觉痞满，按之略痛，大便干燥，每日1次，余无不适，舌质嫩红，苔薄白腻，脉细弦。证属实热内结，治以通腑泄热，渗湿散结。

处方：大柴胡汤合薏苡附子败酱散加减。

柴胡12g，白芍15g，黄芩15g，半夏12g，枳实12g，生大黄（后下）10g，大枣10枚，蒲公英60g，败酱草30g，薏苡仁30g。7剂。

11月27日二诊：大便仍干燥，胃脘痞满未减。经询问得知患者生大黄未按医嘱后下。原方生大黄增至15g，嘱后下，煎煮1~2分钟即可；再加党参15g，黄芪15g，白术15g，茯苓15g。7剂。

12月4日三诊：药后大便每日1~2次，心下无痞满，按之亦不痛。上方生大黄减为10g，再加丹皮10g，桃仁10g。14剂。

此后，以上方维持治疗。12月27日复查CT：胰头肿块明显缩小，炎症明显好转。

按：本案虽然急性胰腺炎极期已过，但仍在急性末期而需用大柴胡汤内泄热结。薏苡附子败酱散原为治疗肠痈方，取其清热解毒、渗湿散结作用，以针对胰头增大、胰周渗出的肿块型胰腺炎及其后遗腹膜炎症。三诊所加药物又构成大黄牡丹皮汤以加强化瘀散结作用。经过中医治疗，胰头肿块明显缩小、炎症明显好转。本案提示中医治疗急性胰腺炎后期可以发挥特长。从二诊开始以四君子汤顾护中州，驱邪不忘扶正，为恢复期健脾治脏做好铺垫。

（选自《蒋健教授亦脏亦腑论治胰腺炎经验浅析》）

第十六节 上消化道出血

上消化道出血是临床常见的危急重症。消化道以屈氏（Treitz）韧带为界，分为上消化道与下消化道。上消化道出血主要包括口腔、咽部、食管、胃、十二指肠、上段空肠等部位的出血。肝胆系统出血与胰腺出血也属于上消化道范畴，但多由外科诊治。口腔与咽部出血概率较低，常为局部损伤或全身疾病的局部表现，诊断及治疗上无特殊之处。上消化道出血的原因有：①上消化道病变：食管、胃及十二指肠病变，如消化性溃疡、肿瘤、胃及十二指肠糜烂等；②门静脉高压导致的相关病变：如食管-胃底静脉曲张破裂出血、门脉高压性胃病等；③上消化道邻近器官或组织病变：如胆道出血、胰腺疾病、主动脉瘤破入食管、胃或十二指肠肿瘤、纵隔肿瘤破入食管等；④全身性疾病的局部表现：某些感染性疾病、部分血管性疾病，或血液系统疾病可表现为上消化道出血，如肾综合征出血热等。其中急诊最常见的出血原因依次为消化性溃疡和黏膜糜烂、食管-胃底静脉曲张破裂出血、急性糜烂出血性胃炎等。上消化道邻近器官或组织病变导致的出血主要由外科诊治，全身性疾病的局部表现主要由相应专科诊治。

【源流】

上消化道出血，属于中医学“血证”的“呕血”“吐血”“便血”范畴。古代医家对呕血、吐血、便血的论述非常丰富，始见于《黄帝内经》。如《素问·举痛论》云：“怒则气逆，甚则呕血”，这是对呕血病机的最早阐述。东汉张仲景在《金匮要略·惊悸吐衄下血胸满瘀血病脉证治》中详细论述了“吐衄下血”的成因、脉症、证治、预后等，并创建了柏叶汤、泻心汤、黄土汤及赤小豆当归散等治血名方。宋《济生方·吐衄》论述血证“所致之由，因大虚损，或饮酒过度，或强食过饱，或饮啖辛热，或忧思恚怒”的病因，并强调了火热在血证中的发病作用。元代朱丹溪在《平治荟萃·血虚阴难成易亏论》中强调阴虚火旺是导致出血的重要原因。明代张景岳《景岳全书·杂证谟·血证》中指出：“凡治血证，须知其要。而血动之由，惟火惟气耳。故察火者但察其有火无火，察气者但察其气虚气实，知此四者而得其所以，则治血之法无余义矣。”《先醒斋医学广笔记·吐血》提出了治吐血三要法，即“宜行血不宜止血”“宜补肝不宜伐肝”“宜降气不宜降火”，这三种治法一直为后代医家所推崇。张景岳认为治血在于治血治气，即“察火者但察其有火无火，察气者但察其气虚气实”。清唐容川《血证论·吐血》则指出“止血”

“消瘀”“宁血”及“补虚”四法，至今仍为目前临床医家治疗血证经常使用的方法。

【病因病机】

上消化道出血主要由于血液不循常道，上溢于口，下泄于后阴而形成。本病病因有外感六淫、饮食不节、情志过极、劳倦过度、病后伤正等。其共同的病理变化可以归纳为火热偏盛、迫血妄行和气虚失摄、血溢脉外这两个方面。从病因上看，火热之邪中又分实火和虚火，气虚之中又分单纯气虚和气损及阳而致阳气虚衰等两种情况。从证候虚实上说，实火属实证，虚火及气虚属虚证。从病机变化上，常发生实证向虚证转化的情况，正所谓“久病必虚”，血证始为火热偏亢者，若反复发作，阴分必伤，虚火内生，或火热伤络，反复发作不愈，出血既多，气亦不足，气虚阳衰，更难摄血，如此循环不已，则是造成某些血证缠绵难愈的原因。一般而言，初病多实，久病多虚，而久病入络者又为虚实夹杂。张仲景在《伤寒论》及《金匮要略》中对吐血与便血的病因病机已有相关论述。一是阴虚内热，虚热上扰。如“患者面无血色，无寒热。脉沉弦者衄；浮弱，手按之绝者，下血；烦咳者，必吐血”。二是嗜酒致湿热内蕴，灼伤血络，如“夫酒客咳者，必致吐血，此因极饮过度所致也”。三是气虚不能摄血，如“下血，先便后血，此远血也，黄土汤主之”。本病病位主要在胃、脾、肝、肠，涉及心、肺、肾。

【临床诊断】

（一）临床表现

根据出血量的大小以及出血的速度，可表现为黑便、呕血。若出血量大，且出血速度快，也可能排出暗红色血便。黑便时，血色污浊而暗，或色黑呈柏油状，可伴有畏寒、头晕、心慌、气短及腹痛等症；呕血时，呕吐液呈咖啡色或暗红色，吐血量多者可呈鲜红色，多夹有食物残渣，混有胃液。初起常有恶心，胃部不适或疼痛，脘腹有压痛，肠鸣音活跃，出血量多者可见头晕心慌，面色苍白，汗出肢冷，甚或晕厥，以及心率增快，血压下降。出血量过多，可有昏厥、肢冷汗出、心率增快、血压下降、腹部压痛。

（二）诊断要点

1. 有引起上消化道出血的原发病，如消化性溃疡、肝硬化、慢性胃炎及应激性病变等。

2. 症状及体征：患者出现呕血和（或）黑便症状，可伴有头晕、面色苍白、心率增快、血压降低等周围循环衰竭征象，急性上消化道出血诊断基本可成立。部分患者出血量较大、肠蠕动过快也可出现血便。少数患者仅有周围循环衰竭征象，而无显性出血，此类患者不应漏诊。

3. 大便潜血阳性，血红蛋白进行性下降，出现氮质血症。

4. 内镜检查发现有出血病灶，诊断即可确立。

5. 上消化道大量出血的早期识别：反复呕血或持续黑便，或粪便呈暗红色，伴肠鸣音活跃；短期内即出现急性周围循环衰竭症状，头晕、心慌、汗出、肢冷、口渴、指甲苍白、精神萎靡、烦躁不安、意识障碍等；快速输血补液后血压不易上升，脉搏仍细数，中心静脉压下降；红细胞、血红蛋白、红细胞压积明显下降。

6. 应避免下列情况误诊为上消化道出血：某些口、鼻、咽部或呼吸道病变出血被吞入食管，服某些药物（如铁剂、铋剂等）和食物（如动物血等）引起粪便发黑。对可疑患者可行胃液、呕吐物或粪便隐血试验。

【临证思路】

（一）识症

1. 确认是否为上消化道出血

呕血时易误吸入气道引起呛咳。呕血与咯血，血液均经口出，但咯血是血由肺来，经气道随咳嗽而出，血色多为鲜红，常混有痰液，咯血之前多有咳嗽、胸闷、喉痒等症状，大量咯血后，可见痰中带血数天，大便一般不呈黑色；吐血是血自胃而来，经呕吐而出，血色紫暗，常夹有食物残渣，吐血之前多有胃脘不适或胃痛、恶心等症状，吐血之后无痰中带血，但大便多呈黑色。鼻咽部、齿龈及口腔其他部位的出血也常可由口腔吐出，但常为纯血或血随唾液而出，血量少，并有口腔、鼻咽部病变的相应症状可循，较少出现全身症状。

2. 出血量的判断

表 3－2－16－1　上消化道出血量估计表

临床表现	出血量估计	出血速度
隐血试验阳性	>5～10mL/日	慢
黑粪	50～100mL/日	慢
呕血	250～300mL/次（胃内积血量）	快
不典型	<400mL/总量	缓
全身症状，如头昏、心慌、乏力等	≥400～500mL/次	快
周围循环衰竭	>1000mL	较快

3. 病情严重度评估

表 3-2-16-2 Rockall 再出血和死亡危险性评分系统

变量	评分			
	0	1	2	3
年龄（岁）	<60	60~79	≥80	
休克	无休克①	心动过速②	低血压③	
伴发病	无		心衰、缺血性心脏病和其他严重伴发病	肝衰竭、肾衰竭和癌肿播散
内镜诊断	无病变，M-W 综合征	溃疡等其他病变	上消化道恶性疾病	
内镜下出血征象	无或有黑斑		上消化道血液潴留、黏附血凝块、血管显露或喷血	
总分				

注：①收缩压>100mmHg，心率<100 次/分；②收缩压>100mmHg，心率>100 次/分；③收缩压<100mmHg，心率>100 次/分

判断：低危<3 分，中高危≥3 分。

（二）审机

1. 辨虚实

凡胃内积热、肝火犯胃，络破血溢者多属实证，症见起病急，舌质红，苔黄厚或腻，脉滑数或弦数。脾胃虚弱、气不摄血、阴虚火旺者多属虚证，症见舌淡，苔薄白或舌红少苔，脉细。

2. 辨寒热

突然出现呕血或排暗红色血便之上消化道出血，以火热为多；起病慢，大便色暗，以寒证为多。

3. 审证求因

虽为火邪，然临床又应分虚实。虚火宜养阴降火；实火宜清热泻火。而实火又有胃火、肝火之别，应区分清胃、泻肝之异。脾虚不摄、瘀血阻络、血不循经者，可辨其病位、病性，分别予以益气摄血、活血止血。久病不愈者，可由实转虚，出现虚实夹杂、寒热错杂的复杂证候，辨证时应予注意。

（三）定治

1. 治疗原则

无论寒热虚实，治疗以止血治标为急务，审因治本缓之。治火、治气、治血为治疗上消化道出血的总则。

血从上溢，实证则宜清降，忌用升散，以免气血升腾，病情加重；虚证宜滋补，忌用寒凉攻伐，以免伤脾胃之阳，有碍气血化生。血从下溢，实证宜清化，忌用固涩，以防留邪停瘀；虚证宜固摄，忌用通利，以免耗气伤阴。大出血致血脱者，应遵循“有形之血难以速生，无形之气首当先固”，急当益气固脱为先，并配合输血、输液等。

2. 单味药及针法

在上消化道出血的治疗中，三七粉、白及粉、大黄炭均为止血治标可选的单味药。针刺主穴取足三里、中脘、胃俞、内关，其余穴位辨证选取。

3. 急诊内镜检查及治疗

内镜检查在上消化道出血的诊断、危险分层及治疗中有重要作用，药物与内镜联合治疗是目前首选的治疗方式。尤其对怀疑肝硬化食管－胃底静脉曲张出血的患者，应在住院后 12 小时内行急诊内镜检查。

4. 介入治疗

急性大出血无法控制的患者应及早考虑行介入治疗。介入治疗包括选择性血管造影及栓塞（TAE）、经颈静脉肝内门－体静脉支架分流术（TIPS）。TAE 可选择胃左动脉、胃十二指肠动脉、脾动脉或胰十二指肠动脉血管造影，针对造影剂外溢部位或病变部位经血管导管滴注血管加压素或去甲肾上腺素，使小动脉和毛细血管收缩，进而使出血停止。无效者可用明胶海绵栓塞。TIPS 能在短期内显著降低门静脉压力，与外科门－体分流术相比，具有创伤小、成功率高、降低门静脉压力效果可靠、可控制分流道直径、能同时行断流术（栓塞静脉曲张）、并发症少等优点。TIPS 对急诊静脉曲张破裂出血的即刻止血成功率达到 90% 以上，但远期疗效尚需观察。影响疗效的主要因素是术后分流道狭窄或闭塞。

【纲目条辨论治】

以虚实为纲，病因为目，条辨论治。

1. 胃热炽盛，络破血溢

主症：吐血色红或紫暗，常夹有食物残渣，伴脘腹胀闷，甚则作痛，口臭，便秘，大便色黑，舌质红，苔黄腻，脉滑数。

治法：清胃泻火，安络止血。

临证处理：

（1）辨证取穴：肝俞、内庭、行间；配穴采用泻法，得气后留针 15 分钟。

（2）汤剂：三黄泻心汤加减。药用黄连、黄芩、生大黄、侧柏叶、仙鹤草、海螵蛸等。柏油便量多时加槐花、地榆；血热加生地黄、丹皮；呕吐加枳壳、半夏；腹痛加白芍、甘草；胁痛加延胡索、川楝子、青皮。

2. 脾不统血，血溢脉外

主症：吐血或黑便缠绵不止，时轻时重，血色暗淡，伴食少，体倦，面色萎黄，神疲乏力，心悸气短，面色苍白，舌质淡，脉细弱。

治法：健脾益气，摄血止血。

临证处理：

（1）辨证取穴：关元、气海、隐白；配穴采用补法，得气后留针15分钟。

（2）汤剂：归脾汤加减。药用白术、当归、茯苓、黄芪、龙眼肉、远志、酸枣仁、木香、炙甘草、人参等。

3. 气不摄血，气随血脱

主症：呕血或黑便不止，伴呼吸微弱而不规则，昏迷，汗出不止，面色苍白，口开目合，手撒身软，二便失禁，脉微欲绝，舌淡白，苔白润。

治法：益气固脱，摄血止血。

临证处理：

（1）辨证取穴：关元、命门、百会；配穴采用补法，得气后留针15分钟。

（2）汤剂：甘草人参汤加减。药用生甘草，人参等。

【病案参考】

病案一

患者，男，30岁，1982年6月15日初诊。胃脘痛16个月，作止无常，鲜有经月不发者。两月前于饱食后劳力太过，胃脘痛再发，嘈杂似饥，半日后突发吐血盈碗，色鲜紫夹杂，有块。血后诸症悉减，未就医。本月11日，复因食后负重，脘痛又起，吐血再发，初仅半碗，夹有残食。经西医诊断为上消化道出血，给予对症治疗，每日仍见红，血量自5~7口至数十口不等，色紫有小块。今晨突然吐血约700mL，患者要求转中医治疗。刻下：上脘部位温温然似热汤贮存，且嘈杂不已，不时有热气上冲，自知为再失血之预兆。血后额上有汗，头晕，心悸怔忡，胸闷懊憹。脉滑数，无芤象；舌正红，右侧有紫点3处，苔白。病属呕血，由劳力气滞血瘀络损使然，拟镇逆气、化瘀血、补破络为法。

处方：大黄10g，黄芩10g，丹皮10g，丹参10g，白及（水磨冲服）10g，代赭石（打碎先煎）30g，三七（水磨冲服）3g，乌贼骨30g，藕节5枚，红参10g。浓煎频服。

服上方1剂，仅于当夜11时许吐紫瘀血2口，后未再见红。脘次稍宽，且思食。翌晨大便1次，色黄。

按：该病例以三黄泻心汤加减。大黄与白及配伍，一散一敛。大黄走而不守，白及守而不走，二者配伍，虽散而不致耗血，虽敛而不致积瘀。大黄配丹参，则为破瘀消积与活血化瘀相互促进。代赭石镇逆气，《景岳全书》指出“失血之由，唯火与气”，缪仲淳治血三诀中主张“宜降气不宜降火”，以质重之代赭石镇逆气，配大黄下瘀血，故气不再上逆，血亦不再逆行。大黄与红参，一寒一温，合“补必兼温，泻必兼凉”之意。二者气味俱厚，补力雄而泻力猛。大黄为将，人参为相，似此一将一相，亦剿亦抚；一动一静，亦攻亦补；攻补结合，则攻不伤正，补不恋邪。

（选自《重订古今名医临证金鉴·血证卷》）

病案二

李某，女，50岁，1951年4月15日初诊。患者平素肝气偏激，不善言辞，常觉胸胁不畅，胃脘痞塞，每于疏肝理气之后减轻。近因家事不遂，忽然盈口吐血不止，呕声连连，他医拟平肝疏气剂加棕皮炭、焦侧柏等两剂未效。观其症脉：面赤气粗，逆气频作，时作太息；胃脘刺痛，心烦灼热，意欲凉饮，吐血呈黑红色；大便干燥，已两日未解；舌质红绛，苔黄腻，脉弦数，尤以两寸洪盛。

此乃心肝火盛，阳明（胃中）积热，损伤胃络，迫血妄行所致。治宜清胃泻火，降逆止血。方拟《金匮要略》泻心汤加味。处方：大黄12g，黄连6g，黄芩9g，竹茹30g。1剂，分两次水煎顿服。

4月16日二诊：药后逆气不作，血未再吐，脉转平和，神情安定，以原方减量。处方：大黄9g，黄连4.5g，黄芩6g，竹茹15g。两剂，水煎服。

4月19日三诊：诸症皆平，脉象缓和，食、眠、便俱佳。嘱其停药，畅怀制怒，以饮食调养善后。

按：本例肝气偏激，易动火而致吐血。《素问·举痛论》曰：“怒则气逆，甚则呕血。”张景岳亦强调：“血动之由，惟火惟气耳。”柴浩然以《金匮要略》泻心汤加味清胃泻火，直折冲逆，俾热清逆降，血不致奔迫而已。其中，大黄乃治胃中实热吐血之要药。唐容川指出：“大黄一味，能推陈致新……既速下降之势，又无遗留之邪。”伍以芩、连清泻心、肝之热，助大黄以收其功。尤其竹茹一药，既善清胃络之热，复有和胃降逆之效，重用而无凉遏留瘀之嫌。

（选自《中国百年百名中医临床家丛书·柴浩然》）

病案三

寻某，男，40岁，1956年10月3日初诊。患者脾胃素虚，有胃脘痛（胃溃疡）病史，每遇饮食不节，恣食生冷或过度劳累，即脘痛、便溏。近因过度劳累，饮冷不慎，昨日突然吐血不止。症见面色惨淡无色，精神萎靡，气短息微，语言无力，欲言又止，四肢稍冷，不思饮食，脘腹缠绵疼痛不休，大便溏薄，小便清白，脉象沉迟细弱。

此属脾虚阳弱，血失统摄。治宜温运脾阳，益气摄血。方用理中汤加味。处方：土炒白术30g，红人参9g，黑姜6g，炙甘草6g，当归18g。3剂，浓煎取汁，另煎人参兑入，频频服之，每日1剂。

10月6日二诊：服药后，未再吐血，体渐复，精神转佳，知思饮食，腹痛止，大便基本成形，舌淡红，苔薄白，脉象沉弱，较前有力。继以归脾汤加减，益气补血，引血归脾，以资巩固疗效。

10月21日三诊：服归脾汤调理十余剂后，纳谷增多，精神好转，诸症悉平，脉象缓和有力。嘱其停药，忌食生冷，以饮食调养善后。

按：吐血一症属实热者多，虚寒者较少。本例患者脾胃素虚，加之不忌生冷，劳作不节，以致脾虚气弱，中阳不振，失其统摄之权而吐血。诚如孙思邈指出的“亦有气虚夹寒，阴阳不相为守，营血虚散，血亦错行，所谓阳虚阴必走耳”。柴浩然对阳虚出血的辨识，一是注重病史，洞察体质的虚实寒热；二是审证求因，把握病机的标本缓急；三是药病相当，免致杂投再伤脾胃。方用理中汤温运脾阳，益气摄血。配入当归，既补血以促使离经之血归复其经，且和血又具止血防瘀之功，尤以阳虚出血之症为宜。因药症相符，标本兼顾，故3剂后出血即止，诸症渐平，继用归脾汤调理而痊。

（选自《中国百年百名中医临床家丛书·柴浩然》）

病案四

卫某，男，21岁，1969年12月9日住院。患者两年前因脾脏肿大在某市医院行脾切除术。3天前因大口吐血数次，大便色黑住院治疗，诊断为“门脉性肝硬化并发食道静脉曲张破裂出血”。经保肝治疗，维生素K、凝血剂等止血，并配以输液、输血（1500mL），病情仍未稳定，吐血未止，血色素下降明显。于12月12日请中医会诊。会诊见：患者大口呕血不止，大便呈黑泥状，面色苍白，头晕眼花，四肢无力，精神不支，舌质正红而干，脉象虚大芤数，呈危重病容。

证属气不统血，营阴大亏，虚热充斥，络脉损伤。治宜益气清热，养液固络，消瘀止血。方用三才汤加味。

处方：天冬15g，细生地黄30g，北沙参60g，竹茹30g，三七粉9g（研末分冲），鲜藕240g。两剂，以鲜藕煮水煎药，1剂两煎，每日1剂。

12月15日二诊：服药后，未再呕血，精神稍有好转，且能安睡并有食欲（流食），大便呈轻度黑泥状。宗原方意，减三七粉，加冰糖60g（煎好药后化入）。

12月18日三诊：呕血、便血未再出现，饮食增进，精神转佳，舌红偏淡，舌面津回转润，脉象平和。

上方去竹茹，减沙参为30g，鲜藕为120g。3剂，水煎服。

12月21日四诊：诸症悉除，食、眠、便均正常，体力恢复，能下床活动，大便潜血检查呈阴性。嘱其停服中药，除用保肝药外，以清淡饮食调养。观察数日，疗效巩固而出院。

按：本例患者因行脾切除术，加之调养不慎，正气渐虚，以致成“门脉性肝硬化并发食道筋脉曲张破裂出血”。住院后，虽经保肝、止血、输液、输血等治疗，病情未见控制。据其病史与脉证，乃正气虚弱，不能统血；营阴大伤，虚热内生；虚热充斥，络脉损伤。此等危急病证用药颇为棘手，柴浩然当机立断，处以清补之三才汤加减。方中人参甘温，于阴血虚甚兼热者不宜，易为沙参甘寒益气生津，竹茹清络中虚热，鲜藕清热止血，三七消瘀止血，使清补中无凉遏之嫌，止血中无留瘀之弊，澄本清源，标本兼顾，故两剂呕血见止，病情转安。续为调理，气阴渐复，虚热得清，血行归经而痊愈出院。

（选自《中国百年百名中医临床家丛书·柴浩然》）

第十七节 肝性脑病

肝性脑病是由于急性或慢性肝功能严重障碍或各种门静脉－体循环分流异常所导致的、以代谢紊乱为基础的、轻重程度不同的神经精神异常综合征，是各种急、慢性严重肝病常见的并发症和主要死亡原因之一。其主要临床表现是意识障碍、行为失常和昏迷。由于其发病机制复杂，有多种因素参与，应针对不同病因和临床类型有重点地选择治疗方案。

2005 年中国肝炎防治基金会公布的《中国肝炎的流行现状及其相关问题分析报告》显示，住院肝炎患者年平均费用为 12310 元，而肝性脑病患者的住院时间、住院费用约为普通肝病患者的 4～5 倍。由此可见肝性脑病除病情凶险外，还大大增加了患者的经济负担。

【源流】

中医学并无“肝性脑病”的病名。从临床表现看，较为符合中医古籍文献中所述的“神昏”“昏愦”“昏蒙”“谵妄”“暴不知人”“厥逆”“肝厥”“闭证”“脱证”等神志方面的病变。

中医文献中对肝性脑病的记载分为有黄疸和无黄疸两种类型，与现代医学对肝性脑病的论述相吻合。有黄疸的肝性脑病，为急性（亚急性）肝衰竭引起，中医代表病为“急黄”与“瘟黄”，二者异名同病，皆因温疫毒邪引起，湿热蕴积化毒，疫毒炽盛，充斥三焦，深入营血，内陷心包，见卒然发黄、神昏谵妄、痉厥、出血等危重症。巢元方在《诸病源候论·急黄候》中记载：“因为热毒所加，故卒然发黄，心满气喘，命在顷刻，故云急黄也。有得病即身体面目发黄者，有初不知是黄，死后乃身面黄者。其候得病，但发热心战者，是急黄也。”《诸病源候论·脑黄候》记载：“邪热在骨髓，而脑为髓海，故热气从骨髓流入于脑，则身体发黄，头脑痛，眉疼，名为脑黄候。”《圣济总录》记载：“病患心腹急闷，烦躁，身热，五日之间，便发狂走，体如金色，起卧不安，此是急黄。”沈金鳌在《沈氏尊生书》中记载：“天行疫疠以致发黄者，俗谓之瘟黄，杀人最急。”《医宗金鉴》记载：“天行疫疠发黄，名曰‘瘟黄’，死人最暴也，盖是急黄耳。”

无黄疸性或低黄疸性肝病并发肝性脑病者，多为肝硬化失代偿期。其特征是眼睛、皮肤黄疸不明显，精神不振，胸脘满闷，上腹部时作隐痛，小便色黄，此等病证多为久病肝体受损，湿浊阻遏中焦，热郁化火，肝风内动所致。《素问·热论》载有热争引起“狂言及惊”的肝热病表现：“肝热病者，小便先黄，腹痛、多卧、身热；热争则狂言及惊，胁满痛，手足躁，不得安卧。”《伤寒杂病论》载有关于肝疾病引起脑病及意识的描述，如谵语、嗜卧、默默不欲饮食、心烦、如见鬼状、如狂、发狂、狂言及惊、躁不得卧、烦惊、惊狂、狂走见鬼、手足躁扰、循衣摸床、神昏痉厥、谵言妄语等。尤其误下发热“狂走见鬼”之脑病：“胸下为急，喘汗而不得呼吸。呼吸之中，痛在于胁，振寒相搏，形如疟状。医反下之，故令脉数发热，狂走见鬼，心下为痞，小便淋漓，少腹甚硬，小便则尿血。”瘀热内结，心为所扰“如狂”之脑病：“太阳病不解，热结膀胱，其人如狂，血自下，下者愈。其外不解者，尚未可攻，当先解其外。外解已，但少腹急结者，乃可攻之，宜桃核承气汤。”太阳随经入里，瘀热结于下焦营分“发狂”之脑病：“太阳病六七日，表证仍在，脉微而沉，反不结胸，其人发狂者，以热在下焦，少腹当硬满；而小便自利者，下血乃愈。所以然者，以太阳随经，瘀热在里故也，宜下之，宜抵当汤。”

【病因病机】

1. 外因

感受六淫风、寒、暑、湿、燥、火之邪，尤其是湿热疫毒之邪，正虚邪盛，湿热内结，邪热炽盛，内犯心营，扰乱神明；或邪毒内蕴脏腑，郁久化热，灼伤阴津，肝阴内耗，致肝火上炎，肝风内动，上扰心神，从而继发神昏谵语、躁扰不宁等肝性脑病的表现。此类型肝性脑病于“急黄”“急疫黄”“瘟黄”“伤寒发黄”“时疫发黄”“天行病急黄”等古籍中有记载，相当于现代医学的急性（亚急性肝衰竭）、慢加急性（亚急性）肝衰竭、慢性肝衰竭等以黄疸为首要表现的患者。

2. 内因

中医认为过怒伤肝，忧思伤脾，惊亦伤肝，致使肝气郁结，气郁化火，导致肝疏泄失常，加上湿热之邪内蕴，引发为肝病，肝病及脑。此类似于心因性肝炎、瘀血性肝炎、自身免疫性肝炎等。

3. 不内外因

因饮食不洁、过食肥甘厚腻、长期饮醇酒无度、长期饥饱失常，过食生冷（如带菌或虫的淡水生鱼片）、劳倦太过、房事不节、纵欲过度，导致脾胃损伤，运化失职，湿浊内生，郁而化热，湿热熏蒸，致使胆汁不循常道，外溢肌肤而为黄疸，瘀血痰浊壅阻，上蒙清窍，则发为本病。巢元方《诸病源候论·解散发黄候》云：“饮酒内热，因服石，石势又热，热搏脾胃。脾胃主土，其色黄，而候于肌肉，积热蕴结，蒸发于肌肤，故成黄也。”酒热加上寒食散亦是热药，热搏于脾胃，积热蕴结，蒸发于肌肤，成为黄疸，久服则伤及肝、脑，行为异常，个性改变，终末昏迷致死。类似于现代医学的酒精性肝炎、药物性肝炎、脂肪肝等。

本病的基本病因病机可概括为：在各种致病因素的作用下，肝脾俱损，肝失疏泄，脾失运化，湿热、痰浊、瘀血内盛，郁而成毒，热毒内陷心包；或痰浊上蒙清窍，或肝阴内耗，肝火上炎，肝风内动，上扰心神；或肝病日久，久病及肾，脏腑俱虚，阴阳离决，神明无主。病位在肝、心、脑，与脾、肾、胃关系密切。

【临床诊断】

（一）临床表现

肝性脑病的临床表现因基础肝病、肝细胞损害的轻重缓急以及诱因不同而很不一致。主要包括脑病和肝病两大方面，可有多种临床表现。早期常无明显临床症状，只有通过神经心理测试才能发现，即轻微型肝性脑病；进一步可发展为肝性脑病。

1. 肝性脑病的分类

1998 年维也纳第 11 届世界胃肠病学大会将肝性脑病重新分类，包含了肝病的类型、神经异常表现特征及其持续时间等内容。按肝病类型可将肝性脑病分为 A、B、C 型 3 种类型。

A 型肝性脑病发生在急性肝功能衰竭基础上，多无明显诱因和前驱症状，常在起病数日内由轻度的意识错乱迅速陷入深昏迷，甚至死亡，并伴有急性肝功能衰竭的表现。如黄疸、出血、凝血酶原活动度降低等，其病理生理特征之一是脑水肿和颅内高压。

B 型肝性脑病由门 - 体分流所致，无明显肝功能障碍，肝活组织检查证实肝组织学结构正常。

C 型肝性脑病患者除脑病表现外，还常伴有慢性肝损伤及肝硬化等肝脏基础疾病的表现。C 型肝性脑病以慢性反复发作的性格与行为改变、言语不清、甚至木僵、昏迷为特征，常伴有扑翼样震颤、肌张力增高、腱反射亢进、踝阵挛或巴宾斯基征（Babinski）阳性等神经系统异常表现。

2. 肝性脑病的分级

目前 West - Haven 分级标准应用最广泛，将肝性脑病分为 0 至 4 级。

0 级：没有能察觉的人格或行为变化，无扑翼样震颤；

1 级：轻度认知障碍，欣快或抑郁，注意时间缩短，加法计算能力降低，可引出扑翼样震颤；

2 级：倦怠或淡漠，轻度定向异常（时间和空间定向），轻微人格改变，行为错乱，语言不清，减法计算能力异常，容易引出扑翼样震颤；

3 级：嗜睡到半昏迷，但是对语言刺激有反应，意识模糊，明显的定向障碍，扑翼样震颤可能无法引出；

4 级：昏迷（对语言和强刺激无反应）。

（二）诊断要点

1. 有引起肝性脑病的诱因，如感染、消化道出血、药物、手术、缺氧、低血容量、低钾、碱中毒、高蛋白饮食、便秘等。

2. 严重肝病的症状、体征和（或）门－体静脉侧支循环。

3. 有肝性脑病各期的临床表现，伴或不伴有扑翼样震颤。

4. 肝功能严重损害。

5. 可以采用 West－Haven 分级法对肝性脑病分级，对 3 级以上者可进一步采用 Glasgow 昏迷量表评估昏迷程度。

6. 轻微型肝性脑病的诊断则依据肝性脑病心理测量评分（PHES），其中数字连接试验－A（NCT－A）及数字符号试验（DST）两项均阳性即可诊断轻微型肝性脑病。

【临证思路】

（一）识症

1. 诱因

消化道出血、感染（特别是自发性腹膜炎、尿路感染及肺部感染）、电解质及酸碱平衡紊乱（如脱水、低血钾、低血钠）、大量放腹水、过度利尿、进食蛋白质过多、便秘、经颈静脉肝内门体分流术（TIPS）及使用安眠药等镇静类药物。

2. 症状

本病以邪扰神明为主要发病因素，由于痰浊蒙闭清窍、邪热上扰心神、阴虚阳亢、阴阳两竭等导致昏迷，病位在肝、心、脑，与脾、肾、胃关系密切。病性可分虚、实。虚为气血阴阳不足，实属热火痰浊过盛。肝性脑病根据临床表现，可分为闭证、脱证。痰浊、邪热、风阳、瘀血等蒙闭清窍者，属闭证；气血耗散，阴阳衰竭致神明失守者，为脱证。闭证治当醒脑开窍，脱证急宜回阳固脱。

（二）审机

1. 痰浊蒙闭

心主神明，为清虚之脏，痰浊上扰，蒙闭心窍，则神明被阻，症见精神呆滞，语言不清，意识蒙眬，甚者神昏嗜睡。

2. 毒火攻心

毒火为阳热之邪，上扰心神，症见壮热烦躁，口唇干裂，神昏谵语，面赤气粗，或有抽搐。

3. 阴虚阳亢

阴平阳秘，精神乃治，阴虚不能涵阳，则阳气上扰神明，而见循衣摸床，躁动不安，言语错乱，两手颤动或抽搐，甚者昏迷不醒，口干唇燥，面色潮红。

4. 阴阳两竭

病久阴阳耗伤，虚而不能养神，故昏迷不醒，两手颤抖，面色苍白，呼吸微弱，大汗淋漓，四肢厥冷。

（三）定治

治疗总则为“急治其标，缓图其本”，根据神昏的程度，开窍醒神治其标，兼审其病机，佐理湿、热、毒、瘀、虚，予祛湿、清热、解毒、化瘀、补虚。

因本病牙关紧闭，难于服药，故宜结合外治法进行治疗，如结肠水疗与中药保留灌肠。

（四）用药

1. 急治其标

重视芳香开窍醒神的方药使用，兼顾脾胃运化。清心开窍可予黄连、郁金、莲子心、制远志等；芳香辟秽，化浊开窍可用石菖蒲、法半夏、藿香、橘皮、沉香粉、琥珀粉等；癫狂患者可予龙骨、牡蛎重镇安神或酸枣仁养心安神。

2. 审机加减

祛湿可根据湿之不同，健脾燥湿选苍术、白术等，利水渗湿选猪苓、茯苓、泽泻、泽兰等，行气利湿选大腹皮等；清热解毒，由于多为营分与血分热，可选用栀子、赤芍等；化瘀，可用丹参、大黄等；补虚，除兼顾肝体与肝用，还需顾护气血，阴虚可选生地黄，阳虚选附子，气虚用黄芪，血虚选当归。

3. 缓图其本

针对基础病如急黄、瘟黄、积聚、鼓胀、吐血、便血等予以相应辨治。

【纲目条辨论治】

以虚实为纲，病因为目，条辨论治。

1. 痰浊蒙闭

主症：精神呆滞，语言不清，意识蒙眬，甚者神昏嗜睡，面色晦暗，脘腹胀满，泛恶纳呆，喉间痰鸣，舌暗红，苔厚腻，脉沉滑。

治法：燥湿豁痰，开窍醒神。

临证处理：

（1）辨证取穴：人中、承浆、百会、十宣，采用平补平泻，得气后留针 15 分钟。

（2）汤剂：涤痰汤加减。药用法半夏、胆南星、橘红、枳实、石菖蒲、人参、竹沥、郁金、竹茹、茯苓、甘草等。湿盛，加苍术、薏苡仁；腹满而胀，加沉香粉；昏迷不醒，鼻饲紫雪丹或至宝丹。

2. 毒火攻心

主症：壮热烦躁，口唇干裂，神昏谵语，面赤气粗，或有抽搐，身目黄染，腹部胀大，大便秘结，小便短赤，舌质红绛，舌苔黄燥，脉洪数有力。

治法：清热利湿，解毒开窍。

临证处理：

（1）辨证取穴：素髎、内关、少冲、少泽、中冲、涌泉、人中、十宣，采用泻法，得气后留针15分钟。

（2）汤剂：犀角地黄汤加减。药用水牛角、生地黄、栀子、大黄、石菖蒲、牡丹皮、郁金、赤芍等。大便秘结，加大黄、玄明粉；热盛动风，加钩藤；昏迷不醒，鼻饲紫雪丹或至宝丹。

3. 阴虚阳亢

主症：循衣摸床，躁动不安，言语错乱，两手颤动或抽搐，甚者昏迷不醒，口干唇燥，面色潮红，舌质红绛，舌苔干燥，脉弦细。

治法：补益肝肾，滋阴潜阳。

临证处理：

（1）辨证取穴：百会、曲池、合谷、足三里、阳陵泉、阴陵泉、三阴交等穴，采用平补平泻，得气后留针15分钟。

（2）汤剂：镇肝熄风汤加减。药用生龙骨、生牡蛎、代赭石、玄参、麦冬、白芍、麦芽、川楝子、牛膝、茵陈、甘草等。腹部胀大，小便不利，加大腹皮、泽泻；昏迷不醒，鼻饲紫雪丹或至宝丹。

4. 阴阳两竭

主症：昏迷不醒，两手颤抖，面色苍白，呼吸微弱，大汗淋漓，四肢厥冷，少尿或无尿，大便失禁，腹胀如鼓，舌质红绛，无苔，脉细微欲绝。

治法：益气回阳，救阴固脱。

临证处理：

（1）辨证取穴：涌泉、三阴交、百会、人中，温针灸15分钟。

（2）汤剂：参附龙牡汤加减。药用红参、黄芪、煅龙骨、煅牡蛎、附子、五味子、麦冬、生地黄、熟地黄、石菖蒲。阴精耗竭，加山茱萸、阿胶、龟甲、鳖甲；四肢厥冷，加干姜、肉桂。

【病案参考】

冯某，男，41岁，工人。1968年3月12日就诊。身倦乏力1个月，脘闷纳呆。病初坚持工作，症状日益加重。10余日后发现尿色深黄。就诊时巩膜、皮肤均黄染。肝大，肋缘下1.5cm，压痛及叩击痛明显。血常规正常，尿胆原阳性。肝功能：总胆红素114.5μmol/L，谷丙转氨酶400U/L，总蛋白74g/L，白蛋白41g/L。诊断为急性病毒性肝炎。1天后黄疸加深，体温突然升高至39℃，出现腹胀、腹水。考虑重症肝炎急性重型肝炎，治疗除加大葡萄糖输液用量，继续使用保肝药及抗生素外，加螺内酯、氢氯噻嗪利尿。14 天后复查肝功能较前恶化，总胆红素 259.9μmol/L，谷丙转氨酶 480U/L，白蛋白/球蛋白 1.7/3.3。依上法用药治疗 1 周，病情未见好转。4 月 1 日患者神志朦胧，次日清晨呈昏迷状态，遂请中医会诊。会诊时患者体位不能自主，神昏鼻鼾，痰鸣气促，周身皮肤呈橘红色，两眼巩膜黄染尤甚，瞳孔散大，对光反射消失，腹部膨隆，有腹水征，小便短赤，大便 4 日未行，舌质紫暗，苔黄腻，脉弦大而数。辨证为湿热毒邪蕴结中焦，熏蒸肝胆，内陷心包。治以清心化痰，芳香透络，开窍醒神。予局方至宝丹二粒。次日患者神志清醒。

按：本案辨证属湿热毒邪蕴结中焦，熏蒸肝胆，内陷心包，致使湿热困脾，胆汁泛溢，热毒内陷。鉴于病情危重，危象已现，治疗须把握时机，辨明脉证，分清主次，及时投药。首选大剂清心开窍醒神之品，迅速消除神志症状，缩短昏迷时间，控制病情进展，以醒神治标为当务之急。而后再缓图其本。

（选自《重订古今名医临证金鉴·黄疸卷》）

第十八节　急性肾盂肾炎

急性肾盂肾炎主要是细菌侵犯肾盂、肾盏及肾实质所引起的急性化脓性炎症，主要致病菌为大肠埃希菌，其表面的 P 菌毛能够与肾盂部位的半乳糖受体特异性结合，使细菌黏附于尿道黏膜上皮细胞，从而避免被尿液冲刷而利于增殖，并侵染肾脏。在中医学中属于“淋证”“腰痛”的范畴，多由感受湿热疫毒之气，或饮食不节，或嗜酒太过，酿成湿热下注膀胱。

本病好发于育龄期女性，男女比例约 8∶1。急性肾盂肾炎国内发病率尚无确切报道，美国和韩国估计女性每年发病率为 0.276% 和 0.357%。急性肾盂肾炎最严重的并发症是感染性休克。尿路结石、长期卧床、中晚期妊娠是急性肾盂肾炎的高危因素，血清白蛋白、C 反应蛋白、降钙素原是炎症反应的预测指标，其升高幅度可反映病情的严重程度，为急性肾盂肾炎病情严重程度的预测指标。

【源流】

急性肾盂肾炎属于中医学“淋证”“腰痛”的范畴。“淋”作为中医病名首次见于《素问·六元正纪大论》：“有凡此阳明司天之政……其病中热胀，面目浮肿，善眠鼽衄，嚏欠呕，小便黄赤，甚则淋。”淋证在中医古籍中有“淋”“淋溲”“淋满”“淋闭”“淋漓”“淋病”等诸多个名称。

先秦至南北朝时期医家对淋证的病名、病因病机、分类、症状表现及治疗方药都有了初步认识。《金匮要略》提出淋证的症状为“小便如粟状，小腹弦急，痛引脐中”，明确提出“淋家不可发汗”的理论，并记载了妇人淋的症状表现及治疗方药。《神农本草经》记载了治淋的重点药物及其采集方法等。《难经》提出淋证的病机为肝脉得病，肝气不行。《难经·十六难》载："假令得肝脉……其病四肢满闭，淋溲便难，转筋。"

隋唐时期对淋证病因病机有了更进一步的认识，淋的分类趋于完善，治疗更细化和系统。北魏姚僧垣在《集验方》中提出"五淋"一名，谓："五淋者，石淋、气淋、膏淋、劳淋、热淋也。"《诸病源候论·诸淋病候》"诸淋者，由肾虚而膀胱热故也。"明确提出了淋证的病位在肾和膀胱，其中"肾虚膀湿热"理论对后世影响深远。书中还对淋证的病因病机进行了精辟概括，开拓性地以小儿淋、女子淋、男子淋为名分篇论述。《备急千金要方·消渴淋闭方》载："热结中焦，则为坚……令人淋闭不通……亦有自然下焦热者，但自少，可善候之。""凡人候鼻头色黄者，小便难也。"孙思邈认为机体素虚之人，服用大热的石散剂，使热客于下焦而不得散，并记载了望鼻诊法，为淋证诊断方法的研究提供了新的思路。

宋金元时期医家的学术争鸣与创新丰富了淋证的病因病机、辨证治疗、预后调护等多个方面。陈无择分析了导致淋证产生的内外因，刘完素首次提出消渴致淋的观点，施发系统总结了淋证脉象。《圣济总录》："诸淋之证，大体缘肾气虚，膀胱有热，唯冷淋为异，善治此者，当熟察之。"将冷淋病因与其他淋证进行了区分，认为诸淋多以肾气虚弱膀胱有热为主要病因病机；而冷淋病因病机则与上述不同，肾气虚弱，冷气客于下焦，邪正交争，则出现小便淋涩伴随寒战之状。《太平圣惠方》《圣济总录》《太平惠民和剂局方》对宋前治疗淋证的方剂进行了系统全面总结，分类清晰全面。《丹溪心法·淋》："大凡小肠有气则小便胀，小肠有血则小便涩，小肠有热则小便痛。"提出淋证与心、小肠相关。并提出了治疗原则："执剂之法，并用流行滞气，疏利小便，清解邪热。其调平心火，又三者之纲领焉。心清则小便自利，心平则血不妄行。"

明清时期医家对淋证的认识已经非常成熟，在病因病机、证型分类、治疗方药、预后调护等方面都提出了独到见解。王肯堂提出了淋证应随病本不同而异其治的主张。《证治准绳·淋》认为："淋病必由热甚生湿，湿生则水液浑，凝结而为淋。"张景岳则认为淋证与"积蕴热毒"有关，倡导了"凡热者宜清，涩者宜利，下陷者宜升提，虚者宜补，阳气不固者宜温补命门"的随证施治原则。清代医家傅青主、叶天士、张锡纯，结合自身经验，总结了众多临床验案。

【病因病机】

急性肾盂肾炎根据其临床特点大多数学者认为属于中医"热淋"，为湿热之邪侵犯下焦，膀胱气化不利所致。《金匮要略·五脏风寒积聚病脉证并治》说："热在下焦者，则尿血，易令淋秘不通。"《丹溪心法·淋》曰："淋有五，皆属乎热。"《景岳全书》曰："淋之初病，则无不由乎热剧，无容辨矣。"《医学纲目》曰："诸淋皆属于热。"湿热邪气蕴结，下注膀胱，导致尿频、尿急、尿痛等不适。

外热之邪犯表，郁而化热，循足太阳之经，结于膀胱，移热于肾或直侵溺窍，直犯肾与膀胱；内热之邪因嗜食辛辣，散石热药或其他脏腑有热而致热传肾与膀胱；下阴不洁，或房事不洁或不节，秽浊之气侵入膀胱，化为湿热，湿热疫毒瘀滞下焦，水道不利，以致为淋。《医学正传·淋用》："皆膏粱之味……郁遏成痰，以致脾土受害乏力，不能运化精微，清浊相混……渐成淋闭之候。"外感湿气与内生湿邪，内外互结，伤及脾胃，下注膀胱，运化失司，精微不散，浊阴不降，精浊相混，水道不清，病为淋证。

肝经疏泄失度，膀胱气化失司，则见小便频数短涩，滴沥刺痛，小腹拘急等。湿热壅遏肝经，气机不利故有腰痛。淋证日久不愈或反复发作，则可转化为劳淋。

【临床诊断】

（一）临床表现

1. 泌尿系统症状

尿频、尿急、尿痛等膀胱刺激征。

2. 腰痛

腰痛呈一侧或双侧腰痛，多呈胀痛，和（或）下腹部疼痛、肋脊角及输尿管点压痛，肾区压痛和叩击痛。

3. 发热

突然发病，可出现寒战、高热，伴头痛、恶心、呕吐、食欲缺乏等全身感染症状；常伴有白细胞升高和血沉增快。

（二）诊断要点

1. 临床表现为发热（体温超过38℃）、腰部肾区胀痛、尿急、尿频、尿痛。

2. 尿常规检查提示有红细胞、白细胞、尿蛋白。

3. 无肾囊肿和肾功能损害。

4. 病原学诊断：①新鲜尿中段镜检，细菌＞1个/高倍镜视野；②新鲜中段尿细菌计数≥105GFU/mL；③膀胱穿刺尿培养阳性。符合上述三个指标之一。

【临证思路】

（一）识症

1. 尿频、尿急、尿痛

膀胱为州都之官，有贮存尿液和排泄小便之功，肾与膀胱相为表里，若肾之气化功能异常，则膀胱的气化失司，开合失权，可见尿频、尿急、尿痛；肝主疏泄，调节精神情志，若肝郁不舒，气郁化火，郁于膀胱，则亦会出现尿频、尿急症状。

2. 腰痛、肋脊角叩痛

久食肥甘厚味、辛辣之品使体内湿邪停滞，继而湿邪化热，湿热互结阻滞经脉，导致体内气血不通，腰背脉络失养致腰背疼痛。

3. 发热恶寒

外感湿热邪毒，湿邪蕴结体表，阳气不得宣发，郁而发热，或湿热郁蒸而发热。外邪袭表，影响卫阳温分肉的功能，肌表失于温煦则恶寒。

（二）审机

1. 邪盛初期

外感湿热邪毒，湿邪蕴结体表，阳气不得宣发，故多见起病急骤、恶寒、发热，体温可达38～40℃；外感湿热之邪气，阻遏足太阳经脉转输，经气郁塞，故见头痛、全身酸痛；湿热之邪下注膀胱，三焦不通，故见恶心、呕吐等症状。

2. 急性期（湿热蕴结）

《证治准绳·淋》中提出："淋病必由热甚生湿，湿生则水液浑，凝结而为淋。"涉水淋酣或久居湿地而致外湿之邪犯表，郁而化热，循足太阳之经，结于膀胱，移热于肾或直侵溺窍，直犯肾与膀胱；恣食肥甘厚味或其他脏腑有热而致热传肾与膀胱。内外互结，伤及脾胃，下注膀胱，运化失司，精微不散，浊阴不降，精浊相混，水道不清，病为淋证。湿热邪气下注膀胱，故见尿频、尿急、尿痛、尿排不尽等症。

3. 慢性期（正虚邪恋）

淋证多以清热利湿之法治之，日久易损伤阳气，待阳气耗损严重，湿气无以温化，既而湿从寒化，转为寒湿。或病久湿热伤正明显，邪气久稽，损及脾肾，正气日渐虚损，而由实转虚。正虚难以抗邪，而湿浊黏腻难除，正虚邪恋，则虚实夹杂，病情缠绵。《景岳全书》云："淋久不止，及痛涩皆去，而膏淋不已，淋如自浊者，此惟中气下陷及命门不固之证也。"病情反复缠绵，症见小便淋沥不尽，无明显刺痛，劳累后加重，腰酸，乏力，食欲不振等。

（三）定治

中医临床治疗原则以清热利湿通淋之法为主，根据各证特点，佐以止血、行气、泄浊、补益等法。《临证指南医案·淋浊》："淋病主治，而用八正、分清、导赤等方，因热与湿俱属无形，腑气为壅，取淡渗苦寒，湿去热解，腑通病解。"

祛湿热的方法与措施，一为清热利湿，湿热两清，利水消肿；二为清热通淋，清泄膀胱火热，通利小便；三为清热解毒利湿，清解热毒，佐以分利，清利湿邪。通淋的方法与措施，一为宣肺通淋法，主治肺气不宣，水道失司证。淋证按前人经验，多责之于湿热下注，用药常取苦寒降泄，用八正散等化裁，疗效一般，又常碍胃气，在常用治法乏效时，用宣肺通淋法常获显效。二为通利三焦，《素问·灵兰秘典论》："三焦者，决渎之官，水道出焉"，人体小便通畅有赖于三焦气化正常，三焦所处部位不同，对水谷运行过程中所起的作用也就不同，而有上焦主纳，中焦主腐熟，下焦主分别清浊的功能。三焦水道通利，则脾、肺、肾等脏腑调节水液的功能得以运行，泄出浊邪。湿热虽为热淋之主要病理因素，但其病性非单纯实证，随着病程进展，往往以虚实夹杂为主，甚至病情迁延难愈者亦不少见，用药当斟酌权衡。

（四）用药

1. 邪盛初期

湿热之邪外束肌表，发热恶寒、头痛、恶心呕吐，治疗以辛凉解表，药用桑叶、薄荷、连翘、蒲公英；风邪上受，肺气失宣，发为咳嗽，药用桔梗、牛蒡子、枇杷叶、浙贝母等；身重疼痛、口干不欲饮、胸闷纳呆、尿频尿痛，药用薏苡仁、滑石、厚朴、栀子、蒲公英等清热利湿解毒。

2. 急性期（湿热蕴结）

湿热蕴结下焦，小便热涩淋痛，药用瞿麦、萹蓄、滑石、木通、车前子清热除湿，利尿通淋。口苦、烦躁、小腹拘急疼痛、脉弦等湿热犯于肝经者，可加龙胆草、栀子、黄芩之类清热，消导肝胆三焦膀胱之热，增强泻火解毒功效，以弥补主药利水作用较强，清热作用较弱之不足。用柴胡、香附疏肝理气，川楝子、延胡索行气止痛。血尿可用丹皮、赤芍、琥珀等药，具有活血化瘀之效。仙鹤草有止血活血作用，分泌物阻塞肾组织中的血管，仙鹤草可减轻炎症反应，抑制肾纤维化。若有大便秘结，可加用大黄以清热泻下。

3. 慢性期（正虚邪恋）

淋证日久可见小便淋沥不尽，无明显刺痛，劳累后加重，腰酸，乏力，食欲不振，药用党参、白术、黄芪、炒山药、柴胡、陈皮、泽泻、猪苓、炒薏苡仁等补中益气、补肾健脾。可加少量肉桂、小茴香、牛膝、荜澄茄等温肾化瘀、引热下行，从而达到振奋阳气、鼓舞正气的效果。病程日久，因虚致瘀，药用赤芍、益母草、桃仁、当归、炮山甲活血化瘀利水。淋证治疗勿拘于淋证，勿忘于淋证，忌一味清利、不注意症状变化而施治，或只注意症状的一时缓解，而不考虑患者整体状况进行综合调理。尤其在主要症状减轻或消失的缓解期和恢复期，扶正而不祛邪，或过早补益则使余邪留恋。应正确认识淋证忌补、忌汗之说，补为扶正以祛邪，汗为宣肺通调水道以通淋，扶正祛邪则淋证愈。

【纲目条辨论治】

以缓急为纲，病因为目，条辨论治。

（一）邪犯于经络

1. 毒客经络，毒入膀胱经

主症：起病急，发热恶寒，小便频数，淋沥刺痛，色黄，腰痛，小腹胀痛不适，舌红，苔黄脉滑数。

治法：清热解表，利湿通淋。

临证处理：

（1）体针：列缺、合谷、大椎、太阳、风池、曲池。尿频尿痛配合委中、下髎、阴陵泉；小腹满痛加用曲泉。均采用毫针泻法。

（2）汤剂：银翘散加减。药用连翘、金银花、桔梗、薄荷、牛蒡子、竹叶等。尿频、尿痛明显者，加车前子、瞿麦、萹蓄、滑石、通草。若有大便秘结，可加用大黄以清热泻下。

2. 毒客经络，毒入胆经

主症：寒热往来，午后热甚，心烦欲呕，口干口苦，胁胀，胸脘痞闷，腰痛，小腹拘急疼痛，尿频而热，苔深黄，脉弦数。

治法：清热祛湿，和解少阳。

临证处理：

（1）体针：日月、期门、胆俞、肝俞、胆囊、委中、下髎、阴陵泉。发热者配合曲池、外关。均采用毫针泻法。

（2）方剂：小柴胡汤加减。药用黄芩、柴胡、半夏、生姜、大枣、甘草等。小腹拘急疼痛可加香附、川楝子、延胡索疏肝行气止痛。热盛者，可加栀子清热解毒。

（二）邪入脏腑

1. 毒入下焦，湿热蕴结

主症：尿频，尿急，尿道灼热疼痛，小腹拘急胀痛，腰痛，尿血，发热，口干口渴，舌质红，苔黄腻，脉滑数。

治法：清热利湿，解毒通淋。

临证处理：

（1）针灸：委中、下髎、阴陵泉、束骨。热甚加用曲池；尿血加用血海、三阴交；小腹满痛加用曲泉；寒热往来加用外关；腰痛加用耳穴的神门、腰骶区。均采用毫针泻法。

（2）方剂：八正散加减。药用车前子、瞿麦、扁蓄、滑石、栀子、甘草、木通、大黄等。血尿甚加白茅根、茜草；小腹坠胀加乌药、枳实；持续高热加忍冬藤、柴胡。

2. 毒入肝胆，下注膀胱

主症：恶心欲吐，口苦胁痛，头目眩晕，腰痛，纳呆，少腹胀满，小便淋沥涩痛，腰痛，舌红苔黄，脉弦数。

治法：清利肝胆湿热，通淋利尿。

临证处理：

（1）体针：期门、太冲、阳陵泉、支沟、曲泉、行间、侠溪。均采用毫针泻法。

（2）处方：龙胆泻肝汤加减。药用柴胡、龙胆草、栀子、黄芩、生地黄、泽泻、半夏、车前子、蒲公英、大黄等。

3. 毒入心经，热移小肠

主症：口舌生疮，心烦，难以入睡，尿赤，尿频尿急尿痛，舌尖红，苔黄，脉弦细数。

治法：清心泻火解毒，利湿通淋。

临证处理：

（1）体针：内关、郄门、神门、心俞、巨阙、三阴交、中极、阴陵泉、太溪。均采用毫针泻法。

（2）方剂：导赤散加减。药用生地黄、竹叶、木通、甘草、萹蓄、石韦、公英、白花蛇舌草、半枝莲、白茅根等。若尿血重，可重用小蓟饮子加减。

（三）正虚邪恋

1. 肝肾阴虚，湿热内蕴

主症：腰痛，尿频，尿痛，常伴有低热，手足心热，头目眩晕，耳鸣，腰酸乏力，失眠多梦，盗汗，梦遗或月经不调，舌红苔少，脉沉细。

治法：滋阴清热，利尿通淋。

方药：知柏地黄汤加减。药用生地黄、丹皮、山药、泽泻、茯苓、山萸肉、枸杞子、知母、黄柏、女贞子、金银花、公英、败酱草等。

2. 脾肾气虚，湿热未清

主症：尿频，尿急，血尿，小便余沥不尽，气短乏力，腹泻，小腹坠胀，动则汗出，两下肢浮肿，舌苔薄白，脉细弱。

治法：益气补肾，佐以清热通淋。

方药：补中益气汤合四妙散。药用黄芪、党参、山药、白术、当归、生地黄、山萸肉、枸杞子、茯苓、黄柏、石韦等。

3. 气阴两虚，余邪未尽

主症：在急性期症状缓解后，余邪未清，病情缠绵，反复发作，常因久用利湿药耗阴伤气，这时尿路刺激症状不明显，但腰酸胀痛，小便黄赤，余沥不尽，脉沉细或细数。

治法：益气养阴，佐以清利。

临证处理：

（1）体针：关元、气海、足三里、脾俞、肾俞。采用毫针补法。

（2）艾灸：关元、气海、肾俞，每日 1 次，每穴每次 10～15 分钟，1 个月为一个疗程。

（3）方剂：生脉散合六味地黄汤加减。药用太子参、麦冬、天冬、五味子、生地黄、丹皮、枸杞子、山萸肉、公英、石韦、白花蛇舌草等。

【病案参考】

病案一

耿某，女，52岁，于2016年8月15日以尿频、尿急、尿痛2天为主诉前来就诊。患者2天前外出游玩回家后出现尿频尿急，尿道刺痛，于附近诊所就诊后，给予乳酸左氧氟沙星片口服，未见明显好转，遂来河南省中医院门诊就诊。

症见：小便频数急迫，尿道刺痛明显，小腹胀痛，纳可眠差，大便干结，舌红，苔黄腻，脉滑数。查体：体温38.9℃，肾区叩击痛（+）。尿常规示白细胞（+++），尿蛋白（+），红细胞（-）。

西医诊断：急性肾盂肾炎。

中医诊断：热淋（湿热下注）。

治法：清热利湿通淋。

方药：八正散加减。

车前子30g，瞿麦15g，萹蓄15g，滑石10g，通草15g，黄柏10g，猪苓20g，泽泻12g，合欢皮15g，首乌藤30g，酸枣仁10g，大黄9g，甘草6g。7剂，水煎服，日1剂。嘱患者多饮水，清淡饮食。

2016年8月22日二诊：患者诉尿频、尿急、尿道刺痛症状减轻，睡眠较前稍好转，但因昨日与邻居吵架后出现右胁部疼痛不适，守上方加用陈皮9g，赤芍12g，延胡索15g，沉香6g。7剂，水煎服，日1剂。

2016年8月29日三诊：患者尿频、尿急、尿痛症状消失，睡眠可，大便正常，复查尿常规示白细胞（-），尿蛋白（-）。守二诊方继服7剂，以巩固治疗。后随诊1个月，未复发。

按：患者为中年女性，外出游玩后出现尿频、尿急、尿痛症状，因外出久行久坐，长时间憋尿以致下阴不洁，上犯膀胱，膀胱积热，而发为淋证，故一诊以清热利湿通淋之法，予以八正散加减应用，方中车前子、瞿麦、萹蓄、滑石、通草利尿通淋；黄柏归肾与膀胱经，可清下焦湿热；猪苓、泽泻利水渗湿泄热；患者大便偏干，予大黄以泄热通便；合欢皮、首乌藤、酸枣仁以养血养心安神。二诊中患者生气后致右胁部疼痛不适，加用陈皮、沉香理气止痛；赤芍活血散瘀止痛；延胡索活血行气止痛。三诊患者膀胱刺激征消失，纳眠可，大便正常，守前方继服以巩固疗效。

（选自《重订古今名医临证金鉴·淋病卷》）

病案二

患者，女，45岁，2014年5月12日初诊。主诉：尿频、尿急伴有腰痛1年。患者诉1年前因受凉后出现尿频、尿急，伴有腰痛，在当地医院查尿常规：白细胞（+++），隐血（+）。诊断：急性肾盂肾炎。间断静脉注射头孢类抗感染药后症状缓解，但时有尿频、小便灼热，偶有小便刺痛，腰困，畏寒怕冷，食纳佳，大便正常，睡眠可，舌暗红苔黄腻，脉沉滑。脉证合参，证属湿热留恋，脾肾阳虚，治以清热利湿，温补肾阳，方予加味四妙散加味。

处方：苍术、黄柏各10g，生薏苡仁30g，川牛膝35g，乳香3g，车前草15g，枸杞子、菟丝子、补骨脂、淫羊藿各20g，制附片（先煎）15g，水煎服，每日1剂，7剂。

二诊：患者诉服上药后尿频、腰困明显减轻，小便灼热，刺痛消失，畏寒缓解。上方改枸杞子、菟丝子、补骨脂、淫羊藿为30g，制附片为10g，继服7剂。

三诊：自诉尿频基本消失，仍稍感腰酸，小便灼热、刺痛未复发，无畏寒。守上方去制附片再服7剂，患者诸症基本消失，后随症加减再调半月而愈，随访至今，未复发。

按：淋证日久，余邪未清，病情缠绵，反复发作，致使患者苦不堪言。辨证论治肾盂肾炎，紧紧抓住脾肾亏虚为本，湿热留恋为标，时时不忘顾护脾肾先后天之气，兼以活血化瘀，以资肾气渐充，脾气渐旺，气血调和，则疾病自愈。未一味投寒凉清热之剂，故能取得良好疗效。

（选自《重订古今名医临证金鉴·淋病卷》）

第十九节　急性肾小球肾炎

急性肾小球肾炎是一组急性起病，以血尿、蛋白尿、水肿和高血压为主要临床表现的肾脏疾病，可伴有短暂肾功能损害。起病之初伴有血清补体C_3下降，病理改变为弥漫性毛细血管内增生性肾小球肾炎。多见于A组β溶血性链球菌感染后，也可见于其他细菌、病毒和寄生虫感染后。任何年龄均可发病，但多见于儿童，男性多于女性。本病90%可发生水肿，属于中医“水肿”的范畴，部分以血尿为主者则属于“尿血”范畴。

早在《黄帝内经》已有“水”“风水”“水胀”“石水”等名称，汉代张仲景在《金匮要略》中详细论述了“风水”“皮水”“正水”“石水”“里水”“黄汗”“心水”“肝水”“肺水”“脾水”“肾水”等水肿类型的临床表现。隋代巢元方《诸病源候论》开始把“水肿”作为各种水病的总称。宋代严用和《济生方》先将水肿分为阴水、阳水两大类。至于尿血，在《黄帝内经》中被称为溺血、溲血。汉代张仲景《金匮要略》最早提出“尿血”的病名，并指出尿血的病因以热为多。

急性肾小球肾炎多能自愈，但部分重症患者可出现心功能衰竭、急性肾衰竭，部分患者可遗留慢性肾脏病。

【源流】

水肿在《黄帝内经》中称为“水”，并根据不同症状分为风水、石水、涌水。

《灵枢·水胀》篇对其症状作了详细的描述："水始起也，目窠上微肿，如新卧起之状，其颈脉动，时咳，阴股间寒，足胫肿，腹乃大，其水已成矣。以手按其腹，随手而起，如裹水之状，此其候也。"至于其发病原因，《素问·水热穴论》指出："故其本在肾，其末在肺。"《素问·至真要大论》又指出："诸湿肿满，皆属于脾。"可见在《黄帝内经》时代，对水肿病已有了明确的认识。在治法方面，《素问·汤液醪醴论》提出了"平治于权衡，去菀陈莝……开鬼门、洁净府"的原则。

张仲景在《金匮要略·水气病脉证并治》中把水气病分为风水、皮水、正水、石水、黄汗五种类型，认为风水、皮水属表证，正水、石水属里证。又根据五脏发病的机制及证候将水肿分为心水、肝水、肺水、脾水、肾水，提出"诸有水者，腰以下肿，当利小便，腰以上肿，当发汗乃愈"的治则。在具体治法上，侧重于解表，结合利水。用于风水、皮水等表证的越婢汤、越婢加术汤、防己黄芪汤、防己茯苓汤等被历代医家所推崇，沿用至今。

华佗《中藏经》提出有"十水"之名，提出水肿"有因嗽而发者，有因劳而生者，有因凝滞而起者，有因虚乏而成者，有因五脏而出者，有因六腑而来者"等。

巢元方的《诸病源候论·水肿诸病候》开始把"水肿"作为各种水病的总称，认为"水病无不由脾肾虚所为"，强调脾胃在水肿的发病中具有与肺肾同等重要的地位，使之与《黄帝内经》"其本在肾，其末在肺"之说相辅相成，并首次提出了水肿必须忌盐以及提出"十水候"的不同证型。

宋代严用和首先提出将水肿分为阴水、阳水两大类，为其后水肿病的临床辨证奠定了基础，如《济生方·水肿门》云："肿满当辨其阴阳，阴水为病，脉来沉迟，色多青白，不烦不渴，小便涩少而清，大腑多泄，此阴水也，则宜用温暖之剂……阳水为病，脉来沉数，色多黄赤，或烦或渴，小便赤涩，大腑多闭，此阳水也，则宜用清平之药。"提出"有年少血热生疮，变为肿满，烦渴小便少，此为热肿"，其代表方实脾饮、疏凿饮子等至今尚为临床所习用。

《东垣十书》根据脾胃学说理论，将水肿分为寒热二型。《丹溪心法·水肿》指出："若遍身肿，烦渴，小便赤涩，大便闭，此属阳水。""凡治肿病，皆宜以治湿为主。"

李梴《医学入门·水肿》认为："脾病水流为湿，火炎为热，久则湿热郁滞，经络尽皆浊腐之气，津液与血亦化为水。"重视湿热壅结在阳水病机中的地位，并提出疮毒致水肿的学说。刘完素在《素问玄机原病式·吐下霍乱》认为水肿是"湿热相兼"蕴蓄而成，当以"辛苦寒药为君而大利其大小便也"。

明代李士材与张介宾二氏，都认为水肿是肺脾肾三脏相干之病。李士材《医宗必读·水肿胀满》还以虚实为纲，分辨水肿，提出"阳证必热，热者多实；阴证必寒，寒者多虚"。

清代唐宗海《血证论》"瘀血化水，亦发水肿，是血病而兼水也"的理论，为今人应用活血化瘀法治疗水肿的理论源头。

至于尿血，在《黄帝内经》中称为溺血、溲血，指出热淫膀胱会导致尿血，其他如悲哀太甚、阳气内动或少阴脉涩，亦令尿血。《素问・气厥论》说：“胞移热于膀胱，则癃，溺血。”《素问・痿论》说：“悲哀太甚，则胞络绝，胞络绝则阳气内动，发则心下崩，数溲血也。”《素问．四时刺逆从论》说：“少阴……涩则病积，溲血。”

汉代张仲景《金匮要略・五脏风寒积聚病脉证治》最早提出“尿血”二字，“热在下焦者，则尿血，亦令淋秘不通”，指出尿血的病因以热为多，发病部位在下焦。

隋代巢元方《诸病源候论・血病诸候・小便血候》认为，尿血与心及小肠有热密切相关，如：“心主于血，与小肠合。若心家有热，结于小肠，故小便血也。”

唐代孙思邈《备急千金要方・尿血》列方 13 首，记载了治疗尿血的最早一批方剂。

宋代《太平圣惠方・治尿血诸方》论述了尿血的主要病机：“夫尿血者，是膀胱有客热，血渗于脬故也。血得热而妄行，故因热流散，渗于脬内而尿血也。”书中收载了许多治尿血的方剂。陈无择以疼痛的有无作为鉴别血淋、尿血的要点，并认为尿血亦有由虚寒所致者，不全属热。他在《三因极一病证方论・尿血证治》中说：“病者小便出血，多因心肾气结所致，或因忧劳、房事过度，此乃得之虚寒。故《养生》云：‘不可专以血得热为淖溢’为说。二者皆致尿血，与淋不同，以其不痛，故属尿血，痛则当在血淋门。”

朱丹溪亦认为尿血多属热，《丹溪手镜・溺血》说：“溺血，热也。”在尿血与血淋的区别方面，《丹溪心法・溺血》说：“大抵小便出血……痛者谓之淋，不痛者谓之溺血。”

明代李梴《医学入门・溺血》中说：“溺血纯血全不痛，暴热实热利之宜，虚损房劳兼日久，滋阴补肾更无疑。”指出实证尿血与虚证尿血的治疗有所不同。《景岳全书・溺血论治》对尿道和精关的出血做了鉴别，对尿血的治疗亦有较多行之有效的方剂。

清代李用粹《证治汇补・溺血》认为，尿血的病位虽在肾与膀胱，但其他脏器的病变也可引起尿血，其曰：“或肺气有伤，妄行之血，随气化而下降，胞中或脾经湿热内陷之邪，乘所胜而下传水府。或肝伤血枯，或肾虚火动，或思虑劳心，或劳力伤脾，或小肠结热，或心包伏暑。俱使热乘下焦，血随火溢。”“是溺血未有不本于热者，但有各脏虚实之不同耳。”唐容川《血证论・尿血》提出对部分尿血患者需要从肺论治的新论点，唐氏以导赤散加味治“心经遗热”之尿血，以龙胆泻肝汤加味治“肝经遗热”之尿血，若“尿血治心与肝而不愈者，当兼治其肺。”

尿血以小便中带有血液为临床特征，古代的尿血一般指肉眼血尿而言，现代对于出血量微、尿色无显著异常、需用显微镜才能查出的镜下血尿，也应包括在尿血的范围内辨证论治。

【病因病机】

本病的病因有风邪袭表、疮毒内犯、外感水湿、饮食不节、情志内伤及禀赋不足、久病劳倦等。形成水肿的机理为肺失通调、脾失转输、肾失开阖、三焦气化不利。而尿血的机理主要为热蓄肾与膀胱，损伤其脉络。

风邪袭表：风寒或风热之邪，侵袭肺卫，肺失通调，风水相搏，发为水肿，此即《景岳全书·肿胀》所言："凡外感毒风，邪留肌肤，则亦能忽然浮肿。"风热之邪内袭，或表邪化热，传经入里，热结膀胱，膀胱血络受伤则致尿血，如《灵枢·热病》曰："热病七日八日，脉微小，病者溲血。"若邪入阳明，阳明经热，下迫膀胱亦能导致尿血。

疮毒内犯：肌肤疮毒，或咽喉肿烂，火热内攻，损伤肺脾肾，致津液气化失常，发为水肿。《严氏济生方·水肿门》云："年少，血热生疮，变为肿满，烦渴，小便少，此为热肿。"热毒之邪，由表入里，侵犯营血，迫血妄行，肾及膀胱之脉络受损，血溢水道，则见尿血。

外感水湿：久居湿地，冒雨涉水，湿衣裹身时间过久，水湿内侵，困遏脾阳，脾胃失其升清降浊之能，水无所制，发为水肿。正如《医宗金鉴·水气病脉证》曰："皮水，外无表证，内有水湿也。"

饮食不节：过食肥甘，嗜食辛辣，久则湿热中阻，损伤脾胃；或因生活饥饿，营养不足，脾气失养，以致脾运不健，脾失转输，水湿壅滞，发为水肿。正如《景岳全书·水肿》言："大人小儿素无脾虚泄泻等证，而忽而通身浮肿，或小便不利者，多以饮食失节，或湿热所致。"

情志内伤：情志内伤，耗伤心阴，心火亢盛，移热于小肠，迫血妄行可致尿血，如《诸病源候论·血病诸侯·小便血候》说："心主于血，与小肠合，若心家有热，结于小肠，故小便血也。"《类证治裁·溺血》亦说："小肠火盛，血渗膀胱。"情志怫郁，肝郁则气滞，气滞则血瘀，瘀血结于下焦肾和膀胱，久瘀络破血溢，血渗膀胱而成尿血。瘀血内停，瘀滞于身体某一部位，导致局部肿胀，则成水肿。

禀赋不足，久病劳倦：先天禀赋薄弱，肾气亏虚，膀胱开阖不利，气化失常，水泛肌肤，发为水肿；或因劳倦久病，脾肾亏虚，津液转输及气化失常，发为水肿。房事不节、相火妄动或忧劳过度而伤肾阴，阴虚生内热而致阴虚火旺，虚火灼伤肾及膀胱血络，血随尿而出则见尿血。

无论因于外感，还是因于内伤，水肿与肺、脾、肾三脏关系密切。肺主一身之气，有主治节、通调水道、下输膀胱的作用。风邪犯肺，肺气失于宣降，不能通调水道，风水相搏，发为水肿。脾主运化，有布散水精的功能。外感水湿，脾阳被困，或饮食劳倦等损及脾气，造成脾失转输，水湿内停，乃成水肿。肾主水液，水液的输布排泄有赖于肾的蒸腾气化和开阖作用。久病劳欲，损及肾脏，则肾失气化，开阖不利，水液泛溢肌肤，则为水肿。诚如《景岳全书·肿胀》所云："凡水肿等证，乃脾、肺、肾三脏相干之病。盖水为至阴，故其本在肾；水化于气，故其标在肺；水唯畏土，故其制在脾。今肺虚则气不化精而化水，脾虚则土不制水而反克，肾虚则水无所主而妄行。"

由于致病因素及体质的不同，水肿的病理性质有阴水、阳水之分。阳水属实，多由外感风邪、疮毒、水湿而成，病位在肺、脾。阴水属虚或虚实夹杂，多由饮食劳倦、禀赋不足、久病体虚所致，病位在脾、肾。根据急性肾小球肾炎的病程和临床特点，本病多参考水肿中的阳水进行治疗。

尿血发病部位在肾与膀胱，多因热伤脉络所致。热蓄肾与膀胱是尿血的主要发病机制，而心、小肠、肝等脏腑之火热，亦能下迫肾与膀胱，损伤脉络，血溢水道而形成尿血。此外，部分尿血为气滞血瘀所致。

【临床诊断】

（一）临床表现

本病常在咽炎、扁桃体炎、脓皮病、丹毒及猩红热等链球菌感染后 7 ~ 21 天发病，起病较急，主要有以下表现：

1. 尿液改变

多数患者有肾小球源性血尿，近半数患者为肉眼血尿，轻者仅表现为镜下血尿。血尿常伴有轻、中度的蛋白尿。少数患者表现为肾病综合征水平的蛋白尿。尿量减少者常见，但无尿较少发生。

2. 水肿

90% 患者可发生水肿，为多数患者就诊的首发症状。典型表现为晨起时颜面水肿或伴双下肢凹陷性水肿，严重者可伴有腹水和全身水肿。

3. 高血压

75% 以上患者会出现一过性高血压，一般为轻、中度，经利尿治疗后可很快恢复正常，约半数患者需要降压治疗。仅少数患者由于血压过高而合并高血压脑病。

4. 心功能衰竭

可表现为颈静脉怒张、奔马律、呼吸困难和肺水肿。全心衰竭在老年患者中发生率可达 40% 。

5. 肾功能异常

部分患者在起病的早期出现一过性氮质血症，多数患者予以利尿消肿数日后恢复正常，仅极少数患者发展至急性肾衰竭。

（二）理化检查

1. 尿液检查

几乎所有患者都有镜下血尿或肉眼血尿。尿中红细胞多为畸形红细胞。此外，尿沉渣还可见白细胞、小管上皮细胞，并可有红细胞管型、颗粒管型。患者常有蛋白尿，半数患者蛋白尿 <500mg/d。血尿和蛋白尿会持续数月，常于1年内恢复。若蛋白尿持续异常提示患者为慢性增生性肾炎。

2. 血沉

急性病变期血沉常加快。

3. 肾功能

在急性期，肾小球滤过率可下降，表现为一过性氮质血症。肾小管功能常不受影响，浓缩功能多正常。极少数肾小球滤过率严重下降，出现尿毒症。

4. 免疫学检查

动态观察 C_3 的变化对诊断本病非常重要。疾病早期，补体 C_3 和总补体（CH_{50}）下降，8周内逐渐恢复到正常水平，是急性肾小球肾炎的重要特征。血浆中可溶性补体终末产物 C5b－9 在急性期上升，随疾病痊愈逐渐恢复正常。

5. 细菌培养及血清学试验

咽拭子或皮肤感染灶培养常见 A 组 β 溶血性链球菌；血清抗链球菌溶血素“O”抗体（ASO）检查在 90% 咽部感染的患者中，ASO 滴度可 >200U。在诊断价值上，ASO 滴度的逐渐上升比单纯的滴度高水平更有意义。在上呼吸道感染的患者中 2/3 会有 ASO 滴度上升。ASO 滴度上升两倍以上，高度提示近期曾有过链球菌感染。

6. 肾活检

若起病后 2～3 个月病情无明显好转，仍有高血压或持续性低补体血症，或肾小球滤过率进行性下降，应行肾活检。

（三）诊断要点

链球菌感染后 1～3 周出现血尿、蛋白尿、水肿和高血压等典型临床表现，伴血清 C_3 的动态变化，8周内病情逐渐减轻至完全缓解者，即可作出临床诊断。若起病后 2～3 个月病情无明显好转者应行肾活检以明确诊断。关于尿血，不仅指肉眼血尿，镜下血尿也属尿血。

【临证思路】

（一）识症

1. 水肿

眼睑浮肿，继则四肢及全身皆肿，来势迅速，小便不利，多属阳水；伴恶寒、发热者属风水，伴身发疮痍，甚则溃烂者，为湿毒浸淫。身肿，腰以下为甚，按之凹陷不易恢复，多属脾肾阳虚之阴水。晨起头面浮肿，动则下肢肿胀，面色萎黄，疲乏无力，大便如常或溏，小便反多，舌苔薄腻，脉弱者，属脾气虚弱、气滞湿阻所致浮肿。

2. 尿血

尿血是血随尿而出，表现为尿液颜色发红。出血量少者，一般尿色微红，或者尿色无变化而呈镜下血尿；出血量大者，尿色较深。尿血要与血淋、石淋相鉴别。血淋、石淋以小便短涩频数、滴沥刺痛、欲出不尽、小腹拘急，或痛引腰腹为共同特征，而本病所致尿血不伴尿痛。检查尿液常规、B 超有助于诊断与鉴别诊断。从中医辨证来说，火盛迫血者，尿血鲜红；气血亏虚，气不摄血者，尿血淡红；尿中夹有血丝、血块者，属于瘀血内停。

3. 寒热

恶寒发热伴咽喉红肿疼痛、溃烂，舌质红，脉浮滑数者，属风水、偏于风热；兼恶寒，咳喘，舌苔薄白，脉浮滑或紧者，属于风水偏于风寒；恶寒发热伴皮肤疮疡溃烂者，属湿毒浸淫；畏寒肢冷、神疲、舌淡者，多属脾肾阳虚；烦热口渴，小便短赤，大便干结，苔黄腻，脉数者，多属湿热壅盛。

4. 头晕头痛

头晕头痛，步履飘浮无力，或肢体微颤，面色潮红者，为肝肾阴虚，肝阳上亢。

5. 舌象

舌红苔薄黄多见于风水相搏偏风热者，或湿毒浸淫，或心火内盛；舌红苔黄腻多见于湿热壅盛者，也可见于湿毒浸淫型；舌红苔少多属阴虚火旺；舌淡苔薄白多见于风水相搏偏风寒者；舌苔白腻多见于阳水之水湿浸渍型或阴水；舌质淡胖多属肾阳衰微；舌质紫暗或有瘀斑瘀点多提示内有瘀血。

（二）审机

1. 风水相搏

风邪袭表，肺失宣降，不能通调水道，下输膀胱，故见恶风、发热、肢节酸楚、小便不利、全身浮肿等症。此即《景岳全书·肿胀》所言："凡外感毒风，邪留肌肤，则亦能忽然浮肿。"风为阳邪，其性轻扬，风水相搏，推波助澜，故水肿起于面目，迅即遍及全身。咽喉为一身之门户，若风热侵袭，则咽喉红肿热痛，舌质红，脉浮滑数。若风邪兼寒，邪在肌表，卫阳被遏，肺气不宣，故见恶寒、发热、咳喘。若肿势较甚，阳气内遏，则可见沉脉。风热袭表循经入里，热结膀胱，灼伤膀胱血络，则见尿血鲜红，正如《血证论·尿血》云："外因乃太阳阳明传经之热，结于下焦。"

2. 疮毒内侵

肌肤疮毒，或咽喉肿烂，湿毒内攻，使中焦脾胃不能运化水湿，失其升清降浊之能，使肺不能通调永道，发为水肿、小便不利。风为百病之长，病之初起，多兼风邪，是以肿起眼睑，迅及全身，有恶风发热之象。

3. 水湿内侵

久居湿地，冒雨涉水，湿衣裹身时间过久，水湿内侵，困遏脾阳，脾胃失其升清降浊之能，三焦决渎失司，膀胱气化失常，所以小便短少，肢体浮肿。正如《医宗金鉴·水气病脉证》所言："皮水，外无表证，内有水湿也。"脾为湿困，阳气不得舒展，故见身重神疲、胸闷、纳呆、泛恶等症。苔白腻，脉沉缓，亦为湿胜脾弱所致。

4. 湿热壅盛

湿热内侵，或素体阳盛者感受水湿，湿从热化，湿热内阻，中焦脾胃失其升清降浊之能，三焦气机升降失常，水道不通，以致水液潴留体内，泛滥肌肤，故遍身浮肿而皮肤绷急光亮。由于湿热壅滞三焦，故见胸脘痞闷。热邪偏重者，津液被耗，故见烦渴、小便短赤、大便干结。苔黄腻，脉沉数或濡数，均为湿热之征。热毒或风热侵袭，热邪由表入里，迫血妄行，则可致尿血甚至衄血、便血、皮肤紫斑。舌质红苔黄，脉浮数或滑数，是风邪兼湿毒所致。正如《济生方·水肿门》所云："年少，血热生疮，变为肿满，烦渴，小便少，此为热肿。"

5. 心火内盛

情志怫郁化火，或六淫内郁化火，或过食辛辣或烦劳伤及心阴而致心火亢盛，心火移热于小肠，小肠与膀胱同属太阳经脉，小肠之热下注膀胱，故尿血鲜红，短赤灼热。心火内炽，故见心烦、口苦而干、面赤、口舌生疮等症。心与小肠相表里，小肠与膀胱同属太阳经，其经脉相关，故心有热移于小肠，下注膀胱，而症见小便热赤。热灼脉络，络破血随尿出，其色鲜红。虚火扰及心神，则夜寐不安。舌尖红、脉数为心火上炎之征。

7. 阴虚火旺

久病或房劳伤肾，肾阴亏耗，虚火内动，灼伤血脉，因而血随尿出。虚火上扰清空，故头昏目眩。耳为肾窍，肾虚失于濡养则耳鸣、精神疲惫。虚火扰心则心悸。水不涵木，肝火内动则易怒。腰为肾府，肾虚故见腰膝酸软。舌红少苔、脉细数均为阴虚火盛之征。

8. 气滞血瘀

气机阻滞，瘀血凝聚，瘀滞于身体某一部位，导致局部肿胀，则成水肿。瘀血结于肾或膀胱，瘀久则络破血溢，而致尿血。血脉瘀阻不通，不通则痛，故致少腹刺痛拒按。瘀血阻滞，营卫运行不畅，壅遏以致发热。舌质紫暗，或有瘀点瘀斑，脉象细涩或沉涩为瘀血在里之象。

（三）定治

1. 水肿的治疗

水肿的治疗，在《黄帝内经》中就已提出"开鬼门""洁净府""去菀陈莝"的基本治则，对后世影响深远，一直沿用至今。水肿临床常用治法包括扶正与祛邪两大方面，祛邪以利水消肿、发汗宣肺、清热解毒、泻下逐水等为法，扶正则以健脾益气、温阳、育阴为法。急性肾小球肾炎发病较急，一般可参考阳水论治，以祛邪为主，确属肾阳虚衰者可参考水肿的相关证型论治。本病所致水肿常用治法有：

（1）利水法

本法通过使水湿之邪从小便而出，是治疗水肿病最基本、最常用的方法，适用于各型水肿。常与发汗、益气、温化等法合并运用。

（2）发汗法

适用于面部水肿初起而又有肺气不宣的患者，或水肿而兼有表证的患者。本法的使用要适可而止，同时要注意与其他治法配合应用。

（3）清热解毒法

适用于发热、口渴、咽喉肿痛，或身上生疮的水肿患者，常与利尿法同用。

（4）健脾益气法

本法通过健脾益气，以增强脾脏运化水湿的功能，适用于各型水肿，并非专用于脾虚水肿。临床上常与利尿法同用。

（5）育阴利水法

适用于阴虚阳亢、头目眩晕的阴虚水肿患者或口燥咽干、舌红少苔、小便黄少、脉细数的患者。

（6）泻下逐水法

适用于全身严重水肿，体实病急，诸法无效，二便不通者，可用本法以治标缓急。

2. 尿血的治疗

尿血由火热灼伤脉络或迫血妄行所致者为多，但火热有虚火、实火之分。外感实火所致者，治宜清热泻火，凉血止血；内伤虚火所致者，治宜养阴清热，凉血止血；而对于气滞血瘀所致者，则当行气化瘀，养血止血；反复尿血有留瘀可能者，可适当配伍活血化瘀药物。

急性肾小球肾炎大多数都伴有尿血，以水肿为主者，可在治水肿的同时佐以凉血止血；以尿血为主者，则可参考下述尿血相关证型用药。

（四）用药

本病的治疗用药在水肿方面总体上以祛邪为主，包括发汗祛风、清热解毒、利水化湿等。尿血由外感实火所致者，治宜清热泻火，凉血止血；内伤虚火所致者，治宜养阴清热，凉血止血；气滞血瘀所致者，则当行气化瘀，利水止血。发汗祛风药用麻黄、杏仁、甘草、生姜、大枣；清热解毒药用银花、连翘、野菊花、蒲公英、紫花地丁、紫背天葵；利水化湿药用浮萍、桑白皮、陈皮、大腹皮、茯苓皮、生姜皮、白术、茯苓、苍术、猪苓、泽泻、木通、椒目、赤小豆等；清热泻火解毒药用黄芩、黄连、黄柏、栀子；养阴清热药用黄柏、知母、阿胶、生地黄、黄芩、甘草；凉血止血药用白茅根、墨旱莲、栀子、小蓟、仙鹤草、侧柏叶、丹皮、生地黄等。

风水相搏，先出现眼睑浮肿，继则四肢及全身皆肿，恶寒，发热，肢节酸楚，小便不利者，治宜祛风宣肺，佐以利水，药用麻黄、杏仁、甘草、生姜、大枣。风热为主者加生石膏、桑白皮、板蓝根、桔梗、连翘。咽喉肿痛者，加用板蓝根、重楼、蝉衣、僵蚕。表虚不固之风水见汗出恶风者，药用防己、黄芪、白术、甘草、生姜、大枣。热邪灼伤脉络而致尿血者，治宜清热利水，凉血止血。清热利水药用竹叶、木通、生地黄、甘草梢，凉血止血用白茅根、墨旱莲、栀子。若出血量较多，可加血余炭、小蓟、仙鹤草、侧柏叶等凉血止血。若见舌苔黄腻、胸闷纳呆、尿赤、腹胀，为湿热中阻下迫膀胱，宜清化湿浊，加滑石、赤茯苓、薏苡仁。口干而苦加石斛、芦根养阴生津。暑热者加飞滑石、黄连、黄芩。尿少肿甚者，加茯苓皮、桑白皮、陈皮行气利水消肿。风寒偏盛者，去石膏，加苏叶、防风、桂枝。若咳嗽较甚，加前胡、紫菀、款冬花。

身发疮痍，甚则溃烂者宜清热解毒，药用银花、连翘、野菊花、蒲公英、紫花地丁、紫背天葵；湿盛而糜烂者，加苦参、土茯苓；咽喉肿痛者加板蓝根、桔梗、连翘；风盛而瘙痒者，加白鲜皮、地肤子；血热而红肿者，加丹皮、赤芍；大便不通者，加大黄、芒硝。

热毒炽盛，迫血妄行而见尿血，甚至衄血、便血者，宜泻火解毒，凉血止血，药用黄芩、黄连、黄柏、栀子、小蓟、藕节、丹皮。尿血量多者，加三七、云南白药。火毒内炽而见高热者，用水牛角、生地黄、丹皮、赤芍、石膏、知母、黄连、黄芩、栀子、连翘、竹叶、大蓟、小蓟。津亏口干者，宜养阴生津，加石斛、玄参、沙参、生地黄、天花粉。

心火内盛而见尿血鲜红，心烦口渴，夜寐不安，口舌生疮者，宜清心泻火，凉血止血，药用竹叶、木通、滑石、小蓟、生地黄、蒲黄、藕节、栀子、当归、甘草、鹿衔草、墨旱莲、琥珀、血余炭；心烦不寐，口舌生疮者，可加黄连、麦冬、首乌藤、酸枣仁等清心安神。

阴虚火旺，灼伤血脉，而见小便短赤带血，头昏目眩，口渴欲饮，耳鸣心悸，神疲易怒，腰膝酸软，舌红少苔，脉细数者，治宜滋阴清火，凉血止血，药用黄柏、知母、阿胶、生地黄、黄芩、甘草、墨旱莲、鹿衔草、小蓟。如有低热者加银柴胡、地骨皮、鳖甲滋阴清热；心烦少寐者加首乌藤、远志、莲子心、麦冬、酸枣仁养心安神。尿血多者，可加茜草根、侧柏叶、藕节、蒲黄；遗精者加莲须、芡实、桑螵蛸、生龙骨、生牡蛎；腰膝酸软者加狗脊、续断、怀牛膝，也可口服中成药知柏地黄丸和二至丸以滋阴降火，凉血止血。

遍体浮肿，腹满便结者宜攻下逐水、疏风发表，药用商陆、大黄、槟榔、大腹皮、茯苓皮、椒目、赤小豆、秦艽、羌活、泽泻、生姜。若肿势严重，兼见气粗喘满，倚息不得卧，脉弦有力者，为水在胸中，上迫于肺，治以泻肺行水，药用葶苈子、桑白皮、大枣、大腹皮、白术、泽泻、猪苓、茯苓皮、生姜皮。

遍体浮肿，身重困倦，胸闷纳呆者宜健脾益气，可用黄芪、白术、茯苓等；水肿伴畏寒肢冷、神疲、舌淡者，可温阳利水，用肉桂、桂枝、生姜等。肾阴久亏，水不涵木，出现肝肾阴虚，肝阳上亢而见面色潮红、头晕头痛、心悸失眠、腰酸遗精、步履飘浮无力，或肢体微颤等，治当育阴潜阳，药用熟地黄、山药、枸杞子、山萸肉、川牛膝、菟丝子、鹿角胶、龟板胶、珍珠母、龙骨、牡蛎、鳖甲、桑寄生，也可服用杞菊地黄丸。若湿热久羁，化燥伤阴，水肿与伤阴并见，出现水肿，口咽干燥，大便干结者，治宜滋阴利水，用猪苓、茯苓、泽泻、滑石、阿胶。

气滞血瘀所致水肿、尿血，症见水肿经久不愈，四肢或全身浮肿，以下肢为主，皮肤瘀斑，或伴血尿，血色较暗，或尿中夹有血丝、血块，腰部刺痛，小便不利，舌紫暗，苔白，脉沉细涩者，治宜行气化瘀，利水止血，药用茜草根、侧柏叶、瓜蒌、贝母、地黄、川芎、赤芍、当归、红花、蒲黄、郁金、三七、琥珀、桃仁、猪苓、茯苓、白术、泽泻、桂枝。少腹有癥积痞块者，可加软坚散结消癥的牡蛎、夏枯草、丹参、莪术。少腹刺痛可用川牛膝、红花、赤芍、桃仁、蒲黄、五灵脂、枳壳、白芍、当归、生地黄。

【纲目条辨论治】

以虚实为纲，病因为目，条辨论治。

1. 风水泛滥

主症：起病急，眼睑浮肿，继则颜面四肢及全身皆肿，来势迅速，尿少，多有恶寒、发热、肢节酸楚。偏于风热者，伴咽喉红肿疼痛，发热，咳嗽，口渴喜饮，可见小便带血，血色多见鲜红，或酱色，或仅有镜下血尿。可见眼睑及颜面浮肿，舌质红，脉浮滑数。偏于风寒者，兼恶寒，咳喘，舌苔薄白，脉浮紧。如水肿较甚，亦可见沉脉。

治法：疏风清热，宣肺利水。

方药：越婢加术汤加减。药用麻黄、生石膏、白术、甘草、生姜、大枣、浮萍、泽泻、茯苓等。

随症加减：风热偏盛者，加金银花、连翘、板蓝根；咽喉肿痛者加板蓝根、桔梗、山豆根、射干、重楼、蝉衣、僵蚕。尿血者宜清热利水、凉血止血，导赤散加味：竹叶、木通、生地黄、甘草梢、白茅根、墨旱莲、栀子。若出血量较多，可加血余炭、小蓟、仙鹤草、侧柏叶、小蓟等凉血止血。若见尿赤，少腹胀痛，为下焦热盛，加黄柏、知母等清热泻火。若见舌苔黄腻、胸闷纳呆、尿赤、腹胀，为湿热中阻下迫膀胱，加滑石、赤茯苓、薏苡仁清化湿浊。口干而苦加石斛、芦根养阴生津；暑热者，加飞滑石、黄连、黄芩；尿少肿甚者，加茯苓皮、桑白皮、陈皮行气利水消肿。若属风寒偏盛，去石膏，加苏叶、防风、桂枝。若咳喘较甚，加前胡、杏仁、桔梗。若见汗出恶风，用防己黄芪汤加减：防己、黄芪、白术、生姜、炙甘草、大枣。表证渐解，身重而水肿不退者，按水湿浸渍型论治。风热型还可用中成药银黄口服液，或蓝芩口服液。

2. 湿毒浸淫

主症：眼睑浮肿，延及全身，尿少色赤，身发疮痍，甚者溃烂，恶风发热，舌红苔黄，脉浮数或滑数。

治法：宣肺解毒，利湿消肿。

方药：麻黄连翘赤小豆汤合五味消毒饮。药用麻黄、杏仁、桑白皮、连翘、赤小豆、金银花、野菊花、蒲公英、紫花地丁、紫背天葵等。

随症加减：若脓毒甚者当重用蒲公英、紫花地丁；湿盛而皮肤糜烂者，加苦参、土茯苓；若风盛而皮肤瘙痒者，加白鲜皮、地肤子；若血热而肌肤红肿，加丹皮、赤芍；若大便不通，加大黄、芒硝；尿血加血余炭、侧柏叶、牡丹皮、赤芍、琥珀粉（冲服）。中成药可用双黄连口服液或清开灵注射液。

3. 水湿浸渍

主症：起病缓慢，病程较长，全身水肿，按之没指，小便短少，身重困倦，胸闷，纳呆，泛恶，体胖大，苔白腻，脉沉缓。

治法：健脾化湿，通阳利水。

方药：五皮饮合胃苓汤。药用桑白皮、陈皮、大腹皮、茯苓皮、生姜皮、白术、茯苓、苍术、厚朴、猪苓、泽泻、肉桂等。

随症加减：肿甚而喘，加麻黄、杏仁、葶苈子。中成药可服香砂六君子丸、参苓白术丸等。

4. 湿热壅盛

主症：遍体浮肿，皮肤绷急光亮，胸脘痞闷，烦热口渴，小便黄赤，大便干结，口苦，口黏，腹胀，便秘，舌红苔黄腻，脉滑数或沉数。热毒浸淫为主者可见恶寒发热，甚则高热，尿血，尿色鲜红，并可见有衄血、便血、皮肤紫斑、口渴欲饮，或伴皮肤疮疡、头昏头痛、骨节酸痛、腰酸腰痛、烦躁、口干、神倦乏力，舌红苔黄，脉滑数。

治法：分利湿热，导水下行。

方药：疏凿饮子。药用羌活、秦艽、大腹皮、茯苓皮、生姜皮、泽泻、木通、椒目、赤小豆、商陆、槟榔等。

随症加减：发热咽痛加牛蒡子、蝉蜕、山豆根。腹满不减，大便不通者，合己椒苈黄丸：防己、椒目、葶苈子、大黄。尿血，小便灼热，加大小蓟、白茅根。若肿势严重，兼见气粗喘满，倚息不得卧，脉弦有力者，为水在胸中，上迫于肺，肺气不降，治以泻肺行水，用五苓散、五皮散等方合葶苈子大枣泻肺汤：猪苓、白术、泽泻、桂枝、生姜皮、桑白皮、陈橘皮、大腹皮、茯苓皮、葶苈子、大枣。中成药可用肾炎四味片口服。

热毒浸淫所致尿血治宜泻火解毒、凉血止血，黄连解毒汤加味：黄芩、黄连、黄柏、栀子、小蓟、藕节、丹皮。津亏口干者，可加石斛、玄参、沙参、生地黄、天花粉养阴生津。火毒内炽，可用清瘟败毒饮加减：水牛角、生地黄、丹皮、赤芍、石膏、知母、黄连、黄芩、栀子、连翘、竹叶、大蓟、小蓟。若尿血见有身热心烦，或有其他部位出血者，可用犀角地黄汤清热解毒，凉血散瘀：犀角（水牛角代）、生地黄、赤芍、牡丹皮。大便秘结者，加生大黄；尿血量多者，加三七、云南白药。也可口服中成药三金片、八正合剂等。

5. 心火内盛

主症：小便短赤，尿血鲜红，心烦口渴，面赤，口舌生疮，夜寐不安，舌尖红，脉数。

治法：清心泻火，凉血止血。

方药：小蓟饮子加味。药用竹叶、木通、滑石、小蓟、生地黄、蒲黄、藕节、栀子、当归、鹿衔草、墨旱莲、琥珀、血余炭等。

随症加减：心烦不寐，口舌生疮者，可加黄连、麦冬、首乌藤、酸枣仁等清心安神；阴虚口渴加石斛、知母、玄参、沙参。

6. 阴虚火旺

主症：小便短赤带血，头昏目眩，口渴欲饮，耳鸣心悸，神疲易怒，腰膝酸软，舌红少苔，脉细数。

治法：滋阴清火，凉血止血。

方药：大补阴丸合阿胶汤加减。药用黄柏、知母、阿胶、生地黄、黄芩、甘草、墨旱莲、鹿衔草、小蓟等。

随症加减：如有低热，可加银柴胡、青蒿、地骨皮、鳖甲滋阴清热；心烦少寐者，加首乌藤、远志、莲子心、麦冬、酸枣仁养心安神；尿血多者，可加茜草根、侧柏叶、藕节、蒲黄；遗精者，加莲须、金樱子、芡实、桑螵蛸、生龙骨、生牡蛎；腰膝酸软者，加狗脊、续断、怀牛膝。也可口服中成药知柏地黄丸和二至丸。

7. 阴虚阳亢

主症：面色潮红，头晕头痛，心悸失眠，腰酸遗精，步履飘浮无力，或肢体微颤，舌红苔少，脉弦细。

治法：育阴潜阳。

方药：左归丸加味。药用熟地黄、山药、枸杞子、山萸肉、川牛膝、菟丝子、鹿角胶、龟甲胶、珍珠母、龙骨、牡蛎、鳖甲、桑寄生等。

随症加减：若湿热久羁，化燥伤阴，水肿与伤阴并见，出现水肿，口咽干燥，大便干结者，治宜滋阴利水，用猪苓汤：猪苓、茯苓、泽泻、滑石、阿胶。中成药可用杞菊地黄丸。

8. 气滞血瘀

主症：水肿经久不愈，肿势轻重不一，四肢或全身浮肿，以下肢为主，皮肤瘀斑，或伴尿血，血色较暗，或尿中夹有血丝、血块，少腹刺痛拒按，或可触到积块，时有低热，或见腰部刺痛，小便不利，舌紫暗或有瘀点瘀斑，苔白，脉沉细涩。

治法：活血祛瘀，化气行水。

方药：桃红四物汤合五苓散加减。药用当归、熟地黄、川芎、赤芍、桃仁、红花，猪苓、茯苓、白术、泽泻、桂枝等。

随症加减：气滞而致胁肋满痛、水肿者，柴胡疏肝散合胃苓汤加减：柴胡、白芍、枳实、川芎、香附、紫苏梗、茯苓、白术、泽泻。胁腹胀满较甚者，加木香、青皮、陈皮、八月札、谷芽、麦芽；胁肋刺痛，舌有瘀点者加桃仁、红花、丹参、郁金、䗪虫以活血行气止痛；气短乏力者，加党参、炙黄芪；口苦，小便黄者，加虎杖、黄连。

尿血为主者治宜行气化瘀、养血止血，茜根散合蒲黄散加减：茜草根、侧柏叶、瓜蒌、贝母、地黄、当归、红花、蒲黄、郁金、三七、琥珀。少腹有癥积痞块者，可加软坚散结消癥之品如牡蛎、夏枯草、丹参、莪术等。少腹刺痛可用血府逐瘀汤合失笑散加减：川牛膝、红花、赤芍、桃仁、蒲黄、五灵脂、枳壳、白芍、当归、生地黄。

【其他疗法】

1. 体针

主穴为水穴、水道、三焦俞、委中、阴陵泉。风水相搏者，加肺俞、列缺、合谷；水湿浸渍者，加脾俞、足三里、三阴交；肾虚为主者，加灸肾俞、关元、足三里。

2. 耳针

取穴肺、脾、肾、膀胱、三焦。毫针中等强度刺激，也可埋针或用王不留行贴压。

【病案参考】

病案一

1982 年 11 月 14 日，治甘肃合水县农行王某，女，34 岁。患急性肾小球性肾炎，住石油医院 3 个月，服中药七十余剂，前后经治 7 个月，中西药物罔效。脑血流图示初期脑动脉硬化。其症面肿，如葫芦状，乃过用激素所致。面颊着枕之一侧，晨起肿甚，目不能睁，按之成一凹坑。尿少，头眩，面赤如醉，肢麻，似有抽搐感。脚膝无力，不肿。畏风恶寒，口苦烦渴。舌红苔黄，血压正常，脉浮滑而数。病虽缠绵七个月之久，风水表症仍在，郁久化热，肝阳化风上扰。拟麻黄连翘赤小豆汤合镇肝熄风汤加止痉散：麻黄、杏仁各 10g，连翘、赤小豆各 30g，甘草 10g，赭石末、怀牛膝各 30g，白芍、生龙牡、龟甲、玄参、天冬各 15g，嫩青蒿 10g，另加全虫 3g，蜈蚣 2 条研末冲服。上药服3剂，得汗，面肿消去七八，面赤退，肢麻亦减。唯觉服后有几分钟之心悸烦躁感，且连续三晚失眠。仍予原方加蝉衣15g，两剂。服后肿退净，心悸烦躁未出现。表证既解，侧重养阴平肝，镇肝熄风汤合止痉散加桃仁、红花各10g，又服6剂，蛋白尿消失而愈。

按：急性肾炎头面肿者当发汗，头面不肿，初治失表者，麻黄为必用药。水肿治在三焦，麻黄辛温发汗，开宣肺卫，得汗则风寒去，水道通，小便利，浮肿退。余经治急性肾炎数百例，风寒表实者，径投麻黄汤；体虚者用麻桂各半汤小发其汗，兼见里热者用麻黄连翘赤小豆汤加生石膏，三五日即愈，很少有超过1周者，费用在三五元之间。唯麻黄一物需先煎去沫，否则令人烦躁片刻。据现代药理研究，所含麻黄碱有升高血压及引起心动过速之弊。余曾治一肺实喑哑患者，于麻杏石甘汤内加入轻灵透窍之蝉衣15g，声亦出，未见烦躁、心悸等副作用。因此，每用麻黄剂，兼见面肿或脉弦滑大之患者，必加蝉衣，均无此弊。机理何在，不得而知。

（选自《李可老中医急危重症疑难病经验专辑》）

病案二

李某，男，10岁。初诊：患儿于1980年11月15日以急性肾炎收住入院。入院时发热微恶寒，周身浮肿，小便短少，肉眼血尿。入院后即用西药治疗，并予中药麻黄连翘赤小豆汤，后又改用八正散，经治十余日，浮肿基本消退，而肉眼血尿不止，且日趋加重，遂于11月29日邀余会诊。问知患儿自觉心烦不安，纳食较差，时有呕吐，肌肤发热，尤以两手心为甚；视其颜面稍浮，舌红少苔；诊其脉细而虚数。尿检：尿液浑浊，蛋白（++~+++）。红细胞（+++~++++）。颗粒管型（++），血压波动在18.62~14.63/13.3~10.64kPa之间。

辨证：阴亏火旺，络伤血瘀，水气不行。

治法：育阴清热，凉血宁络，化瘀行水。

处方：生地黄、茜草炭、茯苓、地骨皮、知母、炒丹皮、仙鹤草各10g，藕节20g，白茅根30g，墨旱莲15g，琥珀6g，焦山楂15g。每日1剂，分2次服。

1980年12月4日随访：药服4剂，肉眼血尿明显减轻。血压17.29/9.31kPa。尿检：尿液微混，蛋白（+~++），红细胞（+++），颗粒管型少许。视每服药后微有呕恶感，遂去琥珀加当归、益母草、竹茹各10g。

1980年12月7日随访：继服上方3剂后，肉眼血尿消失。尿检：尿液淡黄清亮，蛋白（+），红细胞少许。原方继服，至1980年12月11日，浮肿完全消退，小便清亮，尿检无异常发现，饮食增进，精神振作，遂改用健脾益肾之品调养善后至痊愈出院。

按：《医宗金鉴》载："溺血为尿窍之病，用四物倍加牛膝，血淋为尿窍之病，用八正散加木通、生地黄、郁金"。可见尿血与血淋证治大异。吴鞠通说："温病小便不利者，淡渗不可与也，忌五苓八正辈"，说明津伤液竭与湿热阻滞之溲不通利治法迥别。患儿初起虽发热恶寒，浮肿尿少，但发热重于恶寒，本系温邪郁卫，水气不宣，以麻黄连翘赤小豆汤外解表邪，内清湿热，且表解后继用之；而手足心热，烦渴舌赤，证明阴液不足，又以八正散复伤其阴，以致虚火成灾。虚火既可下扰小肠血络而迫血妄行，次可损络凝瘀而致血不归经，故尿血之症日重。虚火蒸扰则心烦肌热；胃津烁伤则纳差时呕；血瘀阴亏，水不畅行则颜面虚浮。证属阴亏火旺，络伤血瘀之症，其舌红少苔，脉细虚数更能佐证。且失血则阴液愈亏，阴愈亏则虚火愈旺，火愈旺则更易动血，故当急育阴清热，化瘀行水，以期逆转恶性循环。

（选自《张学文临证心得手记》）

病案三

赵某，女，40岁，1992年2月16日初诊。16日前头面、上身水肿，西安某医院诊断为“急性肾小球肾炎”，经治疗未见好转。后复请当地中医，辄投越婢汤、五苓散、真武汤等方，肿势无减，病情日渐加重，遂来就诊。就诊时头面肿胀特甚，五官失相难以辨识，两臂、胸腹腰背肿胀异常，按之凹陷不起，并见无汗身重、微恶风寒、小便不利等症，舌质淡，舌体胖大，苔白而润，脉沉细而弦。详审病程与治疗经过，咎其用药不效之故。辨证为阳虚表闭之重症风水，方用《金匮要略》之麻黄附子汤。处方：麻黄（先煎去上沫）60g，熟附子45g，甘草24g。1剂，水煎2次，共取药汁1250mL，嘱其以汗出为度。

服1剂后无明显感觉，服2剂后身体渐有热感，周身润潮似有汗出，服4剂药后遍身微汗，故停服第5剂药。停药后微汗持续5小时左右方减，小便量同时递增，水肿明显消退。至翌日水肿消退十之八九。嘱其饮食调养，静息1日。

2月22日二诊：水肿消退，食欲增加，但时觉汗出，恶风，神疲身重，改为益气固表、通阳利水之法，方用《金匮要略》之防已茯苓汤善后。

处方：汉防已12g，生黄芪15g，桂枝9g，茯苓12g，甘遂6g。2剂，水煎服。2剂药后，诸症悉除，体力渐复而告愈。

按：麻黄附子汤出自《金匮要略·水气病脉证并治第十四》，由麻黄、附子、甘草组成，为水肿病证证治的有效方剂。因原书方证条文未明确其主治何种水肿，每使后学者无所适从，故古今医家用此方者鲜见。柴浩然认为，本方主治的水气病应为风水，这从条文“水，发其汗即已”一语可以悟出。一般来说，风水脉浮，当发汗而解，但本方证脉沉，乃肾阳不足之象，故仲景云：“其脉沉小，属少阴”。可见，麻黄附子汤以温经助阳、发汗解表为法，柴浩然常引用尤在泾“少阴则当温其经，风水即当通其肺”之说，作为本方的组成原则，认为方中麻黄开表发汗，宣肺利水为君，俾风水从表而解；附子温经助阳，化气行水为臣，使肾阳得复；佐以甘草调和其中，又制麻、附辛散宣泄太过。全方合用，助阳以祛水邪，发汗而不伤正气，而有标本兼顾、相得益彰之妙，诚为治阳虚表闭风水证之良剂。柴浩然认为：麻黄附子汤主治阳虚表闭之重症风水，以身半以上肿甚、无汗恶寒、小便不利、脉沉为辨证要点，并指出，麻黄附子汤与越婢汤均治风水，但前者兼肾阳不足，若单用越婢汤宣肺发汗，每因阳气不足而汗不能鼓动而出，或强发其汗，则阳气更伤，而有祛邪伤正之弊。麻黄附子汤与真武汤所治水肿，皆有肾阳不足之病机，然前者兼表闭肺郁，若纯用真武汤温阳利水，则风水无由宣泄外达，反有壅滞留邪之虞。因此，麻黄附子汤方证是介于越婢汤与真武汤证之间的一个特殊证型，临床使用应详加辨证，免致误投。

（选自《中国百年百名中医临床家丛书·柴浩然》）

第二十节　急性细菌性前列腺炎

急性细菌性前列腺炎是由细菌引起前列腺组织的急性炎症。临床主要表现寒战、高热、全身不适、恶心及呕吐、尿频、尿急、尿痛，重时伴有排尿困难，甚至急性尿潴留，会阴部不适、沉重感或坠痛，疼痛可涉及骶部，有时排便有里急后重感。中医称为“热淋”。急性细菌性前列腺炎属于突发性、发热性、自限性疾病，处理不及时可引起败血症、肾盂肾炎、附睾炎和前列腺脓肿。

【源流】

急性细菌性前列腺炎属于中医学“热淋”的范畴。《黄帝内经》中最早记载了“淋”“淋溲”“淋满”等名称，《金匮要略·五脏风寒积聚病脉证并治》篇中，又称其为淋秘。“淋病”则见于《伤寒杂病论》，“淋证”一词出自于《玉机微义》。经过历代医家的论述，对于淋证的认识日趋完备，对于诸淋证的名称也再无歧义，现多分为石淋、热淋、劳淋、膏淋、气淋、血淋 6 种。

先秦至南北朝时期医家对淋证的病名、病因病机、分类、症状表现及治疗方药都有了初步认识。《素问·六元正纪大论》有“凡此阳明司天之政……其病中热胀，面目浮肿，善眠鼽衄，嚏欠呕，小便黄赤，甚则淋”的记载。《素问·气厥论》有热淋相关记载：“胞移热于膀胱，则癃溺血。”《素问·六元正纪大论》中有“小便黄赤，甚则淋”的表述。《中藏经》开淋证临床分类之先河，根据淋证的临床表现不同，提出淋有冷、热、气、劳、膏、砂、虚、实八种。《华氏中藏经》对热淋的描述：“热淋者，小便涩而色赤如血也。”南北朝医家姚僧垣，在《集验方》一书中提出：“五淋者，石淋、气淋、膏淋、劳淋、热淋也。”

隋唐时期对淋证的病因病机与分类已有较为完整的认识，淋的分类趋于完善。隋代巢元方《诸病源候论》将淋证分为石淋、劳淋、气淋、血淋、膏淋、寒淋、热淋 7 种。《诸病源候论》中亦有对热淋的描述，其曰：“热淋者，三焦有热，气搏于肾，流入于胞而成淋也。其状小便赤涩。”《备急千金要方·消渴淋闭方》云：“凡气淋之为病……热淋之为病，热即发，甚则尿血，治之皆与气淋同。”描述了热淋的病因及治法。《外台秘要·热淋方三首》云：“热淋者，三焦有热，气搏于肾，流入于胞而成淋也……亦有小便后如似小豆羹汁状者，蓄作有时也。”阐述了热淋的病机。

宋金元时期医家的学术争鸣与创新丰富了淋证的病因病机、辨证治疗、预后调护等多个方面。《圣济总录·热淋》云：“三焦者水谷之道路也，三焦壅盛，移热于膀胱，流传胞内，热气并结，故水道不利而成淋也，其状溲便赤涩，或如血汁，故谓之热淋。”《丹溪心法·淋》：“大凡小肠有气则小便胀，小肠有血则小便涩，小肠有热则小便痛。”提出淋证与心、小肠相关，并提出了治疗原则：“执剂之法，并用流行滞气，疏利小便，清解邪热，其于调平心火，又三者之纲领焉。心清则小便自利，心平则血不妄行。”《幼幼新书·卷第三十·凡十九门·热淋》：“热淋者，三焦有热气，传于肾与膀胱，而热气流入于胞而成淋也。”

明清时期医家对热淋的病因病机、治疗方药认识非常成熟。《证治准绳·淋》认为“淋病必由热盛生湿，湿生则水液浑凝结而为淋”。张景岳则认为淋证与“积蕴热毒”有关，倡导了“凡热者宜清，涩者宜利，下陷者宜升提，虚者宜补，阳气不固者宜温补命门”的随证施治原则。《医宗金鉴·淋证门·热淋》：“热淋者，膀胱蓄热而成也，小便不通，淋沥涩痛，以十味导赤汤主之，若少腹胀满，引脐作痛，大便秘结者，以八正散主之。”提出治疗热淋的具体方药。

【病因病机】

急性细菌性前列腺炎根据其临床特点大多数学者认为属于中医“热淋”，为湿热之邪侵犯下焦，湿热蕴结于精室，导致经络阻塞，气血瘀滞而发病。《诸病源候论》：“热淋者，三焦有热，气搏于肾，流入于胞而成淋。”《医学纲目》曰：“诸淋皆属于热。”湿热邪气蕴结，下注膀胱，导致尿频、尿急、尿痛等不适。

外感六淫湿热火毒之邪，郁而化热，循足太阳之经，结于膀胱，移热于肾或直侵溺窍，直犯肾与膀胱；内热之邪因食肥甘厚味，辛辣炙热之品，过量饮酒或患疖肿、乳蛾、淋证等，治疗不当，余毒未消，湿热毒邪移于精室；或下阴不洁，或房事不洁或不节，秽浊之气侵入膀胱，化为湿热，湿热疫毒瘀滞下焦，水道不利，以致为淋。《医学正传·淋闭》：“皆膏粱之味……郁遏成痰，以致脾土受害乏力，不能运化精微，清浊相混……渐成淋闭之候。”外感湿气与内生湿邪，内外互结，伤及脾胃，下注膀胱，运化失司，精微不散，浊阴不降，精浊相混，水道不清，病为淋证。

临床上需辨别淋证类型，临床上血淋的病机虽与热淋有相似之处，都是属于下焦有热，但热淋是湿热蕴结膀胱所致，血淋由于膀胱湿热，灼伤血络所致。各种淋证之间是可以互相转化。

【临床诊断】

（一）临床表现

1. 全身症状

突然发热、寒战、乏力、全身不适、恶心呕吐。

2. 局部症状

会阴或耻骨上区域重压感，久坐或排便时加重，且向腰部、下腹部、背部、大腿处放射。

3. 尿路症状

尿频、尿急、尿道灼痛，重时伴有排尿困难，甚至急性尿潴留。

4. 体征

肛门指检前列腺肿大，明显压痛，脓肿形成后局部变软。

（二）诊断要点

1. 可有全身恶寒发热，头身疼痛，恶心呕吐。

2. 突发会阴部胀痛，疼痛向腰骶及大腿根部放射，尿频、尿急、尿痛，重时可导致排尿困难，甚至急性尿潴留。

3. 肛门指检前列腺肿大，压痛明显，或可触及波动感。

4. 血常规检查白细胞及中性粒细胞增多，尿常规检查白细胞增多，尿道分泌物革兰染色常可找到致病菌，也可以尿培养证明病原体及相关的药敏。

【临证思路】

（一）识症

1. 尿频、尿急、尿痛

《素问·气厥论》云："五脏六腑，寒热相移者何……胞移热于膀胱，则癃溺血。"膀胱为州都之官，有贮存尿液和排泄小便之功，湿热毒邪客于膀胱，湿热蕴蒸，气化失司，水道不利。或肾与膀胱相为表里，若肾之气化功能异常，则膀胱的气化失司，开合失权，可见尿频、尿急、尿痛。

2. 发热恶寒

《辨证录·淋证门》谓："人有春夏之间，或遭风雨之侵肤，或遇暑气之逼体，上热下湿，交蒸郁闷，遂至成淋。"外感六淫湿热火毒之邪，湿邪蕴结体表，阳气不得宣发，郁而发热，或湿热郁蒸故发热。外邪袭表，影响卫阳温分肉的功能，肌表失温煦则恶寒。

3. 会阴部胀痛、腰骶部疼痛

内热之邪因食肥甘厚味，辛辣炙热之品，过量饮酒或患疖肿、乳蛾、淋证等，治疗不当，余毒未消；或下阴不洁、房事不洁或不节，秽浊之气侵入膀胱，化为湿热，湿热互结阻滞经脉导致体内气血不通，腰背脉络失养致腰背疼痛。肝经疏泄失度，膀胱气化失司，则见小便频数短涩，滴沥刺痛，小腹拘急等；湿热壅遏肝经，气机不利故有腰痛。

（二）审机

1. 邪盛初期

外感湿热邪毒，湿邪蕴结体表，阳气不得宣发，故见多起病急骤，恶寒，发热；外感湿热之邪气，阻遏足太阳经脉，经气郁塞，故见头痛、全身酸痛；湿热之邪下注三焦，三焦不通，故见恶心、呕吐等症状。

2. 急性期（湿热蕴结）

《诸病源候论》指出："热淋者，三焦有热，气搏于肾，流入于胞而成淋。"外感六淫湿热火毒之邪，郁而化热，循足太阳之经，结于膀胱；或内热之邪因食肥甘厚味，辛辣炙热之品，过量饮酒，或患疖肿、乳蛾、淋证等，治疗不当，余毒未消，湿热毒邪移于精室；或下阴不洁、房事不洁或不节，秽浊之气侵入膀胱，化为湿热，湿热疫毒郁滞下焦，水道不利，以致为淋。湿热邪气下注膀胱，故见尿频、尿急、尿痛、尿排不尽等症。

3. 慢性期（正虚邪恋）

热淋以清热利湿之法治之，日久易损伤阳气，待阳气耗损严重，湿气无以温化，继而湿从寒化，转为寒湿。或病久湿热伤正明显，邪气久稽，损及脾肾，正气日渐虚损，而由实转虚。正虚难以抗邪，而湿浊黏腻难除，正虚邪恋，则虚实夹杂，病情缠绵。《景岳全书》云："淋久不止，及痛涩皆去，而膏淋不已，淋如白浊者，此惟中气下陷及命门不固之证也。"病情反复缠绵，症见小便淋沥不尽、无明显刺痛、劳累后加重，腰酸，乏力，食欲不振等。

（三）定治

热淋病机是下焦湿热蕴结、膀胱气化不利，以清热、利水、通淋为主要治则。待湿热渐清，转以扶正为主。

中医临床治疗根据各证特点，佐以止血、行气、泄浊、补益等法。《临证指南医案·淋浊》："淋病主治，而用八正、分清、导赤等方，因热与湿俱属无形，腑气为壅，取淡渗苦寒，湿去热解，腑通病解。"

祛湿热的方法与措施，一是清热利湿，湿热两清，利水消肿；二是清热通淋，清泄膀胱火热，通利小便；三是清热解毒利湿，清解热毒，佐以分利，清利湿邪。

通淋的方法与措施，一为宣肺通淋法，主治肺气不宣，水道失司证。淋证按前人经验，多责之于湿热下注，用药常取苦寒泄降通用八正散等化裁，疗效一般，又常碍胃气。在常用治法乏效时，用宣肺通淋法常获显效。二为通利三焦，《素问·灵兰秘典论》："三焦者，决渎之官，水道出焉。"人体小便通畅有赖于三焦气化正常，三焦所处部位不同，对水谷运行过程中所起的作用也就不同，而有上焦主纳，中焦主腐熟，下焦主分别清浊的功能。三焦水道通利，则脾、肺、肾等脏腑调节水液的功能得以运行，泄出浊邪。

湿热虽为热淋之主要病理因素，但其病性非单纯实证，随着病程进展，往往以虚实夹杂为主，甚至病情迁延难愈，用药当斟酌权衡。

（四）用药

1. 邪盛初期

湿热之邪外束肌表，症见发热恶寒、头痛、恶心呕吐，治疗以辛凉解表，药用桑叶、薄荷、连翘、蒲公英；风邪上受，肺气失宣，外撞而鸣，发为咳嗽，药用桔梗、牛蒡子、枇杷叶、浙贝母等；身重疼痛、口干不欲饮、胸闷纳呆，尿频尿痛，药用薏苡仁、滑石、厚朴、栀子、蒲公英等清热利湿解毒。

2. 急性期（湿热蕴结）

湿热蕴结下焦，小便热涩淋痛之症，药用瞿麦、萹蓄、滑石、木通、车前子清热除湿、利尿通淋等。口苦、烦躁、小腹拘急疼痛、脉弦等湿热犯于肝经者，可加龙胆、栀子、黄芩之类清热，消导肝胆三焦膀胱之热，增强泻火解毒功效，以弥补主药利水作用较强，清热作用较弱之不足。用柴胡、香附疏肝理气，川楝子、延胡索行气止痛。血尿可用丹皮、赤芍、琥珀等药活血化瘀。仙鹤草有止血活血作用，可减少炎症分泌物阻塞肾组织中的血管，减轻炎症反应，抑制肾纤维化。若有大便秘结，可加用大黄以清热泻下。

3. 慢性期（正虚邪恋）

淋证日久可见小便淋沥不尽，无明显刺痛，劳累后加重，腰酸，乏力，食欲不振，药用党参、白术、黄芪、炒山药、柴胡、陈皮、泽泻、猪苓、炒薏苡仁等补中益气、补肾健脾。可加少量肉桂、小茴香、牛膝、荜澄茄等温肾化瘀、引热下行，从而达到振奋阳气、鼓舞正气的效果。病程日久，因虚致瘀，药用赤芍、益母草、桃仁、当归活血化瘀利水。淋证治疗勿拘于淋证，勿忘于淋证，忌一味清利、不注意症状变化而施治，或只注意症状的一时缓解，而不考虑患者整体状况进行综合调理。尤其在主要症状减轻或消失的缓解期和恢复期，扶正而不祛邪，或过早补益则使余邪留恋。应正确认识淋证忌补、忌汗之说，补为扶正以祛邪，汗为宣肺通调水道以通淋，扶正祛邪则淋证愈。

【纲目条辨论治】

以缓急为纲，病因为目，条辨论治。

（一）邪犯于经络

1. 毒客经络，毒入膀胱经

主症：起病急，发热恶寒，小便频数，淋沥刺痛，色黄，会阴胀痛，下腹坠胀不适，舌红，苔黄，脉滑数。

治法：清热解表，利湿解毒。

临证处理：

（1）针灸：列缺、合谷、大椎、太阳、风池、曲池。尿频尿痛配合委中、下髎、阴陵泉；小腹满痛加用曲泉。均采用毫针泻法。

（2）方剂：银翘散加减。药用连翘、金银花、桔梗、薄荷、牛蒡子、竹叶等。尿频、尿痛明显者，加车前子、瞿麦、萹蓄、滑石、通草。若有大便秘结，可加用大黄以清热泻下。

2. 毒客经络，热毒蕴结

主症：寒战、高热，尿频、尿急、尿痛，终末血尿、脓尿，排尿困难甚或尿闭，舌红苔黄腻，脉数。

治法：清热解毒排脓。

临证处理：

（1）针灸：主穴：阴陵泉、中极、膀胱俞。配穴：湿热内蕴者，加委阳；邪热壅肺，加尺泽。操作：毫针泻法。

（2）中成药：热淋清颗粒（头花蓼）1 袋，口服，每日 3 次。清淋颗粒（瞿麦、萹蓄、木通、车前子、滑石、栀子、大黄、炙甘草）1 袋，口服，每日 2 次。

（3）方剂：五味消毒饮合透脓散加减。药用金银花、野菊花、蒲公英、紫花地丁、紫背天葵子、黄芪、川芎、当归、皂角等。高热不退者，加丹皮、生地黄清热凉血；尿闭不通者，加王不留行活血祛瘀。

（二）邪入脏腑

1. 毒入下焦，湿热蕴结

主症：尿频、尿急、尿痛，会阴部胀痛，疼痛向大腿根部放射，发热，口干苦，舌质红，苔黄腻，脉滑数。

治法：清热利湿，解毒通淋。

临证处理：

（1）针灸：委中、下髎、阴陵泉、束骨。热甚加用曲池；尿血加用血海，三阴交；小腹满痛加用曲泉；寒热往来加用外关；腰痛加用耳穴的神门、腰骶。均采用毫针泻法。

（2）外治法：①敷药法：如意金黄散加凡士林调敷会阴部，每日 1 次。②浸浴法：选中药金银花、蒲公英、红花、黄柏等，各 10～20g，煎水浸浴。③药栓疗法：每日选用前列安栓或野菊花栓塞肛门内。

（3）中成药：前列舒通胶囊（黄柏、赤芍、当归、川芎、土茯苓、三棱、泽泻、马齿苋、马鞭草、虎耳草、川牛膝、柴胡、甘草）口服，1.2g/次，每日 3 次。

（4）方剂：八正散加减。药用车前子、瞿麦、扁蓄、滑石、栀子、甘草、木通、大黄等。血尿甚加白茅根、茜草；小腹坠胀加乌药、枳实；持续高热加忍冬藤、柴胡。

2. 毒入肝胆，下注膀胱

主症：恶心欲吐，心烦欲呕，口干口苦，胁胀，胸脘痞闷，会阴部，或外生殖器区，或少腹，或耻骨区，或腰骶及肛周坠胀不适，阴囊潮湿，小便淋沥涩痛，舌红苔黄，脉弦数。

治法：清利肝胆湿热，通淋利尿。

临证处理：

（1）针灸：期门、太冲、阳陵泉、支沟、曲泉、行间、侠溪，均采用毫针泻法。

（2）方剂：龙胆泻肝汤加减。药用柴胡、龙胆草、栀子、黄芩、生地黄、泽泻、半夏、车前子、蒲公英、大黄等。阴茎阴囊痛及少腹痛者加全虫，耻骨区痛者加五灵脂，臀部痛者加独活，肛周痛者加槐花。

3. 毒入心经，热移小肠

主症：口舌生疮，心烦，难以入睡，尿赤、尿频、尿急、尿痛，舌尖红，苔黄，脉弦细数。

治法：清心泻火解毒，导湿通淋。

临证处理：

（1）针灸：内关、郄门、神门、心俞、巨阙、三阴交、中极、阴陵泉、太溪。均采用毫针泻法。

（2）方剂：导赤散加减。药用生地黄、竹叶、木通、甘草、萹蓄、石韦、公英、白花蛇舌草、半枝莲、白茅根等。若尿血重，可重用小蓟饮子加减。

（三）正虚邪恋

1. 气滞血瘀

主症：会阴部，或外生殖器区，或小腹，或耻骨区，或腰骶及肛周疼痛或坠胀，排尿刺痛，淋沥不畅，血精或血尿，舌质紫暗或有瘀点、瘀斑，苔白或黄，脉弦或涩。

治法：行气活血，化瘀止痛。

临证处理：

（1）中成药：大黄䗪虫丸 3～6g/次，口服，每日三次。

（2）针灸：主穴：秩边、三阴交、中极、膀胱俞。配穴：肝郁气滞，加太冲、大敦；瘀血阻滞者，加次髎、血海。操作：毫针泻法。秩边穴用芒针深刺 2.5～3 寸，以针感向会阴放射为度。每日 2 次。

（3）方剂：复元活血汤加减。药用柴胡、瓜蒌根、当归、红花、甘草、大黄、桃仁。排尿异常，尿频急痛，加白茅根；尿频早泄，腰酸膝软者，加山茱萸、芡实、五味子；尿不尽有余沥者，加桂枝、桑螵蛸。

2. 脾肾气虚，湿热未清

主症：尿频、尿急、血尿、小便余沥不尽，气短乏力、腹泻，小腹坠胀，动则汗出，两下肢浮肿，舌苔薄白，脉细弱。

治法：益气补肾，清热通淋。

临证处理：

（1）针灸：主穴：秩边、关元、脾俞、三焦经、肾俞。配穴：中气不足者，加气海、足三里；肾气亏虚者，加太溪、复溜；无尿意或无力排尿者，加气海、曲骨。操作：秩边用泻法，操作同上；其余主穴用毫针补法，亦可用温针灸，每日 1～2 次。配穴用补法。

（2）方剂：补中益气汤合四妙散。药用黄芪、党参、山药、白术、当归、生地黄、山萸肉、枸杞子、茯苓、黄柏、石韦等。

3. 肝气郁结

主症：会阴部，或外生殖器区、或少腹，或耻骨区，或腰骶及肛周坠胀不适，似痛非痛，小便淋沥，胸闷心烦，排尿无力，余沥不尽，疑病恐病，舌淡红，苔薄黄，脉弦细。

治法：疏肝解郁，行气止痛。

临证处理：

（1）中成药：疏肝益阳胶囊（蒺藜、柴胡、蜂房、地龙、水蛭、九香虫、紫梢花、蛇床子、远志、肉苁蓉、菟丝子、五味子、巴戟天、蜈蚣、石菖蒲），4 粒/次，口服，每日 3 次。

（2）方剂：柴胡疏肝散。药用陈皮、柴胡、川芎、香附、枳壳、芍药、甘草等。焦虑烦躁加柴胡、生麦芽；心悸失眠、健忘者，加生龙牡。

【病案参考】

病案一

田某，52 岁，男，职员，患急性前列腺炎一个半月，曾经在其他医院运用西药输液加口服治疗 1 个月，无明显效果，随后来我院要求诊治。指检前列腺肥大伴压痛，化验前列腺液卵磷脂小体（＋＋），白细胞 90～100 个/HP，尿频、尿急，小腹疼痛，会阴疼痛、痛引睾丸，舌暗，苔黄厚腻，脉滑数。

治法：清热利湿，泻火解毒，化瘀排脓。

方药：黄芪 20g，功劳叶 15g，山慈菇 10g，车前子 10g，滑石 10g，败酱草 15g，生地黄 10g，金银花 10g，黄柏 15g，苍术 15g，蒲公英 15g，酒大黄 6g，半枝莲 15g，木通 10g，土茯苓 20g，红藤 10g，甲珠 6g，甘草 6g。

用法；水煎服，每日 1 剂，分两次服，15 剂为 1 个疗程，每日大便后肛内给 1 枚野菊花拴。禁忌：辛辣、烟、酒、海鲜，每 3 到 5 天排精 1 次，加强身体锻炼。

二诊：症状减轻，腹痛、会阴痛消失，化验前列腺液卵磷脂小体（+），白细胞30~40个/HP，指检前列腺稍有肥大，压痛减轻。原方加减服用。

三诊：症状全部消失，无尿频、尿痛，前列腺液化验卵磷脂小体（++），白细胞5~15个/HP，指检前列腺边界清晰，质软，中央沟恢复，无肥大、压痛，生活如常。

（选自《自拟治前2号治疗急性前列腺炎30例》）

病案二

杜某，男，37岁。2009年5月8日初诊。患者3日前劳动回家，突发高热、寒战，腰骶部、会阴部疼痛，尿频尿急，即去当地医院就诊，诊为急性前列腺炎，经静脉滴注抗生素3天，高热已退。症见：尿频、尿痛，有尿不尽感，会阴部痛未愈。舌质红、苔黄薄腻，脉滑数。证属湿热蕴结，用八正散合萆薢分清饮加减。

处方：车前子、生地黄、赤芍、萆薢、六一散（包）各15g，木通、石菖蒲、乌药、延胡索各5g，萹蓄12g，龙胆草、制大黄、甘草各6g，当归、栀子、黄柏各10g，土茯苓50g，败酱草、蒲公英各30g。服药7剂，尿频尿痛减轻，继以原方加减服用15剂，诸症尽痊。

（选自《自拟治前2号治疗急性前列腺炎30例》）

第二十一节　急性细菌性膀胱炎

急性细菌性膀胱炎是一种常见的下尿路感染性疾病，因细菌感染而引起。其致病菌多数为大肠埃希菌。最常见的症状是尿频、尿急、尿痛，部分患者迅速出现排尿困难。约30%患者可出现血尿，少数患者可有腰痛、发热。本病属中医急淋范畴，以热淋、血淋为多见，其起病急，病情易反复，重时疼痛剧烈，难以忍受，经积极治疗和采取一定的措施后，总体预后较好。

【源流】

"淋"之名称，始见于《黄帝内经》，《素问·六元正纪大论》称为"淋闷"，并有"甚则淋""其病淋"等记载。《金匮要略·五脏风寒积聚病脉证并治》称"淋秘"，该篇并指出淋秘为"热在下焦"。《金匮要略·消渴小便不利淋病脉证并治》描述了淋证的症状："淋之为病，小便如粟状，小腹弦急，痛引脐中。"隋代《诸病源候论》："诸淋者，由肾虚而膀胱热故也。""热淋者，三焦有热，气搏于肾，流入于胞而成淋也，其状小便赤涩。"急淋是指猝然出现小便频数短涩、欲出未尽，尿道刺痛或灼痛、便时加重，小腹拘急的病证。

【病因病机】

急淋病因有虚有实，以实证为多。实证主要是膀胱湿热、肝气郁滞、瘀血阻络，虚证主要责之于肾气亏虚。

膀胱湿热证在外多因外阴不洁，秽浊之邪上犯膀胱，酿成湿热。在内则因平素过食辛辣、肥甘之品，或嗜酒太过，脾胃运化失职，积湿生热，湿热下注。内外湿热邪气蕴结膀胱，气化失司，水道不利，发为淋证。

肝气郁结，郁怒伤肝，肝气失于疏泄，久则气滞血瘀，络脉瘀阻，或气郁化火，气火郁于下焦，以致膀胱气化不利，少腹作胀，小便艰涩疼痛而为淋证。

先天畸形，禀赋不足，肾气虚弱，或因年迈、久病、体弱以及房劳、多产、产后，肾气亏乏，肾虚下元不固，或脾肾亏虚，膀胱气化失司，尿液积固，外邪易于侵袭膀胱，成为虚实夹杂之淋证。且淋证一旦发生，膀胱湿热邪气上犯于肾，或久病不已，又可使肾气受损，两者相互影响，以致病情缠绵难愈。

总之，急淋证的病因以湿热实证为主，病位在肾与膀胱。虚证多以肾气亏虚为主，且多虚实夹杂。

【临床诊断】

（一）临床表现

主症：猝然出现小便频数短涩，欲出未尽，尿道刺痛或灼痛，便时加重，小腹拘急，部分患者可伴有血尿、排尿困难等。

（二）诊断要点

1. 疾病诊断要点

多发生于中青年，既往可有此类病史。多因劳累、生活不节而诱发。以小便频数、疼痛为主证，有时仅以腰腹剧痛来诊。

热淋多见于青年女性，以尿频、尿急为主，小便灼热疼痛，多伴有发热。

血淋尿色红如洗肉水样，或夹有血块，尿痛。

2. 证候诊断要点

本病多因湿热下注多致。正如《景岳全书·淋浊》篇所说："淋之初病，则无不由乎热剧，无容辨矣。"

热淋多为实证，本病发病急，小便短数，灼热刺痛，溺色黄赤，伴有畏寒发热，热多寒少，或有口苦呕恶，腰痛拒按，大便可秘结，苔黄腻，脉濡数。

血淋实证见小便热涩刺痛，痛引脐中，尿色深红如洗肉水，或夹有血块，或见心烦，舌红苔黄，脉数；虚证见尿色淡红，排尿涩滞不明显，神疲乏力，腰膝酸软，面色无华，舌淡红，苔薄白，脉细数。

3. 鉴别诊断要点

癃闭多为排尿困难，小便量少而无力，甚至点滴全无，常伴有小腹胀满。癃闭常有尿频，但无尿痛，每日排出尿量少于正常，重时无尿排出。淋证尿频，伴有尿痛，每日尿量多为正常。

血淋、尿血均以小便出血，尿色红赤，甚至溺出纯血为共有的症状，但血淋兼有尿痛，故不痛者为尿血，痛者为血淋，二者不难鉴别。

淋病多有不洁性生活史，症见尿痛，尿道口溢脓，红肿痒痛，实验室检查可见淋球菌，属性传播性疾病，不属于淋证的范畴。

（三）相关检查

1. 实验室检查

血常规示白细胞升高，以中性粒细胞升高为主（热淋）；尿常规示白细胞 >5 个/HP；中段尿培养可见致病菌生长；前列腺液镜检可见卵磷脂慢性减少，白细胞 >10 个/HP。

2. X 线检查

可见泌尿道结石。静脉肾盂造影对区别肾盂肾炎、肾结核、肾肿瘤有一定意义。

3. B 超检查

可见双肾、输尿管、膀胱、尿道结石影像。

4. 器械检查

膀胱、尿道镜检查可诊断膀胱、尿道炎症，可发现结石、异物或其他病变。

【临证思路】

（一）识症

热淋：多见于青年女性，小便频数短涩，灼热刺痛，小腹拘急，或痛引腰腹。

血淋：小便热涩刺痛，尿色深红或尿中夹血块，疼痛剧烈。

（二）审机

热淋：湿热之邪，蕴结下焦，气机不利，故见小便不畅，心腹拘急胀痛，热灼津伤，故溺短黄赤，灼热疼痛。

血淋：热邪蕴结，灼伤血络，迫血妄行，故见尿中带血，或夹有紫暗血块。

（三）定治

急淋实则清利，虚实夹杂者，通补兼施，为其基本原则。具体而言，实证以膀胱湿热为主者，治以清热利湿；以热灼血络为主者，治以凉血止血；以气滞不利为主者，治以理气疏导。虚实夹杂者治以健脾益气，补虚益肾，兼以通利，审其主次缓急，兼顾治疗。

（四）用药

急淋用药主要针对湿热蕴结下焦这一基本病机，选用清利下焦湿热的药物，如车前子、车前草、滑石等，部分热伤血络的需加用凉血止血之品，如紫草、茜草、墨旱莲、白茅根。部分药物兼有清利湿热和凉血止血两种功效，如栀子。

【纲目条辨论治】

以虚实为纲，病因为目，条辨论治。

1. 热淋

主症：小便频数，灼热疼痛，尿急，溺色黄赤，少腹拘急胀痛，或有畏寒发热，口干口苦，或大便干结。舌苔黄腻，脉濡数。

治法：清热利湿通淋。

方药：八正散加减。药用萹蓄、瞿麦、车前子、滑石、生大黄、栀子、甘草梢、灯心草等。

随症加减：伴寒热、口苦者，加柴胡、黄芩、黄柏、金银花；伴有血尿者，加大蓟、小蓟、白茅根、仙鹤草。

中成药：八正合剂、三金片、热淋清胶囊。

2. 血淋实证

主症：尿色深红如洗肉水，或夹有紫暗血块，尿频，尿急，小便热涩刺痛，排尿不畅，痛引脐中。舌红苔黄，脉数。

治法：清热通淋，凉血止血。

方药：小蓟饮子加减。药用生地黄、小蓟、滑石、木通、蒲黄、淡竹叶、藕节、当归、栀子、炙甘草等。

随症加减：血瘀痛甚者另吞三七粉、琥珀粉以化瘀通淋止血。

中成药：分清五淋丸、热淋清胶囊、金钱草冲剂。

3. 血淋虚证

主症：尿色淡红，尿频、尿急症状不明显，神疲乏力，腰膝酸软，面色无华。舌淡红，苔薄白，脉细数。

治法：滋阴降火，补虚止血。

方药：知柏地黄丸加减。药用知母、黄柏、熟地黄、山茱萸、山药、茯苓、丹皮、泽泻等。

随症加减：血虚较甚者加阿胶、墨旱莲；出血重者加小蓟、仙鹤草。

中成药：知柏地黄丸。

【病案参考】

病案一

张某，女，41岁。因尿频、尿痛、尿急、小便黄赤短少，尿道灼热感而就诊。既往有此病，曾用抗生素治疗，愈后而又复发，症见面红，面容痛苦，舌尖红，脉数。化验检查血常规：白细胞 13.2×10^9/L、中性粒细胞百分比 76%、淋巴细胞百分比 24%；尿常规：蛋白（++）、白细胞（++）、红细胞少数。诊断为淋症（湿热型），治以清热解毒，通淋除湿。

方药：八正散加减。木通、车前子、扁蓄、瞿麦、栀子、甘草梢各15g，滑石10g，灯心草10g。方中木通、瞿麦、灯心草降心火，清热利小便；栀子、车前子、滑石泻火祛湿，通淋；重用甘草梢止痛，使热从小便出，服上方3剂，尿急、尿频、尿痛等症减轻。本着效不更方的原则，原方又加双花20g，淡竹叶15g，以助清热解毒之功效，连服6剂。症状消失，以后追访未曾复发。

（选自《范中林六经辨证医案》）

病案二

乌某，女，44岁。自诉因气候炎热外加母亲病重，着急后突然尿频、尿急、尿痛、尿道灼热刺痛、小腹胀痛。化验检查血常规：白细胞13.2×10^9/L、中性粒细胞百分比79%、淋巴细胞百分比21%。尿常规：蛋白（+）、白细胞（+）、红细胞少数。方以八正散加减，木通、车前子各20g，扁蓄、瞿麦各15g，栀子10g，甘草梢10g，滑石10g，淡竹叶、金银花各20g，茯苓15g，白茅根20g。方中白茅根有清热凉血之功效。服用上方3剂之后临床症状缓解，尿色正常。上方减去白茅根20g，加泽泻15g，以加强利尿作用，使湿热从小便去。上方连服3剂后症状消失，血尿常规化验均正常。此后再未复发。

（选自《范中林六经辨证医案》）

第二十二节　急性胆囊炎

急性胆囊炎是由胆囊管梗阻、化学性刺激和细菌感染等引起的胆囊急性炎症性病变，临床主要表现为右上腹疼痛，疼痛可放射至右侧肩部及背部，可伴有发热畏寒、黄疸以及恶心、呕吐等消化道症状。中医无急性胆囊炎的病名，根据其主要临床表现为右上腹疼痛，可归属于中医胆胀、胁痛、黄疸等病的范畴。

急性胆囊炎是急诊临床工作中常见急腹症之一，其中约95%以上的患者伴有胆囊结石，称结石性胆囊炎；5%的患者不伴有结石，称非结石性胆囊炎。其中急性结石性胆囊炎以女性多见；急性非结石性胆囊炎多见于男性、老年患者。

【源流】

急性胆囊炎属现代医学范畴，虽中医无此类病名，但早在《黄帝内经》中便已有与胆病相关的记载，《灵枢·胀论》：“胆胀者，胁下痛胀，口中苦，善太息。”《灵枢·经脉》篇云：“胆，足少阳也……是动则病口苦，善太息，心胁痛，不能转侧。”《灵枢·本藏》谓：“胆胀者，胁下满而痛引小腹。”《素问·缪刺论》曰：“邪客于足少阳之络，令人胁痛不得息。”《素问·热论》：“三日少阳受之，少阳主胆，其脉循胁络于耳，故胸胁痛而耳聋。”至东汉名医张仲景著《伤寒论》，首创辨证施治，将外感病按六经辨证，提出了少阳证，书中第266条云：“本太阳病不解，转入少阳者，胁下硬满，干呕，不能食，往来寒热……与小柴胡汤。”第96条云：“伤寒五六日中风，往来寒热，胸胁苦满，嘿嘿不欲饮食，心烦喜呕……小柴胡汤主之。”书中第103条“太阳病，过经十余日，反二三下之，后四五日，柴胡证仍在者，先与小柴胡汤；呕不止，心下急，郁郁微烦者，为未解也，与大柴胡汤下之则愈”，则提出少阳与阳明并病，治以大柴胡汤。文中所述症状与今日临床之急性胆囊炎相似，其所阐述的症状类似于胆胀的急性期，胆失疏泄，湿郁化热，热结在里，则阻塞胆腑气机，不通则胀痛发作，并伴随发热、心烦、呕吐等症，大柴胡汤以和解降逆为基本点，为治疗湿热型胆胀的代表方，为后世所推崇。

至晋隋时期，脏腑辨证的方法开始发展，有了关于胆病证候的专门论述，《脉经》云：“胆实，左手关上脉阳实者，足少阳经也。病苦腹中气满，饮食不下咽，咽干，头重痛，洒洒恶寒，胁痛。”至唐代医家孙思邈更是对胆的解剖定位、生理功能，以及其疾病的临床表现做了详细说明，其著《备急千金要方》云：“胆腑者主肝也，肝合气于胆。胆者中清之腑也……重三两三铢，长三寸三分。在肝短叶间下，贮水、精汁二合（《难经》作三合）……故藏而不泻，名曰奇恒之腑……胆胀者，胁下痛胀，口苦太息……足少阳之脉，是动则病口苦，善太息，心胁痛，不能转侧，甚则面微有尘。”

金元时期，朱丹溪著《症因脉治·六腑腹胀》明确提出了胆胀病的主要病理是肝胆气郁，书中云：“肝胆主木，最喜条达，不得疏通，胆胀乃成”，其治疗用柴胡清肝饮，本方现在仍是临床常用的疏肝理气方。《症因脉治·胆火不得卧》又提出胆火扰心之证，云：“胆火不得卧之症，膈寒不利，胁肋胀满，胆火乘脾也。心烦躁乱，恍惚不宁，胆涎沃心也，甚则目黄目赤，夜不能寐，此胆火不得卧之症也。”

明代皇甫中在《明医指掌》中云：“湿热盛而两胁痛。”虽是言湿热内盛导致胁痛，但据胁肋为肝胆之分野，则本病当属肝胆湿热。《临证指南医案·疸》中云：“阳黄之作，湿从火化，瘀热在里，胆热液泄。”言湿热蕴结在胆，胆液外溢，发为黄疸。临床中肝胆湿热之证是胁痛、黄疸等病的常见证型。

清代《张氏医通·郁》云：“上焦，阳也，卫气所治，贵通利而恶闭郁，郁则津液不行而积为痰涎。胆以咽为使，胆主决断，气属相火，遇七情至而不决，则火郁而不发，火郁则焰不达，焰不达则气如焰，与痰涎聚结胸中，故若炙脔。”论述了胆气郁结，化火生痰，结于胸中之郁证。

【病因病机】

胆为奇恒之腑，内藏精汁，传化物而不藏，实而不能满。若因饮食偏嗜、忧思暴怒、外感湿热、虚损劳倦、胆石等原因导致胆腑气机郁滞，或郁而化火，胆液失于通降即可发生急性胆囊炎。如《灵枢·胀论》曰：“胆胀者，胁下痛胀，口中苦，善太息。”阐述了胆郁而气滞，气滞则不通，不通则发为胁痛，致胆气上逆而口苦。《灵枢·四时气》曰：“善呕，呕有苦，长太息，心中澹澹，恐人将捕之，邪在胆，逆在胃，胆液泄则口苦，胃气逆而呕苦，故曰呕胆。”阐述了胆热犯胃，胃气上逆，胆汁随胃气呕出发为口苦这一病因病机。《备急千金要方·胆腑方》：“左手关上脉阳实者，足少阳经也。病苦腹中气满，饮食不下，咽干头痛，洒洒恶寒，胁痛，名曰胆实热也。”阐述了胆腑郁热，肝胆之气郁而横逆犯胃，胃失和降、脾失健运，则出现腹中气满，饮食不下；肝胆气郁，气血运行不畅，则出现咽干头痛、胁痛、洒洒恶寒的症状。

本病病位主要在肝胆，尤重在胆腑。肝在胁下，胆附于中，肝藏血，其性升发，主疏泄，使气机循行有常；胆藏精，主决断，其性通降，助脾胃之运纳，使之纳运有序。肝之于胆，互为表里，生理上肝升胆降，相互依存为用，肝胆病则升降失司，气机逆乱，运纳失常。肝疏泄失职，则胆汁通降不利，胆汁通降失司，则肝脏疏泄条达失职，故肝胆之病均可有胁痛、黄疸等病证。本病因其受邪之先后、主次之不同，临床表现亦有所不同：责之肝脏之胁痛，多因情志不遂诱发或加剧，为无形之气郁，故痛多呈发作性，隐隐胀痛，或灼痛、钝痛，情绪舒畅则缓解或减轻；责之胆腑之胁痛，多因饮食不慎或虫积、结石阻滞而发病，为有形之邪阻滞，故痛之持续，剧烈胀痛，或钝痛、绞痛。甚则胆汁受阻，不循常道，外溢肌肤而病黄疸。又因胆滞胃逆，消化功能失调，病中每见恶心、呕吐、腹胀、纳呆；湿热内蕴，气机失畅，故恶冷、发热，待其胆腑泻下通畅，病证方能缓解。急性胆囊炎之病位，中医责之肝胆，而尤重在胆腑。究其病因，或因饮食不节嗜食肥甘，土壅木郁；或因起居不慎，外邪入侵，传入少阳；或因情志失调伤及肝胆；或因结石、虫积阻滞等。病机为肝脏失疏，胆腑失通，气机郁滞，湿热内蕴，不通则痛。气机郁滞，胆腑失通是发病关键。因胆藏精汁，内寓相火，性喜清降而恶抑郁。胆腑因气机郁滞而失通降，湿热因胆汁内滞而滋生。胆腑失通因素体阳旺或胆腑素有结石阻滞者，尤易发生。

【临床诊断】

（一）临床表现

以右上腹疼痛为主要表现。开始时仅有右腹胀痛，逐渐发展至阵发性绞痛，夜间发作常见，饱餐、进食油腻食物为常见诱发因素。疼痛可放射至右侧肩部、肩胛和背部，伴恶心、呕吐、厌食、便秘等消化道症状。如病情发展，疼痛可为持续性、阵发加剧。常伴轻度至中度发热，通常无寒战，可有畏寒。10% ~20% 的患者可出现轻度黄疸。

1. 体征

查体可见右上腹压痛，可伴有反跳痛、腹肌紧张，或墨菲征阳性。有些患者可触及肿大胆囊并有触痛。墨菲征阳性对急性胆囊炎的特异性为 79% ~96%。

2. 实验室检查

血白细胞计数及分类通常有白细胞计数及中性粒细胞百分比增高。急性单纯性胆囊炎少有血清总胆红素和碱性磷酸酶浓度升高。

3. 影像学检查

超声检查是急性胆囊炎的首选影像学检查手段，典型表现为胆囊肿大（横径≥4cm）、壁增厚（≥4～5mm）或毛糙，呈“双边征”，多伴有胆囊结石。

（二）诊断要点

1. 表现为右中上腹部的疼痛，疼痛可放射至右侧肩部、肩胛和背部，伴发热以及恶心、呕吐、厌食、便秘等消化道症状。常在饱餐、进食油腻食物后发生。

2. 体格检查可见墨菲征阳性。

3. 辅助检查有白细胞计数及中性粒细胞百分比增高；B超表现为胆囊肿大（横径≥4cm）、壁增厚（≥4～5mm）或毛糙，呈“双边征”。

【临证思路】

（一）识症

1. 腹痛

主要表现为右上腹疼痛。右上腹持续灼痛或绞痛或胁痛阵发性加剧甚则痛引肩背，系湿热之邪侵袭，脾失健运，肝胆疏泄失司所致；右上腹疼痛剧烈拒按，系情志不舒，气机郁滞，肝胆疏泄失司，脾失健运，湿热之邪郁而化火，热毒壅滞熏蒸肝胆而致；右上腹隐痛，多为肝阴不足，精血亏损，肝络失养所致；右上腹刺痛、痛有定处，拒按多为气滞血瘀，痹阻胁络所致。

2. 发热

恶寒发热，轻度至中度发热，多为湿热蕴结证。恶寒发热，高热，多为热毒炽盛证。若为五心烦热，则多为肝阴不足证。

（二）审机

1. 外感湿热

外邪入侵，特别是湿热之邪最易侵犯肝胆，使肝失于疏泄，胆失于通利。肝失疏泄，湿热内蕴，气机失畅，故恶寒发热。胆失通利则胆胀，不通则痛，故右上腹疼痛。胆滞胃逆，胃纳失常，则见恶心、呕吐、腹胀纳呆。

2. 湿热蕴结

平素饮食不节，过食肥甘，损伤脾胃，湿热内生，则中焦失运。胃失和降则胆失通利，不通则痛则发为右上腹疼痛。脾失健运则肝失于疏泄，湿热内蕴而发为寒热。

3. 热毒炽盛

情志不舒，气机郁滞，肝胆失于疏泄，肝气不舒，横逆犯脾，致脾失健运。脾气失运，则水湿不行，水湿之邪淤而生热，致湿热内生，火热之盛谓之为毒，热毒壅盛，则发为寒热。脾失健运、胆失疏泄则胆腑通利功能失常，胆汁淤积，不通则痛，则发为右上腹痛。

（三）定治

胆腑为病，总以通为原则。胆为六腑之一，《素问·灵兰秘典论》云："胆为中正之官，决断出焉。"其附于肝，与肝相表里，具有"亦藏""亦泻"的特点。其生理功能为"以通为用，传化物而不藏"是也。故治疗胆病，必须把握住"以通为治"的原则。国医大师徐景藩教授认为：胆病的病理基础均有气滞，兼有湿热，故治宜祛湿与和降相辅运用。治疗上以疏肝利胆，通腑泻下，因势利导以顺应胆腑之生理。辨证用药和通腑泻下是治疗急性胆囊炎组方用药的两个基本要素，辨证用药必须在通腑泻下的基础上才能发挥出更好的作用。急性胆囊炎期间，应抓住时机，大胆、果断地"通"，这是及时逆转、清除肝胆闭塞、转化生机的关键。

（四）用药

1. 外感湿热

湿热之邪最易侵犯肝胆，使肝胆疏泄失常。湿热内蕴，气机失畅，症见胁痛、恶寒发热、恶心、呕吐、腹胀纳呆，治宜疏肝理气，和解少阳。药用柴胡、郁金、木香等疏达经气；黄芩、金银花、板蓝根、蒲公英等清泄邪热；半夏和胃降逆；茵陈、栀子清热利湿；党参、炙甘草扶助正气，抵抗病邪；生姜、大枣和胃气、生津。

2. 湿热蕴结

平素饮食不节，过食肥甘，损伤脾胃，湿热内生，而致中焦失运，胃失和降，症见右胁疼痛，伴恶寒发热，身目黄染，恶心呕吐，小便短赤。药用龙胆草清热燥湿；栀子、金银花、蒲公英、生石膏清热解毒；党参、甘草扶助正气；柴胡、川楝子、延胡索疏肝理气；当归、生地黄凉血活血；车前子、泽泻、川木通、金钱草、茵陈利湿退黄；海金沙、鸡内金化石通淋；大黄、芒硝通腑泄热。

3. 热毒炽盛

情志不舒，郁而化火，肝胆失于疏泄，湿热内生，胆腑通利功能失常，胆汁淤积而致右胁疼痛剧烈，拒按，高热恶寒，身目发黄，黄色鲜明，小便短赤，大便秘结，烦躁不安等。药用茵陈、金钱草利湿退黄；栀子、蒲公英、金银花清热解毒；黄芩、黄连、龙胆草清热燥湿；延胡索、川楝子行气止痛；赤芍、丹皮、丹参活血化瘀；大黄、枳实、芒硝通腑泻下；海金沙、郁金、鸡内金化石通淋。

【纲目条辨论治】

以病因为纲，病性为目，条辨论治。

1. 外感证

主症：右中上腹部疼痛，呈绞痛、胀痛或牵拉痛，往来寒热，腹软，舌质淡，苔薄黄或白，脉弦紧。

治法：疏肝理气，和解少阳。

方药：小柴胡汤加减。药用柴胡、半夏、党参、甘草、黄芩、生姜、大枣等。

随症加减：湿热重加茵陈、栀子；热毒重加蒲公英、金银花、板蓝根；夹瘀血加桃仁、赤芍、红花。

2. 湿热证

主症：右胁疼痛，伴恶寒发热，身目黄染，恶心呕吐，小便短赤，舌质红，苔黄腻或厚腻，脉滑数。

治法：清热利湿，行气利胆。

方药：龙胆泻肝汤加减。药用龙胆草、栀子、党参、柴胡、车前子、泽泻、当归、川木通、生地黄、甘草等。

随症加减：黄疸重选加金钱草、茵陈；热盛加金银花、蒲公英、生石膏；两胁痛明显加川楝子、延胡索；瘀血明显加丹皮、丹参；胆结石加海金沙、郁金、鸡内金；大便燥结不通加枳实、芒硝。

3. 热毒炽盛证

主症：右胁疼痛剧烈，拒按，高热恶寒，身目发黄，黄色鲜明，小便短赤，大便秘结，烦躁不安，舌质红绛，舌苔黄燥或有芒刺，脉弦数。

治法：清热解毒，通腑泻火。

方药：茵陈蒿汤合黄连解毒汤加减。药用茵陈、栀子、大黄、黄连、黄芩、延胡索、金银花、蒲公英、金钱草、丹皮、赤芍等。

随症加减：热盛加金银花、蒲公英、生石膏；疼痛明显加川楝子、延胡索；胆结石加海金沙、鸡内金；大便燥结不通加大黄、芒硝。

【其他疗法】

体针

可针刺胆俞、足三里、胆囊穴、阳陵泉、内关、合谷、太冲等穴位，强刺激，留针30分钟。

【病案参考】

病案一

何某，女，34岁，1997年6月13日就诊，症见：右胁肋部胀痛难忍并向右肩背部放射，胃脘胀满，恶心呕吐，口苦，大便二日未行，小便黄，舌红，苔黄腻，脉弦滑数。查：体温38.3℃，肝区叩痛（+），墨菲征（+），白细胞计数13.6×10^9/L，中性粒细胞百分比83%，淋巴细胞百分比17%，肝功能正常，腹部X线透视正常。B超检查：胆囊体积增大，囊壁毛糙，厚约0.4mm，提示急性胆囊炎。治以疏肝利胆，行气止痛。方用小柴胡汤加减。柴胡18g，黄芩15g，半夏15g，郁金10g，木香10g，大黄（后下）10g，香附、延胡索、白芍、枳壳、厚朴各15g。水煎，1日1剂，分2次服。服上药后解大便2次，疼痛、腹胀减轻，守上方至第三天诸症消失。后依上方加减善后，7天后复查：体温36.2℃，白细胞计数8.3×10^9/L，中性粒细胞百分比65%，淋巴细胞百分比35%，腹部柔软，肝区无叩击痛，墨菲征（－）。B超提示胆囊大小正常。

（选自《小柴胡汤加减治疗急性胆囊炎316例》）

病案二

林某，女，37岁，11月18日因右上腹疼痛，疼痛放射肩部而就诊。症见时作呕逆，口渴且苦，舌苔薄腻，色黄，脉象弦滑而数。诊为急性胆囊炎。拟龙胆泻肝汤加减：龙胆草三钱、柴胡一钱半，黑山栀三钱，炒条芩二钱，黄玉金三钱，大白芍二钱，熟川军三钱，全当归三钱，川楝子三钱，连翘壳三钱，炒川连八分。

11月20日复诊：服药两剂，得便溏而深黄，呕逆止，苔黄渐化，右上腹疼痛减轻，原方去川连。

11月22日三诊：服药两剂，右上腹疼痛已渐消失，重按微觉隐痛，大便渐渐正常，再从前方加减：龙胆草三钱，柴胡一钱半，黑山栀三钱，炒黄芩二钱，杭白芍一钱半，黄玉金三钱，全当归三钱，川楝子三钱，连翘壳三钱，熟川军二钱。两剂后，病即痊愈。

（选自《治愈急性胆囊炎二例》）

第二十三节 胆道蛔虫病

胆道蛔虫病是指原来寄生在空回肠的蛔虫经十二指肠钻入胆道，引起胆道口Oddis括约肌痉挛而发生腹部阵发性绞痛，称为胆道蛔虫症。随着卫生条件的逐步提高，该病近年来相对少见，一年四季均可发生，农村发病率较高。多见于儿童和青少年，尤以七岁以上儿童最为多见。本病属中医蛔厥范畴。

【源流】

蛔厥为蛔虫病中的一类急症，关于蛔虫病，早在《黄帝内经》中已出现“蛔虫”一词，后有“蚘虫”“蛟蛔”的称法。《灵枢·厥病》曰：“肠中有虫瘕、蛟蛔……夫虫痛者，蛔虫也。”到东汉末年张仲景首次提出“蛔厥”这一病名。其《伤寒论》第338条指出：“蛔厥者，其人当吐蛔……此为藏寒，蛔上入其隔，故烦，须臾复止，得食而呕又烦者，蛔闻食臭出，其人常自吐蛔。”首次对蛔厥的病因病机及临床表现做出了论述，同时也提出了治疗之法。此后历代医家对蛔厥的病因病机做了进一步的论述。明代李梴《医学入门》云："其人素有食蛔，或因病过饥、虫逆上咽膈而出……又或下利脏寒胃热，则蛔亦上入上膈。"陶华撰《伤寒六书》曰："蛔厥属厥阴，病患素有寒，妄发其汗，或汗后身有热，又复汗之，以致胃中虚冷，饥不欲食，食即吐蛔，而乍静乍烦者，蛔或上而或下也。虫闻食臭必出，所以食即吐虫也。"徐春甫撰《古今医统大全》曰："蛔厥者，食即吐蛔。此为脏寒，蛔上入膈，故时或发烦，须臾复止，得食而呕，又烦。又烦者，蛔闻会气，其人当自吐蛔。或因发汗，胃中冷，故长虫出。又有胃气困乏，虽饥不能食，食到口，蛔闻食气而上，虚寒并于胸中，所以食与蛔并吐而出也。"清·程文囿辑编《医述》云："厥有脏与蛔之别……蛔厥者，胃腑之阳不行也。蛔厥者，蛔动则烦，而有静时，非若脏厥之躁，而无暂安时也。故厥同而证异。"裘庆元辑《伤寒捷决》曰："胃冷仍加重汗出，因成蛔厥吐长虫，病源本属厥阴症，宜用乌梅与理中。蛔厥者，病在厥阴也，蛔入上膈则痛，须臾复止，得食则呕，而又烦，蛔闻食臭复出也，此为脏寒当自吐蛔，与乌梅温脏安蛔，亦有胃冷吐蛔者，此因发汗所致，病在阳明也，宜用理中汤加炒川椒五粒，槟榔五分，吞乌梅丸，盖乌梅丸于辛酸入肝药中微加苦寒，纳上逆之阳邪，而顺之使下也，名曰安蛔，实是安胃。"

【病因病机】

蛔厥之为病，必先患蛔，而后病厥。蛔之为病，必因饮食不洁，进食沾有蛔虫卵的生冷蔬菜、瓜果或其他不洁食物而致蛔虫卵停于体内，因脾胃虚弱，而化诸虫。历代医家对此皆有论述，《诸病源候论·九虫病诸候》提出："腑脏虚弱而动，或因食甘肥而动。"元代《卫生宝鉴·腹中诸虫》则提出"治小儿疾病多有诸虫，或因腑脏虚弱而动，或因食甘肥而动。"明代《幼科发挥·脾所生病·腹痛》云："小儿食伤成积，积化为虫……人脾虚而虫集。"清代《张氏医通·虫》曰："虫由少阳风本，湿热郁蒸而成。""人患虫积，多因饥饱失宜，中脘气虚，湿热失运，故生诸虫。"清代《医方集解·杀虫之剂》曰："肠胃之中，无物不容，所以变生诸虫者，缘正气虚衰，或误食生虫之物，或湿热蒸郁而成，亦犹物必先腐而后虫生之义也。"明代《景岳全书·诸虫》曰："虫之为病，人多有之，由于化生，诚为莫测……则凡脏强气盛者，未闻其有虫，正以随食随化，虫自难存；而虫能为患者，终是脏气之弱，行化之迟，所以停聚而渐致生虫耳……然以上数者之中，又惟生冷生虫为最。"蛔虫寄生于人体内，喜温，恶寒怕热，性动好窜，善于钻孔，在蛔虫受到某些刺激如寒温不适，使蛔虫受扰时，更易在肠腑中窜动。最常见为蛔虫上窜入隔，钻入胆道，使肝气闭郁，胆气不行，脘腹剧痛，形成蛔厥。虫体阻塞胆道，气机不利，疏泄失常，表现为右上腹部剧烈绞痛，伴有呕吐，或为胆汁，或见蛔虫，甚则肢冷汗出，形成蛔厥之证。

【临床诊断】

（一）临床表现

1. 腹痛

常因蛔虫钻入胆道，刺激胆总管的壶腹部括约肌，使之产生痉挛性收缩，而使患者出现剑突下突发性剧烈绞痛。疼痛持续时间不等，而疼痛过后可如常人。

2. 恶心、呕吐

呕吐物多为胃内容物，可含胆汁，也有可能吐出蛔虫。小儿由于咽喉反射敏感性较差，可从鼻腔中爬出蛔虫。

3. 寒战、发热

胆道蛔虫症患者的体温多在正常范围之内，当合并感染时，患者可出现畏寒、发热，但体温的上升与腹痛的程度不成正比。

4. 黄疸

单纯的胆道蛔虫因虫体表面光滑，不易形成完全性胆道梗阻。但若并发胆管炎时，可引起胆道梗阻，在梗阻后 24～48 小时可出现黄疸。患者还可出现肝大。

5. 单纯性胆道蛔虫病

一般仅剑突下或稍右方有轻度压痛。

6. 实验室检查

患者白细胞计数可轻度增高。嗜酸性粒细胞数增加。胃十二指肠液和粪便镜检可发现虫卵。

7. B 超检查

可见胆管有轻度或中度的扩张，管壁增厚；胆管两边可见两条回声光带，蛔虫的体腔则在胆道的中间出现条状的无回声区；可见卷曲、回缩，甚至正在蠕动的蛔虫。超声检查作为胆道蛔虫病的首先检查手段具有较高的诊断价值，其准确率可达95.6%。

8. 经内镜逆行胰胆管造影（ERCP）

可从十二指肠乳头处注入造影剂，获得清晰的影像，以协助诊断。

（二）诊断要点

表现为剑突下突发性剧烈绞痛、疼痛持续时间不等，而疼痛过后可如常人。可伴有剧烈的恶心、呕吐，呕吐物多为胃内容物，可含胆汁，也有可能吐出蛔虫。

体格检查可见剑突下或右上腹轻微压痛。

辅助检查可见白细胞计数可轻度增高、嗜酸性粒细胞数增加、胃十二指肠液和粪便镜检可发现虫卵。B 超可见胆管有轻度或中度的扩张，管壁增厚；胆管两边可见两条回声光带，蛔虫的体腔则在胆道的中间出现条状的无回声区；可见卷曲、回缩，甚至正在蠕动的蛔虫。

【临证思路】

（一）识症

1. 腹痛

主要表现为剑突下突发剧烈绞痛。系因上焦有热，脾胃虚寒或下利脏寒，或过饥的情况下，蛔虫失去了适合的生活条件，避寒求温，上窜入膈，钻入胆道，则使肝气闭郁，胆气不行，而出现脘腹剧痛。

2. 恶心、呕吐

蛔虫上窜入膈，钻入胆道，则使肝气闭郁，肝气横逆犯胃，故恶心呕吐。

3. 手足厥逆

肝气闭郁，而致气血逆乱，不能布达于四肢，而见手足厥冷。

（二）审机

《黄帝内经》《伤寒论》等经典均认为痛证多属寒，又认为，暴痛多实，久痛多虚。胆道蛔虫症在临诊时多表现为暴痛，故在临床上也常辨为寒证实证。但《景岳全书·诸虫》云："虫之为病，人多有之，由于化生，诚为莫测……则凡脏强气盛者，未闻其有虫，正以随食随化，虫自难存；而虫能为患者，终是脏气之弱，行化之迟，所以停聚而渐致生虫耳……然以上数者之中，又惟生冷生虫为最。"由此可见，患蛔之人，其本质仍是素体脾胃虚弱。但寒热可以互相转化，虚实亦可互为因果，临床上表现为热证、寒热错杂及虚实互见者亦不少见。蛔虫本寄生于肠间，喜温而恶寒，如果患者中、下二焦虚寒，即"脏寒"，蛔虫为避下寒而上窜入膈，钻入胆道，则使肝气闭郁，胆气不行，脘腹剧痛，形成蛔厥。虫体阻塞胆道，气机不利，疏泄失常，表现为右上腹部剧烈绞痛，伴有呕吐，或为胆汁，或见蛔虫，甚则肢冷汗出，形成"蛔厥"之证。由此可见，蛔厥病机的本质为本虚标实，寒热错杂。

（三）定治

胆道蛔虫症乃蛔虫病中的急症，其基本病机为本虚标实，寒热错杂。明代《景岳全书·诸虫》曰："凡脏强气盛者，未闻其有虫，正以随食随化，虫自难存；而虫能为患者，终是脏气之弱，行化之迟，所以停聚而渐致生虫耳。"又云："凡诸虫之中，惟蛔虫最多，其逐治之法总若前条，然旋逐旋生，终非善策，欲杜其源，必须温养脾胃，脾胃气强，虫自不生矣……凡治虫之法，或攻或补，自有缓急先后之宜，所当详辨，不可任意忽略也。"又云："治虫之剂，凡虫势骤急，上攻心腹作痛者，宜扫虫煎先治其标。"可见胆道蛔虫症患者引起腹痛的直接原因是邪实，故临证时不宜单纯补虚。因为纯补而欲扶正以胜邪，一则难济其急，久痛而变生他病；二则邪气未除，纯补反助其邪，而使病情加剧。另外，胆道蛔虫症起病急骤，疼痛明显，但此时不能因为疑急而单纯止痛，否则可导致痛不止而反剧或痛虽止而常复发的后果。故应根据其证候属性采取“安蛔定痛，驱除蛔虫”的综合治疗。

（四）用药

蛔厥初期，疼痛较剧，用药治宜安蛔定痛，《古今名医方论》云：“蛔得酸则静，得辛则伏，得苦则下。”故重用乌梅，因其性酸能安蛔。细辛、干姜、当归、附子、蜀椒、桂枝六药共用温脏寒，为蛔虫提供一个舒适的环境，即安蛔。黄连、黄柏均为苦性药，可以清上热、下蛔。痛甚可加郁金、延胡索、白芍、甘草活血理气，缓急止痛；大便秘结加大黄、槟榔泄热通腑；呕吐甚者，加陈皮、半夏、旋覆花、代赭石和胃降逆止呕。出现发热、压痛明显、脉数、苔黄等热证表现者，去姜、桂、附等辛热之品，重用黄连、黄柏，并加蒲公英、金银花、茵陈、栀子等清热解毒，疏利肝胆。若畏寒肢冷、便溏、苔白润、脉沉弱者，无上热表现者则去黄连、黄柏，重用干姜、人参温中补虚，加用甘草、蜂蜜等濡润补虚和胃之品。腹痛缓解或腹痛较轻者，则应同时驱除蛔虫，药用使君子、槟榔、苦楝皮等。

【纲目条辨论治】

以缓急为纲，病因为目，条辨论治。

1. 初期

主症：突发上腹钻顶样绞痛，伴恶心呕吐，吐出胆汁或蛔虫，烦躁不安，腹中冷痛，喜按，汗出，间歇期如常人，小便清长。舌淡苔白，脉弦紧。

治法：安蛔定痛，驱除蛔虫。

方药：乌梅丸加减。药用乌梅、细辛、川椒、当归、干姜、桂枝、党参、柴胡、芍药、枳实、甘草等。

随症加减：痛甚可加白芍、郁金、延胡索等理气缓急止痛；大便秘结加大黄、槟榔泄热通腑；呕吐甚者，加半夏、旋覆花、代赭石等和胃降逆止呕。若同时兼见发热、脉数、苔黄、便秘等热证表现者，去姜、桂、附等辛热之品，重用黄连、黄柏，并加蒲公英、金银花、茵陈、栀子等清热解毒，疏利肝胆。若兼见畏寒肢冷、便溏、苔白润、脉沉弱等脾胃虚弱之象，无上热表现者则去黄连、黄柏，重用干姜、附子温中散寒。

2. 缓解期

主症：腹痛绵绵，喜温喜按，时有恶心，口吐清涎，或吐蛔、便蛔，手足不温，面色淡白，溲清便溏。舌淡，脉细弱。

治法：健脾益气，温中安蛔，驱除蛔虫。

方药：加味甘草粉蜜汤加减。药用甘草、蜂蜜、川椒、乌梅、苦楝皮、使君子仁、延胡索、粳米粉等。

随症加减：伴恶心呕吐加灶心土、山药、竹茹；疼痛明显者加木香、郁金等；伴蛔虫性肠梗阻者加莱菔子、大黄；伴发热者加山栀子、黄连；出现黄疸者加金钱草、茵陈、龙胆草、生山栀子；伴四肢厥逆、大汗淋漓、面色苍白者加制附子、细辛、醋。

【其他疗法】

以胆囊穴、中脘、阿是穴、胆俞、阳陵泉为主穴位，配合迎香透四白、人中、合谷穴，强刺激，留针30分钟。

【病案参考】

病案一

患儿王某，女，5岁，因右上腹阵发性钻顶样痛6小时前来就诊。患儿于清晨起床时，突然感到上腹部剑突下偏右呈阵发性剧烈的钻顶样痛，患儿被迫弯腰屈膝，满床翻滚，哭叫不止，汗出，并感上腹胀满、恶心。半小时后出现呕吐，呕吐物为胃液，并吐蛔虫一条。经服用颠茄片治疗后，腹痛仍无缓解。查体：面青，表情痛苦，T 37.4℃，P 106次/分，脉伏，手足厥冷，上腹部剑突下偏右有压痛，无肌紧张。

据此诊断为胆道蛔虫症，给予加减乌梅汤：乌梅10g，当归、党参、黄芩、金银花各9g，黄柏、法半夏、竹茹、连翘、玄胡、枳壳、郁金、槟榔、木香、芒硝各6g，黄连、川椒、使君子、细辛各3g。药后10小时，腹痛缓解，呕吐停止。即刻给予驱蛔灵50mg，每日1次，连服2日，以增强驱虫效果。第3日患儿排出蛔虫十余条，经B超检查胆道未见虫体残留。

按：加减乌梅汤是治疗蛔厥的有效方剂，对肠胃寒热错杂的蛔厥症效果较好。加用延胡、郁金、枳壳、木香可理气宽肠，祛瘀止痛；加用使君子、槟榔杀虫驱虫；加用银花、连翘、黄芩清热解毒；加用竹茹、半夏降逆止呕；加用芒硝泻下，以排出虫体。而且方中的酸苦辛药如乌梅、黄连、黄柏、川椒、细辛与行气利胆的枳壳、木香、郁金、槟榔、使君子等药配伍，可改变肠胃环境，使Oddis括约肌暂时松弛扩张，解除胆管痉挛，增加胆汁的分泌量，疏通胆管，麻痹虫体，使蛔虫从胆道退回肠道。

（选自《加减乌梅汤治疗胆道蛔虫症体会》）

病案二

肖某，女，9岁。1970年4月7日诊。脐周阵发性疼痛，腹胀、呕吐3天。半月前经某医疗队取血检查，诊断为班氏丝虫病。服海群生驱虫三天，脐周出现阵发性疼痛，腹胀、肠鸣，呕吐食物及酸苦水，三日不解大便，不矢气，尿少。口渴欲饮，饥饿欲纳，但每食即吐。

诊见：患者表情痛苦，烦躁不安，神清合作，眼眶凹陷，唇干，形容憔悴枯瘦。手按脐周，腹胀如蛙腹。于脐周扪见移动性条索状包块，无固定性触痛。肤冷，皮肤弹性减退。脉细，苔薄白，质淡不滑。

西医诊断：蛔虫性肠梗阻。

中医诊断：蛔厥。

辨证：脾胃气虚脏寒，寒极化热。

治法：益气温脏安蛔，兼以清热。

处方：乌梅汤。乌梅、党参、附片各15g，当归、干姜、桂枝各9g，细辛3g，黄连、黄柏各6g，花淑1g。

上方煎服两次，每次服后不到半小时，脐周阵发疼痛，继而吐出全部药汁。此因盘踞肠中残蛔未散，胃气失降而上逆呕吐。更因患儿三日未进饮食，呕吐多次，气阴两亏，胃气大虚，不能受纳其药汁。笔者宗《金匮要略》“甘草粉蜜汤”之法，用蜂蜜250g与鲜葱25g（洗净切碎）调匀，取100mL徐徐注入直肠保留灌肠，其余蜜葱口服。观察4小时，患者阵发性脐周疼痛消失，安静入睡。次日早晨排出蛔虫数十条。早餐能进100mL稀粥。4小时后，又排出蛔虫三十余条。诸症消失告愈。

按：此例蛔厥治疗棘手，煎服养脏安蛔的乌梅汤反致呕吐，缘在多次呕吐致气阴两亏，胃气大虚，不能受纳药汁，加之残蛔盘踞肠中梗阻，药汁不下，胃气上逆。所拟“蜂蜜鲜葱饮”，取蜂蜜香甜濡润补虚和胃，润肠通便，鲜葱芳香走窜，保留灌肠，以复脾胃升降之机，诱引盘踞肠中的残蛔分散下行，排出体外，解除梗阻。

（选自《蛔厥治验》）

第二十四节　水、电解质紊乱

水、电解质失调又叫水、电解质紊乱。水和电解质广泛分布在细胞内外，参与体内许多重要的功能和代谢活动，对正常生命活动的维持起着非常重要的作用。

体内水和电解质的动态平衡是通过神经、体液的调节实现的。临床上常见的水与电解质代谢紊乱有高渗性脱水、低渗性脱水、等渗性脱水、低钾血症、高钾血症、低钠血症、高钠血症、低钙血症、高钙血症、低镁血症、高镁血症等。

【原理】

人机体内的细胞也像水中的单细胞生物一样是在液体环境之中的。和单细胞生物不同的是人体大量细胞拥挤在相对来说很少量的细胞外液中，这是进化的结果。但人具有精确的调节机构，能不断更新并保持细胞外液化学成分、理化特性和容量方面的相对恒定，这就是对生命活动具有十分重要意义的内环境。

水、电解质代谢紊乱在临床上十分常见。许多器官系统的疾病，一些全身性的病理过程，都可以引起或伴有水、电解质代谢紊乱；外界环境的某些变化，某些医源性因素如药物使用不当，也常可导致水、电解质代谢紊乱。如果得不到及时的纠正，水、电解质代谢紊乱本身又可使全身各器官系统特别是心血管系统、神经系统的生理功能和机体的物质代谢发生相应的障碍，严重时常可导致死亡。因此，水、电解质代谢紊乱的问题，是医学科学中极为重要的问题之一，受到了医学科学工作者的普遍重视。

【影响】

水、电解质代谢紊乱在临床上最常见的是水和钠的代谢紊乱。在细胞外液中，水和钠的关系非常密切，故一旦发生代谢紊乱，缺水和失钠常同时存在。不同原因引起的水和钠的代谢紊乱，在缺水和失钠的程度上会有所不同，既可水和钠按比例丧失，也可缺水少于缺钠，或多于缺钠。

高渗性缺水：水和钠同时丢失，但缺水更多，血清钠高于正常范围，细胞外液的渗透压升高。严重的缺水，可使细胞内液移向细胞外液间隙，结果导致细胞内、外液量都有减少。

低渗性缺水：此时，水和钠同时缺失，但失钠多于缺水，血清钠低于正常范围，细胞外液成低渗状态。

等渗性缺水：水和钠成比例丧失，因此血清钠仍在正常范围，细胞外液的也可保持正常。等渗性缺水可造成细胞外液量的迅速减少。由于丧失的液体为等渗，细胞外液的渗透压基本不变，细胞内液并不会代偿性向细胞外间隙转移。

【病因】

水、电解质代谢紊乱发生原因主要是摄入或排出异常、不正常耗失或神经、内分泌系统和有关脏器的调节功能失常。许多器官系统的疾病、全身性的病理生理过程、药物使用不当等都可引起或伴有水、电解质代谢紊乱。

【临床表现】

钠和水的代谢紊乱是临床最常见的水、电解质代谢紊乱，临床表现为脱水，如高渗性脱水、低渗性脱水、等渗性脱水等；其次是钾代谢紊乱，表现为高钾血症与低钾血症；也可出现高钙血症、低钙血症、高镁血症、低镁血症等。

1. 高渗性脱水

失水多于失钠，血钠升高，可在150mmol/L以上，主要表现为口渴、口干、尿少、黏膜和皮肤干燥、乏力、头痛、兴奋状态、幻觉或意识障碍，甚至昏迷。

2. 低渗性脱水

失钠多于失水，血清钠低于130mmol/L。主要表现为倦怠、头晕、恶心、尿少、眼窝凹陷、出汗、脉搏细弱、肌肉疼痛、痉挛、静脉萎陷、皮肤弹性下降，重者可出现精神错乱、木僵、昏迷、周围循环衰竭等。

3. 等渗性脱水

钠和水成比例缺失，兼有高渗性脱水和低渗性脱水的症状，如口渴、尿少、口腔黏膜干燥；眼窝凹陷、皮肤弹性下降、厌食、乏力、恶心；严重者也可发生昏迷、血压降低、脉搏细弱等循环衰竭症状。

4. 高钠血症

血清钠大于145mmol/L，多伴有高氯血症，且两者上升程度一般一致。

高钠血症主要引起神经系统的症状。急性高钠血症起病急骤，主要表现为淡漠、嗜睡、进行性肌肉张力增加、颤抖、运动失调、惊厥、癫痫发作，甚至昏迷而死亡。

5. 低钠血症

血钠低于135mmol/L为低钠血症。血 Na^+ 在130mmol/L以上时，极少引起症状。Na^+ 在125～130mmol/L之间时，表现为胃肠道症状。血钠降至125mmol/L以下时，易并发脑水肿，此时主要症状为头痛、嗜睡、肌肉痛性痉挛、神经精神症状和可逆性共济失调等。若脑水肿进一步加重，可出现脑疝、呼吸衰竭，甚至死亡。

6. 高钾血症

血清钾浓度大于5.5mmol/L为高钾血症。其临床表现主要有：①躯体症状：严重的心动过缓，房室传导阻滞甚至窦性停搏。早期血压轻度升高，后期血压降低，呼吸不规则等。②神经肌肉症状：早期表现为肌肉疼痛、无力，以四肢末端明显，严重时可出现呼吸肌麻痹。③精神症状：早期表现为表情淡漠、反应迟钝，也可出现兴奋状态、情绪不稳、躁动不安等，严重时出现意识障碍、嗜睡、昏迷等。

7. 低钾血症

血清钾浓度低于3.5mmol/L。其临床表现不仅与血清钾浓度有关，而且与低血钾的形成速度密切相关，因此缓慢起病患者虽然低血钾严重，但临床症状不一定明显；相反起病急骤者，虽然低血钾不严重，但临床症状却很显著。其临床表现主要有：①躯体症状：食欲缺乏、腹胀、口渴、恶心、呕吐、胸闷、心悸、心肌受累严重时可导致心力衰竭。②神经肌肉症状：低血钾最突出症状，主要表现为四肢肌力减退，软弱无力，出现弛缓性瘫痪及周期性瘫痪。③精神症状：早期表现为易疲劳、情感淡漠、记忆力减退、抑郁状态，也可出现木僵。严重时出现意识障碍、嗜睡、谵妄甚至昏迷。

8. 高钙血症

血清钙浓度高于2.75mmol/L。可出现反应迟钝、对外界不关心、情感淡漠和记忆障碍；也可有幻觉、妄想、抑郁等症状；严重者可有嗜睡、昏迷等意识障碍。

9. 低钙血症

血清钙浓度低于2.2mmol/L。常见神经精神症状，如手足搐搦、癫痫样发作、感觉异常、肌张力增高、腱反射亢进、肌肉压痛、意识障碍等，还可出现支气管痉挛、喉痉挛和呼吸衰竭等表现。

10. 高镁血症

血清镁浓度高于1.25mmol/L。主要表现为中枢或周围神经抑制症状，出现瘫痪及呼吸肌麻痹，四肢腱反射迟钝或消失常为早期高镁血症的重要指征。

11. 低镁血症

血清镁浓度低于0.75mmol/L。临床可表现为眩晕、肌肉无力、震颤、痉挛、听觉过敏、眼球震颤、运动失调、手足徐动、昏迷等各种症状，也可见易激惹、抑郁或兴奋、幻觉、定向力障碍、谵妄综合征等。

【检查】

进行全套生化检查，可有血清钠、钾等相应电解质浓度改变。

【诊断】

1. 符合水电解质代谢紊乱的实验室阳性检查结果。
2. 给予相应的纠正水电解质代谢紊乱治疗有显著疗效。

【治疗】

治疗原则和要点是针对病因及时彻底地治疗水电解质代谢紊乱，如补充水分，纠正酸碱平衡及电解质紊乱，保持心血管系统的功能。严重肾衰竭引起的酸中毒，需要进行腹膜透析或血液透析方能纠正其水、电解质、酸碱失衡以及代谢产物潴留等。

1. 等渗性缺水

等渗液体量=红细胞比积增加值/红细胞比积正常值×体重（kg）×0.2，再加日常需要量=2000mL水+4.5g氯化钠。

等渗液：（1）乳酸林格氏液（1.86%乳酸钠溶液×1/3+复方氯化钠溶液×2/3）

（2）1.25%碳酸氢钠×1/3+生理盐水注射液×2/3

2. 低渗性缺水

（1）缺失钠量（mmol）=［血钠正常值（142mmol/L）-血钠测得值］×体重×0.6（女性为0.5）。

（2）首日补一半，次日补另一半。

（3）生理需要量4.5g。

3. 高渗性缺水

（1）补水量=［血钠测得值-血钠正常值（142mmol/L）］×体重×4。

（2）首日补一半，次日再补另一半。

（3）生理需要量2000mL~2500mL。

4. 钠代谢异常

（1）高钠血症的治疗

通过支持治疗或药物治疗等方法，降低血液中钠浓度。

1）药物治疗

潴留性高钠血症主要是治疗原发病因，限制钠盐摄入，使用排钠利尿剂，如呋塞米；在严重情况下，可静脉注射呋塞米，并在12～24小时内静脉滴注5%葡萄糖。在补液过程中注意监护脉搏、血压和血生化变化。

2）其他治疗

浓缩性高钠血症的治疗主要为补充水分。严重的高钠血症，可考虑使用透析疗法使体内过多的钠通过透析排出体外。

（2）低钠血症的治疗

低钠血症的治疗应根据病因、低钠血症的类型、低钠血症发生的急慢及伴随症状而采取不同处理方法，故低钠血症的治疗应强调个性化，但总的治疗措施包括：①祛除病因；②纠正低钠血症；③对症处理；④治疗并发症。

1）急性低钠血症的治疗

急性低钠血症是指在48小时内发生的低钠血症，血清钠<110～115mmol/L，并伴有明显的中枢神经系统症状时，应迅速治疗，否则会引发脑水肿，甚至死亡。治疗目标：在短时间内（4～6小时）将血钠升高近10mmol/L或升高至120～125mmol/L，随后24～48小时或更长的时间，逐渐将血清钠浓度恢复正常。可静脉滴注3%氯化钠溶液，同时注射利尿药以加速游离水的排泄，使血 Na^+ 更快得到恢复，并避免容量过多。

2）失钠性低钠血症的治疗

常见于胃肠道和肾脏丢失钠。此种情况同时有水丢失，但钠丢失多于水丢失，故引起失钠性低渗状态而导致血容量不足和末梢循环衰竭。这种情况因水和钠都丢失，因此不会导致脑细胞内外渗透压不平衡，故无神经受损和颅内高压症状。治疗主要是补钠，轻度者只口服盐水或氯化钠片即可，同时饮水，使血容量得到恢复；严重者则静脉补充生理盐水或高浓度盐水。应当注意此类患者不可输葡萄糖水，否则会加重低钠血症。

3）稀释性低钠血症的治疗

本症主要原因是肾脏排泄功能障碍和心、肝、肾功能受损而导致水钠在体内潴留，故治疗措施主要是限制水的摄入和利尿以排除自由水。症状轻者只要适当限制水摄入量。心、肝、肾功能受损的患者稀释性低钠血症的发病机制是多因素的，患者总体钠不减少，往往是过多，其总体水也过多，常有水肿、胸腔积液或腹水，但总体水大于总体钠。这类患者治疗比较困难，纠正低钠血症，给予钠盐可加重水肿；纠正总体水过多，用利尿药则可加重低钠血症，而过分限水患者不易接受。原则上每天摄入水量应少于每天尿量和不显性失水量之和。可适当使用袢利尿药以增加水的排泄，因为袢利尿药可抑制ADH对集合管的作用，使水重吸收减少；但用过多袢利尿药可加重钠的丢失。这类患者除限水外，同时也要限制钠摄入量。

补钠公式：需补钠量=（142－患者血钠mmol/L）×0.6（女0.5）×体重(kg)。

举例：体重50kg男性低钠血症患者，血钠120mmol/L，需要补多少钠？

(142 - 120) × 0.6 × 50 = 660mmol

1g 氯化钠 = 17mmol 钠

660mmol ÷ 17 = 39g

一般先补总量的1/3～1/2，再根据临床情况及检验结果调整下一步治疗方案。

5. 钾代谢异常

（1）高钾血症的治疗

1）防治原发病。

2）促进钾离子的排出：排钾利尿剂、透析等。

3）使钾离子转移到细胞内：胰岛素加葡萄糖静脉输入、输入碳酸氢钠等。

4）应用钙剂和钠盐。

（2）低钾血症的治疗

防治原发病，见尿补钾，尿量>40mL/h可以补钾。首选口服补钾，不能口服或病情严重者，才考虑静脉补钾。静脉补钾时浓度不宜过高，≤0.3%，速度不宜过快，每小时补氯化钾极量为3.0g。

1）补钾的目的：使钾恢复到安全水平，使细胞内外血钾平衡。

2）补钾公式：补钾量（mmol）=（期望值 - 实测值）×0.3×体重（kg）。

6. 钙代谢异常

（1）高钙血症：

1）静脉补液以增加细胞外容积，随后用钠利尿药，如依他尼酸钠、呋塞米，可增加尿钠排出，则尿钙排出亦相应增加，从而纠正高钙血症。但有肾功能不足、充血性心力衰竭的患者禁忌。

2）静脉磷酸盐治疗，使钙同磷酸盐结合，形成磷酸钙，并沉积在软组织中，这样，可以很快使血浆钙下降，但可以引起肾衰竭，因此很少应用。

3）应用降钙素及肾上腺皮质激素。降钙素可以抑制骨吸收，增加尿钙排出，但使用后有些患者很快失效，有些患者则效果不佳，皮质激素可以抑制肠钙吸收，并可以增强降钙素的作用。

4）细胞毒性药物，如普卡霉素，可使正在发生吸收的骨组织受到药物的直接毒性作用，因此对高钙血症有效。但可导致血小板减少、出血及肾衰竭，应慎用。

5）二磷酸盐，可以抑制骨吸收，抑制肠道钙吸收，因此可纠正高钙血症。高钙降低后，再针对病因治疗。

（2）低钙血症：严重的低血钙可出现低钙血症危象，从而危及生命，需积极治疗。

1）10%氯化钙或10%葡萄糖酸钙10～20mL（10mL葡萄糖酸钙含90mg元素钙），静脉缓慢推注。必要时可在1～2小时内重复一次。

2）若抽搐不止，可用10%氯化钙或10%葡萄糖酸钙20～30mL，加入5%～10%

的葡萄糖溶液1000mL中，持续静脉点滴。速度小于4mg元素钙/（h·kg）体重，2~3小时后查血钙，到2.22mmol/L（9mg/dL）左右即可，不宜过高。

3）补钙效果不佳，应注意有无低血镁，必要时可补充镁。

4）症状见好，可改为高钙饮食，口服钙剂加维生素D（营养性维生素D或活性维生素D）。

5）疾病治疗：有症状和体征的低钙血症患者应予治疗，血钙下降的程度和速度决定纠正低钙血症的快慢。若总钙浓度小于7.5mg/dL（1.875mmol/L），无论有无症状均应进行治疗。低钙血症若症状明显，如伴手足搐搦、抽搐、低血压、Chvostek征或Trousseau征阳性、心电图示Q-T间期ST段延长伴或不伴心律失常等，应予立即处理。一般采用10%葡萄糖酸钙10mL（含Ca^{2+} 90mg）稀释后静脉注射（大于10分钟），注射后立即起作用。必要时可重复使用以控制症状。注射过程中应密切监测心率，尤其是使用洋地黄的患者，以防止严重心律失常的发生。若症状性低钙血症反复发作可在6~8小时内静脉滴注10~15mg/kg的Ca^{2+}。氯化钙亦可使用，但对静脉刺激大。Ca^{2+}浓度不应大于200mg/100mL，防止外渗后造成对静脉和软组织的刺激。若患者伴有低镁血症必须同时予以纠正。

7. 镁代谢异常

（1）高镁血症：通过药物治疗、透析治疗等，降低血清中镁离子浓度。

1）一般对症处理：根据需要可采用呼吸支持治疗、升压药治疗、抗心律失常治疗等。严格控制镁的摄取，必须停用一切含镁药物。

2）药物治疗：使用钙离子：由于钙对镁有拮抗作用，静脉注射10%葡萄糖酸钙或10%氯化钙常能缓解症状。

3）胆碱酯酶抑制剂：高镁血症可使神经末梢释放乙酰胆碱减少，应用胆碱酯酶抑制剂可使乙酰胆碱破坏减少，从而减轻高镁血症引起的神经-肌肉接头兴奋性的降低。可试用的药物有新斯的明等。

4）降低血镁浓度：增加尿镁的排出：肾功能正常患者可适当补充生理盐水或葡萄糖液纠正脱水，增加肾小球滤过量，加速镁的排出。在补充血容量的基础上，使用利尿药可增加尿镁排出。可将噻嗪类利尿药和袢利尿药合用。但对于明显肾功能不全者来说，应用利尿药是无效的。

5）血液透析：肾功能不全时发生高镁血症是应用透析疗法的指征，因为肾功能不全时高镁血症，高钙血症常合并存在，这时应用钙治疗是不合适的。但注意透析时要使用无镁液。

（2）低镁血症：控制原发疾病是低镁血症的治疗原则之一，是防止镁盐过多丢失的根本方法。

1）一般对症处理：根据需要可采用呼吸支持治疗、升压药治疗、抗心律失常治疗等。

2）补充镁盐：一般按每日 0.25mmol/kg 的剂量补镁。缺镁严重而肾功能正常者可增至每日 1mmol/kg 静脉滴注。低镁抽搐，给 10% 硫酸镁 0.5mL/kg 缓慢静脉滴注。

3）使用钙离子：由于钙对镁有拮抗作用，静脉注射 10% 葡萄糖酸钙或 10% 氯化钙常能缓解症状。

第三章　外科急症

第一节　急性阑尾炎

急性阑尾炎是外科最常见的急腹症，是以转移性右下腹痛为主要临床表现，以邪蚀肠腑、肉腐成脓为病机的肠腑疾患，占外科住院患者的10% ~15%，发病率居外科急腹症的首位。在中医学文献中虽然没有急性阑尾炎的病名，但是从阑尾炎的发病部位与临床症状来分析，本病可归属于中医所称肠痈的范畴。根据临床症状不同，又称缩脚肠、小肠痈、盘肠痈、大肠痈等。该病可发生于任何年龄，以青壮年为多，男性多于女性，每逢季节交替，寒温突然变化时高发。临床上西医的急性阑尾炎、回肠末端憩室炎、克罗恩病等均属肠痈范畴，其中以急性阑尾炎最为常见。

【源流】

春秋战国时期，《难经·第四十四难》中有“大肠、小肠会阑门”的记载：“会者合也，大肠、小肠会合之处，分阑水谷精血，各有所归，故曰阑门。”“阑”有“拦坝”的意思，阑门位于小肠、大肠分界之处起到一个拦坝的作用，可以使小肠分清泌浊和大肠传化糟粕的功能各司其职。阑门的解剖部位和现代解剖学上的回盲瓣是十分相近的，“阑尾”顾名思义即是“阑门的尾巴”，因此，现今阑尾炎的病名可能是继承了古代医著在认识阑门的基础上而命名的。

肠痈病名最早见于《素问·厥论》：“少阳厥逆……发肠痈不可治，惊者死。”中医的肠痈有大肠痈和小肠痈之分，它包括很多种腹腔内化脓性炎症，但大肠痈主要指的是急性阑尾炎。“大肠痈”这个名称，在《黄帝内经》上已有记载，如“天枢隐隐痛者大肠疽，其上肉微起者大肠痈”，这说明了大肠痈的部位。天枢穴在脐旁开二寸，是大肠募穴。

到公元2世纪，汉朝张仲景著《金匮要略》中总结了汉朝以前治疗肠痈的经验，制定了辨证论治的基本法则，如“肠痈之为病，其身甲错，腹皮急，按之濡，如肿状，腹无积聚，身无热，脉数，此为肠内有痈脓，薏苡附子败酱散主之。”又说“肠痈者，少腹肿痞，按之即痛如淋，小便自调，时时发热自汗出，复恶寒，其脉迟紧者，脓未成，可下之，当有血；脉洪数者，脓已成，不可下也，大黄牡丹汤主之。”

这是肠痈的症状、诊断及治疗的方法，其总结了肠痈辨证论治的基本规律，推出了大黄牡丹汤、薏苡附子败酱散等有效方剂，至今仍为后世医家所应用。

至隋朝巢元方著《诸病源候论》，对肠痈的病因病机和临床表现更作了详细的记述。如在肠痈候中载："肠痈者，由寒温不适，喜怒无度，使邪气与荣卫相干，在于肠内，遇热加之，血气蕴积，结聚成痈，热积不散，血肉腐坏，化而为脓。其病之状，小腹肿而微强，抑之即痛，小便数似淋，时时汗出，复恶寒，其身皮皆甲错，腹皮急，如肿状，诊其脉，洪数者，已有脓也，其脉迟紧者，未有脓也。甚者腹肿大，转侧闻水声，或绕脐生疮，穿而脓出，或脓自脐中出，或大便去脓血，惟宜急治之。"

至明朝陈实功所著《外科正宗》，对肠痈发病原因的认识又有发展，如"肠痈者……由来有三：男子暴急奔走，以致肠胃传送不能舒利，败血浊气壅遏而成者，一也；妇人产后，体虚多卧，未经起坐，又或坐草艰难，用力太过，育后失逐败瘀，以致停积肠胃而成者，二也；饥饱劳伤，担负重物，致伤脾胃，又或醉饱房欲，过伤精力，或生冷并进，以致气血乖违，湿动痰生，肠胃痞塞运化不通，气血凝滞而成力……三也。"指出了瘀血凝滞、剧烈运动、产后败瘀、不慎起居等因素，都能引起肠痈。中医学文献中的这些记载，为我们开展中西医结合治疗急性阑尾炎提供了宝贵的资料。

【病因病机】

饮食不节（暴饮暴食、嗜食膏粱厚味、恣食生冷）、劳倦过度、暴急奔走、跌仆损伤、暴怒忧思、寒温不适、胎前产后（胎热内生、瘀血不尽）、肠道寄生蛔虫等种种因素，均能导致气滞血瘀，胃肠功能受损，传化不利，运化失职，糟粕积滞，生湿生热，败血浊气壅遏而成肠痈。其总的病机不外乎气滞、血瘀、湿阻、热壅。

1. 气滞血瘀

暴饮暴食，嗜食生冷、油腻，损伤脾胃，饱食后急剧奔走或跌仆损伤致气血瘀滞，导致肠道功能失调，糟粕积滞，湿热内生，积结肠道而成痈。

2. 湿热内蕴

肠道运化失司，败血浊气壅遏而成痈。或情志所伤郁怒伤肝，肝失疏泄，忧思伤脾，气机不畅，肠内痞塞，食积痰凝，瘀结化热而成痈。寒温不适外邪侵入肠中，经络受阻，郁久化热成痈。

3. 热毒壅盛

胃肠受损，传化不利，腑气不降，运化失职，糟粕积滞，生湿生热，败血浊气壅遏，久热则肉腐，肉腐而成脓成痈。如果邪盛正虚则可出现很多变证；热与食相结可出现痞、满、燥、实、坚的热结阳明证；瘀热相搏则右下出现肿块；湿热下迫大肠则腹泻如痢，湿热下注膀胱则小便频数如淋；热深不能外达，壅闭于内则出现热深厥深的厥证。

【临证思路】

（一）识症

1. 分辨初期、酿脓期与溃脓期腹痛

初期、酿脓期、溃脓期均可出现腹痛，其腹痛的程度及范围有所不同。

初期腹痛多起于脐周或上腹部，数小时后，腹痛转移并固定在右下腹部，疼痛呈持续性、进行性加重。大部分患者有典型的转移性右下腹痛的特点，但也有部分病例发病开始即出现右下腹痛。右下腹压痛是本病常见的重要体征，压痛点通常在麦氏点（右髂前上棘与脐连线的中、外1/3交界处），可随阑尾位置变异而改变，但压痛点始终在一个固定的位置上。两侧足三里、上巨虚穴附近（阑尾穴）可有压痛点。

酿脓期腹痛加剧，右下腹明显压痛、反跳痛，局限性腹皮挛急；或右下腹可触及包块。

溃脓期腹痛扩展至全腹，腹皮挛急，全腹压痛、反跳痛。

2. 胃肠道症状

气滞血瘀，脾失健运，胃失和降，故发病初期常伴有恶心、呕吐，呕吐物多为食物，并多数伴有便秘、食欲减退。大肠传导失司，水粪杂下，故可见有腹泻和里急后重感，甚至麻痹性腹胀。

3. 发热

气机以顺畅为贵，一有郁滞，轻则闷胀，重则疼痛。瘀血为有形之血，阻碍气机运行，瘀血阻塞经脉，不通则痛，故可见腹痛；气为血帅，气滞则血凝，郁久化热，出现发热。

4. 舌象

气滞血瘀可见舌质红，苔白腻；湿热内蕴可见舌红苔黄腻；热毒内盛可见舌质红而干，苔黄厚干燥或黄厚腻。

（二）审机

1. 气滞血瘀辨识

气机以顺畅为贵，一有郁滞，轻则闷胀，重则疼痛。瘀血为有形之邪，阻碍气机运行，瘀血阻塞经脉，不通则痛，故可见腹痛；气为血帅，气滞则血凝，故可见腹痛拒按；气滞血瘀，胃肠功能受损，传化不利，升降失职，故可见恶心呕吐；脾胃运化失司，故可见纳差、纳呆；气血郁滞入里化热，可见发热。舌质红，苔白腻，脉弦紧，亦为气血瘀滞之象。

2. 湿热蕴结辨识

气滞血瘀日久生湿化热，湿热内蕴，脾胃运化失司，不通则痛，湿热在肠，阻滞气机，可见腹痛剧烈；运化失常，升降失职，故可见纳呆呕恶；湿遏热伏，热处湿中，湿热郁蒸，可见高热；湿热蕴结大肠，可见便溏；舌红苔黄腻为湿热之象。湿热为病，有湿重、热重之分，湿重于热，脉象多濡数；热重于湿，脉象多滑数。

3. 热毒内盛辨识

胃肠受损，传化不利，腑气不降，运化失职，糟粕积滞，生湿生热，败血浊气壅遏，久热则肉腐，肉腐而成脓成痈。如果邪盛正虚则可出现很多变证：热与食相结可出现痞、满、燥、实、坚的热结阳明证；瘀热相搏则右下腹痛拒按，可触及包块；湿热下迫大肠则腹泻如痢，湿热下注膀胱则小便频数如淋；热深不能外达，壅闭于内则出现热深厥深的厥证。

（三）定治

六腑以通为用，不通则痛，治疗多以通立法。急则治其标，宜通，通腑贯穿整个治疗过程的始终，分别根据不同时期即初期（气滞血瘀型）、酿脓期（湿热蕴结型）与溃脓期（热毒内盛型）佐以行气活血、清热利湿、解毒消痈。

（四）用药

1. 气滞血瘀型用药

气血瘀滞，导致肠道功能失调，糟粕积滞，湿热内生，积结肠道，治宜行气活血，通腑泻下。行气通腑，解毒消痈，药用生大黄；下气宽中，药用制川朴、青皮、枳实；活血通络，解毒散瘀，药用红藤、败酱草；清热解毒，消肿散结，药用蒲公英、连翘；清热凉血，活血散瘀，药用牡丹皮、丹参、赤芍；和胃止呕，药用半夏、竹茹。

2. 湿热蕴结型用药

肠道运化失司，败血浊气壅遏而成痈，或情志所伤，郁怒伤肝，肝失疏泄，忧思伤脾，气机不畅，肠内痞塞，食积痰凝，瘀结化热而成痈，治宜清热利湿，通腑泻下。行气通腑，解毒消痈，药用生大黄；下气宽中，药用制川朴、青皮、枳实；活血通络，解毒散瘀，药用红藤、败酱草；清热解毒、消肿散结，药用蒲公英、连翘；清热燥湿，泻火解毒，药用黄柏、黄芩、黄连；清热解毒，消痈散结，药用蛇舌草；清热排脓，药用生薏苡仁；化湿和胃，行气止痛，药用藿香、佩兰；清热解毒，药用蒲公英、生石膏；消肿排脓，药用炮山甲、皂刺；活血化瘀、破血消癥，药用莪术、当归。

3. 热毒内盛型用药

胃肠受损，传化不利，腑气不降，运化失职，糟粕积滞，生湿生热，败血浊气壅遏，久热则肉腐，肉腐而成脓成痈，治宜解毒消痈，通腑泻下。行气通腑，解毒消痈，药用生大黄；下气宽中，药用制川朴、青皮、枳实；活血通络，解毒散瘀，药用红藤、败酱草；清热燥湿，泻火解毒，药用黄柏、黄芩、黄连。热甚伤阴者，治以清热凉血，养阴生津，药用鲜生地黄、鲜石斛、天花粉；阴损及阳出现休克时，治以温中散寒，回阳救逆，药用炮姜、焦白术；出现热结阳明者，治以泄水消肿，药用甘遂。

【纲目条辨论治】

以病期为纲，病因为目，条辨论治。

1. 气滞血瘀

主症：转移性右下腹痛，呈持续性、进行性加重，右下腹局限性压痛或拒按；伴脘腹胀闷、恶心纳差、大便秘结、小便清或黄，右下腹有压痛或反跳痛，腹肌紧张不明显，有时可扪及局限的肿块；可有轻度发热，体温在38℃以下，血白细胞计数正常或稍高，舌质红，苔白腻，脉弦紧。

治法：行气活血，通腑泄热。

方药：大黄牡丹汤合红藤煎剂加减。药用生大黄、制川朴、红藤、蒲公英、牡丹皮等。

随症加减：气滞重者，加青皮、枳实、厚朴；瘀血重者，加丹参、赤芍；恶心加姜半夏、竹茹；大便次数增多者，生大黄改制大黄。

2. 湿热蕴结

主症：腹痛及右下腹压痛加剧，腹膜刺激症状明显，并出现反跳痛，腹肌紧张或局限性有压痛的肿块，但不超出右下腹部一个象限，或无扩散趋势。湿重于热则微热，腹胀痛不剧，口渴不欲饮，大便溏而不爽，小便短少，舌质微红，苔薄黄腻，脉弦滑数；热重于湿则体温在38℃以上，血白细胞计数明显升高，腹痛剧，拒按明显，口干欲饮，大便秘结，小便短赤，舌质红，苔黄腻，脉弦滑数。

治法：通里攻下，或清热化湿。

方药：薏苡附子败酱散合锦红汤加减。药用生大黄、制川朴、红藤、败酱草、蒲公英、黄柏、蛇舌草、生薏苡仁等。湿重者加藿香、佩兰、薏苡仁；热甚者加黄芩、黄连、蒲公英、生石膏。

随症加减：右下腹包块加皂刺；瘀滞重者，加莪术、当归。

3. 热毒内盛

主症：腹痛剧烈，腹膜炎征象可遍及全腹，有弥漫性压痛、反跳痛及腹肌紧张。热毒伤阴者，有高热或恶寒发热，持续不退，时时汗出，烦渴欲饮，面红目赤，唇干口臭，呕吐不食，两眼凹陷，大便多秘结或似痢不爽，小便痛短赤或频数似淋，脉弦滑数或洪大而数，舌质红而干，苔黄厚干燥或黄厚腻，体温多在39℃左右，血白细胞计数在$15 \times 10^9/L$左右。热毒伤阴损阳者，有发热不高或体温反低，但精神萎靡，肢冷自汗，气促，脉沉细而数，舌质淡干，苔多薄白等热深厥深的感染性休克症状。热结阳明者，有全腹膨胀，频频呕吐，无排便排气。

治法：通里攻下，清热解毒。

方药：锦红汤合薏苡附子败酱散合黄连解毒汤加减。药用生大黄、制川朴、红藤、牡丹皮、蒲公英、黄柏、蛇舌草、生薏苡仁、败酱草、黄连等。

随症加减：热甚伤阴者，加鲜生地黄、鲜石斛、天花粉，去附子；阴损及阳出现休克时，加炮姜、焦白术，生大黄改制大黄；出现热结阳明者，加甘遂末1g。

【其他疗法】

1. 手术疗法

西医治疗急性阑尾炎的原则是早期行手术治疗，包括经腹阑尾切除术和腹腔镜下阑尾切除术。

2. 针刺疗法

急性单纯性阑尾炎和轻型化脓性阑尾炎可以针刺作为主要疗法，对其他各类阑尾炎多为辅助疗法。

主穴：阑尾穴、上巨虚、足三里。

配穴：热高痛甚加曲池、内庭；恶心、呕吐加内关、中脘；剧痛加天枢。

手法：强刺激，每日2~4次，每次留针30分钟，或强刺激2~3分钟，不留针。

3. 中药外敷

常用双柏散（大黄、侧柏叶各二份，黄柏、泽兰、薄荷各一份，研成细末），以水蜜调成糊状热敷右下腹，2次/日。或用消炎散（芙蓉叶、大黄各120g，黄芩、黄连、黄柏、泽兰叶各250g，冰片10g，共研细末），以黄酒或75%酒精调成糊状，按照炎症范围大小敷于患处，2次/日。

4. 中药灌肠

采用通里攻下、清热化瘀的中草药煎剂200mL或通腑泄热灌肠合剂（大黄、柴胡、木香各20g，芒硝、莱菔子各20g，虎杖、地榆各60g）250mL作保留灌肠，2次/日。能充分发挥中药的局部和整体的治疗作用，抗炎消肿，并能促进肠蠕动，预防肠粘连和并发症的发生。

【病案参考】

病案一

王某，男，52岁，1994年7月20日诊。患者3天前先感右下腹剧痛难忍，便坚不出，小溲短少，战栗发热，遂急诊入院。查体：体温39.7℃。右下腹肌麦氏点压痛（+），反跳痛（+）。血常规提示白细胞15.6×10^9/L，中性粒细胞百分比78%，淋巴细胞百分比22%，西医外科诊为急性阑尾炎而劝其手术，被患者拒绝而转请余治。察其舌红、苔腻微黄，脉数。此乃长夏刚过，地湿郁蒸，与肠道食滞纠结，使阳明气血郁阻难通，终致蕴热灼伤肠道，酿成肠痈。治当通肠泄热，散结消痈：银花、红藤各20g，生大黄（后下）13g，元明粉（冲服）、桃仁、丹皮、赤芍各10g，木香、甘草各6g。药仅2帖，排出脓血状大便数次，腹痛遂减，壮热亦衰，他症皆松。按之右下腹仍有轻度疼痛。原方去元明粉，以制大黄易生大黄，加炒白术、焙内金各12g，继服3剂痊愈。

按：阑尾炎即中医之肠痈。自1871年巴黎国际外科学会上提出，必须手术治疗后，凡遇此病，患者大多免不了一刀之苦。然张仲景在一千八百年前的《伤寒杂病论》中，不仅细述了症状，并指出："脓未成，可下之，当有血……大黄牡丹皮汤主之"。因王某病发未久，故仿此方加银花、红藤清热解毒，丹皮、赤芍凉血祛瘀，木香调气止痛，且可在大队寒凉药中为反佐，防戕损脾胃阳气，甘草清解和中，且配以元明粉软坚消散，诸药相合，则一鼓成功也。

（选自《急性阑尾炎中药治验》）

病案二

患者，男，38岁，主因转移性右下腹疼痛3天入院。查体：神志清楚，语言流利，一般状况尚可，体温：38.6℃，血压：16/10Kpa，呼吸：18次/分，脉搏：88次/分，阳性体征为右下腹麦氏点压痛（+），反跳痛（+），肌紧张（+），右肾区叩击痛（+），未叩及移动性浊音。血常规：白细胞21.6×10^9/L，中性粒细胞百分比89%；尿常规：红细胞满视野，B超示右侧输尿管结石，结石0.6cm×0.7cm大小，腹部未见包块，未见渗液。

诊断：急性化脓性阑尾炎；右侧输尿管结石。

治疗：予中药大黄牡丹皮汤加味。根据中医辨证为湿热内蕴型肠痈和石淋，二者均以湿热为患，湿热内蕴，肠道糟粕积滞，营卫不和，致化脓成痈，而湿热注于下焦则煎熬尿液成结石，二者均为湿热成因。故拟方：大黄、滑石、金钱草各20g，牡丹皮、金银花、陈皮、车前子、萹蓄各25g，蒲公英30g，芒硝5g，木通、瞿麦各15g，海金沙、甘草各10g。日1剂，水煎服。

7日后复查：腹部压痛（－），肌紧张（－），反跳痛（－），右肾区叩击痛（±），血常规：白细胞9.2×10^9/L，中性粒细胞百分比71%，尿常规：红细胞1~2个/HP，B超示右输尿管结石（位置较前下移，且有所缩小），又拟八正散合石韦散加减，日1剂。方组：木通、石苇、车前子各20g，金钱草30g，海金沙15g，甘草10g。又服20剂后复查：血常规、尿常规及B超均正常，患者告愈。

按：急性阑尾炎是外科常见病，根据其气滞→血瘀→热郁→热毒→蚀肌→成脓"的病机演变规律，一般以行气、活血、清热、解毒作为本病治疗的基本原则。需与右输尿管结石鉴别，当患者具有二种病共有症状时，则一般慎重手术。而中医辨证湿热为共同的病因，治疗上可一致，故采用上法治疗，取得较好疗效。

（选自《中药治愈急性脓性阑尾炎并右输尿管结石1例》）

第二节　急性胆石症

胆石症是指胆道系统包括胆囊或胆管的任何部位发生结石的疾病，临床常见恶心、泛酸、腹胀、厌油腻、口苦等症状，其中以胆绞痛为主要特点，是胆道系统的常见病、多发病。本病可发生在任何季节、任何年龄，临床以30～50岁多见，女性多见于男性。

中医将胆石症归属于"胁痛""黄疸""胆胀"等范畴，《灵枢·经脉》篇云："胆足少阳之脉……是动则病口苦，善太息，心胁痛，不能转侧。"说明胆腑病变可致胁痛。

胆石症相当于西医学之胆囊结石、胆囊管结石、胆总管结石、肝管内结石，并常伴有胆囊炎。胆囊炎、胆石症常互为因果，同时存在。

【源流】

从历代文献记载来看，古人对胆结石、胆囊炎虽然没有命名，但有明确的症状学记载，其急性发作，一般从属于"黄疸""谷疸""结胸发黄""胁痛""胆胀"等范畴。现展示文献记载一二，以见其认识的一斑：

《难经》云："胆在肝之短叶间，重三两三铢，盛汁三合"，又云："肝之为脏，其治在左，其藏在右肋右肾之前，并胃著脊之第九椎。"《素问·平人气象论》："目黄者，曰黄疸。"《素问·刺热》："肝热病者，小便先黄，胁满痛。"《灵枢·胀论》："胆胀者，胁下痛胀，口中苦，善太息。"《医学入门》："黄即疸也。"《针灸甲乙经》："肝受病及卫气留积，发胸胁满痛。"

上述文献，简述了肝胆及其疾病的梗概，当然还可能包括其他病种，根据辨证论治、异病同治的观点，这些描述不能说不包含对胆囊炎、胆石症的较早的认识。

其实，中医学对动物胆结石早有认识，如《神农本草经集注》云："牛黄……大如鸡子黄，相重叠。"李时珍在《本草纲目》论及牛黄时说："子大如鸡子黄，相重叠。"又说："牛之黄，牛之病也，故有黄之牛，多病而易死，诸兽皆有黄，人之病黄者亦然。"这说明在明代对胆石症就有了明确的认识。

【病因病机】

胆石症的病位在胆，与肝、脾（胃）关系密切。《景岳全书·胁痛》云："胁痛之病，本属肝胆经，以二经之脉皆循胁肋故也。"《素问·气厥论》："胃移热于胆，亦曰食亦。"就认识到了胆石症与肝、脾（胃）的关系，同时认为其发病与情志失调、饮食不节、外邪内侵及蛔虫上扰等因素有关，《济生方·胁痛评语》谓："夫胁痛之病……多因疲极嗔怒，悲哀烦恼，谋虑惊扰，致伤肝脏。"情志不畅，导致肝气不舒，肝失条达，疏泄不利，气阻络痹，久郁生火，炼液成石。《景岳全书·胁痛》：“以饮食劳倦而致胁痛者，此脾胃之所传也。”饮食不节，过食肥甘厚味之品，脾失健运，湿热内生，热煎胆汁，可凝结成石。《素问·缪刺论》曰：“邪客于足少阳之络，令人胁痛不得息。”湿热之邪外袭，郁结少阳，使肝胆失于疏泄条达，胆汁郁滞，久而成石。不良卫生习惯，感染肠道寄生虫，进入胆道或胆囊内的蛔虫死亡后亦可形成结石。

总的来说，胆石症的病位在肝胆，基本病因病机主要有肝郁气滞、湿热内阻、瘀血内结、情志失调、痰浊凝聚、饮食不节等方面。

【临证思路】

（一）识症

1. 胁脘疼痛

常为右侧胁脘或脘腹疼痛。其疼痛性质和程度因不同原因和病变而有所不同。病位以肝胆为主者，疼痛多在胁部。进而影响脾胃者，则可痛连脘腹，甚则可牵引及肩背或腰背。疼痛属气郁所致者，多为隐痛、闷痛、胀痛或窜痛，气聚而痛作，气散而痛止，时作时休；疼痛为血瘀所致者，则多为绞痛或掣痛，痛处不移，持续不解，并可阵发加剧，局部满硬，按之痛而手不可近或可触及包块。

2. 恶寒发热

大多数患者在腹部疼痛发作的同时，均有不同程度的恶寒发热，若出现化脓或梗阻时，则表现为恶寒、高热、汗出等症状。

3. 黄疸

急性期的患者约有30%在腹痛后出现黄疸，黄疸可随疼痛而发生变化。

4. 胃肠道症状

急性发作时，在腹痛后不久即出现恶心呕吐，吐出物多为胃内容物，严重时可吐胆汁，呕吐后疼痛并不缓解。若病程迁延日久或呈慢性者，则多以嗳气恶心，或厌食油腻为主要临床表现。

5. 体征

多数患者右上腹部有触压痛和腹肌紧张，墨菲征阳性。若胆囊管梗阻可扪及触痛的肿大胆囊，若胆囊壁坏死穿孔可出现腹皮挛急、拒按，腹膜刺激征阳性。

（二）审机

1. 肝郁气滞

情志失调，导致肝气不舒，肝失条达，疏泄不利，气阻络痹，久郁生火，炼液成石。

2. 湿热蕴结

饮食不节，过食肥甘厚味之品，脾失健运，湿热内生，热煎胆汁，可凝结成石；

或湿热之邪外袭，郁结少阳，使肝胆失于疏泄条达，胆汁郁滞，久而成石，阻塞胆道而致腹痛。

3. 肝阴不足

久病耗伤，劳欲过度，或由于各种原因引起的精血亏损，水不养木，肝阴不足，疏泄失常，累及胆腑，精汁通降不畅，久积成石。

4. 瘀血阻络

肝病迁延，久病入络，或气郁日久，气滞血瘀，或跌仆闪挫，致使瘀血阻于肝胆，胆失通降，胆汁郁滞，久而成石。

5. 热毒内蕴

胆汁逆溢肌肤或湿热熏蒸肌肤而发黄，热积不散，热毒炽盛，扩入营血而致热扰营血，出现神昏谵语之症。

（三）定治

胆石症的治疗应注重标本兼治。胆为六腑之一，六腑以通为用，以降为顺，对胆石症的治疗首当疏肝利胆；又因胆附于肝，与肝相表里，肝为胆汁生成之源，胆病日久，必累及肝，肝胆同病，故胆石症治疗还应注意滋肝养肝，正本清源。同时结合肝胆的生理特性，灵活运用。正虚邪恋者应根据临床常见病证，分别予以补气、补阴及气阴双补之法。“六腑以通为用”，利胆当先通腑，临床当以通法为先导，但应领会通法的真谛，如叶天士说：“通字需讲究气血阴阳。”高士宗更明确指出：“通之之法，各有不同，调气以和血，调血以和气……寒者温之使通。”

（四）用药

肝郁气滞者，疏肝理气止痛排石，常选柴胡、青皮等药，以疏肝郁、开气滞。

湿热蕴结者，清热祛湿止痛排石，常选黄芩、大黄、栀子等药，与疏肝利胆药配伍，使郁解、热清、湿除、胆利。

肝阴不足者，养阴柔肝止痛排石，常选北沙参、生地黄、麦冬、枸杞子等药，使经脉有所润养而舒。

瘀血阻络者，活血化瘀止痛排石，常选桃仁、红花、当归等药，使瘀血去，新血生，气血调畅，疼痛得止。

热毒内蕴者，清热解毒止痛排石，常用大黄、连翘、金银花等药，使热毒随大便而去。

【纲目条辨论治】

以病因为纲，虚实为目，条辨论治。

1. 肝郁气滞

主症：右胁胀痛，可牵扯至肩背部疼痛不适，食欲不振，遇怒加重，胸闷嗳气或伴恶心，口苦咽干，大便不爽。舌淡红，苔薄白，脉弦涩。

治法：疏肝理气，利胆排石。

方药：柴胡疏肝散加减。药用柴胡、白芍、枳壳、香附、川芎、陈皮、金钱草、炙甘草等。

随症加减：伴有口干苦，失眠，苔黄，脉弦数，气郁化火，痰火扰心者加丹皮、栀子、黄连；伴胸胁苦满疼痛，叹息，肝气郁结较重者，可加川楝子、香附。

2. 肝胆湿热

主症：右胁或上腹部疼痛拒按，多向右肩部放射，小便黄赤，便溏或便秘，恶寒发热，身目发黄，口苦口黏口干，腹胀纳差，全身困重乏力，恶心欲吐。舌红苔黄腻，脉弦滑数。

治法：清热祛湿，利胆排石。

方药：大柴胡汤加减。药用柴胡、黄芩、厚朴、枳实、金钱草、茯苓、茵陈、郁金、大黄、甘草等。

随症加减：热毒炽盛，黄疸鲜明者加龙胆草、栀子；腹胀甚，大便秘结者，大黄用至20～30g，并加芒硝、莱菔子；小便赤涩不利者加淡竹叶。

3. 肝阴不足

主症：右胁隐痛或略有灼热感，午后低热，或五心烦热，双目干涩，口燥咽干，少寐多梦，急躁易怒，头晕目眩。舌红或有裂纹或见光剥苔，脉弦细数或沉细数。

治法：滋阴清热，利胆排石。

方药：一贯煎加减。药用生地黄、沙参、麦冬、阿胶、赤芍、白芍、枸杞子、川楝子、鸡内金、丹参、枳壳等。

随症加减：咽干，口燥，舌红少津者加天花粉、玄参；阴虚火旺者加知母、黄柏；低热者加青蒿、地骨皮。

4. 瘀血阻滞

主症：右胁部刺痛，痛有定处拒按，入夜痛甚，口苦口干，胸闷纳呆，大便干结，面色晦暗。舌质紫暗，或舌边有瘀斑、瘀点，脉弦涩或沉细。

治法：疏肝利胆，活血化瘀。

方药：膈下逐瘀汤加减。药用五灵脂（炒）、当归、川芎、桃仁（研泥）、丹皮、赤芍、乌药、延胡索、甘草、香附、红花、枳壳等。

随症加减：瘀血较重者，可加三棱、莪术、虻虫活血破瘀；疼痛明显者，加乳香、没药、丹参活血止痛。

5. 热毒内蕴

主症：寒战高热，右胁及脘腹疼痛拒按，重度黄疸，尿短赤，大便秘结，神昏谵语，呼吸急促，声音低微，表情淡漠，四肢厥冷。舌绛红或紫，舌质干燥，苔腻或灰黑无苔，脉洪数或弦数。

治法：清热解毒，泻火通腑。

方药：大承气汤合茵陈蒿汤加减。药用大黄、芒硝、厚朴、枳实、茵陈蒿、栀子、蒲公英、金钱草、虎杖、郁金、青皮、陈皮等。

随症加减：黄疸明显者茵陈蒿、金钱草用至30～60g；神昏谵语者，倍用大黄。

【其他疗法】

1. 外治法

芒硝30g，生大黄60g，均研细末，大蒜头1个，米醋适量，共捣成糊状，布包外敷于胆囊区。

2. 中成药

（1）胆宁片

功效：疏肝利胆清热。

组成：大黄、虎杖、青皮、陈皮、郁金、山楂、白茅根。

用法：2～3粒/次，每日3～4次。适于肝胆湿热证。

（2）胆石利通片

功效：理气散结，利胆排石。

组成：硝石（制）、白矾、郁金、三棱、猪胆膏、金钱草、陈皮、乳香（制）、没药（制）、大黄、甘草。

用法：6片/次，每日3次。适于肝郁气滞或瘀血阻滞证。

（3）利胆排石片

功效：清热利湿，利胆排石。

组成：金钱草、茵陈、黄芩、木香、郁金、大黄、槟榔、枳实（麸炒）、芒硝、厚朴（姜炙）。

用法：6～10片/次，每日2次。适于肝胆湿热证。

（4）利胆石颗粒

功效：疏肝利胆，和胃健脾。

组成：茵陈、郁金、枳壳、山楂、麦芽、川楝子、莱菔子、香附、紫苏梗、法半夏、青皮、陈皮、神曲、皂荚、稻芽等。

用法：1袋/次，每日2次。适于肝郁气滞证。

（5）胆舒胶囊

功效：疏肝理气，利胆。

组成：薄荷素油。

用法：4粒/次，每日3次。适于各型胆石症。

3. 体针

取穴常选阳陵泉、丘墟、支沟、胆囊穴、日月、期门、胆俞、足三里等。肝郁气滞者加行间、太冲，用泻法；瘀血阻滞者加膈俞、血海、地机、阿是穴，用泻法；肝胆湿热者加中脘、三阴交，用泻法；肝阴不足者加肝俞、肾俞，用补法。用毫针刺，随证补泻。

4. 耳针

常取胆（胰）、肝、小三焦、脾、十二指肠、胃、肾、交感、神门、肠、耳迷根等。也可以王不留行籽贴压耳穴。

5. 穴位注射

选右上腹压痛点、日月、期门、胆囊、阳陵泉，用山莨菪碱注射液，1～2 穴/次，每穴 5mg。

【病案参考】

病案一

孙某，男，39 岁，2016 年 11 月 9 日初诊。患者 2 周前无明显诱因出现右上腹阵发性绞痛，曾于当地医院住院治疗（具体治疗不详），疗效不佳。2 天前患者因情绪激动，上述症状加重，症见右上腹阵发性绞痛，伴口干口苦，后背撑胀感，无发热，偶有反酸，纳差，眠可，大便 2 日一行，质干，小便调，舌淡红，苔黄稍腻，脉弦。腹部彩超示胆囊大小 53mm×27mm，囊内可见范围 8mm×4mm 强回声，后伴高密度声影，随体位改变移动。诊为胆囊结石。辨证为肝郁气滞型，治宜疏肝理气，利胆排石，方用柴胡疏肝散加减。药用：柴胡 9g，炒枳实 15g，白芍 15g，郁金 12g，醋鸡内金 15g，金钱草 24g，青皮 12g，木香 9g，清半夏 9g，党参 15g，黄芩 6g，醋延胡索 24g，厚朴 9g，陈皮 12g，白术 15g，炒谷芽 12g，炒麦芽 12g，蒲公英 12g，瓦楞子 30g，炙甘草 6g，共 7 剂，水煎服 200mL，每日 1 剂，并嘱患者口服熊去氧胆酸胶囊（优思弗），按体重每日剂量为 10mg/kg 计算，每晚睡前 2 粒（500mg）。

2016 年 11 月 16 日二诊：患者自诉右上腹疼痛明显缓解，仍有口干口苦，后背撑胀感，偶有反酸，纳一般，眠可，大便日行一次，质偏干，上方改金钱草、白术各为 30g，加茵陈 30g，继服 7 剂，水煎服 200mL，每日 1 剂，并嘱患者继服优思弗。

2016 年 11 月 23 日三诊：患者自诉偶有口干，余症消失，纳眠可，二便调。行腹部彩超示胆囊内未见结石。结合患者目前主诉及 B 超结果，停服上述药物，嘱患者调饮食，畅情志。

（选自《中西医结合治疗胆石症临证举隅》）

病案二

患者女，42 岁，于 2012 年 4 月 1 日来我院就诊。症见：时有右胁隐痛不适，有时可放射至右肩背部，晨起口苦，口黏，纳食欠佳，厌食油腻食物，胁痛症状偶尔可因情志波动加重，心烦，大便黏腻，小便可。舌质淡红，苔黄腻，脉弦滑。查肝功能未见明显异常。查彩超示胆囊壁毛糙；胆囊内泥沙样结石。中医治疗以清利肝胆湿热，疏肝解郁为主要原则。方选自拟清胆汤加减：柴胡 12g，黄芩 10g，金钱草 30g，鸡内金 12g，丹参 15g，郁金 12g，川牛膝 20g，连翘 15g，丹皮 12g，当归 15g，赤芍 15g，白芍 15g，炒麦芽 15g，莱菔子 15g，焦栀子 10g，甘草 6g，7 剂，1 剂/天，水煎服。嘱患者清淡饮食，调畅情志，适当运动。

二诊：诸证均有所减轻，纳食可，心烦、口黏症状消失。去焦栀子、炒麦芽、莱菔子。继服上方 15 剂，巩固疗效。

三诊：大部分症状消失，偶有右胁隐痛不适、口苦症状。继服上方 20 剂，临床症状基本消失，复查彩超，胆囊内泥沙样结石消失。

（选自《冀爱英教授治疗胆石症经验》）

第三节　急性肠梗阻

急性肠梗阻为急诊外科常见多发疾病，是指肠道闭结不通，该病病死率较高。首见于张锡纯《医学衷中参西录·治燥结方》。1997《中医临床诊疗术语·脾系病类》指出：“肠结，多因腹部手术损伤，或实邪内结，使肠体活动异常而搏结不通，气机阻塞所致。以腹痛、呕吐、腹胀、便秘为主要表现的内脏痹病类疾病。”该病多因盛怒之后又过食生冷硬物，引致肠道功能紊乱，使肠道阻塞不通，多系功能性肠梗阻。

【源流】

肠梗阻属于中医学“腹痛、小腹痛”范畴，病位主要在肠道，肠属于六腑范畴，其性以通为顺，以降为用，主要功能在于传导、排泄糟粕。无论外感或内伤，凡是影响肠道气机运行，导致肠道气机阻滞不通，糟粕无法正常传导、排泄，而致有形及无形之邪内壅肠道，则肠梗阻成矣。对于该病的发病原因，历来中医各家皆有丰富的论述，总而括之主要包括有形之邪与无形之邪两大类。

《医学心悟·小腹痛篇》：“癥瘕之气聚于小肠，则曰小肠气……小肠气，失气则快。”说明病位在小肠。《类证制裁·腹痛论治》：“气滞兼食者，腹中有一条扛起，利后痛减，脉沉滑，治在消导。”《医学见能》云：“大腹绞痛，闭闷不得吐泻者，脾实而热闭也。……小腹疼痛，得屁腹鸣乃快者，小肠气不和也。”

《杂病源流犀烛·腹少腹病源流篇》曰：“气滞塞腹痛，大胀，脉沉，宜开通疏利，宜木香顺气散。腹痛而兼呕吐，阳不得降，而胸热欲呕，阴不得升，而下寒腹痛，为升降失常，宜调燮阴阳。”此为发病机理。盖肠为腑，六腑主传化，泻而不藏，以通为顺，不通畅则为病。

综上所述，中医对肠梗阻发病机制的认识概括为：不通则痛，痛则不通。而为何不通？因有形及无形等病理因素造成大小肠升降失常、气逆上涌而呕吐，气不下顺而腹痛，大便无法传导。所以治疗上以通里攻下法为治疗总则，以通畅肠道气滞及恢复大小肠正常传导功能为主要目的。

【病因病机】

（一）病因

外感时邪，如湿热、寒邪、疫毒等时邪自口而入，搏结肠腑，气机阻遏，上逆则为呕，横窜则为痛，痛无定处。或寒凝肠腑，寒性收引，寒邪凝滞，血不得散，少腹拘急引痛，喜温喜按，反复发作。或阳明腑实，热结郁闭，壅塞不通，则可见痞、满、燥、实，日晡潮热，头汗出，不大便。或湿阻中焦，水饮内停，频繁呕吐，腹胀如鼓，缠绵难愈。

饮食不节，食积中焦，或贪食、偏食而导致柿石、胃石、肉石形成，阻塞肠道，腑气不通，腹痛骤发，上下移行，无矢气，便闭。

肠腑素体虚弱，气机失调，清浊相混，糟粕内停，气为血之帅，血随气行，气结则血凝，血瘀肠腑而成肠结，或邪伤肠络致肠壁受损，腹痛剧烈，痛有定处。

肠中有蛔，相互纠结成团，壅塞肠间，而生肠结。

腹部大手术后，气机失和，或瘀血、邪毒滞留腹中，瘀闭肠腑，腹胀如鼓，腹痛隐隐，无矢气，便闭。

（二）病机

本病多因气滞、血瘀、寒凝、热结、湿阻、食积、虫团及金刃等致病因素客于肠间。清浊相混，糟粕内停是其病因，腑气不降，气机失调，壅遏上逆是其病机，腑气不通，发为便闭是其果。六腑者以通为用，以降为顺，泻而不藏。肠腑气机不利，壅遏横逆，气机逆乱则痛；腑气不降，上逆为呕；清浊相混，糟粕内停则胀，壅塞不通则发便闭。甚则化热灼伤肠络或肠络瘀阻而发厥、脱之证。

【临床诊断】

根据典型的临床症状和体征，结合腹部 X 线检查，临床上诊断肠梗阻较容易。但是，要明确造成肠梗阻的病因、有无合并有绞窄性肠梗阻等则有一定的难度。诊断顺序如下：

1. 明确患者有无肠梗阻

根据腹痛、呕吐、腹胀、肛门停止排气排便四大症状和腹部可见肠型或蠕动波、肠鸣音亢进等，一般可作出诊断。但有时患者可完全不具备这些典型表现，特别是某些绞窄性肠梗阻早期，可能与急性胃肠炎、急性胰腺炎、输尿管结石等混淆。除病史与详细的腹部检查外，化验检查与 X 线检查有助于诊断。

2. 判断肠梗阻是麻痹性还是动力性梗阻

机械性肠梗阻具有上述典型临床表现，早期腹胀可不显著。麻痹性肠梗阻无阵发性绞痛等肠蠕动亢进的表现，相反是肠蠕动减弱或消失，腹胀显著，肠鸣音微弱或消失。腹部X线平片对鉴别诊断十分有价值，麻痹性肠梗阻显示大、小肠全部充气扩张；而机械性肠梗阻胀气限于梗阻以上的部分肠管，即使晚期并发肠绞窄和麻痹，结肠也不会全部胀气。

3. 判断是否存在有绞窄性肠梗阻

绞窄性肠梗阻预后严重，必须手术。有下列表现者，应考虑绞窄性肠梗阻的可能：

（1）腹痛发作急骤，初始即为持续性剧烈疼痛，或在阵发性加重之间仍有持续性疼痛。有时出现腰背部痛。

（2）病情发展迅速，早期出现休克，抗休克治疗后改善不明显。

（3）有腹膜炎的表现，体温上升、脉率增快，白细胞计数增高。

（4）腹胀不对称，腹部有局部隆起或触及有压痛的肿块（孤立胀大的肠袢）。

（5）呕吐出现早而频繁，呕吐物、胃肠减压抽出液、肛门排出物为血性。腹腔穿刺抽出血性液体。

（6）腹部X线检查见孤立扩大的肠袢。

（7）经积极的非手术治疗症状体征无明显改善。

4. 推断梗阻的部位是高还是低

高位小肠梗阻的呕吐发生早而频繁，腹胀不明显；低位小肠梗阻的腹胀明显，呕吐出现晚而次数少，并可吐粪样物；结肠梗阻与低位小肠梗阻的临床表现很相似，因回盲瓣具有单向阀的作用致形成闭袢型梗阻。X线检查有助于鉴别，低位小肠梗阻，扩张的肠袢在腹中部，成"阶梯状"排列，结肠梗阻时扩大的肠袢分布在腹部周围，可见结肠袋，胀气的结肠阴影在梗阻部位突然中断，盲肠胀气最为显著。

5. 判断梗阻的程度（是否为完全性）

完全性梗阻呕吐频繁，如为低位梗阻则有明显腹胀，完全停止排便排气。X线检查见梗阻以上肠袢明显充气扩张，梗阻以下结肠内无气体。不完全性梗阻呕吐与腹胀均较轻，X线所见肠袢充气扩张均不明显，结肠内可见气体存在。

6. 判断什么原因引起梗阻

根据肠梗阻不同类型的临床表现，参考年龄、病史、体征、X线检查。临床上粘连性肠梗阻最为常见，多发生于以往有过腹部手术、损伤或炎症史的患者。嵌顿性或绞窄性腹外疝是常见的肠梗阻原因。新生儿以肠道先天性畸形为多见，2岁以内的小儿多为肠套叠。蛔虫团所致的肠梗阻常发生于儿童。老年人则以肿瘤及粪块堵塞为常见。

【临证思路】

1. 望诊

望神：精神萎靡、嗜睡，提示病情加重；言语清晰，病情轻。

望呼吸：腹部胀痛可致呼吸浅促。

望面色：面色赤或萎黄，出现面色晦暗则提示症状较重，出现肠道内源性毒素反应。

望体态：举止多因疼痛刺激导致蜷缩体位，以手按压腹部。如出现搓空理线，循衣摸床则提示病情加重，毒素吸收，需尽快行手术治疗。

望舌：舌质或淡或黯或有瘀斑，苔或薄或腻或腐或燥或无苔，皆因病因不同、病程长短而异。

2. 闻诊

闻声音：言语声低，气息无力，应答混乱，病情危重。可有腹中雷鸣或水行肠间之声，晚期可闻及高调金属音，或出现肠鸣音减弱、消失。

闻气味：多口中臭秽，提示肠中积热。

3. 问诊

问诱因：本病多有饮食不节的诱因，或存在外伤或排虫史。

问症状：突发腹痛，早期时痛时止，痛无定处，或似有定处；晚期痛无休止，固定不移，腹中如窜气或如奔豚状。

问内伤积损：尽量明确病史长短、疾病控制情况和诊疗经过。

问伴随情况：患者多伴有恶心、呕吐、无矢气、腹胀如鼓、便闭。

4. 切诊

切诊四肢：四肢温暖，干湿适中。

切诊腹部：腹部膨隆，腹痛发作时，腹部无局限性压痛或散在压痛，早期无腹皮紧，晚期可有腹痛拒按，皮紧如木。

切寸口脉：早期脉多弦紧、沉弦或弦细，迁延日久可有弦滑、滑数或细数脉。

【纲目条辨论治】

以病因为纲，虚实为目，条辨论治。

1. 气机壅滞

主症：腹胀如鼓，腹中转气，腹痛时作时止，痛无定处，恶心，呕吐，无矢气，便闭。舌淡，苔薄白，脉弦紧。

治法：行气导滞，理气通便。

方药：厚朴三物汤加减。药用厚朴、生大黄、炒枳实、炒莱菔子、砂仁、川楝子、炙甘草等。

2. 实热内结

主症：腹胀，腹痛拒按，口干口臭，大便秘结，或有身热，烦渴引饮，小便短赤。舌红，舌苔黄腻或燥，脉滑数。

治法：泄热导泻，通里攻下。

方药：大承气汤加减。药用生大黄、炒枳实、芒硝、厚朴、黄芩、延胡索、白芍、甘草等。

3. 脉络瘀阻

主症：发病突然，腹痛拒按，痛无休止，痛位不移，腹胀如鼓，腹中转气停止，无矢气，便闭。舌红有瘀斑，苔黄，脉弦涩。

治法：活血化瘀，行气通便。

方药：桃仁承气汤加减。药用桃仁、丹参、当归、生大黄、炒枳实、厚朴、延胡索、白芍、炙甘草等。

4. 气阴两虚

主症：腹部胀满，疼痛，忽急忽缓，喜温喜按，恶心呕吐，大便不通，乏力，面白无华，或有潮热盗汗。舌淡或红，苔白，脉细弱或细数。

治法：益气养阴，润肠通便。

方药：新加黄龙汤加减。药用麻子仁、苦杏仁、生大黄、枳实、厚朴、太子参、生地黄、麦冬、当归、黄芪、甘草等。

【其他疗法】

1. 中药胃管注入

禁食患者，可按上述辨证分型，选用相应的中药方剂，每剂熬煎150mL，冷却至适宜温度，经胃管注入，每次50mL，闭管保留2~3小时，每日3次，直至腹痛、腹胀、呕吐等症状缓解，肠鸣音恢复，大便畅通。

2. 体针

主穴：足三里、大横、大肠俞、内关、气海、天枢。寒凝者，可加关元、中脘，或灸气海、神阙。热结者，可加曲池、合谷、支沟。食积者，可加梁门、内庭。虫积者，可加阳陵泉、四缝。气滞者，可加中脘、行间。脉络瘀阻者，可加血海等。气阴两虚者，加脾俞、肾俞。操作方法：患者取仰卧位，肢体穴位垂直进针1.5寸，腹部穴位与腹平面呈45度角斜向下进针1.5~2寸。每隔5~10分钟重复手法1次，留针30分钟。诸穴均施捻转提插，酌情采取泻法或补法。

3. 电针

取足三里、天枢穴。腹穴接阴极，下肢穴接阳极，施术3分钟后接中频刺激，留针20~30分钟。可酌情重复施术，每日1~2次，年老体弱者不适宜。

4. 耳针

取交感、大肠、小肠穴。耳穴埋针固定，或用王不留行子固定在穴位上，间断指压。

5. 中药灌肠

生大黄、炒枳实、厚朴、桃仁。一剂煎水200mL，制成灌肠液，以100mL作灌肠，保留30分钟，每日2次。

6. 中药外敷

可选用中药单味（如生大黄、芒硝、吴茱萸、生姜、葱白等）或复方（可参考上述中药方剂）研末，调以鸡蛋清或蜂蜜，装入棉布袋内，封闭后平铺于患者腹部（中脘）、脐部（神阙、天枢）紧贴皮肤，进行热敷，30分钟/次，每日1～2次，共5天（实热者不适用）。

7. 胃肠动力治疗仪

可酌情选用。

【急救处理】

1. 胃肠减压

目的在于减轻腹胀，降低肠腔压力，便于肠管休息，促进肠管恢复。可以经胃管给药，并防止呕吐，预防吸入性肺炎。

2. 胃肠外营养

以补充热量，纠正水、电解质代谢紊乱及酸碱平衡失调。

【临证备要】

1. 肠梗阻的准确诊断相当困难，不但要诊断肠梗阻是否存在，还应诊断出梗阻发生的部位，是高位还是低位；判断梗阻的程度，是完全性还是部分梗阻；分析梗阻的性质，有没有血循环障碍以及梗阻的进程，是急性肠梗阻还是慢性肠结。以上是决定治疗方法的必要因素。在诊断中最关键的诊断要点是判断肠梗阻有无血运障碍。

2. 依据肠梗阻发生的原因，有针对性采取某些预防措施，可有效地防止、减少肠梗阻的发生。对患有腹壁疝的患者，应予以及时治疗，避免因嵌顿、绞窄造成肠梗阻。加强卫生宣传教育，养成良好的卫生习惯，预防和治疗肠蛔虫病。腹部大手术后及腹膜炎患者应行胃肠减压，手术操作要轻柔，尽力减轻或避免腹腔感染。早期发现和治疗肠道肿瘤。腹部手术应后早期活动。

【病案参考】

病案一

张某，男，35岁。

初诊：1960年11月12日。

西医病历摘要：患者曾于1959年8月2日因急性腹痛入院。症见绕脐周围剧烈持续性疼痛，不向他处放射或转移，恶心并呕吐多次，呕吐物呈黄色水样物质，不臭，无肛门排气。腹痛随病情发展逐渐发胀，并觉手足有抽搐，以往无类似疼痛发作史，腹部X线透视有多数液面，外科诊断为绞窄性肠梗阻（肠扭转），经施手术将扭转之系膜复位后，肠壁颜色即恢复粉红色，估计肠段恢复无问题，乃按层缝合腹壁各层，以后伤口愈合情况良好，于8月12日第一次出院。但1959年12月14日因患粘连性肠梗阻而第2次入院，经第2次手术治疗后，于1960年1月6日出院。1960年9月20日患肠梗阻（机械性粘连带），经第3次手术后，仍觉腹胀不愈，于10月15日联系转疗养院治疗。因腹部持续有腹胀，近3日来腹胀加重，即发现有肠型及X光下液平面，且有气过水声，诊断为粘连性肠梗阻，于10月16日在全麻下行第4次剖腹手术，术中发现有较广泛及较复杂之粘连，术后腹胀不解，每到下午3~4时腹胀较重，表情苦闷，不能排气（矢气），无明显之肠型出现，按之腹部稍软，但仍稍似紧张、无压痛，肠蠕动音存在。故请中医协助诊断治疗。

中医脉案：病史如上述，病员每于午后3~4时腹部胀满，难以忍受，手击之鼙鼙然。

望诊：面形消瘦，表情痛苦，动作迟缓，疲惫乏神，舌质淡红，苔薄白，根部微腻，按诊大腹膨胀，肌肤粗糙无华。

闻诊：呼吸音微，语言乏力，不欲言语，口秽臭，肠内有雷鸣音。

问诊：睡眠不安，约凌晨3~4时左右入睡，胃内呆滞，饮食无多，大便溏薄，日行2~3次，小溲微黄，头晕，肢体乏力，不愿活动，喜卧恶动。

切诊：脉象濡弦无力。

病机：中州虚弱，脾阳不运，气机不畅。

治法：温中益气，和肝理脾。

处方：党参三钱，白术三钱，云茯苓四钱，川附片一钱（先煎20分钟），清半夏三钱，橘红二钱，麦芽四钱，建神曲三钱，广木香一钱半（打），草蔻仁一钱半（后下）。两剂，水煎服。

二诊：1960年11月24日。

西医病历摘录：患者自服中药后情况有好转，晚8时有腹胀，但较前大为减轻，至20日腹胀情况大有好转，大小便正常。

中医脉案：复诊患者腹胀近日已减轻，但于午后3时仍有发作，胃纳增多，消化转佳，二便正常，脉沉迟无力，舌质晦滞，苔薄白。证属脾阳式微，气阴两亏，宜附子理中汤合参苓白术散治疗。

处方：党参三钱，炙黄芪三钱，川附片（先煎20分钟）二钱，干姜一钱，清半夏三钱，白术三钱，建神曲三钱，云茯苓四钱，广木香（打）一钱半，酒白芍三钱，橘红二钱。两剂，水煎服。

该患者经服以上剂后腹胀好转，饮食及睡眠情况转佳，大小便正常。出院后观察半年，体质丰满，精力充沛，腹胀未再复发。

按：患者中年男性，因绞窄性肠梗阻（肠扭转）术后，复发4次粘连性肠梗阻，且每次行手术始缓解。本次住院会诊为第4次术后，仍午后腹部膨胀，难以忍受，叩之鼞鼞然，伴肠内雷鸣，大便溏薄，脉濡弦无力，舌质淡红，苔薄白，根部微腻，为脾阳式微，化源不足，湿阻气滞所致。反复手术，耗伤血气；久病不愈，忧思抑郁，损伤心脾，中气不足，气血失充，形神失养，故见头昏乏神、睡眠不安、嗜卧懒言、体瘦乏力、肌肤粗糙无华。纳呆口秽、小溲微黄、脉濡弦，为肝郁食滞蕴热之势。路师治以温中益气，和肝理脾法，以附子理中汤、香砂六君子汤、厚朴温中汤、保和丸化载。方以附子理中汤温阳健脾补虚，去干姜守而不走；香砂六君子汤益气健脾，行气和胃，砂仁换为草豆蔻，后者辛温入脾胃，增强散寒除湿，醒脾导滞之力；加麦芽、神曲以消食导滞，合方健运脾阳，行气化滞先治其本，脾运滞化则食积郁热自消。服药十余天，腹胀大减，纳食增加，仍脉沉迟无力，舌质晦滞，苔薄白，继以附子理中汤合香砂六君子汤，加炙黄芪助益脾气升阳健脾，白芍护阴和营柔肝，且防姜、附过于辛燥。患者经治痊愈出院，随访半年，精力充沛，形体丰满，病未复发。

（选自《包钢医院日记》）

病案二

张某，80岁，威县张王母村人，2002年4月15日请出诊。

腹胀，阵发腹痛，食少，大便数日一行两周。查腹部膨隆，叩诊鼓音，肠鸣少，可闻及高调肠鸣。一般情况尚可，脉象大体正常，舌淡苔白厚腻。血压130/70mmHg。按不完全肠梗阻处理如下：

①支持输液，行减压抗感染治疗。②川朴15g，枳实10g，生大黄10g，生石膏粉10g，桂枝15g，川芎8g，红花5g，香附8g，三仙各10g。首煎40分钟，共剩药液250mL左右。分2次服，每服送下槟榔四消丸3g，大便通下后待服。1剂即愈。

（选自《医学中西结合录》）

第四节　急性网状淋巴管炎

急性网状淋巴管炎是以患部突然皮肤焮红成片，色如涂丹，灼热肿胀，迅速蔓延为主要表现的急性感染性疾病。本病相当于中医的丹毒。

【源流】

急性网状淋巴管炎属于中医学“丹毒”“天火”“丹疹肿毒”等范畴，多发于下肢、面部。之所以称为“丹毒”，是因该病以皮肤颜色如丹为主要临床症状，但“毒”的命名并不是指病毒感染，而是由细菌感染引起的急性化脓性真皮炎症，主要是突出该病病情重的特点。清代《外科大成》中记载：“丹毒者为肌表突然变色，如丹涂之状也。”

对于该病的症状，最早在《素问·至真要大论》中就有记载，称之为“丹熛疮疡”。“丹毒”二字最早见于东晋·葛洪的《肘后备急方》：“其丹毒，须针鑱去血。”指出治疗丹毒可采用砭镰法治疗。魏晋时期的方书《经方小品》中有采用漏芦汤与升麻汤等方剂治疗丹毒的记载。该书还记载了丹毒的别名“天火”“丹疹肿毒”。隋·巢元方的《诸病源候论》首次对丹毒的证候进行分类，将其分为灶火丹、茱萸丹、白丹、丹火、水丹、赤丹等。

究其病因病机，宋代《圣济总录》阐述其病机为：“热毒之气，爆发于皮肤间，不得外泄，则蓄热为丹毒。”明代《赤水玄珠》曰：“亦有湿热滞于皮肤，搏击气血，发为丹毒。”清·顾世澄《疡医大全》认为风热恶毒是造成丹毒的病因。清代《医宗金鉴·外科心法要决》中云：“诸丹毒总属心火、三焦风邪而成，如色赤而干，发热作痒，形如云片者，即名赤游丹，属血分有火而受风也。”由此可见，该病主要是由热毒、湿热之邪蕴结肌肤，蕴久伤及血络或血热受风所致。本病以血热为本，湿热、毒邪为标，故临床治疗以清热解毒、凉血活血、疏风散邪等为主。

【病因病机】

（一）病因

1. 患者素体血分有热，加之外受风热火毒，火入内里，热毒蕴结，郁阻肌肤，客于头面，不得外泄而发丹毒。

2. 由于皮肤黏膜破伤，毒邪乘隙侵入，与血搏结而成丹毒。

3. 素体肝胆蕴热，复受时邪，搏结躯干而成赤游风。

（二）病机

由于素体血分有热，外受火毒，热毒蕴结，郁阻肌肤，或因毒邪乘隙侵入而成。该病凡发于头面部者，夹有风热；发于胸腹腰胯部者，夹有肝火；发于下肢者，夹有湿热；发于新生儿者，多由胎热火毒所致。

【临床诊断】

多数发生于下肢，其次为头面部。新生儿丹毒，常为游走性。可有皮肤、黏膜破损等病史。发病急骤，初起往往先有恶寒发热、头痛骨楚、胃纳不香、便秘溲赤等全身症状。继则局部见小片红斑，迅速蔓延成大片鲜红斑，略高出皮肤表面，边界清楚，压之皮肤红色稍退，放手后立即恢复，表面紧张光亮，摸之灼手，肿胀、触痛明显。一般预后良好，约经5~6天后消退，皮色由鲜红转暗红或棕黄色，最后脱屑而愈。病情严重者，红肿处可伴发瘀点、紫斑，或大小不等的水疱，偶有化脓或皮肤坏死。亦有一边消退，一边发展，连续不断，缠绵数周者。发于小腿者，愈后容易复发，常因反复发作，皮肤粗糙增厚，下肢肿胀而形成象皮腿。新生儿丹毒常游走不定，多有皮肤坏死，全身症状严重。本病由四肢或头面走向胸腹者，为逆证。新生儿及年老体弱者，火毒炽盛，易致毒邪内陷，见壮热烦躁、神昏谵语、恶心呕吐等全身症状，甚至危及生命。

【临证思路】

1. 望诊

望神：痛苦面容，精神紧张。

望呼吸：呼吸急促。

望面色：面色潮红，或可见水疱。

望体态：发于面部则活动自如，发于四肢则可影响活动。

望舌：舌红，苔或黄腻，或薄黄。

2. 闻诊

闻声音：因疼痛刺激，语低声微。

闻气味：患者多无异常气味。

3. 问诊

问症状：皮肤焮红灼热，肿胀疼痛，甚至发生水疱等。

问伴随情况：恶寒发热，睁眼困难，纳差，恶心呕吐等。

4. 切诊

切诊四肢：病位处皮肤发红，温度增高，或弹性减低。

切寸口脉：脉浮数，或脉滑数。

【纲目条辨论治】

以缓急为纲，病因为目，条辨论治。

1. 风热毒蕴

主症：发于头面部，皮肤焮红灼热，肿胀疼痛，甚至发生水疱，眼胞肿胀难睁；伴恶寒发热，头痛。舌红，苔薄黄，脉浮数。

治法：疏风清热解毒。

方药：普济消毒饮加减。方药组成为黄芩（酒炒）、黄连（酒炒）、陈皮（去白）、甘草（生用）、玄参、柴胡、桔梗、连翘、板蓝根、马勃、牛蒡子、薄荷、僵蚕、升麻等。

随症加减：大便干结者，加生大黄、芒硝。

2. 湿热毒蕴

主症：发于下肢，局部红赤肿胀，灼热疼痛，或见水疱、紫斑，甚至结毒化脓或皮肤坏死；可伴轻度发热，胃纳不香。舌红，苔黄腻，脉滑数。

治法：清热利湿解毒。

方药：五神汤合萆薢渗湿汤加减。方药组成为萆薢、薏苡仁、黄柏、赤苓、丹皮、泽泻、滑石、通草、茯苓、车前子、金银花、牛膝、紫花地丁等。

随症加减：胀甚或形成象皮腿者，加薏苡仁、防己、赤小豆、丝瓜络、鸡血藤。

3. 胎火蕴毒

主症：发生于新生儿，多见于臀部，局部红肿灼热，常呈游走性；或伴壮热烦躁，甚则神昏谵语，恶心呕吐。舌红苔黄，脉滑数。

治法：凉血清热解毒。

方药：犀角地黄汤合黄连解毒汤加减。方药组成为水牛角、生地黄、芍药、牡丹皮、黄连、黄芩、山栀等。

随症加减：神昏谵语者，可加服安宫牛黄丸或紫雪丹。

【其他疗法】

1. 外治法

用金黄散或玉器散冷开水或金银花露调敷；或用新鲜野菊花叶、鲜地丁全草、鲜蒲公英等捣烂外敷。皮肤坏死者，若有积脓，可在坏死部位切一两个小口，以引流排脓，掺九一丹。

2. 砭镰法

下肢复发性丹毒，患部消毒后，用七星针或三棱针叩刺患部皮肤，放血泄毒。

亦可配合拔火罐，以减少丹毒的复发。抱头火丹和赤游丹禁用。

【临证备要】

1. 患者应卧床休息，多饮开水，床边隔离。流火患者应抬高患肢。
2. 有皮肤黏膜破损者，应及时治疗，以免感染毒邪。
3. 因脚湿气致下肢复发性丹毒患者，应彻底治愈脚湿气，以减少复发。

【病案参考】

病案一

患者王某，女，82岁，2019年8月23日就诊。主诉为右下肢突发肿胀半月余。患者于半月前不慎从轮椅上跌落，致右小腿皮肤微微破损，伤处可见长约4cm伤口，继则局部皮肤见小片红斑，稍有红肿，边界清楚，皮温升高，肿痛明显，予当地诊所行抗生素治疗10天，无明显效果，特前来就诊。症见口干口苦，神疲乏力，平素胃纳一般，大便2~3天一行，夜寐尚安。舌暗红，苔薄黄，脉细弦，体温正常。诊为右下肢丹毒（热重于湿型），治法宜清热解毒，凉血消肿。内服方：五神汤加减。金银花20g，紫花地丁20g，车前子20g，茯苓10g，牛膝10g，黄芩10g，虎杖10g，当归10g，牡丹皮10g，丹参10g，赤芍10g，白芍10g，郁金10g，生薏苡仁20g，防己10g。上方煎汤，每日1剂，早晚分服，共7剂。外用四黄苦地汤湿敷患处，每日1剂，每日3次，每次30分钟。同时嘱患者多卧床休息，多饮水，以免感染毒邪而发病。一周后复诊，局部皮肤红肿不显，皮温恢复正常，其余诸症明显减轻。随访1月，症状控制良好，已无复发。

按：本案患者年逾八旬，已近“四脏经脉空虚”之际，又长年囿于轮椅之中，素来体弱，正如《素问·评热病论》云：“邪之所凑，其气必虚。”因年老之体，每多气血俱虚，加之下肢皮肤破损，则湿热火毒之邪乘隙而入，郁阻肌肤。治法重在清热解毒，予五神汤加黄芩清热泻火，牡丹皮、赤芍活血祛瘀，虎杖清热解毒祛瘀。内外合治，湿利瘀化，肿消痛减。

（选自《马朝群教授五神汤化裁治疗下肢丹毒临床经验举隅》）

病案二

王某，男，53岁，2013年3月14日初诊。患者自诉20天前无明显诱因突发右小腿前侧红肿疼痛，高烧，最高达39.7℃，于当地静滴阿奇霉素治疗，效果不佳。现患者发热已退，右小腿前侧红肿轻度减轻，疼痛轻度减轻，自觉灼热。既往有足癣病史。查体见右小腿前侧大片红肿，皮温高，皮色紫红，右小腿肿胀，外侧有约1cm×1cm大小压痛点，局部可触及硬结，舌质红，苔黄，脉弦滑。诊断为下肢丹毒。治法：清热利湿，活血解毒。方药：板蓝根30g，当归12g，川芎12g，赤芍15g，车前草15g，泽兰15g，黄柏12g，桑枝30g，薏苡仁30g，苍术15g，黄芩12g，僵蚕12g，威灵仙12g，云苓15g，连翘15g，独活12g。7剂，水煎服，日1剂，药渣外洗。另配合马黄酊外用。2013年3月28日二诊：患者右小腿疼痛明显减轻，肿胀呈朝轻暮重，无胀痛不适感。查体见右小腿足靴区皮色暗，肿胀呈凹陷性，皮肤轻微变薄、光亮，皮温正常，右小腿无压痛，局部可触及硬结，舌质暗红，苔薄黄，脉弦滑。治法：健脾利湿，活血祛瘀。方药：桑寄生30g，当归12g，川芎12g，赤芍15g，车前草15g，连翘12g，苍术15g，云苓15g，鸡血藤30g，牡丹皮15g，生地黄30g，泽兰15g，威灵仙12g，苏木15g，牛膝15g，独活12g。7剂，水煎服，日1剂，药渣外洗。另配合马黄酊外用。2013年4月4日三诊：患者右小腿无疼痛，肿胀明显减轻，皮肤偶有瘙痒。查体见右小腿胫前轻度凹陷性水肿，足靴区皮色稍暗，皮温正常，皮下硬结变柔软，无压痛，舌质暗红，苔薄黄，脉弦。方药：解毒洗药外洗。

按：下肢丹毒的病因病机主要为湿热下注，化为火毒。治疗上当以清热利湿解毒，活血祛瘀为大法。主张分期论治：①急性活动期多以火毒为甚，而湿邪次之，因此应以清热解毒为主要治疗原则，重用清热解毒的药物，配合活血、利湿药物。此外，急性期多有发热、恶寒、肌肉酸痛等全身症状，故清热解毒的同时勿忘祛邪外出，一则可以控制病情的进一步进展，二则祛除外邪的药物多有发散之功，可发散火毒。②缓解期热毒大部分已解或已得到控制，以湿邪为主，故治疗上偏重健脾利湿，而下肢丹毒的发病还是以火毒为根本，因此也应配合一定的清热解毒药物。③慢性迁延期丹毒因火毒日久，易耗伤气血，而血虚至瘀，因此在治疗上应注重益气利湿、补血活血散瘀。此外，丹毒患者多素体血热，因此治疗上应增加清热凉血药物，如赤芍、牡丹皮之类。

（选自《陈柏楠教授治疗下肢丹毒验案2则》）

第五节 烧 伤

烧伤是指火焰、沸水、蒸汽、化学物质、放射物质及电击作用于人体而引起的人体损伤。中医称为“水火烫伤”“火烫伤”“汤火伤”。其病位轻者在皮肉，重者或在筋骨气血或在脏腑。皆因火热之邪炽盛，灼伤皮肉、筋骨，内攻气血、脏腑，导致阴阳乖逆，脏腑衰败，甚至阴阳离决。对严重烧伤的治疗，早期在于纠正阴阳乖逆，后期在于治疗皮损。

【病因病机】

凡是热力作用于人体造成的伤害皆为烧伤，包括火焰、沸水、蒸汽、电弧、电流、放射物质以及强酸强碱等。

热力袭人，伤及皮肉，气与热搏结于皮肤则水疱隆起；伤及肌腠、筋骨则肉烂筋枯骨焦；内熏气血、脏腑，则气血蒸腾，大汗、大热；如气血两燔，热扰神明则神昏谵语；热为阳邪，耗伤津液，则口渴引饮，烦躁不安；内攻脏腑，阴液耗竭，则阴阳乖逆，脏腑衰败，甚至阴阳离决。

【临床诊断】

有明确的火热烧伤史（如沸水、火焰等），伴局部皮肤肿胀、灼痛，或有水疱、表皮松解或剥脱即可诊断。

【临证思路】

1. 问诊

了解烧伤原因、时间、现场急救与处理过程、既往健康状况。

2. 望诊

了解烧伤深度、面积、全身情况，判断烧伤的严重程度。

（1）烧伤深度 ①Ⅰ度烧伤：累及表皮角质层，烧伤局部红肿热痛，感觉过敏，表面干燥。2～3天后脱屑痊愈，无瘢痕。②浅Ⅱ度烧伤：累及真皮浅层，烧伤局部有明显的水肿、剧痛，感觉过敏，有水疱形成，基底部呈均匀红色、潮湿。1～2周愈合，无瘢痕，有色素沉着。③深Ⅱ度烧伤：累及真皮深层，有皮肤附件残留。表现为痛觉迟钝，有水疱，基底苍白，间有红色斑点，潮湿。3～4周愈合，可有瘢痕。④Ⅲ度烧伤：累及皮肤全层，甚至伤及皮下组织，肌肉和骨骼。表现为痛觉消失，无弹力，坚硬如皮革样，蜡白焦黄或炭化，干燥。干后皮下静脉阻塞如树枝状。2～4周焦痂脱落，形成肉芽创面，除小面积外，一般均需植皮才能愈合，可形成瘢痕和瘢痕挛缩。

（2）烧伤面积 ①手掌法：患者五指并拢时手掌的面积占其全身体表面积的1%，此法计算简便，常用于小面积或散在的创面计算。②中国新九分法：将全身表面积分为11个9等分，如头面、颈部为9%，双上肢为2×9%＝18%，躯干前后包括会阴为3×9%＝27%，双下肢包括臀部为5×9%＋1%＝46%。此法主要用于成年男性，女性臀部面积和双足的面积各为6%。③儿童烧伤面积计算法：在各个不同年龄段的婴儿和儿童，身体各部体表面积百分比亦不同，年龄越小，头部相对体表面积越大，而下肢体表面积越少，其他部位体表面积比例与成人大致相同。计算公式为：头颈面部面积(%)为9＋(12－年龄)，双下肢面积(%)为41－(12－年龄)。

(3) 严重烧伤者可出现烦渴引饮、神昏谵语、高热烦躁、喘促胸闷、表情淡漠、厥逆虚脱。

(4) 烧伤程度　①轻度烧伤：总面积在9%以下的Ⅱ度烧伤；②中度烧伤：总面积在10%～29%之间，或Ⅲ度烧伤面积在10%以下的烧伤；③重度烧伤：总面积在30%～49%之间或Ⅲ度烧伤面积在10%～19%之间，或烧伤面积不足30%，但有阴阳离决、厥逆及脱证者，或有中、重度吸入性损伤；④特重烧伤：总面积在50%以上的烧伤，或Ⅲ度烧伤面积在20%以上。

3. 切诊

烧伤痂下有无波动感（积液、积脓），人迎、寸口、趺阳诸脉可见洪数、弦滑，或脉微欲绝，或散大无根。

【纲目条辨论治】

以虚实为纲，病因为目，条辨论治。

1. 实证

主症：皮红燎泡，壮热烦躁，口渴引饮，或狂躁不眠，干呕腹胀，小便短赤，大便秘结。舌质红绛，苔黄燥起刺，脉洪数或细数。

治法：清热泻火，凉血养阴。

方药：黄连解毒汤合清营汤。药用黄连、黄芩、黄柏、栀子、水牛角、生地黄、玄参、金银花、竹叶心、连翘、丹参、麦门冬等。

随症加减：热重者加生石膏；传心神昏谵语者加安宫牛黄丸；传肺咳喘者加川贝、鱼腥草；传肝抽搐者加钩藤、决明子、僵蚕；传肾尿少、尿闭者加木通、泽泻；传脾腹胀便秘者加大黄、厚朴、大腹皮。

中药注射液：清开灵注射液或脉络宁注射液静脉滴注。

中药外敷：紫草油或地榆油外涂伤面上，暴露者，当创面稍干再次涂抹，不要使创面完全干燥；或用虎杖液外涂创面，每0.5小时至1小时涂药一次，一般涂3至5次即可结痂；或用京万红涂患处，对于一般烧伤可清洗创面后直接敷药，对已感染的深度烧伤创面，经过清创后，涂敷本品，即可收去腐、生肌、长皮之疗效。

2. 虚证

主症：皮开肉焦，神志昏愦，面色青惨，呼吸浅促，肢冷脉绝。或病程日久，正气亏损，疮面色淡，新肉不生，形体消瘦，神疲乏力，心悸怔忡。舌质淡，苔薄白，脉沉细无力。

治法：扶阳救逆，益气固脱。

方药：参附汤合生脉饮，药用人参、附子、麦冬、五味子等。

随症加减：脾虚不运，气血乏源，伤口难敛者，加黄芪、党参、山药等。

中药注射液：参附注射液、生脉注射液静脉滴注。

【急救处理】

（一）基本处理

1. 迅速脱离致热源，进行初步处理

烧伤部位衣服应剪掉，切忌强力剥脱而损伤皮肤。如被化学物质烧伤应立即用大量清水反复冲洗创面，并远离现场，防止吸入有毒气体。有心跳骤停者应就地进行心肺复苏术。

2. 保持呼吸道通畅

火焰及化学烧伤易造成吸入性损伤，导致呼吸道梗阻，是造成患者早期死亡的重要原因。如发现患者有呼吸道梗阻时，应立即行气管切开，无条件时，可用粗针刺入环甲膜，以保持呼吸道通畅。

（二）病情监测

监测患者神志、呼吸、脉搏、尿量及创面变化情况。

（三）建立静脉通路

对中度以上的烧伤患者应及早建立静脉通路，迅速补充血容量以纠正厥脱（休克）。根据烧伤严重程度，估计补液总量。中度以上烧伤者，伤后的第一个 24 小时，每 1% 烧伤面积每千克体重补液量 1.5mL（小儿 2.0mL），另加水分需要量 2000mL，胶体和平衡盐溶液的比例一般为 0.5∶1，严重者 0.75∶0.75。补液速度：开始时应快，伤后 8 小时补入总补液量的 1/2，另一半在后 16 小时补入，能口服者尽量口服。伤后第二个 24 小时的补液量应是第一个 24 小时补液量的 1/2。

（四）镇静止痛

烧伤患者伤后多有不同程度的疼痛和躁动，应予适当的镇静、止痛。对轻度伤员可口服止痛片或肌注哌替啶、吗啡等。大面积烧伤患者由于伤后渗出组织水肿，肌注药物吸收较差，多采用药物稀释后静脉滴注，药物多选用哌替啶或与异丙嗪合用。应慎用或不用氯丙嗪，因该药用后使心率加快影响休克期复苏的病情判断，且有扩血管作用，在血容量不足时，易发生血压急剧下降。对小儿、老年患者和有吸入性损伤或颅脑伤的患者，应慎用或不用哌替啶和吗啡，以免抑制呼吸。可用地西泮、苯巴比妥或异丙嗪等。

（五）防治感染

静脉输入足量广谱抗生素。

（六）注射破伤风抗毒素

大面积烧伤或污染严重的烧伤必须注射破伤风抗毒素。

（七）创面处理

1. 暴露法

将经清创后的创面直接暴露在空气中，适用于面部、会阴部、臀部、躯干不易包扎的部位和其他部位的深度烧伤，以及创面污染严重、清创不彻底的大面积烧伤的患者。创面可外用具有活血止痛、清热解毒、收敛生肌的中药制剂，如虎杖浸液、地榆油、紫草油等。

2. 包扎法

适用于污染轻、清创彻底的四肢浅Ⅱ度烧伤、体表的小面积烧伤、小儿烧伤、躁动患者，以及需要转送或需要植皮的患者。方法是：清创后用无菌敷料包扎，创面敷料厚度应达3～5cm，面积必须超过创面5cm，肢体关节固定于功能位，各指、趾间要有纱布相隔。深Ⅱ度与Ⅲ度烧伤3～5天后应改用暴露法，包扎期间应密切注意体温、血象变化，以及疼痛的轻重、渗液的多少、有无臭味，以判断伤口有无感染。

【临证备要】

本病早期主要是判断烧伤深度、严重程度及全身情况，以决定治疗方法。其中以纠正休克为首务，有心跳骤停者，当先心肺复苏。休克基本纠正后，再进行创面的处理。在处理创面时合理选用抗菌药物，正确运用暴露、包扎、植皮等处理方法，是防止感染性休克和促进创面早日愈合的关键。中医辨证论治方面，实证以清热泻火、凉血养阴为主，虚证以扶阳救逆、益气固脱为主，重视虚实病机的转化。

【病案参考】

病案一

王某，男，5岁，1960年4月12日病儿因烤馒头跌在火炉上，烧着衣服，灼伤腹部及会阴、左腿部，烧伤严重，创面达12%。Ⅲ度占3%，深Ⅱ度占4%，浅Ⅱ度占5%。初步诊断：严重灼伤（Ⅱ度4%、Ⅲ度3%），肺炎，消化不良。（请中医会诊）。

1960年4月18日初诊：患儿腹部胀大，青筋暴露，大便频数，消化欠佳，面色绯红紫暗，呼吸急促，喉中痰哮，胸膈不利，鼻红唇焦，舌淡苔白，脉弦数，鸡胸。证属先天不足，后天伤脾胃。

治法：清肺止嗽，行气消胀。

处方：霜桑叶二钱，桔梗三钱，川贝（打）二钱，苏子（炒）一钱半，杏仁三钱，炒黄芩一钱，陈皮二钱，焦三仙三钱，白芍三钱，鸡内金二钱，云茯苓三钱，前胡一钱半。1剂，水煎2次后浓缩，1日分4次，微温服。

二诊：1960 年 4 月 20 日儿科会诊病历简录：目前除肺炎外，菌血症值得考虑。今日患儿高热 39℃以上，呼吸困难，似较昨稍重，心音尚有力，但心跳频速，140 ~ 160 次/分，肺啰音似细而密，但叩诊无实音，腹仍胀大，肝在肋下 3 横指左右。

中医脉案：患儿发热，神志欠清，呼吸稍急，腹部仍胀大，按之软，喉中痰哮稍减，但仍风燥痰稠，咳出不易，面红唇焦，舌质红赤，苔薄白，左手浮洪，右手弦数，手足指尖发凉，自汗出，为内有郁热、兼受外邪所致，治拟清肺解毒，和肝理脾。

处方：玄参二钱，寸冬三钱，桔梗二钱，桑白皮一钱半，炒黄芩一钱，杏仁三钱，海浮石三钱（先煎），陈皮一钱半，云茯苓二钱，焦三仙二钱，鸡内金一钱半，川黄连（打）八分，广木香一钱，金银花三钱，甘草一钱。1 剂，水煎浓缩，分 4 次，微温服；安宫牛黄丸 1 丸，分 4 次服。

三诊：1960 年 4 月 21 日西医病历摘录：病儿夜间安静，嗜睡，有好转趋势，服安宫牛黄丸后，体温逐渐下降，血培养分离菌种为金黄色葡萄状球菌，不像感染所致，因已用抗生素（红霉素、氯霉素）。今晨患儿精神萎靡不振，不爱睁眼，无明显消瘦，无力玩耍，常在嗜睡状态，意识清，唤之应声，血压、脉搏、体温、呼吸尚平稳，肝在肋下 2 横指，全身情况不好。今日血培养阳性。

中医脉案：患儿发热神昏稍有好转，但喉中仍有痰哮声燥，呼吸稍急，腹胀稍减，按之软，无甚痞硬，大便成形，无潜血，次数减少，今日手足温暖，时汗出。舌质红赤、无苔，脉弦数，以前法出入。

处方：玄参三钱，寸冬二钱，桑白皮一钱半，炒黄芩一钱半，川黄连（打）八分，金银花三钱，海浮石三钱，陈皮一钱半，云茯苓三钱，焦三仙三钱，鸡内金二钱，广木香（打）一钱，白术二钱，甘草一钱。1 剂，水煎分服，微温服；安宫牛黄丸 1 丸，分服。

四诊：1960 年 4 月 23 日西医病历简录：今晨患儿精神较昨天好，意识清，面色潮红，体温不高，喉中痰鸣多，腹胀，肝在肋下 4 横指（3cm），触之似有疼痛。11 点后逐渐萎靡好睡，不饮不食，一般情况尚平稳。

中医脉案：下午 3 时半诊治，患儿面色绯红，表情苦闷，不思饮食，强给则厌恶拒绝，安静神疲。时咳嗽，喉间痰哮，腹部虚胀，按之软，青筋暴露，便绿溲黄。舌质红无苔，脉象浮数无力。体温较昨日稍退，有稳定趋势。目前治疗方针，宜从脾胃着手，在饮食方面，建议多用易消化食物，不思饮食则不强给，营养方面，则靠输液输血供给，俾使脾胃稍事休息，配合内服健脾宽胀药物，以恢复其脾阳运化功能。

处方：杏仁三钱，黄芩二钱，川黄连一钱半，滑石四钱，清半夏二钱，橘红二钱半，焦三仙三钱（焦麦芽、焦神曲、焦山楂各一钱），鸡内金三钱，白术一钱半，云茯苓三钱。2 剂，水煎分服；牛黄清心丸 1 丸，分服。

五诊：1960 年 4 月 2 日西医病历摘录：昨日大便 1 次，仍为黑绿色黏液，目前败血症已控制，今日精神较昨日强，不安睡，常哭闹，晨起吃稀饭，但仍腹胀肠鸣，拉稀便。

中医脉案：患儿午后面色绯红，哭闹不安，发热已退，腹仍胀大，不咳嗽，喉中痰哮，晨起胃纳稍开，中餐、晚餐仍恶食，大便日1行，为绿黏色便。舌质红无苔，脉弦数无力。

治以前法，原方加入沉香一钱，石斛二钱，照服2剂；牛黄清心丸1丸，分服。

针刺处方：中脘，针刺2分；右侧内关，直刺3分；左侧足三里，直刺3分；右侧合谷，直刺3分；右侧行间，直刺2分。共5针，俱不留针，平补平泻法，点刺。点刺法系根据《灵枢·逆顺肥瘦》刺婴儿法："婴儿者，其肉脆，血少气弱，刺此者，以毫针，浅刺而疾发针"。

六诊：1960年4月27日

中医脉案：患儿今日上午较安静，咳嗽减轻，胃纳少进，大便成形，但仍腹胀，形衰无神。舌质红，苔微白，脉细数。有心律不齐情况，根据脉证，拟补气养血，和肝理脾法。

处方：人参（先煎）一钱半，玉竹三钱，寸冬三钱，石斛三钱，扁豆二钱，莲子二钱，当归一钱半，陈皮一钱半，鸡内金三钱，白术二钱，云茯苓三钱，炙甘草一钱。2剂，水煎分服。

七诊：1960年4月28日西医病历摘录（昨晚病情讨论会）：患儿下午高热持续，烦躁不安，面色红紫，心跳呼吸快，腹胀肝大，虽血培养未回报，但一致认为败血症又出现。

儿科会诊：目前病情仍危重，除败血症未控制外，脱水亦较明显，约为中度，一般情况差，皮肤松弛，心音尚有力，心跳120次/分，肺偶有干性啰音，腹软，肝大，肋下1.5cm。

中医脉案：患儿面色绯红，精神烦躁，哭闹不休，虚热无神，腹胀便溏，舌质红紫，无苔，脉虚弦数，时呕吐。证属阴虚阳越，病情危重，急以扶正祛邪、运脾和胃法。

处方：人参（先煎）二钱，寸麦冬三钱，扁豆二钱，焦三仙三钱（焦麦芽、焦神曲、焦山楂各一钱），白术三钱，生黄芪五钱，茯苓四钱，莲子二钱，陈皮二钱。2剂，水煎分服。

1960年4月30日西医病历摘录：昨晚睡眠佳，一般情况平稳，呼吸稍快，体温脉搏平稳，昨天血培养为阳性，金黄色葡萄球菌。下午3时诊病儿，认为患儿脉濡数，脾胃功能虚弱，体质太弱，为败血症晚期症状。晚餐可不进食，续服前药，明日再诊。

八诊：1960年5月2日西医病历摘录：晨会讨论，考虑为毒素作用之心肌炎，表现心律不齐，心律减慢，80~60次/分，予保护心肌处理。

中医脉案：病儿神志尚清，腹胀大减，胃纳增加，但形衰神疲，表虚自汗，腹泻便溏，消化不良，目眵溲短。舌质灰滞，舌苔淡黄，脉结代无力。拟补气养血、扶正祛邪、健脾和胃、渗湿止泻法。

处方：人参（先煎）二钱，生黄芪五钱，白术三钱，茯苓四钱，归身三钱，酒白芍二钱，清半夏一钱半，陈皮一钱半，草豆蔻（打）8分，焦三仙三钱（焦麦芽、焦神曲、焦山楂各一钱），猪苓二钱，炙甘草一钱。1剂，水煎分服。

九诊：1960年5月4日西医病历摘录：患儿睡眠好，体温在37℃左右，夜间2时体温高38.5℃，血压不稳定，呼吸平稳，心跳不规律，108～142次/分，已请内科做心电图，并请院外会诊。

中医脉案：患儿精神转佳，面红稍退，唯形体疲倦，动则汗出，腹胀减少，肌肉消瘦，大便变硬，次数减少，舌质淡，苔白，脉虚数，时见结涩无力，喉中仍有痰哮，宜前方出入。

处方：人参（先煎）二钱，生黄芪五钱，桂枝一钱半，酒白芍二钱，云茯苓三钱，麦冬三钱，白术三钱，炮姜半钱，归身二钱，清半夏一钱半，焦三仙三钱（焦麦芽、焦神曲、焦山楂各一钱），杏仁二钱，陈皮二钱，炙甘草一钱半。1剂，水煎分服。

十诊：1960年5月6日西医病历摘录：上午病儿有微热37.8℃，精神好，有时自玩耍，食欲好，无恶心呕吐，心跳在110～120次/分之间，无杂音，偶尔喉部痰鸣，无呼吸困难，肝大肋下3横指，大便2次为黄绿色软便，近三日来好出汗，每稍动即大汗。

中医脉案：患儿精神尚佳，腹胀得宽，腹泻减轻，但疲惫无神，阴虚自汗，咳嗽轻微，舌苔中心黑糙干枯，边薄白，舌质淡红，脉虚数、仍有结代。宗前法出入。

处方：人参（先煎）二钱，生黄芪五钱，桂枝二钱，白芍三钱，茯苓三钱，麦冬三钱，川附片（先煎20分钟）六分，归身三钱，清半夏二钱，陈皮二钱，炙甘草二钱。2剂，水煎分服。

十一诊：1960年5月8日西医病历摘录：病情尚稳定，精神食欲尚可，白天心律尚齐，平均心率在120次左右，至午夜心律不齐，停跳明显，3～5次/分，至半夜3时半平均停2次/分，心率95次/分，肺呼吸音清晰，目前病儿情况仍危重，注意观察。

1960年5月9日中医脉案：脉见结代，动则汗出，夜间盗汗，阴阳两虚，形体疲惫，面白光神倦，胃纳稍增，便黏色绿，小溲短黄，舌质淡红，舌苔薄白。治以生脉散加减为主治，佐入理脾养阴潜镇之品。

处方：人参（先煎）二钱，寸麦冬四钱，五味子二钱，生地黄四钱，石斛三钱，朱茯神三钱，生黄芪四钱，酒白芍三钱，玉竹三钱，阿胶珠二钱，生龙骨、生牡蛎（均先煎）各六钱，炙甘草三钱。两剂，水煎分服。

1960 年 5 月 10 日西医病历摘录：昨日一般状态良好，睡眠好，心律规律，未见心律失常现象，醒后精神好，食欲佳，无其他病情变化。

十二诊：1960 年 5 月 11 日，昨日一般情况好，心律大致规则，夜 3 点左右，心律约 90 次/分，每分钟约 2～3 次间歇，夜间仍出冷汗较多，食欲尚好，有择食现象，精神好。

中医脉案：患儿精神转佳，但仍卫气不固，动则汗出，胃纳尚可，大便日 2～3 次，脉象虚弦，结代现象减少，舌质红赤，苔未看到。原方去石斛，照服 2 剂。

1960 年 5 月 14 日西医病历摘录：患儿昨日情况平稳，体温最高 38℃，精神佳，醒来常自己玩耍，逗之常笑，饮食增加。

十三诊：1960 年 5 月 13 日中医脉案：病儿精神稍充，胃纳亦增，自汗盗汗大减，脉象虚弦无力，已无结代现象。但腹部微胀，喉中有痰，腹部创面暗红而不鲜泽，且增生很慢，舌质淡红，苔微白。

治疗方面，仍以生脉散加减，佐入大补卫气营阴之品，以期创面迅速增生。

处方：人参（先煎）二钱，寸麦冬四钱，五味子二钱，生地黄三钱，朱茯神四钱，生黄芪六钱，归身四钱，酒白芍六钱，玉竹三钱，生龙骨、生牡蛎（均先煎）各六钱。2 剂，水煎分服。

1960 年 5 月 19 日西医病历摘要：近几日来病儿一般情况好，食欲、睡眠均佳，二便无异常。可出院。

十四诊：1960 年 5 月 20 日中医脉案：患儿精神大振，玩耍歌唱有笑容，胃纳尚可，自汗大减，脉象濡弦，已无结代现象。但面色午后仍稍绯红。头部虚汗，喉中痰哮，腹部创面仍增生很慢，舌质淡苔薄白，仍属阴气不足，治以大补气血以资巩固。

处方：党参三钱，白术三钱，云茯苓三钱，炙甘草二钱，归身三钱，酒白芍二钱，陈皮二钱，生黄芪四钱，生鳖甲（先煎）五钱，生牡蛎（先煎）四钱，寸麦冬二钱，玄参二钱。2 剂，水煎分服。

编者按：该案系 5 岁男性患儿，因炉火致严重烧伤（II 度 4%，III 度 3%），合并肺炎、败血症、消化不良、心律失常，经中西医合作积极救治，住院 38 天，中药处方 14 个、24 剂，联用针刺处方 2 次，患儿得以转危为安。该患儿成长于困难饥荒年代，素有疳积，脾胃不和，营养不良，复被火邪热毒灼伤，热毒入营，兼感风热化燥，痰热壅闭于肺，逆陷心包。故急性期路师治以清肺解毒、清心开窍、理脾消胀法，宗清营汤、桑白皮汤（《古今医统》）、香连丸、保和丸意化裁，配用安宫牛黄丸。路师传承家学，对针灸颇多造诣，临证喜以针药并施，以快速取效。本患儿发热、咳喘、腹胀，采用快速针刺（尺泽、足三里、肺俞、中脘、内关、合谷、行间），平补平泻法，以助清肺祛痰、健脾消胀。继采用补气养血、和肝理脾法，患者危重复杂的病情得到好转。然因患儿体质薄弱，热毒扰心，耗伤气阴，并发心律失常；正气不支而再次出现败血症，呈现阴虚阳越、心脾肾阳欲脱、升降逆乱之势，急以益气助阳、健脾和胃、渗湿止泻、补阴养血、扶正祛邪法，采用理中汤、六神散（《奇效良方》）、生脉散、炙甘草汤、加减复脉汤等化裁，使腹泻止、心律复，以救虚脱于未然；继以益气理脾、养阴潜镇法调治，患儿热势渐退、精神好转、脾运复健、心律稳定；终以大补气血、养营潜阴，以资创面生长、巩固病情。纵观该案，表明路师对小儿烧伤的治疗，除清热解毒育阴外，全程不忘小儿稚阴稚阳之体，顾护脾胃、补益气血、扶正祛邪，这也体现了路师重脾胃思想在儿科烧伤中的运用与发展。

（选自《包钢医院日记》）

病案二

周某，男，53岁，入院日期：1960年4月27日。

入院记录：病员于晚间8时左右因汽灯爆炸、汽油燃烧，致烧伤急救而送入我院。检查：神志清楚合作，疼痛不语，头颈已开始肿胀，手足创面、背部表皮脱落，心音心律无异常，腹软，肝脾未触及，四肢无出血点，左腕有畸形，可触及骨折，阴部及肛门正常。初步诊断：严重烧伤（面积43%、Ⅲ度15%以上），腕骨骨折。

一诊：1960年4月28日下午6时半

中医会诊：患者昨晚被汽灯爆炸、烧伤头面、颈、臂及背，两手、右足表皮剥落，现头肿如斗，目不能开，唇肿，舌质赤、苔薄白，头部烧伤部分疼痛，时呕吐，呈喷射性，左足趺阳脉微弱，足厥阴弦弱，足少阴肾脉微细，大便今日未行，小便经导尿量不甚少，意识尚清，但时昏晕，咽颈肿痛，呼吸不利，痰声辘辘。

根据此情况，加以年老体弱且又伤及头面部，古人认为头乃诸阳之会，是脑髓之海、元神之府，受外伤之后，病变丛生，确属严重。当前治疗，拟以普济消毒饮加减，以治大头瘟之法治之，佐入清咽利膈之品。

处方：淡黄芩二钱，连翘三钱，牛蒡子三钱，桔梗三钱，板蓝根三钱，玄参四钱，僵蚕二钱，马勃二钱，蝉蜕三钱，杏仁二钱，川贝（打）二钱，竹茹三钱，清半夏三钱，陈皮二钱，羚羊角五分（先煎）。2剂，水煎2次后浓缩，分2次微温服。

二诊：1960年4月30日

西医病历摘录：昨夜患者能入睡，生命体征平稳，呼吸有时因喉头水肿及分泌物堵塞不太通畅，不时醒来，虽咳不出，但无呼吸困难情况。病员上午情况尚佳，睁眼亦可见眼裂增大，精神神志清楚，头颈水肿已迅速消失，无其他不适，喉部仍有较多黏液，目前主要问题在预防败血症，预防肺部并发症。

中医脉案：患者神志尚清，面部肿胀稍退，两眼微睁，呕吐已止，唇肿焦痂、舌干咽燥，有痰，呼吸不利，胃纳少思，小便已通，趺阳脉弦数，少阴脉微细，足厥阴脉沉弦，治以上法，佐入化痰之品。

处方：玄参四钱，牛蒡子三钱，桔梗三钱，板蓝根三钱，金银花五钱，连翘三钱，马勃二钱，川贝（打）二钱，杏仁三钱，黄芩二钱，清半夏三钱，竹茹三钱，陈皮二钱，苏子（炒）一钱半，甘草三钱。2剂，水煎服。

三诊：1960年5月2日

西医病历摘录：患者一般情况好，夜间睡眠安，饮水较多，体温逐渐下降。呼吸道通畅，无痰鸣声。

中医脉案：患者今日精神转佳，两目能睁，胃纳增加，矢气数转，无腹胀，只咽喉不利、呼吸稍滞，舌质绛，苔黄，脉弦数，饮食有咸味。原方照服两剂。

四诊：1960年5月4日

西医病历摘录：昨日下午2时体温上升至39℃，但患者无任何不适，亦不觉发热，用复方奎宁1支及擦浴后逐渐下降至38℃左右。背部创面干，烧伤Ⅱ度痂皮已有脱落趋势，食欲尚好。曾腹泻1次，为红褐色稀便，排到床上，患者不知，睡眠尚佳。

中医脉案：患者神志尚清，面部水肿渐消，呼吸稍畅，吞咽顺利，腹泻便溏，小便黄赤，舌质灰暗，苔黄干燥。皮肤用酒精擦后则发生红晕。

处方：沙参四钱，玄参三钱，桔梗三钱，寸麦冬三钱，玉竹四钱，云茯苓三钱，黄连（打）一钱半，丹皮二钱，当归三钱，丝瓜络三钱，石斛三钱。2剂，水煎服。

五诊：1960年5月6日

西医病历摘录：今日上午研究，提出3个问题：①病员每日换药后高热39～40℃，精神尚佳。②白细胞计数渐高，且核左移现象亦明显。③尿多，出量大于入量，近2日来更加明显。决定如下：高热应排除败血症，换药刺激也可能，考虑加用青霉素100万单位，每6小时1次，以观察对细菌的抑制作用。

中医脉案：患者面部伤肿大消，胃纳尚佳，但较前稍减，舌质紫暗，苔灰黑，腹胀便干，小便量多，午后高热，脉弦数。

处方：生地黄六钱，丹皮四钱，山药四钱，玄参四钱，连翘三钱，羚羊角（先煎）五分，寸麦冬四钱，川黄连（打）三钱，金银花五钱，甘草三钱。2剂，水煎服；安宫牛黄丸1丸，分服。

六诊：1960年5月7日

西医病历摘录：病员无重要不适，只觉右颈面部湿敷处发紧，夜间3时服药后，神志清楚，合作，安静，体温昨日白天39.1℃，用复方氨林巴比妥1支后而持续下降至正常，目前应注意败血症之发展情况及使用青霉素效果。

中医脉案：病员意识尚清，胃纳尚佳，午后高热亦较昨日为低（昨39.4℃，今38℃左右），左脉虚弦无力，舌质赤绛，舌苔灰黑，但较昨日稍退，小便量较前减少。据陈大夫介绍血培养有金黄色葡萄球菌，应注意败血症之发生。从脉证上看，患者年高体弱，外受灼伤，津液久耗，故现午后高热，为阴虚发热之候，治疗原则亟宜填补真阴，以增液汤、三甲复脉汤加减。

处方：沙参五钱，寸麦冬四钱，生地黄、玄参各五钱，白芍三钱，丹皮三钱，山药四钱，川黄连三钱，阿胶（烊化）三钱，生鳖甲、龟甲各五钱。1剂，水煎服；牛黄清心丸1丸，分服。

七诊：1960年5月8日

西医病历摘录：昨夜睡眠好，自述很舒适，无寒战、多梦、谵语现象，今日意识清醒合作，无肌颤、谵语及特殊不适，中午见6日血培养为金黄色葡萄球菌生长，对土霉素、四环霉素、青霉素均耐药，只对红霉素高度敏感。午后发热，体温39.9℃。

中医脉案：病员面肿已消，神志尚清，胃纳稍差，午后发热嗜睡乏神，脉虚弦数，舌质红绛，舌苔根部发黑较重，舌中、舌尖为少，小便量少，以前方出入。

处方：犀角（先煎）五分，生地黄四钱，沙参四钱，玄参三钱，山药四钱，生鳖甲五钱，秦艽二钱，丹皮三钱，白芍三钱，寸麦冬四钱，川黄连（打）二钱。2剂，水煎服。

1960年5月11日~5月13日

西医病历摘录：

11日：病员昨日忽又高热，目前患者仍有败血症，虽精神症状始终未出现，但考虑血培养与体温仍有一定价值，需严密观察。

13日：昨日病情较平稳，下午4时体温最高38℃，较以往之高峰为低，颈部因敷料揭去伤口较干而疼痛，不能忍受，影响食欲及睡眠。夜间睡眠好。

八诊：1960年5月14日

中医脉案：病员神志清楚，胃纳尚可，面颈部腹胀均消退，颈部创面良好，大便正常，日1行，小溲短黄，舌质绛，苔灰黑，根部全黑，但湿润有津，脉虚弦数，照8日方服两剂。

九诊：1960年5月20日

西医病历摘录：患者精神萎靡，好平卧不语，似嗜睡状，意识清晰，食欲不佳（自昨日起），想吃冷食，服药饮水吃饭，常引起恶心，平时稍差，未呕吐，生命体征平稳。

中医脉案：病员形疲神疲，极度虚弱，静而少言，动作乏力，不发热，舌质黯赤，唾多而黏，舌根部苔黄黑如炭状无根。头晕时痛，胃纳不思，强食则呃逆呕吐，喉间不利，大便日1行，不干不溏，小便短少色黄，思凉饮，倦嗜寐，脉象沉弦无力而小数，血中培养有金黄色葡萄球菌生长，败血症应予以注意。

从以上脉证来看，属于阴液久耗，脾阳衰微，纳谷无权，浊气不降，手足少阴将竭之候，证情危重，正不胜邪，当前治疗方针拟先益气理脾，和胃止呕，培后天之本，再以扶正祛邪，滋养肝肾。

处方：人参（先煎）二钱，白术三钱，清半夏三钱，茯苓四钱，陈皮二钱，吴茱萸三钱，黄连（打）三钱，竹茹三钱，川厚朴二钱，焦三仙三钱，草豆蔻（打）一钱半。2剂，水煎浓缩，分4次服。

十诊：1960年5月21日

西医病历摘录：患者昨夜睡眠好，无梦，恶心减轻，晨4点想吃饭，精神稍振作。

中医脉案：病员昨夜服中药3次（1剂半），呕吐大减，平静舒适，今晨精神稍乏，腹空觉饿，无呕吐，仅吐白沫2口，喜食稀饭，恶食油腻及面食，小溲增多，情况较昨日稍有好转，但年高体弱，形衰神伤，两脉濡弱，舌紫绛，舌中、舌尖部苔白，根部仍有苔黑如炭色而无根。治疗方针仍宗前法。

处方：人参（先煎）作茶饮二钱，白术三钱，清半夏三钱，茯苓四钱，吴茱萸三钱，黄连（打）三钱，竹茹三钱，枳壳炒二钱，草豆蔻仁（打）二钱，焦三仙三钱，陈皮三钱。2剂，水煎服。

十一诊：1960年5月22日

患者精神尚好，食欲不佳，恶心呕吐，吐黏液水3次，未大便。

中医脉案：患者形衰神疲，胃纳呆滞，仍有恶心呕吐，吐出如白沫，据述从胃部上气而来，腹痛胀满不适，两目眵多，小便黄，舌质紫暗，根部苔黄带黑，但津液满口不干枯，脉象沉弦数，仍以和胃止呕法。

处方：苏叶（后入）二钱，清半夏三钱，藿香（后入）二钱，川厚朴一钱半，白术三钱，茯苓四钱，吴茱萸三钱，黄连（打）三钱，陈皮二钱，焦三仙三钱，栀子一钱半，竹茹三钱，草豆蔻（打）二钱，大腹皮三钱。2剂，水煎服。

针刺疗法：健胃止呕。

中脘捻转进针3分；双侧足三里捻转进针5分，先补后泻；左侧内关捻转进针3分，得气后慢。共4针，留针10分钟，针后腹部雷鸣2次，腹部觉适，无其他副作用。

十二诊：1960年5月23日西医病历摘录：患者精神好转，精神振作，不好睡，食欲稍好，晨吃凉粉一大碗，白天常常恶心，上午呕吐2次皆如水，昨夜睡眠好，无梦。

中医脉案：患者今日神志清楚，精神较佳，胃纳稍开，呕吐大减，但仍疲惫，语言无力，舌质紫暗如猪肝，舌苔黧黑如炭、中根部满布，但非常干枯不湿润，说明脾胃之气阴两伤，津液不能上布，今日胃纳稍开，故中部亦现黑苔，如能由黑转入黄苔将是佳兆，否则危重，治疗方面急以填补胃阴、补益肝肾以期胃气开、精气化，舌苔转，病渐恢复，脉濡弦小数。

处方：人参（先煎）二钱，寸麦冬四钱，石斛四钱，玉竹三钱，何首乌三钱，吴茱萸三钱，黄连（打）三钱，清半夏三钱，茯苓四钱，竹茹三钱，陈皮三钱，白术二钱，焦三仙三钱。2剂，水煎服。

十三诊：1960年5月27日

昨夜睡眠好，无恶心呕吐，今日精神食欲均有进步，考虑目前已基本好转。

中医脉案：病员今日神志清楚，呕吐已止，胃纳稍增，精神转佳，但仍疲惫乏神，舌质紫暗，舌苔已变浮黄微黑，不太黑如炭状，据述以前咀嚼饮食，舌硬维艰而不愿进食，近两日来舌体柔和，动作灵便，愿进饮食而不呕吐，大便数日未行，小便清长，脉象濡数。

治疗仍以养胃阴、益肝肾为主，以前方出入。

处方：人参（先煎）二钱，玉竹三钱，寸麦冬四钱，石斛四钱，何首乌三钱，白芍三钱，生地黄三钱，吴茱萸三钱，黄连（打）三钱，清半夏三钱，茯苓四钱，竹茹三钱，陈皮二钱，当归三钱。2 剂，水煎服。

1960 年 6 月 9 日西医病历摘录：患者 1 天食欲不佳，未进食，常恶心，未呕，高热，精神稍萎靡，左肺肩胛下有少量小水泡音，全身皮疹未见消退（自 6 月 5 日开始起皮疹），部分似有出血点，下午皮科会诊，认可皮疹为药物所致，发热可能与皮疹有关（5 日下午开始发热至 39.7℃）。

十四诊：1960 年 6 月 10 日中医会诊，病员自 6 月 5 日起，身起皮疹，肤色黯红，如血风疮弥漫全身，无刺痒，高热，神清，时恶心欲吐，大便干燥，小便黄赤，胃纳无多，口苦咽干，舌质紫绛而黯，舌苔灰滞，脉象沉弦数，此阳明蕴有内热、经络阻滞所致。拟凉血清热解毒法。

处方：犀角五分（先煎），生地黄四钱，丹皮三钱，川黄连二钱（打，先煎），茜草二钱，白茅根六钱，侧柏叶三钱，黄芩炭三钱，地榆炭三钱，丝瓜络三钱，金银花五钱，蒲公英四钱，连翘三钱，甘草二钱。2 剂，水煎服。

编者按：该病案系 53 岁男性患者，因汽灯爆炸、汽油燃烧致严重烧伤（头面颈臀背手足等部位，面积 43%、Ⅲ度 15% 以上），合并喉头水肿、腕骨骨折、败血症，采用中西医合作救治措施，共住院 44 天，中药处方 10 次，25 剂。中医治疗过程大致分为以下 4 个阶段。初起急性烧伤，头面、颈、臀、背、两手、右足表皮剥落，头面肿痛如斗，咽颈肿痛，呼吸不利，痰声辘辘，时昏晕、喷射样呕吐。路师考虑患者年长体弱、火毒灼伤头颈等处，恐病重多变，借鉴温病学治大头瘟之法，佐清咽利膈，拟普济消毒饮（《东垣试效方》）加减，4 剂后病情好转，头面肿痛、咽喉水肿渐消，体温下降，精神转佳。继因大面积烧伤合并败血症，渗液阴伤，气营两燔，高热嗜睡，先后予清营解毒、填补真阴，采用清营汤、增液汤、三甲复脉之属，联用红霉素抗感染，热势稍退。但患者纳差恶心，神倦嗜寐，少气懒言，极为虚弱，舌质绛、苔灰黑湿润有津，脉虚弦数，路师认为“属于阴液久耗，脾阳衰微，纳谷无权，浊气不降，手足少阴将竭之候，证情危重，正不胜邪，当前治疗方针，拟先益气理脾，和胃止呕，培后天之本以扶正祛邪，滋养肝肾”，选六君子汤、厚朴温中汤、苏叶黄连汤、左金丸、温胆汤加减，联合针刺中脘、足三里、内关等穴，呕吐大减；后以养胃阴、益肝肾善后。但患者在恢复中出现药疹发热，路师辨证阳明蕴有内热、经络阻滞所致，以凉血清热解毒法治疗而愈。纵观本案，病情急重错杂、全程跌宕起伏，路师临证果敢灵活，辨证入微，用药精确，针药并施，中西配合，每使患者化险为夷。

（选自《包钢医院日记》）

第六节　冻　伤

冻伤是机体在寒邪作用下产生的机体局部及全身的损伤，是寒冷地区的常见病。寒为阴邪，易伤阳气，寒邪客于肌肤，使气血凝滞于皮肉，而为冻疮；寒邪深入脏腑，脏腑气血阻遏，不得运行，阳气大伤甚或消亡，伤及生命，因其症状、程度和部位不同，又称“冻疮”“冻烂疮”“冻风”“冻裂”和“冻僵”等。病位轻则在皮，局部红肿发凉，瘙痒疼痛，皮肤青紫或起水泡、溃烂；中则在肌，发生肢体坏死、脱疽等全身性冻伤；重则伤及脏腑，阳气绝而危及生命。

【源流】

该病可归属于中医学“冻疮”“烂手脚”“冻烂疮”“冻瘃”范畴，其病名始见于隋代《诸病源候论·冻烂肿疮候》，书中记载该病轻症为冷疮，重症为冻疮。明·陈实功在《外科正宗》里将其称之为“冻风”，认为其发病机理是“肌肉寒极，气血不行”，其症状为初起紫斑，久则变黑，腐烂作脓。明·申斗垣在《外科启玄》中详细论述了冻疮的症状，初期以疼痛为主，逐渐红肿，渐至发热溃破化脓。亦有因元气虚弱所致者。

清·高秉钧《疡科心得集》认为其发病机理为“天时严寒，气血冰凝而成”。清·吴谦《医宗金鉴·外科心法要诀》云：“冻疮触犯严寒伤，气血肌肉硬肿僵，凉水揉溻觉热散，大忌烘火立成疮。”说明冻疮的起因为外感寒邪，致气血凝滞，肌肉肿硬，如临床失治误治，可导致病情加重。可见冻疮的主要致病因素为寒邪侵袭，气血凝滞；再者因素体虚弱，感受风寒，血虚寒凝所致。

中医对于该病的诊断与治疗积累了丰富的经验，并且取得了良好的治疗效果。唐代《备急千金要方·卒死第一》中有运用缓慢复温法救治全身性冻伤的记载。清代《外科大成·冻疮》主张“宜服内托之药，以助阳气”，强调从整体上应用内服药治疗冻疮等。亦有用针者治之，如贺普仁在《火针疗法图解》中说：“中脘……火针刺之，有温暖中阳、通达四肢之效，为冻疮要穴。”可见中脘乃是治疗冻疮之要穴。

【病因病机】

本病总因寒邪侵袭肌肤，阳气失于温煦，致寒凝经脉，气血凝滞，皮肉、筋骨、脏腑失养而成。

1. 寒冷之邪外袭

时值冬令，衣着单薄，肢体长期暴露在寒冷、潮湿或冷暖变化较快的环境中，致寒凝血瘀而发。

2. 久静少动或紧衣束体

久静不动，紧衣束体，致血流运行缓慢，复感寒邪，则易发冻伤。

3. 元气虚弱，肌肤失于温煦

素体虚弱，阳气不足，外受寒邪，则易经络阻塞，气血凝滞而成冻疮。

外受寒邪，则经络阻塞，气血凝滞。轻者其伤浅，仅皮肤络脉气血凝滞，患部失去温煦濡养而受损；重者其伤深，肌肉脉络气血凝滞不通，患处不得温养，或暴冻着热，以致肌肤坏死、发生溃烂，甚至可损及筋骨。重则伤及脏腑，可因阳气衰绝而亡。

现代医学认为，机体受低温侵袭后，体温调节中枢失常，血液循环障碍，细胞代谢不良，复温后微循环改变，是冻伤引起组织损伤和坏死的基本原因。

【临床诊断】

手足、耳郭、面颊和鼻尖曾暴露于严寒空气中，或身处严寒之地而身不胜之，或鞋袜、手套过紧，身处相对寒冷之处，且出现相应的临床症状，如寒战、头晕欲睡、四肢无力、感觉迟钝、神志恍惚，或病处肿硬、按之如石而不痛，或全身肌温低冷，脉沉迟，严重者出现脉结代，或脉微欲绝。

【临证思路】

1. 问诊

了解冻伤时间、现场急救与处理过程、既往健康状况。

2. 望诊

根据冻伤的损伤分类、冻疮复温解冻后的损伤程度，判断冻伤的严重程度。

（1）局部性冻疮：主要发生在手足、耳郭、面颊等暴露部位，多呈对称性。轻者受冻部位先有寒冷感和针刺样疼痛，皮肤苍白、发凉，继而出现红肿硬结或斑块，自觉灼痛、麻木、瘙痒；重者受冻部位皮肤呈灰白、暗红或紫色，并有大小不等的水疱或肿块，疼痛剧烈，或局部感觉消失。如果出现紫血疱，势将腐烂，溃后渗液、流脓，甚至形成溃疡。严重的可导致肌肉、筋骨损伤。

根据冻疮复温解冻后的损伤程度，分为三度：①Ⅰ度（红斑性冻疮）：损伤在表皮层。局部皮肤红斑、水肿，自觉发热、瘙痒或灼痛。②Ⅱ度（水疱性冻疮）：损伤达真皮层。皮肤红肿更加显著，有水疱或大疱形成，疱液呈黄色或为血性，疼痛较重，对冷、热、针刺感觉不敏感。③Ⅲ度（坏死性冻疮）：损伤达皮肤全层，严重者可深及皮下组织、肌肉、骨骼。初似Ⅱ度冻疮，但水疱为血性，继而皮肤变黑，直至出现干性坏疽。皮温极低，触之冰冷，痛觉迟钝或消失。或坏死组织周围水肿，疼痛明显。若坏死区域波及肌肉、骨骼甚至整个肢体时，则局部完全丧失感觉和运动功能。2～3 周后，出现冻伤组织与健康组织的分界线，如有染毒腐溃，可呈现湿性坏疽，出现发热、寒战等全身症状，甚至合并内陷而死亡。

（2）全身性冻伤：开始时全身血管收缩，产生寒战，随着体温下降，出现疼痛性发冷、发绀、知觉迟钝、头晕、四肢无力、昏昏欲睡等表现，继而出现肢体麻木、僵硬、幻觉、视力或听力减退、意识模糊、呼吸浅快、脉搏细弱、知觉消失或死亡。

3. 切诊

了解痂下有无波动感（积脓），人迎、寸口、趺阳诸脉可见沉迟，严重者出现脉结代，或脉微欲绝。

【纲目条辨论治】

以虚实为纲，病因为目，条辨论治。

1. 实证

主症：受冻部位冰凉麻木，冷痛，肤色青紫，肿胀散漫，或有水疱、血疱，感觉迟钝或消失，形寒肢冷，得暖则舒。化热后可见疮面暗红微肿，溃烂腐臭，脓汁稠厚，筋骨裸露，发热口渴，便秘溲赤。舌暗，苔白，脉沉或沉细。或舌暗红，苔黄，脉细数。

治法：温经散寒，活血化瘀。

方药：当归四逆汤合桃红四物汤。常用药有当归、赤芍、川乌、桂枝、细辛、桃仁、红花、生地黄、川芎等。

随症加减：化热者可减川乌，合仙方活命饮。

2. 虚证

主症：四末不温，恶寒倦怠，感觉麻木，昏昏欲睡，面色苍白，呼吸微弱或四肢厥逆，甚而僵直。舌淡，苔白，脉沉微细或虚大无力。

治法：回阳救逆，益气养血。

方药：四逆加人参汤。常用药有附子、甘草、人参、干姜等。

随症加减：四肢麻木甚者，加桂枝；肢体僵直者，加白芍；昏睡明显者，加麝香。

【急救处理】

（一）基本处理

终止致冻原因，迅速撤离寒冷环境，移入暖房（22℃～25℃室温），脱去潮湿寒冷的衣服。呼吸循环停止者，首先进行心肺复苏；休克者，积极纠正休克。

（二）病情监测

监测患者的意识、脉搏、呼吸、血压。

（三）复温

主张快速、恒温，将患者或受冻肢体置入 40℃～42℃的温水中浸泡 15～20 分钟，肢体复温时间可略延长。快速复温以体温快速接近正常、甲床潮红有温感为度。水温不宜过高，浸泡时间不宜太长，否则反而有害。复温后移入温暖房间，擦干，保温。

全身冻伤、严重冻伤时可静脉输入温溶液（不超过37℃），如葡萄糖、低分子右旋糖酐等，以纠正血液循环障碍和血糖不足，维持水与电解质平衡，并供给热量。

患者已进入温暖环境，可以饮少量酒，以助周围血管扩张。早期复温过程中，严禁用雪擦、用火烤、冷水浴等。

（四）活血化瘀

复方丹参注射液、盐酸川芎嗪注射液、脉络宁注射液等静脉滴注；或使用肝素溶入10%葡萄糖注射液滴注，每6小时一次。有出血倾向者禁用。

（五）冻伤局部的处理

Ⅰ度冻伤：选用羌活、甘遂、甘草各30g煎汤浸泡洗浴，每日3次。或取干姜、肉桂、附子各20g煎汤，在40℃～41℃的温度下浸浴。

Ⅱ度冻伤：无菌条件下，用注射器吸尽水疱或血疱内液体（若已形成胶冻样物时可等其逐渐吸收），然后用无菌辅料包扎，也可选用马勃膏、红油膏、冻疮膏外敷。

Ⅲ度冻伤：面积小者，外敷红油膏，后期改用白玉膏；面积大者，如无溃烂，也可用包扎法（同烧伤的早期包扎处理）。如有溃烂者，应行多口切开引流，但不主张早期清创，因为冻伤与烧伤不同，其冻伤后真实坏死界限往往比早期冻伤面积要小，而烧伤则反之。

（六）抗感染

对严重冻伤者应早期使用足量的广谱抗菌药物，以预防和控制感染。

（七）注射破伤风抗毒素

Ⅱ度以上冻伤者，应注射破伤风抗毒素。

【临证备要】

急救冻伤的关键在于复温。在复温过程中，组织的冻伤虽经复温，但损伤并未因此而终止，还会出现新的病变，突出的是微循环的改变。这是由于复温后冻伤区微血管显著扩张，甚至破裂，血液瘀滞，毛细血管通透性增加，出现水肿和水疱，严重者可发生弥漫性血栓，导致组织坏死，称之为“冻融性损伤”，因此，要注意复温方式。一般认为快速复温能减少冻伤组织的损害，同时，复温浸泡时，水温不宜过高，水温过高会加重缺血，造成更多的损伤。已复温的患者不宜再温浴和按摩，否则会增加组织坏死和感染机会。中医辨证论治方面，实证以温经散寒、活血化瘀为主；虚证以回阳救逆、益气养血为主，重视虚实病机的转化。

【病案参考】

沈某，女，14岁，学生。于2012年12月18日初诊，患者因反复冻疮5年余就诊。自诉足底冻疮每于冬天寒冷之际发作，痛痒难忍，多次就诊于当地卫生院，涂搽“冻疮1号”等软膏治疗，疗效欠佳。正值冬天，患者家乡冰雪大降，导致足底部冻疮发作来诊。刻诊：患者自诉右足底约硬币大小硬结，痛痒难忍，自觉足心发热，四肢怕冷，余无不适，舌淡黯，苔白，脉滑。西医诊断：非冻结性损伤；中医诊断：冻疮。辨证属寒湿凝滞经脉之证，治以温经通络，散寒除湿止痛。处方：蜂针疗法配合当归四逆汤加减。蜂针选穴：阿是穴、涌泉穴。操作方法：用镊子夹取减毒蜜蜂1只，消毒其蜂尾及局部阿是穴，将蜜蜂靠近待刺穴位，蜜蜂受激惹后将蜂针刺入皮肤，挤压针尾毒囊后用镊子将蜂针取出，15分钟后观察患者无明显不良反应及其他特殊不适，可继续进行蜂针治疗。同上法蜇刺足底涌泉穴，不留针，每周治疗3次。以后逐渐增加蜇刺硬结局部的蜂针数，并逐渐延长留针时间至10分钟。中药：当归12g，桂枝9g，白芍9g，细辛3g，通草6g，大枣8枚，甘草6g。6剂，水煎服，每日一剂。二诊：2012年12月25日，患者自述经蜂针治疗2次后，足底痛痒及足心发热症状基本消失，患者继续蜂针治疗1周后足底硬结完全消散，诸症告愈。嘱患者平素注意手、足、耳等冻疮易发部位的保暖，每日用42℃左右的温水泡脚。随访至今，虽天气转寒，但其冻疮未见复发。

按语：冻疮是临床常见病证，是人体遭受低温侵袭所引起的局部或全身性的损伤，多发于儿童、妇女及久坐少动者，以四肢远端及暴露处为好发部位，好发于天气寒冷的冬季。西医在本病的治疗上多以治标为主，相关临床症状虽可暂时得到缓解，但远期疗效较差，易反复发作。中医学认为，本病多由阳气虚衰，寒凝血涩所致，治疗上以温经散寒、活血消肿止痛为主，标本兼治，远期疗效较佳。蜂针疗法是用蜜蜂蜇刺患者体表腧穴，使蜂毒进入人体，通过经络传导等作用，产生一系列反应，从而增强机体抵抗力，祛除病邪。蜂针疗法属于中医特色疗法之一，临床疗效确切，相关研究证实其具有祛风除湿、通络止痛、活血化瘀等功效，对多种疾病有其独特的疗效。本案患者选穴以局部阿是穴及涌泉穴为主，涌泉穴为足少阴肾经井穴，具有温中散寒、补暖下元之效，《百症赋》曰：“厥寒厥热涌泉清。”再结合阿是穴的近治作用及蜂针本身所具有的疗效，共奏温经通络、散寒除湿止痛之效。

当归四逆汤为仲景名方，《伤寒论》曰：“手足厥寒，脉细欲绝者，当归四逆汤主之。”本方由桂枝汤去生姜，加当归、细辛、通草组成，桂枝汤调和营卫，温固卫阳，《灵枢·本脏篇》言：“卫气和，则分肉解利，皮肤调柔，腠理致密矣。”卫阳得固，温煦滋养腠理，从而抗御外邪。当归性甘味温，有补血活血之效，尤善温散寒凝、活血止痛；细辛性味辛温，鼓动肾中阳气，祛风散寒；通草通利血脉。诸药合用，达温经散寒、养血通脉之效。本案药证相符，起效甚速。

（选自《蜂针配合中药治疗冻疮验案举隅》）

第四章　妇科急症

第一节　异位妊娠

受精卵在宫腔以外的部位着床发育者，称为异位妊娠，旧称“宫外孕”。但两者含义不尽相同，异位妊娠包括输卵管妊娠、卵巢妊娠、腹腔妊娠、阔韧带妊娠、宫颈妊娠及子宫残角妊娠，而宫外孕指在子宫以外的妊娠，如输卵管妊娠、卵巢妊娠、腹腔妊娠、阔韧带妊娠，因此异位妊娠含义更广。

【源流】

中医学古籍中未见有异位妊娠的病名记载，但在“妊娠腹痛”“胎动不安”“经漏”“癥瘕”等病证中有类似的描述。如汉·张仲景《金匮要略·妇人妊娠病脉证并治第二十》中记载：“妇人有漏下者，有半产后因续下血都不绝者，有妊娠下血者，假令妊娠腹中痛，为胞阻”。明代《普济方·月水不通》中记载用桂枝桃仁汤治“气郁乘血，经候顿然不行，脐腹㽲痛，上攻心胁欲死”。这些文献中所载漏下、下血不绝、经顿不行、腹中痛等证候，均与多数输卵管妊娠者表现的停经、阴道不规则出血、突发下腹剧痛等症状相似。

异位妊娠是妇产科常见的急腹症之一，发病率约1/100，是孕妇的主要死亡原因之一。其中以输卵管妊娠最常见，占95%左右，故本节主要阐述输卵管妊娠。输卵管妊娠破裂后，可造成急性腹腔内出血，发病急，病情重，治疗不及时或处理不当，可危及生命。

【病因病机】

异位妊娠的发病机理与少腹素有瘀滞，冲任、胞宫、胞络不畅，或先天肾气不足，后天脾气受损有关。由于脾肾气虚，不能把孕卵及时运送至子宫，或由于瘀阻，运送孕卵受阻，不能移行至子宫，而在输卵管内发育，以致破损脉络，阴血内溢于少腹，发生血瘀、血虚、厥脱等一系列证候。其病机本质是少腹血瘀实证，常见病因病机如下：

1. 气虚血瘀

素禀肾气不足，或房事不节，人流堕胎，损伤肾气；或素体虚弱，饮食劳倦伤脾，中气不足，气虚运血无力，血行瘀滞，以致孕卵不能及时运达子宫，而成异位妊娠。

2. 气滞血瘀

素性抑郁，或愤怒过度，气滞而致血瘀；经期产后，余血未尽，不禁房事，或感染邪毒，以致血瘀气滞。气滞血瘀，胞脉不畅，孕卵阻滞而不能运达子宫，而成异位妊娠。

【临床诊断】

（一）临床表现

1. 未破损型

多有停经或早孕反应，无明显腹痛，或仅有一侧下腹隐痛。

2. 已破损型

多有停经史，早期腹痛症状不明显，有时仅一侧少腹隐痛，输卵管破裂时患者突感下腹一侧撕裂样剧痛，与出血速度有关，但与阴道出血情况不成正比，持续或反复发作。阴道不规则出血，量少、色暗，腹腔内急性出血及剧烈腹痛可导致晕厥与休克，其程度与腹腔内出血量与速度成正比，但与阴道流血量无明显关系。

（二）诊断要点

停经、腹痛、阴道出血为本病的三大主症，结合辅助检查尿妊娠试验阳性或弱阳性，B 超提示宫腔内未见妊娠囊，一侧附件可见混合性包块，甚至于包块中可见胎心搏动，破损时子宫直肠窝有液性暗区，后穹隆穿刺可抽出不凝血，可进一步明确诊断。

【临证思路】

（一）识症

1. 停经

除输卵管间质部妊娠停经时间较长（6～8 周）外，有 20%～30% 的患者无停经史。有患者将异位妊娠时出现的不规则阴道流血误认为月经，或因为月经过期仅数日而不认为是停经。

2. 腹痛

是输卵管妊娠的主要症状。在输卵管妊娠发生流产或破裂之前，由于胚胎在输卵管内逐渐增大，常表现为一侧下腹部隐痛或酸胀感。当发生输卵管妊娠流产或破裂时，突感一侧下腹部撕裂样疼痛，常伴有恶心、呕吐。若血液局限于病变区，主要表现为下腹部疼痛。当血液积聚于直肠子宫凹陷处时，可出现肛门坠胀感。随着血液由下腹部流向全腹，疼痛可由下腹部向全腹扩散，血液刺激膈肌，可引起肩胛部放射性疼痛及胸部疼痛。

3. 阴道出血

胚胎死亡后，常有不规则阴道出血，色暗红或深褐，量少，呈点滴状，一般不超过月经量，少数患者阴道流血量较多，类似月经。阴道流血可伴有蜕膜管型或蜕膜碎片排出，系子宫蜕膜剥离所致。

4. 晕厥与休克

由于腹腔内出血及剧烈腹痛，轻者出现晕厥，严重者出现失血性休克。腹腔内出血量越多越快，症状出现越迅速越严重，但与阴道出血量不成正比。

（二）审机

未破损型及包块型属少腹血瘀实证。冲任失调，气血不和，脉络失畅，致胎元不得达于子宫，阻滞血脉流行，瘀结少腹。瘀血日久不散，发为少腹血瘀包块，遂成癥瘕、积聚之证。

已破损型属少腹蓄血症。孕卵在子宫腔外发育，日久则胀破络脉，血瘀于内，蓄积少腹。

已破损型的休克型属亡阳亡阴之危候。脉络大伤，则血崩于内，阴血暴亡，气随血脱，气血两亏，变生厥脱之危急重症。

综上可知，异位妊娠的发生，一因虚，主要是脾肾气虚，不能把孕卵及时送达胞宫；二因阻，孕卵受到阻滞，不能送达胞宫。由于孕卵未能移行至胞宫，居于胞脉，久而胞脉破损，血溢妄行，离经之血瘀积少腹，气机阻滞，不通则痛，形成少腹血瘀证。如出血过多，气随血脱而形成阴阳离决之危症。由此可见，异位妊娠的发生无不与瘀滞有关。

（三）定治

异位妊娠应注意病情变化，动态观察论治。因其病机主要是少腹血瘀实证，治疗始终以活血化瘀为主。治疗时尤以判断胚胎死活最为重要，可参考 HCG 水平的升降、B 超动态观察附件包块的大小和是否有胎心搏动，结合早孕反应及阴道出血情况等来判断。若内出血多时，则“急则治其标”，先以控制出血为主，首选手术（开腹手术或腹腔镜手术）治疗；若病情较稳定，内出血不严重，可在严密观察下，行活血化瘀法并配合西药杀胚。

1. 药物治疗指征

①无药物治疗禁忌证；②输卵管妊娠未发生破裂或流产；③包块直径≤4cm；④血 HCG＜2000U/L；⑤无明显内出血。常用化疗药物为甲氨蝶呤，在治疗后第 4、第 7 日检测血 HCG，以血 HCG≥15% 为有效。

2. 手术治疗指征

①生命体征不平稳，或有腹腔内出血征象者；②诊断不明确者；③异位妊娠有进展者（如血 HCG > 3000U/L 或持续升高，有胎心搏动，附件区有大包块等）；④随诊不方便者；⑤药物治疗有禁忌证或无效者。手术方式分保守手术（保留患侧输卵管）和根治手术（切除患侧输卵管）两种。

3. 期待疗法指征

①腹痛轻，出血少；②随诊方便；③血 HCG < 1000U/L，并持续下降；④无输卵管妊娠破裂证据；⑤附件包块直径 < 3cm 或未探及；⑥无腹腔内出血。期待治疗过程中应注意生命体征、腹痛变化，配合 B 超和血 HCG 监测。

（四）用药

1958 年山西中医学院第一附属医院开始实行中西医结合治疗宫外孕（异位妊娠），该院首创宫外孕Ⅰ号方（丹参、赤芍、桃仁）、宫外孕Ⅱ号方（丹参、赤芍、桃仁、三棱、莪术）作为中医方剂治疗异位妊娠。宫外孕Ⅰ号方适用于不稳定型早期，腹腔内出血未凝结成血肿包块者，而宫外孕Ⅱ号方则适用于腹腔内出血已凝结成血肿包块者。

未破损期，治疗应以活血化瘀，消癥杀胚为主。常用药为丹参、赤芍、桃仁、三棱、莪术、紫草、生蒲黄、生山楂、水蛭、生甘草。丹参、赤芍、桃仁、生山楂活血化瘀，三棱、莪术消癥散结，水蛭破血逐瘀。紫草长于凉血活血，《医林纂要》谓紫草“补心，舒肝，散瘀，活血”。

已破损期，此时期虚实夹杂，正虚邪实，正气虽虚尚耐攻。仍可用三棱、莪术、丹参等活血化瘀力稍强的中药，丹参凉血化瘀清热，有利于异位妊娠患者输卵管和其周围组织炎症消散，加速坏死组织吸收，促进盆腔血肿包块的吸收消散。但治疗不宜一味活血化瘀，活血太过不仅不利于止血，反而会增加出血量，加剧阴血暴亡，甚至危及生命。此时可酌加用三七、蒲黄、五灵脂、制军炭之类止血而不留瘀之品。若气虚明显者，见气短乏力、神疲纳呆，可加黄芪、党参、焦白术以益气扶正。若气滞明显，见腹胀、胃脘不舒、腹痛拒按者，可加枳壳、川楝子等以理气行滞。

破损时间较长，活血化瘀同时应软坚散结，可加皂角刺、薏苡仁、鸡内金等。《医学衷中参西录》中对鸡内金功效描述：“善化瘀积，治痃癖癥瘕，通经闭。”张锡纯提出：“鸡内金不但能消脾胃之积，无论脏腑何处有积，久久服之皆能治愈。”异位妊娠日久，失血后多伴有阴血亏虚，可配伍龟甲，龟甲咸平，能去瘀血，生新血。

【纲目条辨论治】

以病期为纲，病因为目，条辨论治。

1. 未破损期

主症：患者可有停经史及早孕反应，或有一侧下腹隐痛，或阴道出血淋沥；妇科检查可触及一侧附件软性包块、压痛，妊娠试验阳性或弱阳性，舌正常，苔薄白，脉弦滑。

治法：活血化瘀，消癥杀胚。

方药：宫外孕Ⅱ号方加减。药用丹参、赤芍、桃仁、三棱、莪术、蜈蚣、全蝎、紫草等。

西医治疗：甲氨蝶呤、5－Fu、米非司酮也应用于异位妊娠的杀胚治疗。

2. 已破损期（输卵管妊娠流产或破裂者）

（1）休克型：输卵管妊娠破损后引起急性大量出血，有休克征象。

主症：突发性下腹剧痛，肛门下坠感，面色苍白，四肢厥冷，或冷汗淋漓，恶心呕吐，血压下降或不稳定，有时烦躁不安，阴道出血，脉微欲绝或细数无力，并有腹部及妇科检查体征。

治法：益气固脱，活血祛瘀。

方药：生脉散合宫外孕Ⅰ号方加减。药用赤芍、丹参、桃仁、人参、麦冬、五味子等。

随症加减：若四肢厥冷者，酌加附子回阳救逆；大汗淋漓不止，酌加山茱萸敛汗涩津。

西医治疗：详见急症处理。

（2）不稳定型：输卵管妊娠破损后时间不长，病情不稳定，有再次发生内出血的可能。

主症：腹痛拒按，腹部有压痛及反跳痛，但逐步减轻，可触及界限不清的包块，时有少量阴道出血，或头晕神疲，血压平稳，舌正常或舌质淡，苔薄白，脉细缓。

治法：活血化瘀，佐以益气。

方药：宫外孕Ⅰ号方加减。药用赤芍、丹参、桃仁、党参、黄芪等。

此型患者常见有气虚之象，用药宜平和，勿伤正气，又因本型有再次内出血风险，应做好抢救准备。

（3）包块型：指输卵管妊娠破损时间较长，腹腔内血液已形成血肿包块者。

主症：腹腔血肿包块形成，腹痛逐步减轻，可有下腹坠胀或便意感，阴道出血逐渐停止，舌质暗或正常，苔薄白，脉细涩。

治法：活血祛瘀消癥。

方药：宫外孕Ⅱ号方加减。药用丹参、赤芍、桃仁、三棱、莪术等。

随症加减：若兼有虚象，食欲不振，脉虚弱者，可酌加党参、黄芪补气。

【急症处理】

异位妊娠已破损型的休克型属危、急、重症，其典型症状是突发性下腹剧痛，伴肛门下坠感，面色苍白，四肢厥冷或冷汗淋漓，恶心呕吐，血压下降或不稳定，有时烦躁不安，脉微欲绝或细数无力，并有腹部及妇科检查体征，临床处理如下：

1. 患者平卧，立即测血压、脉搏、呼吸、体温及观察患者神志。
2. 立即查血常规、血型及交叉配血，或做自体血回收准备。
3. 立即给予吸氧、补充血容量治疗，必要时输血。
4. 若腹腔内出血多，或经上述处理仍不能纠正休克者，应立即手术治疗。

【病案参考】

徐某，女，29岁，2016年1月25日初诊。停经42天，阴道不规则出血5天，伴小腹隐痛。末次月经2015年12月15日，量中，色红。5天前无明显诱因阴道少量出血，色暗红，伴小腹隐痛。1月19日查血HCG306IU/L，1月20日复查血HCG423IU/L，1月23日B超：内膜单层0.28cm；右侧卵巢旁不均质回声13mm×8mm×7mm，直肠窝积液约1cm。2007年因计划外怀孕人流1次。妇科检查：宫颈举痛，宫体稍大软，前位，轻压痛，右侧附件轻压痛。经阴道后穹隆穿刺抽出5mL黯红色不凝固血液。诊断：异位妊娠。治宜：活血化瘀，消癥杀胚。

拟方：丹参30g，赤芍15g，桃仁10g，水蛭6g，生山楂15g，生蒲黄15g，三棱、莪术各10g，紫草30g，生甘草5g，共5剂。1天1剂，水煎服。

2月26日二诊，2月23日查血HCG 82IU/L，阴道出血量中，色暗红，伴小血块，无腹痛，B超：内膜单层0.53cm；右侧卵巢旁不均质回声31mm×23mm×18mm。治宜活血止血，祛瘀消癥。

拟方：丹参30g，赤芍15g，桃仁10g，水蛭6g，生山楂15g，生蒲黄30g，三棱、莪术各10g，紫草50g，生甘草5g，失笑散1包，共5剂。1天1剂，水煎服。

3月8日三诊，2月23日阴道出血，7天净，腰酸。大便秘结，舌红苔黄腻，脉细滑。复查血HCG 5IU/L，B超：内膜双层0.7cm，双附件未及明显包块。治宜活血祛瘀，清热利湿。

拟方：丹参、赤芍各15g，桃仁6g，三棱、莪术各10g，红藤、败酱草各30g，重楼9g，蛇舌草、米仁各30g，茯苓12g，泽泻10g，当归12g，川芎10g，枳壳15g，生甘草3g，共7剂。1天1剂，水煎服。配合何氏妇外Ⅳ号方100mL保留灌肠，每天1次。

按：患者初诊时属异位妊娠未破损期，二诊时属已破损期，不论所处何期，少腹血瘀都为主要病机，因此活血化瘀始终贯穿整个治疗过程。依据患者所处的病期、正邪主次，未破损期以活血化瘀杀胚为主。破损期瘀血内阻，新血不得归经，则导致出血，故不宜一味活血化瘀，应辅以和血止血化瘀之药。《本草纲目》曰："五灵脂，足厥阴肝经药也，入血分，此药能治血病，散血和血止诸痛"，五灵脂配合炒蒲黄组成失笑散以化瘀止血，防止方中其他活血药物导致出血增多。三诊时患者HCG已降至正常水平，双附件区未及包块，此期则以扶正祛邪为主。观患者舌脉，属湿热瘀互结，故予中药口服及灌肠活血化瘀，清利下焦湿热。

（选自《何嘉琳治疗异位妊娠临床经验》）

第二节　崩　漏

崩漏是指由于冲任不固，不能制约经血而引起的妇女不在行经期间阴道突然大量出血，或淋沥出血不断者。一般来势急，突然出现出血量多者为“崩”；来势缓，出血淋沥量少者称之为“漏”。两者在疾病发展过程中常常相互转化，成崩漏交替，因果相关，缠绵难愈的证候，为妇科常见的急重症，尤其崩中，如不及时诊治，将可能出现出血性休克而危及生命。该病治疗以止血为首务，同时注意采取相应措施，积极预防厥脱。

【源流】

历代医家关于崩漏的记载繁多，但崩与漏的发病难以截然分开，多将崩与漏同时论述。有关崩的记载，最早见于《素问·阴阳别论》“阴虚阳搏谓之崩”，此说为后世医家研究崩漏奠定了理论基础。《诸病源候论》首列“崩中候”，认为血“忽然暴下，谓之崩中”，明确了崩的概念，并观察到崩中与漏下可以并见。《济生方·总论证治》云：“崩漏之病，本乎一证。轻者谓之漏下，重者谓之崩中。”而《景岳全书》明确地将崩漏归属于月经病的范畴，指出崩漏为“经病”“血病”“经乱之甚也”。《脉经》则指出崩分五类：“白崩者形如涕，赤崩者形如绛津，黄崩者形如烂瓜，青崩者形如蓝色，黑崩者如衃血也。”《证治准绳·产宝分阴阳》认为崩分阴阳，“受热而赤，谓之阳崩，受冷而白，谓之阴崩”。《医学入门》指出，除血崩外尚有白崩：“日夜流津，如清米泔或如粘胶者，谓之白崩，与白淫大同。”《济生方·证治总论》认为崩的病机为“调将失宜，喜怒不节，疲极过度”。《儒门事亲·血崩》指出“悲哀太甚”亦可导致血崩。《石室秘录·血崩治法》指出“饮食劳倦”也是崩漏的重要病机。《妇科玉尺》将其病机总结为：“一由火热，二由虚寒，三由劳伤，四由气陷，五由血瘀，六由虚弱。”

近代医家运用中医或中西医结合的方法对崩症治疗进行了大量的探讨研究，特别在中药促排卵、调整月经周期方面，显示了较大的优势。中药人工周期疗法在辨证论治的基础上，结合月经周期不同生理阶段特点，选择相应的治法与方药，卵泡期滋补肾阴，黄体期补肾阳，排卵期活血通络，月经期调理气血，在临床中取得了良好的疗效。

【病因病机】

中医认为崩漏的发生是肾－天癸－冲任－胞宫生殖轴的功能失调，导致崩漏的常见病因是虚、热、瘀，主要病机是冲任不固，不能制约经血，使子宫藏泻失常。历代医家对其病因有不同的认识，临床多见的有以下几方面：

1. 血热

热伤冲任，迫血妄行。《傅青主女科》云："冲脉太盛而血即沸，血崩之为病，正冲脉之太热也。"指出了血热导致崩漏的机理。《证治要诀》亦云："崩有血热而成者。"热致崩漏又有虚热、实热之分，《景岳全书》指出："然有火者，不得不清，但元气既虚，极多假热。"《沈氏女科辑要笺正》认为："崩中一证，因火者多，因寒者少。然即使是火，亦是虚火"。

2. 肾虚

肾气虚，冲任不固，不能制约经血，乃成崩漏。如《女科切要》云："妇人血崩不止，乃冲任虚弱，脏腑虚冷所致也。"肾阴虚，虚火动血，致成崩漏。如《东垣十书·兰室秘藏》曰："妇人血崩，是肾水阴虚不能镇守胞络相火，故血走而崩也。"

3. 脾虚

脾伤气陷，统摄无权致崩漏。如《妇科玉尺》说："思虑伤脾，不能摄血致令妄行。"《薛氏医案·血崩治法》又云："崩之为患……因脾胃虚损，不能摄血归源。"《冯氏锦囊秘录·女科精要》认为："因脾胃虚而心包乘之，故漏下血水不止。"《血证论》指出："古名崩中，谓血乃中州脾土所统摄，脾不摄血，是以崩溃，故曰崩中。"《妇人秘科》认为崩漏乃"中气虚"所致。

4. 血瘀

瘀阻冲任，血不归经致崩漏。《女科切要》谓："血崩证有二说：瘀血也，空痛也。瘀血者，体必作寒热。"《傅青主女科》又提出有"闪跌血崩"一说，认为此证"乃瘀血作祟"。

【临床诊断】

（一）临床表现

崩漏的主症是出血，经血非时而下，或暴下不止，或淋沥不尽。

（二）诊断要点

崩漏的关键在于诊断，首先应除外妊娠相关的出血性疾病，如胎漏、胎动不安，均可出现阴道出血症状，临床中常易与崩漏之阴道不规则出血相混淆，故除外妊娠可能是诊断的第一步。

1. 无周期的阴道出血为本病的诊断要点，表现为月经周期紊乱、出血时间可长可短，血量时多时少。可发生在短暂停经之后。

2. 常伴有不孕、癥瘕、带下等证候。可由精神刺激、劳累等因素诱发。

【临证思路】

（一）识症

1. 阴道出血

详细询问患者阴道出血情况，经血非时而下，量多势急，继而淋沥不止，色淡质清者，多属虚；经血非时暴下，血色鲜红或紫红，血质黏稠，多属热；若淋沥漏下，色红质稠多属阴虚有热；经血非时而至，时来时止，或时闭时崩，或久漏不止，多有瘀滞；血色暗而质清稀，多属寒属虚。

2. 一般状况

神志清楚，语言清晰，虽病而未伤正气，为轻症；精神萎靡，反应迟钝，甚至发生晕厥休克者为重症，可危及生命。呼吸平稳则病情较轻，呼吸异常伴神志改变者病情较重，易因失血过多而成厥脱之证。应密切监测患者的血压、心率、脉搏等生命体征情况，并注意观察是否有头晕、乏力等伴随症状。

（二）审机

辨病势急缓：阴道出血量多势急，伴有血压下降、心率快、面色苍白、头晕乏力、四肢厥冷，甚至晕厥、休克等情况，病情危重。阴道出血量少，或淋沥不净，无明显生命体征异常，无明显头晕乏力或症状不显则病情较轻。

（三）定治

崩漏的治疗，应根据病情轻重缓急、出血的久暂，采用“急则治其标，缓则治其本”的原则，灵活应用塞流、澄源、复旧三法。正如明代方约之《丹溪心法附余》曰：“治崩次第，初用止血以塞其流，中用清热凉血以澄其源，末用补血以还其旧。”

1. 塞流

急则塞流止血以防脱，止血须澄源，化瘀止血贯穿始终。崩漏之出血量多如冲时，需急则治标，着重快速止血，“留得一分血，便是留得一分气”。此时出血量多，血虚无以载气，气虚又无以摄血，当滋阴清化，以涩为主，快速止血以防气随血脱。治疗中还要注意崩与漏的不同。治崩宜固摄升提，不宜辛温行血，以免失血过多导致阴竭阳脱，但若血势不减，应行输血、诊刮等措施联合治疗。治漏宜养血行气，不可偏于固涩，以免血止成瘀。

2. 澄源

就是求因，正本清源的意思，是治疗崩漏血止后或血势较缓时的重要一环。应究其根源，或补，或清，或通，或止，塞流、澄源两法常常同步进行。

3. 复旧

即是固本，调理善后。缓则复旧固本以调经，当崩漏出血不多或急性出血控制后，则需补肾调经建立正常月经周期，以防崩漏再作，此方为治本之法。复旧也需兼顾澄源。

总之，塞流、澄源、复旧三法既有区别，又有内在联系，需结合病情，灵活运用。

（四）用药

1. 塞流、澄源

急则塞流止血以防脱，止血须澄源。明代方约之《丹溪心法附余》曰："治崩次第，初用止血以塞其流，中用清热凉血以澄其源，末用补血以还其旧。"崩漏之出血量多如冲时，需急则治标，着重快速止血，"留得一分血，便是留得一分气"，此时出血量多，血虚无以载气，气虚又无以摄血，当滋阴清化，以涩为主，快速止血以防气随血脱。药用炙龟甲、女贞子、墨旱莲、大黄炭、大小蓟、生地黄、蒲黄、五灵脂。然而止血全非单纯固涩，除大出血必须止血外，一般不过用止涩药，应是究其根源，或补，或清，或通，或止，此为澄源。正如《傅青主女科》云："世人一见血崩，往往用止涩之品，虽亦能取效于一时，但不用补阴之药，则虚火易于冲击，恐随止随发，以致经年累月不能痊愈者有之。"如为血瘀崩漏，则需化瘀止血，排经固冲，药用炒当归、赤白芍、制香附、五灵脂、炒蒲黄、大小蓟、炒川断等，诸药平和，寒温适宜，既可祛瘀结之污血，又可固离经之好血。如血热夹瘀，则需清热利湿，化瘀止血，药用马鞭草、鹿含草、茜草、紫草、大小蓟、炒蒲黄、五灵脂等。如为肝肾阴虚，则需滋阴止血，补益肝肾，药用女贞子、墨旱莲、生地黄、怀山药、山萸肉、丹皮炭、五灵脂、炒蒲黄等，补中有泻，泻中有补，通补开合，又加失笑散化残留之瘀，使不留邪。如为脾气虚之崩漏，则需补气健脾、摄血固经，药用党参、黄芪、炒白术、茯苓、砂仁、川断、杜仲、炒五灵脂、蒲黄、血余炭，既可补气健脾养血，又可化瘀止血，同时兼顾补肾。

2. 复旧

缓则复旧固本以调经。当崩漏出血不多或急性出血控制后，则需补肾调经建立正常月经周期，此方为治本之法。对于调整月经周期，临床上常将月经期分为四期。行经期活血调经，重在祛瘀，行经期的主要任务是排除旧瘀，瘀去方能新生，药用当归、赤白芍、五灵脂、益母草、艾叶。经后期以滋阴养血为主，药用炒当归、赤白芍、怀山药、山萸肉、熟地黄、丹皮、茯苓、桑寄生等，滋阴补肾养血，从而使癸水之阴滋养胞宫，涵养精卵，而无阴虚血热妄行之忧。经间排卵期补肾活血，重在促新，药用丹参、赤白芍、山药、熟地黄、丹皮、五灵脂、红花、川断等，阴阳并补，稍佐活血通络，促进排卵期阴阳顺利转化，使排卵顺利。经前期补肾助阳，药用丹参、赤白芍、丹皮、茯苓、杜仲、菟丝子、紫石英等，从而顺利转化至行经期。如此往复，从而建立规律的月经周期和恢复排卵，从根本上杜绝崩漏再作。

【纲目条辨论治】

以虚实为纲，病位为目，条辨论治。

1. 脾虚证

主症：阴道非时下血，暴下量多，或淋沥不尽，色淡质稀，面色萎黄或虚浮，精神疲倦，气短懒言，四肢不温，不思饮食，大便溏薄。舌淡胖，边有齿痕，苔薄白而润，脉缓弱或芤。

治法：益气健脾，固冲止血。

方药：固本止崩汤加减。药用人参、黄芪、白术、熟地黄、黑姜、当归等。

随症加减：血虚者肝气易旺，故可加枸杞子、白芍养血柔肝；腰痛乏力者，加桑寄生、续断、阿胶补肾壮腰；心悸怔忡者，加五味子、麦冬、远志养心安神；久漏不止或少腹胀痛者，加黑荆芥、益母草、木香行气活血止痛。

2. 肾虚证

（1）肾阴虚

主症：经乱无期，出血淋沥不尽或量多，色鲜红，质稠，头晕耳鸣，腰膝酸软，五心烦热。舌质偏红，苔少，脉细数。

治法：滋肾益阴，固冲止血。

方药：左归丸合二至丸加减。药用熟地黄、山药、枸杞子、山萸肉、川牛膝、菟丝子、鹿角胶、龟甲胶、女贞子、墨旱莲等。

随症加减：若心音不足，症见心烦、失眠者，加五味子、首乌藤养心安神；若阴虚内热明显，症见手足心热、盗汗、口干者，酌加生地黄、麦冬、地骨皮以滋阴清热；出血量多者，加用地榆炭、血余炭凉血止血。

（2）肾阳虚

主症：经来无期，出血量多或淋沥不尽，色淡质清，畏寒肢冷，面色晦暗，腰膝酸软，小便清长，大便溏薄。舌质淡，苔少薄白，脉沉细无力。

治法：温肾益气，固冲止血。

方药：右归丸加减。药用熟地黄、山药、鹿角胶、山萸肉、枸杞子、菟丝子、杜仲、当归、制附子、肉桂等。

随症加减：出血较多，色暗红有血块，小腹痛甚者，酌加乳香、没药、五灵脂；若为少女肾气不足之崩漏，酌加紫河车、仙茅、淫羊藿，以加强补肾固冲之效；若兼浮肿，纳差，四肢欠温者，属脾阳失煦，加茯苓、砂仁、炮姜以健脾温中。

3. 血热证

（1）虚热

主症：经来无期，量少淋沥不尽，或量多势急，血色鲜红，面颊潮红，五心烦热，夜寐不宁，口干咽燥，便结。舌红少苔，脉细数。

治法：养阴清热，固冲止血。

方药：保阴煎加减。药用生地黄、熟地黄、白芍、山药、续断、黄芩、黄柏、甘草等。

随症加减：暴崩下血者，加仙鹤草、海螵蛸止血；淋沥不断者，加茜草、三七活血化瘀止血；心烦少寐者，加炒枣仁、柏子仁养心安神。

（2）实热

主症：经来无期，经血或暴下如注，或淋沥日久难止，血色深红，质稠，口渴烦热，尿黄，便结。舌红苔黄，脉滑数。

治法：清热凉血，固冲止血。

方药：清热固经汤加减。药用黄芩、栀子、生地黄、地榆、生藕节、阿胶、陈棕炭、龟甲、牡蛎、生甘草等。

随症加减：若血热而气虚者，加党参、黄芪；若肝郁化火者见胸胁、乳房胀痛。心烦易怒，脉弦数者，宜平肝清热止血，方选丹栀逍遥散加醋香附、蒲黄炭、血余炭。

4. 血瘀证

主症：阴道非时下血，或暴下，或淋沥不净，舌紫暗有血块，小腹疼痛拒按，块出痛减。舌质紫暗，或有瘀点，脉滑数。

治法：活血行瘀，固冲止血。

方药：逐瘀止血汤合失笑散加减。药用生地黄、赤芍、当归、丹皮、桃仁、枳壳、大黄、龟甲、炒蒲黄、五灵脂等。

随症加减：若小腹疼痛甚者，加延胡索、制香附行气止痛；久漏不净者，加三七、茜草炭化瘀止血；瘀久化热者，加仙鹤草、墨旱莲、地榆清热化瘀止血。

【其他疗法】

1. 针灸疗法

（1）取关元、三阴交、血海、膈俞、隐白、内关、足三里、太溪。虚证用补法加灸，留针30分钟，每日两次；实证平补平泻，不留针，每日两次。

（2）艾灸百会、大敦、隐白穴。

2. 中成药

（1）云南白药：化瘀止血，适用于血瘀崩漏。

（2）益母草流浸膏：化瘀止血，适用于血瘀崩漏。

3. 西药或手术治疗

主要是输液、输血、补充血容量以抗休克或应用激素治疗止血。对于顽固的崩漏，无论中年或更年期女性，均应行诊断性刮宫，行内膜病理检查，以排除子宫内膜病变，以免延误病情。

【病案参考】

病案一

王某，女，32岁。初诊日期1963年7月23日。一年来，月经先期而至，量多，一般隔15～20天一潮。此次经来十日未净，量多，色鲜红有血块，伴有头晕，身倦无力，胸闷心悸，两手至肘麻木，胃纳不佳，腹胀腰酸，身腰畏寒，下肢浮肿等症状，面色㿠白，舌质淡，苔薄白，脉沉缓无力，经某医院诊刮病理：增殖期子宫内膜。西医诊断为功能性子宫出血。

辨证：四肢麻木，责之血虚，乃肝不养筋所致；脾阳不能制水，故见下肢浮肿；肾之精气不足，故腰冷腰酸；真阳不足，不能温运脾土，故胃纳少；脾不统血而致血不循经，故经来量多时久。先予健脾固冲，柔肝化瘀。

方药：茯苓15g，白术9g，山药15g，砂仁4.5g，川断15g，杜仲15g，白芍24g，艾叶炭9g，棕榈炭9g，香附9g，泽兰9g。本方以茯苓、山药、白术、砂仁健脾养胃，川断、杜仲、白芍强肝肾，重用白芍24g，有柔肝敛阴之功；并予艾叶炭、棕榈炭以止血，香附、泽兰以收祛瘀生新之功。

二诊（7月26日）：药后经血止，身背畏寒，全身无力，纳食有所好转，微感腰酸腰疼，腹胀，下腹有时作痛。舌质灰白，苔薄白，脉沉细缓。再以温补肾阳，养血化瘀为法。方药：当归9g，白芍24g，香附9g，川断15g，吴萸6g，官桂3g，杜仲9g，牛膝9g，桃仁6g，赤芍9g。

三诊（8月16日）：前方进服两剂后，四肢麻木、腰酸、身畏寒、全身无力诸症均有明显减轻，少腹两侧疼痛已不明显。月经周期已到，本月无经期提前现象。白带量中等，色白。舌质淡，苔薄白，脉沉缓。仍以强肝肾，活血化瘀为法。方药：当归9g，赤芍12g，茯苓9g，香附6g，坤草12g，川断9g，桑寄生12g，山药12g，桃仁6g。

8月27日：月经于8月18日来潮，周期为35天，经来五日即止，血量、颜色均属正常。经期腹胀腹痛不明显，腰酸、肢肿已消。再以前方去桃仁、坤草，加檀香1.5g，大腹皮9g。

9月27日：月经已过期9日尚未来潮，微有腹胀。近三日微有恶心不适，纳可，二便如常，舌质正常，苔薄白，脉沉缓，予健脾和胃之法治之。

10月15日：停经57天，恶心呕吐，尿妊娠试验阳性。舌质正常，苔薄白，脉滑，乃停药观察。后经随访，于1964年5月分娩一女婴。

（选自《崩漏症验案一则》）

病案二

孙某，女，29岁，初诊日期：1974年3月2日。近10年来月经行经日久，每次约持续15～20天，周期不规律，先后不定（间隔20～70天）。末前经为：1月13日至1月28日。末次月经为2月21日，至今未净，量多、色红有血块，伴有头晕、多梦、烦急、胸闷、手足心热、口干。近5个月来曾测基础体温均为单相型。某医院确诊为功能性子宫出血。舌质暗、尖红，脉弦滑。辨证：阴虚血热，冲任不固。治法：养阴清热，安冲调经。

方药：青蒿9g，地骨皮9g，黄芩9g，丹皮9g，白芍9g，墨旱莲9g，椿根白皮

9g，煅牡蛎24g，阿胶15g，侧柏炭9g。治疗经过：3月13日，服药3剂后阴道出血已止。继服3付，于3月23日月经复来潮，行经6天，周期血量均恢复正常，测基础体温示双相型（提示已有排卵）。

（选自《刘奉五妇科经验》）

第三节　急性盆腔炎

急性盆腔炎是指女性盆腔生殖器官及其周围结缔组织和腹膜的急性炎症。根据其病变部位不同，分别称作急性子宫内膜炎、急性输卵管炎、输卵管积脓、输卵管卵巢脓肿、急性盆腔结缔组织炎、急性盆腔腹膜炎。急性盆腔炎发病急，病情重，病势进展迅速，延迟治疗可以发展为脓毒血症、败血症、感染性休克。初期表现与古籍记载的“热入血室”“产后发热”相似。

【源流】

中医古籍并无盆腔炎之名，根据其临床特点，可散见于“热入血室”“带下病”“经病疼痛”“妇人腹痛”“癥瘕”“不孕”等病证中。《金匮要略·妇人杂病脉证并治》云：“妇人中风，七八日续来寒热，发作有时，经水适断，此为热入血室，其血必结，故使如疟状，发作有时。”又云：“妇人腹中诸疾痛，当归芍药散主之。”此二条经文的描述，可理解为有关盆腔炎性疾病最早的记载。其后《景岳全书·妇人规》曰：“瘀血留滞作癥，唯妇人有之，其证则或由经期，或由产后，凡内伤生冷，或外受风寒，或恚怒伤肝，气逆而血留……总由血动之时，余血未净，而一有所逆，则留滞日积，而渐以成癥矣。”盆腔炎性疾病为妇科常见病，中西医结合诊治优势互补，已取得较好疗效，早在1983年《中国医学百科全书·中医妇科学》已将“盆腔炎”编入，作为中西医通用病名之一。

【病因病机】

急性盆腔炎多在产后、流产后、宫腔内手术处置后，或经期卫生保健不当，邪毒乘虚侵袭，稽留于冲任及胞宫脉络，与气血相搏结，邪正交争而发热疼痛，邪毒炽盛则腐肉酿脓，甚至泛发为急性腹膜炎、感染性休克。

【临床诊断】

（一）临床表现

呈急性病容，辗转不安，面部潮红，高热不退，小腹疼痛难忍，赤白带下或恶露量多，甚至下如脓血，亦可伴有腹胀、腹泻、尿频、尿急等症状。

（二）诊断要点

①近期有经行、产后、妇科手术、房事不洁等发病因素。②急性病容，有腹痛、发热、带下增多等典型表现。③查体下腹部肌紧张、压痛、反跳痛，妇科检查宫体触压痛拒按，宫体两侧压痛，甚至触及包块，盆腔脓肿形成，位置较低者，后穹窿饱满、有波动感。④辅助检查：血常规白细胞计数、中性粒细胞百分比升高，阴道、宫腔分泌物或血培养可见致病菌，后穹隆穿刺可吸出脓液，超声可见盆腔积液或包块。

【临证思路】

（一）识症

1. 腹痛

腹痛为持续性，活动或性交后加重，下腹部压痛、反跳痛，肌紧张，病情严重可出现腹胀，肠鸣音减弱或消失。妇检：宫颈举痛；穹窿触痛明显；宫体压痛，活动受限；子宫两侧压痛明显，甚至触及包块。

2. 伴随症状

发热、阴道分泌物增多，若病情严重可有高热、寒战、头痛、食欲不振。若经期发病，可出现经量增多、经期延长。若有腹膜炎，可出现消化系统症状如恶心、呕吐、腹胀、腹泻等。若有脓肿形成，可出现下腹部包块或局部压迫刺激症状：若包块位于子宫前方可出现膀胱刺激症状，如尿频、排尿困难、尿痛等；包块位于子宫后方可有直肠刺激症状。

（二）审机

1. 热毒炽盛

经期、产后、流产后，手术损伤，体弱胞虚，气血不足，房事不洁，邪毒内侵，客于胞宫，滞于冲任，化热酿毒，致高热腹痛不宁。

2. 湿热瘀结

经行产后，余血未净，湿热内侵，与余血相搏结，冲任脉络阻滞，瘀结不畅，致瘀血与湿热内结，滞于少腹，致腹痛带下日久，缠绵难愈。

（三）定治

急性盆腔炎发病急，病情重，病势凶险。病因以热毒为主，兼有湿、瘀，故临证以清热解毒为主，祛湿化瘀为辅，治疗需及时彻底治愈，不可迁延。否则，病势加重，威胁生命，或转为慢性盆腔炎，严重影响患者身心健康，导致不孕或异位妊娠等。

（四）用药

急性盆腔炎的主要病因病机为热毒壅盛，并且瘀血阻滞贯穿疾病全过程。因此中医治疗上应以清热解毒、活血化瘀为基本治疗方法。清热解毒常用药物为败酱草、连翘、蒲公英、金银花、红藤、紫花地丁等。活血化瘀常用药物为延胡索、丹参、桃仁、没药、乳香、三棱、莪术。同时由于临床上患者自身体质及疾病所处的不同病理阶段，不可以单一应用清热解毒、活血化瘀治疗，常辨证结合利湿、理气、补虚、解表等法。热毒日久，湿热内生，使本病胶着难化，利湿药可使热毒之邪有所出路；根据“气行则血行”的原理，活血化瘀药配合理气药可提高活血化瘀的疗效；补虚药可以提高患者的免疫力，增强人体抗御外邪的能力；解表药不仅可以清解体内热毒，还可消除外邪的侵袭。因此临床上治疗急性盆腔炎应在清热解毒、活血化瘀的基础上，同时准确辨证后配合利湿、理气、补虚、解表等法，从而提高总体的临床疗效。

【纲目条辨论治】

以病因为纲，病性为目，条辨论治。

1. 热毒炽盛

主症：高热腹痛，恶寒或寒战，下腹部疼痛拒按，咽干口苦，大便秘结，小便短赤，带下量多，色黄，或赤白兼杂，质黏稠，如脓血，气臭秽，月经量多或淋沥不净，舌红，苔黄厚，脉滑数。

治法：清热解毒，利湿排脓。

方药：五味消毒饮合大黄牡丹汤加减。药用金银花、野菊花、蒲公英、紫花地丁、紫背天葵、大黄、桃仁、丹皮、芒硝、冬瓜仁等。带下臭秽加椿根皮、黄柏、茵陈；腹胀满加厚朴、枳实；盆腔形成脓肿加红藤、皂角刺、白芷。

2. 湿热瘀结

主症：下腹部疼痛拒按，或胀满，热势起伏，寒热往来，带下量多、色黄、质稠、气臭秽，经量增多，经期延长，淋沥不止，大便溏或燥结，小便短赤，舌红有瘀点，苔黄厚，脉弦滑。

治法：清热利湿，化瘀止痛。

方药：仙方活命饮加减。药用金银花、甘草、当归、赤芍、穿山甲（用代用品）、皂角刺、天花粉、贝母、防风、白芷、陈皮、乳香、没药等。

【急救处理】

1. 卧床休息，半卧位有利于脓液积聚于子宫直肠陷凹使炎症局限。

2. 高热量、高蛋白、高维生素流食或半流食，补充体液，防止水、电介质紊乱及酸碱失衡。

3. 高热时采取物理降温

4. 药物治疗

（1）高热者可选择中药注射液，或抗菌药物合用，如双黄连粉针剂、清开灵注射液等。

（2）抗菌药物治疗

①青霉素或红霉素与氨基糖苷类药物及甲硝唑联合应用；②克林霉素与氨基糖苷类药物联合应用；③第二代头孢菌素或相当于第二代头孢菌素的药物及第三代头孢菌素或相当于第三代头孢菌素的药物；④喹诺酮类药物与甲硝唑联合应用；⑤青霉素与四环素类药物联合应用。

5. 手术治疗适用于抗菌药物控制不满意的输卵管卵巢脓肿或盆腔脓肿。

【病案参考】

肖某，女，37 岁，2000 年 5 月 18 日初诊。患者于 2000 年 5 月 11 日在其居住地附近一诊所换节育环，3 天后出现小腹疼痛，带下量增多，色黄，其气秽臭。自购洁尔阴外洗，未见效果。随即出现寒战高热，小腹疼痛加剧、拒按，并伴有食欲差，尿频，大便坠胀，带下量仍多，呈黄绿色、质稠、臭秽。检查：体温 39.3℃，呈急性病容，下腹有压痛、反跳痛，腹肌紧张。舌红苔薄黄，脉数。妇科检查：阴道及宫颈充血，宫颈有举痛，子宫较软，稍增大，有压痛，宫旁组织稍增厚，有明显触痛，未触及包块。血常规检查：白细胞计数及中性粒细胞增加。诊断为急性盆腔炎，中医辨证为感染邪毒型。在用西药抗生素的同时，采用中药治疗。治以清热解毒，凉血化瘀为主，方用五味消毒饮合失笑散加减。

处方：蒲公英 50g，金银花 20g，野菊花 20g，紫花地丁 15g，紫背天葵 15g，蒲黄 15g，五灵脂 15g，鱼腥草 30g，败酱草 30g，半枝连 30g，黄柏 10g，鸡冠花 20g，薏苡仁 20g。8 剂，水煎服，每日两剂，昼夜分 5 次服。卧床休息，进清淡饮食。二诊：4 天后寒战高热已退，腹痛大减，带下量少，色转黄。再予前方加减。处方：蒲公英 30g，金银花 20g，野菊花 15g，紫花地丁 15g，紫背天葵 10g，蒲黄 12g，五灵脂 12g，赤芍 10g，当归 15g，败酱草 20g，玄参 15g，丹皮 10g，黄芪 15g，鸡冠花 20g，薏苡仁 15g。5 剂，水煎服，每日 1 剂，1 日 4 次，昼夜各 2 次。三诊：服上方 5 剂后，各种症状消失，体征阴性。再予妇科千金片调理善后 1 月。半年后随访一切正常。

按：该患者因换置节育环感染邪毒，导致急性盆腔炎的发生。根据临床表现及各种检查，中医辨证为感染邪毒型。因妇女以血为本，邪毒入侵胞宫易与血结，因此，治疗除清热解毒外，当予以活血化瘀。方用五味消毒饮清热解毒，失笑散活血化瘀，加鱼腥草、败酱草、半枝莲增加清热解毒之力，黄柏、鸡冠花、薏苡仁清热除湿止带。药中肯綮，获得显效。二诊防前期热盛伤阴和清热解毒药量偏大伤正气，减少上方剂量和药味，加入补益气血养阴之当归、黄芪、玄参，同时增加化瘀之品，使局部炎症吸收，恢复正气，以利康复，故药后很快痊愈。

（选自《盆腔炎验案二则》）

第四节　痛　经

痛经是指妇女经期前后或行经期间，出现周期性小腹疼痛，或痛引腰骶，甚至剧痛晕厥，严重影响日常生活，中医亦称“经行腹痛”。现代医学将痛经分为原发性痛经和继发性痛经。原发性痛经又称功能性痛经，是指生殖器官无病变者。由于盆腔器质性疾病如子宫内膜异位症、子宫腺肌病、盆腔炎或宫颈狭窄等引起的属继发性痛经。原发性痛经以青少年女性多见，继发性痛经则常见于育龄期妇女。本节所称之痛经指原发性痛经。

【源流】

痛经在清代之前并无统一明确的病名，其病名经历了长期演变，古籍医书通常称之为“月水来腹痛”“经期腹痛”“经行腹痛”等。中医学在长期的医疗实践中积累了丰富的经验，古代文献比较全面地阐释了其理论的发展规律。

早在两千多年前，《黄帝内经》便有对月经的记载，但未有对痛经的记载。《金匮要略·妇人杂病脉证并治》中的痛经治疗相关方药如土瓜根散亦在当今内异症痛经中得到广泛运用。当归芍药散用于妇人妊娠或经期肝郁脾虚、脾虚血少、肝脾不和之腹中拘急疼痛，以养血调肝，健脾利湿。温经汤用于冲任虚寒而有瘀滞的月经不调、痛经、崩漏等，以温经散寒，养血祛瘀止痛。

隋朝巢元方《诸病源候论·妇科杂病诸侯一》对“月水来腹痛”有详细论述，病因以“体虚风冷”所主。处方用药方面，以活血化瘀、温通为主，药物多选用破血药、攻下药、虫类药物。唐·孙思邈治疗痛经以破血化瘀、温经止痛为主，多用虫类药物破血消癥、温通之品温经行血化瘀，较少用养血补气类药。如《备急千金要方·妇人方》中吴茱萸汤、抵当汤、桃仁散、牡丹大黄汤、牛膝丸等。

宋元时期，医家结合疼痛发生时间分为虚实两端，实证中又有气滞与血瘀。药物使用方面，常用一般活血之品，开始重视补益药的使用，以调和气血，少用破血动血之药。《太平圣惠方·治妇人月水来腹痛诸方》认为“妇人月信来时，脐腹痛如锥刀所刺”之症由瘀血阻滞所致，方用麒麟竭散方。宋《太平惠民和剂局方》首载四物汤治“治妇人诸疾”。《妇人大全良方》认为痛经有因于寒者，有气郁者，有血结者，病因不同，治法各异。所创良方温经汤治实寒有瘀之痛经至今常用。

明清时期：明清时期为妇科专科发展的高峰，此时期将痛经分为虚实两端，并对其病因形成全面的认识。重视补益及调理肝、脾、肾，体现辨证论治特点，认为肾在女性生殖中亦占主导地位，治疗上以补益肾气为主，调节脏腑功能。用药方面，更重视补益药物的使用，慎用破血之品。

薛己妇科思想强调妇女以血为本，重视脾胃，其思想继承陈自明“风冷客于胞络冲任”思想，分脏腑治之，突出调补气血，重视痛经属虚者之调治。从脾论治方面，“气虚血弱，用补中益气汤”“心血虚弱，用芎归汤补养之”等。属肝者，“肝经怒气，用加味逍遥散”，“肝经血虚”用四物汤加人参、白术、柴胡、牡丹皮。属肾者，“肾虚火用六味地黄丸”。重视肝脾同治，“肝脾血虚，用八珍汤加牡丹皮，肝脾郁怒，用加味归脾汤”。

张景岳《景岳全书·妇人规》云：“经行腹痛，证有虚实。实者，或因寒滞，或因血滞，或因气滞，或因热滞；虚者，有因血虚，有因气虚。然实痛者，多痛于未行经之前，经通而痛自减；虚痛者，于既行之后，血去而痛未止，或血去而痛益甚。大都可按可揉者为虚，拒按拒揉者为实。”不仅较为详细地归纳了本病的常见病因，且提出了据疼痛时间、性质、程度辨虚实的见解，对后世临证多有启迪。其后《傅青主女科》《医宗金鉴·妇科心法要诀》又进一步补充了肝郁化火、寒湿、肝肾亏损为患的病因病机，以及宣郁通经汤、温脐化湿汤、调肝汤、当归建中汤等治疗方药。

晚清王清任《医林改错》记载血府逐瘀汤、膈下逐瘀汤、少腹逐瘀汤，此三方具有活血化瘀止痛的功效。隔下逐瘀汤主证为“少腹积块疼痛”，或兼有经行少腹疼痛，以活血祛瘀，行气止痛。血府逐瘀汤活血化瘀，行气止痛，具有行气宽胸、引血下行的作用。现代三逐瘀汤亦在临床中常用于治疗各种瘀血阻滞、气滞血瘀所致的痛经。

古代医家对痛经丰富的论述，为当今痛经的论治提供了理论基础。

【病因病机】

痛经病位在子宫、冲任，病机为“不通则痛”或“不荣则痛”。实者可由气滞血瘀、寒凝血瘀、湿热瘀阻导致子宫的气血运行不畅，“不通则痛”；虚者主要由于气血虚弱、肾气亏损导致子宫失于濡养，“不荣则痛”。虚实之间可以相互转化，虚可致实，实可转虚，虚实夹杂，共同为病。其之所以伴随月经周期而发，又与经期及经期前后特殊生理状态有关。未行经期间，由于冲任气血平和，致病因素尚不足以引起冲任、子宫、气血瘀滞或不足，故平时不发生疼痛。经期前后，血海由满盈而泄溢，气血由盛实而骤虚，子宫、冲任气血变化较平时急剧，易受致病因素干扰，加之体质因素的影响，导致子宫、冲任气血运行不畅或失于濡养，不通或不荣而痛。经净后子宫、冲任气血渐复则疼痛自止。但若病因未除，素体状况未获得改善，则下次月经来潮，疼痛又复发矣。

【临床诊断】

（一）临床表现

经期或行经前后出现周期性小腹疼痛，或痛引腰骶，甚至剧痛晕厥，腹痛多发生在经前1～2天，行经第一天较剧，可呈阵发性痉挛性疼痛或胀痛，严重者可放射至腰骶部、肛门、阴道，甚至出现面色苍白、出冷汗、手足发凉等晕厥之象。

（二）诊断要点

①每于经期或经行前后出现周期性小腹疼痛、坠胀。②妇科检查无明显阳性体征，盆腔超声、MRI、腹腔镜、宫腔镜检查未见明显盆腔炎、子宫内膜异位、宫腔粘连等典型表现。

【临证思路】

（一）识症

1. 腹痛

经期或行经前后出现周期性小腹疼痛，或痛引腰骶，甚至剧痛晕厥，腹痛多发生在经前1～2天，行经第1天较剧，可呈阵发性痉挛性疼痛或胀痛，严重者可放射至腰骶部、肛门、阴道。应根据疼痛发生的时间、部位、性质以及疼痛程度辨虚实寒热。一般痛在经前多属实证，痛在经后多属虚证。如痛在少腹一侧或双侧多属气滞，病在肝；痛在小腹正中常与子宫瘀滞有关；痛及腰骶属肾。隐痛、坠痛，喜揉喜按属虚，掣痛、绞痛、刺痛，拒按属实。灼痛得热反剧属热，绞痛、冷痛得热则减属寒。痛甚于胀多为血瘀，胀甚于痛多为气滞。

2. 月经情况

经血量多或经期延长，颜色偏红，提示存在热像；经期延后，经血色暗，夹血块，提示血瘀；经血量少或经行不畅，经色紫暗有块，属气滞。

3. 辨别病情轻重

如疼痛剧烈，伴面色苍白、四肢厥冷、手足汗出，甚至晕厥等则病情较重。

（二）审机

1. 气滞血瘀

素性抑郁，或郁怒伤肝，肝郁气滞，气滞血瘀，或经期产后，余血内流，蓄而成瘀，瘀滞冲任，血行不畅，“不通则痛”。

2. 寒凝血瘀

经期产后，感受寒邪，或过食寒凉生冷，寒客冲任，与血相搏，以致气血凝滞不畅，经前经时气血下注冲任，胞脉气血更加壅滞，“不通则痛”，故使痛经。《傅青主女科》便有“寒湿乃邪气也，妇人有冲任之脉，居于下焦……经水由二经而外出，而寒湿满二经而内乱，两相争而作疼痛”的论述。

3. 湿热蕴结

素有湿热内蕴，或经期产后，感受湿热之邪，与血博结，稽留于冲任胞宫，以致气血凝滞不畅，经行之际，气血下注冲任，胞脉气血更加壅滞，“不通则痛”，而致痛经。

4. 气血虚弱

脾胃素虚，化源匮乏，或大病久病，或失血过多后气血不足，冲任气血虚少，行经后血海气血愈虚，不能荣养冲任胞宫，发为痛经。《景岳全书·妇人规》：“凡人之气血，犹源泉也，盛则流畅，少则壅滞，故气血不虚则不滞。”

5. 肾气亏损

禀赋素弱，或多产房劳伤损，经血不足，经后血海空虚，冲任、子宫失于濡养，“不荣则痛”，发为痛经。《傅青主女科》有“妇人有少腹疼于行经之后者，人以为气血之虚也，谁知是肾气之涸乎”的认识。

（三）定治

痛经病位在子宫、冲任，变化在气血，故治疗以调理子宫、冲任气血为主。治法分两步：经期重在调血止痛以治标，及时控制缓解疼痛；平时辨证求因而治本。应标本缓急，主次有序地分阶段调治。本病以实证居多，而虚证较少，亦有证情复杂，实中有虚，虚中有实，须知常达变。

（四）用药

痛经的治疗以“血以通为用”“通则不痛”为总则，以理气活血、温散疏通药物为主，止痛药物为辅，并注意顾护精血。因女子以血为本，以通为用，若一味攻伐，必伤精血，虽取效一时，但气机失畅，瘀血不去，病难根治。同时遵《素问·调经论》“病在脉，调之血，病在血，调之络”之法则，治疗此病主张经行时以通为贵，以益气养血、调经止痛为法。常用药物为：丹参、当归、香附、白芍、牛膝、延胡索、红花、川芎。以养血通络为法，此乃借鉴古人“治血病必兼理气”和“调经以理气为先”之说。四物汤养血活血，补中有行，活中有养，行血不伤正，补血不滞气，通治血证百病。香附为气中血药，合延胡索理气行血止痛，以通气分之郁；丹参、红花、牛膝活血通络，使瘀血去而新血生。临证亦可随症加减，寒凝瘀滞者，酌加温宫之药，如肉桂、艾叶、木香、小茴香、吴茱萸、煨姜等；肝郁气滞血瘀者，酌加青皮、陈皮、乳香、乌药、苏木、川楝子等；瘀滞较甚者，可酌加没药、失笑散等理气活血止痛之方药；湿热瘀阻者，可酌加椿根皮、败酱草、牡丹皮、红藤等清瘀热止痛之药。

【纲目条辨论治】

以虚实为纲，病因为目，条辨论治。

1. 气滞血瘀

主症：经前或经期小腹疼痛拒按，经血量少，行而不畅，血色紫暗有块，块下痛暂减，乳房胀痛，胸闷不舒，舌质紫暗有瘀点，脉弦。

治法：理气行滞，化瘀止痛。

方药：膈下逐瘀汤加减。药用当归、川芎、赤芍、桃仁、红花、枳壳、延胡索、五灵脂、乌药、香附、丹皮、甘草等。

随症加减：肝气夹冲气犯胃，痛而恶心呕吐者，加吴茱萸、法半夏、陈皮降逆和胃。小腹坠胀或前后阴坠胀不适，加柴胡、升麻行气升阳。郁而化热，心烦口苦，舌红苔黄，脉数者，加栀子、郁金、夏枯草。

2. 寒凝血瘀

主症：经前或经期小腹冷痛拒按，得热痛减，月经或见推后，量少，经色暗，有瘀块，面色青白，肢冷畏寒，舌暗，苔白，脉沉紧。

治法：温经散寒，化瘀止痛。

方药：少腹逐瘀汤加减。药用小茴香、干姜、延胡索、没药、当归、川芎、官桂、赤芍、蒲黄、五灵脂等。

随症加减：寒凝气闭，痛甚而厥，四肢冰凉，冷汗淋漓，加附子、细辛、巴戟天回阳散寒。冷痛较甚，加艾叶、吴茱萸。痛而胀者，酌加乌药、香附、九香虫。若伴肢体酸痛不适，苔白腻，或有冒雨、涉水、久居阴湿之地，乃寒湿之患，宜加苍术、茯苓、薏苡仁、羌活以散寒除湿。

3. 湿热瘀阻

主症：经前或经期小腹疼痛或胀痛不适，有灼热感，或痛连腰骶，或平时小腹疼痛，经期加重，经血量多或经期长，色暗红，质稠或夹有较多黏液，平素带下量多，色黄质稠，有臭味，或伴低热起伏，小便黄赤，舌质红，苔黄腻，脉滑数或弦数。

治法：清热除湿，化瘀止痛。

方药：清热调血汤加减。药用丹皮、黄连、生地黄、当归、白芍、川芎、红花、桃仁、延胡索、莪术、香附等。

随症加减：若月经过多、经期延长者加槐花、地榆、马齿苋以清热止血；带下量多加黄柏以清热除湿。

4. 气血虚弱

主症：经期或经后小腹隐隐作痛，喜按，或小腹及阴部空坠不适，月经量少，色淡，质清稀，面色无华，头晕心悸，神疲乏力，舌质淡，脉细无力。

治法：益气养血，调经止痛。

方药：圣愈汤加减。药用人参、黄芪、熟地黄、当归、川芎、白芍等。

随症加减：若月经夹有血块者加蒲黄、五灵脂以活血止痛；若伴有经行便溏、腹痛严重者去当归，加茯苓、炒白术以健脾止泻；失眠多梦，心脾虚者，酌加远志、合欢皮、夜交藤以养心安神。

5. 肾气亏损

主症：经期或经后1～2天内小腹绵绵作痛，伴腰骶酸痛，经色暗淡，量少质稀，头晕耳鸣，面色晦暗，健忘失眠，舌淡红，苔薄，脉沉细。

治法：补肾益精，养血止痛。

方药：益肾调经汤加减。药用巴戟天、杜仲、续断、乌药、艾叶、当归、熟地黄、白芍、益母草等。

随症加减：若伴畏寒肢冷、腰腹冷痛，可加肉桂、小茴香、艾叶以散寒止痛。

【其他疗法】

1. 体针

对于原发性痛经疗效好，目前应用较广泛，针灸治疗可分虚、实进行治疗：

（1）实证：毫针泻法，寒邪甚者，可加用艾灸。主穴：中极、次髎、三阴交。配穴：寒凝者加归来、地机；气滞者加肝俞、太冲；腹胀加天枢、足三里；胁痛加支沟、阳陵泉；胸闷加膻中、内关。

（2）虚证：毫针补法，可加用灸法。主穴：气海、足三里、三阴交。配穴：气血亏虚加脾俞、胃俞；肝肾不足加肝俞、肾俞；头晕耳鸣加百会、悬钟。

2. 中成药

三七痛经胶囊、延胡索止痛片、少腹逐瘀颗粒等。

【病案参考】

病案一

某女，23岁，未婚。初诊时间：2015年5月15日。自诉经行腹痛9年余。13岁初潮，月经规律，经行腹痛，伴上吐下泻，泛吐酸水，小腹冷。于当地寻求中医治疗3年无明显好转，经友人介绍拜访蔡老求治。蔡老视其舌苔薄白，诊为原发性痛经，辨证宫寒腹痛，治以温宫止痛。

拟方如下：炒当归10g，熟地黄10g，姜半夏5g，川芎10g，川牛膝10g，制香附10g，淡吴茱萸3g，炮姜3g，制没药6g，煨木香3g，大腹皮10g，延胡索12g，艾叶3g。

嘱患者经前3天服用。值经期患者服用1剂药后小腹不痛，无呕吐；再服用两剂药后无腹泻，腹冷改善，经期疼痛明显减轻。如此调治2个月，9年痛经得愈，随访1年未发。

按：患者原发性痛经已9年，上吐下泻，泛吐酸水，脾虚有寒，治当温通经脉、补虚止痛。拟四物汤去芍药补血活血，增牛膝下行通经，延胡索、没药化瘀止痛，香附、木香理气调经，吴茱萸、炮姜、大腹皮温中理气止吐泻。嘱患者如此调治，寒去痛止，吐泻均止。因辨证准确，病因得除，9年痛经告愈。

（选自《蔡小荪教授辨治痛经探微》）

病案二

吕某，女，成年，干部，已婚，于1956年2月初诊。患者经期不准已十余年，周期或早或迟，血量亦或多或少，平时小腹重坠作痛，经前半月即痛渐转剧，既行痛止，经后流黄水十余天。结婚九年，从未孕育。近三个月月经未行，按脉沉数，舌苔黄腻，面黄不荣，知本体脾湿素重，先予温脾化湿，和血调经。

处方：白术、桂枝、当归、泽泻、香附各二钱，茯苓、益母草各三钱，川芎、延胡索各一钱半。3剂后舌苔化薄，觉腰腹痛，有月经将行之象。

处方：当归、白芍、白术各二钱，官桂、川芎、苏叶各一钱半，炒干姜、炒木香各一钱，吴茱萸八分，益母草三钱，温经和血。服后未见变动，因之细询问病因，诉冬令严寒，适逢经期，又遇大惊恐，黑夜外出，避居风雪野地，当时经水正行而停止，从此月经不调，或数月一行，血色带黑，常患腰痛，四肢关节痛，白带多。据此由内外二因成病，受恐怖而气乱，感严寒而血凝，治亦宜内调气血，外去风寒，遂予虎骨木瓜丸，早晚各服二钱，不数天月经行而色淡夹块，小腹觉胀，脉象沉迟。

方用川楝子散、四物汤去地黄加桂枝、吴茱萸、藁本、细辛。经净后仍予虎骨木瓜丸，经行时再予川楝子散和四物汤加减。如此更迭使用，经过三个月的调理，至六月初经行而血色转正常，量亦较多，改用桂枝汤加味调和营卫。因病情基本好转，一段时间用八珍丸调补。此后或因劳动或其他因素，仍有痛经症状，治法不离温经和血，平时兼见胃痛、腰痛和腹泻等症，则另用温中化浊、活络等法，随证治疗。由于症状复杂，病史较长，经过一年多诊治，逐渐平静，于1957年4月始孕，足月顺产。

按：本例病程历十二年之久，经中西医治疗，恒以神经衰弱、气血两虚，进行调理，但始终未中病机，卒无成效。来本院时，初亦以温脾化湿，和血调经，不见改善，乃详溯病因，始知由经期突遭大恐，受严寒冰雪侵袭，因而经乱渐停，诸证丛生。《黄帝内经》："恐则气下……惊则气乱"。正在经期，气乱血亦乱，兼受严寒，以致血涩气滞。明因之后，故改用内调气血，外祛风寒合治之法，病情逐渐好转，调理一年，而十二年之沉痼，始竟全功，婚后九年不孕，竟获妊娠。

（选自《蒲辅周医案》）

第五节 产后发热

产褥期间出现发热，持续不退，或突然高热寒战（体温≥38℃）并伴有其他症状者为产后发热。如产后两日内，由于阴血骤虚，阳气外浮，而见轻微发热（体温＜38℃），无其他症状，此乃营卫暂时失于调和，一般可自行消退，属生理现象。本病以产后发热持续不退，伴有小腹疼痛或恶露异常为特点，严重者可危及产妇生命，应引起高度重视。

【源流】

本病始见于《素问·通评虚实论》："乳子而病热……手足温则生，寒则死。"《金匮要略·夫人产后病脉证并治》载有产后发热条文三条，载方三首，但只言其临床症状及方药，未论及病机。《诸病源候论》最早论述本病病因病机，提出产后发热病因有风邪、阴阳不和、寒伤、热伤、瘀血等，病机为"阳胜则热，阴胜则寒，阴阳相加"，"其腹时刺痛"是辨瘀血的要点。《陈素庵妇科补解·产后众疾门》有多篇产后发热专论，其病因病机颇为全面，将病因分为内因、外因两大类，补充了蒸乳、伤食、劳伤肾气均可引发产后发热的病因病机，且针对不同病因病机，分别给出相应治法，遣方用药皆以四物汤加味。《景岳全书·妇人规》对本病的认识更加深入，将发热分为外感风寒、邪火内盛、水亏阴虚、劳倦虚烦、去血过多等，其分型论治至今仍在参考。《医宗金鉴·妇科心法要诀》则将产后发热分为伤食、外感、血瘀、血虚、蒸乳等类型，亦颇合临床实际。感染邪毒致病者，根据其病情严重、传遍迅速等特点，属温热病范畴，故叶天士在《外感温热篇》中指出："产后之法……当如虚怯人病邪而治，总之无犯虚虚实实之禁。"吴又可《瘟疫论》指出："新产亡血过多，冲任空虚……皆能受邪，与经水适断同法。"可选热入血室代表方小柴胡汤治疗。温病学家为产后发热感染邪毒证提供了有实践意义的施治原则和用药准绳。

【病因病机】

（一）病因

产后发热，可因素体存在内伤基础，复因感染邪毒、外感六淫、七情内伤、产后阴血亏损所致。

1. 内伤基础

产后发热对脾肾亏虚人群存在易感性。肾、脾为先、后天之本，促进水谷精微的运化，使清阳之气循行于皮肤、分肉之间，可抵御外邪。若脾肾亏虚，易使邪毒、六淫感染而致产后发热或加重病情。

2. 诱因

（1）外邪侵袭

①感染邪毒：产后气血耗伤，血室正开，产时接生不慎，或护理不洁，或不禁房事，致使邪毒乘虚而入，稽留于冲任、胞脉，正邪交争，因而发热。②外感六淫：产后百脉空虚，腠理不密，卫外不固，以致风寒之邪，袭表犯肺，营卫不和，因而发热；或寒客胞宫，冲任瘀阻，恶露不下，败血停滞，阻碍气机，营卫不通，郁而发热。

（2）七情内伤：产后情志不遂，郁怒伤肝，肝失疏泄，血行瘀阻，败血内停，阻碍气机，营卫不通，郁而发热。

（3）阴血亏损：产时产后血去过多，阴血暴虚，阳无所附，以致虚阳越浮于外，而令发热。

（二）病机

1. 实证之变

产后发热患者，因外邪侵袭、正邪交争而发热，热势较高，初起皆以实证为主。感染邪毒，直犯胞宫，正邪交争急剧，且与瘀血相结，可见高热寒战、小腹疼痛拒按、经血色紫暗臭秽等症；风寒之邪袭表犯肺，营卫不和，可见恶寒发热、头身疼痛、无汗、咳嗽流涕等症；情志不畅，败血内停，营卫不通，气机不畅，津不上承，可见寒热时作，少腹疼痛拒按，恶露紫暗有块，口渴而不欲饮等症。

2. 虚证之化

产时产后血去过多，阴不敛阳，虚阳外越，故身微热自汗，热势较低。

3. 虚实互存之机

虚可致实，实可化虚，实热之证日久可耗伤阴血；虚热之证久可灼血成瘀，临床上应辨明虚实转化，勿犯虚虚实实之戒。

【临证思路】

1. 望诊

望神：患者面色无华，精神萎靡，倦怠乏力，提示为虚证；若患者面红或紫暗，呼吸急促，声音洪亮等，提示实证。

望产后创面：如外阴、阴道、宫颈创面或伤口感染，可见局部红肿、化脓。

望舌：舌红苔黄提示存在热象；舌淡苔薄白提示为虚证；舌质紫暗有瘀点提示血瘀。

2. 闻诊

闻声音：呼唤患者听其应答反应，如神志淡漠，语声低微，提示虚证；如应答切题，语音洪亮，提示实证。

闻气味：如产后出现感染，则排出脓血性恶露，其气臭秽。

3. 问诊

问病史及诱因：素体虚弱，孕晚期不禁房事或产后不禁房事；或滞产、难产、产创护理不洁；或胎膜早破、产后出血、剖宫产、助产手术及产道损伤；或胎盘、胎膜残留，产褥不洁等；或产时、产后当风感寒，不避暑热；或情志不遂史。

问发热的时间、程度：首次发热的时间、发热的度数、是持续性发热或是时作时止、是否伴有汗出等。

问其他伴随症状：是否伴有恶露异常、小腹疼痛、头痛、烦躁、食欲减退等不适。

4. 切诊

切诊腹部：包括诊察腹部的软硬及是否存在压痛，若出现子宫内膜炎或子宫颈炎，则子宫复旧不良，压痛，活动受限；若炎症蔓延至附件及宫旁组织，检查时可触及附件增厚、压痛或盆腔肿物，表现出急性盆腔炎和腹膜炎的体征。

5. 病情危重程度判断

产后发热感染邪毒者，其证危重，变化多端。若出现高热不退、脓血性恶露伴腹痛，甚至出现昏迷、面色苍白、四肢厥冷、脉微欲绝者，为产后发热危急重症。

【纲目条辨论治】

以病因为纲，虚实为目，条辨论治。

1. 感染邪毒

主症：产后寒战高热，小腹疼痛拒按，恶露臭秽，心烦口渴，小便短赤，大便秘结，舌质红，苔黄腻或黄燥，脉数有力。

治法：清热解毒，凉血化瘀。

方药：解毒活血汤。药用连翘、葛根、柴胡、枳壳、当归、赤芍、生地黄、红花、桃仁、甘草等。

随症加减：若高热不退，烦渴汗多，脉虚大而数，属热盛伤津之候，治宜清热除烦，益气生津，方用白虎加人参汤；若症见壮热不退，小腹疼痛剧烈而拒按，恶露不畅，秽臭如脓，大便燥结，苔黄而燥，脉弦数，此乃热毒与瘀血互结胞中，治宜清热解毒，化瘀通腑，方用大黄牡丹汤加蒲公英、败酱草、连翘；若正不胜邪，热入营血，高热不退，心烦汗出，斑疹隐隐，舌红绛，苔黄燥，脉弦细数，治宜清营解毒，凉血养阴，方用清营汤加蒲公英、败酱草、紫花地丁。

2. 外感

主症：恶寒，发热，头痛身痛，微汗或无汗，舌红，苔薄白或薄黄，脉浮紧或浮数。

治法：养血祛风，疏解表邪。

方药：荆防四物汤。药用荆芥、防风、生地黄、当归、白芍、川芎等。

随症加减：若症见发热，微恶风寒，头痛身痛，咳嗽痰黄，口干咽痛，微汗或无汗，舌红，苔薄黄，脉浮数，此为外感风热之邪，治宜辛凉解表，疏风清热，方用银翘散；咳嗽痰黄不易咳者，加浙贝、瓜蒌皮化痰止咳；邪入少阳，症见寒热往来，口苦咽干，胸胁苦满，默默不欲食，心烦，脉弦数，治宜和解少阳，方选小柴胡汤；若产时正值炎热酷暑季节，症见身热多汗，口渴心烦，体倦少气，舌红少津，脉虚数，为外感暑热，气津两伤，治宜清暑益气，养阴生津，方用王氏清暑益气汤。

3. 血瘀

主症：小腹疼痛拒按，恶露量少或不下，色紫黯，夹血块，舌质紫黯或有瘀点，脉弦涩。

治法：活血化瘀，和营退热。

方药：生化汤。药用桃仁、当归、川芎、炮姜、炙甘草、黄酒、童便等。

随症加减：若见神疲乏力，小腹坠胀，脉细弱者，应加黄芪、党参以益气；伴胸闷胁痛，小腹胀痛者加柴胡、枳壳疏肝理气；若热灼成瘀，或瘀久化热，症见恶露色紫暗，口苦，舌苔黄，加败酱草、制大黄以清热化瘀；对血栓性静脉炎，中医可参照血瘀型发热，用凉血化瘀之法治疗。

4. 血虚

主症：产后失血较多，恶露量少色淡，质稀，腹痛隐隐，头晕心悸，舌淡，苔薄，脉细涩。

治法：补血益气，和营退热。

方药：八珍汤。药用熟地黄、当归、白芍、川芎、人参、茯苓、白术、炙甘草等。

随症加减：若偏气虚，症见产后发热不解，气短懒言，体倦肢软，神疲自汗，面色㿠白，舌质淡，苔薄白，脉虚细者，此为劳乏气虚发热，治宜补中益气，和营退热，方用补中益气汤；若阴血虚，症见午后潮热，两颧潮红，手足心热，口干便燥，舌红苔少，脉细数者，治宜滋阴清热，方选加减一阴煎加青蒿、鳖甲、白薇。

【急救处理】

产后发热之危急重症，严重者可危及生命，必要时应中西医结合治疗。

热入营血，高热不退，心烦汗出，斑疹隐隐，舌红绛，苔黄燥，脉弦细数。治宜解毒清营，凉血养阴，清营汤加味。

热入心包，持续高热，神昏谵语，甚则昏迷，面色苍白，四肢厥冷，脉微而细。治宜凉血解毒，清心开窍，方用清营汤送服安宫牛黄丸或紫雪丹。

热深厥脱，出现冷汗淋漓，四肢厥冷，脉微欲绝等亡阳证候，急当回阳救逆，方用独参汤、生脉散或参附汤。

若产后1～2周寒战、高热反复发作，抗菌治疗无效，或见下肢肿胀发硬，皮肤发白，小腿腓肠肌与足底疼痛或压痛，甚者痛不可着地，舌暗脉弦，此为盆腔血栓性静脉炎，是产褥感染的一种特殊形式，属严重并发症。中医可按“脉痹”论治。治以清热解毒，活血化瘀，祛湿通络，方用抵当汤合四妙勇安汤。

中药灌肠。可用败酱草30g，红藤30g，紫花地丁30g，蒲公英30g，丹皮20g，红花15g，连翘20g，蒲黄15g，赤芍20g，浓煎至100～150mL，保留灌肠，日1次。适用于感染邪毒发热。

中药注射液。清开灵注射液、醒脑静注射液、血必净注射液、参附注射液等均可应用。

西医疗法包括支持疗法、抗生素治疗、手术治疗等。

（1）支持疗法：加强营养并补充足够维生素，增强全身抵抗力，纠正水及电解质紊乱。病情严重或贫血者，可多次少量输新鲜血或血浆。适当物理降温，必要时宜取半卧位，利于恶露引流或使炎症局限于盆腔。

（2）抗生素：未确定病原体时，可根据临床表现及临床经验选用广谱抗生素，首选头孢类药物，同时加用甲硝唑。再根据细菌培养和药敏试验结果选择相应抗生素。中毒症状严重者，短期加用肾上腺皮质激素，提高机体应激能力。

（3）切开引流：会阴部感染应及时拆除伤口缝线，以利引流；会阴伤口及腹部伤口感染，应行切开引流术；对外阴、阴道的脓肿可切开排脓引流；盆腔脓肿者，可经腹或后穹窿切开引流。

（4）适量选用肝素：在应用抗生素的同时也可加用肝素治疗，用药期间监测凝血功能。

（5）胎盘胎膜残留处理：经有效抗感染同时，清除宫腔内残留物。

（6）手术治疗：子宫严重感染，经积极治疗无效，出现不能控制的出血、败血症或脓毒血症时，应及时行子宫切除术，清除感染源，抢救患者生命。

【临证备要】

产后发热患者应根据病史初步鉴别诊断：①乳痈发热：产后发热外兼见乳房局部红肿热痛，或有硬块，甚至溃烂化脓，可触及腋下肿大、压痛的淋巴结；②产后小便淋痛：产后以尿频、尿急、尿痛为主症，或伴有发热，尿常规检查可见红、白细胞，中段尿培养可见致病菌；③伤食发热：产后发热伴胸脘饱闷，嗳腐恶食，或吞酸吐泻；④产后痢疾：产后表现为大便次数增多，脓血样便，里急后重，或有腹痛、肛门灼热等，大便检验可见红、白细胞或脓细胞；⑤产后血栓性静脉炎：由于妊娠期间或产后活动少引起，或既往已有，产后加重，表现为患肢红肿、疼痛，严重者局部瘀血破溃，若伴感染而见发热，静脉造影可见患肢深静脉血管狭窄或堵塞。

产后发热的治疗，以调气血、和营卫为主。根据产后多虚多瘀的特点，清热勿过于苦寒，解表勿过于发散，化瘀勿过于攻逐，补虚勿忘祛邪，勿犯虚虚实实之戒。在治疗妇人产后发热病证时要注意顾护阴血，以期达到治病而不伤正的效果。感染邪毒型所致的产后发热，是产科危急重症，若治疗不当或延误治疗可使病情进一步发展。邪毒内传、热入营血，或热陷心包，甚则发展至热深厥脱危重之候，此时，应参照“产褥感染”积极进行中西医结合救治。当出现盆腔脓肿，体温持续不退，具备手术指征时应积极行手术治疗。

【病案参考】

病案一

剖宫产后产褥感染

郭某，2006 年 4 月 16 日初诊。

第一胎剖宫产后 6 天，出院 1 天。术后一直体温偏高，就诊前曾经高达 39℃。面色萎黄虚胖，舌淡苔白腻，脉滑数，全身多汗而凉。恶露较多，色黄。头痛、失眠，饮食尚可。另术后发现中等贫血。

处理如下：桂枝 15g，白芍 15g，甘草 6g，当归 10g，川芎 10g，党参 10g，黄芪 15g，白术 10g，茯苓 10g，熟地黄 15g，陈皮 10g，三仙各 10g，甘草 5g，生姜 15g，大枣 10 枚。常规水煎服，每日 1 剂。

服上方次日，体温下降至 38℃以下。但 3 日后体温仍然于下午或前半夜升高，可达 37. 5℃。予以肌内注射青霉素 160 万单位，每日 2 次，并口服增效联磺 2 片，每日 2 次。3 日后效果仍然不理想，将青霉素改为静脉滴注 800 万单位，每日 1 次。又 3 日，体温仍如前，于是改用菌必治静脉滴注 2g，每日 1 次。又 3 日体温仍如前，于是停用西药，中药上方加附子 10g。2 日后体温正常，再未反复。

按：产褥感染是产道化脓性细菌感染所致，以发热为主要表现。

病案二

剖宫产后产褥感染

李某，25 岁，威县张庄村人，2002 年 10 月 11 日初诊。

第一胎剖宫产后 18 天，反复低热或中等热不退，多次输液用药无效。稍劳即喘，饮食、二便可，体丰，贫血貌。血压 150/100mmHg，T 37. 7℃。脉滑略数，舌嫩。

处理如下：陈皮 10g，茯苓 10g，半夏 8g，黄芪 15g，白术 5g，当归 10g，白芍 15g，川芎 8g，桂枝 15g，三仙各 10g，甘草 4g。常规水煎服，每日 1 剂。另予补中益气丸 9g，每日 2 次；力勃隆 3 片，每日 3 次；每天静脉滴注青霉素 720 万单位。

三日后不再发热，血压正常。停止输液，继续服中药 1 周。

病案三

产褥感染

罗某，24 岁，威县李家寨村人，1992 年 11 月 21 日就诊。

第一胎产后 2 月余，每日发烧。曾在县医院住院，并在某市医院做 CT，从未间断治疗，输液在三十次以上，但仍发热。近一个月来，发热夜重日轻。每次均先冷后热，但不汗出（最初 10 多天有汗），饮食、二便可，全身无疼痛处，但全身浮肿。曾服中药无效。乳已回。精神可，面色苍白萎黄，脉象滑数，舌胖苔白。血压 110/60mmHg，体温 38. 1℃。

处理如下：党参 10g，黄芪 15g，葛根 30g，白芍 15g，陈皮 15g，半夏 10g，茯苓

15g，桂枝15g，生姜20g，生甘草5g。常规水煎服，日1剂。嘱其发烧至39°以上，则服对乙酰氨基酚0.3g。

11月22日：昨晚最高体温39.5℃。血常规示血红蛋白70g/L。煎剂加当归10g，熟地黄15g，木香3g，三仙各10g。

11月24日：以往二日最高体温38.5℃，仍无汗，面目和下肢水肿基本消退，大便稍稀，饮食、小便可，就诊时体温36.5℃。煎剂加连翘10g，黄芩10g。西药加力勃隆3片，日3次，饭后服；食母生10片，日3次。成药加补中益气丸9g，每日2次。

11月28日：以往四天中，有2日夜间最高体温39℃，食欲好，大便仍略稀，时有轻咳。煎剂加桔梗10g。

12月1日：近3日每晚烧一次，在37.5°左右，偶有咳嗽，一般情况大好，饮食、二便可。双臀注射处有炎症反应，脉弦数，心肺听诊无异常，体温36.3℃。

整理前方如下：党参15g，黄芪15g，白术15g，桂枝15g，连翘15g，桔梗12g，黄芩15g，白芍15g，半夏12g，当归12g，熟地黄15g，川芎12g，红花10g，乳香3g，没药3g，陈皮10g，丹参15g，川朴10g，三仙各15g，生甘草5g，阿胶10g（烊）。常规水煎服，每日1剂。补中益气丸9g，每日2次。双臀热敷，每日至少4次，每次30分钟以上。

如此处理至12月15日，左臀部炎症消散，右臀部形成小脓肿。切开引流后迅速痊愈。

（以上病案均选自《医学中西结合录》）

第五章　儿科急症

第一节　小儿高热惊厥

小儿高热惊厥是小儿发热时常易伴发的一种症状，惊厥时体温多在38℃以上。起病年龄为3个月至5岁之间，发病年龄集中在6个月至3岁小儿。儿童热性惊厥不是发热和惊厥的简单相加，是婴幼儿时期起病，以发热、随体温骤然升高出现短暂的全身性惊厥发作，伴有意识丧失，惊厥发作后大多患儿在数分钟内清醒，不遗留神经系统异常体征为临床特点，但非颅内感染所引起的疾病。常有家族遗传史，年龄越小，发病率越高。因起病急暴、形证有余，为阳实证，属中医“急惊风”的范畴。

【源流】

宋以前无惊风病名，本病常与痫证混称，如《备急千金要方》《外台秘要》《颅囟经》等，均称为“惊痫”。宋代《太平圣惠方》指出：“小儿急惊风者，由气血不和，夙有实热，为风邪所乘，干于心络之所致也。心者，神之所舍，主于血脉，若热盛则血乱，血乱则气并于血，气血相并，又被风邪所搏，故惊而不安也。其候遍身壮，热痰涎壅滞，四肢拘急，筋脉抽掣，项背强直，牙关紧急是也。”首提“惊风”病名，并详细描述惊风病因病机与主症。钱乙从“心主惊，肝主风”立论，认为“小儿急惊，本因热生于心，身热面赤引饮，口中气热，大小便黄赤，剧则搐也。盖热甚则风生，风属肝，此阳盛阴虚也”，其提出“急惊合凉泻，慢惊合温补”，后世多从之。清代夏禹铸的《幼科铁镜·阐明发惊之由兼详治惊之法》将急惊风的病机归纳为“热盛生风，风盛生痰，痰盛生惊”，指出“疗惊必先豁痰，豁痰必先祛风，祛风必先解热，解热必先祛邪”的治疗大法。

【病因病机】

热性惊厥之形成，据《巢氏病源》言：“小儿惊者，由于气血不积，热实在内，心神不定，故发惊厥。”喻嘉言谓：“小儿初生，阴不足，阳有余，故身内易致发热，热盛则生痰生风生惊。”以外感时邪（六淫、疠气）、内蕴痰热积滞为其主要因素。其病机及发病机理有以下三个方面：

1. 脾肺不足，感受外邪

小儿脾肺不足，脾不运者不能输精壮体，嫩弱之体屡遭邪干；肺不足者，不能卫外固表，常致病在肺卫，扰及心肝导致高热惊厥。病在肺卫，涉及心肝，为热扰心肝，热去惊止。如《幼科发挥·急慢惊风》云："急惊风，肝风甚而心火从之。"又如《幼科铁镜·阐明发惊之由兼详治惊之法》言："热盛生风，风盛生痰，痰盛生惊。"

2. 饮食不节，里有蕴热

小儿饮食不知自节，常因过食膏粱厚味蕴而化热、或感受风寒入里化热、或风热外感、或感受暑湿疫毒，化热化火，扰动心肝。热盛炼液灼津为痰，痰盛蒙蔽清窍则神昏，热盛肝失濡养，筋脉拘急则生风，风动则惊厥抽搐，痰热扰心则心神烦乱、惊惕不安，痰蒙清窍则神昏、嗜睡。

3. 禀性纯阳，心肝有余

小儿为纯阳之体，"心肝常有余"，感邪之后邪气亢盛，或治不及时，则易于化火，生痰生风，扰动心肝而惊厥。

故热性惊厥病位在肺卫，涉及脏腑主要在心肝，病机为热扰心肝，因痰有聚散，风有动静，随热邪变化，故热祛惊止。正如《幼科发挥. 急慢惊风》云："急惊风者，肝风甚而心火从之。"热、痰、惊、风是高热惊厥的主要病理机制，且可相互影响，互为因果。

【临床诊断】

1. 本病是排除性诊断，应与中枢神经系统感染、癫痫、中毒性脑病、代谢紊乱、急性中毒或遗传代谢病等其他病因所致的惊厥发作相鉴别。

2. 辅助检查

为明确发热的病因，排除引起惊厥的其他疾病，同时评估复发及继发癫痫的可能性，为进一步治疗提供依据，应根据病情选择相应辅助检查，包括常规实验室检查、脑脊液检查、脑电图与神经影像学检查。

（1）常规实验室检查：根据病情可选择性检查血常规、血生化、尿及粪常规，如夏秋季突发频繁惊厥者应检查粪常规，以鉴别中毒性细菌性痢疾。

（2）脑脊液检查：以下情况推荐脑脊液检查：①有原因未明的嗜睡、呕吐或脑膜刺激征和（或）病理征阳性；② 6～12 月龄未接种流感疫苗、肺炎链球菌疫苗或预防接种史不详者；③已使用抗生素治疗，特别是 <18 月龄者，因这个年龄段患儿脑膜炎、脑炎症状和体征不典型，且抗生素治疗可掩盖脑膜炎、脑炎症状；④对于复杂性热性惊厥患儿应密切观察，必要时进行脑脊液检查，以除外中枢神经系统感染。

（3）脑电图检查：以下特征均为继发癫痫的危险因素，推荐进行脑电图检查与随访：局灶性发作、神经系统发育异常、一级亲属有特发性癫痫病史、复杂性热性惊厥、惊厥发作次数多。对于脑电图检查的时机选择，鉴于发热及惊厥发作后均可影响脑电图背景电活动，并可能出现非特异性慢波或异常放电，推荐在热退至少 1 周后检查。

（4）神经影像学检查：不推荐作为常规检查，以下情况推荐行头颅影像学检查寻找病因：头围异常、皮肤异常色素斑、局灶性神经体征、神经系统发育缺陷或惊厥发作后神经系统异常持续数小时。对于惊厥相关脑部病变的检出，通常磁共振成像（MRI）较 CT 更敏感，但检查时间相对较长，对镇静要求高。惊厥持续状态的患儿急性期可能发生海马体肿胀，远期则可能引起海马体萎缩，并可能导致日后颞叶癫痫的发生，必要时应复查头颅 MRI。

3. 留观或住院指征

既往有单纯性热性惊厥病史的患儿或年龄 >18 月龄首次单纯性热性惊厥发作者，发热病因明确且临床症状及体征平稳，则无须住院治疗，但应告知家长仍需密切观察病情变化。以下情况需留院或住院观察：

（1）有嗜睡等神经系统症状或异常体征者；

（2）首次发作年龄 <18 月龄尤其是已使用抗生素治疗者；

（3）热性惊厥的感染原因不明或感染较为严重者；

（4）复杂性热性惊厥或惊厥持续状态患儿，后续病情变化可能较复杂，建议住院观察；

（5）对于无明确家族史者建议住院观察以明确病因。

【临证思路】

（一）识症

1. 辨病因

感受风邪，有鼻塞、流涕、咳嗽等前驱病史，表寒愈重，发热愈高，惊厥愈易见；感受风热，症见恶风、有汗、咽痛、咳嗽、舌边尖红、脉浮数；感受暑邪，发于夏季，迅速出现高热、昏迷、抽搐，伴恶心、呕吐、烦躁、嗜睡；感受湿热疫邪，多发于夏秋季节，有传染病接触史或饮食不洁史，常致呕吐、泻下臭秽，兼高热神昏、惊厥抽搐；感受疫疠之邪，起病暴烈，传染性强，化热化火最为迅速，起病即可突然实热内闭，引动肝风则抽搐，闭塞清窍则神昏。

2. 辨兼证

兼舌苔厚腻，腹痛腹泻者，为乳食积滞；兼舌红苔黄，面赤唇红者，为食积化热；兼腹胀便秘，高热持续者，为阳明腑实；兼体格壮实，手足心热，为实证；兼形体瘦弱，反复易感者，为虚实夹杂证。

（二）审机

外感风邪犯表，邪热犯心，热扰肝经，兼寒邪者，症见恶寒无汗；风热者，伴有发热、恶风、有汗，或鼻塞，或咽红，舌边尖红，脉浮数；兼湿邪者，则有头痛如裹、身重倦怠、苔薄腻。盛夏暑邪当令，犯肝扰心，气升上盛，故见头痛、恶心呕吐、烦躁嗜睡、四肢抽搐，以及壮热、多汗、倦怠，舌红苔黄腻。暑多兼湿，属湿合邪则见尿赤便溏、舌红苔黄腻。

辨热、痰、惊、风的主次，为辨识病机关键。高热目赤、唇颊焮红、烦渴饮冷、便秘溲赤、心烦惊惕甚至神昏谵语，属热；痰涎壅盛、口吐白沫、喉中痰鸣、声如拽锯、神志不清或昏迷，主痰；惊悸、昏谵惊叫、惊惕不安、面色乍青乍红为惊；牙关紧闭、目珠直视或窜视、四肢抽搐、项背强直，甚则角弓反张，属风。

（三）定治

急则治标。当惊厥发作之时，首先应采取有效措施，运用针灸、推拿、丸、散等外治法，及时控制高热，促使昏迷苏醒。

根据“疗惊必先豁痰，豁痰必先祛风，祛风必先解热，解热必先祛邪”的原则，确立清热、豁痰、镇惊、息风的基本治法。审证求因，须详辨痰、热、惊、风的不同，区分痰火和痰浊、表热与里热，区分主次缓急，随证施治。

（四）用药

1. 发热用药

风寒外感，治宜辛温解表，用麻黄、桂枝、荆芥、防风、羌活等；风热外感，治宜辛凉解表，用桑叶、菊花、薄荷、金银花、连翘、柴胡等；暑邪外袭，治宜清暑解表，用香薷、青蒿、荷叶、滑石、藿香等；湿邪困表，治宜宣表化湿，用羌活、藿香、茵陈、黄芩等。热毒与胃肠糟粕互结，阳明腑实，治宜清热通便，用大黄、芒硝、枳实、厚朴等；兼食积蕴热者，治宜清热导滞，选枳实、厚朴、黄连、连翘、内金等。降泄气机，药用大黄、茯苓、淡竹叶等；息风，药用钩藤、僵蚕、地龙等。盛夏炎热当令，暑邪客犯肝心，症见头痛、项强、恶心、嗜睡、抽搐等，治宜清泄肝心，祛暑利湿息风，清热涤暑，药用生石膏、知母、黄芩、滑石等。降泄气机，药用滑石、淡竹叶、厚朴等；息风止痉，药用羚羊角、钩藤、菊花等；凉营清暑，药用水牛角、淡竹叶、黄连等；轻清宣透，药用菊花、防风等。

2. 神昏用药

热盛心烦，神昏窍闭，宜清热化痰开窍，选黄连、竹茹、天竺黄、鲜竹沥、胆南星、郁金、瓜蒌；神昏嗜睡，治宜行气化痰开窍，选石菖蒲、僵蚕、陈皮、半夏、茯苓；伴腹胀便秘，急当通腑涤痰开窍，用大黄、枳实、厚朴。

3. 惊厥用药

发热恶风、鼻塞、抽搐、神昏，治宜疏风解痉，用蝉蜕、防风、菊花、薄荷；抽搐不止，则平肝息风止痉，用钩藤、石决明、全蝎、蜈蚣、蕲蛇；烦躁不安，宜清心除烦，用黄连、生地黄、竹叶；烦躁易怒，重在清泄肝火，用龙胆草、夏枯草、菊花、薄荷；惊惕不安，宜镇惊安神，用珍珠母、龙骨、牡蛎、石决明；肢体拘急，宜柔肝解痉，用白芍、当归。虫类药有强烈的镇痉祛风作用，但多有燥血之弊，故要配合当归、生地黄等，即所谓“治风先治血，血行风自灭”。

【纲目条辨论治】

以病因为纲，病位为目，条辨论治。

1. 外感风寒，里有蕴热

主症：发热，恶寒无汗，咳嗽，鼻塞，流清涕，体温骤升之时突然四肢拘急，角弓反张，双目直视，牙关紧闭，手足搐搦，舌质红，苔薄白或薄黄，脉浮滑。

治法：解表清里，息风开窍。

方药：柴葛解肌汤加减。药用柴胡、葛根、羌活、防风、黄芩、白芍、桔梗、连翘、僵蚕、蝉蜕、生甘草等。

随症加减：若喉间痰鸣，加胆南星、陈皮；神昏嗜睡，加石菖蒲、半夏；抽搐明显，加石决明、全蝎、蜈蚣、白芍；惊惕不安，加珍珠母、龙骨、牡蛎、石决明、琥珀。

2. 感受风热，扰动心肝

主症：发热，恶风，咳嗽，鼻塞，流浊涕，咽痛，伴四肢拘急，角弓反张，双目直视，牙关紧闭，手足搐搦，舌质红，苔薄白或薄黄，脉浮数。

治法：解表清热，息风开窍。

方药：银翘散加减。药用金银花、连翘、竹叶、芦根、薄荷、炒牛蒡子、桔梗、蝉衣、钩藤、僵蚕等。

随症加减：若咽痛甚，加板蓝根、蒲公英、野菊花；口渴者，加天花粉、玄参、麦冬；喉间痰鸣，加竹茹、天竺黄、瓜蒌；神昏抽搐较重，加小儿回春丹。

3. 感受暑邪，扰动心肝

主症：多发于夏季，症见高热，无汗，头痛项强，恶心呕吐，口渴便秘，烦躁嗜睡，伴发四肢拘急，角弓反张，双目直视，牙关紧闭，手足搐搦，舌红苔黄，脉弦数。

治法：清热祛暑，开窍息风。

方药：新加香薷饮。药用香薷、厚朴、金银花、连翘、扁豆花、蝉蜕、菊花、钩藤等。

随症加减：若高热不退，加生石膏、知母；神昏多眠，加石菖蒲、郁金；壮热神昏谵语，加服安宫牛黄丸、紫雪丹；神昏痰鸣，加服至宝丹。

4. 湿热外感，扰动心肝

主症：发热持续，身热不扬，头重肢酸，胸脘痞闷，食少呕恶，心烦口渴，汗多尿少，腹胀便秘，小溲黄赤，伴见惊厥，神昏，抽搐，舌质红，苔黄腻，脉滑数。

治法：清热祛湿，清心平肝。

方药：甘露消毒丹加减。药用金银花、连翘、藿香、茵陈、黄芩、薄荷、白豆蔻、石菖蒲、射干、滑石、蝉蜕、钩藤、甘草等。

随症加减：热甚，加柴胡、葛根；恶心呕吐，加竹茹、半夏；腹泻色黄黏滞，加葛根、黄芩、黄连、马齿苋。

5. 热炽气分，扰动心肝

主症：高热，烦躁，面红，唇赤，神昏惊厥，抽搐有力，角弓反张，便干，溲黄，舌红赤，苔黄厚，脉洪大。

治法：清热泻火，镇惊止痉。

方药：白虎汤加味。药用生石膏、知母、柴胡、金银花、连翘、薄荷、黄芩、蝉蜕、全蝎等。

随症加减：咽红肿痛，加板蓝根、大青叶、炒牛蒡子；便干，加生大黄、芒硝；溲黄，加竹叶、车前子、滑石；高热不退，神昏惊厥，加服安宫牛黄丸。

【其他疗法】

1. 体针

常用穴位为人中、合谷、涌泉、百会、十宣、内关等，需强刺激，必要时可留针。

2. 中成药

（1）小儿回春丹：功能开窍定惊，清热化痰。用于高热惊厥，风热动风。半岁以内每瓶分3次服；6个月至1岁每瓶分2次服；1岁以上每次服1瓶。每隔4～6小时用5～10mL开水拌匀服用。

（2）羚羊角颗粒：功能平肝息风，清热镇惊。用于高热惊厥。1岁以下儿童半袋/次；1～5岁儿童1袋/次；5～10岁儿童1袋半/次；10岁以上儿童2袋/次。每日3次。

3. 单验方

全蝎、蜈蚣等分，研细末，每服0.3～1g，每日1次，用于高热惊厥。

【病案参考】

病案一

张某，女，5岁。2014年5月16日初诊。患儿自9个月起发热惊厥后，每年有1次发热惊厥，惊厥时体温维持在39～40℃，持续时间大约4分钟，惊厥发作后曾3次做脑电图检查，均无明显异常。患儿平时易感冒，3天前因感邪发热，惊厥又发。现发热初和，夜汗较多，纳谷不香，舌红少苔，大便干结。此为患儿素有痰浊内阻，复感风邪，引动伏痰，风痰交阻，阻滞络窍，发为惊风，治予疏风化痰通络以治其标。

处方：全蝎 1.2g，胆南星 2g，知母 5g，茯苓 10g，陈皮 3g，炒麦芽 10g，南沙参 10g，石斛 10g，生甘草 3g，钩藤 6g，天麻 10g，僵蚕 6g。7 剂，水煎服，分早中晚 3 次餐后服用。

2014 年 5 月 23 日二诊：患儿夜汗尚多，纳谷欠香，舌苔薄净，大便隔日 1 次，拟原方出入。

处方：全蝎 1.2g，胆南星 3g，麻黄根 10g，瓜蒌仁 10g，茯苓 10g，陈皮 3g，炒谷芽 10g，南沙参 10g，钩藤 6g，天麻 10g，僵蚕 6g。7 剂。

2014 年 5 月 30 日三诊：患儿夜汗已少，纳谷尚可，舌苔薄净，大便干燥，治以化痰通络，益气养阴，佐以润肠通便。

处方：全蝎 1.2g，火麻仁 10g，瓜蒌仁 10g，太子参 10g，炒谷芽 10g，石斛 10g，钩藤 6g，天麻 10g，知母 6g，益智仁 10g，制首乌 10g。7 剂。

2014 年 6 月 6 日四诊：药后舌净纳可，精神可，大便正常，拟前方出入。

处方：全蝎 1.2g，火麻仁 10g，胆南星 3g，太子参 10g，生熟谷芽（各）10g，茯苓 10g，钩藤 6g，天麻 10g，僵蚕 6g，制首乌 10g。7 剂。

2014 年 6 月 13 日五诊：病情稳定，舌净纳可，二便尚调，拟益气健脾以巩固善后。

处方：太子参 10g，茯苓 10g，山药 10g，生甘草 3g，陈皮 3g，钩藤 6g，天麻 10g，制首乌 10g，益智仁 10g。7 剂。

药后诸恙均和，再以调理数次，随访 3 月，患儿偶有感冒发热，未作惊厥。

按：脾胃为后天之本，气血生化之源，小儿“脾常不足”易于失健而助湿生痰，故若反复触感外邪，必然引动内伏之痰，导致风痰相搏，阻于络窍而发生惊厥。因此，治疗本病应标本兼顾，祛风化痰通络治其标，健脾益气固卫善后固其本。

（选自《董幼祺治疗小儿热性惊厥验案 2 则》）

病案二

忻某，男，4 岁。2014 年 6 月 13 日初诊。患儿始发惊厥于 1 周岁时，至今 6 次，初次惊厥发作时体温达 40℃，以后每次惊厥发作时体温维持在 39℃左右。3 天前患儿感邪发热后惊厥又作，经对症治疗后体温降至 37.8℃。刻下咽红纳可，舌红苔黄，便下干结。脑电图、血生化、三大常规等各项实验室检查均未见明显异常，遂来门诊。

患儿舌红苔黄，便下干结，脉象偏数，此乃余邪未净，患儿感邪以后，入里化热生痰，痰热内恋阻滞络窍，发为惊厥。治疗当先以清泄为主。

处方：连翘 10g，淡竹叶 10g，芦根 15g，杭菊 10g，蝉蜕 3g，生甘草 3g，石膏 15g（先煎），钩藤 5g，僵蚕 6g。7 剂，水煎，分早中晚 3 次餐后服用。

2014 年 6 月 20 日二诊：患儿发热已平，咽红亦平，二便尚调，纳谷欠香，舌红苔黄，拟调养化痰。

处方：北沙参 10g，薏苡仁 15g，僵蚕 6g，炒山楂 10g，鸡内金 6g，钩藤 5g，全蝎 1.2g，茯苓 10g，生甘草 3g。7 剂。

2014 年 6 月 27 日三诊：患儿纳谷好转，二便尚调，口腔溃疡，舌红苔黄，故拟清泄。

处方：淡竹叶 10g，北沙参 10g，芦根 15g，生甘草 3g，钩藤 5g，石斛 10g，茯苓 10g，杭菊 10g，生石膏 15g（先煎）。7 剂。

2014 年 7 月 4 日四诊：口腔溃疡有所好转，纳谷尚可，二便尚调，舌苔薄净，再予清泄，兼以理脾。

处方：北沙参 10g，淡竹叶 10g，干石斛 10g，钩藤 5g，茯苓 10g，清甘草 3g，炒谷芽 10g，山药 10g，大生地黄 15g，益智仁 10g。7 剂。

2014 年 7 月 11 日五诊：药后舌净纳可，二便尚调，再拟原方出入善后。

处方：太子参 6g，石斛 10g，钩藤 5g，茯苓 10g，清甘草 3g，炒谷芽 10g，怀山药 10g，大生地黄 15g，益智仁 10g。7 剂。

药后患儿体质渐强，再以调理数次，加入黄芪、制首乌等品，随访 6 个月，感邪减少，偶发高热，未作惊厥。

按：小儿脏腑娇弱，易感受外邪，伤肺生痰，或因脾失健运而聚湿生痰，日久顽痰不去，则内伏脏腑。又小儿纯阳之体，肌腠薄弱，“肝常有余”，故每当气候突变，寒热失常，则易于感邪。感邪以后，邪气亢盛，或治不及时，则易于入里化火、生痰、生风而作惊厥。本病发病因余邪未尽，痰热内恋，故当先以清泄为主。

（选自《董幼祺治疗小儿热性惊厥验案 2 则》）

病案三

曾某，女，38 个月。初诊日期：2015 年 8 月 25 日。患儿曾高热惊厥 4 次，高热 39.8℃，发作时牙关紧咬，两目上视，手足抽搐，时长持续 3 分钟，脑电图检查正常。予抗惊厥急性对症处理后，体温未降，仍处于 39℃上下，伴有咳嗽、喉间痰鸣，气急喘息，舌红，苔黄腻，脉浮数。

诊断：高热惊厥。

辨证：痰热壅盛，痰蒙清窍。

治法：清热豁痰，通络镇惊。

处方：金银花 9g，连翘 9g，钩藤 9g，香豆豉 9g，黄芩 9g，杏仁 9g，淡竹叶 9g，石膏 24g，麻黄 3g，甘草 3g，竹茹 6g，胆南星 6g。同时开始服用金粟丹 150g，分 100 天化服。

后于 2015 年 10 月外感高热复发，再次就诊，辨证服用中药缓解症状后，续服金粟丹。之后每月随访，适当佐以清热解毒、健脾和胃之调理方同服，后未再有惊厥发作。

（选自《董氏金粟丹防治小儿高热惊厥》）

第二节 急性疱疹性咽峡炎

急性疱疹性咽峡炎主要是由柯萨奇 A 组病毒侵犯咽、扁桃体引起的一种特殊类型的急性上呼吸道感染。以急性起病，发热，咽痛，拒食，流涎，查体咽部充血，在咽腭弓、悬雍垂、软腭或扁桃体上有 2 ~4mm 大小的灰白色疱疹，周围有红晕，疱疹破溃后形成小溃疡为主要临床特征。本病好发于夏秋季，病程 1 周左右。本病多见于 1 ~7 岁小儿，可反复发病，多为不同型病毒引起，预后良好。

该病具有传染性强、流行快等特点，发病率近几年呈上升趋势，发病时给患儿带来较大痛苦，很容易造成患儿吞咽困难及食欲减退，哭闹增多，很大程度上影响了患儿的身体健康与生活质量，且部分疱疹性咽峡炎可能为手足口病的初期潜在形式，极少数合并心肌损害以及脑炎等。急性疱疹性咽峡炎属中医学“口疮”“风温”“湿温”“风热喉痹”等范畴。

【源流】

古代文献中并没有对“疱疹性咽峡炎”这一病名的明确记载，但根据其病因、病机、症状等可以认为该病属于中医学中“口疮”“风热喉痹”等范畴。最早关于该病的记载为《素问·气交变大论》：“岁金不及，炎火乃行……民病口疮。”《素问·阴阳别论》有“一阴一阳结，谓之喉痹”的论述，一阴为外感邪毒，一阳为肺胃蕴热，两者搏结咽喉发为本病，原文含义较宽泛，应涵括本病在内。宋代《小儿卫生总微方论·咽喉总论》有记载：“小儿咽喉生病者，由风毒性热博于气血，随其经络虚处所著，则生其病。”宴汉卿的《疮疡经验全书·喉痹》云：“风热喉闭，其因皆由患者久积热毒，因而感风，风热相搏，故而发作。”《普济方·卷六十二》中说：“脾胃有热，风毒乘之，其气上冲，经络胷应，故咽喉为之肿痛。”清代陈复正《幼幼集成·口疮证》中曰：“口疮者，满口赤烂，此因胎禀本厚，养育过温，心脾积热，熏蒸于上，以成口疮。”因脾开窍于口，心开窍于舌，肾连舌本，胃络齿龈，故病变部位可责之于心脾胃肾。而其发病的原因可归纳为外感风热乘脾、心脾积热上熏、阴虚虚火上浮。陆子贤的《六因条辨·斑疹条辨第七》曰：“斑出阳明，疹出太阴。”疹为太阴风热内窜血络，太阴主湿，湿热交织为病。本病多发于夏秋湿热季节，以发热、咽峡部疱疹为主症，常合并脾胃系症状，故病属湿热为患，与感受湿热之邪或肺脾湿热密切相关。

【病因病机】

该病最常见的发病原因是由外感风热或湿热之邪，以风邪夹寒邪、热邪多见。南方属火，气候炎热，多为风热；北方属水，以风寒为多。外感风热之邪，首犯于肺，热毒搏结于咽喉，致红肿热痛，继而侵犯脾胃，熏灼口舌咽喉，发为本病。正如《太平惠民和剂局方》所云："风邪热气搏于经络，蕴蓄不散，上攻于咽喉。"又如《诸病源候论·卷三十》中所说："喉痹者……风毒客于喉间，气结蕴积而生热，致喉肿塞而痹痛。"再如《疮疡经验全书》所说："风热喉闭，其因皆由患者久积热毒，因而感风。"风寒之邪外袭，卫阳被遏，不得宣泄，壅塞咽喉，则致咽痛、咽痒。

先天禀受母体胃热或长期恣食肥甘厚味或喜食煎炒炙烤，致素体肺胃偏热。《景岳全书·杂证谟》曰："以口腹过嗜肥甘辛热太过而起，多属阳明。"《圣济总录·小儿口疮》有曰："小儿口疮者，由血气盛实，心脾蕴热，熏发上焦，故口生疮，盖小儿纯阳，易生热疾，或衣服过浓，饮食多热，血脉壅盛，皆致此疾。"

正气不足，素蕴湿热，位在肺脾。由于"内有热，外有感"，湿热体质小儿容易发病。时邪从口鼻而入，蕴结肺脾，咽喉为肺胃之门户，正邪交争则发热；邪毒与内蕴湿热相互胶结，循经络上熏咽峡肌膜，见咽痛、咽红、疱疹、溃疡；肺卫失和则鼻塞流涕、咳嗽有痰；脾胃受邪，胃失和降则恶心、呕吐、纳差；脾失运化则腹胀、腹泻或便干。热盛伤津，或湿阻气机后期多见阴虚或气阴两虚。

【临床诊断】

（一）临床表现

潜伏期为2～4天，多以突然发热、咽痛、拒食、恶心、腹痛为始发症状。发热多为低度或中度，偶见高达40℃以上，甚至引起惊厥。咽痛重可影响吞咽，并伴流涎。典型症状出现在咽部，初起时咽部充血，并有散在透明或灰白色疱疹，直径为2～4mm，四周绕有红晕，2～3天后红晕加剧扩大，疱疹不久破溃，形成黄色溃疡，数目不等，严重者口颊黏膜及牙龈亦溃疡，甚见牙龈出血。

（二）诊断要点

凡具有以下临床表现，并排除疱疹性口腔炎、手足口病等疾病，方可诊断。

1. 病史

与急性疱疹性咽峡炎患者接触史。

2. 症状

突起高热、咽痛、拒食、流涎，可伴厌食、呕吐、腹泻。

3. 体征

咽充血，咽腭弓、悬雍垂、软腭或扁桃体上可见2～4mm大小的疱疹，周围有红晕，疱疹破溃后形成小溃疡。

【临证思路】

（一）识症

1. 发热

初期以实证居多，邪盛为主。发热伴鼻塞、浊涕、轻咳、恶风、有汗、舌边尖红、脉浮数、苔薄黄，为风热外感。发热伴恶寒、头痛、身楚、鼻塞、清涕，兼咽峡疱疹溃疡肿痛，舌红苔白、脉浮紧，为寒包热郁；热势缠绵、口渴、面红、舌红、苔黄腻、脉滑数，伴流涎、纳差、恶心、呕吐、腹泻，为湿热外感。热偏重，则见高热、烦躁、口渴、便干；湿偏重则见身热不扬、嗜睡、口不渴、便溏。壮热、烦躁、面赤、唇红、便干、尿黄、咽部疱疹溃疡密集、根盘高耸、色深红、舌红赤、苔黄厚、脉洪大，为毒热蕴结。恢复期虚证多见，正虚为主，见低热或夜间发热，伴面色少华、精神不振、少气倦怠、纳差者多气虚；伴口干喜饮、手足心热、舌体瘦、舌质红、苔薄少、脉细数者多阴虚。

2. 疱疹溃疡

色鲜红、分布稀疏、疼痛较轻、根盘微耸，为风热；色深红、分布密集、疼痛重、根盘高耸，为湿热或毒热；色淡红、疱疹干瘪、溃疡消退、肿势平塌、疼痛减轻，为后期阴虚或气阴两虚。

（二）审机

其病机大体有两方面：一为风热外侵，二为邪热传里。症状轻重悬殊，病在肺脾，风、热、湿、毒是常见病因。早期以发热或咽痛为主症，持续 2～3 天，热势渐退，疱疹破溃形成溃疡，约 1 周痊愈。

小儿脏腑娇嫩，形气未充，为稚阳之体，常表现为肺气弱脾不足。其冷暖不自知，饮食不洁或不节，暑热之季贪凉饮冷，致肺卫不固、脾胃不和，外感时行邪毒乘虚经口鼻而入，蕴郁肺脾。由于小儿素体正禀不足，疠邪性盛，伤人最速，正邪剧烈相争，正不能阻邪于卫分，邪直入阳明气分，则猝然发热，壮热烦渴，面赤头痛。热犯阳明，胃失和降，或暑邪夹湿内阻，胃气上逆，故恶心、呕吐、腹痛。正如《温病条辨·解儿难》所说："小儿肤薄神怯，经络脏腑嫩小，不耐三气发泄，邪之来也，势如奔马，其传变也，急如掣电。"往往卫分未解已传气分，出现卫气同病，或出现直入气分之阳明证，甚至由营及血、营血同病而出现各种变证。

咽喉是经脉循行交会之处，十二经脉皆与其相通，尤与肺脾胃密切相关。咽喉为肺系，由肺所主，系肺之门户。口咽为胃系之所属，与胃相通。脾与胃互为表里，足太阴脾经络于胃，上挟咽喉，故咽喉与脾也有密切关系。暑湿之邪蕴郁肺脾，卫气同病，湿热熏蒸，循经壅遏咽喉，聚集于咽峡部，初起热郁为疹，湿聚成疱；湿热蕴遏时久，毒热化火，则疱疹潮红、破溃为疡。

疱疹时邪在发热出疹期，正胜邪去，毒祛邪泄，则热退溃疡渐收。暑湿黏腻，缠绵不尽，易伤气津，后期多表现为正胜邪去、气津受损之候。若暑湿热毒盛极而乖，正不胜邪则生变证。暑湿之邪郁阻，肺失宣肃，胸阳不展，损伤心阳，则出现口唇青紫、手足厥冷之心阳虚衰证；若邪毒郁蕴化火、内陷厥阴心肝则出现抽搐、昏迷之邪陷心肝证。

（三）定治

以清热解毒、利咽化湿为治疗原则。

初期以外感居多，以清热解表为主，使邪从外解，疏风清热或疏风散寒，佐以清热祛湿，解毒利咽。极期毒热较重，遵从温病学“在卫汗之可也，到气才可清气，入营尤可透热转气”的治疗原则，解毒清热，凉营化湿。应注意用药勿过于寒凉，防寒凉遏邪。恢复期邪未尽除而正气已虚，注意扶正不恋邪，清解余邪，佐以养阴益气。

（四）用药

风热证，重症治宜清热解毒，用生石膏、大青叶、黄芩、柴胡、葛根，轻症用桑叶、菊花、金银花、连翘、薄荷。毒热证，以清热解毒为要，因毒热伤阴伐气最速，用生石膏大清肺胃之热，生地黄、知母清热兼顾护阴液，与清气透热解毒之金银花、连翘、薄荷、蝉蜕、升麻等药物相配伍，使毒热从气分转出卫分而解，防治邪毒内陷。伴腹满燥实、大便干结，用大黄、芒硝、枳实、厚朴通腑泄热，中病即止，勿伤正气。毒热容易扰心动肝，用药应及时审慎。

湿热证，以清热祛湿为主。湿重以祛湿为要，湿偏上焦，治以芳香化湿，用藿香、苏叶、佩兰、陈皮、黄芩、白蔻仁、炒杏仁、白芷、石菖蒲、生姜；湿偏中焦，治以运脾燥湿，用苍术、茯苓、厚朴、炒白术、黄连、栀子、薏苡仁、半夏、茵陈；湿偏下焦，治以清热利湿，用黄柏、滑石、竹叶、车前子、生甘草。湿热证注意上中下三焦清热分利祛湿，方能效如桴鼓。《幼科类萃·耳目口鼻门》中有记载：“口疮者，乃小儿将养过温，心脏积热，熏蒸于上，故成口疮也。宜南星末醋调，涂两脚心，乳母宜服洗心散。”

【纲目条辨论治】

以病期为纲，病因为目，条辨论治。

（一）邪盛期

1. 风热外感，毒蕴咽喉

主症：发热轻或不发热，鼻塞浊涕，轻咳，咽痛，咽红肿，疱疹分布较稀疏，根盘鲜红，溃疡稀疏，纳差，流涎，症状较轻，舌红苔薄黄，脉浮数。

治法：疏风清热，解毒利咽。

方药：银翘散加减。药用金银花、连翘、藿香、黄芩、炒牛蒡子、竹叶、薄荷、芦根、桔梗等。

随症加减：咽痛明显，加重楼、蒲公英、板蓝根、大青叶；高热，加柴胡、葛根。

2. 湿热并重，毒蕴咽喉

主症：发热缠绵，面红，口渴，咽红肿痛，咽峡部疱疹较密集，根盘高耸，红晕弥漫，溃疡较密集，流涎黏滞臭秽，纳差，大便黏滞不爽，色黄臭秽，或便干，舌红，苔黄腻，脉滑数。

治法：清热祛湿，解毒利咽。

方药：甘露消毒丹加减。药用金银花、连翘、藿香、薄荷、炒牛蒡子、黄芩、茵陈、石菖蒲、白蔻仁、厚朴、滑石、通草等。

随症加减：咳甚痰黄，加青黛、天竺黄、海蛤粉、浙贝母、前胡；咽红肿痛，加山豆根、马勃、蒲公英、重楼；高热便秘，加生大黄、枳实；大便黏滞不爽，加地锦草、车前子、马齿苋、葎草。

3. 热重于湿，毒蕴咽喉

主症：高热，口渴，烦躁，便干，咽红肿痛剧烈，咽峡部疱疹较密集，根盘高耸，红晕弥漫，溃疡较密集，舌红苔黄厚腻，脉滑数。

治法：清热解毒，祛湿利咽。

方药：银翘马勃散加减。药用金银花、连翘、大青叶、板蓝根、滑石、芦根、生甘草、牛蒡子、射干、马勃、黄芩、桔梗等。

随症加减：高热、烦渴，加生石膏、知母；便秘，加生大黄、厚朴、枳实、芒硝；口干，加玉竹、石斛、生地黄、玄参；热甚心烦，加黄连、莲子心、竹叶。

4. 湿重于热，毒蕴咽喉

主症：身热不扬，口不渴，头身困重，嗜睡，胸闷泛恶，纳差，或呕吐，便溏，泻下色黄，黏滞不爽，舌质红，苔黄腻或白腻，脉滑数。

治法：祛湿解表，解毒利咽。

方药：藿朴夏苓汤加减。药用藿香、厚朴、半夏、茯苓、泽泻、猪苓、淡豆豉、炒杏仁、薏苡仁、白蔻仁等。

随症加减：便溏色黄黏滞，加葛根、黄芩、黄连；大便稀、恶寒，加香薷、金银花；恶心呕吐加竹茹、半夏；湿重加佩兰、荷叶、苍术；脘腹痞满加陈皮、大腹皮、苏梗。

5. 寒包热郁，毒蕴咽喉

主症：发热，恶寒，头痛，无汗，咽峡部疼痛、红肿、疱疹、溃疡，烦躁，口渴，舌红苔白腻，脉浮紧。

治法：散寒清热，解毒利咽。

方药：新加香薷饮加减。药用香薷、金银花、连翘、厚朴、扁豆、滑石、石菖蒲等。

随症加减：恶寒头痛，加羌活、桂枝、防风；咽红肿痛，加牛蒡子、柴胡、薄荷；恶心呕吐重，加半夏、生姜。

6. 肺胃火盛，毒蕴咽喉

主症：发热，咽峡部疼痛重，红肿明显，疱疹密集，黄色溃疡，口气臭秽，口干舌燥，舌红赤苔黄，脉滑大而数。

治法：清胃泻火，凉血解毒。

方药：清胃散加减。药用生石膏、黄连、生地黄、丹皮、当归、升麻等。

随症加减：热盛，去当归，加大黄、牛膝；咽部红肿痛甚，加金银花、玄参、蒲公英；小便黄赤，加竹叶、川木通。

7. 心经火热，毒蕴咽喉

主症：发热，咽峡部疼痛重，红肿明显，疱疹较密集，黄色溃疡，心胸烦热，口渴面赤，意欲饮冷，小便赤涩刺痛，舌尖红，苔黄，脉细数。

治法：清心泻火，解毒利咽。

方药：导赤散加减。药用生地黄、通草、淡竹叶、金银花、栀子、生甘草等。

随症加减：心烦、舌尖红，加莲子心、黄连；咽干口渴，加芦根、玄参、麦冬；小便黄热，加车前子、赤茯苓。

8. 风热外感，里有腑实

主症：发热，咽峡部疼痛重，红肿明显，疱疹较密集、黄色溃疡，面赤唇焦，便秘尿赤，胸膈烦热，舌红苔黄厚，脉滑数。

治法：清热解毒，泻火利咽。

方药：凉膈散加减。药用连翘、黄芩、薄荷、竹叶、山栀子、川大黄、朴硝、甘草等。

随症加减：心烦口渴，加天花粉、麦冬、玄参；咽喉肿痛，加青黛、炒牛蒡子、重楼、蒲公英、升麻。

（二）正虚邪恋期

1. 余热未清，阴虚内热

主症：多发于疾病后期，疱疹逐渐干瘪，溃疡逐渐收口，低热或夜间发热，口干，手足心热，舌体瘦，舌质红，苔薄少，脉细数。

治法：滋阴清热，解毒利咽。

方药：沙参麦冬汤加减。药用北沙参、玉竹、麦冬、天花粉、扁豆、桑叶、生甘草等。

随症加减：低热缠绵，加青蒿、银柴胡、白薇；咽喉肿痛，加玄参、牛蒡子、芦根。

2. 余热未清，气阴两伤

主症：身热多汗，少气乏力，气逆欲呕，烦渴喜饮，咽峡部疱疹干瘪，溃疡消退，舌红少津，脉虚数。

治法：清热生津，益气和胃。

方药：竹叶石膏汤加减。药用竹叶、石膏、半夏、麦冬、太子参、甘草等。

随症加减：余热较盛，加知母、黄芩；口干喜饮，舌苔薄少，加生石斛、天花粉、芦根、玉竹。

【其他疗法】

（1）冰硼散、西瓜霜、柿霜任选其一，吹咽喉，每日3次，用于实热。

（2）吴茱萸研末，醋调，外敷患儿双足涌泉穴，临睡前固定，翌日晨去除，用于余热未清，阴虚内热。

（3）大黄3g，黄连3g，黄芩10g，五倍子6g，柴胡12g，金银花20g，薄荷6g。水煎沸20分钟，取汁入瓶，灌肠备用。灌肠前排尿排便，采用50mL注射器，将中药煎剂低压缓慢注入直肠。用于疱疹性咽峡炎发热。

（4）穴位贴敷。锦灯笼打细粉，加青黛、冰片，贴天突，每日1次。

（5）刺络。少商，每日1次。

【病案参考】

病案一

周某，男，5岁，2014年6月主因高热1天来诊。患儿昨晚突然高热，体温最高40℃。咽痛口渴欲饮，头痛目赤，恶心欲呕。咽红、双侧咽峡部可见数个2～3mm大小的疱疹、溃疡，上覆白膜，周围潮红，乳蛾红肿。舌质红、舌苔白厚腻，脉濡数。血常规：WBC 8.3×10^9/L，L 40%，N 48%，CRP 24mg/L。患儿为疱疹性咽峡炎，证属暑热直中阳明、夹湿邪蕴阻中焦，拟清热解毒，祛湿利咽法。方用白虎汤、柴胡葛根汤、六一散加减：生石膏10g，知母10g，黄芩10g，柴胡6g，葛根10g，银花10g，连翘10g，滑石6g，甘草3g，桔梗6g，牛蒡子10g，板蓝根6g，玄参6g。3剂水煎服，分2次服。

本案病在阳明气分，治以清热、解肌、透散、祛化，因势利导，引邪外泄，辅以直入咽喉病所之清热利咽之品，患儿服药1剂后热退身凉，咽痛缓解，邪热大减。继服两剂热未起，疱疹渐消，咽不痛，食纳二便正常，舌质红、舌苔薄，脉细。患儿余邪未净，病损未完全修复，无明显气阴损伤之象，轻清余热即可。方药：银花10g，蒲公英10g，玄参6g，生甘草3g，泡水每日1剂，少量频引，服3剂疱疹全部吸收。

（选自《小儿疱疹性咽峡炎因机证治探讨》）

病案二

患者，女，6岁，2016年3月6日主因“发热、咽痛1日”就诊。患者1天前无明显诱因出现发热、咽痛，最高体温39℃，偶有咳嗽，无痰，无流涕，不伴呕吐等，纳食减少，有口气，大便日一行，质干结，小便色黄。查体：T 38.2℃，面色潮红，口唇红，咽部充血，咽弓、软腭可见多个米粒大小灰白色疱疹，心肺无异常，腹软，全腹无压痛，肝脾肋下未及，舌质红，苔白厚，脉滑数。血常规：白细胞计数4.22×10^9/L，中性粒细胞计数2.8×10^9/L，中性粒细胞百分比45%，淋巴细胞计数1.0×

10^9/L，淋巴细胞百分比 50%，CRP 8mg/L。

处方：金银花 10g，连翘 10g，桑叶 10g，菊花 10g，牛蒡子 10g，射干 8g，蝉蜕 6g，僵蚕 8g，地龙 8g，桔梗 10g，生甘草 6g，黄芩 10g，浙贝母 10g，芦根 15g，焦山楂 10g，鸡内金 10g。4 剂，水煎服。

服 1 剂药后热退，未见复发，现咽痛减轻，疱疹减少，纳食可，大便日一行，舌质红，苔薄白，脉滑。查体：咽部稍红，咽弓、软腭可见散在米粒大小灰白色疱疹。原方继服 3 剂巩固，嘱其节制饮食，忌辛辣，勿贪凉饮冷，1 周后随访家长，诉患儿药后疱疹消退，未再复发。

按：该例患儿发热、咽痛 1 日，伴咳嗽。查体：体温高，面色潮红，口唇红，咽部充血，咽弓、软腭可见多个米粒大小灰白色疱疹，舌质红，苔白厚，脉滑数。结合患儿舌脉，中医诊断为风热袭表型。西医诊断为小儿疱疹性咽峡炎。秦艳虹教授用喉痹散加减治疗，因舌苔白厚，加焦山楂、鸡内金消食导滞，1 剂热退，4 剂咽痛减轻，疱疹减少。查体：咽弓、软腭可见散在米粒大小灰白色疱疹，原方继服 3 剂巩固疗效，药后疱疹消退。

（选自《秦艳虹治疗风热喉痹的临床经验》）

第三节　小儿病毒性脑炎

病毒性脑炎是由病毒感染造成脑实质病变，并引起一系列相关临床表现的感染性疾病。临床上以发热、头痛、呕吐、惊厥、意识及运动障碍或精神异常为主要表现。任何年龄均可发病，2 岁以内发病率最高，早期没有明显症状，多数患者伴有不同程度的恶心、呕吐、食欲差、发热、头痛、肌痛，婴幼儿常有惊厥发作并伴有发作性尖叫。该病具有自限性，病程一般 2～3 周，多数轻症患儿可恢复，仅少数留有癫痫、视力障碍、听力障碍、肢体瘫痪及不同程度的智力低下等后遗症。

根据本病的发病特点及临床表现，以头痛为主的属中医“外感头痛”，昏迷为主属中医“暴厥”“煎厥”，以筋脉拘挛、牙关紧闭、角弓反张为主属中医“痉病”，以抽搐为主属中医“急惊风”，抽搐后伴随瘫痪属惊风后遗症等范畴。

【源流】

头痛一证首载于《黄帝内经》，在《素问·风论》中称之为“首风”“脑风”。《伤寒论》中论及太阳、阳明、少阳、厥阴病均有头痛的见证，此因三阳经脉俱上会于头，厥阴经脉亦会于巅，故邪客诸经，循经上逆，发为头痛。《伤寒论》还记载了头痛各类不同证候的不同治法，如治疗厥阴头痛：“干呕，吐涎沫，头痛者，吴茱萸汤主之。”李东垣在《东垣十书》中，将头痛分为外感头痛和内伤头痛，根据症状和病机的不同而有伤寒头痛、湿热头痛、偏头痛、真头痛、气虚头痛、血虚头痛、气血俱虚头痛、厥逆头痛等。关于外感头痛的记载，如《景岳全书·杂证谟》：“外感头痛，自有表证可察，盖其身必寒热，脉必紧数，或多清涕，或兼咳嗽，或兼脊背酸痛，或兼项强不可以左右顾，是皆寒邪在经而然。”部分医著中还记载有“头风”一名，王肯堂在《证治准绳》中论述：“浅而近者名头痛，其痛猝然而至，易于解散速安也。深而远者为头风，其痛作止无常，愈后遇触复发也。”清代医家王清任倡瘀血之说，用血府逐瘀汤治之。关于头痛的治疗，《兰室秘藏》以六经辨治外感头痛，并对主证及治法有详细阐述：“太阳头痛，恶风脉浮紧，川芎、羌活、独活、麻黄之类为主……厥阴头顶痛，或吐痰沫厥冷，其脉浮缓，吴茱萸汤主之。”对后世影响很深。《丹溪心法》中补充了痰厥头痛和气滞头痛，并提出若头痛不愈可加引经药，言：“头痛需用川芎，如不愈各加引经药。太阳川芎，阳明白芷，少阳柴胡，少阴细辛，厥阴吴茱萸。”

关于厥证最早的记载见于《素问·厥论》：“阴阳之气逆乱。”《素问·缪刺论》认为厥证系邪气客于五络所致，并有针刺隐白、涌泉、中冲、神门等穴位的急救方法。

《伤寒论·辨阳明病脉证并治》对三阳合病而阳明热盛的谵语予白虎汤使其里热得解，以及对阳明腑实引起的谵语、循衣摸床，热结旁流引起的下利谵语，分别应用大、小承气汤清泄阳明腑实的治法，其对热病昏迷创立的“清热”“攻下”两大法则，对后世影响颇大。

隋代《诸病源候论》对脏腑杂病、外感热病的昏迷症状及病因记述详尽，其在“惛塞候”中认为由“阴阳不和”或“阴阳之气不足，致神志不分明”，其在“伤寒谬语候”中分析了外感重发其汗、胃肠燥结、热入血室谵妄的症状及预后转归，并明确了昏迷的病位在心，治疗上以吐、下攻其热毒，其在《伤寒心痞候》中云：“若热毒乘心，心下痞满而面赤目黄，狂言恍惚，此为有实，宜速吐下之。”金元时期成无己在《伤寒明理论》中明确提出“神昏”一词，其含义是“神志不清”“神昏不知所以然”。《脉因证治》对“中暑”“尸厥”昏迷亦做了论述。

清代温病学说的兴起，对于热病的认识更为丰富，积累了丰富的临床经验。叶天士创立了卫气营血理论，对认识温热疾病的传变途径、辨证论治均有重大的实践意义，在《温热论》言：“外热一陷，里络就闭，非菖蒲、郁金等所能开，须用牛黄丸、至宝丹之类以开其闭，恐其昏厥为痉也。”

有关“急惊风”的记载，历代医家对小儿惊风的认识及其理论阐述比较完备，自成体系。惊风的病名，自《黄帝内经》以下，唐代以前均与惊痫混称，如《备急千金要方》《外台秘要》《颅囟经》等著作认为急、慢惊风即是阴阳二痫，唐代《黄帝明堂灸经·卷下》有“急惊风”“缓惊风”之名，其云：“小儿急惊风，灸前顶一穴，三壮。在百会前一寸。若不愈，须灸两眉头及鼻下人中一穴。炷如小麦大。”又云：“小儿缓惊风，灸尺泽各一壮，在肘中横纹，约上动脉中，炷如小麦大。”这是有关惊风的最早记载。唐朝孙思邈《备急千金要方》在《黄帝内经》"薄厥"的基础上，研制了千金龙胆汤，已明示用下法、利法降泄气机，达到止痉、止搐之目的。

宋代对惊风的记载和认识较为明确，北宋王怀隐《太平圣惠方》首创"惊风""急惊风""慢惊风"病名，确立了惊风的病名和分类，而且列有"治小儿急惊风诸方""治小儿慢惊风诸方"两节，其在第八十六卷中有"小儿急惊风，使乳哺不调，脏腑壅滞，内有积热，为风邪所伤，入舍于心之所致也"的重要论述。钱乙的《小儿药证直诀》在前人认识的基础上进一步概括了急惊风与慢惊风的病因与证治，认为急惊风从心主惊、肝主风立论，立"急惊风合凉泻，慢惊风合温补"的治疗原则，该书中列有"发搐"的病证，而且分"早晨发搐""日午发搐""日晚发搐""夜间发搐"施治，研制了泻青丸、益黄散等方剂。阎孝忠在整理《小儿药证直诀》后，附以《阎氏小儿方论》，在其中补充了钱氏的论述，其云："小儿急慢惊，古书无之，唯曰阴阳痫。所谓急慢惊，后世名之耳。"又云："阳动而速，故阳病曰急惊；阴静而缓，故阴病曰慢惊。"南宋《小儿卫生总微论方》创"慢脾风"病名。《小儿病源方论》开创了治疗慢惊用药不避辛热之先河。元代曾世荣在《活幼心书·明小儿四证八候》中有专篇论述惊风，创"惊风四证""惊风八候"之论。

明代对惊风的变证和后遗症又有进一步研究，如万全《幼科发挥·卷之一》列"急慢惊风""急惊风有三因"，《幼科发挥·卷之二》列"急惊风证""急惊风变证""急惊风类证""慢惊风有三因""惊风后余证"，在其"惊风后余证"中列举了"搐后成瘫痪""手足伸而不能屈""手足屈而不能伸""惊风后喑不能言""变痫"等证，在"急惊风变证"记载了"急惊风变成癫痫""急惊风成瘫者"，万氏对惊风变证、后遗症、类惊风等论述与见解仍指导当今临床实践，而且提出了急惊风的主要病机。明代王銮对惊风列诸家之说，参以己意，反复详辨，其在《幼科类萃·卷之四·惊风门》列"脉法""急慢惊风总论""论治惊当分三因""丹溪先生治急慢惊风大法""东垣先生治急慢惊风大法""急惊风治法""慢惊风治法""慢脾风治法""惊风不治证""惊风灸法"等，列"惊风诸方"。

清代《医宗金鉴·幼科杂病心法要诀》列"惊风总括""惊风八候""通关急救法""急惊风""急惊后调理法""慢惊风""夹热夹痰慢惊""慢脾风"诸条。清代吴鞠通拓展了惊风的病因学说，概括惊风病因以外感六淫为主，详叙致痉之因，强调治其本、去其致痉之因，不能见痉治痉。夏禹铸将急惊风的病机归纳为"热盛生风，风盛生痰，痰盛生惊"，在治法上夏禹铸提出急惊风"疗惊必先豁痰、豁痰必先祛风、祛风必先解热、解热必先祛邪"。

【病因病机】

外因为感受风温热毒或湿热邪毒，内因是正气不足，或素体阴虚火旺或内热积蕴或湿热蕴结、食积内停。外来的风温热毒或湿热邪毒与内在的实热、阴虚、湿热相合，温热或湿热化毒，导致热毒壅盛、内陷心肝、肝阳上亢、肝风内动、痰热闭阻心包。

感受外邪的途径不同，初期表现即有所区别。从鼻入，先犯肺卫，见畏寒、发热、鼻塞流涕等症；由口入，先犯脾胃，见恶心、呕吐、腹痛、腹泻等症。

起病之后，或风热相扇，或湿热蕴结，致热毒壅盛，入于气分而发热。肝阳上亢而见头痛、呕吐。内陷心肝，若肝风内动而见抽搐、项强、肌张力亢进、震颤、眼部异常（凝视、目睛微定、瞪目、横目、戴眼）；若痰火扰心，而见躁扰哭闹、谵语狂乱、状若神祟；痰火热毒闭阻心包，或湿热闭窍则嗜睡、昏迷，湿浊阻窍则神情呆钝、似清似昧、时清时昧。热毒入营，阴液受损，阴虚阳亢，则见神倦瘛疭、口干便秘、夜热早凉；热盛入血，迫血妄行而见吐衄、紫癜、瘀斑。痰瘀阻滞经络，则肢体失用，可见肢麻无力、行走不稳，甚至瘫痪。

急性期，病及心、肺、肝、胆、胃、肾等脏腑，风、火、毒、痰、湿、瘀是其病理因素。热盛易致内陷心肝，导致昏迷抽风；痰滞易致精神异常，肢体失用。

恢复期，若风息、热清、毒消、痰化、湿去，则逐渐向愈；若风、热、毒、痰、湿、瘀邪留恋，正气不复，气阴亏虚，肝肾受损，经脉失养，窍道闭塞，可成邪恋正虚之证。风邪稽留或阴虚阳亢或痰瘀阻滞则致抽搐而成癫痫；气阴亏虚、肝肾受损、痰火内扰或痰瘀阻滞，窍道不通，则致精神呆滞、语言迟钝、智能倒退而成痴呆；热毒劫阴、肝肾阴亏、筋脉失养而出现牙关紧闭、吞咽障碍、颈项强直、肢体挛缩、尖足握拳而成惊瘫；肾气虚弱或肾阴亏乏，脑髓空虚而致脑萎缩；窍道空虚则致耳聋；气阴亏虚或肝肾阴虚则致目盲；气阴亏虚则纳谷不香，日渐消瘦而成疳证。恢复期，病及心、肝、肾、脾、胃等脏腑，虚、瘀、痰、火、风是其病理因素。

【临床诊断】

（一）临床表现

典型表现有发热、头痛、呕吐、抽搐、精神障碍、意识障碍、颈强、运动障碍、头晕、畏光、肢体震颤及松软、眼球震颤、凝视、吞咽困难、声音嘶哑、饮水呛咳，以及面瘫、偏瘫、共济失调、病理征阳性、脑膜刺激征阳性等。个体表现为上述症状、体征的不同组合，病情的轻重、表现形式和预后悬殊，因此临床表现多种多样，轻重不一。发热的轻重和持续时间、抽搐的频度和持续时间、意识障碍的程度，与病情轻重相关。

轻者有发热或不发热、头痛、头晕、呕吐，偶有抽搐、嗜睡、精神失常等症。重者持续高热、频繁抽搐、昏睡昏迷、瘫痪、肢体松软、呼吸节律紊乱，并迅速死亡，幸存者可留下各种后遗症。

以脑实质炎症为重点时称为病毒性脑炎。病因不同临床过程不同，有的发病时症状轻微，随后进展迅速而陷入昏迷，可突然死亡；有的突然发病，病初即高热、频繁惊厥，出现异常动作或幻觉，其间可有短暂清醒期；有的如疱疹病毒脑炎、巨细胞病毒脑炎等，在病程 10 天后可再次恶化、颅内出现新的软化灶。多数患儿病初表现为一般急性全身感染症状，如发热、头痛、轻度鼻咽炎、腹痛、恶心、呕吐、精神萎靡等，典型的表现有颅内压增高、精神及意识障碍、抽搐、局灶性症状体征。

以脑膜炎症为重点时称为病毒性脑膜炎。以头痛、发热、呕吐、肢体软弱、嗜睡为主要表现。年长儿有头痛、眼球后痛、颈背下肢痛、畏光及感觉过敏，婴儿则烦躁不安，易激惹。无严重意识障碍及惊厥，脑膜刺激征、颅高压相对突出，神经精神症状相对较轻，无局灶性体征。病程大多在 1 ~2 周内。

兼有脑炎、脑膜炎特点时，称为病毒性脑膜脑炎。

（二）诊断要点

1. 有各种致病病毒感染的流行病学特点。

2. 多急性或亚急性起病，常有发热、头痛、恶心、呕吐、婴儿前囟饱满、不同程度的意识障碍、运动障碍、精神行为异常及反复惊厥发作等症状。

3. 实验室检查：

（1）血常规：白细胞计数正常或偏低，分类以淋巴细胞为主。

（2）脑脊液检查：脑脊液外观多清亮，白细胞正常或偏高，分类以淋巴细胞为主，蛋白可轻度增加，糖及氯化物正常。

（3）脑电图检查：主要表现为高幅度慢波，成多灶性、弥漫性分布，可有痫样放电波。

（4）影像学检查：CT 和 MRI 均可显示炎性病灶形成的大小不等、界限不清、不规则低密度或高密度影灶。

（5）病原学检查：从脑脊液、脑组织中分离出病毒，具有确诊价值。PCR 技术可从患者呼吸道分泌物、血液、脑脊液中检测出病毒 DNA 序列，以确诊病原。

【临证思路】

（一）识症

1. 发热

发热有汗，鼻塞，流涕或清或浊，咳嗽，唇、舌、咽红赤，红赤的程度越重热象越重，脉浮数，为风热外袭。关脉滑实为风热外袭、里热炽盛或食积内停。伴抽搐、头痛、呕吐、关脉弦滑实大为风热外袭、肝胆积热、肝阳上亢、肝风内动。脉浮细为风热外袭、阴血亏虚。抽搐为风热外袭、阴血亏虚、虚风内动。

发热无鼻塞、流涕，午后及夜间发热重，脉沉细而数、微细而数，此为阴虚内热。抽搐为阴虚内热、虚风内动，可见于脑炎的初期和恢复期，也可见于急性期。

发热，微恶寒，无汗或汗出不畅，汗出热不退，午后及夜间发热重，神萎面黄，神志昏蒙、似清似昧、时清时昧或神昏谵语，流涎、口腔多水，纳呆呕恶，大便溏黏，小便黄浊，舌淡、淡红或红，舌苔滑腻，脉濡细，此为湿热蕴结。湿热，由于气机郁滞、阳气内郁所致，湿热蒙蔽愈重，表气郁闭愈重，体温越高，热邪越盛体温越高。

2. 抽搐

抽搐与震颤、肌张力增高、眼部异常皆是肝风内动。伴鼻塞、流涕、咳嗽、脉浮数，为风热外袭。伴随呕吐、唇舌咽门红赤、大便干结、脉象滑实，为肝胆实热、肝阳上亢。舌红少苔，脉沉细，为肝肾阴虚、虚风内动。舌红少苔、脉微细，为肾水亏乏、肾气下脱。舌质红，苔黄腻，脉濡细，为湿热蕴结。伴痰鸣流涎、烦躁哭闹、抽搐震颤、夜寐不安、唇红、舌红、苔黄厚、脉弦滑，为痰火内扰。

恢复期，精神呆滞、语言迟钝、智能倒退、脑萎缩、耳聋、抽搐、脉微，为肾气虚弱，舌质暗，脉涩为血脉瘀滞。

3. 呕吐

呕吐是肝阳上亢、胃气上逆所致。伴神萎面黄，神志昏蒙、似清似昧、时清时昧或神昏谵语，流涎，小便黄浊，舌质红，舌苔滑腻，脉濡细，为湿热蕴结。伴唇舌咽门红赤、大便干结、脉象滑实，此为肝胆实热、肝阳上亢。舌红少苔，脉沉细，为肝肾阴虚、阴虚阳亢。舌红少苔、脉微细，为肾水亏乏、阴虚阳亢。

4. 烦躁

烦躁是由于肝火炽盛，扰动心神所致，常见于温热外袭证，或见于湿热系热盛于湿而转化为痰火蕴结。烦躁哭闹而神志清楚，属心肝火旺，脉滑实为肝胆实热，脉沉细则为阴虚火旺，脉微细则为肾水亏乏。烦躁而意识丧失，躁扰谵妄，属热毒蒙蔽心包。

5. 嗜睡、昏迷

嗜睡、昏迷均为窍道闭阻，轻重不同而已。痰热蒙蔽心包，即《素问·通评虚实论》所说“暴厥而聋，偏塞闭不通，内气暴薄也”，表现为高热不已、神昏握拳、面色秽浊或紫暗、气粗、痰声辘辘、二便不通甚或失禁、舌质红绛或偏紫、舌苔黄或黄厚，脉象滑数。痰浊蒙蔽心包，则身热不扬，午后热甚，汗出不畅、汗出热不退，神志痴呆、似清似昧或时清时昧，时或神昏谵语，醒则呆钝，呼之能应，昼轻夜重，面黄，流涎便溏，苔白腻或黄腻，脉濡或濡数。

6. 精神萎靡

温热证，热盛则衰，轻者精神萎靡、精神差、肢体松软、吸奶减少、拒乳、脉微，重者阳气厥脱，见四末发凉、冷汗淋漓、气息欲脱，乃属危候，即《伤寒论》谓“少阴病，恶寒，身蜷而利，手足逆冷者，不治。”湿热证，“湿盛则阳微”，身热不扬，午后热甚，无汗或汗出不畅，汗出热不退，午后及夜间发热重，面黄呆钝、似清似昧、时清时昧或神昏谵语，流涎，纳呆呕恶，大便溏黏，小便黄浊，舌淡或淡红，舌苔滑腻，脉濡细。

（二）审机

1. 急性期辨识

（1）辨温热与湿热

温热，症见发热，汗出热可退，抽搐较为频繁，头痛头晕，烦躁狂乱，面色红赤明显，可伴口渴思饮、鼻塞喷嚏、流涕咳嗽、咳声轻浅、皮肤斑疹，舌淡红或舌红，苔薄白、薄黄、黄厚而干，脉浮数、浮滑或浮数。

温热证，再辨表邪性质和轻重。表邪多为风热，亦有风寒。风热，症见发热汗自出，指尖不凉，风寒发热无汗，指尖发凉。风热再分辨风盛或是热盛，风邪盛，症见发热不高、喷嚏鼻塞、流涕咳嗽、咳声轻浅、头痛头晕、抽搐明显、脉浮明显；热邪重，症见热势较高、口渴、面赤唇红、烦躁狂乱、脉数。

湿热，症见发热，午后热重，无汗或汗出而热不退，神志不清、困睡或昏睡明显，头身困重，口黏不思饮，睡中流涎，胸闷纳呆，面色萎黄或淡黄，咳声重浊，皮肤疮疡，尿赤短少，大便溏黏，舌淡红，苔白腻而滑、黄腻而滑，脉浮细而濡或弦细而濡。

湿热证，再辨识湿与热孰轻孰重，辨识的关键是望口唇和舌象。湿盛，症见口唇红赤，舌质红之象不如热盛，无汗或汗出不畅，脉濡缓；热盛，症见口唇红赤，舌质红之象较为明显，汗出热不退，脉濡数。

（2）辨里邪的性质和轻重

需辨里热之轻重，有无食积内停、热毒、痰湿、血瘀。里热重，病情重而发展快，症见发热高而持续时间长，面赤唇红，头痛头晕，烦躁狂乱，抽搐、昏睡、谵语明显，舌质红，脉滑实有力，反之里热较轻。食积内停，症见纳呆、口臭、腹胀、肠鸣、呕吐、泄泻酸臭、脉滑、舌苔厚。热毒，症见高热寒战、头痛烦躁、神昏谵语。痰湿，症见喉中痰鸣、神志昏蒙、昏迷、似清似昧、时清时昧、口角流涎、面目油垢、苔腻、脉滑或弦，伴躁扰狂乱。血瘀，症见皮肤紫癜瘀斑，舌质暗有瘀点。

（3）辨伴随证候

无论温热还是湿热，都可致肝阳上亢、肝风内动、闭阻心包、内闭外脱、阳气厥脱。肝阳上亢，症见头痛、头晕、耳鸣、呕吐、烦躁狂乱。肝风内动，症见抽搐、震颤、抖动。痰热闭阻心包，症见喉中痰鸣、烦躁狂乱、嗜睡、昏睡、昏迷、谵语、舌强语謇、面赤便秘、舌红苔黄腻、脉滑数。湿浊闭阻心包，症见喉中痰鸣、神志昏蒙、似清似昧、时清时昧或神昏谵语、苔黄腻、脉濡滑而数或濡数。

内闭外脱，邪热内陷后，正邪相争，正气不支，以致阳气衰竭，虚脱于外，热毒闭于内而高热、惊厥、神昏，阳气脱于外而突然大汗淋漓、四肢厥冷、面色苍白、脉微气弱、神志不清等。阳气厥脱，轻者精神萎靡、肢体松软，脉微；重者阳气厥脱，出现体温不升、手足不温、呼吸气弱的表现。

2. 恢复期辨识

正虚邪恋，风邪稽留，症见抽搐、震颤、时有发热；肝肾阴虚，症见午后发热、牙关紧闭、吞咽障碍、颈项强直、肢体挛缩、尖足握拳、耳聋目盲、烦躁哭闹、夜寐不稳、唇红便干、舌红少苔、脉弦细；气阴两虚，症见乏力纳差、肢体萎软、形体消瘦、低热多汗、舌淡红、脉芤或沉缓无力；虚风内动，症见抽搐、震颤、脉微；痰瘀阻滞，症见痰鸣流涎、精神呆滞、肢体强直、角弓反张、牙关紧急，伴喉间痰鸣、语言迟钝、智能倒退、脉沉涩；筋脉拘挛，症见肢体强直、角弓反张、牙关紧急、舌红少苔、脉沉细；肾窍闭阻则耳聋，肝窍闭阻则目盲。

（三）定治

急性期治疗的目的是及时降温、控制惊厥、醒脑开窍、防治厥脱、防范后遗症。体温控制在38.5℃以下，并在3～5天逐步恢复正常为宜，抽搐的控制越快越好。根据表邪、里邪、伴随证候的性质，把握好治表、治里、治疗伴随证候的分量，统筹安排，综合治疗。

温热证，解表与清热、滋阴、潜阳、息风、通腑、解毒、开窍、豁痰、化瘀、通络同用，根据表热里热的轻重、阴虚阳亢的轻重，把握好治表治里的轻重比例。里热炽盛治以清热，肝阳上亢治以潜阳，肝风内动治以息风，肝胆实热则清泄肝胆，痰火内扰清热化痰，阴虚阳亢滋阴潜阳。阳明腑气不通，可清热通腑；热毒盛，治以解毒；热毒闭窍，治以清热开窍；痰浊闭窍，治以豁痰开窍。血脉瘀阻治以活血通络，血热佐以凉血。湿热证，总以宣畅渗湿为原则。湿热并重宣畅渗湿，湿重于热宜芳香化湿，热重于湿宜清热利湿。

急性期病情变化急骤，证候演变迅速，要注意辨别邪正的消长转化，及时调整治疗原则和方法。年幼、体弱者在热炽时易于出现内闭外脱的变证，常在高热、惊厥、神昏的同时或之后，突然躁动不安、神志不清、大汗淋漓、四肢厥冷、面色苍白、脉微息弱，要急救回阳固脱。化痰、开窍、潜阳、息风、化瘀、通络为急性期不可缺少的对症治疗原则。

恢复期，风邪稽留，当息风定痉；肝肾阴虚，宜滋养肝肾、潜阳息风；气阴两虚，益气养阴；虚风内动，用填精息风；痰瘀阻滞，用化痰活血；痰火内扰，用清热化痰、镇惊安神；肾气虚弱，用滋阴温阳、养肾气。

（四）用药

1. 急性期用药

风邪外袭，治宜宣肺解表，用葛根、荆芥、苏叶、薄荷、桑叶、蝉衣、浮萍、芦根；鼻塞流浊涕，用苍耳子、辛夷；头痛，用蔓荆子、川芎。清热解毒，用连翘、大青叶、石膏、金银花、野菊花、蒲公英、紫花地丁、紫背天葵。

实热内蕴，治宜清热泻火，阳明热盛，高热、脉滑，用石膏；口臭便秘，用大黄；便溏臭秽，为热移大肠，用葛根、黄连、黄芩；痰火犯肺，气粗痰鸣，用黄连、半夏、杏仁、瓜蒌皮、胆南星；阴虚火旺，重在滋养肾阴，清降虚火，用生地黄、玄参、牡丹皮、鳖甲、龟甲、女贞子、墨旱莲、知母；大便干结，用玄参、芒硝、火麻仁。

肝胆积热，治宜清泄肝胆，用柴胡、黄芩、栀子、龙胆草、胆南星；乳食积滞，治宜消食导滞，用枳壳、莱菔子、山楂、神曲、麦芽、稻芽；暑热郁蒸，治宜清解暑热，用石膏、知母、炙甘草、粳米、西瓜翠衣。

湿热内蕴，治宜宣畅化湿，芳香醒脾宣肺，用藿香、佩兰、苏叶、杏仁；化湿运脾，用白蔻仁、苍术、石菖蒲；淡渗利湿，用薏苡仁、淡竹叶、滑石、通草。

肝阳上亢，治宜平肝潜阳，用代赭石、珍珠母；肝风内动，治宜息风止惊，用羚羊角、钩藤、蝉蜕。

痰热蒙蔽，治宜清热化痰开窍，用黄连、石菖蒲、胆南星、冰片、薄荷；痰浊闭窍，治宜芳香化痰开窍，用藿香、佩兰、石菖蒲、白豆蔻、郁金。

血热妄行，治宜清热凉血，用生地黄、紫草、牡丹皮、水牛角；兼血瘀，佐以活血化瘀，用丹参、桃仁、红花。

内闭外脱，为危急时刻，应积极抢救，开闭固脱，方可挽救患儿生命，开闭用安宫牛黄丸、紫雪丹、至宝丹，固脱用大剂生脉散益气敛阴，或用独参汤益气固脱。阳气厥脱，治宜温阳固脱，用人参、附子、肉桂、干姜、山茱萸。

2. 后遗症期用药

痰瘀阻络，治宜化痰活血通络，用鸡血藤、地龙、僵蚕；筋脉拘挛，治宜养肝柔筋，用白芍、甘草、女贞子、墨旱莲、蜂蜜；耳目失聪，宜滋养肝肾，用生地黄、菊花、白蒺藜、肉苁蓉、巴戟天。

【纲目条辨论治】

以病期为纲，病因为目，条辨论治。

（一）邪盛期

1. 风热外袭，引动肝风

主症：发热恶风，鼻塞流浊涕，咳嗽咽痛，头痛头晕，恶心呕吐，精神萎靡，偶有抽搐，颈项强硬，口唇微红，咽红，舌质红，苔薄白，脉浮数。

治法：辛凉解表，平肝息风。

临证处理：

（1）汤剂：银翘散合羚角钩藤汤加减。药用金银花、连翘、竹叶、豆豉、薄荷、桑叶、菊花、钩藤、葛根、连翘、金银花、菊花、白芍、怀牛膝、生甘草。

发热明显，重用葛根，加生石膏；颈项强直，重用葛根；头痛头晕明显，加蔓荆子、川芎；嗜睡谵妄，加牛黄清心丸；躁扰哭闹，加栀子；纳呆、腹胀、夜卧不宁、口臭便秘或泄泻、舌苔厚腻、脉滑数，加枳壳、莱菔子、山楂、麦芽、稻芽。

（2）体针：针刺大椎、风池、百会、曲池、内关、合谷、足三里、三阴交、水沟、身柱、太冲，用泻法，持续用针至抽止。风池针刺向鼻尖方向，百会向前或向后平刺，三阴交用平补平泻法，须至有尿感后出针。每日 1 次，7 日为一疗程，间隔 2～3日，再做第二疗程。

（3）安脑丸：每 11 粒重 3g，功用清热解毒、醒脑安神、豁痰开窍、镇惊息风。用于高热神昏、烦躁谵语、抽搐惊厥、中风窍闭、头痛眩晕。口服，每次 1～2 粒，每日 2 次，小儿酌减。

2. 风热外袭，肝胆火炽

主症：发热汗出，热势较高，鼻流浊涕，咳嗽咽痛，头痛头晕明显，恶心呕吐，烦躁狂乱，偶有抽搐，颈项强硬，唇红，咽部明显红肿，口臭，舌红苔黄厚，脉浮滑而弦。

治法：辛凉散风，清泄肝胆。

临证处理：

（1）汤剂：银翘散合龙胆泻肝汤加减。药用荆芥、薄荷、桑叶、蝉衣、葛根、连翘、金银花、柴胡、黄芩、半夏、龙胆、焦栀子、生地黄、当归、生甘草等。

发热明显，加浮萍、生石膏，重用葛根；头痛头晕明显，加蔓荆子；抽搐，加钩藤；躁扰哭闹，加灯心草、莲子心；高热神昏，加用安宫牛黄丸；喉间痰多，加服猴枣散。

（2）体针：同上。

（3）安脑丸：同上。

3. 温热外袭，邪陷心肝

主症：起病急骤，高热不退，神志不清，或谵语妄动，或昏愦不醒，项背强直，阵阵抽搐，唇干渴饮，喉中痰鸣，恶心呕吐，大便秘结或泄泻，舌红绛，苔黄或黄腻，脉滑数。

治法：清热解毒，化痰开窍。

临证处理：

（1）汤剂：清瘟败毒饮加减。药用生石膏、知母、黄芩、黄连、栀子、天竺黄、浙贝母、金银花、生地黄、玄参、水牛角等。

初起畏寒发热，咳嗽咽痛，继而头痛呕吐，可改用银翘散加葛根、法半夏、板蓝根、石决明、钩藤。若先有腹泻腹痛、恶心呕吐，随即头痛项强，可改用葛根黄芩黄连汤加马鞭草、地锦草、藿香、生薏苡仁、陈皮、焦山楂。喉中痰鸣，加服猴枣散；

频频抽搐，加钤羊角粉、紫雪丹。

（2）体针：针刺百会、风池、后溪、涌泉、曲池、大椎、印堂、四神聪、水沟、丰隆、膻中、中脘。水沟多不留针，均用泻法；涌泉穴大幅度提插捻转，运针 15 ~ 20 分钟。每日 1 次，7 日为一疗程，间隔 2 ~ 3 日，再做第二疗程。

（3）安宫牛黄丸：每丸重 3g，功用清热解毒，镇惊开窍。用于热病邪入心包，高热惊厥，神昏谵语；中风昏迷及脑炎、脑膜炎。口服，1 次 1 丸，每日 1 次。3 岁以下每次 1/4 丸，4 ~ 6 岁每次 1/2 丸。

4. 湿热蕴结，邪入肝心

主症：午后夜间发热重，汗出不畅或无汗，汗出热不退，面黄腹胀，昏睡抽搐，呕吐流涎，大便溏黏，小便黄浊，舌淡红苔腻，脉濡。

治法：宣畅化湿。

临证处理：

（1）汤剂：甘露消毒丹加减。药用藿香、黄芩、茵陈、白蔻仁、滑石、通草、射干、薄荷、川贝等。

热重，加葛根、青蒿；湿盛唇舌色淡、脉濡缓，可用三仁汤加减；热盛唇舌红赤、脉濡数，加焦栀子、寒水石；抽搐，加天竺黄、胆南星、钩藤；昏睡，加石菖蒲、郁金。

（2）体针：百会、大椎、风池、后溪、涌泉、水沟、身柱、阴陵泉、内庭、太冲。大椎点刺放血，太冲用泻法，持续用针至抽止；涌泉穴大幅度提插捻转，运针 15 ~ 20 分钟。每日 1 次，7 日为一疗程，间隔 2 ~ 3 日，再做第二疗程。

（3）至宝丹：每丸重 3g，功用清热解毒，化浊开窍。每次 1 ~ 3g，每日 2 次。温开水化开，送服，昏迷者鼻饲。

5. 湿热蕴结，邪闭心窍

主症：身热不扬，午后热甚，汗出不畅，汗出热不退，神志痴呆，似清似昧或时清时昧，时或神昏谵语，醒则呆钝，呼之能应，昼轻夜重，面黄，流涎便溏，苔白腻或黄腻，脉濡或濡数。

治法：宣畅渗湿，芳香开窍。

临证处理：

（1）汤剂：三仁汤合菖蒲郁金汤加减。药用杏仁、薏苡仁、白蔻仁、竹叶、滑石、通草、半夏、厚朴、石菖蒲、郁金、连翘、牡丹皮、竹沥、茯苓等。

汗出不畅，加藿香、佩兰；谵语，加胆南星、栀子；抽搐，加全蝎、羚羊角。

（2）体针：风池、大陵、后溪、涌泉、气海、百会、阴陵泉、内庭。百会向前或向后平刺，涌泉穴大幅度提插捻转，运针 15 ~ 20 分钟。每日 1 次，7 日为一疗程，间隔 2 ~ 3 日，再做第二疗程。

（3）至宝丹：同上。

6. 痰热蕴结，邪闭心窍

主症：身热烦躁，神志昏愦，神智错乱，谵语妄言，睡眠不安，善惊易怒，甚至毁物伤人，纳呆面赤，痰多黏稠，舌红，苔黄厚腻，脉滑或濡数。

治法：清热化湿，豁痰开窍。

临证处理：

（1）汤剂：礞石滚痰丸加减送服安宫牛黄丸。药用礞石、黄芩、黄连、大黄、沉香、郁金、川贝、瓜蒌仁、石菖蒲、天竺黄、胆南星等。

抽搐，加钩藤、全蝎；咽痛，加射干、牛蒡子；精神错乱，加远志、珍珠母；高热昏迷，抽搐明显，加紫雪丹；嗜睡谵妄，加牛黄清心丸；大便秘结，加枳实、虎杖；阴伤，加芦根、白茅根、知母；喉间痰多，加服猴枣散。

（2）体针：主穴：百会、风池、大陵、后溪、涌泉、气海、夹脊、四神聪、行间、太冲、丰隆、中脘。均用泻法，涌泉穴大幅度提插捻转，运针15～20分钟。1日1次，7日为一疗程，间隔2～3日，再做第二疗程。

（3）紫雪丹：每瓶内装1.5g，功用清热解毒，镇痉息风，开窍定惊。用于热病，邪入心包，高热惊厥，神昏谵语。1岁以下每次0.3g，1～3岁每次0.3～0.5g，3～6岁每次0.5～1g，7～12岁每次1.5～3g，温开水化开，送服，昏迷者鼻饲。

（4）牛黄清心丸：每丸重3g，功用清心化痰，镇惊祛风。用于风痰阻络所致的头晕目眩、痰涎壅盛、神志混乱、言语不清等。口服，1次1丸，每日1次。

（5）猴枣散：每瓶装0.36g，功用清热除痰，镇惊通窍。1岁以上每次0.36g，1岁以下减半，每日1～2次，口服或胃管饲入。

7. 阴虚阳亢，风阳上扰

主症：午后夜间发热，头痛呕吐，抽搐，烦躁，睡眠不安，面色潮红，大便干秘，口唇红赤，舌质红，苔薄少或无苔，脉沉细数有力。

治法：滋阴潜阳，平肝息风。

临证处理：

（1）汤剂：镇肝熄风汤加减。药用代赭石、白芍、生地黄、玄参、天冬、龟甲、鳖甲、怀牛膝、生甘草等。

高热，加石膏、知母、地骨皮、牡丹皮；抽搐，加羚羊角粉、钩藤、蝉蜕；喉间痰多，加瓜蒌皮；大便秘结，加芒硝、火麻仁。

（2）体针：大椎、曲池、足三里、四神聪、风池、天枢、大肠俞。三阴交可用灸法。每日1次，7日为一疗程，间隔2～3日，再做第二疗程。

8. 痰浊蕴结，邪闭心窍

主症：起病稍缓，表情淡漠，目光呆滞，神志痴呆，或无由哭闹，饮食少思，肢体乏力，苔白，脉弦滑。

治法：涤痰开窍。

临证处理：

（1）汤剂：涤痰汤加减。药用陈皮、茯苓、半夏、甘草、竹茹、枳实、生姜、胆南星、人参、石菖蒲、远志、郁金、川芎、大青叶、麝香等。

偏痰火，加龙胆、黄芩、重楼；躁乱不宁，加礞石、牡蛎、石决明；兼抽掣，加钩藤、天麻、白僵蚕、全蝎。

（2）体针：主穴：大椎、曲池、足三里、四神聪、风池、丰隆、中脘、百会。百会可用灸法，风池针刺向鼻尖方向。每日 1 次，7 日为一疗程，间隔 2 ~ 3 日，再做第二疗程。

9. 邪盛正衰，阳气厥脱

主症：突然全身冷汗，或全身松弛，面色苍白青灰，四肢厥冷，昏迷不醒，口鼻气凉，呼吸微弱不匀，皮肤湿黏发花，唇甲青紫，舌绛或暗红，苔灰滑，脉微细欲绝。

治法：益气固脱，回阳救逆。

临证处理：

（1）汤剂：参附龙牡救逆汤加减，胃管饲入或直肠点滴。药用人参、附子、龙骨、牡蛎、白芍、炙甘草、山茱萸等。

（2）体针：大椎、曲池、足三里、四神聪、风池、会阴、涌泉。会阴、涌泉两穴大幅度提插捻转，持续运针 15 ~ 20 分钟；大椎穴用强刺激手法，不留针。每日 1 次，7 日为一疗程，间隔 2 ~ 3 日，再做第二疗程。

（二）正虚邪恋及后遗症期

1. 气阴两虚，余邪未尽

主症：热势已退，或低热起伏，或夜热早凉，神倦气弱，肌肉酸痛，甚则肢体筋脉拘急不展，心烦易怒，口干易汗，纳食少思，便溏或便干，舌红绛少津或光剥无苔，脉细数。

治法：益气养阴，佐以清热。

方药：竹叶石膏汤加减。药用太子参、竹叶、麦冬、五味子、生地黄、黄柏、石斛、白芍、甘草等。

气虚甚，症见神倦肢软、气弱多汗、纳呆便溏、舌淡红，太子参易党参或红参，加生牡蛎；动则汗出、气弱心悸加黄芪、茯苓、麻黄根；纳食少思，加生山楂、木瓜、乌梅。阴虚甚，症见夜热早凉、肢体拘急、口干便干、心烦易怒、舌红绛少津或光剥无苔，合青蒿鳖甲汤；低热不退或夜热早凉，去太子参，加鳖甲、牡丹皮、白薇；干咳盗汗，加麦冬、地骨皮、桑白皮、生牡蛎；肌肉酸痛、拘急不展，加木瓜、赤白芍、丝瓜络；大便干结，加火麻仁、玄参。

2. 肝肾阴虚，虚风内动

主症：偏瘫拘急，皮肤干燥，或有低热，或角弓反张，或失语失音，目睛直视呆滞，舌謇而缩或吐舌弄舌，舌绛少津，苔光剥，脉弦数而细，指纹细红而紫。

治法：滋阴养血，柔筋息风。

方药：大定风珠加减。药用白芍、地黄、麦冬、阿胶、龟甲、牡蛎、鳖甲、炙甘草、火麻仁、五味子、鸡子黄等。食纳呆滞，去阿胶、炙甘草，加石斛、生山楂、生麦芽；抽搐震颤，加钩藤、蝉蜕。

3. 痰浊内阻，络闭风动

主症：精神差，神志尚清，但构音障碍，不能言语，张口不利，舌僵硬不能自由伸舌，纳差，四肢肌张力增高，时有抽搐，时而僵硬，阵发性加重伴不自主运动，生活不能自理，大便干，小便黄，二便失禁，脉细数。

治法：化痰开窍息风。

临证处理：

（1）汤剂：涤痰汤加减。药用法半夏、陈皮、枳实、茯苓、竹茹、胆南星、浙贝母、钩藤、地龙、芦根、郁金、桑叶、杭菊、丹参、全蝎、甘草等。痰热重，发热、烦躁，加黄连、黄芩；便秘，加瓜蒌仁或芒硝。

（2）体针：大椎、曲池、足三里、四神聪、风池、哑门、廉泉、金津、玉液、手三里、间使、合谷、涌泉、关元、太溪。金津、玉液不留针，关元用补法，可加灸法，每日 1 次，7 日为一疗程，间隔 2～3 日，再做第二疗程。

（3）推拿：缓解痉挛：掐人中，拿列缺，掐揉仆参、大敦，掐百会。抽搐缓解后退六腑 20 分钟、平肝肺 10 分钟、清天河水 10 分钟、小天心 5 分钟；三字经推拿；揉二马，揉阳池，捣小天心。每日 1 次，7～10 日为一疗程。

4. 痰瘀阻窍，经络闭阻

主症：神志不清，肢体麻木、瘫痪，或面瘫、斜视，舌紫暗，脉弦滑。

治法：涤痰化瘀，通络活络。

临证处理：

（1）汤剂：指迷茯苓丸合桃红四物汤加减。药用半夏、茯苓、天竺黄、胆南星、石菖蒲、郁金、川芎、红花、赤芍、桃仁、地龙、枳壳、丹参等。神志不清，加至宝丹；肢体强直，加白僵蚕、全蝎、白花蛇、鸡血藤；震颤，加白芍、当归、龟甲、鳖甲；多汗，加龙骨、牡蛎；肉削，加黄芪、党参；骨槁，加生地黄、枸杞子、沙苑子、菟丝子；肢凉，加桂枝、附片。

（2）体针：大椎、曲池、足三里、四神聪、风池。面瘫加颊车、地仓、鱼腰；活血化瘀加血海。每日 1 次，7 日为一疗程，间隔 2～3 日，再做第二疗程。

（3）推拿：运八卦，揉合谷、曲池，揉攒竹、阳白、瞳子髎、颊车、地仓，拿风池，并用推揉法自攒竹斜向瞳子髎、颊车、地仓，往返操作 5～6 次；上下肢分筋法，肢体筋脉软弱无力加补脾经、补肾经，揉大椎、肩井往返多次，再用推揉法施于肩关节周围，然后用推拿法从三角肌经肱二头肌、肱三头肌部至肘关节，向下沿肩臂至腕部，往返数次；同时补肝经，运八卦，掐揉一窝风，按揉肝俞、脾俞、肾俞、腰阳关，拿委中、承山；拿颈项，分前额、眉弓、迎香、人中，点睛明，揉百会、四神聪、哑门。每日1次，7~10日为一疗程。

5. 痰迷心窍，阳气虚弱

主症：肢体筋脉软弱无力，不能随意运动，神情呆钝，肌肉逐步萎缩，进行性消瘦，肌肤干燥不润，不语，不视，面无表情，面白无华，四肢末端冰冷，舌淡或有瘀斑，苔白腻，脉细。

治法：化痰开窍，活血通络，益气温阳。

临证处理：

（1）汤剂：补阳还五汤、定痫丸合右归丸加减。药用黄芪、当归、赤芍、川芎、桃仁、红花、郁金、胆南星、石菖蒲、炙远志、全瓜蒌、川续断、枸杞子、菟丝子、附片、肉桂、乌梢蛇等。

（2）体针：大椎、曲池、足三里、四神聪、风池、丰隆、中脘、膻中、肾俞、关元、命门。肾俞、关元、命门用补法，可加灸法。每日1次，7日为一疗程，间隔2~3日，再做第二疗程。

（3）推拿：运八卦，揉合谷、曲池，揉攒竹、阳白、瞳子髎、颊车、地仓，拿风池，并用推揉法自攒竹斜向瞳子髎、颊车、地仓，往返操作5~6次；上下肢分筋法，肢体筋脉软弱无力加补脾经、补肾经，揉大椎、肩井往返多次，再用推揉法施于肩关节周围，然后用推拿法从三角肌经肱二头肌、肱三头肌部至肘关节，向下沿肩臂至腕部，往返数次；同时补肝经，运八卦，掐揉一窝风，按揉肝俞、脾俞、肾俞、腰阳关，拿委中、承山；拿颈项，分前额、眉弓、迎香、人中，点睛明，揉百会、四神聪、哑门。每日1次，7~10日为一疗程。

6. 肾气虚弱，窍道空虚

主症：目盲，耳聋，智力倒退，肢体松软，四肢无力，震颤，舌淡红，苔白腻而滑，脉微。

治法：温养肾气。

方药：地黄饮子加减。药用干地黄、麦冬、石斛、山萸肉、五味子、肉苁蓉、巴戟天、炮附子、肉桂、白茯苓、石菖蒲、远志、生姜、大枣、薄荷等。

【病案参考】

病案一

夏某，男，5岁，2000年10月12日初诊。病史摘要：患儿7月5日起发热，持续5天不退，伴神昏，经脑脊液检查，确诊为病毒性脑炎（流行性感冒病毒感染），西医治疗后热退神清，但头痛不愈，每天发作。

脑电图检查：脑电图及脑电形图轻度异常。

刻诊：形神不振，头痛时作，纳谷不香，便干溲通，舌苔厚腻，二脉滑。治以化痰通络。

方药：胆南星 3g，菖蒲 5g，姜半夏 10g，枳实 10g，天竺黄 10g，象贝 10g，炒莱菔子 10g，僵蚕 6g，茯苓 10g，淡竹叶 6g。5 剂以后头痛减轻，纳谷稍动，舌苔化薄。药已见效，原方加天麻 10g，继服 7 剂，头痛症状完全消失，形神亦振，纳谷正常，舌苔薄净，续予健脾化痰六君辈加味调理，2 个月后脑电图复查已正常。

按：《素问·脉要精微论》曰："头者，精明之府。"湿邪炽盛或痰浊侵扰，均可使精明之府失常。该患儿感受温热病毒与痰浊互结，上扰脑窍而高热神昏。现虽热清神醒，但头痛缠绵，其苔腻，脉滑，便实，系为痰浊留恋扰窍所致，故以涤痰为治，5 剂见效，再以 7 剂获愈，终以健脾化痰而收功。

（选自《小儿病毒性脑炎恢复期头痛症治验》）

病案二

许某，男，11 岁，2007 年 5 月 2 日入院。周身出皮疹 12 天，反复抽搐、烦躁 7 天。患儿于 4 月 20 日腹部出现红色皮疹、水疱，继而全身出疹。无发热恶寒、头痛呕吐等，服感冒清等药后症状好转，皮疹逐渐消退结痂。4 月 25 日午睡后出现发热、头痛、呕吐，体温 38～39℃，20 点突然神志不清，牙关紧闭，双目凝视，四肢抽搐，急送当地医院住院治疗，诊断为病毒性脑炎，予脱水、镇静、抗病毒等治疗，症状未改善而转入本院诊治。症见：患者昏睡，烦躁不安，双眼向右侧凝视，不能言语，吐弄舌，低热，发作性抽搐，纳眠差，二便调，舌红、苔黄腻，脉濡数。

中医诊断：暑湿，证属湿热酿痰、蒙蔽心包。治以清热化湿、豁痰辟秽、开窍醒神，方用菖蒲郁金汤加减。

方药：茯苓 20g，石菖蒲 15g，郁金、竹叶、竹茹、牡丹皮、连翘、法半夏、远志各 10g，灯心草 1 扎，炙甘草 6g。3 剂，每日 1 剂，水煎服。

药后患儿躁动不安及抽搐较前减少，余症仍存，证属痰热未尽，窍闭神昏。治疗加大清热化湿之力，上方去法半夏，加滑石（包煎）、芦根各 15g，白茅根 10g。服 3 剂后，患儿呼之可应，能言语，但对答不切题，已无吐弄舌，偶见烦躁、抽搐、发热，舌红，苔黄，脉弦数。遂在前方基础上减祛湿之品，酌加清热平肝息风之药，守方去芦根、白茅根，加菊花 10g，钩藤（后下）20g，水牛角 15g。服 4 剂，患儿神清，静卧无烦躁，无发热、头痛、抽搐，进食及二便可。

继服 5 剂以巩固疗效。经治疗后患儿诸症基本消失，于 5 月 19 日病情好转出院。

（选自《菖蒲郁金汤加减治疗急性期病毒性脑炎验案 2 则》）

第四节　小儿病毒性心肌炎

病毒性心肌炎是指外感温热病邪，温毒之邪乘虚而入，内舍于心，损伤心之肌肉、内膜，临床以乏力、心悸、叹息、胸闷、虚里处疼痛、脉律异常为主要表现的病证。本病不仅多症并列无突出主症，又有外邪感受史，故邪盛极期当属“风温”“湿温”范畴，邪去正虚期当属中医“虚劳”范畴，而不属于“心悸”“怔忡”“胸痹”范畴。心悸是自觉心中急剧跳动、心慌不安而不能自主的证候，由于儿科问诊不全，心悸在儿科突出地表现在脉律异常上，且心悸以心悸动、怔忡为主症，其症状呈阵发性，不发时如常人，与情志因素有关，无外邪感受史，属内伤病证；胸痹以胸闷、胸痛为主症，其症状亦时发时止，亦与精神因素有关，无外邪感受史。病毒性心肌炎系外邪客犯于心所致的外感病证，其症状不仅多症并列无突出主症，而且除心悸、怔忡、胸闷、胸痛症状外，尚有乏力、气促、叹息等。

近年来，本病的发病率有增加的趋势，发病年龄以 3～10 岁小儿为多。其临床表现轻重不一，轻者可无明显的自觉症状，或仅有轻微的叹气，或出现心电图改变，重者可见多种复杂心律失常、心脏扩大，少数发生心源性休克或急性心力衰竭，甚至猝死。本病如能及早诊断和治疗，预后大多良好，部分患儿因治疗不及时或病后调养失宜，可迁延不愈而致顽固性心律失常。

中医治疗小儿病毒性心肌炎的有效临床报道很多，实验研究结果提示中医药具有抗病毒、营养心肌、改善心脏功能和免疫调节、提高机体免疫力的作用，中药静脉注射给药治疗小儿病毒性心肌炎已应用于临床，中西医结合治疗临床研究普遍开展。

【源流】

病毒性心肌炎在古代医籍中无专门记载，但有与本病相似症状的描述。《素问·平人气象论》曰：“胃之大络，名曰虚里，贯膈络肺，出于左乳下，其动应衣，脉宗气也……乳之下，其动应衣，宗气泄也。”《素问·痹论》有“脉痹不已，复感于邪，内舍于心”“心痹者，脉不通，烦则心下鼓”的论述，并对其病证脉象变化有一定的认识，记载了多种脉律异常。

汉代张仲景在《伤寒论》《金匮要略》中认为本病病因有水饮、汗后受邪等，并提出了基本治则及常用方药，为后世治疗该证奠定了基础。如炙甘草汤益气养阴、通阳复脉，桂枝甘草汤辛甘化阳、振奋心阳，小建中汤滋阴和阳、充足气血，小半夏汤化饮降冲，真武汤温阳化水、益阳消翳，四逆散化水宁心、安神等。

明清医家不仅对本病作了更为具体的描述，而且使其病因病机理论更加深化、系统。

【病因病机】

病毒性心肌炎是指外邪客犯于心，心主血脉功能异常所引起的慢性外感心系病证，常继发于感冒、肺炎喘嗽、风痧、麻疹、痄腮、泄泻等病之后。其发病原因分内外二因，外因为感受外邪（风温邪毒、湿热邪毒）及其他病证之邪毒，内因责之于小儿脏腑娇嫩、心主血脉功能稚弱。首先外邪或其病证之邪毒客于心，心主血脉功能受阻，心脉痹阻而发病；其次邪毒与正气耗伤并存，如邪盛正衰则可出现心阳虚衰、甚或阳脱；继而邪去正虚（气、阴、阳虚，气虚为著），缠绵不愈，病程迁延可致心脏劳损。在病程中可兼有气滞血瘀、痰浊阻滞、心脉瘀滞证。心气不足，血行无力，血流不畅，可致气滞血瘀；心阴耗伤，心脉失养，阴不制阳，可致心悸不宁；心阳受损，阳失振奋，气化失职，可致怔忡不安。病情迁延，伤及脾肺，脾虚水津不布，肺虚失于清肃，致痰浊内生，痰瘀互结，阻滞脉络。若原有素体阳气虚弱，病初即可出现心肾阳虚甚至心阳欲脱之危证。本病久延不愈者，常因医治不当如汗下太过，或疾病、药物损阴伤阳，气阴亏虚，心脉失养，出现以心悸为主的虚证，或者兼有瘀阻脉络的虚实夹杂证。

总之，本病以外感风热、湿热邪毒侵心为发病主因，瘀血、痰浊为病变过程中的病理产物，其病位在心，主要累及心主血脉功能，但亦与心主神明关联，尚与肝、脾、肾等脏腑密切相关。病性有虚实两方面，实为外邪客犯、痰火扰心、水饮上凌、心血瘀阻，导致心脉痹阻、心脉不畅；虚为气、血、阴、阳虚弱，使心失温养、濡养而致。虚实之间可以相互夹杂或转化，实证可伤正，出现实中夹虚之证，多兼有气、血、阴、阳虚弱的表现，或邪实正虚，或以虚为主，或虚中夹实，病机演变多端。若病情恶化，五脏俱损，心阳暴脱，可出现厥脱、抽搐等危候，甚至死亡，要随证辨识。

【临床诊断】

（一）临床表现

1. 症状

症状表现轻重不一，取决于年龄及感染的急性或慢性过程。大部分患儿在心脏症状出现前有呼吸道感染或肠道感染病史，继而出现心脏症状，主要表现为明显乏力、心悸、叹气样呼吸、胸闷、胸痛、心前区不适、面色苍白、头晕、手足发凉等。部分患儿起病隐匿，仅有乏力、胸闷、心悸、头晕症状。少数重症患儿可发生心力衰竭并发严重心律失常、心源性休克。部分患儿呈慢性进程，演变为扩张型心肌病。新生儿患病时病情进展快，常见高热、反应低下、呼吸困难和发绀，常有神经、肝和肺的并发症。

2. 体征

心肌受累明显者，心脏有轻度扩大，伴心动过速、心音低钝及奔马律，可导致心力衰竭及晕厥等。反复心力衰竭者，心脏明显扩大，并发严重心律失常。危重患儿可突然发生心源性休克，症见脉搏微弱、血压下降、肺部出现湿啰音、脾肿大。

3. 辅助检查

（1）心电图检查：可见严重心律失常，包括各种期前收缩、室上性和室性心动过速、房颤和室颤、二度或三度房室传导阻滞。心肌受累明显时可见T波降低、ST-T段改变，但是心电图缺乏特异性，需强调动态观察的重要性。

（2）心肌损害的血生化指标：磷酸激酶（CPK）早期多有增高，其中以来自心肌的同工酶（CK-MB）为主。血清乳酸脱氢酶（SLDH）同工酶增高在心肌炎早期诊断中有提示意义。通过随访观察发现心肌肌钙蛋白的变化对心肌炎诊断的特异性更强，但敏感度不高。

（3）超声心动图检查：可显示心房、心室的扩大，心室收缩功能受损程度，探查有无心包积液，以及瓣膜功能。

（4）病毒学诊断：早期可从咽拭子、咽冲洗液、粪便、血液中分离出病毒，但需结合血清抗体测定才更有意义。

（二）诊断要点

1. 临床诊断依据

（1）心功能不全、心源性休克或心脑综合征。

（2）心脏扩大（X线、超声心动图检查具有表现之一）。

（3）心电图改变：以R波为主的2个或2个以上主要导联（Ⅰ、Ⅱ、aVF、V_5）的ST-T改变持续4天以上伴动态变化，及其他严重心律失常。

（4）CK-MB升高，心肌肌钙蛋白（cTnI或cTnT）阳性。

2. 病原学诊断依据

（1）确诊指标：自患儿心内膜、心肌、心包（活检、病理）或心包穿刺液检查，发现以下之一者可确诊：①分离到病毒；②用病毒核酸探针查到病毒核酸；③特异性病毒抗体阳性。

（2）参考依据：①自患儿粪便、咽拭子或血液中分离到病毒，且恢复期血清同型抗体滴度较第一份血清升高或降低4倍以上；②病程早期患儿血中特异性IgM抗体阳性；③用病毒核酸探针自患儿血中查到病毒核酸。

3. 确诊依据

（1）具备临床诊断依据2项，可临床诊断为心肌炎。发病同时或发病前1~3周有病毒感染的证据者支持诊断。

（2）同时具备病原学确诊依据之一，可确诊为病毒性心肌炎；具备病原学参考依据之一，可临床诊断为病毒性心肌炎。

（3）凡不具备确诊依据，应给予必要的治疗或随诊，根据病情变化，确诊或除外心肌炎。

4. 分期

（1）急性期：新发病，症状及检查阳性发现明显且多变，病程在半年以内。

（2）迁延期：临床症状反复出现，客观检查指标变化不明显，病程多在半年以上。

（3）慢性期：进行性心脏增大，反复心力衰竭或心律失常，病情时轻时重，病程在1年以上。

5. 鉴别诊断

（1）风湿性心肌炎：风湿性心肌炎亦可出现类似本病的表现，但病前1~3周多有链球菌感染史，风湿活动期表现明显，如发热、关节炎、皮下结节、环行红斑、血沉增快、抗链“O”>500U，心电图P－R间期延长，病原学检测有助鉴别。

（2）中毒性心肌炎：由非病毒性病原体如细菌、真菌、立克次体、支原体等的毒素引起，可有类似本病的表现，但均可见其原发病的特殊临床表现，如大叶性肺炎、支原体肺炎、伤寒等，而且中毒症状明显，如高热、苍白、神疲、白细胞及中性粒细胞增高等，以此鉴别。

（3）原发性心肌病：小儿原发性心肌病以充血性多见，起病慢，无前驱感染史，无病毒感染证据，活检以心肌肥大或心肌变性坏死为主，可闻及二尖瓣或三尖瓣病理性杂音，超声心动图可资鉴别。

（4）心内膜弹力纤维增生症：一岁以内婴儿多在2~6个月时突然出现心力衰竭，心脏扩大多见于左室，心电图多表现为左室肥厚，V_5、V_6导联倒置T波以及房室传导阻滞，左心导管检查示左室舒张压增高，其波形有诊断意义。

在小儿病毒性心肌炎临床诊断依据中，无论主要指标还是次要指标都缺乏特异性，如心功能不全、心脑综合征、心脏扩大、心电图改变、心肌损伤检查异常等也可见于其他小儿心血管疾病。有的患儿有轻度临床症状同时有轻微心电图改变，或是无症状早搏而无其他客观指标，就诊为“心肌炎”，当前诊断方面应注意防止扩大化，在临床上诊断心肌炎时必须除外风湿性心肌炎、中毒性心肌炎、先天性心脏病、小儿神经官能症、结缔组织病以及代谢性疾病的心肌损害、甲状腺功能亢进症、原发性心肌病、原发性心内膜弹力纤维增生症、先天性房室传导阻滞、心脏自主神经功能异常、β受体功能亢进症以及药物引起的心电图改变。总之，由于心肌炎病因复杂、临床表现缺乏特异性、病毒学检测受限，因此在诊断病毒性心肌炎过程中应重视除外诊断这一重要步骤。

【临证思路】

《伤寒论·辨太阳病脉证并治》曰："伤寒二三日，心中悸而烦者，小建中汤主之""伤寒脉结代，心动悸，炙甘草汤主之。"《婴童百问·慢惊》曰："心藏神而恶热。小儿体性多热，若感风邪，则风热搏于脏腑，其气郁愤，内乘于心，令儿神志不宁，故发为惊。若惊甚不已，则悸动不宁，是为惊悸之病。"诸多医家的精辟论述，为当今病毒性心肌炎的治疗、用药指明了思路。

（一）识症

病毒性心肌炎之心悸、胸闷、胸痛等症，是较大儿童诉述的自觉症状，或一过性，或阵发性，或持续性，或一日数次发作，或数日一次发作。较小儿童或不会语言，或表述不清，其主要反映在脉诊与虚里诊法上与正常儿有异，心悸小儿反映在脉象上常有变化，或疾或迟，或缓或数，或乍疏乍数、脉律不整，或出现促、结、代、涩之脉。

1. 脉象变化

由于小儿脏腑娇嫩、形气未充、气血未充、经脉未盛，"脉息未辨"，处于生长发育过程中，决定了小儿脉未成熟，以至数最为明显，小儿年龄越小，至数越快，小儿正常脉息至数按成人正常呼吸定息计算，初生婴儿为 7 至～8 至/息，1 岁为 6 至～7 至/息，4 岁为 6 至/息，8 岁为 5 至/息，14 岁与成人相同。病毒性心肌炎在脉象上变化较著，心悸小儿反映在脉象上的变化众多。如果为数脉，数脉属阳，若数而有力，则为邪热鼓动、心火炽盛、痰火痹阻之实热证；若数而无力，则为阴虚内热之证；若数疾、脉律不整，则为阴精衰竭，阳气虚脱之证。如果为迟脉，迟脉属阴，是阳虚阴盛、鼓动无力或寒湿内蕴、凝滞脉道之脉象，若脉迟而无力、甚或深沉而迟，则为阳虚之证；若脉缓怠无力，则为脾虚或湿盛之证；若脉迟而有力，则为寒湿内盛之证。

病毒性心肌炎患儿出现结脉、代脉、促脉亦较常见。脉象缓慢而有间歇，间歇又不规律，为结脉，属阴属寒，为阴寒偏盛、邪结于里、阳热不足、正气衰弱之象。若脉浮而有力见结者，为寒邪滞于心脉之证。若脉沉而有力见结者，为阴寒内盛、气血郁滞、心脉阻滞之证。代脉为气血亏虚、元阳不足之证。促脉多因三焦郁火、邪热炽盛，灼伤阴液而致心脉运行不畅，或为痰浊火郁阻滞三焦而致心脉痹阻。临证一般来说，脉数为主者，多属阴血不足，或邪热客犯，或内热炽盛；脉迟为主者，多属阳气虚弱，或阳气衰败。结脉、代脉、促脉亦分虚实，实证多为痰火、寒湿郁结、气血瘀滞，虚证多为阳气虚衰、精血不足，或为本虚标实之证。

2. 心悸症状

病毒性心肌炎之辨，主要辨别虚实，即辨心之气血阴阳之虚与外邪、水饮、瘀血、痰浊之实。心悸不宁，伴善惊易恐、少寐易惊醒、时作惊惕、面色时青时白，则为暴受惊恐、心神不宁之证；心悸心慌、心神不宁，伴心烦急躁、身热痰多、口干苦、溲黄便结、舌红苔黄腻，则为痰热内羁、上扰心包之证；心悸气短，伴头晕目眩、心胸胀满、舌淡苔白腻，则为痰浊阻滞、心脉痹阻之证；心悸胸闷，伴尿少尿闭、呛咳气急、烦躁不能平卧，甚至周身浮肿、口唇青紫、四肢厥冷，则为水阻心肺、扰乱心神，甚或心阳不振之证；心悸不安，伴胸闷心痛、痛如针刺、舌质紫暗、唇甲青紫，则为瘀血阻滞、心脉痹阻之证；心悸胸闷，伴心烦口渴、面红溲黄、舌质红苔黄，则为火热扰心、心神不宁之证；心动悸胸闷，伴烦躁不安、口干苦，或恶心呕吐、全身酸痛，则为外邪犯心、内侵心脉之证。

心悸不安，动则尤甚，静则悸缓，伴面色欠华、神疲自汗、舌淡，则为心气不足之证；心悸怔忡，动则尤甚，伴夜寐不宁、头晕目眩、舌质淡白苔薄白，则为心血不足之证；心悸怔忡，伴胸闷气短、自汗或盗汗、睡卧露睛、舌质红苔花剥，则为气阴两虚之证；心悸不安，伴胸闷气短，动则尤甚，形寒肢冷，则为心阳虚弱之证；心悸不宁，伴心烦多梦、啼哭不安、少寐盗汗、颧红唇赤、舌红少苔或花剥苔，则为水不济火、扰动心神之证；心悸怔忡，稍动尤甚，伴面色灰白或灰黄、时有发绀、精神萎靡、面部及下肢浮肿、舌质黯紫，则为正虚邪伏、心脏劳损之证。

3. 面色变化

面色淡白，伴有自汗、乏力等，多为心气虚；面白无华而少泽，伴有心悸、眩晕、唇舌色淡、脉细弱等，多为心血虚；面白、虚浮，伴有畏寒肢冷等，多为心阳虚；面色苍灰，口唇青紫，伴有冷汗淋漓、四肢厥冷，多为心阳虚脱；两颧潮红，伴有五心烦热、午后潮热、盗汗、咽干口渴等，多为心阴虚；面色晦暗，伴有胸部刺痛，舌质暗红或见紫色斑点等，多为心血瘀阻；面色红赤，多为风热犯心或湿热内浸、内侵心脉之证。

4. 虚里情况

虚里在胸前心尖搏动部位，属胃之大络。虚里是宗气会聚之处，故察虚里情况有助于观察胃气和宗气的盛衰。若按之微弱为不及，是宗气内虚；动而应衣为太过，是宗气外泄；搏动过速，多为胸腹积热，或正气衰而虚阳外脱；起落无序，则为脉律不整、心律不齐之症。

（二）审机

1. 邪正消长盛衰贯彻疾病始终

根据病程、脉律情况、临床表现，辨邪正消长盛衰，分邪盛期、邪恋正虚期、正虚期等。病程短，伴有外感症状者为邪盛期；病程长或迁延不愈，伴虚证者多为正虚期。

邪盛期当根据发病季节、起病诱因、临床表现，来辨别邪热犯心证的外邪性质。如有烦躁溲黄、舌红苔薄黄或伴风热表证者系风热犯心、内侵心脉；若有发热困倦、胸闷腹胀、恶心呕吐、腹泻纳差、舌苔厚腻或黄者系湿毒客心、内侵心脉。邪盛期尚须辨有无正虚、气滞、血滞兼证。

邪恋正虚期当按正伤性质分为阴虚邪恋、气虚邪恋、气阴两虚邪恋。如兼有神疲乏力、面色萎黄、纳差、舌淡苔白、脉虚者为气虚邪恋；如兼有低热、盗汗、少寐多梦、脉细软等则为阴虚邪恋；而兼有气虚、阴虚者则为气阴两虚邪恋。正虚邪恋期尚须辨别有无气滞、血滞、痰浊兼证。

邪去正虚期当根据正伤性质而分气阳、阴津虚，气阳虚又分为心气虚、心阳虚弱证，阴津虚又分为心阴虚及气阴两虚证。尚须辨别有无气滞、血滞兼证。

本病尚须辨别病情轻重，轻者可无自觉症状，一般病例表现为精神不振、面色苍白、乏力、多汗，年长儿可有头晕、心悸、心前区不适或疼痛。严重者可出现心阳虚衰或脱证。

2. 辨虚实、明轻重

首先应辨别虚实，凡病程短暂，见胸闷叹气或胸痛、气短多痰，或恶心呕吐、腹痛腹泻、舌红、苔黄，属实证；病程长达数月，见心悸气短、胸闷叹气、神疲乏力、面白多汗、舌淡或偏红、舌光少苔，属虚证。一般急性期以实证为主，恢复期、慢性期以虚证为主，后遗症期常虚实夹杂。其次应辨别轻重，神志清楚、神态自如、面色红润、脉实有力者，病情轻；若面色苍白、气急喘息、四肢厥冷、口唇青紫、烦躁不安、脉微欲绝或频繁结代者，病情危重。

（三）定治

病毒性心肌炎分虚实论治，宗“虚者补之”“热者清之”“瘀者活之”“滞者通之”意。虽主要病位在心，然心的病变可以导致其他脏腑功能失调或亏虚，其他脏腑的病变亦可以直接或间接影响及心，导致病证的发生。因此，临证根据具体情况，灵活应用各种扶正与祛邪的方法，以调整脏腑功能，促进康复。

外邪内舍于心，使心主血脉功能障碍，导致心脉痹阻，甚或伤及心体是病毒性心肌炎的主要发病机理。无论邪客心脉、内生痰浊痹阻心脉，还是正虚而滞，皆可导致气滞血瘀、心脉瘀滞，邪盛期当以祛邪通脉为主，正虚邪恋及正虚期亦当佐以疏通心脉之法，故在各阶段的治疗中均应主以或佐以疏通心脉法（方、药），以通脉养心，利于心肌功能恢复。邪盛期疏通心脉为病机学治疗，除选祛邪法外，尚可灵活运用活血通络法、理气疏通法、活血化瘀复脉法、涤痰疏利法、泄肺利水法、温阳助运法。正虚邪恋及正虚期亦当佐用疏通心脉法，灵活运用益心复脉、养心复脉及各种邪盛期疏通心脉诸法。

脉律异常是病毒性心肌炎的主要临床表现之一，其脉象表现或数或促或迟或缓，或乍疏乍数，并以结脉、代脉、涩脉等常见。部分患儿迟脉、结脉、代脉、涩脉顽固不愈，成为本病治疗难点之一，对于此类患儿的病情应综合分析，除心体耗伤（心气、心阳、心阴不足）外，气滞痰阻血瘀是其常见原因，因此在治疗时除选用各种补心体、养心复脉的方法外，宜灵活运用通阳豁痰、化瘀通络、涤痰散结、理气疏通诸法。

病毒性心肌炎在一定的阶段表现相对稳定，但在疾病发展过程、演变过程中病位、病情变化复杂，因而形成证候的交叉与转化，因此，临证需从整体观、动态观出发，灵活运用各种治疗方法与手段。

（四）用药

1. 邪盛期用药

外邪犯心、内侵心脉、心脉痹阻引起者，症见心动悸、胸闷，伴烦躁不安、口干苦，或恶心呕吐、全身酸痛等，若为风热犯心，治宜清心解毒、宁心通脉。凉营清心，药用水牛角、生地黄等；清心除烦，药用淡竹叶、黄连、连翘等；活血通脉，药用丹参、赤芍等。此系风热邪毒内舍于心，心脉痹阻，病因学治疗为祛邪，即清热解毒法、因势利导法（清心利小便、疏散）；病机学治疗为疏通心脉，常选清心凉营、理气疏通、活血化瘀、通络复脉、涤痰散结、泄肺利水诸法。若为湿毒者，治宜化湿解毒、通脉安神。化浊利湿，药用藿香、白豆蔻、石菖蒲等；燥湿清热，药用黄芩、连翘、薄荷等；清利湿热，药用茵陈蒿、滑石等。此系湿毒客心、内侵心脉、心脉痹阻所致，故病因学治疗为化浊利湿、清热解毒。化浊利湿以分利法为主，辅以燥湿，佐以芳香化浊；病机学治疗为疏通心脉，常选理气法、涤痰疏利法及活血通络法。

除外邪外，尚有痰、火、水饮、瘀血等内生实邪阻滞心脉，导致心脉痹阻，临床既可单独为患，也可相兼为患，亦可在虚证中兼夹为患。因痰浊阻滞引起者，症见脉迟或脉律不整、心悸气短、心胸胀满、舌苔白腻，治宜温化痰浊、通阳宣闭。燥湿理脾，药用清半夏、陈皮等；健脾化痰，药用茯苓、炙甘草等；宽胸理气，药用薤白、枳壳、郁金等；涤痰通脉，药用瓜蒌、枳壳、胆南星等；温通心脉，药用制附子、桂枝等；理气通脉，药用青皮、槟榔等；活血通脉，药用丹参、赤芍、莪术等。因痰热内羁引起者，症见脉滑数或结代、心悸胸闷、泛吐痰涎、口干口苦、舌红苔黄腻，治宜涤痰泄热、宁神定悸。燥湿涤痰，药用黄连、黄芩等；宣散郁热，药用栀子、淡豆豉等；清心除烦，药用莲子心、栀子、淡竹叶等；清化痰热，药用瓜蒌、石决明、竹茹、胆南星等；宁心安神，药用远志、龙骨等。因水阻心肺、水寒阻伤引起者，症见心悸胸闷、肢体浮肿、尿少尿闭、呛咳气急、烦躁不能平卧、舌淡苔腻，甚或出现四肢厥冷、冷汗淋漓等，治宜泻肺逐水、宁心定悸。泻肺逐水，药用葶苈子、大黄等；利水镇逆，药用防己、椒目、泽泻、桑白皮、茯苓、车前子等；温阳平冲降逆，药用桂枝、泽兰等；温阳化饮，药用人参、制附子等；宁心安神，药用远志、酸枣仁、茯神等。因瘀血阻滞引起者，症见脉涩或结代、心悸胸闷不舒、心痛阵作、痛如针刺、唇舌紫暗，治宜活血通脉、安神止悸。活血化瘀，药用桃仁、红花、川芎、赤芍、莪术等；理气通脉，药用枳壳、槟榔、延胡索、香附等；温通血脉，药用桂枝、干姜等；镇心宁神，药用紫石英、牡蛎等。

2. 正虚邪恋期用药

对于气虚邪恋、阴虚邪恋之证，当祛除余邪、疏通心脉、扶正固本同用，以达宁心复脉之用。在病情发展过程中正虚可兼夹痰浊、痰火、气滞、瘀血、水饮，以及其他脏腑之热，当根据具体情况，佐以化痰、涤痰、理气、活血、化饮、清火诸法以兼顾调治。

3. 正虚期用药

虚证多为气、血、阴、阳亏虚，心脉失养、心神不宁所致。若因心气不足引起者，症见脉象虚弱，或结代或脉律不整，心悸不安、动则尤甚，静则悸缓，神疲乏力、气短自汗等，治宜养心复脉。补益心气，药用黄芪、人参、党参、山药、炙甘草等；养心宁心，药用酸枣仁、柏子仁、茯神、远志、合欢花等；温运心阳，药用桂枝、肉桂等。因心主血脉、因虚而滞，故可佐以少量行气助运之陈皮、青皮、枳壳、木香等，亦可加入辛散活血之川芎、赤芍等以解除虚滞、疏通心脉、理脾助运。若因心血不足、神不安、志不宁引起者，症见脉象细而无力或结代，心悸怔忡、动则尤甚，头晕目眩，面色无华，舌质淡白，苔薄白等，治宜养心安神、镇心宁神。安神，药用茯神、柏子仁、酸枣仁等；补养心血，药用当归、熟地黄、龙眼肉等；益心健脾，药用黄芪、党参、白术、炙甘草等，以强壮心气、以资气血生化之动力。佐以消导助运之陈皮、麦芽、山楂等以行滞，生津之五味子、乌梅等收摄耗散之心气。若因心脾两虚引起者，症见脉细弱、结代，或脉律不整，心悸气短，头晕目眩，神疲乏力，纳差腹胀，大便溏泄等，治宜补养气血、健脾养血。养心复脉，药用当归、熟地黄、白芍等；益气养心，药用黄芪、党参、茯苓、白术、炙甘草、人参等；宁心定悸，药用远志、茯神、酸枣仁、龙眼肉等；疏通心脉，药用木香、香附等，以理气醒脾而除滞、复脉。因阴虚引起者，水不济火、扰动心神，症见脉细数或结代，或脉律不整，心悸不宁，心烦盗汗，颧红唇赤，手足心灼热，舌红少苔或花剥苔等，治宜滋养阴血、宁心复脉。滋养心阴，药用天冬、麦冬、玉竹等；滋肾以养心，药用玄参、生地黄、熟地黄、知母等；补血养心，药用当归、黄芪、丹参等；养心宁神、安神定悸，药用远志、茯神、柏子仁等，以治心神不安之虚。佐以敛心气、宁心神，药用五味子、酸枣仁等。因阳虚引起者，症见脉象沉、结代、迟，或脉律不整，虚里搏动虚弱，心悸不安、动则尤甚，形寒肢冷，面色苍白，舌苔白等，治宜温补心阳、宁心定悸。温补心阳，药用制附子、肉桂、干姜等；养心温阳，药用炙甘草、党参、人参、黄芪等；救阴以扶阳，药用玉竹、麦冬、五味子等；救逆固脱，药用龙骨、牡蛎、山萸肉等。因心肾不交引起者，症见脉细数、心悸失眠，五心烦热、眩晕耳鸣、多梦易惊、舌红少津等，治宜滋阴降火、交通心肾。清心火，药用黄连、栀子、知母、莲子、白茅根等；滋阴清热，药用生地黄、玄参、麦冬、枸杞子等；镇心安神，药用茯神、磁石、龙骨、牡蛎等。由于虚证心悸均有心神不宁的特点，故在临证用药时，可适当选用宣肺开窍之炙麻黄，醒神开窍之石菖蒲、郁金，与安神诸药并用，以复心主神明之职。

【纲目条辨论治】

以病因为纲，虚实为目，条辨论治。

1. 风热犯心，内侵心脉

主症：心动悸、脉动疾甚或结代、胸闷，伴有烦躁不安、口干苦，舌尖红苔薄黄，或兼卫表证。

治法：清心解毒，宁心通脉。

方药：银翘散合清营汤加减。药用水牛角、连翘、竹叶卷心、大青叶、莲心、生地黄、玄参、地龙、山楂、丹参、葛根、节菖蒲、远志等。

随症加减：胸闷，加瓜蒌、郁金；胸痛，加红花；脉促、结、代，加益母草、延胡索、川芎；鼻塞流浊涕，加羌活、薄荷；咽痛红肿，加玄参、板蓝根。

2. 湿毒客心，内侵心脉

主症：心动悸、脉滑数或结代、胸闷、憋气、乏力，伴有发热困倦、腹胀、恶心呕吐、腹泻纳差、全身酸痛，舌苔黄腻。

治法：化湿解毒，通脉宁心。

方药：甘露消毒丹合四妙勇安汤加减。药用黄芩、连翘、薄荷、射干、藿香、蔻仁、防己、炒栀子、茵陈、滑石、鲜菖蒲、郁金、苦参、丹皮等。

随症加减：胸闷、憋气，加瓜蒌皮、薤白、郁金；脉促、结、代，加益母草、延胡索、桃仁；心悸，加珍珠母、龙骨；肢体酸痛，加独活、羌活、木瓜；腹痛、泄泻，加木香、白扁豆、车前子。

3. 痰浊阻滞，心脉痹阻，胸阳不畅

主症：脉迟或脉律不整，虚里搏动弱，心悸气短，头晕目眩，恶心呕吐，心胸胀满，舌质淡，苔白腻或滑腻。

治法：温化痰湿，通阳宣闭，宁心安神。

方药：导痰汤合瓜蒌薤白半夏汤加减。药用清半夏、陈皮、茯苓、炙甘草、薤白、瓜蒌、制附子、桂枝、青皮、枳壳、胆南星、郁金等。

随症加减：心悸重者，加远志、石菖蒲、酸枣仁、龙骨；头晕目眩，体丰痰多，加泽泻、山楂、莱菔子；唇舌暗红，加丹参、川芎；痰微黄、苔微黄系痰浊化热者，加黄连、竹茹、苦参。

4. 痰热内羁，上扰心包，神不安宁

主症：脉滑数或结代或脉律不整，虚里搏动明显，心悸神烦，夜卧不安，胸闷腹胀，泛吐痰涎，口干口苦，舌质红，苔黄腻。

治法：开降涤痰，宣泄去烦，宁神定悸。

方药：栀子豉汤合半夏泻心汤加减。药用栀子、淡豆豉、黄连、黄芩、清半夏、干姜、莲子心、陈皮、瓜蒌、石决明等。

随症加减：胸闷、呕逆明显，加枳壳、郁金、莱菔子；心烦不寐，加淡竹叶、连翘心。

5. 水阻心肺，扰乱心脉

主症：脉细数或脉律不整，虚里搏动明显，心悸胸闷，肢体浮肿，尿少尿闭，呛咳气急，烦躁不能平卧，舌质淡，苔腻。

治法：泻肺逐水，宁心定悸。

方药：己椒苈黄丸加减。药用防己、椒目、葶苈子、大黄、桑白皮、茯苓、桂枝、泽兰等。

随症加减：水肿甚，小便短少，加制附子、黄芪、党参；咳喘、胸闷，加杏仁、前胡、桔梗、五加皮；唇舌暗红，加川芎、刘寄奴；口和不渴、恶心呕吐，可合用小半夏加茯苓汤。

6. 水寒阻伤，心阳不振

主症：脉微欲绝或脉律不整，虚里搏动微弱，心悸喘憋，周身浮肿，面色苍白，口唇青紫，四肢厥冷，冷汗淋漓，舌质淡，苔白滑。

治法：温阳逐水，振奋心阳，宁心定悸。

方药：桂枝甘草龙骨牡蛎汤合参附汤加减。药用人参、制附子、葶苈子、椒目、桂枝、茯苓、桑白皮、泽泻、远志、酸枣仁等。

随症加减：恶心呕吐，加清半夏、陈皮、生姜；唇舌暗红，加当归、川芎、刘寄奴、泽兰、益母草；形寒肢冷明显，重用附子，加肉桂；大汗出，重用人参、黄芪、龙骨、牡蛎，加山萸肉；尿少浮肿，加葶苈子、车前子、泽泻；唇舌暗红，爪甲发青，加赤芍、桃仁、红花；脉缓或迟较著，加炙麻黄、肉桂，或合用麻黄附子细辛汤。

7. 瘀血阻滞，心脉痹阻

主症：脉涩或结代或脉律不整，虚里搏动明显或起落无序，心悸时发时止，胸闷不舒，心痛阵作、痛如针刺，舌质紫暗，唇甲青紫。

治法：活血化瘀，疏通心脉，安神止悸。

方药：血府逐瘀汤合桃仁红花煎加减。药用桃仁、红花、川芎、赤芍、牛膝、枳壳、紫石英、桂枝、延胡索、香附、当归等。

随症加减：胸闷不舒，善太息，加柴胡、瓜蒌；神疲乏力，纳差便溏，加黄芪、党参、黄精；面色萎黄，唇淡，加何首乌、枸杞子、熟地黄；手足心热，颧红，舌红少苔，加麦冬、玉竹、女贞子；手足不温，苔白滑，加制附子、肉桂、淫羊藿；胸满闷痛，苔浊腻，加瓜蒌、薤白、清半夏、陈皮；胸痛甚，加乳香、没药、五灵脂、蒲黄、三七粉。

8. 痰瘀互结，心脉痹阻

主症：脉涩或结代或滑或脉律不整，虚里搏动明显，心悸胸闷，烦躁失眠多梦，大便秘结，小便短赤，口干口苦，舌苔腻。

治法：活血涤痰，理气通络。

方药：瓜蒌薤白半夏汤合失笑散加减。药用瓜蒌、薤白、桃仁、红花、蒲黄、五灵脂、清半夏、陈皮等。

随症加减：溲黄、便结明显，加姜厚朴、大黄；心悸、失眠明显，加珍珠母、磁石；胸痛明显，加乳香、没药、川芎。

9. 火热扰心，心神不宁

主症：脉数或滑数或结代，虚里搏动明显，心悸胸闷，善惊，心烦口渴，面赤溲黄，舌质红，苔黄少津。

治法：清心宁神，泻火止悸。

方药：清宫汤合朱砂安神丸加减。药用朱砂、琥珀、淡竹叶、连翘心、酸枣仁、当归、莲子心、玄参、生地黄等。

随症加减：胸闷明显，加瓜蒌、郁金、枳壳、槟榔；脉结代，加瓜蒌、山楂、川芎；失眠多梦，加磁石、赤芍、首乌藤。

10. 水不济火，扰动心神

主症：脉细数或结代或脉律不整，虚里搏动微弱或起落无序，心悸不宁，心烦多梦，啼哭不安，少寐盗汗，颧红唇赤，低热久恋，手足心灼热，舌质红，少苔或花剥苔。

治法：滋养阴血，宁心安神复脉。

方药：天王补心丹加减。药用生地黄、玄参、天冬、麦冬、丹参、当归、人参、酸枣仁、柏子仁、五味子、远志、茯神、知母等。

随症加减：口干口苦，咽燥心烦，加黄连、栀子、竹叶、莲子心；盗汗，加山萸肉、乌梅肉；低热，手足心灼热，加青蒿、鳖甲、珍珠母、苦参，或合用青蒿鳖甲汤；啼哭不安，少寐多梦，加龙齿、磁石、首乌藤。

11. 气虚邪恋，心失所养

主症：脉疾或结代，虚里搏动弱，心悸气短，胸闷乏力，面色萎黄无华，纳差食少，舌质淡，苔白。

治法：益气祛邪，宁心复脉。

方药：黄芪桂枝五物汤加减。药用黄芪、桂枝、白芍药、远志、炙甘草、地龙、太子参、丹参、石菖蒲、生姜等。

随症加减：心悸脉促，加龙齿、琥珀；胸闷，口唇青紫，加郁金、川芎、桃仁；易反复发热、恶风，加太子参、防风、白术。

12. 阴虚邪恋，心失所养

主症：脉细软或结代，虚里搏动弱，心悸气短，低热，盗汗，手足心灼热，少寐多梦，舌质红，少苔或无苔。

治法：养阴袪邪，宁心复脉。

方药：青蒿鳖甲汤加减。药用青蒿、鳖甲、龙骨、珍珠母、钩藤、当归、生地黄、银柴胡、赤芍、干姜、薏苡仁、百合、代赭石等。

随症加减：心悸，脉滑，精神困倦，苔腻，加龙胆草、瓜蒌、白豆蔻、酒军；身体沉重，关节酸痛，苔白腻，加秦艽、防己、桂枝、珍珠母。

13. 心气不足，心失所养

主症：脉象虚弱或沉或结代或脉律不整，虚里搏动弱，心悸不安、动则尤甚、静则悸缓，面色欠华，神疲体倦，气短自汗，舌质淡，苔薄白。

治法：补益心气，安神复脉。

方药：安神定志丸合四君子汤加减。药用人参、茯苓、山药、龙齿、生地黄、五味子、炙甘草、黄芪、柏子仁、酸枣仁等。

随症加减：脉迟、脉律不整，少加肉桂、附子以取其少火生气之意；汗出较多，加浮小麦、乌梅、山萸肉；心悸不宁、时有惊惕，重用柏子仁，加磁石、茯神、远志；舌苔微腻、便溏，加白术、芡实、泽泻；舌质淡黯，脉结代，加丹参、郁金、赤芍。

14. 心血不足，心失所养

主症：脉象细而无力或结代，虚里搏动微弱，心悸怔忡、动则尤甚，夜寐不宁，头晕目眩，面色无华，神疲乏力，舌质淡白，苔薄白。

治法：补血养心，安神定志。

方药：养心汤加减。药用当归、川芎、茯苓、茯神、柏子仁、酸枣仁、五味子、远志、黄芪、炙甘草等。

随症加减：失眠多梦、夜眠不宁明显，加合欢皮、首乌藤、莲子仁；面色无华，心悸气短，唇爪苍白，加人参、麦冬、生地黄；自汗，脉结代，可合用炙甘草汤。

15. 气阴两虚，心失所养

主症：脉细数或结代或脉律不整，虚里搏动或显或弱或起落无序，心悸怔忡，胸闷气短，倦怠乏力，面色无华，自汗或盗汗，睡卧露睛，颊颧暗红，舌质红，苔花剥。

治法：益气养阴，宁心安神复脉。

方药：炙甘草汤合生脉散加减。药用炙甘草、人参、生地黄、桂枝、阿胶、麦冬、火麻仁、五味子、生姜、大枣等。

随症加减：脉急促，怔忡，加龙齿、紫石英、珍珠母；心悸、心慌，爪甲淡白，不寐，加当归、酸枣仁、柏子仁；颧红、手足心灼热明显，加知母、青蒿、鳖甲；纳差、便溏、自汗明显，加芡实、薏苡仁、黄芪；心脉不整，加磁石、鹿衔草、柏子仁。

16. 心阳虚弱，鼓动无力

主症：脉象沉细或结代或迟或脉律不整，虚里搏动虚弱，心悸不安、动则尤甚，胸闷气短，形寒肢冷，面色苍白，舌质淡，苔白。

治法：温补心阳，宁心安神定悸。

方药：桂枝甘草龙骨牡蛎汤合参附汤加减。药用桂枝、炙甘草、龙骨、牡蛎、人参、制附子、黄芪、玉竹、麦冬、枸杞子等。

随症加减：形寒肢冷明显，重用制附子，加肉桂；大汗出，重用人参、黄芪、龙骨、牡蛎，加山萸肉；尿少浮肿，加葶苈子、车前子、泽泻、五加皮；唇舌暗红，爪甲发青，加丹参、赤芍、桃仁、红花；脉缓或迟较著，加炙麻黄、肉桂，或合用麻黄附子细辛汤。

17. 正虚邪伏，心脏劳损

主症：脉虚或细数或结代，虚里搏动无力，心悸怔忡、稍动尤甚，面色灰白或灰黄，时有发绀，精神萎靡，疲乏无力，面部及下肢浮肿，腹胀尿少，舌质黯紫。

治法：补益心气，养阳复脉。

方药：养心汤加减。药用黄芪、茯苓、茯神、当归、川芎、炙甘草、半夏曲、柏子仁、酸枣仁、远志、五味子、人参、肉桂等。

随症加减：手足不温，厥冷明显，加制附子、桂枝；面色泛青，唇舌紫暗者，加赤芍、丹参、槟榔、泽兰；心悸头眩，四肢厥冷，可合用真武汤。

【其他疗法】

1. 体针

主穴取心俞、间使、神门，配穴取大陵、膏肓、内关。用补法，得气后留针30分钟，隔日1次。

2. 耳针

取心、交感、神门、皮质下，隔日1次。或用王不留行籽压穴，用橡皮膏固定，每日按压2~3次。用于心律失常。

【病案参考】

病案一

王某，女，12岁。1990年3月4日初诊。自述心悸2月余，伴气短，乏力，动则汗出，咽痛，食欲不振，时轻时重。曾在北京儿童医院诊为病毒性心肌炎，今前来求治。

查体：面色苍白，咽红，扁桃体肿大Ⅲ°，未见脓性分泌物，舌质淡红，苔白腻，脉结代。听诊心尖部位可闻及第一心音低钝，频发早搏，心率110次/分。心电图示频发室性早搏。实验室检查：白细胞$12.5 \times 10^9/L$，中性粒细胞百分比60%，淋巴细胞百分比40%，谷草转氨酶48U/L，α-羟丁酸脱氢酶273U/L。

辨证：邪毒内陷，心脉失养。

治法：清咽利喉，养血复脉。

处方：辛夷、苍耳子、玄参、板蓝根、麦冬、五味子、阿胶（烊化）、青果、锦灯笼、焦山楂、焦神曲、焦麦芽各10g，山豆根5g，黄芪、丹参、苦参、重楼各15g。7剂，每日1剂，水煎服。

二诊：服药后咽痛明显减轻，纳食增，心悸略减，仍动则汗出。上方去青果、锦灯笼，加生姜3片、大枣5枚，7剂。

三诊：诸症明显减轻，效不更方。继以前方加减服用，3个月痊愈。随访未复发。

（选自《中国百年百名中医临床家丛书》）

病案二

周某，女，9岁。2月前感冒发热40℃，咽痛，经治疗1周后热退，以后常感乏力、胸闷、头晕、恶心，上楼时气急。入院前1周因体育活动后因胸闷乏力加剧、胸痛、心慌、出汗来院门诊，收入病房。症见形体消瘦，面色白，气短声弱，头晕乏力，纳呆食少，夜寐盗汗，口干，心悸心慌，胸部闷痛，舌质红，舌苔白腻，脉细数结代。

检查：体温36.5℃，心率112次/分，呼吸30次/分，血压90/60mmHg。发育较差，营养欠佳，形体瘦弱，面色稍白，颈两侧触及黄豆大小淋巴结，咽红，扁桃体Ⅰ°肿大，心率112次/分，第一心音低钝，心律不齐，早搏10~12次/分，心前区闻及2~3级收缩期杂音，肺部体征阴性，腹平软，肝肋下2cm，脾肋下1cm。实验室检查：血沉6mm/h，抗“O”625U，黏蛋白5.50mg/L，咽拭子培养阴性。心电图示窦性心律不齐、频发室性早搏。

处方：黄芪、党参、当归、赤芍、白芍、郁金、薤白、炙甘草各10g，丹参、瓜蒌各12g，葛根、泽兰、刘寄奴各15g，五味子3g。7剂，水煎服。

1周后患儿精神好转，面色稍红润，胸闷、心悸心慌、乏力减轻，食稍增加，胸痛消失。心电图示窦性心律不齐、偶发室性早搏。原方加减继续服用。4周后体征消失，实验室检查阴性，心电图恢复正常，出院。继续服用原方加减，以巩固疗效。门诊随访年余，病情稳定，未再复发。

（选自《古今专科专病医案·儿科》）

第五节　新生儿肺炎

新生儿肺炎是新生儿时期常见疾病，临床以不哭、不乳、精神萎靡、口吐白沫、呼吸不规则，甚则皮肤苍白、肢体末端发绀、抽搐等全身症状为主要临床表现，肺部体征多不典型。可发生于宫内、分娩过程中或出生后，由细菌、病毒、霉菌等不同的病原体引起。属中医“乳子喘咳”“百晬嗽”“初生儿喘促”“马脾风”等病范畴。

新生儿气血未充、脏腑娇嫩尤著，病情最易幻变。新生儿肺炎的发病率高，病情多危重，其病死率居国内新生儿首位，若能及时诊断、合理治疗，大部分患儿能够痊愈。

【源流】

中医学古代文献中本病没有专门记载，其记载散见在“百晬嗽”“初生儿不乳”“初生儿不啼”“百晬嗽”“初生儿喘促”“马脾风”“肺风痰喘”等病证中。《黄帝内经》已有“乳子喘咳”的记载。南宋《小儿卫生总微论方·难乳论》已提出其病因，其云：“儿初生时，拭掠口中秽血不及，咽而入腹，则令儿心腹痞满，短气促急，故口不能吮乳饮之也。”之后历代医家对其病因又进一步系统论及，如《万氏家藏育婴秘诀·咳嗽喘各色证治》指出其病因既有“暴受风寒”“风邪自外入者”，又有“乳多涌出，吞咽不及而错喉者”。关于治疗，万全在《幼科发挥·肺所生病》中有“痰多者，宜玉液丸；肺虚者，阿胶散主之”的记载。清代陈复正在《幼幼集成·百晬嗽论》论述得更为系统、明确，关于其病因的论述有“或出胎暴受风寒，或浴儿为风所袭，或解换襁裳，或出怀喂乳，而风寒得以乘之，此病由外来者；或乳汁过多，吞咽不及而呛者；或啼哭未定，以乳哺之，气逆而嗽者，此病由于内生者，皆能为嗽”，关于其治疗的论述有“先用荆防败毒散小剂，母子同服，服完止药”。《幼科金针》提出当以下痰、泻肺、通腑为治。

关于新生儿肺炎的预后，历代医家均认为是“恶候”“最为难治”。《婴童百问》曰：“实难调理，亦恶症也，当审虚实而施治焉，实者散之，虚者补之。”

现代对新生儿肺炎的研究取得了长足的进步，在1997年3月4日发布的中华人民共和国国家标准《中医临床诊疗术语·中医疾病部分》已明确本病的中医病名为“初生儿喘促”，在临床研究的基础上，对本病的病因病机进行了深入探讨，治疗已在单方验方的基础上发展到中药针剂、穴位注射等，已明显降低了死亡率。

【病因病机】

小儿初生肺娇尤著，易为外邪所伤，发为肺炎。引起本病的原因较多，如孕母染邪传于胎儿，或小儿初生，秽毒乳汁不及清除，入口犯肺，正如陈复正在《幼幼集成·百晬嗽论》中论述的“或乳汁过多，吞咽不及而呛者；或啼哭未定，以乳哺之，气逆而嗽者”。如因生后感受风寒外邪，其病因在《万氏家藏育婴秘诀·咳嗽喘各色证治》中已有论述：“或因出胎之时，暴受风寒；或因浴儿之时，为风所袭，或因解换襁裳，或出怀喂乳，皆风邪自外入者也。”

外感风寒之邪，或内呛乳汁，皆可影响肺气的宣发与肃降，而发为咳嗽。继而外邪化热，肺热熏蒸，灼津炼液，痰热交结，阻滞肺络，气道壅塞，不得宣通，故肺闭喘嗽。病位虽在肺，然初生儿肺脏稚弱尤著，可影响脾胃可致脾阳虚衰出现不乳、腹胀；影响心主血脉功能可见面色青灰、发绀，甚或心阳虚衰；邪入于肝心，肝风内动、心窍闭阻，可出现抽搐；若伤及脾肾之阳，可见肢厥脉微、反应淡漠等脾肾阳衰之证。后期邪减正虚可出现脾虚湿蕴、气阴两虚而邪气留恋之证。

【临床诊断】

（一）临床表现

1. 宫内感染性肺炎

多发生在出生后24小时内，出生时常有窒息史，复苏后可有气促、呻吟、呼吸困难、体温不稳定、反应差等表现。肺部听诊呼吸音或粗糙，或减低，或闻及湿啰音。血行感染者常缺乏肺部体征，而表现为黄疸、肝脾大或脑膜炎等多系统受累的症状。

2. 分娩过程中感染性肺炎

一般在出生数日至数周后发病，细菌性感染在出生后3～5天发病，Ⅱ型疱疹病毒感染多发生在出生后5～10天，而衣原体感染潜伏期则长达3～12周。

3. 产后感染性肺炎

表现为发热或体温不升、气促、鼻翼扇动、发绀、吐沫、三凹征象、肺部体征早期常不明显，病程中可出现双肺湿啰音。而呼吸道合胞病毒肺炎可表现为喘息，肺部听诊可闻及哮鸣音。

（二）诊断要点

1. 有羊膜早破、产程延长、早产或孕母有感染性疾病史。

2. 病初仅表现为反应低下、哭声微弱，或不哭、不乳。多在3天后出现咳嗽气急、喉中痰鸣、面色灰白等症。严重者可见生理性黄疸加重、皮肤瘀点、四肢厥冷、屡发喘憋等。

3. 病程中后期可见呼吸浅促、鼻翼扇动、点头呼吸、口吐泡沫、心率加快，肺部可闻及捻发音和细湿啰音。体弱者可体温不升，少数体质强者可发热。

4. X线检查提示间质性或支气管肺炎改变。若胸部X线检查一次正常，不能成为诊断和排除肺炎的依据，需二次或三次检查。血气分析可有不同程度的低氧血症、酸中毒等。气道吸出物涂片及培养或血培养可明确病原菌。

5. 新生儿肺炎须与新生儿呼吸窘迫综合征、肺透明膜病、湿肺、肺不张、胎粪吸入综合征等疾病鉴别。

【临证思路】

（一）识症

1. 发热

新生儿肺炎可不发热，甚或身躯不温。少数体质壮实者，可见发热，其热可高可低，程度不定，多随邪气性质、数量、是否阴伤而定。一般发热轻恶寒重（恶寒可从姿态测知，如蜷缩而卧、肤起鸡皮疙瘩），为风寒外袭肺卫之证；发热重恶寒轻，为风热客犯肺卫之证；若壮热持续不退、烦闹不安，多系风寒入里化热，或风热内传，邪正交争剧烈之证。若日晡之时发热或热势更甚，伴腹满、大便秘结，系邪热与胃肠燥热相搏，阳明腑实之证；身热夜甚，为邪热炽盛，热灼营阴之证；夜间低热，多为疾病后期阴虚内热之证。

2. 咳嗽

起病即有咳，且咳嗽较频，早期除感受湿邪及素蕴痰湿者外，余一般为刺激性呛咳，邪盛极期咳嗽反不明显，邪减期咳嗽有痰，直至邪去正复而消失。临证应首先注意分辨咳声和痰色、量、质的变化，其次要参考时间、病史及兼症，来辨别寒热虚实。

咳声重浊紧闷，多为实证，系寒痰湿浊停聚于肺，肺失清肃所致；咳嗽不扬，痰稠不易嗽出，多属热证，系邪热犯肺，肺津被灼，或痰热壅盛所致；咳有痰声，痰多易于嗽出，多属痰湿阻肺之证；咳嗽无力，咳声轻清低微，多属虚证，系疾病后期肺气虚弱，失于宣降所致；干咳无痰或少痰，多为疾病后期阴虚肺燥所致。

3. 痰鸣

观察痰的变化，由于新生儿不会咳痰，只能观察嗽痰情况。新生儿肺炎痰涎壅盛，一般在频作呛咳之后出现，先为稠厚、不易嗽出，再后逐渐变稀、频频嗽出，可见喉中痰鸣。如痰白清稀，或喉中痰鸣易于嗽出，或泛吐清稀痰，多属寒痰，系寒凝伤阳，津液不化，聚而为痰，或脾阳不足，湿聚为痰，上犯于肺所致；痰黄稠有块，或痰稠不易嗽出，多属热痰，系风寒之邪入里化热，或邪热犯肺，煎津为痰，肺失清肃所致；疾病后期痰少而黏，难于嗽出者，多属燥痰，系邪热耗伤肺津，或肺阴虚津亏，清肃失职所致；痰白滑、量多，或易于嗽出者，属湿痰，系脾失健运，水湿内停，湿聚为痰，上犯于肺所致。

（二）审机

1. 邪盛初期

外感风寒之邪，或内呛乳汁，皆可影响肺气的宣发与肃降，寒痰阻肺，可见喉中痰鸣、口吐白沫、鼻扇、舌淡等；风寒外袭、肺气郁闭、痰浊壅盛，可见咳嗽无力、口吐白沫、喉有痰响、鼻翼扇动、哭声微弱、唇周微绀、舌质淡苔白、指纹红，透于风关等。外邪客于稚阳尤著之初生儿，多从寒化，故风寒袭肺证临床常见。风热之邪客犯于肺，肺热炽盛，肺气郁滞，可见发热、咳嗽气急、喉中痰鸣、口吐白沫、鼻翼扇动、舌质红苔黄等。

2. 邪盛极期

风寒之邪入里化热，或感受风热之邪，邪毒炽盛，壅阻于肺，导致肺气郁闭，可见高热、咳喘、烦躁、舌红苔黄等症。邪客湿重、肺虚肝旺较著之初生儿，形成邪与内蕴痰湿胶结，风痰内发，气道不利之证，可见咳嗽痰壅、喉间哮鸣、泛吐痰涎、喘憋等症。对于素体元阳不足、突患肺气郁闭、百脉滞涩，或病中气阳耗散，形成元阳虚衰，肺闭血瘀之证者，可见不哭、不乳、神委、咳喘、指端发绀等症。邪毒炽盛，伤及于脾，导致脾阳虚衰、脾胃升降功能失职、浊气停聚、大肠之气不行，可见腹胀、便闭、不矢气等症。邪毒猖獗，化毒化火，内陷厥阴肝心，引动肝风，邪窜心包，可见咳喘、神昏、抽搐等症。

3. 恢复期

后期邪减正虚可出现脾虚湿蕴、气阴两虚而邪恋之证。若邪恋正气未复、痰浊未尽，可见咳嗽无力、痰鸣、面白、精神差、舌淡等症。对于疾病后期正虚邪恋、脾气虚夹肺阴虚、痰湿滞留，兼有乳滞者，可见较长时间咳嗽、喉中痰鸣、手足心热、大便稠黏等症。

（三）定治

新生儿肺炎系肺本身因邪客所致的疾病，病因始终存在整个病程中，故其治首当祛除病因，依邪气性质、客犯部位及病期而定治疗原则，如疏风散寒、温肺散寒、疏风清热、清肺解毒等法。肺气郁闭为其主要病理机制，故应以开其肺闭（开肺）为主，针对引起肺气郁闭的机理，可采取的开肺方法、有宣肺法、肃肺法、直清法、利法、下法、行气法、化瘀法、祛邪法、治痰法等。邪盛期当以开肺法为主；邪盛正衰期祛邪开肺与扶正同用，但正气虚脱时可先固脱后祛邪；邪减正复及邪恋正虚期此时肺闭已开，当清解余邪与理肺同用。解热、平喘、化痰、止咳为必不可少的对症治疗。

外邪客犯正气稚弱尤著之初生儿，临证在处方遣药时，要时刻顾护稚弱、扶助正气，既要祛邪疗疾，又要扶益不足。

（四）用药

1. 邪盛初期用药

风寒袭肺，寒痰阻肺，可见喉中痰鸣、口吐白沫、鼻扇、舌淡、指纹红等症，治宜温肺散寒，开肺化痰。温肺，药用炙麻黄、干姜等；利气开郁，药用杏仁、桔梗、前胡等；温化痰饮，降气开闭，药用陈皮、清半夏等；息风解痉，镇咳平喘，药用天麻、全蝎、僵蚕等。后期邪减，肺闭开，寒痰未尽者可用温肺化痰之法，药用清半夏、陈皮等；理肺调气，药用白前、桔梗等；补益正气、涩肺敛气，药用人参、五味子等。风热犯肺，肺气郁闭，肺失清肃升降之机，可见发热、咳嗽、气急痰鸣、鼻扇等症，治宜清肺化痰，开郁平喘。清肺，药用黄芩、连翘等；疏散邪热，解表，药用薄荷、防风等；下气开闭，药用葶苈子、苏子、前胡等；化痰开闭，药用桔梗、贝母、陈皮、清半夏等；润肺化痰，药用天冬、沙参等以助正气。

2. 邪盛极期用药

风寒之邪入里化热，或风热之邪客犯，邪毒壅肺，肺气郁闭，症见高热、咳喘、烦躁、舌红苔黄，治宜清肺化痰，开肺平喘。清肺，药用黄芩、黄连、连翘等；宣畅肺气，药用炙麻黄、前胡、桔梗、杏仁等；化痰，药用瓜蒌、陈皮、清半夏等；泻肺，药用葶苈子、瓜蒌等；养阴，药用玄参、麦冬等。邪客湿重，肺虚肝旺较著之初生儿，多形成邪与内蕴痰湿胶结，风痰内发，气道不利，症见咳嗽痰壅、喉间哮鸣、泛吐痰涎、喘憋等症，治宜温肺化痰，开肺定喘。温肺，药用干姜、桂枝、炙麻黄等；息风定喘，药用地龙、钩藤、僵蚕、全蝎等；下气定喘，药用厚朴、葶苈子、苏子等；化痰降浊，药用清半夏、陈皮等。对于素体元阳不足，突患肺气郁闭，百脉滞涩，或病中气阳耗散，形成元阳虚衰，肺闭血瘀之证，见不哭、不乳、神委、咳喘、指端发绀等症，治宜温补心阳，开肺化痰。温补心阳，药用人参、桂枝等；滋养心阴，药用麦冬、五味子、黄精、炙甘草等；宣肺开闭，药用杏仁、前胡、桔梗等；活血开闭，药用丹参、红花、赤芍等。邪毒炽盛，伤及于脾，脾阳虚衰，脾胃升降功能失职，浊气停聚，大肠之气不行，可见腹胀、便闭、不矢气等症，治宜温运脾阳，理气除胀。温阳，药用干姜、肉桂等；理气除胀，药用茴香、木香、公丁香等；温中行气，药用人参、甘草、砂仁等。邪毒猖獗，化毒化火，内陷厥阴心肝，引动肝风，邪窜心包，症见咳喘、神昏、抽搐等症，治宜清心泻肝，降泄息风。清心泻肝，药用黄芩、黄连、生石膏等；降泄息风，药用生大黄、竹叶、栀子等；息风止痉，药用天麻、钩藤、全蝎等；开窍，药用紫雪、郁金等。

3. 恢复期用药

疾病后期邪恋正气未复，痰浊未尽，可见咳嗽无力、痰鸣、面白倦怠、舌淡，治宜补益脾肺。补肺，药用人参、白术、茯苓、甘草等以培土生金、渗湿化痰；辅以理气化痰燥湿，药用清半夏、陈皮等；理气宣肺，药用前胡、桔梗、杏仁等；敛肺止咳，药用五味子等。对于正虚邪恋，脾气虚夹肺阴虚，痰湿滞留，兼有乳滞者，症见较长时间咳嗽、喉中痰鸣、手足心热、大便稠黏，治宜扶正祛邪。益气，药用人参、茯苓、甘草等以补脾益肺；辅以温化痰湿，药用橘红、胆南星、款冬花等；化痰润肺，药用瓜蒌、沙参等；清解余热，药用鳖甲、青蒿等；温中消食，药用干姜、酒军等；导滞通便，药用神曲、鸡内金、酒军、瓜蒌等。

【纲目条辨论治】

以病期为纲，病因为目，条辨论治。

（一）邪盛初期

1. 风寒外袭，肺气郁闭

主症：体温正常或稍低，咳嗽无力或不咳嗽，口吐白沫，喉有痰响，鼻翼扇动，哭声微弱，面色无华，唇周微绀，舌质淡、苔白，指纹红、透于风关。

治法：疏风散寒，宣通肺气。

临证处理：

（1）推拿疗法：可选用按天突、按肺俞、补脾土、揉二扇门。

（2）经验方：肺炎汤（出自天津市儿童医院何世英老中医）：麻黄 0.8g，白人参、杏仁、生甘草各 3g，麦冬、五味子各 6g，桔梗、天花粉、陈皮各 4.7g，川贝 1g。每日 1 剂，水煎浓缩至 20mL，分 3～5 次服用。兼有气滞血瘀而口唇青紫者，选用肺炎Ⅱ号方（出自天津市儿童医院何世英老中医）：白人参、五味子、葶苈子各 3g，麦冬、丹参、红花各 6g，黄芪 9g，杏仁、桃仁各 7.5g，麻黄 1.6g。每日 1 剂，水煎浓缩至 20mL，每次 5mL，分 4 次服用。

（3）汤剂：杏苏散合生脉散或醒脾散。杏苏散合生脉散加减适用于风寒初袭于肺、寒痰未盛之证，药用炙麻黄、甘草、人参、杏仁、桔梗、陈皮、五味子、麦冬、茯苓。醒脾散适用于邪盛喘咳俱重兼肺脾气虚之证，药用人参、炙甘草、天麻、木香、全蝎、胆南星、僵蚕、白术、茯苓、橘红、石菖蒲、清半夏。鼻塞、流清涕，加荆芥、防风；痰多，加莱菔子、川贝母；喘憋，加葶苈子、紫苏子；咳甚，加紫菀、蜜百部；口唇青紫、发绀，加赤芍、丹参；便溏，加薏苡仁、芡实；后期咳喘减轻、痰多者，加桔梗、莱菔子。

2. 风热犯肺，肺气郁闭

主症：发热，咳嗽气急，喉中痰鸣、痰稠不易嗽出，咽红，鼻翼扇动，口吐白沫，不思乳食，舌质红、苔黄，指纹紫。

治法：疏风清热，宣肺化痰定喘。

临证处理：

（1）推拿疗法：可选用清肺经、按天突、按肺俞、补脾土、清天河水、推脊。

（2）经验方：肺闭宁（出自天津市儿童医院何世英老中医）：生麻黄 30g，生石膏、川贝母、海浮石各 90g，杏仁、苏子、桔梗、人参、旋覆花、前胡、甘草各 47g，葶苈子、细辛、五味子各 16g，橘红、黄芩、麦冬各 60g，大枣 50 个。上药按一定比例制成颗粒剂，每包 1.4g。每次 1/5 包，每日 3 次服用。兼肺热血瘀较著者，选用润肺祛瘀化痰汤（出自长春中医药大学附属医院王烈教授）：天冬、沙参、黄芩、地龙、白屈菜、瓜蒌各 10g，贝母、杏仁、桃仁各 5g。每日 1 剂，水煎浓缩至 40mL，每次 5mL，分 4 次服用。

（3）汤剂：麻杏甘石汤加减。药用炙麻黄、连翘、生石膏、川贝母、杏仁、苏子、橘红、葶苈子、前胡、五味子、麦冬等。热甚，加栀子、金银花、黄芩；痰多，加瓜蒌、胆南星、海浮石；咳剧，加桑白皮、枇杷叶；喘促较著，加地龙、桃仁、钩藤；口唇发绀，加丹参、莪术、赤芍；大便秘结，加酒军、枳实。

（二）邪盛极期

1. 邪毒壅肺，肺气郁闭

主症：高热或体温不升，咳嗽痰稠，呼吸浅表，鼻翼扇动，口吐白沫，啼哭无力，面色晦暗，烦躁不安，唇红而干，舌质红、苔黄而干，指纹紫滞。

治法：清肺解毒，开肺化痰平喘。

方药：宣肺散合清气化毒饮加减。药用黄芩、连翘、桔梗、杏仁、桑白皮、前胡、紫菀、款冬花、麦冬、黄连、炙麻黄等。

热重咳剧，加金银花、金荞麦、败酱草、虎杖；唇干烦躁，重用麦冬，加天花粉、白芍；溲黄便干，重用黄连，加酒军；肢端、口唇发绀，加丹参、红花；出现黄疸，加茵陈蒿、栀子、车前草；腹胀，加枳实、葶苈子。

2. 痰湿壅盛，肺气郁闭

主症：无热或体温下降，咳嗽痰壅，喉间哮鸣声如拽锯，泛吐痰涎，甚或痰涌、喘憋、呼吸困难，舌质淡、苔白腻，指纹滞。

治法：涤痰开肺，息风平喘。

方药：三子养亲汤或小青龙汤加减。三子养亲汤加减适用于邪盛肺闭之证，药用苏子、钩藤、葶苈子、地龙、姜厚朴、莱菔子、白芥子、炙麻黄等。小青龙汤加减适用于邪盛、肺闭渐开、寒痰内蕴者，药用炙麻黄、钩藤、芍药、五味子、清半夏、陈皮、干姜、桂枝等。

手足不温、面色苍白、痰多表明肺寒甚、寒饮著，可合用苓桂术甘汤；痰壅、痰盛，加茯苓、款冬花；喉间哮呷、哮鸣，加天麻、僵蚕。

3. 邪入肝心，风动窍闭

主症：发热或发热更甚，哭闹不安，神志不清，囟门突起，呕吐如喷，颈项强直，角弓反张，四肢抽搐，舌质红绛，指纹紫滞可达命关。

治法：清热解毒泻火，清心泻肝，息风开窍。

方药：黄连解毒汤合紫雪加减。药用黄芩、栀子、郁金、黄连、生大黄、天麻、生石膏，水煎送服紫雪 1/5 粒。

抽搐明显，加钩藤、全蝎、蜈蚣、僵蚕；神昏明显，加石菖蒲、胆南星、清半夏。

（三）邪盛正衰期

1. 元阳虚衰，肺闭血瘀

主症：不哭，不乳，精神萎靡，神差少动，哭声低微，咳嗽气促，面色苍白或青灰，口唇指端发绀，呼吸浅快或不规则，四肢不温，舌质淡紫、少苔，指纹暗滞。

治法：通阳生脉，通瘀活血。

方药：生脉散加减。药用人参、麦冬、五味子、桔梗、前胡、杏仁、黄精、茯苓、桃仁、赤芍、桂枝、黄芩等。

指端青紫，加红花、丹参；腹胀，加槟榔、枳壳；时时欲脱，可合用参附龙牡救逆汤。

2. 邪痰壅盛，脾阳虚衰

主症：咳嗽喘促，腹部胀满，叩之如鼓，泻后胀满不减，无矢气，肌肉松弛，舌质淡、苔腻，指纹淡。

治法：温补脾阳，行气除胀。

临证处理：

（1）外治法：温脐散（出自上海市中医院董廷瑶名老中医）：公丁香、肉桂粉、广木香各1.5g，麝香0.1g。用熟鸡蛋1个去壳，用完整蛋壳半个，纳诸药末于蛋壳内，覆脐孔上，外用纱布固定。每日1次，每次1~2小时。

（2）汤剂：理中丸合盘肠散加减。药用人参、干姜、乳香、木香、砂仁、炙甘草、茴香等。腹部胀满较著，手足不温，加炮姜、制附子、姜厚朴；咳嗽较著，加钩藤、葶苈子、地龙。

（四）正虚邪恋期

1. 正虚邪恋，肺脾气虚

主症：咳嗽减轻，咳而无力，喉中痰鸣，吮乳量少，面色欠润，精神不振，唇舌淡、苔薄白，指纹淡。

治法：益气健脾，培土生金，化痰止咳。

方药：人参五味子汤加减。药用人参、五味子、甘草、陈皮、清半夏、前胡、炒白术、茯苓。

咳甚，加紫菀、款冬花、杏仁、枇杷叶；痰多，加紫菀、款冬花、川贝母；手足不温，加桂枝；痰稀带泡沫，加干姜；汗多，加黄芪、防风、牡蛎。

2. 正虚邪恋，气阴两虚

主症：咳嗽无力，喉中痰鸣，手足心热，时有哭闹烦躁，大便稠黏，舌质偏红、苔白，指纹淡红。

治法：健脾养肺，消导化痰。

方药：醒脾养肺散。药用人参、茯苓、炙甘草、干姜、橘红、胆南星、紫菀、款冬花、瓜蒌仁、沙参、鳖甲、青蒿、酒军、神曲、鸡内金等。

【病案参考】

病案一

某男，初生。患咳嗽，气喘促，不乳，强喂即呕吐，不大便，不发热。在医院治疗半个月不愈，来诊求治。诊见面色青暗，舌红苔腻。不食不便，此为焦屎未除，胃气不行。嘱用全蝎3个，白银（洗净银锈）1块共煎，送服保赤万应散1g，如不便，再服1.5g。药后便下焦屎甚多，渐能进乳，咳喘亦愈。

按：贺本绪认为婴幼咳喘，病属胎风，系婴儿脱胎初生张口时咽下羊水，与儿肠内焦屎一起不能排出，结为“胎毒”。因而研制胎风散，组成为荆芥穗1.5~3g，防风3~5g，全蝎3个，甘草1.5g，白银（洗净银锈）1块。初感微热，咳嗽稍有痰，胎风散加桔梗5~8g，薄荷1~3g；咳喘不止，伴有高热，胎风散加天竺黄1~2g，胡黄连1~1.5g，金银花3~6g；高热3~5日不退，咳喘加剧，胎风散冲服牛黄安宫丸1/4粒（初病不服）；伴有惊痫、抽风，胎风散加琥珀3g，蝉蜕5~10g；伴呕吐腹泻，胎风散加灶心土（伏龙肝）5~10g，生姜1~3片，红糖3~5g；伴大便不通，胎风散水煎送服保赤万应散；伴小便不利，胎风散加连翘1~3g，木通1~3g，灯心草0.1g。1岁以内婴儿服汤药，只煎1次，分2次服；1岁以上者，煎2次，分2次服。一煎气轻，二煎味重，以适应婴幼儿不同时期用药。

（选自《古今名医临证金鉴·儿科卷》）

病案二

高某，男，出生15天，1975年11月4日入院。患儿系七个月早产婴，生后不会吮吸，只能含咽，哭声弱。近来吃奶即吐，伴有轻咳。面青紫，营养差，体温不升，心音低钝，无杂音，心率100次/分，两肺有啰音，腹软，肝肋下1.5cm，脾未触及，二便正常，四肢不硬。诊断：早产儿肺炎。中药给服肺炎Ⅰ号（即肺炎汤，组成为麻黄0.8g，白人参、杏仁、生甘草各3g，麦冬、五味子各6g，桔梗、天花粉、陈皮各4.7g，川贝1g。每日1剂，水煎浓缩至20mL，分3~5次服用）。于入院第3天体温开始上升，第4天能吃奶，吸吮有力，大便正常，病情好转。心肺听诊未闻异常，于11月27日出院。

（选自《何世英儿科医案》）

病案三

李某，男，出生18日，2006年3月10日初诊。患儿系足月顺产，出生体重3kg，混合喂养，生后1周发现鼻塞涕多，咳嗽、痰鸣，气促，睡眠不安，纳呆。经他院治疗，以利巴韦林雾化吸入，同时静滴青霉素加地塞米松，疗效不明显，痰鸣、气促更加严重，转儿科中医门诊求治。查体：体温36.8℃，脉搏120次/分，呼吸频率30次/分，发育和营养状况一般，面色苍白，唇发绀，喘憋伴吸气性喘鸣。舌绛苔灰白厚腻，肺部可听到哮鸣音、痰鸣音以及干湿啰音，腹胀。实验室检查：血白细胞11×10^9/L，中性粒细胞百分比60%，淋巴细胞百分比40%。X线胸片示可见广泛肺气肿，两肺纹理增粗、增多、紊乱。辨证认为风寒闭肺，痰饮壅盛。治法是散寒、化饮、降气。给服射干麻黄汤加三子养亲汤，再加川芎、莪术、赤芍。处方：射干、五味子、法半夏、紫菀、款冬花、苏子、白芥子、莱菔子各3g，麻黄0.5g，炒杏仁2g，川芎、莪术、赤芍各4.5g，生姜3片，大枣3枚。共服3剂。

2006年3月14日二诊：服中药3剂后哮鸣音消失，仍有痰鸣音，湿啰音少许，唇红，舌淡红、苔薄白。面色正常，神情可，食欲已恢复，以前方继服3剂。

2006年3月18日三诊：面色红润，呼吸平稳，神情活跃，哮鸣音及湿啰音全消失，仅有痰鸣音少许，中药给服六君子汤加炙双皮、苏子二味，嘱服5剂。

2006年3月24日四诊：发育和营养状况有所改善，面色红润，痰鸣音全消失，呼吸正常。肺炎痊愈。

（选自《吴元重儿科临床治验》）

附　小儿重症肺炎

肺炎为儿科重要的常见病，以发热、咳嗽、痰壅、气喘、甚或气急鼻扇为特征，是导致5岁以下儿童死亡的主要原因，严重威胁儿童的身体健康。年龄越小，发病率越高，症状越重。2009年世界卫生组织（WHO）将每年的11月12日确定为“儿童肺炎日”。重症肺炎是指由于严重的缺氧及毒血症造成的一系列病变，除有呼吸衰竭外，可发生心血管、神经和消化等系统功能障碍。包括心肌炎、心包炎、心力衰竭、缺氧中毒性脑病、中毒性肠麻痹等。2月龄~5岁儿童出现胸壁吸气性凹陷或鼻翼扇动或呻吟表现之一者，提示有低氧血症，为重度肺炎。

本病一年四季均见，北方多见于冬春季节，南方多见于夏季。属于中医学“肺炎喘嗽”“喘证”“马脾风”的范畴。如清代谢玉琼的《麻科活人全书·气促发喘鼻扇胸高第五十一》提出麻疹时若出现“喘而无涕，兼之鼻扇”称为“肺炎喘嗽”。

【源流】

《素问·通评虚实论》云：“乳子中风病热，喘鸣肩息者，脉何如？岐伯曰：喘鸣肩息者，脉实大也，缓则生，急则死。”描述的症状、脉象及预后与肺炎心衰的临床表现相似。《诸病源候论·气鸣息候》云：“肺主于气，邪乘于肺则肺胀，胀则肺管不利，不利则气道涩，故气上喘逆，鸣息不通。”《小儿药证直诀·肺盛复有风冷》中说“胸满短气，气急咳嗽上气。”《小儿卫生总微论方》曰：“小儿身热面赤，时久不退，睡觉气急发渴，胸高涎壅。”朱丹溪的《幼科全书·观形察色》提出“胸高气促肺家炎”等。以上论述进一步描述了肺热炎炎、喘息气促的病位与病机。

明清对肺炎的认识更趋全面。《万氏家藏育婴秘诀·咳嗽喘各色证治》云：“咳嗽喉中介介有声，面赤发热心烦，或咽喉痛、声哑，此肺病兼见心症也，以清宁散。”其按五脏兼证介绍了咳喘的证治。《婴童百问》曰：“小儿感于风寒，客于皮肤，入伤肺经，微者咳嗽，重者喘急。肺伤于寒，则嗽多痰涎，喉中鸣急。肺伤于暖，则嗽声不通壅滞。伤于寒者，必散寒邪；伤于暖者，必散壅滞。”分述风寒、风热犯肺的证治。清代《医宗金鉴》中，针对火热、风寒、痰饮、肺虚、马脾风等不同情况施以不同方药治之。如《医宗金鉴·幼科杂病心法要诀·喘证门》记载：“暴喘俗名马脾风，胸高胀满胁作坑，鼻窍扇动神闷乱，五虎一捻服最灵。”在治疗上，又提出：“痰饮壅逆因作喘，痰饮苏葶滚痰从，停饮喘息不得卧，泻饮降逆用苏葶。”

【病因病机】

重症肺炎病因，以体质虚弱，卫外功能较弱，遇有天气骤变或调护不当，则易感受外邪而发病。风、寒、暑、湿、燥、火六淫之邪或疫疠之邪乘小儿身体虚弱、卫外功能不固之机，或从口鼻而入，或从皮毛而侵，内犯于肺，闭阻肺气，肺失宣肃而引发本病。以胎禀不足、后天失养者多见，如早产儿、先天性心脏病、先天愚型等患儿较之正常儿童更易罹患。由于长期患其他慢性疾病，久病失养致其卫外功能低弱，稍有不慎，便易感外邪，迅速传变发为本病。由于基础病的存在，一旦合并肺炎，很容易转重转危，甚至引起死亡。其病机及发病机理包括以下几个方面：

1. 邪毒闭肺

邪毒化热化火，痰热互结，闭阻肺络，壅盛于肺，出现高热持续，咳喘加重，甚至出现张口抬肩、摇身撷肚、喉间痰鸣、声如拽锯、舌质红绛或紫暗的症状，是肺炎的重症表现。

2. 邪陷心肝

若热毒炽盛，化火动风，内陷厥阴，则出现惊风、抽搐、昏迷等邪陷心肝之变证。

3. 心阳虚衰

由于痰热胶结，闭阻肺络，致气血瘀阻，心失所养，导致心阳虚衰，出现面色苍白、呼吸浅促、口唇发绀、右胁下痞块迅速增大、四肢厥冷等症状，甚至出现心阳暴脱的危候。

4. 正虚邪恋

见于恢复期或迁延性肺炎，正虚多是气虚、阴虚，邪恋则为余热伏痰。表现为低热起伏不定、咳声乏力、易自汗出，此证多见于平素体虚、肥胖或营养不良患儿。阴虚邪恋，表现为午后低热、干咳少痰、手足心热、舌红少苔、脉细数。气阴两虚则二者症状兼见。

【临床诊断】

（一）临床表现

可由细菌、病毒、肺炎支原体、肺炎衣原体及霉菌等其他病原体引起，起病多急骤，主要表现为：①热型不同的发热，多表现为弛张热或稽留热，新生儿或重度营养不良患儿可无发热；②频繁咳嗽，早期多为刺激性干咳，逐渐出现痰咳；③气促、喘憋，多发生于发热、咳嗽之后，出现往往在疾病的极期，并预示着疾病的严重程度，呼吸每分钟可达 40～80 次，并伴有鼻翼扇动，重可出现三凹征、口周发绀、甚至出现点头样呼吸。重症可出现脓胸、脓气胸、肺大泡等并发症，以及循环、神经、消化等系统症状。如循环系统方面可出现面色苍白、心动过速、心音低钝等心肌炎或心衰的临床表现。神经系统方面，轻度缺氧可伴有烦躁不安、精神不振或萎靡嗜睡等症状。脑水肿时可出现意识障碍、惊厥、呼吸不规则、前囟隆起、脑膜刺激征等症状体征。消化系统方面可伴有吐泻、腹胀、胃纳差，甚至中毒性肠麻痹等症状。

（二）实验室检查

外周血白细胞（WBC）计数与中性粒细胞百分比、红细胞沉降率（ESR）、C 反应蛋白（CRP）或血清降钙素原（PCT）浓度均不能单独或联合用以区分细菌性或病毒性感染的依据。当 CRP 和 ESR 都增高而 WBC 不增高时，应该考虑肺炎支原体（MP）肺炎的可能。

血氧饱和度测定：低氧血症是肺炎死亡的危险因素，因此所有住院肺炎和疑似低氧血症的患儿都应监测动脉血氧饱和度。

病原学检测：病毒检测：直接免疫荧光法检测试剂盒可快速检测 4 种 7 型常见的呼吸道病毒，如呼吸道合胞病毒、腺病毒、流感病毒（A 型、B 型）、副流感病毒（Ⅰ型、Ⅱ型、Ⅲ型），方法简便，设备要求低，适合临床实践中病毒感染的早期快速诊断，对临床决策指导合理用药意义较大，但标本来源与质量、取材时机均可影响检测结果。通过分子生物学手段尤其合链反应（PCR）或反转录 PCR（RT－PCR）检测呼吸道分泌物中的病毒特异性基因片段，具有很高的敏感性，特异性强，有早期诊断价值。机体感染病毒后首先出现特异性 IgM 抗体，随后 lgG 抗体水平升高，因而病毒特异性水平的升高对病毒感染的早期诊断有一定的价值。

细菌检测：具有确诊价值的标本包括肺穿刺、血和胸腔积液。从感染的肺组织中分离出细菌是细菌性肺炎的金标准。重度细菌性肺炎尤其是有并发症的住院患儿应常规进行血培养。

MP 检测：急性期和恢复期双份血清特异性 IgG 抗体比较有 4 倍以上的升高或下降到原来的 1/4 是 MP 感染的确诊依据。单份血清特异性 IgM 抗体的明显升高是目前临床诊断 MP 感染的主要实验室依据。

影像学检查：需要判断是否存在肺炎并发症或病情加重的患儿应及时做胸片检查。胸部 CT 检查较普通胸片可提供更多的诊断信息。以下情形需要行胸部 CT 检查：①临床高度怀疑肺炎而普通胸片未能显示肺炎征象；②胸片难以明确肺炎部位和范围者；③需同时了解有无纵隔内病变；④胸片显示大叶性肺炎或肺不张；⑤临床怀疑间质性肺炎；⑥鉴别诊断需要。

（二）诊断要点

世界卫生组织（WHO）推荐 2 月龄～5 岁儿童出现胸壁吸气性凹陷或鼻翼扇动或

呻吟表现之一者，提示有低氧血症，为重度肺炎；如果出现中心性发绀、严重呼吸窘迫、拒食或脱水征、意识障碍（嗜睡、昏迷、惊厥）表现之一者为极重度肺炎。这是重度肺炎的简易判断标准，适用于发展中国家及基层地区。对于住院患儿或条件较好的地区，严重度评估还应依据肺部病变范围、有无低氧血症以及有无肺内外并发症表现等判断。

【临证思路】

（一）识症

1. 发热

高热持续不退，伴咳嗽声重、喉中痰鸣、大便秘结、舌红苔黄厚腻，为痰热闭阻，肺胃热盛；高热、烦躁、咳声频频、舌质红、苔黄，为毒热炽盛；神昏谵语，甚至抽搐，为邪陷心肝；高热不退、入夜尤甚、咳嗽夜甚、口渴而不欲饮水、舌质红绛，甚或起刺，脉细数，为热入营血。

发热反复、呈弛张热或稽留热、午后热甚，汗出热不解，伴咳嗽重浊、有痰难咯、面色晦滞、胸闷呕恶、纳呆便溏、舌质红、苔黄厚腻，为湿热郁滞、闭阻三焦，此证发热时间长，多中等程度以上的发热，或高热持续，或发热反复。偏于上焦，表现为高热、烦躁、咳嗽频繁、胸闷、头痛、面色垢腻、舌尖红赤；偏于中焦，表现为轻至中等度发热、咳嗽痰多、咳痰不爽、胸闷纳呆、呕恶便溏、舌质红、苔黄厚腻。

高热头痛，伴胸闷胸痛、腹痛、口渴、口臭、咳吐黄绿色腥臭脓痰，甚或呼吸浅促、呼吸困难、舌质红绛、苔黄腻或黄燥，为肺痈已成。

肺炎后期，发热渐解，或不发热，或间断发热。若低热、夜热早凉，伴口渴、心烦、睡卧不安、手足心热、舌质红、苔少，为阴虚发热；若低热起伏、晨起发热，伴动则汗出、乏力、食欲不振、舌质淡、苔薄白，为气虚发热。

2. 咳喘

肺炎极期，咳喘渐重，症见咳声高亢、气促、有痰难咯、咳甚呕吐，甚至胸痛，伴高热，为肺热炽盛；咳喘、咳声重浊、喉间痰鸣甚至痰声辘辘、声如拽锯、痰稠色黄、气促喘憋，伴发热，为痰热闭肺；咳声重浊、咳嗽喘憋、痰声辘辘、胸闷纳呆、发热不甚，为痰湿闭肺；少数患儿病情凶险，在咳喘同时迅速出现胸高气粗、张口抬肩、摇身撷肚、伴面唇青紫、烦躁闷乱、甚至神昏抽搐惊厥等，此为危重之马脾风证；咳喘胸闷、咳引胸痛、咳痰腥臭甚见脓血，为肺痈；咳喘突然加重、胸闷烦躁，甚至口唇青紫，双肺听诊一侧或局部呼吸音突然消失，为肺不张或胸腔积液。

肺炎恢复期，咳喘渐轻，气息渐平，喘憋不甚，表现为咳嗽。干咳为主，无痰或少痰难咯，伴有口渴咽干、口唇干红，属阴虚肺热；咳嗽无力、喉中辘辘有痰，伴纳呆、便不实、神疲气短、多汗恶风，属肺脾气虚。

3. 痰鸣

肺炎极期，发热、咳嗽、喘憋、痰鸣并见，伴高热不退，烦躁不安，属热毒闭肺；喉中痰鸣、声如拽锯、有痰难咯，为痰热闭肺；热势不高、喉中痰鸣、咳声重浊，属痰湿闭肺；咳声重浊，伴恶心腹胀、舌质红、苔黄腻，属湿热闭肺。

后期，咳嗽、痰鸣逐渐减轻。干咳为主，喉中痰少，有痰难咳，有时伴喑哑，为肺胃阴伤；咳嗽不甚但喉中痰鸣，痰不甚黏稠，痰色不黄，为肺脾气虚；干咳少痰，夜咳较甚，为肺热伤津。

4. 大便

肺与大肠相表里，肺气郁闭，则大肠失于畅达，排便异常。大便稀溏，为湿热或痰热移热大肠；大便干结则表明腑气不通，热结肠实。

（二）审机

肺炎极期或重症，痰热互结，闭郁肺气。热毒炽盛，则高热持续、面赤唇红、烦躁不安、干咳少痰、喘憋较甚、便秘溲赤、舌红绛甚则起刺、苔黄燥、脉洪大。平素痰湿体质或嗜食炙煿厚味，多见咳嗽较为剧烈、喉中痰鸣、甚则痰声辘辘、胸高气急、气促鼻扇、舌质红、苔黄厚，为痰邪闭肺。痰热互结，表现为发热持续、咳嗽痰鸣、有痰难咳、胸闷气急，甚则张口抬肩、摇身撷肚。热痰闭阻肺络，气机阻滞则致血脉瘀阻，而见口唇青紫、胁下癥块，甚则心失所养，心阳虚陷，而见面色苍白、嗜睡或烦躁、呼吸浅促。

（三）定治

治疗总原则为宣肺化痰，清热通腑，平肝息风，回阳降逆，酌加活血化瘀之品。恢复期或迁延不愈，以补虚祛邪为主，或养阴清肺，或益气肃肺，或益气养阴。若生变证，当急则治标。

（四）用药

由于肺炎的临床表现主要是热、咳、痰、喘，治疗以解热、止咳、化痰、平喘为主。但热有表热、里热之别，还有风寒、风热、湿热之分，咳嗽、痰鸣、气喘亦因病因病机不同有不同的症状，所以用药宜视病因病机的不同而变化，此外对相关症状及兼夹症状也应兼顾。

1. 发热

发热是小儿肺炎中最常见也是最主要的症状，也是判断本病进退以及是否生变的主要指征之一。

肺炎极期，气营两燔，重用清气凉营之生石膏、知母、生地黄、玄参，必要时可用清心平肝、散血解毒之水牛角；发热持续，可以加用枢转气机的柴胡、葛根、升麻等。

湿热重可用苦温燥湿之黄芩、厚朴、黄连等，佐以芳香化浊、开泄气机之茵陈、藿香、石菖蒲、白蔻仁等。若热毒炽盛，弥漫三焦，则治宜清热泻火解毒，多选用黄芩清上焦之火、黄连清中焦之火、黄柏清下焦之火、栀子通三焦之火，引热从由小肠、膀胱而出。

重症肺炎时，往往高热不退，伴见口渴或渴不欲饮，此时，急当速清肺热，可重用生石膏 30～60g，甚至可根据患儿年龄及体质，加至 90～120g，并可同时用寒水石、滑石等，三石均宜久煎。肺热引动心火，用清心安神之竹叶、黄连、天竺黄、莲子心等。肺热引动肝火，用散肝经热之柴胡、龙胆草、黄芩等。咳喘胸痛、咳吐腥臭脓痰，宜重用清肺、化痰、透脓之芦根、薏苡仁、冬瓜仁，清热化痰之瓜蒌、鱼腥草、金荞麦，以及逐瘀排脓之桃仁、赤芍、藕节等。小便黄赤、大便秘结不通，急当导热下行，通腑泄热，用竹叶、炒栀子、枳实、厚朴、大黄等。

恢复期热势不高，阴虚发热多午后或夜间发热，用滋阴润燥之麦冬、沙参、玉竹、太子参、生地黄等，清利虚热用天花粉、地骨皮、桑白皮等，此外，桑叶清宣走上、引药直达病所，酸甘化阴宜用五味子、乌梅等。气虚则多见晨起、活动后发热，用补中益气、甘温除热之党参、黄芪、白术、甘草等；若气阴两虚，用气阴双补之太子参、麦冬、葛根、生石斛、玉竹等。血分热应透营转气，用牡丹皮、生地黄、玄参、连翘等。

2. 咳嗽

咳嗽严重，若痰热互结、闭阻肺气，用辛温开肺之麻黄、细辛，降气平喘逐饮之杏仁、苏子、葶苈子，清热泻肺之石膏、黄芩、桑白皮等。出现痉挛样咳嗽，用降气化痰、解痉止咳之浙贝母、钩藤、炒苏子、半夏、枇杷叶；痰热较盛，口渴便秘，宜清热化痰，通腑泄热，用瓜蒌、浙贝母、桑白皮、黄芩、枳实、厚朴等；痰热壅盛，可清热豁痰止咳，用鱼腥草、金荞麦、桑白皮、黄芩、栀子、竹沥等；胸闷胸痛、咳吐腥臭脓痰，治以清热化痰排脓，用全瓜蒌、黄芩、芦根、冬瓜仁、桔梗、桑白皮等，伍祛瘀排脓之桃仁、苇茎、白及、青皮、当归、红藤等。

后期或恢复期的咳嗽，一般咳声不重，但较持久。偏于阴虚燥咳，用润肺止咳之沙参、麦冬、玉竹、桑叶、川贝、当归等；偏于气虚咳痰，多益气化痰止咳，用党参、陈皮、半夏、茯苓、远志、百部、五味子等。

3. 喘憋

早期，一般多用宣肺平喘的炙麻黄、细辛、桔梗、苏叶等；肺炎极期，咳喘较重，多降气平喘和解痉平喘并用，降气平喘药有炒苏子、前胡、旋覆花、紫菀、杏仁、葶苈子等，解痉平喘药有地龙、僵蚕、钩藤；后期往往咳喘不重，少佐降气平喘之苏子、紫菀等。

4. 痰鸣

痰热互结，痰多难咯，咳声重浊，需清热化痰，用浙贝母、桑白皮、黄芩、瓜蒌、鱼腥草、金荞麦；若痰热胶结，阻碍气机，需泻肺涤痰，用桑白皮、石菖蒲、天竺黄、竹茹、胆南星、葶苈子等。

后期，多正气不足，痰浊留恋，偏于脾虚痰湿，多面黄乏力，喉中痰鸣，治宜益气燥湿化痰，用陈皮、半夏、茯苓、百部、远志等；阴虚燥咳、痰少难咯，治宜润肺化痰，用川贝、阿胶、当归、百合、枇杷叶等；肺气不足，面白气短，治宜敛肺宽胸降气，用补肺益气之党参、黄芪、白术，降气宽胸之苏子、厚朴、半夏，敛肺止咳之五味子、乌梅、诃子等。

【纲目条辨论治】

以病期为纲，病因为目，条辨论治。

（一）邪盛期

1. 风寒束表，痰热内蕴

主症：恶寒无汗，清涕，发热烦躁，咳嗽喘息，咳吐白痰，伴见便秘，脉浮数而紧。

治法：解表清里，宣肺开闭。

方药：大青龙汤加减。药用麻黄、桂枝、杏仁、生石膏、甘草、生姜、大枣等。肺部啰音较重，加炒苏子、炒葶苈子、桑白皮、赤茯苓；大便干结，加厚朴、枳实、生大黄；咽喉肿痛，加桔梗、射干、玄参。

2. 卫气同病，痰热闭肺

主症：高热不退，咳嗽气急，痰稠色黄，烦躁不安，咽红肿痛，口渴便秘，舌质红，苔白厚或黄厚。

治法：清肺化痰，宣肺开闭。

临证处理：

（1）汤剂：麻杏石甘汤合白虎汤加味。药用炙麻黄、炒杏仁、生石膏、知母、黄芩、栀子、瓜蒌、甘草等。痰多，加浙贝母、桑白皮、竹茹；口渴，加芦根、天花粉、葛根；咽红肿痛重，加射干、牛蒡子、桔梗；便秘，加莱菔子、玄参、生地黄，或加生大黄、玄明粉；喘息痰鸣，加苏子、葶苈子、浙贝母。

（2）中成药：羚羊清肺散。用量用法：口服，每次1g，每日2次，周岁以下儿童酌减。

3. 湿热犯肺，肺气郁闭

主症：发热，数日至十数日，头身困重，咳嗽频繁，有痰难咯，呕吐腹胀，大便黏腻，舌质红，苔厚腻。

治法：清热化湿，宣肺止咳。

临证处理：

（1）汤剂：甘露消毒丹加减。药用茵陈、藿香、黄芩、石菖蒲、滑石粉、川贝母、白豆蔻、木通、连翘、薄荷、射干等。咳嗽痰多，胸闷较重，合用炒杏仁、薏苡仁、半夏、陈皮；发热缠绵，可加秦艽、青蒿；大便黏腻不爽，加厚朴、茯苓。

（2）外用药：白芥子 15g，甘遂 5g，肉桂 5g，加等量面粉调成膏状，纱布包，敷贴背部，每天 10 分钟，可连用 3～5 天。

4. 热郁痰盛，痰热闭肺

主症：肺炎极期，高热不退，烦躁哭闹，面赤口渴，咳嗽痰鸣，痰黄稠，气急喘促，鼻翼扇动，张口抬肩，口唇发绀，便秘溲赤，舌质红，苔黄厚，脉滑数，指纹紫滞。

治法：清热开肺，豁痰平喘。

临证处理：

（1）汤剂：五虎汤合葶苈大枣泻肺汤加味。药用炙麻黄、炒杏仁、生石膏、细茶、葶苈子、鱼腥草、瓜蒌、桑白皮、甘草等。

（2）中成药：猴枣散：6 个月以下每服半瓶；6 个月以上每服 1 瓶；10 岁以上每服 2 瓶。每日 2～3 次。

（3）外用药：大黄芒硝散。大黄、芒硝、大蒜各 15～30g，调成膏状，纱布包，敷贴背部，如皮肤未出现刺激反应，可连用 5～7 天。

由于热郁痰盛是本证的辨证要点及病机所在，开肺泄热、豁痰是治疗的关键，故宜重用甘寒清热的生石膏，特别是学龄期儿童，体格壮实、大便秘结，生石膏可用至 60～120g。咳嗽气喘痰多、喉间痰鸣，加射干、瓜蒌、桑白皮、鲜竹沥；发热甚，加黄芩、栀子、虎杖；口唇发绀、肺部啰音明显，加丹参、桃仁、川芎等，可有效减少心阳虚陷之变证的发生。

5. 邪热闭肺，腑气不通

主症：肺炎极期，症见壮热不退、烦躁口渴、汗出热不解、咳嗽喘憋、气急鼻扇、腹胀便秘、大便不下、坚如羊屎、舌质红、苔黄燥、指纹紫滞。

治法：通腑泄热，泻下存阴，兼清气分之热。

临证处理：

（1）汤剂：麻杏石甘汤合白虎汤合大承气汤加减。药用炙麻黄、炒杏仁、生石膏、知母、生大黄、枳实、厚朴、玄明粉、甘草等。咳喘较重，加瓜蒌、桑白皮、浙贝、黄芩、栀子，并可合用射干麻黄汤；壮热不退，口渴心烦，可加寒水石、滑石、黄连、黄芩、栀子。

（2）中成药：一捻金。一岁以内一次 0.3g；一岁至三岁一次 0.6g；四岁至六岁一次 1g。每日 1～2 次。

（3）外用药：大黄芒硝散。大黄、芒硝、大蒜各 15～30g，调成膏状，纱布包，敷贴背部，如皮肤未出现刺激反应，可连用 3～5 天。

（4）推拿：清肺经、清胃经、清大肠、退六腑、揉天枢等。

6. 痰热互结，肺气闭塞

主症：痰热闭肺极期，高热不解，出现肺炎重症之“马脾风”症，症见严重憋喘、剧烈咳嗽、胸高气粗、张口抬肩、摇身撷肚、神志闷乱等危重证候，舌质红绛，苔黄燥，脉滑数，指纹紫滞。

治法：通腑泄热，泻肺开闭。

临证处理：

（1）汤剂：牛黄夺命散合礞石滚痰丸加味。药用大黄、槟榔、黑白丑、青礞石、沉香、芒硝、黄芩、钩藤、桑叶、炒杏仁、川贝等。胸闷呕恶、烦躁闷乱，可加石菖蒲、天竺黄、半夏。

（2）中成药：一捻金。1 岁以内 1 次 0.3g；1 岁至 3 岁一次 0.6g；4 岁至 6 岁 1 次 1g。每日 1 ~2 次。

7. 热毒炽盛，毒热闭肺

主症：肺炎极期，症见壮热不退、咳嗽剧烈、咳痰黄稠、白睛红赤、涕泪俱无、气急喘憋、张口抬肩、摇身撷肚、烦躁不宁、口渴引饮、便秘溲赤、舌质红绛甚至起刺、苔黄燥、脉洪数、指纹紫滞甚至透关射甲。

治法：清热解毒，泻肺开闭。

临证处理：

（1）汤剂：黄连解毒汤合麻杏石甘汤加减。药用黄连、黄芩、黄柏、栀子、炙麻黄、炒杏仁、生石膏、桑白皮、炒苏子、葶苈子、枇杷叶、甘草等。口干鼻燥、涕泪皆无时，加桑叶、天花粉、玄参、生石斛；咳重，有痰难咳，加前胡、款冬花、川贝；便秘，加生大黄、玄明粉、枳实；烦躁不宁，加焦栀子、竹叶。

（2）中成药：猴枣散。周岁以内小儿每次 0.3g，1 ~5 岁小儿每增 1 岁递增 0.3g，每日 1 次；5 岁以上小儿酌情服用。

此证极其危笃，极易发生邪陷心肝或心阳虚陷之变证，故治疗时宜注意患儿一般情况，特别是呼吸、脉搏，为判断病儿病情进退的重点。

8. 热毒炽盛，扰动肝风

主症：肺炎极期，症见壮热不退，若小儿年幼或有家族惊厥史，除咳嗽、喘息、气促之外，在高热时还会突然出现两目上视、颈项强直、四肢抽搐等症状，持续数十秒至数分钟，舌质红，苔白厚或黄厚，脉弦数，指纹紫滞，在气关之上。

治法：清肺泄热，平肝息风。

临证处理：

（1）汤剂：清瘟败毒饮合羚角钩藤汤加减。药用石膏、知母、黄连、栀子、黄芩、桔梗、赤芍、玄参、丹皮、连翘、羚羊角、钩藤、川贝、生地黄、菊花、白芍、甘草等。

抽搐不止，加天竺黄、石菖蒲、全蝎；便秘，加生大黄、厚朴、枳实；咳嗽剧烈，加枇杷叶、僵蚕、炒苏子、炒地龙。

（2）中成药：紫雪散。周岁以内小儿每次0.3g，1~5岁小儿每增1岁递增0.3g，每日1次；5岁以上小儿酌情服用。

（3）针灸：针刺十宣、涌泉等穴位，辅以掐按人中、拿鞋带穴等。

9. 痰热互结，邪陷厥阴

主症：肺炎极期，在痰热闭肺的基础上，症见壮热不退、咳嗽剧烈、喉中痰声辘辘、神昏谵语、烦躁气急、颈项强直、角弓反张、大便干结、腹胀、舌质红、苔黄厚、脉弦滑。

治法：清热解毒，豁痰开窍息风。

临证处理：

（1）汤剂：礞石滚痰丸合羚角钩藤汤加减。药用青礞石、羚羊角、沉香、生大黄、黄芩、桑叶、川贝、生地黄、钩藤、菊花、白芍、甘草等。神昏不醒，加石菖蒲、郁金，或合用玉枢丹；壮热不退，可合用白虎汤、三黄石膏汤、三石汤。

（2）中成药：安宫牛黄丸：3岁以内小儿每次1/4丸；3~6岁儿童每次1/2丸；6岁以上每次1丸。每日1次。

（3）针灸：取大椎、陶道、肺俞、合谷、曲池、少商。呕吐配中脘；腹泻配天枢、足三里；惊厥、昏迷配人中、涌泉。大椎、陶道直刺0.3~1寸，徐徐提插3~5下后出针；少商点刺出血；肺俞向下斜刺0.3~0.5寸，人中向上斜刺0.3寸，均用提插捻转手法；惊厥昏迷患儿持续行针至苏醒后出针。余穴均直刺0.3~0.5寸，捻转手法，不留针，每日针2~3次。

10. 痰热肺实，肺痈渐生

主症：痰热闭肺之证，X片显示大叶性肺炎，症见壮热不退、咳嗽胸痛、头痛，或伴腹痛、痰黄而腥臭、呼吸浅促甚则呼吸困难、便秘溲黄、舌质红绛、苔黄燥、脉滑数。

治法：清热解毒，开肺消痈。

临证处理：

（1）汤剂：五虎汤合千金苇茎汤加味。药用炙麻黄、炒杏仁、生石膏、芦根、薏苡仁、桃仁、冬瓜仁、鱼腥草、金荞麦、甘草等。

（2）外治法：大黄芒硝散。大黄、芒硝、大蒜各15~30g，调成膏状，纱布包，敷贴背部，如皮肤未出现刺激反应，可连用3~5天。

（二）邪盛正衰期

1. 正虚邪盛，心阳虚衰

主症：肺炎极期，体弱儿或婴幼儿或兼有贫血、佝偻病、营养不良等慢性疾病的患儿，突然出现面色苍白、烦躁不安、呼吸困难加重、四肢发花厥冷、口唇发绀、肝脏在短时间内迅速增大、舌质暗、苔白、脉促等症状。

治法：回阳救逆，益气固脱。

临证处理：

（1）汤剂：独参汤或参附龙牡救逆汤加减。药用人参，制附子、龙骨、煅牡蛎等。

（2）中成药：参附注射液、参麦注射液。

（3）针灸：隔姜灸百会、神阙、气海。

此证为肺炎之极危重证候，救治不及时患儿会在短时期内死亡，故宜中西医结合，配合镇静、吸氧、强心、利尿等方法，全力抢救。

2. 邪毒扰心，耗气伤阴

主症：肺炎极期，在热、咳、痰、喘的同时，症见面色苍白、胸闷心悸、烦躁不宁、夜卧不安、舌质红、脉促，心肌酶谱增高，心电图显示心肌劳累或心律失常。

治法：泻肺平喘，解毒养心安神。

方药：五虎汤合泻心汤加减。药用炙麻黄、炒杏仁、生石膏、黄连、厚朴、人参(太子参)、白芍、石菖蒲、瓜蒌、甘草等。咽干口燥、有痰难咳、盗汗，属气阴两伤，去干姜、厚朴，太子参易党参，加麦冬、生地黄、生石斛；心烦难眠、易激惹，加竹叶、炒栀子、淡豆豉、合欢皮、远志。

（三）正虚邪恋期

1. 正虚邪恋，肺胃阴伤

主症：热退，咳嗽，多阵发性咳嗽，有痰难咳，口渴，便干，舌红少津，苔白，脉细。

治法：润肺化痰，清热养阴。

临证处理：

（1）汤剂：贝母瓜蒌散合沙参麦冬汤加减。药用贝母、瓜蒌、天花粉、茯苓、橘红、桔梗、沙参、麦冬、玉竹、桑叶、炙甘草等。干咳少痰，咳痰带血，则去橘红，加沙参、天冬；咳嗽较重，加桑白皮、炙冬花、炒杏仁；大便干结，加玄参、生地黄。

（2）中成药：养阴清肺口服液，口服，1 岁以内 2.5mL，1～6 岁 5～10mL，6 岁以上 10mL。每日 2～3 次。

（3）推拿：补脾经、揉二马、清肺、清天河水。

2. 正虚邪恋，肺脾气虚

主症：热势渐退，咳嗽减轻，无热或低热起伏，久咳无力，气短，喉中痰鸣，咳痰，面白，动则汗出，大便无力或稀溏，纳食不香，舌质淡苔白，脉细无力，指纹淡。

治法：补肺益气，健脾化痰。

临证处理：

（1）汤剂：人参五味子汤加减。药用人参、白术、茯苓、五味子、麦冬、炙甘草、桑叶等。喉中痰鸣较重，可加陈皮、半夏、苍术、石菖蒲、白前、紫菀；咳嗽明显，加炙枇杷叶、炙百部、半夏、紫菀、炙冬花；食欲较差，可加砂仁、焦三仙、鸡内金、荷叶；低热起伏，可加葛根、升麻、银柴胡、白薇；汗出明显，加煅龙骨、煅牡蛎、浮小麦。

（2）推拿：补脾经、揉二马、清肺、清天河水。

【病案参考】

病案一

患儿，男，10 岁，2015 年 1 月 15 日就诊。病史：患儿咳嗽气喘 3 天，曾于外院就诊，诊断为“急性喘息性肺炎”，予以静脉滴注红霉素、阿糖腺苷、甲强龙，雾化布地奈德、沙丁胺醇、辅舒酮，口服异丙嗪、沙丁胺醇、氨茶碱等，住院治疗 1 周余，症状缓解不明显，反而有加重趋势。昨日夜间患儿突然发热，体温 38.9℃，伴有剧烈咳嗽、呼吸急促、气喘明显、不能平卧。

查体：精神稍烦躁，心率 126 次/分，呼吸 40 次/分，三凹征明显，双肺可闻及大量喘鸣音，肺底部在吸气末可闻及中量细湿啰音，右肋下缘可触及肝脏，下肢可见轻度水肿。急转重症监护室予以治疗，初步诊断为重症肺炎合并早期心力衰竭，予以镇静、强心、利尿、扩容、补液、抗感染等治疗后，患儿生命体征基本平稳，然刻诊仍见低热、呼吸急促、气喘明显、咳嗽有痰、痰液清稀、下肢轻度水肿、四肢发凉、饮食不进、小便量少不利。舌淡红，苔厚腻，苔心稍黄，脉浮滑数。

方药：小青龙加石膏汤合真武汤加味：炙麻黄 9g，桂枝 6g，炙甘草 3g，干姜 6g，细辛 4g，石膏 45g（打碎先煎），五味子 12g，法半夏 12g，苦杏仁 12g，白芍 12g，茯苓 10g，白术 10g，生姜 10g，附子 15g（先煎），青黛 6g，海蛤壳 6g，生寒水石 10g，人参 15g（冲末另服）。3 剂，水煎服，每天 1 剂，鉴于患儿幼小，分数次频服。

二诊：服上方药物后，患儿未再发热，咳嗽明显减轻，精神未见烦躁，气喘略减，亦无呼吸急促、张口抬肩，但仍不能平卧，小便量逐渐增多，可稍稍纳食，下肢不再水肿，四肢发凉程度减轻，脉象逐渐转为浮滑，舌苔转白厚腻。前方去麻黄、青黛、海蛤壳、生寒水石，加苍术 10g，厚朴 10g，陈皮 12g，桔梗 12g，白前 12g。3 剂，水煎服。

三诊：患儿体温正常，痰量减少，气喘明显减轻，已能平卧，可下地活动，活动后轻度气喘，舌红，苔厚腻程度逐渐减轻，脉浮滑。经过两次诊治，患儿咳喘程度已大大减轻，精神食欲转佳，遂以金匮肾气丸合四君子汤加蛤蚧十余剂善后。治疗后患儿未再气喘，诸症皆平，顺利出院。随访二月余，未见复发。

（选自《朱宗元运用小青龙加石膏汤加味治疗小儿重症肺炎验案 2 则》）

病案二

胡某，女，12 岁。2014 年 12 月因外出滑雪后受凉，当晚随即出现恶寒发热、剧烈头痛，自服布洛芬干混悬剂、阿奇霉素后症状稍有所缓解。次日发热 39.5℃，伴有咳嗽，咳嗽剧烈时引发呕吐，呼吸急促，偶有气喘，胸胁胀满，头痛剧烈。随即到当地医院寻求诊治，查血常规示 WBC 16.09 × 10^9/L，HGB 118g/L，PLT 334 × 10^9/L，NEUT 82.3%，LYMPH 55.3%。查胸部 DR 示右下肺炎。静脉滴注头孢西丁、阿奇霉素、头孢曲松钠等治疗一周余，症状缓解不明显。来诊时发热 38.5℃，精神不佳，略显烦躁，伴有咳嗽，咳嗽次数与日俱增，咳嗽剧烈时引发呕吐，呼吸急促，偶有气喘，胸胁胀满憋闷，痰多质地白稀，夜休不安，食纳差，大小便未见明显异常。舌质红，苔白，中间薄黄，脉浮滑。查体：精神差，三凹征明显，咽后壁充血明显，双侧扁桃体轻度肿大，双肺呼吸音粗糙，可闻及大量细湿啰音，偶可闻及喘鸣音。证属风寒表束，内有痰热内壅，治宜散寒通窍，温肺祛痰，内化饮邪，兼清里热。

方药：以小青龙加石膏汤化裁：炙麻黄 8g，桂枝 6g，甘草 4g，干姜 6g，细辛 4g，石膏 60g（打碎先煎），五味子 12g，法半夏 12g，苦杏仁 12g，白芍 12g，赤芍 12g，薏苡仁 10g，白蔻仁 10g，黄芩 10g。3 剂。

服 1 剂时，嘱患儿注意保暖，啜少许热稀粥，患儿微微汗出，热减，呼吸平稳，咳嗽气喘减轻，胸中满闷不减，但觉精神爽快许多。连服 3 剂，热退，未再咳喘，胸中畅快许多，精神佳，白痰仍有少许，食纳稍欠佳，前方去麻黄、石膏，白芍增至 18g，加生姜、厚朴、桔梗、白前、陈皮、莱菔子各 10g，续进 3 剂，诸症消失，食纳佳。查胸部 DR 示双肺纹理清晰，未见明显渗出性病灶。查血常规示 WBC 8.24 × 10^9/L，HGB 115g/L，PLT 402 × 10^9/L，NEUT 57.3%，LYMPH 45.3%。予以香砂六君子汤加陈皮、半夏善后，病去人安。随访二月余，体健如常。

（选自《朱宗元运用小青龙加石膏汤加味治疗小儿重症肺炎验案 2 则》）

第六节　新生儿黄疸

新生儿黄疸是因胆红素在体内聚集引起的皮肤或其他器官黄染。部分高未结合胆红素血症可引起胆红素脑病（核黄疸），一般多留有不同程度的神经系统后遗症，严重者可死亡。

黄疸是新生儿时期常见现象，包括生理性黄疸与病理性黄疸两大类。生理性黄疸，大部分新生儿于出生后 2 ~ 3 天出现，于 4 ~ 6 天最重，除皮肤、巩膜不同程度黄染外，无任何不适，一般状况良好，吃奶、精神、睡眠均可，足月儿生后 10 ~ 14 天消退；早产儿，特别是未成熟儿可延迟到第 3 ~ 4 周才消退，延迟喂养、呕吐、缺氧、寒冷、胎粪排出较晚等因素均可加重生理性黄疸。病理性黄疸的特点是：①出现早，黄疸多在出生后24小时内出现，或在2～3周时原黄疸消退后复又出现；②程度重，即黄染程度重；③持续时间长，足月儿在第2周末、早产儿在第3～4周末尚有黄疸，甚或逐渐加重；④一般状况不良，如精神萎靡、纳呆以及具有相关病证的证候。其黄疸不会自行消退，一般病情较重，预后欠佳。

新生儿黄疸，相当于中医胎黄、胎疸的范畴，包括生理性黄疸、病理性黄疸，可涉及肝细胞性黄疸、阻塞性黄疸、溶血性黄疸。病理性黄疸可见于新生儿溶血症、新生儿肝炎综合征、新生儿败血症、先天性胆道梗阻等疾病。

【源流】

新生儿黄疸属传统中医“胎疸”“胎黄”范畴。隋朝已有“胎疸”名称，后有“胎黄”一名。“胎疸”“急黄”病名，首见于《诸病源候论》。《诸病源候论·小儿杂病诸侯》中有“小儿在胎，其母脏气有热，熏蒸于胎，至生下小儿体皆黄，谓之胎疸也”的记载，并提出其病因为“其母脏气有热，熏蒸于胎”，其症状为“体皆黄”，已明示其与胎孕有关。“胎黄”一名见于元代曾世荣所著《活幼心书·黄证》，其有“有婴孩生下，便见遍体俱黄，惟两目弦厚如金色，身发壮热，名曰胎黄”的记载。

《金匮要略·黄疸病脉证并治》云：“黄家所得，从湿得之。”《伤寒论·辨阳明病脉证并治》有“伤寒发汗已，身目为黄，所以然者，以寒湿在里不解故也”“瘀热在里，身必发黄”的记载，强调湿邪在黄疸、胎黄发病中的重要地位。并已提出利法对于胎黄、黄疸病治疗的重要作用与意义，如《金匮要略·黄疸病脉证并治》提出“诸病黄家，但利其小便”，并研制出诸多方剂，后经历代医家的不断充实与衍化，业已成为治疗胎黄的主方、主法，如以大黄硝石汤为主的泻下法，以茵陈蒿汤、栀子柏皮汤为主的清法、利法，以五苓散为主的分利法，以麻黄连翘赤小豆汤为主的解表祛湿法，以抵当汤为主的逐瘀法，更有以瓜蒂散为主的催吐退黄法。《诸病源候论》《圣济总录》已明确提出“急黄”“阴黄”之证，之后医家系统论述了阴黄的证候特点、治疗方药，如宋代韩祗和《伤寒微旨论》、元朝罗天益《卫生宝鉴》等均对阴黄的辨证论治加以系统化。隋朝已明示本病与胎孕有关，后明确提出其发病原因与分娩过程及后天受邪有关。如《幼科全书·胎疾》中指出：“凡小儿生下遍身面目皆黄，状如金色，身上壮热，大便不通，小便如栀子汁，乳食不思，此胎黄也。”《备急千金要方》有“瓜丁细末，如一大豆许，纳鼻中，令病人深吸取入，鼻中黄水出，瘥”的记载。北宋韩祇和在其《伤寒微旨论》中应用温阳化湿法治疗阴黄，并立茵陈四逆汤、茵陈术附汤等名方以治疗阴黄。窦材在《扁鹊心书》中提出：“阴黄则身色晦暗。”“重用温补则小便长而黄自退。”宋已提出本病需与脾疳致黄相鉴别。

明清时期对胎黄、黄疸的认识更加明确，《证治准绳·幼科》指出：“小儿生下遍体面目皆黄，状如金色，身上壮热，大便不通，小便如栀汁，乳食不思，啼哭不止，此胎黄之候，皆因乳母受湿热而传于胎也。”指明了胎黄除黄疸的症状外，还可有精神躁扰哭叫，更明确了胎黄的病因为乳母孕期感受湿热、内传于胎而成。此后《婴童百问》《医宗金鉴》《张氏医通》等著作对小儿瘀积发黄的病机理论也有论述，《张氏医通·黄疸》中云：“诸黄虽多湿热，然经脉久病，不无瘀血阻滞也。”《婴童百问·黄疸》亦云：“有初生而面身黄者，胎疸也。诸疸皆热，色深黄者是也。若淡黄兼白者，胃怯不和也。茵陈汤、栀子柏皮汤、犀角散、连翘赤小豆汤主之。通治黄疸，茵陈五苓散尤为稳也。”之后历代医家均强调利法的重要意义与作用，明代《景岳全书》云：“清火邪，利小水，火清则溺自清，溺清则黄自退。”明代王肯堂在《证治准绳》指出胎黄的治疗“大法利小便。”《脉因证治》云：“治法以疏湿利小便，清热或汗之。”明代徐春甫云：“治黄疸必利小水为捷径。”明代之后诸多医家在完善黄疸病机理论的基础上，确立了主要从肝胆论治的治则，如钱镜湖《辨证奇闻》载有利肝分水饮、沈金鳌《杂病源流犀烛》载有化疸汤等。明代李时珍在《本草纲目》中云：“瓜蒂吐热痰”，退黄取嚏在于“引出阳明经湿热”。张景岳不仅在《景岳全书·黄疸》论述阴黄时提出“不可以黄为意，专用清利，但宜调补心脾肾之虚，以培血气”的重要观点，而且提出“胆黄”病名，初步认识到黄疸的发生与胆液外泄异常有关，其在《景岳全书·黄疸》有“胆伤则胆气败，而胆液泄，故为此证”的记载。之后诸多医家进一步明确了本病与肝胆有关，如黄元御《四圣心源·卷七》提出：“起病于湿土，而成于风木。”清代夏禹铸《幼科铁镜》中还记载了因生后脐部处理不当，感受湿热毒邪，引起抽搐身黄的“脐风发黄”等证候。《临证指南医案·疸》云：“阴黄之作，湿从寒水，脾阳不能化热，胆液为湿所阻，渍于脾，浸淫肌肉，溢于皮肤，色如熏黄。”《医宗金鉴·卷五十四·黄疸门》云：“阴黄多缘转属成，脾湿肾寒两亏生，温脾茵陈理中治，温肾茵陈四逆灵。”叶天士《临证指南医案》有“胆液为湿所阻，渍之于脾，浸淫肌肉，溢于皮肤”“瘀热在里，胆热液泄”的观点。

【病因病机】

黄疸的发病机理主要是湿滞蕴阻，影响肝胆疏泄，以致胆汁不循常道，渗入血液，溢于周身而发。新生儿黄疸的形成因素虽有很多，但与湿邪、气滞有关，如《金匮要略·黄疸病脉证并治》云：“黄家所得，从湿得之。”由于湿邪不得泄越成为发黄的重要因素，湿邪既可从外感受，亦可自内而生。如孕母感邪传于胎儿，如《诸病源候论·小儿杂病诸候》所说“小儿在胎，其母脏气有热，熏蒸于胎，至生下小儿体皆黄，谓之胎疸也”，或生时、生后感受外邪，或其他外感热病传变，为湿从外受；肝胆及其他脏腑（形、气）发育不足、形态结构畸形，疏泄不能、不足，或病后瘀阻湿滞、气滞湿留，属湿自内生。或受外来之邪毒伤损，或受血气衰败之累伤，或为肝胆畸形闭塞胆汁潴留所伤，或为他病之邪毒所伤，导致肝胆为邪客阻、损伤，从而胆汁疏泄失常，胆液不循常道，外溢肌肤，下注膀胱，而发黄疸。新生儿黄疸的病位主要在肝胆脾胃，或外来之六淫、疠气客犯，或他病之邪窜入，但以湿邪为主，导致邪毒客蕴肝胆，或从热化，或从寒化，形成了湿热蕴蓄（或热重于湿，或湿重于热）、寒湿困阻、急黄诸证。或肝胆损伤，或血气败坏所伤，或邪毒客阻，均导致肝气郁结，气滞则血瘀；或肝胆闭锁，胆汁疏泄不能而瘀阻。

若热毒炽盛，黄疸可迅速加深，湿热化火，热极生风，可出现神昏、抽搐之胎黄动风之证。若患儿禀赋虚弱，湿热炽盛，正气不支，正不胜邪，气阳虚衰，则可出现胎黄虚脱之证。若邪毒鸱张可陷营血，迫血妄行可见紫斑，邪陷肝心则昏迷抽搐。

病久不愈，湿热内羁，可耗伤阴津、气阳，可伤及肝胆、脾胃，形成正虚邪恋之证，以致病情迁延、反复不愈、缠绵不解。正气伤损严重者可成终生之窍络废瘫。

【临床诊断】

（一）临床表现

目黄、身黄、小便黄赤是新生儿黄疸的主要临床表现与诊断依据，其中目黄是出现较早、消失较晚的指征之一，因此最有诊断价值。黄疸出现的次序，一般先见小便黄赤，继而目黄，最后肌肤发黄。伴有呕恶、腹胀、面色晦暗、精神萎靡或哭闹不安等症状；严重者，可出现口角抽动或全身抽搐，或不乳不哭，或两目凝视，角弓反张，尖叫神昏，或四肢厥冷。临证分生理性黄疸、病理性黄疸。

由于新生儿胆红素的代谢特点，50% ~60% 的足月儿和 80% 的早产儿出现生理性黄疸，其一般于出生后 2 ~3 天出现黄疸，于生后 4 ~6 天最重，一般状况良好，吃奶、精神、睡眠均好，不伴有其他临床症状，足月儿生后 10 ~14 天消退，早产儿特别是未成熟儿可延迟到第 3 ~4 周才消退。

病理性黄疸按发病机理可分为三种情况：

1. 溶血性黄疸

生后 24 小时内即现黄疸，第 1 周内黄疸很快加剧，并伴有贫血、肝脾肿大，重者出现水肿，并发心力衰竭，直至引起核黄疸。

2. 梗阻性黄疸

黄疸持续不退，大便陶土灰白色，食欲不振，初生时体重偏低，肝脏肿大。临床以先天性胆道闭锁、胆汁淤积综合征等多见。

3. 肝细胞性黄疸

起病缓慢，常在出生后 1 ~3 周出现症状，大便色泽变浅，初期可有厌食、体重不增等表现，肝脏轻度至中度增大，实验室可见结合胆红素与非结合胆红素均提高，多由乙型肝炎病毒、单纯疱疹病毒、柯萨奇病毒等感染引起。

（二）诊断要点

1. 黄疸出现早（出生 24 小时内），发展快，黄色明显，可消退后再次出现，或黄疸出现迟，持续不退。肝脾常见肿大，精神倦怠，不欲吮乳，大便可呈灰白色。

2. 血清胆红素、黄疸指数显著升高。尿胆红素阳性及尿胆原试验阳性或阴性。需进行母子血型测定，以排除 ABO 或 Rh 血型不合引起的溶血性黄疸。肝炎综合征应做肝炎相关抗原抗体系统检查。

【临证思路】

（一）识症

目黄、身黄、小便黄赤是新生儿黄疸的主要临床表现与诊断依据。由于新生儿的特殊特点，除皮肤、目睛出现不同程度的黄染外，其他临床表现不明显，伴症甚少。

1. 目黄

一般来说凡面目、皮肤黄色鲜明，黄如橘皮，属于湿热之邪客犯脾胃、肝胆之阳黄，属于实证。阳黄还须辨别湿、热之偏盛，若黄疸颜色鲜明，为热重于湿之证，若黄疸不甚鲜明，为湿重于热之证。急黄为阳黄之重症，由于湿热之邪，化火化毒迅速，热毒炽盛，营血耗伤，病情急骤，黄疸颜色迅速加深呈红金色，疸色如金。《景岳全书·杂证谟》云："阳黄证，因湿多成热、热则生黄，此即所谓湿热证也。然其证必有身热，有烦渴，或躁扰不宁，或消谷善饥，或小水热痛赤涩，或大便秘结，其脉必洪滑有力。此证不拘表里，或风湿外感，或酒食内伤，皆能致之。"《诸病源候论·急黄候》亦云："脾胃有热，谷气郁蒸，因为热毒所加，故卒然发黄，心满气喘，命在顷刻，故云急黄也。"病程较长，病势缓，其色虽黄，但色泽晦暗无华，属于脾阳虚弱、寒湿内阻、肝脾瘀滞之阴黄，其颜色淡而晦暗如烟熏，或长久持续不退者，多为寒湿阻滞之证。颜色较深而晦暗无华，或日益加重，多为肝脾瘀滞，瘀积发黄之证。疾病较久，致使正气耗伤，湿邪留恋不去，脾失健运、气血阴阳亏虚、肝胆疏泄失健，湿滞残留，而出现面目及肌肤淡黄，多为正虚邪恋之脾虚湿滞、脾虚肝郁、气滞血瘀、阳虚寒湿不化之证。

部分患儿黄疸残留不退，而临床症状不明显，属于残黄，如《外台秘要》所云："但举体正黄。""食消多于寻常，稍觉瘦悴乏力，此病不甚杀人。"

临证不能仅仅凭黄疸颜色来判断阳黄、阴黄，应结合其他全身症状、舌脉综合考虑，俞长荣认为"灿灿橘子黄，并非尽阳黄"，确有见地，临证不可不辨。

2. 发热

新生儿黄疸初起，发热兼有表证为表湿之候，夹热者有汗、指纹紫，寒湿束表者口不渴、指纹红。疾病进一步发展，壮热伴有汗、溲黄便结，属实证、热证之阳黄；壮热、烦闹不安、神昏、黄疸颜色加深，为湿热夹毒，蒙闭心包之急黄或胎黄动风；新生儿黄疸日久不退，低热伴手足心热、颧红，为内伏阴分，湿热留恋；若低热伴舌质暗红，或有瘀点，为湿热内伏血分，血脉瘀阻；久病不愈，午后发热或夜热早凉，伴盗汗、舌红少苔，为阴血耗伤，阴虚内热之证；低热伴有恶心呕逆、便溏、苔腻等脾虚湿困症状，系脾为湿困日久，中气虚弱，虚阳外越，又兼湿热未清所致。

3. 大便情况

如便下急迫，或如黄糜，或粪质黄褐而臭，多为湿热客犯脾胃、肝胆之证；大便秘结，多为热重于湿或热毒炽盛之证；大便清稀、腹痛肠鸣，多为寒湿阻滞脾胃之证。腹痛泄泻，或腹中雷鸣，多为肝郁脾虚之证；大便时溏时泻，便次不定，多为脾弱气虚之证；大便秘结，多为肝胆气滞之证；大便难下，粪质燥如羊屎，多为阴虚之证。

4. 痞块

胁下痞块多发生于新生儿黄疸中、末期，中期正气未衰，痞块多不坚硬，伴有实证，多为湿热或寒湿阻滞、肝脾瘀积，或瘀血所致。正虚邪恋期，正气渐衰，湿邪缠绵，痞块增大、坚硬，多为气虚血瘀或痰瘀阻滞之证。

5. 抽搐

后期的强直性瘫痪，系风痰阻络，气血痹阻所致；肢体痿废不用，僵硬强直，系气虚血瘀，阴血亏损，窍络、筋脉失养所致。

6. 昏迷

神志昏糊、意识不清、昏迷不醒，系痰浊蒙蔽心包所致；烦躁谵语、狂躁不安、嚎叫哭闹，系痰火内扰心窍所致。后期意识障碍和精神异常为痰阻经络，内蒙清窍，临证时又当辨痰浊与痰火，深度昏迷或犹如痴呆，系痰浊内蒙清窍所致，嚎叫哭闹系痰火内扰心窍所致。

（二）审机

1. 阳黄的辨识

外感风寒之邪不解、内因湿热郁结阳明、湿重于热兼表而见黄疸初起、发热、皮肤瘙痒、咽喉红肿、舌质红、苔薄腻、指纹浮滞等症，此即表邪发黄，如《景岳全书·杂证谟·黄疸》所说“表邪发黄，即伤寒证也，凡伤寒汗不能透，而风湿在表者有黄证”“伤寒发黄，凡表邪未清而湿热又盛者，其证必表里兼见”。

湿热之邪蕴于脾胃，熏蒸肝胆，使肝失疏泄，胆液外溢而发黄，其色泽鲜明。临证又有湿热偏盛之不同，如热重于湿者，兼见发热、面赤、大便秘结、舌红、苔黄腻或黄燥；湿重于热者，兼见大便溏滞，或有身热不扬、苔白腻或黄白相兼而腻。湿热之邪郁滞，胆腑郁热，可见身目发黄、黄色鲜明、寒热往来、呕吐呃逆、溲黄便干、舌质红苔黄。湿热之邪蕴积化毒，疫毒炽盛，充斥三焦，深入营血，可见猝然发黄、黄色鲜明、其色如金之急黄。若湿热之邪化火化毒，邪陷厥阴肝心、心营，邪毒弥漫，迫血妄行，而见神昏抽搐之胎黄动风证。因患儿正气不支，气阳虚衰之黄疸迅速加重，面色苍黄、浮肿、气促、神昏、四肢厥冷、胸腹欠温之胎黄虚脱证，多为危症。

2. 阴黄的辨识

或因寒湿客犯，或素体脾胃虚寒，或久病脾阳受伤，则湿从寒化，寒湿之邪客犯脾胃、肝胆，胆液为湿邪所阻，发为面目、皮肤发黄，颜色淡而晦暗，或黄疸长久持续不退之阴黄。或肝胆损伤，或邪毒客阻，均导致肝气郁结，气滞则血瘀。或肝胆闭锁、胆汁疏泄不能而瘀阻见面目、皮肤色黄，颜色较深而晦暗无华。或日益加重，腹壁青筋，大便灰白如陶土，或见皮肤出血、鼻衄之阴黄。

3. 胎黄后期的辨识

若黄疸日久，致使正气耗伤，湿邪留恋不去，脾失健运、气血阴阳亏虚、肝胆疏泄失健，湿滞残留，出现面目及肌肤淡黄之脾虚湿滞、脾虚肝郁、阴虚湿滞、气滞血瘀、阳虚寒湿不化等正虚邪恋之证，甚或出现正气未复之脾气虚弱、肝脾两虚、肝肾两虚之证。

4. 胎黄后遗症的辨识

若湿热之邪化火化毒，邪陷厥阴肝心、心营，后期正气伤损严重者可成终生之窍络废瘫。若邪气留伏，正气伤损，痰阻心包，机窍不利，风痰郁滞经络，则可出现终身不愈之后遗症，如痴呆、失明、失语、瘫痪、肢体强直等。

5. 阴黄、阳黄相互转化

由于新生儿脏腑娇嫩，稚阴稚阳，其发病迅速，急黄亦较成人为多，易出现胎黄动风、胎黄虚脱之变证。同时阳黄、急黄、阴黄在一定条件下常可互相转化。如阳黄治疗不当，病情进展，可化毒内陷营血，则发为急黄，亦可因久治不愈或病久迁延，损伤脾阳，湿从寒化而转为阴黄。如阴黄复感外邪，湿郁化热，又可出现一过性类似阳黄的表现，病情较为错综复杂。

6. 预后转归

对于新生儿黄疸的预后转归，一般来说，阳黄病程较短，消退较易，若阳黄重者，消退较缓，应防其迁延转为阴黄。急黄为阳黄的重症、危症，病情重常可危及生命，若救治得当，正气强盛，亦可转危为安。阴黄病程缠绵，收效较慢，若邪瘀滞肝胆脉络，脾胃受损，黄疸可能经久不退，须耐心救治。若见疸色深褐或大便色白如陶土多为先天胆道闭塞或痰瘀内阻胆道所致，预后甚差。古人已对黄疸类病证治疗的经验进行了总结，如《金匮要略·黄疸病脉证并治》云："黄疸之病，当以十八日为期，治之十日以上差，反极为难治。"一般的新生儿黄疸患儿，经过妥善治疗，在短期内黄疸即可消退，如经过治疗反而增剧者，则病多属难治。

（三）定治

生理性黄疸能自行消退，一般不需治疗。新生儿病理性黄疸的治疗大法，主要是化湿邪、利小便、疏利肝胆。历代医家均强调利法的重要价值与治疗意义，正如《金匮要略》"诸病黄家，但利其小便"，《景岳全书》"清火邪，利小水，火清则溺自清，溺清则黄自退"，《证治准绳》"大法利小便"，《脉因证治》"治法以疏湿利小便，清热或汗之"，明代徐春甫"治黄疸必利小水为捷径"。若为阳黄，当以清热化湿、通利小便为主，但须审察湿、热之偏胜，根据客犯部位不同而用药。若热重于湿者，以清法为主，兼以利湿，必要时还应通利腑气，以使湿热下泄；若湿重于热者，以利湿为主，清热次之。通利二便是驱逐体内湿邪的主要途径，均有利于黄疸的消退，但须中病即止，以防损伤肝脾。至于热毒炽盛、邪入心营之急黄，又当以清热解毒、凉营凉血为主。若为阴黄，则以温化寒湿、活血化瘀、补虚疏利、利湿退黄为主。新生儿黄疸中、末期的治疗应重在调整肝胆脾胃的功能为主，如健脾、疏肝、柔肝、补益、滋养等。对于疾病过程中各种兼夹之症的治疗，应细察病情，灵活运用。

祛邪退黄与调整脏腑功能在临床上常常结合应用，在具体应用时应根据病邪盛衰、正气强弱、疾病情况及证候转化等具体情况决定，或单独应用，或先后应用，或配合应用。

由于新生儿脏腑尤为娇嫩尤著，临证需兼顾邪正双方，疏泄不可太过、补脾不可壅滞、祛湿不可太燥、清热不可太寒、祛瘀不可太峻、养阴不可太腻，否则徒伤脾胃，克伐生机，并可发生阳黄转为阴黄，或阴黄复感出现类似阳黄的变化，致使病情反复或加重，或致成它疾。

（四）用药

关于本病的用药，古人早有详细系统的论述。如清代陈士铎《本草新编·卷之三》云："黄症又不同，有阴黄、阳黄，有热黄、寒黄、燥黄，有血黄、气黄之殊，不可不辨。世人一见发黄，全不分别，俱用茵陈，无引经之品，共相佐使，所以有效有不效也，谨细陈之。阴黄之病，其湿不甚，黄色又不深，下身黄，上身不黄者也，夜间反觉不安，小便反涩，日间小便反利，转觉安宁。治法宜用茵陈为君，佐之茯苓、泽泻、薏苡仁之类，或加之五苓散又妙。茵陈可用至三钱至五钱，不可越五钱之外，连服数剂，黄可尽退也。阳黄之病，其湿又不太甚，但黄色如金，上身眼目尽黄，而下身乃不黄者是也，日间小便艰涩，或痛或不痛，夜则安然自利。治法宜用茵陈为君，而佐之升麻、桔梗、茯苓、天花粉、麻黄、黄芩之类，数服即愈，茵陈必须多加五六钱也。热黄之病，口必大渴，然多饮反觉不快，一身上下俱黄，眼目反觉色淡，小便时急数疼痛，其溺必如黄汗，盖热结膀胱而不得出耳。法又用茵陈为君，大约必须五钱为止，佐之龙胆草、炒栀子、芍药、茯苓、猪苓、泽泻之类，则火热泻，而黄又愈也。寒黄之病，一见水，则大吐不已，畏寒怕冷，腹中时痛，手按之始安，一身上下又黄，眼目自白，小便清长，夜间尤利，盖寒结于膀胱，命门无火以通，则水气流入于脾，而脾又寒虚，乃渗走于皮毛而为黄，其黄色必如秋葵之色者也。虽又用茵陈为君，但止可用至一钱，切戒多用，必须佐之白术、茯苓、山药、芡实、薏仁，少用附子数分以温补其命门之火，不须十剂，则全愈矣。湿黄之病，全是水湿之气也，虽黄症俱是水湿，而湿黄之水湿更甚，一身上下、眼目、手足尽黄，俱身必浮肿，按之如泥，又用茵陈四五钱，加入升麻、甘遂、牵牛、车前、泽泻之类，少升其气，使水尽从大、小便出，一剂水湿减去大半，而黄尽退矣，断不可服三剂。盖牵牛、甘遂性悍，多服恐伤人元气耳。燥黄之病，全非水湿，其外现之症，不过胸前之皮肉少黄，而一身上下、眼目不黄，此肺金燥极，黄发于胸前，乃假象也。然既已发黄，茵陈又不可全然不用，可用七、八分，加入麦冬、栀子、芍药、陈皮、天冬、玄参、天花粉、白芥子之类，久服自愈，肺经不燥，而胸黄自除也。血黄之症，上下一身、眼目俱黄，身必发热，胸必烦闷，腹必疼痛，此血瘀于腹中胸下，故变为发黄。伤寒症中，最多此病，论理可遵仲景夫子之方，照症分治。而余又酌定一方，以便世之采用。茵陈为君，加丹皮、牛膝、当归、栀子、川芎、大黄之品，一服而疼痛烦闷除，其黄必渐愈。苟或服药，仍然闷痛，必须加入水蛭一钱，其瘀血始解，发黄尽退也。气黄之病，身不发热，又无饱闷烦躁之状，但头面发黄如淡金之色，饮食知味少，若行动，便觉气怯不能动履，小便不数，大便反燥，然又不结，此气虚不能运此水湿之气，以成黄病者也。可用茵陈一二钱，加入人参、白术、黄芪、茯苓、车前子，大剂煎饮，自然气旺，黄色全消矣。居言至此，虽不敢谓黄症治法全备，然分病既清，用药无误，要不能越此范围。愿人之临症之时，细察而分治之可耳。”再如陈嘉谟《本草蒙筌》中云：“湿黄加栀子大黄汤服，燥黄加栀子橘皮汤煎。如苗涝则湿黄，苗旱则燥黄。湿则泻之，燥则润之意也。阴黄寒多，只有一证，须加附子，共剂成功。”二位陈氏的见解对于认识胎黄的辨证与用药亦有一定的指导意义。临证在审因求治的基础上，结合阴阳、寒热、虚实等不同情况而辨证用药，并注意疾病发展过程中的阶段性与病证的动态变化规律，合理配伍应用淡渗分利、清热燥湿、温化寒湿、通腑下湿、祛除湿邪、理气疏利、活血化瘀、补益等诸多方法与药物。

1. 对症退黄要药

临证无论阳黄、急黄，还是阴黄，皆可灵活应用茵陈蒿、大黄、栀子等退黄药物，以达到预期效果，古今皆言其为退黄之要药。茵陈蒿是治疗黄疸的有效中药，是《伤寒论》茵陈蒿汤的君药，其性微寒而味微苦、微辛，归脾、胃、肝、胆、膀胱经。《医学启源》言本药：“黄疸，通身发黄，小便不利。”《珍珠囊》言本药“治伤寒散黄。”《素仙简要》云：“茵陈治疸黄，发汗利水。”《本草经疏》云：“茵陈，主风湿寒热，邪气热结，黄疸，通身发黄，小便不利及头热，皆湿热在阳明、太阴所生病也。苦寒能燥湿除热，湿热去则诸症自退矣，除湿散热结之要药也。”新生儿常用剂量为每日5～10g。大黄亦是退黄的要药，吴又可言“退黄以大黄为专功”，叶天士在治疗湿温运用大黄“轻法频下”时提出下法使用后大便由原来的“溏而不爽”转硬成形为邪尽标志，可见运用下法的目的不在导滞通腑，而是通过通腑泻下的手段达到祛邪之目的。茵陈蒿与大黄配伍，协同使用，其退黄效果尤佳，如患儿大便干结者，可用生大黄，若大便溏者，可用制大黄，一般可连续服用，不仅退黄明显，而且大便非但不稀反而会渐转为正常。大黄除有清热解毒、通下退黄作用外，更重要的是给湿邪、胆汁以出路，还有消瘀、疏利肝胆、化癥、散结之功，不仅在新生儿黄疸邪盛期应用，而且在正虚邪恋期亦可配合使用，新生儿常用剂量为每日1～3g。栀子在新生儿黄疸治疗中亦常运用，其味苦、性寒，归心、肝、肺、胃、三焦经，《本草通玄》："仲景多用栀子、茵陈，取其利小便而蠲湿热也。"新生儿常用剂量为每日2～4g。对症治疗退黄一法，除选用健脾、抑肝、疏导、通下等药物外，更主要是通过运用茵陈蒿、栀子、茯苓、车前子、玉米须等淡渗分利药物，直接或间接达到退黄之目的与意义。

2. 阳黄用药

湿热之邪客蕴脾胃者，出现目黄、身黄，黄色鲜明，苔白腻或黄白相兼而腻之症，治宜清热利湿，疏利肝胆，用药以茵陈蒿为主，功专清利湿热，导湿从小便而出，为治黄疸之要药。利湿，药用茯苓、猪苓、泽泻、车前子等；燥湿，药用苍术、清半夏、川厚朴等；化浊，药用白蔻仁、石菖蒲、苍术等；活血疏利，药用赤芍、郁金等；淡渗疏利，药用茵陈蒿、茯苓、栀子、泽泻、车前子等，且可导湿热从小便而去。对于热重于湿者，宜酌加清热解毒之品。清热泻火，药用虎杖、黄芩等；通腑泻下，药用大黄等。对于外感风寒之邪不解、内蕴湿热郁结阳明，湿重于热兼表而见黄疸初起、发热、皮肤瘙痒、咽喉红肿、舌质红、苔薄腻、指纹浮滞之症，须遵从《景岳全书·杂证谟》所言："伤寒发黄，凡表邪未清而湿热又盛者，其证必表里兼见，治宜双解，以柴苓汤或茵陈五苓散主之。若内热甚而表邪仍在者，宜柴苓煎主之。"治宜解表、清热、利湿，药用茵陈蒿、茯苓、泽泻、车前子等。化浊，药用藿香叶、白蔻仁、石菖蒲、薏苡仁等；疏利肝胆，药用赤芍、郁金、柴胡等；分利疏利，药用茯苓、车前子、泽泻等；解表，药用防风、杏仁等。

湿热之邪客犯肝胆，肝胆疏泄失司，而见面目、皮肤发黄，颜色光泽鲜明如橘皮，小便色黄甚或如垢如油、舌质红、苔黄之症，治宜清泄肝胆湿热，疏利肝胆。清泄肝胆实火，药用龙胆草、黄芩、栀子等；清泄肝胆湿热，药用茵陈蒿、栀子、车前子、泽泻等；通泄肝胆之邪，药用酒制大黄等；疏利肝胆，药用柴胡、青皮、菊花、薄荷等；活血疏利，药用赤芍、牡丹皮等；分利疏泄，药用栀子、茯苓、泽泻等。对于湿重于热而见身热不扬、大便溏泄、苔黄滑腻或黄白腻滑之症，常佐以芳香化浊之品，药用藿香叶、白蔻仁、清半夏、石菖蒲、薏苡仁等，再加开泄气机之品，药用柴胡、青皮等。对于胆腑郁热而见身目发黄、黄色鲜明，或寒热往来、溲黄便干、苔黄之症，治宜疏肝泄热，利胆退黄，和解少阳，药用柴胡、黄芩、清半夏等。通腑泄热，下气利肝，药用大黄、姜厚朴等；分利疏利，药用栀子、茵陈蒿等；疏肝利胆退黄，药用郁金、茵陈蒿、栀子、佛手、麦芽等。

急黄，多由于湿热化火化毒、热毒炽盛，骤然发黄或外感天行疫疠之邪引发，见黄色鲜明，其色如金，急起并迅速加深，舌质红绛，苔黄而燥或焦黄起刺，甚或衄血便血，肌肤斑疹之症，治宜泻火解毒，在用黄连、黄芩、虎杖等药物的同时，须同时清利湿热，药用茵陈蒿、栀子、土茯苓、垂盆草等。若邪入营血者，可加用凉营凉血之品，如生大黄、水牛角、紫草、牡丹皮、玄参等。

3. 阴黄用药

寒湿之邪阻滞脾胃而见面目、皮肤发黄，颜色淡而晦暗，伴大便溏薄甚或灰白，舌质淡，苔白腻之症，治宜散寒化湿，疏利肝胆。散寒温中，药用干姜、制附子、炮姜、肉桂等；利湿，药用茵陈蒿、白术、茯苓等；疏利肝胆，药用木香、青皮、薄荷等；分利疏利，药用茵陈蒿、泽泻、猪苓等。诸药配伍，既温散湿邪，又温通疏利肝胆，使湿邪内化，达到退黄之目的。对于湿邪客蕴，或伤及肝胆，肝胆疏泄失司，气滞血瘀，瘀血内阻，肝脾瘀滞、瘀积发黄，见面目、皮肤色黄较深而晦暗无华，或黄疸日益加重，伴腹壁青筋，或见皮肤出血、鼻衄，唇舌暗红，舌见瘀点之症，治宜化瘀消积，疏肝利湿。化瘀疏利，药用赤芍、红花、姜黄等；行气疏利，药用枳实、枳壳、槟榔、陈皮、青皮等；解郁疏利，药用郁金、柴胡、麦芽等；分利疏利，药用茵陈蒿、茯苓、泽泻等。

4. 疾病后期用药

新生儿黄疸正虚邪恋之证，当兼有肝胆损伤而出现脾虚、肝虚者宜配以益脾益肝之药物，以解除因虚而滞、因虚而瘀所造成的进一步损伤。对于脾虚者，治宜健脾渗湿，疏利肝胆。健脾，药用党参、白术、茯苓、薏苡仁等；渗湿，药用茯苓、白术、薏苡仁等；疏利肝胆，药用龙胆草、泽泻等。对于肝阴虚之证，治宜滋养肝肾，利湿退黄。滋阴，药用沙参、石斛、白芍、当归等；利湿，药用茵陈蒿、茯苓、车前子等。对于肝气虚者，治宜补益肝气，疏利肝胆。补益肝气，药用酸枣仁、山茱萸等；疏利肝胆，药用龙胆草、泽泻等。如出现痰瘀互结者，而见右胁下结块、瘀斑之症，尚可根据病情需要应用疏肝散结、化瘀散结、行气散结、软坚散结、涤痰散结的药物以散结消痞。活血散结，药用丹参、赤芍、牡丹皮等；理气散结，药用郁金、瓜蒌、姜厚朴、陈皮等；消导散结，药用鸡内金、焦山楂、麦芽等；软坚散结，药用牡蛎、鳖甲等；柔肝散结，药用鳖甲、沙参、石斛等；涤痰散结，药用瓜蒌、陈皮、清半夏等。

【纲目条辨论治】

以阴阳为纲，病因为目，条辨论治。

（一）阳黄

1. 湿重于热兼表

主症：黄疸初起，恶寒发热，皮肤瘙痒，咽喉红肿，恶心，不思乳食，舌质红，苔薄腻，指纹浮滞。本证向愈过程中常经历正虚邪恋期之脾虚湿滞、阴虚湿滞等阶段。

治法：清热化湿解表。

方药：甘露消毒丹合麻黄连翘赤小豆汤加减。药用茵陈蒿、栀子、薏苡仁、石菖蒲、赤芍、郁金、白蔻仁、连翘、杏仁、藿香叶、茯苓等。

随症加减：恶寒发热等表证明显者，加生姜、防风、防己；皮肤生疮者，加蒲公英、土茯苓。

2. 脾胃湿热，湿重于热

主症：目、身黄，黄色鲜明，纳呆呕恶，大便溏滞，或有身热不扬，苔白腻或黄白相兼而腻，指纹滞。本证向愈过程中常经历正虚邪恋期之脾虚湿滞、脾虚肝郁等阶段。

治法：清热燥湿，化湿疏利。

方药：茵陈四苓散加减。药用苍术、茵陈蒿、栀子、白蔻仁、茯苓、猪苓、石菖蒲、清半夏、赤芍、川厚朴等。

随症加减：脘腹胀满明显者，加枳实、焦槟榔；身热不扬者，加黄芩、淡竹叶；呕逆重者，加藿香、生姜汁；若大便溏滞者，加制大黄、木香。

3. 脾胃湿热，热重于湿

主症：目、身黄，黄色鲜明，脘腹痞满，纳呆呕恶，小便短黄，大便秘结，舌质红，苔黄腻或黄燥，指纹紫滞。本证向愈过程中常经历正虚邪恋期之阴虚湿滞、脾虚肝郁等阶段。

治法：清热利湿，通腑泄浊。

方药：王氏连朴饮合茵陈蒿汤加减。药用茵陈蒿、栀子、虎杖、茯苓、郁金、蒲公英、赤芍药、川厚朴、黄连、大黄等。

随症加减：发热、口渴明显者，加知母、生石膏、芦根；呕逆重者，加竹茹、清半夏。

4. 肝胆湿热，热重于湿

主症：面目、皮肤发黄，颜色光泽鲜明如橘皮，小便色黄，甚或如垢如油，烦躁不安，呕吐，腹胀，大便秘结，舌质红，苔黄，指纹紫滞。本证向愈过程中常经历正虚邪恋期之脾虚湿滞、脾虚肝郁、阴虚湿阻等阶段。

治法：清热利湿，利胆退黄。

方药：龙胆泻肝汤合五味消毒饮加减。药用龙胆草、茵陈蒿、栀子、黄芩、青皮、赤芍、车前子、柴胡、菊花、黄柏、制大黄等。

随症加减：高热烦躁者，加生石膏、蒲公英、虎杖、知母；恶心呕吐者，少加清半夏、竹茹、橘皮；腹胀者，加川厚朴、陈皮；大便秘结或大便溏滞、腹胀者，加枳实。

5. 肝胆湿热，湿重于热

主症：面目、皮肤发黄，颜色光泽鲜明如橘皮，小便色黄，甚或如垢如油，精神疲倦，不欲吮乳，大便溏滞，舌质红，苔黄滑腻或黄白腻滑，指纹紫滞。本证向愈过程中常经历正虚邪恋期之脾虚湿滞、脾虚肝郁、阴虚湿阻等阶段。

治法：清热利湿，芳香化湿，利胆退黄。

方药：茵陈蒿汤合甘露消毒丹加减。药用茵陈蒿、栀子、黄芩、薏苡仁、石菖蒲、赤芍、郁金、白蔻仁、藿香叶、清半夏、茯苓等。

随症加减：恶心、呕吐，甚或呕逆苦水者，加竹茹、佩兰；脘腹痞满者，加姜厚朴、苍术、砂仁；兼发热、口唇干燥者，加葛根、芦根；低热缠绵者，加荷叶、青蒿。

6. 胆腑郁热

主症：身目发黄，黄色鲜明，身热不退，呕吐呃逆，溲黄便干，舌质红、苔黄，指纹紫滞。本证向愈过程中常经历正虚邪恋期之肝气郁结、肝经郁热等阶段。

治法：疏肝泄热，利胆退黄。

方药：大柴胡汤加减。药用柴胡、郁金、茵陈蒿、佛手、黄芩、清半夏、栀子、白芍、甘草、枳实、大黄等。

随症加减：恶心呕吐明显者，加姜厚朴、竹茹、陈皮；腹胀明显、大便干结者，加焦槟榔、姜厚朴。

（二）急黄

1. 邪毒炽盛，邪入肝胆

主症：目、身深黄，黄色鲜明，其色如金，急起并迅速加深，高热烦躁，呕吐频作，腹部膨胀，大便秘结，小便短少黄赤，舌质深红，苔黄而燥，指纹紫滞。本证向愈过程中常经历正虚邪恋期之阴虚湿阻、正虚之肝肾阴虚等阶段。

治法：清热解毒，泻肝凉血。

临证处理：

（1）经验方：消黄散（出自天津市儿童医院何世英老中医）：茵陈蒿 15.6g，黄柏、栀子、黄芩各 6g，黄连 3g，生大黄 1g，上药共研细末，制成散剂。每次 0.5g，日 2 次，温开水冲服。适用于阳黄及急黄。

（2）汤剂：清瘟败毒饮合茵陈蒿汤加减。药用黄芩、生地黄、赤芍药、生石膏、茵陈蒿、知母、栀子、连翘、牡丹皮、甘草、生大黄等。高热不退者，加水牛角、车前子；黄疸深重者，加虎杖、半边莲、白花蛇舌草、土茯苓；恶心呕吐重者，加竹茹、芦根、清半夏；脘腹胀满重者，加枳实、焦槟榔、姜厚朴。

2. 邪毒炽盛，热入营血

主症：目、身深黄，黄色鲜明，其色如金，急起并迅速加深，身热夜甚，神昏嗜睡，或衄血、尿血、便血，或肌肤发斑，小便短少黄赤，舌质红绛，苔黄而燥或焦黄起刺，指纹紫滞。本证向愈过程中常经历正虚邪恋期之阴虚湿阻、正虚之肝肾阴虚等阶段。

治法：清营凉血，解毒救阴。

方药：犀角散合犀角地黄汤加减。药用水牛角、黄连、栀子、茵陈蒿、生地黄、牡丹皮、赤芍等。

随症加减：衄血、便血者，加侧柏叶、白茅根、紫草。

（三）阴黄

1. 寒湿阻滞脾胃

主症：面目、皮肤发黄，颜色淡而晦暗，或长久持续不退，精神疲倦，不思吮乳或恶心易吐，四肢不温，或腹胀，大便溏薄甚或灰白，小便色黄而长，舌质淡，苔白腻，指纹色红滞。本证向愈过程中常经历正虚邪恋期之脾虚湿滞、脾虚肝郁、肝脾两虚等阶段。

治法：散寒化湿，健脾利肝。

方药：茵陈理中汤加减。药用干姜、甘草、茵陈蒿、木香、青皮、党参、白术、茯苓等。

随症加减：腹胀、舌苔厚腻等湿重者，加姜厚朴、苍术、泽泻；寒重者，加制附子；若兼有大便溏薄等中气不足者，加黄芪、白扁豆、薏苡仁；腹冷痛、大便稀溏者，加吴茱萸、肉豆蔻。

2. 肝脾瘀滞，瘀积发黄

主症：面目、皮肤色黄，颜色较深而晦暗无华或日益加重，小便黄少，腹部膨胀，腹壁青筋，精神差，食少或食后易吐，大便灰白如陶土，或见皮肤出血、鼻衄，唇舌暗红，舌见瘀点，苔白或黄，指纹滞。

治法：行气化瘀消积，疏肝利湿。

方药：逍遥散合血府逐瘀汤加减。药用柴胡、茯苓、白术、生地黄、当归、川芎、牛膝、甘草、薄荷、枳壳、赤芍等。小儿肝脏娇嫩，且易血虚，故只宜养肝疏肝，本方取逍遥散疏肝正是此义。血府逐瘀汤又为四物汤之基础上加疏肝（柴胡、枳壳）活血（桃仁、牛膝、红花）之品，实为新生儿疏肝活血之典型方剂。

随症加减：痞块大而硬者，加鳖甲、瓜蒌、郁金；皮肤出血、鼻衄者，加三七、仙鹤草；兼苔腻、大便稀溏、溲黄等湿热阻滞者，可合用茵陈蒿汤。

（四）变证

1. 热毒内陷，胎黄动风

主症：黄疸多在出生后较晚出现，或有明显其他疾病病史，症见黄疸迅速加重，发热起伏，或吐、或泻、或皮肤瘀斑瘀点，甚或神昏、抽搐，舌质红绛，苔黄，指纹直射三关。

治法：清营解毒，息风止痉，疏利退黄。

方药：羚角钩藤汤合清营汤加减。药用羚羊角粉、钩藤、僵蚕、栀子、茵陈蒿、车前子、牡丹皮、赤芍、生地黄、连翘、玄参等。

随症加减：发热、抽搐者，重用钩藤；黄疸深重者，加半边莲、虎杖；发热烦躁者，加连翘、黄芩；若入暮高热者，加知母、白薇、青蒿；皮下斑疹紫黑者，加紫草、大青叶；出血严重者，加炒槐花、地榆炭、茜草、侧柏叶；若神昏、抽搐较著者，可合用神犀丹，严重者可合用安宫牛黄丸。

2. 正虚邪陷，胎黄虚脱

主症：黄疸迅速加重，面色苍黄，浮肿，气促，神昏，四肢厥冷，胸腹欠温，舌质淡，苔白，指纹淡。

治法：大补元气，温阳固脱。

方药：参附汤合生脉散加减。药用人参、茵陈蒿、金钱草、制附子、干姜、五味子、麦冬。

随症加减：精神萎靡，哭声无力，是气虚较重之象，应急进西洋参、红参以补气防脱；肢冷、四末不温明显者，系阳衰，应加大制附子、干姜、人参的药量以回阳固脱。

（五）正虚邪恋期

1. 正虚邪恋，脾虚湿滞

主症：面目及肌肤淡黄，精神不振，大便溏薄，舌质淡，苔薄，指纹淡。

治法：健脾助运，渗湿退黄。

方药：参苓白术散加减。药用黄芪、白术、茯苓、党参、茵陈蒿、薏苡仁、白芍、甘草、当归、陈皮、白扁豆等。

随症加减：面白、大便溏薄、精神不振等气虚明显者，可加用西洋参、薏苡仁、山药；兼肢冷、四末不温者，加干姜、制附子；面目黄、溲黄等湿邪留恋较著者，加泽泻、玉米须。

2. 正虚邪恋，脾虚肝郁

主症：黄疸明显消退后，或有轻度面目发黄，面白纳少，右胁下痞块，舌苔白，指纹淡。

治法：调和肝脾，疏利肝胆。

方药：逍遥散加减。药用白术、茯苓、陈皮、茵陈蒿、郁金、白芍药、甘草、薄荷、防风等。

随症加减：面白、不乳者，加党参、薏苡仁、香橼皮；黄疸较重者，加玉米须、虎杖；兼面目黄、溲黄较著者，加虎杖、半边莲；痞块明显、舌质暗红者，加丹参、泽兰。

3. 正虚邪恋，阴虚湿阻

主症：面目及肌肤淡黄，纳差腹胀，大便干结或稀溏，舌质红或有裂纹，苔白或花剥，指纹淡。

治法：滋养肝肾，利湿退黄。

方药：知柏地黄丸合二冬苓车汤加减。药用生地黄、山茱萸、天冬、茵陈蒿、茯苓、车前子、牡丹皮、赤芍、郁金等。

随症加减：黄疸重者，加玉米须、虎杖；手足心热、颧红明显者，加枸杞子、知母；鼻、齿龈出血者，加炒槐花、茜草、紫草；大便干结者，加火麻仁、郁李仁。

4. 正虚邪恋，气滞血瘀

主症：右胁下结块，面颈部可见赤丝红纹，舌质紫暗或有瘀点，指纹滞。

治法：疏肝理气，活血化瘀。

方药：柴胡疏肝散合鳖甲煎丸加减。药用白术、茯苓、柴胡、当归、白芍、赤芍、郁金、夏枯草、薄荷、甘草等，以及鳖甲煎丸。

随症加减：肝脾肿大质地坚硬者，加鳖甲、龟甲、瓜蒌；肚腹膨胀者，加砂仁、白豆蔻、青皮。

5. 正虚邪恋，脾肾两虚，寒湿不化

主症：精神疲倦，面色青灰或面色晦暗，乳食不佳，腹胀便溏，四肢不温，舌质淡白，苔白腻，指纹淡滞。

治法：健脾益肾，温化寒湿。

方药：茵陈术附汤加减。药用茵陈蒿、茯苓、党参、白术、干姜、甘草、制附子等。

随症加减：腹胀甚者，加姜厚朴、陈皮；腹胀、乳食不化者，加神曲、鸡内金、麦芽；苔腻、腹胀重者，加姜厚朴、白豆蔻。

6. 正虚邪恋，窍络弱闭

主症：目力、听力、神志等减弱或消失，神疲气弱，夜卧不安，纳食不香，舌质红，苔少，脉象细弱。若兼痰浊内蒙清窍者则见意识不清，吞咽困难，或喉间痰鸣，苔腻；若兼痰火未清者则见狂躁不宁或虚烦不眠、精神异常等症状。

治法：益气养阴。

方药：三才汤加减。药用人参、茯苓、白术、甘草、熟地黄、当归、川芎、白芍、天冬、牛膝、地龙、山药、节菖蒲等。

随症加减：兼意识不清、吞咽困难，或喉间痰鸣，重用菖蒲，加川芎；兼狂躁不宁、虚烦不眠，加胆南星、黄连；兼时有抽搐、肢体拘挛或强直，加牡蛎、龟甲。

7. 正虚邪恋，虚风内动

主症：时有抽搐，手足震颤，或肢体拘挛或强直，虚烦疲惫，面色潮红，手足心热，形体消瘦，大便干结，舌绛少津，苔光剥，脉细弦数。

治法：育阴潜阳，滋水涵木。

方药：大定风珠加减。药用鸡子黄、阿胶、白芍、生地黄、麦冬、龟甲、鳖甲、西洋参、五味子、牡蛎、当归、络石藤等。

随症加减：面色潮红、手足心热、舌绛苔光剥明显者，加用黄连阿胶汤；泛吐痰涎、胸闷气粗、舌苔黄腻等夹痰热者，加清心涤痰汤，或胆南星、菖蒲、郁金、黄连、竹茹；见强直性瘫痪，加地龙、僵蚕、乌梢蛇；低热不退者，加青蒿、地骨皮；肌肤甲错者，加桃仁、当归；抽搐重者，加天麻、钩藤、全蝎。

（六）正虚期

1. 气虚脾弱

主症：神疲乏力，面白消瘦，乳食不化，腹部胀满，大便不调，舌质淡白，苔薄白，指纹淡。

治法：补脾益气，和肝消导。

方药：芍药参苓汤加减。药用党参、茯苓、白术、白芍、山药、神曲、鸡内金等。

随症加减：乳食不化、腹部胀满、便下粗糙者，加苍术、陈皮、麦芽；四末不温、大便稀溏者，加炮姜、白豆蔻、干姜；精神不振、易汗出者，加黄芪。

2. 肝脾两虚

主症：脘腹胀满，呕吐清涎，精神不振，四肢不温，舌质淡白，苔白而润，指纹淡红。

治法：温脾散寒，调肝利胆。

方药：理中汤加减。药用党参、白术、茯苓、白芍、砂仁、陈皮、干姜、肉桂、木香、柴胡、清半夏等。

随症加减：四肢不温、四肢厥冷者，加制附子；腹胀、便溏者，加姜厚朴、白豆蔻、炮姜；呕吐清涎明显者，加郁金、柴胡。

3. 肝肾两虚

主症：面色潮红，手足心热，时有盗汗，舌质红，苔少或花剥苔，指纹淡紫。

治法：滋补肝肾，调和肝胆。

方药：一贯煎加减。药用沙参、麦冬、当归、白芍、白术、生地黄、枸杞子、陈皮、川楝子、柴胡等。

随症加减：面色潮红、手足心热等阴虚重者，加桑椹、枸杞子；潮热、盗汗明显者，加秦艽、鳖甲、地骨皮；大便干结者，加火麻仁、郁李仁。

（七）正损期

1. 邪伏正伤，气虚血瘀

主症：胎黄动风后期症见肢体瘫痪不用、僵硬强直，或肌肉萎软无力，或震颤抖动、面色萎黄、倦怠易汗出，舌质淡紫，苔薄。

治法：益气活血通络。

临证处理：

（1）推拿疗法：每日或隔日 1 次。方法：在瘫痪肢体上以滚法来回滚 5～10 分钟，按揉松弛关节 3～5 分钟，局部可用搓法搓热，并在相应的脊柱部位搓滚 5～10 分钟。

（2）针灸疗法：智力低下者，取百会、风池、四神聪、通里；语言障碍者，取哑门、廉泉、涌泉、神门；上肢瘫痪者，取肩髃、曲池、外关、合谷；下肢瘫痪者，取环跳、足三里、解溪、昆仑；肘关节拘急者，取手三里、支正；指关节屈伸不利者，合谷透后溪；手足抽动者，取大椎、间使、手三里、阳陵泉。每日 1 次，补法为主，捻转提插后不留针。3 个月为一个疗程。

（3）汤剂：补阳还五汤加减。药用黄芪、党参、当归尾、赤芍、川芎、桃仁、地龙等。肢体强直，加白芍、生地黄、木瓜、鸡血藤；肢体震颤，加阿胶、鳖甲、钩藤、全蝎；肌肉萎缩、皮肤不温，加桂枝、桑枝。

2. 邪伏正伤，风邪留络

主症：胎黄动风后期症见肢体强直瘫痪，或震颤拘挛、关节僵硬，或有角弓反张、面色萎黄、形瘦神怯，舌苔薄白。

治法：搜风通络，养血舒筋，息风止痉。

临证处理：

（1）针灸疗法：对于痴呆者，取心俞、肝俞、神门、丰隆、百会、风池、内关；对于失语者，取哑门、廉泉、风池、风府、下关、涌泉、照海；对于上肢瘫痪者，取曲池、外关、大椎、合谷；对于下肢瘫痪者，取环跳、风市、足三里、委中、丘墟、昆仑、绝骨、阳陵泉。针用平补平泻，强刺激不留针，每日 1 次。

（2）推拿疗法：对于关节强直、肢体瘫痪者，常用滚、揉、推、运、拿瘫痪肢体相关经穴和部位，每次 20～30 分钟，手法要有节奏、柔和、缓慢。对于意识不清者，可清心经、清肝经、推上三关、退下六腑、大清天河水、按天突等。

（3）汤剂：止痉散合大定风珠加减。药用阿胶、生白芍、熟地黄、当归、生鳖甲、乌梢蛇、全蝎、蜈蚣、僵蚕、地龙、红花、鸡血藤等。角弓反张，加葛根、钩藤；癫痫发作，加天麻、钩藤、木瓜。肢体拘挛或强直明显，合用知柏地黄丸。

【病案参考】

病案一

崔某，女，52 天。出现皮肤黄染 49 天，于 1978 年 8 月 14 日初诊。患儿生后 3 天，双目出现黄染，逐渐面部、周身皮肤黄染，大便干秘，1～2 天 1 次，时为浅黄色，时为灰白色。查体见营养较差，巩膜呈黄绿色，面部、周身皮肤橘黄色，泪水亦为黄色，腹胀满，肝剑突下、肋缘下均 2.5cm，质韧，诊断：为胆汁黏稠症、先天性胆道闭锁待排。辨证属湿热蕴蒸肝胆，先试治以清胆利湿法，方用茵陈蒿汤加味：茵陈15g，炒栀子6g，赤小豆30g，大黄3g（后入），滑石12g，猪苓、泽泻、车前子各10g，试服1剂，便稀粪两次，周身黄疸明显消退。服3剂，面目周身皮肤黄疸已不明显。改参苓白术散化裁方3剂理脾化湿善其后。随访一年，小儿一切正常。

（选自《小儿疑难病辨证治疗》）

病案二

患儿因全身黄染两月余，于1975年3月27日就诊。患儿系第一胎，产院分娩，足月顺产，生后五天开始全身发黄，逐渐加重，大便常呈灰白色，有时呈淡黄色。近日大便色白而溏，每日三至四次。小便色黄如浓茶，尿布上可见黄色尿迹或黄色粉末状结晶。20天来，精神渐差，嗜睡或心烦。曾经多处中西医治疗，但病情仍继续加重。查体：神志清醒，精神差，全身皮肤黄染，面色黄灰，巩膜发黄，两目无光似有云雾，舌质红，苔白，心肺未闻异常，腹软稍胀，肝在肋下3cm，脾在肋下2cm。化验检查：凡登白试验直接反应迅速，间接反应阳性。直接胆红素6.8mg/dL，总胆红素9.9mg/dL，黄疸指数100U/L，麝香草酚浊度试验12U/L，谷丙转氨酶400U/L。西医诊断：先天性胆道不完全梗阻。辨证：肝胆湿热，脾失健运。治法：化湿清热，健脾退黄。

方药：茵陈、泽泻、白术各6g，猪苓、大腹皮各5g，茯苓、通草各3g，扁豆12g。

周慕新老中医在这个方剂的基础上，随症加减，黄疸日渐消退。服药半个月（即至4月11日），黄疸已大半减轻，巩膜微黄。继续服此方药一个月（即至5月16日），黄疸全部消退，大便色黄。肝在肋缘下2cm，脾在肋缘下2cm。又继续服药一个月（即至6月21日），黄疸未再复发，停药。

一年后复查肝功能，各项指标皆属正常范围。随访3年，小儿未再出现黄疸，身体及智力发育良好。3岁时查体，肝脾未能触及。

（选自《周慕新儿科临床经验选》）

病案三

张某，女，57天。1983年3月16日一诊。生后两周，肤黄目黄，肝脾肿大，住院四十余日，症势转重。体检肝肋下1.5cm，剑突下2.5cm，质中；脾肋下3cm，质软。近日查肝功能，总胆红素15mg/dL，谷丙转氨酶100U/L，碱性磷酸酶80U/L。小便化验找到巨细胞包涵体。西医诊断为巨细胞包涵体病，伴肺炎。症见全身肤黄，面萎色暗，大便淡白，次数频多（每日3～4次），小溲短少，腹满胀气，纳乳尚可，咳嗽息促，哭声低沉，舌苔薄润。证属湿邪羁恋，气阳虚弱。病势不轻，先予温阳和中，冀退黄疸。方用茵陈30g，干姜、附片各2g，茯苓、青皮、泽泻各9g，薏苡仁10g，枳壳5g，归尾、赤芍各6g，清甘草3g。共服3剂。原方出入又连服10天。

3月30日复诊：黄疸减轻，面色转润，小溲通长，形神亦振。腹满胀气，按之稍硬，大便色白，酸臭次多，此胃动伤食也，但哭声已亮，舌苔薄润。气阳稍复，湿邪得化，久病入络，中焦阻结，兹拟破气通瘀为主。方用茵陈、大腹皮、川楝子各 9g，干姜 2g，枳壳、青皮、郁金各 6g，木香 3g，薏苡仁 10g，三棱、莪术各 5g。服 6 剂。本方连服月余。

5 月 11 日复诊：肤黄已淡，尚有目黄，肝肋下 2.5cm、质中，脾肋下 3cm、质软，腹满稍软，大便浅黄，小溲清长。邪恋血分，续以活血行瘀，搜剔通络。方用归尾、赤芍、青皮、枳壳各 6g，木香 3g，三棱、莪术、蟾皮各 5g，金钱草 10g，人参鳖甲煎丸（包煎）3g。共服 7 剂。

此后目黄亦除，病情稳定，停用汤药，以人参鳖甲煎丸每天 3g 常服。至 6 月初复查，黄疸全退，大便如常，各项化验检查正常，但腹软稍满，肝脾略大。续服丸药，其后多次前来诊察，无异常发现，发育亦趋正常。

（选自《难病辨治》）

病案四

刘某，男，3 天半。患儿早产 20 天，生后 2 天出现黄疸，且逐渐加深，大便灰白，小便如浓茶，腹胀，肝肋下 4cm，脾肋下 1.5cm，质中等。B 超示胆囊不显影，肝内胆管不扩张，胆总管内径 0.1cm。血清总胆红素 106.02μmol/L，直接胆红素 71.82μmol/L，黄疸指数 36U，凡登白试验直接反应阳性。诊为先天性胆道闭锁、婴儿胆汁黏稠综合征。观其形瘦神疲，而且皮肤黄染，舌淡，苔薄黄而腻，指纹淡紫，证属脾虚湿困，气滞血瘀。治以健脾消积化瘀，处方：茵陈 20g，郁金、桃仁各 6g，鸡内金、大腹皮、车前子（包煎）各 8g，陈皮、白术、泽泻各 7g，茯苓、山楂各 15g，红花 4g。水煎服，每日 1 剂。服药 18 天后黄疸退，大便黄软，小便色清，肝肋下 2.5cm，脾肋下 1cm。改用异功散加鸡内金 6g，三棱、莪术各 5g，郁金 8g。1 个月后复查肝肋下 1.5cm，脾未及，血清总胆红素、直接胆红素、黄疸指数均正常。随访 3 年小儿生长发育良好。

（选自《郭锦章儿科验案四则》）

第七节 新生儿败血症

新生儿败血症是新生儿时期一种严重的感染性疾病，是新生儿时期感染致病菌，由于抵抗力弱而侵入血循环，并在血中生长、繁殖，产生毒素而造成的全身各系统的严重病变。是新生儿时期重要感染性疾病之一，常见病原体为细菌，也可为霉菌、病毒或原虫等。临床以壮热烦躁或体温不升、精神萎靡、不吃、不哭、不动、皮肤瘀点或见黄疸为特征。本病在新生儿，尤其早产儿、未成熟儿及分娩时间长、皮肤损伤或脐部污染的小儿发病率较高，占活产婴儿的 0.1% ~1%，病死率为 13‰~50‰。本病早期诊断困难，极易误诊。

古代医家对本病无系统论述，其症状的描述散见于“胎热”“胎毒”“毒邪内陷”

“疮毒走黄”或“疽毒内陷”等病证中。

【源流】

新生儿败血症属于中医温病或外科的“胎毒”“疮毒走黄”“疽毒内陷”等病范畴。有关胎毒的提出由来已久，“胎毒”一词首见于宋代《小儿卫生总微论方》，该书专列“胎中病论”，提出“母食毒物，胎有所感，至生下之后，毒气发而为病”，并提出“胎毒上攻”“胎毒攻发”之致病机理。金代窦杰《疮疡经验全书·疔疮》云：“疔疮初生时红软温和，忽然顶陷黑，谓之‘黄走’，此证危矣。”元代朱丹溪在《格致余论·慈幼论》中对胎毒致病作了具体的阐发，此后历代医家均作了详尽的描述，使其成为中医儿科重要的学说之一。《外科正宗·卷二》在论疔疮走黄时云：“其形虽小，其恶甚大，再加艾灸，火益其势，逼毒内攻，反为倒陷，走黄之症作矣。既作之后，头面耳项，俱能发肿，形如尸胖，七恶顿起。治虽有法，百中难保一二。”这些论述与新生儿败血症的表现颇为相似。清代余师愚系统论述了疫病中所出现的疮毒内伏的症状、预后及其治疗，为本病的治疗提供了思路与方法。

【病因病机】

新生儿脏腑娇嫩、皮肤薄弱、血少气弱、经脉未盛、神气怯弱、精气未足较为显著，故极易为内、外诸邪侵袭而发病。邪毒入客，血气不和，不能制邪，邪毒鸱张，易于内侵，并易损伤心肝及多个脏腑。日龄较大、体健气实者，可有明显的正邪相争的征象；日龄小、体弱气虚者（如早产儿、高危儿），正气不能抗邪，从而形成邪实正虚或邪胜正溃之势，则使病情进展迅速，变证多而重。

温邪化火化毒之后，其致病力极强，传变迅速，顷刻即可深入营血，病及五脏六腑，或内闭机窍，或引动肝风，或熏蒸肝胆，或迫血妄行，或厥脱死亡。初起正气抗邪，可见短暂恶寒发热，迅即由卫入气，而见气分大热炽盛之症，如高热持续。邪毒化火，可见腹胀、哭闹不安；邪毒炽盛，热极生风，邪闭心包，可见神昏、抽搐；邪毒深传血分，入营伤络，动血迫血，可见面色青紫、衄血，或其他部位出血；热毒炽盛，熏蒸肝胆，可见黄疸；邪毒炽盛，郁闭肺络，可见咳喘；邪毒炽盛，邪陷正虚，正气溃败，可见面白、肢厥；邪毒久恋而不去，正气耗伤，可见潮热、虚烦、精神差等阴伤、气阴两伤之证。

【临床诊断】

（一）临床表现

新生儿败血症是新生儿严重的疾病，其临床表现极不典型。早产儿往往表现为厌食，拒乳，虚弱，面色苍白，口周发绀，体重不增，体温不恒定，可升高、正常或不升。足月儿多表现为发热、精神反应差、不欲吮乳、烦躁不安、皮肤发花。重症患儿体温不规律，甚至高热，有明显中毒症状，如面色苍白、发青或发灰，黄疸加重，可发生高胆红素血症。

早期症状不典型，不易识别，处理不及时，可导致脓毒性休克和多器官功能不全综合征，如合并多器官功能损害，其病死率将明显升高。经治疗存活者，有相当一部分发生不同程度的后遗症，因此，早期诊断和治疗是预后的关键。

（二）诊断要点

参照2003年中华医学会儿科学分会新生儿学组《新生儿败血症诊疗方案》制定的诊断标准。新生儿败血症需与颅内出血、新生儿窒息、新生儿肺炎、新生儿肺透明膜病、肺不张相鉴别，排除以上疾病方可诊断。

临床表现：起病可见反应低下、嗜睡、不哭、不动，皮肤苍白，发热不退或体温不升，或见黄疸，常伴有肝脾肿大，或皮肤瘀点。或具有易发生败血症的病史及其临床表现，C反应蛋白明显增高而无肺炎等其他可使C反应蛋白增高的疾患。

1. 确诊

具有临床表现并符合下列任一条。

（1）血培养或无菌体腔内培养出致病菌。

（2）如果血培养出条件致病菌，则必须与另次（份）血，或无菌体腔内，或导管头培养出同种细菌。

2. 临床诊断

具有临床表现且具备以下任一条。

（1）非特异性检查≥2项。

（2）血标本病原菌抗原或DNA检测阳性。

【临证思路】

（一）识症

新生儿败血症的症状往往不典型，早期易被忽略，一旦患病其病情危急严重，而症状多样、复杂。

1. 发热

未成熟儿早期可无发热，甚或体温不升，足月儿多有发热。初起可有恶寒发热（恶寒可从姿态、望诊测知，如紧依母怀、蜷缩而卧、肤起鸡皮疙瘩），此为邪毒由肌表内陷所致，但恶寒迅即消失，卫分症状极为短暂。壮热、烦闹不安，多为邪盛期邪毒炽盛之证；身热夜甚，斑点隐隐，多为邪毒客犯营分之证；身热夜甚，伴衄血、便血，则为邪毒深传血分，动血、迫血所致；体温不升，伴精神萎靡、四肢厥冷，为邪陷正虚，阳气虚衰之证；发热稽留、午后尤甚，或午后发热，为邪恋正虚、邪热伤阴或气阴两虚之证。

2. 神志异常

精神烦躁，躁扰不宁，为邪毒炽盛，气分热炽，热入营分之证；昏狂躁扰为邪毒炽盛，血热逼扰心神之证；精神萎靡不振，伴不乳不哭、四肢厥冷、体温不升，为邪陷正虚，气阳虚衰之证；神委或烦躁，伴舌红少苔或花剥苔，为疾病后期正虚邪恋之证。

（二）审机

外感温邪化火化毒是本病的致病因素，脐部、皮肤、黏膜有损伤，或疮疡、痈疽邪毒内陷，使卫外功能失职，温邪火毒直接侵入，火毒无由以泄，熏蒸弥漫，充斥肆虐。其发病传变迅速，邪毒可深入营血，病及五脏六腑，或内闭机窍，或引动肝风，或迫血妄行，或厥脱而死亡。

初起正气抗邪，可见短暂恶寒（或寒战）发热，因邪盛传变迅疾，卫分症状极为短暂，迅即由卫入气，而见气分热炽之症，如高热持续、昏狂躁扰、溲黄便结等；毒传肝心，可见神昏、抽搐；邪毒闭肺，可见咳喘；亦可出现邪入气营，而有斑点隐隐，或斑疹密布。邪毒深传血分，动血迫血，造成脏腑出血，形成各种血证的症状；血热逼扰心神，则见沉昏躁扰，或昏不知人，邪陷正虚，可见体温不升、四肢厥冷、神委等。若邪恋正虚，则常见发热不甚，精神差等症；若遗毒迁徙流窜，皮下可形成脓疡经久不愈。

（三）定治

按疾病发生发展变化、邪正消长情况进行分期治疗。邪盛期以清热解毒，清营凉血为主要治则。若邪入肝心，应以清心泻肝、降泄气机为法；若邪热迫血，应予清营凉血止血；若邪陷阳虚，应予回阳救逆固脱；若邪热伤阴，应予清热养阴。病至后期可见气阴两伤，应予益气养阴。

本病病情凶险，治疗时除应根据邪气性质、客犯部位、病变阶段和邪正消长情况分别确立治疗大法外，还应注意以下几方面：一是早期诊断、早期治疗、早期顿挫邪势，阻断邪热内陷传变；二是抓紧时机，祛邪务尽，必须抓紧正气尚未大衰之机，立足祛邪、清泄温邪热毒；三是根据邪正消长，合理应用扶正祛邪之法，以祛邪不伤正、扶正不敛邪、邪去正安为原则。

（四）用药

1. 邪盛期用药

邪毒从脐部、皮肤或黏膜、疮疡处入客，血气不和，不能制邪，出现壮热烦躁、神倦、不乳等症，治宜清热解毒泻火。清热，药用黄芩、黄连、生石膏等；泻火，药用生大黄、栀子等；凉营，药用水牛角、生地黄、白茅根等。毒传肝心，可见神昏抽搐等症，治宜清热解毒，降泄息风。清热，药用黄芩、连翘、生石膏等；降泄气机，药用生大黄、茯苓、栀子等；息风，药用钩藤、地龙等。湿热熏蒸肝胆，可见黄疸，治宜清热利湿，疏利肝胆。清热，药用黄芩、连翘、蒲公英、紫花地丁等；利湿，药用竹叶、茯苓、泽泻等；燥湿，药用黄芩、黄连、姜厚朴等；疏利肝胆，药用柴胡、郁金、陈皮、茯苓、白茅根等。邪毒闭肺，可见咳喘，治宜清热解毒，开肺定喘。清热，药用黄芩、金银花、连翘等；宣肺开肺，药用炙麻黄、杏仁等；下气肃肺，药用葶苈子、姜厚朴、苏子等；息风平喘，药用钩藤、地龙等；涤痰定喘，药用清半夏、胆南星、天竺黄等。邪毒深传血分，动血迫血，导致脏腑出血，出现各种血证的症状，治宜清热泻火，凉血止血。凉血，药用水牛角、生地黄、玄参、白茅根等；清热，药用黄芩、连翘、金银花等；止血，药用炒槐花、大蓟、小蓟、侧柏炭等。血热逼扰心神，则见昏狂躁扰等症，治宜清心凉血，开窍醒神。清心，药用黄连、竹叶、白茅根等；凉血，药用生地黄、水牛角、玄参等；开窍，药用郁金、胆南星等。邪陷正虚，可见体温不升、四肢厥冷、神委等症，治宜温阳扶正，托毒外出。温阳，药用制附子、干姜、肉桂等；回阳固脱，药用龙骨、牡蛎等；托毒外出，药用人参、黄芪等。

2. 正虚邪恋期用药

邪恋正虚，则常见发热不甚、精神差等症，治宜扶正托毒。益气，药用黄芪、人参、白术等；养阴，药用白芍、沙参、麦冬、五味子等；解毒祛邪，药用紫草、玄参、金银花等。若遗毒迁徙流窜，皮下可形成脓疡，经久不愈，可加白芷、赤芍托毒外出。

【纲目条辨论治】

以病期为纲，病因为目，条辨论治。

（一）邪盛期

1. 湿热蕴结，化火化毒

主症：恶寒发热，热炽不退，头身汗出，腹胀，恶心呕吐，或腹痛腹泻，烦躁不安，小便短赤，舌质红，苔黄浊而腻，指纹紫滞。

治法：清热化湿，泻火解毒。

临证处理：

（1）经验方：消黄汤（出自天津市儿童医院何世英老中医）：茵陈蒿15.6g，川黄柏、山栀子、条黄芩各6g，川黄连3g，生大黄1g。水煎浓缩至20mL频服。

（2）汤剂：甘露消毒丹加减。药用滑石、茵陈蒿、黄芩、黄连、栀子、石菖蒲、连翘、白豆蔻、藿香梗、郁金、虎杖、牡丹皮等。呕吐不止，合用玉枢丹；小便短赤，加车前草、萹蓄、土牛膝；腹痛腹泻，加木香、茯苓、大豆黄卷、泽泻。

2. 邪热炽盛，热毒壅盛

主症：起病急骤，壮热烦躁，神倦，不乳，或有脐疮，舌质红，苔黄，指纹紫滞。

治法：清热解毒，泻火。

方药：清瘟败毒饮加减。生石膏、生地黄、水牛角、黄连、栀子、黄芩、赤芍、牡丹皮、淡竹叶等。频频干呕，去牡丹皮、赤芍，加旋覆花、枇杷叶、竹茹；大便秘结，加生大黄；腹胀满，加枳壳、木香；皮肤有脓性病灶，或有脐疮，加蒲公英、紫花地丁，或合用五味消毒饮。

3. 邪热炽盛，邪入气营

主症：发热稽留，午后尤甚，烦躁不安，舌质红绛而干，苔花剥有裂纹，指纹紫滞。

治法：清热凉营。

临证处理：

（1）经验方：解毒清血汤（出自天津市儿童医院何世英老中医）：鱼腥草、重楼、蒲公英、白茅根各31g，金银花15.6g，天花粉12.5g，穿山甲（用代用品）、生地黄、玄参、牡丹皮、赤芍各9g，乳香、没药、白芷各4.7g，牛黄、羚羊角粉（冲服）、广角粉（冲服）各0.6g。水煎，冲服牛黄、广角粉及羚羊角粉。

（2）汤剂：清营汤加减。药用生地黄、玄参、麦冬、淡竹叶、丹参、金银花、黄连、连翘、水牛角、地骨皮等。高热烦躁明显，重用黄连、金银花、连翘；皮肤有脓性病灶，重用生地黄，加赤芍、蒲公英。

4. 邪毒入肺，肺闭咳喘

主症：壮热烦躁，咳嗽频作，气急喘促，泛吐痰涎，或喉中痰声辘辘，或口吐白沫，舌苔腻，指纹滞。

治法：开闭祛邪，化痰平喘。

方药：麻杏甘石汤加减。药用炙麻黄、甘草、赤芍、桔梗、杏仁、生石膏、瓜蒌、黄连、黄芩、清半夏等。痰涎壅盛，喘促屏气，加鲜竹沥、天竺黄、远志、葶苈子；壮热，烦闹不安，加栀子、桑白皮；喘促明显，喉中痰涌，泛吐痰涎，加地龙、僵蚕、葶苈子、远志。

5. 邪热炽盛，湿热熏蒸肝胆

主症：壮热烦躁，面目皮肤发黄、色泽鲜明如橘皮，哭声有力，大便秘结，小便深黄，舌质红，苔黄腻，指纹紫滞。

治法：清热解毒，疏利肝胆。

方药：茵陈蒿汤合黄连解毒汤加减。药用黄芩、黄连、黄柏、水牛角、牡丹皮、茵陈蒿、生大黄、栀子等。壮热，苔黄燥，加虎杖、龙胆草；苔白腻而濡，加猪苓、茯苓、滑石；呕吐，加清半夏、竹茹；腹胀，加姜厚朴、枳实。

6. 邪热炽盛，毒传肝心

主症：壮热烦躁，神昏，抽搐，唇燥口干，舌质绛，苔黄，指纹紫滞。

治法：凉血解毒，清心泻肝，降泄息风。

临证处理：

（1）中药灌肠：黄连、栀子、金银花、连翘、地龙、蝉蜕、马齿苋、秦皮各6g，黄芩、白僵蚕、炒枳壳各3g，琥珀末（冲）0.5g，浓缩至60mL，保留灌肠，一日2次，连用3天。

（2）汤剂：神犀丹合安宫牛黄丸加减。药用水牛角、生地黄、玄参、紫草、黄芩、羚羊角、僵蚕、连翘、淡豆豉、石菖蒲等，以及安宫牛黄丸。神昏较著，合用紫雪；抽搐明显，加钩藤、牡丹皮、蝉蜕。

7. 邪热炽盛，化热动血，迫血妄行

主症：身热夜甚，烦闹不安，斑疹隐隐，舌质红绛，或衄血、便血，指纹滞。

治法：清热解毒，凉血止血。

方药：犀角地黄汤合化斑汤加减。药用水牛角、生地黄、牡丹皮、赤芍、生石膏、知母、玄参、连翘、黄芩等。衄血、便血，加白茅根、大蓟、小蓟、炒槐花；腹痛，便血，加白芍、甘草、地榆炭、棕榈皮；发热较著，出血广泛，加龙胆、紫草。

（二）正虚邪恋期

1. 气阴两虚，热毒犹炽

主症：身热不退，神志昏沉，口干唇燥，小溲短赤，皮肤斑点隐隐，舌质红绛而干，指纹紫。

治法：益气养阴，凉血解毒。

方药：生脉散合清营汤加减。药用西洋参、麦冬、五味子、生地黄、水牛角、丹参、黄连、玄参、连翘、金银花等。斑疹密布，加人中黄、紫草、大青叶；大便干结，加生大黄、玄明粉；出血部位广泛，可改为生脉散合犀角地黄汤。

2. 邪陷正虚，阳气虚衰

主症：发病或急或缓，体温不升，面色青灰或苍白，多汗，精神萎靡，不乳不哭，四肢厥冷，皮肤发花，舌质淡、苔薄白，指纹隐伏不显。

治法：扶正祛邪，回阳救逆。

方药：参附汤合四逆汤加减。药用人参、制附子、干姜、黄芪、丹参、当归、金银花、黄连、甘草等。气息微弱，舌淡，加川芎、桃仁；舌有瘀斑，肋下痞块肿大，加赤芍、红花、川芎；四肢厥冷，加桂枝；汗多不止，加龙骨、牡蛎；神昏，合用苏合香丸。

3. 邪恋正虚，邪热伤阴

主症：发热稽留，午后尤甚，烦躁不宁，口干舌燥，舌质红，苔少或花剥苔，指纹淡红。

治法：养阴清热，清解余邪。

方药：知柏地黄丸合青蒿鳖甲汤加减。药用知母、黄柏、生地黄、玄参、麦冬、淡竹叶、丹参、青蒿、鳖甲、地骨皮等。身热不退，加青蒿、柴胡；神倦、精神差，加太子参、黄芪、石斛。

4. 邪恋正虚，气阴两伤

主症：午后低热，神委，汗多，四肢厥冷，舌质红，少苔，指纹红。

治法：益气养阴，清解余邪。

方药：沙参麦冬汤合生脉散加减。药用沙参、麦冬、玉竹、天花粉、白扁豆、党参、黄芪、五味子、牡丹皮、丹参、蒲公英等。低热，舌质红明显，系余邪未尽，加金银花、连翘；不乳，加香橼皮、炒麦芽；大便干结，加火麻仁、瓜蒌仁。

5. 邪恋正虚，阳气不足

主症：低热不退，经久不愈，形寒怕冷，面白无华，自汗，皮下脓肿不愈，舌质淡，苔薄白，指纹淡红。

治法：温阳益气，托里败毒。

方药：托里消毒饮加减。药用党参、黄芪、制附片、白术、山药、当归、白芍、川芎、金银花藤、白芷、皂角刺等。脓肿排出不畅，加赤芍、白花蛇舌草、连翘；低热，加柴胡、升麻；四肢厥冷，加干姜、肉桂。

【病案参考】

陈某，男，出生13天。1985年9月5日入院。患儿发烧1天，入院时查体温40.5℃，急性病容，精神欠佳，前额及耳后可见有大小不等的脓疱，边缘红，鼻扇，心肺正常，腹胀满。血常规示血白细胞$16.5\times10^9/L$，中性粒细胞百分比44%、淋巴细胞百分比46%、单核细胞百分比6%、嗜酸性粒细胞百分比4%。西医诊断为新生儿败血症。入院2天来经用抗生素、激素治疗无效，于9月11日改用中药治疗。症见高热、烦躁、鼻翼扇动、腹部叩之胀满、大便不爽、小便黄赤、舌质红少苔。治以通腑泄热。

处方：僵蚕、大黄各10g，青蒿20g，青黛3g，甘草6g，水煎频服。服药后，大便通畅，汗出，体温36.8℃，继服上方1剂，痊愈出院。

（选自《通腑泄热法治疗新生儿败血症》）

第八节　新生儿硬肿症

新生儿硬肿症是新生儿时期特有的一种严重疾病，可由多种原因引起，临床以周身或局部发冷，皮肤和皮下脂肪硬化及水肿，常伴有多器官功能损害为特征。其中只硬不肿者称新生儿皮脂硬化症；由于受寒所致者亦称新生儿寒冷损伤综合征。本病属于中医学“五硬”“胎寒”等病证范畴。

新生儿硬肿症在寒冷的冬春季节多见，若由于早产或感染所引起，夏季亦可发病，不同季节发生的硬肿症，临床证候有所不同，硬肿症多发生在生后 7 ~ 10 天的新生儿，受寒、早产、感染、窒息等原因都可引起发病。本病重症预后较差。

【源流】

我国古代没有新生儿硬肿症病名记载，主要属于“五硬”“胎寒”等病证中。如《诸病源候论·小儿杂病诸候》说：“小儿在胎时，其母将养，取冷过度，冷气入胞，伤儿肠胃。故儿生之后，冷气犹在肠胃之间。其状，儿肠胃冷，不能消乳哺，或腹胀，或时谷利，令儿颜色素吧，时啼者，是胎寒故也。”从病因、证候命名。《婴童百问·五硬》云：“五硬则仰头取气，难以动摇，气壅疼痛连胸膈间，脚手心如冰冷而硬，此为风症难治。”从证候命名。

隋代《诸病源候论·小儿杂病诸候》已对本病的病因、症状有所记载，指出其病因是“小儿在胎时，其母将养，取冷过度，冷气入胞，伤儿肠胃”。元代《活幼心书》对硬肿症的症状有详细的描述，指出其病机为“独阴无阳”“阳气不营于四末”，并提出了相应的治法。明代鲁伯嗣《婴童百问·五硬》中云：“五硬则仰头取气，难以动摇，气壅疼痛连胸膈间，脚手心如冰冷而硬，此为风症难治。肚大青筋，急面不宽……面青心腹硬者，此症性命难保。”指出了本病的严重性，并且比较难治，能够危及婴儿生命。本病症状表现强直，所以又称为“风证”。《普济方·婴儿初生门》：“凡小儿胎中受寒于脏，伤动胞胎，生下不能将护，再伤风外。其候面色青白，四肢逆冷，手足颤动，似大人寒疟，或口噤不开，乃胎寒之候也。”提出了“胎寒”和“再伤于风”是本病发生的因素。《保婴撮要·五硬》曰：“五硬者，仰头取气，难以动摇，气壅作痛，连于胸膈，脚手心冷而硬，此阳气不营于四末也。经曰脾主四肢，又曰脾主诸阴。今手足冷而硬者，独阴无阳也，故难治。”提出了五硬的病机、证候和预后。清代医家吴谦对五硬的病理作了简明的阐述，《医宗金鉴·幼科心法要诀》认为“阳气不营成五硬”，指出五硬的发生主要是由于阳气不能运行敷布所造成。《幼幼集成》不仅概括了五硬的症状，还提出了五硬的预后，如《幼幼集成·五软五硬证治》曰：“五硬者，手硬、脚硬、腰硬、肉硬、颈硬也。仰头取气，难以动摇，气壅疼痛，连于胸膈，手心、脚心冰冷而硬，此阳气不荣四末也，为独阴无阳，难治。若肚筋青急，乃木乘土位，俱宜六君子汤加姜、桂、升麻、柴胡，以补脾平肝，若面青而小腹硬满者，不治。”

【病因病机】

内因主要是体质因素，初生小儿本为稚阴稚阳之体，尤其早产儿、多胎儿先天禀赋不足，阳气虚弱，失于温煦，是本病发病的内因。外因主要是感受外邪，初生小儿，特别是胎怯儿，在寒冷季节出生，若护养保暖不当，感受寒邪，直中脏腑，或冒受他邪，气血运行失常，是本病发病之外因。

1. 寒凝血瘀

《诸病源候论·小儿杂病诸候》指出："小儿在胎时，其母将养，取冷过度，冷气入胞，伤儿肠胃。"寒为阴邪，最易伤人阳气。先天禀赋不足之小儿，或先天中寒，或后天感寒，寒邪直中脏腑，伤脾肾之阳；或者生后感受他病，阳受损，致寒邪凝滞。寒凝则气滞，气滞则血瘀，产生肌肤硬肿。同时，脾阳不振，水湿不化，则见水肿；寒侵腠理，肺气失宣，肌肤失调，皮肤硬肿加重。

2. 阳气虚衰

由于先天禀赋不足，阳气虚弱，或寒邪直中脏腑，脾肾阳气损伤，阳气虚衰，不能温煦肌肤，营于四末，故身冷肢厥。阳虚则内寒，寒凝则气滞血瘀，致肌肤僵硬，肤色紫暗，严重者血络瘀滞血不循经而外溢。阳气虚极，正气不支，直至阳气衰亡，可见气息微弱、全身冰冷、脉微欲绝之危症。

3. 温热毒邪

有少数患儿因感受温热之邪，毒热蕴结，耗气伤津，阴液不足，血脉不充，血受煎熬，运行涩滞，气血流行不畅，而致肌肤硬肿。此即如《医林改错·膈下逐瘀汤所治之症目》所云："血受寒则凝结成块，血受热则煎熬成块。"寒热皆可形成硬肿。

【临床诊断】

（一）临床表现

主要为体温降低和皮肤硬肿。早期哺乳差，哭声低，反应低下，病情加重后体温<35℃；严重者<30℃，由于棕色脂肪产热能力差，腋温－肛温差由正值变为负值。感染或夏季发病者不出现低体温，硬肿为对称性，依次为双下肢，面、两上肢、背、腹、胸部等，严重时肢体僵硬，不能活动，多脏器功能损害。

（二）诊断要点

1. 时处寒冷季节，环境温度过低或有保暖不当史；严重感染史；早产儿或小于胎龄儿；窒息、产伤等所致的摄入不足或能量供给低下情况。

2. 临床表现：早期哺乳差，哭声低，反应低下，病情加重后体温<35℃，严重者<30℃，由于棕色脂肪产热能力差，腋温－肛温差由正值变为负值。

【临证思路】

（一）识症

1. 身冷肢厥

身冷肢厥，需辨轻重。阳虚或感受寒邪均可导致身冷肢厥的出现，阳虚为重，感寒为轻。先天禀赋不足，元阳虚弱，或先天受寒、后天感寒，寒邪直中脏腑，脾肾阳虚，患儿可出现四肢逆冷，脚手心冷而硬，严重手足颤动，似大人寒疟，或口噤不开。先天脾肾阳虚较重，阳虚可使卫外温肌肤功能失司，若阳气虚极，致阳气衰亡，可见气息微弱，全身冰冷，脉微欲绝之危症。感受寒邪后阳气受损，致虚寒内生为轻症，系体弱小儿中寒而致，体温下降较少，硬肿范围较小，阳气虽不足而未致虚衰。

2. 皮肤硬肿

皮肤硬肿，需辨病因。阳气虚衰、寒凝血涩、热毒蕴结皆为皮肤硬肿之因。阳气虚，水湿泛滥肌肤或三焦壅塞不通，见肌肤水肿，少尿无尿。真阳不振，阳气不得散布，头项四肢等处缺乏气血濡养，阳虚生内寒，阴寒内盛，血脉瘀滞，硬肿范围大，全身症状重，还可因阳气无力御邪而发生肺炎喘嗽，或因虚寒而血脉失于统摄导致肺部出血。“血得热则行，得寒则凝”，寒邪凝滞，血涩瘀阻，下肢、臀部、手臂等处血液运行较差，故硬肿更明显。仅少数患儿因热毒蕴结所致，新生儿为稚阴稚阳之体，如遇热毒蕴结于内，易热灼血凝或阴伤血凝，使肌肤硬肿紫红，伴发热烦躁、小便短赤、鼻衄、舌红苔黄。

（二）审机

本病的病变脏腑在脾肾，阳气虚衰，寒凝血涩是本病的主要病机。先天禀赋不足之小儿，或先天中寒，或后天感寒，寒邪直中脏腑，伤脾肾之阳；或者生后感受他病，阳气受损，致寒邪凝滞。寒凝则气滞，气滞则血瘀，产生肌肤硬肿。同时，脾阳不振，水湿不化，则见水肿；寒侵腠理，肺气失宣，肌肤失调，皮肤硬肿加重。

先天禀赋不足，阳气虚弱，或寒邪直中脏腑，脾肾阳气损伤，阳气虚衰，不能温煦肌肤，营于四末，故身冷肢厥。阳虚则内寒，寒凝则气滞血瘀，致肌肤僵硬，肤色紫暗，严重者血络瘀滞血不循经而外溢。阳气虚极，正气不支，直致阳气衰亡，可见气息微弱、全身冰冷、脉微欲绝之危症。

感受温热之邪，毒热蕴结，耗气伤津，阴液不足，血脉不充，血受煎熬，运行涩滞，气血流行不畅，亦可致肌肤硬肿。

（三）定治

新生儿硬肿症以温阳散寒，活血化瘀为治疗原则。根据临床证候不同，阳虚者应温补脾肾，脾肾阳气恢复则寒邪不易入侵；寒甚者宜散寒通阳，寒邪驱散则阳气通达；血瘀者宜行气活血，气行血行则瘀滞可散。若热毒蕴结者宜清热解毒散瘀。治疗中可采取多种途径给药，注意内服药与外治法配合使用，如配合复温疗法、外敷、针灸、推拿等。重症患儿应中西医结合治疗以降低死亡率。

（四）用药

《医理真传》云：“正气旺者，外寒不入，内寒不生。夫内寒之生，由于内之正气不足，正气不足一分，身内之阴寒便生一分。故经云：气不足便是寒。”究本病不足之源，因先天不足、禀赋薄弱、肾阳不振而成。阳，气也，阳气损于何处，阴寒便生于何处，积阴日久，元阳便为阴所灭。阳虚用人参大补元气、制附子温壮元阳，巴戟天、肉苁蓉可增其力。添桂枝、丹参、当归、川芎温经活血通络，功效尤佳。力犹不达，不忘艾叶、干姜、吴茱萸等温阳散寒。气虚加人参、黄芪，硬肿配郁金、鸡血藤。精神萎靡、口吐白沫，合白僵蚕、法半夏、石菖蒲、郁金化痰开窍。阳虚肌肤肿胀，加薏苡仁、车前子淡渗利水，助温阳药化气行水。

寒邪所致，不外乎寒邪侵袭卫表，造成卫闭营郁；或阴寒入侵，使脏腑阴阳失调，功能失常。寒凝血涩，宜温经通络，活血化瘀，是治疗中重要的环节。桂枝、细辛温经散寒，加吴茱萸、艾叶、干姜温阳散寒，当归、红花、川芎、桃仁、丹参活血化瘀。腹胀气滞予木香、乌药行气消滞。精神萎靡、口吐白沫、呼吸不匀，急以白僵蚕、法半夏、石菖蒲、郁金化痰开窍。气虚血瘀明显，用黄芪、人参、党参益气活血化瘀。

【纲目条辨论治】

以虚实为纲，病因为目，条辨论治。

1. 寒凝血涩

主症：全身欠温，四肢发凉，肌肤硬肿，难以捏起，硬肿多局限于臀，小腿、手臂、头面等部位，色暗红、青紫，或红肿如冻伤，患儿反应尚可，哭声较低，指纹紫滞。

治法：温经散寒，活血通络。

方药：当归四逆汤加减。药用当归、红花、川芎、桃仁、丹参、白芍、桂枝、细辛、大枣、甘草等。

随症加减：硬肿甚加郁金、鸡血藤活血行瘀；气虚加人参、黄芪补气；寒甚加制附子、吴茱萸、艾叶、干姜温阳散寒。精神萎靡，口吐白沫，呼吸不匀加白僵蚕、法半夏、石菖蒲、郁金化痰开窍；腹胀气滞加木香、乌药行气消滞。气虚血瘀显著，用补阳还五汤加减治疗。

2. 阳气虚衰

主症：全身冰冷，僵卧少动，反应极差，气息微弱，哭声低怯，吸吮困难，面色苍白，肌肤板硬而肿，范围波及全身，皮肤暗红，尿少或无，唇舌色淡，指纹淡红不显。

治法：益气温阳，通经活血。

临证处理：

（1）体针疗法：针大椎、后溪、三间、下关，均用泻法，每日1次。

（2）汤剂：大秦艽汤加减。药用秦艽、羌活、川芎、地龙、独活、当归、乳香等。壮热、烦躁不安，加生石膏、知母；神委、嗜睡，加石菖蒲、郁金；口松、吮乳无力，加蝉蜕、地龙。

此证因先天禀赋不足，肾阳虚衰，寒凝血滞，故治疗应抓住寒、虚、瘀三方面，以温阳补肾治其本，通经活血治其标，选方以大温大补立法，重在温壮肾阳，全身得温，生机挽回，气血流畅，水道通利，硬肿可消。此外，本证属于危证，应中西医结合治疗，暖箱复温，积极采取综合有效措施进行抢救，以降低病死率。

【病案参考】

病案一

李某，男，出生3天。1996年12月10日诊。出生时难产，助产士施以旋转手法，方艰难娩出。生后皮肤发硬，小便不通，西医诊为新生儿硬肿症。服用西药，病无起色。症见：肌肉板硬如木，皮肤冰冷，哭声低微，气息微弱，关节僵硬，面色暗紫，吸吮困难，舌淡苔白，指纹淡红隐伏。

辨证：阳虚受寒，气血凝滞。

治则：温阳散寒，益气化瘀。麻黄附子细辛汤加味：麻黄3g，附块3g，细辛1g，桂枝4g，当归6g，红人参6g，甘草5g，生姜5g，水煎频频服之。

外方：葱白30g（切细），麝香2g，食盐6g，共炒热布包，候温度适当时外敷脐部。若冷加热再敷。

内服外敷之后，当日排出小便，微微汗出，至第2日逐渐皮肤转热，肌肉松软，关节能活动，病有转机，再进1剂，继续热敷3天后而愈。3月后随访，发育正常。

按：新生儿硬肿症中医学称为“五硬”“胎寒”。此例患儿出生时难产，时值寒冬，产程时间长，稚阴稚阳之体，寒邪袭之，气血凝滞故发为硬肿，阳气虚弱气化不行故小便不通。内服麻黄附子细辛汤加味散寒温经解表，外用葱白麝香热敷以开窍温肾回阳。内外合治，故能在短时间内使患儿转危为安。

（选自《急重病证验案3则》）

病案二

李某，36岁，妊娠41周于1972年3月1日产一男孩，体重2.9公斤。出生时重度窒息，全身苍白，无呼吸，经抢救后才开始啼哭。出生后两天，全身皮肤脱皮及变硬，四肢关节呈屈曲状态，不能活动，左侧肺部可闻湿性锣音。诊断：新生儿硬肿症合并支肺炎。经用青霉素、维生素E等治疗后，肺炎好转，但硬肿症无好转。

3月6日初诊：婴孩全身皮肤硬实，四肢不能屈伸，哭声嘶哑，皮肤轻度黄染，体温36.5℃。此乃先天薄弱，元气不足，不能运血所致。治宜补气行气，养血活血。

处方：石柱参6g（另炖），当归6g，赤芍、黄芪各8g，炙甘草1.5g，枸杞子5g。每日1剂，连服两剂。

3月8日二诊：患婴精神好转，食欲增加，皮肤硬肿已减轻，但四肢关节活动仍欠灵活，治法仍需补气养血。

处方：吉林参6g（另炖），当归、赤芍、黄芪各6g，川芎3g，熟地黄9g，陈皮1.5g，每日一剂，连服两剂。药后，婴儿硬肿逐渐减轻，面色红润，关节逐渐灵活，食欲好转，于3月14号痊愈出院。

（选自《区少章名老中医治疗经验介绍》）

第九节　新生儿破伤风

新生儿破伤风是由破伤风杆菌侵入脐部而引起的急性感染性疾病，临床主要表现为牙关紧闭和全身骨骼肌强直性痉挛，中医称为“脐风”。多于出生后4～7天内发病，故又有“四六风”或“七日风”之称。民间称为“脐带风”“锁口风”。但亦有极少数延至数周才发病。发病愈早，危险性越大。

本病病情凶险，变化迅速，发病后病死率很高，为新中国成立前千百年来新生儿死亡的主要原因，被称为“恶候”。新中国成立后，由于重视妇幼保健工作，大量培养新法接生员，积极推广新法接生，其发病率已基本得到控制，很多地区已完全消灭了本病。

【源流】

新生儿破伤风，属于中医“脐风”范畴。晋已有“脐风”名称，如《针灸甲乙经·小儿杂病第十一》云：“小儿脐风，目上插，刺丝竹空。”“小儿脐风，口不开，善惊，然谷主之。”后有“四六风”“撮口”“破伤风”等名称。

唐宋时期对本病的病因、症状、预后和预防方法等认识较为丰富，并已认识其由断脐护脐不善所致，与成人破伤风为同病同因，如《太平圣惠方·治小儿脐风诸方》云：“夫小儿脐风者，由断脐后，为水湿所伤，或尿在棚裸之内，乳母不觉，湿气伤于脐中，亦因其解脱，风冷所乘。”孙思邈在《备急千金要方·少小婴孺方》云：“小儿初出腹，骨肉未敛，肌肉犹是血也，血凝乃坚成肌肉耳，其血沮败，不成肌肉，则使面目绕鼻口左右悉黄而啼，闭目聚口撮面，口中干燥，四肢不能伸缩者，皆是血脉不敛也，喜不育，若有如此者，皆宜与龙胆汤也。”宋代《小儿卫生总微论方·脐风撮口论》曰：“儿自初生，至七日内外，忽然面青，啼声不出，口撮唇紧，不能哺乳，口青色，吐白沫，四肢逆冷，乃脐风撮口之证也，此由儿初生剪脐，不定伤动，或风湿所乘，其轻则病在皮肤，而为脐疮不瘥，其重则病入脏腑，而为脐风撮口，亦如大人因有破伤而感风，则牙关噤而口撮，不能入食，身硬，四肢厥逆，与此候颇同，故谓之脐风撮口，乃最恶之病也。《千金》有曰：小儿忽患脐风撮口者，百无一活，皆坐视而毙。”宋已有烧灼法断脐、护脐等预防脐风的方法。宋代钱乙《小儿药证直诀》有“急欲乳不能食，因客风热入儿脐，流入心脾经，即舌浓唇燥，口不能乘乳，当凉心脾”的论述，虽未提及脐风病名，但实际已论述了脐风的病因、病机、治法，为后世认识脐风奠定了理论基础。

宋元以后，在继承前人学术观点的基础上，继续进行多方探讨，特别对病因病机方面有了新的认识。元代演山省翁《活幼口议·议撮口》曰：“儿患诸风疾，传入恶候，致于撮口，病致危急。凡有腑风撮口、胎风撮口、锁肚撮口、吊肠撮口、卵疝撮口，应病悉入成风，风入心脾，俱能发作。夫患在撮口者，皆结郁于中，干及肠胃，闭不得通，气不能化，腹中满胀，肚上青筋，撮口不乳，证状甚急，若不速与利下，无因救疗。医士若将撮口以为常，则候传入，岂可投药应患。用以真珠天麻丸利之才通，疾去气和儿活，用者敬信而已。”明代鲁伯嗣《婴童百问》云：“脐风者，断脐之后，为水湿风冷所乘，风湿之气入于脐。”明代《幼科发挥》《女科撮要》等著作提出“火燎断脐法”，如明代万全在《幼科发挥·脐风》中提出：“故断脐之时，隔衣咬断者，上也；以火燎而断之，次也；以剪断之，以火烙之，又其次也。”

宋及宋以前以撮口、噤口、脐风分治，明清则以息风法为主，兼辨寒、热、实、痰论治，内外合用，药与针、灸、焠法并施，但“不治其本而治其标，故鲜克有济者矣”。正如《明医杂著·脐风》云：“小儿初生百日内脐风，方书率用南星、僵蚕等风药，多不效，当作胎毒，泻阳明火邪。”万全《万氏家藏育婴秘诀·脐风》亦云：“用僵蚕、全蝎、蜈蚣、蜘蛛诸毒药以祛噤风者，此皆治其标也。”《幼科发挥》中也提出了“治未病”“治初病”“治已病”等方案。清代陈复正在《幼幼集成·脐风论证》中曰：“客风乘虚而入，内伤于肾，肾传肝，肝传心，心传脾，脾传肺，蕴蓄其毒，发为脐风。”亦云：“盖小儿受病，由其经络凝滞，脏气不舒。”指明了本病的病机。清代《医宗金鉴》在继承前人的断脐方法、临床治疗经验的基础上，整理出一套较为完整的新生儿脐风辨证治疗方法，如《医宗金鉴·幼科杂病心法要诀·初生门上》云：“撮如囊口吮乳难，舌强唇青吐沫痰，面色赤黄胎热极，四肢厥冷命难全。痰盛宜用僵蚕散，便秘须进紫霜丸，惊热龙胆汤极妙，抽搐撮风散自安。”概括了脐风的证治规律及预后。夏禹铸《幼科铁镜》还创立灯火焠法防治脐风，丰富了脐风治法的内容。

【病因病机】

主要是由于新生儿断脐不洁，为风湿之邪所侵而致。如《婴童百问》云：“脐风者，断脐之后，为水湿风冷所乘，风湿之气入于脐。”《保幼新编·脐风》提出：“小儿断脐后为湿所伤。”《幼幼集成·脐风论证》曰：“外因者，风湿所伤。”脐风的病因既具有湿性黏腻重浊、不易速去之特点，又具有风性的特点，如《幼幼集成·脐风论证》曰：“风邪之在人身，善行数变，无形无声。”风湿之邪入于脐中，迅速化生秽毒，迅速客犯经络而发病。

本病伊始，为风湿外邪乘虚客入脐中而致病。风湿之邪进入脐带创口后，郁结脐部，则脐肿生疮。若正不胜邪，则风湿之邪蔓延，迅速化生秽毒，流入经脉，沿经脉流注五脏。邪毒渐盛，继而秽毒猖獗，经脉为邪毒闭伤，肝风内动，筋经引动，发为脐风，如明代程云鹏《慈幼新书·脐风》云：“脐风者，断脐后，为水湿风冷所乘，入于脐而流于心脾，令肚腹胀满，脐肿多啼，不能吮乳，甚则风搐。”《仁寿镜·保赤集卷四》云：“婴儿出胎，剪落脐带，带口有水，风因乘水，由脐入腹风入于腹，始附于肝。”又如《诸病源候论·风病诸候》云：“若风入疮内，犯诸经络，即致痉。痉者，脊背强直，口噤不能言也。”本病重则邪毒中脏，毒入心脾结于口舌，则口噤舌强、唇青口撮、乳不能吮、啼不出声；犯脾则见脐突腹紧、脐边青黑。或毒胜正衰而心阳虚衰，或阳脱，抑或邪毒渐减，留有气阴两伤，或为新邪所感发为肺炎喘嗽。

风湿邪毒，客伤稚阳尤甚之初生儿，多从寒化。亦有少数壮实者而成里热壅实及经气闭阻、津聚夹痰者。

【临床诊断】

（一）临床表现

本病潜伏期一般为4～14天，常于生后4～7天发病，长者可延至生后20天发病。潜伏期越短，病情越严重，预后也较差。首先出现症状是精神躁扰、啼哭不安、吮乳口松，继之全身痉挛、抽搐发作。按照新生儿破伤风的进展规律，典型表现分为三期：

先兆期（1～2天）：以形寒、烦躁不安、喷嚏、哭闹起病，继而口不能张大，吮乳困难。

痉挛期（1～4周）：出现典型抽搐症状，如牙关紧闭、苦笑面容、全身骨骼肌呈阵发性强直性痉挛，患儿神志始终清醒，一般无发热，但亦有高热者。

经及时处理能度过痉挛期而后进入恢复期，1～4周后痉挛发作逐渐减少、减轻、趋向好转，否则越发越频，直至死亡。恢复期（2～3月），仍有肌张力增高、牙关紧闭、四肢强直等，但不引起窒息，不影响吮乳，直至口张能乳，肢体柔和，活动自如。病程中常并发肺炎及败血症。

（二）诊断要点

1. 生后7天内仅有哭闹及吃奶困难，此时用压舌板检查口腔时、越用力张口越困难（称为“锁口”），此点有助于早期诊断。

2. 先兆期后逐渐出现张口困难，进一步发展为牙关紧闭、面肌痉挛、额皱眉举、口角向外牵引呈苦笑面容，并有阵发性全身骨骼肌强直性痉挛和角弓反张，拘急抽搐的发作可因声、光、轻触、饮水、针刺等刺激而诱发和加剧。呼吸肌和喉肌痉挛可引起呼吸停止。痉挛发作时患儿神志清楚。

3. 有接生断脐不洁史，脐部或伤口处分泌物作厌氧菌培养，可查到破伤风杆菌。

【临证思路】

宋代钱乙《小儿药证直诀》有“急欲乳不能食，因客风热入儿脐，流入心脾经，即舌浓唇燥，口不能乘乳，当凉心脾”的论述，虽未提及脐风病名，但论述了脐风的病因、病机、治法，为后世认识脐风奠定了理论基础。清代吴谦等《医宗金鉴·幼科杂病心法要诀·初生门上》中亦云：“噤口舌上如黍米，吮乳不得啼渐难，清肝龙胆汤极妙，腹硬便秘紫霜丸。吐涎牙紧擦牙效，次用辰砂全蝎煎，病势稍安勿过剂，调和脾胃匀气先。撮如囊口吮乳难，舌强唇青吐沫痰，面色赤黄胎热极，四肢厥冷命难全。痰盛宜用僵蚕散，便秘须进紫霜丸，惊热龙胆汤极妙，抽搐撮风散自安。”“断脐不慎起脐风，感受风寒湿水成，将作祛风散最效，已成兼证要分明。腹胀便秘黑白散，面白肢寒用理中，痰涎壅盛僵蚕散，壮热面赤龙胆清。呕吐多啼益脾治，唇青撮口撮风平，脐青口噤为不治，一腊逢之命必倾。”概括了脐风的证治规律及预后。

（一）识症

1. 抽搐

初起见周身拘急，未见抽搐，系风湿之毒，循经窜扰所致。全身痉挛而抽搐、角弓反张，为经络闭阻，肝风内动之证；后期四肢稍硬、苦笑面容未除，系风痰瘀阻，筋脉失养所致，手足拘急或蠕动，多为气阴两伤。

2. 苗窍症状

张口困难、轻度牙关紧闭、不易塞进乳头、舌体强硬，系邪毒初入经络，毒客心脾所致；风为阳邪，风毒入侵则上先受之，风湿之邪首犯阳经，而太阳、阳明经脉、经筋皆循行于面颊，故其症状先从头面开始，若出现目拢面聚、牙关紧闭、口撮不乳、涎沫外溢，系毒入肝肾之证；后期口撮渐松可以张口吮乳，为余邪未尽，气血不足，心脾失养之证。

3. 发热

初期多不发热，一般无寒热症状，及至四肢强直、角弓反张、抽搐较甚时，始见发热。或邪毒壅盛、经脉闭阻、聚津夹痰，或少数体质壮实者正盛邪实，或邪毒入里遇阳热之体而化燥伤津，或阳明热盛，则亦可见身热汗出，伴痰壅屏息、大便秘结。亦可因毒入于肺并发肺炎喘嗽或复感其他病邪而引起发热，临证需辨别发热的原因，采取针对性治疗措施。

（二）审机

1. 邪盛初期

风湿之邪侵入脐部，湿热郁滞，则脐肿生疮；若正不胜邪，内传经络、脏腑，肺气失和，则喷嚏、啼哭不安；毒入心脾、筋脉拘急，则见口噤舌强、唇青撮口、吮乳口松、啼不出声。

2. 邪盛极期

邪毒炽盛，病邪深入，经脉为邪毒所闭，毒结阳明经脉则牙关紧闭，毒阻厥阴肝脉则目斜不正，邪毒壅于太阳经及督脉则见身体强硬、角弓反张。若邪毒进一步发展，侵犯五脏，内外相引，则肝风内动，发为痉证，故见目聚口撮、额皱眉举、苦笑面容、四肢强直，或反复抽搐，如《诸病源候论·风病诸候·风角弓反张候》云：“风邪伤人，令腰背反折，不能俯仰，似角弓者，由邪入诸阳经故也。”风痰阻于肺，则见喘促屏气、痰涎壅盛；气滞血瘀，则见爪甲青紫、发绀，指纹色青；热毒炽盛，则壮热汗出、大便秘结，甚则痰壅屏气、二便不通；风痰内生，气道壅阻，可见喉中痰鸣如锯、口吐白沫。邪盛正虚，阳气耗散，气阳欲脱，则见面白肢厥、汗出不止、爪甲青黑之危象，终致死亡。

3. 正虚邪恋期

或病伤，或病久摄入不足，或素体正气不足，可致邪恋正虚，筋脉失养，可见形体消瘦、多汗少动；津血不复，经筋难养，或虚风内动，可见手足拘急或蠕动；余邪未尽，气血未复，可见四肢稍硬、苦笑貌未除；邪毒渐减，经络壅滞减轻，故见抽搐逐渐减缓。

（三）定治

治疗总则以疏风利湿、辟秽解毒、息风止痉、宣通经络为主，佐理兼证。后期痉挛渐止，多见脏腑内伤、经络闭伤，此时应以调气血、益脏腑为主，佐以疏通经络、祛风除湿之法，扶正固本以利于疾病康复。

除湿的方法与措施：一为燥湿，常用苦温燥湿之温法、清热燥湿之清法；二为渗湿于下、导湿下行之利法；三为祛风胜湿、疏表利湿、宣郁化湿之汗法；四为通导湿邪、引湿下行之下法。

宣通经络的方法与措施：一为辛香通络、引经报使，常选辛散之汗法、芳香之理气法以及活血法、祛湿法；二为虫类走窜、入络搜剔之品。息风法是对症治疗的方法与措施之一，临证常用平肝息风、镇肝息风之法，以及舒筋解痉、通络止痉、养血止痉、祛风止痉等止痉法。对于息风法的应用，古人已有明示，正如《万氏家藏育婴秘诀·脐风》云：“用僵蚕、全蝎、蜈蚣、蜘蛛诸毒药以祛噤风者，此皆治其标也。”

因本病牙关紧闭，难于服药，故宜结合外治法进行治疗，外治法可直达病所，辅内服药物之所不及，特别是灯火燋疗法，既有温通经络，祛风散邪之功，又有阻止邪毒扩散之效。

（四）用药

1. 邪盛初期

风湿之邪由脐部侵入，初犯经络，肺气不宣，经脉不利，症见喷嚏、烦闹不安、张口不利、吮乳口松等，治宜祛风胜湿，宣通经络。祛风除湿，药用白附子、防风、白芷、羌活、独活等；宣通经络，药用川芎、乳香、赤芍等；养血柔筋止痉，药用当归、白芍、熟地黄、木瓜等。风湿之邪犯表入侵经络，心脾受邪，毒阻阳明经，症见口噤舌强、唇青撮口、吮乳困难等，治宜祛风除湿，宣通经络。祛风通络，药用防己、羌活、防风、白芷等；燥湿，药用苍术、清半夏等；祛风镇痉，涤痰通络，药用白附子、胆南星等。其中白附子、白芷等药物善祛头目之风、疏头面之络而开口噤。

2. 邪盛极期

风湿之邪客犯经络，毒入肝肾，内风陡起，筋脉拘急，渐见抽搐阵作、口噤唇撮、额皱眉举、苦笑面容、四肢强直、角弓反张、指纹青滞等，治宜祛风解毒，宣通经络。辛散燥湿解毒，药用防己“急走经络之湿”；燥湿，药用苍术、白术、茯苓等；疏通经络，药用地龙、莪术等，并与理气疏通之郁金、青皮、陈皮，芳香通窍之麝香相伍以宣通经络；息风镇痉，药用全蝎、钩藤、僵蚕等。毒客经络，阳明热盛，除见抽搐诸症外，常伴身热汗出，治宜清泄阳明，疏通经络。燥湿解毒，药用龙胆草、黄芩等；疏通经络，药用赤芍、莪术、川芎等；息风止痉，药用钩藤、僵蚕、地龙等；涤痰泻火，药用天竺黄、珍珠母、桔梗等；通腑攻下，药用大黄等。毒入于肺，肺气郁闭，兼见咳喘、喘促屏气、痰涎壅盛，治宜宣通经络，开闭化痰。宣肺开闭，药用炙麻黄、杏仁、桔梗等；燥湿解毒，药用龙胆草、黄芩、生石膏等；涤痰下气，药用瓜蒌、桔梗等；通络开闭，药用赤芍、莪术等。对于毒入经络，阳衰气脱之证，宜用温阳益气之法，药用制附子、干姜等；补气温阳，药用人参、黄芪等；收敛固脱，药用生龙骨、生牡蛎等。

3. 正虚邪恋期

正虚邪恋，余邪未尽，症见抽搐逐渐减少减缓、口撮渐松可以吮乳、四肢仍稍硬等，宜用疏通经络、通络搜风之地龙、莪术等，与理气疏散之郁金、青皮、陈皮相伍以宣通经络。息风镇痉，药用全蝎、钩藤、僵蚕、地龙等；养阴柔筋，药用当归、熟地黄、白芍、木瓜等。邪去正虚、气阴两伤之证，症见肢体柔和、消瘦、肢体少动等，宜益气养阴，通络止痉。健脾养胃，药用黄芪、党参、白术、山药等；养阴柔筋，药用当归、白芍、熟地黄等；通络止痉，药用钩藤、地龙等。诸药合用，阴生阳长，气运血生，虚损得补，余风可除。

【纲目条辨论治】

以病期为纲，病因为目，条辨论治。

（一）邪犯于络

毒初犯络，经脉失和

主症：喷嚏多涕，烦躁啼哭不安，张口不利，吮乳口松，舌苔薄白，舌质淡。

治法：疏风利湿，宣通经脉。

临证处理：

（1）体针疗法：针大椎、后溪、三间、下关，均用泻法，每日1次。

（2）汤剂：大秦艽汤加减。药用秦艽、羌活、川芎、地龙、独活、当归、乳香等。壮热、烦躁不安，加生石膏、知母；神委、嗜睡，加石菖蒲、郁金；口松、吮乳无力，加蝉蜕、地龙。

（二）邪犯于经

1. 毒客经络，阳明热盛

主症：抽搐阵阵发作，牙关紧闭，颈项强直，角弓反张，腹胀，身热汗出，舌质红，苔薄黄，指纹紫滞。

治法：清泄阳明，疏通经络。

临证处理：

（1）体针疗法：针大椎、丰隆、委中、后溪、人中、筋缩、承山、膀胱俞、中极、天枢、支沟。针用泻法，每日1次。

（2）汤剂：龙胆汤合辰砂僵蚕散加减。药用龙胆草、黄芩、赤芍、僵蚕、天竺黄、炙甘草、生大黄、珍珠母、桔梗、茯苓、钩藤等。身热、舌苔黄较著者，加黄连、牡丹皮、生地黄；腹部胀满明显者，加枳实、姜厚朴；抽搐、痉挛甚者，加木瓜、天麻。

2. 毒客经络，毒入肝肾

主症：抽搐阵阵发作，额皱眉举，目扰面聚，牙关紧闭，口撮不乳，涎沫外溢，啼声不出，颈项强直，角弓反张，四肢强直，面目青紫，指纹青紫。

治法：祛风解毒，宣通经络，息风定搐。

临证处理：

（1）体针疗法：针大椎、百会、下关、太冲、后溪、风池、阳陵泉。高热汗出，加曲池、合谷。针用泻法。

（2）灯火焠疗法：夏禹铸《幼科铁镜》中“脐风灯火十三”，取囟门、眉心、人中、承浆、双侧少商各灸一焠；脐轮灸六焠；脐中，灸一焠，共十三焠。操作方法：取灯心草蘸麻油（花生油、茶油等均可），燃着后速按穴位点灸。

（3）汤剂：四妙丸加减合撮风散。四妙丸加减，药用苍术、防己、地龙、郁金、莪术、青皮，水煎服；撮风散，药用蜈蚣、全蝎、僵蚕、钩藤、朱砂、麝香，上药共为末，每服0.3g，1日2次，用四妙丸加减送服。壮热、面赤，加黄连、生石膏、龙胆草；小便不通，加茯苓、车前草；形体壮实，兼大便秘结不通，加大黄，或加小儿脐风片用竹沥或乳汁调服，每次1/3片，每日2次；夹寒，可用益脾散以益脾散寒。

3. 毒入经络，阳衰气脱

主症：面色青灰，四肢厥冷，抽搐阵阵无力，呼吸微弱，爪甲青黑，舌淡或舌质暗红，指纹青。

治法：回阳救逆。

临证处理：

（1）体针疗法：可重灸神阙，温针关元，烧山火针涌泉、足三里。

（2）汤剂：参附汤加减。药用人参、炮附子、肉桂、丹参、赤芍、生龙骨、生牡蛎等。四肢厥冷明显，合用四逆汤；腹大虚胀、不矢气，加茴香、砂仁，或合用温脾丹。

（三）邪入脏腑

1. 毒入心脾，经脉不利

主症：口噤舌强，唇青撮口，不能吮乳，啼不出声，舌苔薄白，舌质淡，指纹滞。

治法：祛风除湿，宣通经络。

临证处理：

（1）体针疗法：针大椎、三间、下关、合谷、风池，均用泻法。

（2）汤剂：四妙丸合玉真散加减。药用苍术、防己、天麻、莪术、白附子、胆南星、羌活、防风、白芷等。口噤、撮口甚者，加僵蚕、蜈蚣、全蝎；身热、舌质红苔黄者，加蝉蜕、薄荷、金银花、连翘。

2. 毒入心脾，兼疮毒

主症：口噤舌强，唇青撮口，乳不能吮，壮热，脐肿成疮或腐臭溃烂，舌苔薄黄，舌质红，指纹紫滞。

治法：燥湿解毒，宣通经络。

临证处理：

（1）体针疗法：针大椎、后溪、下关、合谷、风池，均用泻法。

（2）汤剂：五味消毒饮合保生汤加减。药用苍术、栀子、蒲公英、黄芩、黄连、远志、胆南星、羌活、防风、荆芥等，脐部外用如意金黄散。口噤、撮口甚者，加僵蚕、蜈蚣、全蝎；身热、舌质红苔黄者，加蝉蜕、薄荷、紫花地丁、连翘；舌苔黄腻者，加车前子、蚕砂。

3. 毒扰肝心，肝风内动

主症：烦躁不安，颈项强直，角弓反张，抽搐频剧，时时汗出，气促发绀，或痰涎壅盛，舌质红绛，指纹紫滞。

治法：清肝宁心，解痉止搐。

临证处理：

（1）体针疗法：针大椎、百会、下关、丰隆、后溪、风池、阳陵泉、人中、筋缩、承山、肺俞。针用泻法。

（2）中成药：小儿锁喉散：全蝎梢（炒）、甘草、制川乌尖各2g，僵蚕（炒）、瞿麦各3g，蜈蚣2条（酒浸去头足炒）。为极细末，先用少许吹鼻，得嚏者可给药内服，用薄荷7片煎汤，送服小儿锁喉散2g。

（3）吹鼻法：以脐风撮口方（《证治准绳》方，药物有蜈蚣1条，蝎梢5个，僵蚕7个，瞿麦1.5g，共为细末），每次用0.3g吹入鼻中，如有反应而啼哭者，可用薄荷1g，煎汤调药末0.6g内服。

（4）汤剂：清营汤加减。药用水牛角、生地黄、玄参、竹叶心、麦冬、丹参、黄连、金银花、连翘心、钩藤等。喉中痰涎壅盛，加杏仁、天竺黄、清半夏；大便秘结，加生大黄、芒硝；高热、抽搐频繁，加服紫雪。

4. 毒入于肺，肺闭咳喘

主症：抽搐阵阵发作，角弓反张，腹胀脐青，咳嗽频作，喘促屏气，痰涎壅盛，舌苔腻，指纹滞。

治法：宣通经络，开闭祛邪，化痰平喘。

临证处理：

（1）体针疗法：针百会、下关、丰隆、后溪、风池、人中、筋缩、承山、肺俞。针用泻法，每日1次。

（2）汤剂：麻杏甘石汤合龙胆汤加减。药用炙麻黄、甘草、黄芩、赤芍、桔梗、杏仁、生石膏、瓜蒌、钩藤等。痰涎壅盛、喘促屏气，加鲜竹沥、天竺黄、远志、葶苈子；壮热、烦闹不安，加栀子、桑白皮；喘促明显、喉中痰涌、泛吐痰涎，加地龙、僵蚕、葶苈子、远志；口周发绀，加丹参、赤芍。

（四）正虚邪恋

1. 余邪未尽

主症：抽搐逐渐减少减缓，口撮渐松可以吮乳，四肢仍稍硬，舌质红，苔薄。

治法：养阴益气，清解余邪。

临证处理：

（1）体针疗法：针百会、下关、后溪、筋缩、承山。针用补法，每日1次。

（2）汤剂：人参养荣汤加减送服撮风散。药用党参、白术、当归、白芍、钩藤、陈皮、熟地黄、黄芪、僵蚕、地龙等，水煎服。撮风散，药用蜈蚣、全蝎、僵蚕、钩藤、朱砂、麝香，上药共为末，每服0.3g，每日2次，用人参养荣汤送服。余热未清，加牡丹皮、白薇、银柴胡；手足拘急或蠕动，加桑枝、地龙、鸡血藤、木瓜。

2. 气阴两虚

主症：口张能乳，肢体柔和，活动自如，形体消瘦，动则汗出，倦怠少动，舌质红，苔薄。

治法：益气养阴，养营濡筋，健脾和胃。

临证处理：

（1）体针疗法：针大椎、下关、风池、阳陵泉、筋缩。针用补法。

（2）汤剂：人参五味子汤加减。药用党参、白术、当归、白芍、陈皮、熟地黄、五味子、地龙、黄芪、山药等。不乳、便溏，加薏苡仁、茯苓，或合用参苓白术散；舌红少津、唇干而潮红，加天花粉、麦冬、玉竹、葛根。

【病案参考】

病案一

吕某，男，出生后第2日，体温37.8℃。众医以新生儿体温略高而忽视，然一直哭闹不止，5日后体温降至36.4℃。7日后，出现苦笑，易惊，众皆喜，以为小儿聪明机灵。时至20日，体温又升至37.4℃以上，手足冰凉，发绀，时而两目上视，角弓反张，抽搐等脐风症俱。急取八鱼穴针刺法施治，每日2次。连续施术3日而愈。

按：八鱼穴中趾鱼穴，位于足趾腹部近趾甲处，左右各5穴，以三棱针点刺出黑血为佳，趾、足、小腿部返温为验，产后1～2日出现隐发期症状速施；跟鱼穴，位于足腹，足跟前人字纹内，左右各1穴，以三棱针点刺；眉三鱼穴，位于眉的头、中、尾部，左右各3穴，毫针点刺，留针亦可；眉间鱼穴，位于两眉正中，毫针点刺，留针亦可；人中鱼穴，位于鼻柱下沟中部，毫针点刺，惊厥、休克重刺，或留针捻转至苏醒；口周鱼穴，位于鼻翼旁，口裂纹尽处，左右各2穴，毫针点刺；百会鱼穴，位于两耳尖连线中点，毫针点刺，留针亦可；指鱼穴，位于手指指腹近指甲处，左右各5穴，以三棱针点刺出黑血，手臂返温为验。

（选自《针刺八鱼穴治疗新生儿破伤风》）

病案二

郑某，幼女。4月26日，脐风腹胀，青筋暴露，吮乳少进，啼声不扬，痰涌颇盛。症重防变，勉与镇痉祛风，以候哲正。嫩钩尖、炒天虫各4.5g，净蝉衣1.5g，象贝母2.4g，薄荷叶0.9g，天竺黄1.2g，另苏合香丸1枚（去腊壳研末封脐），琥珀抱龙丸1枚（研末，分3次调服）。

复诊：4月27日，进息风化痰镇痉之药，脐风撮口减轻，肌肉微热，症势尚深，再从前法出入，以候哲正。嫩钩尖6g，炒天虫4.5g，净蝉衣1.8g，薄荷叶1.2g，连翘壳2.4g，天竺黄1.5g，琥珀抱龙丸1枚（研末，分3次调服）。

三诊：4月28日，撮口脐风，发作渐见轻减，惟唇焦口干，眼眵颇多，再予清热息风以候哲正。处方同前，加川雅连1.2g，冬桑叶2.4g，改天竺黄2.1g。

四诊：4月29日上午，痰热气促突发，肌热不清。急拟清热祛痰。处方同前，除薄荷、连翘、川连、琥珀抱龙丸，加九节菖蒲（打）1.5g，淡竹叶2.4g，灯心草1束。

五诊：4月29日下午，痰壅气急较平，撮口脐风，发作未能全减，症势尚在险途，小心为要。处方同前，加苏合香丸1枚（研末分3次调服）、滁菊花2.4g，改炒天虫4.5g，嫩钩尖6g，淡竹叶3g，九节菖蒲2.4g。

六诊：5月1日，症势日有转机，药既应手，再与清热息风。处方同前，除天竺黄，加连翘壳1.5g，薄荷叶0.6g，改灯心草2束、滁菊花3g，另莱菔子30g（酒炒热，布包熨腹）。

七诊：5月2日，肌热，腹胀，大便溏泄。症势虽见好转，仍防变端。再予泄热息风。处方同前，除天虫、灯心草、菊花、苏合香丸、菖蒲，加赤茯苓、象贝母各4.5g，粉葛根3g，大腹皮、炒莱菔子各6g，改薄荷0.9g，竹叶4.5g，连翘壳4.5g。药后病愈。

（选自《近代国医名家经典案例·儿科病证》）

第十节　新生儿坏死性小肠结肠炎

新生儿坏死性小肠结肠炎是以腹胀、呕吐、腹泻和便血为主要表现，肠壁囊样积气为X线特征的一种严重疾病。本病90%发生于早产儿，同时伴有肠壁积气和门静脉积气者死亡率高达86%。

从其发病及临床表现分析，属中医“便血”“泄泻”“脏毒”“温病蓄血”等范畴，如病情骤然恶化，可出现厥脱证候。

【病因病机】

风寒或湿热之邪随乳食而入，或胎毒内蕴，肠胃受伤，运化失职，升降失常，继而湿热熏灼肠道，可见络脉渐伤，腑气阻滞不通之证。

湿热壅盛，化毒化火，邪毒炽盛，可伤及营血，迫血内溢，蒙闭心包，引动肝风，亦可因正气耗伤，血无所依，而出现气随血脱、阳虚风动之证。

疾病后期邪恋正虚，脾胃功能虚弱，可出现气阴两虚、余邪未清等证。

【临床诊断】

（一）临床表现

大多数于生后2~12天内发病。临床以腹痛、腹泻与便血、发热为主要表现。初起时常有体温不稳、呼吸暂停、心动过缓、嗜睡等全身表现，同时或相继出现不同程度的胃潴留、腹胀、呕吐、腹泻及血便。查体：可见肠形，腹部压痛，右下腹包块，肠鸣音减弱或消失，严重者常并发败血症、肠穿孔合并腹膜炎等。腹部 X 线平片对本病有重要的诊断意义。

（二）诊断要点

1. 全身中毒表现，如体温不稳、面色苍白、呼吸不规则和心动过缓等。

2. 胃肠道表现，如胃潴留、呕吐、肉眼血便、腹胀及肠鸣音消失。

3. 腹部 X 线平片表现为肠梗阻和肠壁积气。

具备以上三项者，即可确诊。

【临证思路】

（一）识症

泄泻与便血、发热、腹痛、腹胀、呕吐为新生儿坏死性小肠结肠炎的中心症状。

1. 泄泻、便血

泄泻与便血，次数不一，腥臭异常，呈糊状样，暗红色或鲜红色。临证从大便或便血的量、色、质、味等方面入手进行辨证。粪质清稀、中多泡沫，为风寒客犯肠道；便下黏液，多为湿热伤气，湿重于热之证；大便溏薄或为黄色水样，继而出现暗红或鲜红色糊状大便，味腥恶臭，为湿热蕴结，湿热同重；便血鲜红，次数多，腥臭异常，大便溏似赤豆汤，为湿热蕴结，热重于湿之证。

2. 发热

发热为邪毒内结外蒸之候，由于病情、体质等不同，故又有表里虚实寒热之分，一般多在 38～40℃，多表现为体温不稳定，部分患者可出现壮热、烦躁等热毒炽盛证候。疾病初期，发热兼无汗、苔白，为风寒客犯于肠；发热、有汗、苔黄，为湿热蕴结而兼表；发热兼见“无衣则凛凛，着衣则烦”、汗出不透，为暑湿客肠兼困表之证；身热不扬，为湿热蕴结、湿重于热之证；发热蒸蒸汗出、舌质红，为湿热蕴结、热重于湿之证；身热夜甚，或壮热不退，为湿热化火化毒、邪入营血之证。

3. 腹痛、腹胀

其腹痛常为全腹痛，以脐周及左上腹部较明显，多为持续性，亦可为阵发性，重者有腹膜刺激征；其腹痛随肠道病变恶化而加重，常伴恶心呕吐、腹胀如鼓等症。但由于新生儿不会言语，只能从哭闹及特殊姿势表现辨别腹痛的性质与程度。若哭闹剧烈示腹痛较甚，腹部胀满，多为湿热、热毒蕴结之证；腹部膨胀，伴呕吐频频，为邪毒入腹，腑气阻塞；伴大量便血、面色苍白、肢厥，为邪盛正衰，气随血脱之证。时有哭闹示阵发性腹痛，多为邪减正虚之证，抑或邪毒不著。

4. 呕吐

呕吐不乳，兼见舌苔厚而腻，为湿热蕴结之证；若呕吐剧烈，伴有不矢气、哭闹剧烈，多为邪毒入腹，腑气阻塞之证。

（二）审机

1. 初期

风寒之邪外袭，客犯于肠，肠道泌别、传导失司，正如《素问·举痛论》云："寒邪客于小肠，小肠不得称聚，故后泄腹痛。"可见粪质清稀、夹有泡沫、臭气不甚，腹痛肠鸣等症。湿热之邪随乳食而入，蕴结于胃肠，泌别、传导失司，可见蛋花汤样水便，湿热熏蒸肠道，络脉渐伤，则继而出现血便。

2. 中期

湿热化火，热毒炽盛，邪入营血，热陷心包，症见身热夜甚、烦躁不宁、神昏。热毒壅盛，扰动肝风，可见抽搐、角弓反张、颈项强直。邪毒弥漫入腹，腑气阻塞，症见呕吐剧烈、腹痛、哭闹不安、矢气全无，甚则神志昏蒙；热伤营血，迫血内溢，症见呕血、发斑。若热毒炽盛，邪陷正虚，正不胜邪，或失血过多，气失统摄，阳气外脱，则症见突然面色苍白、四肢厥冷、大汗淋漓；脾肾阳衰，内风失于统摄，症见手足蠕动或震颤、沉睡昏迷、神委等。

3. 正虚邪恋期

湿热蕴结肠胃而未尽，正气渐弱，症见便血色淡、阵发性哭闹；湿热蕴结日久耗伤气阴，邪热未尽，症见热退、精神差、面色少华，或时有低热、哭闹，大便溏薄。

（三）定治

新生儿坏死性小肠结肠炎是一种严重疾病，临证不仅要抓住主要证候，而且要重视兼证，尤应注意变证，积极进行防治。"毒"与"血"是本病发生、发展的中心环节，临证以解毒凉血为基本治疗大法，并根据邪气的性质灵活应用各种祛邪的方法与措施。如邪毒炽盛，出现邪入心营、邪毒入腹、引动肝风、气随血脱、阳虚风动等严重病情时，当以清营开窍、通腑下气、息风镇痉、补气固脱、回阳救逆等具体方法为要。

临证遣药组方时既要符合病证的需要，也要顾及初生儿稚弱之脾胃及正气，应用苦寒、凉血、峻下之品更应注意中病即止。若无实邪内蕴，温运、固涩之法常可同时应用。

（四）用药

1. 邪盛初期用药

风寒外客肠道，可见粪质清稀，臭气不著，治宜疏风散寒，和胃止泻。疏散风寒，药用藿香、苏叶、白芷、生姜等；化浊，药用茯苓、大腹皮等；燥湿，药用苍术、清半夏、姜厚朴等。湿热蕴结肠道，络脉渐伤，可见大便腥臭，继而便血，治宜清化湿热，安肠止泻。清热，药用连翘、葛根、白头翁、黄连等；燥湿，药用黄连、黄芩、姜厚朴等；利湿，药用栀子、茯苓等；清热止血，药用地榆炭、炒槐花、赤芍、牡丹皮等。

2. 邪盛极期用药

湿热化火，热毒炽盛，肠道络脉损伤，可见便血鲜红，邪入心营，热陷心包，可见神昏，治宜清热凉营，开窍醒神。清营，药用水牛角、牡丹皮、赤芍、玄参等；清热解毒，药用黄连、黄芩、连翘等；清心开窍，药用栀子、淡竹叶等；涤痰开窍，药用胆南星、清半夏、瓜蒌等；活血开窍，药用赤芍、郁金、地龙等。热毒壅盛，引动肝风，症见抽搐等，治宜清心泻肝，息风止痉。清心，药用黄连、淡竹叶、白茅根等；泻肝，药用龙胆草、黄芩等；息风，药用钩藤、僵蚕等；降泄气机，药用生大黄、茯苓等。邪毒弥漫入腹，或腑气不通，症见哭闹不安、不矢气等，治宜清热解毒，通腑下气。清热解毒，药用生石膏、黄连、连翘等；凉营解毒，药用水牛角、生地黄、牡丹皮等；通腑，药用生大黄等；下气，药用姜厚朴、枳壳、槟榔等。

邪毒炽盛，正不胜邪，阳气外脱，症见面色苍白、四肢厥冷、昏厥等，治宜益气固脱。益气，药用人参、党参等；温阳，药用灶心黄土、干姜等；固脱，药用生龙骨、生牡蛎等。邪盛正衰、阳虚风动，症见手足蠕蠕或震颤、四肢厥冷等，治宜温补脾肾，回阳救逆。益气，药用人参、炙甘草、黄芪等；温阳，药用炮姜、肉桂等；养血活血，药用当归、鸡血藤等；潜镇肝风，药用龙骨、牡蛎等。

3. 正虚邪恋期用药

湿热留滞，迁延日久，正气虚弱而未虚损，症见粪质稀溏、便血色淡，治宜清热化湿，安肠凉血。燥湿，药用黄连、黄芩、胡黄连等；凉血止血，药用白头翁、地榆炭、炒槐花等；下气安肠，药用枳实、槟榔等；涩肠止泻，药用椿皮、石莲子、龙骨、白芍等。湿热蕴结肠胃日久，正气虚弱，邪势未尽，症见精神差、面色少华、低热、大便溏薄等，治宜扶正固本，清解余邪。益气，药用党参、白术、茯苓、山药等；生津，药用石斛、天花粉等；清解余邪，药用青蒿、白薇、马齿苋、银柴胡等。

【纲目条辨论治】

以病期为纲，病因为目，条辨论治。

（一）邪盛初期

1. 风寒外袭，客犯肠道

主症：便次稍有增加，日 2～3 次，粪质清稀，便中夹有泡沫，臭气不著，腹胀肠鸣，不欲吮乳，舌质淡，苔白腻，指纹红。

治法：疏风散寒，温中和胃。

方药：藿香正气散加减。药用藿香、苏叶、清半夏、神曲、姜厚朴、大腹皮、茯苓、生姜等。

随症加减：肠鸣、哭闹不安示腹痛较著，加木香、砂仁；大便清，或青烂如海水，加草果仁、木香；粪便有奶瓣、舌苔腻，加干姜、炮姜；便臭、有奶瓣，加山楂、神曲；大便水样，加薏苡仁、茯苓。

2. 湿热蕴结，湿重于热

主症：便下频多或暴注稀水，便次显著增多，时有呕恶，不乳，小便短少，舌质红，苔白腻，指纹紫滞。

治法：清肠化湿，安肠止泻。

方药：四苓散加减。药用白术、茯苓、泽泻、白芍、猪苓、滑石、车前子、白头翁等。

随症加减：鼻塞流浊涕，加香附、射干；大便水样、舌苔白腻，可合用藿朴夏苓汤；大便夹奶瓣、腹胀，加山楂、神曲、鸡内金。

3. 湿热蕴结，湿热同重

主症：腹泻暴注，大便溏薄或如水样，继而出现暗红色或鲜红色糊状样水便，气味腥臭，伴有呕吐，阵发性剧烈哭闹（示腹痛剧烈），肛门红赤，面赤发热，小便短赤，舌质红，苔黄腻，指纹紫滞。

治法：清肠解毒，燥湿和血。

方药：葛根黄芩黄连汤加减。药用黄芩、黄连、姜厚朴、车前子、蚕砂、栀子、葛根、木香、赤芍等。

随症加减：哭闹不安（示腹痛明显），加延胡索、徐长卿；呕吐，加竹茹、生姜；便血明显，加地榆炭、炒槐花、白头翁、白芍。

4. 湿热蕴结，热重于湿

主症：壮热不退，哭闹不安（示腹痛剧烈），便血鲜红，次数增多，大便腥臭，舌质红，苔黄燥，指纹紫。

治法：清热解毒，燥湿凉血。

方药：黄连解毒汤合白头翁汤加减。药用黄芩、黄连、黄柏、栀子、生地黄、牡丹皮、白头翁、秦皮等。

随症加减：腹胀、便血暗红夹血块，加生大黄、生蒲黄、地榆炭；舌苔黄腻，可合用王氏连朴饮；疾病日久，湿热留滞，正气渐弱，可加用龙骨、白芍、椿皮。

（二）邪盛极期

1. 邪入营血，热陷心包

主症：身热夜甚，大便色暗红，烦躁不安，出现不同程度的神志不清，舌质红绛，苔薄黄，指纹紫，可达命关。

治法：清热泻火，清心开窍。

方药：犀角地黄汤加减送服安宫牛黄丸。药用水牛角、牡丹皮、赤芍、生地黄、黄芩、栀子、茜草根、地榆炭等，以及安宫牛黄丸。

随症加减：高热不退，加羚羊角、生大黄；神昏、喉中痰鸣较著，加郁金、天竺黄、竹沥；抽搐，加地龙、钩藤、僵蚕；大便血样，加炒槐花。

2. 热毒壅盛，扰动肝风

主症：发热烦躁，呕吐如喷，目窜，口噤，颈项强直，甚或角弓反张，四肢抽搐，神昏，舌质红，苔黄燥，指纹紫滞。

治法：清热解毒，泻肝息风。

方药：千金龙胆汤加减。药用羚羊角、生大黄、茯苓、钩藤、全蝎、水牛角、赤芍、玄参、枳实、白芍、龙胆草、黄芩等。

随症加减：神昏，加郁金、竹沥、胆南星，或合用紫雪；昏迷狂躁，加安宫牛黄丸；抽搐较著，加僵蚕、地龙等。

3. 邪毒入腹，腑气阻塞

主症：发热烦躁，呕吐剧烈，腹胀如鼓，不矢气，甚或神昏，脉细疾数。

治法：清热解毒，通腑下气。

临证处理：

（1）药物外治：中药腹部外敷方：大蒜10g，去皮捣烂，加芒硝末10g掺入面粉，加水捏成大薄饼，敷在腹部（以脐周为中心）。敷药前先在局部皮肤上涂上米醋，每日敷1小时，共用5~7日。

（2）灸法：艾灸足三里、脾俞、关元、气海等穴位。隔日1次。

（3）汤剂：清瘟败毒饮合调胃承气汤加减。药用生石膏、生大黄、生地黄、水牛角、栀子、赤芍、姜厚朴、牡丹皮、玄参等。发热不退，加知母、玄参、柴胡；哭闹不安示腹痛剧烈，加延胡索、白芍。

4. 邪盛正衰，气随血脱

主症：发热，哭闹剧烈，泄泻，大量便血，频繁呕吐的过程中，突然出现面色苍白、四肢厥冷、大汗淋漓、气短息微，或神昏，舌质淡，苔白，脉微细欲绝。

治法：益气固脱。

方药：急予参附龙牡救逆汤合生脉散加减。药用人参、炮姜、龙骨、牡蛎、五味子、麦冬等。待阳回气固后，用黄土汤合补中益气汤加减：灶心黄土、人参、白术、阿胶、黄芪、炙甘草、生地黄、地榆炭、黄芩。

随症加减：皮肤稍干、目眶及前囟稍陷、尿少，加麦冬、天花粉、石斛、乌梅、西洋参；腹胀如鼓、不矢气、舌质淡苔白，加干姜，或合用温脾汤；便血色淡，加艾叶炭、血余炭、仙鹤草；便血不止、色暗，加参三七、花蕊石。

5. 邪盛正衰，阳虚风动

主症：发热，或体温不稳定，腹胀，便血的同时，突然出现手足蠕动，面色白或灰滞，精神萎靡，或沉睡昏迷，四肢厥冷，舌质淡胖，苔白，脉沉无力。

治法：温补脾肾，回阳救逆。

方药：固真汤加减。药用人参、肉桂、龙骨、牡蛎、天麻等。

随症加减：汗多，加山萸肉、五味子；喉中痰涎壅盛，加清半夏、陈皮；神昏，加郁金、石菖蒲。

（三）正虚邪恋期

1. 正虚邪恋，湿热留滞，正气渐弱

主症：大便稀溏或便血色淡，时有阵发性哭闹（示腹痛剧烈），时有恶心泛吐，舌质淡，苔白，指纹淡滞。

治法：清热凉血，涩肠止泻。

方药：真人养脏汤加减。药用胡黄连、白头翁、椿皮、白芍、炒槐花、地榆炭、石莲子、龙骨、葛根、枳实、党参等。

随症加减：低热反复，加青蒿、鳖甲；苔腻、腹胀，加白薇、地骨皮。

2. 正虚邪恋，气阴两伤，邪热未尽

主症：热退后，精神差，面白，腹胀轻微，形体不丰，大便淡黄溏薄，多于食后作泻，舌苔花剥少津。

治法：益气生津，清解余邪。

方药：参苓白术散加减。药用党参、白术、茯苓、山药、白扁豆、莲子肉、薏苡仁、石斛、银柴胡、连翘心等。

随症加减：低热反复，加青蒿、白薇；便下腥臭、舌苔腻，加山楂、神曲、麦芽；腹胀明显，加佛手、白芍。

【病案参考】

男孩，出生1天，早产，皮肤青紫，窒息，翌日喘憋，体温不升转儿科。查体：体温35℃，体重2kg，呼吸60次/分，脉率160次/分，口周及四肢末梢发绀，双面颊、肩、臀及大腿外侧硬肿。诊为硬肿症、肺炎。置保温箱吸氧、静滴抗生素等治疗。第3日频吐，呕吐咖啡物，大便6次/日，柏油样便，味腐臭，腹鼓胀，见胃肠蠕动波。大便常规：潜血（++++），白细胞3个/HP。诊为新生儿坏死性小肠结肠炎。予禁食、胃肠减压、静脉补液110mL/（kg·d），补充葡萄糖、电解质、氨基酸、脂肪乳、间断输鲜血、血浆、白蛋白，氨苄西林500mg/d。治疗12日，因试喂奶20mL再次出现血便，大便5次。再度禁食，连续3日仍排血便，气味腐臭。大便常规：潜血（++++）。第15日停抗生素改中药治疗，患婴舌质紫暗，脉滑数。治拟泄热破瘀，止血消肿。

处方：熟大黄、金银花、蒲公英各6g，牡丹皮、桃仁、没药、地榆、三七各3g，红藤 10g。煎汤 100mL，每次 20mL，每日 2 次，胃管给药。

当日大便 4 次，棕绿色黏液便伴大量脱落腐烂肠黏膜。大便常规：潜血（+++）。次日如法服用，大便 2 次，正常婴儿便，大便常规：潜血（-）。再喂奶未便血，随访两周未复发。

（选自《中药治愈新生儿坏死性小肠结肠炎 1 例》）

第六章　传染性疾病急症

第一节　猩红热

猩红热是感受A族β溶血性链球菌（中医称之为猩红热时邪）后引起的急性传染病，以发热、咽喉肿痛或伴腐烂、草莓舌、全身布发猩红色皮疹，疹后脱屑脱皮为临床特征。本病传染性强，曾在清代引起大范围流行，并将其列入温病范畴，遂又称其为“疫痧”或“疫疹”。同时古代医家观测到本病咽喉肿痛腐烂、皮疹细小呈猩红色的特点，又将本病命名为“烂喉痧”或“烂喉丹痧”。

本病一年四季均可发生，但以冬末春初为多，人群普遍易感，但是以3岁以上儿童为多见，无明显性别差异。本病一般预后良好，少数患者在发病2～3周后可继发风湿热、肾炎、关节炎等。

【源流】

猩红热的起源及流行，在近代始终存在着两种不同的观点，一是“古有是病”说，一是“外来传入”说。

持“古有是病”说者，是将猩红热时邪与《金匮要略》阳毒相关联，汉代张仲景《金匮要略》云：“阳毒之为病，面色斑斑如锦文，咽喉痛，唾脓血，五日可治，七日不可治，升麻鳖甲汤主之。”其关于临床表现的描述与猩红热有相类之处，后世医家如章太炎、唐容川等人认为该描述为猩红热，但本段文字中提到的方剂并不是后世猩红热所适用之方，所以也很难单纯依据症状描述即断定《金匮要略》阳毒即指的是猩红热。

持“外来传入”说者较持“古有是病”说者为多，如王楚堂在《痧症全书》序中指出，痧症“始自广东，今岁福建，台湾患者尤甚，或云自舶赶风来，此言未尽无稽”。陈耕道在《疫痧草·自序》中亦曰：“自古无专书，瘟疫之症险，变幻不测，传染无己者也，顾温疫未尝曰发痧，发痧未尝曰烂喉，烂喉发痧实起于近年也。”

其作为单独病种，首见于清代名医尤在泾所著之《金匮翼》卷五“烂喉痧方”条目。清代以后喉痧广泛流行，大量文献随之涌现，更引申出例如“烂喉丹痧”“疫痧”“疫喉痧”等诸多病名。

如叶天士曾做如下记载："雍正癸丑年间以来，有烂喉痧一证，发于冬春之际，不分老幼，遍相传染。发则始必恶寒，后但壮热烦渴，斑密肌红，宛如锦纹，咽喉疼痛肿烂，虽一团火热内炽，而表分多风邪外束。医家见其火热甚也，率投以犀、羚、芩、连、栀、柏、膏、知之类，寒凉强遏，辄至隐伏昏闭；或烂喉废食，延捱不治；或便泻内陷，转限凶危。医者束手，病家委之于命，良可慨已。孰知初起之时，急进解肌散表，使温毒外达，多获生全。《内经》所谓微者逆之，甚者从之。火热之甚，寒凉强遏，多致不救，良可慨也。"描述了猩红热的皮疹特点及咽喉疼痛肿烂的特征，并指出了相关的用药禁忌。

又如高秉钧《疡科心得集》中提到："夫烂喉丹痧者，系天行疫疠之毒，故长幼传染者，多外从口鼻而入，内从脾胃而发。其始起也，脉紧弦数，恶寒头胀，肤红肌热，咽喉结痹肿腐，遍体斑疹隐隐……至五六日，热甚，神识时迷，咽喉腐烂，鼻塞不通，时流浊涕……至七日后热退，遍体焦紫，痧斑如麸壳，脱皮而愈。如起时一二日后，脉细弦劲，身虽红赤，痧不外透、神识昏蒙、语言错乱、气逆喘急者，此疫毒内闭，即为险逆证。"详细描述了猩红热的疾病进展规律及相关变证。

【病因病机】

猩红热的发病原因，为猩红热时邪乘时令不正之气、寒暖失调之时、机体脆弱之机，从口鼻而入，蕴于肺胃二经。猩红热时邪经口鼻侵入人体是发病主要因素，而寒暖失调、机体脆弱则是发病的重要诱因。程镜宇的《痧喉阐义》中有明确描述："天有非时之气，地有旱涝之灾，上下相摩，氤氲鼓荡。以致清阳不升，浊阴不降，蕴结者为疫气。疫者，郁也。即浊阴之气郁结不散，感触万物……人染之则痧喉互发。"

猩红热时邪侵入人体，首犯肺卫，与卫气相搏，则可见发热等肺卫表证。猩红热时邪不能外解而郁化热毒，继而热毒入里，蕴于肺胃，咽喉为肺之门户，且咽通于胃，喉通于肺，热毒入里，则首犯咽喉，故可见咽喉肿痛或伴腐烂，引起吞咽困难。肺主皮毛，胃主肌肉，加之热毒炽盛损伤血络，则肌肤透发痧疹，色红如丹；如热毒炽盛，进一步由气入营，则可见痧疹密布，融合成片，色泽紫暗，并伴有壮热烦渴、嗜睡萎靡等症状；如热毒从阳化火而内灼，症导致心火上炎，症见舌生红刺，舌光无苔，状如草莓，称之为"草莓舌"；如热毒炽盛，化火动风，则可见壮热、惊厥、神昏、谵语等。疾病后期，可见脱屑、舌红、苔少等肺胃阴伤之表现。有部分患者由于邪毒未尽，病势缠绵，邪毒流注关节或邪毒阻滞气机，三焦气化不利等，而引发心悸、痹症、水肿等变证。

【临床诊断】

（一）临床表现

本病潜伏期一般 2 ~5 天，部分可少至 1 日或多至 7 日。临床以发热、咽峡炎、皮疹为主要临床表现。根据发病原因及临床表现，可划分为普通型、轻型、中毒型、脓毒型、外科型或产科型，以普通型和轻型最为常见。外科型或产科型为病原菌由创口或产道侵入，局部先出现皮疹，由此延及全身，但无咽痛及扁桃体红肿腐烂，全身症状大多较轻。

典型的临床表现可分为三期：

1. 前驱期

出皮疹之前，可有高热、恶寒、咽痛、厌食、烦躁不安等症，咽及扁桃体有脓性渗出物，并可见软腭黏膜充血肿胀，可见如小米粒大小红疹或出血点，称之为黏膜内疹。此时可见舌苔白，舌尖和边缘红肿，突起的舌乳突也呈白色，称为“白草莓舌”。

2. 出疹期

多数在发热的第 2 天出皮疹，最早见于耳后、颈部、上胸部、腋下，然后自上而下波及全身，典型皮疹为全身密集分布点状充血性红斑疹，重者为出血性皮疹，有时呈寒冷状态下的鸡皮样皮疹。近年猩红热症状渐减轻，皮疹常不典型，有时仅表现为稀疏皮疹。猩红热的皮疹手指按压褪色，暂呈苍白，十余秒后恢复原状，这种现象称之为“贫血性皮肤划痕”。不典型皮疹常在腋窝、肘窝、腹股沟等皮肤褶皱处密集分布，可夹有出血点，形成明显的横纹线，称之为“帕氏线”或“线状疹”。由于面部潮红充血，口唇周围苍白而不充血，故而形成“环口苍白圈”。出疹早期可见舌尖及边缘处舌乳头红肿，突出于白苔之外，称为“草莓舌”，随着疾病进展，白苔脱落，舌面光滑鲜红，舌乳头红肿突起，称之为“杨梅舌”。在此期体温达到峰值。

3. 恢复期

体温逐渐恢复至正常，皮疹按照出疹顺序逐渐消退，轻者持续 2 ~4 天消失，重者可持续 1 周或以上，皮疹消退后出现脱皮，先从脸部开始糠屑样脱皮，渐及躯干，最后四肢，重症可见大片状脱皮，以趾间最明显，脱皮后无色素沉着。

（二）诊断要点

1. 流行病学史。居住地出现本病的流行，发病前接触猩红热确诊患者或有其他因链球菌感染所导致的咽峡炎、扁桃体炎患者的接触史。

2. 临床表现可见发热、咽痛、咽及扁桃体有脓性渗出物，并可见软腭黏膜充血肿胀、皮疹、环口苍白圈、草莓舌，疹退后可见脱屑脱皮等。

3. 实验室检查。血常规可见白细胞计数及中性粒细胞百分比升高，核左移，猩红热恢复期可见嗜酸粒细胞增多；A 族链球菌快速检测实验阳性；细菌培养可分离出 A 族溶血性链球菌，由于部分患儿在正常状态下咽部可带有此菌，此项阳性需结合临床。

【临证思路】

（一）识症

1. 发热

前驱期及出疹期均有发热表现，且为壮热，因为猩红热时邪邪毒深重，只有发热病邪才有外达之机，陈耕道云："疹为阳邪，身热乃透。"猩红热时邪为阳，人体正气亦为阳，两阳相搏，必然发热，且在疾病初期常伴有微恶风寒、头痛、周身疼痛、咽喉红肿疼痛等表现，均是正邪交争的反映。若时邪深入，为抗邪外出，正邪交争更为剧烈，则热度更高。如痧疹隐约不显、身不甚热，此为毒火内闭的表现，病情凶险。

2. 皮疹

皮疹是邪毒从皮肤透发、外达的表现，痧疹颜色及出疹顺序对于疾病的进展及预后有一定的影响，痧疹以透发为顺，痧疹隐约为凶，内陷则为逆，程镜宇云："色要在红匀，不在多寡。如鲜红细碎，着手有痕者吉。周遍均匀，肌肤作痒者亦吉。"陈耕道亦云："其形色，痧宜尖疏，宜红润。而紫滞干枯险证也。"且猩红热时邪乃属阳毒，阳毒内发，必先起自人身阳部，而后达于人身之阴部，此为顺出；若先自人身阴部透出，而后达于阳部，此为逆出，多属不顺。因此可见猩红热出疹遍体见点，融合成片，疹色宜鲜活红润，自头至足，先胸背后四肢，神志清，脉平顺者则为顺；若痧疹紫滞干枯，密集成片，而点黏不分，自足至头，先四肢后胸背者多为凶；若痧疹一现即没，伴神昏谵妄，乃毒陷不出，此为逆证，不易治愈。

3. 咽喉症状

咽喉溃烂程度可辨别邪毒轻重。初期可见咽痛、厌食、吞咽困难，为邪毒首犯咽喉之表现；热盛期可见咽及扁桃体有脓性渗出物，并可见软腭黏膜充血肿胀，为热急之表现，热邪化火，毒炽气分；后期咽部白腐而不痛为湿重于热，黄腐痛缓为湿热相乘。

综合来看，咽喉症状轻者其烂零星，其色鲜润。重者腐烂满布，其色灰黄，口喷秽气。若出现会厌腐烂、声哑气急、呃逆呛咳等，均属难治。如若痧疹已外达，而喉烂更剧，说明毒火内炽，虽神志清楚，亦为险证。

（二）审机

1. 前驱期

此时期为邪犯肺卫，外邪与卫气相搏，正邪交争，遂可见起病急骤，出现发热恶寒、头痛身楚等肺卫表证，又因肺主皮毛，则可见皮肤潮红、痧疹隐现；咽喉为肺胃之门户，邪毒上攻咽喉，则可见咽喉肿痛或伴腐烂，出现吞咽困难而厌食；脾胃主肌肉，外邪入胃则见周身疼痛，并可出现呕吐、腹痛等症状。

2. 出疹期

表证消失，邪毒归于肺胃，并进一步转盛，为气分证或气营（血）两燔证。何廉臣曾说："疫痧时气，吸从口鼻，并入肺经气分者则烂喉，并入胃经血分者则发痧。"邪毒进一步化火，则咽喉糜烂、红肿疼痛，甚至热毒灼伤致溃烂白腐；邪毒外窜肌肤则见皮疹猩红如丹；邪毒耗损心阴，则舌红生刺，形成草莓舌，或可进一步形成杨梅舌；邪毒若深入营血则舌绛；邪毒迅速内陷心包，或邪毒内闭而正气外脱者，则可发为本病的危重证，正如《疫痧草·辨论疫邪所由来》所云："疫毒直干肺脏，而咽烂气秽，盛者直陷心包，而神昏不救。"

3. 恢复期

本病后期，多表现为余毒不尽而气阴耗伤证。余毒不尽则可见肺胃有热之表现，如低热、咽喉不利；气阴耗伤，阴血不足，则可见口渴唇燥、盗汗、大便干结、疹退后皮肤脱屑脱皮。

若感邪较轻，人体正气强盛，通过积极正确治疗，肺胃气分热邪外解，则病可痊愈；反之，如感邪较重，而人体正气较弱，治疗不及时或不恰当，正不胜邪，则产生诸多变证。邪毒伤于心络，耗伤心气，则可见心神不宁、心悸、脉结代等；邪毒从肺脾入肾脏，三焦通调水道失利，则可见少尿、水肿等；邪毒扰乱经络，流注关节，则可见关节红肿痹痛等变证。

（三）定治

本病治疗，以清热解毒，透泄邪毒为原则，根据病程阶段、病位浅深、病情轻重，采取不同的治法。

前驱期，邪犯肺卫，病邪在表，丁甘仁《喉痧症治概要》指出："白喉固宜忌表，而时疫喉痧初起，则不可不速表，故先用汗法，次用清法，或用下法，须分初、中、末三层。"又谓："烂喉丹痧以畅汗为第一要义。"故初期治以辛凉宣通，清热利咽，尤其注意开宣肺气，开泄腠理。

出疹期，表证消失，邪毒归于肺胃，并进一步转盛，为气分证或气营（血）两燔，治以清气凉营，泻火解毒，注重运用清化及清凉攻下之法，如夏春农《疫喉浅论·疫喉痧论治》所云："疫喉痧治法全重乎清也，而始终法程不离乎清透、清化、清凉攻下、清热育阴之旨也。"陈耕道亦云："先透后清，是常理也。"病邪传里可致热极化火，则宜清火解毒；阳明腑实则应苦寒攻下；若热毒陷入营血者，应重清营凉血；气营（血）两燔，则宜清气凉营（血）；若此期出现邪陷心肝，内闭外脱，则治以清心开窍，救逆固脱。

恢复期，多表现为余毒不尽而阴津耗伤证，阴不复则难退热，热不退则阴愈虚，治以养阴生津，清热润喉，药多用甘寒，使余热得清，阴液恢复，疾病得以痊愈。如出现心悸、水肿或痹症则应用养心安神、利尿消肿、消肿散瘀等方法。

痧疹未透，忌早用苦寒，以免强遏热邪，致疫邪冰伏于内，痧子布齐，才可以适量使用清营凉解之剂祛邪外出。不可以表散太过，辛温升托药物易使邪火愈炽，伤津劫液，引动肝风，而发为痉厥。出疹期不可过用大吐、大泻之法，以防津液大伤，遗留后患。

（四）用药

前驱期，邪犯肺卫，症见发热、皮肤潮红、痧疹隐隐、咽喉红肿疼痛，伴头痛畏寒、肌肤无汗等肺卫表证，治以辛凉宣透，清热利咽。辛凉宣透，药用荆芥、防风、薄荷、蝉蜕、浮萍、淡豆豉、葛根等；清热解毒，药用金银花、连翘、大青叶；清热利咽，药用桔梗、射干、牛蒡子、僵蚕、马勃、土牛膝、板蓝根、玄参、甘草、软坚化痰，药用夏枯草、浙贝母。

出疹期，表证消失，热毒归于肺胃，并进一步转盛，毒炽气营，症见壮热不解、烦躁口渴、皮疹密布、色红如丹，甚则色紫如斑点、咽喉肿痛，伴有糜烂白腐，治以清气凉营，泻火解毒。清气凉营，药用石膏、水牛角、赤芍、牡丹皮、栀子；清热泻火解毒，药用黄连、黄芩、连翘、板蓝根；清热利咽，药用山豆根、重楼、马勃、桔梗；清热生津，药用生地黄、石斛、芦根、玄参、知母；若出现神昏谵妄，抽搐频繁，为邪陷心肝，治以息风开窍，则合用安宫牛黄丸、紫雪丹，并适量加用菖蒲、郁金、远志醒神开窍，钩藤、石决明、僵蚕息风定惊。

恢复期，多表现为余毒不尽而阴津耗伤证，可见身热渐退或有低热，痧疹逐渐消失，后出现皮肤的脱屑、脱皮，咽部糜烂疼痛减轻，伴见口干唇燥、食欲不振、舌红少津，治以养阴生津，清热利咽。养阴生津，药用沙参、麦冬、天冬、玉竹、西洋参、石斛、芦根；清退虚热，药用青蒿、鳖甲、生地黄、银柴胡、地骨皮；清肺润燥，药用桑叶、天花粉、甘草、知母；清热利咽，药用玄参、川贝母、桔梗等。

症见发热不退，四肢关节灼热肿痛，或颈部粗硬，颈项淋巴结灼热肿痛，或耳道流脓肿痛，烦躁口渴，为热毒流注，治以清热解毒，消肿散瘀。清热解毒，药用黄连、黄芩、板蓝根、薄荷、金银花、野菊花；消肿散瘀，药用蒲公英、紫花地丁、夏枯草、连翘、浙贝母、白花蛇舌草、天葵子、牡蛎、乳香；活血散瘀，药用皂角刺、当归尾、没药。

症见低热不退，心烦盗汗，精神软弱或萎靡不振，心悸怔忡、动则加剧，面色苍白为心气损伤，治以益气养血，养心安神。益气养阴，药用人参、白术、麦冬、天冬、五味子、生地黄；固表止汗，药用麻黄根、浮小麦、黄芪；补心养血，药用龙眼肉、大枣、阿胶、当归；养心安神，药用茯神、酸枣仁、柏子仁、首乌藤、石菖蒲、远志；镇静安神，药用龙骨、牡蛎、磁石、珍珠母、朱砂。

症见颜面及四肢浮肿、小便短少、烦躁、纳少为水湿停渍，治以清热解毒，利尿消肿。清热解毒，药用连翘、紫花地丁、野菊花、蒲公英、紫草；利尿消肿，药用桑白皮、麻黄、赤小豆、车前子、滑石、石韦、杏仁、生姜、竹叶等。

【纲目条辨论治】

以病期为纲，病因为目，条辨论治。

（一）前驱期

邪侵肺卫

主症：起病急骤，继而高热头痛，恶寒，面赤，咽喉红肿疼痛，影响吞咽，皮肤潮红，丹痧隐隐，或伴呕吐、腹痛，舌红，苔薄白或薄黄，脉象浮数有力。

治法：辛凉透表，宣肺利咽。

临证处理：

（1）体针疗法：头痛明显者，针刺风池、天柱穴，用泻法，每日1次。

（2）外治疗法：珠黄散，取药少许，吹于咽喉，用于咽喉肿痛。

（3）汤剂：解肌透痧汤加减。药用荆芥、牛蒡子、蝉蜕、浮萍、僵蚕、射干、淡豆豉、马勃、葛根、甘草、桔梗、前胡、金银花、连翘、薄荷、大青叶、竹茹等。若寒邪郁表较重，汗出不畅，加防风、紫苏、羌活；若风寒夹湿郁滞卫表，可加藿香、佩兰、滑石、厚朴；咽喉肿痛严重，加土牛膝、板蓝根、山豆根、重楼、玄参；颈部淋巴结肿大，加紫花地丁、夏枯草、白花蛇舌草；口干渴甚，加天花粉、鲜芦根、生石膏；伴咳嗽咳痰，加浙贝母、杏仁、瓜蒌。

（二）出疹期

气营两燔

主症：壮热不退，烦渴面赤，皮疹密集成片，为细小丘疹，色红如丹，或见出血点或紫斑，皮疹自颈、腋下、腹股沟等处开始，继而遍布全身，压之褪色，咽喉红肿赤烂，伴有糜烂白腐，严重者烦躁谵妄或神昏抽搐，见疹后1～2天舌质红绛起刺，3～4天后舌苔剥脱，舌面光红起刺，脉数而有力。

治法：清气凉营，泻火解毒。

临证处理：

（1）体针疗法：针刺合谷、曲池、少商、血海、三阴交，用泻法，每日1次；

（2）药物外治：锡类散，取药少许，吹于咽喉，用于咽喉肿痛、溃烂。

（3）汤剂：凉营清气汤加减。药用水牛角、赤芍、牡丹皮、石膏、知母、黄连、黄芩、栀子、桔梗、连翘、板蓝根、生地黄、芦根、石斛、玄参、甘草等。痧疹布而不透，壮热无汗者，加用淡豆豉、浮萍；皮疹发斑出血，重用赤芍、牡丹皮、玄参，并加用紫草；咽喉赤肿腐烂明显加山豆根、马勃、重楼；喉间痰多，甚或痰多上蒙脑窍者，加天竺黄、竹沥；口气臭秽，大便秘结者，加用大黄、玄明粉。若出现神昏谵妄、抽搐频繁，为邪陷心肝，治以息风开窍，则合用安宫牛黄丸、紫雪丹，并适量加用菖蒲、郁金、远志醒神开窍，钩藤、石决明、僵蚕息风定惊。

（三）恢复期

1. 痧后阴伤

主症：痧疹布齐1～2天后，体温逐渐下降，后可呈现低热，咽喉糜烂疼痛减轻，虚烦口干，或干咳少痰，夜间盗汗，食欲不振，大便偏干，皮疹消退后出现脱屑、脱皮，皮肤干燥，舌红少津，苔少，或光剥无苔，脉象细数。

治法：养阴生津，清热利咽。

临证处理：

（1）体针疗法：以肾经取穴，可选太溪、照海、鱼际，用补法；便秘加二白、天枢穴，平补平泻；每日1次。

（2）汤剂：沙参麦冬汤加减。药用南沙参、麦冬、玉竹、天花粉、玄参、桔梗、白扁豆、桑叶、甘草等。低热虚烦，加青蒿、鳖甲、生地黄、银柴胡、地骨皮；干咳少痰，加知母；夜间盗汗，药用麻黄根、浮小麦、煅牡蛎；食欲不振，加用焦三仙、鸡内金；大便干结，加用瓜蒌子、火麻仁。

2. 热毒流注

主症：发热，四肢关节灼热肿痛，或颈部粗硬，颈项淋巴结灼热肿痛，或耳道流脓肿痛，烦躁口渴，小便短黄，舌红苔黄，脉象滑数。

治法：清热解毒，消肿散瘀。

临证处理：

（1）体针疗法：大椎、合谷、曲池、委中，热毒甚者加十宣或十二井穴，均用泻法，大椎、委中、十宣、十二井可用三棱针点刺出血，每日1次。

（2）汤药：普济消毒饮加减。药用黄芩、黄连、桔梗、板蓝根、牛蒡子、马勃、玄参、白芷、川贝母、连翘、当归尾、皂角刺（炒）、乳香、没药、甘草等。颈部淋巴结肿大明显，加夏枯草、白花蛇舌草、蒲公英、紫花地丁；颈部淋巴结灼热疼痛症状突出，另加金银花、野菊花；耳道流脓肿痛，加柴胡、石菖蒲、龙胆草引经泻火；四肢关节灼热肿痛，重用当归尾、皂角刺、乳香、没药、白芷，并加用桃仁、薏苡仁、败酱草、忍冬藤活血排脓。

3. 心气损伤

主症：低热不退，心烦盗汗，精神软弱或萎靡不振，心悸怔忡，动则加剧，面色苍白，唇舌淡或干红，脉细数或细弱。

治法：益气养血，养心安神。

临证处理：

（1）体针疗法：厥阴俞、心俞、膻中、内关、郄门、神门、太溪穴，平补平泻，每日1次。

（2）汤剂：炙甘草汤合归脾汤加减。药用炙甘草、生姜、桂枝、人参、生地黄、阿胶、龙眼肉、当归、茯神、麦冬、大枣等。盗汗者，加麻黄根、浮小麦、黄芪、牡蛎；心悸怔忡，加用龙骨、磁石、珍珠母、朱砂；面色苍白，重用龙眼肉、当归；面色晦暗，舌质紫暗，则加丹参、赤芍、川芎；心烦少寐，加酸枣仁、柏子仁、远志、首乌藤、石菖蒲。

4. 水湿停渍

主症：颜面及四肢浮肿，小便短少黄赤，烦躁，纳少，舌质红，舌苔黄腻，脉象滑数。

治法：清热解毒，利尿消肿。

临证处理：麻黄连翘赤小豆汤加减。药用炙麻黄、连翘、赤小豆、杏仁、桑白皮、大枣、甘草等。小便不利，加用车前子、滑石、石韦；如出现血尿，加生地黄、丹皮、侧柏叶、白茅根；烦躁，加栀子、淡豆豉；纳少，加白术、炒麦芽。

【病案参考】

病案一

王某，6岁。主诉：发热二日，体温39～40℃，咽痛、头痛，今日发现全身出现紫红色疹点伴抽搐一次，纳呆，大便干燥。查体：急性病容，烦躁不安，面色潮红，全身粟粒样皮疹，色紫红压之褪色，咽红，扁桃体Ⅱ°肿大，唇周可见苍白圈，肘窝见帕氏征（+），舌质红绛起刺，脉数有力。心肺听诊无异常，余无异常发现。实验室检查：血白细胞21×10^9/L，中性粒细胞百分比85%，咽拭子培养可见乙型溶血性链球菌。诊断：中医：烂喉丹痧（邪入营血型）；西医：猩红热（中毒型）。中医辨证：患儿素体禀赋不足，易感受疫疠之邪，疫毒从口鼻而入，侵犯肺胃，上攻咽喉则咽痛，上扰清阳则头痛，邪正交争急剧则见高热，邪热入营犯血，热毒熏灼则舌红绛起刺，毒透肌肤见皮疹紫红，热毒内陷心肝可见抽搐，扰及脾胃大肠则纳呆便干。治法：清营解毒，凉血开窍。

方药：清营汤加减。广犀角15g，生地黄10g，丹皮10g，赤芍10g，生石膏30g（先煎），玄参10g，金银花10g，连翘15g，牛蒡子10g，射干6g，薄荷5g（后下），鲜茅根30g。另服紫雪散，咽部用中药雾化吸入。

服上方后，热势逐渐降至正常，神清，继服上方加减可见大量皮肤脱屑，咽痛减轻，纳食有增，大便已下，一周后再以清热养阴法治疗而痊愈。每隔一周做一次心电图，尿、血常规检查，随访一个月未发现异常。

按：猩红热是一种非常严重的传染病，病原治疗以青霉素首选，此例患儿对青霉素及磺胺类药物过敏，单纯用中药治疗，采用《温病条辨》清营汤加减，以求速清营血分热毒，透邪外达，以缓热毒炎炎之势及内陷之危。

（选自《猩红热中医论治初探》）

病案二

患儿杨某，男，8岁。初诊时间：1971年12月3日。家长代诉：发热4天，出疹2天。患儿于4天前起病，突然发热，头痛，咽痛，2天前颈部开始出疹，1天前红疹遍布全身，疹色鲜艳而红。

刻诊：高热（39.2℃）目赤，咽痛呕恶，全身红疹，状如涂丹，两颊潮红，环唇苍白，脉浮而数，舌赤如杨梅。实验室检查：白细胞计数为16.7×10^9/L。正值成都猩红热流行之时，结合其临床典型表现，西医诊断为猩红热病，中医辨证属卫分热毒未解，温病初犯营血。治以辛凉透邪，凉血解毒。用《温病条辨》银翘散去豆豉加细生地黄、丹皮、大青叶、倍玄参法。

处方：金银花12g，连翘12g，大青叶12g，芦根12g，淡竹叶12g，荆芥6g，薄荷6g，丹皮6g，桔梗9g，牛蒡子6g，赤芍9g，生地黄9g，甘草3g。以上诸药水煎服。连服两剂诸症悉减。

继服1剂，热退疹消，余症消失。惟唇红舌赤，脉细而数，此属营热未尽，阴津亏耗之证。治以养阴清热，凉血解毒。

处方：玄参9g，生地黄9g，连翘9g，板蓝根9g，大力子9g，金银花12g，甘草3g。此方连服3剂而痊愈。

按：银翘散加生地黄、丹皮、大青叶，出自吴鞠通《温病条辨·上焦篇》："太阴温病，不可发汗，发汗而汗不出者，必发斑疹。汗出过多者，必神昏谵语。发斑者，化斑汤主之；发疹者银翘散去豆豉，加细生地、丹皮、大青叶，倍玄参主之。"原书虽未言此方可治"猩红热"或"烂喉丹痧"。但吴氏在对其适应证之"疹"作了明确的解释，他说："疹系红点高起，麻、瘖、痧"皆一类也"。猩红热虽与一般发疹者不同，但其皮损仍以发疹为主。古人虽称其为"痧"，但据吴氏所言，亦属疹之一类，加之其证属温疹，其病机属卫分邪热未解，已初入营血，故采用此方，正切中病机。方中银翘散辛凉透邪，加生地黄、丹皮、大青叶、玄参者，正如吴鞠通所言："加四物，取其清邪热，去豆豉，畏其温也。"

（选自《已故名医徐慧灵治疗猩红热的经验》）

第二节　流行性腮腺炎

流行性腮腺炎是由流行性腮腺炎病毒引起的呼吸道传染病。临床以单侧或双侧耳下腮部漫肿、疼痛为特征，一年四季均可发病，冬春季节为发病高峰期。任何年龄均可发病，但多见于学龄及学龄前期儿童，2岁以下小儿因有来自母体的抗体而少见发病者，在集体机构中可见暴发流行，每7～8年有周期性流行倾向。本病预后一般良好，包括隐形感染者在内，病愈后均可获得终身免疫。

中医学称之为"痄腮"，少数患儿由于体质虚弱或邪毒炽盛，可引起邪陷心肝、毒窜睾腹、邪结少阳等变证。

【源流】

秦汉时期，虽未提出痄腮之名，但已在经典医籍中有类似痄腮病治疗的描述，如《五十二病方》中记载：“颐痈者，冶半夏一，牛煎脂二……而以汤洒去药，已矣。”此处提到的“颐痈”指的是腮颈部的痈肿，与痄腮类似。又如《素问·至真要大论》中提到：“岁太阳在泉，寒淫所胜，则凝肃惨栗。民病少腹控睾，引腰脊，上冲心痛，血见，嗌痛颔肿。”再如《灵枢·经脉》云：“小肠手太阳之脉……是动则病嗌痛颔肿。”《黄帝内经》对“颔肿”一症的记载及描述亦与后期痄腮病有相类之处。

隋唐时期对本病有了进一步的认识，如隋朝《诸病源候论》认为本病是“风热毒气客于咽喉颔颊之间”所致。

宋金元时期，“痄腮”病名确立，医家对痄腮病的认识较之前有了很大的提高，在有关痄腮病的理法方药等方面都取得了进步。

本病病名最早见于宋代唐慎微《经史证类备用本草》和刘昉的《幼幼新书》，《幼幼新书·咽喉肿痛第十二》提及“浑身壮热，耳边连珠赤肿，喉中或结肉瘤起，有此为痄腮风壅，因积热冲上”，治疗方面主张首先要“略吐风涎”，其次调理脾胃，随后用清热解毒之剂治其病本。

金元时期，对于痄腮病的认识和治疗有了新的突破，在防治方法上也有所创新。金元医家对痄腮病因的认识可归为“热”“毒”“湿”三方面，对病机的认识则为少阳邪热炽盛及湿热、风毒壅阻凝滞于局部。如李东垣和刘完素均认为本病“是阳明邪热太甚，资实少阳相火而为之”。在治疗方面，刘完素提出“当先缓而后急”，先以黄芩黄连甘草汤，再用大黄、鼠粘子、芒硝煎药“时时呷之”。李东垣创立的二黄汤、普济消毒饮子，成为后世治疗痄腮的基本方，并提倡对于肿势甚者“以砭针刺之”。曾世荣则将本病责之为“风毒蓄于皮肤，流结而为肿毒”，以“内疏风热，外宜涂”作为治疗大法，特别强调“须护喉舌”的重要性。朱丹溪提出本病“乃湿热在高颠之上”，认为治疗此病“切不可用降药”，宜“用羌活及酒炒黄芩、酒蒸大黄”，其擅用药物的自然汁外涂局部进行辅助性治疗，如侧柏叶汁、五叶藤汁等。总体来讲，宋金元时期虽未将本病从传染病方面进行考虑，但是对于本病的认识有了较大的提高。

明清时期将痄腮病纳入温病的范畴，认识到本病的传染性，理法方药日趋成熟，关于本病的论述在此时期的温病学著作之中有大量的保存。

首先，对痄腮病病因病机的认识更加深入，此阶段认为痄腮病的发生不仅仅因为外感邪毒，还强调内因致病的重要性，与患者的体质、饮食、情志等方面进行关联。如薛己认为：“痄腮属足阳明胃经，或外因风热所乘，或内因积热所致”，“酷嗜甘味”“因怒”均可致病；吴又可则在《温疫论》中以酒醉为喻：“邪之着人，如饮酒然……凡受疫邪，始则昼夜发热，日晡益甚，头疼身痛……乃众人之常也。及言其变，各自不同，或呕，或吐……种种不同，因其气血虚实不同，脏腑禀赋之各异”，以此说明痄腮的发病与患者本身体质的相关性。

其次，明确了痄腮与发颐等病证的区别。如王洪绪、许克昌、吴师机等从症状上入手鉴别两病，万全与王肯堂以患病部位将二者加以区别，《万氏秘传外科心法》中言“痄腮生于耳根耳庭之前后，颐发生于两颧骨之下一寸”，王肯堂在《证治准绳·疡科》曰：“此名腮颔发，肌肉浮而不着骨者名痄腮，俱属阳明风热所致。”高秉钧则在《疡科心得集》中将痄腮病与“抱头火丹毒”“耳根痈”相鉴别，明确指出痄腮“永不成脓，过一候自能消散”，指出了该病的自限性。

再次，对痄腮病发病过程的描写更加详实。如高秉钧在《疡科心得集·辨鸬鹚瘟耳根痈异证同治论》提到：“夫鸬鹚瘟者，因一时风温偶袭少阳，络脉失和，生于耳下，或发于左，或发于右，或左右齐发。初起形如鸡卵，色白濡肿，状若有脓，按不引指，但酸不痛，微寒微热；重者或憎寒壮热，口干舌腻。初时则宜疏解，热甚即用清泄，或挟肝阳上逆，即用熄风和阳。此证永不成脓，过一候自能消散。”又如《景岳全书》中云：“大头瘟者，以天行邪毒客于三阳之经，所以憎寒发热，头目颈项或咽喉俱肿，甚至腮面红赤，肩背斑肿，状如虾蟆，故又名为虾蟆瘟。大都此证多属风热，然亦有表里虚实之辨。又外科有时毒证，亦即此也。”

最后，此时期痄腮病的治疗方法进一步充实，主张内外并治，综合整体观念与辨证论治。如陈实功《外科正宗·痄腮》曰：“痄腮乃风热湿痰所生。有冬温后天时不正，感发传染者，多两腮肿痛，初发寒热，以柴胡葛根汤散之，外敷如意金黄散。内热口干，二便不利者，四顺清凉饮利之。表里俱解，肿仍不消，必欲作脓，用托里消毒散。脓成者，即针之，体虚人兼服寂托自愈。”另外，这一时期出现了大量简单有效的外治方，特别需要提出的是吴师机曾使用“清阳膏”“云台膏”“上清散”等外用涂敷。治疗手段的多样化也为后世医家治疗本病提供了诸多借鉴之处。

【病因病机】

中医认为痄腮病是多种致病因素共同作用的结果。综合各家之说，大致可分为外感温毒病邪、内伤情志、饮食起居失宜和体质因素四类。就内外而论，外为温毒时邪从口鼻而入，或感受风寒之邪，郁久化热，如清代俞根初《通俗伤寒论》认为此病“因风温将发，更感时毒，乃天行之疠气，感其气而发者……多发于春冬两季，间有暑风夹湿热气蒸亦多发此病”；内为肝胃积热，或情志不畅，或禀赋虚弱，易遭邪侵，小儿正为稚阴稚阳之躯，特别容易受到外感邪气的侵袭。外邪互结壅阻少阳经脉，郁结不散，气血相搏，凝滞耳下腮颊，则腮腺肿胀、疼痛而发为此病。吴有性即在《温疫论》中指出，“温热毒邪，协少阳相火上攻耳下，硬结作痛”，具体辨证分为邪犯少阳、热毒蕴结、邪陷心肝、引睾窜腹四类。

邪犯少阳为病之初起阶段，外邪首先犯表，故恶寒发热、头痛、咽痛之症较为显著，外邪炽盛，由表入里，继而毒邪壅于少阳，郁而不散，根据胆经循行部位“胆足少阳之脉……其支者从耳后入耳中，出走耳前，至目锐眦后”，所以出现腮部漫肿疼痛，往往先见于一侧，后延及对侧，由于肿痛则张口不便。

热毒蕴结，邪毒炽盛，入里化火，少阳、阳明合病。《温疫论》言：“温热毒邪，协少阳相火上攻耳下，硬结作痛。”胆胃之火随络循行，上攻腮颊，凝聚局部，则腮部漫肿疼痛、坚硬拒按，张口咀嚼困难；热毒内炽，阳明里热盛则壮热烦渴、面赤唇红、呕吐、纳少、大便秘结、尿黄。此期易发生各种变证，需注意及早辨识。

邪陷心肝，邪毒炽盛，迫及心包，内陷营血，神明被扰，则壮热、烦躁不安；邪陷厥阴，扰动肝风，则可见神昏嗜睡；精血不能濡养筋脉，则见筋脉拘急、头痛项强、反复抽搐等证。

足少阳胆经和足厥阴肝经互为表里，病则相互传变。正如《冷庐医话》所言说：“乃邪毒内陷，传入厥阴脉络，睾丸肿痛。盖耳后乃少阳胆经部位，肝胆相为表里，少阳感受风热，移于肝经也。”毒循足厥阴肝经之脉，经少腹络阴器，邪毒循肝胆之脉下行，故可出现少腹疼痛或睾丸肿胀、疼痛，足厥阴肝经之脉“夹胃属肝络胆，上贯隔，布胁肋”，气血阻滞，疏泄失常，亦常伴脘腹、少腹疼痛。

【临床诊断】

（一）临床表现

1. 潜伏期为 2 ~3 周，平均 18 天，前驱期很短，数小时至 1 ~2 天不等，可伴发热、头痛、乏力、肌肉酸痛、咽痛、食欲不振等表现。

2. 腮腺以耳垂为中心呈非化脓性肿大，向前、后、下方扩大，肿胀范围上缘可达颧弓，后缘可达胸锁乳突肌，下缘可延伸到颌下达颈部，边缘不清楚，局部皮肤不红，触之疼痛，表面灼热，有弹性感。常一侧先肿大，1 ~2 天后对侧亦可出现肿大。同侧腮腺管口可见红肿，或同时有颌下腺、舌下腺肿大。腮腺局部胀痛和感觉过敏，张口或咀嚼时更明显。

3. 腮肿 3 ~5 天达高峰，继而渐缩小，一般一周左右消退，偶有延至两周者。

4. 可并发脑膜脑炎、睾丸炎、卵巢炎、胰腺炎等生殖腺和（或）消化腺炎症及脑膜脑炎。

（二）诊断要点

1. 病史

未接种流行性腮腺炎疫苗，发病前 2 ~3 周有流行性腮腺炎疾病接触史。

2. 临床表现

病初可有发热、头痛、咽痛。腮腺以耳垂为中心呈非化脓性肿大，向前、后、下方扩大，边缘不清楚，局部皮肤不红，触之疼痛，表面灼热，有弹性感。常一侧先肿大，1～2 天后对侧亦可出现肿大。同侧腮腺管口可见红肿，或同时有颌下腺、舌下腺肿大。腮腺局部胀痛和感觉过敏，张口或咀嚼时更明显。

3. 实验室检查

（1）外周血白细胞计数正常或稍增高，淋巴细胞相对增高。

（2）90% 患儿早期血清和尿淀粉酶增高。淀粉酶增高的程度常与腮腺肿胀程度相平行，但注意与胰腺炎相鉴别。

（3）血脂肪酶增高有助于腮腺炎的诊断。

（4）病原学检查：从患儿唾液、脑脊液、尿或血中可分离出腮腺炎病毒。

（5）用补体结合试验或 ELISA 法检测抗 V 和抗 S 两种抗体，S 抗体在疾病早期的阳性率为 75%，可作为近期感染的证据，6～12 个月逐渐下降消失，病后 2 年达最低水平并持续存在。用 ELISA 法检测患者血清中腮腺炎病毒特异性 IgM 抗体，可以早期快速诊断，用于 1 月内未接种过腮腺炎减毒活疫苗者。IgG 抗体从阴转阳或恢复期比急性期抗体滴度升高 4 倍以上具有诊断价值。

（6）用 PCR 技术检测腮腺炎病毒 RNA，可明显提高可疑患者的诊断率。

（7）疑有脑膜脑炎者可做脑脊液检查。

【临证思路】

（一）识症

1. 发热

痄腮时邪为温邪，病初期温邪袭表，正气抗邪外出，故可见发热，伴有头痛、微恶寒、咽痛、脉浮数等表证。如恶寒重，发热轻，头痛无汗，舌淡苔薄白，脉浮紧，则为温邪夹有外寒。如出现头身困重、疼痛，舌苔白腻，则为兼夹寒湿之邪。病中期，邪热入气分，由少阳经传阳明经，可见壮热、但热不寒。日晡潮热，脘腹胀满，呕吐、纳少、大便干结，舌红苔黄燥，脉沉实，为热毒蒸腾，阳明腑实。如病中发生变证，邪毒炽盛，邪陷厥阴，内陷营血，则壮热或身热夜甚，伴烦躁不安。病后期，出现低热，伴精神萎靡、口干、舌红少津，为温邪伤阴，阴虚里热。

2. 腮肿

初起为一侧或两侧耳下腮部漫肿疼痛，咀嚼不便，为邪蕴少阳之表现。腮部肿胀疼痛进一步加重，坚硬拒按，张口咀嚼困难，甚或颌下肿块胀痛，伴有高热、咽红肿痛，为邪毒化火，热毒炽盛，蕴结于里所致，乃为重症。耳下腮部肿痛，坚硬拒按，伴高热、神昏、抽搐，乃邪毒炽盛，邪陷厥阴，内窜心肝之变证。腮部肿胀消退后或者在渐消的阶段出现一侧或双侧睾丸肿胀疼痛，或脘腹疼痛，乃毒邪循足厥阴肝经之脉下行之故，为毒窜睾腹之变证。若腮肿久不消退，则可能为禀赋素弱，正气不足，余毒未能除净或夹有痰瘀。

3. 神志

疾病初期，疾病在表，神志如常或有轻微的不适感。病中期出现烦躁不安，如伴日晡潮热、脘腹胀满、疼痛拒按、舌红苔黄厚而焦燥、大便干结、脉沉实，为阳明腑实；如神志呆蒙，伴有脘腹痞满、大便黏腻难下、纳差、不欲食、舌红苔黄厚腻、脉滑数，则为湿热壅盛于脾胃。如出现神昏、嗜睡，心烦躁扰，身热夜甚，舌绛少苔，脉细数，乃热伤营阴。

（二）审机

1. 前驱期

痄腮时邪为温邪，温邪犯表，肺卫失宣，故可见发热、微恶寒、头痛、咽痛之症较为显著，同时可见舌苔薄白或薄黄、脉浮数，如接触痄腮时邪之时恰外感风寒邪气，则可见恶寒重而发热轻、头痛且汗出较少、舌苔薄白、脉浮紧。此阶段时间很短，一般持续数小时至1~2天。

2. 腮肿期

温热邪毒炽盛，由表入里，继而毒邪壅于少阳，郁而不散，上攻颊腮，所以出现腮部漫肿疼痛，往往先见于一侧，后延及对侧，由于肿痛则张口不便。由于治疗不及时、禀赋素虚或偏逢燥热体质则邪入里化火，少阳、阳明合病，胆胃之火随络循行，上攻颊腮，凝聚局部，则腮部漫肿疼痛、坚硬拒按，张口咀嚼困难。热毒内炽，阳明里热盛则壮热烦渴、面赤唇红、呕吐、纳少、大便秘结、尿黄。此期易发生各种变证，毒邪引睾窜腹则可见睾丸肿胀疼痛或少腹疼痛，如邪陷厥阴，内窜心肝则可见耳下腮部肿痛，坚硬拒按，同时伴高热、神昏、抽搐等症。

3. 消退期

腮肿一般一周左右消退，偶有延至两周者，部分患儿可留有气阴耗伤之表现，如低热、口干唇燥、不欲饮食、懒语少气、舌干红少苔等。若腮肿久不消退或睾丸、少腹疼痛持续，则可能为禀赋素弱，正气不足，余毒未能除净或夹有痰瘀。

（三）定治

流行性腮腺炎的治疗，以清热解毒，软坚散结为基本治法。常证分为邪犯少阳证、热毒壅盛证。邪犯少阳证治以疏风清热，散结消肿；热毒蕴结证治以清热解毒，软坚散结。此期软坚散结只可用宣、通之剂，以去其壅滞，不要过于攻伐。壅滞祛除，则少阳毒解，可达到消肿止痛的目的。变证则有邪陷心肝证、毒窜睾腹证、毒结少阳证。邪陷心肝证治以清热解毒，息风开窍；毒窜睾腹证治以清肝泻火，活血止痛；毒结少阳证治以清泄热毒，疏利少阳。疾病后期，气阴两伤，则治以益气和胃，滋养胃阴。本病宜采用内治法与外治法结合治疗，有助于加速腮部肿胀的消退。

（四）用药

流行性腮腺炎的治疗多以内治疗法为主，并结合外治疗法，内治疗法以清热解毒，软坚散结药物为主，并根据疾病的发展进程及兼夹证候进行一定的加减应用，可涉及解表、化痰、活血、平肝息风、开窍醒神、益气养阴等药物。较常用内用药物有荆芥、防风、板蓝根、黄芩、连翘、柴胡、金银花、牛蒡子、蒲公英、夏枯草、白僵蚕、玄参、大青叶、薄荷、桔梗、赤芍、川芎、当归、升麻、羌活等；外用药物有大黄、冰片、青黛、黄柏、黄连、天南星、乳香、芒硝、白芷、雄黄、没药、石膏、天花粉、麝香、姜黄等。

疾病初期，温邪犯表，肺卫失宣，温邪性热，出现发热、微恶寒、口微渴、舌红苔薄黄、脉浮数，则应清宣解表，药用荆芥、防风、板蓝根、金银花、连翘、大青叶、薄荷、牛蒡子之类。如身痛无汗、恶寒重则为温邪夹寒，适当加白芷、柴胡、葛根、羌活等药。若温邪夹寒湿之邪郁表则应用藿香、紫苏之类，并运用薏苡仁、滑石、厚朴之类健脾燥湿。若伴咳嗽，加前胡、瓜蒌；若腮部轻微肿胀疼痛，加马勃、板蓝根、僵蚕；咽部肿痛则用牛蒡子、桔梗、射干、甘草等。总之以解表为先，并注意缓解患者的伴随症状。注意在此时期即使外寒较重，亦不可应用麻黄、桂枝等辛温性燥之品，以防助长温邪。

热毒蕴结期，邪入阳明、少阳经脉，腮部肿胀明显，伴疼痛感，症见高热、口渴烦躁、舌红苔黄厚、脉沉实或滑数，且易出现各种变证。腮部漫肿为温毒壅滞，应适当加入清热解毒消肿散结之品，如板蓝根、重楼、紫花地丁、蒲公英、野菊花之类，配合僵蚕、天花粉、浙贝母、海藻、夏枯草等消肿散结之品。热甚口渴烦躁者，为热在阳明气分，加石膏、知母；热甚伤津，重用玄参、天花粉；壮热不退亦可用吴茱萸外敷双涌泉穴；大便秘结，加大黄、芒硝、枳实通腑泄热；小便短赤，加滑石、车前子、淡竹叶利尿通淋；大便黏腻，舌苔厚腻，脉滑数者为湿热留恋，可应用藿香、石菖蒲、佩兰芳香化浊，茵陈、车前子渗湿泄热。此证由于热毒壅盛，清热解毒之品用量宜重，且应联合应用，苦寒直折，以挫其热毒炽盛之势。又由于热毒蕴结于少阳，导致腮部漫肿坚硬，故不可一味寒凉，应清宣同施，给邪以出路，更宜疏通经络壅滞。理气疏通以陈皮为佳，柴胡入少阳经脉，升麻入阳明经脉，二者为引经药，可引诸药上行作用于头面部，以更好发挥药效。

热毒蕴结期由于邪毒炽盛，入里化火，容易出现各种变证。

邪陷心肝证可见热邪扰动肝风，迫及心包，气营两燔，神明被扰，症见壮热、烦躁不安或神昏嗜睡等，治以清热解毒，开窍息风。清气分热可用石膏、知母、栀子、黄连等；清营凉血可用生地黄、牡丹皮、赤芍、玄参、水牛角等；平肝息风可用钩藤、僵蚕等；清心开窍可用人工牛黄、石菖蒲、郁金等。神志昏迷者，加服至宝丹清热镇惊开窍；抽搐频繁者，加服紫雪丹平肝息风。

邪窜睾腹证则为肝胆湿热，可见单侧或者双侧睾丸肿胀疼痛，或出现少腹疼痛，治以清热解毒，清肝泻火，行气活血。清热解毒可用黄芩、黄连、黄柏、蒲公英、紫花地丁等；清泄肝胆可用龙胆、栀子、柴胡、川楝子、青皮；大便干结，加芦荟，甚者可加大黄、芒硝；胁肋胀痛者可加用延胡索、桃仁、赤芍、荔枝核理气止痛；少腹疼痛显著，可加用香附、木香、枳壳、赤芍、红花、延胡索之类行气活血止痛；睾丸肿痛较剧者，可加用昆布、海藻、皂角刺、赤芍、木瓜、川楝子等，亦可用芙蓉花叶（鲜）、败酱草（鲜）、青黛、大黄，皂角刺，荔枝核等研末外敷睾丸肿胀部位。

毒结少阳证可见腮部肿胀数日后，左胁下、上腹部疼痛较剧，胀满拒按，治以清泄热毒，疏利少阳。清泄热毒，药用蒲公英、大黄、虎杖、黄芩；疏利少阳，药用柴胡、郁金、川楝子、白芍。

疾病后期，腮肿逐渐消退，热势减轻或已不发热，但残留烦渴、口干不欲食、气短、舌红苔少、脉细弱等气阴两虚之表现，则应益气和胃，滋养胃阴。益气和胃，药用人参、麦冬、半夏、粳米、麦芽、谷芽、甘草；滋养胃阴，药用生地黄、石斛等。

【纲目条辨论治】

以病期为纲，病因为目，条辨论治。

（一）常证期

1. 邪犯少阳

主症：轻微发热、恶寒，一侧或两侧耳下腮部漫肿疼痛，触之痛甚，咀嚼不便，或有头痛、咽红、咽痛、纳少等症状，舌质红，苔薄白或薄黄，脉浮数。

治法：疏风清热，散结消肿。

临证处理：

（1）体针疗法：翳风、颊车、合谷、外关、关冲、风池、少商，用泻法，强刺激，每日1次，每次留针30分钟，关冲穴点刺出血。

（2）外用疗法：新鲜仙人掌，去刺，洗净后捣泥或切成薄片，贴敷患处，每日2次，用于腮部肿痛。

（3）汤剂：柴胡葛根汤加减。药用柴胡、天花粉、干葛、黄芩、桔梗、连翘、牛蒡子、石膏、甘草、升麻等。咽喉肿痛者，加马勃、玄参；腮部疼痛明显者加板蓝根、重楼、僵蚕；纳少呕吐者，加竹茹、陈皮、神曲、麦芽；发热恶寒者加白芷、苏叶、羌活、荆芥；舌苔滑腻，湿气重者加薏苡仁、滑石、藿香、厚朴。

2. 热毒蕴结

主症：高热，一侧或两侧耳下腮部漫肿疼痛，范围大，坚硬拒按，张口咀嚼困难，或有烦躁不安，口渴引饮，面赤唇红，头痛呕吐，咽红肿痛，颌下肿块胀痛，纳差，尿少而黄，大便秘结，舌质红，舌苔黄腻或黄糙起刺，脉滑数或沉实。

治法：清热解毒，软坚散结。

临证处理：

（1）体针疗法：翳风、颊车、合谷、外关、关冲、商阳、曲池、大椎，用泻法，强刺激，1 日 1 次，每次留针 30 分钟，商阳穴、关冲穴可点刺出血。

（2）耳针疗法：耳尖用三棱针放血，耳尖、面颊、肾上腺、耳背静脉用毫针中强刺激，每次留针 20 ~ 30 分钟，每日或隔日 1 次，耳尖及耳背静脉可用三棱针点刺出血。

（3）外用疗法：如意金黄散、玉枢丹、青黛散、玉露膏，任意一种，以醋或茶水调匀，外敷患处，每日 1 ~ 2 次，出现破溃者禁用。

（4）灯火灸法：选取患侧角孙穴，将角孙穴处头发剪短，常规消毒后，取灯心草用香油点燃，迅速触及穴位并立即提起，一般灸治 1 次即可，若肿势不退，次日再灸 1 次。

（5）汤剂：普济消毒饮加减。药用牛蒡子、黄芩、黄连、甘草、桔梗、板蓝根、马勃、连翘、玄参、升麻、柴胡、陈皮、僵蚕、薄荷等。腮部肿胀，坚硬拒按者，加蒲公英、海藻、昆布、牡蛎、赤芍、牡丹皮；咽喉肿痛者，重用板蓝根、马勃、僵蚕，加姜黄、郁金；口渴唇燥伤阴者，重用玄参，加石膏、知母、天花粉；呕吐者加竹茹；小便少而黄者，加滑石、通草、竹叶；热甚便秘者，加石膏、大黄、玄明粉、枳实、芒硝。

（二）变证期

1. 邪陷心肝

主症：高热不退，耳下腮部肿胀疼痛，坚硬拒按，嗜睡神昏，四肢反复抽搐，头痛项强，烦躁，呕吐剧烈，舌质红，苔黄，脉弦数。

治法：清热解毒，息风开窍。

临证处理：

（1）体针疗法：翳风、颊车、合谷、外关、水沟、十宣或十二井，毫针泻法，强刺激，十宣或十二井用三棱针点刺出血。

（2）外用疗法：鲜蒲公英、鲜芙蓉花叶、鲜败酱草、鲜马齿苋，取任一种或两者合用，适量捣烂敷贴于患处，每日 1 ~ 2 次，用于腮部肿痛。壮热不退亦可用吴茱萸外敷双涌泉穴。

（3）汤剂：清瘟败毒饮加减。药用生地黄、黄连、黄芩、丹皮、石膏、栀子、甘草、竹叶、玄参、犀角、连翘、芍药、知母、桔梗等。头痛剧烈者，加龙胆草、石决明、天竺黄；恶心呕吐者，加竹茹、代赭石；神志昏迷者，加服至宝丹；抽搐频作者，加服紫雪丹或合用羚角钩藤汤。

2. 毒窜睾腹

主症：壮热不退或已退，腮部肿痛或肿渐消，一侧或双侧睾丸肿胀疼痛，或脘腹疼痛，或伴有呕吐，少腹疼痛，痛时拒按，溲赤便结，舌质红，舌苔黄，脉弦。

治法：清肝泻火，活血止痛。

临证处理：

（1）体针疗法：翳风、颊车、合谷、外关、关冲，睾丸疼痛者加太冲、曲泉，脘腹疼痛者加中脘、足三里、阳陵泉，强刺激，每日1次，每次留针30分钟或点刺出血。

（2）外用疗法：鲜芙蓉花叶、鲜败酱草、青黛、大黄，皂角刺，荔枝核等研末外敷睾丸肿胀部位，并用布袋托起睾丸。

（3）汤剂：龙胆泻肝汤加减。药用龙胆草、栀子、黄芩、木通、泽泻、车前子、柴胡、甘草、当归、生地黄等。睾丸肿大明显者，加莪术、皂角刺、青皮、川楝子；伴腹痛、呕吐者，加郁金、竹茹、姜半夏；少腹痛甚者，加香附、木香、枳壳、红花、延胡索；腹胀便秘者，加大黄、芦荟、枳实、芒硝。

3. 毒结少阳

主症：腮部肿胀数日后，左胁下、上腹部疼痛较剧，胀满拒按，恶心呕吐，发热，大便秘结，舌质红，苔黄，脉弦数。

治法：清泄热毒，疏利少阳。

临证处理：

（1）体针疗法：日月、京门、悬钟、丘墟，用毫针泻法，每日1次。

（2）汤剂：大柴胡汤加减。药用柴胡、黄芩、姜半夏、蒲公英、郁金、枳壳、竹茹、川楝子、虎杖、大黄、白芍、炙甘草等。大便溏泄者，去大黄，加苍术、木香；腹痛剧烈者，加川芎、红花、牡丹皮。

（三）恢复期

气阴两虚

主症：热退或偶有低热，腮肿消失，口渴咽干，欲饮而不欲食，虚羸少气，舌干红少津，无苔或少苔，脉细微数。

治法：益气和胃，滋养胃阴。

临证处理：

（1）推拿疗法：对于出现纳呆、腹胀、呕吐的患儿可配合捏脊、顺时针运内八卦及柔板门的方法。

（2）汤剂：四君子汤合益胃汤加减。药用人参、白术、茯苓、甘草、沙参、麦冬、细生地黄、玉竹、冰糖等。口渴咽干者可加石斛、天花粉；口舌生疮、口气重、大便干结者加石膏、知母；食欲不振者可加神曲、麦芽、山楂；呕吐呃逆者可加陈皮、柿蒂、芦根。

【病案参考】

病案一

戚某，8岁。

1月30日初诊：身热咳嗽不爽，两腮微肿，腹胀泄泻，四肢逆冷，抽掣五次，神烦不寐，舌苔白腻根厚，两脉细数。病由痄腮未透，逆传入里，拟以宣降化痰。病甚重，防转痉厥。薄荷叶五分（后下），嫩前胡一钱，象贝母四钱（去心），苏子一钱半，莱菔子三钱，白芥子五分（焙），朱连翘三钱，鲜枇杷叶三钱（布包），鲜橘皮三钱（去白），山慈菇三钱，冬瓜子一两，嫩钩藤三钱（后下），琥珀抱龙丸一丸，匀两次药送下。

2月2日二诊：药后抽掣未作，身热渐退，四肢亦温，腮肿未消，小溲通利甚畅，咳嗽，舌苔根厚，两脉细弦而滑，病已见效，再以前法加减。大豆卷二钱，黑山栀一钱半（二药同炒），嫩前胡一钱，象贝母四钱（去心），苦杏仁三钱（去皮尖），苏子一钱半，莱菔子三钱，瓜蒌皮四钱，鲜枇杷叶三钱，保和丸四钱（二药同包），山慈菇二钱，朱连翘三钱，冬瓜子四钱，鲜橘皮三钱（去白），鲜柚子皮三钱，鲜芦根一两（去节），琥珀抱龙丸一丸，匀两次冲服。

2月4日三诊：身热有余不净，咳嗽痰多，小溲甚畅，大便先干后滞，舌苔根厚，两脉细弦滑，再以宣解通腑。大豆卷三钱，黑山栀一钱半（二药同炒），嫩前胡一钱，全瓜蒌一两，枳壳一钱半（二药同炒），苏子一钱半，莱菔子二钱（二药同包），冬瓜子一两，苦杏仁三钱（去皮尖），朱连翘三钱，山慈菇三钱，象贝母四钱（去心），鲜枇杷叶三钱（布包），鲜柚子皮三钱，鲜芦根一钱（去节），佛手片三钱，琥珀抱龙丸一丸，匀两次药送下。

按：痄腮是感受风温邪毒，壅阻少阳经脉而引起的一种时疫性疾病，临床以发热、恶寒、头痛、咽痛、一侧或两侧耳下腮部漫肿无边为特征，同时可因病毒侵袭各种腺体和神经系统而引起脑膜炎、脑炎、胃炎、胰腺炎、睾丸炎、卵巢炎等多种并发症，现代医学称为流行性腮腺炎。外感风温时毒是引发痄腮病的主要因素，因而本病的治疗，始终以清热解毒为总则，但在疾病的不同阶段，应根据病邪侵入的深浅轻重不同而灵活运用。归纳起来，早期要表，中期要清，后期要散。

本案患儿痄腮而见抽掣之证，为防痉厥，汪老拟以宣降化痰为法，药用薄荷、前胡疏散风热；山慈菇、连翘解毒消肿散结；苏子、白芥子、莱菔子相合即为三子养亲汤，降气消痰；冬瓜子润肺化痰；橘皮理气化痰；贝母、杷叶清肺化痰；钩藤清热平肝，息风定惊；琥珀抱龙丸化痰镇惊。二诊加入大豆卷芳香化湿浊，山栀清里热，杏仁畅气机，芦根、瓜蒌皮和胃化痰、散结滞、消胀满、通肠胃，如此则余邪得解。三诊又加入佛手、枳壳以增强下气通腑之力。

（选自《汪逢春痄腮验案举隅》）

病案二

张某，女，6岁，2012年7月11日初诊。患儿3天前出现发热，头痛，咽痛，耳下肿胀，肌肉酸痛，体温达40℃，诊为“急性流行性腮腺炎”，西医治疗未见好转。诊见：全身疼痛如杖击，咽喉疼痛，不思饮食，入夜发热恶寒，口微张，咀嚼剧痛。

左腮颊处漫肿如梨，耳垂前、后、下方肿亮，与下颌齐平，皮肤不红，边缘不清，触之肿硬、灼热、剧痛，舌红干，苔黄厚，脉弦数。证属热毒蕴结证，治应清热解毒、消肿止痛。内治以普济消毒饮加减，外用金黄散加青黛，醋调敷。外敷 1 天，患儿敷药部位皮肤潮红瘙痒，改用蜜水调敷金黄散加青黛，当日疼痛缓解，入夜低烧。第 3 天，腮肿疼痛明显减轻，肿消一半。守方续用 2 天，已无明显肿胀，余症消失，另投清热解毒、养阴扶正之方收功。随访 1 个月无不适。

（选自《如意金黄散临证验案举隅》）

第三节　顿　咳

中医所讲“顿咳”可归属于现代医学“百日咳”的范畴，百日咳是百日咳鲍特菌引起的急性呼吸道传染病，其临床特征为阵发性痉挛性咳嗽并伴有深长的鸡鸣样吸气性吼声，咳剧吐出痰涎后方可暂时缓解，如治疗不及时，病情可迁延数月，故称之为“百日咳”。百日咳主要的传播途径是通过吸入患者排出的呼吸道分泌物或空气中的飞沫，传染性很强，常引起流行，人群普遍易感，小于 5 岁儿童多发，患儿的年龄越小，病情越重，可因并发脑炎、脑病而死亡。近年由于百日咳疫苗的广泛接种，此病的发病率、病死率已明显减少。

根据顿咳的临床特征及其所具有的传染性，又将其称之为“顿呛”“顿嗽”“鸡咳”“疫咳”“天哮”等。

【源流】

早在《黄帝内经》即有对该病的相关描述，如《素问·咳论》中云：“久咳不已，则三焦受之，三焦咳状，咳而腹满，不欲食饮，此皆聚于胃，关于肺，使人多涕唾而面浮肿气逆也”。

隋代巢元方在《诸病源候论》中指出：“肺咳，咳而引颈项，而唾涎沫……厥阴咳，咳而引舌本。”其关于“肺咳”“厥阴咳”的描述与本病相似。宋代钱乙在《小儿药证直诀》中言：“病嗽……身热，痰盛，唾粘……咳而后喘，面肿……咳而哽气，时时长出气，喉中有声……吐水……吐痰涎乳食。”其描述与顿咳亦有相似之处，并在书中自创百部丸进行治疗。元代曾世荣在《活幼心书·咳嗽》中曰：“有一症，咳嗽至极时，顿呕吐，乳食与痰俱出尽，方少定，此名风痰壅盛，肝木克脾土。”描述了类似疾病的病机。

至明朝，已有顿咳、顿嗽、顿呛、天哮、时行顿咳等名称，并开始提出百日咳、鸬鹚咳等命名。如秦景明在《幼科金针》中称本病为“天哮”，并指出：“夫天哮……盖因时行传染，极难奏效。其症嗽起连连，而呕吐涎沫，涕泪交流，眼胞浮肿，吐乳鼻血，呕衄咽红。”“久嗽天哮无症名，嗽起连连数百声。”“天哮……若见呕血面青，饮水无度，吐脓腥臭，喉痹失音，惊厥皆至者，俱为不治。”详细描述了本病的临床表现、传染性及预后。沈时誉在《治验・顿嗽》中描述：“其嗽亦能传染，感之则发作无时，面赤腰曲，涕泪交流，每顿嗽至百声，必咳出大痰乃住，或所食乳食，尽皆吐出乃止。咳之至久，面目浮肿，或目如拳伤，或咯血，或鼻衄……此症最难速愈，必待百日后可痊。”在描述本病临床表现的基础之上对本病的病程又有了一定的了解。寇平在其《全幼心鉴》中把该病正式定名为“百日咳”，该名称亦沿用至今。

清代对于顿咳的认识进一步提高，如高世栻在《医学真传・咳嗽》中提及：“咳嗽俗名曰呛，连咳不已，谓之顿呛。顿呛者，一气连呛二三十声，少者数声，呛则头倾胸曲，甚者手足拘挛，痰从口出，涕泣相随，从膺胸而下应于少腹。大人患此，如同哮喘，小儿患此，谓之时行顿呛。”详细描述了本病咳嗽的特点，并区分了成人和孩童罹患此病后不同的临床表现。陈修园谓：“诸气上逆于肺则呛而咳，是咳嗽不止于肺而亦不离于肺。”高世栻亦在《医学真传・咳嗽》中曰：“频频服药，医者但治其气，不治其血，但理其肺，不理其肝，顿呛未已，又增他病。”他认为本病与肺有关，涉及肝，当肝肺同治。赵学敏《本草纲目拾遗・卷九中・禽部》中记载治疗顿咳使用鸬鹚涎滚水冲服，吴鞠通《温病条辨・解儿难・疹论》中提及：“凡小儿连咳数十声不能回转，半日方回如鸡声者，千金苇茎汤合葶苈大枣泻肺汤主之。”为后世医家治疗本病提供了借鉴。

【病因病机】

本病病位在肺，随疾病进展逐渐累及肝、胃、心等脏腑，外因为感受时行疫疠之气，内因为痰浊蕴伏。小儿肺脾不足，卫外之力不强，易受外邪侵袭，脾弱易生痰浊，内外相感而发病，其基本病机为痰浊壅滞，肺失宣肃。

外感时疫之邪，首犯肺卫，肺经受邪，所以病之初起，以肺气失宣的肺卫表证为主，或为风寒，或为风热。

随着病情进展，外邪深入，与伏痰相搏结，阻于气道，造成肺气上逆，发为痉咳。或表现为寒痰阻肺，或表现为热痰阻肺，因小儿纯阳之体易于化热，火灼肺津，炼液成痰，痰热互结，故痉咳期以热痰阻肺更为多见。由于顿咳病程较久，痰火内郁可影响他脏，外邪不得透达，肺主降失常从而影响肝主升失常，由肺及肝，肝失条达，肝经郁热，肝气横逆化火而见面红目赤、两眼圆睁、烦躁易怒、胁痛胁胀、目睛出血；肝气犯胃则见胃失和降，胃气上逆而呕吐；热伤血络则可见衄血、痰中带血；肺为水之上源，由于肺气上逆，治节失司，水道不畅，故而膀胱大肠失约，痉咳严重时可见二便失禁、面目浮肿；心开窍于舌，气逆犯心，心火上炎，则可见舌系带溃疡。

顿咳若治疗及时，治疗方法得当，则疾病向愈。若失治误治，则衍生变证，邪盛正衰，痰热内闭于肺，而发咳喘痰嗽，成为肺炎；痰热内陷心肝，而致神昏抽搐，并发脑病。二者为顿咳之变证，好发于年幼体弱儿。

顿咳后期，因痉咳日久，久咳伤肺，损伤肺之气阴，导致肺阴虚损或肺脾气虚，正虚邪恋。

【临床诊断】

（一）临床表现

潜伏期2～21天，一般为7～14天。

1. 前驱期

自发病至出现阵发性痉挛性咳嗽，一般为7～10天，最初为轻微咳嗽、喷嚏、结膜充血伴低热，西医学称之为卡他症状，卡他症状结束以后咳嗽日渐加重，常呈现昼轻夜重。

2. 痉咳期

出现明显的阵发性、痉挛性咳嗽为本期特点，一般持续2～6周，亦可长达2个月以上，痉咳特点为成串的、接连不断的痉挛性咳嗽后伴有一次深长吸气，此时因有较大量空气急促通过痉挛声门发出一种特殊的高音调鸡鸣样吼声，俗称“回勾”，鸡鸣样吼声过后又发生一次痉咳，反复多次，直至咳出大量黏稠痰液，痉咳方暂时得以缓解，同时可伴有呕吐。痉咳时患儿常伴有面红、口唇发绀、舌向外伸、表情焦急、两眼圆睁、颈静脉怒张、肢体弯曲，甚或眼睑及面部浮肿、眼结膜充血、鼻衄，重者出现颅内出血。痉咳程度随病情进展而逐步加重，进食、哭闹、奔跑、受凉、烟尘刺激、情绪激动均可诱发。痉咳间歇期患儿玩耍活动如常，本期如无并发症，体温多为正常。

3. 恢复期

此期痉咳得到缓解，鸡鸣样吼声消失至咳嗽停止，持续时间2～3周；如并发肺炎、肺不张等其他病证可迁延不愈，持续数月；如此期受到外界冷空气、烟尘刺激或外感后可再度出现痉咳，但程度较轻，持续时间较短。

整个病程体检少有阳性体征，痉咳严重时已有切齿的小儿可见舌系带溃疡，新生儿及3月龄以下患儿常有不典型痉咳，多数咳数声后即发生屏气、发绀，甚至窒息、惊厥或心脏停搏。成人百日咳一般较轻，仅有持续咳嗽。

（二）诊断要点

1. 流行病学史

详细询问当地顿咳流行情况、疑似顿咳患儿的预防接种史、顿咳患者接触史，一般患儿在发病前1～3周可有顿咳接触史。

2. 临床表现

阵发性痉挛性咳嗽并伴有吸气性鸡鸣样吼声，如病程初期患儿在体温下降后咳嗽反而加剧，尤以夜间为著，但肺部无明显阳性体征者，应考虑为疑似顿咳。

3. 实验室检查

（1）发病早期外周血白细胞计数升高，痉咳期最为明显，常为 $20 \sim 50 \times 10^9/L$，其中以淋巴细胞为主，一般大于60%，亦有高达90%者；

（2）细菌学检查：采用鼻咽拭子或咳碟法培养出百日咳杆菌，发病早期阳性率较高；亦可应用荧光染色体法在咽拭子涂片检查中发现百日咳杆菌；

（3）血清学检查：酶联免疫吸附试验可以测定百日咳特异性 IgM、IgG、IgA 抗体作为早期诊断的依据，此方法对细菌培养阳性者更有意义，其中 IgA、IgM 抗体检测在敏感性、特异性及可重复性方面不及 IgG 抗体；

（4）分子生物学检测：用 PCR 检测患者鼻咽分泌物中的百日咳杆菌 DNA，具有快速、敏感、特异的诊断价值，PCR 检测和血清学检测具有较高的一致性。

【临证思路】

（一）识症

1. 咳嗽

顿咳的咳嗽是其最具有特征性的临床表现，在前驱期咳嗽多不频繁，风寒咳嗽声浊，风热咳嗽咳声高亢，并常常伴有低热、喷嚏等肺卫表证；在痉咳期，咳嗽常常表现为阵发性痉挛性咳嗽并伴有深长的鸡鸣样吸气性吼声，为外邪深入，与伏痰相搏结，阻于气道，造成肺气上逆所导致；恢复期，痉咳得到缓解，咳声无力或咳声嘶哑，后鸡鸣样吼声消失，咳嗽逐渐停止，乃正盛邪衰，疾病向愈之临床表现。

2. 呕吐

痉咳期，咳嗽剧烈后可伴有呕吐，呕吐物为痰涎或胃内容物，呕吐频繁，声洪，呕吐物酸臭者，为热；呕吐物为清稀痰水或不消化食物者，为寒；呕吐酸苦，每因情志刺激而加重，伴胸胁胀痛、精神郁闷、易怒易哭者，为肝气犯胃、肝经郁热。

3. 咳痰

前驱期风寒郁表可见痰白清稀，风热郁肺可见痰黄黏稠；痉咳期可见咳嗽剧烈，咳剧吐出痰涎后方可暂时缓解，痰热阻肺可见痰液难以咳出，痰浊阻肺可见痰液清稀，痰量较多，若热伤血络，可见痰中带血；恢复期咳声无力或咳声嘶哑，肺阴虚可见干咳无痰或少痰，肺气虚可见少痰或痰液稀薄。婴幼儿时期，可见有痰而不会咯出，多数咳数声后即发生屏气、发绀，甚至窒息、惊厥，情况危急，因此需要通过辨别婴儿的咳声、舌苔、指纹及通过观察咽喉以知病性寒热及有无痰，从而进行辨证论治。

（二）审机

1. 前驱期

外感时疫之邪，首犯肺卫，肺经受邪，肺气失宣，故可见肺卫表证，可有轻微发热或不发热，风寒郁肺咳嗽声浊，痰白清稀，喷嚏，鼻塞流清涕；风热郁肺可见咳声高亢，呈逐渐加重趋势，痰黄黏稠，鼻塞流浊涕。

2. 痉咳期

表邪不解，外邪深入，与伏痰相搏结，阻于气道，造成肺气上逆，发为痉咳，或表现为寒痰阻肺，或表现为痰热阻肺，因小儿纯阳之体易于化热，火灼肺津，炼液成痰，痰热互结，故痉咳期以热痰阻肺更为多见。痉咳期最常见症状为痉咳不已、咳痰、痉咳后出现鸡鸣样吼声。痰热壅肺则痰黏色黄，热邪化火，损伤肺络则痰液带血，寒痰阻肺、痰湿蕴肺则痰量较多、痰白清稀，因黏痰壅塞气道而致痉咳，遂最后必欲吐出胶黏之痰而后快，气道暂时得以通畅而痉咳暂时休止。病邪由肺及肝，则可见咳时胁肋胀痛，正符合“肝咳之状，咳而两胁下痛”之言，面红目赤、两目圆睁、涕泪交流、心烦易怒、口干等亦为肝旺火盛之表现；肝气犯胃，胃气上逆，则可见咳必作呕；热伤血络则可见咯血、鼻衄甚或颅内出血；肺为水之上源，由于肺气上逆，治节失司，水道不畅，故而膀胱大肠失约，痉咳严重时可见二便失禁、面目浮肿；心开窍于舌，气逆犯心，心火上炎，则可见舌系带溃疡。

此期若失治误治或素体禀赋虚弱、邪气亢盛则导致邪盛正衰。痰热内闭于肺，而发咳喘痰嗽，成为肺炎；痰热内陷心肝，而致神昏抽搐，并发脑病。

3. 恢复期

久咳伤肺，正虚邪恋，伤及肺阴可见咳嗽次数逐渐减少，干咳无痰或痰少质稠，伴见手足心热、两颧潮红、形体消瘦、夜眠不安、唇燥咽干、盗汗等阴虚表现；肺脾气虚可见咳嗽无力，痰白清稀，量少，伴见面白气弱、神疲自汗、手足欠温、食少、大便溏薄等表现。

总之，本病病位主要在肺，病机与肺、肝、脾、胃相关联。

（三）定治

本病的治疗，一般根据病情的进展以分期论治。前驱期以宣肺化痰、疏风散邪为主，风寒郁肺治以疏风散寒，宣肺化痰，风热郁肺治以疏风清热，宣肺化痰，在宣肺化痰药物的基础之上配合解表药物；痉咳期以泻肺、涤痰、降逆为主，热痰者清化痰热，寒痰蕴生痰浊者温化痰浊，热痰郁而化火，损伤血络者化痰止血，同时根据病邪所犯脏腑，另施以降胃、平肝、利尿、泻心火等治疗；恢复期可见邪气伤及气阴，余邪未尽，根据气虚或阴虚的不同，分别治以健脾益气、温肺化痰或养阴润肺、清化痰液。

在本病发生发展过程中，可观察到痰阻气逆是造成咳嗽日重、痉咳频发的主要原因，因此在治疗手段上应坚持将化痰降逆贯穿始终。另外在用药方面，虽呛咳不已，但不可过用止涩之品，以免留邪难去；若病性多热、多火，虽有痉咳及咽痛、咽干，但不可过早应用滋阴之剂，以防助长邪气，病情迁延难愈。

（四）用药

1. 前驱期

外感时疫之邪，首犯肺卫，肺经受邪，肺失宣肃，故可见肺卫表证，可见轻微发热或不发热，风寒郁肺咳嗽声浊，痰白清稀，喷嚏，鼻塞流清涕，治宜疏风散寒，宣肺化痰。疏散风寒，轻者药用紫苏，重者药用金沸草，表寒较重者可另加麻黄或荆芥、防风之类；宣通肺气，药用杏仁、前胡、桔梗；燥湿化痰，药用茯苓、陈皮、法半夏；降气化痰，药用紫苏子、莱菔子、胆南星；温肺化痰，药用紫菀、百部、款冬花；若寒郁化热，可加用黄芩、知母、青黛滋阴清热。风热郁肺可见咳声高亢，呈逐渐加重趋势，痰黄黏稠，鼻塞流浊涕，治以疏风清热，宣肺化痰。疏风清热，药用桑叶、菊花、薄荷、黄芩、金银花、鱼腥草；宣肺化痰止咳，药用杏仁、桔梗、前胡、百部、枇杷叶、白前、浙贝母、天竺黄；清热利咽，药用牛蒡子、板蓝根、蝉蜕、僵蚕、射干等。

2. 痉咳期

表邪不解，外邪深入，与伏痰相搏结，阻于气道，造成肺气上逆，发为痉咳，或表现为寒痰阻肺，或表现为痰热阻肺。寒痰阻肺发为痰湿阻肺证，可见痉咳阵作，咳后有鸡鸣样回声，痰稀色白，量多，伴见纳呆便溏，治以温肺化痰，行气降逆。温肺化痰，药用紫菀、百部、款冬花、法半夏、胆南星、五味子、茯苓、陈皮；行气降逆，药用麻黄、杏仁、莱菔子、白芥子；如面白气短，则去莱菔子，加用党参、黄芪、白术。痰热郁肺可见痉咳不已，咳后有鸡鸣样回声，痰黏色黄，难以咳出，伴见舌系带溃疡、溲黄便秘，治以清热化痰，泻肺降逆。清热泻火，药用黄连、黄芩、芦根、栀子；祛湿化痰，药用竹沥、瓜蒌皮、天竺黄、杏仁、浙贝母、法半夏、百部；泻肺降逆平喘，药用葶苈子、桑白皮、苏子。热伤肺络可见剧烈痉咳，咳后有鸡鸣样回声，咯血鼻衄或痰中带血，伴见烦躁易怒、目赤出血、胸胁胀痛等，治以清热泻肺，凉血止血，因此在清热泻肺等常用药物上加用凉血止血药，如生地黄、赤芍、牡丹皮、茜草、白茅根、侧柏叶、仙鹤草、玄参、藕节等。上述诸证若痉咳剧烈难止者可另加僵蚕、地龙、钩藤、蝉蜕；若眼睑面目浮肿、小便短黄，加冬瓜仁、车前子、薏苡仁、茯苓、木通、麻黄利水渗湿；呕吐咳逆，加旋覆花、牵牛子、代赭石、竹茹降气止呕；目赤流泪，两胁胀痛，加柴胡、龙胆草、枳壳、郁金疏肝解郁，清肝火；舌系带溃疡，心烦易怒，可加山栀子清热泻火凉血。

3. 恢复期

顿咳后期，因久咳伤肺，损伤肺之气阴，导致肺阴虚损或肺脾气虚，正虚邪恋，肺阴虚损可见咳嗽次数减少、干咳无痰或痰少质稠，伴见手足心热、两颧潮红、唇燥咽干、盗汗等，治以养阴润肺，清化痰热。滋养肺阴，药用麦冬、天冬、玉竹、地骨皮、知母、天花粉、桑叶；清化痰热，药用沙参、款冬花、川贝母、瓜蒌皮、炙枇杷叶等。肺脾气虚可见咳嗽无力、痰稀色白，伴见面色偏白、神疲自汗、纳呆便溏，治以健脾益气，温肺化痰。健脾益气，药用党参、白术、茯苓、五味子、山药、黄芪、炙甘草；温肺化痰，药用陈皮、法半夏、百部、白芥子等。

【纲目条辨论治】

以病期为纲，病因为目，条辨论治。

（一）前驱期

1. 风寒郁肺

主症：恶寒，发热，无汗，或寒热不显，喷嚏，流清涕，咳嗽声浊，日渐增剧，面苍唇淡，舌苔薄白或白滑，脉浮，指纹淡红而滞。

治法：疏风散寒，宣肺化痰。

临证处理：

（1）体针疗法：天突、风门、风池、中府、肺俞、列缺、合谷，用泻法，每日1次。

（2）外治疗法：麻黄2g研末，面粉、甜酒各10g，调成饼状，贴敷于背部肺俞穴，每日2次。

（3）汤剂：杏苏散加减。药用紫苏、杏仁、桔梗、前胡、枳壳、陈皮、法半夏、茯苓、甘草、生姜、大枣等。若恶寒较重、体痛无汗，可加麻黄、防风；若咳频痰多，加苏子、莱菔子、胆南星、百部、紫菀、款冬花；若寒郁化热，加黄芩、知母、青黛。

2. 风热郁肺

主症：发热，咳嗽，咳声高亢，呈逐渐加重，口干，咽红，鼻流浊涕，面色偏红，唇色多赤，舌尖红，舌苔薄，脉象浮数，指纹浮紫。

治法：清宣肺卫，化痰降逆。

临证处理：

（1）体针疗法：大椎、曲池、中府、肺俞、列缺、合谷，用泻法，每日1次。

（2）推拿疗法：小儿推拿：揉一窝风、顺运八卦、清肺经，平肝经，清天河水，每日1次。

（3）汤剂：桑菊饮加减。药用桑叶、菊花、连翘、薄荷、桔梗、杏仁、甘草、芦根等。发热恶风者加荆芥、防风；热势旺盛者，重用菊花、连翘，另加金银花、鱼腥草、黄芩清热解毒；痰多，加桑白皮、苏子、瓜蒌、川贝母；咳嗽多，加百部、紫菀、枇杷叶、白前；咽部疼痛明显，加板蓝根、牛蒡子、蝉蜕、僵蚕。

（二）痉咳期

1. 痰热阻肺

主症：痉咳难止，痰稠色黄难出，咳后有鸡鸣样回声，伴干呕或呕吐痰涎、食物，涕泪交流，面赤唇红，剧咳后可见目睛出血、齿衄鼻衄、痰中带血，心烦不眠，口渴溲黄，舌下系带红肿溃烂，舌红苔黄腻，脉象滑数，指纹紫而滞。

治法：清热泻肺，化痰降逆。

临证处理：

（1）体针疗法：少商、商阳点刺出血，左右手交替，每日1次，7天为一疗程。

（2）汤剂：桑白皮汤合清宁散加减。药用桑白皮、葶苈子、苏子、法半夏、芦根、桃仁、杏仁、川贝母、车前子、栀子、黄芩、黄连、百部、甘草等。热重者，加黄连、鱼腥草；痉咳剧烈难止者，加僵蚕、地龙、钩藤、蝉蜕；痰稠难以咳出者，加青黛、海蛤粉、瓜蒌、桔梗；剧咳后呕吐严重者，加旋覆花、代赭石、牵牛子、竹茹；面目浮肿、小便短少，重用车前子、葶苈子，加薏苡仁、木通、麻黄；涕泪为多伴两胁胀痛者，加龙胆草、柴胡、赤芍、枳壳；痰中带血、目睛出血、齿衄鼻衄，适加生地黄、赤芍、丹皮、玄参、白茅根、藕节、仙鹤草、侧柏叶等凉血止血之品。

2. 痰湿蕴肺

主症：痉咳阵作，咳后有鸡鸣样回声，痰液较稀薄，量多，咳痰不爽或涕泪交流，面色苍白或苍黄，目胞浮肿，纳呆，大便溏薄，小便不利，舌质淡或正常，舌苔白腻或白滑，脉象滑，指纹青紫而滞。

治法：温肺化痰，行气降逆。

临证处理：

（1）体针疗法：天突、肺俞、太渊、三阴交、阴陵泉、丰隆，平补平泻法，每日1次。

（2）外用疗法：阿魏10g，研细末，置于伤湿止痛膏上，贴敷天突穴。

（3）汤剂：小青龙汤合三子养亲汤、二陈汤加减。药用麻黄、芍药、桂枝、清半夏、五味子、陈皮、茯苓、苏子、莱菔子、白芥子、干姜、炙甘草。痉咳较剧，加百部、紫菀、僵蚕、地龙、蝉蜕、全蝎；面目浮肿，加薏苡仁、车前子；呕吐甚，加旋覆花、代赭石；纳呆气短者去莱菔子，加党参、黄芪、白术。

3. 热伤肺络

主症：痉咳剧烈，咳后有鸡鸣样回声，目睛红赤出血，目赤胞肿，心烦易怒，口干，胸胁胀痛，咯血鼻衄或痰中带血，舌红苔黄，脉数有力，指纹紫滞。

治法：清热泻肺，凉血止血。

临证处理：

（1）体针疗法：天突、肺俞、太渊、三阴交、行间、鱼际、孔最，用泻法，每日1次。

（2）汤剂：千金苇茎汤合泻白散加减。药用芦根、薏苡仁、桃仁、冬瓜仁、桑白皮、地骨皮、百部、黄连、黄芩、知母、丹皮、茜草、代赭石等。鼻衄、咯血量多加白茅根、仙鹤草、侧柏叶；痰液黄稠加竹沥、浙贝母、瓜蒌皮、天竺黄；心烦易怒加山栀子、黛蛤散；胸胁胀痛加柴胡、郁金、青皮；头晕胀痛者加钩藤。

4. 痰热闭肺

主症：痉咳剧烈，咳后有鸡鸣样回声，高热不退，咳喘气促，鼻翼扇动，口唇发绀，两肺部可闻及湿啰音，舌红苔黄，脉数有力，指纹紫滞。

治法：清热解毒，宣肺化痰。

临证处理：

（1）体针疗法：定喘、天突、大椎、丰隆，先针定喘，后针天突，中强刺激，然后在大椎穴拔火罐，痰多加丰隆，每日 1 次，5 日为一疗程。

（2）汤剂：麻杏石甘汤合桑白皮汤加减。药用麻黄、杏仁、石膏、桑白皮、葶苈子、黄连、黄芩、知母、苏子、甘草等。若高热不退，重用石膏、黄芩、黄连、知母，加鱼腥草；痰稠难咳，加浙贝母、天竺黄、瓜蒌仁；大便干结、腹胀气急，加牵牛子、大黄、枳实；口唇发绀明显，加桃仁、丹参、赤芍。

5. 热陷心肝

主症：痉咳剧烈，咳后有鸡鸣样回声，高热呕吐，谵语神昏，四肢抽搐，目睛窜视，舌质红绛，苔黄燥或黄厚，脉弦数，指纹紫。

治法：清热解毒，息风开窍。

临证处理：

（1）体针疗法：翳风、颊车、合谷、外关，用泻法，随症施之。

（2）汤剂：羚角钩藤汤加减。药用羚羊角、钩藤、石菖蒲、远志、郁金、川贝母、桑白皮、黄芩、黄连、葶苈子、竹沥、天竺黄、甘草等。神昏谵语者可合用安宫牛黄丸、紫雪丹之类。

（三）恢复期

1. 肺脾气虚

主症：痉咳缓解，咳嗽次数较前减少，咳声无力，少痰或痰液稀薄，面白气弱，神疲自汗，手足欠温，形体消瘦，纳呆便溏，舌质淡，舌苔薄而润滑，脉象细弱无力，指纹淡细。

治法：健脾益气，温肺化痰。

临证处理：

（1）体针疗法：四缝穴，用三棱针点刺，挤出黏液，左右手交替，每日 1 次，7 天为一疗程。

（2）推拿疗法：揉二马，清补脾经，清肺经，每日 1 次。

（3）汤剂：六君子汤加减。药用党参、茯苓、炙甘草、白术、陈皮、法半夏、五味子、紫菀、百部、款冬花、杏仁等。若久咳不愈，加诃子、乌梅；痰涎较多，加白芥子、制南星；神疲汗多，加黄芪、白术、牡蛎、浮小麦；四肢欠温，加熟附子、干姜、当归、桂枝；不思饮食，加神曲、麦芽、鸡内金、白蔻仁、砂仁；食后作呕，加丁香、苏梗。

2. 肺阴不足

主症：痉咳缓解，咳嗽次数较前减少，干咳少痰或无痰，咳声嘶哑，手足心热，两颧潮红，皮肤干燥，形体消瘦，虚烦盗汗，睡眠不安，口干便结，舌质红绛，舌苔少或光剥，脉象细数，指纹细紫。

治法：养阴润肺，清热化痰。

临证处理：

（1）体针疗法：天突、膏肓、太溪，用补法，每日 1 次。

（2）汤剂：沙参麦冬汤加减。药用沙参、麦冬、玉竹、天冬、桑白皮、地骨皮、知母、天花粉、百部、杏仁、川贝母、炙枇杷叶、款冬花、甘草等。久咳不愈，加乌梅、诃子；痰稠咳吐不爽，加川贝母、瓜蒌皮；声音嘶哑，加桔梗、玄参、木蝴蝶、蝉蜕；盗汗明显，加五味子、银柴胡、白薇；食欲不振，加扁豆、生谷麦芽、生山楂、鸡内金；口燥咽干者，加石斛、芦根、百合；大便干结，加火麻仁、郁李仁、全瓜蒌。

【病案参考】

病案一

王某，男，8 岁。2009 年 12 月 23 日初诊。咳嗽月余，曾服多种中西药物及肌注青霉素等，疗效不佳。现见阵发性咳嗽，夜间加剧。咳声不断，直至呕出大量痰涎，咳嗽才暂得缓解，每夜发作十余次，伴纳呆腹胀。用解痉止咳汤加味治疗：白芍 6g，地龙 6g，黄芩 6g，石膏 12g，双花 9g，鱼腥草 9g，瓜蒌 6g，玄参 6g，百部 6g，莱菔子 6g，焦三仙各 6g，枳实 6g，半夏 3g，白术 6g，茯苓 6g，杏仁 6g，2 剂，水煎服。25 日复诊，述服两剂后顿咳次数明显减少，已不呕涎，效不更方，又服该方 6 剂而痉愈。

按：由于小儿顿咳延时较长，病变常涉上、中、下三焦，而导致肺失宣肃，脾失健运，肝失条达，三脏受累，而导致顿咳之特有临床表现。肺为娇脏，喜清肃，疾毒之邪上犯，肺脏首当其冲，失其宣发肃降之职，肺气上逆而为咳，经云：“五脏所主，肺为咳是也”；“脾为生痰之源，肺为贮痰之器”，小儿脾常不足，运化失司，则水谷之精微不能四布而为痰液，阻滞中州，胃气上逆，而见呕吐涎沫之症；肝在五行中属木，与风同类，小儿肝常有余，“气有余便是火”，肝热生风，故见痉咳之状。由此可见，在顿咳发病过程中，肺脾肝三脏失调，导致风痰相搏，阻滞气道，气机不利，则痉咳剧作。阵咳之后，痰涎呕出，肺气得宣，脾痰得出，肝火得泻，气机得畅，痉咳暂止。因肺脾肝三脏之能未复，旋即又生风火痰，气机又阻，痉咳又作。方中杏仁、桑白皮、地骨皮入肺经，止咳平喘清热；白术、茯苓、半夏入脾胃经，健脾燥湿，降逆化痰；白芍、地龙入肝经，平抑肝阳，平喘止咳。脾得平，切断酿痰之源；肝得平，除去动风之根；肺得清，咳嗽自愈。

（选自《从小儿顿咳之治疗论五脏六腑皆令人咳》）

病案二

罗某，男，5个月21天，2014年9月17日因发作性痉挛性咳嗽两月来诊。一月前已在外院辗转治疗数次，查血清CMV－IgM（+），西医予红霉素，更昔洛韦等治疗，效不佳。近日痉挛性咳嗽加重，呈连声呛咳，一咳达二三十声，白天明显，夜间1～2次，异味刺激或压舌板按压后易诱发，痉咳阵作，痰出不爽，咳时面红，气喘憋闷，并引发发绀，吮乳正常，睡眠欠安，大便偏干，小便黄，舌红，苔腻，脉数，指纹淡紫隐隐。查咽稍红，听诊呼吸音增粗。审证属木旺侮金，痰阻气道，肺气上逆之证，当以祛风化痰，降气平喘为先。选方以白附饮加味，药用白附子、全蝎、僵蚕、生南星、生半夏、天麻、陈皮、南木香、丁香，共5剂。喘可治注射液各1mL，每日1次，肌注3日，曼吉纳米穴位敷贴治疗2次。22日二诊，痉咳频度明显减轻，守方4剂。29日三诊，痉咳松解大半，但出现口渴欲饮水，大便日一行，尿黄，遂予上方去南星、天麻，加钩藤、天竺黄、石膏、竹叶、黄芩祛除余热，4剂。加喜炎平注射液1mL，1次/日，肌注3日。穴位敷贴治疗同上。嘱慎风寒、节饮食可矣。待服完尽剂，诉咳止痰化，睡眠二便平，余症悉除而愈。

按：该儿痉挛性咳嗽，久经失治致病程迁延两月，邪毒深入于内，郁而化火。小儿本属肝常有余之体，遇火引动有余之肝风，火灼肺金，风火相扇，炼液成痰，如此恶性循环以致痉咳剧作不得休。闻刺激性气味或情绪激动后致使肝失疏泄，肝气犯肺，肺气失畅，宣肃失常，引动痰邪而使痉咳发作或加重。痰火互结，深蕴于内，不得透达，故见睡眠不安、小便黄、大便干、舌红、苔腻、脉数等症。辨证当属木旺侮金，痰阻气道，肺气上逆，此时非祛肝风不能化其痰、非降肺气不能平其喘，非清腑热不能祛余邪，故施以白附饮加味。临床见喘者可加地龙、矮地茶类；鼻衄加鲜茅根、侧柏叶；音嘶哑者可加木蝴蝶；呕吐频作，影响进食者加代赭石、枇杷叶。烦躁、舌质红、咽红、小便黄者加黄芩、天竺黄；纳差者加谷麦芽、山楂等；汗多加五味子、锻龙牡。总之，惟有辨证论治，方证相合，方能见效。

（选自《中医治疗百日咳综合征验案举隅》）

第四节　麻　疹

麻疹是由麻疹病毒（中医称之为麻疹时邪）引起的小儿急性出疹性传染病。临床以发热，咳嗽，鼻塞流涕，眼泪汪汪，口腔颊黏膜可见麻疹黏膜斑，周身皮肤按序泛发麻粒样大小的红色斑丘疹，疹退时皮肤有糠麸样脱屑和色素沉着斑为特征。本病曾严重危害我国儿童的身体健康，随着20世纪60年代我国普遍推广麻疹减毒活疫苗以来，本病的发病率及病死率较前已经显著下降。

本病传染性较强，四季均可出现，但好发于冬春季节，为临床常见病，发病以6个月至5岁小儿多见，8个月之前的婴儿发病和大年龄麻疹患者的出现是近年来麻疹流行的新变化。麻疹若能及时发现，及时治疗，合理调护，斑疹按序按期布发，乃为顺证，则预后良好。如麻疹出现诸多并发症，乃为逆证险候，严重者可危及生命。

【源流】

麻疹属于古代中医儿科四大要证——痧、痘、惊、疳中的痧证。

先秦时期，我国医书中已经少量有关于出疹性疾病的认识，如《神农本草经》中记载："茺蔚子，味辛，微温。主明目，益精；除水气。久服轻身。茎主瘾疹痒，可作浴汤。"

魏晋至隋唐时期，多将痘、疹、斑一类的疾病混为一谈，并未明确区分，如东晋《小品方》中记载了治疗"肿毒""丹疹"的方药，这里的"疹"极可能包括了麻疹、天花等多种出疹性疾病。又如隋·巢元方《诸病源候论》云："风邪客于睑眦之间，与血气相搏，挟热即生疮，浸渍缘目，赤而有汁，时瘥时发。世云小儿初生之时，洗浴儿不净，使秽露浸渍眼睑睫眦，后遇风邪，发即目赤烂生疮，喜难瘥，瘥后还发成疹，世人谓之胎赤。"因此可见，在此时期，虽有关于"疹"的记载，但是缺乏详细、明确的关于症状的描述。

两宋时期，我国对出疹性疾病有了进一步深入的认识。宋代儿科大家钱乙在其《小儿药证直诀疮疹候》中提到的"面燥腮赤，目胞亦赤，呵欠顿闷，乍凉乍热，咳嗽嚏喷，手足梢冷，夜卧惊悸多睡"是关于类似麻疹症状的最早记载，钱乙虽未明确"麻疹"之病名，但是其关于"麻疹"症状的描述对后世医学意义重大，同时他提出关于该种疾病的症状及治疗手段应注意与风寒相鉴别。

金元时期，麻疹逐渐开始作为一类独立性疾病从各类出疹性疾病中分离出来，危亦林在其所编纂的《世医得效方·卷第十一·小方科·活幼论》中指出："耳、鼻、脚梢、手指尖冷，乃麻疹之证。"首次提出了"麻疹"一词，同时指明了麻疹的特有症状，即耳、鼻、四肢末梢冷，第一次将症状与病名明确联系在了一起。此时期医家滑寿在其《麻证新书》中首先描述了麻疹黏膜斑，对麻疹的早期诊断有重要意义。

明清时期，随着医学水平的进步，有关麻疹的诊疗也在不断更新与发展。龚信则在《古今医鉴》中单列"麻疹"一卷，较为全面地阐述了麻疹的病因病机、辨证分型、顺证逆证以及相应方剂。陈复正在其著作《幼幼集成》中论述："其发也，与痘相似；其变也，比痘匪轻……初时发热，俨以伤目出泪而不止，鼻流涕而不干。咳嗽太急，烦躁难安。以火照之，隐隐皮肤之下；以手抹之，亭亭肌肉之间。其形若疥，其色若丹；随出随没，乍隐乍现。"较为详细地指出了麻疹的出疹的形态、部位、颜色等特点。徐春甫在《古今医统大全·痘疹泄秘》载："支氏曰：'疹证之发，多在天行疠气传染之时，沿门比屋相传，轻重相等，发热之间或咳嗽、喷嚏、鼻流清涕，眼胞浮肿、面肿、腮赤，或眼泪汪汪或恶心呕哆，即是疹候。'”把麻疹和天花的病状分辨开来。王肯堂在《证治准绳》中提及：“小儿有出一二次者，出轻而日数少者，为奶疹子；出稍重而日数稍多者，名正疹子。又出于痘前者，名奶疹子。出于痘后者，名正疹子”，详细区分了麻疹及奶疹。后张景岳在《景岳全书》中不仅记载了对麻疹形态及病因、病机的认识，而且对麻疹的异名和别称进行了相关的归纳，如“在苏松曰沙子……在山陕曰肤疮、曰糠疮、曰赤疮”等相关描述，更进一步丰富了对于麻疹的认识。

【病因病机】

麻疹的病因主要为感受麻疹时邪，其主要病变在肺脾，麻毒经口鼻而入，先伤肺卫，继而蕴于肺胃，发于肌肤，而见麻疹。如《婴童百问》中指出：“凡小儿斑疮之候，乃天行时气，热不能解，蕴积于胃，而胃主肌肉，毒气熏发于肌肉”，又如《景岳全书》提到：“疹虽非痘之比，然亦由胎毒蕴于脾肺，故发于皮毛肌肉之间，但一时传染，大小相似，则未有不由天行疠气而发者。”临床可分为顺证与逆证两个发展方向，顺证机体可及时抗邪外出，疾病向愈。逆证往往进一步发展，甚至可涉及心、肝、喉、大肠、脑等脏腑出现变证。在本病的后期往往伴随肺胃阴伤之表现。

麻为阳毒，善袭阳位，首犯肺卫，正邪交争，卫分热盛，故可见发热，甚或潮热不解；卫气御毒可见口腔麻疹黏膜斑；邪郁肺卫，类似风热袭于肺卫表证，则可见咳嗽、喷嚏、鼻塞、流涕等；麻毒性热，邪气郁闭，阳毒化火，火气上炎可见目赤流泪、畏光羞明。麻毒不解，热盛入里，内炽则肺胃热盛，正气祛邪外出，而见发热继增、咳嗽增剧、烦躁口渴；郁热化火，火热之邪损伤血络，毒泄肌肤，故可见肌肤出疹，所谓“疹出隐隐于皮肤之下，磊磊于肌肉之间”；如人体正气充盛，毒随疹泄，则可见皮疹按序布发，直至手足心及鼻尖见疹为出齐。

若禀赋不足，麻毒来势凶猛，或发疹期间复感外邪，如为风寒所伤，或失治、误治，则可能导致麻毒透达不畅而郁于体内，正不胜邪，内壅于肺或循经上攻咽喉，或麻毒内陷大肠而出现协热下利，或由于卫分热盛而深入营血，热陷厥阴，出现肝风内动或热闭心神等表现，就此产生麻毒闭肺、麻毒攻喉、麻毒攻肠、邪陷心肝等诸多变证。

疾病后期，热退疹消，然麻毒为阳邪，在麻疹蕴热外透的过程中，易损伤正气，耗伤阴津，常可见糠麸样脱屑、色素沉着斑、舌红少津、苔薄、脉细无力等气阴两虚之表现。

【临床诊断】

（一）临床表现

麻疹传染性较强，潜伏期平均为 9 ~ 14 天。临床可见典型麻疹、重型麻疹、轻型麻疹，常见并发症有肺炎、喉炎、中耳炎、脑炎等。

典型麻疹即普通型，临床最为常见，临床经过可分为疹前期、出疹期、恢复期。

1. 疹前期

时间为2～4天，常常出现发热，呈现高热，体温可达40℃以上，伴有流涕、喷嚏、咳嗽、流泪、畏光、结膜炎等，婴儿可伴见呕吐、泄泻，此期可见口腔颊黏膜粗糙、颜色鲜红，其上有数量不等的0.5～1.0mm灰白色或蓝白色斑点，周围可见红晕，称麻疹黏膜斑，此斑点出现的典型部位是颊黏膜沿第二磨牙的部位，上下唇黏膜也可见到，一旦开始出现皮疹则很快消退，此斑点是早期诊断麻疹的重要标志之一，但并非是每一例麻疹患者均可见到。

2. 出疹期

多在发热3～4天后出现皮疹，自耳后、发际、前额、面、颈部开始自上而下波及躯干和四肢手掌足底，疹间皮肤正常，皮疹初为淡红色斑丘疹，后部分融合成暗红色，出疹时体温达到高峰，全身症状加重，可有咳喘、烦躁口渴、呼吸急促、嗜睡、目眵增多、口腔分泌物增多、大便或秘或泻、小便短黄等表现。最后以手足心及鼻尖部出疹为出齐，感染麻毒较轻者，皮疹出至肘、膝以下，亦为出齐。

3. 恢复期

皮疹出现3～5天后体温开始下降，如此时体温不下降，则提示可能存在并发症；出疹后第4天皮疹按照出疹的先后顺序逐渐消退，有浅褐色色素沉着及糠皮样脱屑，1～2周后色素沉着消退，皮肤恢复正常。

本病在年长儿及成人患者中临床表现更重，可见体温更高、皮疹更突出、并发症更为多见。非典型麻疹中的轻型麻疹，由于症状轻微，临床经过良好。

（二）诊断要点

1. 出疹前接触史：在出疹前有麻疹确诊患者接触史或麻疹流行地区居住史，潜伏期平均9～14天。

2. 疹前期常常出现发热，体温可达40℃以上，伴有流涕、喷嚏、咳嗽、流泪、畏光、结膜炎等，婴儿可伴见呕吐、泄泻，口腔颊内可见麻疹黏膜斑。多在发热3～4天后进入出疹期，皮疹自耳后、发际、前额、面、颈部开始自上而下波及躯干和四肢手掌足底，疹间皮肤正常，皮疹初为淡红色斑丘疹，后部分融合成暗红色，出疹时体温达到高峰。皮疹出齐后体温开始下降，进入恢复期，皮疹持续3～5天后按照出疹的先后顺序颜色变暗并逐渐消退，有浅褐色色素沉着及糠皮样脱屑，1～2周后色素沉着消退，皮肤恢复正常。若禀赋不足，麻毒来势凶猛，则可见麻毒闭肺、麻毒攻喉、麻毒攻肠、邪陷心肝等诸多变证。

3. 实验室检查：血常规：可见白细胞正常或减少，淋巴细胞和中性粒细胞都减少，如白细胞增多可能合并细菌感染。采血前6周内未接种过含麻疹成分减毒活疫苗者，皮疹出现 1～2 天内用酶免疫检测法检出特异性 IgM 抗体，可作早期诊断。恢复期血标本麻疹 IgG 抗体滴度大于或等于 4 倍急性期抗体滴度，或急性期抗体阴性而恢复期呈现该抗体阳性。用逆转录 PCR 方法检出麻疹病毒特异性 RNA 序列，病原学检查从患儿的呼吸道分泌物中分离到麻疹病毒则为确诊依据。

【临证思路】

（一）识症

1. 发热

发热是麻疹的常见症状，疹前期邪犯肺卫，卫气抗邪外出，故可见发热，麻毒为阳邪，其性为热，多夹有恶风、头身痛、鼻塞流涕、咳嗽等，类似风热表证，但与普通风热表证不同之处在于麻毒易化火上炎，故可见双目畏光羞明、红赤，泪水汪汪。麻毒犯脾，则可见纳食减少。出疹期麻毒在表不解，由卫分传入气分，热蕴肺胃，热毒由里外泄，故发热宜高，若发热不高或不发热，是正气抗邪无力。恢复期邪退正复，阴津耗伤，故可见发热渐退，并伴有神疲少气、口干舌燥、大便干结等气阴两虚之象。若低热不退，多因阴虚邪恋、余热未清；若热降复升，亦为热毒复燃或复感他邪。

2. 皮疹

皮疹为麻疹的特征性表现，肺主皮毛，胃主肌肉，麻毒在表不解，由卫分传入气分，热蕴肺胃，郁热化火，损伤血络，外泄肌肤，故可见皮疹，一般多在发热 3～4 天后出现皮疹，色红赤，小如粟，摸之碍手，按序先发于颈项，再至头面、胸背、四肢，毒随疹泄，最后以手足心及鼻尖部出疹为出齐。感染麻毒较轻者，皮疹出至肘、膝以下，亦为出齐。皮疹自上而下出者为顺，自下而上出者为逆。皮疹稠密，疹色紫暗者，为麻毒内陷；皮疹稀疏，颜色偏淡，不易见形者，为素体虚弱，无力透疹而致皮疹逾期未出。恢复期，麻毒渐衰，故可见皮疹渐退，有浅褐色色素沉着及糠皮样脱屑，为阴血亏虚不能外荣肌肤所致，一般 1～2 周后色素沉着消失，皮肤恢复正常。

3. 咳嗽

咳嗽也是麻疹的常见症状，疹前期、出疹期随着热势增长咳嗽加剧，常表现为干咳连声不断，是因麻毒郁肺，肺气失于清肃而导致。若咳剧痰鸣，甚或咳而兼喘，气促鼻扇，为麻毒闭肺；若咳声重浊，状如犬吠，喉间痰鸣，咽喉肿痛，声音嘶哑，为麻毒攻喉。恢复期咳嗽减轻，常为干咳无痰，为肺气趋于清肃；若久咳不愈，为肺虚邪恋。

4. 体液证候

涕、泪、汗、涎、尿的排泄也是麻疹辨证的重要依据，五液俱见说明津液充足，有利于麻毒的透泄。故疹前期涕泪较多，出疹期目眵增多、口腔分泌物增多，出疹期若遍身微汗，腠理开泄，则疹出顺利；若汗少或无汗，多因复感外邪，表气郁闭，腠理不得开泄，故出疹不利；若汗出过多，又易伤津伤表，多致变证。大小便的通利同样有助于出疹和麻毒的排泄，顺证麻疹多见大小便顺畅通利；若腹泻便稀，粪便常夹有绿色黏液，气味腥酸，多为麻毒攻肠，火热下迫所致；若大便干结，小便短黄，多为热毒伤津所导致。恢复期见口干唇燥、舌红少津乃是气阴亏虚的表现。

（二）审机

1. 疹前期

麻为阳毒，善袭阳位，首犯肺卫，正邪交争，故可见发热，甚或潮热不解；邪在卫分，卫气御毒可见口腔麻疹黏膜斑，为麻疹早期特征性表现；邪郁肺卫，发病类似风热侵袭肺卫表证，则可见咳嗽、喷嚏、鼻塞、流涕等；麻毒性热，邪气郁闭，阳毒化火，火气上炎可见目赤流泪、畏光羞明。

2. 出疹期

麻毒不解，热盛入里，由卫分进入气分，肺主皮毛，胃主肌肉，肺胃郁热，热邪化火，损伤血络，外泄肌肤，故可见皮疹。麻毒为阳邪，故皮疹先出阳位后及阴位，先发于颈项，再至头面、胸背、四肢。如人体正气充盛，毒随疹泄，则可见皮疹按序布发，直至手足心及鼻尖见疹为出齐。肺胃热盛，正气驱邪外出，而见高热、咳嗽增剧、烦躁口渴。

若禀赋不足，麻毒来势凶猛，或发疹期间复感外邪，如为风寒所伤，或失治、误治，则可能导致麻毒透达不畅而郁于体内，正不胜邪，热毒内陷则可见壮热烦躁，皮疹融合、稠密、紫暗或见瘀斑或麻疹遍身、突然收没；麻毒闭肺，风热夹痰，肺失宣降，可见咳喘、憋闷，呼吸困难，喉间痰鸣；麻毒攻喉，火毒郁内则可见咳声重浊，状如犬吠，喉间痰鸣，咽喉肿痛，声音嘶哑；麻毒攻肠，火盛下迫则可见腹泻便稀，粪便常夹有绿色黏液，气味腥酸；邪陷心肝则可见烦躁不安，神昏谵妄，四肢抽搐。

3. 恢复期

疾病后期，热退疹消，然麻毒为阳邪，在麻疹蕴热外透的过程中，易损伤正气，耗伤阴津。褐色色素沉着及糠皮样脱屑，为阴血亏虚不能外荣肌肤所致，神倦无力、舌红少津、苔薄，脉细无力等均为气阴两虚之表现。

（三）定治

麻疹以外透为顺，内传为逆，前人谓之“麻宜发表透为先，形出毒解便无忧”“麻不厌透，麻喜清凉”，因此麻疹的治疗遵从宣透、清解、养阴、扶正之序，以透疹达郁，清凉解毒为要。

疹前期，邪犯肺卫，起病较急，治以辛凉透表，清宣肺卫，虽麻毒为阳邪，但多使用轻清宣透的药物，不可过用寒凉之品，正如《医宗金鉴·痘疹心法要诀》云：“凡麻疹出贵透彻，宜先用表发，使毒尽达于肌表，若过用寒凉，冰伏毒热，则必不能出透，多致毒气内攻，喘闷而毙。”

出疹期，顺证则邪入肺胃，可见壮热、皮疹布发、咳嗽加重、便秘溲赤、舌红苔黄腻、脉洪数，治以清凉解毒，透疹达邪，因热邪炽盛，故此期重点为清凉解毒，毒泄则疹消，清凉不可过用苦寒，以防伤阳而透邪无力，透疹不可过用辛温，以避温燥伤津，若疹点已透，则禁用升提药物。逆证可见麻毒闭肺、麻毒攻喉、麻毒攻肠、邪陷心肝等证侯，在清热透疹的基础之上分别运用宣肺开闭、利咽消肿、升清利湿及息风开窍之法。

恢复期，正气虚弱，阴津耗伤，治疗以扶正为本，配合益气养阴生津之法，若有余邪留恋则应同时注意祛除余邪，使得疾病向愈。

（四）用药

1. 疹前期

麻疹时邪首犯肺卫，正邪交争，卫分热盛，故可见发热、口腔麻疹黏膜斑，伴见咳嗽、喷嚏、鼻塞、流涕等；麻毒性热，邪气郁闭，阳毒化火，火气上炎可见目赤流泪、畏光羞明，治以辛凉透表，清宣肺卫。解表药以辛凉解表为主，药用薄荷、竹叶、牛蒡子、金银花、蝉蜕，恶寒重则加荆芥、防风、紫苏；解肌透疹，药用升麻、葛根、连翘、芫荽；清宣肺卫，药用桔梗、前胡、枳壳、甘草。

2. 出疹期

邪在肺卫不解，由卫分进入气分，热郁肺卫，症见壮热、烦躁、按序布发皮疹、咳嗽加重、目眵增多、便秘溲赤，治以清凉解毒，透疹达邪，此期重点为清凉解毒，毒泄则疹消。清热解毒，药用金银花、连翘、桑叶、菊花、栀子、黄连、黄芩、石膏；透疹达邪，药用葛根、蝉蜕、牛蒡子、西河柳、升麻、竹叶；宣通肺气，药用桔梗、前胡、地骨皮。如皮疹稠密，色紫暗，则清热凉血养阴，药用牡丹皮、赤芍、丹参、紫草、玄参、生地黄、藕节、白茅根；如皮疹稀疏，疹色偏淡，则益气活血，药用党参、黄芪、当归、川芎。

若禀赋不足，麻毒来势凶猛，正不胜邪，则可发生诸多变证。麻毒闭肺，可见壮热，咳喘，憋闷，呼吸困难，喉间痰鸣，皮疹融合、稠密、紫暗或见瘀斑，治以宣肺开闭，解毒活血。宣肺开闭，药用麻黄、杏仁、葶苈子、苏子、杏仁、前胡、桑白皮、款冬花；清热化痰，药用浙贝母、天竺黄、鲜竹沥、全瓜蒌；透疹外出，药用葛根、升麻、芫荽、僵蚕、西河柳；清热泻火解毒，药用石膏、黄芩、黄连、大黄、虎杖、栀子、鱼腥草；疹色紫暗、稠密，治以凉营活血，药用丹参、紫草、桃仁、赤芍、丹皮、生地黄。

麻毒攻喉，可见高热不退、咽喉肿痛溃烂、声音嘶哑、咳声重浊、声如犬吠、喉间痰鸣，甚则喘憋呼吸困难，伴见皮疹稠密、紫暗，在一般透疹的基础之上治以清热解毒，利咽消肿。清热解毒，药用金银花、板蓝根、蒲公英、连翘、生甘草、大青叶；清肺化痰平喘，药用前胡、全瓜蒌、浙贝母、葶苈子、重楼；利咽消肿，药用玄参、射干、山豆根、牛蒡子、马勃、蝉蜕、僵蚕、栀子。

邪陷心肝，症见高热不退，烦躁不安，神昏谵妄，四肢抽搐，喉间痰鸣，皮疹融合、紫暗，便秘溲赤，舌紫绛，苔黄燥起刺，脉弦数，治以平肝息风，清心开窍。平肝息风，药用羚羊角、钩藤、菊花、水牛角；养肝柔筋，药用地黄、白芍、甘草；清心安神，豁痰开窍，药用石菖蒲、天竺黄、郁金、竹茹、浙贝母、茯神、竹沥；清热解毒，药用金银花、连翘、板蓝根、龙胆草、黄芩、连翘、黄连、栀子，或合用安宫牛黄丸、紫雪丹等。

3. 恢复期

正气虚弱，阴津耗伤，以扶正为本，配合益气养阴生津之法，若有余邪留恋则同时注意祛除余邪，使得疾病向愈。气阴耗伤，症见发热渐退，咳嗽减轻，疹点按序收没，遗留褐色色素沉着及糠皮样脱屑，神倦无力，盗汗，纳食少，舌红少津，苔薄，脉细无力，治以养阴益气，清解余热。养胃益气，药用白扁豆、炒谷芽、炒麦芽、鸡内金、甘草，气虚严重者加党参、白术；养阴生津，药用南沙参、麦冬、天冬、玉竹、天花粉、五味子；清热除烦，药用地骨皮、银柴胡、淡豆豉、栀子、芦根；清热凉营，药用生地黄、丹皮、玄参、紫草；如仍有低热、咳嗽稍频繁则注意清热泻肺，药用桑叶、黄连、黄芩、连翘、桑白皮、枇杷叶等。

此期如出现麻毒攻肠，症见发热或低热不退，腹泻便稀，粪便常夹有绿色黏液，气味腥酸，舌绛苔黄腻，脉滑数，治以清热解毒，行气利湿。清热解毒，药用黄连、黄芩、连翘、生甘草。如仍有发热、咳嗽、皮疹未尽，治以辛散透表，药用葛根、柴胡、荆芥、薄荷。行气健脾胃，药用木香、焦山楂、炒白术；利水渗湿，药用滑石、车前子、茯苓、猪苓、泽泻、秦皮。

【纲目条辨论治】

以病期为纲，病因为目，条辨论治。

（一）疹前期

邪犯肺卫

主症：发热，微恶风寒，头身痛，喷嚏、咳嗽，流涕流泪、目赤畏光、泪水汪汪，咽红肿痛，婴儿可伴见呕吐、泄泻，发热 2 ~ 3 天后患儿口腔颊部近臼齿处黏膜上出现沙粒状白色疹点，周围有红晕，即麻疹黏膜斑，精神不振，食欲差，舌边尖红，苔薄黄，脉浮数，指纹浮紫。

治法：辛凉透表，清宣肺卫。

临证处理：

（1）体针疗法：肺俞、大椎、曲池、列缺、合谷，泻法，每日 1 次。

（2）推拿疗法：推攒竹，分推坎宫，推太阳，擦迎香，按风池，清脾胃，清肺经，推上三关，揉肺俞，每日1次。

（3）汤剂：宣毒发表汤加减。药用升麻、葛根、防风、荆芥、薄荷、竹叶、牛蒡子、桔梗、前胡、枳壳、连翘、甘草等。恶寒、头身痛、汗出不畅，加麻黄、紫苏、羌活，适减连翘；发热烦躁，加金银花、蝉蜕；咽红肿痛加玄参、射干、马勃；呕吐清水、大便稀薄，加藿香、佩兰、薏苡仁、白蔻仁；精神不振，食欲差，气虚无力加党参、山药、炒白术、炒麦芽；夜眠不安，小便不利加竹叶、滑石。

（二）出疹期

1. 邪入肺胃

主症：发热继增，可呈现壮热，约3～4天后出现皮疹，皮疹自耳后发际部位开始，渐蔓延至头面、颈项、躯干、四肢，自上而下，最后手足心及鼻尖部出疹为出齐，感染麻毒较轻者，皮疹出至肘、膝以下，也为出齐。自出疹至全部出齐约3天，皮疹为红色斑丘疹，热毒重者皮疹稠密、紫红，压之褪色，疹间皮肤正常。伴见烦躁口渴、咽红肿痛、咳嗽加重、目眵增多、口腔分泌物增多、纳差、大便秘结、小便短赤、舌质红绛、苔黄腻、脉洪数、指纹紫。

治法：清热解毒，透疹达邪。

临证处理：

（1）体针疗法：肺俞、大椎、曲池、合谷、尺泽、足三里，泻法，每日1～2次。

（2）外治疗法：西河柳30g，荆芥穗15g，樱桃叶15g，煎汤熏洗，用于皮疹透发不畅者。

（3）汤剂：清解透表汤加减。药用黄芩、黄连、栀子、连翘、桑叶、菊花、葛根、竹叶、防风、薄荷、牛蒡子、前胡、地骨皮、升麻、西河柳、紫草等。壮热不退、烦躁不安者加石膏、知母、淡豆豉；咽喉肿痛甚者加马勃、僵蚕、重楼、夏枯草；咳嗽痰多，加川贝母、杏仁、款冬花、全瓜蒌、桑白皮；大便秘结者，加大黄、枳实；疹色稠密、紫红者，加生地黄、赤芍、牡丹皮、白茅根；身体不热，皮疹不易透出或疹色紫暗者，加黄芪、党参、当归、川芎。

2. 麻毒闭肺

主症：壮热不退，烦躁不安，精神萎靡，咳嗽痰鸣，气急喘促，鼻翼扇动，呼吸困难，唇周发绀，面色青灰，皮疹或出而骤隐、暴出暴涌，或出疹不利、不能按序如期透达、疹点稀疏，或皮疹融合稠密，成片成斑，疹色紫暗。便秘腹胀，不思饮食，小便短赤，舌红苔黄腻，脉滑数有力，指纹紫滞。

治法：宣肺开闭，解毒活血。

临证处理：

（1）体针疗法：肺俞、大椎、曲池、尺泽、丰隆，每日1次，用泻法。

（2）汤剂：麻黄杏仁石膏甘草汤加减。药用麻黄、杏仁、前胡、石膏、甘草、桑白皮、葶苈子、苏子、黄芩、蒲公英、桔梗、芦根等。痰多涌盛者加浙贝母、鲜竹沥、天竺黄；壮热而痰稠色黄者，加栀子、鱼腥草；气急喘促者，桑白皮加量，另加炙款冬花；疹出不透者，加葛根、僵蚕、升麻、西河柳；皮疹融合稠密、疹色紫暗、口唇发绀者加丹参、桃仁、紫草、赤芍、生地黄；腹胀便秘者，加大黄、枳实、厚朴、牵牛子。

3. 麻毒攻喉

主症：高热不退，咽喉红肿疼痛，或溃烂化脓，吞咽不利，饮水呛咳，咳声重浊，状如犬吠，声音嘶哑，严重者可造成喉头水肿而出现窒息，咳促喘憋，喉间痰鸣，呼吸困难，面唇发绀，烦躁不宁，皮疹融合、稠密、紫暗或见瘀斑，舌红苔黄腻，脉滑数有力，指纹紫滞。

治法：清热解毒，利咽消肿。

临证处理：

（1）急症处理：因严重喉头水肿而出现窒息者，采取中西医结合疗法，必要时行气管插管。

（2）体针疗法：肺俞、大椎、曲池、合谷、少商、鱼际、内庭，用泻法，每日1次。

（3）汤剂：清咽下痰汤加减。药用金银花、板蓝根、蒲公英、玄参、射干、桔梗、牛蒡子、蝉蜕、僵蚕、葶苈子、前胡、全瓜蒌、浙贝母、荆芥、甘草等。咽部红肿疼痛明显者，重用牛蒡子、蝉蜕、僵蚕，另加山豆根、重楼；大便秘结不通，加玄明粉、大黄通上泻下。

4. 邪陷心肝

主症：壮热不退，烦躁谵妄，神昏抽搐，喉间痰鸣，皮疹密集、融合，成片成斑，疹色紫暗，暴出暴涌，大便秘结，小便短赤，面赤唇红，舌质红绛，舌苔黄腻或焦黄起刺，脉弦数有力，指纹紫滞，可达命关。

治法：平肝息风，清心开窍。

临证处理：

（1）体针疗法：肺俞、大椎、曲池、合谷，神昏抽搐者另加水沟、十二井穴、印堂、神门，用泻法，留针15～20分钟，每隔5分钟行针1次，水沟宜久留针。

（2）外用疗法：生杏仁、生桃仁、生栀子等量研细末，用鸡蛋清调成糊状，外敷胸部。

（3）汤剂：羚角钩藤汤加减。药用羚羊角、钩藤、菊花、桑叶、茯神、竹茹、石菖蒲、天竺黄、郁金、浙贝母、龙胆草、黄芩、栀子、生地黄、白芍、生甘草等。痰涎壅盛，加胆南星、鲜竹沥；大便秘结，加大黄、玄明粉；神昏惊厥窍闭者，合用安宫牛黄丸、紫雪丹。

（三）恢复期

1. 气阴耗伤

主症：出疹后3～4日，皮疹按序开始消退，遗留褐色色素沉着及糠皮样脱屑，发热渐退，咳嗽减轻，或声音嘶哑，神倦无力，盗汗，口干少饮，纳食较前稍有增加，舌红少津，苔薄，脉细无力，指纹淡紫。

治法：养阴益气，清解余邪。

临证处理：

（1）推拿疗法：补脾胃、补肺经、揉中脘、揉肺俞、揉脾胃俞、揉足三里，每日1次。

（2）汤剂：沙参麦冬汤加减。药用沙参、玉竹、麦冬、天花粉、桑叶、白术、白扁豆、甘草等。咳嗽稍频繁者，加桑白皮、枇杷叶；气虚严重者加党参；低热烦躁、手足心热者，加地骨皮、银柴胡、淡豆豉、栀子、芦根；纳食不香者，加炒谷芽、炒麦芽、鸡内金；大便干结者，加瓜蒌仁、火麻仁。

如见口舌生疮，齿龈红肿，疼痛衄血者，为麻毒后口疳，以泻心导赤散加减，药用黄连、生地黄、灯心草、甘草、青黛、儿茶等，并配合冰硼散、锡类散涂患处。大便干结，加大黄；阴伤较重，加玄参、麦冬。

如见两眼干涩、视物不清、眼睑赤烂、目眵增多者，为麻毒入眼，以清热退翳汤加减，药用栀子、生地黄、赤芍、龙胆草、菊花、胡黄连、木贼草、蝉蜕、甘草等。迎风流泪，加防风、荆芥、羌活；眼睑赤烂严重，加连翘、黄连。

如见麻毒后皮肤瘙痒、生疮疹如疥、心烦不宁、睡眠不宁，为麻疹后瘀癞，以消风清燥汤加减，药用川芎、当归、白芍、生地黄、防风、黄芩、黄连、天花粉、蝉蜕、苦参、威灵仙、甘草、白鲜皮、野菊花等，配合苦参、公猪胆汁煎水洗擦。

2. 麻毒攻肠

主症：皮疹已消退或退去大半，发热或低热不退，腹胀腹痛，大便泄泻次频，粪质稀黄如水，或夹有绿色黏液，气味腥酸，甚或脓血下痢，里急后重，小便短少，舌红苔黄腻，脉滑数有力，指纹紫滞。

治法：清热解毒，行气利湿。

临证处理：

（1）体针疗法：天枢、大肠俞、阴陵泉，用泻法，每日1次。

（2）汤剂：葛根黄芩黄连汤加减。药用葛根、黄芩、黄连、木香、滑石、甘草等。如仍有发热、咳嗽、皮疹未尽，治以辛散透表，药用葛根、柴胡、荆芥、薄荷；下痢脓血、里急后重，加白头翁、秦皮、地榆、白芍；若泻下频数，严重伤阴，则加用人参、麦冬、五味子生津敛阴。

【病案参考】

病案一

杨某，女，11 岁，2009 年 6 月 13 日初诊。患儿昨天开始发热，今晨头面及胸腹部可见红色疹点，疹点大小不一，皮肤灼热，咳嗽，咽痛。所在学校有同学患麻疹，舌质偏红，苔黄，脉滑数。

体格检查：体温 39.1℃，咽部充血，扁桃体Ⅱ度肿大。辨证为麻毒郁肺，治以宣毒透疹，疏风宣肺。

处方：薄荷（后下）、川贝母（冲服）各 7g，金银花 12g，牛蒡子 8g，木通、连翘、芦根、葛根、黄芩各 10g，蝉蜕、荆芥、苦杏仁各 5g，板蓝根 15g。2 剂，每日 1 剂，水煎服。

二诊：患儿麻疹已出至足，体温 37.6℃，咽微痛，进食呕吐，偶咳，口干欲饮，大便稀溏，日行数次，舌质红，苔薄黄，脉滑稍数。辨证为湿热内侵，升降失常。治以清热利湿，健脾和胃。处方：黄连 6g，炒扁豆 15g，黄芩、葛根、茯苓、竹茹、芦根、姜半夏各 10g，枳壳 8g，川贝母（冲服）、藿香各 7g，甘草 3g，地锦草 12g。3 剂，如法煎服。

三诊：患儿麻疹消退，皮肤稍痒，发热退，咽不痛，不咳，泄止，纳少，舌质红，苔薄黄，脉滑。辨证为肺阴亏虚，治以养阴润肺。处方：牡丹皮、生地黄、麦冬、玄参、鸡内金、地肤子各 10g，北沙参、薏苡仁、怀山药各 15g，知母 9g，甘草 3g。服药 5 剂，痊愈。

按：本案出疹初期以透疹为主，治予辛散、疏表、解肌，用薄荷、荆芥、葛根、牛蒡子、芦根、蝉蜕宣毒透疹。麻本火候，疹毒属阳，解毒务尽，以免遗留后患，故方中加金银花、连翘以清热解毒；在辛散透表剂中加黄芩，有清金保肺之功；加苦杏仁、川贝母以化痰止咳；加板蓝根以凉血解毒，清利咽喉；加木通泄热利水，使邪热从小便而出。复诊时，麻毒移于大肠，患儿出现腹泻，用葛根芩连汤加味以清湿热之邪。三诊疹收，病基本痊愈，在麻疹蕴热外透的过程中，阴液受伤，故后期表现为热去津亏，肺胃阴伤之证。因邪热灼伤肺阴，故投养阴润肺之品以全竟功。

（选自《黄调钧老中医治疗麻疹经验介绍》）

病案二

戴某，男，2 岁，1966 年 5 月 7 日初诊。其母代诉：4 天前出现发热、咳嗽，在当地医院诊为麻疹合并肺炎，服荆防败毒散合升麻葛根汤 3 剂，又用抗生素治疗，发热持续不退，遂来求治。

刻诊：患儿精神困顿，发热（体温 39.7℃），面色苍白，口唇发绀，口渴引饮，咳嗽气促，涕泪交流，哭声不扬，神昏，四肢时见搐搦，舌质淡红，指纹青紫。辨为气血虚弱，麻毒内伏，不能透达。治当扶正透表，活血化毒。

处方：麻黄（先煎）、荆芥（后下）各2g，赤芍、杏仁、当归、穿山甲各3g，前胡、连翘、牛蒡子、紫花地丁、生黄芪各5g，葛根6g，生石膏10g。1剂，水一碗半煎成小半碗，分3次服，4小时1次。服上药3次约3小时后，患儿面色转为潮红，似有少许疹点，上半身疹点已密布，咳嗽减轻，气息较顺，精神好转，然下半身疹点稀疏，于原方加通草3g，再服1剂。药后周身麻疹全透，发热逐渐减退，仍见目眵多、咳嗽、食欲差，拟养阴清热以善后。

处方：桑叶、川贝母、北杏仁各3g，石斛、北沙参、生麦芽、连翘、麦冬、车前子各5g，知母、甘草各2g，3剂，日1剂，分3次服。药后获愈。

按：本例为麻疹初期，气血虚弱，不能托毒外透，致麻毒内闭之证。故治之以黄芪、当归益气养血，托毒外出；葛根、麻黄、荆芥解肌透表，宣毒外出；连翘、地丁草、牛蒡子清解热毒；石膏清热除烦；前胡、北杏仁宣肺止咳；穿山甲、赤芍活血透络，促麻毒外透。诸药相配，共奏扶正托毒、宣毒解热、活血透疹之功。故能挽舟于逆流，而获良效。

（选自《邓锦生老中医治疗麻疹逆证经验》）

附：奶麻

奶麻，现代医学称之为幼儿急疹，是由人疱疹病毒6、7型引起的一种急性出疹性传染病，临床以急性高热，发热持续3~5天后体温骤降，全身出现玫瑰红色小丘疹，疹退后无脱屑及色素沉着为特征。因其皮疹形态类似麻疹，发病多见于婴幼儿，故中医学又将其称为“假麻”。

本病一年四季均可发生，以春秋季节更为常见，好发年龄为6~18月龄，无性别差异，本病预后良好，少数可合并呼吸道感染、心肌炎、心功能不全等。

【病因病机】

奶麻发病的原因是感受外来时邪，其病性多属风热范畴。风热时邪自口鼻而入，侵犯肺卫，卫气抗邪外出而出现发热、囟填，此时邪气较轻而正气充足，故虽有高热但是精神状态良好。子病及母，邪气在卫表不解，由肺传脾，肺主皮毛，脾主肌肉，热邪郁于肺脾二经，如《麻痘定论·分别各麻各样调治论》中指出：“奶麻、瘾疹之类，皆风热客于脾肺二经所致。”热盛化火，正气托毒外泄，发于肌表而为皮疹，故本病高热过后出现玫瑰红色小丘疹。邪气伤及胃脾，故在疾病过程中可伴见呕吐、腹泻、纳食欠佳等脾胃失和之表现。疾病后期，如热盛伤阴，可出现口干舌燥、舌红苔薄少津等表现，经过调理，预后良好。

【临床诊断】

1. 多发生于6~18月龄婴幼儿。

2. 突然高热，体温多达39℃或者更高，发热时精神状态尚可，部分患儿可见枕部、颈部、耳后淋巴结肿大，眼睑水肿，前囟隆起，咳嗽，腹泻，食欲不振等，发热持续3~5天后体温下降，多为骤降，热退疹出，皮疹为玫瑰红色小丘疹，主要分布于躯干部位，面部及肘、膝关节处少见。皮疹可持续3~4天，疹退后无痕迹遗留，部分患儿软腭可出现特征性红斑。

3. 血常规检查示白细胞计数明显减少，淋巴细胞增高，最高可达90%以上。

【辨证要点】

本病病位主要在肺脾，治疗以清热解毒为主，根据疾病发展阶段随证治之。

高热期，邪郁肌表，治以清热解毒，透表散热；出疹期，疹透肌肤，治以清热解毒，利咽透疹；恢复期，皮疹消退，阴津耗伤，治以养阴生津，兼清余热。

【纲目条辨论治】

以病期为纲，病因为目，条辨论治。

1. 邪郁肌表

主症：骤然高热，持续3~5天，口微渴，纳食减少，或见囟填，精神正常或稍见烦躁，咽红，舌质偏红，舌苔薄黄，指纹浮紫。

治法：清热解毒，透表散热。

临证处理：

（1）体针疗法：发热过高，针刺大椎、曲池、合谷、足三里，强刺激泻法，持续捻针3~5分钟，不留针。

（2）汤剂：银翘散加减。药用金银花、连翘、牛蒡子、桑叶、菊花、桔梗、淡竹叶、板蓝根、甘草等。恶寒、鼻塞流涕者加苏叶、防风；咳嗽者，加炒杏仁、前胡、紫菀、百部；口渴重者，加生石膏、天花粉、生地黄、麦冬；纳食减少明显、大便溏薄者，加葛根、炒白扁豆、焦山楂、砂仁、神曲；壮热不退，烦躁不安者，加知母、淡豆豉、栀子；咽部疼痛、淋巴结肿大者，加大青叶、玄参、蒲公英、射干、浙贝母、蝉蜕；囟填或见抽搐者，加僵蚕、钩藤、石决明、水牛角；神昏谵妄者可加用安宫牛黄丸或紫雪丹。

2. 疹透肌肤

主症：身热已退，肌肤出现玫瑰红色小丘疹，始见于躯干部，很快延及全身，无痒感，或可伴见烦躁口渴，咽红，纳差便干，舌红苔薄黄，指纹紫。

治法：清热解毒，利咽透疹。

临证处理：

（1）外治疗法：浮萍、白鲜皮加水煎煮，取液洗浴，于出疹期每日1～2次，持续3～4日。

（2）汤剂：化斑解毒汤加减。药用金银花、连翘、牛蒡子、荆芥、升麻、黄连、知母、生石膏、甘草等。口渴者，加芦根、玉竹、天花粉；咽红咽痛者，加青黛、马勃、玄参、大青叶；纳差者，加鸡内金、炒麦芽；大便干结者加火麻仁、瓜蒌仁。

3. 阴津耗伤

主症：身热已退，皮疹已消，皮肤较干，口干多饮，纳差，大便干结，小便短黄，舌红苔薄少津，指纹紫滞。

治法：养阴生津，兼清余热。

方药：养阴清肺汤加减。药用沙参、生地黄、麦冬、玄参、薄荷、连翘、牛蒡子、炒白芍、甘草等。口干多饮者加玉竹、石斛、芦根、天花粉；纳差者，可加焦三仙、鸡内金、白术、山药；大便干结如羊屎者，加火麻仁、瓜蒌仁；小便短黄者加车前子、滑石。

第五节　手足口病

手足口病是由肠道病毒感染引起的一种儿童常见出疹性传染病，临床以手、足、臀等部位的斑丘疹和疱疹，口腔疱疹、溃疡，发热为特征，5岁以下儿童多发。手足口病是全球性疾病，我国各地全年均有发生。

手足口病由肠道病毒引起，主要致病血清型包括柯萨奇病毒（coxsackie virus，CV）A组4～7、9、10、16型和B组1～3、5型，埃可病毒（echo virus，EV）的部分血清型和肠道病毒71型等，其中以CVA16和EVA71最为常见，重症及死亡病例多由EVA71所致。近年部分地区CVA6. CVA10有增多趋势。肠道病毒各型之间无交叉免疫力。

手足口病属于中医“温病”中“湿温”的范畴，传变具有卫气营血的规律，预后一般良好，少数重症可因邪毒内窜出现邪陷心肝、邪毒侵心、邪伤心肺、湿毒伤络等变证。

【源流】

手足口病是现代医学病名，世界大部分地区均有此病流行的报道。该病于1957年新西兰首次报道，1958年分离出柯萨奇病毒，1959年流行于英国，伯明翰证实CVA16与手足口病的关系，正式提出手足口病的命名。EV71首次于1969年美国加利福尼亚州的1名脑膜炎患儿的脑脊液中发现，而这一病毒可以引起手足口病则于1972年在美国被首次确认。我国在1981年上海首次报道手足口病，此后流行区域广泛，2008年将本病纳入我国法定丙类传染病管理范围。

对于本病中国古代无明确记载。考虑手足口病的主要症状为手、足、口腔、臀部疱疹丘疹且伴有发热、具有传染性的特点，故认为本病当归属中医“温病”“湿温”等范畴。

首先，手足口病隶属于大范畴的“温病”之说，“温病”之名始见于《素问·生气通天论》：“冬伤于寒，春必温病。”《素问·刺法论》云：“五疫之至，皆相染易，无问大小，病证相似。”《素问·六元正纪大论》中亦提到“初之气，地气迁，气乃大温，草乃早荣，民乃厉，温病乃作，身热头痛，呕吐，肌腠疮疡。”其关于温病传染性及发病特点的描述与当前手足口病相类似。清代吴鞠通《温病条辨》中描述：“温病由口鼻而入，鼻气通于肺，口气通于胃，肺病逆传，则为心包，上焦病不治，则传中焦，胃与脾也；中焦病不治，则传下焦。始上焦，终下焦。”其确立了温病顺传的三焦传变途径，亦与手足口病的疾病进展规律有相符之处。

其次，手足口病从小范畴的“湿温”论治。如隋代巢元方所著《诸病源候论·头面身体诸疮候》中云：“夫内热外虚，为风湿所乘，则生疮。所以然者，肺主气，候于皮毛；脾主肌肉。气虚则肤腠开，为风湿所乘；内热则脾气温，脾气温则肌肉生热也。湿热相搏，故头面身体皆生疮。其疮初如疱，须臾生汁。”描述了温热夹湿导致人体产生病理改变的过程及表现，与当前手足口病的发生发展有类似之处。此外，清代王孟英在《温热经纬·卷四》亦提到：“暑湿热疫诸疾，皆能外发痈疮。”又提出“既受湿又感暑也，即为湿温”，故本病亦可归属“湿温”之列。

又因手足口病疱疹的形态特征，多可借鉴古代治疗“疫疹”“疱疹”“水泡”“豌豆疮”等病的辨识及治疗方法。例如《诸病源候论·疫病疮候》说：“热毒盛，则生疱疮，疮周匝遍身，状如火疮，色赤头白者毒轻，色黑紫黯者毒重。亦名豌豆疮。”阐述了疱疮从其形态上分为轻重两种，热毒盛者，则全身疱疮，轻重鉴别之法也为现代医学所运用。宋代钱乙《小儿药证直诀·疮疹候》说：“其疮出有五名：肝为水疱，以泪出如水，其色青小；肺为脓疱，如涕稠浊，色白而大；心为斑，主心血，色赤而小，次于水疱；脾为疹，小次斑疮，其主裹血，故赤色黄浅也。”给出疹类的疾病分类辨为“水疱、脓疱、斑、疹”，因病变脏腑不同而有异，钱乙在本书中关于“病疱者，涕泪俱少，譬胞中容水，水去则瘦故也”的描述也跟当前手足口病的皮疹形态相类似。清吴谦编纂《医宗金鉴·痘疹心法要诀》中“水泡湿淫克脾经，手足稠密身面轻”，其中水泡一症的症状，跟手足口病初起的症状非常相似。

因此，我国古代医籍中虽未有对手足口病的确切描述，但是可以借鉴其相关类似疾病的辨病辨证方法，对于手足口病的中医诊疗具有积极引导作用。

【病因病机】

引起本病的外因主要是感受手足口病时邪，内因责之于小儿脾湿内蕴或湿热内蕴。病机关键为邪侵肺脾，外透肌表，其病变部位主要在肺、脾、心三经。小儿脏腑娇嫩，形气未充，卫外机能低下，邪气易趁虚而入，又加上脾常不足，易生湿邪，小儿阳常有余，易从火化，或小儿饮食不节，积滞不化，蕴积日久，致积热内生，湿与热合，形成湿热偏盛体质，更易感受手足口病时邪疫毒侵袭而发病。

手足口病一年四季均可发生，但以夏季多见，因气候原因，夏季多湿热，暑邪当令，暑必夹湿。《医门法律·热湿暑三气门》中记载："天之热气下，地之湿气上，人在气交之中，受其炎蒸，无隙可避。"手足口病时邪从口鼻而入，首先侵袭肺、脾二经，肺主皮毛，故初期多见肺卫症状，如发热、流涕、咳嗽等。湿热内郁，发于心脾，正如《小儿卫生总微论方·唇口病论》曰："风毒湿热，随其虚处所著，搏于血气，则生疮疡。"热毒郁而为疹，湿气聚而成疱，脾主四肢，开窍于口，故疱疹以口及四肢为主，舌为心之苗，湿热上熏口舌发为溃疡，因此口舌除疱疹还可表现为溃疡，患儿常常因口痛出现流涎并拒食。

轻症以发热、皮疹为主，疱疹仅见于手足肌肤及口咽部，分布稀疏，全身症状亦轻浅；重症者，邪毒不解，湿热蒸盛，内燔气营，外灼肌肤，则疱疹波及四肢、臀部，且分布稠密，根盘红晕显著，并伴有高热、烦躁口渴、口痛拒食、便秘溲赤等全身症状；危重症则为出现逆证，毒热内陷厥阴，扰动肝风，逆传心包，湿热窜及经络，临证可见壮热、神昏抽搐、颈项强直、肌肉痿软无力等逆传表现；逆传后若疫毒内陷，阳气外脱，甚或心阳虚衰，则可见皮肤花斑湿冷，继而呼吸促急、喘喝欲脱，脉微欲绝，血色泡沫痰外溢，危及生命；后期邪热渐去，气阴亏损，可见低热、食欲不振、神疲乏力或烦躁、肢体萎软等。

【临床诊断】

（一）临床表现

潜伏期多为 2～10 天，平均 3～5 天。

多突然起病，主要表现为发热，口腔部位的疱疹、溃疡，手、足、臀等部位出现斑丘疹及疱疹，典型疱疹周围有炎性红晕，疱内液体较少，不疼不痒，皮疹恢复时不结痂、不留疤，不典型皮疹通常小、厚、硬、少，有时可见瘀点、瘀斑。可伴有咳嗽、流涕、食欲不振等症状。部分轻症病例仅表现为皮疹或疱疹性咽峡炎，个别病例可无皮疹。

某些型别肠道病毒如 CVA6 和 CVA10 所致皮损严重，皮疹可表现为大疱样改变，伴疼痛及痒感，且不限于手、足、口部，此类感染者在病后 2～4 周有脱甲的症状，新甲于 1～2 月长出。

大多数患儿预后良好，一般在 1 周内痊愈，无后遗症。少数患儿发病后迅速累及神经系统，表现为脑干脑炎、脑脊髓炎、脑脊髓膜炎等，后期发展为循环衰竭、神经源性肺水肿的患儿病死率高，少数神经系统受累者可遗留神经系统后遗症。

要注意对重症病例的识别：年龄3岁以下、病程3天以内和EVA71感染为重症高危因素。

1. 持续高热

体温大于39℃，常规退热治疗效果不佳。

2. 神经系统表现

出现精神萎靡、头痛、眼球震颤或上翻、呕吐、易惊、肢体抖动、吸吮无力、站立或坐立不稳等。

3. 呼吸异常

呼吸增快、减慢或节律不整。安静状态下呼吸频率超过30~40次/分。

4. 循环功能障碍

心率增快（>160次/分）、出冷汗、四肢末梢发凉、皮肤发花、血压升高、毛细血管再充盈时间延长（>2秒）。

5. 外周血白细胞计数升高

外周血白细胞计数≥15×10^{9}/L，除外其他感染因素。

6. 血糖升高

出现应激性高血糖，血糖>8.3mmol/L。

7. 血乳酸升高

出现循环功能障碍时，通常血乳酸≥2.0mmol/L，其升高程度可作为判断预后的参考指标。

（二）诊断要点

1. 常见于学龄前儿童，发病年龄以1~5岁多见。流行季节，发病前1~2周有手足口病直接或间接接触史。

2. 发热伴手、足、口、臀部皮疹，极少数病例皮疹不典型或发热不明显，部分病例仅表现为脑炎或脑膜炎，诊断需结合病原学或血清学检查结果。

3. 实验室检查

（1）血常规及C反应蛋白（CRP）：多数病例白细胞计数正常或偏低，淋巴细胞和单核细胞相对增高；部分病例白细胞计数、中性粒细胞比例及CRP可升高，危重病例，白细胞计数明显升高。

（2）病原学及血清学：临床样本（咽拭子、粪便或肛拭子、血液等标本）肠道病毒特异性核酸检测阳性或分离到肠道病毒；急性期血清相关病毒IgM抗体阳性；恢复期血清CVA16、EVA71或其他可引起手足口病的肠道病毒中和抗体比急性期有4倍及以上升高。

（3）重症病例可予末梢血糖、血生化、血气分析、心肌酶、心电图、胸部X线或CT检查，有神经系统相关症状者予脑脊液、颅脑磁共振或CT检查。

【临证思路】

（一）识症

1. 发热

发热是手足口病最常见的伴随症状，一般轻症期发热程度较轻或无发热，持续时间短且易于退热；重症期及危重症期可呈现高热或壮热，热势重，或反复发热，持续时间长；恢复期热势渐平，或伴有低热。

轻症期邪犯肺脾证，多发热轻微或无发热，偏于肺气失宣者，常伴有恶寒、咳嗽、流涕；偏脾运失职者，伴纳差流涎，呕吐泄泻，此证脉象多为浮数。心脾积热证，除发热表现外还可伴有心烦躁扰、口干舌燥、疼痛拒食、小便黄赤、大便干结、脉数有力，多见于平素脾胃积热较重的患儿。该期热势若呈现高热，或身热持续，则容易转为重症。

重症期湿热毒盛，身热持续且全身症状较重，偏于湿重者呈现不规则发热，热势低，伴口苦口黏、喜热饮、精神不振、胸脘痞闷、恶心呕吐、大便黏腻不爽；偏于热重者，高热不退，口渴引饮，且喜冷饮，烦躁且大便干结；湿热并重者，热势较高，口渴不欲饮，脉象滑数。此期若失于调治，可出现诸多变证，进而发展至危重症期。

危重症期邪陷厥阴证，因邪毒炽盛，内陷手厥阴心包经及足厥阴肝经所导致，呈现高热持续，伴见头痛烦躁、嗜睡神昏、抽搐、易惊等心肝二经证候，脉弦数有力；邪毒侵心证热势不盛，但伴随心胸痹痛、心悸怔忡、烦躁不宁、唇甲青紫、面白无华、乏力、多汗、肌肤不温、脉微或见结代等表现；邪伤心肺证，症见壮热不退，且邪毒伤及心肺，心肺阴阳皆虚，临证以胸闷心悸、咳嗽气急、呼吸困难、口唇发绀，甚至咯吐粉红色泡沫痰为特征，脉象沉迟；湿热伤络证热势减轻，伴有肢体功能障碍，活动受限，甚或瘫痪，出现吞咽困难及呛咳，脉象濡数。

恢复期，热势渐平或伴有低热，因热病伤及气阴，可出现食欲不振、神疲乏力、口干唇燥等气阴两伤的证候表现，脉细。

2. 疱疹

疱疹是手足口病特征性的临床表现，常分布于手、足、口腔、臀部等部位，一般不疼不痒，恢复时不结痂、不留疤；部分可表现为大疱样改变，伴疼痛及痒感，且不限于手、足、口部，可波及躯干部。

轻症期疱疹分布稀疏，主要分布于手、足、口部，疹色红润，根盘红晕不著，疱液多清亮，脾胃积热较甚的患儿口腔疱疹易破溃后形成溃疡，出现疼痛拒食之表现。

重症期疱疹波及范围较轻症期广泛，可见于四肢及臀部，疱疹色泽紫暗，分布稠密，或成簇出现，根盘红晕显著，疱液浑浊，部分患儿有明显痒痛感。

危重症期可见疱疹分布稠密或量少，疱浆浑浊，甚至塌陷，邪陷厥阴证可伴见神昏、抽搐；邪毒侵心证可见心胸痹痛、心悸怔忡、烦躁不宁；邪伤心肺可见喘促气急、胸闷心悸，甚或咯吐粉红色泡沫痰；湿热伤络可见肢体痿软不用，甚至瘫痪、吞咽困难及呛咳。

部分患儿病情进展迅速，早期即出现高热、疱疹量少。色泽晦暗甚至疱疹塌陷者为邪毒深重，正气不足，疹出不利，易发展为危重症，病情凶险。

恢复期疱疹渐退，可伴见食欲不振、神疲乏力、口干唇燥等症状，为气阴两伤。

3. 舌象表现

舌象是判别疾病进展的重要依据，轻症邪气轻浅，邪在卫分，舌质红，舌苔薄白或薄黄；邪在气分，舌质红，舌苔薄黄。重症期湿热毒盛，湿重于热则舌质红，舌苔黄厚腻；热重于湿，燔灼气营，则舌质红绛，舌苔黄燥。危重症期，邪陷厥阴则舌质红绛，苔黄腻或黄燥；邪毒侵心及邪伤心肺则舌质紫暗；湿热伤络可见舌质红，苔黄腻。恢复期气阴两伤则舌淡红，苔少或薄腻。

4. 神志

疾病早期患儿神志情况尚可，部分患儿或可因口腔溃疡出现疼痛拒食及哭闹。

时邪由卫表入里，内燔气营，则可见心烦躁扰，并伴有高热、大便干结或黏腻难下、小便短赤等表现。

疾病进一步进展，如出现头痛烦躁、嗜睡易惊，甚或神昏谵语、双目上视则为邪陷厥阴；若出现心悸怔忡、烦躁不宁，伴心胸痹痛、脉结代者为邪毒侵心；如出现胸闷心悸、咳嗽气急、难以平卧者为邪伤心肺，甚者咯吐粉红色泡沫痰；肢厥汗冷者为心阳虚衰，乃急危重症。

恢复期见神疲乏力、少气懒言，乃是因为气阴两虚所致。

（二）审机

1. 轻症期

手足口病初犯，邪气不重，正气尚充足，可见手足掌心及口腔疱疹、疹色红润、稀疏散在、根盘红晕不著、疱液清凉。属邪犯肺脾者，可伴低热、流涕、咳嗽、口痛、流涎、恶心、呕吐、泄泻等；属心脾积热者，可伴有心烦躁扰、口干舌燥、口痛拒食、舌尖红苔薄黄、脉数等；偏于心火炽盛者，舌体疱疹显著；偏于脾胃积热者，唇颊、齿龈、上颚等处疱疹较多。大部分患儿可在此期痊愈。

2. 重症期

邪气由卫表传入气营，气营两燔，湿热毒盛，多见于年幼儿及感邪较重者，以手、足、口部及四肢、臀部疱疹，伴见全身症状为特征。偏于湿重者，低热起伏，口苦口黏，脘痞呕恶，大便黏腻不爽，皮肤疱疹显著，瘙痒不适；偏于热重者，高热不退，口渴引饮，口腔溃疡明显，疼痛流涎，便秘溲赤，疱疹稠密；湿热并重者热势较高，口渴不欲饮，疱疹散在手足、掌心、口周、口内、臀部等部位。

3. 危重症期

若重症期失于调治，则进一步进展为危重症期，邪毒炽盛，内陷手厥阴心包经及足厥阴肝经，常见病情突然加重，高热持续，疱疹稠密，疱浆浑浊紫暗，疱疹可形小，或可见疱疹数少甚则无疹，伴见烦躁、嗜睡易惊、神昏谵语、抽搐项强等心肝二经证候。

邪毒伤于心肺，损阴伤阳，肺失通调，心不行血，则可见壮热不退、疱疹稠密、疱浆浑浊，疱疹可波及四肢、臀部、肛周，或可见疱疹稀疏。胸闷心悸，咳嗽气急，口唇发绀甚或咯吐粉红色泡沫痰等表现，为肺化源欲绝的急危重症。

邪毒滞留，内侵于心或邪毒内炽营分，耗损心阴，则可见气虚血瘀，瘀血阻滞心脉，症见疱疹渐消、心胸痹痛、心悸怔忡、烦躁不宁。

湿热毒邪浸渍机体，故此时仍可见疱疹密集，疱浆浑浊，疱疹可波及肛周、臀部、四肢，湿热壅遏经脉，痹阻经络，气血运行不畅，筋脉失养，可见一个或多个肢体肌肉松弛无力，肢体扪之微热，肌肉可有触痛和感觉过敏，甚者出现吞咽困难及呛咳，严重者出现瘫痪，抢救及时亦可出现肢体痿废不用的后遗症。

4. 恢复期

气阴耗伤，热势已去或者伴有低热，疱疹渐消退，偏于气虚者可见神疲乏力、食欲不振、舌质淡、苔薄腻；偏于阴虚者，可见唇干口燥、舌红少苔。

（三）定治

本病以清热祛湿解毒为基本原则。轻症期属于邪犯肺脾者治以宣肺解表，清热化湿，属于心脾积热者治以清热泻脾，泻火解毒。重症期宜分清热重、湿重，以清热凉营，解毒祛湿为纲，偏湿盛者，治以利湿化湿为主，佐以清热解毒；偏热重者，治以清热解毒为主，佐以利湿化湿。若出现邪毒内陷，进展为危重期，犯及心、肝、肺诸脏以及经络者，更当及时加强清热解毒之力，并配合息风开窍、泻肺逐水、宽胸宁心、活血通络等法。重症期及危重症期患儿病情重且传变迅速，应密切观察病情变化，及早发现，及时处理，并需中西医结合抢救。恢复期，邪气退而正气亦有所虚，气阴耗伤，治以益气养阴，扶正祛邪。

（四）用药

1. 轻症期

轻症期，邪犯肺脾，卫气同病，治以宣肺解毒，清热化湿。清热解毒，宣肺透表常用金银花、连翘、黄芩、薄荷、板蓝根；祛风解表，药用防风、荆芥；芳香化湿，药用白蔻仁、石菖蒲、藿香、佩兰、香薷；清利湿热，药用滑石、茵陈、茯苓；解毒利咽，化痰止咳，药用板蓝根、射干、浙贝母、牛蒡子、玄参；解肌退热，药用葛根、柴胡、淡豆豉；清气透热，药用生石膏、知母；和胃降逆，药用紫苏梗、竹茹；渗湿止泻，药用泽泻、薏苡仁、车前子、苍术；祛风止痒，药用蝉蜕、浮萍、白鲜皮。

心脾积热者，治以清热泻脾，泻火解毒。清热泻火解毒，药用黄连、黄芩、栀子、石膏；清热凉血，除烦利尿，药用生地黄、茯苓、灯心草、淡竹叶；清热生津，药用天花粉、芦根；通腑泄热，药用大黄、玄明粉；生肌敛疮，针对疱疹溃烂不愈者，药用儿茶、五倍子；解肌退热，药用柴胡、葛根；化湿利湿，针对大便溏薄、苔白厚者，药用藿香、滑石。

2. 重症期

重症期，宜分清热重、湿重，以清热凉营，解毒祛湿为纲。偏湿盛者，治以利湿化湿为主，佐以清热解毒；偏热重者，治以清热解毒为主，佐以利湿化湿。清热解毒祛湿，常用黄连、黄芩、栀子、连翘；凉血清热，药用地黄、赤芍、牡丹皮；解毒透疹，药用板蓝根、贯众、紫草；偏于湿重者，大便稀溏，药用广藿香、佩兰、薏苡仁、滑石、竹茹清热利湿；偏于热重者，针对大便秘结，药用大黄、玄明粉泄热通便；消积导滞，药用枳实、厚朴；养阴生津，可用麦冬、芦根；清心除烦，药用淡豆豉、莲子心、焦山栀；祛风止痒，药用地肤子、白鲜皮。

3. 危重症期

危重症期，在清热解毒祛湿的基础之上根据具体的证候，加用息风开窍、泻肺逐水、宽胸宁心及疏通经络的药物。

邪陷厥阴，治以解毒清热，息风开窍。泻火解毒，药用黄芩、黄连、栀子、寒水石、大黄；平肝息风，药用羚羊角、钩藤、僵蚕、代赭石；开窍豁痰，药用石菖蒲、郁金、天竺黄；开窍安神，针对高热不退者，加用安宫牛黄丸或羚珠散；息风开窍，针对抽搐重者，加用紫雪丹；涤痰开窍安神，针对昏迷重者，加用至宝丹。

邪毒侵心，治以清热化湿，宁心通络。清热解毒，药用生石膏、黄连、黄芩、虎杖；宁心通络活血，药用红花、当归、桃仁、丹参、生地黄、川芎、赤芍、牛膝。

邪伤心肺，损阴伤阳，肺失通调，心不行血，治以泻肺逐水，温阳扶正。泻肺逐水，药用葶苈子、大黄、桑白皮；开肺涤痰，药用炙麻黄、杏仁、桑白皮、前胡、浙贝母；清热凉血，润肺化痰，针对咯血者，加用青黛、栀子、瓜蒌子；利水消肿，药用防己、椒目、泽泻、车前子；温阳扶正，药用人参、附子、龙骨、牡蛎、山茱萸；解肌退热，药用柴胡、青蒿、葛根。

湿热伤络，经脉痹阻，气血运行不畅，治以清热利湿，疏通经络。清热除湿，药用苍术、黄柏、防己、薏苡仁、蚕砂；舒筋活血通络，药用木瓜、牛膝、威灵仙、当归、忍冬藤、桑枝；清退虚热，针对低热起伏者，药用青蒿、银柴胡；化湿和中，药用藿香、厚朴、法半夏、茯苓；清热利湿通淋，药用赤小豆、蒲公英、竹叶、栀子、小蓟。

恢复期，病邪已去或留有少量余邪，则应益气养阴，扶正祛邪。益气健脾，药用丹参、白术、山药；养阴生津，药用沙参、麦冬、五味子、玉竹、石斛。若湿热伤络后出现湿热清而肢体痿软无力者，在补气基础之上应活血养血，强筋健骨。活血药用红花、川芎、桃仁、当归、赤芍、鸡血藤；养血药用木瓜、佛手、白芍；强筋健骨，药用牛膝、锁阳、五加皮、鹿角霜。

需要强调的是，中医治疗手足口病，一忌初起即用寒凉，二忌妄用辛热，三忌妄用汗下，四忌误用补涩。特别是在早期，强调辛凉宣透，若疱疹初起即用寒药退热，会使热毒遏伏，影响疱疹外透，甚至还可能因之导致疫毒内陷而发生变证。

【纲目条辨论治】

以病期为纲，病因为目，条辨论治。

（一）轻症期

1. 邪犯肺脾

主症：发热轻微或无发热，或流涕咳嗽，纳差恶心，呕吐泄泻，口腔、手掌、足跖部疱疹，分布稀疏，疹色红润，根盘红晕不著，疱液清亮，口腔疱疹破溃后形成溃疡，疼痛流涎，纳呆，恶心呕吐，泄泻，舌质红，舌苔黄腻，脉浮数。

治法：宣肺解表，清热化湿。

临证处理：

（1）体针疗法：肺俞、脾俞、大椎、少商、中脘、天枢，泻法，每日 1～2 次，少商穴可配合三棱针点刺出血。

（2）汤剂：甘露消毒丹加减。药用滑石、黄芩、茵陈、石菖蒲、川贝母、木通、藿香、连翘、白蔻仁、薄荷、射干等。若恶寒者，加防风、荆芥；高热烦躁者，加葛根、柴胡、淡豆豉；恶心呕吐者，加紫苏梗、竹茹；泄泻者，加车前子、苍术、泽泻、薏苡仁；肌肤痒甚者，加蝉蜕、白鲜皮。

2. 心脾积热

主症：身热持续，心烦躁扰，易哭闹，手、足、口腔部位疱疹，以唇舌部疱疹为多，疹色红润，分布相对稀疏，根盘红晕不著，疱液清亮，口唇干燥疼痛，欲饮食而不能，小便黄赤，大便干结，舌质红，舌苔黄厚，脉数有力。

治法：清热泻脾，泻火解毒。

临证处理：

（1）外用疗法：冰硼散、珠黄散、西瓜霜，任选一种，涂于口腔患处，1 日 2 次。

（2）汤剂：清热泻脾散合导赤散加减。药用山栀子、煅石膏、黄连、生地黄、黄芩、茯苓、竹叶、生甘草等。高热者加柴胡、葛根；口渴甚者，加天花粉、芦根；大便秘结者，加大黄、玄明粉；疱疹溃烂不愈者加儿茶、五倍子；大便溏薄，舌苔白厚者加藿香、滑石。

（二）重症期

湿热毒盛

主症：身热持续，烦躁口渴、口臭，小便黄赤，大便秘结，手、足、口及臀部疱疹，疱疹色泽紫暗，分布稠密，或成簇出现，根盘红晕显著，疱液浑浊，或伴有剧烈痛痒感，口腔出现疱疹后迅速破溃形成溃疡，溃疡灼热疼痛，流涎，拒食，也有的皮疹稀少，体温不高，精神不振，舌质红绛，苔黄厚腻或黄燥，脉滑数。

治法：清气凉营，解毒祛湿。

临证处理：

（1）外用疗法：金黄散、青黛散，任选 1 种，麻油调，涂敷于手足疱疹患处，1 日 2 次。

（2）汤剂：清瘟败毒饮加减。药用生石膏、水牛角、生地黄、栀子、黄芩、连翘、知母、牡丹皮、黄连、赤芍、玄参、板蓝根、贯众、生甘草等。如大便偏稀，偏于湿重者，去地黄、知母、玄参，加广藿香、佩兰、滑石、薏苡仁；大便秘结严重者，加大黄、玄明粉；腹胀满者，加枳实、厚朴；口渴欲饮者，加麦冬、葛根、芦根；烦躁不安者，加淡豆豉、莲子心；瘙痒重者，加白鲜皮、地肤子。

（三）危重症期

1. 邪陷厥阴

主症：高热不退，头痛烦躁，神昏谵语，或精神萎靡、嗜睡，易惊，项强，肢体抖动，抽搐，双目上视，恶心呕吐，疱疹稠密，疱浆浑浊紫暗，疱疹可形小，或可见疱疹数少甚则无疹，舌质红绛，舌苔黄燥起刺，脉弦数有力，指纹紫滞。

治法：清热解毒，息风开窍。

临证处理：

（1）体针疗法：水沟、中冲、涌泉、合谷、太冲，用泻法，随症施用。

（2）汤剂：清瘟败毒饮合羚角钩藤汤加减。药用黄芩、黄连、栀子、羚羊角、钩藤、僵蚕、石菖蒲、郁金、桑叶、菊花、竹茹、生甘草等。热盛者，加寒水石、重楼、石膏、大黄、青蒿；头痛剧烈者，加龙胆草、山栀子、黄连；烦躁、谵语者，加淡竹叶、连翘；壮热持续不退伴神昏者，加用安宫牛黄丸；惊厥者，加服羚珠散；抽搐严重者，加服紫雪丹；昏迷严重者，加服至宝丹。

2. 邪毒侵心

主症：疱疹渐消，心胸痹痛，心悸怔忡，烦躁不宁，唇甲青紫，面白无华，肢体乏力，汗出较多而四肢不温，舌质紫暗，脉微或见结代，指纹沉紫。

治法：清热化湿，宁心通络。

临证处理：

（1）体针疗法：膻中、内关、神门、太溪、心俞、膏肓，平补平泻法，每日

1 次。

（2）汤剂：葛根黄芩黄连汤合血府逐瘀汤加减。药用葛根、黄芩、黄连、桃仁、红花、当归、生地黄、牛膝、川芎、桔梗、赤芍、炙甘草等。胸闷甚者，加薤白、瓜蒌；心动悸、脉结代者，重用炙甘草，加苦参、丹参、龙骨、珍珠母；阳气欲脱者，宜以回阳救逆为主，用参附龙牡救逆汤。

3. 邪伤心肺

主症：壮热不退，胸闷，心悸，频咳喘促，鼻翼扇动，张口抬肩，不能平卧，烦躁不安，甚则面色苍白，口唇发绀，咳吐白色或粉红色泡沫样痰，疱疹稠密，疱浆浑浊，疱疹可波及四肢、臀部、肛周，或可见疱疹稀疏，甚或无皮疹，舌质紫暗，舌苔白腻，脉沉迟或脉微欲绝，指纹沉紫。

治法：泻肺逐水，解毒利湿。

临证处理：

（1）膻中、内关、三焦俞、阴陵泉，平补平泻法；肺俞、定喘、大椎、曲池、丰隆、天突用泻法，随症施治。

（2）汤剂：己椒苈黄丸合参附汤加减。药用防己、椒目、葶苈子、大黄、人参、熟附子、桑白皮、前胡、泽泻、车前子、炙甘草等。壮热不退者，加柴胡、青蒿、葛根；咯血重者，去附子、椒目、防己，加水牛角片、地黄、牡丹皮、赤芍、青黛、阿胶；若见面色灰白、四肢厥冷、汗出脉微者，重用人参、附子，加山茱萸、煅龙骨、煅牡蛎。

4. 湿热伤络

主症：一个或多个肢体肌肉痿软无力，呈现非对称性肢体功能障碍，肢体扪之微热，肌肉可有触痛和感觉过敏，活动受限，甚或出现跛行，疱疹稠密，疱浆浑浊，可波及肛周、臀部、四肢，可伴低热、吞咽困难或呛咳，胸膈痞闷，小便赤涩，舌质红，苔黄腻，脉濡数。

治法：清热利湿，通络活血。

临证处理：

（1）体针疗法：阴陵泉、大椎、内庭，上肢另选用肩髃、曲池、合谷，下肢另选用伏兔、阳陵泉、足三里、三阴交，其中足三里及三阴交用补法，阴陵泉、大椎、内庭用泻法，余穴用平补平泻法，每日 1 次。

（2）汤剂：四妙丸加味。药用苍术、黄柏、萆薢、防己、薏苡仁、蚕砂、木瓜、牛膝、丹参、川芎等。低热起伏者加青蒿、银柴胡；胸闷脘痞，舌苔厚腻者，加厚朴、茯苓、广藿香、法半夏；热邪偏胜，身热肢重，小便涩痛者，加赤小豆、蒲公英、忍冬藤、竹叶、栀子、小蓟；病久兼有瘀血阻滞者，加鸡血藤、赤芍、当归、桃仁、丹参；如肢体出现震颤、惊惕者，加羚羊角粉、钩藤、僵蚕。急性期后湿热清但气血伤，血瘀阻络者，出现肢体痿软无力，肌肉消削，跛行者，宜补气活血，强筋健骨，以补阳还五汤为主方。常用药：黄芪、当归尾、赤芍、地龙、川芎、红花、桃仁、牛膝、鸡血藤、锁阳、五加皮、鹿角霜等。

（四）恢复期

气阴两虚

主症：疱疹渐消，神疲乏力，口唇及皮肤干燥，或伴有低热，纳差，大便或干或溏，舌质淡红，苔少或薄腻，脉细无力，指纹淡红。

治法：益气健脾，养阴和胃。

临证处理：

（1）体针疗法：膻中、中脘、关元、足三里、三阴交，用补法，每日 1 次。

（2）汤剂：生脉散加味。药用人参、麦冬、五味子、白术、山药、党参、玉竹等。反复低热者，加生地黄、地骨皮、银柴胡、青蒿、白薇；食欲不振者加用焦三仙；大便干结者用火麻仁、瓜蒌仁；大便溏薄，加苍术、木香、葛根。

【病案参考】

病案一

杨某，男，3 岁半，2008 年 6 月 23 日初诊。其母代述，患儿口痛拒食，手足皮肤、口咽部出现散在疱疹 3 天，伴有低热、烦躁不安、夜寐不宁、尿黄赤、大便溏。在外院诊断为：手足口病，给予利巴韦林颗粒 50mg 抗病毒治疗，每日 2 次，辅以板蓝根冲剂，药后症状未见好转。视患儿纳呆，哭闹不安，流涎，口腔、手、足部湿疹样疱疹，色红，手足部分疱疹溃烂，舌胖苔滑，脉滑数。诸证合参，辨为湿热之邪，内郁三焦。

治法：清热化湿解毒，兼疏利三焦。

内服处方：生地黄 6g，川木通 2g，淡竹叶 5g，甘草梢 2g，滑石粉 8g，炒苍术 4g，黄柏 3g，川牛膝 5g，青黛（布包）2g，水煎服 3 剂。两煎药汁合并，一日分 3 ~ 4 次温凉饮。

外用处方：苦参 30g 煎汁滤渣，用消毒棉棒蘸药水擦拭口腔，并洗手脚，每日 3 ~ 4 次。药后 3 天其母欣喜告之，服两剂后，患儿热退，大部疱疹明显消退，颜色变淡，患儿喜食如前，眠亦安，药后诸症悉除。

（选自《张永华治疗小儿手足口病经验》）

病案二

常某，男，2 岁半，于 2014 年 6 月 7 日就诊。昨日始口腔、手足掌部出现红色丘疹、疱疹，无咽痛，无发热（腋温 36.9℃），稍咳嗽，流浊涕，小便黄，大便稍稀，昨日 2 ~ 3 次。

查体：咽红，口腔内少许疱疹，舌质红，苔薄黄，指纹浮紫。

初步诊断为手足口病。辨证为风热犯肺证，治以疏风清热，解毒透疹。药用荆芥

2g，桑叶3g，连翘3g，牛蒡子3g，葛根5g，芦根10g，紫花地丁3g，蒲公英3g，大腹皮5g，车前子3g，滑石10g，甘草2g。5剂，每日1剂，水煎服，每日2次。嘱清淡饮食，在家隔离。服药后皮疹消退，少许结痂，未见明显咳嗽，纳可，二便调。病愈。

（选自《张涤教授治疗小儿手足口病经验》）

第六节　水　痘

水痘是一种常见的小儿急性出疹性传染病，由水痘时邪（水痘带状疱疹病毒感染）引起，因其疱疹内含水液，形态椭圆，状如豆粒，故得其名。临床以发热，皮肤分批出现皮疹，斑疹、丘疹、疱疹、结痂同时存在为主要特征。本病传染性强，各年龄段小儿均可出现，高发年龄为6～9岁，一年四季均可发生，但多流行于冬、春季节，男性发病略高于女性，在集体托幼机构易发生流行。

本病预后一般良好，但存在免疫缺陷，接受免疫抑制治疗的患儿及新生儿水痘多表现为重症，易出现严重的并发症。患病后大多可获得持久免疫，二次感染水痘者极少。

【源流】

有关水痘病的论述始于宋代，《小儿药证直诀·疮疹候》中最早提出“水疱”之名，其曰：“肝为水疱，以泪出如水，其色清小。”“水痘”正式立名见于南宋《小儿卫生总微论·疮疹论》，其曰：“其疮皮薄，如水疱，破即易干者，谓之水痘。”

明代对水痘有了进一步的认识，如明·薛恺《保婴撮要》：“水痘之症，身热二三日而止，或咳嗽面赤，眼光如水，或喷嚏咳唾稠粘，与痘不同，易出易靥，不能为害……然水痘多属表邪，或发热引饮，小便赤涩者，当用升麻葛根汤。知无他症，不必用药。”其认为水痘属于表邪，提出治疗方药，并较详细描述了水痘的临床特征。明·王肯堂《证治准绳·幼科》中提到：“其疮皮薄如水泡，破即易干，而出无渐次，白色或淡红，冷冷有水浆者，谓之水痘，此表证，发于腑也……如心闷，烦躁，发热，及大小便涩，口舌生疮者，通关散主之。水痘夹黑，出来黑水流，或手足冷者，前胡、甘草、生地、玄参、连翘、茯苓、木通、蝉蜕、麦门冬、川芎、陈皮、当归、生姜水煎服。”亦认为水痘为表证，病位在腑，并提出了水痘恶候的诊疗。徐春甫在《古今医统大全》中云：“稠密如蚕种，根虽润顶面白平，摸不碍指，中有清水者，此由热毒熏蒸皮肤而为疹子。大者曰水痘，非痘疮也。”认为水痘为热毒熏蒸皮肤而致，并将水痘和痘疮进行了鉴别。综合来看，此期多将水痘归属为表邪，并对水痘的临床表现及病证鉴别有了一定的认识。

清代对水痘的认识有了进一步的提高，如吴谦在《医宗金鉴》提到：“水痘皆因湿热成，外证多与大痘同，形圆顶尖含清水，易胀易靥不浆脓，初起荆防败毒散，加味导赤继相从。”指出了水痘的病性为湿热并提及了本病的选方用药。陈复正在《幼幼集成》中云：“水痘似正痘，外候面红唇赤，眼光如水，咳嗽喷嚏，涕唾稠粘，身热二三日而出，明净如水泡，形如小豆，皮薄，痂结中心，圆晕更少，易出易靥，温之则痂难落而成烂疮，切忌姜椒辣物，并沐浴冷水，犯之则成姜疥水肿。”详细描述了水痘的前驱症状、形态特征及护理禁忌。

【病因病机】

本病病因为外感水痘时邪，从口鼻而入，蕴郁肺脾。

肺合皮毛，主宣发肃降，时邪袭肺，宣肃失常，而见发热、流涕、咳嗽等肺卫表证；脾主肌肉，脾失健运，邪毒与内湿相搏，外发肌表，初见斑疹，继而发为丘疹、疱疹。由于病邪轻浅，故初起皮疹分布稀疏，疹色红润，疱浆清凉。继而邪气由卫分传入气分，蕴于肺胃，故出现壮热口渴，皮肤出疹，皮疹为斑疹、丘疹、疱疹、结痂依次演变，根盘红晕较著，疱疹晶亮饱满，瘙痒明显，且伴大便干结，小便短黄。若因素体虚弱，调治失宜，邪毒过盛，由肺胃（卫气）内陷营血，造成气营两燔，迫血妄行，则壮热不退、皮疹密集、疹色紫暗、疱浆浑浊，甚至出现离心性分布，或可见出血性皮疹、紫癜。

毒炽气营阶段，若邪盛正衰，正不胜邪，则易发生变证。小儿肝常有余，心火易炎，邪毒炽盛，故可见壮热持续；内窜厥阴，热扰心神，引动肝风，故可见神昏、惊厥、抽搐；肺为娇脏，热毒化火，郁闭肺络，肺失宣降，可见高热咳喘。

一般而言，水痘多属风热轻证，时行邪毒清透即解。少数患儿因毒热炽盛，内犯气营或内扰心、肝、肺脏而发展为重症。

【临床诊断】

（一）临床表现

1. 水痘潜伏期为 10～21 天。

2. 临床表现轻重不一，轻者可无发热，皮疹稀少，症状轻微。典型病例，尤其在年长儿中，存在前驱期，发病前 24～48 小时可有发热伴全身不适、头痛、咽痛、纳差、轻度腹痛等症状。此期之后即出现皮疹，一般伴有轻至中度的发热，持续约 2～4 天，皮疹可见于全身，呈向心性分布，躯干部较密集，常伴强烈瘙痒感，分批出现，初期皮疹为红色斑疹、丘疹，24 小时后变为椭圆形疱疹，大小不一，24～48 小时内疱液变浑浊，且疱疹出现脐突现象，2～3 天后结痂，高峰期斑疹、丘疹、疱疹、结痂同时存在，愈后不留疤痕，无色素沉着，年龄小的儿童出现皮疹的数量较少。

3. 累及口腔和阴道的溃疡性损害常多见，许多儿童病例眼睑和结膜上出现水疱疹，但是角膜受累和严重的眼部疾病罕见。

4. 先天性水痘，孕母存在孕早期水痘发病史，可造成低出生体重，先天性畸形，主要影响皮肤、肢体、眼、脑。

5. 先天性免疫缺陷、获得性免疫缺陷、恶性肿瘤、潜伏期接受化疗、接受器官移植后、大剂量接受免疫抑制剂等情况下，本病常可发展为进展型水痘，病情危重，预后差。

6. 本病自然病程约 1 周，轻者可自愈，接种过水痘疫苗或二次感染者，症状较轻微。

（二）诊断要点

1. 起病前 2 ~3 周有水痘患者接触史。

2. 起病较急，周身可见皮疹，以躯干部为主，呈向心性分布，疱疹呈椭圆形，大小不一，内含水液，周围红晕，常伴有瘙痒感，皮疹分批出现，高峰期斑疹、丘疹、疱疹、结痂同时存在，愈后不留疤痕，无色素沉着。

3. 实验室检查

（1）血常规：白细胞计数正常或偏低，若升高则提示可能有继发细菌性感染，分类计数淋巴细胞可见升高。

（2）血清学检查：补体结合抗体高滴度或双份血清抗体滴度 4 倍以上升高可明确病原。

（3）病毒学检查：将疱疹液直接接种入人胎羊膜组织可培养分离出病毒，单纯免疫荧光法可检测出检测病毒抗原。用聚合酶链反应（PCR）检测患儿呼吸道上皮细胞和外周血白细胞中的特异性病毒 DNA 是敏感、快速的早期诊断方法。

【临证思路】

（一）识症

1. 皮疹

水痘时邪，从口鼻而入，蕴郁肺脾。脾主肌肉，外发肌表，即成皮疹，初期皮疹为红色斑疹、丘疹，后发为疱疹，疱疹呈椭圆形，大小不一，内含水液，周围红晕，常斑疹、丘疹、疱疹、结痂同时存在，愈后不留疤痕，无色素沉着。皮疹可见于全身，呈向心性分布，躯干部较密集，常伴强烈瘙痒感。疾病之初，感邪较轻，故皮疹分布稀疏，疹色红润，疱浆清凉。邪气由卫分传入气分，蕴于肺胃，皮疹为斑疹、丘疹、疱疹、结痂依次演变，根盘红晕较著，疱疹晶亮饱满，瘙痒明显，且伴高热、大便干结，小便短黄。邪毒过盛，由肺胃（卫气）内陷营血，造成气营两燔，迫血妄行，则皮疹密集，疹色紫暗，疱浆浑浊，甚至出现离心性分布，或可见出血性皮疹、紫癜，且壮热不退。若由于失治、误治出现变证，属于邪毒内陷，可见痘疹密布，呈向心性或离心性分布，疹色紫暗，疱浆浑浊，根脚较硬。

2. 发热

发热是正气抗邪外出的表现，轻症外邪侵犯肺卫，卫气抗邪外出，故可见发热。因此时正气充足而邪气较弱，故可见发热轻，并伴见恶寒、流涕、咳嗽等肺卫表证。外邪不解，由卫分进入气分，肺胃热毒炽盛，故可见壮热烦渴，伴见大便干结、小便短赤、舌红苔黄、脉象滑数。若因素体虚弱，调治失宜，邪毒过盛，由肺胃（卫气）内陷营血，造成气营两燔，迫血妄行，则壮热不退，入夜尤甚，睡卧不安，舌红或绛，苔黄糙而干，脉数有力。变证期，若壮热持续，伴见神昏、谵语甚则昏迷、抽搐，则为邪陷心肝；若高热不退，痰鸣气喘，口唇发绀，则为邪毒闭肺。

（二）审机

1. 邪伤肺脾

为水痘之轻症，常发生于感邪轻而正气充足之时，大多数水痘患者在此期痊愈。外邪侵犯肺卫，卫气抗邪外出，则出现发热，若正盛而邪偏弱，则发热轻或无发热；肺气失宣则见鼻塞流涕、咳嗽、喷嚏；小儿脾常不足，外邪夹湿或内有湿浊，邪毒与内湿相搏，外发肌表，故可见皮疹；由于感邪较轻，故此期皮疹分布稀疏，疹色红润，疱浆清亮；脾失健运，则食欲不佳，食入不消，或伴有泄泻。

2. 毒炽气营

为水痘之重症，邪气盛而正气不虚，邪毒入里，内炽气营。外邪不解，由卫分进入气分，肺胃热毒炽盛，故可见壮热烦渴；热毒化火，燔灼津液，肠道失润，腑气不通，故可见大便干结，小便短赤；邪毒外发腠理，显露于肌肤，则可见疱疹根盘红晕较著，晶亮饱满，瘙痒明显；舌红苔黄，脉象滑数，指纹紫滞均为邪毒蕴卫之表现。邪毒过盛，由肺胃（卫气）内陷营血，造成气营两燔，则壮热不退，入夜尤甚，睡卧不安；热邪迫血妄行，则可见皮疹密集，疹色紫暗，疱浆浑浊，甚至出现离心性分布，或可见出血性皮疹、紫癜；舌红或绛，苔黄燥而干，脉数有力，亦为邪入营阴之表现。

3. 邪盛正衰

为水痘之变证，经过毒炽气营阶段，若正不胜邪，正气已虚，邪气仍盛，邪毒进一步侵犯机体，则易发生变证。小儿肝常有余，心火易炎，邪毒炽盛，故可见壮热持续、烦躁不安；内陷于手厥阴心包经和足厥阴肝经，热扰心神，引动肝风，则伴见神昏、惊厥、抽搐；肺为娇脏，热毒化火，郁闭肺络，肺失宣降，可见高热不退，咳喘痰鸣。

（三）定治

本病治疗以清热、解毒、利湿为基本原则，并注意区分病位及病性。清热宜分清表热、里热，表热宜辛凉宣散，里热宜根据在气、营、血分之不同，分别施以清气泄热、清营透热等法。祛湿亦根据湿邪在表、在里的不同而分别采用芳香化湿、淡渗利湿之法。同时应视热与湿之轻重而治疗有所侧重，目的是使邪热得清，水湿得化，则水痘自除。

轻证邪伤肺卫，治宜疏风清热，利湿解毒，常选用辛凉平剂，如银翘散之类，以免温燥伤阴，使邪毒过盛，从而转为重症、逆证；重证毒炽气营，治以清气凉营，化湿解毒，注意添加辛凉透发药物，以透疹外出。对于变证，邪陷心肝者，则清热解毒，镇惊开窍；邪毒闭肺者，则清热解毒，开肺化痰。对于重证及变证注意采取中西医结合治法。

（四）用药

1. 邪伤肺卫

此证为水痘轻证，可见发热，疱疹稀疏，伴恶寒、流涕、喷嚏、咳嗽等肺卫表证，治以疏风清热，利湿解毒。多选用清宣透达之品，疏风清热解表，药用荆芥、防风、金银花、连翘、菊花、薄荷；如恶寒重，可适加紫苏；如头痛，可适加白芷、蔓荆子；清热利咽，药用射干、板蓝根、僵蚕、山豆根、蒲公英、牛蒡子；清热利湿，药用车前子、六一散（滑石、甘草、西瓜翠衣）；皮肤瘙痒者，加蝉蜕、地肤子、白鲜皮祛风止痒；素体气虚，疹稀色淡，液少皮皱者，则可加黄芪、薏苡仁。

2. 毒蕴肺胃

此证为水痘轻证的进展，可见高热烦渴，面红目赤，水痘较密集，根盘红晕，瘙痒明显，伴见咳嗽痰黏、大便干结、小便短黄，为邪毒由卫分入气分，病情较前加重，治以清热解毒，泻肺通腑。清热解毒，药用生石膏、知母、黄芩；通腑泄热，药用大黄、瓜蒌、枳实、槟榔；清肺泄热，药用芦根、地骨皮；高热者，加寒水石；咽喉红肿疼痛，加马勃、僵蚕；唇燥口干，加玄参、生地黄、葛根；皮疹瘙痒重，加白鲜皮、地肤子；皮疹密集，红赤明显，加紫草、丹皮、赤芍、生地黄；呕恶，加黄连、紫苏、竹茹。

3. 邪炽气营

此证为水痘重证，可见壮热不退，皮疹分布稠密，疹色紫暗，疱液浑浊，甚至可见出血性皮疹、紫癜，可呈离心性分布，伴见烦躁不安、口渴欲饮、面红目赤、大便干结、小便短黄，为邪气盛而正气不虚，邪毒入里，内炽气营之表现，治以清气凉营，解毒化湿。清热解毒，药用黄连、黄芩；清气泄热，药用石膏、知母；清热凉营化湿，药用牡丹皮、生地黄、赤芍、紫草、栀子、碧玉散（滑石、甘草、青黛）；清热透疹，药用升麻；若疱疹破溃，脓液外流，药用紫花地丁、白芷、大青叶、天花粉、皂角刺、败酱草；壮热者加水牛角、钩藤；津液耗伤，口唇干燥者，加用麦冬、芦根、天花粉、沙参、石斛；若湿盛，身重胸痞，加薏苡仁、木通、苍术；口舌生疮、大便干结者，加用大黄、枳实、全瓜蒌、玄明粉；小便不利，加赤小豆、滑石、蜜麻黄等。

4. 邪陷心肝

此证为水痘之变证，正气已衰而邪气有余，小儿肝常有余，心火易炎，邪毒炽盛，故可见壮热持续，烦躁不安；热扰心神，引动肝风，则伴见神昏、惊厥、抽搐。治以清热解毒，镇惊开窍。清热解毒，药用黄连、黄芩、栀子、连翘；清热养阴生津，药用生石膏、知母、天花粉、玄参；清热凉血，药用生地黄、赤芍、牡丹皮；开窍安神，药用苏合香、石菖蒲、冰片；镇惊息风，药用羚羊角粉、钩藤、牛黄、天麻、全蝎、僵蚕、蝉蜕；壮热不退者可加柴胡、寒水石；呕吐频繁，加竹茹、姜汁；头痛剧烈，加天麻、川芎。另高热神昏者，可合用安宫牛黄丸；抽搐频繁者，可合用紫雪丹；神昏痰多者，可合用至宝丹。

5. 邪毒闭肺

症见高热不退、咳喘痰鸣、鼻翼扇动、口唇发绀、大便秘结、小便黄赤，亦为水痘之变证，治以清热解毒，开肺化痰。清热解毒，药用黄连、黄芩、栀子、虎杖、连翘、贯众、鱼腥草；清解肺热，药用石膏、桑白皮、生甘草；开肺化痰，药用炙麻黄、前胡、杏仁、葶苈子、紫苏子、浙贝母、瓜蒌；痰量过多者另加款冬花、桔梗、天竺黄、鲜竹沥；口唇发绀者，加丹参、赤芍、丹皮；腹胀便秘者，加大黄、枳实、玄明粉。

【纲目条辨论治】

以病期为纲，病因为目，条辨论治。

（一）常证

1. 邪伤肺卫

主症：发热，多为低热，恶风或恶寒，可伴有头痛、鼻塞、流涕、喷嚏、咳嗽、纳差，全身性皮疹，呈向心性分布，躯干为多，点粒稀疏，疱疹形小，疹色红润，根盘红晕不显，疱浆清亮，伴有瘙痒感，舌质红，苔薄白或薄黄，脉浮数，指纹浮紫。

治法：疏风清热，利湿解毒。

临证处理：

（1）推拿疗法：清肺经、清天河水。

（2）汤剂：银翘散合六一散加减。常用药：金银花、连翘、牛蒡子、淡竹叶、薄荷、蝉蜕、桔梗、车前子、滑石、甘草。恶寒重，加荆芥、防风、紫苏；头痛，加白芷、蔓荆子；咳嗽有痰，药用杏仁、前胡、浙贝母；咽喉疼痛，加射干、板蓝根、僵蚕、山豆根、蒲公英；皮肤瘙痒者，加蝉蜕、地肤子、白鲜皮；素体气虚、疹稀色淡、液少皮皱者，加黄芪、薏苡仁。

2. 毒蕴肺胃

主症：高热烦渴，面红目赤，全身性皮疹，呈向心性分布，皮疹较密，根盘红晕较著，疱浆稍有浑浊，瘙痒明显，咳嗽痰黏，大便干结，小便短黄，舌红苔黄厚，脉数，指纹紫滞。

治法：清热解毒，泻肺通腑。

临证处理：

（1）体针疗法：高热者，可选大椎、合谷、曲池、尺泽、内庭，大椎可刺络拔罐放血，余穴用泻法，随症施治。

（2）外用疗法：苦参 30g，芒硝 30g，浮萍 15g，煎水外洗，1 日 2 次。

（3）汤剂：小麦汤加减。常用药：小麦、滑石、地骨皮、人参、大黄、知母、生石膏、芦根、枳实、瓜蒌、生甘草。高热者重用石膏，另加寒水石；咽喉红肿疼痛，加马勃、僵蚕；唇燥口干，加玄参、生地黄、葛根；皮疹瘙痒重，加白鲜皮、地肤子；皮疹密集，红赤明显，加紫草、丹皮、赤芍、生地黄；呕恶，加黄连、紫苏、竹茹。

3. 邪炽气营

主症：壮热不退，身热夜甚，全身性皮疹，分布范围较广，疹点密布，根盘红晕较著，疱疹形大，疹色红赤或紫暗，疱浆浑浊，甚可见出血性皮疹、紫癜，口腔、睑结膜、阴部可见疱疹，可呈离心性分布，伴见烦躁，睡卧不安，口渴欲饮，面赤唇红，目赤，口舌生疮，牙龈肿痛，纳差，大便干结，小便短赤，舌质红绛，苔黄糙而干或苔黄腻，脉滑数，指纹紫滞。

治法：清气凉营，解毒化湿。

临证处理：

（1）体针疗法：壮热者，可选大椎、合谷、曲池、内关、血海、十二井、十宣，其中十宣、十二井用三棱针点刺出血，大椎穴可刺络拔罐放血，余穴用泻法，随症施治。

（2）外用疗法：青黛 30g，煅石膏 50g，滑石 50g，黄柏 15g，冰片 10g，黄连 10g，研末，拌油适量，涂敷患处，每日 1 次。

（3）汤剂：清瘟败毒饮加减。常用药：水牛角、黄连、黄芩、地黄、知母、竹叶、升麻、牡丹皮、赤芍、紫草、石膏、栀子、车前草。若疱疹破溃，脓液外流，加紫花地丁、白芷、大青叶、天花粉、皂角刺、败酱草；壮热，加水牛角、钩藤；津液耗伤，口唇干燥，加用麦冬，芦根、天花粉、沙参、石斛；湿盛，身重胸痞，加薏苡仁、木通、苍术；口舌生疮、大便干结，加用大黄、枳实、全瓜蒌、玄明粉；小便不利，加竹叶、赤小豆、滑石、蜜麻黄等。

（二）变证

1. 邪陷心肝

主症：壮热持续，痘疹密布，向心性或离心性分布，疹色紫暗，疱浆浑浊，根脚较硬，常烦躁不安或狂躁，神志不清，谵语，嗜睡，或昏愦不语，伴头痛、呕吐，甚或喷射性呕吐，重者昏迷抽搐，角弓反张，舌质红绛，苔黄燥或黄厚，脉弦数，指纹紫。

治法：清热解毒，镇惊开窍。

临证处理：

（1）体针疗法：大椎、曲池、水沟、内关、太冲、合谷、涌泉、十宣，泻法，随症施治。

（2）汤剂：羚角钩藤汤合清瘟败毒饮加减。常用药：羚羊角、钩藤、桑叶、菊花、生地黄、白芍、川贝母、竹茹、茯神、黄连、黄芩、石膏、牡丹皮、栀子、竹叶、甘草。壮热不退者可加柴胡、寒水石；呕吐频繁，加竹茹、姜汁；头痛剧烈，加天麻、川芎。另高热神昏者，可合用安宫牛黄丸；抽搐频繁者，可合用紫雪丹；神昏痰多者，可合用至宝丹。

2. 邪毒闭肺

主症：发热，常呈现高热不退，痘疹密布，向心性或离心性分布，疹色紫暗，疱浆浑浊，根脚较硬，咳嗽频作，喉间痰鸣，气急喘憋，鼻翼扇动，胸高胁满，张口抬肩，难以平卧，口唇发绀，舌质红或红绛，苔黄或黄腻，脉滑数或洪数，指纹紫滞。

治法：清热解毒，开肺化痰。

临证处理：

（1）体针疗法：肺俞、定喘、膻中、尺泽、列缺、曲池、合谷、丰隆、天突，用泻法，随症施治。

（2）汤剂：麻黄杏仁甘草石膏汤合黄连解毒汤加减。常用药：麻黄、苦杏仁、前胡、石膏、黄芩、黄连、栀子、桑白皮、葶苈子、紫苏子、浙贝母、瓜蒌、紫草、甘草。痰量过多者另加款冬花、桔梗、天竺黄、鲜竹沥；口唇发绀者，加丹参、赤芍、丹皮；腹胀便秘者，加大黄、枳实、玄明粉。

【病案参考】

病案一

王某，男，3岁。发热、鼻塞流涕、咳嗽、咽痛2天，以为感冒，后因出现皮疹来诊。刻见头面、躯干散见丘疹、疱疹，疹周红晕，疱疹饱满，晶莹有水，瘙痒，咽红，口干，苔薄微黄，脉浮数。证属时行痘毒郁肺蕴脾，伤于肌肤，治以清热解毒，渗湿祛风。方用银花9g，连翘9g，大青叶6g，白鲜皮6g，蝉蜕3g，桔梗3g，生甘草3g，天花粉9g，浙贝母9g，生薏苡仁9g，淡竹叶6g。2剂。

二诊：药后身热已退，咳止，新疹未见再现，疱疹已收靥、结痂，仍步原法。上方去桔梗、浙贝母，加牡丹皮、地骨皮各6g。连服3剂，后无其他变化，遂停药。

按：本方以清热解毒为主，其中用蝉蜕、白鲜皮祛风止痒；桔梗、甘草清咽利喉；花粉、浙贝母解热生津。二诊略事出入，加牡丹皮、地骨皮凉血败毒。

（选自《孙谨臣老中医诊治小儿水痘的经验》）

病案二

刘某，男，5岁。发热1天余，热甚，面红目赤，唇干口渴，烦躁欠安，面、颈、躯干疹出较密、较大，疹晕深红，疱浆浑浊，扪之炙手，口内亦见疱疹数粒。尿黄便干，舌红苔黄，脉数。痘毒已入气窜营，必清气凉营，肃其热毒，免入血内陷之虞。方用金银花15g，黄芩6g，生石膏（先煎）30g，知母6g，碧玉散（包）15g，玄参9g，麦冬9g，生地黄9g，牡丹皮9g，赤芍6g，生谷芽15g。2剂。

二诊：药后壮热已平，面红目赤亦退，痘先出者业已结痂，尚有部分未敛。原方稍事出入，再进两剂，后以养阴败毒药收功。

按：本方为白虎汤合清营汤加减，以清气凉营解毒为法。方中“白虎”清气，“清营”凉营，伍丹皮、赤芍、碧玉散等药凉血活血解毒。诸药并进，以加强本法的效用。余临证多年，尚未见有痘内出血、皮疹化脓溃烂及继发其他险症者，可能与及早投入清热解毒药及患儿在发疹前未用过激素类药物或其他免疫抑制剂有关。

（选自《孙谨臣老中医诊治小儿水痘的经验》）

病案三

纪某，男，4岁，1998年6月16日就诊，其母代述，发热，全身出现水泡状痘疹2天，伴有纳差、阵咳，二便调，曾服退烧药及板蓝根冲剂，抗菌消炎药无效，故来就诊。查体：T 38℃，咽红肿痛，颜面及躯干皮肤可见水疱疹密集，根盘稍红，疱浆清亮。双肺呼吸音稍粗，心腹检查阴性，舌质淡红，苔薄黄，脉浮数。诊断为水痘，证属风热型，治宜疏风散邪，清热解毒。处方：金银花、连翘各9g，荆芥1.5g，竹叶、防风、薄荷、蝉衣各3g，紫花地丁、当归各8g，赤芍、芦根、桔梗各6g，牛蒡子5g，甘草3g。3剂水煎口服。并嘱：隔离，清淡饮食，若疱疹瘙痒明显，可用剩余中药煎汁或紫药水外擦，并剪短患儿指甲，以免抓破皮肤继发感染。

1998年6月19日复诊。颜面、胸部水痘已结痂，体温正常，但见乏力，纳差，汗出，烦躁，故去荆芥、竹叶，加炒山楂、炒麦芽各4g，沙参、麦冬各5g，3剂煎服以祛邪扶正化食。

1周后追问家长，述服2剂时疱疹基本干燥脱落，待3剂服完皆告愈之。

按：水痘是由外感时行邪毒引起，多属风热轻证，故以清透散解。方中银花、连翘、紫花地丁、赤芍、当归清热解毒，凉血活血为君药；荆芥、防风、蝉衣、牛蒡子、芦根解毒透疹，祛风止痒为臣药；竹叶、薄荷、桔梗、甘草为佐使药。诸药相伍，具有清热解毒、活血透疹、祛风止痒的功效。

（选自《中医治疗水痘28例》）

第七节　传染性单核细胞增多症

传染性单核细胞增多症（Infectious mononucleosis，IM）是一种单核巨噬细胞系统急性增生性传染病，小儿时期常见，主要由 EB 病毒引起，典型临床特征为不规则发热、咽峡炎、颈部淋巴结肿大，血液中出现大量异常淋巴细胞。本病病程具有自限性，在 6 岁以下幼儿常表现为轻症，甚至隐性感染。

根据本病发热、咽峡炎、淋巴结肿大、舌红、脉数等主要临床表现和疾病自身的传染性，可将其归属于中医学“温病”范畴。

【源流】

中医学没有传染性单核细胞增多症的病名记载。根据本病的传染性及临床表现如发热、咽红、烂乳蛾、浅表淋巴结肿大、肝脾肿大，在古籍中有诸多类似本病的描述，如隋代巢元方《诸病源候论·小儿杂病诸候》曰：“风热毒气客于咽喉颔颊之间，与血气相搏，结聚肿痛。”又如叶天士在《温热论》中开篇记载：“温邪上受，首先犯肺，逆传心包。肺主气属卫，心主血属营。”吴鞠通《温病条辨·上焦篇》中亦有记载：“温毒咽痛喉肿，耳前耳后肿……或喉不痛但外肿。”再如余师愚在《疫疹一得·疫疹条辨》中描述：“咽喉者，呼吸之出入，毒火熏蒸至于肿痛。”诸如此类的描述对传染性单核细胞增多症的中医认识均可提供一定的参照。

【病因病机】

现代医学认为，在临床症状相似的传染性单核细胞增多症的病例中，90% 以上是由 EB 病毒感染引起，而其他的 5% ~10% 称之为类传染性单核细胞增多症的病例则是由巨细胞病毒、鼠弓形虫、腺病毒、肝病毒及 6 型疱疹病毒所导致。

中医认为引起传染性单核细胞增多症的病邪为温热疫毒，小儿脏腑娇嫩，形气未充，易受外邪侵袭，温热疫毒时邪从口鼻而入，首犯肺卫，正气抗邪外出，则症见发热、恶寒、鼻塞等肺卫表证。小儿为纯阳之体，易感受外来瘟疫邪毒而化火，热邪入里，化火伤津，胃阴不足，毒火上炎，与正气相互交争，则出现高热，上攻咽喉则咽喉肿痛溃烂。小儿脾常不足，痰浊内生，痰热互结，气血经络受阻，则出现痰核、瘰疬，即浅表淋巴结肿大；瘀阻于腹部则为腹部癥瘕痞块，即为肝脾肿大；流窜脑络则口眼歪斜、失语瘫痪、痴呆。热毒内陷心肝则昏迷抽搐；热毒内窜营血，发于肌肤则出现斑疹。痰热壅肺，肺气闭郁，则出现咳嗽、喘促。热毒痰瘀易耗伤气津，使疾病迁延难愈，故后期表现为气阴两伤，余毒未清，病情迁延。

因此，本病的病机关键可归纳为热、毒、痰、瘀，辨证的关键是分清卫、气、营、血的不同阶段。

【临床诊断】

（一）临床表现

1. 潜伏期长短不一，在小儿潜伏期较短，约 10 天左右，青年期较长，可达 30 天。症状轻重不一，少年期比幼年期重，年龄越小症状越不典型，2 岁以下者，肝、脾、淋巴结肿大及一般症状均可不显著。

2. 发病或急或缓，一般典型症状在发病一周以后方可完全出现。

3. 发热。绝大多数患儿均可出现发热，热型不定，一般波动在 39℃左右，热程 1 周左右，虽有高热但是中毒症状轻，幼儿可不发热或仅有低热。

4. 淋巴结肿大。绝大部分患者均可出现，为本病特征之一，肿大部位主要在双侧前后颈部。

5. 咽峡炎。80% 以上的患儿出现咽痛及咽峡炎症状，扁桃体充血、肿大，陷窝可见白色渗出物，偶可形成假膜。约 1/3 患儿前腭黏膜可见丘疹及斑疹。

6. 肝脾肿大。约半数患儿可出现此症状，以脾肿大为主，在发病约 1 周可触及脾脏在肋缘下 1 ~ 3cm，伴随轻压痛，因此触诊时应轻柔，避免局部撞击，2 ~ 3 周后脾脏即渐次缩小；约有部分患儿可有肝区压痛，类似肝炎症状，约 10% 患儿可出现黄疸，但基本不会转化为慢性肝病或肝硬化。

7. 眼睑水肿。约半数患儿可出现。

8. 若病变累及肾、脑、肺等器官，可出现血尿、咳喘、惊厥以及瘫痪失语等症状，恢复期全身症状消退，但是精神状态不佳，淋巴结及肝脾肿大消退较慢，可持续数周至数月。

（二）诊断要点

1. 存在传染性单核细胞增多症患者接触史。

2. 以下临床症状至少符合三项：①发热；②咽峡炎；③颈部淋巴结肿大；④肝脏肿大；⑤脾脏肿大；⑥眼睑水肿。

3. 实验室检查

（1）血常规检查：淋巴细胞占 50% 以上和异形淋巴细胞占 10% 以上。

（2）血清嗜异凝集反应阳性比值大于 1∶64。

（3）抗 EB 病毒抗体试验阳性。

【临证思路】

（一）识症

1. 发热

温热疫毒从口鼻而入，侵犯肺卫，正气抗邪外出则可见发热，并伴见微恶风寒、微有汗、咳嗽、鼻塞流涕、头身痛等表证。小儿为纯阳之体，温邪犯表而不得解，遂入里化热，邪入气分，气分热盛则可见壮热不解，伴见咽喉红肿疼痛，乳蛾肿大，甚则溃烂，口疮口臭，便秘溲赤。外邪与体内痰湿瘀结，发为痰热，瘀阻气血经络，则呈现不规则发热，痰热瘀阻经络则出现痰核、瘰疬，即浅表淋巴结肿大。痰热瘀阻肝胆，可见发热伴目黄、肤黄、小便短黄不利、肝脾肿大。痰热流窜脑络则除发热外可见口眼歪斜、失语瘫痪、痴呆等症候表现。热毒内窜营血，可见发热持续，夜热尤甚，热毒发于肌肤则出现斑疹。若热邪内陷心肝，则壮热谵妄伴昏迷抽搐。病程日久，气津耗伤，余邪未尽，可见低热留恋，神疲气弱，口干唇燥。

2. 咽峡炎

小儿阳常有余，感受外来温热邪毒则易化火伤津，胃阴不足，毒火上炎，与正气相互交争，上攻咽喉则咽喉肿痛溃烂，甚可见扁桃体陷窝有白色渗出物，严重者可发生咽喉痹阻。

3. 淋巴结肿大

小儿脾常不足，痰浊内生，外来温热邪毒入里，痰热互结，气血经络受阻，则出现痰核、瘰疬，即浅表淋巴结肿大。

4. 肝脾肿大

热毒炽盛，炼液为痰，瘀阻于腹部则造成气血瘀滞，发为腹部癥瘕痞块，即为肝脾肿大。

（二）审机

1. 邪盛初期

温邪犯肺，肺失宣降。温热疫毒从口鼻而入首先侵犯肺卫，故见肺卫风热表证。肺主宣发肃降，外合皮毛，开窍于鼻，故临床表现为发热，恶风寒，鼻塞，鼻流浊涕，咳嗽、少量咳痰。疫毒化火最速，毒热上炎，上攻咽喉则咽喉肿痛溃烂。

2. 邪盛极期

邪入气分，热毒壅盛。热毒在表不能解，遂入里化热，邪入气分，正邪剧烈交争则可见壮热不解，热邪犯肺攻喉可见咳嗽痰喘，咽喉红肿疼痛，乳蛾肿大、甚则溃烂，并伴见口疮口臭、便秘溲赤、舌红、苔黄腻、脉洪大而滑数。

热毒炽盛，痰热流注。小儿脾常不足，痰浊内生，外邪入里，痰热互结，气血经络受阻，则出现痰核、瘰疬，即浅表淋巴结肿大；痰热瘀阻于腹部，血热互结，充斥脏腑，则发为腹部癥瘕痞块，即为肝脾肿大，伴见目黄、肤黄、小便短赤等热瘀肝胆之表现；热邪夹痰湿流窜，瘀阻脑络则口眼歪斜、失语瘫痪、痴呆；热邪夹痰湿内陷心肝，则壮热谵妄伴昏迷抽搐。

热入营血，迫血妄行。热邪按卫气营血规律进行传变，热毒由卫分、气分不解而内窜营血，可见发热持续，夜热尤甚；热邪损伤血络，迫血妄行，发于肌肤则出现斑疹，甚可见衄血、尿血。

湿热留滞，蕴蒸不解。病性本热，兼夹体内痰湿，湿性黏腻，缠绵难去。湿热留滞，故可见发热反复，缠绵不退，湿重于热者，伴见身热不扬、肢体困倦、胸腹痞闷；热重于湿者，伴见口渴、头身重痛、小便短黄不利。

3. 正虚邪恋期

病程日久，余毒未尽，正气已虚。热为阳邪，易伤阴耗液，气津受伤，出现发热减退或低热缠绵，偏气虚者，神疲气弱，易汗头晕，舌淡脉弱；偏津伤者，盗汗，五心烦热，口干唇红，大便干，小便短黄。因病邪大势已去，故可见淋巴结、肝脾逐渐缩小。

（三）定治

温热疫毒是本病的主要致病因素，热毒痰瘀是本病的基本病理特征，符合卫气营血的一般传变规律，故以清热解毒，化痰祛瘀作为本病的基本治则。无论何证均要抓住其基本病理特征及传变规律进行治疗。因此，基本治则之上，需结合疾病发展的不同阶段，不同证候表现，进行辨证论治。邪在肺卫，治以疏风清热，宣肺利咽；邪入气分，肺热壅盛，治以清气化热，泻肺涤痰；热毒炽盛，痰热流注，治以清热化痰，通络散瘀；热入营血，迫血妄行，治以清营解毒，凉血行血；湿热留滞，蕴蒸不解，治以清热解毒，化湿行气。疾病后期，正气已虚，余邪留恋，气津耗伤，治以扶正祛邪，清热养阴。又由于本病病程较长，易于反复，故治疗中后期应坚持用药，除邪务尽。

（四）用药

1. 邪盛初期

温毒初犯，邪郁肺卫，故可见发热、微恶风寒、微有汗、咳嗽、鼻塞流涕、头身痛、咽红疼痛、舌尖或舌边红、苔薄黄或薄白而干、脉浮数，治以疏风清热，宣肺利咽。清热解毒，药用金银花、连翘、大青叶；解肌透表，药用葛根、柴胡；宣透达邪利咽，药用板蓝根、山豆根、僵蚕、蝉蜕；淋巴结肿大，加蒲公英、夏枯草、白花蛇舌草、重楼；咳嗽痰多，加浙贝母、杏仁、前胡；若兼寒邪郁表，恶寒重、汗出不畅，加荆芥、紫苏、羌活；兼湿邪郁表，舌苔厚腻，大便黏腻不爽，加藿香、苍术、厚朴、滑石。此期切忌辛温升散，以免化燥伤阴，内陷逆传，亦不可应用大剂苦寒，以免邪毒留伏于内，不能外达。

2. 邪盛极期

热入气分，肺热壅盛，可见壮热烦渴、咳嗽气急、痰涎壅盛、咽喉红肿疼痛、乳蛾肿大甚则溃烂、口疮口臭、便秘溲赤、皮疹显露、淋巴结肿大、舌红苔黄糙、脉洪数，治以清气化热，泻肺平喘。清气化热，药用石膏、知母、粳米；解毒利咽，药用马勃、板蓝根、山豆根、僵蚕、蝉蜕、重楼；泻肺平喘，药用麻黄、杏仁、葶苈子、桑白皮、苏子；淋巴结肿大，治以清热消瘀，药用蒲公英、白花蛇舌草、败酱草、皂角刺、天花粉、薏苡仁、夏枯草、山慈菇、僵蚕；壮热烦渴明显，重用石膏、知母，另加黄芩；痰涎壅盛，黏稠难咯，加用浙贝母、土牛膝、天花粉、竹沥、胆南星；大便秘结者，加用大黄、枳实、厚朴、芒硝。

热毒壅滞，痰热流注，可见不规则发热，颈、腋、腹股沟等处淋巴结肿大疼痛，其中以颈部为甚，脾肿大，舌红苔黄腻，脉滑数，治以清热化痰，通络散瘀。清热化痰，药用金银花、连翘、浙贝母、牛蒡子、青黛、蒲公英；通络散瘀，药用夏枯草、山慈菇、海藻、昆布、海蛤粉、牡蛎；淋巴结硬肿不痛，日久不消，热势不甚，加桃仁、红花、赤芍、皂角刺、天花粉。若痰热瘀于脏腑，可见胁肋胀痛，肝脾肿大，加柴胡、川楝子、三棱、莪术、丹参、桃仁、乳香、没药之类疏肝理气、活血化瘀；若湿热瘀于肝胆，症见黄疸，加用行瘀利湿药物，药用茵陈、栀子、大黄、郁金；若热陷心肝，加用息风开窍药物，药用羚羊角、钩藤、石决明、僵蚕、水牛角、玄参；若瘀毒阻络，加用活血通络药物，药用独活、桑寄生、桑枝、姜黄、羌活、僵蚕、全蝎、白附子等。

温毒日甚，热伤营血，则可见持续发热，入夜尤甚，口干不欲饮，皮肤斑疹隐隐或疹色鲜红，数日后消退，热势重而入血分者，可见衄血，尿血等，舌质红绛而少苔或无苔，脉细数，治以清营解毒，凉血行血。清营解毒，药用生地黄、金银花、连翘、玄参、黄连、竹叶心；凉血行血止血，药用紫草、白茅根、侧柏叶、地榆炭、小蓟、水牛角。

热邪夹湿，湿热蕴滞，可见发热持续、缠绵不退、身热不扬、汗出不透、头身重痛、面黄困倦、呕恶纳呆、渴不欲饮、胸腹痞闷、红疹白㾦、大便黏滞不爽、小便短黄不利、舌偏红苔黄腻、脉数，治以清热解毒，化湿行气。清热解毒，药用黄芩、连翘、薄荷；化湿行气，药用滑石、茵陈、石菖蒲、藿香、木通、白蔻仁；咽喉红肿显著，加马勃、僵蚕、山豆根、板蓝根；皮疹显著，加紫草、升麻、牡丹皮；淋巴结肿大，可加夏枯草、浙贝母、蒲公英；呕恶纳呆、大便黏腻，偏湿重者，加杏仁、薏苡仁、苍术、厚朴；高热烦渴，化热显著，加生石膏、知母。

3. 正虚邪恋期

病程日久，余毒未尽，正气已虚，热为阳邪，易伤阴耗液，气津受伤，出现发热减退或低热缠绵。气虚者，神疲气弱，易汗头晕，舌淡脉弱；津伤者，盗汗，五心烦热，口干唇红，大便干，小便短黄。治以扶正祛邪，清热养阴。扶正祛邪，药用人参，黄芪、山药、白术；清热养阴，药用竹叶、石膏、麦冬、粳米、青蒿、鳖甲、牡丹皮；易汗，加麻黄根、浮小麦、煅牡蛎；心悸，加龙骨、五味子；大便干结，加火麻仁、瓜蒌仁；大便溏薄，加茯苓、泽泻、薏苡仁；食欲不振，加生山楂、神曲、生谷麦芽；咽干咽痛者，加玄参、知母、生地黄；淋巴结肿大，加海藻、昆布、夏枯草、海蛤粉；肝脾肿大，加桃仁、丹参、当归、红花。

【纲目条辨论治】

以病期为纲，病因为目，条辨论治。

1. 邪郁肺卫

主症：发热，微恶风寒，微有汗，咳嗽，鼻塞流涕，头身痛，咽红疼痛，舌尖或舌边红，苔薄黄或薄白而干，脉浮数。

治法：疏风清热，宣肺利咽。

临证处理：

（1）体针疗法：风池、大椎、列缺、合谷、曲池、尺泽、少商，用泻法，每日1次。

（2）汤剂：银翘散加减。药用连翘、金银花、苦桔梗、薄荷、牛蒡子、竹叶、荆芥穗、淡豆豉、马勃、板蓝根、生甘草等。若咽喉肿痛明显，重用牛蒡子、马勃、板蓝根，另加蝉蜕、僵蚕、山豆根；淋巴结肿大，加蒲公英、夏枯草、重楼；咳嗽痰多，加浙贝母、杏仁、前胡；若兼寒邪郁表，恶寒重、汗出不畅，加荆芥、紫苏、羌活；兼湿邪郁表，舌苔厚腻，大便黏腻不爽，加藿香、薏苡仁、苍术、厚朴、滑石。

2. 热毒炽盛

主症：壮热烦渴，咽喉红肿疼痛，乳蛾肿大，甚则溃烂，口舌生疮，口臭，便秘溲赤，或可见皮疹显露，淋巴结肿大，舌红苔黄糙，脉洪数。

治法：清热解毒，泻火利咽。

临证处理：

（1）体针疗法：合谷、曲池、少商、血海，用泻法。

（2）外用疗法：锡类散、珠黄散或冰硼散，喷吹于咽喉部位，每日3~4次。

（3）汤剂：普济消毒饮加减。药用黄芩、黄连、连翘、桔梗、玄参、马勃、板蓝根、牛蒡子、僵蚕、生石膏、知母、生甘草等。喉红肿溃烂严重，重用玄参、板蓝根、牛蒡子、马勃、僵蚕，加青黛、儿茶、山豆根、土牛膝，还可合用六神丸；皮疹显露，加侧柏叶、白茅根、紫草；淋巴结肿大明显，加蒲公英、夏枯草、浙贝母；大便秘结不通，加大黄、芒硝、枳实、火麻仁。

3. 痰热流注

主症：呈现不规则发热，颈、腋、腹股沟等处淋巴结肿大疼痛，以颈部为甚，可有脾肿大，舌红苔黄腻，脉滑数。

治法：清热化痰，通络散瘀。

临证处理：

（1）外用疗法：黄连、黄柏、生大黄、乳香、没药适量，研末，先用浓茶汁调匀，湿敷于肿大的淋巴结，干后换贴，后用香油调敷，每日2次，直至淋巴结消失。

（2）汤剂：黛蛤散合清肝化痰汤加减。药用青黛、海蛤粉、牡蛎、僵蚕、夏枯草、浙贝母、连翘、蒲公英、山慈菇、牛蒡子、海藻、昆布等。热甚，加石膏、黄芩、板蓝根，可去海藻、昆布；胁肋胀痛，肝脾肿大，加柴胡、川楝子、三棱、莪术、丹参、桃仁、枳壳；淋巴结硬肿不痛，日久不消，热势不甚，适减青黛、连翘、蒲公英，加桃仁、红花、赤芍、皂角刺、天花粉、白芷。

4. 热瘀肝胆

主症：发热，目黄，肤黄，小便黄短，胁肋下痞块肿大明显，伴有胀痛，恶心呕吐，纳差，大便或溏或干，肝功能异常，舌红苔黄腻，脉弦数。

治法：清热解毒，行瘀利湿。

临证处理：

（1）体针疗法：胆俞、阳陵泉、阴陵泉、太冲、内庭、内关、公孙、期门，泻法，每日 1 次。

（2）汤剂：茵陈蒿汤加减。药用茵陈、大黄、栀子、黄芩、黄连、滑石、车前子、郁金、赤芍、桃仁等。偏于热重者，加龙胆草、虎杖、蒲公英、败酱草；偏于湿重者，加泽泻、茯苓、薏苡仁、厚朴、苍术、金钱草；胀痛明显，加量赤芍、桃仁，并加柴胡、枳壳；腹胀，加厚朴、川楝子、槟榔；呕吐，加竹茹、法半夏、生姜汁；纳差，加焦三仙。若肝脾肿大，日久不消，可用血府逐瘀汤加减，药用桃仁、红花、当归、生地黄、牛膝、川芎、桔梗、赤芍、枳壳、甘草、柴胡、皂角刺等。

5. 湿热蕴滞

主症：发热持续不退，汗出不透，身热不扬，头身困重，红疹白㾦，呕恶纳呆，口渴不欲饮，胸腹痞闷，可伴见淋巴结肿大，大便黏滞不爽，小便短黄不利，舌偏红苔黄腻，脉濡数。

治法：清热解毒，化湿行气。

临证处理：

（1）体针疗法：大椎、曲池、合谷、内庭、天枢、上巨虚，用泻法，每日 1 次。

（2）汤剂：甘露消毒丹加减。药用滑石、茵陈、石菖蒲、黄芩、川贝母、连翘、射干、薄荷、藿香、木通、白蔻仁等。热势较高，加石膏、知母；发热不解，加栀子、连翘；呕恶纳呆、大便黏腻，偏湿重者，加杏仁、薏苡仁、苍术、厚朴；小便短黄不利，加竹叶、车前子；淋巴结肿大，加夏枯草、蒲公英、白花蛇舌草；若咽喉红肿显著，加马勃、僵蚕、山豆根、板蓝根。

6. 热伤营阴证

主症：发热持续，入夜尤甚，口干不欲饮，皮肤斑疹隐隐或疹色鲜红，数日后消退，热势重而入血分者，可见衄血，尿血等，舌质红绛而少苔或无苔，脉细数。

治法：清营解毒，凉血行血。

临证处理：

（1）体针疗法：衄血者针刺迎香、孔最、合谷、上星，用泻法，每日 1 次；尿血者针刺肾俞、膀胱俞、血海、阴陵泉、三阴交，肾俞用平补平泻，其余用泻法，每日1次。

（2）汤剂：清营汤加减。药用水牛角、生地黄、金银花、连翘、玄参、黄连、竹叶心、丹参、麦冬、甘草等。若高热，加生石膏、柴胡；皮疹密集，加紫草、白茅根；咽部肿痛明显甚或溃烂者，加马勃、僵蚕、射干、蒲公英；如有出血证，则可根据其具体部位的不同，酌情加白茅根、侧柏叶、地榆炭、小蓟等凉血止血之品；咳嗽痰少，加蜜百部、杏仁、款冬花；淋巴结肿大，加夏枯草、蒲公英、白花蛇舌草；肝脾肿大加赤芍、丹参、桃仁、红花、当归。

7. 痰热闭肺

主症：壮热不退，烦躁不安，咳喘气急，痰涎壅盛，胸胁满闷，口唇发绀，咽喉肿痛，可伴见淋巴结肿大，舌红苔黄腻，脉滑数。

治法：清热解毒，泻肺化痰。

临证处理：

（1）体针疗法：肺俞、定喘、膻中、尺泽、列缺、大椎、曲池，用泻法，每日1次。

（2）汤剂：麻杏石甘汤合清宁汤加减。药用麻黄、杏仁、生石膏、葶苈子、苏子、鱼腥草、连翘、浙贝母、桑白皮、瓜蒌、甘草等。壮热烦渴，重用石膏，加知母、黄芩、天花粉；痰涎壅盛，加竹沥、天竺黄；痰涎黏稠不易咳出，加青黛、海蛤粉、皂角刺、胆南星；口唇发绀，加桃仁、红花、丹参、赤芍；咽喉肿痛，加马勃、僵蚕、板蓝根、蝉蜕；腹胀便秘，加大黄、芒硝、枳实、厚朴；淋巴结肿大，加夏枯草、蒲公英、白花蛇舌草。

8. 热陷心肝

主症：壮热谵妄，神昏抽搐，颈项强直，甚则角弓反张，咽喉肿痛，吞咽困难，淋巴结及脾肿大，舌质红，苔黄腻，脉数。

治法：清热解毒，息风开窍。

临证处理：

（1）体针疗法：大椎、曲池、合谷、水沟、内关、涌泉，用泻法，十宣、十二井可用三棱针点刺出血，随症施治。

（2）汤剂：清瘟败毒饮加减。药用生地黄、黄连、黄芩、牡丹皮、生石膏、栀子、玄参、水牛角、竹沥、石菖蒲、郁金、连翘、羚羊角、钩藤、甘草等。高热神昏者，可合用安宫牛黄丸；抽搐频繁者，可合用紫雪丹；神昏痰多者，可合用至宝丹。

9. 瘀毒阻络

主症：发热渐退，咽喉肿痛、淋巴结及脾肿大，肢体活动不利，口眼歪斜，吞咽困难，失语痴呆，甚则后期可出现半身不遂，舌质红，苔黄腻，脉濡数。

治法：清利湿热，活血通络。

临证处理：

（1）体针疗法：攒竹、阳白、颊车、地仓、合谷、阴陵泉、大椎、内庭，上肢不利另加肩髃、曲池，下肢不利另加阳陵泉、足三里、三阴交、腰部夹脊穴，足三里、三阴交用补法，余穴用平补平泻法。

（2）汤剂：犀角清络饮合二妙丸加减。药用苍术、黄柏、牛膝、当归尾、木瓜、生地黄、石菖蒲、竹沥、连翘、桃仁、赤芍等。上肢不利，加桑枝、姜黄、羌活；下肢痿废瘫痪，加独活、桑寄生；口眼歪斜，加僵蚕、全蝎、白附子；肢体震颤、拘急，合大定风珠。

10. 气津两伤

主症：病程日久，发热渐退或低热起伏不退，淋巴结及肝脾肿大逐渐消退，神疲气弱，汗出头晕或夜间盗汗，大便或干或稀，小便短黄，口干唇红，咽部稍红，舌红苔少，脉细弱。

治法：扶正祛邪，清热养阴。

临证处理：

（1）体针疗法：偏气虚者，针刺内关、膻中、足三里、气海，用补法；偏于津伤，针刺三阴交、太溪、廉泉、承浆，用平补平泻法；多尿、盗汗者，针刺复溜、关元、用平补平泻法。

（2）汤剂：竹叶石膏汤加减。药用竹叶、石膏、人参、麦冬、半夏、甘草、粳米等。易汗，加麻黄根、浮小麦、煅牡蛎；心悸，加龙骨、五味子；咽干咽痛者，加玄参、知母、生地黄；食欲不振，加生山楂、生麦芽、生谷芽；大便干结，加火麻仁、瓜蒌仁；神疲气弱、大便溏薄，加黄芪、炒白术、茯苓；淋巴结肿大，加海藻、昆布、夏枯草、海蛤粉；肝脾肿大，加桃仁、丹参、当归、红花。

【病案参考】

病案一

患者，男，9岁。主因“发热1周”于2013年3月8日初诊。患儿1周前开始发热，体温39℃，伴流涕、轻咳、咽部疼痛，当地社区卫生院诊断“急性扁桃体炎”予布洛芬混悬液，头孢克肟分散片、热速清颗粒等口服治疗3天，仍发热，咽痛明显，伴一过性皮疹。又至当地儿童医院就诊，查体扁桃体Ⅲ度肿大，可见较多白色分泌物；血常规：白细胞 $25.4\times10^9/L$，中性粒细胞百分比16.7%，淋巴细胞百分比71.6%，血小板计数 $335\times10^9/L$；异常淋巴细胞百分比26%；B超：肝脾肿大，颈部多发淋巴结肿大，较大者约2.5cm×2cm。EB抗体全套：EBV－IgM（+），EBV－IgG（+）。诊断为传染性单核细胞增多症，予拉氧头孢、更昔洛韦、热毒宁等静滴治疗3天，患儿持续发热，体温最高40.2℃。现症见：发热，体温38.9℃，轻咳，咽痛，流涕，眼睑轻度浮肿，口渴，腹胀，纳食欠佳，大便干，小便黄。查体见咽充血明显，扁桃体Ⅲ度肿大，可见较多黄白色分泌物附着，颈部多发淋巴结肿大，舌质红，苔黄厚腻，脉滑数。西医诊断为传染性单核细胞增多症，中医辨病属温毒早期，证属热毒蕴结，痰瘀阻络，治以清热解毒，化痰散瘀为主，予解毒散瘀汤加减。

处方：黄芩10g，黄连5g，生石膏30g，连翘15g，桔梗9g，牛蒡子15g，玄参10g，生地黄10g，牡丹皮6g，炒僵蚕10g，蝉蜕6g，生大黄（后下）5g，柴胡6g，甘草6g，浙贝母12g，牡蛎20g。4剂，水煎服。

2013年3月12日二诊：服上方两剂后热渐消退，现低热（体温37.3℃），咽部疼痛缓解，纳食增，大便顺畅。查看患儿精神较好，双侧面颊潮红，扁桃体Ⅱ度大，无分泌物附着，双侧颈部仍可触及多发淋巴结肿大，较大者约1.5cm×2cm，无触痛，肝脾触诊无肿大，舌红，苔薄黄，脉滑数。热毒已解，辨证阴虚邪恋证，治以养阴清热，解毒散结为主，予青蒿鳖甲汤合消瘰丸加减。

处方：青蒿9g，生地黄9g，知母6g，牡丹皮12g，炒鳖甲6g，北柴胡6g，黄芩10g，玄参10g，浙贝母12g，牡蛎20g，猫爪草12g。5剂，水煎服。

2013年3月18日三诊，服上方1剂后低热退，无不适，食纳好，二便正常，舌质淡，苔薄微黄，脉弦细。2天前，复查血常规：白细胞9.8×10^9/L，中性粒细胞百分比32.3%，淋巴细胞百分比59.1%，血小板计数186×10^9/L，异常淋巴细胞百分比4%；B超：肝脾大小正常，颈部可见多发淋巴结，右侧较大者约1.2cm×0.9cm。上方加南沙参10g继服7剂，体温持续正常，淋巴结明显缩小，嘱停药观察，3月后复诊，无异常。

（选自《丁樱教授分期论治小儿传染性单核细胞增多症经验》）

病案二

陈某，男，12岁。因“咳嗽9天，发热1周”于2013年1月11日就诊。诊见：发热，咽痛，咳嗽，颈部疼痛，恶心欲呕，大便干结。查体：四肢散在淡红色皮疹，全身可触及多个淋巴结，最大约1.5cm×1.5cm，质中，压痛，活动度可，咽充血（++），双扁桃体Ⅱ度肿大，见白色膜状分泌物，舌红、苔黄厚腻，脉数。辅助检查：EB病毒DNA定量1.33×10^6/mL。血细胞形态示异型淋巴细胞52%。腹部B超提示肝脾肿大。诊断：西医诊断：传染性单核细胞增多症；中医诊断：湿温，湿热并重证。治以清热凉血，解毒化湿，拟清瘟败毒饮、三仁汤化裁。

处方：水牛角（先煎）、生石膏（先煎）、滑石各30g，板蓝根、生地黄各20g，赤芍、牡丹皮、姜厚朴、苦杏仁、大黄、白豆蔻（后下）、通草、甘草各10g，连翘、柴胡、黄芩各15g。3剂，每日1剂，复煎1小时。

二诊：2013年1月14日，无发热，无皮疹，咽痛、颈部疼痛好转，咳嗽，纳差，二便正常。查体：咽充血（+），双扁桃体见少量白色分泌物，舌红、苔黄厚，脉滑。证属湿热并重，治拟清热化湿。守一诊方去大黄、石膏，加薏苡仁30g，法半夏10g。4剂，每日1剂。

三诊：2013 年 1 月 19 日，无发热，无咽痛，无颈部不适，无咳嗽，胃纳好，二便正常。查体：咽部无充血，无异常分泌物。颈部可触及一 1.5cm × 1.0cm 淋巴结，无压痛。复查 B 超示肝脾大小正常。血细胞形态示异型淋巴细胞 1%。治拟化湿行气，软坚散结。初诊方去水牛角、生地黄、赤芍、牡丹皮，加浙贝母 15g，夏枯草、砂仁（后下）各 10g。5 剂，每日 1 剂。

按：本例初期为邪在气营，湿热并重，一诊方中注重泻火、清热解毒、凉血散瘀，兼化三焦湿邪。二诊身热已退，但仍有湿热胶着之象，以三仁汤宣畅三焦，湿热分消，以犀角地黄汤清热凉血，防热与血结。后期邪热渐退，湿邪缠绵，邪气入络，痰湿互结，气滞血瘀，着重化湿，同时行气散结。本例以清热解毒化湿为要法，根据湿热轻重、邪之盛衰分阶段辨治，谨守病机，方随证易，灵活机变，如此法度分明，故能获良效。

（选自《许华教授辨治传染性单核细胞增多症经验》）

第八节　寨卡病毒病

寨卡病毒病是由寨卡病毒引起并通过蚊媒传播的一种自限性急性疾病。寨卡病毒主要通过埃及伊蚊叮咬传播，临床特征主要为发热、皮疹、结膜炎及关节痛，极少引起死亡。目前研究表明新生儿小头畸形、格林巴利综合征可能与寨卡病毒感染有关。

【源流】

寨卡病毒病是现代医学病名，世界大部分地区均有此病流行的报道。寨卡病毒最早于 1947 年在乌干达发现，目前本病主要流行于拉丁美洲及加勒比、非洲、东南亚和太平洋岛国等国家和地区。我国目前已有寨卡病毒病输入病例，在有伊蚊分布的地区存在发生本地传播的风险。

对于本病中国古代无明确记载。寨卡病毒病是一种蚊媒传播的急性传染病，乃“天地间别有一种异气所感”，以发热、皮疹、结膜炎或关节痛为主要症状，属于中医“温病”“瘟疫”范畴。

目前规定各级各类医疗机构发现寨卡病毒病疑似病例、临床诊断病例或确诊病例时，应于 24 小时内通过国家疾病监测信息报告管理系统进行网络直报；各县（区）内出现首例病例，暂按照突发公共卫生事件要求在 2 小时内向所在地县级卫生行政部门报告，并同时通过突发公共卫生事件信息报告管理系统进行网络报告。接到报告的卫生行政部门应当在 2 小时内向本级人民政府和上级卫生行政部门报告。

【病因病机】

本病是由素体正气不足，外感疫毒乘虚而入，正邪相争而发病。病邪或由表而解，疾病痊愈；或由表入里，热郁气营，导致肝经毒热蕴结；孕妇则有热入血室，后期恢复可见气阴两伤。当外感疫毒，经皮侵袭，客于卫表，卫气被遏，则见恶寒、发热等；病毒蕴郁肌肤，不得外泄，熏蒸为患，则见肌肤疹点隐约；夹风邪，则见有皮肤瘙痒。疫毒内传，若迫及营血而发于肌肤，则疹点稠密，紫赤成片；毒热蕴结肝经，则见口干、目赤、头痛、尿黄等；病毒痹阻筋骨则见关节疼痛等；毒犯肠胃，气机不畅，则见腹痛、恶心、腹泻。如热入血室，精血耗竭，可致死胎或胎儿畸形。热毒引动肝风，则见痉厥、抽搐，甚至出现神昏、厥脱或内闭外脱之危候；病变后期，疫毒渐退，气阴两伤，则表现为乏力、汗出等。

【临床诊断】

（一）临床表现

临床症状包括发热、皮疹（多为斑丘疹）、结膜炎、关节痛及肌肉痛等。感染寨卡病毒后，约 80% 的人为隐性感染，仅有 20% 的人出现上述临床症状，一般持续 2 ~ 7 天后自愈，重症和死亡病例少见。

寨卡病毒感染可能导致少数人出现神经系统和自身免疫系统并发症。越来越多研究结果提示，孕妇感染寨卡病毒可能导致新生儿小头畸形。

（二）诊断要点

根据流行病学史、临床表现和相关实验室检查综合判断。分为疑似病例、临床诊断病例和确诊病例。

1. 疑似病例

符合流行病学史且有相应临床表现。

（1）流行病学史：发病前 14 天内在寨卡病毒感染病例报告或流行地区旅行或居住。

（2）临床表现：难以用其他原因解释的发热、皮疹、关节痛或结膜炎等。

2. 临床诊断病例

疑似病例且寨卡病毒 IgM 抗体检测阳性。

3. 确诊病例

疑似病例或临床诊断病例经实验室检测符合下列情形之一者：

（1）寨卡病毒核酸检测阳性。

（2）分离出寨卡病毒。

（3）恢复期血清寨卡病毒中和抗体阳转或者滴度较急性期呈 4 倍以上升高，同时排除登革、乙脑等其他常见黄病毒感染。

【临证思路】

（一）识症

1. 发热

发热是寨卡病毒病的常见症状，一般中等程度发热或高热，起病初起伴或不伴恶寒，后但热不恶寒。

2. 皮疹

寨卡病毒病的皮疹为红色充血性丘疹或斑丘疹，可融合成片，伴或不伴瘙痒，也偶见出血性皮疹。

3. 结膜炎

可出现双侧结膜充血表现，非化脓性表现，表明为两目红赤，伴或不伴畏光，流泪不明显。

4. 疼痛

患者可以出现肌肉疼痛、关节疼痛、头痛等疼痛症状。其症状类似于登革热或基孔肯雅热的表现。

5. 肌肉无力

已有研究表明寨卡病毒感染与格林巴利综合征强烈相关，表现为快速进展的肌肉无力甚至瘫痪。

（二）审机

寨卡病毒病多隐性感染，临床症状相对较轻，发热、皮疹、结膜炎为其主要表现。《麻疹备要方论》认为“疹之为病也，本乎胎毒，感时行戾之气而发……疹出于六腑属阳，阳主气，故有形无浆，其症多实，有热而无寒”“乃阳中之火，伏于人之身，发而为疹”。部分寨卡病毒病临床表现有恶心、呕吐等消化道症状。重症患者可以出现出血点、斑，为热毒由气分内陷营血。个别病例呈现格林巴利综合征特征，即四肢轻瘫、弥漫性肌痛、不对称面瘫等，孕妇感染寨卡病毒可能导致新生儿小头畸形甚至胎儿死亡。格林巴利综合征好发于夏秋季节，其病邪性质为湿邪，《素问·生气通天论》指出：“湿热不攘，大筋软短，小筋弛长，软短为拘，弛长为痿。”即湿热相搏，中于肌肤，传于经脉则宗筋失引，肉萎而肢体不用，这与寨卡病毒病广泛分布于热带、亚热带地区国家，气候湿热，湿邪易阻遏气机，侵袭中焦脾胃的特点一致。

（三）定治

寨卡病毒病治疗以清热解毒、清营凉血为治疗大法。轻症患者以清热解毒为主，兼以疏风、利湿。重症患者以清热凉血解毒为主，兼以透营转气。恢复期患者气阴两虚，以益气养阴为主要治法。

（四）用药

寨卡病毒病目前尚无有效的抗病毒治疗药物，临床以对症治疗为主。根据中医理论采用辨证论治的方法可以提供治疗的思路，总以清热解毒、清营凉血为治疗大法。病情轻浅，邪袭卫表者，可选金银花、连翘、薄荷、荆芥、淡豆豉、牛蒡子、桔梗、甘草、竹叶、板蓝根、葛根等。病势深入，毒郁气营者，可选生石膏、知母、生地黄、玄参、丹参、麦冬、银花、连翘、丹皮、紫草、白茅根、青蒿、生石决明，甘草等。恢复期患者，气阴两虚，可选太子参、麦冬、五味子、北沙参、山药、淡竹叶、白茅根、麦芽等。

【纲目条辨论治】

以病期为纲，虚实为目，条辨论治。

1. 邪袭卫表

主症：皮疹，发热，恶风寒，咽痛，肌肉骨节疼痛，或见肌肤疹点隐约，或头颈皮肤潮红，目赤多泪。可见舌边尖红，脉浮数。本证见于疾病初期或症状较轻者。

治法：清热解表。

方药：银翘散加减。药用金银花、连翘、薄荷、荆芥、淡豆豉、牛蒡子、桔梗、甘草、竹叶、板蓝根、葛根等。

随症加减：目赤者，加菊花、夏枯草；肌肤疹点显露者，加升麻、紫草；热甚者，加生石膏、知母。

中成药：可选用清热解表类中成药，如蓝芩口服液、疏风解毒胶囊等。

2. 毒郁气营

主症：高热，口渴，疹点稠密或紫赤成片，头痛，骨节疼痛。舌质红绛，脉数。本证见于重症者。

治法：解毒清营。

方药：白虎汤合清营汤加减。药用生石膏、知母、生地黄、玄参、丹参、麦冬、金银花、连翘、丹皮、紫草、白茅根、青蒿、生石决明、甘草等。

随症加减：大便秘结者，加生大黄、枳实；头痛甚者，加钩藤；关节疼痛重者，加松节、桑枝。

中成药：可选用清营透邪类中成药。

3. 气阴两虚

主症：热退，神疲，口干，少气，小便黄。可见舌红少苔，脉细数。

治法：益气养阴。

方药：生脉散加减。药用太子参、麦冬、五味子、北沙参、山药、淡竹叶、白茅根、麦芽等。

随症加减：恢复期仍有低热不退者，加用青蒿、白茅根。

中成药：可选用益气养阴类中成药。

另外，孕妇感染病毒之邪的临床表现，目前尚缺少可参考的资料，建议按照中医热入血室证辨证，采用清营凉血，透邪外达，平肝息风法治疗。

需要指出的是，对于寨卡病毒病的中医认识及治疗，目前尚没有充足的临床经验，仅限于个案观察和中西医结合治疗的经验，治疗原则也是推理所得，具体疗效尚无实证，但中医传统理论可以为应对这一疾病提供思路。

【病案参考】

病案一

患者男性，34 岁，因“发热 9 天，眼眶痛、皮疹伴瘙痒 4 天”于 2016 年 2 月 6 日入院。

流行病学特征：1 月 1 日患者前往委内瑞拉出差，期间常被蚊虫叮咬，当地正在流行寨卡病毒病。委内瑞拉当地时间 1 月 20 日患者曾出现头晕，无发热，自行购药（具体不详）服用后症状消失；1 月 28 日稍感头晕、畏寒、低热，呈阵发性，无肌肉酸痛；2 月 3 日颈部出现散在细小红色皮疹，随后蔓延到前胸、四肢、躯干，仍有低热、乏力、恶心，耳后、眼眶开始出现阵发性针刺样疼痛，期间一直未治疗；2 月 4 日上述症状逐渐好转减轻。北京时间 2 月 5 日患者回到赣县后解黄色稀便 3 次，体温正常，颈部仍有散在皮疹，无腹痛；2 月 6 日在赣县人民医院诊治。

临床表现：入院体温 36.8℃，脉搏 80 次/分钟，呼吸频率 20 次/分钟，血压 110/70mmHg，颈前区有散在淡红色细小皮疹，全身浅表淋巴结无肿大，双侧眼结膜充血明显，生理反射存在，病理反射未引出。

辅助检查：2 月 6 日查血常规正常，活化部分凝血活酶时间（APTT）轻度延长（38.6 秒），肝肾功能、心肌酶谱、电解质、血糖、C 反应蛋白（CRP）、肌钙蛋白 I（cTnI）、降钙素原（PCT）均正常。2 月 8 日胸部 CT 示左肺絮状阴影，结合发热病史，考虑炎性变和轻度肺气肿改变（左下肺为主）；双肾结石。心电图及肝、脾、胰 B 超均未见明显异常。

病毒检测确诊过程：2 月 6 日赣州市疾病控制中心（CDC）检测结果为登革病毒核酸阴性。2 月 7 日江西省 CDC 检测结果为寨卡病毒核酸阳性。2 月 9 日中国 CDC 检测结果为寨卡病毒核酸阳性。首次确诊后对密切接触者予以医学监测。

诊疗经过：2 月 6 日收入隔离病房后给予对症治疗及每日静脉滴注 1 次喜炎平注射液 250mg 抗病毒治疗。2 月 7 日无发热，偶有畏寒，颈部皮疹消失，眼眶痛好转，双侧眼结膜充血范围缩小变淡，全身黏膜未见溃疡；16 时体温 37.5℃，予口服布洛芬 0.2g，每日 3 次。2 月 8 日无发热，畏寒明显减轻，无肌肉酸痛和皮疹，眼眶痛及眼结膜充血进一步好转。2 月 9 日双侧眼角稍感刺痛，眼角结膜少量充血，无发热、畏寒，因医院无重组人干扰素 α 滴眼液贮备，故改用氯霉素滴眼液每日 2 次。2 月 11

日以后患者无不适感觉，2 月 13 日江西省 CDC 和中国 CDC 均回报患者血、尿寨卡病毒核酸阴性，符合出院条件，患者于 2 月 14 日痊愈出院。

（选自《中国首例输入性寨卡病毒病患者的中西医结合治疗经验》）

第九节　黄热病

黄热病是由黄热病毒引起的急性传染病，经蚊叮咬传播，是我国的检疫传染病之一，临床主要表现为发热、黄疸、出血等。本病主要在中南美洲和非洲的热带地区流行。我国于 2016 年 3 月 12 日确诊首例输入性病例，截至 2016 年 12 月我国共报告 11 例输入性病例，1 例死亡。目前尚无本土病例报告。

【源流】

黄热病是一种蚊传病毒性急性传染病，有记载的人类间流行已有几百年，历史上流行地区曾波及南美、北美、非洲及欧洲，给人类带来了极大灾难。1907 年继天花、鼠疫、霍乱后被当时《国际卫生公约》列为国际检疫传染病。自 21 世纪始，黄热病发生局限在中、南美洲及非洲中部地区。40 年代至 60 年代疫情曾一度处于相对静息状态，流行次数与病例总数大为减少。但近十几年来，非洲地区的黄热病流行再次引起注意。为此，世界卫生组织已号召有关政府、部门和机构行动起来与黄热病作斗争。我国福建、广东、海南等地存在着该病的传播媒介，一旦传入有潜在的流行危险。而世界各地赴南美、非洲等黄热病流行区工作、旅行的人员因感染黄热病而死亡的病例时有报道。故保持对黄热病的警惕十分必要。

各级各类医疗机构发现黄热病疑似病例、临床诊断病例或确诊病例时，应参照甲类传染病的报告要求，通过国家疾病监测信息报告管理系统进行网络直报，报告疾病类别选择“其他传染病”中的“黄热病”，如为输入性病例须在备注栏注明来源地区，统一格式为“境外输入/X 国家或地区”或“境内输入/×省×市×县”。符合《国家突发公共卫生事件相关信息报告管理工作规范（试行）》要求的，应按照相关规定进行报告。

中国古代无黄热病相关记载。黄热病是一种蚊媒传播的急性传染病，乃“天地间别有一中异气所感”，以发热、黄疸、出血为主要症状，属于中医“温病”“瘟疫”范畴。

【病因病机】

患者被带有黄热病毒的蚊子叮咬后，湿热疫毒之邪入侵机体，邪正交争则发热恶寒；湿热郁阻气机，经脉不通，则会出现头痛、身痛、骨节疼痛；腰骶为肾经所系，膝盖是诸经筋所汇，湿热疫毒侵袭全身故下肢关节疼痛尤甚；湿热困阻中焦脾胃则厌食、恶心、呕吐；熏蒸肝胆则见烦躁、易怒、尿黄；热盛则皮肤、结膜和牙龈充血发红。毒热炽盛，热邪迫血妄行，则呕吐黑色血水、便血、皮肤瘀点瘀斑；毒热闭肾，火热、湿毒、瘀浊之邪壅滞三焦，水道不利，出现癃闭、关格；毒热炽盛，热盛动风，热闭神窍，出现烦躁不安或神昏谵语，甚则阳气暴脱、阴阳离决而亡。恢复期患者湿热之邪未尽，气不足则无力，湿未清则倦怠，多有乏力、倦怠、纳差、口干等症状。

【临床诊断】

（一）临床表现

1. 感染期

此期为病毒血症期，持续 3 ~5 天。

急性起病，寒战、发热（可达 39 ~41℃），全身不适，头痛、肌痛，厌食、恶心、呕吐，烦躁、易怒、头晕等，但症状无特异性。

体格检查可有相对缓脉，皮肤、结膜和牙龈充血，特征性舌相改变（舌边尖红伴白苔）等。

2. 缓解期

发病 3 ~5 天后，患者进入缓解期，体温下降，症状减轻。大多数患者开始恢复，但约 15% 的患者在 48 小时之内病情再次加重，进入中毒期。

3. 中毒期（肝肾损伤期）

此期特点是病情再次加重，出现多器官功能损伤表现，常累及肝脏、肾脏和血液系统等。进入中毒期的患者约有 50% 死亡。

4. 恢复期

恢复期可持续 2 ~4 周。体温下降至正常，症状逐步消失，器官功能逐步恢复正常，但疲乏症状可持续数周，黄疸和转氨酶升高可持续数月。有报道称，患者可在恢复期死亡，多死于心律失常。

（二）诊断要点

1. 流行病学资料

生活在流行地区或 1 周内有疫区旅行史、蚊虫叮咬史。

2. 临床表现

重症者颜面充血、相对缓脉，出血、蛋白尿、皮肤巩膜黄染均有重要参考价值；轻症患者症状不典型。

3. 实验室检查

病毒抗原检测阳性；血清特异性 IgM 抗体阳性；恢复期血清特异性 IgG 抗体滴度比急性期有 4 倍以上增高；从患者标本中检出黄热病毒 RNA；从患者标本中分离到黄

热病毒。

【临证思路】

（一）识症

1. 发热等一般症状

大多数患者出现发热、畏寒、食欲不振、呕吐、肌肉疼痛、头痛，尤其后背疼痛。畏寒症状短暂。典型的症状在 5 天内改善，有 15% 的患者在改善 1 天后，体温再次升高，伴有腹痛，肝脏损害导致皮肤黄染，如果出现黄疸，则出血和肾脏损害的风险增加。也有重症患者在体温下降至正常后未再升高，但病情持续加重出现多脏器功能衰竭。

2. 黄疸

黄疸是患者出现严重肝损害的表现，表现为皮肤巩膜黄染、尿色加深。轻症患者急性期表现黄色鲜明，重症患者黄色晦暗。可以伴有皮肤瘙痒。

3. 出血

重症患者出现出血表现，与血小板降低、肝肾功能衰竭、弥散性血管内凝血有关。可表现为呕吐黑色血水、黑便、便血、皮肤出血点、皮肤瘀斑，以及其他脏器出血等。

4. 少尿或无尿

患者出现严重肾功能损害时表现为少尿或无尿。

5. 神昏

中毒期患者病情继续加重，可出现瞻妄、昏迷等表现。

（二）审机

黄热病初期患者多具有高热、恶寒、头痛、肌肉关节痛、无汗、乏力等症状。因黄热病初期的上述症状，容易被医家依据《伤寒论》太阳病具有发热、恶寒、身疼痛、不汗出的症状，而误认为风寒湿侵袭人体卫表所表现的表证、太阳病、卫分证，进而错误地给予辛温发汗解表治疗。吴又可在《温疫论》中指出：“温疫初起，先憎寒而后发热，日后但热而无憎寒也。初得之二三日，其脉不浮不沉而数，昼夜发热，日晡益甚，头疼身痛……虽有头疼身痛，此邪热浮越于经，不可认为伤寒表证，辄用麻黄桂枝之类强发其汗。此邪不在经，汗之徒伤表气，热亦不减。”黄热病早期发热畏寒，畏寒时间短暂，多舌红，苔白腻或黄热，具备湿热证典型表现，属于湿热疫。

1. 感染期

主要的症状表现为：发热恶寒，头、身痛，骨节疼痛，羞明，厌食、呕恶，烦躁、易怒，尿黄等；皮肤、结膜和牙龈充血；舌边尖红，苔白厚腻，脉濡缓或浮数。

黄热疫毒为湿热之邪，患者被带有黄热病毒的蚊子叮咬后，湿热之邪入侵机体，邪正交争则发热恶寒；湿热郁阻气机，经脉不通，则会出现头痛、身痛、骨节疼痛；腰骶为肾经所系，膝盖是诸经筋所汇，湿热疫毒侵袭全身，故下肢关节疼痛尤甚；湿热困阻中焦脾胃则厌食、恶心、呕吐；熏蒸肝胆则见烦躁、易怒、尿黄；热盛则皮肤、结膜和牙龈充血发红。中医温病重视舌苔脉象，因未见到此期的病例，从黄热病特殊的舌苔描述与我们的观察来看，应当为舌边尖红，苔白厚腻，此为湿热疫病舌苔的典型表现；常见相对缓脉也是其特点之一，此当为湿热之邪常见之脉。

2. 缓解期

患者体温下降，症状减轻，绝大多数患者开始恢复。当为正胜邪退，湿热之邪慢慢清除，进入恢复期。约 15% 的患者在 48 小时之内病情再次加重，进入第三期（中毒期）。

此期是中医温病理论里未讲述清楚的一个病理阶段，这也是黄热病研究可能对我们完善中医温病理论最有价值的一个提示。

3. 中毒期

此期病机变化较为复杂，在中医温病辨证中属于气、营、血症的阶段。

中毒期的早期临床表现：再次壮热，汗出热不解，神昏谵语，眼黄，尿黄短赤，皮肤斑、疹，烦渴，呕吐、上腹痛，舌红、苔白或黄，脉濡或数。此证当属湿热炽盛化毒，充斥三焦，气营两燔之毒扰气营证。

中毒期中后期临床表现：壮热不解，上腹痛，黄疸加深，可见躁扰不安或神昏不醒，肌肤瘀斑，吐血、衄血、便血或并见其他出血证，少尿，舌暗红，苔薄或腻，少津，脉细数。此证表现为毒热炽盛，动风动血，热闭神窍之瘀毒入血证。死亡病例出现动风动血症状。

中毒期终末期临床表现：身热骤降，面色苍白，气短息微，大汗不止，四肢湿冷，烦躁不安或神昏谵语，肌肤斑疹或见各种出血。舌质淡红，脉微欲绝。此症为邪毒迫阳外出之阳气暴脱证。

4. 恢复期

主要表现：倦怠无力，纳可，口干喜饮，尿黄渐轻。舌淡、苔厚少津或少苔，脉细数。

湿热之邪消退较慢，恢复期可达 4 周以上，重症病例恢复期长达半年至 1 年。湿热病邪易伤阴耗气，气不足则无力，湿未清则倦息，中焦脾胃恢复则渐思饮食，阴津受损则口干喜饮；湿热渐除，则尿黄渐轻；舌脉为中医热病后期的典型表现。

（三）定治

黄热病治疗以清热解毒，凉血化瘀为治疗大法。轻症患者治以清热化热，疏肝利胆，重症患者以清热凉血解毒为主，并配合镇肝息风、凉血止血、活血化瘀之法。恢复期患者气阴两虚、湿邪留恋，以益气养阴化湿为主要治法。

（四）用药

黄热病目前尚无有效的抗病毒治疗药物，临床以对症治疗为主。根据中医理论采用辨证论治的方法可以提供治疗的思路，总以清热解毒化湿、凉血化瘀为治疗大法。病情轻浅者，湿热郁阻，可选茵陈、黄芩、葛根、金银花、连翘、柴胡、藿香、甘草等。病势深入，毒郁气营者，可选生石膏、知母、栀子、生地黄、玄参、丹参、麦冬、金银花、连翘、丹皮、紫草、水牛角、土茯苓、生石决明，甘草等。恢复期患者，气阴两虚，湿邪留恋，可选茵陈、茯苓、泽泻、白术、石斛、麦冬、五味子、山药等。

【纲目条辨论治】

以病期为纲，病因为目，条辨论治。

黄热病目前无特效药物治疗，主要为对症支持治疗。一般急性期患者应卧床休息，防止感染扩散。对患者应进行精心护理、营养支持、补液、维持水、电解质和酸碱平衡；预防和治疗出血、低血压休克；预防和治疗肝、肾功能衰竭和继发感染等各种并发症。

（一）辨证选择口服中药汤剂

1. 湿热郁阻证（多见于感染期）

主症：发热恶寒，头、身痛，骨节疼痛，羞明，厌食、呕恶，烦躁，易怒，尿黄等。舌边尖红，苔白厚腻，脉濡缓或浮数。

治法：清热化湿，透表解肌。

方药：甘露消毒丹合柴葛解肌汤加减。药用茵陈、黄芩、葛根、金银花、连翘、柴胡、苏梗、藿香、滑石、甘草等。

2. 毒扰气营证（多见于中毒早期）

主症：再次壮热，汗出热不解，神昏谵语，眼黄，尿黄短赤，皮肤斑、疹，烦渴，呕吐、上腹痛。舌红、苔白或黄，脉濡或数。

治法：清气凉营，泻火解毒。

方药：清瘟败毒饮加减。药用生石膏、黄芩、生地黄、连翘、紫草、栀子、青蒿、丹皮、水牛角、土茯苓、甘草等。

3. 瘀毒入血证（多见于中毒期）

主症：壮热不解，上腹痛，黄疸加深，可见躁扰不安或神昏不醒，肌肤瘀斑，吐血、衄血、便血或并见其他出血证。少尿，舌暗红，苔薄或腻，少津，脉细数。

治法：凉血止血，解毒化瘀。

方药：犀角地黄汤加减。药用水牛角、山栀子、生地黄、赤芍、丹皮、大小蓟、白茅根、紫珠草、侧柏炭、地榆、槐花、仙鹤草等。

4. 阳气暴脱证（多见于休克期）

主症：身热骤降，面色苍白，气短息微，大汗不止，四肢湿冷，烦躁不安或神昏谵语，肌肤斑疹或见各种出血。舌质淡红，脉微欲绝。

治法：回阳救逆，益气固脱。

方药：生脉散合四逆汤加减。药用红参（另煎兑入）、麦冬、五味子、熟附子、干姜、肉桂等。

5. 余邪未净证（恢复期）

主症：倦怠无力，纳可，思饮，尿黄渐轻。舌淡、苔厚少津或少苔，脉细数。

治法：清利余热，益气养阴。

方药：茵陈五苓散加减。药用茵陈、茯苓、泽泻、白术、石斛、麦冬等。

（二）辨证选择中成药或静脉滴注中药注射液

可选择清热解毒、凉血化瘀、益气固脱、醒脑开窍类制剂。

需要指出的是，对于黄热病的中医认识及治疗，目前尚没有充足的临床经验，仅限于个案观察和少数中西医结合治疗的经验，治疗原则也是推理所得，具体疗效尚无实证，且针对危重症患者，中药给药途径受限，治疗难度增大，但中医传统理论可以为应对这一疾病提供思路。

【病案参考】

病案一

吴某，男，32 岁，浙江省人，在安哥拉工作 7 年，间断返乡，既往体健，未接种黄热病疫苗。患者于 2016 年 3 月 8 日上午 3 时在安哥拉发病，以发热起病，体温 39.3℃，畏寒寒战，无抽搐，无头痛，无咳嗽咳痰，无全身肌肉酸痛，无恶心呕吐，无腹痛及腹泻，无皮疹及出血点。自服退热药物，体温可暂时降至正常，仍反复发热。3 月 9 日患者经迪拜转机回国，期间曾出现呕吐。2016 年 3 月 10 日凌晨抵达北京，血常规：WBC 7.51×10^9/L，N 85.1%，Hb 162g/L，PLT 94×10^9/L，尿蛋白、尿潜血阳性，D－二聚体 14300ng/mL，期间呕吐，尿量减少。3 月 10 日 15 时（发病第 36 小时）入院。查体：T 35.9℃，P 86 次/分，R 21 次/分，BP 126/57mmHg。神志清楚，正常面容，查体合作，周身散在出血点，结膜充血，巩膜黄染，全身浅表淋巴结未及异常肿大，双侧巩膜黄染。心、肺、腹部、四肢、神经系统未见明显异常。舌红，苔白腻，脉弦。3 月 11 日上午 9 时联系 CDC 送病原学检测。3 月 11 日北京 CDC 检测黄热病毒核酸阳性，同日送国家 CDC 复检，黄热病毒核酸仍为阳性。该患者虽经积极抢救治疗，仍于发病第 9 天死亡。

（选自《地坛医院感染二科诊治病例》）

病案二

陈某，男，44 岁，在安哥拉工作。以“发热 7 天，乏力、尿黄 5 天”于 2016 年 3 月 18 日入院，诊断“急性重度肝损害、急性胰腺炎、消化道出血、心肌损害、脑水肿、肝性脑病、肺部感染、胸腔积液、白细胞减少、血小板减少、舌咬伤、口腔出血、顽固性呃逆”。2016 年 3 月 18 日中医会诊，患者意识不清，腹部拒按，大便 7 日未行，脉弦滑，属中医痉证（阳明腑实证），予通腑泄热，开窍醒脑治疗。处方：生大黄 60g，桃仁 30g，赤芍 120g，芒硝 30g，枳实 30g，厚朴 30g，茵陈 60g，炙甘草 10g。上药 3 剂，每次 350mL 灌肠，每 6 小时 1 次。经灌肠治疗后，患者大便通畅。此例患者经中西医结合治疗 1 月余后好转出院，半年随访时仍有轻度乏力，转氨酶轻度升高，至 1 年随访时肝功等指标均恢复正常。

（选自《地坛医院感染二科诊治病例》）

第十节　急性细菌性痢疾

急性细菌性痢疾简称急性菌痢，是由痢疾杆菌引起的急性肠道传染病，以结肠化脓性炎症为主要病变，有全身中毒症状、腹痛、腹泻、里急后重、排脓血便等临床表现，是最常见的急性肠道传染性疾病之一。本病一年四季均可发生，尤以夏秋季节为多见。男女老幼皆可罹患，2～7 岁的儿童多见。属中医的“肠澼”“赤沃”“下利”“痢疾”“疫痢”“疫毒痢”“时疫痢”范畴。急性菌痢的发病常有外感时邪疫毒和饮食不节两方面，病机主要为邪蕴肠腑，气血壅滞，传导失司，脂络受伤而成痢。病位在大肠，与脾胃关系密切，并可涉及肝肾。本病病性多实，也可因实致虚，甚则出现邪陷神昏之危候，发病较急，病程相对较短。

“痢疾”病名首见于宋代严用和《济生方·痢疾》，历代医籍中尚有诸多名称，如《黄帝内经》称为“肠澼”，并有“注下赤白”“下沃赤白”“赤沃”等记载。《金匮要略》名为“下利”，如“下利便脓血”“热利下重”等。晋代称为“滞下”。隋代巢元方《诸病源候论》称作“痢”，并根据病因症状将本病分为“水谷痢”“赤白痢”“赤痢”“脓血痢”“冷痢”“热痢”“五色痢”等。金元时期朱丹溪《丹溪心法》提出了“时疫痢”的名称。明代张景岳明确指出急性菌痢的病变部位主要是在“广肠最下之处”（结肠或直肠），因而出现里急后重症状。

古人所谓痢疾，并非单指菌痢而言，尚包含阿米巴痢疾、过敏性肠炎、溃疡性结肠炎甚至肠道恶性病变等。

【源流】

关于急性菌痢的中医文献记载最早见于《黄帝内经》，病名方面，《黄帝内经》称急性菌痢为“肠澼”“赤沃”，如《素问·太阴阳明论》曰：“食饮不节，起居不时者……下为飧泄，久为肠澼。"《素问·至真要大论》说："腹满痛，溏泄，传为赤沃。"《素问》的《通评虚实论》《气厥论》《阴阳别论》《至真要大论》等篇有"注下赤白""下沃赤白""赤沃"等称，初步描述了急性菌痢的症状。病因病机方面，《黄帝内经》中就已认识到饮食不节是本病发生的重要因素，《素问·太阴阳明论》曰："食饮不节，起居不时，阴受之……阴受之则入五脏……入五脏则䐜满闭塞，下为飧泄，久为肠澼。"《难经》对急性菌痢的描述较《黄帝内经》的更加详细，所谓"五泄"中的"小肠泄""大瘕泄"皆似本病，在《难经·五十七难》中有具体描述："小肠泄者，溲而便脓血，少腹痛；大瘕泄者，里急后重，数至圊而不能便。"与急性菌痢的症状要点相同。

汉代张仲景《金匮要略》将急性菌痢与泄泻统称"下利"，《金匮要略·呕吐哕下利病脉证治第十六》罗列专篇讨论，但涉及与急性菌痢有关的条文却不多，如"下利已差，至其年月日时复发者，以病不尽故也。当下之，宜大承气汤。""下利谵语者，有燥屎也，小承气汤主之。""下利便脓血者，桃花汤主之。""热利下重者，白头翁汤主之。"其在治疗及用药方面，创制了通腑泄热的大、小承气汤，清热燥湿解、毒凉血的白头翁汤以及温涩固下的桃花汤，为后人留下了宝贵的有效方剂。

两晋隋唐时期，东晋的葛洪以"痢"称本病，区别于一般的泄泻。同时代的陈延之在《小品方》中首次提出"滞下"病名，并指出滞下的病机为"肠胃中实，始作滞下"。隋代巢元方在《诸病源候论》中开始将急性菌痢分为水谷痢、赤白痢、赤痢、血痢、脓血痢、冷痢、热痢、冷热痢、杂痢、白滞痢、蛊注痢、肠蛊痢等 21 种证型。在病因病机方面，其在《诸病源候论·痢病诸候》中强调急性菌痢由岁时寒暑不调，外受风邪，或夹冷热之气，或饮食起居无常引起，在病机上主张脾胃大肠虚弱，营卫不足，气血不和，又受外邪而成痢病。唐代孙思邈认为急性菌痢主要分为四种证型，即冷痢、热痢、小儿痢、疳湿痢。如《备急千金要方卷十五·脾脏方热痢第七》云："大凡痢有四种，谓冷、热、疳、蛊，冷则白；热则赤；疳则赤白相杂，无复节度，多睡眼涩；蛊则纯痢瘀血。"其创立用方 102 首，确立了当下、当温、救里、攻表的治疗原则。同时代的王焘则认为痢主要有 6 种，如其著作《外台秘要·卷第二十五》云："此病有数种，有水痢，有谷痢，有血痢，有脓痢，有脓血相和痢者，有肠澼痢。"此时期，急性菌痢病名较前有所发展，由"滞下"发展至"痢"，并渐渐将急性菌痢与泄泻分而论治，根据临床特点的不同分为多种证型，该时期医家多在冷痢、热痢、血痢、脓血痢四种证型中存在共识。

宋代严用和在《济生方·痢疾》中首次提出"痢疾"的病名，并明确指出："今之所谓痢疾者，古所谓滞下是也。"他强调急性痢疾的病因是饮食停滞于肠胃，认为治痢"必先导涤肠胃，次正根本，然后辨其风冷暑湿而为之治法"。陈无择在《三因极一病证方论·滞下三因证治》中提出"滞下"三因："夫六气之伤人，初无轻重，以暑热一气，燥湿同源，收而为四，则寒热风湿，不可偏废……皆外所因之明文也。

古方有五泄，因脏气郁结，随其所发，使利脓血……即内所因也。又饮服冷热酒醴醯醢，纵情恣欲，房室劳逸……皆不内外因。”其次，他认为湿热疫毒是本病发生的根本病因，对急性菌痢的病因有一定的认识和总结。

金元时期，诸医家开始意识到急性菌痢的传染性并对急性菌痢的病因、病机、辨证、治疗有了更多的认识。如朱丹溪《金匮钩玄》记载：“又有时疫作痢，一方一家之内，上下传染相似。”其认为饮食不节是本病的重要致病因素，如《金匮钩玄》：“皆由肠胃日受饮食之积，余不尽行，留滞于内，湿蒸热瘀，郁结日深，伏而不作，时逢炎暑，不行相火司令，又调摄失宜，复感酷热之毒，至秋阳气始收，火气下降，蒸发畜积，而滞下之证作矣。”除了饮食不节，其对急性菌痢的病因，还认为是“皆湿热为本”，又进而指出“湿热瘀积”之为病，并指出噤口痢的病机是大虚大热，提出“赤痢属血，白属气”“痢色赤为热，痢色白为冷”“赤痢乃自小肠来，白痢乃自大肠来”及“血痢久不愈者属阴虚”的独特见解。并按病之虚实提出“壮实初病宜下，虚弱衰老久病宜升”的治疗原则，以及用人参、黄连治疗噤口痢的见解，对后世影响颇大。刘河间在治疗上主张“后重则宜下，腹痛则宜和，身重则除湿，脉弦则去风”及“行血则便脓自愈，调气则后重自除”的法则，直至现在仍有着重要的指导意义。他在用药方面还明确指出：“治诸痢者，莫若以辛苦寒药治之。”“治诸痢者，黄连、黄柏为君，以至苦大寒，正主湿热之病。”他在《素问病机气宜保命集·泻痢论》中又指出：“诸泻痢久不止，或暴下者，皆太阴守病，故不可离于芍药，若不受湿，不能下痢，故须用白术。”“里急后重，须加大黄。”“气不下后重加槟榔、木香。”均为后世医家所宗。张子和《儒门事亲·证妇人带下赤白错分寒热解六》认为“赤白痢不可曲分寒热”，提出赤白痢“止可分新旧而治之”“赤者新积”“白者旧积”的说法，有一定的参考价值。

明清之后，随着对本病的认识深入，诸医家又提出不少名称。如明代秦景明在《症因脉治·痢疾论》中立寒湿痢、湿热痢、燥热痢、七情痢、饮食痢、劳役痢等辨证类型，戴元礼提出“劳痢”，赵献可提出“疫毒痢”，李用粹提出“虚滑痢”，张石顽提出“阴虚痢疾”，陈修园提出“奇恒痢”等等。病因病机方面，明代秦景明《症因脉治·痢疾》说：“七情内伤痢之因，忧愁思虑则伤脾。脾阴既伤，则转输失职，日饮水谷，不能运化，停积肠胃之中，气至其处则凝，血流其处则泣，气凝血泣，与稽留之水谷互相胶固，则脾家壅滞，而贼邪传肾之症作矣。”强调了七情致病的作用。明代张景岳在《景岳全书·杂证谟》中指出：“凡里急后重者，病在广肠最下之处，而其病本则不在广肠而在脾肾。”“脾肾虚弱之辈，但犯生冷极易作痢。”李中梓在《医宗必读·痢疾》中明确提出：“愚按痢之为证，多本脾肾。”鉴别诊断方面，不同于汉代之前痢疾与泄泻常合在一起叙述的情况，明清医家认识到痢疾不同于泄泻，两者的治疗用药大相径庭，必须做鉴别。张景岳对此有深刻论述，他说：“痢之初作必由于泻，此泻之与痢本为同类，但泻浅而痢深，泻轻而痢重。泻由水谷不分，出于中焦；痢以脂血伤败，病在下焦。在中焦者，湿由脾胃而分于小肠，故可澄其源，所以治宜分利，在下焦者，病在肝肾大肠，分利已无所及，故宜调理真阴，并助小肠之主，以益气化之源，此泻痢之证治有不同。”在辨证方面，张景岳在《景岳全书·杂证谟》中说：“凡治痢疾，最当察虚实，辨寒热，此泻痢中最大关系。”丰富了急性菌痢的辨证内容。治疗理论大大丰富，因病机上重脾肾，治疗上也相应重视补肾健脾，医家又创立不少新说，如清代喻昌《医门法律·痢疾门》创“逆流挽舟”之法，并列律三条：其一，“凡治痢，不分标本先后，概用苦寒者，医之罪也”；其二，“凡治痢，不审病情虚实，徒执常法自恃专门者，医之罪也”；其三，“凡治痢，不分所受湿热多寡，辄投合症丸药误人者，医之罪也”。李中梓《医宗必读·痢疾》提出：“至治法，须求何邪所伤，何脏受病……新感而实者，可以通因通用；久病而虚者，可以塞因塞用。”在治疗禁忌方面，蒲松园《医镜·痢》提出治痢四忌：忌温补、忌大下、忌发汗、忌利小便，实为明见。

【病因病机】

急性菌痢的病因有外感时邪疫毒和饮食不节两方面。感邪的性质有三，一为疫毒之邪，内侵胃肠，发病骤急，形成疫毒痢；二为湿热之邪，湿郁热蒸，肠胃气机阻滞，发生湿热痢；三为夏暑感寒伤湿，寒湿伤中，胃肠不和，气血壅滞，发为寒湿痢。饮食不节，损伤脾胃，中阳受困，湿热或寒湿、食积之邪内蕴，肠中气机壅阻，气滞血瘀，与肠中腐浊相搏结，化为脓血，而致本病。病机主要为邪蕴肠腑，气血壅滞，传导失司，脂络受伤。病位在肠，与脾胃密切相关，可涉及肾。因疫毒弥漫，湿热、寒湿内蕴肠腑，腑气壅滞，气滞血阻，气血与邪气相搏结，夹糟粕积滞肠道，脂络受伤，腐败化为脓血而痢下赤白。气机阻滞，腑气不通，闭塞滞下，故见腹痛、里急后重。

本病初期多实证。疫毒内侵，毒盛于里，熏灼肠道，耗伤气血，下痢鲜紫脓血，壮热口渴，为疫毒痢；如疫毒上冲于胃，可使胃气逆而不降，成为噤口痢；外感湿热或湿热内生，壅滞腑气，则成下痢赤白，肛门灼热之湿热痢；寒湿阴邪，内困脾土，脾失健运，邪留肠中，气机阻滞，则为下痢白多赤少之寒湿痢。下痢日久，可由实转虚或虚实夹杂，寒热并见。疫毒热盛伤津或湿热内郁不清，日久则伤阴、伤气，亦有素体阴虚感邪，而形成阴虚痢者。因营阴不足故下痢黏稠，虚坐努责，阴亏热灼可出现脐腹灼痛。脾胃素虚而感寒湿患痢，或湿热痢过服寒凉药物致脾虚中寒，寒湿留滞肠中则下痢稀薄带有白冻。日久因脾胃虚寒，化源不足，累及肾阳，关门不固，下痢滑脱不禁，腰酸腹冷，表现为虚寒征象。如痢疾失治，迁延日久，或治疗不当，收涩太早，关门留寇，酿成正虚邪恋，可发展为下痢时发时止，日久难愈的休息痢。

至于急性菌痢的预后与转归，古人常以下痢的色、量等情况判断。下痢有粪者轻，无粪者重，痢色如鱼脑、如猪肝、如赤豆汁，下痢纯血或如屋漏者重。同时应根据其临床表现分别病情轻重，判断病者预后，特别注意观察其邪毒炽盛情况，胃气有无衰败，阴津是否枯竭，阳气虚脱与否。一般来说，能食者轻，不能食者重。因本病虽在肠，但肠与胃密切相连，如湿热、疫毒之气上攻于胃，或久病伤正，胃虚气逆，噤口不食，则表现为入口即吐，称之为噤口痢，实属危象。下痢兼见发热不休，口渴烦躁，气急息粗，甚或神昏谵语，或虽见下痢次数减少，而反见腹胀如鼓者，常见于疫毒痢及湿热痢邪毒炽盛，热入营血，邪陷心肝之重证，如不及时救治，可发展为内闭外脱证。

【临证思路】

（一）识症

1. 辨急慢轻重

急性痢疾，发病急骤，症状典型，多见于夏秋之季，病程在 2 个月以内；慢性痢疾，病缓而久，反复发作，病程在 2 个月以上。轻者下痢脓血兼见粪质。重者但见下痢脓血，不见粪质或下痢次数减少，却见腹胀皮急如鼓，呕吐频繁，烦躁，口渴食少，气急息粗，甚或神昏，脉实滑有力；或下痢，噤口不能食，或入口即吐，与水难饮，精神萎靡，兼见呃逆；或下痢黏稠脓血，烦渴转筋，或见面红润，唇如涂朱，脉数疾大；或下痢脓血不止，神萎恶寒，手足厥逆，身冷自汗，气促息微，脉或沉细迟，或微细欲绝，或反浮。

2. 辨虚实寒热

实证者多为急痢、暴痢，患者多年轻且形体壮实，腹痛胀满坚硬而拒按，痛时窘迫欲便，便后痛势暂时减轻，里急的特点为急迫欲便，不及登圊即便，后重的表现为肛门重坠，便后减轻，未几复作。虚证者多为慢痢、久痢，患者多年高体弱，腹痛喜按，痛势绵绵，便后痛势反见明显，里急的特点为登圊不甚急迫，或久坐而无便，后重的特点为肛门坠胀，便后不减，甚者反加重。

寒证者下痢赤白而清稀或下痢纯白滑脱，无热臭，面白形寒，或下痢紫暗而稀淡，或下痢色黄而浅淡不甚臭，腹痛拘急或腹痛隐隐喜温，里急后重较轻。热证者下痢脓血，或纯鲜红血，黏稠腥臭或下痢白脓，或痢下色黑焦、浓厚，或痢下色黄而深、秽臭，或痢下赤白相兼如鱼脑，黏稠难下，腹痛窘迫，口渴喜冷饮，肛门灼热，里急后重明显，或见发热，甚则高热不退。

3. 辨痢色

痢下白冻或白多赤少者，多为湿重于热，邪在气分，其病轻浅；若纯白清稀，或如胶冻如鼻涕者，为寒湿伤于气分；白而滑脱者属虚寒；白而有脓者为热；痢下赤冻，或赤多白少，多为热重于湿，热伤血分，其病较深；若痢下纯鲜血者，为热毒炽盛，迫血妄行；痢下赤白相杂，多为湿热夹滞；痢下色黄而深，其气秽臭者为热；色黄而浅，不甚臭秽者为寒；痢下紫黑色、暗褐色者为血瘀；痢下色紫暗而便质清稀为阳虚；痢下焦黑，浓厚大臭者为火；痢下五色相杂为湿热疫毒。

4. 辨舌脉

舌质红，苔黄腻，脉滑数，多为湿热蕴结，熏灼肠道，气血壅滞，脂络伤损之湿热痢；舌质红绛，苔黄燥，脉滑数，多为疫邪热毒，壅盛肠道，燔灼气血之疫毒痢；舌质淡苔白腻，脉濡缓，多为寒湿客肠，气血凝滞，传导失司之寒湿痢；舌红绛少苔，脉细数，多为阴虚湿热，肠络受损之阴虚痢；舌淡苔白，脉细弱，多为脾肾阳虚，寒湿内生，阻滞肠腑之虚寒痢；舌质淡苔白腻，脉虚数或濡，多为病久正伤，邪恋肠腑，传导不利之休息痢。

（二）审机

1. 湿热痢辨识

湿热或暑湿之邪侵犯肠道，滞于肠中，与肠中气血相搏结，大肠传导功能失司，通降不利，气血凝滞，肠腑脂膜和血络受损。初起先水泻，后两三日，便下脓血。湿气胜，腹不痛；热气胜，腹大痛。肛门重滞，里急后重，此外感湿热证也；若呕吐不食，目痛口渴，湿热伤阳明也；恶寒发热，身痛头疼，湿热伤太阳也；寒热往来，胁痛口苦，湿热伤少阳也；如三阳不解，则湿热内陷，传里而成痢矣。

2. 疫毒痢辨识

毒邪蕴聚肠中，不得外泄，化热化火，热毒炽盛与肠中气血相搏结，气血凝滞，脂膜和血络受损。症见发病急骤，壮热口渴，头痛烦躁，肠满不食，呕吐恶心，腹痛剧烈，痢下脓血紫红或呈血水状，便次频频，后重较甚，甚至昏迷痉厥。或见下痢不重，但神昏谵语，咽干喉塞，甚则腹胀皮急如鼓，气呛喘逆。

3. 寒湿痢辨识

寒湿时行，内气不足，外邪乘虚感入，郁遏营卫，卫郁营泣，内传肠胃，则水谷不化，气血与糟粕互相蒸酿，而痢下赤白之症作矣。初起恶寒发热，身痛头痛，呕吐不食，不作渴，痢下脓血，或下黑水，腹反不痛，谨察时令，无湿热燥热，但有阴寒雨湿，此寒湿痢证也。身痛头疼，感于太阳；呕吐饱闷，感于阳明；寒热往来，感于少阳。三阳不解，传入于里，在伤寒曰传经之邪，在痢疾曰风邪内缩，从阳经传入于里之证也。

4. 阴虚痢辨识

素体阴虚，偶感寒邪，腹痛下痢，里急后重，赤白稠浊，或见红水，发热夜甚，烦渴不宁，胸中似饥，得食则胀，脐腹灼痛，虚坐努责，心烦，口干渴，发热烦渴，至夜转剧，此皆为阴虚痢之表现。

5. 虚寒痢辨识

邪伤阳气，内生阴寒，症见腹部隐痛，缠绵不已，喜按喜温，痢下赤白清稀，无腥臭，或为白冻，甚则滑脱不禁，肛门坠胀，便后更甚，形寒畏冷，四肢不温，口淡不渴，食少神疲，腰膝酸软。

6. 休息痢辨识

急性菌痢误治失治，病根不除，则正虚邪恋，饮不当，起居不慎，或因外邪、思虑郁怒等诱因而发病，日久不愈，下痢间歇发作，不发时可如常人，可因进食生冷或劳倦而作，下痢黏液或赤白脓血，食少倦怠。

（三）定治

急性菌痢的治疗，应根据其病证的寒热虚实而确定治疗原则。热痢清之，寒痢温之，初痢实则通之，久痢虚则补之，寒热交错者清温并用，虚实夹杂者攻补兼施。急性菌痢初起之时，以实证、热证多见，宜清热化湿解毒，久痢虚证、寒证，应补虚温中，调理脾胃，兼以清肠，收涩固脱。如下痢兼有表证者，宜合解表剂，外疏内通；夹食滞可配合消导药消除积滞。刘河间提出“调气则后重自除，行血则便脓自愈”的调气和血之法，可用于急性菌痢的多个证型，赤多重用血药，白多重用气药。而在掌握扶正祛邪的辨证治疗过程中，始终应顾护胃气。此外，对于古今医家提出的有关治疗急性菌痢之禁忌，如忌过早补涩，忌峻下攻伐，忌分利小便等，均可供临床用药之时，结合具体病情，参考借鉴。对迁延不愈之久痢，因病情复杂，正气已虚，而余邪积滞又未尽，若单纯补涩，则积滞不去，贸然予以通导，又恐伤正气，此时治宜兼顾，于补益之中，佐以清肠导下祛积之品，扶正祛邪，权衡运用。

（四）用药

1. 湿热痢用药

疫毒之邪夹湿热或暑湿之邪侵犯肠道，滞于肠中，与肠中气血相搏结，大肠传导功能失司，通降不利，气血凝滞，肠腑脂膜和血络受损，症见急起发热，腹痛阵作，里急后重，下痢赤白相杂，肛门灼热，小便短赤。治宜清肠化湿，调气和血。药用黄连、黄芩、大黄、芍药、当归、槟榔、木香、炙甘草、肉桂等。清热解毒，药用白头翁、丹皮、马齿苋、金银花、秦皮、黄柏等；化湿和中，药用藿香、佩兰、苍术等；清解表热，药用荆芥、薄荷、葛根、连翘等。活血化瘀，药用桃仁、红花、莪术、蒲黄等；凉血行瘀，药用地榆、丹皮、苦参等；消食化滞，药用莱菔子、神曲、山楂等；健脾燥湿，药用茯苓、苍术、厚朴、陈皮等。

2. 疫毒痢用药

染上极为毒烈的疫毒之邪，毒邪蕴聚肠中，不得外泄，化热化火，热毒炽盛，与肠中气血相搏结，气血凝滞，脂膜和血络受损，症见起病急骤，壮热烦渴，腹痛剧烈，下痢鲜紫脓血，烦躁不安，面色苍白，四肢厥冷，惊厥、谵语，甚则神昏。治宜清热解毒凉血。药用白头翁、黄柏、黄连、秦皮等。荡涤疫毒，药用生大黄、枳实、厚朴等；开窍醒神，药用羚羊角、水牛角等；镇肝息风，药用石决明、钩藤等；清营凉血，药用牡丹皮、白茅根、玄参心、赤芍等；利湿泄浊，药用栀子、滑石、白蔻仁等。

3. 寒湿痢用药

疫毒之邪夹寒湿之邪滞于肠中，伤于气分，阻遏脾阳，症见腹痛，里急后重、下痢赤白黏冻，白多赤少，口淡无味，头身困重，脘痞纳少。治宜温化寒湿，行气导滞。药用苍术、厚朴、白术、陈皮、茯苓、泽泻、猪苓、肉桂、甘草等。温中散寒，药用砂仁、吴茱萸、草豆蔻等；清热燥湿，药用黄芩、黄连等；寒湿化热，药用藿香、佩兰；解表化湿，药用羌活、防风等；宣通气机，药用皂荚子、桔梗、杏仁等。

4. 阴虚痢用药

阴虚湿热，肠络受损，症见痢下赤白脓血，色鲜红，质黏稠，脐腹灼痛，虚坐努责，心烦，口干渴。治宜养阴和营，清肠化湿。药用黄连、黄芩、阿胶、芍药、甘草、当归、干姜、生地黄、地榆。清热生津，药用沙参、石斛；凉血，加丹皮、墨旱莲；清解湿热，药用白头翁、秦皮；养阴清热，药用生地黄、女贞子、墨旱莲等。

5. 虚寒痢用药

下痢日久，耗伤阳气，脾阳受损，疫毒之余邪滞于肠中，迁延不已，症见久痢不愈，腹痛隐隐，下痢稀薄或白冻，甚则滑脱不禁，食少神疲，畏寒肢冷。治宜温补脾阳，涩肠固脱。药用人参、白术、肉豆蔻、肉桂、当归、白芍、木香、诃子、罂粟壳、炙甘草。散寒理气，药用附子、干姜、吴茱萸、乌药等；升阳举陷，药用炙黄芪、升麻、柴胡、枳实等；导滞除积，药用山楂、槟榔等。

6. 休息痢用药

急性菌痢误治失治，病根不除，则正虚邪恋，饮食不当，起居不慎，或因外邪、思虑郁怒等诱因而发病，症见日久不愈，下痢间歇发作，不发时可如常人，可因进食生冷或劳倦而作，下痢黏液或赤白脓血，食少倦怠。治宜温中清肠，调气化滞。药用人参、白术、干姜、茯苓、甘草、黄连、枳实、木香、槟榔。清利湿热，加白头翁、马齿苋、白芍等；活血化瘀，加桃仁、红花、莪术、蒲黄等；温化寒湿，加苍术、草果仁等。

【纲目条辨论治】

以病因为纲，虚实为目，条辨论治。

1. 湿热痢

主症：腹部疼痛，里急后重，痢下赤白脓血，黏稠如胶冻，腥臭，肛门灼热，小便短赤，舌苔黄腻，脉滑数。

治法：清肠化湿，调气和血。

方药：芍药汤加减。药用黄芩、黄连、芍药、当归、甘草、木香、槟榔、大黄、金银花、肉桂等。

随症加减：若痢下赤多白少，口渴喜冷饮，属热重于湿者，加白头翁、秦皮、黄柏；若瘀热较重，痢下鲜红者，加地榆、丹皮、苦参；若痢下白多赤少，舌苔白腻，属湿重于热者，去当归，加茯苓、苍术、厚朴、陈皮；若兼饮食积滞，嗳腐吞酸，腹部胀满者，加莱菔子、神曲、山楂；若食积化热，痢下不爽，腹痛拒按者，加用枳实导滞丸。急性菌痢初起，若兼见表证，恶寒发热，头身痛者，可用解表法，用荆防败毒散；如表邪未解，里热已盛，症见身热汗出，脉象急促者，用葛根芩连汤。

2. 疫毒痢

主症：起病急骤，壮热口渴，头痛烦躁，恶心呕吐，大便频频，痢下鲜紫脓血，腹痛剧烈，后重感甚，甚者神昏惊厥，舌质红绛，舌苔黄燥，脉滑数或微欲绝。

治法：清热解毒，凉血除积。

方药：白头翁汤合芍药汤加减。药用白头翁、黄连、黄柏、秦皮、金银花、地榆、牡丹皮、芍药、甘草、木香、槟榔等。

随症加减：若见热毒秽浊壅塞肠道，腹中满痛拒按，大便滞涩，臭秽难闻者，加大黄、枳实、芒硝；神昏谵语，甚则痉厥，舌质红，苔黄糙，脉细数，神昏高热者，属热毒深入营血，加犀角地黄汤、紫雪丹；若热极风动，痉厥抽搐者，加羚羊角、钩藤、石决明；若暴痢致脱，症见面色苍白，汗出肢冷，唇舌紫暗，尿少，脉微欲绝者，用独参汤、参附汤或参麦注射液。

3. 寒湿痢

主症：腹痛拘急，痢下赤白黏冻，白多赤少，或为纯白冻，里急后重，口淡乏味，脘胀腹满，头身困重，舌质或淡，舌苔白腻，脉濡缓。

治法：温中燥湿，调气和血。

方药：不换金正气散加减。药用藿香、苍术、半夏、厚朴、炮姜、桂枝、陈皮、大枣、甘草、木香、枳实等。

随症加减：痢下白中兼赤者，加当归、芍药；脾虚纳呆者，加白术、神曲；寒积内停、腹痛、痢下滞而不爽，加大黄、槟榔、炮姜、肉桂；暑天感寒湿而痢者，用藿香正气散加减。

4. 阴虚痢

主症：痢下赤白，日久不愈，脓血黏稠，或下鲜血，脐下灼痛，虚坐努责，食少，心烦口干，至夜转剧，舌红绛少津，苔腻或花剥，脉细数。

治法：养阴和营，清肠化湿。

方药：黄连阿胶汤合驻车丸加减。药用黄连、黄芩、阿胶、芍药、甘草、当归、干姜、生地黄、地榆等。

随症加减：若虚热灼津而见口渴、尿少、舌干者，加沙参、石斛；如痢下血多者，加丹皮、墨旱莲；若湿热未清，有口苦、肛门灼热者，加白头翁、秦皮清解湿热。

5. 虚寒痢

主症：腹部隐痛，缠绵不已，喜按喜温，痢下赤白清稀，无腥臭，或为白冻，甚则滑脱不禁，肛门坠胀，便后更甚，形寒畏冷，四肢不温，食少神疲，腰膝酸软，舌淡苔薄白，脉沉细而弱。

治法：温补脾肾，收涩固脱。

方药：桃花汤合真人养脏汤。药用人参、白术、干姜、肉桂、粳米、炙甘草、诃子、罂粟壳、肉豆蔻、赤石脂、当归、白芍、木香等。

随症加减：若积滞未尽，加枳壳、山楂、神曲等；若痢久脾虚气陷，导致少气脱肛，加黄芪、柴胡、升麻、党参。

6. 休息痢

主症：下痢时发时止，迁延不愈，常因饮食不当、受凉、劳累而发，发时大便次数增多，夹有赤白黏冻，腹胀食少，倦怠嗜卧，舌质淡苔腻，脉濡软或虚数。

治法：温中清肠，调气化滞。

方药：连理汤加减。药用人参、白术、干姜、茯苓、甘草、黄连、枳实、木香、槟榔等。

随症加减：若脾阳虚极，肠中寒积不化，遇寒即发，症见下痢白冻，倦怠少食，舌淡苔白，脉沉者，用温脾汤；若久痢兼见肾阳虚衰，关门不固者，加肉桂、熟附子、吴茱萸、五味子、肉豆蔻等。

【其他疗法】

1. 体针

针灸治法：清热解毒，除秽化浊。

处方：天枢、足三里、曲池；抽搐不止加太冲、阳陵泉；高热神昏加水沟、委中；厥脱加关元。方法：天枢、足三里、曲池均施泻法，应据患者虚实状态，适当加大强度；水沟、委中以三棱针刺出血；神阙隔盐灸；太冲、阳陵泉宜用泻法，须持续较长时间运针，直至症状有所改善。

2. 耳针

（1）取穴

主穴：大肠、直肠、肾上腺、交感。

配穴：脾、胃、耳中、腹。发热加耳尖放血；腹痛加神门、皮质下。

（2）方法

1）耳穴压丸法：主穴全取，配穴选用 2～3 穴。用对压或直压手法，强刺激。嘱患者想大便时则按压耳穴。每次一侧耳穴，急性期每日换贴 1 次耳穴，痊愈后，再贴 1 次，以巩固疗效。慢性期隔日换贴另一侧耳穴，7 次为一疗程，休息 1 周，继续下一疗程。

2）耳毫针法：主穴全取，再选加 1～2 个配穴，用强刺激泻的手法。急性期每日治疗 1 次，发热每日治疗 2 次。慢性期可隔 1～2 天治疗 1 次。每次一侧耳穴，两耳交替。急性期治愈后，再治疗1～2次，以巩固疗效。慢性期7次为一疗程，休息1周，继续下一疗程。

3）耳电针法：取穴同耳毫针法。进针后，把电针机导线夹子分别夹在针柄上，接通电源，把频率调节在疏密波位置，慢慢调节电流输出，至患者可以耐受为度，电针30分钟。急性期每日治疗1次，慢性期隔日治疗1次，每次一侧耳穴，两耳交替，治疗次数同耳毫针法。

4）耳穴埋针法：取穴同耳毫针法，每次针一侧耳穴，嘱患者一想大便则按压埋针，天热每日换埋另一侧耳穴，天气凉可隔2天换埋另一侧耳穴，治疗次数同耳穴压丸法。

3. 灸法

（1）取穴

主穴：分二组：①神阙；②关元、气海。

配穴：阿是穴（本病阿是穴在气海穴旁开各4寸处）。

（2）治法：主穴每次取一组，第1组加配穴。神阙隔盐灸，布盐于脐孔，厚1mm或填脐孔，上置艾炷，灸2～4壮（每壮约2g）；第2组穴用洗净的独头大蒜1枚，切成2.5～4mm厚的薄片，艾条在离蒜片5～10cm处以雀啄法熏灸，主穴约灸8分钟，配穴灸2～4分钟，均须出现红晕，每日灸3～6次。

4. 刮痧疗法

（1）常用穴：颈部三道：自风府至大椎一道，风池至大杼左右各一道。背部五道：自大杼至长强一道，大杼至白环俞左右各一道，附分至秩边左右各一道。以及大椎、大杼、间使。

（2）备用穴：退热加神门、内庭、侠溪；止痉加合谷、内关、涌泉、印堂、水沟、百会；呼吸衰竭加素髎、迎香、承浆、少商；循环衰竭加素髎、水沟、百会、内关。

5. 刺血法

先以三棱针在大椎穴刺血，并于针眼上扣上半个消毒的花椒皮，以胶布固定，然后针刺大杼、间使，用泻法不留针。继而用刮法：采用压舌板、小瓷盅或瓷匙等作刮器，消毒后蘸少量凡士林，在颈部和背部按上述刮痧线路，自上而下刮治，直至皮肤出现青紫色或瘀斑。

【病案参考】

病案一

吴某，男，42岁，工人。腹痛，里急后重，下痢赤白，一天二十余次，发病2天，以急性细菌性痢疾于1982年8月17日入院。面色灰滞，表情淡漠，口干唇燥，舌质红，苔白腻微黄。询问病史因食凉拌茄子后，渐感腹痛，里急后重，下痢赤白，此外尚有头晕发热、出汗、纳差、口干不喜饮、尿少而黄。肌肤干而微灼，脐下按之痛，脉弦滑。体温 37.7℃，血压 100/70mmHg，大便常规：稀便，颜色淡红，血液（+），黏液（++），红细胞（+），脓细胞（++），吞噬细胞少。拟诊：痢疾，辨为湿热壅滞肠道，脉络受损。治宜清化湿热，理气止痛。投以白头翁汤加减：白头翁 30g，黄连 10g，黄柏 10g，秦皮 15g，陈皮 10g，木香 10g，香附 10g。进四剂，五天后症状基本消失，无里急后重，大便成形，无脓血，纳谷如常，舌稍红，苔薄，脉滑。"恐炉烟虽熄，灰中有火也"，原方再进二剂，停药后，复查大便常规：正常。遂出院。按：湿热作痢，临床最为多见。此案看似无奇，然望闻问切四诊齐备，辨证立法，遣方用药，合于规矩，故条列于首，以明其正。然余焰未熄，余邪未尽，大势已挫，治宜减剂，而医者仍用原方，似为美中不足。

（选自《四川中医》1984 年第 6 期）

病案二

宣童发热六天，临晚尤甚，下痢日夜七八十次之多，速至圊而不能便，腹痛坠胀难忍，谷食不进，幸无呕吐，而口干欲饮，苔腻黄，脉滑数。时疫伏温，蕴蒸阳明，欲达而不能达，湿滞败浊，互阻曲肠，欲下而不能下。辨为手足阳明为病，病情猛烈。急宜表里两解，通因通用，冀望热清痢减，始有转机之幸。

粉葛根二钱，薄荷叶八分，金银花八钱，连翘壳四钱，酒炒黄芩钱半，炒赤芍钱半，青陈皮各一钱，全栝楼四钱（切），春砂壳八分，苦桔梗一钱，六神曲三钱，焦炭三钱，枳实导滞丸三钱（包）。

二诊：连投解肌通腑之剂，得汗甚多，发热较轻，白疹隐隐，布于胸膺之间，伏温之邪，得外达之机，痢下次数虽则不少，而腹痛已减，后重亦松，纳谷无味，口干欲饮，苔黄，脉滑数不静。湿热败浊，尚在曲肠之间，未得下行也。原法增减，努力前进。原方去薄荷叶，加清水豆卷四钱。

三诊：发热渐退，痢下亦稀，腹痛后重，已减其半。谷食无味，口干不多饮，神疲色萎，苔薄黄，脉濡滑而数。阴液暗伤，湿热滞尚未清澈，肠胃气机不和。今拟理脾和胃，清化湿浊，更宜薄滋味，节饮食，恐有食复之弊，虽有虚象，不可骤补。

炒银花五钱，炒赤芍钱半，酒炒黄芩一钱，全当归钱半，陈皮一钱，春砂壳八分，苦桔梗一钱，焦楂炭三钱，焦谷麦芽各三钱，全瓜蒌三钱（切），荠菜花炭二钱，香连丸一钱二分，包。

（选自《丁甘仁医案》）

病案三

魏某，患暑温，继转赤痢，住院两月不愈。点滴坠痛，日五、六十行，中气败坏，食不得下，频频干呕，舌绛津涸，入暮仍感潮热，精神颇觉恍惚，奄奄一息。脉沉细而数，既坚搏，又弱涩。因伏之邪热甚炽，外之余邪未净，固当权衡轻重，里急治里，寓清外于清里之中，勿使合邪内并，而以除热者救阴，坚阴者扶正。

拟方：白头翁 9g，青蒿梗 4.5g，薄荷梗 1.5g，黄连、苦参各 4.5g，厚朴 6g，广木香3g，炒地榆9g，白芍8g，甘草3g。

服药一周平平，似效不效，惟皮肤微似汗，暮热不作，原方去青蒿、薄荷、白头翁，加芍12g，并加马齿苋12g，继服一周，坠痛锐减，痢减三分之一。前方加知母、瓜蒌根各9g，再服1周，痢减三分之二，脓血赤冻渐少，食思渐佳。前方去苦参，白芍改为12g，加归身12g，生苡仁18g，又服一周，痢止，病已向愈，惟倦怠乏力，不能久坐步履，前方去马齿苋，减芩、连用量之半，守服10剂，精神食欲迭加，病渐愈。

按：先患暑温，气阴两耗，复转噤口，阴伤于下，谷绝于上，其势益危。此时虽见舌绛津涸，不可骤行滋补，因其人脉虽细弱但坚搏而数；虽精神恍惚而暮见潮热；痢虽日行五六十次，但点滴坠痛，虽系虚中夹实之证，若骤行滋补，必致邪痼难拔。故冉氏主用苦寒清里，兼以苦辛芳化，醒脾达邪；复用白芍、地榆、木香、川朴等和血理气。因患者病久正虚，故小量轻取，虽似效不效，但终获热清邪达之功。及至痢减邪衰，力用瓜蒌根、知母之属，兼以清滋既伤之阴津。嗣后，继用前方加减，调理而愈。

（选自《现代名中医类案选·冉雪峰医案》）

第十一节　流行性感冒

流行性感冒简称流感，是由流感病毒引起的以急性高热、全身疼痛、显著乏力和呼吸道症状为临床表现的疾病。

流感病毒分为甲（A）、乙（B）、丙（C）三型，近年来才发现的牛流感病毒将归为丁（D）型。流感病毒可引起人、禽、猪、马、蝙蝠等多种动物感染和发病，是人流感、禽流感、猪流感、马流感等人与动物疫病的病原。流感病毒主要通过空气中的飞沫、易感者与感染者之间的接触或与被污染物品的接触而传播。人流感主要是由甲型流感病毒和乙型流感病毒引起的。甲型流感病毒经常发生抗原变异，可以进一步分为H1N1、H3N2、H5N1、H7N9等亚型（其中的H和N分别代表流感病毒两种表面糖蛋白）。流感病毒对外界抵抗力不强。动物流感病毒通常不感染人，人流感病毒通常不感染动物，但是猪比较例外，猪既可以感染人流感病毒，也可以感染禽流感病毒，但它们主要感染的还是猪流感病毒，少数动物流感病毒适应人后，可以引起人流感大流行。本病多发于秋冬季节，具有自限性，但在婴幼儿、老年人和存在心肺基础疾病的患者容易引起肺炎等严重并发症而导致死亡。

【源流】

中医学虽无“流感”一词的记载，但古代文献中有很多与流感病症状相似的病名描述。流行性感冒因感受流感病毒所致，属外感病范畴，外感热病是感受外邪引起的以发热主症的一类病证。古人称之为“伤寒”（后世称之为“广义伤寒”），即《素问》所谓“今夫热病者，皆伤寒之类也”。后世又将其分为“伤寒”（又称“狭义伤寒”）和“温病”两大类。明清时期温病学派的兴盛，涌现了一批温病学家，以吴又可、叶天士、吴鞠通、王孟英等为代表，从温病的角度对本病进行了深入的临床研究。如吴鞠通在《温病条辨》中提出的温病有风温、温热、温疫、温毒、暑温、湿温、秋燥、冬温、温疟，同样包括流感的特点。“时行感冒”之名首见于清代医家林珮琴《类证治裁》一书。疫病的记载首见于周代《周礼》，指具有传染性或流行性特征而且伤亡较严重的一类疾病，具有播散迅速、传染性强、病情严重、病死率高等特点，流行性感冒与疫病上述特点极为吻合，也可以称为“疫病”，中医学对这类传染性疾病的认识，强调疫病的时令性，积累了丰富的临床经验。感染不同流感病毒类型，或因不同地区、不同时令的流感患者的临床表现不同，中医的病名亦不相同。

对于流行性感冒病因的认识，《素问·至真要大论》：“夫百病之生也，皆生于风寒暑湿燥火，以之化之变也。”隋代巢元方在《诸病源候论》中指出：“人感乖戾之气而生病，则病气转相染易，乃至灭门。”吴又可在《温疫论》中指出：“夫温疫之为病，非风非寒、非暑非湿，乃天地间别有一种异气所感。”归纳上述观点流行性感冒主要包括风、寒、暑、湿、燥、火等六淫邪气以及疠气等外感邪气。对于流行性感冒病机的认识，《素问遗篇·刺法论》说：“正气存内，邪不可干。”《素问·评热病论》：“邪之所凑，其气必虚。”阐明一切外感病发生的病机皆由邪气实而正气虚导致。《素问·生气通天论》云：“冬伤于寒，春必温病。”提出了伏而后发的病机特点。《伤寒论》以六经为纲，其中太阳经主一身之表，外邪侵犯肌表，可以表现出以恶寒、发热、身疼痛为主要表现的太阳伤寒证，病邪入里化热，或可转入少阳出现口苦、咽干、目眩等少阳半表半里证，也可以转入阳明出现痞满燥实坚的阳明腑证或以高热口渴脉洪大为主的阳明经证，当然感受外邪也可以转入三阴经或不经三阳经而直中阴分。《伤寒论》中“太阳病，发热而渴，不恶寒，反恶热者，为温病”，揭示了温病与伤寒的不同。叶天士《外感温热篇》中“温邪上受，首先犯肺”，提示温病的卫分证病机，而入里可进入气分，甚至深入营血，波及到营血则可能出现伤精、耗血、动风。

【病因病机】

感冒是由于六淫、时行病毒侵袭人体而致病。以风邪为主因，夹时令之气，或非时之气而伤人。其主要病机变化，因风性轻扬，多犯上焦，风邪侵袭，从口鼻、皮毛而入，肺卫首当其冲，以致肺卫不和而见恶寒、发热、头痛、身痛，肺失宣肃而见鼻塞、流涕、咳嗽、咽痒或痛。

流感病毒不耐热，于100℃环境下1分钟或56℃环境下30分钟即可灭活，对常用消毒剂（1%甲醛、过氧乙酸、含氯消毒剂等）、紫外线敏感，耐低温和干燥，真空干燥或20℃以下仍可存活。其中甲型流感病毒经常发生抗原变异，传染性强，传播迅速，极易发生大范围流行。

【临床诊断】

流感具有中医学“温病、冬瘟”“伤寒”的特征。其病因有风、寒、温热、疫毒之邪，核心病机是外邪束表，卫气同病，热毒壅肺，耗伤气阴，邪陷正脱。

临床上分为轻症、危重症和恢复期。潜伏期一般为1～7天，多数为2～4天。

（一）临床表现

1. 单纯型流感

常突然起病，畏寒高热，体温可达39～40℃，多伴头痛、全身肌肉关节酸痛、极度乏力、食欲减退等全身症状，常有咽喉痛、干咳，可有鼻塞、流涕、胸骨后不适等。颜面潮红，眼结膜外眦轻度充血。如无并发症，本病多呈自限性过程，一般于发病3～4天后体温逐渐消退，全身症状好转，但咳嗽、体力恢复常需1～2周。轻症流感与普通感冒相似，症状轻，2～3天可恢复。

2. 肺炎型流感

实质上就是并发了流感病毒性肺炎，多见于老年人、儿童、原有心肺疾患的人群。主要表现为高热持续不退、剧烈咳嗽、咳血痰或脓性痰、呼吸急促、发绀，肺部可闻及湿啰音。胸片提示两肺有散在的絮状阴影。痰培养无致病细菌生长，可分离出流感病毒。可因呼吸循环衰竭而死亡。

3. 中毒型流感

表现为高热、休克、呼吸衰竭、中枢神经系统损害及弥散性血管内凝血（DIC）等严重症状，病死率高。

4. 胃肠型流感

除发热外，以呕吐、腹痛、腹泻为显著特点，儿童多于成人。2～3天即可恢复。

5. 特殊人群流感

（1）儿童流感：多发病于流感流行季节，一般健康儿童感染流感病毒可能表现为轻型流感，主要症状为发热、咳嗽、流涕、鼻塞及咽痛、头痛，少部分出现肌痛、呕吐、腹泻。婴幼儿流感的临床症状往往不典型，可出现高热惊厥。新生儿流感少见，但易合并肺炎，常有败血症表现，如嗜睡、拒奶、呼吸暂停等。流感病毒引起的喉炎、气管炎、支气管炎、毛细支气管炎、肺炎及胃肠道症状小儿较成人常见。

（2）老年人流感：65岁以上流感患者感染流感病毒而发病为老年流感。因老年人常有呼吸系统、心血管系统等原发病，因此老年人感染流感病毒后病情多较重，病情进展快，发生肺炎率高于青壮年人，本病可引起流感病毒性心肌炎，导致心电图异常、心功能衰竭、急性心肌梗死，也可并发脑炎以及血糖控制不佳等。

（3）妊娠妇女流感：中晚期妊娠妇女感染流感病毒后除有发热、咳嗽等表现外，还易发生肺炎，迅速出现呼吸困难、低氧血症甚至急性呼吸窘迫综合征，可导致流产、早产、胎儿窘迫及胎死宫内。可诱发原有基础疾病的加重，病情严重者可以导致死亡。

（4）免疫缺陷人群流感：免疫缺陷人群，如器官移植人群、艾滋病患者、长期使用免疫抑制剂者，感染流感病毒后发生重症流感的危险性明显增加，由于易出现流感病毒性肺炎，发病后可迅速出现发热、咳嗽、呼吸困难及发绀，病死率高。

【临证思路】

（一）识症与审机

不同病原类型的流行性感冒病毒侵袭人体后表现出不同的中医病证，因此在治疗时也需要辨病与辨证相结合。

甲流重症肺炎均具有起病急骤的特点，多初起即有发热，且高热持续不退。其他兼加症状存在 2 个区别：明确为甲型 H1N1 的流感重症肺炎患者，早期还常见咽痛、口渴欲饮等燥热伤津之象，可见舌暗红，苔黄燥多裂纹，多咳嗽轻微，以干咳为主，少痰，恶寒寒战症状不突出。随着病情加重，多伴有呼吸困难加重、神昏、出血等的特点。对于甲型 H3N2 重症肺炎患者，发病前多有明确受凉史，早期亦可伴随明显恶寒寒战、神情淡漠，严重者可见嗜睡、四肢厥冷、脉沉微细。该类型更符合“伤寒”的范畴，起病可从太阳病考虑：“太阳病，或已发热，或未发热，必恶寒……名曰伤寒”。此外根据患者本身体质，亦可见少阴病表现：“少阴之为病，脉微细，但欲寐也。”乙流重症肺炎患者的临床表现，均具有起病急骤的特点，多初起即有高热，且热退后发热再起。病情进展快，可迅速出现喘脱、喘厥，病程中均无明显恶寒寒战。消化道症状如反酸腹胀较甲流重症患者更突出，严重者可出现消化道出血。如见舌红苔薄黄，可考虑热毒内闭，肺失宣降，热毒耗气伤阴。气脱不能固护津血，而见出血（咯血、便血）。

（二）定治与用药

重症甲型 H1N1 患者符合温病的特点，如邪在肺卫，见头痛、无汗、发热、微恶风寒、咳嗽、咽痛等症，治宜辛凉解表，用桑菊饮、银翘散。如其邪不解，见气分、营分或血分证候，参照卫气营血辨证法治疗。若出现“逆传心包”之证，邪气内陷，神昏肢厥，则急投益气固脱之剂，用参附汤加减，药用生晒参、制附子等。对于甲型 H3N2 重症肺炎，治疗上则遵从“少阴病，脉沉者，急温之，宜四逆汤”“手足厥寒，脉细欲绝者，当归四逆汤主之”。乙流重症肺炎治疗则以通腑泻热、开窍醒神、固护正气为法。

【纲目条辨论治】

以病因为纲，缓急为目，条辨论治。

（一）轻症

1. 风热犯卫（温病、伤寒之初起）

主症：发病初期，发热或未发热，咽红不适，轻咳少痰，无汗。舌质红，苔薄或薄腻，脉浮数。

治法：疏风解表，清热解毒。

方药：银翘散合桑菊饮加减。药用银花、连翘、桑叶、菊花、桔梗、牛蒡子、竹叶、芦根、薄荷、生甘草等。

随症加减：发热轻，明显头身痛无汗者加防风、羌活、独活；苔厚腻加藿香、佩兰；咳嗽重加杏仁、炙枇杷叶；腹泻加黄连、木香；咽痛重加锦灯笼、玄参。若呕吐可先用黄连6g，苏叶10g水煎频服。

常用中成药：疏风解表，清热解毒类，如金花清感颗粒、连花清瘟胶囊、清开灵颗粒（口服液）、疏风解毒胶囊等。儿童可选儿童抗感颗粒、小儿豉翘清热颗粒等。

2. 热毒袭肺

主症：持续高热，咳嗽，痰黏咳痰不爽，口渴喜饮，咽痛，目赤。舌质红，苔黄或腻，脉滑数。

治法：清热解毒，宣肺止咳。

方药：麻杏石甘汤加减。药用炙麻黄、杏仁、生石膏、知母、浙贝母、桔梗、黄芩、柴胡、生甘草等。

随症加减：便秘加生大黄；持续高热加青蒿、丹皮。

常用中成药：清热解毒，宣肺止咳类，如连花清瘟胶囊、银黄类制剂、莲花清热类制剂等。儿童可选小儿肺热咳喘颗粒（口服液）、小儿咳喘灵颗粒（口服液）、羚羊角粉。

（二）重症

1. 毒热壅肺

主症：高热不退，咳嗽重，少痰或无痰，喘促短气，头身痛；或伴心悸，躁扰不安。舌质红，苔薄黄或腻，脉弦数。

治法：解毒清热，泻肺活络。

方药：宣白承气汤加减。药用炙麻黄、生石膏、杏仁、知母、鱼腥草、葶苈子、黄芩、浙贝母、生大黄、青蒿、赤芍、生甘草等。

随症加减：持续高热加羚羊角粉（分冲）、安宫牛黄丸1丸；腹胀便秘加枳实、元明粉（分冲）。

2. 毒热内陷，内闭外脱

主症：神志昏蒙、淡漠，口唇爪甲紫暗，呼吸浅促，咯粉红色血水，胸腹灼热，四肢厥冷，汗出，尿少。舌红绛或暗淡，脉沉细数。

治法：益气固脱，清热解毒。

方药：参附汤加减。药用生晒参、炮附子、黄连、金银花、生大黄、青蒿、山萸肉、枳实等。

随症加减：喘促加重伴有汗出乏力者加西洋参、五味子。

（三）恢复期

气阴两虚，正气未复

主症：神倦乏力，气短，咳嗽，痰少，纳差。舌暗或淡红，苔薄腻，脉弦细。

治法：益气养阴。

方药：沙参麦门冬汤加减。药用沙参、麦冬、五味子、浙贝母、杏仁、青蒿、炙枇杷叶、焦三仙等。

（四）特殊人群注意事项

1. 妊娠期妇女发病，治疗参考成人方案，避免使用妊娠禁忌药，治病与安胎并举，以防流产，并应注意剂量，中病即止。

2. 儿童用药可参考成人治疗方案，根据儿科规定调整剂量，无儿童适应证的中成药不宜使用。

3. 密切接触者可用治疗药物预防。

4. 以上方案仅供参考，各地在此基础上结合当地气候地域条件辨证论治。

【病案参考】

病案一

杨某，男，21 岁。主因“发热伴咳嗽 27 小时”于 2009 年 5 月 20 日下午 1 点转入地坛医院。患者为确诊“甲型 H1N1 流感”病例。20 日 17 时体温为 39. 1℃，症见发热，轻度恶寒，面红目赤，乏力倦怠，咽干，头晕，咳嗽，痰微黄，纳差，小便黄，舌红苔薄黄，脉浮数。

处方：炙麻黄 6g，杏仁 10g，生石膏（先煎）30g，生甘草 6g，银花 20g，柴胡 15g，黄芩 15g，葛根 15g，桑叶 10g，菊花 10g，薄荷（后下）6g，青蒿（后下）30g，浙贝母 10g，桔梗 6g。3 剂，急煎服，4 小时 1 次。

当日 17：30，服中药 200mL，头部微汗出，体温降至 38. 6℃，19：30 服中药 200mL，汗出不畅，轻度恶寒，21：00 时体温上升至 38. 8℃，23：30 时服中药 200mL，次日 0：00 周身汗出，逐渐热退，全身症状缓解。

按：该患者发热恶寒，面红目赤，舌红苔薄黄，辨证属风热疫邪，侵犯肺卫，治法清热解毒，宣肺透邪。方以麻杏石甘汤宣表清里；薄荷辛凉透表；柴胡、黄芩和解少阳，疏通表里，透邪外出。合方宣而不温，清而不凉，疏通表里，给邪气以出路，收效显著。

（选自《周德安临床医案集》）

病案二

丁某，男，65岁。2011年2月1日初诊。患者主诉发热5天。5天来寒战发热，体温40℃，汗出多，全身疼痛，咳嗽少痰，大便溏滞不爽，胃中停饮，不欲饮水。舌暗，苔白腻，脉细数。2009年3月患淋巴瘤，外周血白细胞长期降低。

处方：生黄芪15g，金银花15g，柴胡10g，黄芩10g，葛根30g，羌独活各10g，荆芥10g，防风10g，前胡10g，白前10g，桂枝6g，炙杷叶10g，藿香10g，佩兰10g，生苡仁20g，杏仁9g，六一散（包煎）15g。7剂，水煎服，日1剂。

2011年2月11日二诊：患者服药后汗出，热退，咳嗽减轻，仍有胸闷，胃中停饮，大便不爽。舌暗，苔黄腻，脉细滑。

处方：生黄芪20g，银花20g，当归10g，鸡血藤20g，半夏9g，枳壳10g，苍白术各20g，猪茯苓各15g，仙鹤草15g，半枝莲15g，生苡仁15g，浙贝母10g，灵芝15g，红景天15g，白花蛇舌草20g，生甘草5g。14剂，水煎服，日1剂。

按：这是正虚外感的典型病例。患者有慢性病史，长期外周血白细胞低下，流感病毒感染后高热不退，辨证属外感风寒，湿热内蕴，肺气不足，治当扶正益气解表，散寒化湿。方以生黄芪益气解表，有汗能出，无汗能发；配伍柴葛解肌汤散寒解表；藿香、佩兰、杏仁、薏苡仁、六一散芳香化湿，正气得助，邪有去路，高热豁然而解。二诊则重点治疗瘤疾，治以益气补血，健脾化饮，解毒消痈而散结。

（选自《周德安临床医案集》）

第十二节　传染性非典型肺炎

严重急性呼吸综合征（severe acute respiratory syndromes）又称传染性非典型肺炎，简称SARS，是一种因感染SARS冠状病毒引起的新的呼吸系统传染性疾病。主要通过近距离空气飞沫传播，以发热、头痛、肌肉酸痛、乏力、干咳少痰等为主要临床表现，严重者可出现呼吸窘迫。本病具有较强的传染性，在家庭和医院有显著的聚集现象。

首发病例（即全球首例）于2002年11月出现在广东佛山，并迅速形成流行态势。2002年11月~2003年8月5日，29个国家共报告临床诊断病例8422例，死亡916例。报告病例的平均死亡率为9.3%。2003年4月16日，WHO宣布，一种新型冠状病毒是SARS的病原，并将其命名为SARS冠状病毒（SARS-coronary virus，SARS-CoV）。该病毒很可能来源于动物，由于外界环境的改变和病毒适应性的增加而跨越种系屏障传染给人类，并实现了人与人之间的传播。该冠状病毒为单股正链 RNA 病毒，基因组含 29736 个核苷酸，其中编码聚合酶蛋白 la/lb、棘蛋白（S）、小膜蛋白（E）、膜蛋白（M）、核壳蛋白（N）的基因已被证实。SARS 病毒有包膜，表面有棘突，对热、乙醚、酸均敏感。该病毒的抵抗力和稳定性要优于其他人类冠状病毒。

【源流】

本病属中医温病的范畴，故其病因病机及主要表现如清代陈平伯在《外感温病篇》中所谓“风温为病，春月与冬季居多，或恶风或不恶风，必身热，咳嗽，烦渴”之描述，与本病好发季节、临床主要表现相一致。对这种具有强烈传染性的病毒邪气，中医称为“疫气”，又称“疠气”或称“疫疠之气”，历代医家一致认为“凡疫疠之气，皆从口鼻而入”。《黄帝内经》曾有记载：“太阴司天之政……二之气，大火至……其病温疠大行远近咸若。”至明末吴有性创立温疫学说，在《温疫论》中云：“夫温疫之为病，非风非寒非暑非湿，乃天地间别有一种异气所感。”明确温疫乃感天地之异气所致。这种异气又称为戾气、疠气、疫气等，有别于六淫邪气，属杂气的范畴。他还说：“此气之来，无论老少强弱，触之者即病。”巢元方在《诸病源候论》亦说：“病气转相染易，乃至灭门，延及外人。”

【病因病机】

本病符合《素问·刺法论》“五疫之至，皆相染易，无问大小，病状相似”的论述，属于中医学瘟疫、热病的范畴。其病因为疫毒之邪，由口鼻而入，主要病位在肺，也可累及其他脏腑；基本病机为邪毒壅肺、湿痰瘀阻、肺气郁闭、气阴亏虚。中医药治疗的原则是早治疗、重祛邪、早扶正、防传变。

【临床诊断】

（一）临床表现

潜伏期 1～16 天，常为 3～5 天。起病急，传染性强，以发热为首发症状，可有畏寒，体温常超过 38℃，呈不规则热或弛张热、稽留热等，热程多为 1～2 周；伴有头痛、肌肉酸痛、全身乏力和腹泻。起病 3～7 天后出现干咳、少痰，偶有血丝痰，肺部体征不明显。病情于 10～14 天达到高峰，发热、乏力等感染中毒症状加重，并出现频繁咳嗽、气促和呼吸困难，略有活动则气喘、心悸，被迫卧床休息。这个时期易发生呼吸道的继发感染。病程进入 2～3 周后，发热渐退，其他症状与体征减轻乃至消失。肺部炎症改变的吸收和恢复则较为缓慢，体温正常后仍需 2 周左右才能完全吸收恢复正常。轻型患者临床症状轻，重症患者病情重，易出现呼吸窘迫综合征，儿童患者的病情似较成人轻。有少数患者不以发热为首发症状，尤其是有近期手术史或有基础疾病的患者。

（二）诊断要点

重症急性呼吸综合征的诊断必须排除其他可以解释患者流行病学史和临床经过的疾病。临床上要注意排除上呼吸道感染、流行性感冒、细菌性或真菌性肺炎、获得性免疫缺陷综合征（AIDS）合并肺部感染、军团菌病、肺结核、流行性出血热、非感染性间质性肺疾病、肺嗜酸性粒细胞浸润症、肺血管炎等呼吸系统疾患。

1. 血常规

病程初期到中期白细胞计数通常正常或下降，淋巴细胞则常见减少，部分病例血小板亦减少。T 细胞亚群中 CD_3^+、CD_4^+ 及 CD_8^+ 均显著减少。

2. 血液生化检查

丙氨酸氨基转移酶（ALT）、乳酸脱氢酶（LDH）及其同工酶等均可不同程度升高。血气分析可发现血氧饱和度降低。

3. 血清学检测

国内已建立间接荧光抗体法（IFA）和酶联免疫吸附试验（ELISA）来检测血清中 SARS 病毒特异性抗体。IgG 抗体在起病后第 1 周检出率低或检不出，第 2 周末检出率 80% 以上，第 3 周末 95% 以上，且效价持续升高，在病后第 3 个月仍保持很高的滴度。

4. 分子生物学检测

以反转录聚合酶链反应（RT－PCR）法，检查患者血液、呼吸道分泌物、大便等标本中有 SARS 冠状病毒的 RNA。

5. 细胞培养分离病毒

将患者标本接种到细胞中进行培养，分离到病毒后，还应以 RT－PCR 法来鉴定是否为 SARS 病毒。

6. 影像学检查

绝大部分患者在起病早期即有胸部 X 线检查异常，多呈斑片状或网状改变。起病初期常呈单灶病变，短期内病灶迅速增多，常累及双肺或单肺多叶，部分患者进展迅速，呈大片状阴影，双肺周边区域累及较为常见。对于胸片无病变而临床又怀疑为本病的患者，1～2 天内要复查胸部 X 线。胸部 CT 检查以玻璃样改变最多见。肺部阴影吸收、消散较慢，阴影改变与临床症状体征有时可不一致。

【临证思路】

（一）识证与审机

熊继柏老先生认为，“非典”的主症是高热、干咳、气喘。其中的高热、气喘应是最紧要的“两关”。若高热持续不退，必然耗灼津气，乃至变证百出；若气喘急剧不平，必然呼吸衰竭，乃至生命垂危。

（二）定治与用药

熊继柏老先生认为，欲退高热，必须宣泄肺热，清泄湿热之邪，如麻杏石甘汤合桑菊饮应是首选方剂；欲平喘促，必须清降肺气，涤泻痰热壅闭，五虎汤合宣白承气汤应是首选方剂。

【纲目条辨论治】

以病期为纲，病因为目，条辨论治。

1. 疫毒犯肺证（多见于早期）

主症：初起发热，或有恶寒；头痛，身痛，肢困；干咳，少痰，或有咽痛；气短，乏力，口干。舌苔白或黄，脉滑数。

治法：清肺解毒，化湿透邪。

用药：金银花、连翘、黄芩、柴胡、青蒿、白蔻、炒杏仁、生薏苡仁、沙参、芦根。

随症加减：无汗者加薄荷；热甚者加生石膏、知母；苔腻者加藿香、佩兰；腹泻者去知母，加黄连、炮姜；恶心呕吐者加制半夏、竹茹。

2. 疫毒壅肺证（多见于早期、进展期）

主症：高热，汗出热不解，身痛；咳嗽，少痰，胸闷，气促；腹泻，恶心呕吐，或脘腹胀满，或便秘，或便溏不爽；口干不欲饮，气短，乏力；甚则烦躁不安。舌红或绛，苔黄腻，脉滑数。

治法：清热解毒，宣肺化湿。

用药：生石膏、知母、炙麻黄、金银花、炒杏仁、生薏苡仁、浙贝、太子参、生甘草。

随症加减：烦躁不安、舌绛口干者加生地黄、赤芍、丹皮；气短、乏力、口干重者去太子参加西洋参；恶心呕吐者加制半夏；便秘者加全瓜蒌、生大黄；脘腹胀满，便溏不爽者加焦槟榔、木香。

3. 肺闭喘憋证（多见于进展期及重症 SARS）

主症：高热不退或开始减退；呼吸困难，憋气胸闷，喘息气促；或有干咳，少痰，或痰中带血；气短，疲乏无力。口唇紫暗，舌红或暗红，苔黄腻，脉滑。

治法：清热泻肺，祛瘀化浊，佐以扶正。

用药：葶苈子、桑白皮、黄芩、全瓜蒌、郁金、萆薢、蚕砂、丹参、败酱草、西洋参。

随症加减：气短、疲乏、喘重者加山萸肉；脘腹胀满、纳差者加厚朴、麦芽；口唇发绀加三七、益母草。

4. 内闭外脱证（见于重症 SARS）

主症：呼吸窘迫，憋气喘促，呼多吸少；语声低微，躁扰不安，甚则神昏，汗出肢冷。口唇紫暗，舌暗红，苔黄腻，脉沉细欲绝。

治法：益气敛阴，回阳固脱，化浊开闭。

用药：红参、炮附子、山萸肉、麦冬、郁金、三七。

随症加减：神昏者，上方送服安宫牛黄丸；冷汗淋漓者加煅龙牡；肢冷者加桂枝、干姜；喉间痰鸣者加用猴枣散。

5. 气阴亏虚，痰瘀阻络证（多见于恢复期）

主症：胸闷，气短，乏力，动则气喘，或见咳嗽；自觉发热或低热，自汗；焦虑不安，失眠；纳呆。口干咽燥，舌红少津，舌苔黄或腻，脉象多见沉细无力。

治法：益气养阴，化痰通络。

用药：党参、沙参、麦冬、生地黄、赤芍、紫菀、浙贝、麦芽。

随症加减：气短气喘较重、舌质暗者加三七、五味子、山萸肉；自觉发热或心中烦热、舌暗者加青蒿、山栀、丹皮；大便偏溏者加茯苓、白术；焦虑不安者加醋柴胡、香附；失眠者加炒枣仁、远志；肝功能损伤，转氨酶升高者加茵陈、五味子。

【中成药的临床应用】

应当辨证使用中成药，可与中药汤剂联合应用。

1. 退热类

适用于早期、进展期发热，可选用瓜霜退热灵胶囊、紫雪、新雪颗粒、小柴胡片（或颗粒）、紫银口服液等。

2. 清热解毒类

适用于早期、进展期的疫毒犯肺证、疫毒壅肺证、肺闭喘憋证。注射剂可选用清开灵注射液、鱼腥草注射液、双黄连粉针剂、复方苦参注射液等。口服剂可选用清开灵口服液（胶囊）、清热解毒口服液（颗粒）、双黄连口服液、金莲清热颗粒、苦甘颗粒、葛根芩连微丸、梅花点舌丹、紫金锭等。

3. 活血化瘀、祛湿化痰类

适用于进展期和重症 SARS 的肺闭喘憋证。注射剂可选用丹参注射液、香丹注射液、川芎注射液、灯盏细辛注射液等。口服剂可选用血府逐瘀口服液（或颗粒）、复方丹参滴丸、藿香正气口服液（胶囊）、猴枣散等。

4. 扶正类

适用于各期有正气亏虚者。注射剂可选用生脉注射液、参麦注射液、参附注射液、黄芪注射液等。口服剂可选用生脉饮、百令胶囊、金水宝胶囊、宁心宝胶囊、诺迪康胶囊、六味地黄丸、补中益气丸等。

【西医治疗方法】

(一) 常规治疗

虽然 SARS 的致病原已经基本明确，但发病机制仍不清楚，目前尚缺少针对病因的治疗。基于上述认识，临床上应以对症治疗和针对并发症的治疗为主。在目前疗效尚不明确的情况下，应尽量避免多种药物（如抗生素、抗病毒药、免疫调节剂、糖皮质激素等）长期、大剂量地联合应用。

1. 一般治疗与病情监测

卧床休息，注意维持水电解质平衡，避免用力和剧烈咳嗽。密切观察病情变化（不少患者在发病后的 2 ~ 3 周内都可能属于进展期）。一般早期给予持续鼻导管吸氧（吸氧浓度一般为 1 ~ 3L/分钟）。根据病情需要，每天定时或持续监测脉搏容积血氧饱和度（SPO_2）。定期复查血常规、尿常规、血电解质、肝肾功能、心肌酶谱、T 淋巴细胞亚群（有条件时）和 X 线胸片等。

2. 对症治疗

（1）发热 >38.5℃，或全身酸痛明显者，可使用解热镇痛药。高热者给予冰敷、酒精擦浴、降温毯等物理降温措施，儿童禁用水杨酸类解热镇痛药。

（2）咳嗽、咳痰者可给予镇咳、祛痰药。

（3）有心、肝、肾等器官功能损害者，应采取相应治疗。

（4）腹泻患者应注意补液及纠正水、电解质失衡。

3. 糖皮质激素的使用

应用糖皮质激素的目的在于抑制异常的免疫病理反应，减轻全身炎症反应状态，从而改善机体的一般状况，减轻肺的渗出、损伤，防止或减轻后期的肺纤维化。应用指征如下：①有严重的中毒症状，持续高热不退，经对症治疗 3 天以上最高体温仍超过 39℃；②X 线胸片显示多发或大片阴影，进展迅速，48 小时之内病灶面积增大 >50% 且在正位胸片上占双肺总面积的 1/3 以上；③达到急性肺损伤（ALI）或急性呼吸窘迫综合征（ARDS）的诊断标准。具备以上指征之一即可应用。成人推荐剂量相当于甲泼尼龙 80 ~ 320mg/d，静脉给药具体剂量可根据病情及个体差异进行调整。当临床表现改善或胸片显示肺内阴影有所吸收时，逐渐减量停用。一般每 3 ~ 5 天减量 1/3，通常静脉给药 1 ~ 2 周后可改为口服泼尼松或泼尼龙。一般不超过 4 周，不宜过大剂量或过长疗程，应同时应用制酸剂和胃黏膜保护剂，还应警惕继发感染，包括细菌和真菌感染，也要注意潜在的结核病灶感染扩散。

4. 抗病毒治疗

目前尚未发现针对 SARS – CoV 的特异性药物。临床回顾性分析资料显示，利巴韦林等常用抗病毒药对本病没有明显治疗效果。可试用蛋白酶抑制剂类药物克力芝（Kaletra）、咯匹那韦（Lopinavir）及利托那韦（Ritonavir）等。

5. 免疫治疗

胸腺肽、干扰素、丙种球蛋白等非特异性免疫增强剂对本病的疗效尚未肯定，不推荐常规使用。SARS 恢复期血清的临床疗效尚未被证实，对诊断明确的高危患者，可在严密观察下试用。

6. 抗菌药物的使用

抗菌药物的应用目的是主要为两个，一是用于对疑似患者的试验治疗，以帮助鉴别诊断；二是用于治疗和控制继发细菌、真菌感染。鉴于 SARS 常与社区获得性肺炎（CAP）相混淆，而后者常见致病原为肺炎链球菌、支原体、流感嗜血杆菌等，在诊断不清时可选用新喹诺酮类或 β 内酰胺类联合大环内酯类药物试验治疗。继发感染的致病原包括革兰阴性杆菌、耐药革兰阳性球菌、真菌及结核分枝杆菌，应有针对性地选用适当的抗菌药物。

7. 心理治疗

对疑似病例，应合理安排收住条件，减少患者担心院内交叉感染的压力；对确诊病例，应加强关心与解释，引导患者加深对本病自限性以及本病可治愈的认识。

（二）重症 SARS 的治疗原则

尽管多数 SARS 患者的病情可以自然缓解，但大约有 30% 的病例属于重症病例，其中部分可能进展至急性肺损伤或 ARDS，甚至死亡。因此对重症患者必须严密动态观察，加强监护，及时给予呼吸支持，合理使用糖皮质激素，加强营养支持和器官功能保护，注意水电解质和酸碱平衡，预防和治疗继发感染，及时处理合并症。

（三）儿童 SARS 的临床特点及诊治注意事项

1. 临床特点

根据 2003 年北京地区 SARS 流行时的有限经验，与成人相比儿童 SARS 的发病率较低（占全部病例 2% ~5%），临床表现较轻。一般没有严重的呼吸衰竭，不必进行机械通气治疗，没有死亡病例和后遗肺纤维化样改变；较少有头痛、关节肌肉酸痛、乏力症状；肺部阴影的吸收较成人患者更为迅速；$CD4^+$、$CD8^+$ 细胞降低没有成人患者严重；可以有轻度心肌和肝脏损害，但很快恢复。目前还没有发现患儿传播给其家庭成员和其他密切接触者的依据。

2. 诊治注意事项

儿童 SARS 的诊断原则与成人相同，但 SARS 以外的病毒以及肺炎支原体肺炎、肺炎衣原体肺炎在小儿多发，应注意排除。儿童 SARS 的治疗可参照成人的治疗原则，但儿童较少需要机械通气，禁用水杨酸类解热镇痛退热，也不宜使用胸腺素，对于儿童应该更加严格地掌握使用糖皮质激素的适应证、剂量和疗程。

【病案参考】

病案一

杨某，男，31岁。患者于2004年4月16日出现发热，伴肺炎表现，胸片提示右上肺炎，院外治疗效果不明显，于4月22日入院，患者有传染性非典型肺炎接触史，血清学检查示咽拭子及血清非典病毒RT－PCR阳性，明确诊断为传染性非典型肺炎。入院后予安福龙、利巴韦林抗病毒，胸腺素提高免疫力，门冬氨酸钾镁、维生素以加强支持，患者体温呈上升趋势，最高40℃，咳嗽、呼吸困难等症状亦有加重，实验室检查回报：血气分析：pH 7.36，PO_2 13.33kPa，PCO_2 24.91kPa，BE（－3.6）mmol/L，SO_2 96.6%；血常规：WBC 3.6×10^9/L，L 21.8%，N 75.3%，Hb 164g/L，PLT 111×10^9/L；肾功能：BUN 4mol/L，Cr 110μmol/L，GLU 7.29mmol/L；便常规：正常，OB（－）。4月23日胸片示双肺上叶炎症。体检听诊双肺呼吸音粗，未闻及干湿啰音。4月24日BP 124/72mmHg，HR 88次/分，最高体温39.9℃。中医会诊时情况：患者发热第9天，发热，不恶寒，无汗，手足微热，发热时头痛，咳嗽，咽痒，痰少，大便一日一行，舌暗红苔黄厚，脉滑。

处方：金银花15g，连翘12g，生石膏（先煎）35g，知母10g，炒栀子12g，黄芩10g，炙枇杷叶10g，蝉蜕8g，青蒿（后下）15g，薄荷（后下）6g，白茅根30g，鱼腥草30g，苏叶8g，虎杖15g，菊花10g。3剂，每剂水煎400mL，分2次于早晚饭后温服。

2004年4月26日二诊：患者因持续高热，复查胸片示肺炎病情较前进展。血气分析：pH 7.34，PO_2 11.3kPa，PCO_2 40.7kPa，BE（－4.9）mmol/L；血常规：WBC 5.7×10^9/L，L 21.8%，N 84.2%，Hb 154g/L，PLT 122×10^9/L。为抑制炎性渗出、抗炎、抗纤维化，加用甲强龙40mg，每日2次，静脉滴注。4月26日再次中医会诊：患者发热前恶寒，四末凉，手足心热，头微痛，轻咳，无痰，用药后腹泻4次，大便畅后热未减，口渴喜饮，舌红苔黄，脉滑数。

处方：金银花20g，连翘15g，柴胡10g，黄芩10g，生石膏（先煎）30g，藿香、佩兰各10g，青蒿（后下）30g，羌活10g，苏叶10g，荆芥穗20g，黄连6g，木香10g，薄荷6g，丹皮10g，淡豆豉15g。3剂，水煎服，日1剂。

患者当晚18时体温达39℃，服中药100mL且温覆后汗出，体温渐降至38.5℃，每用药后微汗出，患者仍口渴，头微痛，恶寒解，舌苔渐退。

2004年4月27日三诊：患者胸片示左中肺野淡片状阴影，右肺病变未见明显变化。血气分析：pH 7.294，PO_2 10.73kPa，PCO_2 5.81kPa，SO_2 93%；血常规：WBC 9.9×10^9/L，L 8.9%，N 89.4%，Hb 158g/L，PLT 224×10^9/L，最高体温为39℃，舌红，苔黄，脉滑。

处方：炙麻黄8g，羌活10g，苏叶10g，荆芥穗10g，柴胡20g，黄芩10g，川芎15g，金银花25g，生石膏（先煎）40g，寒水石30g，丹皮15g，地骨皮30g，连翘30g，生甘草5g，大枣10枚，青蒿（后下）30g，生黄芪30g。3剂，水煎服，日1剂。

2004年4月28日四诊：患者最高温度为39.8℃，喘憋明显。患者进入病程第二周，为病毒复制期，出现急性肺损伤。血气分析：pH 7.39，PO_2 11.29kPa，PCO_2 5.28kPa，SO_2 96.2%，BE（-1.1）mmol/L；血常规：WBC 12.4×10^9/L，N 91.5%，Hb 159g/L，PLT 207×10^9/L。加用阿奇霉素0.5g静脉滴注，每日1次；头孢哌酮舒巴坦钠1g静脉滴注，每8小时1次；甲强龙80mg，静脉滴注，每日2次；予人血白蛋白10g纠正低蛋白血症。加用无创呼吸机持续使用。

处方：草果10g，厚朴10g，槟榔10g，常山7g，生石膏（先煎）50g，生地黄30g，淡豆豉30g，地骨皮30g，泽兰30g，柴胡30g，青蒿（后下）20g，生薏苡仁30g，寒水石30g，石斛30g，生黄芪30g，黄芩10g，苏叶10g，生姜4片，生甘草10g，羚羊角粉（冲服）0.6g。2剂，水煎服，日1剂。

2004年5月1日五诊：患者体温有所下降，最高体温37.7℃，无创呼吸机持续使用。血气分析：pH 7.380，PO_2 121.19kPa，PCO_2 5.37kPa，SO_2 97%，BE（-1.1）mmol/L；血常规：WBC 14.5×10^9/L，N 92%，Hb 135g/L，PLT 261×10^9/L。胸片示炎症较前有所吸收。甲强龙改为40mg，每12小时1次。5月2日患者最高体温37.1℃，呼吸24次/分，血压119/70mmHg，神情，精神好，双肺呼吸音清晰，未闻及干湿啰音。患者体温平稳，自觉胸闷憋气较为明显，以活动后为重，症见胸闷气促，气短，咳嗽痰黄，口渴不欲饮，进食时脱机喘憋加剧，氧分压下降。

处方：西洋参（另煎兑服）20g，生黄芪20g，瓜蒌皮20g，黄芩10g，寒水石30g，苏叶10g，白薇30g，金沸草10g，生薏苡仁30g，土茯苓20g，泽兰30g，萆薢6g，槟榔10g，郁金10g，青、陈皮各6g，当归10g，生姜4片，生甘草10g，羚羊角粉（冲服）0.6g。3剂，水煎服，日1剂。

2004年5月4日六诊：最高体温37.1℃，偶咳无痰，无明显胸闷。舌红，苔黄，脉细滑。

处方：茅根、芦根各30g，生薏苡仁15g，桃仁、杏仁各10g，冬瓜仁15g，金沸草10g，炒枳壳15g，苦桔梗6g，桑白皮20g，金银花15g，草河车15g，鱼腥草15g，酒大黄（后下）3g，葶苈子20g，川贝母6g，生晒参（另煎冲兑）3g，鳖甲（先煎）30g，炙甘草6g。3剂，水煎服，日1剂。

2004年5月7日七诊：患者体温正常，病情好转，胸闷气短明显好转，仍咳嗽咳痰少，色黄白相兼，手足心热，大便不畅，舌红暗，苔薄白，脉弦细滑。复查胸片示双肺炎症，右下肺病变吸收。

处方：生晒参（另煎冲兑）19g，鳖甲（先煎）30g，茅根、芦根各30g，生薏苡仁30g，桃仁、杏仁各10g，冬瓜仁20g，炒枳壳10g，桔梗6g，桑白皮20g，金银花20g，草河车10g，鱼腥草15g，酒大黄（后下）6g，川贝母10g，炙甘草5g。3剂，水煎服，日1剂。

2004年5月10日八诊：复查胸片示肺部阴影变浓，减泼尼松龙量为10mg/d，中药予行气活血、清热解毒之剂。

处方：生黄芪20g，金银花20g，蒲公英20g，瓜蒌皮20g，当归10g，桃仁6g，赤芍15g，莪术10g，葶苈子30g，桑白皮15g，莱菔子10g，生甘草5g，生晒参（另煎冲兑）10g。3剂，水煎服，日1剂。

2004年5月13日九诊：患者病情继续好转。胸片示双肺炎症治疗后，与前比较病变略有吸收。减泼尼松龙为5mg/d。中药继续应用益气活血通络之法。

处方：生黄芪30g，金银花30g，桃仁10g，赤芍15g，莪术10g，浙贝母10g，旋覆花（包煎）10g，茜草10g，丹参30g，桑白皮10g，姜黄10g，郁金10g，整三七10g。3剂，水煎服，日1剂。

2004年5月15日十诊：患者病情进一步好转，继续益气活血通络治疗。

处方：生黄芪20g，金银花20g，当归10g，蒲黄10g，泽兰15g，丹参30g，浙贝母10g，金沸草20g，茜草10g，莪术15g，生甘草5g，生晒参（另煎冲兑）20g。3剂，水煎服，日1剂。

2004年5月17日十一诊：患者病情明显好转，仍有胸闷憋气，停吸氧。胸片显示肺部阴影仍未吸收。中药继续益气解毒，活血通络治疗。

处方：生黄芪20g，金银花20g，生蒲黄（包煎）10g，泽兰15g，土茯苓30g，丹参30g，浙贝母10g，金沸草10g，莪术20g，茜草10g，丝瓜络10g，郁金10g，当归10g，生甘草5g。7剂，水煎服，日1剂。

治疗后患者痊愈出院。

按：本案患者入院时发热，不恶寒，无汗，咳嗽，咽痒，舌暗红苔黄厚，脉滑，中医辨证为热毒壅肺，治则清肺解毒化湿。方以银翘散、白虎汤、黄连解毒汤合方，辛凉宣透，清热解毒化湿；加苏叶、薄荷轻清宣透，散邪外出。二诊时患者发热不退，肺部病变进展，患者因感受疫毒，疫毒蕴肺，泛发内外，热深厥深，治疗当给邪毒以出路，除清解之外，仍需透邪外达，加强辛温药的比例、用量，加柴胡、羌活、荆芥穗、苏叶、薄荷、豆豉、藿香、佩兰以宣通表里，透邪外达。三诊患者体温有下降趋势，继续清热解毒，宣肺透表，配合益气法以托毒外出，以生黄芪益气托毒。四诊患者仍高热不退，病情持续进展，正邪交争亢烈，高热鸱张，疫毒困遏肺系，气阴耗伤，中药用后汗少，为汗源亏乏，在原方基础上调整，治疗仍以透邪宣肺，利湿解毒为主，转旋肺之气机，并佐辛温燥烈药物开达膜原，正气耗伤加用益气养阴之品。以达原饮合蒿芩清胆汤加减变化为主。五诊患者体温明显下降，湿热蕴结不解，治以益气解毒，芳化湿浊，宣肺透邪。以西洋参、黄连益气养阴；薏苡仁、土茯苓、泽兰、萆薢利湿渗湿。六诊患者病情持续好转，继用解毒化湿之法。以千金苇茎汤清热解毒，宣肺化痰，促进肺部病变吸收。七诊后患者病情稳定好转，肺部病变逐渐吸收，一直以益气活血，清热解毒为法，加减治疗而愈。

（选自《周德安临床医案集》）

病案二

邓某，女性，33岁，广东省三水籍，医务人员，因“发热伴恶寒两天”于2003年1月25日入院。

两天前无明显诱因出现发热，入院当天自觉症状加重，测体温38℃，微恶寒，神疲乏力，口稍干，纳差，面红，无头痛，无流涕，无咳嗽、咳痰，无咽痛，无汗，无鼻塞流涕，睡眠一般，二便调。查体：T 38℃，P 68次/分，R 20次/分，BP 90/60mmHg，神志清，全身皮肤、黏膜无出血点，亦无黄染，咽无充血，双侧扁桃体不大，气管居中，双肺呼吸音正常，未闻及干湿啰音。血常规：白细胞5.0×10^9/L，中性粒细胞0.64，红细胞4.31×10^{12}/L，血红蛋白131g/L，血小板95×10^9/L。行胸片检查示右下肺少许模糊阴影。

诊见：发热，微恶寒，干咳，无痰，动则心慌气短，头痛，微感胸痛，口干，口苦，纳差，神疲乏力；舌淡红，若薄白，脉濡细。

中医诊断：春温伏湿。西医诊断：右下肺炎（传染性非典型肺炎）

治法：清凉解毒，透热达邪。

处方：青蒿（后下）15g，黄芩15g，柴胡12g，大青叶20g，板蓝根30g，法半夏12g，枳壳10g，浙贝母12g，紫菀12g，天竺黄12g，杏仁10g，炙甘草6g。每日1剂，水煎服，配合清开灵静滴加强清热作用，西药则投以泰能、稳可信。

二诊：1月27日。仍发热，热势上升，以夜间及午后为甚，T 38.6℃，肢体困倦，纳食减少，舌脉未变，二便通畅。血常规：白细胞2.9×10^9/L，中性粒细胞0.58，血小板90×10^9/L。胸片与24日比较右下肺感染病灶明显扩大。为湿热蕴毒，阻遏中上二焦之表现。治宜清热解毒达邪，解表宣肺化湿。

处方：炙麻黄8g，杏仁10g，石膏（先煎）20g，甘草10g，柴胡10g，黄芩10g，半夏10g，竹茹10g，白茅根15g，前胡15g，桑枝10g，薏仁20g，滑石18g，藿香6g，佩兰6g。

三诊：1月28日。热势仍未遏止，反有上升之势，T 39.2℃，症状未减，疲倦加重，双肺呼吸音粗，肺底闻及少许湿啰音。舌淡红，苔薄白，脉濡细。血常规：白细胞2.5×10^9/L，中性粒细胞0.51，血小板67×10^9/L。邓老意见：湿热蕴毒，毒势盛，并易耗气夹瘀，毒瘀互结，且变证多端，有入营之势。治宜加重清热凉血解毒，化瘀软坚散结，少佐益气之品，原方继续服用。加服安宫牛黄丸，并加用仙方活命饮，西洋参10g另炖服。

处方：金银花 30g，浙贝母 15g，赤芍 15g，白芷 12g，陈皮 3g，升麻 6g，防风 12g，当归 6g，虎杖 20g，皂角刺 12g，穿山龙（先煎）12g，乳香 6g，没药 6g，连翘 18g，五爪龙 15g。

根据西医观点，此时属于炎症渗出期，需要注意肺纤维化的问题，而运用仙方活命饮以化瘀软坚散结，甚为合拍。西药则停用泰能、稳可信，改用左氧氟沙星、头孢他啶。至 1 月 30 日，因用左氧氟沙星后出现头晕，故停用所有抗生素，停用后头晕等症状大减，体温降至 37.5℃。

四诊：1 月 31 日，体温降至正常。但神疲，乏力，头晕，偶有咳嗽，白黏痰，无口干，舌淡，苔薄白腻，脉濡细。血常规：白细胞 $2.3\times10^9/L$，中性粒细胞 0.5，红细胞 $3.12\times10^{12}/L$，血红蛋白 97g/L，血小板 $90\times10^9/L$；胸片示病灶增多，密影。热势已退，胸片虽病灶增多，强弩之末势也，未足为虑，此乃正虚邪恋。治当清热养阴，扶正透邪，此时舌苔呈现白腻，为伏湿外达之象，治疗上重视化湿、活血。

处方：炙麻黄 8g，杏仁 10g，甘草 10g，黄芩 10g，半夏 10g。竹茹 10g，白茅根 15g，桑枝 10g，薏苡仁 50g，太子参 20g，五味子 20g，麦冬 15g，藿香 6g，佩兰 6g。仍加服仙方活命饮方，并加大补气而性温和之五爪龙至 30g；热势既退，停用清开灵，改以参麦注射液益气生津。

五诊：2 月 4 日。已无发热，乏力，偶咳嗽，未闻及干湿啰音，舌淡，苔厚微腻，脉濡细。胸片示有所吸收。血常规：白细胞 $2.4\times10^9/L$，中性粒细胞 0.48，红细胞 $3.62\times10^{12}/L$，血红蛋白 131g/L，血小板 $191\times10^9/L$。病势渐衰，但湿性缠绵，如油入面，且易伤气，又易夹瘀为患。治宜清热利湿，益气活血。

处方：杏仁 12g，甘草 6g，青皮 6g，桃仁 12g，当归 6g，苍术 9g，五爪龙 30g，太子参 20g，橘红 6g，升麻 10g，白术 10g，神曲 12g，麦冬 10g。加服：太子参 15g，土茯苓 30g，茯苓 12g，枳壳 6g，陈皮 3g，威灵仙 2g，杏仁 10g，薏苡仁 30g，苍术 9g，枣 3 个。一日 2 剂，水煎服。

六诊：2 月 8 日。自觉身轻体爽，舌苔腻转淡，脉细。血常规：白细胞 $6.5\times10^9/L$，中性粒细胞 0.46，红细胞 $3.62\times10^{12}/L$，血红蛋白 131g/L，血小板 $161\times10^9/L$。

2 月 12 日胸片示右肺炎症全部吸收。守上方加川萆薢 20g 运脾除湿，治愈出院。

病案三

董某，女性，47 岁，2003 年 5 月 7 日初诊。

SARS 病程 30 天，气管插管机械通气中，FiO_2 0.35。症见：神志模糊，肢体软弱无力，肌肉松软，气促，腹胀，纳呆，肢体肿胀，口干，大便溏薄，舌质淡红，苔白浊，脉细弱无力。

辨证：肺脾气虚，湿浊内停。

治法：益气健脾，渗淡祛湿化浊。

一诊处方：党参 20g，茯苓 15g，白术 10g，生意苡仁 20g，怀山药 15g，砂仁（后下）6g，陈皮4g，法半夏10g，厚朴花6g，苍术9g，扁豆花12g，川黄连3g，枳壳9g，桔梗9g，4剂。

二诊：5月12日。脱离呼吸机，疲乏无力，四肢肌肉松软无力，肢肿消失，咳嗽，咳黄白黏痰，大便每日一解，舌淡红，苔薄白微黄，脉细。

辨证：肺脾气虚，痰浊蕴肺。

治法：健脾益气，宣肺化痰。

处方：黄芪12g，党参20g，西洋参6g，白术12g，茯苓20g，当归9g，橘红6g，升麻4g，柴胡4g，炒麦芽30g，枳壳9g，桔梗9g，紫菀12g，北杏仁10g，桃仁10g，炙甘草6g，7剂。

三、四、五诊继续守法，随证调整处方。

六诊：5月21日。精神好转，语言清晰有力，肢体肌力Ⅱ～Ⅲ级，肌肤甲错，口干欲饮，纳可，舌质暗红苔少，脉细数。辨证：气阴两虚，夹瘀。

治法：益气养阴，活血化瘀。

处方：黄芪15g，太子参30g，麦冬12g，天冬12g，五味子6g，何首乌20g，怀山药15g，山萸肉12g，陈皮6g，白术12g，赤芍15g，丹参20g，鳖甲（先煎）20g，葛根18g，生甘草6g。

七诊：6月5日。肢体肌力渐恢复，可练习行走，心悸、气短减轻，月经两月未至，脱发，纳可，舌淡红质嫩，苔少，脉细。辨证：气血不足。治法：益气养血，调冲任。

处方：党参15g，茯苓15g，白术12g，熟地黄15g，当归12g，白芍15g，黄芪24g，何首乌20g，山萸肉15g，桑椹15g，女贞子12g，墨旱莲12g，陈皮6g，赤芍15g，益母草15g，炙甘草6g。

八诊：6月24日。6月20日月经已至，肢体功能恢复，脱发明显减少，无明显心悸，气短，纳可，二便调，舌质淡红，苔白，脉细弱。继续以八珍汤治疗善后。

病案四

区某，男性，52岁。2003年6月7日初诊。

SARS起病10天。症见：发热，恶寒，气喘促，呼吸困难，倦怠乏力，口干口苦，日多饮，纳呆，便溏，每日二解，恶心作呕，舌红有瘀斑，苔薄白浊而干，脉细弦滑数无力。

辨证：湿热蕴毒，瘀阻肺气。

治法：清热解毒，宣肺化湿，理气活血。

用药：蔻仁、藿香、茵陈、滑石、通草、青皮、川黄连、连翘、黄芩、贝母、郁金、益母草、桔梗、生蒲黄、法半夏、柴胡、枳壳、赤芍、北杏仁、桃仁、太子参。

二、三诊继续守法，随证调整处方。

四诊：6月17日。无发热（6月13日热退），气稍促，心悸，口干欲饮，痰少难咯，舌稍红略暗，苔薄微黄，脉细数虚。

辨证：湿热蕴毒，热邪伤阴。

治法：清热养阴，凉血活血。

用药：干地黄、知母、芦根、天花粉、石斛、枇杷、桃仁、杏仁、枳壳、茵陈、天冬、桑白皮、鱼腥草、益母草、甘草。

五诊：6月30日。症见倦怠乏力，心烦热，气短，动则明显，心悸心慌，胸闷不舒，口干欲饮，纳可，大便两日一解，舌质偏红有瘀斑，质嫩，苔少津干，脉细数。

辨证：气阴不足，热伤阴津。

治法：益气养阴，清热祛瘀。

处方：西洋参9g，太子参15g，麦冬15g，沙参15g，天花粉15g，芦根20g，干地黄15g，知母15g，炒扁豆20g，桃仁10g。杏仁10g，枳壳9g，桔梗9g，益母草15g，生蒲黄（包煎）9g。

药后症减，守前方调理而愈。

病案五

刘某，男性，52岁。

SARS病史30天，疾病峰期曾用呼吸机治疗，出院后仍自觉活动后气促，乏力，胸闷不舒，胸腹胀满感，咳嗽，咳痰质黏色白，心悸，眠差，多梦，纳呆，二便调，舌质淡黯有瘀点，苔白微腻，脉细数。为气滞血瘀夹痰浊之象。治以行气活血，化痰降浊。

处方：桃仁15g，当归9g，赤芍15g，冬瓜仁20g，柴胡9g，枳壳9g，桔梗9g，降香3g，生蒲黄（包煎）9g，紫菀12g，北杏仁10g，法半夏9g，太子参30g，毛冬青30g。

服药5剂，胸闷不舒、胸腹胀满感、咳嗽、咳痰诸症减，但觉气短乏力，心悸，眠差，咳痰色白质稀，舌质淡黯有瘀点，苔薄白，脉细数。治以益气养血，活血祛瘀。

处方：黄芪15g，桃仁15g，当归9g，赤芍15g，白芍12g，柴胡9g，枳壳9g，桔梗9g，干地黄15g，生蒲黄（包煎）9g，太子参30g，白术12g，茯苓12g，丹参20g。

持续服药2周，病愈。

病案六

何某，女性，26岁。2003年6月24日初诊。

SARS病史2个月。现症：神疲乏力，心悸，活动后气短，脱发，月经延期（末次月经4月30日），头痛，腹胀，眠差，口干，纳可，二便调，舌质淡黯，苔白，脉沉细。

辨证：气血两虚夹瘀。

治法：益气养血活血。

处方：黄芪 15g，党参 15g，茯苓 12g，白术 9g，熟地黄 15g，当归 15g，川芎 9g，白芍 15g，益母草 15g，桃仁 12g，砂仁（后下）6g，白蒺藜 15g，7 剂。

复诊：7 月 2 日。神疲乏力、心悸、头痛等症减缓，月经未至，下腹胀满，脱发，舌质淡红稍暗，苔白，脉沉细。

辨证：气血两虚，冲任不充。

治法：益气健脾，养血通经。

处方：党参 15g，茯苓 15g，白术 12g，熟地黄 20g，当归 15g，白芍 15g。黄芪 15g，山萸肉 15g，何首乌 20g，桑椹 15g，枸杞子 15g，瞿麦 12g，桃仁 12g，红花 6g，香附 12g，青皮 6g。

服药 7 剂，7 月 10 日月经至。

病案七

丙某，女性，44 岁。2003 年 5 月 9 日初诊。

SARS 病程 30 天，类固醇减量中。现症：心悸，胸闷，心烦，近日在颈、胸部出现皮疹，色红略黯，无水泡，肢体麻，口黏甜，纳可，二便调，舌质淡红有齿印，苔白微黄腻，脉滑数。

辨证：湿困脾肺，郁蒸肌表。

治法：清化湿热，透邪外出，活血凉血。

处方：生麻黄 6g，连翘 15g，金银花 15g，桑叶 12g，北杏仁 10g，丹皮 9g，赤芍 15g，地肤子 15g，白鲜皮 15g，赤小豆 20g，土茯苓 30g，防风 12g，白术 12g，升麻 8g，蝉蜕 8g，枳壳 9g，桔梗 9g，生甘草 6g。

二诊：5 月 12 日。服药后皮疹明显减少，皮疹色转淡红，胸闷气短，咳嗽，心烦，神疲乏力，二便调，舌质淡红，苔白薄腻，脉细滑数。

处方：生麻黄 6g，连翘 15g，紫菀 12g，北杏仁 10g，丹皮 9g，赤芍 15g，地肤子 15g，白鲜皮 15g，赤小豆 20g，土茯苓 30g，防风 12g，白术 12g，升麻 8g，生黄芪 15g，蝉蜕 8g，枳壳 9g，桔梗 9g，生甘草 6g。

1 周后疹退，气平顺，湿邪渐清。

按：病案二患者起病有接触同类病患者的病史，感受戾气，即邪气，具有传染性，初期即有肢体酸痛湿重的表现。此为伏湿所致，与普通的风温不同，故诊断为春温伏湿。起病后进展较快，2 天右下肺即出现大片阴影，毒力强，出现白细胞、血小板下降表现，患者神疲乏力、发热加重，为毒盛伤正的表现。患者初期之所以感邪受传染发病，是因为先有正气不足，邪乃干之，感受毒邪之后，热、毒、湿使正气更损，内因外因共同作用而发病。此外，患者神倦较重，恐与抗生素的大剂量使用容易损人正气有关。根据上述病机，治疗上注重祛邪，所以初期注重透邪，给以清热解毒达邪，解表宣肺化湿，结合伏湿特点自始至终注意利湿渗湿使邪有去路，后期注重增强正气，益气养阴，因势利导，扶正祛邪。

病案三辨证的关键在于脾胃虚弱，阳气不升，故在治疗上强调补脾胃之气，升阳明之气，使脾胃健，纳运旺，升降协，元气充。湿浊久羁不去，除清化湿浊之邪外，还在处方中用参、芪等甘药补气，配升麻、柴胡、葛根等药升发脾阳以胜湿；脾健则气血旺，四肢实，冲任足，则月经至。

病案四辨证属湿热蕴毒，瘀阻肺气，治以清热解毒，宣肺化湿，理气活血。本例患者到恢复期热邪耗气伤阴，煎津成瘀，湿邪虽去，然热盛伤阴夹瘀变得突出，必须时时顾护其津液，宜西洋参、太子参、麦冬、沙参、五味子等益气敛阴；瘀血与热互结，阻滞肺络，滋阴养液亦须凉血活血，常选用干地黄、桃仁、益母草、生蒲黄。

病案五为气滞血瘀夹痰浊，治以行气活血，化痰降浊。湿为阴邪，易伤阳气，气机郁闭，气行不畅，气虚血运无力，因此在疾病过程中气滞血瘀征象均可见。若平素气虚之体，病久脏气受伐，气弱则血流迟缓，运行涩滞，乃致瘀血。治宜益气活血，以求气旺而血行畅，瘀化而脉道通。治疗用活血药与补气药配伍，其效相得益彰。脾胃乃气血生化之源，固护脾胃乃治疗之根本。

病案六为气血两虚夹瘀，治以益气养血活血。温邪在卫气营血诸层次发生的病变损害，关系到相应的脏腑。气血既是脏腑功能的反映，又是脏腑活动的产物，因气血来源于脾胃，出入升降治节于肺，升发疏泄于肝，行血贯脉而周流于心，统摄于脾，故脏腑一旦受病，最终都反映出气血的病理变化。脾胃为气血生化之源，脾胃虚衰则元气不足，因肺为脾土之子，肾为肺金之子，精血同源，故久病元气耗损者，以补脾肺肾之气，以化生精血。气血充盈，心神得养，毛发润泽：气虚易致血瘀，则月经延期，需在益气养血基础上，仍需行气活血。

病案七为湿困脾肺，郁蒸肌表，治宜清化湿热，透邪外出，活血凉血。患者经治疗后虽热退，喘促减，但部分患者在疾病的后期反出现皮疹，伴胸闷，心烦热，这点与以往温疫病中所描述的有不同之处，皮疹不在疾病的峰期、极期（营、血阶段）出现，而在疾病康复期中出现，与现在普遍使用抗生素、激素、退热药有一定的关系，热虽退，但病邪未能宣透外达，导致湿邪郁遏于肌表，邪热塞滞于皮下及血络之中，伏邪在里。治疗时仍需清化湿热，透邪外出。

附：邓铁涛治疗传染性非典型肺炎经验

传染性非典型肺炎是全新的疾病，为20世纪以前所未见，无论中医与西医都遇到了新问题。邓铁涛教授认为对病毒性疾病的攻克，中医自有其优势。中医的理论，不把着力点放在对病原体的认识上，而在于针对病原体进入人体，邪气与正气斗争所表现的证候以辨证论治，病原体只能作为中医辨证论治的根据之一，诊治的关键在于辨证论治。这些辨证论治的理论及方法历传两千多年，的确是战胜“非典”的武器库。

1. 主要病机——湿热蕴毒

根据临床观察和初步总结，邓老认为该病属于中医春温湿热疫病的范畴，病机以湿热蕴毒，阻遏中上二焦，并易耗气夹瘀，甚则内闭喘脱为特点，可以定名为春温病伏湿之证。

2. 辨证论治

（1）早期多在发病后1～5天左右，病机以湿热遏阻，卫气同病为特点，治疗上强调宣透清化。常见证型有湿遏肺卫、表寒里热夹湿两型。

1）湿热遏阻肺卫证：症见发热，微恶寒，身重疼痛，乏力，口干饮水不多，或伴有胸闷脘痞，无汗或汗出不畅，或见呕恶纳呆，大便溏泄，舌淡红，苔薄白腻，脉浮略数。

治以宣化湿热，透邪外达。方选三仁汤合升降散加减：杏仁12g，滑石15g，通草6g，白蔻仁（打，后煎）5g，竹叶10g，厚朴6g，生薏苡仁20g，法半夏10g，白僵蚕6g，片姜黄9g，蝉蜕6g，苍术6g，青蒿（后下）10g，黄芩10g。湿重热不明显，亦可选用藿朴夏苓汤加减化裁。

2）表寒里热夹湿证：症见发热明显，恶寒，甚则寒战壮热，伴有头痛，关节痛，咽干或咽痛，口干饮水不多，干咳少痰，舌偏红，苔薄黄微腻，脉浮数。

治以辛凉解表，宣肺化湿。方选麻杏石甘汤合升降散加减：炙麻黄6g，生石膏（先煎）30g，炒杏仁10g，炙甘草6g，白僵蚕10g，片姜黄9g，蝉蜕6g，薄荷（后下）6g，连翘15g，金银花15g，黄芩10g，芦根15g，生意苡仁20g。

（2）中期多在发病后3～10天左右，病机以湿热蕴毒、邪伏膜原、邪阻少阳为特点。治疗上强调清化湿热，宣畅气机。

1）湿热蕴毒：症见发热，午后尤甚，汗出不畅，胸闷脘痞，口干饮水不多，干咳或呛咳，或伴有咽痛，口苦或口中黏腻，苔黄腻，脉滑数。

治以清热化湿解毒。方选甘露消毒丹加减：生石膏（先煎）30g，炒杏仁10g，茵陈15g，虎杖15g，白豆蔻（打、后煎）6g，滑石20g，法半夏10g，僵蚕10g，蝉蜕6g，苍术6g，姜黄10g，石菖蒲10g，柴胡12g，黄芩10g。

2）邪伏膜原：症见发热、恶寒，或有寒热往来，伴有身痛、呕逆、口干苦、纳差，或伴呛咳、气促，舌苔白浊腻或如积粉，脉弦滑数。

治以透达膜原湿浊。方选达原饮加减：厚朴6～9g，知母10g，草果（后下）1～3g，黄芩12g，柴胡15g，法半夏10g，杏仁10g，生薏仁30g，滑石20g。

3）邪阻少阳：症见发热，呛咳，痰黏不出，汗出，胸闷，心烦，口干口苦不欲饮，呕恶，纳呆便溏，疲乏倦怠，舌苔白微黄或黄腻，脉滑数。

治以清泄少阳，分消湿热。方选蒿芩清胆汤加减：青蒿10g（后下），竹茹10g，法半夏10g，赤茯苓15g。黄芩10g，炒杏仁10g，陈皮6g，生薏仁30g，滑石20g，青黛（包煎）6g，苍术6g，郁金10g。

（3）极期（高峰期）多在发病后 7～14 天左右，临床的突出表现为气促喘憋明显，或伴有发绀，病机以湿热毒盛、耗气伤阴、瘀血内阻为主要特点，少数可表现为邪入营血，气竭喘脱。治疗在祛邪的同时必须重视扶正，可选用白虎加人参汤、清营汤、犀角汤等加用活血化瘀之品，并静脉使用参附注射液、参麦注射液、丹参针等。

1）热入营分，耗气伤阴：症见身热夜甚，喘促烦躁，甚则不能活动，呛咳或有咯血，口干，气短乏力，汗出，舌红绛，苔薄，脉细数。

治以清营解毒，益气养阴。方选清营汤合生脉散加减：水牛角 30g，生地黄 15g，玄参 15g，金银花 15g，西洋参（另炖服）5g，麦冬 10g，山萸肉 15g。并可静滴参麦注射液以益气养阴。

2）邪盛正虚，内闭外脱：症见发热不明显，喘促明显，蜷卧于床，不能活动，不能言语，脉细浅数而无力，面色发绀，或汗出如雨，四肢厥逆，脉微欲绝。

治以益气固脱，或兼以辛凉开窍。用大剂量参麦注射液或参附注射液静滴，并用参附汤或生脉散（汤）送服安宫牛黄丸或紫雪丹。

（4）恢复期多在发病后 10～14 天以后，病机以正虚邪恋，易夹湿夹瘀为主要特点，主要证候有气阴两伤和气虚夹湿夹瘀。治疗强调扶正透邪，并重视化湿、活血。

1）气阴两伤证：症见热退，心烦，口干，汗出，乏力，气短，纳差，舌淡红质嫩，苔少或苔薄少津，脉细或细略数。

治以益气养阴。方选参麦散或沙参麦冬汤加减化裁：太子参 15g，沙参 10g，麦冬 10g，白扁豆 12g，炙甘草 3g，山药 10g，玉竹 10g，法半夏 6g，芦根 15g。

2）气虚夹湿夹瘀证：症见气短、疲乏，活动后略有气促，纳差，舌淡略暗，苔薄腻，脉细。

治以益气化湿，活血通络。据虚实不同可分别选用李氏清暑益气汤、参苓白术散或血府逐瘀汤等加减化裁：太子参 15～30g，生白术 15g，云茯苓 15g，扁豆 10g，生薏仁 30g，佩兰 10g，郁金 10g，法半夏 10g，桃仁 10g，丹参 12g，当归 10g，赤芍 12g，忍冬藤 30g。

同时，邓老指出我们的治疗不在一味只与病毒对抗，而是既要祛邪，更要注意调护患者的正气，并使邪有出路。正如叶天士所说，或透风于热外，或渗湿于热下，不与热相结，势必孤矣。

邓老认为治“非典”不宜随便使用抗生素，白细胞偏低便是正气不足的表现之一。中医若辨证准确，因势利导，增强正气后邪可拒。中医有扶正祛邪之法，应善用之，故“非典”后期往往可用人参以培其根本也。

（选自《邓铁涛医案与研究》）

第七章　急性中毒

第一节　中毒总论

中毒是指毒物经人体食道、气道、皮肤、血脉侵入体内，致使机体气血失调，津液、水精施布机能受阻，甚则脏腑损伤的急性病证。本章介绍急性中毒，其特征为短时间内吸收大量毒物，发病急，症状重。

【病因病机】

（一）病因

本病诸因繁多，常见原因有食物中毒，误食不洁或有毒之品，如毒蕈或腐败食物；药物中毒，误用剧毒药物，或药物过量，或炮制不当；虫兽之伤，如毒蛇、蜈蚣等咬伤；毒气所伤，生产生活中的毒气，防护不当可致中毒，如一氧化碳中毒。

（二）病机

毒邪外袭，经食道、气道、皮肤、血脉侵入体内，损伤人体正气，致使气血失调，津液、水精施布机能受阻，甚则损伤脏腑，导致阴阳离决。

毒物滞塞脾胃，损及脾运，脾失健运而见脘腹胀痛；滋生湿热，湿热下迫，可见腹泻如注；毒物伤及肠络，血溢脉外可见便血；腑气不通，浊阴不降反上逆，而见呕吐；毒邪内侵，燔于气血，扰乱气机，动风动血，可见抽搐、角弓反张等；毒邪传里，耗伤肺肾，肺不主气，肾失摄纳，可见咳喘不能平卧；毒入于肾，伤及真元，肾失开阖，膀胱气化不利，可见尿少、尿闭；毒入于心，心失所养，则见神明逆乱；毒入于脑，上扰神明，闭塞窍络，可见神昏谵语；毒损五脏，终致脏真耗竭，阴阳离决。

【临证思路】

1. 望诊

因中毒物质不同而各异。

（1）望神：若患者表现为神情淡漠，意识模糊，烦躁不安，甚则神昏谵语，提示病情危重，需立即进入抢救程序。得神的患者表现为言语清晰，对答切题，目光灵活，提示病情较轻。

（2）望呼吸：若患者呼吸急促、呼吸微弱或叹气样呼吸，甚则呼吸麻痹，提示病情较重。

（3）望面色、肤色：面色可见潮红，或面色晦暗；口唇见青紫或樱桃红色。皮肤黏膜可见瘀斑、瘀点。

（4）望瞳仁：若患者瞳仁见散大、缩小或大小不等，提示病入于脑。

2. 闻诊

（1）闻声音：呼唤患者听其应答反应，如无应答提示意识丧失，病情危重；应答切题，语音如常，提示病情较轻。

（2）闻气味：若嗅到患者有大蒜味，提示有机磷农药中毒；若嗅到有酒味，提示酒精中毒。

3. 切诊

（1）切诊腹部：包括诊察腹部的软硬及是否存在压痛。

（2）切诊虚里：虚里应衣或不应衣。

（3）切诊寸口脉：脉象可见虚脉或实脉，或数或迟，亦可见雀啄脉、屋漏脉、虾游脉、釜沸脉等。

4. 问诊

（1）问病史：毒物接触史，要尽量明确时间、品种以及用量。

（2）问症状：询问患者是否出现恶心呕吐、脘腹胀痛、肠鸣、便秘、腹泻、呕血、便血等；是否出现两胁胀痛、咽干口燥、头目眩晕；是否出现咳嗽、气急、小便短赤、尿闭、尿血等；是否出现心悸气短、心烦、夜不能寐、项背强直、角弓反张等。

5. 病情危重程度判断

重视判断病情危重程度，及早发现、及时救治，出现下列情况均表示病情危重：

（1）中毒性脑病可见昏迷、抽搐、呼吸抑制。

（2）中毒性肺水肿、呼吸衰竭、吸入性肺炎。

（3）严重的心律失常、急性心力衰竭、休克、心脏骤停。

（4）急性溶血、急性肾衰竭、尿毒症。

（5）中毒性肝病。

【临床诊断】

疾病诊断

具有毒物接触病史，起病急。临床可以某一脏腑功能受损为突出表现，亦可表现为多脏腑气血功能紊乱，常见暴喘、心悸、抽搐、昏迷、脱证、尿少、尿闭等急危证候，甚则出现阴阳离决之危候。有相应的毒物或血液检验可辅助诊断。

【急救处理】

急性中毒的病情发展急骤，变化快，必须争分夺秒治疗。

（一）基本处理

清除未被吸收的毒物。

1. 催吐

适用于口服毒物2～3小时内，机体正气充实且神志清楚者。误服腐蚀性毒物者或原有食管胃底静脉曲张、主动脉瘤者不宜催吐。常用的催吐方法如下：

（1）吐根糖浆：15～20mL加水200mL，口服，15～30分钟即出现呕吐。

（2）三圣散：藜芦，防风，瓜蒂或明矾，水煎顿服。

（3）催吐解毒汤：甘草，瓜蒂，玄参，地榆或苦参，水煎顿服。

（4）蛋矾催吐方：生鸡蛋10～20个，取其蛋清，加明矾6～30g，搅匀，口服或灌胃，吐后再灌。

（5）二矾催吐方：白矾6g，胆矾1g，温水冲服，再以手指或压舌板探吐。

2. 洗胃

一般在服毒6小时内洗胃效果最好，常选用甘草水、淡盐水、绿豆汤、高锰酸钾溶液等洗胃液，反复灌洗，直到吸出液澄清，无特殊气味和药物碎片为止。抽搐、食道静脉曲张、主动脉瘤、溃疡病出血及因腐蚀性毒物引起食道及胃肠道损伤等患者，均禁用本法。孕妇慎用。

3. 泻下

毒物已进入肠道，但尚未被完全吸收，可用泻法使毒物从大便排出。

（1）保赤散1袋，顿服。

（2）番泻叶15g，水煎服。

（3）大黄、防风、甘草各30g，水煎服。

（4）若口服药物导泻仍不能使毒物完全排出者，可用灌肠方法。如大黄水煎，灌肠；大承气汤（大黄、厚朴、枳实、芒硝），水煎300～500mL，灌肠。因腐蚀性毒物引起食道及胃肠道损伤等患者，禁用本法。

（二）病情监测

动态监测患者神志、脉搏、呼吸运动、尿量等变化情况。

（1）神志：是清醒、朦胧、谵妄或昏迷。

（2）血压、脉搏、心率与心律、呼吸（频率与节律、肺部是否出现啰音）。

（3）瞳孔大小及对光反射情况。

（4）皮肤及口唇变化情况：着重监测患者皮肤有无腐蚀、花斑、出血、口唇有无紫绀、樱红。

（5）有无肌肉抽搐及痉挛。

（6）尿量有无增加。

（三）进一步治疗

排出已经吸收的毒物。

1. 吸氧

一氧化碳中毒时，吸氧尤其是高压氧可促进碳氧血红蛋白解离，促进一氧化碳排出。

2. 利尿

车前子、白茅根各30g，水煎服。酸性药物中毒可用碳酸氢钠和利尿药使尿液碱化，注意防止电解质紊乱、酸碱平衡失调。肾功能不全者禁用。

3. 血液净化治疗

血液透析、血液灌流、血浆置换等。

（四）解毒治疗

1. 常用解毒方剂

（1）生黄豆120g，生绿豆60g，煎汁服。用于各种食物及药物中毒。

（2）兴国解毒药：鸡血藤、田七、青木香、茜草各15g，香附10g，冰片3g，小叶凤尾草150～250g，水煎服。用于乌头、苍耳子、马钱子、野毒蕈、氰化物、亚硝酸盐及有机农药中毒。

（3）绿豆甘草解毒汤：绿豆120g，生甘草30g，丹参、连翘、石斛各30g，大黄15～30g，水煎服，一日两剂。

2. 特效解毒中药

（1）半夏、天南星中毒：生姜5g，水煎服；或白矾6～10g，开水冲服。

（2）砒霜中毒：防风10～15g，水煎服。

（3）巴豆中毒：绿豆250g，水煎服。

（4）酒精中毒：葛根50g，紫苏50g，桂枝10g，水煎服，每日2～3次。

（5）腐败肉类中毒：大蒜1枚，雄黄2g，混合捣烂，温水冲服。

（6）发芽马铃薯中毒：食醋适量饮用。

（7）毒蕈中毒：白矾6g，香油适量，开水冲服。

（8）有机农药中毒：甘草240g，水煎取汁，倒入滑石粉60g，加入黄豆面适量，澄清后顿服。

（五）综合救治

1. 根据氧饱和度给予鼻导管或面罩吸氧，必要时气管插管行机械通气。

2. 补液，可给予晶体液或胶体液。

3. 出现心气衰、肺气衰、肾气衰、脱证、神昏等参见相关章节处理。

【纲目条辨论治】

以病因为纲，病位为目，条辨论治。

1. 毒蕴脾胃

主症：恶心呕吐，脘腹胀痛，肠鸣，便秘或腹泻，甚则午后潮热，呕血，便血。舌质多绛红，苔黄腻或花剥苔，脉弦数。

治法：和中解毒，健脾和胃。

方药：甘草泻心汤。药用生甘草、黄芩、黄连、干姜、半夏、大枣、人参等。

随症加减：毒盛者，加绿豆、鸡蛋清；纳呆不适者，加麦冬、砂仁；便秘者，加酒大黄、郁李仁、当归；腹泻者，加莲子肉、扁豆、生山药、桔梗；胃阴不足者，改用叶氏养胃汤。

2. 毒聚肝胆

主症：两胁胀痛，恶心，呕吐苦水，咽干口燥，头目眩晕，甚而黄疸，抽搐。舌质红，苔黄微黑，脉弦数。

治法：清解邪毒，利胆和胃。

方药：四逆散。药用生甘草、柴胡、芍药、枳实等。

随症加减：毒聚不散者，加土茯苓、黑豆、绿豆以解毒排毒；黄疸者，加茵陈、姜黄、栀子；抽搐者，加麦冬、生牡蛎、生龟甲、玄参、天竺黄。

3. 毒犯肺肾

主症：咳嗽，气急，不能平卧，小便短赤，或有浮肿，甚则尿闭，尿血。舌质红，苔薄白，脉沉缓。

治法：清宣降浊。

方药：陈氏四虎饮。药用水牛角、大黄、生石膏、黄连、鲜生地黄、知母、青黛、玄参、马勃、红花、生萝卜汁等。

随症加减：肾阴不足者，加附子、肉桂、干姜、淫羊藿；小便不通者，加威灵仙、地肤子、木通，或加滋肾通关丸。

4. 毒陷心脑

主症：心悸气短，心烦，夜不能寐，神志时清时昧，表情淡漠，嗜睡，甚则昏迷、谵语或郑声，项背强直，角弓反张，瞳仁乍大乍小，或大小不等。舌质红绛，无苔，脉数疾，可见雀啄脉或屋漏脉。

治法：清毒醒脑。

方药：玳瑁郁金汤送服玉枢丹。药用水牛角、木通、栀子、竹沥、郁金、连翘、丹皮、生姜汁、鲜菖蒲汁、紫金片、野菰根、鲜竹叶卷心、灯心草等。

随症加减：高热、神昏较重者，加服安宫牛黄丸、紫雪丹、至宝丹以清心开窍，亦可加用醒脑静注射液或清开灵注射液。

【其他疗法】

1. 中成药

安宫牛黄丸，每次 1 丸，每日 2 次。适用于中毒窍闭神昏者。

2. 中药针剂

（1）生脉注射液：适用于中毒重证，气阴两虚者。

（2）醒脑静注射液：适用于中毒重证，窍闭神昏者。

【临证备要】

急性中毒患者应根据病史进行初步诊断。其症状体征取决于不同毒物的毒理作用和机体的反应性，可以某一脏腑功能受损为突出表现，亦可表现为多脏腑气血功能紊乱，常见喘促、气短、心悸、抽搐、昏迷、尿少、尿闭等急危重证，甚则危及生命。

急性中毒患者应及时对症治疗，对于腹痛、腹泻、心动过缓者可用阿托品肌内注射。烦躁不安，予异丙嗪肌内注射；惊厥者，苯巴比妥钠或安定肌内注射，或缓慢静脉注射。

若毒性剧烈，病情急重，应立即启动应急抢救系统，维持患者的各项生命体征，为进一步治疗争取时间。

【预后转归】

急性中毒的预后主要取决于毒物的毒性、中毒时间、中毒剂量。即使患者生命体征稳定，亦需要转到专科治疗，监测患者各项生命体征及理化指标的变化，必要时紧急进行进一步治疗。

第二节　农药中毒

农药（pesticides）主要是指用来防治危害农林牧业生产的有害生物（害虫、害螨、线虫、病原菌、杂草及鼠类）和调节植物生长的化学药品。农药中毒是指农药这类化学药品经过气道、皮肤、血脉侵入人体内，致使气血失调、津液、水津施布机能受阻，甚至损伤脏器的急性病证。农药是我国现代社会生产的，古代没有农药，仅仅是利用有毒的植物、动物、矿物等天然物质来防治有害生物。

我国是全球第一农业大国，也是农药生产、使用量最大的国家，每年约有 24 万吨农药供应市场，因而农药中毒率也居高不下。临床上常见的农药中毒包括杀虫剂（有机磷类、氨基甲酸类、菊酯类等）、除草剂及灭鼠药。原卫生部 2008 年发布的第三次全国死因调查结果显示，急性中毒在我国农村及城市是继恶性肿瘤、脑血管疾病、心脏病、呼吸系统疾病后的第5大死亡原因，占总死亡的10.7%，其中农药中毒是急性中毒六大类之一，占急性中毒死亡中的40.44%；当中，急性有机磷农药中毒（AOPP）约占农药中毒的60%以上；急性农药中毒病死率为7.12%~9.3%，农药中毒的种类主要是有机磷农药和百草枯，百草枯中毒病死率是50%~70%。

目前常见的农药中毒病因有：

1. 生产性中毒

在生产过程中引起中毒的主要原因是农药精制、出料和包装过程中，手套破损或衣服、口罩的污染；也可因为生产设备密闭不严，化学物跑、冒、滴、漏；或在事故抢修过程中，农药污染手、皮肤或吸入呼吸道引起。

2. 使用性中毒

在使用过程中，施药人员喷洒药时，药物污染皮肤或湿透衣服由皮肤吸收，以及吸入空气中的农药导致中毒；配药浓度过高或手直接接触农药原液也可引起中毒。

3. 生活性中毒

主要由于误服、故意吞服，或饮用被农药污染水源或食入污染食品；也有滥用农药治疗皮肤病或驱虫中毒。临床所见急性农药中毒患者以误服、自服等生活性中毒多见。

临床所见所有农药中毒，均可参考本证进行急救处理和辨证论治。

【源流】

自古以来人类在农业生产和日常生活中经常遭受各种生物灾害。古代人在同有害生物的斗争中，不断寻找各种防治方法，在利用植物、动物、矿物等有毒天然物质方面，积累了许多经验并流传下来，这就是化学防治方法和农药的起源。在西周时期的《诗经·豳风·七月》里有熏蒸杀鼠的叙述："穹窒熏鼠，塞向墐户。"约公元前240年成书的《周礼》载有专门掌管治虫和除草的官职、所用的杀虫药物及其使用方法，《诗经·小雅·大田》："去其螟螣，及其蟊贼，无害我田穉，田祖有神，秉畀炎火。"古希腊诗人荷马也曾提到硫黄的熏蒸作用。中国在公元前5~前2世纪成书的《山海经》中，有礜石（含砷矿石）毒鼠的记载。公元533年北魏贾思勰所著《齐民要术》里有麦种用艾蒿防虫的方法。公元900年前，中国已知道利用砒石防治农业害虫，到15世纪，砒石在中国北方地区已大量用于防治地下害虫和田鼠，在南方地区用于水稻防虫，这在明代宋应星所著《天工开物》里有详细记述，当时砒石已有工业规模的生产。晋代葛洪在《肘后备急方》中已经提出了"透毒""吐毒""解毒"等概念，书中黄连解毒汤、黑膏汤等方已经形成了解毒法的雏形。明代李时珍收集了不少有农药性能的药物，载于其名著《本草纲目》中。从16~18世纪，世界各地陆续发现一些杀虫力强的植物，其中最著名的有烟草、鱼藤和除虫菊，至今仍在大量应用。在20世纪50年代，有文献报道"兴国解毒汤"（广木香、青木香、香附、田七、鸡血藤、茜草、梅片、金银花),“棠下解毒汤”(鲜金花草、鲜崩大碗、金银花、甘草)成功用于抗毒治疗。现代很多临床研究发现大量使用甘草、大黄有一定的解毒疗效。

国外最早的记载是19世纪80年代法国波尔多城的农民以硫酸铜和生石灰为原料制成波尔多液,来防治病虫害。

近代化学工业出现以后,化工产品逐渐增加,其中不少被作为农药试用。我国从20世纪40年代开始出现,在新中国成立时期迅速发展,60年代以来,全国各地扩建和新建了许多农药合成和加工厂,专业的研究开发机构纷纷成立,农药生产达到顶峰。农药工业为满足农业发展的需要而迅速发展,其特点是全部采用本国开发的技术。历年来,已开发投产的品种超过100种。

在杀虫剂方面,重点发展有机磷剂,开发的重要品种有:甲基对硫磷、乐果、敌敌畏、甲拌磷、马拉硫磷、杀螟硫磷、磷胺、氧乐果、甲胺磷、辛硫磷、久效磷等等。氨基甲酸酯杀虫剂的发展较晚,重要品种有甲萘威、速灭威等。其他开发投产的重要杀虫剂还有毒杀芬、杀虫脒、杀虫双、苏云金杆菌等。80年代以来,拟除虫菊酯杀虫剂已开发投产,重要品种有氰戊菊酯、氯菊酯、胺菊酯等。

在杀菌剂方面,历年开发生产的重要品种系列有:有机汞剂、有机砷剂、有机硫剂(福美类、代森类)、有机磷杀菌剂(稻瘟净、异稻瘟净)等。80年代开发的重要新品种有百菌清、唑菌酮、三环唑等。

在除草剂方面,历年开发生产的重要品种有2,4-滴丁酯、2甲4氯(百草枯)、五氯酚钠、敌稗、除草醚、莠去津、扑草净、绿麦隆、草甘膦、杀草丹等。

在农用抗生素方面,重要品种有杀螨剂三硫磷、三氯杀螨醇等,杀鼠剂磷化锌、敌鼠钠和杀鼠灵等。

此外,还有植物生长调节剂赤霉素、萘乙酸、乙烯利、矮壮素、助壮素等、仓库熏蒸用的氯化苦、溴甲烷、磷化铝等,都有相当数量的生产。

中国农药工业开始加速品种更新,但主要以低速高效为特点。

【病因病机】

本病病因主要为有毒之农药经食道、气道、皮肤、血脉侵入人体,毒邪内蕴,邪毒壅盛,正邪交争,耗伤正气,致使气血失调、津液、水津施布机能受阻,气机逆乱,脏腑功能失调,甚则损伤脏器,造成阴阳离决。

农药由口鼻、肌腠脂膜侵入人体,渗入血脉,由经络传至脏腑,导致毒入营血,弥漫机体内外中毒。

有毒之农药,壅于脾胃,损及脾运,脾失健运可见脘腹胀痛;滋生湿热,湿热下迫,可见腹泻如注;伤及肠络,血溢脉外可见便血;腑气不通,浊阴不降反而上逆可见呕吐;毒邪内侵,燔于气血,扰乱气机,动风动血,可见抽搐、角弓反张等;毒邪传里,耗伤肺肾,肺不主气,肾失摄纳,可见喘咳不能平卧;毒入于肾,伤及真元,肾失开合，膀胱气化不利，可见少尿、无尿；毒入于心，心失所养，可见神明逆乱；毒入于脑，上扰神明，闭塞窍络，可见神昏谵语；毒损五脏，终使藏真熄灭，阴阳离决。

【临床诊断】

有明确的农药接触史。

1. 急性有机磷中毒

（1）有明确有机磷接触史。

（2）急性中毒主要出现急性胆碱能危象，表现为：

1）毒蕈碱样症状，又称 M 样症状。表现为平滑肌痉挛（瞳孔缩小、腹痛腹泻），括约肌松弛（二便失禁），腺体分泌增加（大汗、流泪和流涎），气道分泌物增多（咳嗽、气促、呼吸困难、双肺干性或湿性啰音），严重者发生肺水肿。

2）烟碱样症状，又称 N 样症状。表现为肌纤维颤动、全身肌强制性痉挛，也可出现肌力减退或瘫痪，呼吸肌麻痹引起呼吸衰竭或停止。交感神经节后纤维末梢释放儿茶酚胺，表现为血压增高和心律失常。

3）中枢神经系统症状。往往在脑乙酰胆碱酯酶（AChE）浓度 <60% 时，出现头晕、头痛、烦躁不安、谵妄、抽搐和昏迷，有的发生呼吸、循环衰竭而死亡。

4）局部损害。有些皮肤接触后出现过敏性皮炎、皮肤水泡或剥脱性皮炎；若污染眼部，则出现结膜充血和瞳孔缩小。

（3）迟发性多发神经病：多在急性中重度中毒患者症状消失后 2～3 周出现，表现为感觉、运动型多发性神经病变，主要累及肢体末端，发生下肢瘫痪、四肢肌肉萎缩等。

（4）中间型综合征：多发生于中毒后 24～96 小时的重度中毒患者及复能药用量不足的患者，经治疗胆碱能危象消失、意识清醒或未恢复和迟发性多发神经病发生前，突然出现屈颈肌和四肢近端肌无力和第Ⅲ、Ⅶ、Ⅸ、Ⅹ对脑神经支配的肌肉无力，出现眼睑下垂、眼外展障碍、面瘫和呼吸肌麻痹，引起通气障碍性呼吸困难或衰竭，可导致死亡。

（5）实验室及影像学检查：全血胆碱酯酶（ChE）活力不同程度降低，正常人血 ChE 活力值为 100%，其 70%～50% 为轻度中毒，50%～30% 为中度中毒，30% 以下为重度中毒。

（6）血、胃内容物均检出有机磷及其代谢物。

2. 急性百草枯中毒

（1）有明确百草枯接触史。

（2）局部损伤接触部位皮肤迟发出现红斑、水疱、糜烂、溃疡和坏死。口服毒物者，口腔及食管黏膜灼伤及溃烂。污染眼部可灼伤结膜或角膜。吸入者可出现鼻出血。

（3）系统损伤

1）呼吸系统。主要损伤及肺，2～4 天逐渐出现咳嗽、呼吸急促及肺水肿，也可发生纵隔气肿和气胸。多在 2～3 周死于弥漫性肺纤维化所致的呼吸衰竭。

2）消化系统。胸骨后烧灼感、恶心、呕吐、腹痛、腹泻、胃肠道穿孔和出血。1～3 天可出现肝损伤和肝坏死。

3）其他。出现心悸、胸闷、气短、中毒性心肌炎症状；头痛、头晕、抽搐或昏迷；24 小时出现肾损伤，表现为血尿、蛋白尿或急性肾衰竭；也可出现溶血性贫血或 DIC、休克。

（4）实验室及影像学检查：患者胃液或血液标本检测百草枯，其血百草枯浓度≥30mg/L，预后不良，服毒 6 小时后尿液可检测出百草枯。

（5）早期肺部 X 片或 CT 可见下肺散在细斑点状阴影，可迅速发展为肺纤维化样改变。

3. 灭鼠药中毒

有明确灭鼠药接触史。

（1）鼠毒强类中毒出现严重阵挛性惊厥和脑干刺激的癫痫大发作。

实验室及影像学检查：可在血、尿和胃内容物中检出相应中毒物成分；主要为中枢神经系统损害；凝血功能障碍致出血；中毒性心肌损害致心律失常和 ST 段改变及心肌酶谱增高；呼吸系统和泌尿系统损害。

（2）氟乙酰胺类

轻型中毒表现为头痛、头晕、视力模糊、乏力、四肢麻木、抽动、口渴、呕吐、上腹痛。

中型中毒表现为分泌物多、烦躁、呼吸困难、肢体痉挛、心悸损害、血压降低。

重型中毒表现为昏迷、惊厥、严重心律失常、瞳孔缩小、肠麻痹、二便失禁、心肺功能衰竭。

实验室及影像学检查：可在血、尿和胃内容物中检出相应中毒物成分；血与尿中柠檬酸含量增高，血酮明显升高，血钙明显下降；心肌酶 CK 升高非常明显；心电图可见 QT 延长，ST 段改变。

（3）溴鼠隆类

早期表现为恶心、呕吐、腹痛、低热、食欲不佳、情绪不好。

中晚期表现为皮下广泛出血，血尿、鼻和牙龈出血、咯血、呕血、便血和心、脑、肺出血，休克。

实验室及影像学检查：可在血、尿和胃内容物中检出相应中毒物成分；出血时间延长、凝血时间和凝血酶原时间延长；Ⅱ、Ⅶ、Ⅸ、Ⅹ凝血因子减少或活动度下降；血、尿和胃内容物中检测出毒物成分。

（4）磷化锌类

轻症表现为胸闷、咳嗽、口眼鼻发干和灼痛、呕吐及腹痛。

重症表现为惊厥、抽搐、肌肉抽动、口腔黏膜糜烂、呕吐物有大蒜味。

危症表现为肺水肿、脑水肿、心律失常、昏迷、休克。

实验室及影像学检查：可在血、尿和胃内容物中检出相应中毒物成分；血磷升高；心肝肾功能异常。

【临证思路】

（一）识症

有明确的农药接触史或吞服史；其呼气、呕吐物、体表有农药残留气味（有机磷为大蒜样臭味）；甚则惊厥、神昏。

（二）审机

本病来势凶险，早期除个别体质素弱者外，一般多表现为邪盛标急之实证，疾病后期，多变现为邪去正衰之虚症。

1. 实证

主要是有毒之农药，热毒之药入胃，侵灼胃膜，络伤血溢，迫血妄行，瘀血内停，新血不能归经而外溢，终致脏腑功能衰竭。邪毒经口、鼻、皮肤内侵，壅于脾胃，损及脾运，中气败伤，邪结肠胃，脾虚胃逆可见恶心、脘腹胀痛；火热内扰，可见高热口干、皮肤干燥、颜面赤红；滋生湿热，痰湿中阻，湿热下迫，可见腹泻如注；伤及肠络，血溢脉外可见便血；腑气不通，浊阴不降反而上逆可见呕吐；毒邪内侵，痰浊上扰，燔于气血，扰乱气机，动风动血，可见抽搐、角弓反张等；毒邪传里，耗伤肺肾，肺失主气，肾失纳气，可见喘咳不能平卧；毒入于肾，伤及真元，肾失开合，膀胱气化不利，可见癃闭或尿频，甚则二便失禁；毒入于心，心失所养，神明逆乱；毒入于脑，上扰神明，闭塞窍络，可见神昏谵语。舌红苔腻，脉滑数均为热度炽盛之象。

2. 虚证

主要是毒邪内蕴，正虚邪恋，气阴两伤，气血不畅，清窍失养。机体正气不足，毒损气血，侵及五脏，故呕恶清涎、腹痛腹泻；气衰阳脱，故汗出肢凉、呼吸气微、二便自遗；藏真熄灭，阴阳离决，故神昏不识人。脉微细欲绝为正虚之象。

（三）定治

急性农药中毒病情危急，尤其是中重度患者，变化极快，发展迅速，常常需要中西医结合救治。

中医治疗总则以“急则治其标，缓则治其本”为原则，均采取有效的急救处理。总的以解毒祛邪为主，后期因脏腑俱损、阴阳互损，故以补益气血，调和阴阳为法。

（四）急救处理

1. 常规处理

（1）脱离污染源：立即将患者移离中毒现场，擦拭污染及全身皮肤，更换衣服。

（2）催吐：一般可用手指、羽毛在咽喉部探吐。

（3）洗胃：常用温清水；2%～4%碳酸氢钠溶液或生理盐水（如敌百虫中毒忌用碳酸氢钠），每次洗胃液一般约10000mL，洗胃必须彻底，直至洗出液无农药气味为止。

（4）导泻：25%硫酸镁200mL口服。中药大黄粉10g，元明粉15g冲水口服。石蜡油或蓖麻油30mL口服。注意禁忌证。

2. 辨证用药

（1）实证用药：实证可见恶心、呕吐、腹痛腹泻、头痛头晕、烦躁不安、谵语神昏等，治宜用解毒祛邪为主，兼以护胃健脾，醒脑开窍。主要药用金银花、甘草、大黄等，可大量运用，有报道说明有解毒作用；健脾和胃，可加陈皮、茯苓、苍术、半夏；毒蕴内热，治宜清除湿热，同时避免阴液过失，可加黄连、知母等；若伤及血络，血溢脉外，治宜清营凉血，可选赤芍、牡丹；若为腑气不通，浊阴不降之呕吐，治宜降泄气机，药用滑石、淡竹叶、大黄；若为毒邪内侵，燔于气血之抽搐、角弓反张，治宜息风止痉，选羚羊角、僵蚕、钩藤等；肺不主气，肾失摄纳，治宜益气，选党参、白术、川芎等；毒入于肾，伤及真元，肾失开合，膀胱气化不利，治宜宣畅气机，选茯苓、大黄、白茅根、车前草等；毒入于心脑，神明逆乱，治宜醒神开窍，选石菖蒲、郁金、胆南星等。

（2）虚证用药：虚证可见呕恶清涎、腹痛腹泻、汗出肢凉、呼吸气微、二便自遗、神昏不识人。治宜益气回阳固脱，主要药用人参、附子等。

【纲目条辨论治】

以虚实为纲，缓急为目，条辨论治。

1. 实证

主症：恶心，呕吐，呕吐物或呼出气有农药中毒的特殊气味（有机磷是大蒜样气味），腹痛腹泻，头痛头晕，烦躁不安，谵语神昏。舌红苔腻，脉滑数。

治法：解毒祛邪，救逆固脱。

方药：绿豆甘草汤。药用绿豆、白茅根、金银花、生甘草、石斛、丹参、大黄、竹茹。水煎1000mL，分4次口服或鼻饲。

随症加减：若邪结肠胃，以恶心呕吐腹泻为主，可用大黄甘草汤加减；若痰湿阻滞，口吐涎沫，喉间痰鸣，烦闷不安，可选涤痰汤加减，甚者可用礞石滚痰汤加减；若腑气不通剧烈，可加大承气汤加减；若热证明显，可加白虎汤加减；若湿热明显，可加三仁汤加减；腹胀明显，可加陈皮、茯苓；剧烈呕吐腹痛可加黄连、滑石、淡竹叶、大黄、知母等；咯血、吐血或便血，可加赤芍、牡丹；抽搐、角弓反张，加羚羊角、僵蚕、钩藤等；咳嗽气喘，加党参、白术、川芎等；小便不利，加茯苓、大黄、白茅根、车前草等；昏不识人，可加石菖蒲、郁金、胆南星等。

2. 虚证

主症：呕恶清涎、腹痛腹泻、惊悸怔忡、神昏不识人，甚则汗出肢凉，呼吸气微、二便自遗。脉微细欲绝。

治法：益气回阳固脱。

方药：四逆汤、参附汤、独参汤。药用人参、附子等。水煎 1000mL，分 4 次口服或鼻饲。

随症加减：若气阴两伤明显，加炙甘草汤加减；心脾两虚明显可加归脾汤加减。

【其他疗法】

急性农药中毒是危症、急症、重症，尤其是中重度患者，一般选中西医综合治疗，积极运用机械通气，必要的呼吸支持治疗及早期血液灌流是救治的有效保证，同时也应积极运用其他治疗方法，尽一切办法提高抢救成功率，降低死亡率，尽快改善临床症状。

1. 针灸治疗

主要针对神昏患者，以回阳固脱，调节阴阳为主。主要选百会、水沟、内关等督脉为主。阳脱可加足三里、气海；阴脱可加太溪、涌泉。实证可用强刺激泻法；虚证用补法。

2. 中成药治疗

实证高热昏迷者可选安宫牛黄丸鼻饲，也可用清开灵注射液、醒脑静注射液静滴清热开窍。

虚证轻症可用黄芪注射液、参麦注射液静滴；重者可用参附注射液静滴。

3. 中药解毒三联序贯疗法洗胃

有报道这种方法对急性有机磷农药中毒有良好效果，能够对患者胃黏膜皱襞中的残留、反流毒物以及胃肠再分泌增毒性毒物全部彻底有效地清除，从而最有效减少毒物的吸收，以防止患者发生急性有机磷农药中毒反跳。

【病案参考】

李某，女，42 岁。1995 年 8 月 8 日出诊。患者 3 天前在酷暑之下农田喷打农药甲胺磷药液十余桶，当晚自觉胸闷不适、头晕乏力、周身汗出、纳谷呆滞、恶心呕吐及腹痛，自认为中暑，以冷水洗澡，入夜即发热，以“感冒”在当地卫生所输液治疗 2 天，热退，但胸闷心悸阵作，脘中痞满不思饮食，四肢乏力，汗出不止遂来本院。诊见：双瞳孔略见缩小，舌苔白腻，查胆碱酯酶明显下降，属轻度有机磷中毒。中医辨证：药毒侵入人体，蕴于经络组织，气机升降失调，湿浊阻滞胸脘。治宜理气健中，驱毒泄浊。予二陈汤合甘草绿豆汤加减。

处方：陈皮、制半夏、猪苓、茯苓各 15g，瓜蒌、薏苡仁、泽泻、车前子各 20g，藿香、厚朴、生甘草各 10g，绿豆 50g。水煎服，3 次 1 日。服药 2 天后诉胸闷、心悸、头晕减轻，出汗恶心均止，稍能进食。上方加麦冬 20g，又服用 3 天，复查胆碱酯酶已恢复正常，痊愈而归。

（选自《有机磷农药中毒的辨证治疗体会》）

第三节　食物中毒

食物中毒是指进食不洁或有毒之物，侵入人体，致气血失调、津液、水液施布受阻，甚则损伤脏腑的急性病证，包括酒精、河豚、病禽、木薯中毒等。食物中毒属于中医外感热病中的“下痢”“呕吐”“泄泻”，严重者有明显的上吐下泻，可归属于中医“霍乱”范畴。相当于现代医学急性酒精中毒、细菌性食物中毒、毒蕈中毒、河豚中毒、鱼胆中毒等。

【源流】

远古时人类食物中毒现象很普遍，先秦时期里便称“民食果瓜蚌蛤，腥臊恶臭而伤害腹胃，民多疾病”。《黄帝内经》首先指出食物中毒风、热、寒、湿的致病特点。汉代张仲景在《金匮要略》中提出了涌吐、泻下等排毒方法及现在仍然行之有效的如白头翁汤、葛根芩连汤等方剂，并且认识到呕吐有时又是人体排出胃中有害物质的保护性反应，此时治疗不应止呕。唐朝李中梓在《医宗必读》提出治泻有九法：淡渗、升提、清凉、疏利、甘缓、酸收、燥脾、温肾、固涩。宋朝时期《圣济总录》等医著皆详细阐述了食物中毒发病机制、证候分型，并记载了急救措施及有效方剂。元朝忽思慧《饮膳正要》总结前人经验首先使用“食物中毒”这一术语，并列举了许多有效的解食物中毒的方法，有的沿用至今。明朝《滇南本草》中则记载了饮酒过度的危害，有“饮酒过度，俗名酒害”的提法。清朝袁枚在《随园菜单》中提出“四多”观点以预防食物中毒。近代研究中毒救治主要是如何快速清除未吸收的毒物，常用的方法有催吐、洗胃、灌肠等，努力寻找并应用特效的解毒药物。中医药治疗研究目的主要在于增加排毒效能，减少毒物的毒性作用。

【病因病机】

本病病因主要为不洁或有毒之物进入人体，人体禀赋不足，或脏腑功能失调，卫外不及，或毒邪壅盛，毒物经食道侵入人体内，初起多实证，吐泻之后损伤人体正气，致使气血津液、水津施布机能受阻，出现虚实夹杂证候，继续发展则造成人体阳脱阴竭或阴阳离决。本病病机可概括为正气受损，脏腑气血功能紊乱。

【临证思路】

（一）识症

本病责之于饮食不洁，邪毒秽浊之气阻滞中焦，侵犯脾胃；毒邪壅于脾胃，损及脾胃，脾失健运而见脘腹胀痛；滋生湿热，湿热下迫，可见腹泻如注；毒物伤及肠络，血溢脉外可见便血；腑气不通，浊气不降反上逆而出现呕吐；毒聚肝胆则两肋胀痛，呕吐苦水，咽干口燥，头目眩晕，甚则黄疸；毒邪内侵，燔于气血，扰乱气机，动风动血，可见抽搐、角弓反张等；毒邪传里，耗伤肺肾，肺不主气，肾失摄纳，可见咳喘不能平卧；毒入于肾，伤及真元，肾失开合，膀胱气化不利，可见尿少、尿闭；毒入于心，心失所养，可见神明逆乱；毒入于脑，上扰神明，闭塞窍络，可见神昏谵语；毒损五脏，终致脏真熄灭，阴阳离决。

（二）审机

临床初起邪毒内盛，胃失和降则表现为恶心呕吐，脘腹胀痛，腹泻，甚则呕血、便血，苔黄腻，脉弦数；毒聚肝胆则两胁胀痛，恶心，呕吐苦水，咽干口燥，头目眩晕，甚则黄疸、抽搐，舌黄微黑，脉弦数；毒犯肺肾则咳嗽，气急，不能平卧，小便短赤，或有浮肿，甚则尿闭尿血，舌红苔薄白，脉沉缓；邪陷心脑则表现为心悸气短，心烦，夜不能寐，表情淡漠，嗜睡，甚则昏迷，谵语或郑声，项背强直，角弓反张，瞳神乍大乍小，或大小不等，舌质红绛，无苔，脉数疾，或见雀啄脉、屋漏脉；继续发展乃至虚症，耗气伤阴，阳气欲脱，表现为亡阴者，吐泻频繁，口渴引饮，目眶凹陷，声嘶，尿少或尿闭，舌质干红，脉细数；亡阳者，吐泻频剧，神志模糊，汗出身凉，四肢逆冷，气短声怯，舌质淡，脉微欲绝。

（三）定治

初起多为实证，邪毒内盛，胃失和降，治宜和中解毒，健脾和胃；毒聚肝胆，治宜清解毒邪，利胆和胃；毒犯肺肾，治宜清宣降浊；后期可转为虚实夹杂，毒陷心脑，治宜解毒醒脑，扶正祛邪；继续发展乃至虚症，耗气伤阴，阳气欲脱，治宜养阴益气，回阳固脱。

（四）用药

1. 初起多为实证

治宜和中解毒，健脾和胃。药用甘草安中解毒、缓急止痛，黄连、黄芩、干姜等辛开苦降、调畅中焦气机；人参、半夏益气降逆止呕；腹胀明显者，加厚朴、陈皮；脾胃本虚者，加用扁豆、山药；若湿邪偏盛者，加砂仁、薏苡仁等；夹杂食滞者加山楂、神曲、麦芽等；黄疸重者加姜黄、郁金等。

2. 后期可转为虚实夹杂证

邪陷心脑，正虚邪盛，治益解毒醒脑，扶正祛邪，药用水牛角、生地黄、竹叶心、金银花、麦冬、丹参、黄连、玄参、五味子等；酌情加开窍药，如菖蒲、郁金、牛黄、麝香、冰片等。

3. 继续发展乃至虚证

耗气伤阴，阳气欲脱，治益养阴益气，伤阳气重者酌加附子、干姜、白术等；亡阴甚者酌加生地黄、阿胶、北沙参、白芍等。

急救常规处理：①阻止毒物吸收，立即行催吐、洗胃、导泻治疗。②注意观察并监测血压、心率、呼吸及神志状态。③使用利尿剂，促进毒物排出。④迅速开通静脉通路，给予积极的支持治疗。

【纲目条辨论治】

以虚实为纲，缓急为目，条辨论治。

1. 实证

主症：恶心呕吐，脘腹胀痛，腹泻，甚则呕血、便血，舌质深红，苔黄腻，或花剥苔，脉弦数。

治法：和中解毒，健脾和胃。

方药：玉枢丹合甘草泻心汤加减。药用甘草、黄连、黄芩、干姜、人参、半夏等。腹痛肠鸣明显者，加木香、白芍；脾胃本虚者，适当加用扁豆、山药；黄疸重者加姜黄、郁金等。

中成药：①藿香正气丸（或水）：解表祛暑，化湿和中，主要用于湿浊偏盛之食物中毒；②香连化滞丸：清化湿热，化滞止泻，主要用于食滞偏重之食物中毒；③清开灵注射液：清热解毒。

其他疗法：大黄、槐花、黄芪，水煎至200～300mL，保留灌肠，每日1～2次。

2. 虚实夹杂

主症：心悸气短，心烦，夜不能寐，表情淡漠，嗜睡，甚则昏迷、谵语或郑声，项背强直，角弓反张，瞳神乍大乍小，或大小不等，舌质红绛，无苔，脉数疾，或雀啄，或屋漏。

治法：解毒醒脑，扶正祛邪。

方药：清营汤合生脉散加减。药用水牛角、生地黄、竹叶心、金银花、麦冬、丹参、黄连、玄参、五味子等。酌情加开窍药，如菖蒲、郁金、牛黄、麝香、冰片等。

中成药：紫金锭：化痰开窍，辟秽解毒；安宫牛黄丸：开窍醒神；安神丸：清热开窍；醒脑静注射液：醒神止痉。

3. 虚证

（1）邪盛亡阴

主症：吐泻频繁，发热口干，烦躁不安，皮肤干燥，眼眶凹陷，唇干齿燥，尿短色浓，甚则昏迷，舌质红绛，脉细数无力。

治法：救阴存津。

方药：生脉散加减。药用人参、麦冬、五味子等；可加青盐适量，每日数剂以代茶。若呕恶不止者，可加法半夏、石斛、知母、竹茹以生津养胃；若烦躁神昏者，可加用紫雪丹。

中成药：生脉饮口服液：养阴益气；生脉注射液：养阴益气，复脉固脱；参麦注射液：益气固脱，养阴生津。

（2）阴竭阳脱

主症：吐下无度，口干咽燥，目眶凹陷，神昏，呼吸急促，四肢厥冷，舌光红或淡暗，脉微细欲绝。

治法：回阳固脱，益气救阴。

方药：参附龙牡汤合生脉散。药用人参、附子、龙骨、牡蛎、干姜、麦冬、五味子、炙甘草等。伤阳气重者酌加附子、干姜、白术等；亡阴甚者酌加生地黄、阿胶、北沙参、白芍等。

中成药：参附注射液：回阳救逆，益气固脱。

针刺：①主穴取中脘、天枢、内关、足三里、阴陵泉、气海、内庭、公孙、神阙、关元等；配穴取合谷、上脘、下脘；耳穴取胃、交感、神门、大肠、小肠、脾、皮质下等。每日 1 次，留针 20 ~ 30 分钟，对于偏寒者可用温针灸；②用消毒针点刺舌面中部 3 ~ 4 针，约 1 分左右深，使针刺处出血少许，适用于呕吐不止者。

推拿：①推拿止泻：揉神阙、气海，以腹内有温热感为度；按揉足三里、内关，每穴约 1 分钟；摩按，按顺时针方向进行。适用于湿邪内侵及伤食物的泄泻者。②推拿止痛：取中脘、气海、天枢、足三里、大肠俞等，采取摩、按、揉等手法，能理气止痛。

【病案参考】

病案一

张某，男，40 岁，因“进食木薯后出现腹痛、恶心呕吐半天”为主诉入院；患者入院症见：恶心呕吐，脘腹胀痛，腹泻，舌质深红，脉黄腻，脉弦数。

治则：和中解毒，健脾和胃。

处方：甘草 10g，黄芩 10g，大黄 5g，白芍 10g，扁豆 8g，山药 10g，甘草 4g。服药 3 剂，好转出院。

病案二

郭某，男，60 岁，服装厂技师。自诉因常年每值暑月痱疖丛生，深感不适，听说青鱼胆清热解毒，可预防痱疖，故于春节后连服两个青鱼胆。过时即腹痛呕吐，烦躁不安，送某医院抢救，虽已及时采取各种措施，但病情日趋严重，逐渐出现呕恶不已、小便癃闭、全身发黄、神志不清等肝肾功能损害症状。曾予茵陈五苓散加绿豆衣、金银花、鱼鳔治疗，病势稍缓，旋又增剧。遂于原方去白术、桂枝，加石菖蒲、郁金、丹参，并磨服玉枢丹。当时走遍长沙市、郊，未购得玉枢丹。嗣后设法电告在津亲属，从达仁堂购得此药，托当天民航带回长沙。当晚服药，次日神志稍轻，小便渐通，连服药5天，诸症悉退，遂得转危为安。

按：本例急救，用一般清热利湿解毒之品无效，经调整原方并增用玉枢丹而效显著，证实此药确属药简用宏。玉枢丹又名紫金锭，又称万病解毒丸，为中医传统急救良药，具有解毒开窍、清热利尿等综合作用，既可内服，又可外用，其用途较广。从此例说明中医在治疗急症过程中，传统有效的急救药不可不备。

（病案一、病案二均选自《中国百年百名中医临床家丛书·欧阳锜》）

病案三

刘某，男，5岁，1959年9月15日诊：下午忽然精神萎靡，颜面爪甲及全身肤色顿变青紫，口唇发绀，腹泻，四肢不温，脉迟弦，舌苔淡白。势有昏脱之险，证属肝血虚，脾阳不运。

处方：炒归身6g，川芎3g，生黄芪10g，焦白术6g，白茯苓10g，广藿香6g，炒干姜3g。1剂（水煎急灌）痊愈。

病案四

姚某，女，7岁，1959年8月23日诊。夏初患青紫病，用亚甲蓝、维生素类药物能迅速缓解，但经常复发。诊时神志昏迷，呼吸困难，全身发绀晦暗，兼有寒热往来，脉弦滑。

处方：炒当归身6g，川芎5g，生黄芪12g，焦白术6g，春柴胡3g，佩兰梗6g，京菖蒲3g，生甘草3g。1剂寒热退，神志清。3剂不再发。

病案五

吴某，男，6岁，1959年10月3日初诊。其父来诉，患儿傍晚突发发绀，气息不畅，急骑车往诊，至时儿已昏迷，面呈死色，爪甲青，四肢抽搐，口吐白沫。先捏其合谷、人中、内关等穴（仓促间忘记带针），片刻苏醒。然四肢抽搐不已，无法诊脉，看舌亦青紫。此为肝血虚，筋失濡养，秽浊充斥机窍也。

处方：京菖蒲5g，炙远志5g，全蝎2条，当归身6g，川芎片3g，生黄芪12g，制白术6g，广藿香6g，西砂仁（后下）3g。1剂。

10月4日复诊：上药连夜服完，今神清搐定，但青紫未尽退，脉弦软。险境已过，论治重在肝脾。

处方：当归身6g，煨白芍6g，生黄芪10g，制白术6g，白茯苓10g，广陈皮3g，广藿香6g，紫丹参6g，炙甘草3g。2剂，药尽康复。

按：西医学认为肠源性发绀是饮用含有亚硝酸盐之水和吃大量不新鲜蔬菜所引起，因红细胞内血红蛋白变性呈褐色，功能减退，故使口唇黏膜指甲呈紫褐色，用亚甲蓝或维生素C治疗。患者多为3~7岁儿童，成人以女性偏多，发病时间多在下午。中医学上无此病名，类似证候亦罕见。考《素问·六节脏象论》曰："肝者，罢极之本，魂之居也，其华在爪，其充在筋，以生血气，其味酸，其色苍"，根据青紫病临床表现，知其病变在肝、脾二脏，盖肝主藏血，主疏泄；脾主唇与四肢及肌肉，又统一身之血。蔬菜酸腐变质，势必影响肝脾。患者青紫晦暗，是肝血不足之虚象，抽搐乃筋失所养。"酸走筋，筋病无多食酸""肝苦急，急食甘以缓之。肝欲散，急食辛以散之，以辛补之"，立养血理虚化浊之法，药以辛甘为主，对用亚甲蓝少效及反复发作者，功效殊胜。但对于急性发作病例，煎药缓慢，当先用针刺以疏通经络，促进血液之运行。

（病案三、病案四、病案五均选自《龚士澄临证医案选》）

第四节　药物中毒

凡是药物，特别是有毒药物，经气道、食道、血脉或皮毛进入体内，当积蓄到一定数量则使机体受损致病，甚至阴阳离决危及生命，称为药物中毒。有毒中药常见有乌头类药物、钩吻、斑蝥、曼陀罗、雷公藤、马钱子等。

【病因】

1. 用药过量

医生处方超过常量。

2. 煎法不当

乌头类药物如久煎1小时以上，大约87%有毒成分可被水解为毒性小或几乎无毒的原乌头碱。若煮时过短，常易致中毒。

3. 个体差异

凡对乌头类药物敏感者即使小剂量应用亦可中毒，如有的只服附片1~2片（3~6g）即能中毒。

4. 其他

患者误服误用，或求愈心切，不遵医嘱，或妄信偏方等，都有可能酿成药物中毒。

【临床诊断】

1. 乌头类药物中毒

（1）发病特点：轻者，可见恶心呕吐、流涎、腹痛腹泻、全身发麻或有紧束感、头痛、头昏、视物模糊。重者，可见心悸、气急、面色苍白、唇紫、四肢厥冷、汗出、脉结代、甚则昏厥、抽搐等。

(2) 病史特征：有服用乌头类药物的病史。

2. 钩吻（断肠草）中毒

(1) 发病特点：轻者，可见口及咽喉灼痛、恶心呕吐、腹痛腹泻等。重者，可见眩晕、肢麻、言语不清、乏力、时有震颤、吞咽困难、复视、视力下降、上睑下垂、甚至昏迷、抽搐。严重者，可见气促或气息微弱、肢厥汗出、瞳仁散大、脉搏先缓后促等。

(2) 病史特征：有误服钩吻根、茎、叶的病史。

3. 斑蝥中毒

(1) 发病特点：轻者，可见恶心呕吐、腹中绞痛、腹泻、尿频、尿痛、尿道灼热、小便短赤、口糜灼痛、皮肤干燥、发红发泡、甚或瘀斑、溃烂。重者，可见头痛、头晕、肢麻、便血、尿血等。严重者，可见寒战、高热、谵语、神昏、抽搐等。

(2) 病史特征：有明确接触斑蝥的病史，如皮肤接触、内服或鼻黏膜吸入。

4. 曼陀罗中毒

(1) 发病特点：轻者，可见口干咽燥，声嘶，皮肤、颜面潮红，双眼发红，气促，头晕。重者，可见躁动不安、意识不清、谵妄、瞳仁散大，抽搐甚至昏迷。

(2) 病史特征：有明确过量用药或误食曼陀罗果实、花等病史。

5. 雷公藤中毒

(1) 发病特点：早期：服药 6 小时后腹部隐痛不适，或腹痛剧烈，有强烈的烧灼感，腹胀腹泻，恶心呕吐，纳呆，口干，头晕，头痛，身痛，痛不能触，肢麻，乏力，甚者便血、黄疸、抽搐。中期：2 ~3 天内，表现为尿少、浮肿、腰痛、心悸、胸闷、气短、唇紫、脉细弱。后期：5 ~7 天后，尿量增多，少数出现血尿或尿潴留。

(2) 病史特征：有明确服用雷公藤制剂病史。

6. 马钱子中毒

(1) 发病特点：早期：头晕、烦躁、气促、面僵、吞咽困难。中期：神清、瞳仁缩小、惊厥、角弓反张、牙关紧闭、双拳紧握、四肢挺直，每次惊厥持续 1 ~2 分钟。后期：严重惊厥反复发作，患者常死于肺气衰或心气衰。

(2) 病史特征：有误服或过量服用马钱子及以马钱子配制的中成药病史。

【临证思路】

1. 望诊

(1) 望神：失神患者表现为淡漠、意识模糊，提示病情危重，需立即进入抢救程序；乱神患者表现为躁扰不安、语无伦次，提示将要出现脱证，需随时观察病情变化，准备进入抢救程序；得神的患者表现为言语清晰，对答切题，目光灵活，呼吸平稳，提示病情较轻。

（2）望呼吸：钩吻中毒见气促或气息微弱提示病情危重。

（3）望面色、唇色、皮肤颜色：乌头类药物中毒严重可见面色苍白、唇紫；斑蝥中毒患者可见皮肤干燥，发红发泡，甚或瘀斑、溃烂。

（4）望瞳仁：钩吻类药物中毒若见瞳仁散大提示病情危重，需要紧急进入抢救程序。

2. 闻诊

闻声音：呼唤患者听其应答反应，如无应答提示意识丧失，病情危重；应答语音低弱，提示虚证；应答切题，语音洪亮，提示实证。

3. 切诊

（1）切诊四肢：若乌头类药物中毒患者出现四肢厥冷、汗出、抽搐、昏厥，提示病情严重；若钩吻类药物中毒患者出现肢厥汗出，提示病情危重；若斑蝥中毒患者出现抽搐，提示病情较重。

（2）切诊腹部：诊察腹部的软硬及是否存在压痛，腹软、无明显压痛多提示虚证，腹韧、疼痛拒按多提示实证。

（3）切诊寸口脉：乌头类药物中毒患者若出现脉结代提示病情危重；钩吻类药物中毒患者若见脉搏先缓后促提示病情危重。

4. 问诊

（1）问病史：详细询问服用的药物、用量、服用时间及服用剂型等。

（2）问症状：详细询问乌头类药物中毒患者是否有恶心呕吐、流涎、腹痛腹泻、全身发麻或有紧束感、头痛、头昏、视物模糊、心悸、气急等症状；钩吻中毒患者是否有口及咽喉灼痛、恶心呕吐、腹痛腹泻、眩晕、肢麻、言语不清、乏力、吞咽困难、复视、视力下降等症状；斑蝥中毒患者是否有恶心呕吐、腹中绞痛、腹泻、尿频、尿痛、尿道灼热、小便短赤、口糜灼痛、头痛、头晕、肢麻、便血、尿血、寒战、高热等症状。

【纲目条辨论治】

以病因为纲，病位为目，条辨论治。

1. 毒蕴胃肠，犯及血脉

主症：恶心呕吐，腹痛，腹泻或便秘，纳呆，腹胀，尿血，便血等。

治法：和中解毒。

方药：甘草泻心汤。药用生甘草、黄芩、黄连、干姜、半夏、大枣、党参等。

随症加减：毒盛者，加绿豆、鸡蛋清；纳呆不适者，加麦冬、砂仁；便秘者，加酒大黄、郁李仁、当归；腹泻者，加莲子肉、扁豆、生山药、桔梗。

中成药：玉枢丹 1 锭顿服。

中药针剂：醒脑静注射液或清开灵注射液静脉滴注。

其他疗法：①葛根 15g，水煎服。②葛根 15g，栀子、枳实、淡豆豉各 30g，炙甘草 5g，水煎服。③茯苓、猪苓、陈皮各 5g，木香 3g，神曲、白术、青皮各 6g，葛花、砂仁、白豆蔻各 15g，共研细末，每次 10g，冲服。

2. 毒损气血，脏腑虚衰

主症：面色苍白，四肢厥冷，气息微弱，瞳仁散大，神昏，抽搐等。

治法：回阳救逆。

方药：四逆汤合四君子汤。药用制附子、干姜、甘草、人参、茯苓、白术。

中成药：昏迷者可用安宫生黄丸 1 丸化水顿服。

中药针剂：参附注射液、黄芪注射液静脉滴注。

【急救处理】

急性药物中毒病情危急，一旦发现应立即救治。密切监测血压、心率、体温、脉搏等生命体征，观察病情变化。

（一）乌头类药物中毒

1. 清除毒物

食入毒物在 4～6 小时内立即用 1∶5000 高锰酸钾溶液洗胃，洗后从胃管灌入硫酸镁 20g 导泻，或以 2% 盐水高位灌肠。

2. 对症和支持疗法

静脉滴注葡萄糖注射液或葡萄糖生理盐水，补充维生素 B 族、维生素 C 等。

3. 洗胃后调理

①蜂蜜 50～100g，开水冲服，呕吐频繁者频频少服，呕吐止后顿服。②绿豆煎汤代茶饮，频服。③姜草绿豆汤（生姜、甘草各 15～30g，绿豆 30～60g），水煎服。④黄连 9g，黑豆 30g，水煎服。⑤生姜 15g，生甘草 15g，金银花 15g，水煎服。⑥银花甘草绿豆汤（银花、甘草、黑豆、绿豆、赤小豆各 30g），水煎后加蜂蜜 30g，每日 1 剂。⑦黄芪 30g，远志 10g，甘草 10g，水煎服。⑧苦参 30g，水煎服。⑨甘草 15g，水牛角 15g，川连 3g，煎汤服。

4. 纠正心律失常

用苦参 30g 煎水口服。

（二）钩吻中毒

1. 清除毒物

及时洗胃、导泻，促进毒物排泄。可用 1∶5000 高锰酸钾溶液、茶水或 3% 鞣酸溶液洗胃，洗胃后灌入硫酸镁溶液导泻。

2. 维持呼吸功能

吸氧，呼吸衰竭者立即静脉注射或静脉滴注呼吸中枢兴奋剂，必要时气管插管行机械通气。

3. 洗胃后调理

①三黄汤（黄芩10g，黄连10g，黄柏10g，甘草10g），水煎后灌服。②金银花连叶捣烂榨汁，加红糖灌服。③鸡蛋3个，取蛋清调花生油灌服。若出现出血、血尿、尿闭等，以五苓散、小蓟饮子加三七粉和生大黄口服，防止肾气衰竭。

（三）斑蝥中毒

1. 口腔皮肤处理

保持口腔清洁，可用2%硼酸水含漱；口腔溃疡用冰硼散涂敷；皮肤起水泡者敷以喉风散；必要时应用抗菌药物，预防感染。

2. 保护胃肠黏膜

内服中毒者，立即取鸡蛋3～4个，打碎后取蛋清口服；或口服鲜牛奶50～100mL，保护胃肠黏膜。慎用洗胃，因斑蝥中毒易发泡，有可能损害胃黏膜，加重出血，甚至导致胃穿孔。

3. 其他处理

①兴国解毒药方：见“食物中毒”章节。②豆浆连草汤：黑豆1000g，川黄连60g，甘草30g，先将黑豆磨为豆浆，然后将黄连、甘草水煎去渣，再将药液混入豆浆内搅匀，频饮。③甘草汤：甘草10g，绿豆30g，黄连5g，茶叶10g，滑石30g，琥珀末3g（冲），水煎服，可清热解毒，凉血利尿。

（四）曼陀罗中毒

1. 清除毒物

立即用2%～4%碳酸氢钠洗胃，也可用2%～4%活性炭混悬液洗胃。导泻剂宜用硫酸镁15～30g，必要时输液，促进毒物从肾脏排出。

2. 对症支持疗法

补充大量维生素B族、维生素C，静脉滴注高渗葡萄糖注射液利尿解毒，呼吸衰竭时应用呼吸兴奋剂，必要时呼吸机辅助通气。

（五）雷公藤中毒

1. 排出毒物

及时洗胃、导泻，尽量减少毒物的吸收。因雷公藤在胃内吸收较慢，即使中毒数小时乃至数天，也应彻底洗胃，清除消化道残存毒物。

2. 洗胃后调护

①甘草汁或绿豆甘草汤（绿豆12g，甘草50g），煎水分次服。②鲜萝卜汁120mL口服，或莱菔子250g煎水顿服。③三黄甘草汤（黄连、黄芩、黄柏各10g，甘草

50g）水煎，分次服。④南瓜子7粒，田螺10个，捣汁内服。⑤杨梅树皮200g，煎水200～300mL，顿服。⑥白矾末4.5g，加入鸡蛋清3～5个，加凉开水100mL，搅匀内服后刺激咽后壁使其吐出，呕吐止后，再服鸡蛋清10～15个。⑦绿豆120g水煎200mL口服。

（六）马钱子中毒

1. 一般处理

立刻将患者置于暗室，保持安静，避免光照、声音及其他外界刺激。

2. 洗胃

惊厥控制后，如认为胃内尚有毒物，可用0.1%高锰酸钾洗胃。饮用牛奶、蛋清沉淀毒物，减少吸收，但切忌用酸性饮料及阿片类药物。

3. 其他调护

①食盐15g，温开水溶化，服下后催吐。②玄明粉加甘草水煎导泻。③蜂蜜60g，绿豆30g，甘草30g，煎汤频服。④蜈蚣3条，全蝎6g，研末，一次顿服。⑤若仅见头晕、脊背发麻或腰背肌群紧张等中毒症状轻微者，可大量饮甘草水。

【临证备要】

急性药物中毒的病史会为诊断提供主要依据，应详细询问应用药物的方式、种类、数量及患者既往健康状况等，注意与胃痛、腹痛等疾病相鉴别。各种药物中毒亦有不同的针对性检查。

1. 乌头类药物中毒

心电图检查可见各种心律失常，如结性心律、阵发性心动过速、房颤、频繁的室性早搏和二联律、房室传导阻滞、心室纤颤等。心率慢者，治疗可用阿托品静脉注射；出现频发室早、阵发性室性心动过速等，用利多卡因。

2. 钩吻（断肠草）中毒

可见周围血白细胞计数、血红蛋白增高；尿常规可见尿蛋白及红、白细胞。治疗可静脉补充大量维生素B族、维生素C，静脉滴注高渗葡萄糖注射液利尿解毒。亦可酌情应用肾上腺皮质激素。

3. 斑蝥中毒

可见周围血白细胞计数、血红蛋白增高；尿常规可见尿蛋白及红、白细胞。治疗可静脉滴甘露醇及呋塞米等加强毒素排泄。如有肾脏损害及休克发生，应及时处理。

4. 曼陀罗中毒

主要用尿液阿托品定性分析。取患者尿液加热蒸发，残留黄色残渣，滴入氢氧化钾后呈紫色，则为曼陀罗中毒。治疗可应用阿托品拮抗剂毛果芸香碱兴奋副交感神经，静脉补充大量维生素B族、维生素C，滴注高渗葡萄糖注射液利尿解毒，亦可酌情应用肾上腺皮质激素。躁动不安、抽搐者可用17%水合氯醛保留灌肠，或肌注氯丙嗪、安定等，呼吸衰竭时应用呼吸兴奋剂。

5. 雷公藤中毒

可见粒细胞减少、骨髓抑制、转氨酶升高、肝肾功能损害；尿常规可见尿蛋白阳性、红细胞或白细胞管型；心电图可见各类心律失常。治疗可大量输液、利尿，加速毒物的排出，可予低分子右旋糖酐静脉滴注，亦可用甘露醇、呋塞米静脉注射，及时纠正电解质紊乱，维持酸碱平衡，合理应用肾上腺皮质激素地塞米松。

6. 马钱子中毒

可见周围血白细胞计数、血红蛋白增高；尿常规可见尿蛋白及红、白细胞。马钱子中毒治疗上可对症静脉点滴大剂量维生素C及葡醛内酯，加快解毒，保护肝脏。抽搐者尽快使用中枢抑制剂，如戊比妥钠、异戊巴比妥钠肌注，或安定静脉注射，如惊厥仍不能控制，可用乙醚作轻度麻醉。引起呼吸抑制者，气管插管，呼吸机辅助通气救治。

若急性药物中毒并发呼吸功能不全或急性呼吸衰竭，应积极给予呼吸机辅助通气治疗。若患者就诊时间较晚，或出现深度昏迷或休克等症状，可予洗胃、补液及血液净化疗法。

第五节　一氧化碳中毒

一氧化碳（carbon monoxide，CO）中毒是指一氧化碳经呼吸道吸入引起的中毒。一氧化碳中毒主要表现为急性脑缺氧性疾病，其严重程度与碳氧血红蛋白（HbCO）的饱和度呈比例关系，其他脏器也可出现缺氧性改变，严重者可昏倒并迅速死亡。部分患者可出现一氧化碳中毒神经精神后遗症，少数患者出现迟发性脑病。

【源流】

早在《诸病源候论》一书中，就将中毒列为专章，该书《虫毒病诸候》篇云："凡药有大毒，不可入口鼻耳目，即杀人者"，对中毒途径有了认识，但后续的章节中着重于经口类毒物的阐述，对经呼吸道吸入毒物病候认识较少。《肘后备急方》中有关于"自然恶气""毒厉之气"的记载，并指出和六淫之气有别。《金匮要略方论》《备急千金药方》记载了大量急救类方药，给药的方法除经口外，提出"灌鼻中""管吹内鼻中"，同时针灸也运用于急救中。

有关一氧化碳中毒至明代才出现"中煤炭毒"的记载及治疗方法。一氧化碳中毒明清时期多称为"中煤毒"或"中煤炭毒"。明代《本草纲目》中记载，中煤炭毒"一时晕倒，不救杀人。急以清水灌之"。清代对一氧化碳中毒有更深入认识，对其发病、症状、救治及预防提出了相应措施。如清代《急救广生集·急症》称之为"中煤毒”，“土坑漏火气而臭秽者，人受熏蒸，不觉自毙，其尸软而伤，与夜卧梦魇不能复觉者相似。房中置水一盆，并使窗户有透气处，则煤炭虽臭，不能为害矣”。《急救便方·救诸毒》记有中煤炭毒：“受毒时头晕而心口作呕者，即是，急用生萝卜汁灌之，或生咸菜水饮之，即解。”《疡医大全·救急部》记载：“中煤炭毒者，一时闷倒，不救杀人”“中煤毒昏晕恶心跌倒，急移在风凉处所，咸菜水灌之。”《验方新编·解煤火毒》云：“饮冷水可解。或萝卜捣汁灌之，鼻移向风吹便醒。”《古今图书集成医部全录》及《随息居饮食谱》中均记有中煤炭毒，以清水灌之的治疗方法。

药物治疗方面，《本草纲目拾遗·诸蔬部》载地骷髅“能大通肺气，解煤炭熏人毒，非干莱菔也”，进一步丰富了中医治疗一氧化碳中毒的方法。

【病因病机】

主要病因是由于在生活、生产中，煤炭燃烧产生的一氧化碳不能及时排出，导致一氧化碳经口鼻随呼吸进入人体而中毒。一氧化碳由口鼻入，侵犯于脑心，蒙蔽清窍，发而为病。《急救广生集·急症中毒》曰：“人受熏蒸，不觉自毙。”

本病初始即侵扰心、脑而发。心藏神，主神明，神志活动为心所司。脑为元神之府，是清窍之所在。《素问·脉要精微论》曰：“头者精明之府。”《修真中书》曰：“天脑者，一身之宗，百神之会。”《医宗金鉴》曰：“脑为元神之府，以统全身。”《灵枢·邪气脏腑病形篇》曰：“十二经脉，三百六十五络，其气血皆上于面而走空窍。”脑与机体四肢的运动关系紧密，《灵枢·海论》曰：“髓海有余，则轻劲多力，自过其度。髓海不足，则脑转耳鸣，胫酸眩冒，目无所见，懈怠安卧。”脑与全身紧密相连，息息相通。脑主宰机体脏腑组织，主管精神意识、思维活动，主运动，司感觉，明视听，统五神，主官窍。机体的一切生命活动都是脑功能的体现。《本草纲目·辛夷发明》云：“鼻气通于天，天者，头也。”一氧化碳由鼻入，即直犯于脑，元神受扰，轻症者出现头痛、头晕、眼花、气短、全身乏力、喘促，《急救便方·救诸毒》：“受毒时头晕而心口作呕者。”脑髓元神又为五官九窍之司，五官是灵机之窗，故脑又称为“清窍”“清空”“机窍”“窍络”等。神府受扰严重者则出现嗜睡、昏睡、谵妄、昏迷等神志症状，严重者可致死亡。

部分患者治疗好转后可再次出现意识障碍如痴呆、记忆力减退、言语不清、肢体活动障碍等，甚至再次出现昏迷、二便失禁等症状，其主要病机是毒邪未被完全清除，阻碍气血运行，促生痰、瘀，毒邪与痰瘀交结，瘀阻脑络，蒙蔽清窍，故而出现。气血津液不能通达，肢体失于濡养，从而出现肢体活动障碍等迟发性脑病的临床表现。毒邪留而不去，久则传入脏腑，其病根深伏，病情缠绵难愈。

【临床诊断】

(一) 临床表现

人吸入空气中一氧化碳含量>0.01%，即有引起急性中毒的危险；>0.5%，1~2分钟即可使人昏倒并迅速死亡。因一氧化碳与血红蛋白的亲和力比氧与血红蛋白的亲和力大240倍，故小量的一氧化碳即可与氧竞争，一氧化碳进入人体后极易与血红蛋白结合，形成HbCO，由于血中HbCO增加而致HbO_2减少，造成低氧症。急性一氧化碳中毒症状的轻、重与吸入一氧化碳的浓度、吸入时间长短成正比，同时也与个体的健康状况有关。临床上根据病情严重程度通常将急性一氧化碳中毒分为轻、中、重三度。

1. 轻度一氧化碳中毒

HbCO含量约在10%~30%，主要症状为头痛、头晕、颈部搏动感、乏力、眼花、恶心、呕吐、心悸、胸闷、四肢无力、站立不稳、行动不便，甚至有短暂意识不清。如能尽快脱离中毒环境，呼吸新鲜空气或氧气，数小时后症状即可消失。

2. 中度一氧化碳中毒

血中HbCO含量大约在30%~50%，伴有汗出、心率加快、步态蹒跚、表情淡漠、嗜睡、有时躁动不安或出现昏迷。如果积极抢救可恢复正常，一般无并发症和后遗症。

3. 重度一氧化碳中毒

血中HbCO含量在50%以上，高浓度一氧化碳可使患者在短时间内突然昏倒，主要表现为昏迷，严重者昏迷可持续数小时，甚至数天。此时往往出现严重的并发症，如脑水肿、肺水肿、心肌损害，酸中毒及肾功能不全、休克等，有的并发肺部感染而发生感染性休克。此型经抢救清醒后，部分患者常遗留神经系统的后遗症如癫痫、手足震颤麻痹、周围神经炎等。

(二) 诊断要点

根据吸入较高浓度一氧化碳的接触史和急性发生的中枢神经损害症状和体征，结合血中HbCO及时测定的结果，以及毒物现场调查及空气中一氧化碳浓度测定资料，并排除其他病因后，可诊断为急性一氧化碳中毒。同时根据HbCO结果及临床表现进行轻、中、重度分级诊断。

【临证思路】

(一) 识症

1. 头痛、头晕

轻者元神受扰，出现头痛、头晕。头为诸阳之会，一氧化碳邪毒阻碍五脏精化之血和六府之清阳上注于头而发为头痛、头晕。

2. 神志改变症状

清窍蒙蔽，脑心受扰，心所主之神志异常；精化之血及清阳不能上养清窍，轻者表现为表情淡漠、嗜睡、躁动不安，重者昏睡、昏迷。邪毒闭阻经络，气血运行不畅，生风化火则出现抽搐、癫痫持续状态、去大脑强直，甚或高热持续。邪盛正弱则神机失用，猝发死亡。

3. 其他伴随症状

心主血，脑主运动，一氧化碳邪毒侵扰心脑，阻碍气血精微输布全身，则发为心悸、气短、四肢无力。脾胃失于濡养，升降失司而恶心、呕吐。口唇黏膜及面颊、胸部皮肤可呈特有的樱桃红色，此种征象仅部分患者出现。

（二）审机

1. 邪盛初期

一氧化碳由鼻入，侵犯于脑，元神受扰，则头痛、头晕、眼花；邪盛扰心，阻碍气血精微输布则心悸、气短、四肢无力。

2. 邪盛极期

一氧化碳邪毒极盛，脑心受扰，神机失用，轻者表情淡漠、嗜睡、躁动不安，重者昏睡、昏迷；邪毒阻经络，气血运行不畅，生风化火则出现抽搐、癫痫持续状态，甚或高热持续不退；正邪相争，邪盛至极，正气衰败则猝发死亡。

3. 正虚邪恋期

恢复期毒邪入内，耗散正气，气血不足，病久及脾肾，痰瘀阻滞，脑髓失养，故多伴随痴呆症状；此期病理因素主要以脾肾虚弱为主，同时产生瘀、痰等病理产物而致病。痰蒙心窍，心失所养，清窍失荣则神情呆钝，表情淡漠，哭笑无常，智力减退，不识人等。

（三）定治

急性发病当迅速脱离一氧化碳环境，转移到空气新鲜的地方，解开衣扣、裤带，注意保暖，保持呼吸道通畅，充分给以氧气吸入。高压氧治疗是解救一氧化碳中毒最有效方法，可增加血液中溶解氧，迅速纠正组织缺氧。

疏风散邪。头为诸阳之会，一氧化碳可直犯清空，或循经上干而致头晕头痛。治疗应依据患者证候属性及平素体质特征，予以祛风散邪，定眩止痛等。

醒神开窍。通过祛除一氧化碳干扰心神的致病因素，恢复心藏神、脑主元神的功能和正常的精神思维活动。除常用开窍中药外，针刺亦可有效醒神开窍。

补益脾肾，祛瘀化痰。正虚邪恋期其主要病机为病久不愈，病及脾肾，同时产生痰瘀等病理产物，治疗当固护脾肾，补其不足之本，兼以治疗痰瘀，使心脑得气血濡养，恢复正常神志功能。

（四）用药

1. 邪盛初期

一氧化碳邪毒侵扰于脑、心，经络不通，脑失所养则头痛、头晕，治宜疏风散邪，通经活络。疏风散邪药用荆芥、防风、白芷、蔓荆子等；通经活络，止痛止晕药用藁本、川芎、防风等。邪毒阻碍气血精微输布则心悸、气短、四肢无力，治宜养心安神，药用酸枣仁、茯神、远志等。

2. 邪盛极期

脑心受扰，神机失用，轻者表情淡漠、嗜睡、躁动不安，治宜辟秽祛邪，醒神定志。表情淡漠、嗜睡者用胆南星、石菖蒲相伍以化痰开窍；躁动不安者配以磁石、龙骨重镇安神；高热烦躁，神昏谵语者予安宫牛黄丸、至宝丹、紫雪丹清热开窍，化浊解毒；牙关紧闭，不省人事属寒闭证者，予苏合香丸芳香开窍；邪毒生风化火出现抽搐、癫痫持续状态者，药用大黄泄热，胆南星、竹沥、菖蒲化痰开窍。

3. 正虚邪恋期

余邪未尽，耗散正气，病久及脾肾，痰瘀阻滞，表现为表情淡漠，哭笑无常，智力减退，不识人等。痰浊蒙窍者化痰开窍，宁神益智，治以半夏、陈皮、茯苓化痰，制南星去胶结之顽痰，石菖蒲、远志、郁金开窍化浊；痰火扰神用龙胆草、黄连、连翘清泄心肝实火，胆星、贝母、橘红、竹茹清涤痰浊；髓海不足者予龟甲、鳖甲、生牡蛎、钩藤、鸡子黄、阿胶育阴潜阳。

【纲目条辨论治】

以病期为纲，虚实为目，条辨论治。

（一）邪犯于络

毒初犯络，经脉失和

主症：头痛、头晕，眼花，心悸、气短、四肢无力，恶心、呕吐。舌红，脉浮。

治法：疏风散邪，通经活络。

临证处理：

（1）急救处理：迅速将患者脱离中毒现场，转移到空气新鲜的地方，解开衣扣、裤带，注意保暖，保持呼吸道通畅，充分给以氧气吸入。

（2）体针疗法：百会、太阳、风池、列缺，针用泻法，每日 1 次。

（3）汤剂：川芎茶调散。药用川芎、白芷、羌活、细辛、防风、荆芥、薄荷、甘草等。心悸、气短、四肢无力，加酸枣仁、茯神、远志等。

（二）邪犯于经

毒客经络，脑心受扰

主症：表情淡漠、嗜睡，或躁动不安，伴有汗出、心率加快、步态蹒跚。舌淡，脉细数。

治法：辟秽祛邪，醒神定志。

临证处理：

（1）急救处理：迅速将患者转移中毒现场，保持呼吸道通畅，迅速予高压氧治疗。

（2）体针疗法：百会、神阙、关元、十宣、十井，针用泻法，每日1次。

（3）汤剂：卧龙丹。药用麝香、蟾酥、冰片、生闹羊花、生猪牙皂、生荆芥穗、灯草灰。

（三）邪入脏腑

1. 热闭心包

主症：昏睡、昏迷，高热持续不退，甚或猝发死亡。舌红绛，苔黄燥，脉细滑数。

治法：清热解毒，开窍醒神。

临证处理：

（1）急救处理：保持呼吸道通畅，维持生命体征后，迅速予高压氧治疗。

（2）体针疗法：百会、神阙、关元，针用泻法，每日1次。

（3）中药：安宫牛黄丸、至宝丹、紫雪丹清热开窍。大便不通者加生大黄泡水送服以通腑泄热。

2. 浊阴蒙闭清窍

主症：昏不知人，面青肢冷，腹部胀满，口噤不语。苔白如积粉，脉沉缓或沉迟。

治法：泄浊开窍。

临证处理：

（1）急救处理：保持呼吸道通畅，维持生命体征后，迅速予高压氧治疗。

（2）体针疗法：手十二井穴、百会、水沟、涌泉、神阙、关元、四神聪，针用泻法，每日1次。

（3）中药：苏合香丸：苏合香、安息香、冰片、水牛角浓缩粉、人工麝香、檀香、沉香、丁香、香附、木香、乳香（制）、荜茇、白术、诃子肉、朱砂；通关散：猪牙皂、细辛、薄荷、苦参、麝香。

3. 痰热化火，肝风内动

主症：抽搐、癫痫持续状态，气促发绀，面色潮红，或喉中痰鸣。舌质红，苔多黄腻，脉弦数或弦滑。

治法：清化痰热，息风定痫。

临证处理：

（1）急救处理：保持呼吸道通畅，维持生命体征。

（2）体针疗法：百会、印堂、人中、内关、太冲、三阴交。针用泻法，每日1次。

（3）汤剂：定痫丸。药用明天麻、川贝母、半夏、茯苓、茯神、胆南星、石菖蒲、全蝎、僵蚕、真琥珀、陈皮、远志、丹参、麦冬、辰砂等。

（四）正虚邪恋

1. 痰蒙心窍证

主症：神情呆钝，表情淡漠或神志不清，哭笑无常，智能减退，问答言语无序，不识人，甚则昏睡不醒，心悸。苔浊腻、脉濡滑数。

治法：豁痰开窍，利气消浊。

临证处理：

（1）体针疗法：中脘、内关、丰隆、解溪，针用泻法，每日1次。

（2）汤剂：涤痰汤加减。药用茯苓、人参、甘草、陈皮（橘红）、胆星、半夏、竹茹、枳实、菖蒲等。中焦有痰热者，宜温胆汤加味。

2. 脾肾亏虚证

主症：不思饮食，气短乏力，记忆减退，伴腰膝酸软，或四肢不温，小便失禁。舌淡苔白，舌体胖大，脉沉细弱。

治法：温肾补脾。

临证处理：

（1）体针疗法：脾俞、胃俞、肝俞、肾俞、命门、中脘、足三里、天枢、太溪、照海、阴陵泉。针用补法，每日1次。

（2）汤剂：还少丹。药用干山药、牛膝、山茱萸、白茯苓、五味子、肉苁蓉、石菖蒲、巴戟、远志、杜仲、楮实、茴香、枸杞子、熟干地黄。阳虚盛者，加熟附子以温阳散寒。

3. 气虚血瘀证

主症：面色萎黄，形体消瘦，肢软无力，肢体偏枯不用或肢体麻木僵硬，伴肌肤甲错。舌质暗有瘀斑，脉细涩。

治法：补气养血，活血化瘀。

临证处理：

（1）体针疗法：膻中、内关、足三里、气海、三阴交，针刺补法，或加艾灸，每日1次。

（2）汤剂：补阳还五汤。药用黄芪、当归尾、赤芍、地龙、川芎、红花、桃仁等。肢体无力以上肢为主者，可加桑枝、桂枝以引药上行；下肢为主者，加牛膝、杜仲以引药下行，补益肝肾；瘀血重者加水蛭、虻虫以破瘀通络；痰多者，加制半夏、天竺黄；偏寒者，加熟附子以温阳散寒；脾胃虚弱者，加党参、白术以补气健脾。

【病案参考】

病案一

男，30 岁，河南省话剧演员，于 1975 年 12 月 17 日煤气中毒，第二天下午四时才发现，送本市医院抢救，当时患者深度昏迷，经抢救治疗 7 天后昏迷解除，但不会说话，四肢不会活动，大小便失禁。于 1976 年 3 月 15 日至北京中医研究院广安门医院针灸科就诊。就诊时查体：营养中等，神呆，失语，全身硬瘫，肌张力高，肱二头肌及肱三头肌腱反射双侧均亢进。霍夫曼征阳性，双侧膝、跟反射亢进，踝痉挛阳性，双侧巴宾斯基征阳性，双侧奥本海姆征阳性，血压 130/80mmHg，舌苔薄白，脉弦。

治则：舒经活络，健脑安神。以针刺为主配合中药。

取穴：风池、肩髃、曲池、外关、合谷、上廉泉、环跳、阳陵泉、足三里、气海、肾俞，华佗夹脊穴。以上穴位交替使用，隔日针刺一次，经针刺治疗三次患者即能说话，但语言不正常，反应较慢，答非所问，其余症状如前。仍针刺前穴位，并服用中药，用补阳还五汤加味：黄芪 15g，地龙 9g，川芎 9g，桃仁 9g，红花 9g，赤芍 9g，茯苓 10g，菖蒲 9g，牛膝 9g。经过针刺中药并用，治疗三个月，患者症状完全消失，恢复健康又重新上台演出。

按：以上穴位的功能是：风池能祛风清头明目，健脑安神；肩髃能理气化痰，疏筋利节；曲池能行气，活血；外关清三焦热，镇惊息风，舒经活络；合谷疏风镇痛，通经开窍；上廉泉通利咽膈，清热化痰；环跳祛风利湿，疏通经气；阳陵泉清泄肝胆，疏筋利节；足三里能调理脾胃，镇痉止痛；气海补肾培元，益气活血；肾俞益肾固精，清热利湿；华佗夹脊穴能通利关节，调理脏腑。

（选自《中西医结合治疗一氧化碳中毒后遗症 2 例报道》）

病案二

患者，女，69 岁，2016 年 3 月因“精神不振，舌强不语，足废不用，呆傻 2 月”就诊。2015 年 12 月因“一氧化碳中毒”入住中国人民解放军原济南军区总医院，头颅 MRI 示颅脑多发异常信号，符合一氧化碳中毒 MRI 表现征象，住院期间给予吸氧、营养神经、改善循环、纠正脑水肿等方法治疗，病情逐渐好转，月余后病情突然加重，诊断为“一氧化碳中毒迟发性脑病”，予醒脑开窍、抗炎祛痰、高压氧等方法治疗，病情稳定后出院。现症见神志欠清，表情淡漠，无语言交流，不识亲疏，鼻饲饮食，二便失禁，不能站立行走。查体示双下肢轻微水肿，双脚发凉，四肢肌力减弱，肌力Ⅲ级，肌张力正常，腱反射对称，共济运动及深浅感觉无法检查，病理反射未引出，颈软，脑膜刺激征阴性。舌淡边有齿痕，苔黄腻，脉沉细，两尺尤甚。中医诊断为喑痱。辨证为肝肾亏虚，痰浊闭阻。针刺主穴取百会、水沟、神庭、头临泣、内关、合谷、太冲，配穴取廉泉、中脘、天枢、中极、足三里、三阴交、太溪、顶颞前斜线。局部皮肤用75%酒精棉球消毒后，选用0.3mm×0.4mm一次性针灸针进行针刺得气后，合谷、太冲用泻法，足三里、太溪用补法，余穴平补平泻1～2分钟，留针30分钟，TDP神灯烤神阙，每10分钟行针1次，日1次，10次为一疗程。风池、天柱、颈夹脊，快进快出，不留针。中药拟金元医家刘河间著《宣明方论》载地黄饮子加减以滋肾阴、补肾阳、开窍化痰。药用熟地黄15g，山茱萸15g，巴戟天15g，石斛12g，肉苁蓉15g，炮附子（先煎）9g，石菖蒲15g，麦冬10g，远志12g，茯苓15g，肉桂6g，川芎9g，牛膝9g，川楝子9g，薄荷5g，生姜3片，大枣3枚。水煎服300mL，日1剂，分早中晚3次温服。两个疗程后精神状态明显改善，面有笑貌，鼻饲导管拔出，可以自己吞咽食物。遂给予中药地黄饮子加减口服配合治疗，以助疗效。针药并用一个半月后，能够自己翻身、站起，家人轻微搀扶可步行50米左右，步态不稳，二便自知，但不能控制。3个月后记忆力、认知力均有显著提高，可与家人简单沟通，能独立行走，步速较慢，二便可控制。现仍保持每周2次针灸巩固治疗，中药方中加入黄芪20g，山药12g，以补脾肾之气，治疗效果满意。

按：脑为元神之府，督脉入络脑，水沟、神庭可醒脑开窍，调神导气；百会内络于脑，可补气升阳，调神开窍；头临泣为足少阳、太阳与阳维脉交会穴，可清头明目；内关为八脉交会穴，心包经之络穴，通阴维脉，可疏通气血，理气和胃；合谷、太冲为“四关”穴，可运行气血，调和阴阳；廉泉为治言语不清之要穴；中脘、天枢可调理脾胃之气，使清气得升，浊气得降，为体内气机升降之枢；中极为任脉穴，其下为膀胱，可调理膀胱气机，增强膀胱对尿液的约束能力。中药方中熟地黄、山茱萸滋补肾阴；巴戟天、肉苁蓉滋补肾阳；炮附子、肉桂辛热以温补下元，引火归原；石斛、麦冬滋养肺肾，以奏金水相生之效；石菖蒲、远志、茯苓交通心肾，开窍化痰；川芎、牛膝、川楝子行气活血，补益肝肾；黄芪、山药补益脾肾；生姜、大枣调和诸药。诸药合用，共奏滋肾阴、补肾阳、开窍化痰之功。

（选自《针药并用治疗一氧化碳中毒迟发性脑病1例》）

第六节　急性酒精中毒

酒精即乙醇。各种酒类饮料中均含有不同浓度的酒精，其中白酒中酒精的含量可达50%～60%，而啤酒中的酒精含量仅2%～5%。成人一次口服最低致死量约为纯酒精250～500mL。病情严重者可危及生命。酒精中毒归属中医学“酒害”“酒毒”“酒臌”“酒胀”“酒厥”等病证。核心病机为“……或饮过度，停积不散，蕴滞于胃，散流诸脉，熏蒸腑脏，令人志乱”，证候特征是酒毒内盛，邪实内闭。

【源流】

在《黄帝内经》中有“酒悖”与“酒风”，是最早出现的两个酒病病名。《灵枢·论勇》曰：“酒者，水谷之精，熟谷之液也，其气慓悍，其入于胃中，则胃胀，气上逆，满于胸中，肝浮胆横。当是之时，固比于勇士，气衰则悔。与勇士同类，不知避之，名曰酒悖也。”提出了“酒悖”病名。《素问·病能论》：“帝曰：善。有病身热解堕，汗出如浴，恶风少气，此为何病？岐伯曰：病名曰酒风。”提出了“酒风”的病名。

东汉张仲景提出“酒疸”病名，指因饮酒过度，湿热郁蒸肝胆而成的黄疸。《金匮要略·黄疸病脉证并治》曰：“心中懊憹而热，不能食，时欲吐，名曰酒疸。”

南北朝时期，王叔和第一次以“酒病”这一病名概括饮酒所致的各种疾病。在《脉经·卷四·平杂病脉第二》中记载：“短疾而滑，酒病。”

隋唐五代时期，巢元方提出了“酒癖”，指因饮酒导致的胁下癖块。如《诸病源候论·癖病诸侯·酒癖候》中载：“夫酒癖者，因大饮酒后，渴而引饮无度，酒与饮俱不散，停滞在于胁肋下，结聚成癖，时时而痛，因即呼为酒癖。”又记述了“恶酒”之名，《诸病源候论·蛊毒病诸侯·恶酒候》载：“酒者，水谷之精也，其气慓悍而有大毒。入于胃则胃胀气逆，上逆于胸，内藴于肝胆，故令肝浮胆横，而狂悖变怒，失于常性，故云恶酒也。”“恶酒”之意大抵也等同于“酒悖”。

再到明清时期，张介宾在《景岳全书》中提到了“酒厥”，指急性酒中毒。在中医文献中，还能看到“酒毒”“酒醉”“酒痔”“酒泄”“酒瘕”“酒鳖”“酒风脚”“酒痰”等病名。如朝鲜医家许浚在《东医宝鉴》中首次提到“酒伤”的病名，指由于饮酒所致的躯体疾病。在中医学中未有关于饮酒所致疾病的统一病名。

【病因病机】

嗜酒过度，兼食膏粱厚味，酒毒湿热之邪蕴结中焦，伤胃及脾，脾胃运化失职，气机升降失常，则呕恶酸腐酒食，胸腹痞满，纳谷不馨。故《灵枢·论勇》云：“酒者，水谷之精，熟谷之液也，其气慓悍，其入于胃中，则胃胀，气上逆，满于胸中。”《素问·厥论》云：“酒入于胃，则络脉满而经脉虚。脾主为胃行其津液者也，阴气虚则阳气入，阳气入则胃不和，胃不和则精气竭，精气竭则不营其四肢也。”故自《黄帝内经》始，皆言酒病首伤脾胃。

《圣济总录·黄疸门》云：“酒食过度，水谷相并，积于脾胃，复为风湿所搏，热气郁蒸，所以发为黄疸。”指过分嗜酒，致使湿热郁蒸，胆热液溢，浸淫肌肤，而易发黄疸。

《诸病源候论》云：“酒与饮俱不散，停滞在于胁肋下，结聚成癖，时时而痛，因即呼为酒癖。”表现为无食欲，面色萎黄，体格消瘦，并出现胁下肿块，有胀痛感。

《医方类聚》说："酒有大热大毒，若醉饮过度，盆倾斗量，毒气攻心，穿肠腐胁，神昏志谬，目不见人，此丧生之本也。"酒毒在体内停而不散，渐伤及五脏，首伤脾胃，再伤肝胆。

明代万全在《万氏家传养生四要》中亦论述了酒客病酒，停而不散，伤及五脏的证候："入于肺则为喘，为咳。入于心则为心痛，为怔忡，为噫。入于肝则胁痛，为小腹满痛，为呕苦汁，为目昧不开。入于脾为胀，为肿，为吞酸，为健忘。入于肾为溺涩，赤白浊，为腰痛，为背恶寒。入于胃为呕吐，为泻痢，为胃脘当心而痛。"

《世医得效方》载："盖酒之为物……有大热毒，渗入百脉为病，则不待发黄，溢于皮肤，为肿，流于清气道中，则眼黄鼻肿，种种不同。"即言酒毒沿络脉走窜，易引发多种形体官窍的病变。

又如《景岳全书·饮食》云："凡饮酒致伤者……以酒湿伤脾，致生痰逆呕吐，胸膈痞塞，饮食减少。"亦即此意。

明·李用粹在《证治汇补》中同样论述了饮酒者"酒循经络，留着为患"。

【临床诊断】

（一）临床表现

患者的临床表现和饮酒量及患者对酒精的耐受相关。临床上大致可分为以下 3 期：①兴奋期。此期患者头痛头晕、欣快、言语增多、兴奋、情绪不稳定、自负、易激怒、自控力差，也可能沉默、孤僻。可有结膜颜面潮红、苍白。②共济失调期。此期患者出现动作不协调，行动笨拙，语无伦次，视物模糊，步态不稳，伴有恶心、呕吐、厌倦。③昏迷期。此期患者出现昏睡，皮肤湿冷，体温降低，可口唇发绀。严重者还可出昏迷、惊厥，甚至休克死亡。

（二）诊断要点

1. 有饮酒史。

2. 实验室检查示呼出气体或血清中酒精浓度的测定是诊断急性酒精中毒、判断病情严重程度和评估预后的最直接指标。

（三）鉴别诊断

1. 颅脑疾病可出现昏迷、二便失禁、言语障碍、肢体不利等症状，但多有颅内感染、脑血管意外、脑外伤等病史。

2. 代谢性疾病糖尿病酮症酸中毒、非酮症高渗性糖尿病、低血糖等可出现意识障碍、昏迷，应注意相鉴别。

3. 镇静催眠药中毒有大量服用药物史，血液、尿液及胃液中药物浓度检测对诊断具有一定的参考价值。

【临证思路】

（一）识症

1. 初期

头痛头晕、欣快、言语增多、兴奋、情绪不稳定、自负、易激怒，自控力差，也可能沉默、孤僻。

2. 中期

此期患者出现动作不协调，行动笨拙，语无伦次，视物模糊，步态不稳，伴有恶心、呕吐、厌倦。

3. 晚期

昏睡，皮肤湿冷，体温降低，可口唇发绀。严重者还可出昏迷、惊厥，甚至休克死亡。

（二）审机

酒伤病机演变多端，症状变化复杂，证型重叠交错，临证需谨守病机，明辨虚实，审时度势，因势利导，方能奏效。初期则嗜酒过度，兼食膏粱厚味，酒毒湿热之邪蕴结中焦，伤胃及脾，脾胃运化失职，气机升降失常，则呕恶酸腐酒食，胸腹痞满，纳谷不馨。中期因酒毒湿热蕴结中焦，则脾土壅滞，土壅木郁，肝失条达，络脉失和，气机不畅。晚期则脾病久必累及于肾，肾阳不足，命门火衰，脾肾阳虚，甚至亡阳。

（三）定治

初期方药以甘草泻心汤治疗，药用生甘草、黄芩、黄连、干姜、半夏、大枣、生晒参等。中晚期则以方药四逆汤合四君子汤加减治疗，药用炮附子、干姜、甘草、人参、茯苓、白术等。

（四）用药

最早关于解酒药物记载是在《神农本草经》当中，其载有水萍、腐婢两味解酒药物。宋朝《证类本草》中明确记载葛花、积椇子具有解酒功效，而这两味药物也是后世解酒方中的常用药，甚至是解酒专药。兰茂在《滇南本草》中也载有“葛花解酒醒脾……消热，解酒毒”。元代的王好古在《汤液本草》中记载：葛根、葛花、草豆蔻、红豆蔻、苦参、丁香、陈皮、赤小豆花等均具有解酒作用。元代的食疗专著《饮膳正要》指出螺、蛤蜊、橄榄、杨梅、西瓜、白菜、良姜等食品可有解酒毒之功效。明代王肯堂在《证治准绳·杂病》中谓：“解酒毒无如枝矩子之妙。”《食鉴本草》载菠菜可“解热毒、酒毒。”李时珍的《本草纲目》对解酒药物分类最为细致，当中记载具有“解酒”功效的药物有：枳棋子、柿、菠薐、莱菔、菘、扁豆、菰、五味子、高良姜、葛（生者，消酒毒；作粉，解酒。）、赤小豆（解酒病）、绿豆（解酒食诸毒）、茗（解酒食之毒）、石蜜（解酒和中）、夏冰（解烧酒毒）、冬霜（解酒热）、石灰（解酒酸，治酒毒）、莼酱（解酒食味）等。

【纲目条辨论治】

以虚实为纲，病性为目，条辨论治。

1. 酒毒犯胃，气机逆乱

主症：恶心呕吐，呼气、呕吐物有酒味，腹痛腹泻，甚则呕血、便血，昏睡、神昏谵语、狂躁，舌质深红，苔黄腻，脉弦数。

治法：和中解毒。

方药：甘草泻心汤。药用生甘草、黄芩、黄连、干姜、半夏、大枣、生晒参等。

2. 毒损气血，脏腑虚衰

主症：面色苍白，口流清涎，四肢厥冷，语声低微，或口中喃喃自语，甚则昏迷，遗溺，脉微细弱。

治法：回阳救逆。

方药：四逆汤合四君子汤。药用炮附子、干姜、甘草、人参、茯苓、白术等。

第四篇　技术篇

JISHUPIAN

第一章　中医适宜技术

第一节　针刺疗法

一、定义

针刺疗法是用不锈钢毫针刺入穴位，通过经络的调节作用而达到治疗疾病的目的。该疗法包括普通体针针刺、平衡针灸、腹针及火针等不同针刺疗法。

二、形成与发展

针刺手法是伴随着针刺术而产生的，据考证，针刺起源于砭石，在原始社会出现了石针、骨针，奴隶社会出现了金针、银针。真正的针刺手法，是伴随技术的进步及针具的改良后出现在《黄帝内经》时代的。《灵枢》和《素问》都各列有专题讨论针刺手法，从针刺工具，针刺前的准备及进针、留针、出针，到针刺方向、针刺深浅、针刺补泻、针刺禁忌等都有记载，标志着针刺手法的形成。《难经》是继《黄帝内经》之后的又一部经典医籍，在针刺手法上，更强调左右手的配合，此外本书非常重视营卫，认为补泻之法必须配合营卫之气的流行、分布。两晋时期，针灸学进入了全面发展时期，其标志是皇甫谧《针灸甲乙经》的成书。到了唐代，孙思邈在其《备急千金要方》中对针刺法的理论做了不少发挥，载有锋针、毫针、大针、火针、白针、温针、燔针等多种针具，并对操作技巧、临证要求、主治疾病、治疗禁忌等做了论述。金元时期，何若愚的《流注指微论》和窦汉卿的《针经指南》贡献最大。到了近代，针刺法有了进一步的发展，出现了赵熙、朱琏、鲁之俊等一批针灸大家。近年来，国内关于针刺手法的研究方兴未艾，有研究结合现代物理理论，研究针刺手法的参数分析仪，为针刺手法量的客观化提供了现代研究手段。

三、基本原理

针刺疗法基本治疗原理与经络学说有着密切的关系。由于经络沟通人体各脏腑组织，故此，脏腑与组织器官在生理功能上就具有了紧密的联系。如果内脏产生了疾病，经络在相应的部位会有所反映，医生就可以根据经脉的循行部位与相应脏腑的生理、病理特点，来进行辨别诊治。

经络能够通行气血，沟通上下内外，联络脏腑形体官窍，感应传导信息，协调阴阳，同时又是病邪入侵和疾病传变的通道。在正常情况下，气血在经络中循环往复地运行是维持人体健康必不可少的条件，如果出现疾病，必然会表现为气血的运行受到干扰或失调，由于经络有其循行路线与对应的脏腑器官，故此针刺疗法是通过刺激某些穴位，运用经气的传导作用和脏腑的反应来调整人体气血和脏腑机能，使之恢复正常，针刺疗法的治疗原理就是“通其血脉，调其气血”。

四、操作规程

1. 针刺部位周围皮肤常规消毒。

2. 在进行针刺操作时，一般应双手协同操作，右手持针，用拇、食、中三指夹持针柄，其状如持毛笔，故右手称为“刺手”。左手指尖按在穴位旁，辅助进针，故左手称为“押手”。可采用指切进针、夹持进针、舒张进针或提捏进针等方法针刺。

3. 针刺角度与深度的选择方面，直刺（针身与皮肤呈90度），适用于肌肉丰满、宜深刺的部位；斜刺（针身与皮肤呈45度左右），适用于肌肉较薄或胸腹近内脏不宜深刺的部位；平刺（针身与皮肤呈15度左右），适用于皮薄肉少的腧穴，如头面部。

4. 进针至一定深度后，使用提插、捻转或刮柄、弹柄、挫柄、轻微震颤针身等方法，使患者有酸、麻、胀、重或触电样感觉，称“得气”。得气后根据病情选择强刺激、中刺激或弱刺激扶正祛邪。留针时间根据病情而定，一般情况留针20～30分钟，期间每10分钟行针一次，实证留针时间可适当延长，虚证留针时间宜短，对于意识不清患者，可反复行针直到苏醒。

5. 在行针施术或留针后即可出针。出针时一般以左手拇、食指按住针孔周围皮肤，右手持针作轻微捻转，慢慢将针提至皮下，然后将针起出，用消毒干棉球揉按针孔，以防出血。出针后患者应休息片刻方可活动，医者应检查针数，以防遗漏，还应注意有无晕针延迟反应现象。

五、适应证与禁忌证

1. 适应证

应用范围广泛，临床各科均有广泛的适应证。对高热、昏迷、厥脱、中风、痛证、痉病等内科急症，常有急救之功。

2. 禁忌证

出血、皮肤感染、溃疡、瘢痕、肿瘤的部位及孕妇的腰骶、腹部均禁针。

六、优点及注意事项

1. 优点

针刺疗法是用针灸针进行治疗，其优点：

（1）治疗范围较广，内、外、妇、儿、五官科疾病均可进行治疗。

（2）与化学药物不同，针刺属于较为环保的治疗方法，对人体基本无影响，针灸可疏通经络，行气活血，达到调理人体机能的目的。

（3）针刺疗法对外科病有较好的治疗作用，如骨质增生、劳损均有较好的疗效。尤其骨折后出现的强直性关节炎，通过针灸、中药熏洗，可达到较好的疗效，且无毒副作用。

2. 注意事项

（1）患者处于饥饿、疲劳、精神过度紧张时，不宜立即针刺。对体弱者进行针刺时手法不宜过强，并应尽量选择卧位，避免晕针。

（2）妇女怀孕 3 个月，不宜针刺小腹部的腧穴，若怀孕 3 个月以上者，腰部、腰骶部腧穴也不宜针刺。对三阴交、合谷、昆仑、至阴等一些活血通络的腧穴，在怀孕期也应禁刺。如妇女行经时，如非为了调经，也不应针刺。

（3）小儿囟门未闭的头部，或体表有感染、溃疡、瘢痕、肿瘤及出血倾向者，不宜针刺。

（4）要防止刺伤重要脏器。针刺胸背部穴位过深，易刺伤肺组织而引起气胸或血气胸。此时应按气胸处理。

（5）避开血管针刺，防止刺伤血管出现出血。自发性出血或损伤后出血不止的患者不宜针刺。

（6）针刺过程中应随时观察有无不良反应。

七、临床应用

一般毫针刺法多在中医辨证论治的基础上根据不同证型辨证选穴，操作方法众多。平衡针刺对症治疗具有强刺激、不留针、起效快的特点，此处介绍普通体针针刺与平衡针刺急诊常用治疗选穴方法。

（一）普通针刺

1. 高热取督脉、手太阴、阳明经穴

（1）主穴：曲池、合谷、大椎、少商。

（2）配穴：兼见风寒表证配风池、风门、肺俞；兼见风热表证配尺泽、外关、鱼际；热灼气分配内庭；热入营血配内关、血海、委中、曲泽。

2. 抽搐取督脉、手厥阴经穴

（1）主穴：印堂、内关、太冲、合谷。

（2）配穴：热极生风者配曲池、大椎；痰热化风者配阴陵泉、丰隆；血虚生风者配血海、足三里。

3. 晕厥取督脉经穴为主

（1）主穴：水沟、百会、内关、足三里。

（2）配穴：虚证配气海、关元；实证配合谷、太冲。

4. 胆绞痛取足少阳经穴及相应俞募穴

（1）主穴：胆囊穴、阳陵泉、胆俞、肝俞、日月、期门。

（2）配穴：肝胆气滞者配太冲、侠溪；肝胆湿热者配三阴交、阴陵泉；呕吐者配内关、足三里；黄疸者配阳陵泉；发热者配曲池、大椎。

5. 肾绞痛取足太阴及相应背俞穴

（1）主穴：肾俞、三焦俞、阴陵泉、三阴交。

（2）配穴：下焦湿热者配委阳、合谷；气滞血瘀者配血海、太冲；肾气不足者配气海、关元；尿血者配膈俞。

6. 心绞痛取手厥阴、少阴经穴

（1）主穴：内关、郄门、阴郗、心俞、巨阙、厥阴俞、膻中。

（2）配穴：气滞血瘀者配血海、太冲；阳气欲脱者配水沟、百会；痰湿痹阻者配中脘、丰隆。

7. 虚脱以督脉、手厥阴心包经穴

（1）主穴：次髎、水沟、内关。

（2）配穴：神志昏迷者配中冲、涌泉；肢冷脉微者配灸关元、神阙、百会。

8. 老年咳喘（阳明法）

（1）主穴：足三里。

（2）配穴：阴陵泉、大包、血海、腹哀。

（二）平衡针刺

1. 眩晕

（1）主穴：头痛穴。

（2）配穴：头颈痛配颈痛穴；恶心呕吐配胃痛穴；耳鸣配耳聋穴；心慌配胸痛穴。

2. 高热

（1）主穴：大椎穴。

（2）配穴：耳尖穴。

3. 昏迷

（1）主穴：急救穴。

（2）配穴：胸痛穴、升提穴。

4. 胸痛

（1）主穴：胸痛穴。

（2）配穴：高血压配降压穴；呕吐配胃痛穴。

5. 腹痛

(1) 主穴：腹痛穴。

(2) 配穴：呕吐配胃痛穴。

6. 头痛

(1) 主穴：头痛穴。

(2) 配穴：肩颈痛配肩痛穴。

7. 咽痛

(1) 主穴：咽痛穴。

(2) 配穴：流涕配感冒穴；肩僵痛配肩痛穴。

(三) 常用平衡针灸穴位取穴方法

1. 头痛穴

定位：此穴位于足背第1、2趾骨结合之前凹陷中（或太冲）。

功能：活血化瘀、疏肝理气、健脾和胃、醒脑开窍。

主治：偏头疼、神经性疼痛、血管性头痛、颈性头痛（颈椎病）、鼻窦炎等。

2. 肩痛穴

定位：位于腓骨小头与外踝最高点连线的上1/3处（阳陵泉或足三里外1cm）。

功能：消炎止痛，降压醒脑，扩张血管，调节内脏，调节神经、胃肠，内分泌。

主治：肩关节软组织损伤、颈间肌筋膜炎、颈椎病。

3. 胸痛穴

定位：位于前臂背侧，尺桡骨之间，腕关节与肘关节连线的下1/3处。

功能：消炎退热、镇静止痛、增加机体免疫功能。

主治：急慢性咽痛、扁桃体炎、喉炎等。

4. 颈痛穴

定位：半握拳时，第4、5掌骨之间，即指掌关节前凹陷中。

功效：舒筋活血、清咽利喉、消炎止痛退热、调节神经。

主治：颈部软组织损伤、颈肩综合征等。

5. 感冒穴

定位：半握拳时，第三掌骨与第四掌骨即指掌关节前凹陷中。

功能：解表散寒、清咽止痛、消炎退热。

主治：感冒、鼻炎等。

6. 咽痛穴

定位：位于第二掌骨桡侧缘中点（或合谷）。

功能：清热利咽、消肿止痛。

主治：咽痛、咽痒。

7. 急救穴

定位：位于人中沟与鼻中隔连线的中点。

功能：醒脑开窍、回阳救逆、抗休克、疗昏迷。

主治：休克、晕车、晕船、晕机等。

8. 胃痛穴

定位：位于口角下1寸，或下颌的中点旁开3cm处。

功能：健脾养胃、活血化瘀、健脾消食。

主治：急慢性胃炎、消化道溃疡、急性胃溃疡、膈肌痉挛等。

9. 升提穴

定位：位于头顶正中，距前发际正中10cm（5寸），后发际直上16cm（8寸），距双耳尖2cm（1寸）处。

功能：升阳固脱、益气固本、助阳止泻、补肾健脾。

主治：脱肛、子宫下垂、胃下垂等中气下陷类疾病。

10. 腹痛穴

定位：位于腓骨小头前下方凹陷中（或阳陵泉）。

功能：疏肝利胆、健脾和胃、舒经通络、扶正培元。

主治：急性胃炎、急性肠炎、急性阑尾炎、急性胰腺炎、急性胆囊炎等。

11. 降压穴

定位：在足弓处画“十”字，“十”字交点即为此穴。

功能：调节神经、降压、止痛、镇静。

主治：高血压或低血压，有双向调节作用。

第二节　灸　法

I 艾条雀啄灸

一、定义

艾条灸之一，指将艾条燃着的一端在施灸部位上做一上一下、忽近忽远的一种灸法，形如雀啄。

二、形成与发展

根据现有的文献资料，“雀啄”一词，较早出现在1940年承淡安《中国针灸学讲义》：“雀啄术者，针尖到达其一定的目的后，针体恰如雀之啄食，频频急速上下运动之，专用于以刺戟为目的之一种手技。然而其缓急强弱，不仅为制止作用，亦能应用于以兴奋为目的之一种针法。”从此段落中可以得出，雀啄术早年运用于针法中，操作特点为短时间内、急速地上下行针，主要发挥兴奋的作用。

艾条最早的雏形，是太乙神针和雷火神针。其出现于明清时期，均是采用各种中药配伍，制作成艾卷，点燃一端后紧按在棉布上，使药气温热投入腧穴，临床称之为实按灸。悬起灸于清中叶后兴起，在太乙神针的记载中，就出现了艾条悬起，进行艾灸刺激的记载。基于太乙神针、雷火神针临床操作的繁琐，麦粒灸使用过程中对患者造成的疼痛感和术后的创伤，日本医家藤道雄在 20 世纪二三十年代提出了温和灸法——温灸器灸。在针灸理论中很注重补泻的配合，有补就有泻，补与泻，恰是中医的阴阳理论，相互对立又相互补充。先是由温灸器灸提出温和灸概念，进而又出现艾条灸的温和灸法，其在临床治疗中主要扮演补法。相应地有补必然就有泻，雀啄灸的提出可能也是因为温和灸补法的存在，而发掘出的一种艾条灸泻法。

雀啄灸的出现是各大针灸方式和针灸理论共同结合的产物，随着这一技术在民间广泛地运用，雀啄灸逐渐被当时的针灸名家所注意，进而收录进其专著之中。

最早记载“雀啄灸”的书籍是 1954 年朱琏编撰的《新针灸学》，其在介绍艾条灸时如此记载“如点燃的艾条不是固定在一定的距离，而是忽高忽低上下移动，使产生温热感则称为‘雀啄灸’”。自《新针灸学》后，在其他针灸类书籍中雀啄灸的记载越来越多。如 1957 年田占元的《实用针灸学》：“尾骶骨上四指宽的地方为穴，用雀啄灸五分钟。”而且此书中，田占元明确记载了雀啄灸是由朱琏所提出的。1957 年宁医研究院的《针灸学简编》：“雀啄灸法：将艾卷燃着的一端，对准选定的穴位或部位上，如鸟啄食般地一起一落施灸，一般可灸 2 ~ 5 分钟。多用于小儿疾病或晕厥。”

雀啄灸早期临床主要应用于小儿疾病和晕厥急救，起回阳固脱的作用，也应用于关节痛、腹痛、腹泻、胎位不正等。而近年来，雀啄灸在临床使用的范围越来越广，已涉及疼痛、神经、皮肤等内外妇儿多门学科，“雀啄灸的作用机理已经不仅仅局限于艾灸泻法、兴奋机体”。

2013 年，吴焕淦领衔完成了新中国成立后首项国家“973 计划”灸法项目“灸法作用的基本原理与应用规律研究”，基于灸法项目基础研究成果，积极推动艾灸仪器的研制和产业化，目前已研制成功生物信息反馈红外治疗仪等仪器。

三、基本原理

1. 中医机理

灸法具有温经散寒、通络止痛、益气升陷、回阳救逆、预防保健等功效。

2. 现代研究

目前关于灸法作用机制研究主要有如下几种学术观点：①认为红外线的温热刺激是治疗疾病的关键因素；②认为艾灸的温热作用激活了体内的一些特殊的物质，从而激活和加强了机体免疫系统的功能，起到治疗疾病的作用；③认为艾灸使机体产生了非特异性的应激反应而达到治疗目的；④艾叶燃烧时产生的芳香气味，通过呼吸系统作用于机体，从而产生通经活络、醒脑安神的作用。但到目前为止，尚没有一种学说能完全阐释灸法的作用机制。

灸法可能是通过多系统、多途径、多靶点的综合作用而发挥效应的，免疫系统、神经系统、内分泌系统等均参与灸法对机体的调节过程。多层次、多角度地开展系统的研究，积极汲取当代科技的精华，将先进的现代实验技术与方法应用到灸法的机制研究中，揭示其作用原理，具有重要的意义。

四、操作规程

1. 雀啄灸的材料

艾条、打火机等。

2. 操作方法

《新针灸学》中详细记述了雀啄灸的操作："雀啄灸法就是将艾卷燃着的一端，对准皮肤上的穴位一起一落，好像雀手啄食一样，火力落下时患者受到热，似乎要烧到皮肤之时，立即提起，此种感觉也就消失，再又按下，这样可使患者不断地有灼热感而无灼痛，灸到预定的时间为止。这种灸法一般用于起到兴奋作用为最合宜。"

操作中要求：①皮上一寸，短暂刺激。以皮上 1 寸（2cm）为中线，行一起一落的刺激。单次行雀啄灸的时间一般控制在 5 分钟以内。②单次快速，皮肤灼热。在 3 ~5 分钟内，行雀啄灸 50 次。单次雀啄灸的时间控制在 6 ~ 10 秒。单次雀啄灸时，点燃的艾条端下落时需靠近皮肤，使皮肤产生灼热的感觉。

五、适应证和禁忌证

1. 适应证

雀啄灸早期临床主要应用于小儿疾病和晕厥急救，起回阳固脱的作用，也应用于关节痛、腹痛、腹泻、胎位不正等。而近年来，雀啄灸在临床使用的范围越来越广，已涉及疼痛、神经、皮肤等内外妇儿多门学科。

2. 禁忌证

①凡属实热证或阴虚发热者，不宜施灸；②颜面部、大血管处、孕妇腹部及骶部不宜施灸；③极度疲劳、饥饿、醉酒、大汗淋漓；④无自制能力的精神病患者；⑤皮肤过敏者；⑥月经期。

六、优点及注意事项

1. 雀啄灸的优点

雀啄灸轻巧迅速，快速刺激，节约时间与灸材。

2. 雀啄灸的注意事项

①灸后夏季注意防风，冬季注意防寒保暖，多饮白开水预防感冒，灸后6小时方可温水浴。②不宜进食辛辣食品，不宜饮冷饮，禁凉菜。③禁止空腹或过饱时灸。④使患者保持心情愉快，皮肤过敏者、饮酒后以及月经期不宜灸。

七、临床应用

1. 原发性痛经

分别在位于神阙穴至中极穴的任脉正中线和任脉左右旁开0.5寸的线上，以及神阙穴、气海穴、关元穴。雀啄灸每个部位，每个部位艾灸时间30分钟，局部皮肤微红发热即可。在患者每月月经来潮前七天开始治疗，每天治疗一次，直至月经来潮，每个月经周期大约治疗6~8次，一共治疗两个月经周期。

2. 肩背肌筋膜炎

患者取坐位或侧卧位（患侧在上），取手太阳小肠经肩胛部的穴位秉风、曲垣、肩外俞与肩中俞四穴，予以雀啄灸，一般每穴灸治5分钟，以局部出现深红晕、湿润为度，每次20分钟左右，每日1次，连续治疗10次为一疗程，治疗期间嘱患者患侧不提重物，并注意局部保暖。

3. 失眠

取穴主穴：神门、内关、三阴交。配穴：心脾两虚：脾俞、心俞；阴虚火旺：太冲、太溪；心胆气虚：心俞、胆俞；痰热内扰：中脘、丰隆；肝郁化火：太冲、行间。操作：将艾条充分燃着后，对准选定穴位，燃着的一端距离所选穴位约1cm左右，待患者喊疼时快速将艾条移开，2~3秒后再将燃着的一端靠近所选穴位约1cm左右，重复上述动作。艾条移开一次记为一壮，每穴一次灸治20壮。疗程：每日1次，10次为一疗程。

4. 寻常疣

选取阿是穴（即疣体处），点燃艾条对准疣体，采用雀啄灸，每个疣体灸10分钟，致局部皮肤微红，有灼热感为度。每日1次，5天为一疗程。

5. 周围性面神经麻痹

取穴：翳风、风池、头维、阳白、攒竹、丝竹空、太阳、四白、颧髎、巨髎、迎香、地仓、颊车、下关、牵正；操作：患侧面部穴位雀啄灸，每次取5~6穴，轮换使用，每穴灸150下；风寒加温和灸患侧翳风穴，时间15分钟。

6. 小儿遗尿症

基本穴位：四神聪、肺俞、脾俞、肾俞、关元、气海。操作：每个穴位每次灸治5~10分钟左右（年长者时间宜长，年幼者时间宜短；病情重者时间宜长，病情轻者时间宜短）。每日1次，10日为一个疗程。

7. 足跟痛

取足底最痛点，或者是经X线确定的骨刺的部位。予以雀啄灸，一般可灸5~15分钟左右，以局部出现深红晕为度。每周2~3次，2周一个疗程。

8. 膝骨性关节炎

以2条清艾条，点燃后猛吹其火，使艾炷有较高温度，在膝关节附近穴位上温灸（取穴：双侧膝眼、鹤顶、阿是穴、梁丘、血海、阳陵泉、阴陵泉、足三里、伏兔、膝阳关，以下治法取穴相同），热度以患者能忍受为度，局部皮肤潮红后在各个穴位上行手法，每一个穴位顺、逆时针方向旋转施灸36次，然后再以雀啄锥刺式点刺灸7次，刺激度以引动患者眼泪不禁而出但无皮肤损伤为度，以引动穴位经气运转。每次约30分钟，治疗10次为一疗程，一疗程结束后，休息3天可做第二个疗程，最多不超过两个疗程。

9. 小儿腺样体肥大

雀啄灸百会、囟会、上星、印堂、大椎、双睛明、双迎香各10次，每穴3壮，每壮间按压一次灸处。合谷、列缺、大椎对风热郁结、肺热壅盛、痰瘀互结者重点用之。灸耳部，至耳部发红、深部组织发热，每壮间按压一次灸处。雀啄灸耳心，两侧各10次，每侧3壮，每壮间按压一次灸处。患者头后仰，深呼吸，用手指压上唇，雀啄灸鼻孔（距离2cm），10次，每侧3壮，每壮间歇一会。雀啄灸双合谷、列缺、足三里各10次，每穴3壮，每壮间按压一次灸处。足三里对肺脾气虚及肺肾阴虚者重点用之。每日1次，7天为一个疗程，连续三个疗程。

Ⅱ 灯火灸

一、定义

灯火灸是以灯心草蘸植物油点燃，对所选定的穴位或部位施灸的一种灸法。又称为爆灯火灸等，民间叫打灯火。

二、形成与发展

关于灯火灸临床应用记载较早见于元代危亦林的《世医得效方·痧证》："又近时多看头额上及胸前两边有小红点在于皮肤者……或大灯草微蘸香油，于香油灯上点烧，于红点上焌暴者。"

明代李时珍在《本草纲目·火部》中对灯火灸所治病证和灯火灸治疗小儿诸惊的取穴作了详细的介绍："小儿的凉风、昏迷、搐搦、窜视等症及头风胀痛等，都可用灯火治疗。在小儿诸惊中，病孩仰向后者，以灯火照灼其囟门和两眉间的上下方；眼睛翻上不下者，应照灼脐的上下；不省人事的，应照灼手足心和胸部；手紧握、目往上翻者，应照灼囟门部位和两手心；口吐白沫者，应照灼口部和手足心。"明代龚廷贤的《小儿推拿秘旨》中记载了运用灯火灸来治疗小儿惊风："急惊风，双眼翻白……用灯火断眉心一焦，鼻梁一焦，心演一焦，两手总筋各一焦，两足鞋带穴各一焦。"

清代夏鼎对小儿惊风的治疗也用到灯火灸，如《幼科铁镜·卷三》曰："前书上只云解热……今以祛邪之法详之，一用拿，一用推，一用灯火，一用灸，一用药。"陈复正在《幼幼集成》中对灯火灸法评价甚高，认为"夫婴儿全身灯火，诚幼科第一捷法，实有起死回生之功"，并附以用火口诀，如《幼幼集成·用火口诀》："用火之时，倘值寒冬，必于房中燃烧明火，使儿不致受寒。灯草大小适中，以麻油染用，另老练妇人，抱儿解衣去帽，从左耳角孙起……凡用火不可姑息，勿谓火数太多，悯其难受。盖小儿受病，由其经络凝滞，脏气不舒，以火散之，正欲使其大叫大哭，方得脏气流通，浑身汗得，荣卫宣畅。"清代熊应雄的《小儿推拿广意》对小儿惊风的治疗也用到灯火灸："蛇丝惊，口中拉舌，四肢冷而掣，哭声不出，乃心经有热……三关，六腑，阴阳，八卦，天河，略推三关，多推肾水。如舌拉不止，灯火胸前六焦。"吴师机《理瀹骈文》对灯火灸也有记载："阴痧腹痛，手足冷，灯火爆，身上红点。"晚清程其芝的《云水游集·卷七》中曰："小儿一切凶吉各证……按六经用药，自无大误。唯有暴证陡起，惊风频来……寻方不急，有药难进，非灯火一法，其奈之何哉！灯火有拔山之力，拿稳部位，百发百中。"

三、基本原理

1. 中医机理

灯火灸的中医机理体现在三个方面：一是灯火灸对腧穴产生的热刺激，对机体功能状态有双向调节作用，能激发经气，疏通经脉，扶正祛邪；二是灯火灸治疗热证时能以热引热，使热外泄，有宣透散热的功效；三是灯火灸的温热刺激，可以温通经脉、行气活血，具有温经散寒、消肿止痛的作用。

2. 现代研究

从现代机理研究来看，灯火灸在临床上应用广泛，其治疗原理较为复杂。灯火灸对穴位的刺激，可以激发机体免疫系统，增强网状内皮系统的吞噬机能，提高机体的抗病能力；灯火灸的火热之力刺激可使局部血管扩张，改善血液循环，促进炎症组织的代谢与吸收，而起到消炎的作用；灯火灸可加速组织的再生能力，提高细胞的活力，降低痛觉神经的兴奋性。因此灯火灸具有增强人体免疫力、消炎抗病毒及镇痛的作用。

四、操作规程

1. 灯火灸的材料

主要有灯心草（取笔直饱满者，粗、中、细可不等）、植物油（以香油为好，或用豆油、花生油、桐油等）、打火机、酒精灯、有色水笔、脱脂棉等。

2. 灯火灸的操作方法

（1）定穴：首先用有色水笔在选定穴位上作一标记。

（2）燃火：取灯心草 3～4cm，将一端浸入植物油中约 1cm，蘸油适量，用脱脂棉擦掉多余的植物油，以防燃油过多滴落烫伤皮肤。施术者用拇食二指捏住灯心草之上三分之一处，点燃，火要微，不可过大。

（3）爆粹：将灯心草浸油端稍高于另一端向穴位处缓缓移动，待火焰由小刚一变大时，迅速将燃端垂直点灼穴位标志点，不要点按太重，也不要离皮肤太远。在灯心草头部与标志点之间爆发出清脆的“啪、啪”爆淬声，火随之熄灭，称为一燋，如果没有爆淬声传出，应避开原灸点，在附近再取一穴灸之，每穴一般只点灼一次，5～7次为一疗程。灯火灸治的顺序为先上部后下部、先背部后腹部、先头身部后四肢部。灸疗后皮肤上可出现红晕或水泡，应注意清洁，避免感染。

五、适应证和禁忌证

1. 适应证

适应证广，不仅用于儿科，还可用于内科、外科、妇科、皮肤科、骨伤科、五官科等各科疾病。如头痛、眩晕、感冒、腹痛、肩周炎、坐骨神经痛、痹证、腱鞘炎、麦粒肿、目赤肿痛、迎风流泪、红眼病（结膜炎）、鼻衄、腮腺炎、急性扁桃体炎、牙痛、带状疱疹、疮、荨麻疹、月经不调、痛经、崩漏、小儿厌食、小儿急惊风、脐风、抽搐、昏迷、癫痫、神经衰弱等。

2. 禁忌证

面部及五官区域、大血管及重要器官、黏膜附近，不宜施灸。妇女妊娠期，腰部、骶部、少腹部不宜施灸。因本法属火热刺激，凡实性、热性病证不宜施灸。

六、优点及注意事项

1. 灯火灸的优点

灯火灸具有见效快、疗程短、适应范围广等特点。

2. 灯火灸的注意事项

（1）灯芯蘸油不可太多，太多时先置纸上吸干部分，然后使用。

（2）灸头面部或胸背部穴位时，其体位均不宜仰卧或俯卧垂直灼灸，只宜侧面斜横向爆灸，因垂直爆灸易将热油滴在表皮引起剧痛。

（3）取面部穴位施灸时，应先令患者闭眼，防止爆灸时有火星溅入眼内。

（4）爆灸时如没有“啪”的爆响声（必影响疗效），多因皮肤有汗或取穴不准或角度不正，可视情况拭去汗水或取准穴位或调整角度后，再在原灸点旁边爆灸之。

（5）爆灸头部穴位，均应先剪去头发少许；爆灸任何部位均应避开皮肤瘢痕或结节。

（6）灸点之小泡如不慎溃破感染，可涂以龙胆紫，盖以消毒敷料，切忌用油膏外涂。

（7）本法不宜用于高热、烦渴、谵语、唇焦、口燥、咯血、苔黄、脉数等热象明显之病证及外科病等。

七、临床应用

1. 头痛

一般先取印堂、前发际、日角、月角、太阳、耳壳后小静脉、百会、后发际、百劳等穴，次取背部胸椎及腰椎两旁之皮肤异点。取穴之多少视病情而定，一般一次见效，痛未全止者，隔2～3天再爆灸一次，三次为一疗程。一次未效者，不宜再灸。

2. 腮腺炎

本病初起，可灸患侧光彩穴（耳尖上0.2寸，平行向前约0.1寸凹陷处），或角孙穴各一燋，对侧阳溪穴一燋。一般一次可以消肿，如灸后肿未全部消退，次日可在上穴边缘再灸一燋。如初起失治，症见腮部掀热红肿、高热烦渴者，则不宜使用本法。

3. 小儿癫痫

（1）轻证特点：发作间隔时间长（数月一发或一年一发）；持续时间短，抽搐轻微。重证特点：发作较频繁（数日一发或一日数发），抽搐时间较长（数分钟或半小时），意识丧失有惊叫声及吐涎沫。

（2）取穴：头面部：神庭下五分、日角、月角、太阳、印堂、耳后小静脉、百会、哑门下一寸处。腰背部：崇骨、大椎、身柱、神道、至阳、筋缩、脊中、命门、腰阳关、腰俞、长强、会阴。四肢部：曲泽、委中。

（3）方法：按上述次序先头面、次腰背、后四肢，每穴各爆灸一燋，半月或一月一次，一般1～3次后，发作间隔期延长，抽搐时间缩短；5～7次后停止发作，仍须坚持灸治12次为一疗程。如1～3次无效者，可停用此法。在加减取穴方面，如发作时小便自遗者，加灸神阙及其上下左右各一燋。本法对小儿良性惊厥（多见于6个月～3岁小儿）、有发热惊厥史、每由于上呼吸道感染高热即引起惊厥者，在热退后的休止期，按本法半月一次，连灸三次可愈。

4. 荨麻疹

先爆灸百会，次灸长强，一般一次即愈。如反复发作者，按本法半月一次，灸三次可愈。

5. 小儿慢性肠炎

对小儿久泻不止按中医辨证属脾肾阳虚者，先爆灸长强一燋，次灸隐白一燋，泻止后，再按证调理之。

6. 呕吐

呕吐而兼恶寒、眩晕、胸膈痞闷、四肢冷、苔白不渴、脉迟，按中医辨证属于寒呕者，先用卧龙丹嗅鼻取嚏，次用药棉蘸酒精在前胸及剑突下揉擦，须臾即可出现皮肤异点数颗，由上至下逐点爆灸，灸后呕吐即止。

7. 新生儿破伤风

先爆灸囟门、印堂、人中、承浆、少商（双侧）各一燋，次在脐轮绕脐（各五分处共六灸点）各一燋，脐带未落于带口一燋，既落于落处一燋，共十三燋。另有《小儿推拿广意》介绍：脐风口撮，先灸地仓、合谷、少冲及小指掌侧两横纹中点、指根各一燋，次在囟门、上星、神庭、前发际各一燋。如脐上青筋（静脉暴露处）胀硬，脐轮七燋（即绕脐各五分处）、静脉向上腹延伸止端、涌泉各一燋。

8. 牙痛

一般龋齿、牙髓炎、冠周炎中医辨证属风火牙痛者均可灸患侧太阳、耳门、翳风、颊车及对侧锁骨头各一燋，其痛立止。如属肾虚牙痛，上臼齿痛加灸对侧外踝尖，下臼齿痛加对侧内踝尖。

9. 鼻衄

仅爆灸对侧少商穴一次即止。如属重证，在血止后，仍需结合药物辨证施治。

10. 功能性子宫出血

先爆灸隐白，次灸断红穴（二、三掌骨之间，指端下一寸），血止后次日复流，再灸大敦一燋。

Ⅲ隔姜灸

一、定义

隔姜灸是在艾炷和皮肤之间隔一姜片进行施灸，以达到防病治病和保健目的的一种治疗方法。

二、形成和发展

明代时期有关针灸的发展达到了鼎盛时期，同样也促进了隔姜灸的发展。杨继洲的《针灸大成》即有记载："灸法用生姜切片如钱厚，搭于舌上穴中，然后灸之。"这充分说明当时的隔姜灸已经在临床中得到运用，置于舌上灸是运用隔姜灸治疗脾胃虚寒类疾病的实例。张景岳在其《类经图翼》中亦提到治疗痔疾"单用生姜切薄片，放痔痛处，用艾炷于姜上灸三壮，黄水即出，自消散矣"，隔姜灸在治疗痔疮疾病中的运用具有独创性，利用艾灸的温热刺激与生姜的药理作用共同提高局部的抗病能力，体现灸法能够"散寒邪、除阴毒"的作用。同时，张氏亦将其应用于外科的疾病中，如其在原文中提到"痈疽为患，无非血气壅滞，留结不行之所致，凡大结大滞者，最不易散，非藉火力不能速也"。金也田传《灸法秘传》"用生姜一大片，原二分许，将灸盏之足钉在姜片上……将艾绒捏做一团，少顷则药气即可入"，这是姜片及灸器治疗疾病的运用，是对直接将艾炷置于有孔的姜片上进行治疗的创新运用。清·吴尚先的《理瀹骈文》记载：“头痛有用酱姜贴太阳烧艾一炷法。”李学川的《针灸逢源》治脱肛泻血：“姜片置腧上，艾灸三十壮。”

三、基本原理

1. 中医机理

艾叶味辛、微苦，性温热，归肝、脾、肾经，具纯阳之性，有通经活络、祛除阴寒、回阳救逆等功。《本草从新》曰：“回垂绝之阳，通十二经，走三阴，理气血，逐寒湿，暖子宫，止诸血，温中开郁……以之灸火，能透诸经而除百病。”生姜味辛、性微温，归肺、脾、胃经，鲜姜“走而不守”，气重于味，辛散之力较强，善散寒解表、温中降逆。二者配合使用可温通经络、祛风散寒、扶正祛邪，使腠理舒畅，局部血流增加，尤宜于寒证。

2. 现代研究

现代药理研究也表明生姜含有姜醇、姜烯、水芹烯、姜辣素等多种成分，具有解热、镇痛、抗炎、镇静、催眠等作用，能够起到消炎、散热、发汗、缓解流鼻涕等感冒症状的作用。所以隔姜灸可用于治疗风寒湿痹、肠胃虚弱等病证。

通过艾和生姜在施灸时所产生的双重温热效果，经过经络穴位，可对全身功能进行调整，促进气血的运行，提高机体抗病祛邪的能力，这是隔姜灸疗法之所以能防病治病的关键。

四、操作规程

1. 隔姜灸的材料

生姜、水果刀、艾炷、三棱针、打火机等。

2. 隔姜灸的操作方法

（1）取生姜一块，选新鲜老姜，沿生姜纤维纵向切取，切成约 0.2 ~ 0.3cm 厚的姜片。

（2）大小可据穴区部位所在和选用的艾炷的大小而定，中间用三棱针穿刺数孔。

（3）施灸时，将其放在穴区，置大或中等艾炷放于其上，点燃。

（4）待患者有局部灼痛感时，略略提起姜片或更换艾炷再灸。一般每次灸 5 ~ 10 壮或遵医嘱，以局部潮红为度。

五、适应证和禁忌证

1. 适应证

多用于虚寒证。如腹痛、腹泻、关节疼痛、呕吐、泄泻、遗精、阳痿、痛经、周围性面神经麻痹等。

2. 禁忌证

（1）凡属实热证或阴虚发热者，不宜施灸。

（2）颜面部、大血管处、孕妇腹部及骶部不宜施灸。

（3）极度疲劳饥饿、醉酒、大汗淋漓。

（4）无自制能力的精神病患者。

（5）皮肤过敏者。

（6）月经期。

六、优点及注意事项

1. 隔姜灸的优点

取材方便，操作简单。

2. 隔姜灸的注意事项

（1）隔姜灸所用的生姜应为新鲜的老姜，且宜现切现用，不可选用干姜或嫩姜。

（2）所切姜片的厚薄，应以所灸部位和所患病证而定。如面部为较为敏感的部位，姜片可切厚些；如所患急性或疼痛性病证，姜片可切得薄一些。

（3）若在施灸过程中不慎灼伤皮肤，以致皮肤起透明发亮的水泡，须注意防止感染，处理方法可参照无瘢痕灸法。

（4）施灸后宜暂避风吹，或以干毛巾覆之轻揉，使其汗孔闭合，勿感外邪，以利恢复。如治面部神经麻痹，应在灸后一小时内少说话，不喝水，不吃东西，安静休息，以便快速康复。

七、临床应用

1. 面瘫

选取翳风、风池、下关、地仓、迎香、四白、颧髎、阳白、太阳、牵正、颊车、攒竹等穴。予以隔姜灸，一般 1 次/日，10 ~ 15 分钟/次，以 10 天为一个疗程。

2. 过敏性鼻炎

选取大椎、肺俞（双）、脾俞（双）、肾俞（双）等穴。进行隔姜灸治疗，一般 1 次/日，10 次为一个疗程。

3. 泄泻

选取神阙、中脘、气海、关元、天枢、足三里、脾俞、胃俞等穴。予以隔姜灸，慢性腹泻一般症状较轻者每日灸 2 壮，症状较重者每日灸 3 ~ 5 壮，使局部皮肤灸到潮红为止。每日灸 1 次，灸 12 次为一个疗程。急性腹泻一般 2 次/日，灸 15 ~ 20 分钟/次，3 日为一个疗程。

4. 尿潴留

选取关元、气海、中极、肾俞、膀胱俞等穴。予以隔姜灸，一般灸 2~5 壮，一次治疗所需时间大约为 5~15 分钟。

5. 乳腺增生

选取膻中、屋翳、乳根等穴。予以隔姜灸，一般每穴 3 壮，1 次/日，10 次为一个疗程。

6. 荨麻疹

选取曲池、血海、三阴交、膈俞、百虫窝等穴。予以隔姜灸，一般每穴 3~7 壮，1~2 次/日，至症状完全消失停灸。慢性者应多灸 2~5 次以巩固疗效。

7. 带状疱疹

选取大椎穴，予以隔姜灸，一般灸 4~5 壮，1 次/日。或选取疱疹密集或水疱较大的部位作为灸处，每处灸 3 壮，1 次/日，5 次为一个疗程，若一个疗程未愈，可继续下一个疗程，最多治疗三个疗程。

8. 痛经

选取关元、肾俞、中极、地机、神阙等穴。予以隔姜灸，一般每穴施灸 5~10 壮，治疗于每次行经前 1 周左右开始，1 次/日，7 天为一个疗程，连续治疗 3 个月经周期。

Ⅳ隔蒜灸

一、定义

隔蒜灸是临床上常用的隔物灸之一，是指把蒜片置于艾炷与皮肤之间，将蒜作为衬垫间隔物的艾灸方法。

二、形成与发展

最早载于《肘后备急方》，用以治疗霍乱等急症。后世的医籍《备急千金要方》《千金翼方》及元·危亦林的《世医得效方》等都有介绍。现代，在施灸的方法上有一定改进，如在盐的上方或下方增加隔物，治疗的范围也有相应扩大，已用于多种腹部疾病及其他病证的治疗。

三、基本原理

隔蒜灸属于艾炷灸之间接灸的一种，主要用治痈疽肿痛之症。具有拔毒、消肿、定痛的作用。

四、操作规程

取独头蒜或大蒜瓣，切成厚 0.3~0.5cm 薄片，在其上刺数孔，将艾炷置于蒜片上点燃后放在所选穴位上施灸，一般灸3～9壮，但对急性病证则可多灸，不拘壮数。

五、适应证与禁忌证

1. 适应证

本法有拔毒、消肿、定痛之功，多用于痈疽肿毒之症。

2. 禁忌证

局部皮肤破溃或对蒜过敏者禁用。

六、优点及注意事项

1. 优点

今据古人之法，用于治疗内科、外科、妇科、皮肤科中的一些疾病，其方法简单、安全易行、取材容易、价格低廉，疗效显著。

2. 注意事项

（1）施灸时要求患者保持原有体位，呼吸匀称。尤其是穴区觉烫时，应告知医生处理，不可乱动，以免烫伤。对小儿患者，更应该格外注意。

（2）万一施灸部位灼伤，要涂以龙胆紫，并用消毒敷料覆盖固定，以免感染。

七、临床应用

1. 腹痛

处方：取穴分2组：①水分、气海、水道，有粘连者加天枢、上巨虚；②结核穴、脾俞、大肠俞。每日2次，上午、下午交替取穴。

取独头蒜或大蒜瓣，切成厚0.3～0.5cm薄片，在其上用粗针刺数孔，艾绒制作成蚕豆或枣核大小的艾炷置于蒜片上点燃后放在所选穴位上，每穴灸3～5壮，以穴位皮肤红润不起泡为度。

2. 疣目、跖疣

处方：隔蒜灸患处，每处15分钟，每日1次。

3. 肠痈

处方：主穴：天枢、阿是穴、阑尾穴（足三里穴直下2寸）、上巨虚、大肠俞；发热者加曲池，食欲不振加中脘，腹痛明显加合谷。患者采取平卧位，取独头蒜或大瓣蒜切成厚0.3～0.4cm薄片，用20号针头刺数孔，上置直径1cm、高1.2cm艾炷，点燃后放到各穴位上，每穴5～7壮，患者感觉烫时可提起蒜片少顷再放下，以穴处皮肤红润不起泡为度，每次仰卧位灸腹部和四肢穴，俯卧位灸大肠俞，各灸30分钟，每日2次，每周连治5天，停2天，2周为一疗程。

4. 面瘫

处方：操作方法：取穴：阳白、攒竹、丝竹空、太阳、下关、迎香、颊车、地仓、承浆、翳风、风池等。风寒型配合谷，风热型配曲池。每穴灸二三壮，诸穴交替应用。

5. 蛇串疮

处方：大蒜和艾灸均有提高机体免疫功能和较好的抗病毒作用。治疗本病采用隔蒜围灸加针刺治疗，将切成硬币厚的大蒜片中间刺数孔，其上置放艾炷，置于疱疹周围，依疱疹部位面积大小调放艾炷之间的距离，一般约 2 寸，点燃，待皮肤感灼热时，可移动之，以周围皮肤潮红、患者感觉舒适温热无痛为度，每处灸 3～5 壮，每日 1 次，7 次为一疗程。

V 隔盐灸

一、定义

隔盐灸是指用纯净干燥的食盐填平脐窝，上置大艾炷施灸的方法，属于隔物灸中的一种，具有温中散寒、回阳救逆的功效。

二、形成与发展

隔盐灸最早记载于葛洪的《肘后备急方》，书中记载了 2 种隔盐灸的方法，一是将盐填脐中，如治“霍乱烦闷凑满者”“以盐纳脐中，上灸二七壮”；二是将盐嚼后吐在疮口上再灸，如治毒蛇咬伤“嚼盐唾上讫，灸三壮，复嚼盐，唾之疮上”。孙思邈也非常重视隔盐灸的应用，常常使用隔盐灸来治疗淋证、房事不节之虚劳、脱证等病证。近年来，随着中医学的发展，隔盐灸的使用也越来越广泛，其适应证也在不断增加。

三、基本原理

《本草纲目》记载盐能“助水脏，及霍乱心痛、金疮、明目，止风泪邪气，一切虫伤疮肿火灼疮，长肉补皮肤，通大小便，疗疝气，滋五味”。隔盐灸集艾灸、盐、穴位三者作用为一体，发挥药、穴、灸三者的协同作用。

四、操作规程

采用普通食用盐填满神阙穴，然后取陈艾绒灸剂制成艾炷，每柱橄榄大小，置于盐饼上，每次灸 5～7 壮，在施灸过程中严防皮肤烫伤。

五、适应证和禁忌证

1. 适应证

隔盐灸所适应的疾病谱比较广泛，涵盖了 37 种病证，主要集中在泌尿生殖系统和消化系统，表明隔盐灸在临床治疗这 2 个系统疾病相对于其他系统要多。隔盐灸穴位多使用神阙穴，其余依次为关元、中脘、气海及阿是穴。神阙穴居脐中，《厘正按摩要术》载："脐通五脏，真气往来之门也，故曰神阙。"神阙又名"命蒂""气舍"，属任脉之要穴，通督、冲、带脉，为先天化生精气之源。然而足阳明胃经夹脐，足太阳之筋结于脐，手少阴之筋系于脐。可见神阙与诸经百脉相通，可谓一穴而系全身，具有温补元阳、健运脾胃、复苏固脱的作用。关元亦称丹田，为足三阴经、任脉之会，小肠之募穴，有温肾固精、补气回阳、通调冲任、理气和血之功效。气海一名脖胦，一名下肓，在脐下一寸五分，为任脉之经穴，为肓之原穴，具有温阳益气、调经固经之功效。中脘为任脉之经穴，为胃之募、腑之会，具有补中气、理中焦、化滞和中之功效。研究发现，这些腧穴在临床均可以广泛用于内外妇儿等各科疾病。因此，临床在神阙、关元、气海和中脘这些穴位施以隔盐灸，可以广泛地用于多种疾病的治疗和疾病的预防保健。

2. 禁忌证

高热大汗、主动脉瘤、有出血倾向、大量饮酒、疼痛剧烈、过敏、病后体质极度虚弱者及其他急性危重患者禁用。

六、优点及注意事项

1. 优点

今据古人之法，其方法简单、安全易行、取材容易、价格低廉、疗效显著。隔盐灸临床应用广泛且疗效显著，且临床研究发现，使用隔盐灸在某些疾病治疗中，其临床疗效均优于其他疗法。

2. 注意事项

（1）施灸时要求患者保持原有体位，呼吸匀称。尤其是穴区觉烫时，应告知医生处理，不可乱动，以免烫伤。对小儿患者，更应该格外注意。

（2）施灸时应注意保暖，防止腹部受凉，热敷后应静卧 30 分钟。施灸时时间不宜过长，若出现局部皮肤过敏或腹泻等情况应立即停止使用。

七、临床应用

1. 痤疮

神阙穴隔盐灸，及配合局部穴位针刺治疗。每周治疗 3 次，共治疗 3 个月。

2. 阳虚体质的调节

神阙穴隔盐灸，每次灸3壮，隔日1次，20天为一个疗程。

3. 阳虚型便秘

神阙穴隔盐灸，每日1次，每次15分钟，7天为一个疗程。

4. 心脾两虚型失眠

针刺百会、心俞（双）、脾俞（双），同时选取命门穴隔盐灸，灸3壮。每周针灸治疗各3次，1周为一疗程。

Ⅵ隔附子饼灸

一、定义

隔附子饼灸是综合艾叶及附子两种药物特性来治疗疾病的一种方法，利用艾绒易于燃烧及火力温和的特点，使其热穿透皮肤，直接渗透到组织深部，是隔物灸法之一。隔附子饼灸综合中药、经络、腧穴的疗效，在一定的穴位上贴敷附子饼，通过附子、艾灸和穴位的共同作用治疗疾病。

二、形成与发展

隔附子饼灸的应用具有悠久的历史，早在唐代孙思邈的《千金翼方》就有记载："削附子令如棋子厚，正着肿上，以少唾湿附子，艾灸附子，令热彻，附子欲干，辄更唾湿之，常令附子热彻。附子欲干辄更之，气入肿中，无不愈。"

附子饼作为灸材，其不同的炮制方法会影响隔药灸的疗效，炮制时去毒存效、增效历来被关注，如《本草从新》曰："市医漂淡用之，是徒用附子之名尔。"《本草问答》曰："今用盐腌以去毒，使附子之性不全，非法也。"从附子的化学成分看，生物碱类成分是其主要药效和毒性成分，生物碱大多不溶或难溶于水，而生物碱盐易溶于水。而经过现代技术改良后的发酵附子饼，是对传统附子饼剂型的改良，能更容易促使生物碱类成分的溶出。

三、基本原理

艾叶苦辛、性温、属热，具纯阳之性，其辛能发散，苦能泄热，温能行气活血，热能胜寒，又其气味芳香，可升可降，善通诸经，启闭开窍，行血中之气、气中之滞；附子辛温大热，行十二经脉，具散寒止痛、补火助阳的功效。附子与艾同灸，借助艾叶的火力能够提升附子药力，同时使灸火药力通过经脉走窜作用，直至病所。二者相辅相成，可加强温经散寒、疏通经络、理气止痛的作用。

隔附子饼灸综合中药、经络、腧穴的疗效，在一定的穴位上贴敷附子饼，通过附子、艾灸和穴位的共同作用治疗疾病。隔附子饼灸既有穴位刺激作用，又有施灸局部附子有效成分透皮吸收产生的治疗效应，此外还有燃艾灸时所产生的物理因子和化学因子，通过作用于腧穴感受装置与外周神经传入途径，调控机体神经－内分泌－免疫网络系统、循环系统等，从而调整机体的内环境，达到防病治病的功效。

四、操作规程

将附子粉加面粉少许用黄酒调和，做成3～4公分厚的附子饼，用大头针穿10～20孔，置相应穴位上，再放上艾炷施灸，待艾炷燃烧将尽，局部皮肤有灼热感时去其艾炷再换，最后使穴位皮肤潮红，按之有灼热感即可。

五、适应证和禁忌证

1. 适应证

隔附子饼灸在内科中治疗病种比其他科相对稍多，使用隔附子饼灸可起到补益肝肾、活血化瘀、散寒祛湿、通利关节、通调水道等作用。

隔附子饼灸涉及的内科病种有：冠心病、桥本氏甲状腺炎、中风后遗症、类风湿性关节炎、肌无力、紧张性头痛、胃痛、腹泻、肠易激综合征、糖尿病胃轻瘫等。

涉及的外科、妇科、儿科及五官科病种有：膝骨关节炎、前列腺增生、老年性尿失禁、致密性骨炎、痛经、慢性盆腔炎、过敏性鼻炎、早产儿视网膜病变等。常根据病情的不同，选择疾病相应的穴位进行治疗。

2. 禁忌证

高热大汗、主动脉瘤、有出血倾向、大量饮酒、疼痛剧烈、过敏、病后体质极度虚弱者及其他急性危重症患者禁用。

六、优点及注意事项

1. 优点

今据古人之法，临床应用广泛且疗效显著，其方法简单、安全易行、取材容易、价格低廉。

2. 注意事项

（1）施灸时要求患者保持原有体位，呼吸匀称。尤其是穴区觉烫时，应告知医生处理，不可乱动，以免烫伤，可涂以龙胆紫。对小儿患者，更应该格外注意。

（2）施灸时应注意保暖，防止腹部受凉，热敷后应静卧30分钟。

七、临床应用

1. 膝骨关节炎

处方：选取内膝眼、犊鼻、阴陵泉、阳陵泉、血海、梁丘、鹤顶、肝俞、肾俞等穴位。每穴灸二三壮，诸穴交替应用。

2. 过敏性鼻炎

处方：大椎、肺俞（双）、膏肓俞（双），发作时加针刺印堂、迎香、鼻通。每日1次，10次为一疗程，疗程间休息3~5日，治疗三个疗程。

3. 冠心病稳定性心绞痛

处方：神阙、膻中、内关。每日1次，共10日。

4. 桥本甲状腺炎

处方：膻中、中脘、关元、大椎、肾俞、命门。两组穴位交替，轮流施灸。每次每穴3壮，每壮含纯艾绒2g。隔天治疗1次。

第三节 拔罐疗法

一、定义

拔罐法是一种以罐为工具，借助热力排除其中空气，造成负压，使之吸附于腧穴或应拔部位的体表而产生刺激，使局部皮肤充血，瘀血，以达到防治疾病目的的方法。拔罐法能激发和调整人体经气，刺激神经、血管、肌肉，促进血液循环，缓解平滑肌痉挛，具有通经活络、活血化瘀、祛湿祛寒、行气止痛的作用。

二、形成与发展

1. 先秦时期

拔罐疗法，古代典籍中亦称之为角法。最早见于先秦时期，我国远古时代的医家，是应用动物的角作为吸拔工具的。在1973年湖南长沙马王堆汉墓出土的帛书《五十二病方》中，就已经有关于角法治病的记述。据医史文献方面的专家考证，《五十二病方》是我国现存最古的医书，大约成书于春秋战国时期，这就表明我国医家至少在公元前6~2世纪，已经采用拔罐这一治疗方法。

2. 晋唐时期

东晋人葛洪，在其所撰的《肘后备急方》中提到用角法治疗脱肿，所用的角即为牛角。鉴于当时此法盛行，应用不当易造成事故，所以葛洪特别告诫要慎重选择适应证候。

3. 隋唐时期

此期拔罐的工具有了突破性改进，开始用经过削制加工的竹罐来代替兽角。在隋唐的医籍中，记载这方面内容较多的是王焘的《外台秘要》。里面就有关于用竹罐吸拔的详细描述。而当时所用的吸拔方法，即为当今还在沿用的煮罐法，或称煮拔筒法。值得指出的是，《外台秘要》对这一方法在多处加以具体的介绍，在第十三卷中提到，先在拔罐的部位上，“以墨点上记之。取三指大青竹筒，长寸半，一头留节，无节头削令薄似剑。煮此筒数沸，及热出筒，笼墨点处按之”。吸拔工具和吸拔方法的改进，对后世产生了重要的影响。

4. 宋金元时期

如果说，在隋唐时代还是兽角和竹罐交替使用的话，那么，到了宋金元时代，则竹罐已完全代替了兽角。拔罐疗法的名称，亦由“吸筒法”替换了“角法”。在操作上，则进一步由单纯用水煮的煮拔筒法发展为药筒法。亦即先将竹罐在按一定处方配制的药物中煮过备用，需要时，再将此罐置于沸水中煮后，趁热拔在穴位上，以发挥吸拔和药物外治的双重作用。

5. 明代

在明代，拔罐法已经成为中医外科中重要的外治法之一。主要用于吸拔脓血，治疗痈肿。在吸拔方法上，较之以前又有所改进。用得较多的是将竹罐直接在多味中药煎熬后的汁液中煮沸直接吸拔。所以，竹罐又被称之为药筒。明代外科大家陈实功对此曾作过详尽的记载，而且这种煮拔药筒的方法，在明清的一些重要外科著作如《外科大成》《医宗金鉴》等，都有详略不等的载述，表明此法在当时十分流行。

6. 清代

至清代，拔罐法获得了更大的发展。首先是拔罐工具的又一次革新，竹罐尽管价廉易得，但吸力较差，且久置干燥后，易产生燥裂漏气。为弥补此不足，清代出现了陶土烧制成的陶罐，并正式提出了沿用至今的“火罐”一词。拔罐方法也有了较大进步，更新的拔罐法即目前仍颇为常用的投火法。同时，一改以往以病灶区作为拔罐部位，采用吸拔穴位的方法来提高治疗效果。拔罐疗法的治疗范围也突破了历代以吸拔脓血疮毒为主的界限，开始应用于多种病证。

7. 现当代拔罐疗法的发展

随着我国经济的快速发展，人们生活水平的不断提高，更多的人开始关心健康，关注养生、保健、理疗。拔罐疗法这种传统的、自然的、物理的疗法再次受到大众喜爱，而且拔罐疗法又在传统的火罐、筒罐上大大创新，如：磁疗拔罐、药物拔罐、远红外拔罐等等，这些产品大大受到了人们的喜欢，正所谓“针灸拔罐病去一半”。同时随着社会的不断进步与发展，未来将会有更加简单易操作效果佳的拔罐产品出现，中国罐文化将会走出国门，走向世界。

三、基本原理

1. 生理作用

（1）负压作用：人体在火罐负压吸拔的时候，皮肤表面有大量的气泡溢出，从而加强局部组织的气体交换。并且负压作用于机体局部后，可产生行气活血、舒筋通络、消肿止痛、祛风除湿等功效，起到一种良性刺激，促进其机体正常功能的恢复。

（2）温热作用：拔罐疗法对局部皮肤有温热刺激作用，以大火罐、水罐、药罐最明显。温热刺激可增强局部耐受性和机体抵抗力，起到温经散寒、清热解毒等作用，从而达到促使疾病好转的目的。

（3）调节作用：拔罐疗法的调节作用是建立在负压或温热作用的基础之上的，可调节神经系统及新陈代谢，促使机体阴阳平衡，促进机体功能的恢复。

2. 治病机理

（1）疏通经络，行气活血：拔罐疗法通过罐体边缘的按压及负压的吸吮，刮熨皮肤，牵拉、挤压浅层肌肉，刺激经络、穴位，循经传感，由此及彼，由表及里，以达到通其经脉、调整气血、平衡阴阳、祛病健身的目的。

（2）双向调节，异病同治：拔罐疗法具有双向的调节作用和独特的功效，在取穴、操作不便的情况下可以治疗多种疾病。例如大椎刺血拔罐法既可以治疗风寒感冒，又可以治疗风热感冒，许多研究证明，拔罐的双向调节与疾病的好转是一致的。

四、操作规程

1. 评估患者，准备用物，检查火罐的完好性。

2. 取合适体位，暴露拔罐部位、注意保暖及患者隐私。

3. 用止血钳夹住酒精棉球，点燃后在罐内中段绕 1 ~ 2 圈后，迅速退出，立即将罐扣在相应部位。

4. 留罐 10 ~ 15 分钟，直至皮肤呈瘀斑现象。

5. 起罐。一手扶住罐体，另一手以拇指或食指按压罐口皮肤，待空气进入罐内即可起去。

6. 清洁局部皮肤，整理患者及床单，消毒火罐。

五、适应证与禁忌证

1. 适应证

适用于风寒湿痹、腰背肩臂腿痛、关节痛、软组织闪挫扭伤、感冒、头痛、咳嗽、哮喘、胃脘痛、呕吐、腹痛、腹泻、中风偏枯等，对于慢性疲劳和失眠患者亦有疗效。

2. 禁忌证

局部皮肤破损及阴虚、实热证患者；凝血功能障碍者。

六、优点及注意事项

1. 优点

拔罐疗法具有通经活络、行气活血、消肿止痛、祛风散寒等作用，其适应范围广泛，操作方便，不良反应少。

2. 注意事项

（1）拔罐时宜选肌肉较厚的部位，骨骼凹凸不平和毛发处不宜拔罐，避开有水疱、疤痕和伤口的位置。皮肤有过敏、溃疡、水肿的部位及心脏、大血管分布部位，不宜拔罐。高热抽搐者，以及孕妇的腹部、腰骶部位，不宜拔罐。

（2）用火罐时应注意避免灼伤或烫伤皮肤。点火用的酒精棉球应用止血钳拧干夹紧，防止棉球滴酒精或脱落烫伤患者的皮肤。用毕酒精棉球放入小口瓶内熄灭。若烫伤或留罐时间太长而皮肤起水泡时，小的无须处理，仅以外敷消毒纱布，防止擦破即可；水泡较大时，用消毒针将水泡挑破，放出液体，涂烫伤油或外敷消毒纱布防止感染。

（3）拔罐过程中，要随时观察火罐吸附情况和皮肤颜色。

（4）使用玻璃罐时随时注意罐内吸附力是否降低，以防火罐松脱打碎。

（5）起罐时切勿强拉，拔罐后皮肤出现潮红或淤红为正常现象，拔罐后引起的张力性水疱可按外科常规处理。

（6）冬天注意保暖，但拔罐部位不宜覆盖厚重的棉被，必要时用屏风遮挡患者。

七、临床应用

1. 腰腿痛

取穴：肾俞、足三里、丰隆。

2. 小便不通或者淋沥不尽

取穴：关元、气海、中极、水道。

3. 感冒

取穴：大椎、风门、肺俞。

4. 腰肌劳损

取穴：肾俞、关元、腰阳关。

5. 头痛

（1）风寒头痛

取穴：太阳、外关、风门、肺俞。

（2）风热头痛

取穴：大椎、风门、曲池、太阳。

（3）肝阳头痛

取穴：肝俞、太阳、印堂、太冲。

6. 腹泻

取穴：脾俞、胃俞、大肠俞、足三里、中脘、下脘。

第四节　刮痧疗法

一、定义

刮痧疗法是指应用边缘钝滑的器具，如牛角刮板、瓷匙等，在患者体表一定部位反复刮动，使局部皮下出现瘀斑而达到治疗目的的一种治疗方法。具有疏通腠理、使脏腑秽浊之气通达于外、促使周身气血流畅、逐邪外出的作用。

二、形成与发展

刮痧疗法起于民间，其确切的发明年代及发明人，难以考证。元代医家危亦林1337年在《世医得效方》中较早地记载了这一疗法。在明清的医学著作中，不仅继承了危亦林在痧证和刮痧疗法方面的知识，而且有了进一步的发展。清代康熙十四年郭友右陶所撰写的《痧胀玉衡》为其中具有代表性的痧证辨证专著。该书对刮痧疗法进行了比较系统的论述，包括痧证的病因病机、症状表现、治法用方，还包括了刮痧、放痧、淬痧等的具体方法和适应证。明清至近代，刮痧疗法在许多医书中都有记载，而且还有专门的《刮痧疗法》小册子问世，主要用于治疗感冒、发烧、中暑、急性胃肠炎、其他传染性疾病和感染性疾病的初起，以及肩、背、肘、臂、腿、膝疼痛等一类病证。近年来，在众多医务工作者的共同努力下，刮痧工具、刮痧油及刮痧手法进行了全面革新，可依据患者的病变和体质实施补泻手法。刮拭经络腧穴，可起到调血行气、疏通经络、活血祛瘀的作用，有助于恢复人体自身的愈病能力。

三、基本原理

刮痧疗法是根据中医十二经脉及奇经八脉，遵循“急则治其标”的原则，运用手法强刺激经络，使局部皮肤发红充血，从而起到醒神救逆、解毒祛邪、清热解表、行气止痛、健脾和胃的作用。

刮痧疗法对于皮肤对机体的作用大致可分为两大类：

1. 预防保健作用

刮痧疗法作用体表肌肤，肌肤直接接触外界，对外界的风、寒、湿、热等邪毒起到适应与预防作用。另外，刮痧可以增强机体免疫力，激发免疫系统，使机体免疫细胞得到锻炼，排异能力增强，可有效快速地清除病理产物，提高机体的应激能力和组织修复能力。

2. 治疗作用

刮痧疗法可以活血祛瘀、调整阴阳、舒筋通络、行气活血、排除毒素。

四、操作规程

1. 患者取合适体位，暴露刮痧部位，常用部位有头颈部、背部、腰部和四肢。

2. 手持刮具，蘸水或药液，在选定的部位，从上至下刮擦皮肤。要向单一方向，不要来回刮，用力要均匀，禁止暴力。如刮背部，应在脊柱两侧沿肋间隙呈弧线由内向外刮。每次刮 8 ~10 条，每条长 6 ~15cm。

3. 刮动数次后，当刮具干涩时，需及时蘸湿后再刮，直至皮下呈现红色或紫红色为度，一般每一部位刮 20 次左右。

4. 在刮治过程中，随时询问患者有无不适，观察病情及局部皮肤颜色变化，及时调整手法力度。

5. 刮痧完毕，清洁局部皮肤。

五、适应证与禁忌证

1. 适应证

感冒、发烧、失眠、便秘、中暑、头痛、胃痛、落枕、腰肌劳损、肌肉痉挛、坐骨神经痛、痛经、小儿消化不良、支气管哮喘、高血压及风湿痹痛所致的肩周炎、颈椎病、腰腿痛等。

2. 禁忌证

（1）精神分裂、抽搐不能配合刮痧者。

（2）有出血倾向者。

（3）皮肤病或皮肤高度过敏患者。

（4）严重的心血管疾病、肝肾功能不全、全身浮肿、极度虚弱及消瘦的患者。

（5）酗酒、过度饥饿、过饱、过度疲劳者。

（6）新发生的骨折患部。

（7）原因不明的肿块及恶性肿瘤部位。

（8）孕妇的腹部及腰骶部、三阴交、合谷等部位。

（9）小儿囟门未闭合，头部禁止刮痧。

六、优点及注意事项

1. 优点

①操作简便、安全，对身体几乎没有任何损伤，更不会出现由某些药物导致的副作用；②疗效迅速，刮痧过程中，随着痧的排出，经脉通畅、疼痛和不适感立刻减轻甚至消失；③性价比高，应用范围广泛，以血液循环瘀滞为特征的各种病证是刮痧的最佳适应证。

2. 注意事项

（1）刮痧后 1 ~2 天局部出现轻微疼痛、痒感属正常现象；出痧后 30 分钟忌洗凉水澡；夏季出痧部位忌风扇或空调直吹；冬季应注意保暖。

（2）刮痧疗法具有严格的方向、时间、手法、强度和适应证、禁忌证等要求。如操作不当易出现不适反应，甚至加重病情。故应严格遵循操作规范或遵医嘱，不应自行在家中随意操作。

（3）刮痧后患者保持情绪安定，饮食要清淡，忌生冷油腻之品。

（4）使用过的刮具，应消毒后备用。

七、临床应用

1. 发热

头部：全息穴区——额中带、额旁一带（双侧）。

胆经：双侧风池穴。

背部：督脉——大椎至至阳；膀胱经——双侧大杼至肺俞。

上肢：大肠经——双侧曲池、合谷；三焦经——双侧外关。

肺经：双侧列缺。

下肢：肾经——双侧复溜。

2. 头痛

头部：全息穴区——额中带、额顶带后 1/3，顶颞前斜带下 1/3（患侧）。

经外奇穴：双侧太阳。

胆经：双侧曲鬓、风池。

胃经：双侧头维。

督脉：百会，以其为中心，分别向前至神庭、向左右至耳上区、向后至哑门，疼痛重者加阿是穴。

肩部：胆经——双侧肩井。

上肢：大肠经——双侧曲池、合谷。

3. 感冒

头部：全息穴区——额中带、额旁一带（双侧）。

大肠经：双侧迎香。

胆经：双侧风池。

胸部：肺经——双侧中府。

背部：督脉——大椎至至阳。

督脉：百会至哑门。

肺经：双侧列缺、尺泽。

上肢：大肠经——双侧曲池、合谷。

下肢：胃经——双侧足三里。

4. 中暑

头部：全息穴区——额中带、额顶带前1/3，额旁一带（双侧）。

膀胱经：双侧肺俞至心俞。

小肠经：双侧天宗。

背部：督脉——大椎至至阳。

督脉：人中。

上肢：心包经——双侧曲池至内关。

大肠经：双侧曲池、合谷。

下肢：膀胱经——双侧委中。

5. 胃痛

头部：全息穴区——额顶带中1/3，额旁二带（双侧）。

背部：膀胱经——双侧胆俞、脾俞、胃俞。

腹部：任脉——上脘、中脘。

上肢：心包经——双侧内关。

下肢：胃经——双侧梁丘、足三里。

6. 便秘

头部：全息穴区——额顶带中1/3，额顶带后1/3。

背部：膀胱经——双侧大肠俞。

腹部：胃经——双侧天枢。

脾经：双侧腹结。

上肢：三焦经——双侧支沟。

下肢：胃经——双侧足三里至上巨虚。

大肠经：双侧手三里。

7. 哮喘

头部：全息穴区——额中带、额顶带前1/3，额旁一带（双侧）。

背部：督脉——大椎至至阳。

膀胱经：双侧大杼至膈俞。

奇穴：双侧定喘、气喘。

膀胱经：补刮双侧志室、肾俞。

胸部：任脉——天突至膻中。

肺经：双侧中府。

上肢：心包经——双侧曲泽经内关直至中指尖。

8. 心悸

头部：全息穴区——额中带、额旁一带（右侧）。

背部：督脉——大椎至至阳。

膀胱经：双侧心俞、胆俞。

胸部：任脉——膻中至巨阙。

上肢：心经——双侧阴郄至神门。

心包经：双侧郄门至内关。

胃经：双侧足三里。

9. 眩晕

头部：全息穴区——额顶带后1/3、额旁一带（右侧）、顶颞后斜下1/3（双侧）。

胆经：双侧风池。

奇穴：四神聪、双侧安眠。

背部：膀胱经——双侧心俞、脾俞、肾俞。

上肢：心经——双侧神门。

下肢：脾经——双侧三阴交。

10. 咳嗽

头部：全息穴区——额中带、额旁一带（双侧）。

背部：督脉——大椎至至阳。

膀胱经：双侧大抒至肺俞。

胸部：任脉——天突至膻中。

前胸：由内向外刮拭。

肺经：双侧中府。

上肢：肺经——双侧尺泽、列缺。

大肠经：双侧合谷。

第五节　推　拿

一、定义

推拿是在中医学理论指导下，运用手法和功法训练刺激人体体表的部位或穴位，运动其肢体进行防病治病的一种疗法。又称按摩、按跷等。

二、形成与发展

推拿的历史悠久，远古时代的先民在长期与疾病的斗争中发现按压身体的某些部位可以减轻病痛，由此逐渐积累经验，在长期的实践中形成了推拿这一独特疗法。三千多年前殷商时期的甲骨文已有导引按跷治病的记录，导引按跷成为秦汉以前医家的主要治病方法之一，与针刺、灸法、汤药等并列，如《素问·异法方宜论》说：“中央者，其地平以湿，天地所以生万物也众，其民食杂而不劳，故其病多痿厥寒热，其治宜导引按蹻。”“按摩”这一名称最早即出自《黄帝内经》，如《灵枢·九针》曰：“形数惊恐，筋脉不通，病生于不仁，治之以按摩。”《内经》还列出了推拿的适应证和禁忌证，指出痹证、痛证、痿证及某些急症可以用按摩治疗，而腹部脓肿则禁止施以切按手法，表明先秦时期对按摩已有相当深入的认识。司马迁《史记·扁鹊仓公列传》记载了春秋战国名医扁鹊用导引按蹻配合针石汤药治好虢国太子“尸厥”的事迹。班固《汉书·艺文志》载有《黄帝岐伯按摩》十卷，被认为是我国最早的按摩推拿专著；东汉末年名医华佗创五禽戏，成为我国著名养生导引功法，一直流传至今；张仲景在《金匮要略》中提出了前胸按压抢救猝死的治法和膏摩法；东晋葛洪《肘后备急方》有爪掐人中治疗晕厥的急救法。这些和扁鹊治“尸厥”一起，开推拿治疗急危重症之先河。魏晋南北朝道家养生之风大行，自我养生按摩法也进入全盛期。南朝《上清修行经诀》《上清修身要事经》分别载有“道士自按摩法”和“自按摩头面法”，都是结合自我按摩的养生运动。隋代巢元方的《诸病源候论》尤其重视导引按蹻，他在详论病证病因病机之后，极少涉及方药，而是辨候提供了多种导引治疗方法。隋代设立按摩科，使按摩成为中医手法医学的法定名称。唐承隋制，唐代太医署专门设置按摩科，其中包括按摩博士人、按摩师人、按摩工人、按摩生人，分工明确，并制定了严格的考试制度，使按摩得到较大发展。《唐六典》载按摩可除八疾，即风、寒、暑、湿、饥、饱、劳、逸，比较明确指出了按摩的治疗范围。宋金元时期，太医局取消了按摩科，一定程度上延缓了按摩的发展，惟在《圣济总录》中有一篇关于按摩疗法的专论，明确区分了按摩与导引的关系，并指出“大抵按摩法，每以开达抑遏为义。开达，则壅蔽者以之发散，抑遏，则剽悍者为有所归宿”，这一论断是对按摩作用原理的经典概括。明代初期按摩疗法一度重新合法化，为太医院十三科之一，但由于手法意外的负面影响以及封建礼法对按摩疗法的限制等因素，经医政改革，按摩科再一次被取消。值得指出的是“推拿”一词在明代出现，张四维的《医门秘旨》和万全的《幼科发挥》当是最早提及“推拿”的著作。因手法治疗简单有效，推拿疗法虽在官方受到限制，在民间却仍有广泛的基础，尤其是儿科，在长期的诊疗中积累了丰富经验，逐渐形成了小儿推拿的独特体系，出现多部按摩的专著如《小儿按摩经》《小儿推拿秘诀》等，其中《小儿按摩经》是我国现存最早的推拿医籍。清代，太医院仍不设推拿科，推拿疗法在民间继续发展，出现了不少推拿专著，如《厘正按摩要术》《小儿推拿广意》《幼科推拿秘书》《保赤推拿法》等，综合性医著中也保有推拿的内容，如官修医书《医宗金鉴》中把膜、接、端、提、按、摩、推、拿列为伤科八法。推拿按摩发展到明清主要出现了三个方向：其一是继承古代养生保健按摩；其二是以手法形式保存于骨伤科中并逐渐发展为伤科按摩；其三是形成了独立体系的小儿推拿。而原有的治疗内科、妇科等疾病的按摩术逐渐衰落。民国时期，中医受到政府极大的压制，推拿的发展也受到严重阻碍，而民间逐渐在继承的基础上形成了不同的推拿流派。

新中国成立后，中医重新得到政府的重视，推拿作为中医一种行之有效的手法也得到发展。上海于1956年开设推拿训练班，1958年成立推拿专科门诊部及推拿专科学校。同时开始了对推拿历史文献的整理研究及推拿原理的初步研究。到1977年“推拿”一词成为国家对手法医学和手法临床分科的正式命名。1979年以来，各地中医学院陆续开设推拿系或针灸推拿系，培养推拿人才，各中医院开设推拿科，推拿的治疗范围恢复到内、外、妇、儿、伤科、五官科等各种疾病，关于推拿文献的整理和推拿原理的研究进一步开展，对推拿手法的研究和专著日渐增多，推拿在医疗卫生事业中正发挥越来越大的作用。

三、基本原理

1. 中医原理

推拿的作用在于疏通经络、行气活血、滑利关节。《素问·血气形志》曰：“形数惊恐，经络不通，病生于不仁，治之以按摩醪药。”

《素问·举痛论》曰：“寒气客于肠胃之间，膜原之下，血不得散，小络急引故痛，按之则血气散，故按之痛止……寒气客于背俞之脉则脉泣，脉泣则血虚，血虚则痛，其俞注于心，故相引而痛，按之则热气至，热气至则痛止矣。”经络内属于脏腑，外络于肢节，沟通内外，网络全身，营卫气血运行其间，从而构成人体完整的经络体系。推拿正是通过疏通经络，流畅气血而发挥行滞消瘀、散肿止痛之功，并能促进局部营养、防止肌肉萎缩、加快损伤修复；同时能调补气血，固本复元，调和阴阳，发挥扶正祛邪、养生保健的功效。

2. 生物学原理

从生物学的角度，推拿是通过手法所产生的外力，在患者体表特定部位或穴位上作功，以所作的有用功纠正解剖位置的异常；这种功也可转换成各种能，深透体内，改变其有关的系统内能以起到治疗作用；这种能可作为信息的载体，向人体某一系统或器官传入信号，起到调整脏腑功能的治疗作用。简而言之，推拿的原理就是力、能和信息三方面的作用。

四、操作规程

1. 推拿要领

推拿手法应由轻渐重，由点到面，由慢而快，由短而长，从主要部位开始，有步骤地渐渐扩展。用力必须由轻渐重，以患者能忍受为度，切忌暴力，以免造成骨折或软组织损伤。推拿速度应由慢渐快，以患者无不适为度。手法的运用及熟练程度直接影响疗效，手法须柔和、均匀、有力、持久，以达到“深透”的目的。柔和即手法轻而不浮，重而不滞，用力而不生硬粗暴；均匀即手法动作有节奏，速度不要时快时慢，压力不要忽轻忽重；有力即手法要有一定力度，且根据患者体质、病证、部位等不同情况而适当调整；持久即手法能持续运用一段时间，以患者不觉疲劳为度。在治疗过程中，一般采取多种手法相互配合。

2. 推拿手法

随着推拿学科的发展，由于推拿手法增多，流派不一，推拿手法的名称尚未统一。以下是推拿常用的基本手法：

（1）按法：利用指尖或指掌，在患者身体适当部位，有节奏地一起一落按下，逐渐用力，深压捻动，按而留之，称为按法。通常使用的有单手按法、双手按法。临床上，在两肋下或腹部，通常应用单手按法或双手按法。背部或肌肉丰厚的地方，还可使用单手加压按法，也就是左手在下，右手轻轻用力压在左手指背上或右手在下，左手压在右手指背上。按法是一种强烈刺激的手法，常与揉法结合使用。拇指按法适用于全身各部穴位；掌根按法常用于腰背及下肢。此法具有通络止痛、放松肌肉、矫正畸形之功。

（2）摩法：用手指或手掌在患者身体的适当部位，以腕关节连同前臂做环形的有节律的抚摩，称为摩法。摩法多配合按法和推法，有常用于上肢和肩端的单手摩法和常用于胸部的双手摩法。摩法的刺激轻柔缓和，具有祛风散寒、舒筋活络、祛痹止痛之功。

（3）推法：向前用力推动叫推法，分指推和掌推。指推：用大拇指端，着力于一定的部位上，沉肩、坠肘、悬腕，通过腕部的摆动和拇指关节的屈伸活动，使产生的力持续地作用于经络穴位上，小儿推拿常用此法。掌推：手掌着力于一定部位上，进行单方向的直线推动，有通经络、活气血之功，适用于躯干四肢疾病。

（4）拿法：用拇指和食、中指，或用拇指和其余四指对称用力提拿一定部位或穴位，进行一紧一松的拿捏，称为拿法。拿法刺激较强，常配合其他手法施用于颈项、肩部和四肢等部位，有祛风散瘀、通经活络、缓解痉挛之功。

（5）揉法：以手掌大鱼际、掌根或手指螺纹面吸定一定部位或穴位，前臂作主动摆动，带动该处的皮下组织做轻快柔和的环行回旋运动，手要紧贴着患者皮肤，使患处的皮下组织随着揉动而滑动，幅度逐渐扩大，压力轻柔，称为揉法。揉法分单手揉和双手揉。像太阳穴等面积小的地方，可用手指揉法，对于背部面积大的部位，可用手掌揉法。揉法有消肿止痛、祛风散热之功。

（6）擦法：用手掌面鱼际部分着力于一定部位上进行直线来回摩擦，称为擦法。擦法是一种柔和温热的刺激，有温经活络、行气活血、消肿定痛、调理肠胃之功。

（7）拍打法：用掌或拳拍打体表，叫拍打法。对风湿痹痛、肢体痉挛、麻木、肌肉萎缩、肢端发绀等均可用本法配合其他疗法，有调和气血、强筋壮骨、消除疲劳之功。

（8）搓法：两手掌面对称夹住患者肢体一定部位用力来回搓动，叫搓法。动作要快，移动要慢，用力要柔和均匀。有疏通经络、调和气血之功。

(9) 摇法：用一手握住关节近端的肢体，另一手握住关节远端的肢体，作缓和回旋的转动，用手掌或手指压住某个部位进行摇动，叫摇法。摇法适用于四肢关节，是治疗运动功能障碍，关节强硬屈伸不利的常用手法，有滑利关节、韧带及关节囊的粘连，松解关节滑膜，增强关节活动的作用。

(10) 扳法：用双手或双臂以方向相反的力量，用脆劲扳动或扭转患部，叫扳法。用此法可听见响声。用扳法时，动作需缓和，用力要稳，双手动作配合得当，步调一致。有纠正肢体畸形、松解粘连、滑利关节等作用。

(11) 捻法：用拇指与食指对称地捻动，如捻线状，叫捻法。用力要均匀，动作缓和着实，适用于四肢末梢小关节，有疏通关节、畅行气血之功。

(12) 滚法：将掌指关节略微屈曲，以手掌背部近小指部分紧贴于治疗部位上，有节律地连续摆动腕掌部，进行前臂旋转和腕关节屈伸的协调运动，使手掌部来回滚动，将所产生的力量通过接触面均匀地作用于施术部位上，叫滚法。有疏通经络、舒展筋脉、行气活血之功。

五、适应证和禁忌证

1. 适应证

扭伤、关节脱位、腰肌劳损、肌肉萎缩、偏头痛、三叉神经痛、肋间神经痛、股神经痛、坐骨神经痛、腰背神经痛、四肢关节痛、颜面神经麻痹、颜面肌肉痉挛、腓肠肌痉挛等。还可用于因风湿而引起的肩、背、腰、膝等部的肌肉疼痛以及急性或慢性风湿性关节炎、关节滑囊肿痛和关节强直等症。其他如神经性呕吐、消化不良、习惯性便秘、胃下垂、慢性胃炎、失眠、遗精，以及妇女痛经与神经官能症等，都可考虑使用或配合使用按摩手法。

2. 禁忌证

(1) 诊断不明的急性脊髓损伤或伴有脊髓症状的患者，在未排除脊椎骨折时切忌推拿。出现脑脊髓症状时须排除蛛网膜下腔出血，这也是推拿禁忌证。

(2) 各种骨折、骨关节结核、骨髓炎、骨肿瘤、严重的老年性骨质疏松症患者，推拿可能引起病理性骨折、肿瘤扩散转移或炎症发展扩散，因此也属推拿禁忌证。

(3) 严重心、肺、肝、肾功能衰竭的患者或身体过于虚弱者，由于不承受强刺激，因此一般不宜接受推拿治疗。应该采取措施，及时抢救。

(4) 各种急性传染病、急性腹膜炎包括胃、十二指肠溃疡穿孔者，禁忌推拿治疗。应考虑手术剖腹探查。

(5) 有出血倾向或有血液病的患者，推拿可能引起局部皮下出血，故不宜推拿治疗。

(6) 避免在有皮肤损伤的部位施手法。但在有褥疮的周围施轻手法改善局部血液循环，可使缺血性坏死的创面逐渐愈合，这是70年代在治疗外伤性截瘫患者时的意外发现。

（7）妊娠3个月以上妇女的腹部、臀部、腰骶部，为了防止流产，不宜在这些部位施手法。

（8）精神病患者或精神过度紧张时不宜推拿治疗。

六、优点及注意事项

1. 优点

具有恢复体力、减轻疲劳、增强人体血液循环，提高人体抗病能力、调节脏腑、美容减肥、防病治病、延年益寿的功能。中式推拿可使人体表面毛细血管扩张，增加人体皮肤的营养供应，有利于皮肤表面汗腺和皮脂分泌，能达到美容的目的。

2. 注意事项

（1）按摩前要修剪指甲、热水洗手，同时，将指环等有碍操作的物品，预先摘掉。

（2）态度要和蔼，严肃细心，要耐心地向患者解释病情，争取患者合作。

（3）患者与医生的位置要安排合适，特别是患者的坐卧姿势要舒适而又便于操作。

（4）按摩手法要轻重合适，并随时观察患者表情，使患者有舒适感。

（5）按摩时间每次以20～30分钟为宜，按摩次数以十二次为一疗程。

（6）患者在大怒、大喜、大恐、大悲等情绪激动的情况下，不要立即按摩。

（7）饱食之后，不要急于按摩，一般应在饭后两小时左右为宜。

（8）按摩时，有些患者容易入睡，应取毛巾盖好，以防着凉，注意室温。当风之处，不要按摩。

七、临床应用

1. 小儿支气管炎

揉小天心3分钟，补肾水7分钟，揉二马5分钟，揉板门5分钟，逆运内八卦2分钟，清肺经5分钟，推四横纹4分钟，揉小横纹5分钟，清天河水1分钟。咳喘轻者，每日推拿2次，咳喘严重者，每日推拿4～6次。咳喘以晚上为重者，停推四横纹，分推肩胛各50次，以平喘止咳。发高热者，小天心后加揉窝风3分钟，以疏风清热。

2. 颈性眩晕

（1）补肾推拿法：滚揉肾俞穴，点按肾俞、命门、阴陵泉、三阴交、太溪、涌泉；横擦肾俞、命门穴，自下而上擦督脉，以透热为度。

（2）调肝推拿法：点揉以膈俞、肝俞、胆俞为主的背俞穴；点按期门、日月、阳陵泉、太冲以得气为度；搓摩胁肋。

(3) 辅以颈肩部滚、揉、拿法；分推前额，按揉印堂、太阳、神庭、头维、百会、风池、风府，以得气为度。最后以侧头部扫散法及拿五经收尾结束治疗。每日1次，30天为一疗程。

3. 腰椎间盘突出症

(1) 令患者俯卧，去枕，头偏一侧。叠掌揉腰骶关节区，分掌揉两侧臀部，拇指压揉腰椎旁压痛点，再分别以掌压腰肌及臀肌，空拳捶拍臀部、腿后部至足跟部。然后扳腿，用一手按压腰骶部，另一手托起对侧膝股部，使腿伸展到最大限度时，再用脆劲抻扳一下即放；再以相同手法扳另一侧腿。

(2) 患者侧卧，下腿伸直，上腿屈曲，行侧扳法，用一手或肘压下患者臀部，另一手或肘压于患者肩锁部前方，逐渐扭转腰部达最大限度时，突然用脆劲压一下，有响声即放松，再换另侧卧，用同样手法。

(3) 患者仰卧，行展筋法，持腿作直腿抬高试验动作，先使腿在外展位伸直抬高，然后在中位体，最后在内收位，均连续做几下。

(4) 最后让患者俯卧，揉腰及两臀部，并压推几下。

第六节　刺络放血疗法

一、定义

刺络放血疗法古称“刺血络”，亦称“刺血疗法”或“放血疗法”“刺络疗法”，是中医学中的一种独特的针刺治疗方法。是指根据患者不同的疾病，用三棱针等针具，在患者身上一定穴位或浅表血络施以针刺，放出适量血液，以达到治疗疾病目的的一种外治法。

二、形成与发展

刺络放血疗法大约起源于新石器时代，当时由于科技不发达，生产力落后，人们采用砭石刺破皮肤放出血来治疗疾病。《说文解字》说：“砭，以石刺病也”，以砭刺疾的“砭术”便成为刺络疗法的最早起源。关于刺络疗法最早的文字记载见于长沙马王堆出土的汉帛书《脉法》，叙述了以砭石治疗痈肿的方法。

秦汉时期：随着生产力的发展，秦汉时期出现了金属制造的针具。九针之一的锋针即是现代用于针刺放血的三棱针。距今两千多年前的中医经典著作《黄帝内经》系统地记载了刺络的理论，对针刺放血疗法的名称、针具、针法、取穴、主治范围、禁忌证和治病机制等内容均有详细的论述，从而使刺络疗法发展到比较成熟的阶段。

晋唐时期：晋唐时期刺络疗法被广泛应用。晋·葛洪在《肘后方》中载以“针角”之法治病，提到“疗急喉咽舌痛者，随病所左右，以刀锋截手大指后爪中，令出血即愈”，现代临床上常采用放血疗法治疗急性咽喉炎，疗效显著。唐·王焘《外台秘要》记载了刺血拔罐疗法。唐代出现了用刺血疗法治疗疾病的专案记载，使这一古老疗法有案可查。

金元时期：随着金元时期医学争鸣之风的兴起，刺络疗法也得到了提高和发展，在理论和实践上都有所突破。身为金元四大家之一的张从正虽不专攻针灸，但对刺血疗法的运用却颇有心得。他倡导用十二经气血的多少来指导刺络放血，并将刺络法作为汗法的一种方法。在《儒门事亲》中记载针灸医案约 30 例，几乎全是针刺放血取效。李东垣对刺血疗法亦有自己独特的观点和经验，扩大了刺络疗法的治疗范围。

明清时期：明代著名针灸大师杨继洲著《针灸大成》，集针灸经验之大成，其中针刺放血法内容亦十分丰富，并专门论述了刺络泄血的急救作用，称其法“乃起死回生妙诀”。明末清初，瘟疫流行，许多医家将刺络疗法用于瘟疫的治疗，取得较好的疗效，如叶天士、赵学敏等也都擅长刺血疗法。清代医家郭志邃所著《痧胀玉衡》堪称刺血治疗急症的专著，对后世影响极深。

近现代：随着现代医学的发展，刺络放血疗法得到了发展，对刺络疗法的作用机理研究亦不断深入。

三、基本原理

刺络放血疗法的中医理论基础主要是依据中医经络学说和气血学说。中医学认为：经络具有由里及表、通达内外、联络肢节的作用，是气血运行的通道，其“内属于腑脏，外络于肢节”，是沟通人体内外表里的桥梁，具有灌渗气血、濡养全身的作用。而气血是人体生理活动的根本，气血并行于脉内，充润营养全身，人体的各种生理活动，均依赖于气血的正常运行，并通过经络发挥其生理功能。气血与经络既为人体正常的生理基础，也是疾病产生的重要病机转化所在。当人体内脏和经脉功能失调时，机体就会发生疾病，络脉也会相应地表现出充血、扩张，甚至变形等病理变化。

《黄帝内经》云：“血有余，则泻其盛经出其血……视其血络，刺出其血，无令恶血得入于经，以成其疾。”杨继洲在《针灸大成》中亦云：“人之气血凝滞而不通，犹水之凝滞而不通也。水之不通，决之使流于湖海，气血不通，针之使周于经脉。”所以针刺放血可以疏通经络中壅滞的气血，调整脏腑的功能紊乱，使气滞血瘀的一系列病变恢复正常，从而达到治疗疾病的目的。

四、操作规范

1. 施术前准备

（1）针具选择：根据病情需要和操作部位选择不同型号的三棱针。针身应光滑、无生锈，针尖应锐利、无倒钩。

（2）部位选择：根据病情选择适当的施术部位。

（3）体位选择：选择患者舒适、医者便于操作的施术体位。

（4）环境要求：应注意环境清洁卫生，避免污染。

（5）消毒

①针具消毒：应选择高压消毒法，或选择一次性三棱针。②部位消毒：可用75%乙醇或碘伏在施术部位消毒。③医者消毒：医者双手应用肥皂水清洗干净，再用75%乙醇擦拭。

2. 施术方法

（1）三棱针点刺法：点刺前，可在被刺部位或其周围用推、揉、挤等方法，使局部充血。点刺时，用一手固定被刺部位，另一手持针，露出针尖3～5mm，对准所刺部位快速刺入并迅速出针，进出针时针体应保持在同一轴线上。点刺后可放出适量血液，也可辅以推挤方法增加出血量。

（2）三棱针刺络法：刺络前，可在被刺部位或其周围用推、揉、挤等方法，四肢部位可在被刺部位的近心端以止血带结扎，使局部充血。刺络时，用一手固定被刺部位，另一手持针，露出针尖3～5mm，对准所刺部位快速刺入后出针，放出适量血液，松开止血带。

3. 施术后处理

施术后，宜用无菌干棉球或棉签擦拭或按压。中等量或大量出血时，可用敞口器皿承接，所出血液应作无害化处理。

五、适应证和禁忌证

1. 适应证

主要适用于各种实证、热证和痛证。

2. 禁忌证

（1）凝血机制障碍的患者禁用。

（2）血管瘤部位、不明原因的肿块部位禁刺。

六、优点及注意事项

1. 优点

（1）途径直接：针对某些局部病变，刺络放血疗法可直接作用于患处，直达病所，作用较强。

（2）安全可靠：刺络放血属于中医外治法，无内服药物可能增加肝肾负担的相关风险。

2. 注意事项

（1）操作部位应防止感染。

(2) 孕妇及新产后慎用，患者精神紧张、大汗、饥饿时不宜刺。

(3) 注意血压、心率变化，注意晕针或晕血的发生。

(4) 勿伤及大动脉。

(5) 出血较多时，患者宜适当休息后离开。医者避免接触患者所出血液。

七、临床运用

1. 带状疱疹

围绕簇集水疱群的周围皮肤，用三棱针点刺，每隔1~2厘米点刺一下，见出血即可。也可配合拔罐，增加放血功效，其目的使其恶血出尽，以消肿痛。如见疱疹溃破，针后涂龙胆紫药水，外敷消毒纱布，防止感染，2~3日治疗1次。

2. 下肢静脉曲张

下肢静脉曲张是临床中常见周围血管病，表现为下肢主表浅静脉迂曲扩张、小腿肿胀、足部色素沉着。治疗上可采用三棱针点刺下肢充盈、青紫或怒张结聚成团块状曲张静脉，见瘀血流出，勿按压，让其自然流出，2~3日治疗一次，注意避免局部感染，并嘱患者勿长时间站立。

3. 腰痹

对于部分实证、血瘀腰痛患者，可采用委中穴刺络放血，此穴具有舒筋通络、散瘀活血之功效。

第七节　结肠滴入疗法

一、定义

直肠滴入疗法是中医内病外治法之一，是根据中医辨证施治的原则，选择适当的中药煎剂，通过直肠滴入器械滴入直肠，经过肠黏膜吸收来治疗疾病的一种治疗形式，是结合传统医学与现代医学理论而发展起来的一项新的临床治疗方法。

二、形成与发展

直肠给药的方法历史悠久，据湖南省马王堆二号汉墓出土的帛书记载，当时是将竹管削尖、中间掏空，以唧筒（用水）射入肛中。早在2500多年前东汉张仲景的《伤寒杂病论》中即有“阳明病，自汗出，若发汗，小便自利者，此为津液内竭，虽硬不可攻之，当须自欲大便，宜蜜煎导而通之”的记载，首创了肛门栓剂和灌肠术，他发明的蜜煎导方，以食蜜炼后“捻作梃，令头锐，大如指，长二寸许，冷后变硬，内谷道中”，是治疗便秘的最早的肛栓疗法，“若土瓜根及大猪胆汁，皆可为导”，用土瓜根捣成药汤和用猪胆汁，给发高热而大便不通的患者灌肠，达到润肠通便的目的。用土瓜根和猪胆汁油灌肠以通便，是中国最早的灌肠术。东晋葛洪《肘后备急方》中有“治大便不通，土瓜根捣汁，筒吹入肛门中，取道”的记载，这表明当时已明确提出使用器械灌肠，为器械灌肠的最早记载。唐代孙思邈应用竹筒灌肠，其方法有吹法、射法和灌法。如所用药为散剂，则用竹筒吹入；如所用药为丸剂，则可用竹筒或用中指直接推至一定深处；如所用药为汤、水、药汁，则用竹筒灌之，或射灌之。根据其“灌入肛内，旦一灌，晚一灌”用以治疗痔症的记载，说明已有保留灌肠技术。藏医名著《四部医典》（公元8世纪末）叙述了灌肠时患者体位和灌肠方法。

随着现代中医学的发展、科学的进步、对人体解剖生理的不断认识、设备和剂型的改进，直肠滴入疗法在临床上的应用范围越来越广泛。

三、基本原理

直肠滴入疗法属于外治法，是以中医基本理论为指导、整体观念为依据，其治病机制与内治法基本相同。

中医认为，大肠与肺相表里，肺主一身之气，主宣发肃降，通调水道，朝百脉，主治节，大肠正常生理功能维持有赖于肺气肃降功能正常，同时肺气肃降功能正常维持有赖于大肠传导功能正常，两者相互影响，相互协助，肺气肃降，大肠之气亦随之而降，使传导功能保持正常，大肠传导通畅，亦有助于肺气的清肃通利。直肠滴入药物后，经直肠吸收可通过经脉上输于肺，通过肺主宣发、朝百脉的作用，由肺将药物运送到五脏六腑、四肢百骸，而达全身的治疗作用。同时大肠、小肠、膀胱同居下焦，肾主水液，司二便，从而为直肠给药治疗急、慢性肾衰竭提供了理论基础，类似于现代医学中的“透析”。

四、操作规程

1. 直肠滴入的器具

（1）一次性使用直肠滴入器：新型便携式医用一次性直肠滴入器由溶液袋、液体导管、滴壶、流速调节器、肛管构成。一次性直肠滴入器采用透明塑料材质，可以方便直观地观察溶液袋内药量情况，还可以通过滴壶及时掌握灌肠过程中是否有粪块堵塞肛管。流速调节器的使用，能根据患者的情况，方便调整滴速。所用物品均为一次性物品，使用完毕消毒处理后销毁，可避免交叉感染。

（2）密闭式输液器灌肠器由清洁的输液瓶、一次性输液器、肛管组成。将直肠滴入液装入输液瓶中，在无菌条件下，用剪刀在距离针柄2～3cm处剪断，弃去针头，接无菌肛管，直肠滴入时将肛管插入肠内即可。密闭式输液器直肠滴入器的优点为：①密闭式输液装置及肛管取材方便，易于保管，且均为一次性无菌装置，解决了消毒及保存不便的问题，避免交叉感染；②输液瓶、输液管均为透明装置，可观察到液面下降情况及从滴管中了解灌肠是否通畅、进液速度和量，输液管上的流速调节器可控制直肠滴入速度，避免了盲目性。

2. 一般物品

治疗盘、液体石蜡、棉签、纸巾、一次性治疗巾、水温计、手套一双、输液器、剪刀、煎好的中药，必要时备胶布、便盆、屏风。

3. 体位

直肠滴入体位根据疾病的性质、病变的部位、患者的年龄和治疗的目的等因素进行选择。

（1）左侧卧位：左腿伸直，右腿屈髋屈膝或双腿屈曲。臀部靠近床沿，将裤腿脱至膝下，暴露肛门。直肠滴入时根据病变部位垫高臀部 10～15cm。

（2）膝胸卧位：膝胸卧位使腹腔器官的下坠重力抵住膈肌，限制腹式呼吸，减轻了腹腔压力，减少了排便反射；又因臀部的抬高，借助重力作用使药液顺利内流，不至出现边灌边外流的现象。这样既可达到治疗的目的，又可使直肠滴入操作顺利进行。老年或肛门松弛患者宜采取胸膝卧位较适宜。

（3）小儿宜采取安静的体位，如抱侧位、抱俯位，不要强迫使之处于“最佳体位”，否则会使患儿更加恐惧，甚至哭闹，导致腹内压增高、药液流出等。婴幼儿可采用仰卧位。

4. 直肠滴入药物、剂量、温度及导管插入的深度

（1）药物：常用直肠滴入的药物包括合剂类、散剂类、中药煎剂类及其他类药物。合剂类主要由中西药针剂、液体、中成药合剂等药物配制而成；散剂类主要由西药片剂、中成药及中草药研细末而成；中药煎剂类是将中草药粉碎成大颗粒后，包装成小型药袋，方便煎熬，提高了生物利用度。

（2）剂量：一般药物直肠滴入剂量为静脉给药药物剂量的一半，是口服、肌注药物剂量的 2 倍，中药煎出液为 100～200mL，每日 1～2 次。直肠滴入的剂量应根据患者具体情况而增减，如开始进行直肠滴入治疗时，患者尚未适应，耐受力较弱，则应适当减少给药剂量，待患者逐渐适应后再增加剂量。同时要根据不同疾病，给予不同药物剂量。如直肠给药后容易腹泻的患者，可适当减少直肠滴入的液体量，大便较干的患者，可适当增加直肠滴入的液体量。

（3）温度：直肠滴入药物的温度宜控制在 35～40℃。药液温度过高或过低均可产生不利影响。温度过低，对直肠产生较强的刺激，可刺激肠管过分收缩，使患者感到下腹冷、疼痛，会使患者的肠蠕动增强，发生腹泻，影响药物的保留并增加患者的痛苦；温度过高，可刺激肠管松弛，血管扩张，引起脑血流量减少，造成脑组织一时性缺氧而感到头昏，同时可轻微烫伤黏膜，使患者下腹部轻度烧灼样疼痛不适。

（4）成年人一般插入 10～20cm；儿童一般插入 5～10cm。插管操作必须注意人体所固有的肛直肠角及其变化，插管时顺着人体所固有的解剖角度，不仅可减少肛管对肠管的刺激，增加患者的舒适感，而且还可减少插管对肠黏膜的损伤。在插管过程中，切勿用力过度，若用力过大，则可能造成肠穿孔。

5. 操作方法

（1）准备直肠滴入药液，调节温度。向患者作解释，取得合作，并嘱排尿。

（2）协助患者采取相应体位，暴露出臀部，将治疗巾垫于臀下。

（3）润滑肛管前端，放出少量液体以驱出管内气体，并以水温计测试药液温度，随即夹闭肛管。

（4）操作者左手分开患者两臀，暴露肛门，用润滑剂涂搽肛门，嘱患者张口呼吸，右手将涂有润滑剂的肛管轻轻旋转插入肛门相应深度，打开流量调节器，使液体徐徐滴入肠内。

（5）观察药液滴入情况，如滴入受阻，可稍摇动肛管，同时检查有无粪块堵塞。

（6）药液滴入将尽时，夹闭肛管，轻轻拔出，嘱患者平卧。

五、适应证和禁忌证

1. 适应证

内科、外科、妇科、儿科等各科的急慢性疾病、重症、疑难杂病等均可予以直肠滴入疗法治疗。

（1）口服药物有一定困难者，呕吐较重不能进食者。

（2）各种原因引起的昏迷患者。

（3）某些慢性疾病，如心脑血管疾病、糖尿病、银屑病、类风湿关节炎、肾功能不全等，药物直肠滴入对急、慢性肾功能不全者可以起到一定的透析作用。

（4）肠道疾病、盆腔疾病、男科前列腺等疾病者。

（5）急症及中毒，直肠滴入治疗可用于中毒、高热惊厥。

2. 禁忌证

（1）脱水、电解质紊乱及严重腹泻者。

（2）肛门、直肠感染性疾病。

（3）妇女月经期、产褥期及孕期。

（4）严重尿毒症患者。

（5）肛门、直肠和结肠术后患者。

（6）年老体弱者。

（7）消化道出血、急腹症、严重心血管疾病如心力衰竭、严重心律失常、重症急性心肌梗死等内科急症及其他不适宜直肠滴入治疗者。

六、优点及注意事项

1. 优点

（1）直肠滴入给药，药物经直肠下静脉和肛管静脉直接进入血液循环，避免了肝脏的首过效应，提高了生物利用度，减轻了肝脏的负担。

（2）将口服给药改为直肠给药，可避免药物受到胃酸和消化酶的分解破坏，提高药物的生物有效性。

（3）昏迷、呕吐、不能口服的患者，直肠滴入起效迅速，便于急救。

（4）不受药物及剂型限制，便于施药。

（5）使用方便、简单、舒适、安全，不受条件限制，适用于多种疾病的治疗。

2. 注意事项

（1）坚持辨证施治原则：直肠滴入疗法属于外治法，但在药方药物选择时要坚持中医辨证施治的用药原则。

（2）治疗前必须做好患者的心理工作，说明疗法的目的和意义，取得协作，从而达到最佳的治疗目的。

（3）充分了解患者年龄、病史、适应证，以确定直肠滴入药液的种类、液体量及温度。注意患者有无禁忌证。

（4）治疗过程中密切观察患者的生命体征，包括心率、血压、呼吸、末端指脉氧等，注意患者的面色、粪便颜色、性状及有无腹痛等情况。如患者腹痛腹胀明显或有出血时，应立即停止治疗，警惕发生肠穿孔。

（5）婴幼儿对刺激较敏感，不宜使用毒性大、刺激性强的药物。操作时，注意保暖，防止受凉，插管时动作要轻柔，防止损伤黏膜，滴入药液温度不要过高或过低。

（6）使用直肠滴入给药时要按照中医辨证施治的原则，临床视为配伍禁忌的药物，直肠滴入也应视为配伍禁忌，不能内服或者有剂量要求的药物，直肠滴入时也应当遵循。

（7）严格做好消毒隔离，避免交叉感染。

（8）准备常规的抢救药物，以备不时之需。

七、临床应用

直肠滴入疗法是中医外治法之一，应在中药内服的基础上，遵循中医辨证施治的原则，根据患者的病情，选择合适的药物及剂量。以下对几种疾病的直肠滴入疗法进行举例，以供参考：

1. 喘证

处方：通腑理肺汤：生大黄10g，芒硝10g，连翘10g，黄芩10g，杏仁10g，白及10g，三七10g，厚朴10g，天竺黄10g。用法：将上药煎煮至100～200mL，直肠滴入，每日2次，适用于喘证属痰热壅肺者。

2. 肾衰

处方：保肾排毒汤：制附子10g，生大黄5g，芒硝10g，蒲公英15g，地榆炭10g，煅龙骨30g，煅牡蛎30g，茯苓10g，川芎6g。用法：将上药煎煮至100～200mL，直肠滴入，每日2次。

3. 卒心痛

处方：瓜蒌薤白桂枝汤合桃红四物汤：瓜蒌10g，薤白10g，芒硝10g，枳实10g，桂枝10g，桃仁10g，红花10g，当归10g，川芎6g，丹参10g，川楝子10g，延胡索10g。用法：将上药煎煮至100～200mL，直肠滴入，每日2次。

第八节　灌肠疗法

一、定义

灌肠疗法又称直肠给药法，是在继承中医传统的直肠给药方法的基础上，结合现代的灌肠技术和中医辨证论治发展起来的一种独特的疗法，是在中医基础理论指导下辨证论治，四诊合参，辨证用药，拟好灌肠的方剂并煎制灌肠液中药灌肠的一种治疗方法。

二、形成和发展

古人早在两千年前的汉代就已经实践总结出来此方法，张仲景《伤寒论》记载："大猪胆一枚，泻汁，和醋少许，以灌谷道中，如一食顷，当大便出"，大体意思就是以猪胆汁和醋调和后灌肠，辅助排便。唐代王焘《外台秘要》中也记载了用药丸灌肠的方法："用猪胆和少蜜，于铛中熬令熟稠，丸如枣大，纳下部中，即瘥。"虞抟《医学正传》首次记载了简易灌肠术："令侍婢口含香油，以小竹筒一个套入肛门，以油吹入肛内。"

至近代，中药保留灌肠在传统的基础上不断发展和完善，临床应用范围不断扩展，可治疗涉及多学科领域的多种疾病。现代医学研究发现直肠黏膜血液循环旺盛，吸收能力强，药物通过直肠吸收后，一是通过直肠中静脉、下静脉和肛管静脉，绕过肝脏直接进入大循环，既防止和减少药物在肝脏中发生变化，又避免了胃和小肠对药物的影响；二是通过直肠上静脉经门静脉进入肝脏代谢后，再循环至全身；三是通过直肠淋巴系统吸收后，通过乳糜池、胸导管进入血液循环。由此可见，直肠滴入给药有利于药物治疗作用的发挥，也突出了中医辨证论治的特点。

三、基本原理

该方法使灌肠药物直达病所，疗效较好，且不易复发，并且可减轻胃肠副作用；方法简单，在家亦可自己进行，同时价格便宜。

1. 药物直达病所，使药物高浓度作用于病灶；
2. 药物通过直肠中下静脉丛吸收，减少肝脏的首过效应，提高生物利用度；

3. 药物不经过胃，避免了胃酸等消化液对药物的影响，既解决了患者服药困难，又充分发挥了药效，减少了药物对上消化道的刺激。

四、操作规程

1. 保留灌肠前，嘱患者排便，以排空肠道，便于药物吸收，尽量不采取大量不保留灌肠，以免刺激肠蠕动，使药液不易保留。

2. 备齐用物携至床前，向患者解释治疗目的及方法。

3. 测量药液温度，39～41℃，倒入灌肠筒或输液瓶内，挂在输液架上，液面距肛门约30～40cm。

4. 摆好体位，根据病变部位取左侧或右侧卧位，臀下垫一次性治疗巾，并用小枕抬高臀部10cm左右，暴露肛门。

5. 润滑肛管前端，与输液器连接，排气后夹紧输液管，轻轻插入肛门约10～15cm，用胶布固定，松开活塞，调节滴速，每分钟60～80滴。压力要低，以便药液的保留，保留时间越长越好，有利于肠黏膜的充分吸收。

6. 待药液滴完时夹紧输液管或灌肠筒的连管，拔出肛管放入弯盘。用卫生纸轻揉肛门部。

7. 整理床铺，协助患者取舒适卧位，嘱咐患者尽量保留药液1小时以上。

8. 整理用物，洗手，记录。

五、适应证和禁忌证

1. 适应证

（1）中风急性期（痰热腑实证）。

（2）各种肝炎、黄疸。

（3）慢性结肠炎，包括部分感染性结肠炎、溃疡性结肠炎和轻症非病原体感染所致的结肠炎症，如放射性结肠炎、伪膜性结肠炎等。

（4）慢性盆腔炎、慢性盆腔疼痛症、盆腔瘀血综合征、输卵管阻塞性不孕症、痛经等患者非经期适用。

（5）慢性肾功能不全。

2. 禁忌证

急腹症、肠道手术、肠伤寒、严重心脑疾患。

六、优点和注意事项

1. 灌肠疗法的优点

（1）保留灌肠可使药物充分接触病灶，直接作用于肠壁，提高病变部位的血药浓度，使药物被迅速吸收，充分发挥药物的局部治疗作用。

（2）药物经肠道吸收后，部分可绕过肝脏进入体循环，对全身发挥治疗作用。

（3）避免消化液、消化酶等对药物的影响和破坏，减轻药物对胃肠道的刺激及避免了口服中药的苦涩感，有着传统口服给药无法比拟的优势。

（4）50%药物避免了肝脏首过作用，减低了对肝脏的副作用。

（5）药物透过直肠黏膜、肠壁，通过与盆腔沟通的淋巴管、毛细血管直接作用于盆腔，使病所药物浓度高，作用强。经直肠给药比口服药生物利用度高，同样剂量的药物直肠给药的作用大于口服药物的作用。据研究，中药保留灌肠在吸收速度、显效速度上比丸、片、栓、汤剂均快，达峰浓度高，达峰时间短。

2. 注意事项

（1）在保留灌肠操作前，应了解病变的部位，以便掌握灌肠的卧位和肛管卧位插入的深度。

（2）保留灌肠前要排空粪便，肛管要细，插入要深，压力要低，药量要少。

（3）肠道病变患者在晚间睡前灌入为宜，并减少活动。

（4）药液温度要适宜，一般为39～40℃，虚证可为40～44℃。

（5）灌肠筒要清洁消毒处理，肛管可用一次性的，一人一用，用后按《医疗废物管理办法》规定处理。

（6）肛门、直肠和结肠等手术或大便失禁、下消化道出血者、妊娠妇女患者禁用灌肠治疗。

七、临床应用

1. 溃疡性结肠炎

处方：马齿苋50g，青黛50g，白头翁50g，黄柏50g，丹皮50g，大黄50g，珍珠粉60g。

用法：水煎灌肠，每日一次。

2. 大肠癌

处方：龙葵15g，白花蛇舌草15g，生薏仁15g，狼毒1.5g，半枝莲15g，鸡血藤15g，珍珠粉60g。

用法：水煎灌肠，每日一次。

3. 结核性腹膜炎

处方：黄芩60g，百部60g，大腹皮15g，莱菔子15g，泽泻15g，红藤15g，丹皮10g，大黄15g，败酱草15g。

用法：水煎灌肠，每日一次。

4. 急性胰腺炎

处方：大黄（后下）20g，木香10g，延胡索12g，龙胆草10g，白芍10g，黄连5g，黄柏10g，黄芩10g。

用法：水煎灌肠，每日一次。

5. 胆石症

处方：茵陈10g，延胡索10g，黄柏10g，川楝子10g，木香12g，栀子10g，金钱草12g，海金沙（包煎）10g。

用法：水煎灌肠，每日一次。

6. 肝性脑病

处方：水牛角（先煎）20g，川连5g，茵陈10g，大黄（后下）12g，白蔻仁10g，石菖蒲15g，黄芩10g，郁金10g，通草10g，滑石10g，全蝎3g。

用法：水煎灌肠，每日一次。

7. 肠结核

处方：百部10g，柽柳10g，矮地茶12g，石吊兰12g，鳖甲（先煎）15g，地骨皮10g，黄柏10g，二冬（各）10g。

用法：水煎灌肠，每日一次。

第九节　封包疗法

一、定义

中药封包疗法是将中医外治与现代药物透皮技术相结合，通过红外线和磁场的共同作用，将中药活化物质转化为离子状态，渗透皮肤，直接作用于患部发挥作用的治疗方法。

二、形成和发展

中药封包疗法源远流长，历史悠久，清代吴师机在《理瀹骈文》中指出：“外治之理，即内治之理，外治之药，即内治之药，所异者法耳”“外治与内治并行，而能补内治之不及者，此也”等论述。中医外治的内容非常丰富，据有关文献记载外治法多达四百余种，概括起来可分两大类：药物外治法、非药物外治法。近年兴起的中药经皮给药属于中医外治法的药物外治法研究范畴，可应用于临床各科疾病治疗。

三、基本原理

中医封包综合技术是一种中医外治方法，是现代皮肤给药的具体运用，其作用原理有以下几点：

1. 通过远红外线、磁场共同作用，产生波长8～15μm的远红外线与皮肤特有远红外线产生共振，能有效打开皮肤腠理，降低皮肤阻力，提高渗透力同时给经络增加能量，迅速提高其活性，加快局部新陈代谢，起到舒经通络的效果，还能消除无菌性炎症及水肿，改善无氧代谢功能。把有效的中药活化物质转化为离子状态，通透皮肤，直接渗入病灶，克服血脑屏障，用药集中。本法对症用药，辨证施治，针对不同的疾病导入不同的中药活化物质，见效快、无毒副作用、疗效稳定。

2. 在磁场的作用下，加速复合磁疗包中介质通过皮肤通道、角质层转运（包括细胞内扩散、细胞间质扩散），从而提高药物透皮吸收效率。

3. 通过水合作用吸收，介质的透皮速率可因此增加4～5倍，同时还能使皮温升高加速血液循环。

4. 运用现代超微粉碎技术，细胞完整性被打破，使介质的破壁率达到95%以上，细胞内的有效成分能够充分释放出来，提高了介质穿透皮肤和被细胞吸收的能力。

四、操作规程

1. 评估患者当前主要症状、临床表现、既往史、过敏史，局部皮肤情况、有无感觉迟钝或障碍、对热的耐受程度、心理状态，辨证选药。

2. 将备好的药物稍打碎，装入棉布袋内，扎好袋口。袋分：特大（15cm×15cm）、大（10cm×10cm）、中（5cm×5cm）、小（<5cm×5cm）四种型号。

3. 将药袋置于蒸锅或微波炉中加热至50°左右，携至床旁，做好解释，核对医嘱。

4. 取合理体位，协助大小便。

5. 将患者的衣裤整理好，封包外罩一次性清洁套，置封包于患处（隔着患者的衣物），根据不同部位，选用绷力绷带、胶布或沙袋固定（瘦弱患者骨突处尽量不做封包，若要做时，注意稍绑松一点，随时询问患者感觉）。

6. 敷药初，先轻提药袋，使其间断接触皮肤，予红外线治疗仪（TDP）照射封包，至温度适宜时将药袋热敷患处，告知患者封包约几分钟就会有温热的感觉，稍有药味，勿擅自调节药包温度。

7. 做封包的过程中，经常询问患者感觉，若患者自觉温度过高或不能耐受，及时将封包稍放松或在封包与患处之间再垫一层布，随时观察患者局部皮肤情况。

8. 每日1～2次，每次10～20分钟，可重复加热使用，用后晾干。

9. 做完封包治疗，检查患者局部皮肤情况，嘱患者暂不吹风，协助患者整理衣物，安置舒适卧位。

10. 清理用物，做好记录并签名。

五、适应证和禁忌证

1. 适应证

（1）妇科疾病：乳腺增生、盆腔炎症、痛经、月经不调、不孕等。

（2）呼吸系统疾病：痰喘咳嗽、支气管炎、伤风感冒等。

（3）消化系统疾病：胃肠道炎症、肝炎等。

（4）运动系统疾病：肩周炎、腰肌劳损、腰痛、骨折、外伤肿痛、落枕、股骨头坏死等。

（5）神经系统疾病：肌体麻木、肢体萎软、口眼歪斜等。

（6）男性疾病：前列腺增生、不育症。

2. 禁忌证

（1）皮肤对该药物过敏者、局部皮肤病损者禁用。

（2）妊娠期禁用，哺乳期、经期妇女慎用。

（3）不明肿块、出血倾向者慎用。

（4）24 小时急性期内用冷敷禁止热敷。

六、优点和注意事项

1. 中药封包疗法的优点

经过各级医疗机构多年的临床实践证明，中医封包综合技术是一种可采用的绿色医疗和养生保健手段，它具有很多的优点，概括起来，主要有以下几方面：

（1）速度快，疗效好，能直达病变组织，并形成介质高浓度区，促进其向细胞内转运。

（2）适用范围广，内、外、妇、儿、骨伤等各科的许多疾病，亚健康以及正常人的养生保健，都可运用，并可针对不同的病证配置对应的复合磁疗包，实现分证治疗。

（3）方便及时，简便易行，疗效显著：既广泛应用于各级医院和社区门诊、养生保健机构，也可作为家庭自疗之用。既可节省治病时间，减轻医护人员的劳动强度，又可及早把病治好。

（4）经济廉价：中医封包综合技术少花钱就能治好病，所以大大减轻了患者的经济负担，而且节省了药材资源。利国利民，一举两得。

（5）稳妥安全，无毒副作用：由于是在人体体表上施治，通过皮肤吸收、经络传导而产生治疗和调理作用，故对内脏无毒副作用。

2. 注意事项

（1）药物温度不能太高，太高会烫伤患者皮肤。

（2）用药后，若出现红疹、瘙痒、水泡等过敏现象，应暂停使用。

（3）此治疗有内病外治的效果，但许多疾病仍需内外兼治。

七、临床应用

1. 颈肩腰腿痛

处方：菟丝子 30g，决明子 30g，吴茱萸 30g，莱菔子 30g，白芥子 10g，红花 10g。

用法：敷于痛处治疗，每次 10~20 分钟，每日一次或多次。

2. 胃痛

（1）寒凝气滞

处方：粗盐 30g，吴茱萸 30g，生姜 30g。

（2）脾胃虚寒

处方：干姜 20g，赤芍、白芷、南星各 30g，肉桂 10g。

用法：每日 1 次或多次在上腹部封封包对虚寒型胃痛效果较好，但对其他类型的胃脘疼痛，多需结合内服药物调治。

3. 腹胀

（1）气滞不畅

处方：白芷、苏叶、川芎各 30g。

（2）寒湿中阻

处方：补骨脂、肉豆蔻、吴茱萸、香附、白芷各 30g。

用法：取舒适体位，取腰带敷脐周，每日 1~2 次。

注意事项：治疗效果不理想时，应及时进行相关检查。

4. 尿潴留

（1）肝郁气滞

处方：香附、青皮、陈皮、乌药、木香各 20g，红花 15g，当归 30g。

（2）尿路阻塞

处方：附片 20g，生南星 15g，生半夏 30g。

（3）中气下陷

处方：干姜、赤芍、白芷、南星、肉桂各 30g。

用法：取舒适体位，取药袋封包，每日一次。

5. 痛经

（1）气滞血瘀

处方：五灵脂、当归、桃仁、红花、川芎、丹皮、赤芍、乌药、枳壳、延胡索、香附各 30g。

（2）寒凝血瘀

处方：当归、川芎、赤芍、桂枝各 20g，细辛 5g，吴茱萸 30g。

用法：取舒适体位，取药袋在小腹部或腰骶部封包，每日一次，每次 10~20 分钟。

6. 软组织损伤

（1）初、中期处方：炒黄荆子、炒紫荆皮各 8 份，当归、赤芍、木瓜、丹参、羌活、独活、白芷、姜黄、花粉、防已、防风、马钱子、怀牛膝各 2 份，连翘、川芎、秦艽、甘草各1份。

（2）后期处方：海桐皮、透骨草、乳香、没药各2份，当归1.5份，川椒3份，川芎、红花、威灵仙、白芷、防风、甘草各1份。

用法：取舒适体位，取药袋封包于局部，每日一次。

第十节 贴敷疗法

一、定义

贴敷疗法，属于中医外治法之一。它是以中医基本理论为指导，应用中草药制剂，施于皮肤、孔窍、腧穴及病变局部等部位的治病方法。本法通过刺激穴位、激发经气，达到通经活络、清热解毒、活血化瘀、消肿止痛、行气消痞、扶正祛邪等作用。

二、形成与发展

古代医家有大量有关中医外治经验体会的文字描述。在《周礼·天官》中就记载了治疗疮疡常用的外敷药物法及药物腐蚀法等，如"疡医掌肿疡，溃疡、金疡、折疡之祝药，刮杀之齐，凡疗疡，以五毒攻之……"，其中"祝药"即敷药。在我国现存最早的临床医学文献《五十二病方》中，疮口外敷的有"傅""涂""封安"之法。春秋战国时期，在《黄帝内经》中还有"桂心渍酒，以熨寒痹"，即用白酒和桂心涂治风中血脉等记载，被后世誉为膏药之始。

周秦时期，贴敷疗法无论是基础理论还是具体方法，虽无完整体系和专著出现，但其治疗思想已经形成，晋朝葛洪《肘后备急方》中首次记载了用生地黄或栝蒌根捣烂外敷治伤、用软膏剂贴敷疗金疮，并收录了大量外用膏药，如续断膏、丹参膏、雄黄膏、五毒神膏等，注明了具体的制用方法。其用狂犬脑外敷伤口治疗狂犬病的方法，实为免疫学之先驱。随着中药外治方法的不断改进和创新，晋、唐之后已出现贴敷疗法和其他学科相互渗透与结合的运用研究。如把敷药法和经络腧穴的特殊功能结合起来，创立了贴敷疗法，大大提高了疗效。李时珍《本草纲目》中就记载了不少敷药疗法，并为人所熟知和广泛采用。

清代，以《急救广生集》《理瀹骈文》等中药外治专著的问世为代表，形成了较为完整的理论体系，为贴敷疗法成熟的标志。《急救广生集》是第一部中医外治方面的专著。《理瀹骈文》一书把贴敷疗法治愈疾病的范围推及内、外、妇、儿、皮肤、五官等科，并提出了外治法可以"统治百病"的论断，为后世应用中药外敷法开拓了法门。

近年来，随着现代技术的发展，为贴敷疗法等中药外治方法注入了新的活力。由于贴敷疗法大多局限于广义上的外敷，故而人们在治疗新器具新方法的研究中，主要从促进药物吸收和多种方法协同使用的角度着眼。一方面运用现代生物、物理学等方面的知识和技术，研制出新的具有治疗作用的仪器并与贴敷外治协同应用；另一方面研制出不少以促进药物吸收为主且使用方便的器具。其中利用声、光、电、磁等原理配合中药治疗的方法应用普遍。此外，外治剂型不断涌现，新中国成立后出现的中药硬膏剂，是对中医传统薄贴的发展，由橡胶及配合剂组成基质，再加上中药提炼的挥发油或浸膏制成。如麝香虎骨膏，对肌肉劳损、扭挫伤、类风湿性关节炎、晕车船等有较好疗效。再如用于治疗晚期恶性肿瘤的膏药，镇痛时间可达 3 ~ 6 小时。现代生活中，人们将贴敷疗法与日常生活用品结合起来，制造出药物背心、内衣、胸罩、腰带、护肩、护膝等保健品，在市场上备受青睐。

三、基本原理

贴敷疗法属于外治法，以中医基本理论为指导，整体观念为依据，其治病病机与内治法基本相同。

1. 整体作用

利用药物透过皮肤、孔窍、腧穴、经络等部位的直接吸收，进入全身发挥药理作用，从而达到调理脏腑气血功能、防治疾病的目的。

2. 局部作用

是指中药对病灶局部发挥的治疗作用和保健作用。贴敷疗法将药物作用于局部皮肤组织，发挥其相应的通经活络、清热解毒、活血化瘀、消肿止痛、行气消痞、扶正祛邪等作用。

四、操作规范

1. 常用制剂类型

（1）散剂：散剂是贴敷疗法中最基本的剂型。根据辨证选药配方，将药物碾成极细的粉末，过 80 ~ 100 目细筛，将药末直接贴敷在局部组织，或用水等溶剂调和成团贴敷，外用纱布、胶布固定，或将药末撒布在普通黑膏药中间贴敷。

散剂制法简便。剂量可以随意变换，药物可以对症加减，且稳定性较高，储存方便。由于药物粉碎后，接触面较大，刺激性增强，故易于发挥作用，疗效迅速。

（2）糊剂：是指将散剂加入赋形剂，如酒、醋、姜汁、鸡蛋清等调成糊状敷涂在相应的穴位或者病变部位，外盖消毒纱布，胶布固定。糊剂可使药物缓慢释放，延长药效，缓和药物的毒性，再加上赋形剂本身所具有的作用，可进一步提高疗效。

（3）膏剂：有硬膏和软膏两种，其制法不同。硬膏是将药物放入植物油内浸泡 1 ~ 2 日后，加热油炸，过滤，药油再加热煎熬至滴水成珠，加入铃粉或广丹收膏。硬膏易于保存且作用持久，用法简便。

软膏是将药物粉碎为末过筛后，加入醋或酒，入锅加热，熬成膏状，用时敷贴，定时换药。也可将适量药末加入葱汁、姜汁、蜜、凡士林等调成软膏，摊贴穴位。软膏渗透性较强，药物作用迅速，有黏着性和扩展性。

（4）丸剂：是将药物研成细末，以蜜、水或米糊、酒、醋等调和制成的球形固体剂型。丸剂贴敷通常选择小丸药。丸者缓也，可使药物缓慢发生作用，药力持久，便于贮存使用。

（5）饼剂：是将药物粉碎过筛后，加入适量的面粉拌糊，压成饼状，放笼上蒸30分钟，待稍凉后摊贴局部。有些药物具有黏腻性，可直接捣融成饼，大小、重量应根据疾病轻重和贴敷部位而定。

（6）锭剂：将敷贴药物粉碎过筛后，加水及面糊适量，制成锭剂，晾干，用时以水或醋磨糊，涂布穴位。本剂型多用于慢性病，可减少配制麻烦，便于随时应用。

2. 配方特点

（1）应有通经走窜、开窍活络之品。现在常用的这类药物有冰片、麝香、丁香、花椒、白芥子、姜、葱、蒜、肉桂、细辛、白芷、皂角等。

（2）多选气味俱厚之品，有时甚至选用力猛有毒的药物。如生南星、生半夏、川乌、草乌、巴豆、班蝥、附子、大戟等。

（3）补法可用血肉有情之品。如羊肉、动物内脏、鳖甲等。

（4）选择适当溶剂调和贴敷药物或熬膏，以达药力专、吸收快、收效速的目的。常用溶剂有水、白酒或黄酒、醋、姜汁、蜂蜜、蛋清、凡士林等。醋调贴敷药，可起解毒、化瘀、敛疮等作用，虽用药猛，可缓其性；酒调贴敷药，可起行气、通络、消肿、止痛等作用，虽用缓药，可激其性；水调贴敷药，专取药物性能；油调贴敷药，可润肤生肌。此外，还可针对病情应用药物的浸剂作溶剂。

3. 贴敷位置的选择

贴敷疗法的贴敷位置选择与针灸疗法是一致的，也是以脏腑经络学说为基础，通过辨证选取贴敷的穴位及部位，并力求少而精。此外，还应结合以下选穴特点：

（1）选择离病变器官、组织最近最直接的穴位贴敷药物。

（2）选用阿是穴（病变部位）贴敷药物。

（3）选用经验穴贴敷药物，如吴茱萸贴敷涌泉穴治疗小儿流涎；威灵仙贴敷身柱穴治疗百日咳等。

五、适应证和禁忌证

1. 适应证

适用于恶性肿瘤、各种疮疡及跌打损伤等疾病引起的疼痛；消化系统疾病引起的腹胀、腹泻、便秘；呼吸系统疾病引起的咳喘等症状。近代医家指出对急诊、重症等多个领域尤其对多脏器功能衰竭、重症肺炎亦有一定的治疗作用。对于日常保健养生运用广泛。

2. 禁忌证

（1）遵从中医治则“急则治其标、缓则治其本”的原则，临床危急重症病和外科病证（如脑出血、心肌梗死、肠梗阻等），贴敷疗法应作为辅助疗法。不能作为主要治疗方式。

（2）贴敷部位如果有皮损或者皮肤疾病的避开。

六、优点及注意事项

1. 优点

（1）途径直接，作用迅速：贴敷疗法通过药物直接作用于患处，并通过透皮吸收，使局部药物浓度明显高于其他部位，作用较为直接，直达病所，直接发挥药效，作用较强。

（2）用药安全，适应证广：贴敷疗法是以透皮吸收发挥作用的药物，较其他给药途径用药较为安全，同时也增大了用药的范围，尤其是外用给药方法历经漫长岁月的临床验证，其方药组成已不计其数，其治疗范围已涉及内、外、妇、儿等多种学科多种疾病，保健养生也常运用。

（3）药源广泛，价廉效广：贴敷疗法的药物取材多较简单，甚至有一部分来自于生活用品如葱、姜、蒜等可就地取材。且贴敷药方组成多来自于临床经验，疗效显著，在疾病的初期即可自行解决。

（4）稳定可靠，副作用少：贴敷疗法是将药物施于体表，而达到治病的目的。便于随时观察、了解病情变化，随时加减更换，很少发生副作用，具有稳定可靠的特点。

2. 注意事项

（1）询问是否有药物过敏史，是否妊娠。

（2）孕妇的脐部、腹部、腰骶部及某些敏感穴位，如合谷、三阴交等处都不宜敷贴，以免局部刺激引起流产。

（3）药物应均匀涂抹于绵纸中央，厚薄一般以0.2～0.5cm为宜，覆盖敷料大小适宜。

（4）敷贴部位应交替使用，不宜单个部位连续敷贴。

（5）除拔毒膏外，患处有红肿及溃烂时不宜敷贴药物，以免发生化脓性感染。

（6）对于残留在皮肤上的药物不宜采用肥皂或刺激性物品擦洗。

（7）敷贴后如出现红疹、瘙痒、水泡等过敏现象，应暂停使用，配合处理。

（8）敷贴时间短、刺激性小的药物，每隔1～3天换药1次，不需溶剂调和的药物，还可适当延长至5～7天换药1次；刺激性大的药物，应视患者的反应和发泡程度确定贴敷时间，数分钟至数小时不等，如需再贴敷，应待局部皮肤基本正常后再敷药。临床运用最广泛为6～8小时。可根据病情、年龄、药物、季节调整时间、药物性质，小儿酌减。

（9）对于寒性病证，可在敷药后，在药上热敷或艾灸。

七、临床运用

（一）痹证

1. 痛痹

处方：羌活25g，独活25g，透骨草30g，红花20g，白芥子10g，川乌、草乌各10g，骨碎补30g，蛇床子10g，猪牙皂10g，川芎30g，栀子15g，捻细末，加入黄酒、姜汁加热贴敷于病变部位，每天6～8小时，10天为一个疗程。

2. 行痹

处方：防风30g，丝瓜络25g，地龙10g，莱菔子25g，川芎50g，捻细末加入芥子贴敷于病变部位，每天6～8小时，10天为一个疗程。

3. 着痹

处方：薏仁30g，川芎30g，延胡索15g，当归20g，红花20g，决明子15g，紫草10g，栀子各20g，捻细末，加入凡士林调稠，贴敷于病变部位，每天6～8小时，10天为一个疗程。

4. 热痹

处方：透骨草30g，红花30g，栀子30g，黄连20g，桃仁15g，红花20g，川芎30g，黄柏35g，黄芩30g，蒲公英15g，白茅根30g，加冰片10g捻细磨碎，贴敷病变部位，每天6～8小时，10天为一个疗程。

（二）痛经

处方：桂枝20g，高良姜15g，川芎20g，木香15g，五灵脂10g，丹参15g，吴茱萸30g，丹皮15g，当归10g，紫草20g，细辛10g，芍药20g，三棱10g，捻细末加白醋贴敷于气海、关元、神阙、双子宫穴、双肾俞、双地机、三阴交，月经前后3到5天每天贴敷6个小时。

（三）咳嗽

1. 慢性咳嗽

处方：紫苏子20g，紫苏叶10g，白芷10g，百部20g，前胡20g，桔梗10g，穿山龙20g，冰片1g。捻细磨碎贴敷于病变部位（双肺俞、天突、大椎、膻中、双定喘）每天4～6小时，一般3天为一个疗程。

2. 痰热咳嗽

处方：败酱草15g，鱼腥草20g，杏仁10g，石膏30g，蒲公英15g，大血藤10g。捻细为末，加入青黛贴敷于天突、膻中、双肺俞、双定喘、大椎，每日4～8小时，7天为一疗程。

第十一节 药浴疗法

一、定义

药浴疗法，俗称药浴，属中医常用的外治法之一。它是在中医理论的指导下选配适当的中草药，煎水滤渣取浸液，或利用经煮沸后产生的蒸汽熏蒸洗全身或局部患处的一种有效方法。

二、形成与发展

药浴疗法，源远流长，历史悠久，在中国，湖南长沙马王堆汉墓出土的《五十二病方》中就有药浴方剂的记载。早在三千多年前的殷商时期，宫廷中就盛行用药物进行沐浴，以防治疾病。我国现存最早的中医经典著作《黄帝内经》中更有药浴的详尽描述，其中《素问·阴阳应象大论》曰："其有邪者，渍形以为汗。"其中"渍形"即是以热汤沐浴。《素问·至真要大论》中有"摩之浴之"的治疗方法，据考证"浴之"即是以药煎水洗患部或全身的治疗方法。东汉时期的《伤寒论》也有药浴的记载。及至晋，陈延之的《小品方》中记载应用药浴治疗疾病已经有大的发展，其书虽已亡失，但今从其他医著中辑出的部分内容中已有许多药浴的资料，如治疗多种疾病的"葱豆洗汤"用法，为"水，一石二斗，煮取八斗，以淋洗身肿处"；治洪蚀疮，"急服……外以升麻汤浴之"。唐代的中医学有了较大的发展，许多医著中有大量关于药浴的记载，如《千金方》中不但有药物局部洗、全身洗的技术，还有冷水浴法。特别是一些外科专著中，药浴更是丰富多彩，并不断有所发展。金元四大家之一的张从正以汗、吐、下之法攻祛百病，他将熏洗等药浴疗法列为入汗法。清代的《医宗金鉴》从外科角度对药浴进行了概括："洗有荡涤之功。涤洗则气血自然舒畅，其毒易于溃腐，而无壅滞也。凡肿在四肢者，溻渍之；在腰、腹、脊背者，淋之；在下部者，浴之；俱以布帛或棉蘸洗，稍温即易，轻者，日洗一次，重者，日夜洗两次，每日洗之，不可间断。凡洗时，冬月要猛火以逼寒气，夏月要明窗以避风凉"，其中对药浴的作用、分类、适应证、方法、注意事项均有涉及。

新中国成立后，随着社会的发展，科技的进步，中医药浴这一传统外治法和整个中医事业一样得到了迅速发展，特别是药浴设备和剂型的改进，为药浴的推广使用提供了广泛的途径。

三、基本原理

药浴疗法属于外治法，是以中医基本理论为指导，整体观念为依据，其治病机制与内治法基本相同。

1. 整体作用

整体作用指利用药物通过皮肤、孔窍、腧穴等部位的直接吸收，进入经脉血络，输布全身而发挥其药效，从而达到调整脏腑功能、防治疾病的目的。

2. 局部作用

局部作用指中药对病灶局部发挥的治疗和保健作用。中药药浴将药物作用于局部组织，发挥相应药物的发汗解表、活血通络、清热解毒、祛腐生肌、调理气血等作用。

四、操作规程

1. 药浴的方式

（1）浸浴：浸浴方式，包括全身浴和局部浴。全身浴是药浴的主要方式之一。是将药物煎取较多药液作为洗浴水，浸泡除头以外的身体各个部位于药液中，进行全身洗浴，多在浴盆、浴缸中或较大的木桶盆池中进行。它的特点是洗浴范围大、浸浴时间长，可影响全身毛窍和腠理，药物吸收面大，效果显著，治疗后全身可有舒适感，广大患者乐于接受。局部浴是将药物加水煎取药液后，用于身体某一部位的方法，进行时间应长，使药液有足够的时间由表及里而发挥治疗作用，本法既有利于局部病灶的治疗，又能对全身产生治疗效果。

（2）淋浴：淋浴是将药物加水常规煎取药液通过喷淋壶喷淋患部或全身以治疗疾病的方法，本法具有行气活血、舒经通络、清热解毒、消肿化痰、祛腐生肌等疗效，适用于局部及全身病证的治疗。

（3）气雾浴：气雾浴是将配制药液放入特别的容器中，持续加热，使其产生气雾以刺激全身或局部的治疗方法，它是借助药液加热时产生的含有药物离子的蒸汽直透腠理，发挥解表发汗、温经通络、除湿、散寒止痛、止痒的作用。

（4）熏洗浴：熏洗浴是将药液置于盆具（铜、陶、搪瓷均可），在加热器上加热，使药液蒸汽熏洗患处，以治疗局部的病证。实则为局部气雾浴。

（5）擦浴：在医疗条件简陋的条件下，特别是水资源紧张或其他条件不具备时可用擦浴法，该法是用药物加水按常规煎取药液用以擦洗患部的一种方法，它具有药物吸收和摩擦力作用于皮肤的双重治疗作用，适用于各种局部疾病如头痛、脱发、风寒湿痹。

2. 药浴的器具

（1）浸浴器具：家用澡盆、池、缸等最为常用也最为方便，基本要求是清洁，内表光滑无尖无刺，大小合适，质地通常有搪瓷、瓷砖、铝、铁、木等。以木制为佳，其次为搪瓷等。金属则最好不用。如受条件所限必须使用时，则尽量选铝、铜质者，铁质最次，最好不用。浴器深度以能半躺坐蹲为宜，容器不宜过大或过小，过大则浪费水以及药液，过小又会造成入浴体位不舒适，转换体位不便，长时间浸泡难以坚持，影响疗效。

局部浸浴常用家庭中的盆、缸、罐等物，药浴时最好选铜质者。可以先煎药，再洗浴，十分方便，铝质次之，最好不用。搪瓷不耐加热，可先用砂锅、陶器煎煮好后再配成浴液，倒入搪瓷盆中使用，连续应用浴液时，应使用有盖的容器。应特别注意的是，有油腻的容器。一定要先清洗干净。

（2）淋浴器具：一般洗澡直接使用水管或安装一喷头即可，药浴时多使用药液或矿泉水等特殊物质，因此一般家庭用淋浴装置显然达不到此目的，有条件者可自制安装一水箱，将符合要求的浴液配入水箱中即可。也可以用市售简便淋浴器，两根水管，主管连于水管，另一根插入盛着浴液的容器中，加热后的药液被自来水带着流出喷头时稀释成理想的浓度和温度。

（3）气雾浴器具：在专业医疗单位中进行全身气雾浴，设备比较完善，安全系数高，疗效可靠，而在家中做气雾浴可用市售的简单浴罩，人入浴罩中，头部外露，它由一个容器与一个加热装置组成，可采用电热器置于药液容器中，使药液蒸发，也可用煤气炉、电热炉锅等进行加热，但应保证安全，特别是防止一氧化碳中毒。

（4）熏蒸浴器具：若局部熏浴治疗器具比较简单，把一个药液容器（铜、陶、搪瓷）置于加热器上，其上放一个特制木架，将身体需要治疗的部位置其上，使药液产生的蒸气熏蒸患部。为了提高疗效也可制作一个椎筒，收集气液直接作用于治疗部位。

3. 药浴用水与温度

药浴治病是水、药物、适当的水温三者共同作用于皮肤而发挥治疗作用的，其中水是药物溶媒，水质的好坏、优劣，水温的高低都直接影响药浴的治疗效果。

（1）药浴用水：用水以清洁为首要标准，直观感觉应该透明清澈，无杂质，无特殊气味，如城镇居民饮用的自来水，农村的井水、泉水、河水包括高山的雪融水，只要水源无污染均可作为药浴用水。

1）自来水：需放在桶中沉淀片刻，或将其置于户外晒四小时左右，至水质变清，如果选用凉白开做药浴用水，则水质更加可靠。

2）井水、泉水：两者均属地下水。一般深井中所取之水以及深山老林中的泉水，由于很少污染，水质清亮无杂质，均可作为药浴使用水。如发现水质较差浑浊有杂物可用沉淀法处理，即在水中加入明矾搅拌沉淀 30 分钟，除去杂质即可（每升水加明矾 100g）。

3）河水、雨水：在有些水源紧缺的地方，人们生活用水十分困难，只好以河水或收集雨水入窖以存用，如此水质自然较差，最好用上述明矾沉淀法处理后使用。

4）雪水：中医认为雪水性寒，治疗热证较好。治疗寒症，只要加热去除寒气即可使用。

（2）药浴温度

1）热浴：洗浴温度在50℃左右最为常用，适用于各类患者及正常人。一般来说体质好可温度高些，体质弱则温度低些，热浴不但有药物作用的疗效，热量本身的药理效应也可起到许多治疗作用，热浴对体力有一定消耗，浴后应休息并补充水分及适量食物，可于睡前洗浴，浴后即睡。

2）温浴：洗浴温度在20~40℃，适合于年老体弱，各类慢性病以及皮肤美容等，一般水温与人体接近容易被接受。开始进行治疗时可使用温浴，待适应后逐渐升温或降温。

3）冷浴：洗浴温度在20℃以下，一般不低于5℃。冷浴适用于年轻体壮者，一般来说，体质愈好可使用的温度越低。开始进行时温度高些，以后渐渐降低，但温度越低，时间应越短。

4. 药浴用药选择

水液中加入药物或其他成分才具有针对性强的治疗作用，其中包括一些具有养颜、治疗作用的食物。

（1）植物类：以中草药的根、叶、花为主，可单个入浴，亦可复方入浴，灵活配方，加减变化，体现中医学之辨证施治的原则。最适合以治病为目的的洗浴，另外一些不常入药的花草植物亦可用药。

（2）矿物类：以中药中的某些矿物及麦饭石、某些水溶性矿产品入浴，配成浴液。

（3）动物类：中药中某些动物类药具有较好的通络止痛作用，配制浴液有较好疗效，但气味多腥且易变质，故多不单用，而是入于复方中使用。

（4）食品类：植物食品中的瓜果、蔬菜许多可入浴。动物类食品中的牛奶、蜂蜜更是美容洗浴佳品。日常食品较廉价、易寻、使用方便，可在药浴时广泛应用。

（5）其他：一些具有特殊作用的物质也可入浴。如化学药物，但应注重其副作用。卤水、酒、香料、油脂等往往具有特殊疗效，也偶有入浴。

五、适应证和禁忌证

1. 适应证

药浴疗法应用范围相当广泛，不仅适用于外科如疮疡肿毒和皮肤病以及毒虫所伤，而且还可以广泛用于内科、妇科、儿科和五官科诸疾病，既是治疗慢性疾病的好方法又适用于急性病的辅助治疗，尤其对老幼虚弱之体。攻补难施之时或不肯服药之人，中药药浴与内服法有殊途同归、异曲同工之妙。药浴还具有护肤、美容美发、防病保健的效果，对痤疮、雀斑、色素斑、扁平疣等疾病具有较好的疗效，颇受人们的青睐。总之，凡临床各种疾病，无论在表在里或在半表半里，还是内外上下和脏腑病证，特别是“病者衰老而不胜攻者，病者幼小不宜表者；病邪郁伏急难外达者；局部之疾药力不易到达者；上下交病不易合治者；内外和病势难兼顾者；病势急不易止者；既要祛病又怕药苦者”等均可用药浴进行调节治疗。

2. 禁忌证

高热大汗、主动脉瘤、冠心病、心功能不全及有出血倾向等患者不宜使用。急性病、大量饮酒、疼痛剧烈、病后体质虚弱者亦不可入浴。

六、优点及注意事项

1. 药浴的优点

（1）患者乐于接受：药浴疗法一般只用临床常用的一些中草药，加工制成所需剂型，通过浸浴、淋浴等方法用药，药进皮肤见效快、疗效高，从而达到防病治病的目的。这样既可避免打针怕痛、服药怕苦之弊端，为治疗疾病多一条给药途径，而且还可以弥补内治的不足，患者容易接受。

（2）毒副作用少：药浴疗法属中药外治法，常在患部及体表施治，因而药物在血中的浓度很低，而在局部形成较高的药物浓度，这就不但避免了药物对口腔黏膜、胃及整个消化道的刺激，而且可以避免药物直接进入大循环而对肝脏、肾脏等器官产生毒副作用，所以使用药浴疗法，只要辨证准确、施法得当、用药精当、操作细致，一般来说比较安全稳妥而毒副作用比较少。

（3）适用范围广泛：药浴不同于内置法服药，无需经口入胃，他是把特殊的药液滤渣后，通过全身或局部沐浴进入皮肤之中，直入经脉，传入脏腑，运输全身直达病所，调治百病。随着药浴法的不断改进和发展，药浴的治疗范围越来越广泛，现在的药浴已延伸扩大到内科、妇科、儿科、五官科等各种疾病中。同时在治疗老年病及美容方面也有较理想的疗效。

（4）便于推广：药浴疗法不论在浴液制备上还是在使用上，随时随地都可以采用，不受环境条件的限制，所以操作比较简单，易于推广应用。

2. 药浴注意事项

（1）坚持辨证施治原则：药浴治法有其自身的特点，但在药物选择时要坚持中医辨证施治的用药原则，正如《理瀹骈文》所云：“外治之理，即内治之理，外治之药，即内治之药，所异者法耳。”

（2）外治与内治相合：尽管药浴属于外治法，使用方便，用药浴疗法能治愈很多常见病、多发病，包括部分疑难疾病，但是对某些较为复杂的病证，在以药液外治为主的同时，不妨与内治法互相配合，即中医的内外合治，达到标本兼顾的治疗目的。

（3）合理用药：药浴用药的选择范围比较广泛，但外洗与口服药物一样要遵循中药配伍原则，严格按照理法方药和君臣佐使规范用药。药浴时应选择一些水溶性好、挥发成分高的药味，对于不溶或难溶于水、易过敏、刺激性强或有腐蚀性、过于黏腻、易于着色的药物不宜入药。特别是头部、腰骶部、阴部等某些敏感部位，不宜使用刺激性太强的药物，否则会引起发疱，皮肤损伤等。小儿皮肤娇嫩，药浴用量应小，孕妇用药更应谨慎，如中药麝香可引起流产，属孕妇禁用药物。

（4）药物炮制要规范：药浴用药，一定要经过加工，方可入药。药物种类不同，药性不同，加工方法亦不同，一般中药从外购入者，大多已经过加工处理，购后即可用。但有些药物还需简单处理，首先要去除杂质、尘土，有些药物要粉碎，可在药房代为处理，有些药物要研末，可在研体中进行。新鲜药物、水果蔬菜榨汁入药，可用家用榨汁器。需酒浸的药物要提前一到两周制作。中药煎取药液时药物先下、后下要适时，对于加工备用的药物，需妥善保存，防止药物霉烂而失效。

（5）注重病情变化，随时调整治法：药浴疗法对于很多病有较为满意的治疗效果，但是疾病是复杂的，在药浴治疗过程中应密切观察病情，有效则继续用药至病愈为止，若治疗无效或反而加重，要及时调整药品。病情严重者应改用其他疗法，药浴中发生头昏不适等症状时，应停止药浴并卧床休息，有严重高血压、心脏病的患者应慎用或不用。

（6）树立无菌观念，防止感染：药浴为开放性治疗，为防止患者感染，在治疗前、治疗后应对所用药浴器具和辅助用品进行严格的消毒处理。

（7）温度、时间适宜：注重安全保暖，药浴温度要适中，以患者能接受为度。过高容易烧伤，过低会影响疗效。饭前、饭后三十分钟内不宜淋浴，饭后过饱淋浴全身，体表血管被热水刺激而扩张，胃肠等内脏血液都会被分散到身体表面，胃肠的血量供应将减少，同时会减少胃酸分泌，使消化器官功能降低，从而影响食物的消化吸收。

（8）药浴在治疗过程中温度较高，汗出过多，体能消耗过大，应注重浴后保暖避风，浴后适当休息并及时补充水分、食物。热取暖设施当安全可靠。

七、临床应用

1. 脱疽

处方一：附子、干姜、桂枝、当归、花椒、赤芍、细辛、麻黄、红花各30g。用法：将上药放入锅内，加水3000mL，煎汤去渣，洗浴患处。每日2次，适用于脱疽属风寒痹痛者。

处方二：蜀椒、川乌各10g，艾叶、透骨草、当归、桑枝各30g，桂枝、防风、红花各15g，槐枝10节，蒜瓣适量。用法：将上药共研细末，加水2500～3000mL，煎汤去渣，熏洗患处。每日1～2次，每次30分钟，适用于脱疽属寒凝脉痹者。

处方三：桂枝、附子、伸筋草、苦参各15g。用法：上药用水煎后趁热浸洗患肢。每日2次，10天为一疗程。适用于脱疽属寒湿阻络证。

注意事项：①注意患肢保护，如防冻、防擦伤等；②患肢在药浴时，药温不宜过高；③忌食油腻、辛辣、鱼腥之物，尤其忌烟；④配合适当的体育锻炼及肢体被动活动。

2. 腰痛

处方一：桃仁、红花、乳香、没药、五倍子、黑豆各20g，赤芍、甘草各15g，白酒30mL。用法：每剂加水3000mL，煎至约1500mL，加入白酒趁热熏洗患处，待药液温度减后，便可用毛巾浸液洗患处。在药液尚有余热时停止熏洗，用毛巾擦洗患处，一次熏洗30分钟。适用于腰痛、外伤或急性扭伤。

处方二：独活、丹皮各6g，秦艽、防己、木瓜、赤芍、桑枝各10g，木香3g。用法：上药加水熬煮后去渣，待药温洗患处，每日一次。适用于腰胯筋骨酸痛。

处方三：白附子、黄丹、羌活、独活、蛇床子、肉桂粉、天花粉、栀子、明矾、云矾、川乌、甘松各6g，白鲜皮8g，狼毒、地骨皮、透骨草、生半夏、艾叶各9g，硫黄、红花各15g，大皂角（火煨）60g。用法：上药共研为细末，煎水，去渣，取药液，热敷患处，每日1~2次，每次30分钟。

3. 呕吐

处方一：豆蔻、生姜各50g。用法：将两药加水煎服，取汁1500mL，擦洗腹部及胃脘部，以擦热皮肤为度，每日3次。适用于胃寒呕吐。

处方二：附子30g，吴茱萸、生姜各15g。用法：上药加清水适量煮沸，倒入盆内，待温洗双脚，并浸泡15~30分钟。适用于胃寒呕吐。

处方三：芦根300g。用法：将上药装纱布包内，放入热水浴池内，10分钟后浸浴20分钟，每日1次。适用于胃热呕吐。

第十二节　中药雾化吸入

一、定义

中药雾化吸入给药是指将中药制剂或水经吸入装置分散成悬浮于气体中的雾粒或微粒，通过吸入的方式沉积于呼吸道和（或）肺部，从而达到呼吸道局部治疗的作用。通过雾化吸入给药，目的是达到缓解支气管痉挛、稀化痰液、防治呼吸道感染的作用。

二、形成与发展

中药雾化吸入疗法是中医适宜技术之中医内服法的分支，最早记载于魏晋时代，古时候没有超声波技术，所以一直都是用的热雾蒸汽的雾化方式。我国古代医籍中，就有胡荽加酒煮沸，以其香气治疗痘疹、莨菪和热水共置瓶中，嘴含瓶口以其气雾化治疗牙虫等记载。国内有关中药雾化吸入的现代研究始于20世纪80年代末，目前，国内尚没有获得批准的中药雾化吸入制剂，但是作为一种疗法，中药雾化吸入在临床上已有比较广泛的应用。应用的中药自制组方超过80个，其中报道较多的是用于肺部和呼吸道局部治疗的双黄连粉针剂、鱼腥草注射液和清开灵注射液雾化吸入等，用于全身治疗的有丹红注射液、复方丹参注射液、金耳多糖、黄芪甲苷等处方的雾化吸入。在报道中，中药雾化吸入疗法用于治疗肺部及呼吸道疾病的占总报道的90%以上，并且在治疗肺部及呼吸道疾病方面展示出了一定的优势。由于雾化吸入具有药物起效快、用药量少、局部药物浓度高而全身不良反应少等优点，在呼吸系统疾病治疗中，雾化吸入已成为重要的辅助治疗措施。随着现代医学的发展，在临床上，根据不同疾病、不同的治疗目的，目前常用的可供吸入的有以下几种药物：①支气管扩张剂：支气管扩张剂主要用于解除支气管痉挛，常用药物有抗胆碱能药物（如异丙托溴铵）和β_2受体激动剂（如沙丁胺醇）；②糖皮质激素（如布地奈德）；③黏液溶解剂（如盐酸氨溴索）；④抗生素（如庆大霉素）；⑤其他药物（如炎琥宁粉针+氯化钠注射液、浓氯化钠注射液）。随着近年来中医药的大力发展，中药颗粒制剂技术的提高，并基于中药副作用少、疗效好、经济实惠等优点，越来越多的中药通过雾化吸入给药方式运用到临床中来，并取得良好疗效。

三、基本原理

雾化疗法是利用气体射流原理，通过一定的雾化装置将药物分散为微小雾滴或颗粒悬浮于气体中，通过吸入方式沉积于呼吸道及肺部，达到药物治疗效果。常见的雾化液有溶液和混悬液两种，雾化后以气溶胶或气雾颗粒的形式沉降。影响气雾颗粒在呼吸道沉淀的因素主要有：雾化颗粒大小、气道口径、吸入方式等。有文献研究表明：0.5~5μm的雾化微粒可被有效吸入并沉积在肺部细支气管及肺泡；气道口径的大小影响雾化颗粒的运动形式及沉降；不同的雾化方式、气流速度、吸入持续时间等也是影响雾化吸入药物疗效的因素。

四、操作方法

1. 让患者清洁漱口。协助患者置于合适的体位。

2. 用蒸馏水5mL稀释药物，注入雾化器内。

3. 将雾化器一端接在输送氧的橡胶管上。氧气流量调节至6~8L/min。

4. 患者手持雾化器，把喷气管放入口中吸气时用手指堵住出气口，呼气时松开手指，直到喷完为止，一般需10~15分钟。雾化期间，若需暂停休息，可松开堵住出气口的手指，停歇休息。

5. 喷药完毕后关闭氧气筒，取出雾化器，清理用物。

五、不同雾化装置

1. 喷射雾化器

利用压缩气体来雾化药物溶液或混悬液，产生雾滴的沉积速率均与呼吸方式无关。该雾化方法用药量少、浓度高、可雾化使雾滴直径小于 10μm，但残留体积较大（部分液体与内壁黏附无法将雾化器中所有药物递送出来），不适用于雾化纳米混悬液（对纳米粒子的聚集和浓缩效应明显，影响药物的稳定性）。

2. 超声雾化器

相比喷射雾化，超声雾化的用药量大，雾化过程不受患者呼吸行为的影响，可根据患者的病情调整雾化速率，产生的雾滴直径分布较均匀。超声雾化具有难以雾化混悬液和黏性溶液、雾化过程中药液温度上升可能破坏蛋白质等生物大分子以及热敏感型药物的结构等缺点。

3. 新型网孔式雾化器

雾化粒径可控、残留量低、有效沉积率更高，能更好地保持药物的活性是网孔式雾化器的主要优点，因此具有较广阔的应用前景。但是成本相对较高，微孔易滋生微生物，需定期清洗消毒，更适用于雾化纳米粒子混悬剂、生物大分子等稳定性较差的药物。

六、中药雾化吸入优点及注意事项

随着中医药的大力发展，越来越多的中药制剂通过雾化吸入运用于临床，解除了患者痛苦，可达到良好疗效；中药雾化吸入的使用及研究表明，其疗效良好、经济实惠、副作用相对少、患者更易接受。

1. 中药雾化吸入优点

（1）患者乐于接受：雾化吸入操作简单、见效快、疗效高，可快速达到防病治病的目的。这样既可避免打针怕痛、服药怕苦之弊端，为治疗疾病多一条给药途径，而且还可以弥补内治的不足，患者容易接受。

（2）毒副作用少：中药雾化吸入疗法使用的是中药制剂，中药毒副作用小，主要是作用于患者肺病及呼吸道，这就不但避免了药物对口腔黏膜、胃及整个消化道的刺激，而且可以避免药物直接进入大循环，而对肝脏、肾脏等器官产生毒副作用，所以使用药浴疗法，只要辨证准确，施法得当、用药精当、操作细致，一般来说都比较安全稳妥。

（3）便于推广：雾化吸入操作简单、使用方便、效果良好，且随着中医药的发展，越来越多的中药制剂将运用于临床，易于推广应用。

2. 中药雾化吸入注意事项

（1）雾化吸入半小时前尽量不要进食，避免雾化吸入过程中气雾刺激气道而呛咳，引起呕吐。

（2）避免让雾化液进入眼睛，否则会引起眼部不适。

（3）雾化前不要抹油性面霜。

（4）雾化过程中，应密切观察患者的面色、呼吸情况、神志等，如有面色苍白、异常烦躁及缺氧症状应立即停止治疗。

（5）雾化吸入的药物剂量应根据临床表现来增减。

（6）每次雾化吸入后，可以用生理盐水或温开水漱口，并清洗面部。

（7）雾化结束后，应注意附件的消毒，避免交叉感染，雾化罐要及时清洁，可用温水烫洗，晾干后再使用。

（8）合理用药：要遵循中药配伍原则，严格按照理法方药和君臣佐使规范用药。应选择一些水溶性好、挥发成分高的药味，对于不溶或难溶于水、易过敏、刺激性强或有腐蚀性、过于黏腻、易于着色的药物则不宜入药。小儿及孕妇用药更应谨慎。

七、临床应用

1. 上呼吸道感染

蒲公英、黄芩、板蓝根各15g，金银花、野菊花各9g，川贝6g，以上均为颗粒制剂，制成无菌水溶液，雾化吸入。

2. 喘息性支气管炎

清肺平喘汤（胡颓叶、黄芩、川贝母、瓜蒌皮各10g，桔梗、陈皮各5g，均为颗粒制剂）制成无菌水溶液，雾化吸入。

3. 小儿喘息性支气管炎

咳喘合剂（麻黄1～3g，鱼腥草4～6g，枳壳2～4g，茯苓4～9g，地龙3～6g，丹参4～6g，均为颗粒制剂，再根据证型加味）制成无菌水溶液，雾化吸入。

4. 支气管哮喘

麻白合剂（麻黄、白果、杏仁、枳实、辛夷、细辛、丹参、川芎、黄芩各10g，甘草4g，均为颗粒制剂）制成无菌水溶液，雾化吸入。

5. 肺炎

麻黄、杏仁各5g，连翘、鱼腥草各10g，川贝6g，细辛、地龙各4g，均为颗粒制剂）制成无菌水溶液，雾化吸入。

6. 心血管疾病

（1）通脉液（荜茇、细辛、川芎、香附、沉香各10g，均为颗粒制剂）制成无菌水溶液，雾化吸入。

（2）丹参、红花、川芎、延胡索、麝香、木香、冰片、麦冬各10g，均为颗粒制剂，制成无菌水溶液，雾化吸入。

7. 咽炎

（1）急性咽炎

①鱼腥草和复方丹参各12g，制成无菌水溶液，雾化吸入。②加味金灯山根汤（锦灯笼、山豆根、桔梗、生甘草、射干、牛蒡子、大黄、金银花、连翘、贝母各10g，均为颗粒制剂）制成无菌水溶液，雾化吸入。

（2）慢性咽炎

①金银花、连翘、桔梗、薄荷、菊花、板蓝根、麦冬、生地黄各10g，甘草4g，均为颗粒制剂，制成无菌水溶液，雾化吸入。②生地黄、玄参、麦冬、赤芍各10g，制成无菌水溶液，雾化吸入。

8. 慢性鼻窦炎

黄芩、桔梗、栀子、蒲公英、鱼腥草、茯苓、赤芍、防风、白芷、川芎、黄芪、石菖蒲、薄荷、路路通、泽泻、苍耳各10g，甘草4g，均为颗粒制剂，制成无菌水溶液，雾化吸入。

八、展望

近年来雾化吸入肺部给药在给药装置和制剂手段研究等方面取得了巨大进步，其中一些已应用于临床并形成产品，国外蛋白质和多肽类肺病给药系统的研制也取得了一定成果，应用前景乐观。但雾化吸入剂的研究仍有很多方面需要改善和提高，如雾化剂的安全性评价还未得到足够重视，各种雾化方式对药物有效成分影响的药效学研究几乎没有。中药雾化吸入剂的研究应紧跟时代潮流，从而为中药现代化的发展起到较好的补充作用，相信随着制剂技术和分析水平的不断发展以及药学工作者的不断努力，中药雾化吸入剂的现代化一定指日可待。

第二章　现代临床常用急救诊疗技术

第一节　心肺复苏术

心脏骤停指心脏泵血功能突然停止。心源性猝死是指由于心脏原因导致的突然死亡。对心搏骤停或心源性猝死者的处理主要是立即进行心肺复苏术。目前统一的心肺复苏术应按如下步骤，争分夺秒进行。

一、识别心脏骤停

1. 主要依据

①突然意识丧失；②大动脉搏动消失；③心电图有以下表现之一：心室颤动、心电机械分离、心室停搏。

2. 次要依据

①双侧瞳孔散大、固定、对光反射消失；②自主呼吸完全消失，或在短时间内呈叹息样或点头状呼吸，以后迅速消失；③口唇、甲床和四肢末梢发绀。

操作程序：拍打患者双肩，在患者两侧耳畔大声呼唤患者，以判断意识是否存在；同时立即一手扪诊其颈动脉是否搏动，侧脸靠近患者鼻孔，感受有无气流，侧脸时可观察患者胸廓是否有起伏。

注意事项：在成人中以听诊心音消失或血压测不出为标准判断心脏骤停并不可靠；瞳孔的变化也可能受阿片制剂等药物、老年白内障、失明等疾病的影响；患者鼻孔有无气流和胸廓有无起伏只作为辅助判断，而不是主要条件。

二、呼叫支持

施救者在不延误基础心肺复苏的同时，应立即通过他人通知急诊救护系统，如在院外则呼叫120；如在院内则汇报上级医师，呼叫急救部等。

三、基础心肺复苏

基础心肺复苏即基础生命活动支持，其措施包括重建循环（circulation support）、畅通气道（airway control）、重建呼吸（breathing support）和除颤（defibrillation）。简称为CABD。

1. 重建循环（circulation support）

操作程序：①患者平躺在地面或硬板床上。操作者跪于患者右侧，左膝约平患者左肩，双膝距患者肩部约为一拳，双膝分开，间距约同肩宽。②两种定位手法（双乳头连线法、寸移法）。双乳头连线法：双乳头连线的中点；寸移法：用手指触到患者的胸廓下缘，手指沿季肋弓向中线滑动，于肋骨与胸骨连接处，上移 2 横指为按压点。③用一手的掌根平行胸骨置于按压定位点上，手指翘起，另一手掌根重叠，手指交叉紧扣前一手指的根部。双膝分开，操作者身体前倾，上臂与患者胸壁垂直。肩背部直接向前臂、掌根垂直加压。④成人使胸骨下端下陷 5～6cm，婴儿大约 4cm，儿童大约 5cm。按压频率 100～120 次/分。⑤每一次按压应使胸廓完全回弹，保证胸廓回弹充分和胸外按压间歇最短化。

注意事项：①掌根部纵轴与患者的胸骨纵轴需确保一致，不可将按压力量作用于患者的两侧肋骨上或胸骨下剑突处，按压部位需要准确定位。②按压间歇的放松期，操作者不应施加任何压力在胸壁，但手掌不宜离开胸壁，以免移位。③按压过程要求节律平稳，用力均匀，不可使用瞬间力量，避免冲击式按压。④2015 版美国心肺复苏指南中首次对按压深度上限进行规定，应使按压深度不超过 6cm。

2. 畅通气道（airway control）

操作程序：①打开口腔，检查口腔内是否有异物，有异物者用纱布清除口鼻咽腔污物，有活动义齿者取出。②压额抬颏法：左手小鱼际置于患者的前额发际向后施加压力，右手中指、食指抬起颏部，两手同时用力，使患者头后仰。③推举下颌法：怀疑患者存在颈椎外伤时应用此方法。

注意事项：开放气道的标准：口角与外耳道连线与地面垂直。

3. 重建呼吸（breathing support）

操作程序：①在院外急救，无球囊面罩的情况下，以口对口人工呼吸效果最好。每进行 30 次胸外心脏按压，吹气 2 次。操作时捏住患者鼻孔，操作者深吸气后，使自己的口唇与患者口唇外缘紧密贴合再用力吹气。如患者牙关紧闭，则改为口对鼻呼吸，即用口唇紧密贴合患者鼻孔四周后吹气。②在院内急救，则优先使用球囊面罩贴合患者口鼻后吹气。使用 EC 手法或单 C 手法操作简易呼吸器，成人球囊约 1.5L 容量，适度的挤压球囊使每次潮气量 400～600mL。③无论是口对口人工呼吸，还是应用球囊面罩，每次均应持续吹气 1 秒钟以上，两次通气中间间隔 1 秒钟，保证有足够的气体进入胸廓，使胸廓有明显抬高。

注意事项：①控制每分钟人工呼吸次数，避免因过度通气导致的胸腔内压增加、静脉血液回流减少及心输出量下降。②避免通气时压力过大造成食道开放，气体进入消化道导致胃肠胀气、反流、误吸、窒息等。③操作者在胸外按压时，助手应用 E 手法持续开放气道，面罩稍离开口鼻。

4. 除颤（defibrillation）

心脏电复律是用较强的脉冲电流通过心肌，使心肌各部分在瞬间同时除极，以终止异位心律，使之恢复窦性心律的一种方法。该方法最早用于消除心室颤动，故称为电除颤，后来进一步用于纠正心房颤动、心房扑动、阵发性室上速和室性心动过速，故称为电复律。

适应证：心室颤动、心室扑动、无脉性室速。

操作程序：①打开除颤仪调至监护档：双相波除颤仪在监护档默认为 PADDLES 导联，所以在操作时只需打开监护开关，安置电极板即可进行监护；部分单相波除颤仪在打开监护开关时，默认的不是 PADDLES 导联，需要在操作时打开监护开关后，在 ECG 按键处进行调整，直至屏幕上显示为 PADDLES 方可安置电极板进行监护。②安放电极板监测心律：电极板分为心底板（STERNUM）和心尖板（APEX），心底板置于右锁骨下、胸骨右旁，心尖板的中点居于左腋中线第五肋间，其上缘约平乳头连线，左侧缘约与腋前线重叠。③清理胸部皮肤，涂抹导电糊：清理胸部皮肤的汗液、污物、水、油脂及所佩戴的金属饰物等，涂导电糊于电极板并对搓使之均匀分布。④调至除颤位，选择能量：双相波需先调到除颤位再选择能量，单相波直接选择能量即可。能量选择：成人：单相波 360J，双相波 200J；儿童：可以使用 2～4J/kg 的剂量作为初始除颤能量。⑤充电：可以在面板上充电或者在手柄上充电，仪器发出蜂鸣音时提示充电完毕。⑥安放电极板，再次确认心律：使心脏位于电流的路径中心是电极板放置原则。标准位置（心底－心尖）：胸骨右缘锁骨下－左腋中线第五肋间；前后位置：心前区左侧－背部右肩胛下角区。由于复苏时患者多处于仰卧位，故常采用标准位置放置。必须再次确认为可除颤心律方可放电。⑦放电：放电前需要施予适当的力量（约 10kg 左右）在电极板上，与患者保持安全距离，同时按下两电极板上的放电按钮（或在面板上按压电击键）进行放电。

注意事项：①注意充电前旁人需要离开，充电过程中电极板不能对着他人或自己，以免发生意外电击。充电过程中助手须持续胸外按压。②放电前大声提醒所有人离开患者，环顾四周，确保操作者自己、助手、家属等均未直接或间接接触患者及病床。电极板与胸壁皮肤之间不留空隙，在放电结束前不能松动。③对于儿童后续电击，能量级别应至少为 4J/kg 并可以考虑使用更高的能量，但不能超过 10J/kg 或成人最大能量。④因除颤后心脏尚处于抑制状态，没有搏动或机械搏动力弱，不能维持基本血供需要，故需马上按压，不可在放电后做观察心电、听诊心脏等无效操作而耽误按压。⑤关于先除颤，还是先胸外按压的问题，2015 年新指南建议，当可以立即取得体外自动除颤器（AED）时，应尽快使用除颤器，当不能立即取得 AED 时，应立即开始心肺复苏，并同时让人获取 AED，视情况尽快尝试进行除颤。

四、高级复苏

高级复苏旨在于进一步支持基本生命活动，恢复患者的自主心搏和呼吸。措施包括：气管插管、除颤复律和（或）起搏、建立静脉通道。

1. 气管插管

一般在 2 次或 3 次电除颤失败，或除颤复律后神志未完全恢复者中使用。

2. 除颤

见基础心肺复苏部分内容。

3. 药物

①肾上腺素每 3 到 5 分钟给药一次，可给予肾上腺素 1mg 静脉注射后再给予电除颤。②血管加压素可在第一或第二次除颤后静脉注射给药一次。③若复律后窦性心律难以维持，可首选胺碘酮 150mg 静脉注射，再以前 6 小时 1mg/分钟，后 0. 5mg/分钟静脉泵入。④也可给予利多卡因 1 ~ 1. 5mg/kg 体重静脉注射，每 3 到 5 分钟重复一次，最大剂量可达 3mg/kg，然后 1 ~ 4mg/分钟连续泵入维持。⑤仍无效者可泵入普鲁卡因胺 10 ~ 15mg/kg，开始速率为 20mg/分钟，之后以 1 ~ 4mg/分钟维持。

注意事项：若明确心脏骤停是由于严重的心动过缓、心室停搏、电机械分离所致，即无体外电除颤指征，正确的做法是给予气管插管、继续人工胸外心脏按压、口对口人工呼吸，尽量设法控制低氧血症和酸中毒。可给予静脉注射或心内注射肾上腺素和（或）阿托品，也可使用体外临时心脏起搏器以期建立规则的心律。

五、心肺复苏术后的处理

1. 心肺复苏成功后，需要继续维持有效的循环和呼吸，防治脑缺氧和脑水肿，维持水和电解质平衡，防治急性肾功能衰竭和继发感染等。

2. 心肺复苏后可出现快速性心律失常：①若发生心房颤动或扑动，可选用地尔硫䓬、β 受体阻滞剂、维拉帕米、地高辛。②若发生阵发性室上性心动过速，先尝试刺激迷走神经疗法，可试用腺苷 6mg 静脉推注，若无效，1 到 2 分钟后可再给予 12mg 静脉推注一次。③若出现宽 QRS 波的心动过速，或室性心动过速，则使用利多卡因 1. 0 ~ 1. 5mg/kg 静脉推注，此后每 5 到 10 分钟给予利多卡因 0. 5mg ~ 0. 75mg/kg 静脉推注，总剂量不超过 3 mg/kg，控制后可给予利多卡因 1 ~ 4mg/分钟静脉滴注。若仍无效，可给予胺碘酮 150mg 静脉推注，重复给药总量可达 500mg，前 6 小时 1. 0mg/分钟，以后 0. 5mg/分钟静脉滴注。

3. 其他处理

2015 版美国心肺复苏指南指出：①所有在心脏骤停后恢复自主循环的昏迷（即对语言指令缺乏有意义的反应）的成年患者，都应采用目标温度管理（TTM），选定在 32℃ 到 36℃ 之间，并至少维持 24 小时。②所有疑似心源性心脏骤停患者，无论是 ST 段抬高的院外心脏骤停患者，还是疑似心源性心脏骤停而没有心电图 ST 段抬高的患者，也无论其是否昏迷，都应实施急诊冠状动脉血管造影。

第二节　持续性肾脏替代治疗

一、什么是血液净化

血液净化是把患者的血液引出身体外并通过一种净化装置，除去其中某些致病物质，净化血液，达到治疗疾病的目的的一种治疗方法。

二、有哪些血液净化的模式

血液净化的模式有：血液透析（hemodialysis，HD）、血液滤过（hemofiltration，HF）、血液透析滤过（hemodiafiltration，HDF）、免疫吸附（immunosorption）、血浆置换（plasma exchange，PE）、持续性肾脏替代治疗（continuous renal replacement therapy，CRRT）、血液灌流（hemoperfusion，HP）等。

三、CRRT 定义

持续的血液净化（治疗时间≥24h）；缓慢的血液净化；尽可能地模仿肾脏清除功能。

随着血液净化技术的发展，CRRT 已不限于治疗急慢性肾功能不全患者，逐渐扩展到多脏器功能障碍综合征、全身炎症反应综合征、暴发性肝功能衰竭、重症出血坏死性胰腺炎等急重症患者的抢救治疗。

四、CRRT 适应证

（一）肾脏疾病

1. 重症急性肾损伤伴血流动力学不稳定和持续清除过多水或毒性物质，如：重症急性肾损伤合并严重电解质紊乱、酸碱代谢失衡、心力衰竭、肺水肿、脑水肿、急性呼吸窘迫综合征、外科术后严重感染等。

2. 慢性肾功能衰竭合并急性肺水肿、尿毒症脑病、心力衰竭、血流动力学不稳定等。

（二）非肾脏疾病

多脏器功能障碍综合征、脓毒症休克，成人呼吸窘迫综合征、挤压综合征、乳酸酸中毒、急性重症胰腺炎、心肺体外循环手术、慢性心力衰竭、肝性脑病、药物或毒物中毒、严重体液潴留、需要大量补液、电解质和酸碱代谢紊乱、肿瘤溶解综合征、过高热等。

五、CRRT 禁忌证与并发症

1. 禁忌证

无绝对禁忌证，但存在以下情况时慎用：①无法建立合适的静脉通路；②严重凝血功能障碍；③严重活动性出血，特别是颅内出血。

患者出血方面考虑：近 48 小时曾发生大出血；手术后 24 小时内；部分凝血活酶时间 APTT > 60 秒；或血小板计数 < 60×10^9/L。

2. 并发症

出血、血栓、感染、过敏反应、低温、营养丢失。

六、CRRT 的原理

1. 水的清除

包括渗透与超滤，膜两侧浓度梯度差可使水由低浓度侧向高浓度侧移动，这称为渗透；向膜的一侧施加压力，则水会从压力高侧向压力低侧移动，这称为超滤。清除水的过程中，两种方式均存在，但因机器产生的跨膜压力差（跨膜压）远大于渗透压，以至于后者可忽略不计，故认为清除的主要机制为超滤。

2. 溶质的清除

（1）弥散：溶质依靠浓度梯度从高浓度一侧向低浓度一侧转运，该现象称为弥散。可有效清除低分子，包括 BUN、Cr、电解质。

（2）血液透析特点：空心纤维外面透析液反向流过；以弥散为主要原理。

（3）对流：溶质及溶剂一起通过半透膜的运动称为对流。跨膜的动力是两侧的水压差，不受溶质的分子量及浓度梯度差的影响。

（4）血液滤过特点：需要在滤器后（前）补回相应的液量和电解质（置换液）以代替肾小管的重吸收功能。

七、CRRT 血流模式

1. 动脉－静脉模式（AV 模式）

患者的动静脉压力推进血液流经循环系统，没有利用血泵。

2. 静脉－静脉模式（VV 模式）

这种循环需要血泵在滤器前，让血液从滤器流回。

八、CRRT 治疗模式

包括连续性静脉－静脉血液滤过（CVVH）、连续性静脉－静脉血液透析（CVVHD）、连续性静脉－静脉血液透析滤过（CVVHDF）、血液灌流（HP）、血浆置换（PE）等。

1. 连续性静脉－静脉血液滤过（CVVH）

特点：溶质的清除通过对流；通过静水压诱导超滤；超滤率主要取决于跨膜压、水通透性、膜孔径、膜面积和膜厚度；一般超滤率在 1～2L/小时可以提供充分的溶质清除；需要置换液（前稀释和后稀释）、血泵、置换液泵、废液泵，无需透析液。

2. 连续性静脉－静脉血液透析（CVVHD）

特点：静脉－静脉循环；超滤率为 0；至少需要一个血泵和透析泵（10～30mL/分钟）、废液泵；无需置换液，需透析液。

3. 连续性静脉－静脉血液透析滤过（CVVHDF）

特点：静脉－静脉循环；高通透性透析膜；超滤率 >10mL/分钟（14～24L/天）；需要血泵（流量 =50～150mL/分钟）；需要置换液泵（10～30mL/分钟）；需要透析液

泵（10～30mL/分钟）；需要废液泵；需透析液和置换液。

4. 血液灌流（HP）

血液灌流是将患者血液从体内引到体外循环系统内，通过灌流器中吸附剂非特异性吸附毒物、药物、代谢产物，达到清除这些物质的一种血液净化方法或手段。

特点：因可以吸附药物，故比血液透析能更有效清除药物；对脂溶性药物能更有效清除；不存在清除液体。

5. 血浆置换（PE）

是将患者的血液引出体外，分离血浆和细胞成分，弃去血浆；将细胞成分及与废弃血浆等量的置换液一起输回患者体内，达到清除致病介质的治疗目的。

方法：血浆置换的关键过程为持续补充与置换容量相当的等渗溶液；置换液可为：新鲜血浆、白蛋白溶液、生理盐水、代血浆等。

目的：在于快速去除那些特殊的致病物质，这些物质包括自身免疫性疾病中的自身抗体、沉积在组织引起组织损伤的免疫复合物、过量的低密度脂蛋白、各种副蛋白以及循环毒素，如过量的药物、毒物等。

表4－2－2－1　不同治疗模式对致病物质的清除特点

<table>
<tr><td rowspan="2">大分子</td><td>血脂（LDL、HDL）</td><td></td><td></td><td rowspan="9">血液灌流</td><td rowspan="9">血浆置换</td><td rowspan="5">血液吸附</td></tr>
<tr><td>蛋白（免疫复合物、白蛋白）</td><td></td><td rowspan="8">血液滤过</td></tr>
<tr><td rowspan="3">中分子</td><td>内毒素、细胞因子、炎性因子</td><td></td></tr>
<tr><td>化学毒物</td><td></td></tr>
<tr><td>胆红素</td><td></td></tr>
<tr><td rowspan="4">小分子</td><td>BUN、Cr</td><td rowspan="4">血液透析</td><td></td></tr>
<tr><td>GLU</td><td></td></tr>
<tr><td>电解质（Na^+、K^+、Cl^-、Ca^{2+}、HCO_3^-）</td><td></td></tr>
<tr><td>水份</td><td></td></tr>
</table>

九、CRRT抗凝选择

常用包括：普通肝素、肝素局部抗凝（鱼精蛋白）、低分子肝素、盐水冲管、枸橼酸盐局部抗凝、前列环素、水蛭素等。

1. 普通肝素

适应证：无出血；凝血功能基本正常；PLT $>60\times10^9$/L。

禁忌证：出血及出血倾向；AT-Ⅲ缺乏；肝素诱导血小板减少症。

用法：一般首次负荷剂量2000~5000IU静注，维持剂量500~2000IU/h；或负荷剂量25~30IU/kg静注，然后以5~10IU/（kg·h）的速度持续静脉输注。需每4~6h监测APTT，据此调整普通肝素用量，以保证APTT维持在正常值的1~1.4倍。

2. 局部肝素法

适应证：适用于活动性出血、高危出血倾向者。

用法：动脉端给予肝素，静脉端给予适当剂量的鱼精蛋白中和。抗凝作用仅发生在体外，显著减少患者出血的危险。滤器前肝素以1000~1500U/h泵入，滤器后鱼精蛋白以10~12mg/h泵入（一般为1∶1）。监测指标与普通肝素一样，监测频率更高。尽管减少了出血风险，但由于抗凝方案众多，鱼精蛋白不良反应发生率高，不推荐使用。

3. 低分子肝素

适应证：无出血；APTT延长<2倍；PLT $>60\times10^9$/L。

用法：首剂静注15~20IU/kg，维持剂量<10IU/kg·h，低分子肝素全身抗凝的检测指标推荐应用抗Xa活性，目标维持在0.25~0.35IU/mL。

优点：可减少出血风险。

缺点：价格比较昂贵，监测困难，小剂量可致滤器凝血，易在体内蓄积，低分子量肝素也可诱发血小板减少症，因此对普通肝素诱发的血小板减少症，同样不能应用低分子肝素。

4. 盐水冲管

适应证：自发性出血；APTT>60s；PLT $<60\times10^9$/L；新近手术者（<48h）。

实施：前稀释+盐水冲管，滤器前动脉端连接生理盐水冲洗系统，50~250mL/次，1~2次/小时。

5. 枸橼酸局部抗凝

适应证：临床上存在明显出血性疾病或出血倾向，或血浆部分活化凝血酶原时间、凝血酶原时间和国际标准化比值明显延长的患者。

禁忌证：低氧血症患者禁用，肝功能衰竭患者慎用。

并发症：低钙血症：常表现为口周颜面麻木或手足抽搐，往往是补钙量不足或者是输液泵误差所致；代谢性酸中毒：枸橼酸蓄积所致；代谢性碱中毒和高钠血症：与置换液中碱基及钠浓度过高有关。

实施与监测：①4%枸橼酸钠180mL/h滤器前持续注入，控制滤器后的游离钙离子浓度0.25~0.35mmol/L；②在静脉端给予0.056mmol/L氯化钙生理盐水（10%氯化钙80mL加入到1000mL生理盐水中）40mL/h，控制CRRT管路动脉端（滤器前）

游离钙离子浓度1.0~1.2mmol/L；③3%枸橼酸钠接管路动脉端ACD-A初始泵速为血流速度（BFR）的2.0~2.5%，泵速（mL/h）=（1.2~1.5）×BFR（mL/分钟）；④10%葡萄糖酸钙接管路静脉端泵速8.8~11.0mL/h（ACD-A泵速的6.1%）；⑤置换液中不含钙；⑥滤器后管路中游离钙0.20~0.40mmol/L；⑦外周静脉或动脉游离钙1.00~1.20mmol/L。

十、CRRT治疗量

1. 超滤率（UFR）

为单位时间内通过滤器的液体总量。单位：mL/kg/h；UFR = BFRin - BFRout；UFR = Lp × A × TMP = Kuf × TMP（Lp：滤器膜超滤系数；A：滤器膜面积；TMP：跨膜压；Kuf：滤器超滤系数）

2. 滤过分数（FF）

单位时间内从流经滤器的血浆中清除的液体量占血浆流量的百分数。

$FF = Q_{uf}/Q_p$

Q_{uf}（mL/h）=超滤速率（每小时从流经滤器的血浆中清除的液体量）

Q_p（mL/h）=血浆流量（每小时流经滤器的血浆量）

$FF\% = UFR \times 100\% / Q_p$

$Q_p = BFR \times (1 - Hct)$

3. 治疗剂量

治疗剂量通常是用单位公斤体重单位时间废液量来表示，单位为mL/kg·h。

单纯的ARF——肾脏替代治疗的剂量<35mL/kg/h；合并脓毒症、MODS时——肾脏替代治疗的剂量（>42.8mL/kg/h）

目前CRRT剂量的共识：英国重症监护学会认为：成人<2L/h的超滤量可能显示不出疗效（C级），前稀释模式需要增加15%以上。35mL/kg/h剂量可能是最低有效剂量（1C），这个剂量也保证了足够的达成剂量。如果治疗脓毒症AKI，35mL/kg/h是最低剂量（1C）需保证剂量达成率达到85%（E级）。中华医学会重症医学分会认为：重症患者合并ARF时，静-静脉血液滤过（CWH）剂量不应低于35mL/kg/h（B级），HVHF用于感染性休克的辅助治疗时，建议剂量不低于45mL/kg/h（D级）。

【病案参考】

患者，男性，62岁，以“间断活动后气短1周，加重伴无尿12小时”入院。查体：端坐位，呼吸急促，双肺可闻及广泛湿啰音，双下肢凹陷性水肿。患者入院BP 128/68mmHg，R 42次/分，SPO_2 88%，急予以气管插管后BP降至88/54mmHg，予以大剂量利尿药后，仍无尿，急查血常规：PLT 50×10^9/L，肾功能：BUN 43mmol/L，Cr 500ummol/L，K 5.1mmol/L。凝血功能基本在正常，入院诊断为：急性左心衰，心源性休克，肾功能衰竭，该患者对利尿剂治疗效果差，血流动力学不稳定。

1. 患者目前存在急性心力衰竭、急性肾损伤合并血流动力学不稳定，符合 CRRT 指征。

2. 模式选择：Cr、K、水分属于小分子，可选择 CVVH，前稀释 + 后稀释。

3. 治疗量：按照治疗量 35mL/kg/h，设定血流量 150mL/h，置换液量 3000mL/h，每小时 100mL，Hct30%，体重 70kg。前置换液 1400mL，后置换液 1600mL，FF = 25%，FF < 30%。

4. 抗凝方式选择，患者目前存在出血风险，PLT < 60×10^9/L，选择枸橼酸局部抗凝。枸橼酸自血滤器动脉端泵入，泵入速度为血流量的 1.2 ~ 1.5 倍。葡萄糖酸钙设置：10% 葡萄糖酸钙，泵入的初始计量为置换液∶葡萄糖酸钙 = 400∶1。碳酸氢钠设置：置换液∶碳酸氢钠 = 20∶1，根据患者血气结果调整。

第三节 营养支持

一、定义

营养支持是指经口、肠道或肠外途径为患者提供较全面的营养素的一种治疗方法。目前临床上包括肠内营养支持和肠外营养支持。

二、形成与发展

自 20 世纪 60 年代末，Dudrick 与 Wilmore 创用静脉营养以来，临床营养支持发展迅速，疗效显著，随之输注技术、营养制剂、疾病代谢研究等方面也有了迅速的发展，肠外营养支持在临床上得到了广泛的应用。近年来，随着临床营养学的发展，胃肠道功能保护的重要性被逐渐认识，营养支持途径逐渐由以胃肠外营养为主的支持方式转变为以肠内营养为主的支持方式，“营养支持”这一名词已逐渐被“营养支持治疗”所替代，在一些疾病或疾病的某一阶段，成为治疗的辅助甚至主要的治疗手段之一。特别是在危重症患者的营养支持方面，得到了更深入的发展。

三、基本原理

机体在受到严重创伤、烧伤、感染等打击后，会发生一系列的生理与代谢改变。胃肠道作为缺血性损害的敏感器官之一，可出现不同程度的缺血与再灌注损伤，甚者可出现肠黏膜受损与肠腔内的细菌和毒素移位，并可引发肠源性感染（全身性感染）及远隔器官的功能损害。此外，肠道作为代谢活跃器官，在危重疾病状态下由于黏膜上皮细胞营养物质的迅速消耗与缺乏使肠黏膜结构与功能严重受损，甚至会导致肠功能衰竭。直接向胃肠道提供营养物质，是保证黏膜营养及其功能的重要手段。肠内营养还可促进胃肠动力与消化吸收功能恢复，改善感染特别是腹腔感染、长期禁食和全肠外营养导致的肝脏淤胆并发症。

当无法经胃肠道摄取营养或摄取营养物不能满足自身代谢需要时，患者需通过肠道外途径获得能量、氨基酸、脂肪、碳水化合物、维生素及矿物质等营养素。

四、操作规程

1. 营养支持途径

临床上采用的营养支持途径包括肠内营养与肠外营养，应首选肠内营养支持途径。

2. 营养支持时机

当患者由于各种原因无法或不愿正常进食，或存在营养不良或有营养不良风险时，均应给予肠外营养/肠内营养支持。营养不良风险筛查方法 2002（NRS2002）被推荐为住院患者营养不良风险评定的首选工具。它结合了四方面的内容：人体测量（使用 BMI）、疾病结局与营养支持的关系、近期体重变化以及近期营养摄入变化。NRS2002 采用评分的方法来对营养风险加以度量，评分达到或大于 3 分作为营养不良风险的标准，建议进行营养支持。重症患者营养支持时机选择的原则：在经过早期有效复苏（特别是容量复苏）与血流动力学基本稳定，水、电解质与酸碱严重失衡得到初步纠正后，及早开始营养支持，一般在有效的复苏与初期治疗 24～48 小时后可考虑开始。

3. 能量供给

早期给予 20～25kcal/(kg·d) 的能量，其中蛋白质 1.2～1.5g/(kg·d)［氨基酸 0.2～0.25g/(kg·d)］，目的是在提供维持机体细胞代谢所需的同时，避免超负荷能量供给加重应激早期出现的代谢紊乱，如高血糖、高血脂、高碳酸血症及肝肾功能损害等。随着应激状态的改善逐渐增加热量补充，达 30～35kcal/(kg·d)。否则，长时间的低热卡营养很难纠正患者的低蛋白血症与营养不良。

危重症患者的体重判断容易产生偏差，临床中应考虑影响实际体重的因素，可采用理想体重计算或预测体重计算方法。

预测体重（PBW）：

M：50 + 0.91（H − 152.4）

F：45.5 + 0.91（H − 152.4）

为使其更为合理，临床中需要动态评价病情与营养治疗的反应，不断调整，避免过度喂养，也要防止营养不足。

4. 肠内营养在危重症患者的应用

（1）要素饮食的类型与选择：肠内营养制剂根据其组成成分为几种类型，如整蛋白配方饮食、预消化配方（短肽）、单体配方（要素饮食）、疾病特殊配方（肝肾疾病等特殊)、匀浆膳和管饲混合饮食等。

1）整蛋白配方：营养完全，可口，价廉，适用于胃肠道消化功能正常者。

2）预消化配方：简单消化即可吸收，适用于胃肠道有部分消化功能者。

3）氨基酸单体配方——以氨基酸为蛋白质来源的要素营养：直接吸收，适用于短肠及消化功能障碍患者。

4）疾病特殊配方：适用于某种疾病，如合并糖尿病、肾功能障碍、呼吸功能障碍及肝功能不全等。

复苏后早期肠内营养不宜选择高渗透压配方制剂；存在肠道缺血或动力障碍的高风险患者，避免选择含有膳食纤维配方的肠内营养制剂；顽固性腹泻、吸收不良以及肠缺血患者，推荐使用短肽型肠内营养制剂。

（2）肠内管道喂养途径：适宜的喂养途径是保证肠内营养安全有效实施的重要前提。除口服营养补充外，肠内营养的管道喂养途径包括鼻胃（十二指肠）管、鼻空肠管、胃造口、空肠造口等。喂养途径的选择取决于喂养时间长短、患者疾病情况、精神状态及胃肠道功能。

（3）肠内营养的输注：肠内营养的输注方式有一次性投给、间歇性重力滴注和连续性经泵输注 3 种。具体输注方式的选择取决于营养液的性质、喂养管的类型与大小、管端的位置及营养物质需要量。

5. 肠外营养在危重症患者的应用

（1）营养素及其需要量：常规的营养素成分包括碳水化合物、脂肪（包括必需脂肪酸)、氨基酸、电解质、维生素、微量元素、水等。

1）碳水化合物类：是非蛋白质热量的主要部分，葡萄糖是临床常用的选择，其他还有山梨醇、果糖、木糖醇等，热卡密度为4kcal/g。碳水化合物是非蛋白质热量的主要来源之一，也是脑神经系统、红细胞必需的能量物质，每天需要量 >100g，以保证上述依赖葡萄糖氧化供能的细胞所需，故外源葡萄糖供给量一般从 100 ~150g/d 开始，占非蛋白质热量的50% ~60%。

2）脂肪乳剂：脂肪乳剂是肠外营养中另一重要营养物质和非蛋白质热量来源，提供必需脂肪酸（亚油酸、亚麻酸、花生四烯酸)，参与细胞膜磷脂的构成及作为携带脂溶性维生素的载体，单位体积可供给较高的热量（9kcal/g)。外源性脂肪的补充需考虑到机体对脂肪的利用和清除能力，一般占总热量的 15% ~30%，或占非蛋白质热量的 30% ~50%，补充量在 0.8 ~1.5g/(kg · d) 是安全的。

3）氨基酸：氨基酸溶液作为肠外营养液中的氮源，是蛋白质合成的底物来源，平衡型氨基酸是临床常选择的剂型，含有各种必需氨基酸和非必需氨基酸，比例适当，具有较好的蛋白质合成效应。维持氮平衡的蛋白质供给量一般从 1.2 ~1.5g/(kg · d) 开始，约相当于氮 0.2 ~0.25g/(kg · d)；热氮比一般为 100 ~150kcal : 1gN。

4）电解质和水：每日常规补充的电解质主要有钾、钠、氯、钙、镁、磷。血清电解质浓度测定为确定电解质的补充量提供依据。接受全肠外营养的患者，除补充生理剂量电解质，还需充分考虑到增加额外丢失的量。每日体重监测、液体出入量以及临床检查是否存在脱水、水肿，是营养支持时容量管理的参考。

5）微量营养素：维生素、微量元素等体内含量低、需要量少，故又称为微量营养素，但同样有着重要的生理作用，参与营养代谢。

肠外营养时各种营养素应同时进入体内，否则将影响其有效利用。即无菌条件下配制成全静脉营养混合液后持续匀速输注。为确保输入的混合营养液的稳定性，不应在全合一营养液中添加抗生素、胰岛素等任何其他药物。肠外营养液持续静脉滴注时的最少输注时间必须适应葡萄糖的最大氧化速率［一般为4～5mg/(kg·min)，危重患者为3～4mg/(kg·min)］。

（2）肠外营养液的混合配置：肠外营养混合液应在医疗机构的静脉药物配置中心集中配置，配置操作时应注意正确的混合原则与混合顺序，如钙剂和磷酸盐需分别加入不同的溶液内稀释，以免生成磷酸钙沉淀；氨基酸和葡萄糖混合后检查有无沉淀和变色，确认无沉淀和变色才可加入脂肪乳。若有分层、颜色变化、沉淀析出，则停止使用。

（3）肠外营养的输注途径：肠外营养液经静脉给予，输注途径可分为外周静脉置管和中心静脉置管。中心静脉置管又分为经外周置入中心静脉导管、经皮直接穿刺中心静脉置管（暂时性中心静脉置管）和静脉输液港（永久性中心静脉导管）等。外周肠外营养时，输注时间越长，血栓性静脉炎的发生率越高。

五、适应证和禁忌证

1. 肠内营养的适应证与禁忌证

适应证：意识障碍、昏迷患者和有某些神经系统疾病的患者，如神经性厌食等；吞咽困难和失去咀嚼能力的患者；上消化道梗阻或术后患者，如食管癌、幽门梗阻等；高代谢状态患者，如严重创伤、大面积烧伤等；消化道瘘患者，一般用于低流量瘘或瘘的后期，所提供的营养物质不致从瘘口流出者；营养不良者的术前准备；炎症性肠病的缓解期；短肠综合征；胰腺疾病；慢性营养不良患者，如恶性肿瘤及免疫缺陷疾病者；脏器功能不全患者；某些特殊患者，如脏器移植；肠外营养的补充或过渡。

禁忌证：完全性机械性肠梗阻、胃肠道出血、严重腹腔感染；严重应激状态早期、休克状态；短肠综合征早期；高流量空肠瘘；持续严重呕吐、顽固性腹泻，严重小肠、结肠炎；胃肠道功能障碍或某些要求肠道休息的疾病；急性重症胰腺炎的急性期；无法建立肠内营养喂养通路。

2. 肠外营养的适应证与禁忌证

适应证：不能耐受肠内营养和肠内营养选择禁忌的危重症患者，应选择完全肠外营养支持。主要指合并胃肠道功能障碍的危重症患者，其他还包括存在尚未处理的腹部问题（如出血、腹腔感染）的外科患者和由于手术或解剖原因禁止肠道喂养的患者。一旦患者胃肠道可以安全使用时，则应逐渐减少及至停止肠外营养，联合肠道喂养或开始经口摄食。胃肠道可以使用，但仅能承担部分的营养物质补充，可采取联合营养支持方式，目的在于肠功能支持。

禁忌证：在早期复苏阶段、血流动力学尚未稳定或存在有组织低灌注；严重高血糖尚未控制；严重水电解质与酸碱失衡；严重肝功能衰竭、肝性脑病；急性肾功能衰竭存在严重氮质血症时，均不宜给予肠外营养。

六、优点及注意事项

1. 优点

营养支持治疗的临床获益主要包括症状的改善、生活质量的提高、并发症和死亡率的降低、疾病的加速康复。此外，还有一些功能性的变化（如提高肌肉力量和改善疲劳、加速创伤愈合速度、增强机体抗感染相关的免疫功能等）和机体重量或组成的改善（如增加肌肉组织等）。此外，肠内营养在保护肠黏膜的完整性、防止肠道细菌移位、降低肠源性感染、支持肠道免疫系统及维护肠道原籍菌方面具有独特作用。

2. 注意事项

（1）与营养支持治疗管理相关的并发症监测。例如：对于肠外营养患者出现发热时，应警惕感染并发症，尤其是导管相关性血流感染。脂肪乳剂单瓶输注可能出现发热、寒战、头痛、胸闷等表现，应适当控制滴速，减轻副作用。

（2）胃肠道功能。尤其是经胃/小肠喂养的患者，注意胃肠道反应，是否出现恶心、呕吐、反流、误吸、腹胀、腹泻等胃肠道症状。经胃喂养时应定时测定胃残余量，评估胃排空情况。

（3）长期进行肠外营养支持的危重患者应定期检测肝脏功能，ALT、AST、AKP、γ-GTT、CHE 和胆红素等，此外凝血功能、PTA 也是反映肝脏功能的指标。一般每周监测 1～2 次。

（4）定期监测 TG，CHO、LDL-CH、HDL-CH 等，特别是肠外营养使用脂肪乳剂的患者，出现高脂血症、肝功能障碍、低蛋白血症和胆红素代谢异常时，脂肪分解利用能力减低，血脂可能出现升高。通常每周检测 1～2 次。

（5）长期肠外营养支持时缺乏食物对胆囊的刺激，造成胆汁淤积，肠外营养期间可每周检测一次胆囊 B 超，主要目的是检查胆囊容积、胆汁稠度、是否有胆泥形成等，结合相关生化检查，评估肝胆系统损害。

（6）再喂养综合征：严重营养不良患者重新给予肠内或肠外营养时，发生以低磷血症为突出特征的电解质紊乱、维生素缺乏及液体潴留等临床表现，甚至可导致危及生命的心律失常、心功能衰竭、呼吸衰竭以及谵妄、癫痫发作等神经系统表现。因此，严重营养不良患者营养支持前应检测并纠正电解质缺乏、恢复循环血容量，注意补充维生素与电解质。

七、临床应用

1. 重症急性胰腺炎

重症急性胰腺炎早期出现以高分解代谢为突出表现的代谢紊乱，严重持续的应激反应使患者的营养代谢状态受到极大影响，能量消耗明显增加，迅速出现严重的负氮平衡和低白蛋白血症。由于应激反应严重及胰腺的坏死，患者往往出现严重的高血糖、高脂血症，患者早期常合并低钙、低镁、低钾等电解质紊乱。

空肠喂养是安全有效的营养供给途径，但要求空肠营养管顶端位置达到屈氏韧带以下 30～60cm。肠内营养液早期选择氨基酸或短肽为氮源、低甘油三酯的预消化制剂较为适宜。当合并腹间隔室高压、严重肠麻痹、腹腔严重感染及肠瘘等腹部并发症时，肠内营养往往不能实施和不耐受，此时应给予充分的肠外营养。补充葡萄糖时，应同时输注胰岛素控制血糖水平（≤8.33mmol/L）；输注脂肪乳剂时应该严密监测血脂水平，初期合并高脂血症的患者，如血清甘油三酯 >4.4mmol/L，应慎用脂肪；血脂降低后应给予糖脂双能源补充；不含脂肪乳剂的肠外营养不应超过 2 周，否则可能造成必需脂肪酸的缺乏。

2. 合并急性呼吸窘迫综合征患者营养支持

急性呼吸窘迫综合征往往存在着明显的全身炎症反应，并伴随着体内各种应急激素及多种细胞因子和炎症介质的释放，其早期代谢改变特点为严重的高分解代谢，能量消耗增加，加之多数患者需要机械通气治疗，其静息能量消耗可达预计值的 1.5～2 倍。脂肪动员加速，蛋白被迅速消耗，血清白蛋白下降、谷氨酰胺明显减少，血中氨基酸比例失调，迅速出现营养不良，并影响患者的预后。

急性呼吸窘迫综合征患者应尽早给予营养支持，首选肠内营养，并采取充分的措施避免反流和误吸的发生，必要时添加胃肠促动力药物。合并急性呼吸窘迫综合征患者营养支持的原则应掌握：适当降低非蛋白质热量中碳水化合物的比例，降低呼吸商；添加含鱼油与抗氧化剂的营养配方，可能成为合并呼吸衰竭的危重症患者更理想的营养支持方式。

3. 急性肾功能衰竭患者的营养支持

由于肾脏排泄功能的急剧恶化和尿毒症的发生，急性肾衰竭患者出现了多种代谢改变，影响机体容量、电解质、酸碱平衡以及蛋白质与能量的代谢，体内蛋白分解增加，蛋白合成也受到抑制，并严重影响了营养的补充，迅速发生营养不良。此外，内分泌的改变、全身性炎症反应以及肾脏替代治疗导致的营养丢失，也是构成急性肾损伤患者营养不良的主要影响因素。

接受肾脏替代治疗的急性肾功能衰竭患者，营养支持的基本目标和其他代谢性疾病是一致的，但对于未接受肾脏替代治疗的急性肾功能衰竭患者，应注意氮的清除能力及血清必需氨基酸/非必需氨基酸比例失衡。接受肾替代治疗的患者，超滤液中可丢失一部分氨基酸和蛋白质，需增加单位时间氨基酸补充量。应注意血糖的控制，并考虑肾替代治疗过程中含糖透析液/置换液对血糖的影响，尤其是合并糖尿病的患者。电解质紊乱是急性肾功能衰竭期间临床常见的并发症之一，主要包括钾、磷酸盐、钙和镁等浓度改变。在进行肾替代治疗过程中要注意钙、磷、镁的监测与补充，其他如维生素、微量元素也要适当补充。

4. 严重颅脑损伤营养支持

严重颅脑损伤导致全身性的代谢紊乱，能量消耗增加比较突出，尿素氮的排泄量接近热损伤患者的排氮水平，加之昏迷、躁动等精神症状使许多患者不能正常经口进食造成摄入量不足，出现负氮平衡及营养不良、低蛋白血症，加重脑水肿。免疫功能下降使感染性并发症的发生率升高，部分患者合并垂体功能受损，出现尿崩样改变、顽固性低钠及低血钾。此外，由于脑细胞水肿与颅压增高，患者在伤后一段时间内需接受脱水治疗，甘露醇与呋塞米的应用亦会引起水与电解质紊乱，如低血钾、高钠、高氯，晶体渗透压升高。

肠内营养是颅脑损伤患者首先考虑的营养支持方式，重度颅脑损伤者可出现胃动力障碍，难以耐受肠内营养，可尝试小肠喂养或予以全肠外营养。长时间需要管饲者，应考虑胃镜引导下经皮胃造口，以免长期留置鼻胃/肠管。糖脂双能源提供能量有助于避免进一步加重高血糖程度，蛋白质补充量20～25g/(kg·d)，此外，注意增加有神经营养作用的维生素（B族维生素）的补充。肠内营养时可选择高蛋白高能量的营养膳食。但对于存在神志异常、昏迷、躁动的重症患者，应注意监测残余量和选择小肠喂养方式，以减少反流误吸及肺炎的发生。

5. 心功能不全营养支持

由于此病病程较长，呼吸肌与心肌做功增加，心脏与周身组织氧耗增加，导致体温升高、代谢率增高、能量消耗增加等，心脏以及心脏以外的因素综合作用导致蛋白质、能量营养不良，甚至心源性恶病质。当合并感染、创伤等应激时，蛋白质消耗与丢失增加，临床上常表现有贫血与低蛋白血症；肠黏膜细胞与肝细胞水肿则影响其消化吸收及代谢功能；胶体渗透压降低而造成组织水肿并影响伤口的愈合，肺间质水肿影响氧合，进一步加重缺氧，增加并发症，死亡率升高。

存在明显低蛋白血症、胃肠道水肿时易导致肠内营养不耐受，可尝试预消化配方的肠内营养制剂。胃肠功能较好的患者可选择高能量密度的肠内营养制剂以减少容量负荷。葡萄糖、脂肪酸是心肌细胞的供能物质，缺血的心肌组织只能通过糖无氧酵解获取能量，所以肠外营养液中应含有足够的葡萄糖、钾、磷，同时补充一定比例的胰岛素，这些是细胞无氧酵解理想的营养底物。过多钠的补充和液体潴留可导致心衰发生，所以保持低钠摄入是基本原则。当血清白蛋白浓度＜25g/L时，应静脉输注白蛋白，以减少渗透性腹泻的发生。

6. 严重创伤患者的营养支持

严重创伤、大手术、大出血等打击后代谢率增加，能量消耗可超过正常5%～50%，氧耗量增加，分解代谢明显大于合成代谢，迅速出现代谢与营养状态的改变。机体所发生的代谢改变取决于应激的严重程度以及患者既往的健康状况和临床治疗过程。

营养支持途径首先考虑口服或经管饲肠内营养的方法。对于严重创伤后肠道功能状态受到影响，出现肠麻痹或运动不良的患者，应注意辅以其他手段来促进肠功能尽早恢复，如胃肠动力药物，中医治疗（汤剂与穴位注射）等手段，补充谷氨酰胺能够改善其预后。对于合并有肠功能障碍者，可以肠外营养或肠外联合肠内的方式开始营养支持，随着肠功能恢复，转向完全肠内营养。合并消化道损伤的患者，给予肠外营养或可放小肠喂养管，争取实现肠道喂养。机体在受创伤后代谢率增高，一般能量需要量增加10%～50%，创伤患者的能量需要可按25～35kcal/(kg·d）给予，蛋白质或氨基酸的补充为1.5～2.5g/(kg·d)，热氮比为100～150kcal：1gN。精氨酸对于肝脏蛋白的合成及免疫功能等起着重要的作用，并可通过增加胶原合成促进伤口愈合。

7. 严重感染患者的营养支持

严重感染等应激反应后，机体出现了一系列的代谢改变：葡萄糖利用障碍，脂肪与蛋白质过度分解氧化，能量消耗明显增加。加之由于疾病本身常常影响营养的摄取而出现饥饿代谢，持续炎症与发热使氧耗进一步增加，体内的分解代谢大于合成代谢，导致负氮平衡及营养不良，并影响组织修复、伤口愈合及抗感染能力，使脏器功能受到影响。

机体在感染后能量消耗增加与感染的严重程度相关，基础代谢率可增加50%～150%，这在持续炎症与发热的患者更为明显。在能量供给上目前更多的观点是避免过度营养，以免加重代谢紊乱和脏器功能损害，尤其是重症感染早期，推荐低热量[10～20kcal/(kg·d)、500kcal/d；50%～60%目标量]供给原则，1周至12天左右逐渐增加至80%目标能量。脂肪供给量一般可按1～1.2g/(kg·d）补充。严重感染时蛋白质大量分解，加之感染病灶的丢失使血红蛋白迅速下降，氮排出量增加，外源性氨基酸的补充多数认为可在1.2～2.0g/(kg·d)，如血浆白蛋白水平较低时应予适当补充以维持胶体渗透压。此外，还应增强抗氧化维生素（维生素A、C、E）及微量元素（Zn、Se等）的补充。

总之，认识疾病代谢与营养状态的改变，了解营养素代谢特点和营养支持基本理论，掌握营养支持治疗的手段与方法和营养支持治疗可能带给患者的效益与风险，掌握风险的防范措施，是实现有效营养支持治疗的保障。肠内营养是理想的营养供给方式，如果肠道和肠道以外的问题影响肠内营养有效实施时，积极的肠外营养（肠外联合肠内营养或全肠外营养）仍然是必要和重要的，最大限度地减少患者蛋白质-能量负平衡、维持骨骼肌组织体积及功能更为重要，而不应为追求肠内营养而延误营养供给。应该指出，原发病的处理、多器官功能支持仍是首要的和重要的，否则，仅靠营养支持难以改变疾病的进程与结局。

第四节　气管插管术

气管插管术就是将合适的导管插入气管内迅速解除气道不通，保证氧的供应的一项急救技术。它是建立人工通气道的可靠路径之一，其特点是：①任何体位下均能保持呼吸道通畅；②便于呼吸管理，进行辅助或控制呼吸；③减少无效腔和降低呼吸道阻力，从而增加有效气体交换量；④便于清除气管、支气管分泌物或脓血；⑤防止呕吐或反流致误吸窒息的危险；⑥便于气管内用药（吸入或滴入），以进行呼吸道内的局部治疗。

一、适应证和禁忌证

适应证：①呼吸骤停；②呼吸衰竭、呼吸肌麻痹和呼吸抑制者；③各种原因导致的呼吸道梗阻症。

禁忌证：喉头水肿、急性咽喉炎、喉头黏膜下血肿、颈椎骨折、主动脉瘤压迫或侵犯气管壁者，应禁用或慎用。

二、操作要点

气管插管术按照插管途径分为经口腔和经鼻腔插管。根据插管时是否用喉镜显露声门，分为明视插管和盲探插管。临床急救中最常用的是经口腔明视插管术。

1. 患者仰卧，头后仰，颈上抬，使口、咽部和气管呈一直线。

2. 不论操作者是右利或左利，都应用右手拇指推开患者下唇和下颏，食指抵住上门齿，必要时使用开口器。左手持喉镜沿右侧口角进入口腔：压住舌背，将舌体推向左侧，镜片得以移至口腔中部，显露悬雍垂。再循咽部自然弧度慢推镜片使其顶端抵达舌根，即可见到会厌。进镜时注意以左手腕为支撑点，千万不能以上门齿作为支撑点。

3. 弯型镜片前端应放在舌根部与会厌之间，向上提起镜片即显露声门，而不需直接挑起会厌；直型镜的前端应放在会厌喉面后壁，须挑起会厌才能显露声门。

4. 右手持气管导管沿喉镜片压舌板凹槽送入，至声门时轻旋导管进入气管内，此时应同时取出管芯，把气管导管轻轻送至距声门 22 ~ 24cm（儿童 12 ~ 14cm）。安置牙垫，拔出喉镜。

5. 观察导管有否气体随呼吸进出，或用简易人工呼吸器压入气体观察胸廓有无起伏，或听诊两侧有无对称的呼吸音，以确定导管是否已在气管内。

6. 应用胶布把气管插管与牙垫固定在一起，并牢固固定于口部四周及双颊皮肤。

7. 向导管前端的气囊内充空气4～6mL。

三、注意事项

1. 术前充分准备，包括患者、器械等。

2. 为顺利地进行气管插管术，常需麻醉（吸入、静脉或表面麻醉），使嚼肌松弛，咽喉反射迟钝或消失，否则，可能发生插管困难，或因受机械刺激发生喉痉挛，甚或呼吸、心搏骤停。但用于急诊时，应视患者病情而定。①凡嚼肌松弛、咽喉反射迟钝或消失的患者如深昏迷、心肺复苏时，均可经口直接气管内插管。②嚼肌松弛适当，但喉镜下见咽喉反射较活跃者，可直接对咽喉、声带和气管黏膜喷雾表面麻醉后行气管插管。③意识障碍而躁动不安不合作，但又能较安全接受麻醉药的患者，可直接静脉推注安定10～20mg。④气管插管有困难（如体胖、颈短、喉结过高、气管移位等），插管时可能发生反流误吸窒息（如胃胀满、呕吐频繁、消化道梗阻、上消化道大出血等），口咽喉部损伤并出血，气管不全梗阻（如痰多、咯血、咽后壁脓肿等），或严重呼吸、循环功能抑制的患者，应在经环甲膜穿刺向气管注射表面麻醉药和经口施行咽喉喷雾表面麻醉后插管。

3. 纤维光导支气管（喉）镜引导插管法，尤其适用于插管困难病例施行清醒插管。本法无需将患者的头颈摆成特殊位置，又可避免插管的麻醉或用药可能发生的意外，故更能安全地用于呼吸困难处于强迫体位或呼吸、循环处于严重抑制状态患者的气管插管。已经口腔内插管者，先将气管导管套在纤维光导支气管（喉）镜镜杆上，然后镜杆沿舌背正中线插入咽喉腔，窥见声门裂后，将镜杆前端插至气管中段，然后再引导气管导管进入气管，退出镜杆，固定牙垫和气管导管。

4. 操作技术要求熟练，动作轻巧，切忌粗暴，尽量减少由操作不当引起的并发症。

5. 选择合适导管：导管过细，增加呼吸阻力；过粗，套囊充气力过大，易致气管黏膜缺血性坏死，形成溃疡瘢痕及狭窄。一般经口腔插管，男性可选用F36～40号气管导管，女性可用F32～38号气管导管，1岁以上小儿，按导管口径（F）=年龄（岁）+18选用。同时掌握气管内插管的深度，插入过浅容易使导管脱出，过深则可使导管进入一侧主支气管，造成对侧肺不能通气。

6. 保证气道湿化：气管插管封闭上呼吸道而使自身的湿化作用几乎消失，人工通气又会使气道水分散失，导致气道干燥、痰液干结，形成痰栓阻塞气道而造成患者窒息。故除应有足够的液体量维持体液平衡外，机械通气可通过湿化器视气道的湿度增减水量。

7. 吸痰是气管插管后保持呼吸道通畅的主要措施。要求是：①有效；②尽可能避免加重感染；③尽可能避免气管黏膜损伤。每次吸痰手洗净并消毒双手，确保无菌操作。口、鼻、咽腔吸痰管要与气管内者分开，不能混用。

为避免吸痰时引起或加重缺氧，应注意：①每次吸痰前后，应输给100%浓度氧气2分钟；②视患者自主呼吸强弱，一次吸痰时间不应超过1.5分钟；③除有特殊需要，吸痰管不要太粗，负压不要太大。

8. 气管导管套囊的管理：注入导管套囊内的气量以辅助或控制呼吸时不漏气和囊内压不超过2.7~4.0kPa（20~30mmHg）为宜，一般约注气5mL。如漏气或充气不够可致通气不足。如套囊过度充气，或压迫时间过长，气管黏膜会出现缺血坏死，因此，要每4~6小时放气一次，5~10分钟后再注入。放气前应吸净堆积于套囊上方气管及咽喉腔的分泌物或血液，以免吸入肺内或造成窒息。不过，间歇放气不足以防止气管壁黏膜损伤，还会严重影响正常通气。目前已有采用塑料制成的低压套囊或内填海绵的常压套囊，并主张采用“最小漏气技术”，即套囊注入的气量以人工通气时气道膨胀而仍有少许漏气为度。

9. 气管插管要固定牢固并保持清洁。导管固定不牢时可出现移位，当下移至一侧主支气管时可致单侧通气，若上移至声门外则会丧失人工气道的作用，因此，要随时观察固定情况和导管外露的长度。每天应定时进行口腔护理，随时清理口、鼻腔分泌物。气管插管术后，除非有损伤和堵塞，一般不再更换导管。硅胶制成的气管导管，因其刺激性小，光滑度好，可置管1周以上。

第五节　气管切开术

气管切开术是切开颈段气管前壁，给患者重新建立呼吸通道的一种急救手术。

一、适应证

1. 喉部炎症、肿瘤、外伤、异物等原因引起的喉阻塞，呼吸困难明显而病因不能消除者。

2. 严重颅脑外伤、胸部外伤、肺部感染、各种原因所致的昏迷。

3. 需长期进行人工通气者。

二、操作要点

1. 体位一般取仰卧位，肩部垫高，头后仰，使气管上提并与皮肤接近，便于手术时暴露气管。若后仰使呼吸困难加重，则可使头部稍平，或待切开皮肤分离筋膜后再逐渐将头后仰。如呼吸困难严重不能平卧时，可采用半坐或坐位，但暴露气管比平卧时困难。头部由助手扶持，使头颈部保持中线位。

2. 消毒与麻醉。常规消毒（范围自下颌骨下缘至上胸部）、铺巾，以1%~2%利多卡因溶液作颈部前方皮肤与皮下组织浸润麻醉。病情十分危急时，可不消毒、麻醉而立即做气管切开术。

3. 切口多采用正中纵切口。术者站于患者右侧，以左手拇指和中指固定环状软骨，食指抵住甲状软骨切迹，在甲状软骨下缘至胸骨上缘之上1cm之间，沿颈正中线切开皮肤与皮下组织（切口长度4～5cm），暴露两侧颈前带状肌交界的白线。为使术后瘢痕不显著，也可作横切口，即在环状软骨下约3cm处，沿皮肤横纹横行切开长4～5cm的皮肤、皮下组织。

4. 分离气管前组织。用血管钳沿中线分离组织，将胸骨舌骨肌及胸骨甲状肌向两侧分开。分离时，可能遇到怒张的颈前静脉，必要时可切断、结扎。如覆盖于气管前壁的甲状腺峡部过宽，在其下缘稍行分离后，用拉钩将峡部向上牵引，需要时可将峡部切断、缝扎，以便暴露气管。在分离过程中，切口双侧拉钩的力量应均匀，并常以手指触摸环状软骨及气管，以便手术始终沿气管前中线进行。注意不要损伤可能暴露的血管，并禁忌向气管两侧及下方深部分离，以免损伤颈侧大血管和胸膜顶而致大出血和气胸。

5. 确认气管分离甲状腺后，可透过气管前筋膜隐约看到气管，并可用手指摸到环状的软骨结构。确认有困难时，可用注射器穿刺，视有无气体抽出，以免在紧急时把颈部大血管误认为气管。在确认气管已显露后，尽可能不分离气管前筋膜，否则，切开气管后，空气可进入该筋膜下并下溢致纵隔气肿。

6. 切开气管确认气管后，于第三、四软骨环处，用尖刀于气管前壁正中自下向上挑开两个气管环。尖刀切勿插入过深，以免刺伤气管后壁和食管前壁，引起气管食管瘘。切口不可偏斜，否则插入气管套管后容易将气管软骨环压迫塌陷。切开部位过高易损伤环状软骨而导致术后瘢痕性狭窄。如气管套管需留置时间较长，为避免软骨环长期受压坏死或发生软骨膜炎，可将气管前壁切成一圆形瘘孔。

7. 插入气管导管。切开气管后，用弯血管钳或气管切口扩张器插入切口，向两侧撑开。此时即有大量黏痰随刺激性咳嗽咳出，用吸引器充分吸净后，再将带有管芯的套管外管顺弧形方向插入气管，并迅速拔出管芯，放入内管。若有分泌物自管口咳出，证实套管确已插入气管；如无分泌物咳出，可用少许纱布纤维置于管口，视其是否随呼吸飘动，否则，即为套管不在气管内，需拔出套管重新插入。

8. 创口处理。套管插入后，仔细检查创口并充分止血。如皮肤切口过长，可缝合1～2针，一般不缝下端，因下端缝合过紧，气管套管和气管前壁切口的下部间隙可有空气溢出至皮下组织而致皮下气肿。将套管两侧缚带系于颈后部固定，注意松紧要适度，不需打活结，以防套管脱出而突然窒息。最后在套管底板下垫一消毒剪口纱布。有时在行气管切开术前，可先插入支气管镜或气管插管，以维持气道通畅，以便有充裕的时间施行手术，并使寻找气管较为方便。

附：紧急气管切开术

适用于病情危急，需立即解除呼吸困难者。方法是以左手拇指和中指固定喉部，在正中线自环状软骨下缘向下，一次纵行切开皮肤、皮下组织、颈阔肌，直至气管前壁，在第二、三气管软骨环处向下切开2个软骨环，立即用血管钳撑开气管切口，或用刀柄插入气管切口后再转向撑开，随后迅速插入气管套管。呼吸道阻塞解除后，按常规方法处理套管和切口。

三、注意事项

1. 应注意气管切开的正确部位在气管两侧，胸锁乳突肌的深部，有颈内静脉和颈总动脉等重要血管。在环状软骨水平，上述血管距中线位置较远，向下逐渐移向中线，所以气管切开口不得高于第二气管环或低于第五气管环。

2. 选择合适的气管套管。术前选好合适的气管套管是十分重要的。气管套管多用合金制成，分外管、内管和管芯三个部分，应注意这三个部分的长短、粗细是否一致，管芯插入外管和内管时，是否相互吻合无间隙而又灵活。套管的长短与管径的大小要与患者年龄相适合。一般成人女性用5号气管套管，男性用6号气管套管。在合理的范围内，应选用较粗的套管，它有以下优点：①减少呼吸阻力；②便于吸痰；③套管较易居于气管中央而不易偏向一侧；④气囊内注入少量气体即可在较低压力下使气管密封。

3. 保证气管套管通畅应随时吸除过多和擦去咳出的分泌物。内管一般应4～6小时清洗和煮沸消毒一次。如分泌物过多，应根据情况增加次数，但每次取出内管时间不宜过长，以防外管分泌物干结堵塞，最好有同号的两个内管交替使用。外管10天后每周更换一次。外管脱出，或临时、定期换管时，应注意：①换管全部用具及给氧、急救药品、器械都应事先准备好。②换管时给高浓度氧吸入。③首先吸净腔内分泌物。④摆好患者体位，头颈位置要摆正，头后仰。⑤术后1周内，气管软组织尚未形成窦道，若套管脱出或必须更换时，重新插入可能有困难，要在良好照明下，细心地将原伤口扩开，认清方向，借助气管切开扩张器，找出气管内腔，而后送入。套管外有气囊者，若病情允许，每4小时放气15分钟，再重新充气。

4. 维持下呼吸道通畅。室内应保持适宜的温度（22℃）和湿度（相对湿度90%以上），以免分泌物干稠结痂堵塞套管，同时减少下呼吸道感染的机会。可用一二层无菌纱布以生理盐水湿润后覆盖于气管套管口。每2～4小时向套管内滴入数滴含有抗生素、α糜蛋白酶或1%碳酸氢钠溶液，以防止气管黏膜炎症及分泌物过于黏稠。

5. 防止外管脱出。套管过短或固定套管之缚带过松，均可致外管脱出。应经常检查套管是否在气管内。

6. 防止伤口感染。每日至少更换消毒剪口纱布和伤口消毒一次，并酌情应用抗生素。

7. 拔管。如气道阻塞或引起呼吸困难的病因已去除，可以准备拔管。先可试行塞管，用软木塞先半堵塞后全堵塞套管各24小时，使患者经喉呼吸，患者在活动与睡眠时呼吸皆平稳，方可拔管，拔管时做好抢救准备。拔出套管后，用蝶形胶布将创缘拉拢，数日内即可愈合；如不愈合，再考虑缝合。拔管后 1～2 天仍应准备好气管切开器械与气管套管，以备拔管后出现呼吸困难时重插时用。拔管困难的原因，除因呼吸困难的原发病未愈外，还可能为气管软骨塌陷、气管切口部肉芽组织向气管内增生、环状软骨损伤或发生软骨膜炎而致瘢痕狭窄，也可因带管时间长、拔管时患者过于紧张与恐惧的精神因素而发生喉痉挛等。需针对不同情况予以相应处理。

8. 气管切开术常见的并发症有以下几种。

（1）皮下气肿：最常见，多因手术时气管周围组织分离过多、气管切口过长或皮肤切口下端缝合过紧等所致。大多数于数日后自行吸收，不需特殊处理，但范围太大者应注意有无气胸或纵隔气肿。

（2）气胸与纵隔气肿：呼吸极度困难时，胸腔负压很大而肺内气压很小，气管切开后，大量空气骤然进入肺泡，加上剧烈咳嗽，肺内气压剧增，可使肺泡破裂而成气胸。手术时损伤胸膜顶也是直接造成气胸的原因。过多分离气管前筋膜，气体可由此进入纵隔致纵隔气肿，少量者可自行吸收，严重者可行胸腔穿刺或引流。纵隔气肿可由气管前向纵隔插入钝针尖或塑料管排气。

（3）出血：如出血不多，可于创口填塞明胶海绵及碘伏纱布压迫止血；如出血较多，宜打开伤口，找到出血部位进行结扎。如为无名动脉等受压破坏，出血常为致死性，需紧急开胸行人造血管移植。

（4）其他：可能有伤口与下呼吸道感染、气管食管瘘、气管狭窄、气管扩张和软化等。

第六节　机械通气的临床应用

机械通气是应用机械装置抢救呼吸衰竭的重要手段之一，主要具有改善通气、改善肺的氧合、减少呼吸功的作用，从而达到改善全身缺氧状态和维持人体的酸碱平衡的目的。

一、机械通气的适应证

1. 适应证

经病因治疗、常规氧疗等措施症状无改善者；因缺氧、二氧化碳潴留严重威胁患者生命者；心跳、呼吸骤停者。

2. 上机生理指标

①呼吸频率 > 35 次/分。②氧合指数（PaO_2/FiO_2） < 300。③$PaCO_2$ > 60mmHg（指急剧上升者）。④潮气量 < 5mL/kg。以上指标仅供参考，临床要灵活掌握。

二、机械通气的禁忌证

1. 大咯血、窒息者。

2. 肺大泡或肺气肿。

3. 未经引流的气胸或纵隔气肿、大量胸腔积液。

4. 支气管胸膜瘘、气管食道瘘。

三、呼吸机类型

1. 定压型

气流进入呼吸道，使肺泡扩张，当气道内压达到预定的压力时，供气停止，患者靠肺与胸廓的弹性回缩力呼出气体。待呼吸道压力降至某预定值或负压峰值，吸入气流又发生，如此周而复始产生通气。本型呼吸潮气量、呼吸频率、呼吸时间及其比值不能直接调节，而受胸肺弹性和气道阻力变化的影响，潮气量不恒定。适用于病情轻或长期控制治疗后要求锻炼自主呼吸的康复患者。

2. 定容型

将预定气量压入呼吸道后转为呼气，其潮气量、呼吸频率、呼吸时间及其比例均可直接调节。本型以电为动力，结构复杂，大多无同步装置，吸入气为空气或不同浓度的氧。潮气量输出恒定，气道内压力受气道阻力、肺弹性的影响。适用于 COPD 和 ARDS 患者。

3. 定时型

本型以压缩气为动力，按一定的呼吸时间比率向肺内送气，有节律地做吸气与呼气动作，固定流量和吸气时间，潮气量稳定。它具有定压和定容两型的长处。适用于自主呼吸较弱的中重度患者。

四、通气模式

根据患者的病情需要，通过操作者对呼吸机的调节，选择一种或数种既能满足各种患者的不同治疗需要、又能尽量避免副作用的通气模式。

1. 控制呼吸（C）

无论患者呼吸如何，呼吸机总是按照其设置的频率、潮气量（或压力）进行通气，主要用于自主呼吸消失或微弱的患者。自主呼吸强烈很难达到同步通气，应使用药物将自主呼吸抑制掉。

2. 辅助呼吸（A）

呼吸机的启动由患者的自主呼吸触发，呼吸频率决定于自主呼吸，潮气量取决于预先设置的容积（或压力），适用于自主呼吸节律平稳者。

3. 辅助-控制通气（A/C）

是以上两种通气模式的结合，当自主呼吸频率缓慢，每分通气量小于预定值时，呼吸机自动以控制呼吸来补充，防止通气量不足。

4. 间歇正压通气（IPPV）

吸气时，呼吸机向肺脏提供一定压力的气体，使气道内压力不断上升，气体由呼吸道流向肺泡，当气体的压力、容量或供气时间达到预定的值后，供气停止。呼气时，借胸肺弹性回缩力将气体排出体外，直至与大气压相等。IPPV 可提高潮气量，维持适当的肺泡通气量，对通气不足引起的Ⅰ型呼吸衰竭疗效较好。

5. 持续气道内正压通气（CPAP）

呼吸机向呼吸道持续提供一定压力的气流供患者自主呼吸，使呼吸道内压始终高于大气压。吸气相气体随吸气进入呼吸道、肺泡，呼出气通过单向活瓣经排气管从水封瓶逸出，呼气管插入水封瓶的深度或呼气活瓣压力的数值，即为呼气末正压的数值。CPAP 具有扩张气道、降低吸气阻力、增加吸气流量、增加肺的功能残气量、防止小气道和肺泡在呼气时塌陷、改善通气/血流比率的作用。临床上可用于睡眠呼吸暂停综合征、支气管哮喘、ARDS 撤离机械通气时的过度治疗。

6. 呼气末正压通气（PEEP）

呼吸机将气体送入肺脏，吸气相呼吸道和肺泡内处于正压，呼气初期呼吸道内压迅速下降，达到预定的呼气末正压水平后，气道内压不再下降，人为地使呼气末呼吸道、肺泡内压高于大气压。PEEP 使部分气体滞留于肺内，可提高功能残气量，可使萎陷的肺泡张开，改善肺泡弹性，提高肺顺应性，降低呼吸功和氧耗量；使肺泡张开，减少生理无效腔，增加肺泡通气量，改善通气/血流比例失调，降低肺内静-动脉分流，使动脉氧分压升高；可增加肺泡和间质的压力，促进间质和肺水肿的消退。但 PEEP 可以引起回心血量减少和继发性心排血量降低，还可增加气胸和纵隔气肿的发生率，故 PEEP 禁用于低血容量性休克和心源性休克及气胸、纵隔气肿患者。

应用 PEEP 时，需确定最适宜的呼吸末正压值，适宜的呼吸末正压值确定要达到下列要求：吸入氧浓度在50%以下，使 $PaO_2>8kPa$，而心排血量无明显降低。呼气末压力从低水平开始，逐步增加至最适值。临床上常用的 PEEP 压力为0.49～1.47kPa（$5\sim15cmH_2O$）。

7. 间歇指令通气（IMV）

与同步间歇指令通气（SIMV）相比，IMV 是在自主呼吸的基础上，呼吸机按自主呼吸频率的1∶2～1∶10的比例定时、间歇提供正压呼吸，其余时间产生持续气流供患者自主呼吸，机械与自发呼吸交替。其优点在于：①防止过度通气，降低耗氧量。患者既得到呼吸支持，又可以根据自身需要自我调节呼吸频率和潮气量，使血中酸碱度、$PaCO_2$、PaO_2适合自身生理条件。②减少机械通气对循环的不良影响。③锻炼呼吸肌，逐渐增加患者自身代偿、自我调节能力，为撤离呼吸机做准备。

同步间歇指令通气（SIMV）与 IMV 不同之处在于呼吸机的送气由患者自主呼吸触发，每次呼吸呼吸机正压吸气与自主吸气同步，以免发生对抗。

IMV 和 SIMV 适用于：①呼吸机撤机前过渡。②神经肌肉疾病的恢复期患者。③肺顺应性下降、弥漫性肺泡炎、肺水肿的恢复期患者。

8. 压力支持通气（PSV）

在自主呼吸的基础上，吸气相由呼吸机向肺脏正压送气，支持吸气至预定的吸气压力后，呼吸机继续供气并保持这一压力，直到呼吸道内流速下降到峰值的 25% 时，呼吸机转为呼气相。应根据患者所需的潮气量和每分通气量调整峰压。PSV 的目的是锻炼呼吸肌，减少呼吸功消耗。主要用于呼吸机的撤机过程，也可用于哮喘或手术后通气功能不足的患者。

9. 高频通气（HFV）

呼吸机以每分钟 60 次以上的频率向肺脏正压送气，送气时气道完全开放，潮气量接近无效腔或低于无效腔气量。其治疗机理尚不完全清楚，一般认为是通过对流排除二氧化碳，借助气体弥散改善氧合。

（1）高频正压通气（HFPPV）：呼吸频率为 60～100 次/分，吸/呼时间比值小于 0.3，潮气量小于解剖无效腔，气道开放，气道内压低，胸内压低，对循环干扰小，属非密闭气路的呼吸支持方式。

（2）高频射流通气（HFJV）：呼吸频率为 110～300 次/分，潮气量小于 0.3，潮气量小于解剖无效腔。通气频率过快时，影响呼气过程，使氧分压升高的同时二氧化碳分压也升高。

（3）高频振荡通气（HFO）：呼吸频率更高，为 300～2400 次/分，潮气量小于或等于无效腔的 1/3。用于轻的 ARDS 患者效果更好。

HFV 的主要目的在于维持通气功能的同时，降低呼吸道内压。适用于：①上呼吸道梗阻或其他危重情况的抢救初期，为气管切开或插管等进一步处理争取时间；②支气管胸膜瘘、气胸、小儿肺炎缺氧；③心肌梗死、心衰、低血容量性休克；④清除分泌物时，由于高频通气为非密闭气路，吸痰时不必停止通气；⑤气管镜等功能检查时，能在保证通气的同时完成检查；⑥I 型呼吸衰竭；⑦多发性肋骨骨折。

高频通气的缺点：①不能有效地湿化呼吸道；②吸氧浓度不恒定；③用于Ⅱ型呼吸衰竭时易导致二氧化碳潴留；④缺乏有效的测量与报警装置。

五、机械通气对机体的影响

正常吸气，胸膜腔和肺泡处于负压，而机械通气时，则转为正压，破坏了人体的生理平衡，从而对循环和呼吸都产生一定的影响。

1. 对循环系统的影响

正压吸气使胸外静脉和胸内静脉的压力梯度减小，导致静脉回心血量减小。另外，正压通气静脉肺容量的增加和肺泡过度扩张，使肺血管阻力增加，右心室腔压力增高，室间隔左移，左心室舒张末容量降低，心输出量减少。正压通气直接和间接的压迫作用使心脏充盈受阻，心输出量下降，正压通气的吸气时间越长，呼气时间越短，通气压力越高，对心室的充盈和射血的影响就越大。在少数心功能不全、血容量不足、周围循环衰竭和神经调节障碍的患者，未经处理就实施正压机械通气，可引起血压下降或休克。为减轻循环系统的负担，正压吸气时间要短，平均气道内压要低，呼气时间宜延长，以利静脉回流。

虽然机械通气对循环有不利影响，但继发于缺氧和二氧化碳潴留的心功能不全，经机械通气治疗，随着潮气量的增加，缺氧和呼吸性酸中毒得到缓解，神经体液反射引起的血液重新分配，心肌收缩力增强，循环功能可得到改善。

2. 对呼吸的影响

（1）增加潮气量：机械通气时潮气量的变化取决于肺的顺应性、呼吸道阻力和机械通气压力三者的关系。适当增加机械通气压力可克服顺应性下降或气道阻力上升所导致的潮气量不足，使潮气量增加。但当通气压力上升到一定限度或肺顺应性明显降低时，通气压力的增大，仅加大造成气压伤的危险而不伴潮气量的上升。

（2）减少生理无效腔：机械通气时，患者呼吸道内压增高，呼吸加深，其他分部较前均匀，加上肺内血流的重新分配，致生理无效腔减少，肺泡通气量增加。但如果机械通气压力过大或吸气流速过快，部分气体将进入阻力较小的肺泡，反而导致生理无效腔增大。

（3）增加气体交换的能力：影响气体交换的主要因素是气体的分压差、弥散面积、弥散距离和通气/血流比值，而通气功能的改善是气体交换的前提。

机械通气时氧浓度常在40%～50%，加大了肺泡和肺动脉之间的氧浓度差，有利于气体交换，同时增加肺泡通气量，由于正压吸气，增加肺泡压力，可使部分萎陷的肺泡和小块不张的肺组织复张，有效弥散面积增加，气体分布趋于均匀。可减少毛细血管的渗透性，减轻肺泡和间质水肿，促进渗出液的吸收，弥散膜厚度减小，改善弥散功能，增加气体交换。

适当的机械通气使潮气量增加，无效腔气体减少，气体分布趋于均匀，弥散功能改善，以及肺血流的重新分布，缺氧、二氧化碳潴留引起的肺血管痉挛和肺内分流相对缓解，都能使通气/血流比值得到改善，气体交换增加。但过度机械通气将产生相反的作用，可使肺泡表面活性物质减少，生理无效腔加大，弥散面积减少。由于肺内压过度上升，使通气量增加，肺血流减少，通气/血流比值失衡，减少气体交换。

（4）减少呼吸功：机械通气可部分或全部代替呼吸肌的工作，减少了呼吸功，降低氧耗20%以上；并可降低气道阻力，改善肺顺应性，使呼吸功进一步减少。但如果呼吸机使用不当，造成矛盾呼吸时，呼吸功反而增加，使病情加重。在阻塞性通气障碍的患者，如果心功能代偿好，吸气压宜大些，呼气时间稍长些，更能获得有效的通气和换气。

3. 对消化功能的影响

有些患者在机械通气的初期可以出现腹胀、便秘等现象，其产生的原因不明，可能与吞咽反射性抑制胃肠道蠕动有关。一般在 1 ~ 2 天后可自行缓解。如机械通气不当，可引起心功能不全，造成胃肠道瘀血、肝瘀血。

4. 对脑血流的影响

二氧化碳分压增高，脑血管扩张，血流量增加，以保证大脑血供；反之，脑血管收缩，血流量减少。如果机械通气过度，则会出现呼吸性碱中毒，脑血管收缩，血流量下降，且碱性环境中组织利用氧的能力下降，造成缺血缺氧，对大脑代谢极为不利。

5. 对肾功能的影响

适当的正压通气可以纠正缺氧和二氧化碳潴留，使肾血流量增加，肾功能得到改善，水肿消退。但如果机械通气不当，会使静脉压升高，血流重新分配，导致肾血流量下降，肾功能损害。

6. 对酸碱平衡的影响

（1）Ⅰ型呼吸衰竭患者，使用机械通气后，肺泡通气量增加，缺氧得到迅速纠正，但二氧化碳排出也同时增多，导致呼吸性碱中毒，引起脑血管收缩，血流量减少，使氧离曲线左移，组织利用氧的能力下降，加重脑缺氧。故对Ⅰ型呼吸衰竭患者，在不造成氧中毒的情况下应适当增加吸氧浓度，并尽量控制通气量。

（2）急性Ⅱ型呼吸衰竭患者，使用机械通气后，肺泡通气量增加，缺氧及二氧化碳潴留改善。慢性Ⅱ型呼吸衰竭患者，机械通气后，碳酸随呼吸迅速排出体外，而代偿性增加的碳酸氢钠则需数日才能由肾脏排出体外，所以机械通气的初期易出现代谢性碱中毒。如机械通气不当，还可造成二、三重酸碱平衡紊乱，使病情复杂化。故对Ⅱ型慢性呼吸衰竭患者，应提高吸氧浓度，适当增加无效腔容量。

六、呼吸机与患者的连接方式

呼吸机与呼吸道的连接保持密封性是呼吸机能否增加通气的关键，其连接方式应根据临床具体情况而定。

1. 面罩与鼻罩

用面罩或鼻罩将呼吸机的送气管与患者连接，构成一个相对密封的通道。临床适用于：①病情轻，辅助通气 1 ~ 2 小时即能撤机者；②气管插管或气管切开之前的应急性治疗措施；③拔管后对呼吸机产生依赖性者的过渡治疗措施。优点：简便，无创伤，可短期、间断应用，不需特别护理。缺点：常漏气，通气效果不理想，易造成胃肠胀气，氧浓度不稳定。

2. 气管插管

是最常用的一种方法，适用于一切紧急抢救（上呼吸道阻塞，不能进行气管插管者除外）。参看“气管插管术”一节。

3. 气管切开

是气管插管的补充。参看“气管切开术”一节。

七、呼吸机有关参数的调节

1. 呼吸频率、潮气量、每分通气量的调节

在开始机械通气时，如无明显的二氧化碳潴留，呼吸频率一般为 12～15 次/分，潮气量为 8～12mL/kg，维持每分通气量 6～10L，以后根据血气分析来调整。对于慢性阻塞性肺疾病（COPD）患者，气道阻力大者，呼吸频率宜慢，潮气量宜大。对于急性呼吸窘迫综合征（ARDS）患者，宜用小潮气量、较高频率等。

2. 吸气压的调节

正常情况下，吸气压力与潮气量和呼吸道阻力成正比。吸气正压一般为 10～30cmH_2O，应小于 40cmH_2O。

3. 吸/呼时间比的调节

机械通气是正压通气，吸气时间长，气流减慢，肺泡通气相对均匀，对呼吸系统相对有利而对循环不利，反之，则相反。因此，要结合患者具体情况，适当调整吸/呼时间，使吸入气在肺泡分布均匀，呼出充分，又不过分增加心脏负担。

正常吸/呼时间比为 1∶1.5～1∶2。在慢性阻塞性肺疾病患者，吸/呼时间比可达 1∶3，以便使气体充分排出。肺水肿或 ARDS 患者需相应增加吸气时间，吸/呼时间比为 1∶1～1∶1.5，如果心功能较好，吸/呼比例可倒置为 1.5∶1，甚至更长些。由于吸气时间延长，肺泡张开，使肺泡不易萎陷，氧合增加。心功能不全者，宜选用小潮气量、较高呼吸频率，以缩短吸气时间，减少对循环的影响，吸/呼时间比为 1∶1.5。

4. 吸入氧浓度的调节

对缺氧伴有二氧化碳潴留的Ⅱ型呼吸衰竭，宜低浓度吸氧，吸氧浓度不宜超过 35%。以缺氧为主的Ⅰ型呼吸衰竭，吸氧浓度可稍高，长期应用时，最好不要超过 50%。COPD 患者吸入氧气浓度 40% 左右，ARDS 患者需要较高的吸氧浓度，一般 60%～100%。开始机械通气时，为迅速纠正缺氧，吸氧浓度可稍高，1 小时后查动脉氧分压，然后根据检查结果调整吸氧浓度。

原则上要求机械通气时的 PaO_2 在 80～100mmHg 之间，最高不超过 120mmHg。如果吸氧浓度超过 60%，PaO_2 仍低于 60mmHg 时，应考虑合用 PEEP 来提高分压。

5. PEEP 的调节

患者需要 PEEP 时可先用 $5cmH_2O$ 的压力，监测其 PaO_2 和 SaO_2，通过增加或减少 PEEP 压力使 PaO_2 和 SaO_2 达到理想水平，同时要注意心功能的变化。如果 $FiO_2 \leqslant 40\%$，氧合水平仍理想，维持 10～12 小时，患者病情转变后，可减少 PEEP 压力，直到撤除。合理的 PEEP 压力的确定应监测患者 PV 曲线的低拐点来明确。

6. HFV 的调节

驱动压力（气源）一般用 98.07～196.13kpa（$1 \sim 2kg/cm^2$）。通气频率 HFPPV60～110 次/分，HFJV110～300 次/分，HFO300～2400 次/分。HFV 的吸气时间应占整个呼吸周期的 15%～30%。

八、人机对抗的处理

机械通气与患者自主呼吸不同步是机械通气初期常见的问题，称之为人机对抗。产生人机对抗的原因主要有患者紧张、烦躁、通气不足或初期不适应等。

对恐惧、精神紧张造成不适应的患者，应耐心做好患者的思想工作，消除不良心理因素的影响，以获得患者最大限度的合作。一般情况下，机械通气 30 分钟～2 小时后，患者即可逐渐适应机械通气。对因耗氧量增加或二氧化碳生成增多造成的呼吸对抗，可适当增加通气量，或调节吸氧浓度等。对疼痛、烦躁不安者可使用止痛剂或镇静剂协助治疗。对肺并发症如气胸、肺不张、支气管痉挛者，应积极治疗原发病。对机械原因如同步灵敏度过低、呼气阀漏气、呼吸道分泌阻塞等造成的呼吸对抗，应及时处理，使机械通气与患者自主呼吸协调一致。

对于一些急危重症患者，经以上处理无效，产生严重缺氧者，可选用镇静剂或抑制自主呼吸的药物，如安定 10～20mg 静脉注射，或吗啡 5～10mg 静脉注射，还可以用肌肉松弛剂氯琥珀胆碱 50～100mg，加于 10% 葡萄糖注射液 100mL 中静脉滴注。一般首选安定，其作用缓和且安全。吗啡静脉注射后有些人呼吸可以立即停止并伴低血糖，应小心使用。某些患者（如 ARDS）自主呼吸不易被镇静剂所抑制，可以选骨骼肌松弛剂。以上药物使用剂量要适中，且不宜长期应用，以免过度抑制呼吸及咳嗽反射，造成排痰受阻以及血压降低等副作用。

九、呼吸机的撤离

1. 脱机的生理指标

①最大吸气压力 $>20cmH_2O$；②肺活量 >10～15mL/kg；③每分通气量 <10L；④最大每分通气量大于安静时的 2 倍；⑤$PaO_2/FiO_2>300$。

如果患者达到以上指标，原发病得到控制，病情稳定，就可以撤机。

2. 撤机前的准备工作

短期（不超过 1 周）应用呼吸机者较易撤机，而长期应用呼吸机且肺功能较差者，撤机较困难，撤机前要做好准备工作。

（1）做好患者的思想工作，取得患者的配合；长期使用呼吸机，患者对呼吸机有依赖性，甚至对撤机存在恐惧心理，担心停机后会出现呼吸困难或窒息。故在患者呼吸衰竭缓解后，应及时向患者说明撤机的必要性，要求患者做缩唇腹式呼吸锻炼，减轻呼吸肌失用性萎缩。停用呼吸机时，必须有医护人员在场监护，以增加患者的信心和安全感。

（2）改善患者的一般状况：定时观察患者血气分析结果的变化，及时纠正酸碱失衡及电解质紊乱，使血红蛋白保持在100g/L以上，血压、心排血量基本正常，以保证撤机后的氧合能力。加强营养，保证氮平衡，防止因营养不良造成并发症和呼吸肌萎缩。

（3）积极治疗原发病：治疗引起呼吸衰竭的原发疾病，纠正呼吸衰竭，为顺利撤机打下基础。

3. 撤机的步骤

（1）间断停机法：开始间歇停用要加氧疗，停的时间可短些，避免患者过分劳累而失去信心。先在白天停用，每次停机约30分钟，最后达到白天完全停机。然后开始夜间间断停机，方法同白天一样。最终达到完全撤离呼吸机的目的。停机期间，可将套管气囊排气以解除对气管黏膜的压迫，使自主呼吸的气流既能通过导管又能通过导管与气管壁间隙，增加潮气量，减少阻力，降低呼吸功消耗。在停用呼吸机进行吸氧期间，应观察脉搏、血压、呼吸及血气变化，如出现二氧化碳潴留，应立即恢复机械通气。

（2）改换通气模式停机法：同步间歇指令通气（SIMV）采用自主呼吸与机械通气相结合的方法，为呼吸器撤离提供了一种较为理想的方法，目前已广泛应用于机械通气的撤离过程中。SIMV的基本原理是将机械通气频率设定在不能完全满足患者通气需要量的水平，给患者以自主呼吸代偿的机会，协助患者呼吸肌肌力逐渐恢复。IMV与SIMV一般设定在8～10次/分，随着患者自主呼吸能力的增加，可逐渐减少机械通气的频率，以至最后完全脱离呼吸机。

压力支持通气（PSV）是在患者自主呼吸触发呼吸机的前提下，由呼吸机支持吸气至预定的吸气压力，以辅助患者吸气，锻炼呼吸肌，减少呼吸功消耗。一般在撤机时，用较低水平的支持压力（0.49～0.98kPa），以增强自主呼吸，以便撤机。PSV的优点是患者使用后感觉良好，呼吸功及氧耗量减少，易被接受，应用得当可以使自主呼吸频率在短时间内变小，撤机过渡时间缩短。

4. 拔管的时机与方法

当呼吸机完全撤离后，短期应用呼吸机的患者可立即拔管，长期应用呼吸机的患者应在撤机后暂时保留气管套管。观察病情，病情稳定后再拔去气管插管。

（1）撤机后立即拔管：主要适用于气管插管的患者。如3～5天的短期应用，撤机后观察几小时，如自主呼吸良好，PaO_2维持正常，即可拔管。拔管前先充分清除上呼吸道分泌物，以防拔管后误吸入肺。然后释放气囊内气体，用注射器尽量抽尽，以防气囊与气管黏膜粘连。拔管动作要轻柔，注意观察有无黏膜出血。如拔管后出现咯血，应立即用肾上腺素或凝血酶溶于生理盐水中局部喷洒，然后观察患者咳痰能力。

（2）撤机后逐渐拔管：主要用于气管切开患者。撤机后，仍经气管套管口吸氧，定期复查血气分析，如出现二氧化碳分压升高，应迅速查明原因。如果是氧流量过大，妨碍二氧化碳排出所致，可采用降低氧流量或间断吸氧法，使二氧化碳分压自行下降；如果是肺功能差，则要根据病情采用呼吸兴奋剂持续静脉滴注，必要时重新机械通气治疗。停机 3 ~ 4 天，患者病情稳定，且有咳嗽、排出能力者，可考虑拔管。拔管时应吸除分泌物，清创后，拔出套管，用蝶形胶布将创缘拉拢，然后覆盖纱布。

十、机械通气的并发症及其防治

1. 机械通气相关性肺炎

是机械通气死亡的主要原因。由于患者抵抗力下降，咳嗽反射减弱或消失，建立人工气道过程中造成的局部损伤，上呼吸道屏障的消失，湿化、雾化不足或污染，呼吸机管道消毒不严等，易继发肺部感染。

为了预防机械通气过程中的肺部感染，要做到以下几点：①加强呼吸道湿化和保持呼吸道顺畅。呼吸道湿化应达到痰液稀，便于咳出、吸出。应在无菌操作下吸痰，操作中应尽量避免损伤黏膜。②保持室内空气流通，有条件可使用空气过滤器，将呼出气体直接排到室外。③每 24 小时消毒或更换呼吸管道、雾化器、湿化器及其他连接装置。④避免误吸。⑤给患者补足营养，维持水、电解质、酸碱平衡，提高患者抗病能力。⑥一旦发现肺部感染的早期迹象，应立即使用抗菌药物，先用广谱抗菌药物，然后根据细菌培养加药敏试验的结果，选用有针对性的抗菌药物，抗菌药物的使用原则是早期、大剂量、联合用药、疗程足。

2. 肺不张

常由痰液堵塞所致，另外长期恒定气量通气、吸痰过度、气管插管过深滑入一侧主支气管等也易造成肺不张。针对病因可做以下处理：①适当增加潮气量或加用叹息通气模式。②调整气管导管到合适位置。③适当呼吸道湿化加体位引流，鼓励患者咳嗽、吐痰。④将吸氧浓度调至 50% 以下，以防肺泡萎陷。

3. 营养不良

是造成长期机械通气死亡的重要原因。许多患者，尤其是久病卧床的患者，由于摄入不足、胃肠道功能减退或静脉营养补充不足，多存在不同程度的营养不良，严重时可危及生命。

4. 插管后的并发症

（1）堵管：临床上常采用气管插管或气管切开来建立起人工气道，但该通道有时却会被堵塞，造成患者严重呼吸困难、发绀、窒息、两肺呼吸音消失。此时可先用简易呼吸囊或高频通气辅助呼吸，同时查明堵管原因，立即纠正。临床上最常见的堵管原因是黏痰堵塞，因此，在机械通气过程中应加强呼吸道湿化，使痰液稀薄，便于咳出和吸出。

（2）脱管：主要原因是气管插管太浅、固定不牢、患者肥胖以及颈部太短等。患者表现呼吸急促或停止，呼吸音消失，应紧急重新插管。

（3）套囊破裂：套囊破裂使气管导管与气管壁之间不能呈密闭状态，不能保证充足的通气量，应重新更换气管导管套囊。

（4）喉或气管损伤：喉损伤是长期气管插管最严重的并发症之一，常于拔管后数小时内出现吸气性呼吸困难，可用肾上腺皮质激素静滴或麻黄碱局部喷雾，严重者需气管切开。如拔管后见有声嘶及吞咽困难，可暂不处理。

气管损伤主要是导管的套囊压迫所致，故应密切观察，定时放气。使用低压气囊可减少或避免上述并发症。

（5）通气不足或通气过度：①通气不足：可能因潮气量或压力不足、气管漏气和呼吸道阻塞所致。临床表现为患者呼吸强而不合拍、发绀、多汗、烦躁、血压增高、脉搏加快、呼吸音减弱、胸腹起伏不明显、动脉二氧化碳分压无好转甚至上升。通气不足的处理：在除外漏气后仍改变不了通气不足的情况下，可采用定容型呼吸机加大潮气量，定时型呼吸机加大流量及吸气时间，定压型呼吸机加大压力。②通气过度：多因急于纠正缺氧而将呼吸机潮气量或压力调得过大，或供气时间调得过长，使二氧化碳排出过多。临床表现为患者自主呼吸受抑制而减弱甚至消失，患者精神兴奋，肌肉震颤、痉挛，亦可见昏睡、血压下降等，血气分析示呼吸性碱中毒。通气过度的处理：定容型降低呼吸机潮气量，定时型呼吸机缩短吸气时间，定压型呼吸机降低压力。

（6）肺气压伤：是机械通气中常见的、较为严重的并发症。常见的有张力性气胸、纵隔气肿、肺间质气肿、皮下气肿等。应及时对症处理，首先应降低机械通气压力和呼气末正压的数值。并发气胸者可在引流后继续机械通气。

（7）心排血量减少和低血压：临床表现为心率加快、血压下降、尿量减少、中心静脉压升高、心排血量下降等。防治方法：使用呼吸机时，应在保证有效通气的前提下尽量降低气道平均压，缩短吸气时间，吸/呼时间比值最好调在1∶2以上（体术治疗除外），将有利于改善循环功能。

（8）心律失常和心脏骤停：可因原发病，水及电解质、酸碱平衡紊乱，机械通气不当或呼吸机撤离不当所致。其中过度通气造成的呼吸性碱中毒和低钾血症最容易引起心律失常甚至室颤，应及时处理。

（9）深部静脉血栓形成：患者长期卧床，体位固定，中心静脉压升高，周围静脉血流缓慢等，易引起静脉血栓形成。临床上以下肢静脉血栓形成多见。

（10）胃扩张与胃出血：较常见。

十一、机械通气的护理

1. 床边护理，严密观察患者病情变化。要取得机械通气的预期治疗效果，应对患者进行深入细致的观察，及时发现和解决问题，对各种参数作合理调整。

2. 重视呼吸监护。在机械通气治疗的过程中，要注意观察各项通气参数变化，根据病情随时进行调整。观察的内容：①呼吸频率、潮气量：这是机械通气的基本参数。②吸气压力：是指呼吸机正压通气时的气道内压力。吸气压力高，潮气量大，吸气压力小，潮气量小。吸气压力过大容易导致气压伤，并使心排血量减少。③气道阻力与顺应性：必须用专门仪器测量，或者用公式法推算。

3. 严密观察呼吸机运转情况，及时发现并排除故障。

4. 检验氧气或空气压缩机的压力是否符合要求。机械通气过程中耗氧量较大，尤以高压氧气瓶作为动力源的呼吸机耗氧量更大，应注意随时更换。空气压缩机的排水口在潮湿的夏季易堵塞造成积水，要及时清除。

5. 人工气道的护理首先要确保导管固定、通畅、气囊密闭。经口插管者应管理好牙垫，固定导管的胶布必须粘贴牢固。气管切开者，固定外套管的纱布条应牢固，严防插管导管或气管切开导管脱落或移动插入气管周围的组织中。检查气囊是否破损，与气管壁能否贴紧，如患者呼气时听不到气囊周围的气声，说明气管导管与气管壁之间呈密闭状态。注意气道有无出血、堵塞。

通气过程要保证气道通畅，预防感染，防止气管远期并发症的发生。气管插管与气管切开的远期并发症主要有：①声带损伤，遗留声嘶，甚至吞咽困难等后遗症。②气管食管瘘。③气管狭窄。

预防方法：①选择合适的套囊及囊内压，最好使用低压气囊。每 4 小时将气囊放气一次，每次 15 分钟，以免损伤气道。②控制感染及出血：对预防气道狭窄非常重要。

6. 注意口腔护理。每天用 3% 硼酸溶液或生理盐水擦洗口腔，发现口腔有霉菌生长时，可用 1∶1 制霉菌盐水擦洗口腔。

7. 预防褥疮。

8. 加强呼吸道湿化。正常人呼吸道有许多免疫物质和肺泡表面活性物质分泌、免疫细胞活动、黏膜上皮纤毛运动，都是在呼吸道湿化的条件下进行的。而气管插管或气管切开的患者丧失了加温、加湿作用，由于吸入空气过于干燥，气管、支气管黏膜上皮纤毛运动功能降低，痰液黏稠，不易咳出，甚至形成痰栓，造成气道阻力增加，肺不张，防御机能减退，造成肺部感染，故呼吸道湿化非常重要。

（1）恒温加热加湿器湿化：呼吸机上常配有恒温加热加湿器。这种湿化方法是通过电热器加温，把湿化器中的液体加热，使流经的气体达到饱和水蒸气的程度，然后送入肺内。吸入气温度应调节在 32 ~ 37℃，每日湿化量 200 ~ 400mL。湿化不足会影响呼吸功能，湿化过度将加重心肾负担。应注意：冬季呼吸机管道易积水，如流入肺内可以造成淹溺，导致患者死亡或感染，故要注意定时排水。

（2）气管滴入湿化：用生理盐水 2 ~ 5mL，由气管内缓慢滴入，每 10 ~ 15 分钟一次，每次滴入量 250 ~ 500mL。

（3）雾化：呼吸机上设有雾化器，除了雾化给药外，还可用于湿化。

9. 保持呼吸道通畅。通过呼吸道湿化，使痰液稀薄，以便于咳出和吸出。经常翻身拍背，促进痰液排出。

10. 预防感染。院内感染是长期机械通气患者死亡的主要原因。院内感染的主要途径是医护人员的手、各种治疗器械及空气，故吸痰及做治疗前后要洗手，注射、换药、器械操作时要严格按照无菌要求操作，各种器械的消毒要严密，应尽量使用一次性物品。

呼吸机附件如接口、面罩、螺纹管、加湿器均应拆下清洗消毒。

保持室内空气流通。呼吸机呼出的气体最好能直接排到室外，有条件可在呼吸机的空气入口处安装灭菌空气过滤器。每日用 1% 苯扎溴铵拖地。紫外线室内照射时应把患者的眼部遮住，以防受伤。

11. 加强和鼓励患者被动和主动活动，积极开展康复锻炼。

12. 加强营养。对不能进食者可以采用鼻饲或静脉营养，按患者实际需要补充糖、蛋白质、脂肪和维生素。注意保持氮平衡。

第七节　穿刺术

Ⅰ 腰椎穿刺术

一、适应证

1. 中枢神经系统疾病，取脑脊液做常规、生化、细菌学与细胞学等检查，测颅内压，以明确诊断、鉴别诊断和随访疗效。

2. 髓内注入药物达到治疗疾病之目的。

3. 可疑椎管内病变，进行脑脊液动力学检查，以明确脊髓腔内有无阻塞与阻塞程度。

二、操作方法

1. 除需做气脑或脊髓空气造影术时采用坐位外，一般均采用侧卧位。

2. 嘱患者侧卧于硬板床上，脊柱靠近床沿，使背部与床面垂直，头向前胸部屈曲，两手抱膝，使前胸紧贴腹部，或由助手在术者对面用一手挽住患者头颈部，另一手挽住双下肢腘窝处，并用力抱紧，使脊柱尽量后突以增宽脊椎间隙，便于进针。

3. 确定穿刺点。穿刺部位应在腰椎第二棘突以下，一般以髂后上棘的连线与后正中线的交会处（约在第三、四腰椎间隙）为最常用，有时也可在上一或下一腰椎间隙进行。

4. 穿刺部位常规皮肤消毒，术者戴无菌手套，铺无菌巾，用1% ~2% 利多卡因溶液 2 ~3mL 自皮下到椎间韧带作局部麻醉。

5. 术者以左手拇指指尖紧按穿刺棘突间隙以固定皮肤，右手持用无菌纱布包绕的穿刺针，自局麻点取垂直脊柱背面针尖稍向头部倾斜的方向进行穿刺，当穿刺针穿过黄韧带和硬脊膜进入蛛网膜下腔时，可有突然阻力消失感，然后缓慢抽出针芯，即可见脑脊液外滴。一般成人进针深度为 4 ~6cm，儿童为 2 ~4cm。

6. 在放液前先接上测压管测压时，患者完全放松，头稍伸直，双下肢收为半屈或稍伸直，呼吸平稳，可见测压管中脑脊液平面随呼吸上下波动。正常侧卧位脑脊液的压力为 7 ~18cmH_2O 或一分钟 40 ~50 滴。测完脑脊液压力后，缓慢放出所需要的脑脊液（一般为 2 ~5mL）送检。若需作培养时，应用无菌操作法留标本。

7. 术毕，将针芯插入，并一起拔出穿刺针，用拇指紧压穿刺处 1 ~2 分钟，局部覆盖消毒纱布，用胶布固定，嘱患者平卧 4 ~6 小时，以免引起术后头痛。

三、注意事项

1. 严格掌握腰椎穿刺禁忌证，凡疑有颅内压升高者必须先做眼底检查，如有明显视盘水肿或有脑疝先兆者，禁忌穿刺；如确属诊断与治疗需要时，可先用脱水剂降低颅内压，再用细针穿刺，缓慢放出脑脊液适量（一般放数滴或 1mL）。凡患者处于休克、衰竭或濒危状态以及局部皮肤有炎症、颅后窝有占位性病变或伴有脑干症状者均禁忌穿刺。

2. 穿刺针进入棘突间隙后，如有阻力不可强行再进，应将针尖退至皮下，调整方向或位置后再进针。进针动作要轻巧，用力适当。若用力过猛，将难以体会针尖进入蛛网膜下腔后阻力突然消失之感。

3. 当针尖刺到马尾神经根时，患者感到下肢有电击样疼痛，遇此，无须处理，因马尾神经根游离于脑脊液中，针尖碰后即滑脱，不会引起马尾损伤。

4. 若要了解蛛网膜下腔有无阻塞，可做动力试验（奎氏试验）即在测定初压后，由助手压迫患者一侧颈静脉约 10 秒，正常时脑脊液压力立即上升一倍左右，解除压力后 10 ~20 秒又降至原来水平，称为动力试验阳性（该侧），表示蛛网膜下腔通畅。若压迫颈静脉后，脑脊液压力不上升，则为动力试验阴性，表示蛛网膜下腔完全阻塞。若压迫后压力缓慢上升，放松后又缓慢下降，则该侧动力试验也为阴性，表示该侧有不完全阻塞（如横窦内血栓形成或小脑窝内肿瘤等）。对脑部病变尤其伴有颅内压明显增高或脑出血者应禁做此试验。若疑椎管内胸段与腰段蛛网膜下腔有梗阻，可做压腹试验，即助手以拳用力压迫上腹部，如无梗阻可使压力升高为初压的2倍，停压后下降迅速，梗阻时压力不上升。

5. 若需鞘内给药时，应先放出同量脑脊液，然后再注入药物。做气脑造影术检查时，应先缓慢放液10mL，如此反复进行达所需量时再行摄片。

6. 穿刺术中，若患者出现呼吸、脉搏、面色异常等症状时，应立即停止手术，并做相应处理。

Ⅱ骨髓穿刺术

一、适应证

凡疑有白血病、传染病（如黑热病、疟疾、伤寒等）或感染性疾病（如败血症）、多发性骨髓瘤、骨髓转移癌、单核巨噬细胞系统疾病等时，骨髓穿刺可以帮助诊断。

二、操作方法

1. 确定穿刺部位

（1）髂前上棘穿刺点：患者仰卧，穿刺点位于髂前上棘后1～2cm，此部位骨面较平，易于固定，操作方便，无危险性，为最常用的穿刺点，但骨质较硬，髓液较少。

（2）髂后上棘穿刺点：患者侧卧（幼儿俯卧，腹下放一枕头），上面的腿向胸部弯曲，下面的腿伸直，髂后上棘突出于臀部之上，相当于第五腰椎水平旁开3cm左右处。

（3）胸骨穿刺点：患者取仰卧位，背下置一枕头，使胸部抬高，取胸骨中线相当于第二肋间水平处为穿刺点。胸骨较薄（约1cm），胸骨后为心房和大血管，严防穿通胸骨发生意外。

（4）腰椎棘突穿刺点：患者取坐位，双手伏在椅背上，上身前屈；体弱者可侧卧位，两膝向胸部弯曲，以两臂抱之，取第三或第四腰椎棘突为穿刺点。有时棘突尖端小而硬，穿刺不易成功，可在距离棘突约1.5cm处从侧方穿刺棘突。

2. 常规消毒皮肤，铺无菌洞巾，术者戴手套，1%～2%利多卡因溶液2～3mL局部浸润麻醉直至骨膜，按摩注射处。

3. 将骨髓穿刺针的固定器固定在距针尖1～1.5cm处（胸骨穿刺约1cm，髂骨穿刺约1.5cm），术者用左手拇指和食指固定穿刺部位，右手持针向骨面垂直刺入（若为胸骨穿刺则应与骨面呈30°～40°角），当针尖触及骨质后则将穿刺针左右旋转，缓缓钻刺骨质，当感到阻力消失，且穿刺针已能固定在骨内时，表示已进入骨髓腔。若穿刺针不固定，则应再钻入少许达到能固定为止。

4. 拔出针芯，接上干燥的 10mL 或 20mL 注射器，用适当的力量抽吸，若针头确在骨髓腔内，当抽吸时患者感到一种尖锐的疼痛，随即便有少量红色骨髓进入注射器中。骨髓液吸取量以 0.1 ~ 0.2mL 为宜。若做骨髓液细菌培养需在留取骨髓液计数和涂片标本后，再抽取 1 ~ 2mL。如未能吸出骨髓液，则可能是针腔被皮肤或皮下组织块堵塞或干抽，此时应重新插上针芯，稍加旋转或再钻入少许或退出少许，拔出针芯，如见针芯带有血迹时，再行抽吸可取的骨髓液。

5. 抽毕，重新插上针芯，左手取无菌纱布置于针孔处，右手将穿刺针拔出，随即将纱布盖于针孔上并按压 1 ~ 2 分钟，再用胶布将纱布加压固定。

三、注意事项

1. 术前应做凝血时间检查，有出血倾向患者操作时应特别注意，对血友病患者绝对禁忌做此术。

2. 穿刺针与注射器必须干燥，以免发生溶血。穿刺时不宜用力过猛，尤其做胸骨穿刺时，针头进入骨质后不可摇摆，以免断针。抽出液量如为做细胞形态学检查则不宜过多，过多会导致骨髓液稀释，影响增生度的判断、细胞计数及分类的结果；如为做细菌培养可抽取 1 ~ 2mL。抽不出骨髓液时，如排除技术问题，则为“干抽”，该情况多见于骨髓纤维化、恶性组织细胞病、恶性肿瘤骨髓转移、多发性骨髓瘤及血细胞成分异常增生如白血病原始幼稚细胞高度增生时，此时需要更换部位穿刺或做骨髓活检。

3. 老年人骨质疏松，应注意不要用力过猛；小儿不合作，除严格选择穿刺部位外，必要时穿刺前给镇静剂。

Ⅲ腹腔穿刺术

一、适应证

1. 检查腹腔积液的性质，以明确诊断。

2. 大量腹水引起明显呼吸困难或腹部胀痛时，适当放腹水以减轻症状。

3. 腹腔内给药以达到治疗目的。

二、操作方法

1. 穿刺时嘱患者排出小便以免穿刺时损伤膀胱。

2. 依积液多少和病情，可取坐位、半坐位、左侧卧位。放液时必须使患者体位舒适，并于腹上部扎上宽布带或多头带。

3. 选择适宜的穿刺点：①脐与左髂前上棘连线的中 1/3 与外 1/3 的相交点，此处不易损伤腹壁动脉。②侧卧位穿刺点在脐的水平线与腋中线的交叉处，此部位较安全，常用于诊断性穿刺。③脐与耻骨联合线的中点上方1cm，稍偏左或偏右1～1.5cm处，此穿刺点处无重要器官且易愈合。

4. 穿刺处常规消毒，戴手套及盖洞巾，自皮肤至腹膜壁层做局部麻醉。术者用左手固定穿刺部皮肤，右手持穿刺针经麻醉处垂直刺入腹壁，待感到针锋抵抗感突然消失时，表示针头已穿过腹膜壁层，即可抽取腹水，并将抽出液放入消毒试管中以备送检。作诊断性穿刺时，可直接用10～30mL空针及适当的针头进行穿刺，取得标本后迅速拔针，覆盖无菌纱布，胶布固定。

5. 需放腹水时，用一粗针头，针尾连一长胶管及水瓶，针头上穿过两块无菌纱布，缓慢刺入腹腔，腹水经胶管流入水封瓶中，将套入针头的纱布及针头用胶布固定于腹壁上。胶管上可以夹输液夹子，以调整放液速度。腹水不断流出后，将腹上部的宽布带或多头带逐步收紧，以防腹内压骤降而发生休克。放液完毕，覆盖纱布，用胶布固定，用多头带包扎腹部。

三、注意事项

1. 肝性脑病前期禁忌放液，粘连性结合性腹膜炎、棘球蚴病、动脉瘤等为本检查禁忌证。

2. 术中应随时询问患者有无头晕、恶心、心悸等症状，并密切观察患者呼吸、脉搏及面色改变。如以上症状明显时应立即停止穿刺，使患者卧床休息，必要时可静脉注射高渗葡萄糖注射液。

3. 放腹水时遇流出不畅，针头应稍做移动或变换体位。放液前后均应测量腹围，复查腹部体征，以便观察病情变化。

4. 腹水严重时，穿刺时应把腹壁皮肤向下或向外牵拉，然后穿刺，以使拔针后皮肤针眼错开，防止腹水外溢。如穿刺处有腹水溢出时，用蝶形胶布或火棉胶粘贴。

Ⅳ肝脏穿刺术

一、适应证

1. 诊断性肝脏穿刺。旨在将穿刺所得的肝组织制成切片做组织学检查或涂片做细胞学检查，以明确肝脏病变的性质或寻找特异性诊断依据。

2. 肝脓肿的诊断与治疗。

二、操作方法

1. 术前准备

术前应测定出血时间、凝血时间、凝血酶原时间和血小板计数。若凝血酶原时间延长，则应肌内注射维生素K110mg，每日1～2次，口服钙片1g，每日3次，连用3

天后复查，若已正常则可施术。如疑为阿米巴性肝脓肿，应先用抗阿米巴药物（甲硝唑等）治疗2~4天后再行穿刺，其目的在于减轻肝脏充血及肿胀，以免穿刺出血。如怀疑细菌性肝脓肿，应先用抗生素使病灶局限再行穿刺，以防病灶扩散。穿刺前应测血压、脉搏，进行胸部透视，观察有无肺气肿、胸膜增厚，注意血压波动和避免损伤肺组织，测定血型以备必要时输血，若患者紧张或恐惧，应做好解释工作，术前可给予小剂量镇静剂。

2. 体位

取仰卧位，身体右侧靠近床沿，右手屈肘置于枕后。

3. 穿刺部位

诊断性肝脏穿刺通常选用右侧腋中线第八、九肋间隙，肝实音区处穿刺。肝脏穿刺抽脓则寻找一个局限性水肿区或压痛最明显处作为穿刺点（一般认为该处为肝脓肿最靠近胸壁的地方），有条件者应先用超声波作脓腔定位探查，以判明最佳穿刺点，并可指示穿刺方向与深度。

4. 操作步骤

（1）诊断性肝脏穿刺：常采用快速肝穿刺法。方法为：①穿刺点常规皮肤消毒，术者戴无菌手套后铺无菌洞巾，用1%~2%利多卡因2~4mL自皮肤作局部浸润麻醉直达胸膜。②备好快速穿刺套针（针长7cm）。套针内装有钢丝针芯活塞，其直径较针头管径略小，使空气与水皆可通过，但能阻滞肝组织进入注射器。以橡皮管将穿刺针接于10mL注射器上，吸入无菌生理盐水3~5mL。③先将皮肤穿刺锥在皮肤上刺孔，然后在刺孔处将穿刺针沿肋骨上缘与胸壁垂直方向刺入0.5~1cm，然后将注射器内生理盐水注入0.5~1mL，使穿刺针内可能存留的皮肤及皮下组织冲出，以免针头堵塞。④将注射器抽成负压，嘱患者先吸气，然后在深呼气末屏住呼吸（此动作可让患者术前练习数次，以免配合失误），此时术者将穿刺针迅速刺入肝脏并立即拔出，深度一般不超过6cm。拔针后立即以无菌干纱布按压针孔5~10分钟，再以胶布固定，并以多头腹带扎紧，压上小沙袋（1kg左右）。

（2）肝脏穿刺抽脓：①常规消毒局部皮肤，铺无菌洞巾，局部麻醉要达肝包膜。②将尾部带有橡皮管的穿刺针（橡皮管用血管钳夹住）自皮肤刺入，嘱患者先吸气，并在呼气末屏住呼吸。③将50mL注射器连接到橡皮管上，松开血管钳进行抽吸，抽满后将橡皮管夹住，拔下注射器排尽为止。④若脓液太稠，抽吸不畅，可用温无菌生理盐水冲洗后抽吸。反复抽吸黏稠的脓液可致针筒与筒栓黏着，抽吸或排脓时费力，应用生理盐水冲洗或换一注射器。如抽出脓液量与估计量差距较大，可能系多发性脓肿，或穿刺针斜面未完全在脓腔内，或在抽吸或排脓时将针尖退出或穿过脓腔，或穿刺针在脓腔之顶部，抽吸少许脓液后针尖与脓液液面脱离而吸不出脓腔中及底部之脓液等，此时应调整穿刺针之深度与方向，但变更针的方向时，应先将针于患者屏住呼吸时退至皮下，然后才能变更方向，并于患者再次屏息呼吸时进行穿刺。⑤拔针后用无菌纱布按压片刻，胶布固定，外压沙袋，并以多头带将下胸部扎紧。术后嘱患者静卧8～12小时。

三、注意事项

1. 凡有下列情况者应视为肝穿刺的禁忌证：①出血倾向；②大量腹水；③肝包虫病；④肝血管瘤；⑤肝脏缩小，肝浊音界不清，又无超声波探查定位条件；⑥肝外梗阻性黄疸。对严重贫血与全身衰竭者应在初步改善患者一般情况后，再考虑行肝穿刺术。

2. 若需经腹部进行穿刺，肝脏需肿大至肋缘下5cm以上时方可采用。穿刺点为右肋缘下锁骨中线处。患者仍取仰卧位，但右腰部应垫一薄枕。

3. 一定要在患者屏住呼吸的情况下进行穿刺或拔针，以免呼吸时肝脏移动而被穿刺针划裂，致大出血。有时局麻穿刺过深刺入肝内亦可发生这一严重的并发症，故局麻进针深度应视患者胖瘦而定，切忌过深。

4. 穿刺针刺入肝脏后不得改变穿刺方向，仅可前后移动，改变深度，但最深不得超过8cm。

5. 术后应绝对卧床24小时，尤其是诊断性肝脏穿刺时。术后4小时内每隔15～30分钟测量脉搏、血压1次。若无变化，以后改为1～2小时测量1次，共8小时。若发现患者脉搏细弱而快、血压下降、出冷汗、烦躁不安、面色苍白等，此为内出血征象，应予积极抢救。该并发症多在术后最初的数小时发生，故术后观察甚为重要。

6. 穿刺后如局部疼痛，应仔细检查，分析引起的原因。若为一般组织创伤性疼痛，可给止痛剂等口服；如出现右肩部剧痛并有气促，则多为膈肌损伤所致，可口服可待因或注射哌替啶，且应严密观察。

7. 术中误伤胆囊、结肠与肾脏等脏器，可出现腹膜炎或血尿以及胸腔感染甚至气胸等。此类并发症较为少见，且出现的时间多较晚，故术后亦应注意有无腹痛、胸痛、呼吸困难以及血尿等症状出现，及时给予相应的处理。

Ⅴ胸膜腔穿刺术

一、适应证

1. 各种胸腔积液需明确诊断者。

2. 渗出性胸膜炎积液过多，久不吸收，或持续发热不退，或大量积液产生压迫症状时，进行放液治疗或注入药物。

3. 脓胸抽脓治疗并注入药物。

二、操作方法

1. 嘱患者面向椅背坐于椅上，两前臂置于椅背上，前额伏于前臂上。如病重不能起床者，要取仰卧或半仰卧位，将前臂置于枕部，行侧胸腔穿刺。

2. 穿刺前应在胸部叩诊实音最明显的部位处进行，或通过胸透、超声波检查明确穿刺部位。一般常选肩胛下角线七至九肋间，也可选腋中线第六、七肋间或腹前线第五肋间为穿刺点。包裹性积液可结合X线或超声波检查决定穿刺点。穿刺点可用蘸甲紫的棉签在皮肤上做标记。

3. 穿刺部位常规消毒，戴无菌手套，铺洞巾，用1%～2%利多卡因溶液2～3mL，沿穿刺点肋间的肋骨上缘进针，边进针边注入麻醉药，逐层浸润麻醉直至胸膜，并刺入胸腔，试抽胸水，记录针头刺入深度，作为抽液时的参考。

4. 将接有胶皮管的穿刺针由穿刺点刺入皮肤（胶皮管应用止血钳夹住），针尖缓慢进入胸膜腔时有阻力突然消失感。接上注射器，松开止血钳，抽吸胸腔内积液。注射器抽满后，夹紧胶皮管，取下注射器，将液体注入适当容器中，以便计量或送检。如此反复，每次排出注射器内液体时均应夹紧胶皮管，以防空气进入胸膜腔。

5. 抽液完毕，需胸内注药者可注入适量药物，然后拔出穿刺针，无菌纱布覆盖，用胶布固定后嘱患者静卧。

三、注意事项

1. 操作前应向患者说明穿刺的目的，以解除其顾虑；对精神过于紧张者，可于术前0.5小时服甲喹酮0.1g或可待因0.03g以镇静止痛。

2. 麻醉必须深达胸膜，嘱患者不要移动体位，避免咳嗽或做深呼吸。进针不宜过深或过浅、过高或过低。应避免在第九肋间隙以下穿刺，以避免穿透膈肌损伤腹腔脏器。

3. 有以下情况时，行胸膜腔穿刺术需慎重：①病变靠近纵隔、心脏和大血管处；②有严重肺气肿和广泛肺大泡者；③心、肝、脾明显肿大者。

4. 一次抽液不可过多、过快。诊断性穿刺抽液50～100mL即可。一般首次不超过600mL，以后每次不超过1000mL，但感染性胸腔积液应一次尽量抽尽。做胸腔积液细胞学检查时，则至少需50mL液体并应立即送检，以免细胞自溶。

5. 操作中应不断观察患者的反应，如有头晕、面色苍白、出汗、心悸、胸部压迫感或剧痛、昏厥等胸膜过敏反应，或出现连续性咳嗽、咳泡沫痰等现象时，应立即停止抽液，让患者平卧，观察心、肺、血压情况。大部分患者卧床后即可缓解，少数患者需皮下注射0.1%肾上腺素0.3～0.5mL或进行其他对症处理。

6. 疑有支气管胸膜瘘时，可注入亚甲蓝或甲紫2mL，观察术后患者是否咯出染色痰液。

Ⅵ心包穿刺术

一、适应证

1. 心包腔积液伴有明显心脏压塞症状需穿刺放液以缓解症状者。

2. 心包积液压迫症状并不严重，但需检查积液性质以明确诊断者。

3. 心包积脓须抽脓冲洗，注入治疗药物者。

二、操作方法

1. 穿刺部位的选择。先叩诊心浊音界，有条件时应做超声波检查，引导穿刺。常用穿刺点：①心尖部穿刺点：一般在左侧第五肋间心绝对浊音界内侧约2cm处，由肋骨上缘进针，针刺方向向内、向后，稍向上并指向脊柱方向，缓慢刺入心包腔内。②剑突下穿刺点：位于剑突下与左肋缘交角区，穿刺针从剑突下前正中线左侧刺入，针头与腹壁保持30°~40°角，向上、向后并稍向左沿胸骨后壁推进，避免损伤肝脏。左侧有胸膜增厚、左侧胸腔积液或心包积脓时选择此穿刺点较合适。③右胸前穿刺点：位于右胸第四肋间心绝对浊音界内侧1cm处，穿刺针向内、向后指向脊柱方向推进，此点仅适用于心包积液以右侧较多、心脏向右扩大者。

2. 患者取坐位或半坐卧位，位置要舒适，因在穿刺过程中，不能移动身体。术者应再一次检查心界，确定穿刺点后，常规局部消毒、铺巾。

3. 用1%~2%利多卡因以小号针头作局部麻醉，刺入皮肤后，按上述进针方向，将针徐徐推进，边进针，边回抽，边注射，穿过心包膜时有落空感，如抽出液体应记录进针方向深度，然后拔出局麻针。穿刺抽液针进针方向同上，进入心包腔后可感到心脏搏动而引起的震动，此时应稍退针，避免划伤心肌，助手立即用血管钳夹住针头以固定深度，术者将注射器套于橡皮管上，然后放松橡皮管上止血钳，缓缓抽吸液体，记取液量，并将抽出液体盛入试管内送检。需作培养时，应用灭菌培养管留取。

4. 术毕拔出针头后，盖以消毒纱布，用胶布固定。

三、注意事项

1. 穿刺点要合适，进针方向要准确，深度要适当。一般进针深度为3~5cm（左胸前穿刺点）或4~7cm（剑突下穿刺点），但应视积液多少和心浊音界大小而定。穿刺针头接管应保持轻负压，边进针边抽吸，直至抽出液体。如病情允许，每一次穿刺最好按超声波检查测定的深度，或在超声波引导下穿刺，较安全、准确。若未能抽出液体，又未触到心脏搏动，缓慢退回针头后，改变进针方向重新穿刺，但不能盲目反复试抽。

2. 术前应向患者做好解释工作以消除顾虑，并嘱患者在穿刺时切勿咳嗽或深呼吸。

3. 若脓液黏稠不易抽出时，可用消毒温无菌生理盐水冲洗，冲洗动作要轻柔，并注意患者反应。如需注入药物，可于抽液后缓缓注入。

4. 如操作过程中患者出现面色苍白、气促、出汗、心慌等情况，应终止手术，做相应处理。如抽出血性液体，应暂停抽液，检查进针方向与深度，将抽得血性液体放入干试管中，血液不久就凝固，表示很可能来自心脏，立即终止手术。如放置 10 分钟以上不凝固，患者又无凝血机制障碍，表示血液来自心包腔，并视病情需要，继续或终止抽液。

5. 首次抽液量不宜超过 100mL，需再次抽液时一般也不宜超过 300 ~ 500mL。抽液速度不宜过快。但在化脓性心包炎时，应每次尽量抽尽脓液，穿刺时避免污染胸腔，穿刺抽脓后应注意胸腔感染的发生。

6. 术中和术后均需密切观察呼吸、血压、脉搏的变化。

Ⅶ膀胱穿刺术

一、适应证

尿道狭窄或前列腺肥大引起的尿潴留导尿失败，又无条件性膀胱引流者，可先做膀胱穿刺术。

二、操作方法

1. 穿刺部位耻骨联合上方 2cm 处为最常用的穿刺点。

2. 操作步骤：①患者仰卧，皮肤常规消毒，术者戴无菌手套，于耻骨联合上方 2cm 处用 1% ~2% 利多卡因溶液作局部浸润麻醉。②用 9 号或 12 号针头接上 20 ~ 50mL 注射器，垂直刺入膀胱内。③进入膀胱后抽吸注射器，抽得尿液后，将带有胶管的玻璃接头插入针座放尿。④若病情需要反复穿刺或配合治疗，为减少穿刺次数，避免过多损伤膀胱等，可用穿刺针行膀胱穿刺术，将硅胶管路通过穿刺针导管送入膀胱内，并加以固定。

三、注意事项

1. 操作要求严格无菌，穿刺点应准确。

2. 大量尿液潴留者，不宜一次放完，可采用多次、逐渐放出的方法，使膀胱内压力渐次降低，有利于膨大的膀胱恢复其张力。

3. 穿刺后，尤其是多次穿刺者，有可能发生血尿、尿外溢或感染，故如无必要，尽量不做膀胱穿刺术。

Ⅷ中心静脉压测定术

中心静脉压（CVP）是指右心房及上、下腔静脉胸腔段的压力。它可反映患者当时的血容量、心功能与血管张力的综合情况，因此有别与周围静脉压力。周围静脉压力受静脉腔内瓣膜与其他机械因素影响，因此不能正确反映血容量与心功能等情况。

一、适应证

1. 用作区别急性循环衰竭是低血容量抑或心功能不全所致的一个参考指标。

2. 大手术或危重患者利用中心静脉压测定和动态观察适当维持患者的血容量，保证手术顺利进行和其他治疗的进行。

3. 鉴别少尿或无尿的原因是血容量不足抑或肾衰竭所致。

4. 大量输液、输血时，在中心静脉压测定的监视下，可使血容量得到迅速补充，同时又不致使循环负荷过重而发生心功能不全。

二、操作方法

1. 患者仰卧位，选好插管部位，常规消毒皮肤，铺无菌洞巾。

2. 插管常用途径有二：①上腔静脉插管：导管可经锁骨下静脉、肘前贵要静脉、颈外静脉、颈内静脉切开或穿刺插管。此途径的优点是测压不受腹内压的影响，测量结果较精确，缺点是插管固定困难。②下腔静脉插管：一般经大隐静脉插管，将导管插至下腔静脉，导管端应插过膈肌到胸腔。经肘前贵要静脉插管至上腔静脉或经腹股沟大隐静脉插管至下腔静脉，两者均插入35～45cm。

3. 测压方法：测压装置可用普通输液胶管，在其下端接一个Y形管，Y形管一端接静脉导管（或硅胶管），第三端接有刻度的测压玻璃管，后者固定在输液架上保持测压管的“零”点与患者右心房同一水平（即仰卧患者的腋中线）。测压时，先将静脉导管与Y形管连接处的开关A关闭，使输液管与测压管相通，待液体充满测压管后，将开关B关闭，打开开关A再使静脉导管与测压管相通，可见测压管内液面下降，至液面稳定时，所指刻度数据为中心静脉压。测毕，关闭开关C，使测压管与静脉导管不再相通，打开输液管上的开关B，使输液管与静脉导管相通，这样可继续输液并反复多次测压。

4. 判断正常中心静脉压为5～12cmH_2O，降低与增高均具有临床意义。①CVP＜5cmH_2O，而动脉血压低，表示有效循环血容量不足。②CVP＜5cmH_2O，而动脉血压正常，提示有效循环血量轻度不足。③在补充血容量后患者仍处在休克状态，而CVP却大于10cmH_2O，则表示有容量血管过度收缩或心功能不全的可能，应严格控制输液速度及采取其他相应措施。④CVP＞15～20cmH_2O，表示有明显心功能不全，且有水肿的危险，应暂停或严格控制输液速度，并应采取针对心功能不全的措施。但中心静脉压测定受许多因素影响，如腹内压升高可导致由大隐静脉插管测定的中心静脉压升高，因此，中心静脉压的测定必须结合动脉压和全身情况等综合分析。

三、注意事项

1. 严格无菌操作。插静脉导管动作要轻柔，不能使用暴力或插得太深，以免插入右心室，若压力呈显著波动性升高，如导管进入右心室，可后退少许。

2. 静脉导管、输液管和测压管必须保持通畅，测压才能准确；若不通畅，可变更导管位置，用输液瓶中液体冲洗，或用肝素冲洗管道。

3. 使用血管活性药物、正压辅助呼吸均可影响测得值，故测定前应暂停使用。

4. 静脉导管留置时间一般不超过 5 天，留置过久易发生静脉炎或血栓性静脉炎。每日应以 0.025% 肝素溶液冲洗导管，以保持静脉导管通畅。

Ⅸ锁骨下静脉穿刺术

一、适应证

1. 需短期内迅速输入大量液体，或长期输液，尤其是输入高浓度或刺激性药物，如静脉高营养治疗者。

2. 心肺复苏时给药，用以取代心内注射途径。

3. 当周围浅静脉萎缩、过小（或栓塞），或因大面积烧伤、广泛皮肤病、肥胖等，致静脉穿刺困难，而又急需快速补液时。

4. 有使用与插入静脉导管监测中心静脉压，或置入临时心脏起搏器者。

二、操作方法

1. 体位：患者尽可能取头低 15°的仰卧位，头转向穿刺点对侧，穿刺同侧上肢外展 10°～20°角。

2. 穿刺点一般选取右锁骨下静脉，以防止损伤胸导管。可经锁骨下及锁骨上两种进路穿刺。

（1）锁骨下进路：取锁骨中、内 1/3 交界处，锁骨下方约 1cm 为穿刺点，针尖向内，轻向上指，向同侧胸锁关节后上缘进针，如未刺入静脉，可退针至皮下，针尖改指向甲状软骨下缘进针。也可取锁骨中点，锁骨下方 1cm 处，针尖指向胸骨上切迹进针。针身与胸壁成 15°～30°角。一般进针 2～4cm 可刺入静脉。此点便于操作，临床曾最早应用，但如进针过深时易引起气胸，故目前除心肺复苏时临时给药外，已较少采用此进路。

（2）锁骨上进路：取胸锁乳突肌锁骨头外侧缘，锁骨上方 1cm 处为穿刺点，针身与矢状面及锁骨各成 45°角，在冠状面呈水平或向前略偏成 15°角，指向胸锁关节进针，一般进针1.5～2cm可刺入静脉。此路指向锁骨下静脉与颈内静脉交界处，穿刺目标范围大，成功率较颈内静脉穿刺为高，且安全性好，可避免胸膜损伤或刺破锁骨下动脉。

3. 按无菌操作要求消毒、铺巾，用1%普鲁卡因2～4mL局部浸润麻醉。取抽吸有生理盐水约3mL的注射器，连接穿刺针，按上述穿刺部位及方向进针，入皮下后应推注少量盐水，将可能堵塞于针内的组织推出，然后边缓慢进针边抽吸，至有“落空感”并吸出暗红血液，表示针已经刺入静脉。如针尖已达胸锁关节仍无回血，可边退针边回吸，如退针过程中有回血，也表示针已进入静脉。取腔内充满生理盐水的静脉导管自针尾孔插入，注意动作轻柔，如遇阻力应找原因，不得用力强插，以防损伤甚至穿通血管。导管插入后回血应通畅，达所需深度后拔出穿刺针，于穿刺口皮肤缝一针，以其缝线固定导管，用无菌敷料包扎，置管深度随不同要求而异，可分别达锁骨下静脉、无名静脉及上腔静脉水平，但不可进入右心房或在血管内卷曲，应透视或拍片确定导管端位置。一般插入深度不超过12～15cm。

在心肺复苏紧急注药不做留置导管时，可按上述锁骨下进路操作，常规消毒后以细长针头连接盛药注射器直接穿刺，向甲状软骨下缘方向进针，见回血后固定针头，推入药物后拔针，局部按压片刻即可。

三、注意事项

1. 穿刺部位皮肤有感染时禁做穿刺。严重肺气肿、胸廓畸形、凝血机制障碍、锁骨与肩甲带区外伤、严重高血压（收缩压>24kPa）、上腔静脉栓塞等情况慎做此术。儿童与躁动患者术前应用镇静剂。

2. 穿刺定点要准确，进针方向、角度要准确，以防止气胸等并发症发生。穿刺困难时忌反复试穿，应及时改用其他进路或改行颈内静脉穿刺。

3. 作静脉留置导管者应尽量取头低位，穿刺成功后，宜让患者深吸气后屏气，此时迅速取下注射器和插入导管，导管内必须充满液体，以防空气栓塞。头低位有困难者，操作需特别小心，以采用外套穿刺针较为安全（其具体操作方法参见“颈内静脉穿刺术”节）。导管插入穿刺针后不得回抽，以防被针尖切断造成危险。

4. 术后需仔细观察患者有无血肿或气胸等并发症表现。如发现呼吸急促、穿刺侧呼吸音减低等须立即胸透或拍片查明情况。

5. 锁骨下静脉穿刺插管的并发症，除上述气胸、空气栓塞、血肿外，尚可有心包填塞、感染、静脉血栓形成与栓塞、血胸、穿刺口渗液、误入锁骨下动脉、臂丛神经损伤等，国外报告发生率共约5%，应予注意，并及时做相应处理。

6. 导管留置时间一般不超过6～8周。拔管后局部应加压3～5分钟。

7. 回血顺利表明穿刺针的位置正确。如果回血呈波动性并且颜色鲜红，说明误入了锁骨下动脉，应该立即撤出穿刺针并按压5分钟。

X颈内静脉穿刺术

一、适应证

1. 置入中心静脉导管或气囊漂浮导管行血流动力学监测。

2. 经导管安置心脏临时起搏器。

3. 需大量快速补液或输血的患者，利用中心静脉压监测调节液体入量及速度。

4. 需长期输液，尤其是输入高浓度或刺激性药物，如静脉内高营养治疗。

5. 因各种原因导致周围静脉穿刺困难，而又急需大量补液者。

6. 静脉留置导管。因颈内静脉解剖位置固定，个体差异小，易于固定导管，较少发生并发症，故近年来除心脏复苏临时注药仍选用锁骨下静脉外，静脉置管多首选此静脉。

二、操作方法

1. 体位患者取头低15°～30°的仰卧位，使静脉充盈以防止空气栓塞，头后仰并向穿刺点的对侧扭转15°～20°角。

2. 穿刺点一般均取右侧，因右颈内静脉与无名静脉、上腔静脉几乎成一直线，且血管较左侧为粗，较易穿刺成功。依照穿刺点与胸锁乳突肌的关系分三种入路。

（1）中路：由胸锁乳突肌的胸骨头、锁骨头及锁骨组成的三角形称胸锁乳突肌三角。在其顶端处（距锁骨上缘2～3横指）进针，针身与皮面（冠状面）呈30°角，与中线平行指向尾端（或对向同侧乳头）。如试穿不成功，针尖向外倾斜5°～10°角再穿。肥胖患者或小儿等胸锁乳突肌标志不清楚者，可在锁骨内侧段上缘小切迹上方1～1.5cm处进针，其角度、方向如前，一般刺入2～3cm即入颈内静脉。

（2）前路：在胸锁乳突肌前缘中点（距中线约3cm），术者用左手食、中指向内推开颈总动脉后进针，针身与皮面呈30°～50°角，针尖指向锁骨中、内1/3交界处或同侧乳头。亦可在甲状软骨上缘水平颈总动脉搏动处外侧0.5～1cm处进针，针身与皮面呈30°～40°角，针尖指向胸锁乳突肌三角，与颈内静脉走向一致穿刺。但此点误伤颈总动脉机会较多。

（3）后路：在胸锁乳突肌外缘中、下1/3交界处进针，针身水平位，在胸锁乳突肌深部向胸骨柄上窝方向穿刺。针尖勿向内过深刺入，以防损伤颈总动脉。

3. 按无菌操作要求消毒、铺巾，用盛有局麻药的注射器接细长针头在选定的穿刺点作皮下浸润麻醉后，按上述相应进针方向及角度试穿，进针过程中持续轻回抽注射器，至见回血后，记住方向、角度及进针深度后拔针。

4. 进针点皮肤用三棱针或粗针头刺一小口，直达皮下。取外套管穿刺针或16号薄壁穿刺针自小口入皮下，按试穿针方向角度进针，接近上述深度时接注射器并保持适当负压缓缓进针，见回血后，速进针 2～3mm，固定内针而捻转推入外套管，或经穿刺针插入导管，至所要求的深度。一般穿刺点至上腔静脉接近右心房处距离为 15～20cm。准备置入气囊漂浮导管（Swan - Ganz 导管）者，则经穿刺针腔内插入导引钢丝至预计深度。

5. 拔除内针或穿刺针，将外套管针座或导管连接测压、输液装置，缝针固定针座或导管，无菌敷料包扎。置气囊导管者，则需要再沿导引钢丝插入套有导管鞘的扩张器，拔除导引钢丝及扩张器，取管腔内充满 0.2‰肝素液的气囊导管经导管鞘插入，连接测压装置，慢慢推进导管，并在相应部位对气囊充气或放气，监测各部位压力，最后使导管端留置于楔压部位的合适位置。拔出导管鞘至皮肤入口处，固定导管并记录导管留于体内的长度，无菌敷料包扎。

三、注意事项

1. 凝血机制障碍及穿刺部位有感染时禁做此穿刺。严重高血压（收缩压 > 24kPa）、呼吸衰竭、严重胸部创伤、上腔静脉栓塞等情况慎做此术。

2. 准确选取穿刺点及掌握进针方向、角度。一般穿刺针刺入皮肤至见回血，成人约 4cm 以内，极少达 5～7cm 者。如达一定深度未见回血，应边回吸边退针，至皮下调整方向再做穿刺。禁止稍退针反复深刺或反复以粗针试穿，以防颈内静脉撕裂及气胸等意外发生。如穿刺困难，应及时改变其他进路，或改经锁骨上进路穿刺锁骨下静脉，常可获成功。

3. 一般不做颈内静脉穿刺，因其紧贴胸膜顶，易导致气胸及损伤胸导管。如必须做时，应取后路进针并须谨慎操作。

4. 用外套管针穿刺时，皮肤刺口要够大，使外套管通过皮肤至皮下组织时无明显阻力，以防外套管口裂开或卷曲而导致穿刺失败。

5. 置入导管时注意防止空气栓塞（详见“锁骨下静脉穿刺术”节注意事项）。

6. 颈内静脉穿刺术发生并发症者并不多，但仍需注意观察，可有血胸、气胸、空气栓塞、感染、皮下气肿、Horner 征、乳糜管损伤、臂丛神经损伤、膈神经损伤、气管穿孔及动静脉瘘等，如发现相应症状应及时处理。

7. 导管留置时间一般不超过 6～8 周。拔管后局部加压 3～5 分钟。

XI 股静脉穿刺术

一、适应证

凡肢体皮下静脉穿刺采血有困难时，可做股静脉穿刺采血。

二、操作方法

1. 患者仰卧位，采血侧的大腿放平，稍外旋外展。

2. 选择穿刺点。先摸出腹股沟韧带和股动脉搏动处。穿刺点选定在腹股沟韧带内、中1/3的交界处下方二指（约3cm）处，适在股动脉搏动内侧约1cm处。

3. 常规消毒皮肤后，左食中指触及股动脉后，向内移1cm左右，即以食、中指分开压迫股静脉，右手持注射器，由确定的穿刺点向上呈45°~60°角斜刺或垂直穿刺，边进针边抽吸，如抽得血液则表示已刺入股静脉内，按所需采足血量。如抽吸无回血，可继续进针，直至针尖触及骨质（耻骨的上支），再边退边抽吸，如仍未抽得血液，再摸出股动脉部位，核对注射针进针方向是否准确，将针尖稍改变方向和深浅，重新抽吸，采血完成，拔出针头。

4. 拔出针头后，穿刺点部位用棉球压迫数分钟，以防血肿形成。

三、注意事项

本方法不宜用作注射药物。

XII动脉直接穿刺插管术

一、适应证

1. 采取动脉血标本，进行化验检查或细菌培养。

2. 动脉直接穿刺插管不仅能连续测量收缩压、舒张压和平均压，还能采取动脉血标本做血气分析和酸碱度测定、注射染料测量心排血量及计算动脉压以便了解心脏功能。

3. 重度休克经静脉输血治疗无效时，可行动脉穿刺加压输液和输血。

4. 注射抗癌药物治疗盆腔肿瘤或注射溶栓剂治疗动脉栓塞。

二、操作方法

动脉直接穿刺插管的途径包括桡动脉、股动脉、足背动脉、肱动脉、颞浅动脉、尺动脉和腋动脉等。桡动脉为首选，其次为股动脉。如上述途径有困难，则依次选用足背动脉、肱动脉和尺动脉。

（一）桡动脉穿刺插管

1. 解剖特点

桡动脉在腕部桡侧腕屈肌腱和桡骨下端之间的纵沟内，桡骨茎突水平上，可摸到其搏动。桡动脉形成掌深弓与掌背弓，并与尺动脉汇成掌浅弓，掌浅弓血流86%来自尺动脉。

2. 操作技术

（1）血液循环判断：用改良 Allen 试验估计来自尺动脉掌浅弓的侧支血流。将患者手臂抬高，术者双手拇指分别摸到桡动脉和尺动脉搏动后，令患者做三次握拳和放松动作（昏迷患者可被动挤压），接着压迫阻断桡动脉和尺动脉血流，手部发白，待手部放平后，解除对尺动脉的压迫，手部皮色转红，平均转红时间为 3 秒，应短于 5～7 秒，称 Allen 试验阴性，说明尺动脉和掌浅弓血流通畅。Allen 试验可分为三级：0～7 秒为Ⅰ级，表示血循环良好；8～15 秒为Ⅱ级，属可疑；超过 15 秒为Ⅲ级，系血供不佳。也可用同样方法测定桡动脉血循环情况，Allen 试验阳性，不宜选用桡动脉穿刺插管。应用超声多普勒等方法探测血流通畅程度则更可靠。

（2）穿刺方法：通常选用左手，将患者手和前臂固定在木板上，腕下垫纱布卷，背屈抬高 60°。左手中指摸到桡动脉，在桡骨茎突近端定位，食指在其远端轻轻牵拉，穿刺点在两手指之间桡骨茎突远端约 0.5cm 左右。常规消毒、铺巾，用 1%～2% 利多卡因局麻，取 18G 针刺入皮下作导引，20G 套管针与皮肤呈 15°角，对准中指摸到的桡动脉方向，将导管和针芯接近桡动脉后刺入动脉，直至针尾出现血液为止，拔除针芯，如动脉较粗，方向和角度准确，则动脉血自针尾向外喷出，说明套管已进入动脉内，将套管向前推进，血流通畅，即穿刺成功。拔出针芯后，如无血喷出，则将套管徐徐拔出，直至针尾有血液喷出，再将套管与动脉平行方向插入，血流通畅，则可以接上连接管，连通简易测压器或压力换能器，用胶布固定动脉套管和连接管，以免滑出。取出腕下纱布卷，并用肝素液冲洗一次，保持导管通畅，覆盖敷料，固定手臂，即可测压。

（二）股动脉穿刺插管

1. 解剖特点

股动脉由髂外动脉分出，在腹股沟韧带下方进入大腿上部，股动脉外侧是股神经，内侧为股静脉，股动脉和股静脉位于血管鞘内。

2. 穿刺方法

在腹股沟韧带下 2cm 或腹股沟皮肤褶皱处摸到股动脉搏动，用左手食、中指放在腹股沟韧带下股动脉搏动表面，食指和中指分开，穿刺点选在食指与中指间，定位方法既能指示股动脉位置，又可确定其行走方向。常规消毒、铺巾，用 1%～2% 利多卡因局麻，右手持针，与皮肤呈 45°角进针，在接近动脉时刺入动脉。如有血液从针尾涌出，即可插入导引钢丝。如无血液流出，可慢慢推针，直至有血液涌出，表示穿刺成功。插入导引钢丝时应无阻力，有阻力者不可插入，否则将对穿动脉进入软组织内。最后经导引钢丝插入塑料导管。用套管针时，针尾有血液涌出，即可放入导管。套管针置管有时较经导引钢丝置管困难，或可能对穿动脉进入软组织内，此时，应将导管慢慢退出，至导管尾端有血液涌出时，调整角度，沿动脉方向插入，有时也能获得成功。用丝线在皮下缝一针，固定导管和连接管，并用胶布贴牢，以免滑脱。最后用肝素盐水冲洗一次，盖好敷料，即可测压。

（三）其他动脉穿刺插管

如桡动脉和股动脉穿刺插管失败或由于某些原因而不能使用者，可选择足背动脉或肱动脉，而尺动脉、颞浅动脉和腋动脉较少应用。

1. 足背动脉是胫前动脉的延续，较表浅，经皮穿刺插管的成功率高达80%以上，测压时的并发症少。但测压时管理不方便，而且5%小儿和12%成人没有足背动脉或不能触及。血栓闭塞性脉管炎、胫后动脉供血不足或局部有炎症感染者禁用足背动脉穿刺插管。

2. 肱动脉是腋动脉的延续，在上臂位于肱二头肌内侧缘下行，在肘部穿过肱二头肌腱，在肱二头肌腱和正中神经之间容易摸到，此处即为穿刺部位。穿刺容易成功，但肱动脉是前臂及手部主要动脉，如有损伤、血肿或血栓形成，使肱动脉供血不足，可造成前臂和手部缺血坏死，血肿也可压迫正中神经，因此应慎重选用肱动脉。

3. 尺动脉穿刺较困难，搏动明显者也可成功。在同侧桡动脉穿刺失败或有血肿者不宜选用同侧尺动脉穿刺，以免造成手部血供不足。

4. 颞浅动脉是颈外动脉的分支，在置管后即使有血栓形成也没有引起组织缺血的危险，且感染机会也少，所以穿刺置管较安全。文献报告，颞浅动脉测压还可作为脑血流灌注的指标。

5. 腋动脉穿刺插管和测压的操作不太方便，但由于有肱深动脉等侧支循环存在，所以在穿刺后形成血肿不易造成肢体坏死，但与臂丛神经一起位于腋鞘内，血肿可以压迫神经。

三、注意事项

1. 桡动脉穿刺插管的并发症有血栓形成、栓塞、表面皮肤坏死及假性动脉瘤等。股动脉穿刺插管的并发症有血栓形成、栓塞、血肿和出血、动静脉瘘及假性动脉瘤等。

2. 预防动脉栓塞的方法：①了解侧支循环的情况，常规做Allen试验；②注意无菌操作；③尽量减轻动脉损伤；④排尽空气；⑤发现血块立刻抽出，不可注入；⑥末梢循环不佳时应更换测压部位；⑦固定好导管位置，避免移动；⑧经常用肝素盐水冲洗；⑨发现桡动脉血栓形成，并有远端缺血时，必须立即拔除测压导管，需要时可紧急手术探查，取出血块，挽救肢体。

3. 股动脉插管应避免在腹股沟上方穿刺，因为如果引起出血或血肿，用压迫的方法控制有困难，可导致后腹膜出血。

第八节　急诊重症超声

一、概述

急诊床旁超声是急诊重症医师的一项基本技能，已经在急诊重症专业逐渐普及。急诊重症医师自己进行床旁超声检查，检查的同时解读影像信息，马上做出诊断或引导各种操作，与传统的会诊式的超声检查有明显的区别。床旁超声检查是超声技术应用的进步，已被证实可以加快救治的速度、增强患者的安全性。

急诊床旁超声可用于休克的评估、呼吸困难原因筛查、腹主动脉瘤、异位妊娠、胸腹联合创伤、心包积液、检测有无心脏活动、胆道疾病、尿路疾病、引导操作等。床旁超声有以下特点：①简便易学；②目标导向下有重点的超声检查而不是全面的检查；③急诊超声检查可直接影响临床决策；④最适宜于生命体征不稳定患者的病情评估。

二、超声基本知识

超声常用的探头分为三类：①线阵探头：图像深度最深为9cm，常应用于动静脉穿刺引导、皮肤软组织及肌肉骨骼检查、睾丸、乳房、甲状腺等浅表组织检查。②曲阵探头：图像深度最深达30cm，常用于肝脏、胆囊、肾脏、膀胱、腹主动脉、腹腔游离液体等深部组织的检查。③相控阵探头：图像深度可达35cm，主要应用于心脏检查。各探头示意图如下：

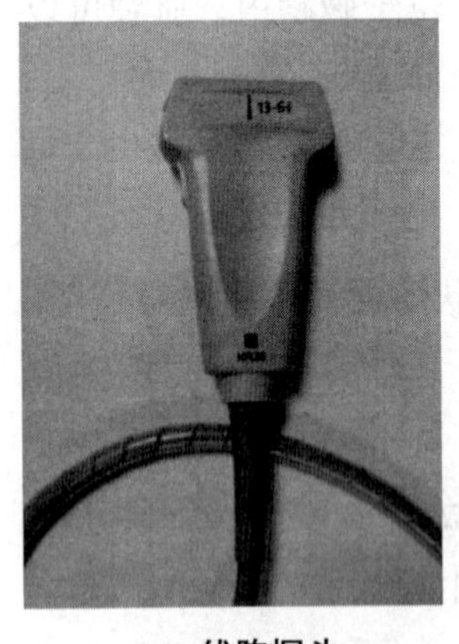

线阵探头

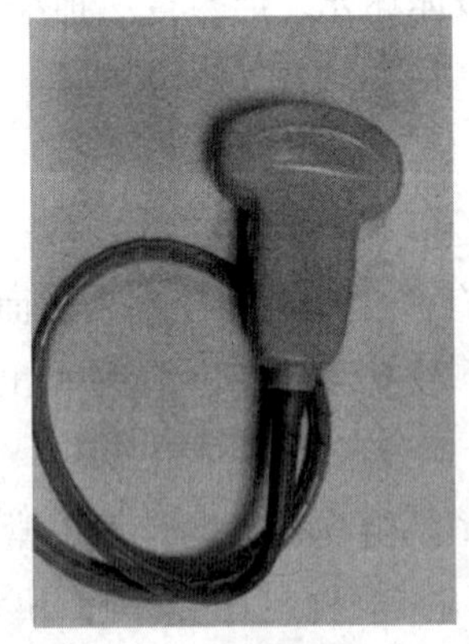
曲阵探头

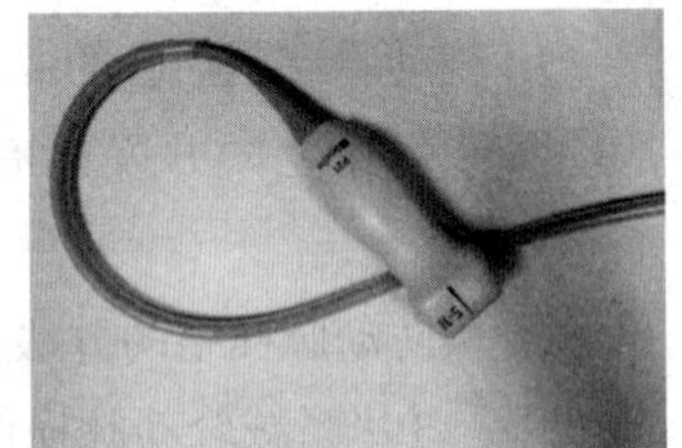
相控阵探头

三、急诊床旁超声的应用

（一）超声引导下的操作

急诊重症患者常涉及有创操作，最常见的为深静脉穿刺置管、胸腹腔积液的穿刺引流。在超声引导下进行穿刺操作，可以提高穿刺成功率，降低穿刺风险。而且，超声引导下穿刺简便易学，无超声基础者也可快速掌握。超声引导穿刺常作为超声学习起步课程。以下对常见的超声引导下穿刺术的要点进行介绍。

1. 胸腹腔积液穿刺

患者可根据穿刺需要选择侧卧位或平卧位，用超声探查积液情况，选择最佳穿刺点并确定进针方向，做好标记后消毒铺巾，进行穿刺置管引流。胸腔积液常用的穿刺区域为腋中线5~6肋间，或肩胛下角线7~9肋间。腹腔积液可根据超声显示的最佳穿刺区域，进行穿刺置管引流，不用拘泥于传统的穿刺点。超声引导下的胸腹腔穿刺，重点在于穿刺前的评估定位，穿刺过程中不建议使用超声引导。

2. 心包积液穿刺

超声引导下的心包积液穿刺，以剑突下为穿刺点穿刺为例，在相控阵探头引导下进针，针刺方向与探头朝向保持一致，确保穿刺路径避开肝脏。

3. 深静脉置管术

选择线阵探头，超声引导下的深静脉穿刺置管术，难度由易到难依次为颈内静脉、股静脉、锁骨下静脉。颈内静脉和股静脉置管可选择平面外引导，使用线阵探头寻找静脉短轴切面，穿刺针垂直探头刺入。锁骨下静脉的超声引导穿刺，必须在熟练掌握平面内引导穿刺后进行。

（二）超声病情评估

1. 肺脏评估

肺部超声可以用于呼吸困难的快速筛查。当出现气胸、胸腔积液、肺水增多、肺实变等病变时，超声下会显示不同的影像。正常肺脏在超声下可见胸膜运动良好，超声下以A线为主，当肺水逐渐增多时，开始出现B线，当肺实变时表现为C征象，当出现胸腔积液时，可以看到无回声的液性暗区。

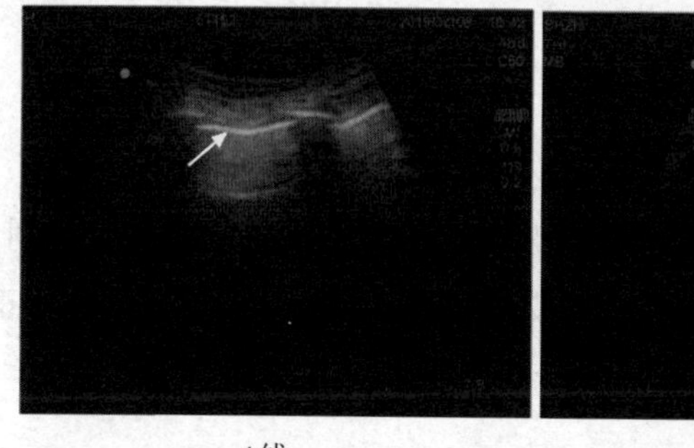

A线

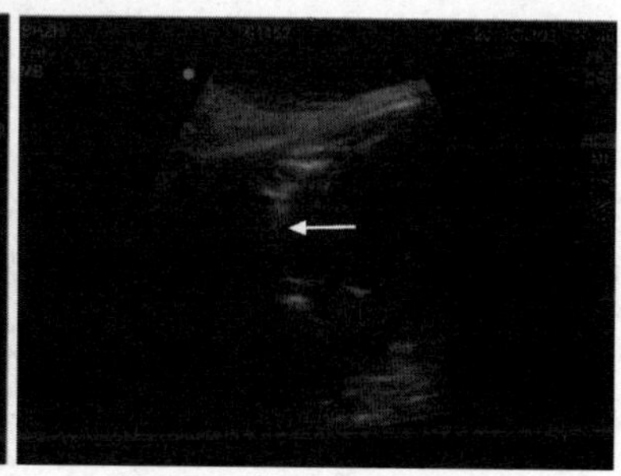

C征象及少量积液

2. 心脏评估

急诊床旁心脏超声，主要用于血流动力学不稳定时评估。一般应掌握胸骨旁长轴切面、胸骨旁短轴切面、心尖四腔心切面、剑突下四腔心四个位置的切面。心脏超声结合下腔静脉变异率及肺脏超声，可用于血流动力学的动态监测和评估。

肺栓塞作为常见急症，肺部增强CT是最推荐的辅助检查，但限于病情危急难以完成检查。床旁心脏超声可以快速筛查影响血流动力学的肺栓塞，肺栓塞时因急性右心室扩张压迫左心室，导致心脏的胸骨旁短轴切面出现“D”字征。

3. 创伤评估

创伤重点超声评估法（Focussed Assessment Sonograph for Trauma，简称 FAST），是较常用的超声评估方法。FAST 由四个切面组成，分别为：①剑突下切面（与心脏超声的剑突下切面相同），此切面可显示心脏的四个心腔、心包以及肝左叶，可快速识别心包积液。②右上腹纵切面：可显示右肾、肝右叶、膈肌及右胸腔，可快速识别肝肾隐窝、结肠旁沟、右肾上下极周围、膈上胸膜腔等区域的积液。③左上腹纵隔切面：可观察脾肾之间，左侧胸腔等区域的积液。④盆腔纵切及横切面：可显示膀胱及周围的肠管，快速识别盆腔积液。FAST 便携式超声简单、快速、敏感，可帮助临床医生评估危及生命的创伤情况，帮助制定治疗方案。

第九节　体外膜肺氧合

一、概述

体外膜肺氧合（extra corporeal membrane oxygenation，简称 ECMO）是一门重要的脏器支持治疗技术。基本原理是将血液从体内引到体外，经膜肺氧合并排出二氧化碳后再经过泵将血液灌入体内。ECMO 治疗期间，全身氧供和血流动力学处在相对稳定的状态，可使心脏和肺得到充分的休息，为肺功能和心功能的恢复赢得宝贵时间。ECMO 治疗的目的常见以下四种：①保障组织灌溉；②等待心肺功能恢复；③等待心肺移植；④供体捐献。

二、ECMO 的常用模式

1. VV – ECMO

VV – ECMO 由静脉系统引流血液，经膜肺进行气体交换后再次回到静脉系统。VV – ECMO 可以进行部分或全部肺功能的支持。主要用于呼吸机无法纠正的呼吸衰竭，目前我国应用较多的是流感、新冠等引起的重症肺炎、中重度 ARDS。

2. VA – ECMO

VA – ECMO 由静脉系统引流血液，经膜肺进行气体交换后，通过离心泵再将氧合后的血液输入动脉系统。VA – ECMO 可以进行部分或全部的心肺功能支持。主要用于心源性休克、心搏骤停患者。

3. AV – ECMO

AV – ECMO 属于无泵驱动型 ECMO，主要适用于呼吸衰竭而心功能尚可的患者。临床应用较少。

三、ECMO在心肺复苏中的应用

ECMO主导下的心肺复苏简称ECPR。心脏停搏进行心肺复苏30分钟仍不能恢复自主循环，属于难复性心脏停搏。ECPR是指传统CPR抢救难复性心脏停搏失败，没有恢复自主循环（ROC）时开始使用的生命支持方法，ECMO安装到运行开始期间需要确保高质量的CPR。

1. ECPR患者筛选标准

无严重并发症，发病有目击证人，具有可治性原发病，发病地点于医院内或邻近医院的难复性心搏骤停，可考虑行ECPR。ECPR的绝对禁忌证为：①无人目击的心搏骤停；②主动脉反流；③主动脉夹层；④心搏骤停>30分钟；⑤未纠正的解剖学缺陷；⑥终末期疾病；⑦周围血管疾病；⑧不可逆的神经系统损伤史；⑨高龄（75岁以上）。ECPR的相对禁忌证为：①肾功能障碍；②肝功能障碍；③神经系统疾病；④活动性出血；⑤近期脑血管意外；⑥头外伤。

2. ECPR步骤

（1）持续有效地胸部按压或心脏按压直到ECMO运转。

（2）胸部按压或心脏按压同时进行ECMO插管，常见股动、静脉插管。

（3）开始ECMO并停止胸部按压或心脏按压。

（4）增加心、脑、肾及其他器官氧合血灌注，同时依患者情况给予诱导性低温治疗。

（5）纠正心脏停搏病因，监测并发症，改善复苏生存率。

3. ECMO停机指征

（1）经ECMO支持后，患者心脏功能改善，足以维持血流动力学稳定。

（2）放弃原则，如ECMO支持1周后出现不可逆。